# 腹部影像学
## 第 2 版

# Abdominal Imaging
## 2nd Edition
### Dushyant V. Sahani　　Anthony E. Samir

**主译**　张国福　史景云
　　　　江新青　王金红
**主审**　周康荣

上海科学技术出版社

**图书在版编目（CIP）数据**

腹部影像学 /（美）达斯伦·V.萨哈尼
(Dushyant V. Sahani)，（美）安东尼·E.萨米尔
(Anthony E. Samir) 主编；张国福等主译. -- 2版. --
上海 ：上海科学技术出版社，2021.5（2023.3重印）
（影像学大师系列）
ISBN 978-7-5478-5131-9

Ⅰ. ①腹… Ⅱ. ①达… ②安… ③张… Ⅲ. ①腹腔疾
病－影像诊断 Ⅳ. ①R572.04

中国版本图书馆CIP数据核字(2020)第208883号

上海市版权局著作权合同登记号 图字：09-2019-056号

**腹部影像学（第2版）**
主译　张国福　史景云　江新青　王金红
主审　周康荣

上海世纪出版(集团)有限公司
上海 科 学 技 术 出 版 社　出版、发行
（上海市闵行区号景路 159 弄 A 座 9F-10F）
邮政编码 201101　www.sstp.cn
上海中华商务联合印刷有限公司印刷
开本 889×1194　1/16　印张 60.5
字数 1500千字
2016年 12 月第 1 版
2021年 5 月第 2 版　2023年 3 月第 2 次印刷
ISBN 978-7-5478-5131-9 / R·2205
定价：498.00元

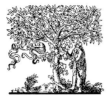

Elsevier (Singapore) Pte Ltd.

3 Killiney Road,

#08-01 Winsland House I,

Singapore 239519

Tel: (65) 6349–0200; Fax: (65) 6733–1817

Abdominal Imaging, 2nd Edition

Copyright © 2017 by Elsevier, Inc. All rights reserved.

Previous edition copyrighted 2011.

ISBN-13: 9780323377980

This translation of Abdominal Imaging, 2nd Edition by Dushyant V. Sahani, Anthony E. Samir was undertaken by Shanghai Scientific & Technical Publishers and is published by arrangement with Elsevier (Singapore) Pte Ltd.

Abdominal Imaging, 2nd Edition by Dushyant V. Sahani, Anthony E. Samir 由上海科学技术出版社有限公司进行翻译，并根据上海科学技术出版社有限公司与爱思唯尔（新加坡）私人有限公司的协议约定出版。

《腹部影像学》（第 2 版）（主译 张国福 史景云 江新青 王金红）

ISBN: 978–7–5478–5131–9

我满怀欣喜地将这本书献给我的导师、同事和学生，他们在我个人和职业生活中的贡献，使我能够编写这本书；也献给我的家人，感谢他们无条件的爱、鼓励和坚定的支持。

——Dushyant V. Sahani

我把这本书献给我的妻子Susan，她的爱与支持使一切成为可能；献给我的儿子Noah，他的好奇心给我带来了满满的幸福感；给我的女儿Sophie，她可爱的笑容让我深深感恩我所拥有的一切；也献给我的父母Charlotte和Moshe，他们牺牲了很多，所以我可以完成一些有意义的事情。

——Anthony E. Samir

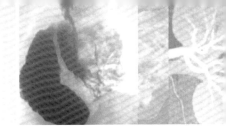

# 内容提要

　　本书是 Elsevier（Saunders）出版的"Expert Series"之一，由国际顶尖的影像学专家共同编写，代表着该领域最顶尖的水平。本书沿用了第 1 版编排格式，内容进行了大量的整合和更新，涵盖了各种腹部疾病的普通 X 线、CT、MRI、PET-CT 及超声影像的诊断与鉴别诊断，阐述了腹部疾病的诊断流程、影像学检查选择（各种检查的优缺点）。书中配有大量典型影像图片，内容丰富全面，侧重疾病的影像学征象分析及鉴别诊断和诊断流程的制订，同时兼顾临床和病理，重点内容以列表、医师须知、提要、要点的形式进行总结，提纲挈领，方便读者阅读、记忆。本书对于每天不断进行诊断与鉴别诊断的放射科、病理科和临床医生具有重要的参考价值。

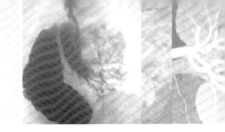

# 译者名单

**主　　译**　张国福　史景云　江新青　王金红

**副 主 译**　张　鹤　张　靖　孙鹏飞　尚鸣异　王　琳　刘伟锋

**主　　审**　周康荣

**译　　者**（按姓氏拼音排序）

艾　斌　白亮彩　蔡舒蕾　曹亚先　陈　红　陈昆山　陈希文　戴　洁　冯　峰
冯锦兰　葛英辉　郭永梅　侯建宁　胡志文　黄　莉　黄云海　姜　华　蒋　玲
蒋贻洲　赖丽莎　李海波　李鹤虹　李慎江　李亚南　林雀卿　刘国顺　刘鸿圣
刘　靖　刘　浪　刘雪芬　鲁鹏聪　鹿　彤　罗　芳　马小龙　马晓亮　毛定彪
牛传强　钱朝霞　冉　雄　申　刚　沈敏花　宋凤祥　宋富珍　孙陶陶　谭小云
唐文洁　田金生　王青乐　魏新华　吴华伟　吴慧莹　萧　毅　肖伟强　杨蕊梦
姚戈虹　姚伟根　于艳红　郁无瑕　袁　正　曾斯慧　张国伟　张海霞　张建业
张明杰　张　鹏　张婉莹　张延娇　章梦薇　郑家桔　郑　兰　周　俊　周　清
周少毅　周思茵

**翻译秘书**　章梦薇

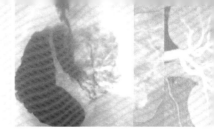

# 编者名单

## 主编

**Dushyant V. Sahani, MD**
Associate Professor of Radiology
Harvard Medical School;
Assistant Radiologist, Abdominal Imaging & Intervention
Director, CT Imaging Services
Massachusetts General Hospital
Boston, Massachusetts

**Anthony E. Samir, MD, MPH**
Assistant Professor of Radiology
Harvard Medical School;
Radiologist
Abdominal Imaging & Interventional Radiology;
Co-Director
MGH/MIT Center for Ultrasound Research & Translation;
Associate Director
Ultrasound Imaging Services
Massachusetts General Hospital
Boston, Massachusetts

## 主编助理

**Joseph R. Grajo, MD**
Assistant Professor of Radiology
Division of Abdominal Imaging
University of Florida College of Medicine
Gainesville, Florida

**Nicole D. Horst, MD, MEng**
Diagnostic Radiology
North Shore Medical Center
Commonwealth Radiology Associates
Salem, Massachusetts

## 章节主编

**Arash Anvari, MD**
Postdoctrol Research Fellow
Radiology
Massachusetts General Hospital
Boston, Massachusetts
*Ultrasound*

**Luzeng Chen, MD**
Associate Professor
Ultrasound Center
Peking University First Hospital
Beijing, China
*Ultrasound*

**Surabhi Bajpai, MBBS, DMRD**
Research Fellow
Radiology
Massachusetts General Hospital
Boston, Massachusetts
*Gallbladder and Bile Ducts, General Concepts*

**Manish Dhyani, MBBS**
Instructor in Radiology
Massachusetts General Hospital,
Harvard Medical School
Boston, Massachusetts
*Ultrasound*

**Joseph R. Grajo, MD**
Assistant Professor of Radiology
Division of Abdominal Imaging
University of Florida College of Medicine
Gainesville, Florida
*Liver, Abdominal and Pelvic Lymph Nodes*

**Koichi Hayano, MD, PhD**
Assistant Professor
Department of Surgery
Chiba University Hospital
Chiba, Japan
*Conventional Imaging of Abdomen, Magnetic Resonance Imaging, Esophagus and Stomach Imaging*

**Nicole D. Horst, MD, MEng**
Diagnostic Radiology
North Shore Medical Center
Commonwealth Radiology Associates
Salem, Massachusetts
*Colon*

**Aoife Kilcoyne, MB BCh BAO, B Med Sc, MRCP(UK), FFR(RCSI)MB, BCh, MAO**
Clinical Fellow, Diagnostic Radiology
Division of Abdominal Imaging and Intervention
Department of Radiology
Massachusetts General Hospital
Boston, Massachusetts
*Computed Tomography, Positron Emission Tomography and Co-Registered PET/CT, Nontraumatic Acute Abdomen, Splenic Lesions*

**Naveen M. Kulkarni, MD, DNB**
Clinical Fellow

Abdominal Imaging and Intervention
Massachusetts General Hospital
Boston, Massachusetts
*Adrenal Mass, Prostate and Seminal Vesicles, Penis, Prostate and Scrotum, General Concepts*

**Colin J. McCarthy, MB, BAO, BCh, MRCSI, FFR(RCSI)**
Division of Abdominal Imaging
Department of Radiology
Massachusetts General Hospital
Boston, Massachusetts
*Kidneys and Urinary Tract, Focal Renal Lesions, Diffuse Renal Parenchymal Diseases, Ureters and Bladder, Urinary Tract Anomalies and Variants*

**Melissa Price, MD**
Thoracic Imaging Fellow
Massachusetts General Hospital
Boston, Massachusetts
*Pancreas*

**Rani S. Sewatkar, MD**
Radiology Research Fellow
Radiology
Massachusetts General Hospital
Boston, Massachusetts
*Peritoneum and Retroperitoneum, Abdominal Wall Hernias*

**Abraham C. Thomas, MD**
Radiologist
Massachusetts General Hospital
Boston, Massachusetts
*Esophagus and Stomach Imaging, Stomach Lesions, Gastric Function Imaging, Small Bowel*

# 作者

**Francesco Agnello, MD**
Radiology Fellow
Dipartimento di Biopatologie Mediche—Sezione di Scienze Radiologiche
Università di Palermo
Palermo, Italy
*Benign Focal Lesions; Malignant Focal Lesions*

**Diego A. Aguirre, MD**
Associate Professor of Radiology
Imaging Department
Fundacion Santa Fe de Bogota, University Hospital
Bogota, Colombia
*Neoplastic and Non-neoplastic Conditions of the Abdominal Wall, Abdominal Wall Hernias*

**Pritish Aher, MBBS, DMRD**
Consultant Radiologist
Pune
Maharashtra, India
*Fluoroscopic Study of the Abdomen and Fluoroscopic Contrast Media*

**Stephan W. Anderson, MD**
Assistant Professor
Department of Radiology
Director of Body CT
Boston University Medical Center
Boston, Massachusetts
*Acute Appendicitis; Hollow Viscus Perforation; Acute Gastrointestinal Bleeding*

**Arash Anvari, MD**
Postdoctrol Research Fellow
Radiology
Massachusetts General Hospital
Boston, Massachusetts
*Tissue Harmonic Imaging and Doppler Ultrasound Imaging*

**Ashwin Asrani, MD, MBBS**
Clincal Fellow in Radiology
Harvard Medical School;
Clinical Assistant in Radiology
Massachusetts General Hospital
Boston, Massachusetts
*Erectile Dysfunction; Penile Trauma and Miscellaneous
Penile Lesions; Imaging of the Scrotum; Benign and
Malignant Testicular Lesions*

**Surabhi Bajpai, MBBS, DMRD**
Research Fellow
Radiology
Massachusetts General Hospital
Boston, Massachusetts
*Dilated Bile Ducts; Gallbladder and Bile Duct Functional
Imaging; Image-Guided Therapy*

**Arpan K. Banerjee, MBBS (LOND), FRCP,
FRCR, FBIR**
Hon Senior Clinical Lecturer, Birmingham Medical
School; Consultant Radiologist, Heart of England
Foundation NHS Trust
Birmingham, England, United Kingdom;
Past President Radiology Section 2005-2007
Royal Society of Medicine
London, England, United Kingdom
*Peritoneal Fluid Collections, Peritonitis, and Peritoneal Abscess*

**William F. Bennett, MD**
Associate Professor
Radiology
The Ohio State University Wexner Medical Center
Columbus, Ohio
*Small Bowel Obstruction*

**Michael Blake, MB, BCh, BSc, MRCPI, FRCR,
FFR (RCSI)**
Assistant Professor of Radiology
Harvard Medical School;
Assistant Radiologist
Massachusetts General Hospital
Boston, Massachusetts
*Positron Emission Tomography and Computed Tomography
Technique and Instrumentation; Positron Emission
Tomography and Positron Emission Tomography/
Computed Tomography Clinical Applications; Enlarged
Adrenal Glands; Adrenal Masses*

**Giuseppe Brancatelli, MD**
Associate Professor of Radiology
Dipartimento di Biopatologie Mediche—Sezione di
Scienze Radiologiche
Università di Palermo
Palermo, Italy
*Benign Focal Lesions; Malignant Focal Lesions*

**Vito Cantisani, MD, PhD**
Professor of Radiology
Instructor in Radiology
Department of Radiological Sciences
University Sapienza of Rome
Rome, Italy
*Plain Radiography of the Abdomen*

**Giovanni Carbognin, MD**
Department of Radiology
University Hospital
Verona, Italy
*Imaging of the Pancreas*

**Onofrio Catalano, MD**
Clinical Fellow
Harvard Medical School;
Clinical Fellow
Department of Radiology
Massachusetts General Hospital
Boston, Massachusetts
*Hepatic Variants; Solid Pancreatic Masses; Cystic Lesions of
the Pancreas*

**Luzeng Chen, MD**
Associate Professor
Ultrasound Center
Peking University First Hospital
Beijing, China
*Abdominal Ultrasound Imaging: Anatomy, Physics,
Instrumentation, Technique*

**Michael Chew, MBBS, BA**
Fellow in Abdominal and Interventional Imaging
Massachusetts General Hospital
Boston, Massachusetts
*Dilated Bile Ducts*

**Aqeel Ahmad Chowdhry, MD**
Staff Radiologist
Department of Radiology
Cleveland Clinic—South Pointe Hospital
Cleveland, Ohio
*Non-neoplastic Conditions of the Peritoneum and Neoplastic
Conditions of the Mesentery and Omentum*

**Garry Choy, MD, MS, MSc**
Clinical Fellow
Department of Radiology
Harvard Medical School;
Clinical Fellow
Massachusetts General Hospital
Boston, Massachusetts
*Principles of Magnetic Resonance Imaging Physics; Contrast
Media and Contrast-Enhanced Magnetic Resonance
Imaging; Advanced Magnetic Resonance Imaging Applications*

**Rivka R. Colen, MD**
Radiology Resident
Massachusetts General Hospital
Boston, Massachusetts
*Gastric Function Imaging: Technique and Applications; Imaging
of the Scrotum; Benign and Malignant Testicular Lesions*

**Carmel Cronin, MD, MB, BCh, MRCPI, FFR (RCSI)**
Radiology Fellow
Department of Abdominal Imaging and Interventional
  Radiology
Massachusetts General Hospital
Boston, Massachusetts
*Benign Prostatic Hyperplasia; Benign and Malignant Focal
  Prostate Lesions; Seminal Vesicle Lesions*

**Ugo D'Ambrosio, MD**
Resident
Department of Radiological Sciences
University Sapienza of Rome
Rome, Italy
*Plain Radiography of the Abdomen*

**Mirko D'Onofrio, MD**
Assistant Professor of Radiology
G.B. Rossi University
Hospital, University of Verona
Verona, Italy
*Imaging of the Pancreas*

**Abraham H. Dachman, MD, FACR**
Professor of Radiology
Director of Fellowship Programs
The University of Chicago Medical Center
Chicago, Illinois
*Benign Neoplasms and Wall Thickening of the Small Bowel*

**Hemali Desai, MD**
Research Fellow
Massachusetts General Hospital
Boston, Massachusetts;
Resident
Beth Israel Medical Center
Newark, New Jersey
*Imaging of Chronic Pancreatitis*

**Manish Dhyani, MBBS**
Instructor in Radiology
Massachusetts General Hospital,
Harvard Medical School
Boston, Massachusetts
*Advanced Ultrasound Techniques: Liver Elastography,
  Contrast-Enhanced Ultrasonography, and Four-
  Dimensional Ultrasound; Benign, Malignant, and Cystic
  Focal Renal Lesions*

**Silvana C. Faria, MD, PhD**
Assistant Professor
MD Anderson Cancer Center
Houston, Texas
*Fatty Liver Disease; Hepatic Storage Disorders; Cirrhosis and
  Hepatitis; Cholestatic Hepatic Disorders*

**Todd Fibus, MD**
Assistant Professor
Department of Radiology
VA Medical Center
Emory University School of Medicine
Atlanta, Georgia
*Colon Imaging: Conventional Imaging and Computed Tomography*

**Efrén J. Flores, MD**
Harvard Medical School
Department of Radiology
Massachusetts General Hospital
Boston, Massachusetts
*Imaging of the Postoperative Bowel*

**Mark Frank, MD**
Associate Professor of Radiology
Indiana University, School of Medicine
Indianapolis, Indiana
*Non-neoplastic Conditions of the Peritoneum and Neoplastic
  Conditions of the Mesentery and Omentum*

**Karthik Ganesan, DNB**
Radiologist, Liver Imaging Group
Department of Radiology
University of California San Diego
San Diego, California
Consultant Radiologist
Piramal Diagnostics and Jankharia Imaging
Mumbai, India
*Hepatic Iron Overload*

**Alpa G. Garg, MD**
Clinical Assistant
Massachusetts General Hospital
Boston, Massachusetts
*Benign and Malignant Bladder Lesions*

**Arunas E. Gasparaitis, MD**
Assistant Professor
Department of Radiology
University of Chicago
Director of Fluoroscopic Services
University of Chicago Medical Center
Chicago, Illinois
*Benign Neoplasms and Wall Thickening of the Small Bowel;
  Malignant Neoplasms and Wall Thickening of the Small
  Bowel*

**Sukanya Ghosh, MBBS, MRCP, FRCR**
St. Bartholomew and the Royal London Hospital
London, England, United Kingdom
*Imaging of the Stomach and Duodenum*

**Joseph R. Grajo, MD**
Assistant Professor of Radiology
Division of Abdominal Imaging
University of Florida College of Medicine
Gainesville, Florida
*Advanced Ultrasound Techniques: Liver Elastography,*
*Contrast-Enhanced Ultrasonography, and Four-*
*Dimensional Ultrasound; Imaging of the Liver; Fatty*
*Liver Disease; Hepatic Iron Overload; Hepatic Storage*
*Disorders; Cirrhosis and Hepatitis; Hepatic Veno-occlusive*
*Diseases; Cholestatic Hepatic Disorders; Hepatic Variants;*
*Lymph Node Imaging Techniques and Clinical Role;*
*Benign Prostatic Hyperplasia; Benign and Malignant*
*Focal Prostate Lesions; Seminal Vesicle Lesions*

**Manuel F. Granja, MD**
Research Fellow
Universidad de los Andes Medical School
Imaging Department
Fundacion Santa Fe de Bogota, University Hospital
Bogota, Colombia
*Neoplastic and Non-neoplastic Conditions of the Abdominal*
*Wall; Abdominal Wall Hernias*

**Rossella Graziani, MD**
Radiologist
University Hospital
University of Verona
Verona, Italy
*Imaging of the Pancreas*

**Peter F. Hahn, MD, PhD**
Associate Professor of Radiology
Harvard Medical School;
Radiologist
Massachusetts General Hospital
Boston, Massachusetts
*Dilated Bile Ducts*

**Robert Hanna, MD**
Radiologist (Physician)
Department of Radiology
University of California San Diego
San Diego, California
*Hepatic Iron Overload; Cirrhosis and Hepatitis*

**Donald Hawes, MD**
Associate Professor of Radiology
Indiana University
School of Medicine
Indianapolis, Indiana
*Non-neoplastic Conditions of the Peritoneum and Neoplastic*
*Conditions of the Mesentery and Omentum*

**Koichi Hayano, MD, PhD**
Assistant Professor
Department of Surgery
Chiba University Hospital
Chiba, Japan
*Plain Radiography of the Abdomen; Fluoroscopic Study of the*
*Abdomen and Fluoroscopic Contrast Media; Principles of*
*Magnetic Resonance Imaging Physics; Contrast Media and*
*Contrast-Enhanced Magnetic Resonance Imaging; Advanced*
*Magnetic Resonance Imaging Applications; Esophageal*
*Imaging*

**Nagaraj-Setty Holalkere, MD, DNB**
Instructor, Department of Radiology
Boston Medical Center
Boston, Massachusetts
*Enlarged Adrenal Glands, Adrenal Masses*

**Nicole D. Horst, MD, MEng**
Diagnostic Radiology
North Shore Medical Center
Commonwealth Radiology Associates
Salem, Massachusetts
*Colon Imaging: Conventional Imaging and Computed*
*Tomography; Computed Tomographic Colonography,*
*Inflammatory and Infectious Colonic Lesions; Colonic*
*Vascular Lesions; Colon Cancer and Screening Strategies;*
*Imaging of the Postoperative Bowel*

**Kedar Jambhekar, MD, DNB**
Assistant Professor
Department of Radiology
University of Arkansas for Medical Sciences
Little Rock, Arkansas
*Diffuse Renal Parenchymal Diseases; Renal Vascular Diseases*

**Bijal Jankharia, MBBS, DMRE, DMRD, DNB**
Teacher and Consultant
Piramal Diagnostics
Jankharia Imaging
Mumbai, Maharashtra, India
*Tissue Harmonic Imaging and Doppler Ultrasound Imaging*

**Sanjeeva P. Kalva, MD, MB, BS**
Assistant Professor
Department of Radiology
Harvard Medical School;
Associate Director of Clinical Affairs
Division of Vascular Imaging & Intervention
Department of Radiology
Massachusetts General Hospital
Boston, Massachusetts
*Acute and Chronic Small Bowel Ischemia*

**Avinash Kambadakone, MBBS, MD, DNB, FRCR**
Assistant Professor
Harvard Medical School;
Radiologist
Abdominal Imaging & Interventional Radiology,
Medical Director
Martha's Vineyard Hospital Imaging
Massachusetts General Hospital
Boston, Massachusetts
*Recent Advances; Diffuse Gallbladder Wall Thickening; Focal Gallbladder Wall Thickening; Lymph Node Imaging Techniques and Clinical Role*

**David P. Katz, MD**
Assistant Professor
Department of Radiology
Baylor College of Medicine
Houston, Texas
*Imaging of the Kidneys and Urinary Tract; Benign, Malignant, and Cystic Focal Renal Lesions*

**Keerthana Kesavarapu, BS**
Department of Biology
Georgia Institute of Technology
Atlanta, Georgia
*Colon Imaging: Conventional Imaging and Computed Tomography*

**Hansol Kim, MD**
Resident
Department of Radiology
Brigham and Women's Hospital
Boston, Massachusetts
*Miscellaneous Pancreatitis; Diffuse Pancreatic Disease*

**Kyoung Won Kim, MD, PhD**
Associate Professor
Department of Radiology
University of Ulsan College of Medicine;
Faculty Member
Department of Radiology
Asan Medical Center
Seoul, Republic of Korea
*Focal Splenic Lesions; Diffuse Splenic Lesions*

**Min Ju Kim, MD**
Radiology
National Cancer Center
Ilsandong-gu, Goyang-si
Gyeonggi-do, Korea
*Focal Splenic Lesions; Diffuse Splenic Lesions*

**Kirti Kulkarni, MD**
Assistant Professor
Department of Radiology
University of Chicago
Chicago, Illinois
*Malignant Neoplasms and Wall Thickening of the Small Bowel*

**Naveen M. Kulkarni, MD, DNB**
Clinical Fellow
Abdominal Imaging and Intervention
Massachusetts General Hospital
Boston, Massachusetts
*Fluoroscopic Study of the Abdomen and Fluoroscopic Contrast Media; Principles of Computed Tomography Physics, Instrumentation, and Radiatin Safety; Colonic Vascular Lesions; Imaging of Chronic Pancreatitis; Enlarged Adrenal Glands; Adrenal Masses, Erectile Dysfunction; Penile Trauma and Miscellaneous Penile Lesions; Imaging of the Scrotum; Benign and Malignant Testicular Lesions; Imaging of Disorders of the Female Urethra; Imaging of Disorders of the Male Urethra; Response Evaluation Criteria in Solid Tumors, World Health Organization, and Other Response Criteria; Principles of CT Physics: Instrumentation and Radiation Safety*

**A. Nick Kurup, MD**
Instructor
Department of Radiology
Mayo Clinic
College of Medicine
Rochester, Minnesota
*Imaging of the Kidneys and Urinary Tract; Benign, Malignant, and Cystic Focal Renal Lesions*

**Somesh Lala, MBBS, DMRD, DNB**
Teacher, Consultant Radiologist, and Sonologist
Piramal Diagnostics;
Consultant Radiologist and Sonologist
Midtown Diagnostics,
Jankharia Imaging
Mumbai, Maharashtra, India
*Tissue Harmonic Imaging and Doppler Ultrasound Imaging*

**Chandana G. Lall, MD**
Associate Professor of Clinical Radiology
Indiana University School of Medicine
Indianapolis, Indiana
*Peritoneal Fluid Collections, Peritonitis and Peritoneal Abscess*

**Leslie K. Lee, BSc, MD**
Clinical Fellow in Radiology
Massachusetts General Hospital
Boston, Massachusetts
*Hepatic Storage Disorders; Cholestatic Hepatic Disorders; Hepatic Variants; Benign and Malignant Focal Prostate Lesions*

**Dipti K. Lenhart, MD**
Department of Radiology
Massachusetts General Hospital
Boston, Massachusetts
*Colon Cancer and Screening Strategies*

**Bob Liu, PhD**
Physicist
Massachusetts General Hospital;
Assistant Professor in Radiology
Harvard Medical School
Boston, Massachusetts
*Principles of Computed Tomography Physics,
    Instrumentation, and Radiation Safety*

**Xiaozhou Ma, MD**
Research Fellow
Harvard Medical School
Fellow, 3D Imaging
Massachusetts General Hospital
Boston, Massachusetts
*Tissue Harmonic Imaging and Doppler Ultrasound Imaging;
    Advanced Ultrasound Techniques: Liver Elastography,
    Contrast-Enhanced Ultrasonography; and Four-
    Dimensional Ultrasound*

**Michael Macari, MD**
Vice Chair of Operations
Section Chief of Abdominal Imaging
New York University Langone School of Medicine
New York, New York
*Inflammatory and Infectious Colonic Lesions*

**Riccardo Manfredi, MD**
Associate Professor
Department of Diagnostic Imaging
University of Verona
Verona, Italy
*Imaging of the Pancreas*

**Andrea Marcantonio, MD**
Resident
Department of Radiological Sciences
University Sapienza of Rome
Rome, Italy
*Plain Radiography of the Abdomen*

**Daniele Marin, MD**
Associate Professor
Department of Radiology
Duke University
Durham, North Carolina
*Benign Focal Lesions; Malignant Focal Lesions*

**Deepa Masrani, MD**
Clinical Assistant Professor
Women's Imaging
Upstate Medical University
State University of New York
Syracuse, New York
*Erectile Dysfunction*

**Sameer M. Mazhar, MD**
Fellow
Division of Gastroenterology
University of California San Diego
San Diego, California
*Fatty Liver Disease; Hepatic Iron Overload; Hepatic Storage
    Disorders; Cirrhosis and Hepatitis; Hepatic Veno-occlusive
    Diseases; Cholestatic Hepatic Disorders*

**Vishakha Mazumdar, MBBS**
Fellow
Radiology
Piramal Diagnostics
Jankharia Imaging
Mumbai, Maharashtra, India
*Tissue Harmonic Imaging and Doppler Ultrasound Imaging*

**Colin J. McCarthy, MB, BAO, BCh, MRCSI,
FFR(RCSI)**
Division of Abdominal Imaging
Department of Radiology
Massachusetts General Hospital
Boston, Massachusetts
*Imaging of the Kidneys and Urinary Tract; Diffuse Renal
    Parenchymal Diseases; Benign and Malignant Ureteral
    Strictures; Benign and Malignant Bladder Lesions; Urinary
    Tract Anomalies and Variants*

**Pardeep Mittal, MD**
Assistant Professor
Department of Radiology
Emory University School of Medicine
Atlanta, Georgia
*Colon Imaging: Conventional Imaging and Computed Tomography*

**Michael Moore, MB, BCh, FFR (RCSI)**
Radiologist
Abdominal Imaging
Massachusetts General Hospital
Boston, Massachusetts;
Consultant Radiologist
Mercy University Hospital
Cork, Ireland
*Positron Emission Tomography and Computed Tomography
    Technique and Instrumentation; Positron Emission
    Tomography and Positron Emission Tomography/Computed
    Tomography Clinical Applications*

**Giovanni Morana, MD**
Director, Radiological Department
General Hospital
Treviso, Italy
*Gallbladder and Bile Duct Functional Imaging*

**Ajaykumar Morani, MBBS, MD**
Clinical Lecturer I, Body Imaging
Department of Radiology
University of Michigan
Ann Arbor, Michigan
*Erectile Dysfunction; Penile Trauma and Miscellaneous Penile Lesions;
    Imaging of the Scrotum; Benign and Malignant Testicular Lesions*

**Massimiliano Motton, MD**
Department of Radiology
G.B. Rossi Hospital Verona
Verona, Italy
*Imaging of the Pancreas*

**Ozden Narin, MD**
Research Fellow
Department of Radiology
Massachusetts General Hospital
Boston, Massachusetts
*Colonic Vascular Lesions*

**Vamsi R. Narra, MD, MBA, FRCR, FACR**
Professor of Radiology,
Chief, Abdominal Imaging Section,
Vice Chair, Clinical Imaging Informatics & New Business
    Development,
Chief of Radiology
Barnes Jewish West County Hospital
Mallinckrodt Institute of Radiology
Washington University—St. Louis
St. Louis, Missouri
*Tumors of the Gallbladder; Intrahepatic Bile Duct Tumors;
    Extrahepatic Bile Duct Tumors*

**Aytekin Oto, MD**
Professor of Radiology and Surgery
Section Chief, Abdominal Imaging
Department of Radiology
University of Chicago Medicine
Chicago, Illinois
*Benign Neoplasms and Wall Thickening of the Small Bowel;
    Malignant Neoplasms and Wall Thickening of the Small Bowel*

**Tarun Pandey, MD, DNB, FRCR**
Assistant Professor of Radiology
University of Arkansas for Medical Sciences
Little Rock, Arkansas
*Diffuse Renal Parenchymal Diseases; Renal Vascular Diseases*

**Ralph C. Panek, MD**
Staff Radiologist
Department of Radiology
St. Elizabeth's Hospital
Brighton, Massachusetts
*Benign and Malignant Bladder Lesions*

**Heather M. Patton, MD**
Assistant Clinical Professor of Medicine
Division of Gastroenterology
University of California—San Diego
San Diego, California
*Fatty Liver Disease; Hepatic Iron Overload*

**Rodolfo F. Perini, MD**
Fellow
Medical Oncology and Nuclear Medicine
Hospital of the University of Pennsylvania
Philadelphia, Pennsylvania
*Imaging of the Kidneys and Urinary Tract*

**Michael R. Peterson, MD, PhD**
Assistant Clinical Professor, Pathology
University of California San Diego
San Diego, California
*Hepatic Iron Overload; Hepatic Storage Disorders; Cirrhosis
    and Hepatitis; Hepatic Veno-occlusive Diseases; Cholestatic
    Hepatic Disorders*

**Giuseppe Petralia, MD**
Radiologist
Division of Radiology
European Institute of Oncology
Milan, Italy
*Gallbladder and Bile Duct Functional Imaging*

**Niall Power, MRCPI, FRCR**
Consultant Radiologist
Radiology Department
Royal London Hospital
London, England, United Kingdom
*Imaging of the Stomach and Duodenum*

**Anand M. Prabhakar, MD**
Clinical Fellow in Abdominal Imaging
Harvard Medical School
Massachusetts General Hospital
Boston, Massachusetts
*Mucosal Diseases of the Stomach: Differentiating Benign
    from Malignant; Gastric Stromal Tumors*

**Hima B. Prabhakar, MD**
Staff Radiologist
South Texas Radiology Group
San Antonio, Texas
*Mucosal Diseases of the Stomach: Differentiating Benign
    from Malignant; Gastric Stromal Tumors; Gastric Outlet
    Obstruction*

**Priya D. Prabhakar, MD, MPH**
Clinical Assistant Professor of Radiology
Department of Radiology
Jefferson Medical College;
Staff Radiologist
Department of Radiology
Albert Einstein Medical Center
Philadelphia, Pennsylvania
*Gastric Outlet Obstruction*

**Srinivasa R. Prasad, MD**
Professor, Radiology Department
University of Texas
Health Science Center at San Antonio
San Antonio, Texas
*Imaging of Disorders of the Female Urethra; Imaging of
    Disorders of the Male Urethra*

**Melissa Price, MD**
Thoracic Imaging Fellow
Massachusetts General Hospital
Boston, Massachusetts
*Imaging of the Pancreas; Solid Pancreatic Masses; Cystic
    Lesions of the Pancreas; Imaging of Acute Pancreatitis;
    Imaging of Chronic Pancreatitis*

**Daniel A. Pryma, MD**
Assistant Professor of Radiology
Modality Chief
Nuclear Medicine/Molecular Imaging
Department of Radiology
University of Pennsylvania
Philadelphia, Pennsylvania
*Imaging of the Kidneys and Urinary Tract*

**Arumugam Rajesh, MBBS, FRCR**
Consultant Radiologist
Honorary Senior Lecturer
University Hospitals of Leicester NHS Trust
Leicester, England, United Kingdom
*Peritoneal Fluid Collections, Peritonitis and Peritoneal Abscess*

**Anuradha S. Rebello, MBBS**
Instructor, Department of Radiology
Boston University
Boston, Massachusetts
*Imaging of Acute Pancreatitis*

**Oscar M. Rivero, MD**
Associate Professor of Radiology
El Bosque University
Imaging Department
Fundacion Santa Fe de Bogota, University Hospital
Bogota, Colombia
*Neoplastic and Non-neoplastic Conditions of the Abdominal
    Wall; Abdominal Wall Hernias*

**Johannes B. Roedl, MD**
Department of Radiology
Harvard Medical School
Massachusetts General Hospital
Boston, Massachusetts
*Gastric Function Imaging: Technique and Applications*

**David A. Rosman, MD, MBA**
Assistant Radiologist, Abdominal Imaging and Intervention
Department of Radiology
Massachusetts General Hospital
Boston, Massachusetts
*Colon Cancer and Screening Strategies*

**Dushyant V. Sahani, MD**
Associate Professor of Radiology
Harvard Medical School;
Assistant Radiologist, Abdominal Imaging & Intervention
Director, CT Imaging Services
Massachusetts General Hospital
Boston, Massachusetts
*Esophageal Imaging; Colon Cancer and Screening Strategies;
    Imaging of the Postoperative Bowel; Hepatic Variants; Solid
    Pancreatic Masses; Cystic Lesions of the Pancreas; Imaging
    of Acute Pancreatitis; Diffuse Gallbladder Wall Thickening;
    Focal Gallbladder Wall Thickening; Lymph Node Imaging
    Techniques and Clinical Role*

**Nisha I. Sainani, MD**
Assistant Professor of Radiology, Harvard Medical School
Staff Radiologist, Abdominal Imaging and Intervention
Brigham and Women's Hospital
Boston, Massachusetts
*Miscellaneous Pancreatitis, Diffuse Pancreatic Disease*

**Anthony E. Samir, MD, MPH**
Assistant Professor of Radiology
Harvard Medical School;
Radiologist
Abdominal Imaging & Interventional Radiology;
Co-Director
MGH/MIT Center for Ultrasound Research & Translation;
Associate Director
Ultrasound Imaging Services
Massachusetts General Hospital
Boston, Massachusetts
*Advanced Ultrasound Techniques: Liver Elastography,
    Contrast-Enhanced Ultrasonography and Four-
    Dimensional Ultrasound; Imaging of the Kidneys and
    Urinary Tract; Benign, Malignant, and Cystic Focal Renal
    Lesions; Urinary Tract Obstruction; Benign and Malignant
    Ureteral Strictures; Benign and Malignant Bladder Lesions;
    Response Evaluation Criteria in Solid Tumors, World
    Health Organization, and Other Response Criteria*

**Kumaresan Sandrasegaran, MD**
Associate Professor of Radiology
Indiana University
School of Medicine
Indianapolis, Indiana
*Principles of Computed Tomography Physics, Instrumentation
    and Radiation Safety, Recent Advances; Peritoneal Fluid
    Collections, Peritonitis and Peritoneal Abscess; Non-
    neoplastic Conditions of the Peritoneum and Neoplastic
    Conditions of the Mesentery and Omentum*

**Cynthia S. Santillan, MD**
Assistant Clinical Professor of Radiology
University of California San Diego
San Diego, California
*Hepatic Veno-occlusive Diseases*

**Rupan Sanyal, MD**
Clinical Associate, Staff Radiologist
Radiology HBG
Cleveland Clinic
Cleveland, Ohio
*Computed Tomography Contrast Media and Principles of
    Contrast Enhancement*

**Alissa Saunders, MD**
Clinical Assistant
Massachusetts General Hospital
Boston, Massachusetts
*Benign and Malignant Ureteral Strictures*

**Richard T. Scuderi, MD, PhD**
Fellow, Surgical Pathology
University of California San Diego
San Diego, California
*Fatty Liver Disease*

**Melanie Seale, MBBS, FRANZCR**
Radiologist
Medical Imaging Department
St Vincent's Hospital Melbourne
Fitzroy, Victoria, Australia
*Urinary Tract Obstruction*

**Sunit Sebastian, MD**
Assistant Professor, Department of Radiology
Chief, Division of Body Imaging
University of Mississippi Medical Center
Jackson, Mississippi
*Colon Imaging: Conventional Imaging and Computed
    Tomography; Computed Tomographic Colonography*

**Rani S. Sewatkar, MD**
Radiology Research Fellow
Radiology
Massachusetts General Hospital
Boston, Massachusetts
*Peritoneal Fluid Collections, Peritonitis and Peritoneal
    Abscess; Non-neoplastic Conditions of the Peritoneum and
    Neoplastic Conditions of the Mesentery and Omentum*

**Hemendra Shah, MD, FACR**
Professor of Radiology and Urology
University of Arkansas for Medical Sciences
Little Rock, Arkansas
*Diffuse Renal Parenchymal Diseases; Renal Vascular
    Diseases*

**Shetal N. Shah, MD**
Visiting Associate Professor of Radiology
Cleveland Clinic Lerner School of Medicine
Case Western Reserve University;
Co-Director
Center for PET and Molecular Imaging;
Staff, Cleveland Clinic
Imaging Institute
Cleveland, Ohio
*Computed Tomography Contrast Media and Principles of
    Contrast Enhancement; Non-neoplastic Conditions of the
    Peritoneum and Neoplastic Conditions of the Mesentery
    and Omentum*

**Zarine K. Shah, MD, MBBS**
Assistant Professor
Department of Radiology
Divison of Abdominal Imaging
Ohio State University Medical Center
Columbus, Ohio
*Small Bowel Obstruction*

**Anup Shetty, MD**
Instructor of Radiology
Abdominal Imaging Section
Mallinckrodt Institute of Radiology
Washington University School of Medicine
St. Louis, Missouri
*Tumors of the Gallbladder; Intrahepatic Bile Duct Tumors;
    Extrahepatic Bile Duct Tumors*

**Masoud Shiehmorteza, MD**
Liver Imaging Group
Department of Radiology
University of California San Diego
San Diego, California
*Cirrhosis and Hepatitis*

**Claude B. Sirlin, MD**
Associate Professor
Liver Imaging Group
Department of Radiology
University of California San Diego
San Diego, California
*Fatty Liver Disease; Hepatic Iron Overload; Hepatic Storage
    Disorders; Cirrhosis and Hepatitis; Hepatic Veno-occlusive
    Diseases; Cholestatic Hepatic Disorders*

**William Small, MD, PhD**
Associate Professor
Director of Abdominal Imaging
Department of Radiology
Emory University School of Medicine
Emory University Hospital
Atlanta, Georgia
*Colon Imaging: Conventional Imaging and Computed
    Tomography; Computed Tomographic Colonography*

**Jorge A. Soto, MD**
Professor of Radiology
Boston University School of Medicine;
Vice Chairman
Department of Radiology
Boston Medical Center
Boston, Massachusetts
*Ureteral and Kidney Stones; Acute Appendicitis; Hollow Viscus
    Perforation; Acute Gastrointestinal Bleeding*

**Lance L. Stein, MD**
Center for Liver Disease and Transplantation
Columbia University, New York Presbyterian Hospital
New York, New York
*Hepatic Storage Disorders*

**Venkateswar R. Surabhi, MD**
Assistant Professor
Department of Radiology
University of Texas Health Science Center at Houston
Houston, Texas
*Imaging of Disorders of the Female Urethra; Imaging of
    Disorders of the Male Urethra*

**Marco Testoni, MD**
Department of Radiology
G.B. Rossi Hospital Verona
Verona, Italy
*Imaging of the Pancreas*

**Ashraf Thabet, MD**
Clinical Fellow, Division of Abdominal Imaging and
　Intervention
Department of Radiology
Harvard Medical School
Massachusetts General Hospital
Boston, Massachusetts
*Acute and Chronic Small Bowel Ischemia*

**Abraham C. Thomas, MD**
Radiologist
Massachusetts General Hospital
Boston, Massachusetts
*Imaging of the Stomach and Duodenum; Mucosal Diseases
　of the Stomach: Differentiating Benign from Malignant;
　Gastric Stromal Tumors; Gastric Outlet Obstruction;
　Gastric Function Imaging: Technique and Applications;
　Imaging the Small Bowel; Acute and Chronic Small Bowel
　Ischemia*

**Stephen Thomas, MD**
Assistant Professor of Radiology
Department of Radiology
The University of Chicago Medical Center
Chicago, Illinois
*Benign Neoplasms and Wall Thickening of the Small Bowel;
　Malignant Neoplasms and Wall Thickening of the Small
　Bowel*

**Ernesto Tomei, MD**
Associate Professor
Department of Radiology
University Sapienza of Rome
Rome, Italy
*Plain Radiography of the Abdomen*

**Richard Tsai, MD**
Resident
Diagnostic Radiology
Mallinckrodt Institute of Radiology
Washington University
St. Louis, Missouri
*Tumors of the Gallbladder; Intrahepatic Bile Duct Tumors;
　Extrahepatic Bile Duct Tumors*

**Michelle Udeshi, MD**
Department of Radiology
Hospital of St. Raphael
New Haven, Connecticut;
Griffin Hospital
Derby, Connecticut
*Imaging of the Kidneys and Urinary Tract; Benign,
　Malignant, and Cystic Focal Renal Lesions*

**Raul N. Uppot, MD**
Assistant Professor
Department of Radiology
Harvard Medical School;
Interventional Radiologist
Division of Interventional Radiology
Massachusetts General Hospital
Boston, Massachusetts
*Urinary Tract Anomalies and Variants; Image-Guided
　Therapy*

**Sujit Vaidya, MD**
Barts and the London NHS Trust
London, England, United Kingdom
*Imaging of the Stomach and Duodenum*

**Sanjaya Viswamitra, MD**
Assistant Professor
Department of Radiology
University of Arkansas for Medical Sciences
Little Rock, Arkansas
*Diffuse Renal Parenchymal Diseases; Renal Vascular Diseases*

**T. Gregory Walker, MD**
Instructor of Radiology
Harvard Medical School;
Associate Radiologist
Massachusetts General Hospital
Boston, Massachusetts
*Acute and Chronic Small Bowel Ischemia*

**Takeshi Yokoo, MD, PhD**
Department of Radiology
University of California San Diego
San Diego, California
*Fatty Liver Disease*

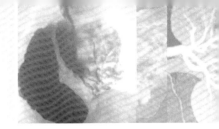

# 译者前言

随着现代科学技术的不断发展,影像医学也取得了前所未有的重大进步,各类成像技术层出不穷,各种先进设备推陈出新,并且仍然处于不断进步和发展之中。影像医学作为医学发展最快的学科之一,其重要性和先进性得到了广泛的认可。影像医学是医学领域中知识更新最快的学科之一,这无疑对影像科医师、技师及相关研究人员的知识储备提出了更高要求。

2006年,哈佛大学医学院麻省总医院的放射科牵头并联合了全球近130位腹部影像医学各亚专科的专家,耗时4年,完成136章近1 500页的《腹部影像学》。全书涵盖了腹部超声、CT、MRI、核医学和PET-CT成像的全部内容。我们和64位中青年放射学专家一起翻译此书,历时近2年,于2016年12月出版了中文版的《腹部影像学》。

2016年,原著者出版了《腹部影像学》第2版。《腹部影像学》第2版延续了第1版不同于以往其他教科书的特点,每一章节即为关于一个主题的完整内容,从基础到临床,从病理到诊断,在详尽分析每一疾病谱的解剖及其正常变异的同时,也将最新影像学应用进展以图片的方式展示给大家。同时,《腹部影像学》第2版更为精练且全面,由原来的136章浓缩为86章,并且进行了大量的更新,其中包含腹部成像中新技术的应用及最新进展。该书不论是对临床医师还是影像科医师、技师,都是一本非常有价值的参考书。

2018年我们再次联合多家兄弟单位,历时近2年,尽其所能,将《腹部影像学》第2版中文版呈现给大家。本次翻译我们汲取了第1版的经验和教训,并由从事临床工作的放射科医师多次校对,力求将原著以最科学严谨的形态呈现给大家。在本书即将出版之际,特别感谢参与编译工作的每一位译者,感谢你们的辛苦付出!

上海科学技术出版社作为本译著的出版单位,为译文的审读、编辑、排版做了大量工作,在此同样表示深深的感谢和敬意!

本书虽然由从事临床工作的放射科医师多次校对,但由于我们水平有限,难免存在疏漏,欢迎读者批评指正,感谢大家的支持!

张国福　史景云　江新青　王金红
2020年7月于上海

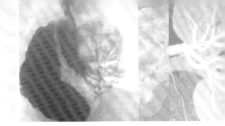

# 英文版前言

2013年，当Elsevier出版社联系我们修订《腹部影像学》时，我们有些担忧。即使这本书很成功，并受到许多同事和朋友的欢迎，我们还是想知道是否真的需要一个精练且全面的版本，我们是否有时间去更新以适应专业的快速发展。

幸运的是，我们有幸与众多杰出的副主编、章节主编和新的章节作者合作。医学博士Joe Grajo和Nicole Horst是我们部门真正杰出的放射学家和临床研究员，他们出色地编辑、整理了稿件，组织了本书的编辑工作。本书中许多章节的最初作者，医学博士Melissa Price、Colin McCarthy、Aiofe Kilcoyne、Rani Sewatkar、Koichi Hayano、Surabhi Bajpayi、Naveen Kulkarni、Arash Anvari、Luzeng Chen、Manish Dhyani和Abe Thomas都在编辑和修订本书的许多章节方面做了出色的工作。新的章节由医学博士Arash Anvari、Manish Dhyani、Luzeng Chen、Koichi Hayano、Naveen Kulkarni和Surabhi Bajpayi共同撰写。我们为有如此出色的团队而感到自豪。

第2版进行了广泛的更新，其中包含有关腹部成像的新技术和最新成就。该版本既有印刷版，也有Clinical Key（Elsevier全医学数据库）在线版本。该平台包括一个在线工具，提供了丰富的内容和许多带注释的图像，专门设计用于快速检索有用的临床信息。

我们在《腹部影像学》第2版中的目标与第1版相同：为读者提供全面的参考，并包含手册中更常见的功能，包括简短易读的句子、关键点框图、摘要表、简短的参考文献列表、重要文献综述的列表以及高度精练的知识库，该知识库使读者可以通过世界上任何与互联网连接的计算机快速访问关键内容。

本书是许多学者一起合作的著作，包括第1版的章节作者、副主编、章节主编以及新章节的作者。我们对所有参与本书的作者与编辑深表感谢。没有家人和同事的理解和大力支持，我们的工作无法完成。我们也有幸与Elsevier出版社的优秀团队合作。Marybeth Thiel对繁忙的编辑工作表现出了极大的耐心和毅力，若没有您的合作，该书将永远无法完成。感谢Robin Carter邀请我们进行第2版的编写。

与第1版一样，编辑本书也使我们自己受益匪浅。我们学到了许多与自己专业知识相关的有趣的新信息，因此我们相信本书的内容对于无论是经验丰富的专科医师，还是忙碌的全科医师来说，都是丰富有益的。

# 目　　录

# 第 1 部分

## 影像技术

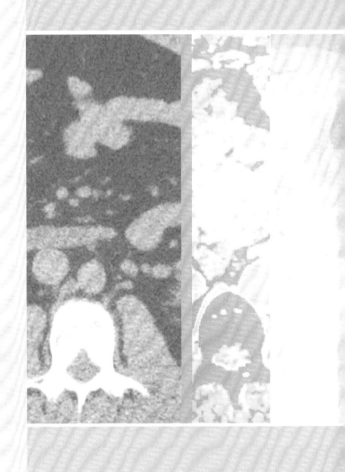

# 第 **1** 篇

# 腹部常规成像

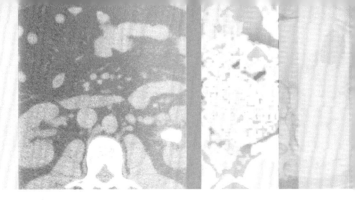

# 第1章

# 腹部平片

Ernesto Tomei, Vito Cantisani, Andrea Marcantonio, Ugo D'Ambrosio, and Koichi Hayano

## 一、技术特征

阅读腹部平片时要求对临床情况充分了解。多种疾病都可以引起急腹症,患者的临床病史、体格检查结果及实验室检查结果对于评价急腹症十分重要。患者仰卧位和直立位,含膈膜是拍摄平片的"经典"方式。由于胸部异常也可能引起急腹症,因此有时需要拍摄胸部后前位的X线平片。

标准的腹部X线平片是仰卧位投影:患者平躺时X线从前方透过后方(前后位投影)(图1-1)。在某些情况下,要求患者拍摄直立位腹部X线平片,其相对于仰卧位腹部平片的优势在于可显示气液平。侧位片(患者侧卧位)也可用于某些情况,特别是显示大肠中的液平。

与任何成像技术一样,重要的是评价腹部X线平片的技术细节。摄片时间以及患者的姓名、年龄和性别都值得注意,以确保根据患者正确的临床信息阅读对应的片子,从而帮助阅片。除非申请单上特别标注,否则摄片都以患者仰卧位为准。能够辨别正常表现最好的方法就是尽可能多地阅片和增强对解剖学知识的了解。虽然腹部平片是普通的X线平片,但其辐射剂量相当于50张后前位胸部平片或6个月的标准背景辐射。

## 二、利与弊

腹部影像学技术有多种,包括超声、CT和MRI,但腹部平片是在患者出现急性腹痛等紧急情况下最容易获得的技术。

应适当考虑后才行X线摄片检查。摄片会导致资源消耗并使患者暴露于电离辐射中。X线摄片检

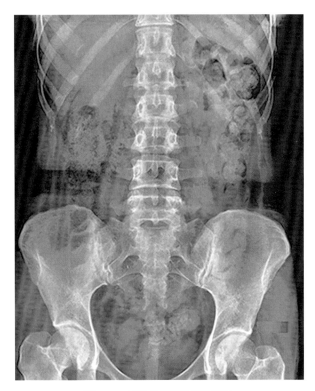

**图1-1** 正常的前后位腹部平片

查只是全面分析病史和体格检查后的辅助手段。

腹部X线平片具有费用低的优点,并且简单易行,可以在不够配合的患者身上完成。如果正确操作并认真分析,仍然可以用于双重目的,如用于评估导管的位置,鉴别胃肠道穿孔患者摄入、吸入异物或有无游离气体(检查通常是诊断的条件),或者评价肠梗阻的状况及术后腹部情况;也可用于记录肠道形态动力学,其在腹部的检查结果取决于急性病理过程的病因和损伤发作相关的检查时间。此外,普通的

腹部X线平片可用于探测遗留在体内手术针,其易实施、费用低廉、方便且准确。腹部X线平片可以有效地定位长度大于10 mm的遗留在腹部的手术针,在此尺寸范围内敏感性为92%。在不正确的针数计数后应拍摄腹部平片,也建议手术医师向放射科医师提供丢失针的大小。然而,对于长度小于10 mm的手术针,腹部平片的价值尚有争议。

相反,不赞成腹部平片的学者通常指出因平片检查改变诊断或治疗方法的病例很少。腹部平片的诊断价值值得怀疑,而且往往没有明确的指征。在大多数情况下,腹部平片的结果是阴性或非特异性的。事实上,正如Kellow等报道,腹部X线检查的结果既不敏感也不特异。Flak和Rowley提出,只有两个临床病例的腹部X线摄片敏感性达100%:腹腔内游离气体和不完全性肠梗阻。关于后者,Frager等进行的一项前瞻性研究表明,临床和影像学评价并不足以提供不完全性肠梗阻的准确定位和病因。此外,Taourel等研究证明,CT不仅有助于做出更准确的诊断,还有21%的患者临床治疗因使用CT提供的诊断信息而得到正确修正。因此,腹部平片对梗阻的初步诊断价值是有限的。对于游离气体的显示,通过评价患者直立位获得的胸部平片可以更好地进行诊断。此外,只有少数医师清楚腹部平片的辐射剂量相对较高,相当于50张胸部平片的辐射剂量。

## 三、讨论

在20世纪50年代,评价胃肠道疾病的胃肠道放射学包括腹部平片和单对比钡剂检查。如今,腹部平片仍然可能是评价急腹症的第一步。然而,随着CT和超声检查的出现,腹部平片的重要性正在逐渐下降。既往腹部平片也被用于帮助诊断腹部病理过程,如肾结石、胆结石和膀胱结石。现在,普通X线摄片术仅限于急腹症的急诊放射学。然而,尽管CT有其无可置疑的优势,如检查速度快、多平面成像能力和解释的客观性,但也使患者接受更高剂量的电离辐射。诊断急腹症时腹部平片的作用需要重新再定论。一些学者认为,只有在已知优势的患者中才能进行X线平片检查,如疑似胃肠道穿孔、肠梗阻、摄入异物或寻找异物,以及评价术后腹部状况。在这些情况下,腹部平片仍然是首选的检查,并且只有在腹部平片不能确诊时才应建议进行CT检查。此外,普通X线平片检查可用于评价肠道形态动力学的变化,即急性病理状况下小肠的蠕动、形态和位置变化。对肠梗阻的病因和具体部位进行评价是明智之举,对机械性和麻痹性肠梗阻加以区别,对疾病的严重性、广泛性和发病时间有全面的了解,可能更有利于临床诊治。文献中很少有报道腹部平片和CT检查的比较。Siewert等报道了91例急性腹痛患者因持续性症状或对治疗无效而最终接受CT检查,在CT检查后25例患者(27%)改变了治疗方案,但作者没有说明腹部平片对CT检查前诊断的相对贡献,尤其是患者异常腹部平片的比例并未描述。一项回顾性研究分析了23例肠系膜梗死患者的腹部平片与CT相比较,结果显示仅6例患者(26%)有腹部平片异常,仅8例患者(35%)有CT检查异常,仅1例患者(4%)腹部平片和CT检查结果都异常,8例患者(35%)两项检查均为正常或非特异性的,26%的患者仅在腹部平片上显示急腹症的征象而不在CT上显示。这与我们的研究结果明显矛盾,我们的研究发现74名患者中腹部平片仅在2名患者(3%)中提供了很少的诊断信息,而在33名患者(57%)中提供了可能导致假阴性结果的误导性信息。有几种可能的解释:肠系膜梗死可能代表了一系列特异性综合征中的一种,这些综合征具有相对低的CT敏感度,或相对高的腹部X线平片敏感度,或两者兼有。在前面引用的文献中,没有患者根据腹部平片、CT或临床病程得到确诊。其他可能性包括在过去十年中个体或医疗机构放射学诊断的变化,或者对这种和其他综合征的CT诊断水平的提高。尽管存在一些局限性,但对于急性腹痛、腰部或背部疼痛的急诊科患者来说,CT应该是首选的检查方法,相比较下腹部平片几乎不能提供更多信息,甚至可能会产生误导。考虑到腹部平片所需要的检查设备以及进行此项检查可能导致的延迟,一些学者认为,对于临床怀疑腹腔内严重病变的患者应该直接进行CT检查。

## 四、正常解剖

任何普通X线摄片都一样,只能区分5种主要密度,其中4种是天然的:黑色代表气体、白色代表钙化结构、灰色代表软组织,深一些的灰色代表脂肪(因为其吸收的X射线比较少),金属物质显示为强烈的亮白色。因此,结构轮廓的清晰度取决于密度之间的差异。在胸部平片上,肺和肋骨之间的对比表现为黑色的气体对白色含钙的骨骼,因此很容易显示。但这些差异在腹部平片上不太明显,因为大多数结构主要是软组织,具有相似的密度。对腹部平片进行系统研究有助于避免错误的解释。腹部平片的判读取决于对肠气类型的评估、实质器官轮廓、寻找异常钙化以及对骨盆的整体观察。应该寻找肠腔外的气体,区分结肠和小肠的肠道气体模式可能是困难的。固体粪便的存在以及肠道的分布、口径和黏膜类型有助于确定特定的肠袢是胃、小肠还是结肠。固体粪便的存在提示是大肠，也可以通过穿过结肠气体阴影的不完整结肠袋环识别，结肠袋通常存在于升结肠和横结肠中，但可能不存在于脾曲和降结肠中。小肠的环状襞彼此很接近，横向围绕整个小肠。肠道扩张时回肠末端可变得平滑，这使得区分小肠和结肠更加困难。小肠梗阻时通常位于中央，具有比大肠更大曲率、更紧密的肠环。小肠的最大直径为空肠3.5 cm，回肠2.5 cm。平片上横结肠的最大直径为5.5 cm，盲肠的最大直径为9 cm。实质器官、肝脏边缘、肾脏轮廓和脾尖均可以显示。

（一）管腔内的气体 首先应该看肠道气体的量和分布（管腔内的气体）。肠道气体分布存在相当大的正常变异（图1-2）。在患者直立位拍摄的腹部平片上，左上象限见胃内气泡是正常的表现。通常也可在大肠内看到气体，最明显的是横结肠和直肠。小肠和大肠也最容易在肠扩张的时候通过其不同的黏膜标记来辨别，小肠的环状襞横贯整个肠腔，大肠有结

肠袋但只穿过肠腔的一部分。这些特征在本系列的下一部分关于异常的肠腔内气体是非常重要的。正常情况下偶尔可以看见小肠液平。肠道中的粪便呈现出"斑驳"的外观，灰色密度代表气体、液体、固体混合物。

（二）腔外气体 肠腔外的气体总是异常的（图1-3）。可见的最大量气体可能在右侧膈下；这是内脏穿孔后发生的。腹腔内出现气体被称为气腹。括约肌切开术或胆管手术后在胆管树内右上象限出现气体是"正常"的，可以表明胆管树和肠道之间存在瘘管。必须注意门静脉中的气体，因为其看起来与胆管内气体非常相似。门静脉中的气体总是病理性的，并且通常是致命的，常发生在缺血状态，如中毒性巨结肠，并且可能伴有肠壁内的气体（壁内积气）（表1-1）。

| 表1-1 寻找异常的肠腔外气体的区域 |
| --- |
| • 膈下 |
| • 胆管系统 |
| • 肠壁内 |

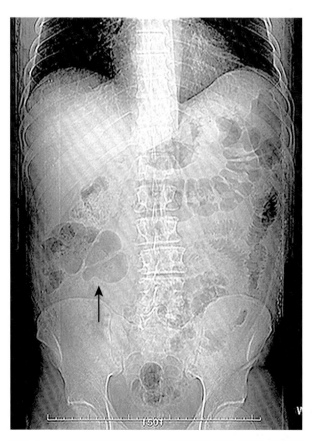

**图1-2** 憩室炎和憩室周围炎。目前没有证据表明肠扩张是在结肠或小肠。可以看到小肠轻微的积气膨胀。盲肠似乎在向内蠕动（箭头处）

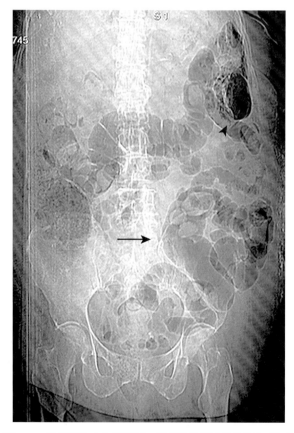

**图1-3** 肠系膜缺血和脾梗死。腹部平片显示结肠扩张（箭头处），尤其是远端部分。而且，在左上腹部的脾脏水平（三角处）可见结肠腔外气体聚集。肠道扩张很明显，未发现肠梗阻

**（三）钙化** 钙化见于各种正常和异常的结构中，且随着年龄增长更常见。应鉴别钙化并在解剖学上定位。一些位置上（如血管钙化）的钙化是常见的且是良性的，在主动脉内、左上腹脾动脉或骨盆中可见血管钙化。腹主动脉瘤通常低于L2，钙化可以使其更明显，并且可以通过钙化粗略地推算内径。需要进行腹部超声检查以准确评价并确定是否需要进行手术或随访。子宫肌瘤亦可见钙化。

应在肾脏轮廓周围和输尿管下段寻找钙化的肾结石。更少见的是，在右上腹部或钙化的胆囊（瓷样胆囊）中可见钙化的胆结石。胰腺位于T9～T12水平，钙化出现于慢性胰腺炎时可以显示整个胰腺的轮廓。

在盆腔区域，偶尔可以看到膀胱结石，膀胱结石通常很大并且多发，也可能发生膀胱肿瘤的钙化。血吸虫病可能会导致膀胱壁钙化。

盆腔钙化的其他原因包括静脉石、子宫肌瘤钙化以及较少见的卵巢畸胎瘤内钙化，其中还可能含有牙齿和头发。

**（四）软组织和骨骼** 对软组织的观察主要是为了评价腹部主要脏器的轮廓，围绕其脂肪边缘（腹膜脂肪线）使观察这些结构更容易。事实上，脂肪层的消失可能表明正在进行的病变过程，如腹膜炎。

肝脏位于右上腹部，并向下延伸，范围不定。可以看到肝右叶的尖端延伸至右肾下方，此属于正常变异，称为Riedel叶。脾脏即使在正常大小的情况下也可以被观察到（特别是对于瘦弱体型的人），脾脏向左下腹部延伸。通常可以识别腹膜后腔内肾脏和腰大肌的阴影，肾脏位于T12～L2椎骨区域的侧中线上。（注意：椎骨发出肋骨的最低点是T12，可以作为鉴别椎骨的参考点）

软组织肿块或脓肿在X线片上需要鉴别。由于气体和坏死组织的存在，脓肿一般呈现相对不均匀的密度。肿块性病变具有软组织密度，并取代肠道气体阴影。

对骨骼的观察需要评价脊柱和骨盆的骨病理过程。骨关节炎经常影响到椎体、股骨和髋臼等髋关节的组件。佩吉特病（Paget病）通常见于骨盆的髂耻线上，可因此被鉴别。骨骼检查还应包括骨折检查，特别是老年人轻微的股骨颈骨折。脊柱和骨盆也是转移性肿瘤的常见部位。在脊柱中，典型征象是"椎弓根缺失"。

**（五）伪影** 对伪影应该有正确地识别，包括医源性（由医疗卫生专业人员放置）、偶然性（由患者或其他人放置）或投影性（位于腹部前方或后方，但在腹部X线平片上虚假投影在腹内）。医源性伪影包括手术夹、子宫内避孕器、肾或胆管支架、主动脉腔内支架或下腔静脉滤器。偶然性伪影包括子弹或直肠中的物体。投影性伪影包括睡衣纽扣、口袋里的硬币或身体装饰。

## 五、病理性发现

要求患者直立位拍摄腹部平片以检查肠梗阻中的液平。如果肠道穿孔，可以在直立位平片上看到膈下的气体，然而胸部平片更常用来发现该征象（图1-4）。腹部X线平片对于呕血患者毫无价值，因此要避免不必要的直立位平片拍摄，呕血患者避免拍摄X线平片可降低患者的辐射剂量。

**（一）肾绞痛** 如果患者表现为腹股沟疼痛，肾绞痛的可能性很高。因此，需要进行泌尿系平片（kidney ureter bladder, KUB）检查。大约90%的肾结石是不透X射线的。尿酸结石通常看不见。在静脉中最常见的静脉石可能会出现假阳性结果，小的结石也会出现假阴性结果。在右侧腹部，钙化可能代表胆结石，但只有少数胆结石是不透X射线的。胆结石的存在并不能证实胆绞痛是疼痛的原因，因为胆结石随着年龄的增长而变得常见，并且通常是无症状的。

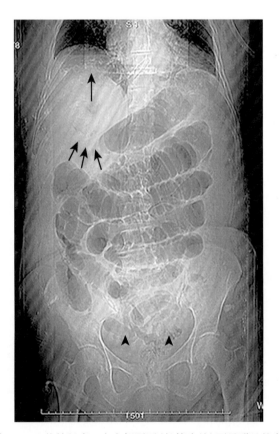

**图1-4** 乙状结肠癌。在右侧膈下（长箭头处）可见明显的宽镰状游离气体。沿着肝脏下缘（短箭头处）还显示了一个小而呈线性的游离气体聚集。可以看到明显的空肠扩张，在扩张的空肠和正常回肠之间可见过渡区域（三角处）

**（二）肠梗阻** 直立位和仰卧位X线平片可用于确诊肠梗阻。小肠梗阻时呈现阶梯状的小肠袢，但这也会发生在近端结肠梗阻。在直立位平片中可以看到肠道内的液平。如果梗阻位于空肠上段，则可能不存在扩张的肠袢。大肠梗阻在发病时比小肠梗阻更缓慢。结肠在平片上位于外周，并且扩张可能非常明显。麻痹性肠梗阻时也会出现液平，肠鸣音会减弱或消失，而不是像梗阻时一样肠鸣音亢进。在直立位平片上，胃内液平是正常的，如盲肠中的液平。但多个液平和肠扩张是异常的。

**（三）肠穿孔** 如果肠道穿孔并且释放了大量气体，则在直立位平片上的膈下将显示为半透明状。剖腹手术或腹腔镜检查后，在一段时间内膈下也会发现气体。

**（四）阑尾炎** 15%发炎的阑尾可以表现为明显的阑尾炎。普通X线平片对阑尾炎的诊断价值非常有限，尽管其可能对婴儿阑尾炎的诊断有价值。

**（五）肠套叠** 肠套叠可见于成人和儿童，腹部平片可能显示出一些特征性的气体模式，但超声检查更具优势。

**（六）人体运毒者** 越来越多的问题出现在运毒者吞下毒品，毒品通常被放在避孕套中，以逃避检测。可能有迹象表明毒品正在泄漏，但运毒者不愿透露这一事实，因为担心长期监禁，即使他们面临生命危险。腹部X线平片可显示90%的病例，但3%的病例会出现假阳性。因此，阳性结果可能是正确的，但阴性结果并不能充分排除临床怀疑，可能需要考虑进行超声检查（表1-2和表1-3）。

| 表1-2　腹部X线摄片中的密度 |
| --- |
| ● 黑色—气体 |
| ● 白色—钙化结构 |
| ● 灰色—软组织 |
| ● 暗灰色—脂肪 |
| ● 亮白色—金属物体 |

| 表1-3　X线摄片阅片要点 |
| --- |
| ● X线片的技术细节 |
| ● 气体的量和分布 |
| ● 腔外气体 |
| ● 钙化 |
| ● 软组织轮廓和骨结构 |
| ● 医源性、意外和偶然的物体 |

## 六、病理生理学

**（一）小肠** 正常人小肠中含少量甚至没有气体，因此在平片上是看不见的。多于正常量的气体时应该注意，并在适当的临床背景下进行解释。一些临床情况，例如消化不良或病毒性肠炎，表现为肠道气体增加，通常没有气液平，这些是自限性疾病，通常不需要诊断。

肠梗阻是急诊科常见的影像学发现，扩张的肠管内有气液平、稀少可见的结肠内气体是小肠梗阻的最常见特征。在疑似术后粘连、克罗恩病或已知肿瘤的情况下，患者的临床病史可能是诊断的关键。然而，在这些情况下取决于气体和液体分布，真实存在的梗阻的气体和液体分布也可能接近正常平片。另一方面，弥漫性腹膜转移可以没有梗阻而产生气液平。在某些情况下肠梗阻的水平可以很明显。然而，在狭窄前肠管内液体量可能较多，而未见明显气体影，以致只有近端肠道可见气体的膨胀。此外，液体充盈的肠袢显示肠壁或肠外梗阻的原因，在CT上很容易显示。绞窄性肠梗阻的诊断需要结合专业知识，因为虽然肠壁内气体和卷曲肠袢是众所周知的特征，但不常见。我们应当注意，在极度扩张的小肠肠管内仍能观察到环状襞的形态，可以此作为区分小肠疾病和结肠疾病的依据。

肠粘连不能直接观察到，但是没有任何其他可见的梗阻过渡区（肠道扩张，后跟塌陷的肠环），可能导致具有手术史患者的肠粘连诊断。

无须口服对比剂就可以在腹部平片后进行CT检查，但是对患严重疾病的患者静脉注射对比剂通常无法避免。

可以帮助外科医师决定患者是否需要进行小肠梗阻手术的CT标准已经在临床实施。虽然经验丰富的外科医师可以使用平片得到准确的诊断结果，但据研究报道，CT在诊断完全性肠梗阻时具有100%的敏感性。Daneshmand将CT与平片进行了比较，发现平片的敏感性和特异性分别为75%和53%，CT则为92%和71%，因此认为CT可以作为小肠梗阻的首选诊断方法。CT用于评估患者小肠梗阻的方法未得到普遍认可，然而，CT被认为是评估小肠梗阻患者较为突出的影像学技术。

**（二）结肠** 由于结肠内存在结肠袋、粪便和气体，在平片上结肠疾病比小肠疾病更容易鉴别。乙状结肠梗阻显示从扩张到非扩张结肠的转变，因此不难识别。另一方面，在某些情况下，升结肠梗阻可能类似于回肠最后一段的梗阻。结肠梗阻导致严重的盲肠扩张（超过11 cm），这提示需要立即手术以避免肠穿孔的发生。在老年便秘患者中，乙状结肠扭转可能是梗阻的原因之一。扩张的乙状结肠，形态上像"芸豆"，也可能表现类似腹部肿块。在年轻患者中可以观察到盲肠扭转导致盲肠扩张（图1-5）。在这两种情况下，CT都可以提供重要信息。

有些严重的临床情况，如直肠周围脓肿、乙状结肠周围脓肿或肿瘤浸润肠壁但不引起梗阻，在普通平片上的显示可能是完全正常的（图1-6），但这些情况很容易在CT上鉴别。

结肠扩张通常伴有小肠的弥漫性扩张而没有机械性阻塞，是麻痹性肠梗阻的特征。肠扩张可能局限于肠道的一部分，因此可能难区分机械性肠梗阻和麻痹性肠梗阻。在某些情况下，可能足以根据患者的临床情况进行诊断；如果诊断不明确，则必须进行CT检查。

缺血性肠道疾病在平片上可有许多不同的异常征象，从肠扩张到腹部无气体。"拇纹征"是一种常见的、但不太具体的肠缺血特征。在普通平片难以检测到肠壁内气体的线状影，当该征象可见时，表明预后不良。

中毒性巨结肠是溃疡性结肠炎致命的并发症。平片上显示横结肠扩张超过6～8 cm并且伴有结肠袋消失。结肠袋的消失对于区分远端结肠梗阻和结肠炎很重要，结肠炎即使疾病程度轻微，结肠袋通常也会消失。小肠扩张，通常伴有气液平，可见于严重溃疡性结肠炎患者的亚型，该亚型有较大的中毒性巨结肠和多器官功能障碍综合征的风险。平片可用于监测对治疗的不良反应和胃肠道扩张的持续存在，这对于评价需要行结肠切除术的患者很重要。

**（三）其他发现** 术后患者常见腹腔内或膈下游离气体，唯一要做的就是等待气体吸收。深部小肠或结肠活检也可以产生上述游离气体或膈下气体聚集，这是其罕见的并发症。十二指肠溃疡穿孔或结肠憩室穿孔是肠腔外气体聚集并不常见的原因。

胆囊炎、胰腺炎和其他原因的急腹症引起气体或液体聚集应该通过超声或者CT检查来检测和评估。尽管粪结（肠内积粪）很容易在普通平片上检测到，然而数字化成像更有利于其显示。

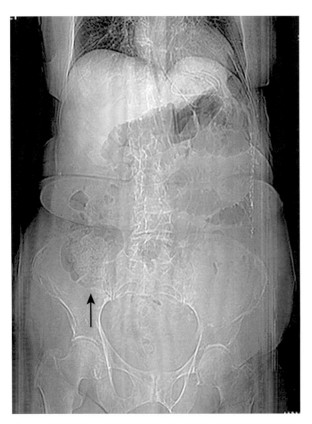

**图1-5** 肠扭转。可见的渣滓物（箭头）在右侧结肠中明显显示，而在左侧结肠和乙状结肠中没有显示。上腹部可见肠管中度扩张。左下腹部肠内没有气体应怀疑腹部肿块

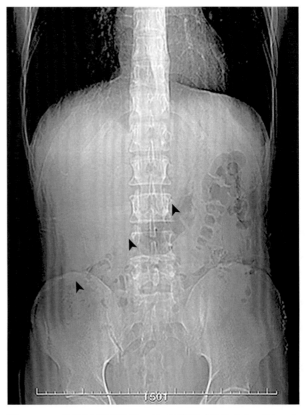

**图1-6** 乙状结肠周围脓肿。注意到肝区的肿大（三角）。小肠和结肠的大小在正常范围内

**要点**

■ 病史、体格检查和实验室检查结果对于评估各种原因引起的急腹症很重要。

■ 如有疑似胃肠道穿孔、肠梗阻、摄入或寻找异物、评估术后腹部状态和检测术后遗留手术针的患者应将X线平片检查作为首选的影像学检查。此外，另一个指征是普通X线平片能够评价肠道形态动力学变化，指的是小肠在急性病理条件下能动性、形状和位置的变化。

■ 在非创伤性急诊患者中，腹部X线检查缺乏阳性的结果并不能令人放心。

■ 通常需要进一步的影像学检查以更好地定性在腹部X线检查中发现的异常。

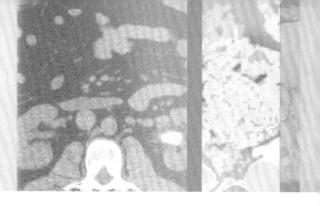

# 第 **2** 章

# 腹部X线透视检查及透视检查对比剂

Naveen M. Kulkarni, Pritish Aher and Koichi Hayano

X线透视检查是可以显示身体器官和不透射线对比剂实时运动的一种成像技术。X线透视检查时，操作者或放射科医师控制影像设备和X线球管对患者进行实时成像。腹部成像时，X线透视检查用可于胃肠道、术后评价、泌尿生殖道等方面，对于诊断多种临床疾病具有重要意义。

## 一、技术特征

### （一）透视检查法

1. 历史　早期的X线透视设备由一个X线球管和由氰亚铂酸钡盐制成的荧光屏构成。之后，荧光屏逐渐被钨酸镉代替，随后被发出黄绿色荧光的硫化镉锌代替。

X线透视检查从影像检查早期阶段使用质量差的荧光屏、摄影暗室以及红色护目镜以使眼睛适应，发展到使用影像增强器、录影仪和各种C臂机器以改善图像质量。目前，其有许多不同的配置可进行各种临床应用。随着硬件和图像处理技术的进步，X线透视检查在质量和数量上都取得了很大的进步。平板探测器，具有视频记录功能的高质量影像增强器，拥有最先进C型臂设计模式和数字模块成像，使透视检查发生了革命性变化。优越的空间和对比度分辨率、更快的图像重建和更低的辐射剂量以及各种安全有效的对比剂相结合，使X线透视检查技术在诊断和介入领域发挥更大的作用。各种X线透视设备均已商业化，基本X线透视设备的组件如图2-1所示。提要2-1列出了透视的主要用途。

2. 患者准备　嘱患者空腹以增加X线透视检查的敏感性是很重要的，因为食物和食物残渣与病理状

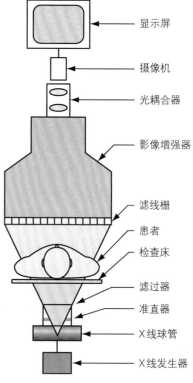

| 显示屏 |
| 摄像机 |
| 光耦合器 |
| 影像增强器 |
| 滤线栅 |
| 患者 |
| 检查床 |
| 滤过器 |
| 准直器 |
| X线球管 |
| X线发生器 |

图2-1　X线透视成像系统原理图

---

**提要2-1　X线透视检查的主要用途**

- 胃肠道成像
- 泌尿生殖道成像
- 血管造影
- 其他：
  - ▲ 术中
  - ▲ 异物去除
  - ▲ 肌肉骨骼

---

态类似。嘱患者签署知情同意书,并且应询问患者病史,如心脏病、哮喘、过敏、甲状腺毒症和药物过敏史。同时需关注患者正在使用的药物(如胰岛素)、患者是否处于妊娠期或哺乳期、最近是否有小肠梗阻或肠穿孔的诊断,若有,手术细节是什么。

计划进行双对比钡剂灌肠的患者必须在手术前坚持流质饮食24 h。可以医嘱开泻药以确保彻底的肠道清洁,并且在检查的早晨,直肠给予比沙可啶栓剂。

然而,在紧急、急诊或术后状态下,患者的肠道准备并不是必需的。而且,此时碘对比剂优于硫酸钡,因为后者会干扰外科手术,并且任何腔外性的钡剂聚集可能导致在随后的检查中产生混淆。若要进行此项检查,应该获得是否有对碘对比剂或某些严重药物过敏反应的病史。

**(二)X线透视检查** X线透视检查有两种类型:单对比检查和双对比检查(提要2-2)。单对比透视检查使用钡剂或碘对比剂进行。双对比剂检查则使用空气或二氧化碳(图2-2)。

1. 胃肠道X线透视检查程序

(1)吻合口检查,回肠造口术或结肠造口术后检查通畅性、疾病复发和瘘口评价。

(2)鼻饲管检查。

(3)口服胆囊造影和T管胆管造影。

(4)小儿急腹症,如肠套叠和乙状结肠扭转的水压灌肠治疗。

2. 泌尿生殖器的X线透视检查程序

(1)膀胱造影术用于评价膀胱和膀胱输尿管反流。

(2)排尿期膀胱尿道造影(voiding cystourethrography, VCUG)用于显示尿道。

(3)逆行尿道造影术用于前尿道。

(4)子宫输卵管造影术用于子宫和输卵管。

3. 介入治疗程序

(1)血管导管和支架的放置。

(2)经皮胆管引流术。

(3)手术方式:逆行性肾盂造影术、经皮肾造瘘术和耻骨上膀胱切开术。

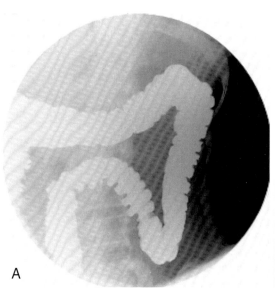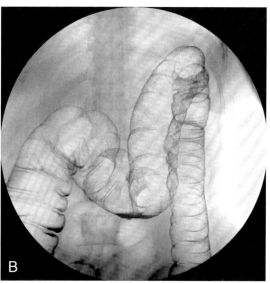

图2-2 横结肠中段钡剂灌肠检查单对比(A)和双对比(B)成像时点片。黏膜细节在双对比成像上显示得更清楚

| 提要2-2 单对比检查与双对比检查 | |
| --- | --- |
| 单 对 比 检 查 | 双 对 比 检 查 |
| 精确控制钡柱 | 厚钡涂抹管腔和泡腾片剂被摄入,以使用空气扩张管腔 |
| 更容易识别充盈缺损 | 产生透视效果以更好地评价黏膜细节 |
| 疑为穿孔时,水溶性单对比剂优先 | 更好地扩张和分离肠袢 |
| 可用于评价肠道动力问题(如梗阻、瘘管) | 更好地检测小的黏膜病变、息肉、溃疡 |
| 无法吞咽产气片剂患者的首选 | |

4. 其他检查
(1) 窦腔造影摄片。
(2) 瘘管造影摄片。

## 二、X线透视检查对比剂

X线透视检查对比剂是能够改善对腔内结构、空间结构和消化道及泌尿生殖道显示的化合物,并且可以在透视或造影时勾勒导管的轮廓(图2-3)。

X线透视检查对比剂可分为两种类型:阳性对比剂和阴性对比剂。阳性对比剂相比被检查的周围组织或器官能够更多地吸收X射线,并且看起来是不透射线的。阴性对比剂吸收X射线较弱,X线透视下显示为透亮影。阳性对比剂是钡剂和碘剂混合物(图2-4和图2-5)。阴性对比剂可以是空气或二氧化碳(图2-6)。

**(一)钡剂** 硫酸钡混悬液的浓度越高,在X线摄片上可以确定的层面越薄。混悬液越黏稠,越容易渗入到细小褶皱处,越容易在X线片上区分其结构。目前临床上使用的不同钡剂混悬液如图2-7所示。用于评价胃肠道不同部分的各种钡剂如表2-1所示。

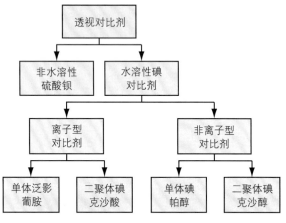

图2-3 X线透视检查中使用的对比剂

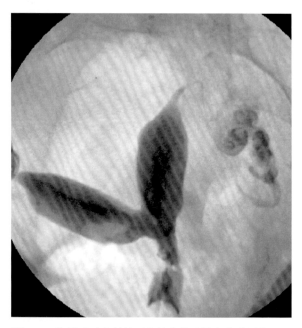

图2-5 使用碘对比剂的子宫输卵管造影术点片图像显示对比剂溢出的双角子宫

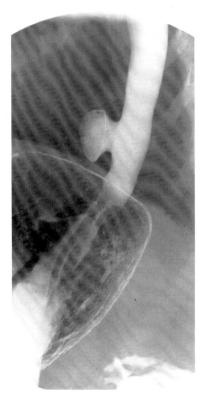

图2-4 食管的单对比硫酸钡造影点片图像显示突出的食管下段憩室

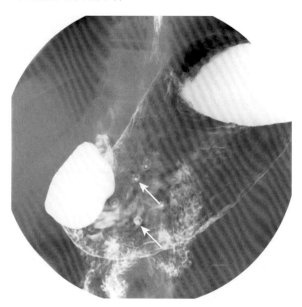

图2-6 胃双对比钡餐点片图像显示多发性口疮样胃溃疡(箭头处)

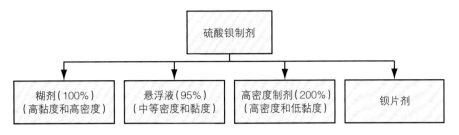

图2-7 用于胃肠道检查的不同硫酸钡制剂

| 表2-1 胃肠道钡餐组成 | |
|---|---|
| **胃 肠 道 钡 餐** | **钡 餐 组 成** |
| 食管钡餐 | 单对比：50%～100% w/v |
| | 双对比：250% w/v |
| 上消化道（胃和十二指肠） | 单对比：35%～80% w/v |
| | 双对比：250% w/v |
| 全小肠钡剂造影 | 40%～60% w/v |
| 小肠造影 | 50%～95% w/v |
| 逆行性回肠造影 | 20%～25% w/v |
| 钡剂灌肠 | 单对比：12%～25% w/v |
| | 双对比：60%～120% w/v |
| | （常用80%） |

注：w/v：重量/体积（weight/volume）。

常规上消化道和经口小肠造影检查所需的钡剂特性包括悬浮稳定性、双对比视图所需的良好涂抹性和肠道中的抗凝聚性。混悬液致密均匀地涂布在食管、胃、十二指肠和结肠黏膜表面，还要求钡剂混悬液能以适当的流率和抗凝聚性描绘精细的黏膜表面细节。

**（二）水溶性对比剂** 水溶性对比剂可分为离子型或非离子型，或根据渗透压分为高渗对比剂和低渗对比剂（图2-3和图2-8）。离子型对比剂具有更高的渗透压和更多的不良反应。非离子型对比剂具有较低的渗透压，不良反应相对也较少。水溶性有机碘复合物用于钡剂禁用的某些特定情况，如怀疑肠道穿孔到游离的腹腔内、术后可疑渗漏或当肺吸入的风险很高时。钡剂渗漏至腹腔中可导致肉芽肿形成，吸入肺部可导致肺炎或肺水肿。

通常，为了达到良好的胃肠道X线显影效果，建议使用浓度为60%或更高浓度的离子型对比剂。尽管离子型对比剂可刺激肠道蠕动，并且相比钡剂可使远端小肠祥较早显影，但是这种效应很快被对比剂高渗透性继发的肠道稀释效应所抵消。理想情况下，当用于评价胃肠道时，应使用非离子型对比剂。碘对

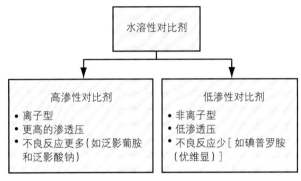

图2-8 水溶性对比剂

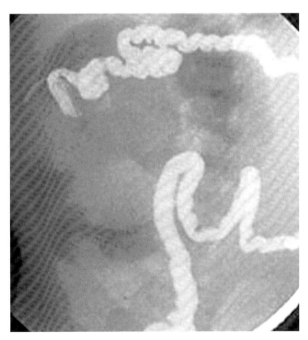

图2-9 在新生儿肠梗阻时使用泛影葡胺灌肠显示细小结肠

比剂，如泛影葡胺制剂可在市面上获得并用于口服（图2-9）。对于泌尿生殖道X线透视检查，离子型对比剂，如泛影酸钠和泛影葡胺由于费用低于非离子型对比剂而被较多使用。

**（三）胃肠道对比剂** 胃肠道对比剂（泛影酸钠和泛影葡胺）是常用于胃肠道显影的口服对比剂。当使用非水溶性的更黏稠的对比剂，如硫酸钡不可行或具有潜在危险时，特别推荐使用此种对比剂。

1. 口服 成人口服剂量通常为30～90 mL（11～33 g碘），具体取决于检查的类型和患者的体型。对于5岁以下的婴儿和儿童，30 mL（11 g碘）通常是足够的；对于5～10岁的儿童，建议剂量为60 mL（22 g碘）。如果需要，儿科剂量的对比剂可以用水、碳酸饮料、牛奶或矿物油以1∶1比例稀释。对于非常年幼（小于10 kg）和体质虚弱的儿童，剂量应稀释为1份泛影葡胺∶3份水。

2. 灌肠剂或肠造口术灌注物 当泛影葡胺用于灌肠剂或肠造口术灌注物时应被稀释。用于灌肠时，成人推荐的稀释比例是240 mL对比剂（88 g碘）溶于1 000 mL水中；对于5岁以下的儿童，建议以水作1∶5稀释；对于5岁以上的儿童，90 mL（33 g碘）对比剂溶于500 mL水中是合适的稀释比例。

3. 口服泛影葡胺适应证 口服泛影葡胺的适应证如下。

（1）囊性纤维化和亚急性肠梗阻，因为使用钡剂时，小肠梗阻的风险更大。

（2）肠穿孔。

（3）疑似气管食管瘘和幽门狭窄时，以避免钡剂误吸。

（4）近期直肠活检和手术、观察术后渗漏，以及回肠或结肠造口术后观察肠祥。

（5）婴儿和新生儿可疑肠梗阻、坏死性小肠结肠炎、原因不明的气腹、无气体的腹部、其他肠穿孔、食道穿孔或术后吻合口的观察。

泌尿生殖系统的评价，由于成本因素，离子型对比剂要优于非离子型对比剂。然而，在有过敏反应史的患者中，非离子型对比剂应优先考虑。剂量和稀释比例取决于具体的检查和检查的身体部位。

**（四）设备因素** 设备因素包括以下几点。

（1）X线源到影像接收器的距离。

（2）X线透视设备的千伏峰值。

（3）X线透视设备的毫安值。

（4）焦点。

（5）视野（field of view, FOV）。

（6）滤线栅的使用。

（7）X线透视设备的采集模式。

（8）剂量率的选择。

（9）视频帧率。

**（五）患者因素** 患者因素列于提要2-3。

---

**提要2-3 胃肠道透视检查患者因素**

**消化道功能**

- 高质量成像要相当迅速地摄入相对大量对比剂

**患者活动能力**

- 胃肠道检查需要多个体位下拍摄，特别是双对比检查
- 活动受限导致获得的诊断图像更少

**体重**

- 药物有体重限制
- 需要最佳的放射透视方案，而辐射暴露是次要的

---

**（六）不良反应**

1. 钡剂 钡剂的不良反应如下。

（1）腹胀。

（2）便秘（严重或持续性）。

（3）痉挛（严重）。

（4）恶心或呕吐。

（5）胃痛或下腹痛。

（6）胸闷或呼吸困难。

（7）哮喘。

有些文献报道了患者对钡剂检查中使用的混调物和暴露于乳胶（手套和胶管中）产生的过敏反应。据估计，硫酸钡混悬液过敏反应的发生率低于百万分之二。

2. 口服碘对比剂 口服碘对比剂的不良反应可能从轻微的反应，如瘙痒或皮疹到罕见的、危及生命的反应，如休克。已知对碘过敏、支气管哮喘、湿疹和甲状腺疾病（如甲状腺毒症）的患者应慎用口服碘对比剂。此外，患有炎症性肠病的患者和患有从黏膜表面吸收对比剂病症的患者过敏反应可能增加。口服碘对比剂后，患者可能会出现恶心、呕吐、腹泻和胃痉挛。

**三、利与弊**

X线透视检查费用相对低廉，但结果取决于各种因素，包括放射科医师的技术水平、X线透视检查设备的质量以及患者的体重和对检查的配合度。然而，与诸如CT或MRI等更先进的检查相比，X线透视检查在断层成像和放射组织学诊断方面具有局限性。

# 第 2 篇

# 超　声

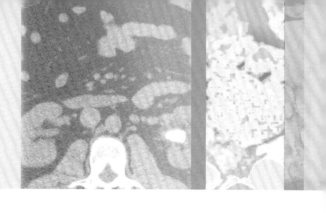

# 第3章

# 腹部超声成像：解剖、原理、仪器和技术

Luzeng Chen

超声成像技术具有成本低、无创、高度便携等特点，能实现由操作者控制多平面的实时成像。因此，其是世界上使用最广泛的断层成像模式。超声成像技术与CT或MRI相比更依赖操作者。

## 一、基本原理

（一）定义　人类可以听到频率区间为20～20 000 Hz的声音，超声是指超过人类听力范围的频率（超过20 000 Hz）的声音。腹部超声检查常用频率为3～7 MHz。

（二）超声波的特性　超声波在软组织中以纵波的形式传播。声阻抗是介质固有的物理特性，是介质的密度乘以超声波在介质中的传播速度。不同的介质声阻抗之间存在声学界面。当超声波遇到声学界面时，会发生反射、折射和散射现象。界面两侧介质的声阻抗差异越大，反射的超声能量越大。

频率（f）、速度（c）与波长（λ）之间的关系为λ=c/f。即频率越高，波长越短。从理论上讲，超声波最小的测量距离是½λ。波长越短，分辨率越高；波长越短，衰减越大。因此，一般选择低频探头检查腹部深部器官（如肝、肾、胰腺），选择高频探头检查浅表组织（如腹壁、阑尾）（图3-1和图3-2）。

超声波的传播速度受其所经过介质的密度和弹性影响，因此超声波在不同组织中传播的速度不同。目前市面上的超声设备无法确定换能器下面是哪些组织，而是在其图像重建算法中假定这些组织的平均声速为1 540 m/s，该值是正常软组织的平均声速（图3-3）。

（三）安全性　美国医学超声学会已经对超声检

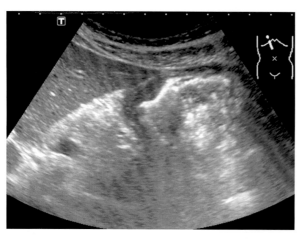

**图3-1**　胃癌。使用3.5 MHz凸阵探头，显示胃壁增厚

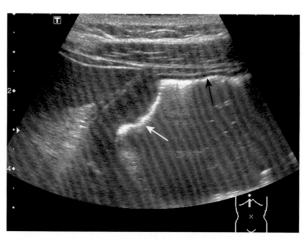

**图3-2**　使用7.0 MHz线阵探头显示与图3-1同一患者增厚的胃壁（白色箭头处）和正常的胃壁（黑色箭头处），具有更好的空间分辨率

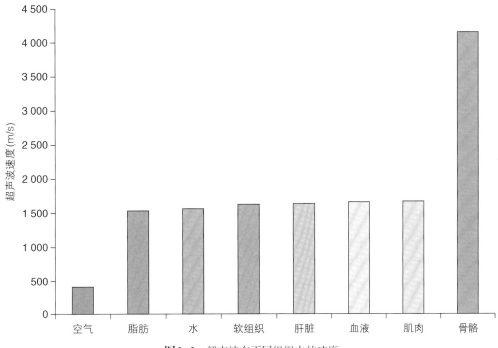

**图3-3** 超声波在不同组织中的速度

查的安全性和生物学效应发表了声明，指出在不使用对比剂的情况下，目前还没有关于暴露于诊断性超声仪器所引起不良反应的独立报道。有报道指出哺乳动物暴露于诊断超声下会产生生物学效应（如局限性肺出血），但这种效应的临床意义尚不清楚。应由合格的卫生专业人员进行超声检查，使患者在医疗过程中受益。检查期间的超声暴露应尽可能低。

（四）**仪器** 超声诊断仪通常由换能器（探头）和主体组成。电子换能器由大量压电材料构成，压电材料将电信号转换为机械振动，产生超声波。压电材料可以布置在平面（线阵探头）或曲面（凸阵探头）上。高频线阵探头通常用于浅表组织成像，例如阑尾、腹壁和阴囊。低频凸阵探头通常用于腹部和妇产科成像，其弯曲的阵列和穿透深度有利于扩大成像视野。

超声波在组织中传播时，穿过声学界面会发生反射、折射和散射。换能器检测并分析反射和（或）散射的超声波，每个回波都显示在图像中的一个点上，该点对应其在身体内的相对原点位置。图像中每个点的亮度与回声的强度有关。这种形式的超声成像称为B型（亮度模式）超声，通常称为"灰阶"超声或"常规"超声。

**二、普通腹部超声检查**

超声检查可以显示腹部的实质结构、腹壁和一些胃肠道病变。这些器官内的血管可以用彩色多普勒、能量多普勒或频谱模式来评价。身体标记或解剖标记用于显示患者和探头的位置。超声的基本术语见表3-1。

（一）**设备** 检查腹部器官时应该使用能够实时成像的超声仪器。通过调整设备以获得适当的分辨率。对于成年人来说，最常用的腹部探头是频率在2～5 MHz的凸阵探头。而频率在5～7 MHz的线阵探头则最常用于检查腹壁和阑尾。尽量优化图像质量，同时在合理范围内使超声能量暴露尽可能低。

（二）**检查前准备** 腹部超声检查前8 h内不能进食。如果需要液体防止患者脱水或服药，只能给予水。当需要检查膀胱时，应在检查前2 h饮水400～600 mL，以确保膀胱内有足够的尿液。急诊超声检查可以在任何时间进行，但图像质量可能会受到胃肠道气体的影响。

**三、正常的超声图像**

（一）**肝脏** 正常肝脏实质回声均匀，被门静脉、肝静脉及其分支所分隔。肝脏的回声应与右肾的回声进行比较，肝脏回声可能与正常肾脏回声相似或回声更强。肝静脉、门静脉主干、门静脉左右支应清晰可见（图3-4）。

（二）**胆囊和胆管** 纵切面扫查时，胆囊呈无回声的梨形结构。胆囊的位置、大小和形状各不相同，但正常胆囊的宽度很少超过40 mm，正常胆囊壁厚度不超过3 mm（图3-5）。肝内胆管通常位于相应的门脉分支上方。胆总管位于门静脉前方，正常直径小于6 mm。超声检查对胆总管远端微小病变的检测能力

表3-1　基本超声术语

| 术　语 | 描　　　　　述 | 举　　例 |
|---|---|---|
| 无回声 | 没有回声；在图像中显示为黑色 | 正常尿液和胆汁 |
| 低回声 | 比周围组织回声更暗的组织 | 淋巴结的皮质、某些肿瘤 |
| 高回声 | 比周围组织回声更亮的组织 | 空气、骨头、肾周脂肪 |
| 声影 | 在遇到可引起超声波明显衰减或反射的病灶时，其后方的组织回声降低 | 通常在固体结构（结石、骨头）或空气的后方 |
| 声窗 | 对超声波几乎没有阻碍的一种组织或结构，因此可用作获得深层结构图像的途径 | 充满尿液的膀胱、充满胆汁的胆囊 |
| 囊性 | 一种充满液体的结构（肿块），有薄壁或厚壁，有或无极强的后壁回声和后方回声增强 | 常见肝肾囊肿 |
| 实性 | 不含液体的组织；内部可能会有多种回声表现和中等的超声衰减 | 实性肿瘤、肝脏、肌肉 |

有限。超声检查有时也可以检测到胆总管中的微小结石（图3-6）。

（三）胰腺　胰腺的回声与邻近的肝脏组织相似，应该是均匀的回声，然而随着年龄的增长，胰腺回声逐渐增强。正常胰腺轮廓光滑，胰腺的形状和大小各不相同，胰管直径不超过2 mm。受胃肠内气体干扰，超声检查常难以显示胰腺尾部。如果临床无禁忌证，在超声检查胰腺时给予患者饮用300～500 mL水可能会有所帮助（图3-7）。超声检查偶尔也可通过脾脏显示胰腺尾部（图3-8）。

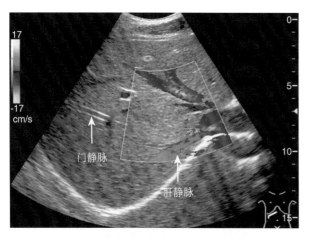

图3-4　正常肝脏实质、门静脉和肝静脉

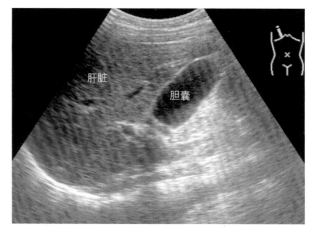

图3-5　正常胆囊（GB）

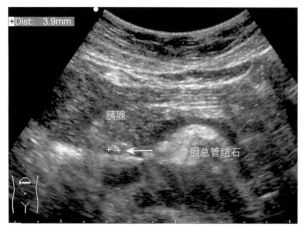

图3-6　胰腺内胆总管内小结石伴声影

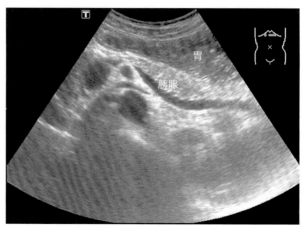

图3-7　饮用300 mL水后显示的正常胰腺体部及尾部

**（四）脾脏** 脾脏应表现出均匀的回声，其回声略低于肝脏。正常脾脏长度不超过 12 cm，厚度不超过 4 cm（图 3-9）。

**（五）肾脏和肾上腺** 肾包膜围绕在肾脏表面，呈明亮、光滑的线状回声。肾皮质的回声比肝脏低，但比相邻的肾锥体高。肾锥体为肾髓质内的低回声区，肾脏中央回声团（肾窦）相对于肾实质呈高回声。超声检查时容易在肾门处和主动脉周围发现肾动脉和肾静脉。与其他内脏动脉一样，肾动脉舒张期血流量高（图 3-10 和图 3-11）。

肾上腺位于肾脏的上方和内侧。除了婴儿，肾上腺不易被超声检查发现（图 3-12）。

**（六）输尿管、膀胱和前列腺** 超声检查时正常输尿管通常不容易显示，但当输尿管扩张时则可以显示（图 3-13）。膀胱应在尿液充盈时进行超声检查，因为膀胱肿瘤可能无法在未充盈的膀胱中检测到。充盈的膀胱表现为位于盆腔的大的类圆形无回声区。膀胱壁的厚度会随膀胱充盈的程度而变化，膀胱充盈时，正常膀胱壁厚度小于 4 mm（图 3-14）。

前列腺可分为四个腺区：外周区、移行区、中央区和尿道周围腺区。经腹部超声检查很难鉴别这些区域。但经直肠超声检查可以显示前列腺各区域的解剖结构，对前列腺活检有指导作用（图 3-15）。

**（七）阴囊** 正常睾丸呈椭圆形、均匀的高回声。睾丸周围阴囊内常可见少量的生理性液体。附睾位于睾丸的下方，比睾丸回声更强，被细分为头部、体部和尾部。多普勒超声检查可以显示睾丸、附睾和精索内的血管（图 3-16）。

**（八）消化道** 超声检查可显示食管腹段，其位于膈下，主动脉前方。横切面检查时显示，食管位于肝脏左叶后方。空腹时，胃底部呈星形。横切面检查可以很容易地显示位于胰腺前方的胃体部。当胃腔内充满液体时，使用 5～7 MHz 的探头可以显示胃壁的各个层次（图 3-17）。肠道的超声图像因肠道内充盈程度和内容物的不同而有很大差异，如果肠道内充满液体，可以清楚地显示肠黏膜。可以观察到小肠肠蠕动，结肠则很少有肠蠕动。超声检查有时可以显示正常的阑尾，其超声表现为直径小于 8 mm 的具有盲

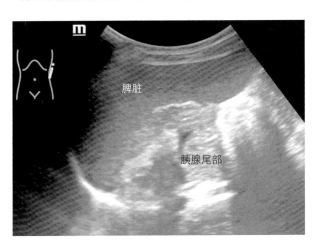

**图 3-8** 以脾脏为声窗，胰腺尾部清晰可见

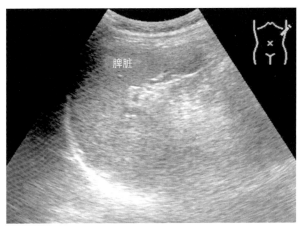

**图 3-9** 正常脾脏

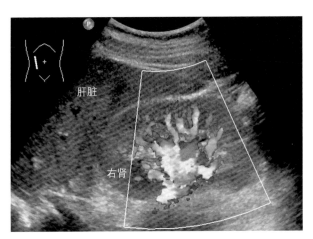

**图 3-10** 正常右肾

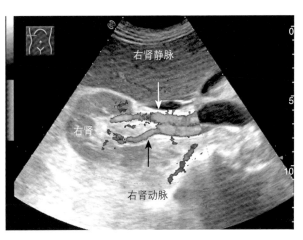

**图 3-11** 正常右肾、右肾动脉和右肾静脉

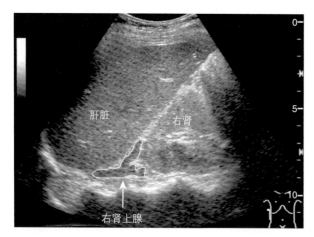

图3-12 库欣综合征（Cushing syndrome）患者的右侧肾上腺肿大

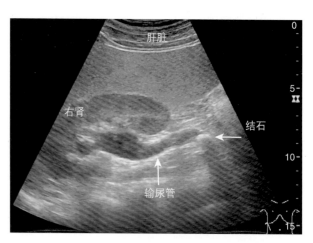

图3-13 右侧肾盂及右侧输尿管上段扩张，右侧输尿管腔内见结石伴声影

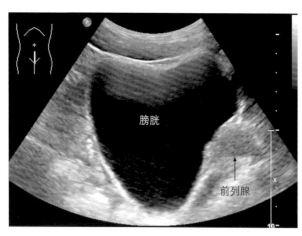

图3-14 正常充盈的膀胱

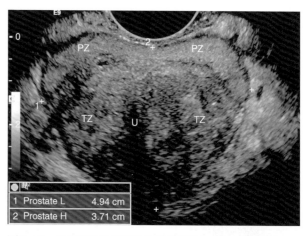

图3-15 经直肠轴位观察良性前列腺增生。PZ，外周区；TZ，移行区；U，尿道

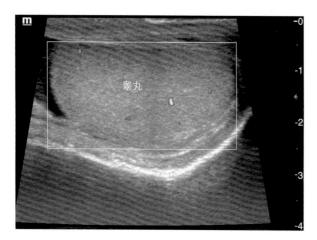

图3-16 正常睾丸。睾丸呈椭圆形、均匀的高回声

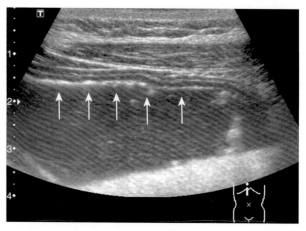

图3-17 正常胃壁。饮用300 mL水后，用7.0 MHz线阵探头显示正常胃壁的各个层次（箭头处）

端的管状结构（图3-18）。

（九）**腹膜后大血管** 主动脉被认为是一个搏动的管状结构。在剑突下约3 cm至分叉处上方1 cm之间的成人主动脉横截面直径会有变化。腹腔干和肠系膜上动脉比较容易在超声检查中显示（图3-19）。下腔静脉的管径通常在吸气时塌陷，呼气时扩张。

（十）**腹壁和腹膜** 正常的腹部表皮层是厚约1～4 mm的高回声层。皮下脂肪层回声较低，厚度不

等。肌层通常比皮下脂肪层回声更强，超声检查可以显示出单个肌肉束均匀的纹理和走向。超声检查还可以显示腹壁的血管和神经（图3-20）。

正常腹膜非常薄，超声检查不能显示。网膜由腹膜皱襞组成，包括双层腹膜、血管、淋巴管和不定量的脂肪。超声下正常大网膜很难与周围脂肪区分开来。当腹膜和大网膜增厚或有结节时，可使用高频探头进行评价（图3-21）。

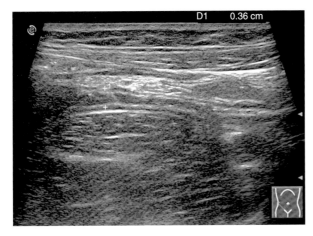

**图3-18** 正常阑尾。阑尾呈直径0.36 cm的管状结构，伴有盲端

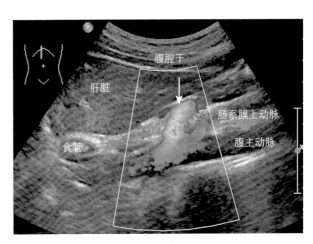

**图3-19** 腹腔干、肠系膜上动脉和腹主动脉

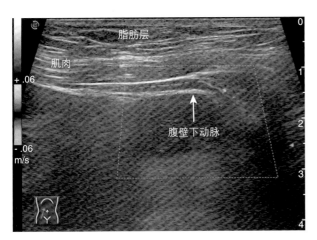

**图3-20** 正常腹壁。肌肉、脂肪层和腹壁下动脉

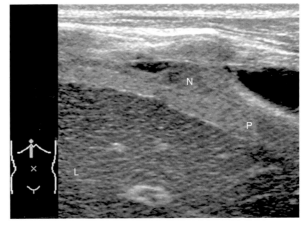

**图3-21** 使用高频探头可以显示腹部结核患者的腹膜增厚（P）伴小结节（N）。L，肝脏

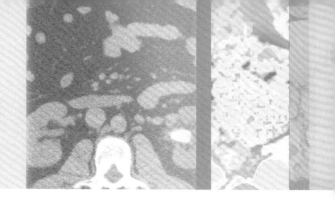

# 第4章

# 组织谐波成像和多普勒超声成像

Arash Anvari, Xiaozhou Ma, Somesh Lala, Bijal Jankharia and Vishakha Mazumdar

## 一、组织谐波成像

**（一）技术方面** 基频是换能器发出声束的原始频率。谐波的产生是一种声学现象。谐波的频率是基频的整数倍。

二次谐波（两倍于基频）目前用于组织谐波成像（tissue harmonic imaging, THI）。该技术利用图像处理技术消除了基频。THI的优点包括提高信噪比和减少伪影。

**（二）临床应用** THI技术提高了图像质量和清晰度，并已被证明在多种临床情况中的适用性，包括：① 肥胖。② 囊性结构（如囊肿、胆囊、膀胱）（图4-1）。③ 深部大血管［下腔静脉（inferior vena cava, IVC）和腹主动脉 ］（图4-2）。

## 二、多普勒超声成像

多普勒超声检查是一项非侵入性的技术，可以提供有关血管情况和血流方向的信息、测量血流速度以及评价占位性病变的血管分布。彩色多普勒超声成像和脉冲多普勒超声成像是相辅相成的，分别提供空间定位和时间速度频谱。

**（一）技术方面** 多普勒超声检查需要5项技术参数（5 Ps），具体如下。

（1）患者的准备：腹部多普勒超声检查前需要禁食。

（2）探头：常用探头有：① 凸阵探头（低频，3～5 MHz）。② 相控阵探头（低频，2 MHz）。③ 线阵探头（高频，4～10 MHz）。

（3）操作者：超声医师应具备丰富的专业知识来进行多普勒超声检查，如需了解正常解剖结构、病理生理学和腹部血管的特征模式。

（4）图像质量（机器）：为了获得良好的图像质量，超声科医师应考虑以下操作参数：① 合适的解剖窗。② 视野深度。③ 帧频。④ 调节增益后的血流灵敏度。⑤ 多普勒角度为30°～60°的感兴趣区的血管图像。⑥ 低通滤波器设置（如果这些设置得很高，则可能丢失重要的速度信息）。所采集的彩色血流信号应该占据整个血管前后径或血管的横断面，且不会在周围组织中产生彩色血流混叠和噪声干扰。

（5）体位：每根血管的显像需要不同的体位。

**（二）多普勒超声成像的优点和缺点**

1. 优点

（1）无创。

（2）容易获得，性价比高。

（3）便携性：可为患病或身体虚弱的患者进行床旁检查。

（4）可区分血管和非血管结构（如肝门）（图4-3）。

（5）能提供血管通畅情况、湍流方向、时相血流、喷射流和阻抗等信息。

（6）可量化血管腔的狭窄程度，直接测量变窄后的血管腔直径。

（7）有助于肿瘤的组织定性。

2. 缺点

（1）依赖操作者。

（2）在对肥胖、肠气过多或腹胀的患者进行多普勒超声检查时，显示效果欠佳，特别是需要观察肠系膜血管、脾脏肿瘤或肾动脉起始处、显示门脉系统的侧支分布、评价分流吻合术等时。

（3）无法屏住呼吸的患者不能获得好的频谱分析（如重症患者）。

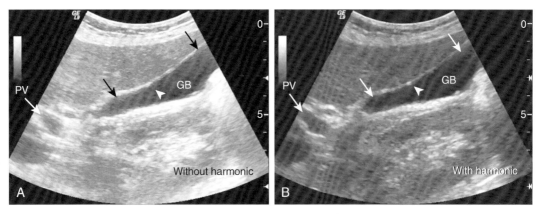

**图4-1** 非谐波成像与谐波成像在腹部右上象限同一位置的超声图像对比。A. 非谐波成像的超声图像：胆囊的底部和颈部区域（箭头处）及门静脉内（箭头处）表现为回声增强和模糊。B. 谐波成像，图像中胆囊和门静脉结构显示清楚。而且，胆囊前壁微小的钙化灶（三角处）在图B谐波成像的超声图像中显示清晰，而在图A的模糊图像中不可见。GB：胆囊；PV：门静脉

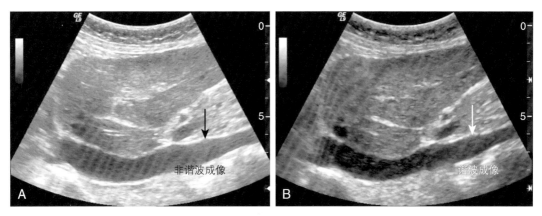

**图4-2** 非谐波成像与谐波成像在肝左叶矢状面及下腔静脉长轴切面的超声图像清晰度比较。箭头指向下腔静脉内部区域，与谐波成像的超声图像（B）相比，非谐波成像的超声图像（A）中下腔静脉内部区域显像明显浑浊模糊

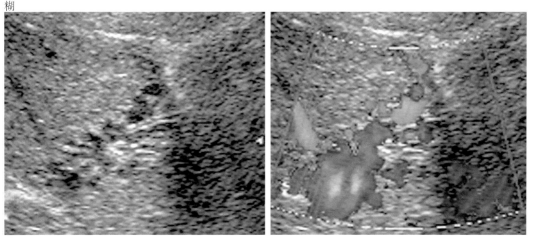

**图4-3** 在以锁骨中线为中心的横断面上，多普勒超声成像显示肝门部多条侧支血管，其类似扩张的肝内胆管根部

（4）对腹主动脉远端和髂动脉水平移植后的监测存在困难。

（5）腹主动脉的钙化可能会影响肾动脉起始处的显示。

**（三）腹部血管的正常解剖** 门静脉（图4-4）、肝内血管、肠系膜血管（图4-5、图4-6和图4-7）、肾血管（图4-8）、腹主动脉（图4-9）、IVC的正常形态及特征模式总结于表4-1。门脉系统的侧支血管（图4-10）和脾肾的侧支血管（图4-11）的诊断标准见表4-2。

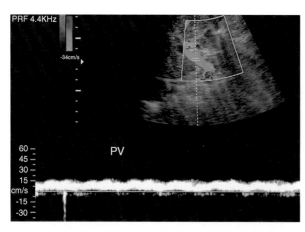

图4-4　正常的门静脉。脉冲多普勒超声成像显示门静脉的血流频谱呈正常的周期性血流频谱。收缩期峰值流速为15 cm/s

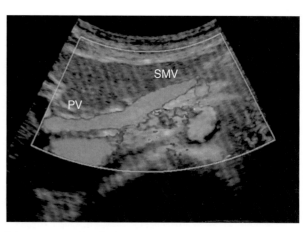

图4-5　肠系膜上静脉。长轴切面显示正常肠系膜上静脉（SMV）与门静脉（PV）汇合

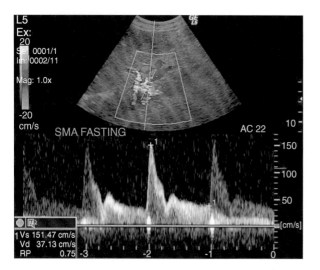

图4-6　肠系膜上动脉。长轴切面的多普勒超声成像显示了空腹时动脉的正常高阻力波形。收缩期峰值流速为151 cm/s，阻力指数为0.75

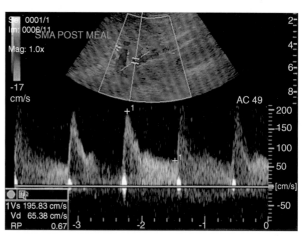

图4-7　肠系膜上动脉。餐后多普勒超声成像显示了动脉的低阻力波形及收缩期峰值流速上升曲线。阻力指数为0.6

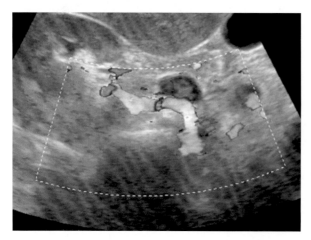

图4-8　正常的右肾动脉。右冠状斜切联合前外侧横切面多普勒超声成像显示肾动脉从肾门到起始处的走行

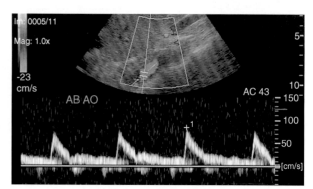

图4-9　腹主动脉（abdominal aorta, ABAO）。腹主动脉近端长轴切面多普勒超声成像显示腹主动脉为高阻力血流，伴短暂的反向血流。多普勒成像角度为43°

表4-1 腹部血管的正常形态和特征性波形

| 血 管 | 特 征 性 表 现 | 正 常 波 形 |
|---|---|---|
| 门静脉：正常内径=13 mm（平静呼吸） | 无回声结构，横向走行，汇入肝门，被高回声纤维组织鞘包绕 | 伴有细微阶段性变化的连续性波形入肝血流（流向肝脏） |
| 肝静脉：正常内径=3 mm（距下腔静脉2 cm处测量） | 肝实质内纵向走行的透声结构<br>剑突下横切面观察下腔静脉的3条主干效果最好 | 离肝血流，三相波形<br>肝静脉周围没有包绕结构 |
| 肝动脉：正常速度=30～60 cm/s | 位于门静脉前方的血管结构 | 呈低阻力波形，频谱变宽 |
| 下腔静脉：正常内径=2.5 cm | 位于正中线，脊柱前方主动脉右侧的无回声结构<br>用肝脏作为声窗可以清晰显示下腔静脉上段 | 近心端血流呈搏动性的血流波形：“锯齿型”<br>远端血流呈周期性的血流波形 |
| 腹主动脉：正常内径=2.3 cm（男性），1.9 cm（女性） | 管状低回声搏动性结构，管壁高回声，中线纵切面扫查血管显示最清楚 | 呈高阻力波形，伴周期性短暂的反向血流（图4-9） |
| 肠系膜血管：正常内径<10 mm | 肠系膜上动脉被三角形的脂肪垫包围。肠系膜上动脉位于肠系膜上静脉的右侧，并与之平行走向（图4-6和图4-7） | 肠系膜上动脉空腹时为高阻力波形，收缩期呈尖峰形，舒张晚期血流缺失<br>餐后呈低阻力波形 |
| 腹腔动脉 | 最佳观察平面为横切面，可见血管以“T形分叉”为肝动脉和脾动脉 | 呈低阻力波形 |
| 肾动脉及肾静脉 | 肾动脉起始处靠近肠系膜上动脉，中线位置横切面检查显示最清楚。左肾静脉位于肠系膜上动脉和主动脉之间。右肾静脉可从下腔静脉处追踪 | 动脉：低阻力血流，收缩期波形宽，舒张期为前向血流<br>静脉：速度随呼吸和心脏活动而呈周期性变化 |

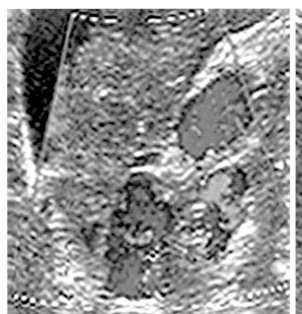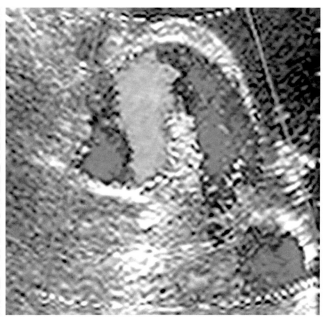

**图4-10** 门静脉系统侧支血管。长轴切面显示迂曲扩张的胃左静脉侧支血管沿肝左叶下缘走行

表4-2 门脉侧支血管的诊断标准

| 部 位 | 门 体 系 统 | 表 现 |
|---|---|---|
| 胃食管交界处。正常冠状静脉直径＜6 mm | 冠状静脉、胃短静脉与体循环的食管静脉之间 | 冠状静脉直径＞7 mm为异常。门静脉发出的朝头侧走行的血管，与肠系膜上静脉相对 |
| 脐旁静脉（镰状韧带）正常值＝2 mm 入肝血流 | 门静脉左支与脐旁系统性上腹部静脉之间 | 孤立性静脉起源于门静脉左支，下行经镰状韧带和前腹壁至脐部，表现为离肝的血流 |
| 胃网膜（图4-6） | 胃网膜静脉和食管、食管旁静脉之间 | 沿左叶下缘朝头侧走行的血管 |
| 脾肾之间和胃肾之间（脾门和肾门） | 在脾静脉、冠状静脉、胃短静脉和左肾上腺静脉或肾静脉之间 | 脾肾侧支血管（图4-11）。脾脏与左肾上极之间迂曲下行的血管 |
| 肠道 | 升结肠静脉、降结肠静脉、十二指肠静脉、胰腺静脉、肝吻合肾静脉、膈静脉和腰静脉（体循环支流） | 超声检查中能否识别侧支循环取决于检查时肠道内气体量 |
| 痔（肛周区） | 直肠上静脉与体循环的直肠中静脉和直肠下静脉吻合 | 直肠、直肠周围静脉曲张可通过经阴道或经直肠超声检查发现，但不能在经腹超声检查中发现 |

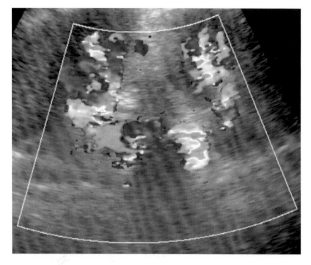

图4-11 脾肾侧支血管。左肾横切面图像显示脾脏和肾门之间迂曲的侧支血管

## 三、临床应用

### （一）门静脉高压症

1. 常见病因

（1）肝前型：门静脉血栓形成（特发性、高凝状态、胰腺炎），门静脉受压（肿瘤、外伤、淋巴结肿大）。

（2）肝内型：肝硬化。

（3）肝后型：布-加综合征（特发性、高凝状态、创伤和肿瘤）。

2. 诊断标准

（1）灰阶超声成像表现

1）门静脉扩张，管径大于13 mm。

2）肠系膜上静脉和脾静脉大于10 mm。

3）内脏器官静脉管径的变化小于20%。

4）当血栓形成，可能部分显示或无法显示门静脉（慢性）或扩张管腔内的强回声团（急性）（图4-12和图4-13）。

（2）多普勒超声成像表现

• 门静脉

1）血栓形成：血流消失；恶性肿瘤血栓内可见搏动性血流，而血管性血栓则没有（图4-14）。

2）可见连续单相血流。

3）速度降低为7～12 cm/s。

4）异常离肝血流可能是唯一的表现（图4-15）。

5）胆囊静脉曲张可能与门静脉血栓形成有关（自发性门体分流术）（图4-16）。

6）慢性：伴或不伴门静脉海绵样变性（图4-17）。

7）门静脉动脉瘤样扩张（图4-18）。

肝动脉：肝动脉扩张，阻力增大（阻力指数＞0.78）。

• 肝静脉（布-加综合征）

1）血栓形成（图4-19）。

2）静脉无法显示。

3）静脉狭窄和管径缩小，内径小于3 mm（图4-20）。

4）肝静脉内血流减少、消失或反向。

5）可见肝内静脉之间开放的侧支血管交通支。

门静脉高压症的影像学特征见表4-3。

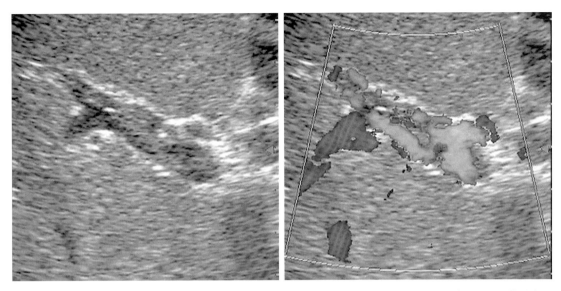

**图4-12** 门静脉部分阻塞。门静脉横切面图像显示高回声的静脉内血栓,彩色多普勒血流成像显示血流信号充盈缺损

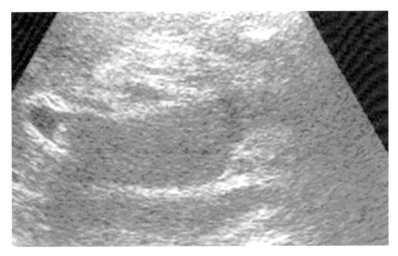

**图4-13** 急性门静脉闭塞。肝内门静脉横切面图像显示门静脉扩张伴血栓形成

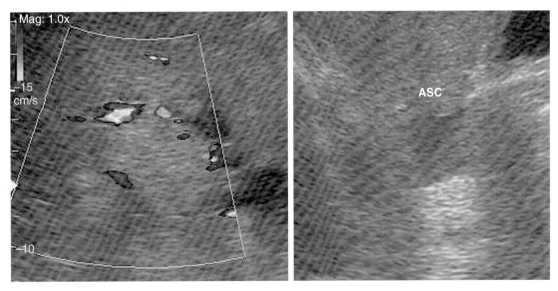

**图4-14** 肾肿瘤来源的癌栓。肝脏横切面图像显示门静脉内的高回声结构及沿其壁的外周血流。ASC:腹水

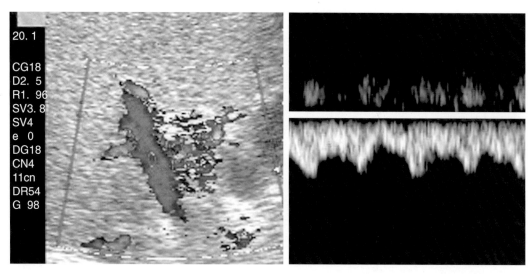

**图4-15**　肝硬化。肝脏长轴切面显示门静脉内的离肝血流。注意其血流波形位于基线下方

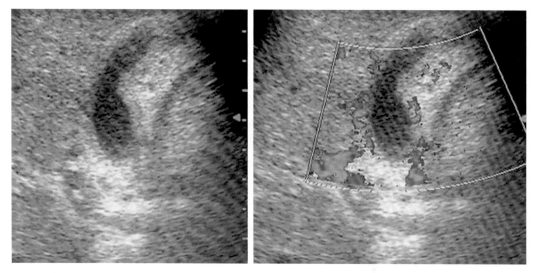

**图4-16**　胆囊静脉曲张。肝脏的横切面图像显示累及胆囊壁的入肝侧支血管

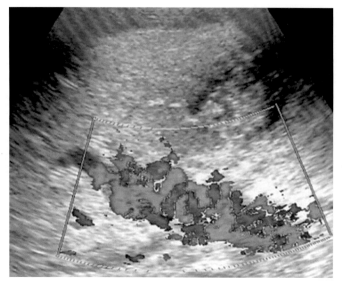

**图4-17**　慢性门静脉血栓形成。沿着门静脉-胰腺走行区可见螺旋状迂曲的侧支血管，提示门静脉海绵样变性形成

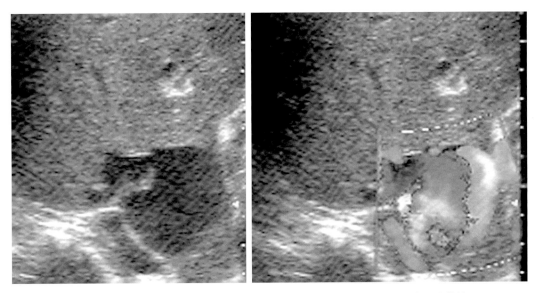

**图 4-18** 门静脉瘤。肝脏长轴切面显示门静脉血管瘤样扩张,内可见双向血流信号

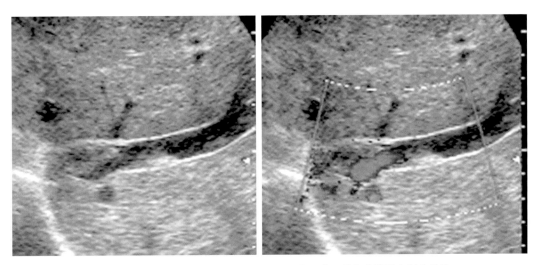

**图 4-19** 布-加综合征。右冠状斜切面显示高回声血栓部分性阻塞肝右静脉

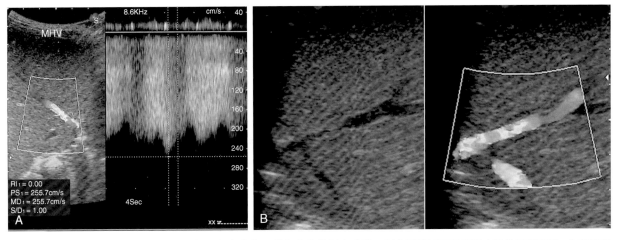

**图 4-20** 布-加综合征。图 A 和图 B 为灰阶超声成像和彩色多普勒超声成像。剑突下横切面显示肝中静脉局部变窄,收缩期峰值血流速度明显升高

表4-3 门静脉高压症的超声成像

| | 肝前型 | 肝内型 | 肝后型 |
|---|---|---|---|
| 门静脉血流方向 | 入肝血流 | 离肝血流 | 离肝血流 |
| 门静脉内径（>13 mm） | 增宽 | 增宽 | 正常或增宽 |
| 肝脏质地、大小 | 正常 | 有改变 | 有改变 |
| 尾状叶肿大 | − | + | + |
| 肝楔压 | 正常 | 高 | 高 |
| 门静脉高压症的继发症状（脾大、腹水、门脉侧支血管） | + | + | + |

注："+"表示有此征象；"−"表示无此征象。

**（二）经颈静脉肝内门体分流术** 经颈静脉肝内门体静脉分流术（transjugular intrahepatic portosystemic shunt, TIPS）是指经皮肤用可扩张的金属支架在肝静脉和门静脉之间建立分流来降低门静脉压力（图4-21），被用于治疗食管或胃底静脉曲张破裂出血或晚期肝病伴门静脉高压时的难治性腹水等情况。

多普勒超声成像表现：TIPS术后频谱分析应显示门静脉的高速湍流（90～110 cm/s）和下腔静脉末端的层流。分流血管的血流速度普遍降低并低于60 cm/s、血流速度局部加快、血流信号呈不规则的

充盈缺损以及血流消失均为异常的多普勒超声成像表现。

**（三）肝移植** 多普勒超声成像在评价肝移植的血管并发症中起着重要作用，而血管并发症是肝移植手术失败最常见的原因。大多数并发症涉及下腔静脉、门静脉和肝动脉（图4-22）。这些并发症通常是由供体和受体之间血管内径的差异、手术技术的缺陷和高凝状态引起的。诊断标准见表4-4。

**（四）肠系膜缺血** 肠系膜缺血可分为闭塞性和非闭塞性。闭塞性肠系膜缺血占急性肠缺血的75%（图4-23）。风湿性心脏病、动脉粥样硬化继发的肠系膜动脉栓塞或斑块以及感染或高凝状态引起的肠系膜静脉闭塞是常见的原因（图4-24）。诊断标准见表4-5。

**（五）肾动脉狭窄** 动脉粥样硬化占肾动脉狭窄病因的75%，而纤维肌性发育不良占15%。当管腔狭窄程度为50%～60%时，肾动脉狭窄的血流动力学变化显著（图4-25）。诊断标准见提要4-1。

肾静脉血栓：新生儿肾静脉血栓形成的常见原因是脱水，而成人的常见原因则是低血流量状态、外伤和肿瘤。血栓形成过程始于肾内小静脉，使静脉血流量减少。急性期肾出血性梗死发生原因为血管和毛细血管破裂。侧支血管的形成在血管闭塞后24 h开始并且在2周达到峰值。诊断标准见提要4-2。

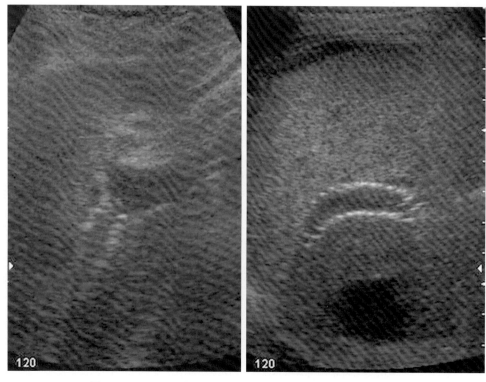

**图4-21** TIPS。肝脏右冠状切面显示门静脉与肝静脉之间的TIPS

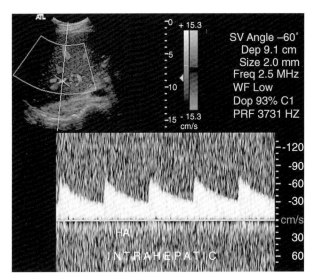

**图 4-22** 肝移植。肝移植术后,肝动脉多普勒超声成像表现为正常低阻力波形,肾阻力指数为 0.57

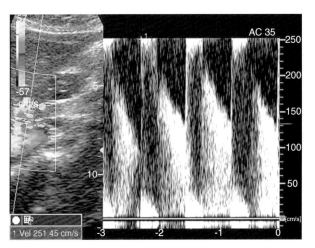

**图 4-23** 肠系膜上动脉狭窄。肠系膜上动脉起始处因动脉粥样硬化使管腔变窄,频谱显示其收缩期峰值流速明显升高(251 cm/s),提示中度狭窄

**表 4-4 肝移植术后血管并发症的诊断标准**

| 并 发 症 | 诊 断 标 准 |
|---|---|
| 门静脉、下腔静脉吻合口狭窄 | 门静脉变薄伴狭窄远端扩张 |
| 门静脉内血栓形成、狭窄 | 门静脉充盈缺损<br>吻合口处局部变窄,伴血流速度增加 |
| 下腔静脉血栓形成、狭窄 | 狭窄处、吻合口处局部血流速度增加<br>下腔静脉狭窄部位近端扩张<br>下腔静脉吻合口下方血流为无周期性阻尼波 |
| 肝动脉狭窄 | 收缩期峰值流速增加(>200~300 cm/s),伴狭窄后湍流<br>肝内狭窄后远端血管 Tardus-Parvus 波形 |
| 肝动脉血栓形成 | 无血流信号 |

**表 4-5 肠系膜缺血的超声成像**

| 急 性 缺 血 | 慢 性 缺 血 |
|---|---|
| 灰阶超声表现:肠壁增厚(正常<2 mm)<br>多普勒超声表现:<br>动脉:肠系膜动脉并不总是清晰可见,缺血的结肠壁动脉血流缺失<br>静脉:扩张的静脉内可见高回声血栓,内无血流信号(图 4-24) | 多普勒超声表现:狭窄(≥70%),肠系膜上动脉收缩期峰值流速增加(>275 cm/s),舒张末期血流速度>45 cm/s,伴狭窄后湍流(图 4-23)<br>腹腔动脉收缩期峰值流速增加(>200 cm/s),舒张末期血流速度>55 cm/s<br>空腹状态下血流频谱呈低阻力波形可诊断为肠系膜缺血 |

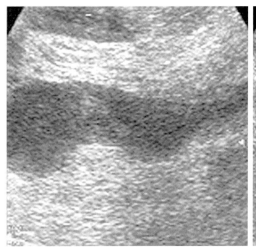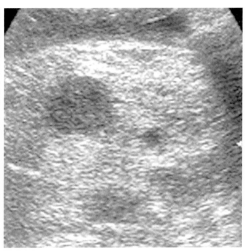

**图 4-24** 肠系膜上静脉血栓。上腹部横切面和长轴切面显示扩张的静脉,内可见血栓形成

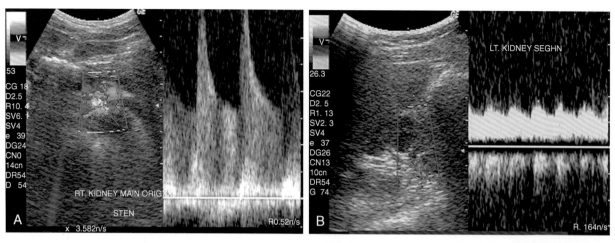

**图4-25** 肾动脉狭窄。图A和图B，彩色多普勒超声成像及频谱分析显示右肾动脉起始处水平的收缩期峰值流速明显升高（251 cm/s），肾段动脉内可见狭窄远端的湍流

---

**提要4-1 肾动脉狭窄的超声成像**

**直接征象**

- 收缩期峰值流速＞180～200 cm/s，伴有狭窄后湍流：严重狭窄（图4-25）
- 肾动脉与腹主动脉峰值流速比值（renal aortic ratio, RAR）＞3.5
- 无血流信号：动脉闭塞

**间接征象**

- 阻尼表现：Tardus-Parvus波形
- 早期收缩期峰值缺失
- 加速时间＞80 ms（0.08 s）（图4-25B）
- 在轻度狭窄（＜50%）时，肾内多普勒超声成像是正常的
- 正常肾脏和异常肾脏的肾阻力指数存在差异

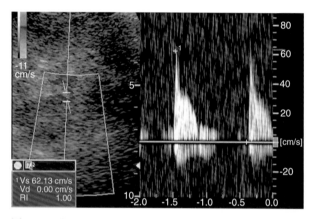

**图4-26** 肾实质病变。肾门部肾动脉频谱显示为高阻力波形，舒张末期血流消失。阻力指数为1.00

---

**提要4-2 肾静脉血栓的超声成像**

**灰阶超声成像**

- 肾脏增大，局部或广泛性回声增强
- 皮髓质分界不清
- 扩张的肾静脉、下腔静脉内血栓

**多普勒超声成像**

- 无法追踪主肾静脉至下腔静脉
- 与对侧肾静脉血流相比，表现为稳定的、搏动较少的血流
- 肾阻力指数＞0.7或舒张末期动脉血流反向

---

**提要4-3 肾实质疾病的超声成像**

**灰阶超声成像**

- 高回声伴或不伴皮髓质分界不清
- 急性：肾脏增大或正常
- 慢性：肾脏萎缩

**多普勒超声成像**

- 急性：肾阻力指数增加（＞0.7）
- 慢性：肾阻力指数增加，伴或不伴舒张末期血流缺失（图4-26）

---

（六）肾实质疾病　各种肾实质急性和慢性病变可能会增加肾实质内血流阻力（图4-26）。诊断标准见提要4-3。

（七）肾移植　肾移植术后2 d必须进行常规超声和多普勒超声成像检查。多普勒超声成像在评价

移植相关的并发症中起着重要作用。正常肾实质内血流阻力指数不应超过0.7（图4-27）。

1. 肾实质性并发症

（1）急性肾小管坏死：在灰阶超声成像中，肾皮质回声增强。在多普勒超声成像中，肾阻力指数增加

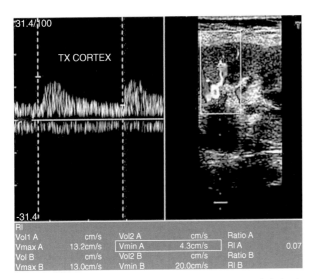

**图4-27** 肾移植。使用高频探头（7.5～10 MHz）在肾皮质水平进行彩色多普勒超声成像，显示正常的低阻力波形，阻力指数为0.67。TX（transplant kidney cortex），移植肾皮质

超过0.7。肾活检可以确诊。

（2）急性肾间质排斥反应：继发于水肿伴淋巴细胞浸润。血管排斥反应会出现增生性血管内膜炎和血栓形成。

（3）诊断标准：在灰阶超声成像上，可见呈金字塔形突起的移植物体积增大、回声增强。在多普勒成像中，肾阻力指数大于0.9的阳性预测值为100%。

2. 血管并发症

（1）异体移植肾动脉狭窄发生在移植动脉起始处（短段），这通常是由手术并发症引起。迟发性的并发症（长段狭窄）通常由内膜过度增生或瘢痕形成引起，其表现与肾动脉狭窄相似。

（2）血管闭塞（罕见，动脉和静脉闭塞）是由排斥反应或手术技术错误造成的。其表现分别与肾动脉闭塞和肾静脉血栓的形成相似。

（3）动静脉瘘最常见于穿刺活检损伤。在供血动脉中血流频谱表现为高流速、低阻力，在引流静脉血流频谱中表现为搏动性的"动脉化波形"。围绕病灶可见夸大的点状彩色信号，称为"可见杂音"。

（4）假性动脉瘤通常是由穿刺活检、真菌感染或吻合口瘘造成。在灰阶超声成像上，可以表现为一个囊肿，但在多普勒超声成像上，动脉瘤颈部可见高速射流，频谱呈双向波形。

**（八）腹主动脉**

1. 动脉瘤 主动脉瘤的常见病因是动脉粥样硬化、创伤、感染和高血压。主动脉瘤可能与内脏动脉、髂动脉、股动脉瘤和狭窄有关（图4-28和图4-29）。

在超声检查中，主动脉局部增宽超过3 cm。动脉瘤的分析应包括其大小、形状、位置、血栓的范围和分类以及累及的所有分支血管。

2. 动脉夹层 主动脉夹层形成的常见原因有高血压、马方综合征和埃莱尔-当洛综合征（Ehlers-Danlos syndrome, EDS）。通常，动脉夹层从胸腔起始，<5%发生在腹部。其形成是内膜缺损导致动脉内膜和外膜被血流分离，血流进入主动脉壁中层，将其分裂为两部分。

在灰阶超声成像中，血管腔内有一薄层膜状回声（内膜）"飘动"。在彩色多普勒超声成像中，真、假通道均可见血流信号，真腔内血流速度较高，假腔内常见反向血流信号（图4-30）。

**（九）下腔静脉** 造成下腔静脉阻塞的常见原因有肿瘤性、特发性、股髂静脉和下腔静脉滤器血栓的延续、先天性血管蹼和外源性压迫。诊断标准见提要4-4。

## 四、总结

尽管大多数腹部血管有共同的起源，但在多普勒超声成像上有不同的特征模式。了解正常和异常的血流模式，以及了解多普勒超声成像的重要性和局限性，对诊断有重要意义。

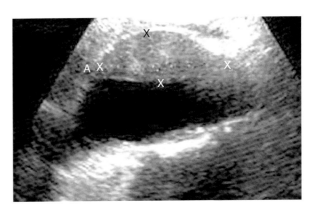

**图4-28** 中线纵切面彩色多普勒血流成像显示巨大的腹主动脉瘤（A），伴管壁附壁血栓

---

**提要4-4　下腔静脉阻塞的超声成像**

**灰阶超声成像**
- 下腔静脉扩张
- 血管腔内高回声结构

**多普勒超声成像**
- 无血流信号
- 频谱失去三相波形模式
- 由于侧支循环的建立，远端血管血流反向

---

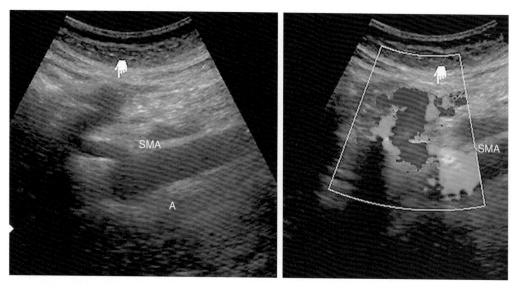

**图4-29** 肠系膜上动脉瘤。中线横切面彩色多普勒超声成像显示远端动脉的动脉瘤（A），内可见湍流

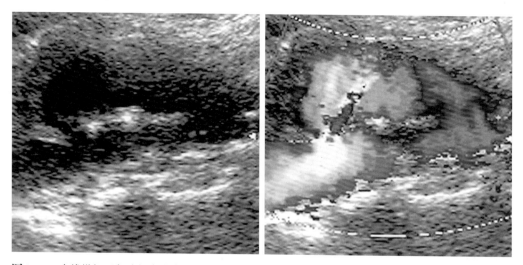

**图4-30** 中线纵切面灰阶超声成像和彩色多普勒超声成像显示腹主动脉夹层，可见飘动的内膜和真假腔内的血流信号

---

**要点**

- ■ 谐波超声成像减少图像伪影。
- ■ 多普勒超声成像对评估门静脉高压症、慢性肠系膜缺血和肾移植尤为重要。
- ■ 由于技术限制，在有呼吸变化、肥胖和未做准备的患者方面，检查效果欠佳。

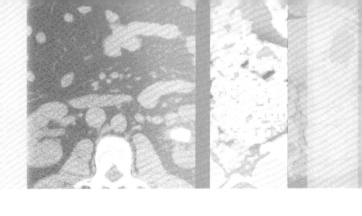

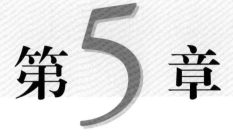

# 超声技术应用新进展：肝脏弹性成像、对比增强超声和四维超声

Manish Dhyani, Joseph R. Grajo, Xiaozhou Ma, Anthony E. Samir

## 一、弹性成像

**（一）原理** 医师长期在临床中使用触诊技术。触诊的基本原理在于按压（触诊）软组织时，能够在软组织下感觉到更硬的组织。超声波将这一概念带到了超声成像平台上，在这个平台上，力引起的变形可以被显示并可通过目测或定量分析被量化。任何器官的病变组织通常比正常的健康组织更硬，因此该技术具有广阔的应用前景。

**（二）弹性成像技术**

1. **应变弹性成像** 应变弹性成像（也称为实时弹性成像）仅使用B型超声成像技术。在这项技术中，施加在组织上的力量与触诊非常相似，其中超声操作者使用超声探头对感兴趣的组织施加力量。这种施加的力量导致组织变形并可以用超声检测到。考虑到操作人员使用的力量不可定量，应变弹性成像的应用受到不同观察者之间的差异和观察者自身差异的显著影响。

2. **剪切波弹性成像** 实时剪切波弹性成像（shear wave elastrography, SWE）是一种利用声辐射力使微小组织移位并产生组织剪切波的技术。根据测量的是组织本身的移位还是剪切波的速度，将该技术分为声辐射力脉冲成像和SWE成像。由于声辐射力是可定量的、恒定的（不依赖于观察者），所以可以得知在该项技术中引起变形的力量和组织的变形程度，因此可以获得组织硬度的定量分析，并使用杨氏模量或剪切波速度来表达。

3. **肝脏弹性成像** 肝脏弹性成像主要用于评价弥漫性肝病的肝纤维化程度和非侵入性评价门静脉高压的程度。

## （三）弥漫性肝病

1. **背景和流行病学** 据估计，美国弥漫性肝病的患病率高达14.78%。2010年，继发于弥漫性肝病的肝硬化在美国导致约49 500人死亡，占全球死亡总数的1.95%。弥漫性肝病的病因有多种，包括病毒性肝病、酒精性肝病、非酒精性脂肪肝和自身免疫性肝炎。

2. **病理生理学** 无论哪种病因，慢性弥漫性肝病都遵循肝纤维化至严重肝纤维化和最终肝硬化的常见病理生理途径（图5-1）。管理和治疗肝硬化的费用非常高昂，常常需要肝移植。

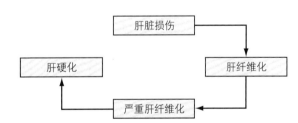

**图5-1** 肝纤维化的病理生理学。无论慢性肝病的病因如何，如果肝纤维化不加以诊断和治疗就会发展为肝硬化

3. **影像学检查** 治疗弥漫性肝病的目的是防止向肝硬化方向进展。因此，要实现这一目标，就必须有可靠的肝纤维化分期。然而，传统的影像学检查（即超声检查、CT或MRI）对早期或重度肝纤维化的诊断不具有良好的敏感性或特异性。目前大多数影像学方法对肝硬化的诊断具有较高的敏感性，但这依然使得治疗目标难以实现。

4. **肝组织活检** 目前肝组织活检仍是判断肝纤维化的金标准。然而，肝组织活检有许多的局限性：

① 侵入性：估计病死率高达0.13%，术后疼痛率高达63.9%。② 费用高。③ 不同观察者之间的差异。④ 抽样误差（仅抽样1/50 000的肝脏）。

**（四）丙型肝炎**

1. 流行病学　丙型肝炎是世界上最常见的病毒性肝病，据估计在美国有520万例，在世界范围内超过1.85亿例。

2. 病理生理学　丙型肝炎进展缓慢，通常几十年都没有症状。事实表明在20～30年的时间内，只有15%～30%的丙型肝炎患者发展为肝硬化。研究表明，在丙型肝炎感染患者中，F2期或更高分期的肝纤维化可预测后续肝硬化的发展。最近的治疗进展显示已经成功地治愈了丙型肝炎。然而，这些疗法非常昂贵，每位患者的药物支出约为80 000美元。因此，这些疗法通常会分配给那些有发展成肝硬化风险的患者。

3. 超声弹性成像　SWE对丙型肝炎患者F2期及更高分期肝纤维化的诊断具有较好的准确性。这项技术可以无创地区分不同程度的肝纤维化，虽然这些肝纤维化在标准的B型超声成像中看起来没有区别（图5-2和图5-3）。SWE在肝硬化（F4期）的诊断中也显示出较高的准确性。

**（五）乙型肝炎**

1. 流行病学　据估计，全世界有20亿人感染了乙型肝炎病毒（hepatitis B virus, HBV）。然而，大多数感染者清除了病毒，只有少数人仍然长期感染。慢性感染者可发展为继发于慢性肝病的肝硬化。这一高危人群在全球范围内超过3.5亿人。

2. 病理生理学　与丙型肝炎相似，肝组织活检发现F2期及更高分期的肝纤维化会增加慢性乙型肝炎患者发展为肝硬化的风险。因此，早期肝纤维化的影像学诊断至关重要。

3. 影像学检查　与丙型肝炎相似，常规影像学检查方法（超声检查、CT或MRI）对该病患者早期肝纤维化的诊断没有作用。因此，对这部分人群来说弹性成像技术是一种很好的诊断性影像学检查方法。

**（六）非酒精性脂肪肝**

1. 流行病学　非酒精性脂肪性肝病（nonalcoholic fatty liver disease, NAFLD）是最常见的肝脏疾病，在美国患病率为17%～46%，在世界范围内患病率为6%～35%。

2. 病理生理学　NAFLD基本上可分为两种类型：单纯性脂肪肝（约占80%）和非酒精性脂肪性肝炎（nonalcoholic steatohepatitis, NASH）（约占20%），后者肝脏脂肪过多与炎症有关。从临床角度来看，必须准确区分20%具有肝硬化风险的NASH患者和80%单纯性脂肪肝的患者，后者不会进一步发展且不需要治疗。

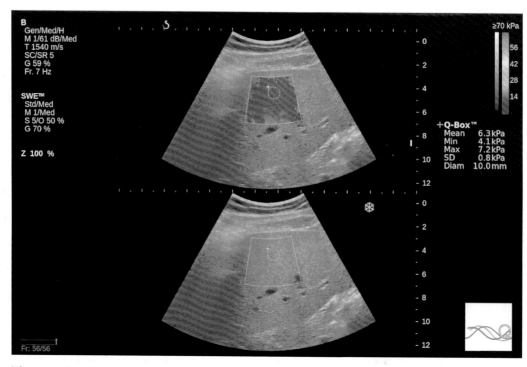

**图5-2**　一位67岁慢性丙型肝炎患者，病理结果为F0期肝纤维化，其剪切波弹性成像显示肝脏杨氏模量约为6.3 kPa

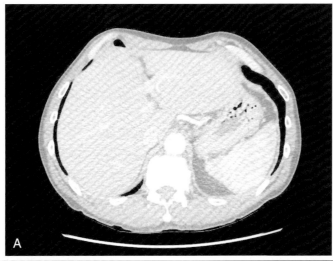

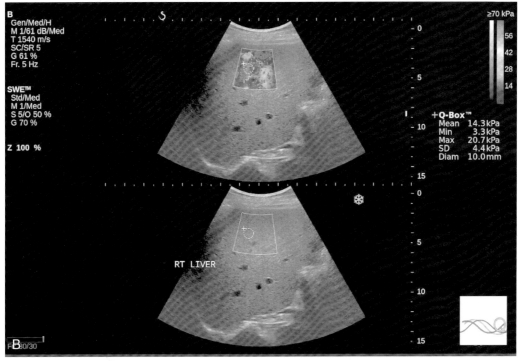

**图5-3** A. 55岁慢性丙型肝炎患者的增强CT扫描显示肝脏无明显异常。B. 剪切波弹性成像显示肝脏杨氏模量约为14.3 kPa。患者肝组织活检的病理结果为F3期肝纤维化。其B型超声检查表现与F0期肝纤维化患者相同，如图5-2所示

3. 影像学检查

（1）超声检查：作为脂肪肝的筛查工具，超声检查具有适度的敏感性（67%）和特异性（77%）。然而，在区分炎症和纤维化方面没有作用。

（2）CT和MRI：CT和MRI可以量化肝脏脂肪，但常规的CT和MRI无法区分单纯性脂肪肝和NASH，目前需要对肝脏进行非靶向性粗针穿刺活检。

（3）超声弹性成像：早期研究已经显示出弹性成像可区分这两种类型的前景。SWE显示在受试者工作特性曲线下面积（area under a receiver operating characteristic curve, AUC）为0.944时可区分F2期和更高分期的肝纤维化。类似的研究表明当AUC为0.90～0.97时可区分F3期和更高分期的肝纤维化。

**（七）门静脉高压症**

1. 病因 肝硬化的标志是门静脉高压症。然而，最好的诊断方法是测量肝静脉压力梯度（hepatic venous pressure gradient, HVPG）。

2. 病理生理学 门静脉高压症的程度是随着肝硬化的发展而逐步加重的。然而，根据严重程度的不同，四个阶段的生存率有显著差异。据报道，肝硬化

四个阶段的平均1年生存率分别为99%、97%、80%和43%。

3. 影像学检查

（1）超声检查、CT和MRI：传统影像学检查方法对肝硬化的检测具有较高的灵敏度。然而，对HVPG的诊断作用有限。

（2）超声弹性成像：超声弹性成像通过测量肝脾硬化程度来直接评价门静脉高压症。对有临床意义的门静脉高压症来说，使用弹性成像测量肝脏硬度可作为独立的、良好的预测指标。在诊断具有临床意义的门静脉高压症方面，当SWE测量肝脏硬度值为24.6 kPa时，其敏感性、特异性和准确性分别为81%、88%和82%。

## 二、超声造影检查

腹部超声造影检查的研究主要集中在肝脏、肾脏、胰腺和脾脏方面，包括观察其解剖结构、病变特征、血容量和评价血流灌注情况。

在超声造影检查中，肝脏局灶性病变的常见增强模式已经明确（图5-4）。肝脏病变的典型表现包括：① 无强化（如囊肿或小血管瘤）。② 弥漫性高回声增强［如肝细胞癌（hepatocellular carcinoma, HCC）、富血供转移灶、局灶性结节性增生（focal nodular hyperplasia, FNH)（图5-5）］。③ 不均匀增强（如大肝癌）。④ 弥漫性不均匀增强（如HCC、淋巴瘤、转移灶）。⑤ 环状强化（如脓肿、转移灶、胆管癌）。⑥ 边缘结节状增强（如血管瘤)（图5-6）。⑦ 轮辐状增强（如FNH）。⑧ 不均匀斑点状或"花篮征"（如HCC）。由于恶性病变内动静脉瘘的存在，恶性病变在门脉期通常表现为对比剂快速廓清，且未见向心性填充。良性病变通常表现为等回声均匀增强模式。残留的中央低回声区域通常是诊断FNH的特征模式。

## 三、四维超声检查

超声检查技术的进步推动了早期诊断和监测疾病进程的发展。其中一项新进展为三维容积超声成像，据报道在某些应用中比二维超声成像更有效，如胎儿成像（没有额外的不良反应）。四维超声检查允许动态成像，如观察胎儿活动。

四维超声检查是三维成像技术的进一步发展，是一种实时三维超声成像技术。即在三维成像中加入"时间轴"，使三维图像具有动态效果或实时更新，在目标的三维视图中提供"实时显示"。根据不同的设置，四维超声可用于显示表面解剖结构，如胎儿面部和胆囊息肉（图5-7和图5-8）。

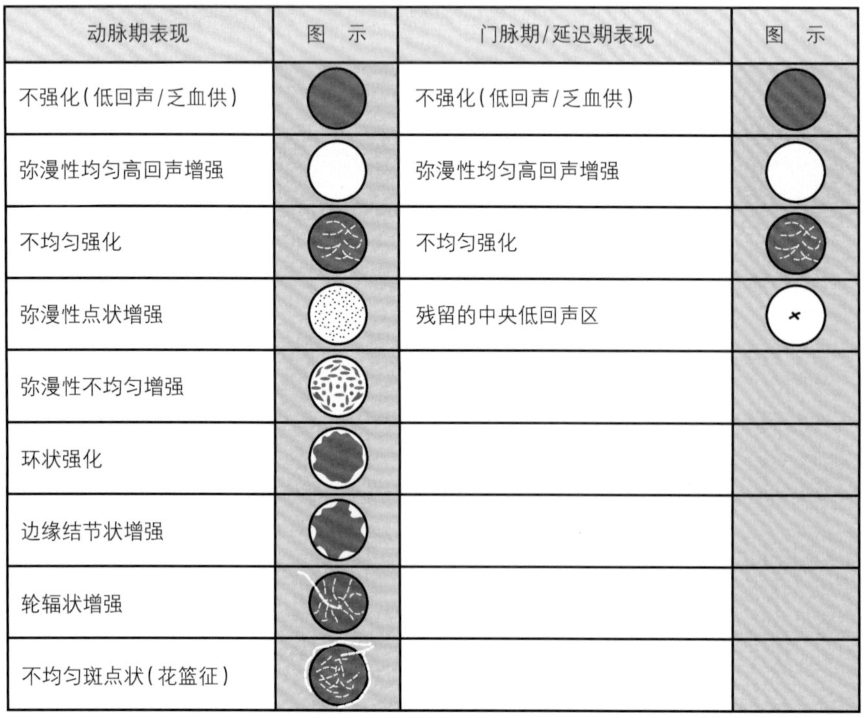

| 动脉期表现 | 图 示 | 门脉期/延迟期表现 | 图 示 |
| --- | --- | --- | --- |
| 不强化（低回声/乏血供） | | 不强化（低回声/乏血供） | |
| 弥漫性均匀高回声增强 | | 弥漫性均匀高回声增强 | |
| 不均匀强化 | | 不均匀强化 | |
| 弥漫性点状增强 | | 残留的中央低回声区 | |
| 弥漫性不均匀增强 | | | |
| 环状强化 | | | |
| 边缘结节状增强 | | | |
| 轮辐状增强 | | | |
| 不均匀斑点状（花篮征） | | | |

**图5-4** 超声造影检查中肝脏局灶性病变增强模式的图示

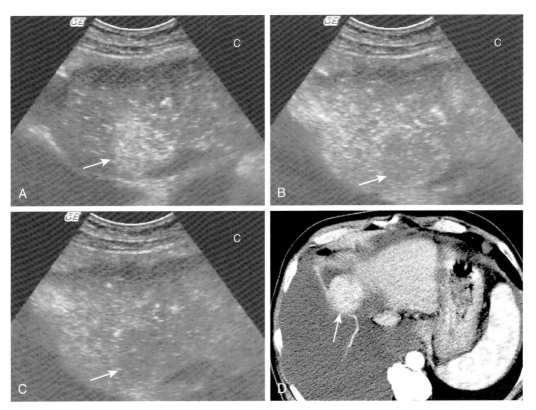

**图5-5** 一名66岁肝硬化患者的超声和CT横断面图像显示低回声肿块(箭头处)。A. 超声对比剂给药14 s后获取图像显示动脉早期弥漫性不均匀增强(箭头处)。B. 47 s获取的图像显示在门脉期微泡迅速开始廓清(箭头处)。C. 78 s获取的图像显示低回声肿块中微泡完全廓清(箭头处)。D. 对应的增强CT图像显示动脉早期强化(箭头处)。病理组织学证实为肝细胞癌

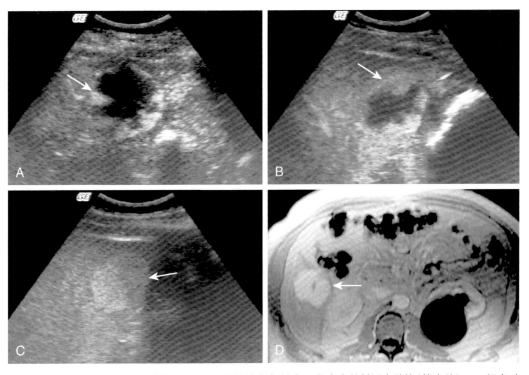

**图5-6** 超声造影矢状切面图像偶然发现59岁男性患者肝脏S7段内大的低回声肿块(箭头处)。A. 超声对比剂给药后23 s获取的图像显示早期动脉相典型的边缘结节状增强模式。B. 47 s获取的图像显示微泡在门脉期逐渐向心性填充。C. 161 s获取的图像显示微泡最终完全填充低回声肿块,表现为均匀的高回声增强。增强模式提示病变为典型的血管瘤。D.门脉期对应的增强MRI成像证实病变为血管瘤

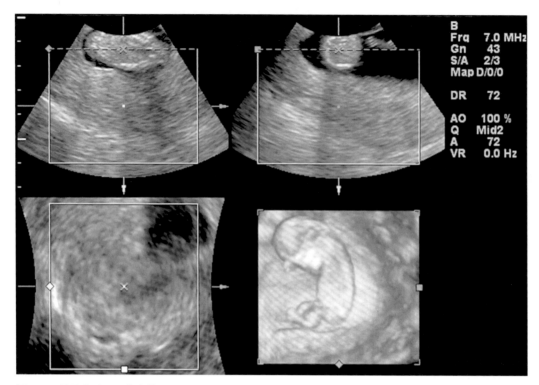

**图5-7** 早孕多平面四维成像。这幅图展示了三维/四维图像的典型布局。左上、右上和左下图像通常是感兴趣区域（region of interest, ROI）的横切面、矢状切面和冠状切面；十字（X）和虚线（一）表示每个平面ROI的中心点和中线，操作人员可以对其进行调整。右下图像是重建后的三维/四维图像，与前三个平面选取的ROI相对应（由LOGIQ图书馆和GE医疗公司提供）

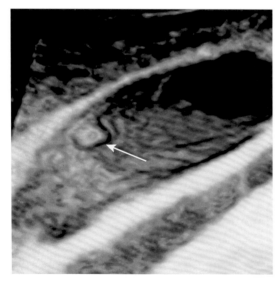

**图5-8** 胆囊三维重建图像。胆囊颈前壁息肉（箭头处）在不透明模式下显示清楚（由LOGIQ图书馆和GE医疗公司提供）

# 第 3 篇

## CT

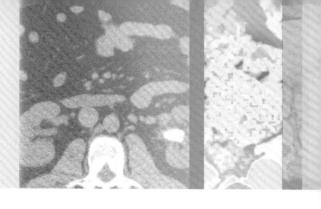

# 第6章

# CT的物理学原理、使用和辐射安全

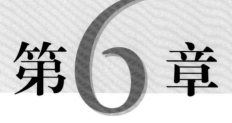

Bob Liu, Naveen M. Kulkarni, and Kumaresan Sandrasegaran

## 一、CT物理学

在过去的十年中，CT有了巨大的技术进步。1992年首台双排CT扫描仪问世，1998年4排CT扫描仪出现，2002年16排CT扫描仪开始应用。这些扫描仪的出现使冠状动脉CT血管造影、多时相检查和仿真内镜检查成为可能。2004年64排CT扫描仪问世，它的出现使较大身体区域的亚毫米级层面扫描、对大多数患者进行高质量的冠状动脉造影以及灌注研究等成为可能。

（一）双能量CT 不断发展的双能量CT（dual-energy CT, DECT）的功能已经超越了单能CT，能够改善腹部成像。在同一检查中，DECT包括两个不同千伏峰值（kVp）条件下采集的图像数据集，通常为80 kVp和140 kVp。DECT于1976年首次被报道，但其临床应用直至近年随着多排CT（multidetector CT, MDCT）的引入才成为可能。X射线与材料相互作用的两种主要方式是康普顿散射和光电效应。在具有较高原子序数和较低能级的物质中，X射线发生光电效应的概率增加，产生更高的衰减。例如，碘（Z=53）的衰减比钙（Z=20）高，而后者又比水高。

X射线在低能和高能采集时的衰减特性也被用来区分材料，通过数学转换将物体在低kVp和高kVp下的衰减值转变为能代表两种材料衰减的函数。这些信息除了用于表征组织的组成之外，还可以通过数学方法生成能模拟平扫数据集的后处理图像，量化组织中碘的图像，以及模拟单色能量的虚拟图像。此外，还可处理预期的低kVp和高kVp采集条件下获得的混合图像。通过适当配比高、低能量序列，可以得到类似于120 kVp单能量采集的图像。

双源双能量CT（dual-source DECT, dsDECT）系统由两个X线球管组成，可在双能采集中采集不同能量（低和高kVp）的数据。单源双能CT系统（single-source DECT, ssDECT）使用一个X线球管，在同一个机架旋转周期中，可以在不到0.5 ms的时间内变换管能量（低和高kVp）。单源夹层探测器（single source sandwich detector DECT, sssdDECT）使用两层探测器将来自单X线源的高能和低能光子分开，从而生成两个图像数据集。

dsDECT用于区分材料的方法是三材料分解法，该方法考虑了在双能量采集时3种材料（碘、软组织和脂肪）的已知X射线吸收特性。基于在两个不同管电压的CT采集中特定位置处的不同衰减，计算每种材料（被选择用于分解）的预期量并确定该点的密度，该过程生成碘图像和虚拟平扫图像（类似于平扫采集）。

在ssDECT上，通过对两种已选定的基础材料进行分解，高能数据和低能数据的衰减测量值可以通过数学转换生成产生低衰减和高衰减kVp峰值所需的两种已知材料密度（或量）。通常，选择水和碘（分别为低和高衰减材料）形成材料密度配对—碘图像和水图像（后者类似于平扫采集）。

从两个DE系统中，都可以通过复杂的数学计算生成所需能级的虚拟单色图像，使得数据的表示就像是来自单色单一能量源的一样。

（二）螺距、噪声和辐射剂量 在单排CT扫描仪中，螺旋扫描的螺距是指机架旋转一圈检查床移动的距离与层厚的比值。当应用于多排CT扫描仪时，这种定义并不完全合适。MDCT中螺距的更好定义是检查床速度与总的X射线束准直宽度的比值。应用此定义，当螺距为1时，64排CT扫描仪的扫描容积长度范围为58～114 mm。

在单排CT中，根据所使用的重建算法，机架必须总是旋转特定角度，以获取产生轴向图像所需的投影信息。因此，用于产生轴向图像的光子数量（图像噪声的主要决定因素）取决于管电流/时间比值，而不是螺距。但是，随着螺距增大，辐射剂量会减少，因为扫描容积中的每个部分在X射线束中经历的时间更少。

当前多排扫描仪中，螺距、噪声和辐射剂量之间的关系不尽相同。在非心脏模式下，随着螺距的增加，64排扫描仪会自动增加管电流以维持相对恒定的噪声水平；随着螺距的增加，可以自动选择更大的焦点。这些次级效应抵消了随着螺距的增加而直观预期的所有辐射剂量的减少。因此，改变当前多排CT扫描仪的螺距不一定会改变辐射剂量。

**（三）降低辐射剂量** CT检查中的辐射剂量约占一般人群从影像检查中接收辐射剂量的70%。现代扫描仪应用一些技术来降低辐射剂量，自动管电流调制（automatic tube current modulation, ATCM）技术通过改变管电流在每一层产生一个可接受的噪声水平。管电流调节可以在径向（X-Y）平面（图6-1，A）或Z轴（图6-1，B）。尽管调制技术在各个扫描仪中的工作方式不同，但通常是改变mA水平以使整个扫描容积中保持在选定的噪声水平。在一些扫描仪中，如Sensation 64（Siemens Medical Solutions, Malvern, PA），使用来自先前机架旋转的剂量测定读数以不断改变管电流。其他扫描仪用于定位计算哪些区域需要更高和更低X线管电流。大多数64排扫描仪可以同时使用径向和Z轴ATCM，与固定的mA扫描相比，总体剂量减少40%～60%。ATCM的应用已被证明在评价具有较高内在对比差异的组织结构时能够保持图像质量，例如胸部CT和CT结肠成像。然而，在组织对比度差异较小时，ATCM有可能增加噪声并对图像质量产生不良影响。

**（四）多排扫描仪的伪影** 由射线束硬化、光子不足和金属植入物引起的伪影在40排和64排扫描仪中比早期CT发生的少。应用减少射线束硬化的软件、自适应过滤和ATCM可以减少由致密的骨骼（如肩胛窝和颅后窝）产生的伪影。自适应过滤是指在源图像数据重建前，对高度衰减区域进行调整，使其衰减差异减少。还有一些方法可减少金属植入物的伪影，从而可以使用CT诊断植入物功能障碍。薄层

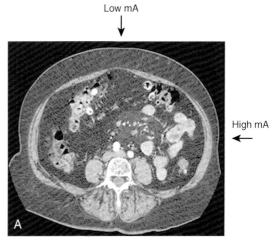

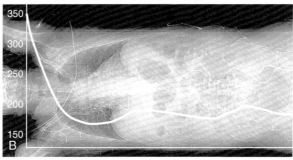

**图6-1** ATCM。A. 角度（X-Y平面）ATCM，为机架围绕患者旋转时管电流的变化。B. Z轴ATCM，在扫描过程中管电流持续不断变化，扫描至肩部时管电流高，扫描至肺部时低，扫描腹部较肺部高，扫描至骨盆时更高。如果扫描四肢，则管电流降低。用于改变管电流的参数因供应商而异。通常，管电流改变使噪声水平保持在一定的小范围内

各向同性扫描技术的使用几乎完全消除了在多平面重建图像上看到的阶梯状伪影。环状伪影可认为是探测器元件功能不良或错误校准的结果（图6-2）。

40排和64排CT扫描所需的宽锥束以及强制性重建算法会产生特定的伪影，包括锥形束、风车和斑马样伪影。

1. 锥形束伪影 锥形束伪影是由重构算法中的近似值无法精确地重建广泛发散的X射线束所致，表现为几何结构扭曲或围绕高对比度物体（如骨骼）的光晕（图6-3）。与4排和16排扫描仪较窄的X射线束相比，64排CT其较宽的锥形束射线导致了更为严重的锥形束伪影，但64排扫描仪可使用三维重建技术来使这种伪影最小化。

2. 风车状伪影 由于Z轴上的采样不充分，会出现风车或展伸状伪影（图6-4）。这种伪影类似于多普勒超声检查中的混叠伪影，与锥形束几何形状无关。这种伪影与探测器排数、探测器宽度、螺距和重建层厚相关。例如，在薄层轴位图像上，层厚近似等于探测器宽度时，这种伪影更为明显，随着层厚的增

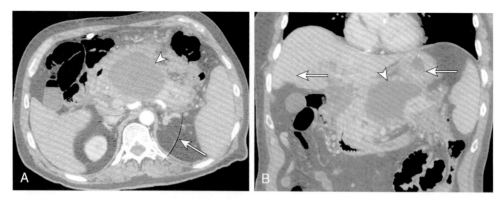

**图6-2** 环状伪影。67岁男性坏死性胰腺炎患者的轴位（A）和冠状位（B）重建图像，交替的黑、白色曲线（A）或像素（B）（箭头处）是人为探测器元件故障的结果。注意：大的假性囊肿（三角处）

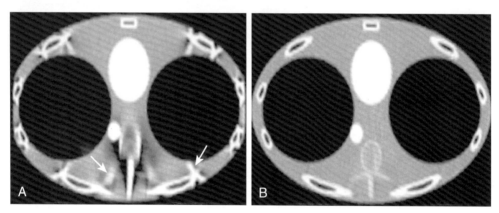

**图6-3** 锥束伪影。40排扫描仪的拟人化模型重建，使用标准（180°线性插值，A）和基于Feldkamp（B）三维重建。注意：通过使用一种算法消除了"椎骨"和"肋骨"（箭头处，A）周围的光晕，该算法考虑了X线在Z轴上的散射

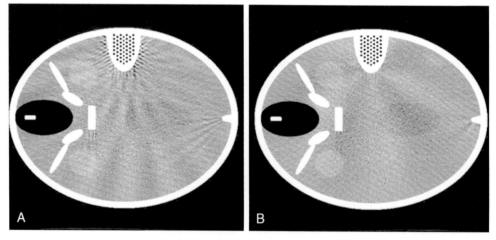

**图6-4** 风车（展伸）状伪影。明暗交替的扇形线样风车图案与数据的采样过少有关，类似于多普勒超声中的混叠。A. 使用配置16×1.5 mm，螺距1.5，层厚2 mm获得的拟人化的头部模型图像。B. 除螺距为0.5外，其他参数相同得到的图像。由于较低螺距时Z轴上的采样更好，因此展伸状伪影不明显，此伪影表面上类似于射线束硬化伪影，但与其原因无关

加伪影逐渐减少。一般当层厚是探测器宽度的两倍时，则不会出现风车状伪影。风车状伪影中的叶片数量与螺距成正比，缩小螺距可以减少这种伪影。

3. 斑马样伪影　重建算法中使用的加权因子与

噪声的不均匀性有关，特别是远离旋转中心区时。在Z轴方向上图像中不同轴向层面间的噪声变化明显，包括冠状位、矢状位重建图像和最大密度投影图像。这种伪影表现为密度可变的细密条纹，又称为斑马样

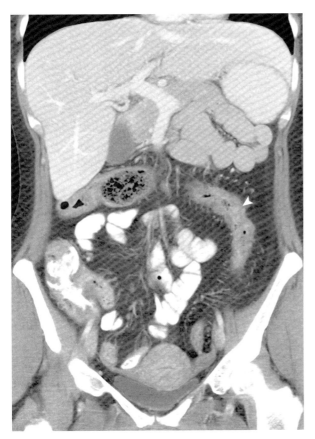

**图6-5** 斑马样伪影。64排CT扫描的冠状位重建图像显示在膀胱、臀肌和内收肌间隐约可见的线影。这些伪影是由轴向源图像中的噪声变化引起，这些变化在Z轴重建图像上更为明显。活动性克罗恩结肠炎患者，结肠壁增厚（三角处）

伪影（图6-5）。ATCM技术可以通过在不同的轴向位置保持恒定的噪声水平来减少这种伪影，自适应过滤技术也可用于减少不同轴向层面间的噪声不均匀。斑马样伪影与射线束硬化或散射效应无关，后两者可能导致非螺旋CT上出现类似的伪影。

## 二、CT扫描仪

过去30年间，CT在采集时间、图像质量和辐射剂量等方面的性能有显著改善，CT硬件和软件开发方面的一些突破对此做出了巨大贡献。第一次发展是20世纪80年代滑环技术的应用，该技术可保证在旋转组件和固定组件之间交换电源和数据时X射线源和探测器组件连续旋转。第二次革命性的发展是20世纪80年代末螺旋扫描方式的发明，在该扫描模式下，X射线源和探测器组件可以在持续旋转的同时，检查床以恒定速度移动通过机架口，获得体积投影，而不仅仅是单层。体积内的任何轴向层面都可以基于层面两侧的投影数据应用多种插值算法来重建。第三次重大发展是以1998年MDCT的引入为标志。

## 三、辐射安全

随着CT系统的更加复杂和更易操作，CT的应用类别也迅速扩大，导致在过去的20年中CT的检查数量显著增加。与大多数X线成像方法相比，接受CT检查患者的辐射剂量更高（表6-1）。例如，胸部CT的有效剂量约为胸部X线平片的200倍，腹部CT的有效剂量是腹部平片的10倍以上。虽然CT检查的数量约占总放射学检查的12%，但其辐射剂量占所有医疗检查总剂量的约45%。

| 表6-1　常规腹部放射学检查有效剂量的评价 | |
| --- | --- |
| 检 查 项 目 | 剂量（mSv） |
| 腹部平片（AP） | 0.2～0.6 |
| 腹部系列（KUB，立位，LLD） | 0.6～1.8 |
| 钡剂灌肠 | 5～7 |
| 静脉肾盂造影 | 8～10* |
| 全小肠钡餐（SBFT） | 4～7† |
| 腹部CT | 5～7 |
| 盆腔CT | 3～5 |
| 腹盆腔CT | 8～12 |

注：1. AP：前后位；KUB：肾/输尿管/膀胱摄影；LLD：左侧卧位。

2. 上角注*指4～5张常规X线断层摄片和6～9张X线平片。

3. 上角注†指包括透视和平片。

腹部CT检查的辐射风险可分为三类：① 由高剂量率辐射引起的电子医疗设备故障。② 剂量超过阈值时产生的确定性生物效应。③ 由低水平辐射暴露引起的随机生物效应。

高剂量CT可能引起神经刺激器的意外"冲击"（即刺激）、胰岛素输注泵的故障以及心脏起搏器输出脉冲率的瞬时变化。美国食品药品监督管理局（food and drug administration, FDA）最近就此问题发布了公共卫生通告。

除非超过阈值剂量，否则不会发生辐射相关的确定性生物效应。对于常规的腹部和盆腔一期CT扫描，最高皮肤剂量小于80 mGy，远低于任何确定性生物效应的阈值。但是，一些特殊检查和应用可能需要注意，包括CT引导下介入手术、CT透视、CT灌注成像、CT引导下活检等。在这些检查中，短时间内多次扫描相同的器官或体表，累积的皮肤剂量可超过2 Gy，在确定性皮肤效应的警示水平范围。例如，在CT引导下活检过程中，如果技术使用不当，同一身体部位可能扫描多达40次，患者皮肤剂量可高达3 Gy。

孕妇下腹部或盆腔CT的一个重要安全问题是对胎儿的辐射危险。X线暴露的潜在确定性效应包括发育终止、不可逆性生长受限、小头畸形和智力低下，诱发这些效应的可能性和辐射风险的严重程度取决于孕龄和接受辐射的剂量。由辐射诱导的产前死亡最敏感的时期是受孕后0～8 d。动物实验数据表明，辐射诱导的产前死亡可能发生的剂量范围为50～100 mGy，如果在胚胎植入前则更高；诱导发生生长受限的关键时期是器官形成期间，即受孕后第2～7周。腹部或盆腔CT扫描的胎儿辐射剂量范围为6.7～56 mGy，平均24.8 mGy。

根据线性非阈值剂量反应模型，随机效应可以在任何剂量水平发生，并且发生概率随剂量增加而增加。随机效应包括致癌作用和诱发基因突变，诱发肿瘤是CT检查产生的主要风险。对于普通人群而言，致死性癌症的终身风险约为5%每Sv。儿童对辐射更敏感，因为他们处于分裂的细胞更多，而辐射作用于处于分裂的细胞，刚出生后即接受辐射暴露，终身致死风险显著增加。

CT扫描方案的优化应使图像质量满足诊断的同时使患者接受的剂量最低（as low as reasonably achievable, ALARA）。为了实现优化，操作者必须了解剂量和图像质量之间的基本关系，以及剂量对图像采集参数的依赖性。

CT容积剂量指数（CT dose index, CTDI$_{vol}$）通常用于描述患者剂量，CTDI$_{vol}$表示特定扫描容积内的平均剂量。当扫描方案制定后，系统控制台上以mGy为单位显示CTDI$_{vol}$值。但是，所显示的剂量并不是患者的真实剂量，而是使用相同的图像采集参数时，代替患者的丙烯酸模型的剂量值。人体模型是一个直径32 cm、高15 cm的丙烯酸圆筒。对于新生儿，所显示的剂量可能远低于患者的真实剂量。

有效剂量$E$用于评价非均匀辐射的辐射危害，是所有暴露组织的剂量的加权总和。

$$E = \left[ \sum (w_t \times H_t) \right], \qquad (6-1)$$

式中$H_t$是特定组织的等效剂量，$w_t$是该组织相对放射敏感性的权重因子，有效剂量$E$的单位是Sv。有效剂量可以通过剂量报告中的剂量长度乘积（dose-length-product, DLP）乘以转换因子来估算，常规的腹部单期CT检查有效剂量约为6.5 mSv。

患者的剂量取决于三组因素：设备相关因素、患者相关因素和应用相关因素（表6-2和提要6-1）。

| 表6-2 | 扫描因素的原理 |
| --- | --- |
| 管电流（mA） | 决定光子通量<br>最有效的剂量减少策略<br>减少50%可将辐射剂量减半<br>降低mAs则图像噪声增加 |
| 管电压（kVp） | 决定X线束能量<br>剂量约与管电压的平方成正比<br>降低管电压会使碘的衰减增加<br>降低管电压显著增加图像噪声，这就需要mAs的代偿性增加以保持图像质量 |
| 机架旋转时间(s) | 机架旋转越快光子通量（mAs）越少<br>需要增加管电流以保持图像噪声水平 |
| 螺距和准直（两者相关联） | 检查床移动速度与光束准直的比率（mm）<br>扫描剂量和螺距呈反比<br>更高的螺距提高了图像噪声（如果mAs保持恒定）<br>更高的螺距会产生伪影<br>更宽的准直意味着更高的射线剂量利用效率 |
| 扫描长度 | 有效剂量与扫描容积的长度呈正比<br>扫描野应严格控制在感兴趣区<br>使扫描重叠区最小<br>使扫描期数最少 |
| 扫描模式 | 超过范围的扫描会增加额外剂量<br>单螺旋扫描容积比多螺旋扫描容积具有更好的剂量利用效率以覆盖大区域 |

| 提要6-1 | 其他降低剂量的因素 |
| --- | --- |

- 低剂量的定位像
- 低剂量智能准备
- 患者定位
- 降噪
- 提高扫描仪的剂量效率
- 超过范围的扫描野进行屏蔽

设备相关因素包括X线束的滤过、X线束准直、系统几何误差和探测器效率。虽然大多数因素用户无法控制，但要知道当MDCT的总X射线束宽度变得非常小时，需要将射线束半影保持在所有探测器行之外，因此Z轴剂量效率会降低。MDCT的另一个与剂量相关的问题是过扫描。为了在螺旋模式下重建接近规定的扫描范围边缘的层面，需要层面两侧的投影数据进行适当的插值运算。因此，实际扫描范围大于预定扫描范围，一些扫描仪需要在预定扫描范围的两端增加一次额外的旋转。

患者剂量很大程度上取决于患者的体型,如图6-6和提要6-2所示。如果使用相同的技术参数扫描正常成年人和新生儿,新生儿的剂量明显更高。

图像采集参数由操作员选择,如管电压、mAs(管电流与每转时间的乘积)和螺距(每旋转一圈检查床移动距离除以X射线束的总宽度)。如其他所有条件都固定不变,则患者剂量与有效mAs成正比。有效mAs定义为mAs(管电流 × 每旋转一圈秒数)除以螺距(提要6-3)。剂量与管电压的相关性更复杂,通常,如果其他所有参数都固定,则剂量会随着kVp($CTDI_{vol} \sim kVp^p$)的幂函数而增加,$p$ 值在 $2 \sim 3$,具体数值取决于扫描仪的类型。

图像质量与患者剂量密切相关,以图像的空间分辨率、对比度分辨率、图像噪声和一些其他量来衡量。实际中,图像噪声已被广泛用于评判CT的图像质量,

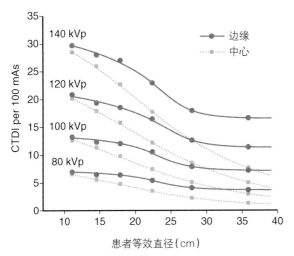

**图6-6** Graph shows the volume CT dose index (CTDI) per 100 mAs as a function of patient diameter for four tube voltages, given a 4 × 5-mm transverse acquisition (20-mm nominal collimation). The doses measured in the PMMA phantoms at the edge and at the center are shown. The lines (*solid lines* for edge data, *dotted lines* for center data) represent the computer-fit weighted CTDI values, which were used to interpolate dose values between patient thicknesses. (*From Boone JM, Geraghty EM, Seibert JA: Dose reduction in pediatric CT: a rational approach.* Radiology *228:352–360, 2003.*)

---

**提要6-2  肥胖患者CT检查的实用技巧**

- 管电压:140 kVp
- 自动曝光控制(antomatic exposure control, AEC),最大限制电流 800 mA
- 旋转时间:0.8～1.0 s
- 降噪滤波器
- 增加重建层厚
- 降噪重建算法

---

**提要6-3  辐射剂量的可调参数**

**降低**
- 管电流
- 管电压
- 机架旋转时间*
- 扫描长度
- 重叠扫描
- 扫描期数

**增加**
- 螺距(检查床移动速度)*
- X线束准直

注:*假设其他扫描因素保持不变。

---

因为对低对比度物质的检测能力明显依赖于对比噪声比(contrast to noise ratio, CNR),通常用图像中感兴趣区域的标准差表示噪声。对于给定的重建中心和层厚,噪声与患者剂量的平方根成反比,为了将噪声降低1/2,剂量必须增加4倍。一般情况下,图像质量随患者剂量的增加而提高。在过去几年中,已经研究并实施了许多剂量减少方法。

ATCM的原理如图6-7所示。首先获得定位片以评估患者沿Z轴方向的每个横截面处的大小和衰减特性,然后基于所获得的信息沿Z轴方向调制电流,当球管移动到扫描平面中的不同位置时,电流也

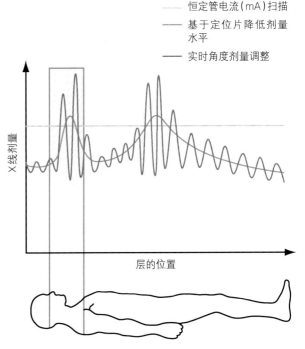

**图6-7** 从肩部到骨盆螺旋扫描ATCM原理。肩部和骨盆高管电流和强调制,腹部和胸部较低的管电流和低调制(重绘自西门子SOMATOM Sensation 64的应用指南)

可能改变。当X射线管处于前后方向时，管电流通常较低，因为患者在此方向的厚度较小。必须指出的是，使用ATCM并不能保证较低的患者辐射剂量。所有的电流调制软件包都要求用户规定预期图像质量，预期图像质量可以使用图像噪声或使用参考mAs生成的图像。用户需要为特定的成像任务规定合适的图像质量，如果特定的图像噪声太低，患者剂量可能高于使用固定技术的剂量（图6-8）。

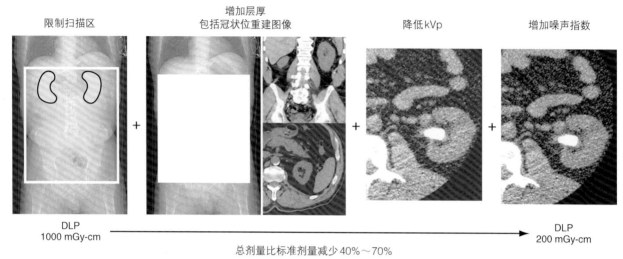

图6-8　减少剂量的策略总结

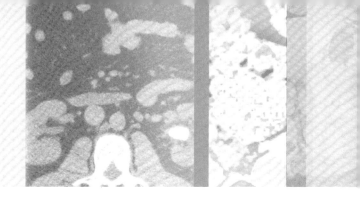

# 第7章

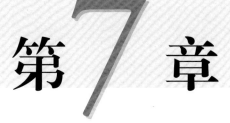

# CT应用新进展

Avinash Kambadakone and Kumaresan Sandrasegaran

近四十年来,CT对临床实践产生了重大影响,CT技术和软件技术的快速发展拓宽了腹部和盆腔CT的临床应用。MDCT相对于单排探测器CT的优势,包括时间分辨率和空间分辨率的提高、图像噪声的降低、解剖区覆盖范围的增大。更好的Z轴分辨率和更大的扫描容积使冠状面和矢状面的多平面重建得到了改善。MDCT扫描时间的缩短也有助于减少呼吸和运动伪影。

CT灌注成像是一项令人振奋的CT创新,可以进行组织血管的功能评价。这项技术在腹盆腔肿瘤影像中有很多潜在应用。使用单源(单个X线球管)或双源(两个X线球管)的双能量CT是另一项展现出了CT在腹部和盆腔中广泛应用前景的进展。其他进展包括:具有256排或320排探测器的扫描仪、优越的探测器材料(宝石探测器技术)、容积或螺旋穿梭

模式技术,以及减少剂量的迭代重建算法的应用。本章概述了CT的最新进展,重点是其临床应用。

## 一、X线球管的进展

在过去几年中,X线球管的若干进展扩大了CT在心脏成像领域和区分组织上的应用范围(表7-1)。其中最著名的一项成就是双源CT的引入。双源CT包含两组X线球管和探测器阵列,在$X-Y$平面被互相垂直(90°)地安装在一个机架上(图7-1,A)。双源CT与单源CT相比有3个主要优势,具体取决于扫描采集模式:第一,在不同的管电压下操作两个X线球管可以进行双能量扫描,因此可以应用在区分不同组织上。第二,当两个X线球管在相同的管电压下同时使用时,所得到的增加的光子通量能够在可接受的噪声范围内满足体积较大患者的扫描。第三,也是最

---

**表7-1 当前CT技术的技术细节**

| | GE Discovery 750HD | Phillips Brilliance CT | Siemens Flash | Toshiba One |
|---|---|---|---|---|
| 排数($n \times mm$) | $64 \times 0.625$ | $128 \times 0.625$<br>$256 \times 0.625$ | $2 \times 64 \times 0.6$ | $320 \times 0.5$ |
| 宽度(cm) | 4 | 8/16 | 3.8 | 16 |
| 通道($n$) | 64 | 256/512 | $2 \times 128$ | 320 |
| 球管功率(kW) | 100 | 120 | $2 \times 100$ | 72 |
| 最大管电流(mA) | 800 | 950 | $2 \times 850$ | 600 |
| 机架旋转时间(ms) | 350 | 270 | 280 | 350 |
| 时间分辨率(ms) | 175 | 135 | 75 | 175 |

注:摘选自 Rubin GD: Cardiac CT technologies: what is important. In Abdominal Radiology Course 2009. Maui, Hawaii, 2009, Society of Gastrointestinal Radiology.

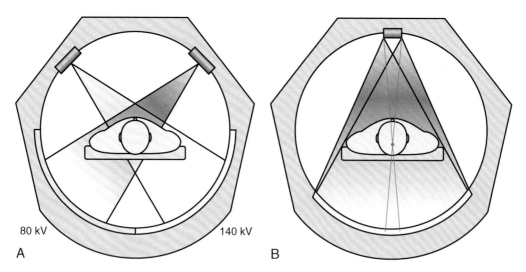

**图7-1** 双源CT（A）采用两套X线球管和探测器组件，单源DECT（B）采用一套X线球管和探测器组件（A改绘自Christianne Leidecker, Siemens Medical Solutions；B改绘自Mukta Joshi, GE Healthcare）

有探索性的是双源CT通过使用两个X线球管实现时间分辨率的提高。通过在同一kVp水平下使用两个球管，机架只旋转90°就能获得图像，而不同传统单源CT需要180°旋转。由此得到的仅83 ms的时间分辨率在冠状动脉成像中有特殊优势，有可能在比以前更高的心率条件下获得诊断图像，也可能避免使用β-肾上腺素能受体阻滞剂。

双能量扫描也可以用单源CT通过快速电压和电流调制完成（图7-1，B）。这种技术不像双源CT基于图像的双能量处理，而是可以使用在轴向和螺旋模式下采集的投影数据来实现双能量处理。理论上，这可以实现精密的材料分解和单色CT图像显示，可能有助于更精确的组织特性分析，且显著减少图像伪影。单源双能扫描的两个缺点是：噪声水平不均可能会导致管电流在快速调制过程产生数据集，对两个能量束使用相同的过滤可能导致光谱分离欠佳。

## 二、DECT

由于其不同的电子构型，不同元素的原子吸收具有不同频率特征的X射线，这种现象可在一定程度上用来确定化合物的元素组成，包括骨骼中的钙含量、区分斑块与对比增强的血管腔、评价组织中脂肪成分，以及区分钙化和尿酸结石。DECT在定性和定量评估钙含量方面的能力已被用于评估泌尿系结石和骨密度，比单能量技术更可靠。双源CT的引入使两种不同的能级同时扫描更容易，甚至避免了很小的失真伪影。通过引入快速kV切换作为DECT扫描的另一种方法，可能会使DECT的实用性得到提高。第三

种方法也作为DECT扫描的替代方案存在，该方法涉及夹层探测器：低能光子被探测器的顶层吸收，高能光子被探测器的较低层吸收。

### DECT在腹部的临床应用

DECT扫描的大多数临床应用在80 kVp和140 kVp的管电压下进行，此时组织结构对比度最佳，因为双能后处理的质量与光谱的重叠呈负相关，至少在这两种能量时如此。

1. 虚拟平扫图像　80 kVp和140 kVp图像数据集的重建能够生成"虚拟平扫图像"，这可能避免对真正平扫采集的常规需求。因此，一次双能对比增强采集就可以获得CT平扫和增强图像，从而减少了暴露于患者的辐射剂量。

2. 结石成分的测定　DECT是确定泌尿系结石成分的一种强大技术，特别是尿酸与非尿酸结石的鉴别，这对治疗有意义（图7-2）。尿酸结石可以用尿碱化作为一线治疗方法，而非尿酸结石通常通过碎石术或手术治疗。

3. 肾脏肿块的评价　DECT扫描可产生彩色编码图像，能够显示特定组织中碘的分布。这些基于碘的图像对于轻微强化的检测很敏感，可用于区分肾脏高密度良性囊肿和实性肿块。

4. 肾上腺肿块的评价　Gnannt等的一项研究对42名患者的51个病灶进行了评价，证实了dsDECT生成的虚拟平扫图像具有良好的准确性。以常规平扫CT为参考，两位独立阅片者对dsDECT虚拟平扫图像上大于1 cm的可能良性病灶分类的敏感性、特异性和准确性分别为95%和100%、97%和91%、100%和95%。

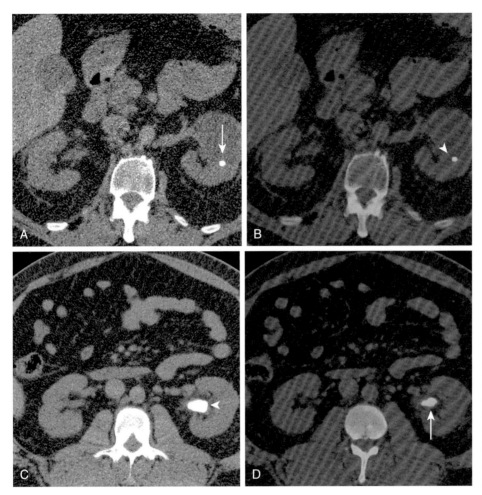

图7-2 A. 43岁男性,腹部CT轴位平扫显示左肾中极一枚结石(箭头处)。B. 相应的编码双能量后处理图像显示为尿酸结石(三角处)。C. 36岁男性,腹部CT轴位扫描显示左肾盂一枚大的结石(三角处)。D. 相应的彩色编码双能量后处理图像显示为非尿酸结石(箭头处)

5. 评价胰腺 Patel等使用DECT对65名胰腺癌患者进行评价,将70 keV图像与CNR优化的45 keV图像进行了比较,结果显示,CNR优化的45 keV下病灶的对比度显著增加,几乎是70 keV图像的2倍。

6. CT血管造影 双能量技术可用于在CT血管造影图像的后处理过程中快速准确地去除骨结构和钙化斑块,DECT血管造影检查可降低20%～30%的辐射剂量。

7. 其他应用 包括使用碘图表征肝脏病变。DECT在肠道中应用的新指征包括:改善肠缺血的检测、替代对比剂的评价以及CT结肠成像过程中电子清洁的改良。

### 三、探测器的技术进展

目前,64排螺旋CT扫描仪是首选的MDCT技术,其可用的探测器宽度范围为2.8～4 cm,采集层厚为0.5～0.625 mm,在各向同性分辨率条件下,可在正交平面上重建图像。64排扫描仪头-足向的覆盖范围局限在3.2～4 cm,这限制了在更广泛覆盖范围内的成像。由于CT在功能成像领域的应用价值越来越大,期待成像能有一个更宽的覆盖范围,因此导致了新的CT扫描仪出现,其探测器阵列越来越宽,排数也越来越多。

(一)广域探测器 最新的CT扫描仪都具有超过100(128、256和320)排的探测器,这抵消了对螺旋扫描的需要,且有可能实现"单次"扫描。128排CT扫描仪有一个液态金属冷却X线球管和一个128排探测器阵列,覆盖范围为8 cm,厚度为0.625 mm(表7-1)。尽管该CT的螺旋扫描范围可覆盖8 cm,但以切换模式运行(即两个检查床往复运动),有助于扩大动态成像的有效覆盖范围。256排CT扫描仪能够在一次旋转下在头-足向大范围内实现小于0.5 mm覆盖宽度的各向同性分辨率。320排动态容积CT扫描仪机架孔径为70 cm,X线球管容量为70 kW,并配有沿机架旋转轴排列的16 cm宽的探测器。扫描仪有320排0.5 mm厚的探测器元件,较宽的探测器覆盖范围(16 cm)使得无须检查床运动即可扫描整个心脏,并且能在单个心动周期内实现动态成像,还可以对整个器官或大的肿瘤进行功能评价。

（二）新型探测器材料　CT探测器系统最近的另一项创新是开发了对辐射具有更高灵敏度和更快采样率的探测器，这种新型宝石探测器是一种基于石榴石的闪烁体，具有快速初速度（0.03 μs）和较短余晖。这种探测器材料能在快速kV切换时获取几乎同时进行空间和时间配准的双能量数据。因此，提高了分辨率，也减少了由射线束硬化和金属所致的伪影。

（三）夹层探测器　正如前所述，DECT主要可完成：① 通过两个来自不同电压的双源能量谱扫描。② 通过单源快速千伏电压切换扫描。③ 应用多层探测器分析能谱。第三种方法尚未在临床实践中使用。夹层探测器组件的设计包括：主要接收较低能量光子的第一层和接收较高能量光子的第二层（即更深一层），两个探测器层读出的信号可单独用于光谱分析。

## 四、新的重建算法

人们对机器所致辐射的潜在有害影响越来越关注，提出了一些减少CT检查中辐射剂量的方法，如应用更低的管电流或管电压。大多数此类技术的不良后果是图像噪声过大，降低了图像质量和诊断性能。新图像重建技术的使用在这方面取得了领先，例如，全部或自适应统计迭代重建（adaptive statistical iterative reconstruction, ASIR），能够消除图像噪声，同时保持低剂量CT检查中病变检出的能力。常用于重建CT数据的算法是滤波反投影，滤波反投影和ASIR技术结合的重建CT数据在腹部各种应用中可降低20%～80%的辐射剂量（图7-3）。

## 五、CT灌注成像

CT灌注成像作为一种功能性工具研究，其提供的信息与传统CT解剖信息互补或优于后者。CT灌注使用静脉团注对比剂后获得的一系列动态采集图像，以测量组织密度的时间变化。由于靶向治疗的应用越来越多，如针对肿瘤血管分布的抗血管生成药物、肿瘤消融和钇-90颗粒的选择性内照射等，灌注成像在肿瘤学领域有了重要意义。由于这些疗法在几个月内不会引起肿瘤大小的显著变化，因此功能成像技术（如CT灌注和磁共振成像）在肿瘤大小变化之前就能更好地评价肿瘤反应（图7-4）。CT灌注成

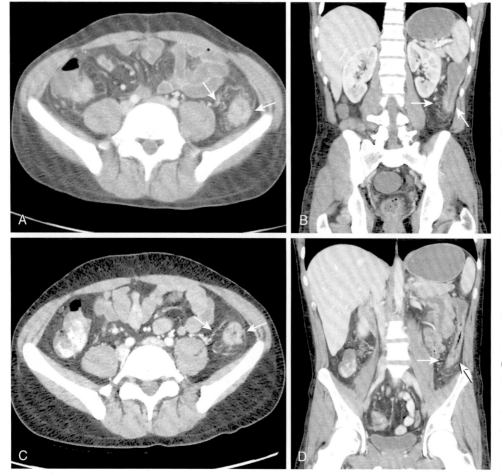

图7-3　22岁男性（体重56 kg）克罗恩病多次发作患者的多平面CT图像。在初次评价时获得的轴位（A）和冠状位（B）CT增强图像显示降结肠肠壁增厚和强化，周围血管分布增加，活检证实为克罗恩病。该次检查CT剂量为11.6 mSv。患者经糖皮质激素治疗后症状缓解，一年后复发，使用ASIR技术复查获得对比增强的轴位（C）和冠状位（D）CT扫描图像，图像质量和肠道及肠外变化表现与之前的检查相近。此次CT检查的辐射剂量为5.5 mSv（即辐射剂量减少53%）

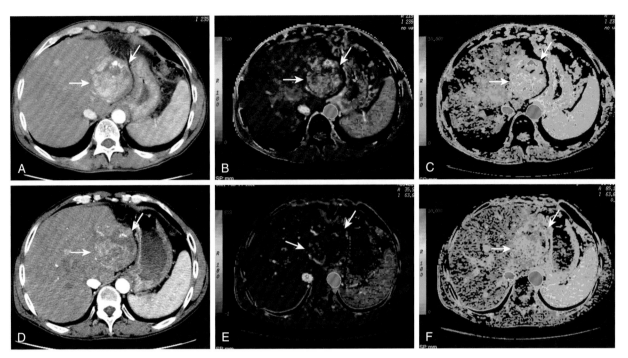

**图7-4** 56岁男性肝细胞癌患者经抗血管生成剂贝伐单抗治疗前后获得的CT灌注图像。A. 动脉期轴位对比增强CT图像显示肝左叶明显强化的圆形肝细胞癌病灶（箭头处），相应的灌注图显示血流量增加［95 mL/100 g/min（100 g·min）］（B）和血容量增加（6.2 mL/100 g）（C）。贝伐单抗治疗后，轴位增强CT图像（D）显示强化减弱，相应的灌注图显示血流量降低［24 mL/100 g/min（100 g·min）］（E）和血容量减少（1.64 mL/100 g）（F）

像与其他功能成像技术（如PET等）相比的一个优势是其优良的空间分辨率，另一个重大优势是碘浓度和组织密度变化之间的线性关系，使得组织血管的量化更加简单直接。此外，使用当前的MDCT扫描仪可以实现短暂屏息内具有更快的扫描速度，并且易用商业软件进行灌注分析，这使其成为各种腹部应用中理想实用的技术。

在肿瘤成像领域，CT灌注可有效表征肿瘤、发现隐匿性肿瘤、评价肿瘤对治疗的反应以及预后评价。CT灌注在各种非肿瘤应用中也是评价组织灌注的一种有效工具。但是，仍存在一定的局限性，依赖现有CT技术进行灌注分析的采集范围局限在2～4 cm，动态CT数据采集期间患者的运动可能降低图像质量，导致灌注测量不准确。另一个涉及重复CT灌注的问题是增加了暴露于电离辐射的风险，特别是对非肿瘤性适应证。

**（一）技术** 首先，行CT平扫以定位肿瘤或有病变的器官，随后以3.5～10 mL/s的速率静脉团注40～70 mL对比剂后行动态CT采集。动态CT采集包括首过阶段（通常为45～60 s）及之后的延迟阶段（通常为2～10 min），以便对肿瘤灌注和渗透性测量进行最佳评价。然后，用灌注软件对动态CT数据进行后处理，以生成血流量、血容量、平均通过时间和渗透率

的彩色灌注图。最后，通过绘制肿瘤周围组织感兴趣区域来获得定量灌注参数。灌注软件、用于后处理的分析方法以及获得的各种定量灌注参数因扫描仪和供应商而异。

**（二）CT灌注在腹盆部的应用**

1. 肝脏肿瘤 CT灌注发现转移性病变中较高的灌注参数是一项良好的预后指标，表明对治疗有最佳反应。在肝细胞癌中，CT灌注在鉴别诊断、评价肿瘤侵袭性和监测疗效等方面具有优势。

2. 胰腺肿瘤 与胰腺实质背景相比，CT灌注在胰岛素瘤等富血供肿瘤中能观察到高血流灌注。

3. 结直肠癌 CT灌注在结直肠癌中的主要应用是诊断和疗效评价。CT灌注可鉴别由憩室炎引起的结肠壁增厚与结直肠癌，后者具有高的灌注值。

4. 前列腺癌 CT灌注的潜在应用是识别前列腺内的肿瘤灶，从而实现对肿瘤病灶的靶向放疗，并对周围组织的辐射最小。

5. 淋巴瘤 由于血管生成不是淋巴瘤的主要特征，因此关于淋巴瘤应用CT灌注的资料有限。

**（三）非肿瘤性应用** CT灌注在多种应用中有助于量化肝脏、肾脏和胰腺等器官灌注，如肾功能、肾移植排斥反应、肝纤维化和肝硬化程度的评价，以及急性重症胰腺炎中胰腺缺血、坏死的确定。

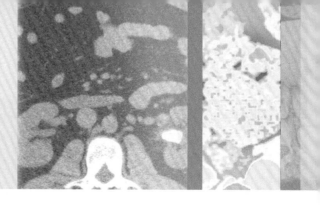

# 第 **8** 章

# CT对比剂及对比增强原理

Shetal N.Shah and Rupan Sanyal

　　所有可用于血管内的放射学对比剂都是依赖于碘的不透射线性。理想情况下，对比剂在各方面均应呈惰性。但不同于其他的治疗药物，对比剂的使用量较大，且在静脉给药后参与许多生理和药代动力学的相互作用。这些相互作用不仅会影响组织的特性，还可能会对患者的健康产生重大影响。

## 一、对比增强原理

　　对比增强的原理是基于碘原子与X线的光电相互作用。碘原子内K壳层电子的结合能称为K边缘，为33.2 keV。诊断性X射线的平均能量接近该值。当诊断性X射线与体内的碘原子相互作用时，碘原子对X射线的吸收较周围软组织增加，由于更多K壳层的相互作用，组织内碘浓度越高X线束的衰减越大，这是对比增强的基础。碘浓度与X线衰减之间存在线性关系，1 mL血液或1 cm³组织中的每毫克碘可将X线衰减提高25 HU。

## 二、对比剂类型

　　目前所有使用的CT对比剂都基于三碘化苯环。尽管碘原子是对比剂不透射线性的原因，但有机载体是其他性质（如渗透压、张力、亲水性和黏度）的原因。有机载体是造成大部分不良反应的原因，受到了研究人员的广泛关注。一些患者对少量对比剂即有反应，但大多数不良反应是由高渗透负荷介导的。因此，在过去的几十年中，研究人员一直致力于开发能最大限度降低给药后渗透负荷的对比剂。

　　对比剂分为离子型或非离子型以及单体或二聚体。离子型对比剂在水中溶解电离出一个含有碘化羧基和阳离子的碘化苯环。非离子型对比剂是水溶性的（亲水性的），但在溶液中不电离。单体对比剂具有单个三碘化苯环，而二聚体具有含有六个碘原子的双苯环。对比剂分子的化学结构如图8-1所示。

　　对比剂最常用的分类方法是根据其渗透压，定义为：每千克溶剂中渗透活性粒子的数量。渗透压的高低取决于对比剂分子的大小以及其在溶液是否电离。常用的对比剂如表8-1所示。

　　**（一）高渗对比剂**　在20世纪50年代开发了由阳离子（如钠离子、泛影葡胺）和阴离子（含碘的苯甲酸衍生物）组成的单体离子型对比剂。这些分子在溶剂中电离，每两个粒子产生三个碘原子（溶剂中碘原子与粒子的比例为3∶2）。这些对比剂的渗透压

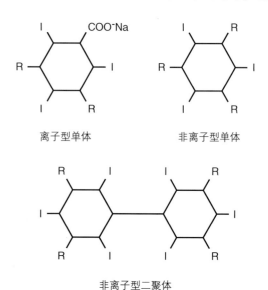

**图8-1**　离子型单体、非离子型单体和非离子型二聚体对比剂的分子结构

| 表8-1　对比剂的分类 | | |
|---|---|---|
| 分　类 | 每颗粒<br>碘比例 | 渗透压<br>（mOsm/kg） |
| **高渗对比剂** | 3:2 | 1 500～1 800 |
| 　泛影葡胺（泛影酸钠） | | |
| 　碘酞酸盐（碘酞葡胺） | | |
| **非离子型单体低渗对比剂** | 3:1 | 600～700 |
| 　碘海醇（欧乃派克） | | |
| 　碘美普尔（典迈伦） | | |
| 　碘帕醇（碘必乐） | | |
| 　碘普罗胺（优维显） | | |
| 　碘佛醇（安射力） | | |
| 　碘昔兰（碘昔仑） | | |
| 　碘比醇（三代显） | | |
| **离子型二聚体低渗对比剂** | 3:1 | 560 |
| 　碘克沙酸 | | |
| **非离子型二聚体等渗对比剂** | 6:1 | 300 |
| 　碘克沙醇（威视派克） | | |
| 　碘曲仑（伊索显） | | |

浓度范围为1 500～1 800 mOsm/kg，而人体血浆渗透压浓度为290 mOsm/kg，因此被称为"高渗对比剂"。由于不良反应的发生率较高，这些对比剂现在很少使用。

**（二）低渗对比剂**　非离子型单体对比剂目前被广泛使用，与离子型单体对比剂相比，其具有更好的溶解性和较低的毒性。非离子型单体对比剂由每分子含有三个碘原子的苯甲酸衍生物组成，但不含有离子性羧基（溶剂中碘原子与粒子的比例为3:1）。这些粒子在溶液中不电离，渗透压浓度为600～700 mOsm/kg（是人体血浆的2倍）。除了消除电离性和降低渗透压之外，新的低渗对比剂还增加了羟基的数量，使其分布更均匀。非离子型单体对比剂通过限制进入分子的亲脂性区域、降低对细胞膜和血浆蛋白的亲和力以及改善耐受性来提高其亲水性。

离子型二聚体对比剂每分子含有6个碘原子，在溶液中电离出阴离子（六碘双苯环）和阳离子，在溶液中碘原子与粒子的比例为6:2或3:1。离子型二聚体的渗透压仅略低于非离子型单体对比剂。

**（三）等渗对比剂**　最近开发出更多非离子型二聚体对比剂，这些分子由含6个碘原子的双苯环组成。由于其在溶液中不电离，所以溶液中的碘原子与粒子的比例为6:1且与血浆等渗。等渗对比剂分子较大，导致其具有较高的黏度。非离子型二聚体通常较其他化合物肾毒性低，但这不确定。

## 三、药代动力学

目前使用的碘对比剂脂溶性均较低，对比剂分子不能在体内代谢，经肾小球滤过后由肾脏排泄而无肾小管重吸收。在肾功能正常患者中其半衰期为2 h，75%的剂量在给药后4 h内排出。

## 四、增强的影响因素

多种因素决定了对比剂给药后特定器官或组织的增强效果。大体上，这些因素可分为器官特异性因素、患者相关性因素和注射相关性因素。

**（一）器官特异性因素**　器官的增强模式差异主要是由血供差异引起，影响增强的因素包括：血管解剖、血管阻力和接受的心输出量百分比。

1. **肝脏**　肝脏血液供应75%来自门静脉系统，其余25%来自肝动脉循环。肝脏这种独特的双重血液供应可以用来揭示正常肝实质和病变之间的差异。肝动脉期在开始静脉注射对比剂后的20～30 s（或延迟20～30 s）。在该期，主要由肝动脉供血的肝肿瘤（富血供肿瘤）显示强化（图8-2），正常肝实质仅显示轻微强化。只有在对比剂通过内脏或脾脏循环并到达门静脉后，肝实质才会增强，该期称为门静脉期（延迟60～90 s）。在此期乏血供病变相对肝实质呈低密度。

对比剂静脉注射后，沿着浓度梯度快速扩散到血管外（间质）间隙。这种再分布通过沿浓度梯度的被动扩散发生，直到在平衡期达到平衡（延迟1.5～3 min）。对比剂积聚在肿瘤间质间隙中，减少了与肝脏实质间的密度差。平衡期的开始取决于注射持续时间，由于肿瘤与正常实质之间的密度差异在平衡期消失，因此肝脏成像必须在平衡期之前完成。

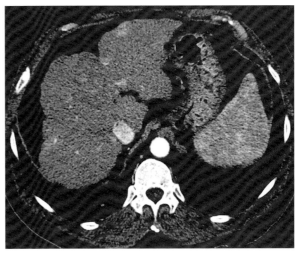

**图8-2**　动脉期CT轴位扫描图像显示显著强化的肝细胞癌

2. 胰腺　尽管胰腺的动态对比增强分期不像肝脏那么明确，但也可分为动脉期、实质期和门静脉期。最初的动脉期（延迟20～25 s），动脉树显影最佳；随后为胰腺期（延迟40～45 s），胰腺实质强化达到顶峰；门静脉期（延迟60～70 s），门静脉显影，有助于肝脏转移性疾病的评价。胰腺神经内分泌肿瘤是富血供肿瘤，于动脉期显示最佳，而乏血供恶性肿瘤（如腺癌）的肿瘤强化峰值与胰腺实质的密度差在胰实质期或门静脉期鉴别最佳。实际应用中，胰腺大多采用双期扫描方法，在确切的时间有一些变化。

3. 肾脏　肾脏具有独特的强化特征，因为与肾髓质相比，肾皮质具有更多的血管分布。因此，皮髓质期（延迟25～35 s）肾皮质较髓质强化更明显，这种强化差异可以掩盖小的肾脏肿瘤；肾实质期（延迟90～110 s）肾脏强化更均匀，主要用于检测肾实质肿瘤；延迟排泄期（延迟达8～10 min）用于显示集合系统和输尿管，也用于CT尿路造影。

**（二）患者相关因素**　在健康的受检者中，体重是确定碘对比剂需求量以完成所需增强的唯一重要的因素。患者体重与其肝脏强化呈负相关，要达到最佳增强效果，总碘剂量随着体重的增加而增加。某些合并症，如心力衰竭，可以改变循环时间，增加主动脉和肝脏达到最大强化所需的时间。

**（三）注射相关因素**　注射速率乘以碘浓度得到每秒注射的总碘量，又称为碘流量。通过增加注射速率或碘浓度来增加碘流量，可导致主动脉强化峰值出现更早，强化更高。

1. 团注试验　对于专门的肝脏或动脉研究，在对比剂注射开始前的固定延迟是不可取的。小剂量团注试验（15～20 mL）后进行非递增性CT采集，有助于确定对比剂从注射部位到达相关血管的通过时间。

2. 对比剂浓度　如果使用更高浓度的碘对比剂，则可减少对比剂总量和注射持续时间。此时，血管内碘浓度增加，主动脉强化峰值更高、出现更早，肝动脉及其他富血供病变在动脉期的强化程度也会增加。尽管随着对比剂浓度的增加，肝脏强化峰值出现得更早，但肝脏强化的程度不变，因为这取决于总的碘剂量。因此，大多数成年患者进行体部成像时使用300～350 mg/mL浓度的对比剂，而当需要评价动脉或富血供病变时，则可使用更高浓度（370～400 mg/mL）的对比剂。在瘦弱患者中，较低浓度（如240 mg/mL）的对比剂即可提供足够的对比增强。

## 五、对比剂肾病

对比剂肾病定义为：在没有任何其他原因的情况下，静脉注射对比剂48～72 h后，血清肌酐浓度从基线值增加≥25%，或绝对值增加≥44.2 μmol/L（0.5 mg/dL）。在80%的病例中，血清肌酐浓度在注射对比剂后24 h内开始升高，通常在第3～5 d达到峰值，1～3周内恢复到基线水平。对比剂肾病的表现变化较大，从无症状的一过性非少尿状态到需要透析的严重少尿型急性肾衰竭。近年来对比剂的广泛使用导致了医源性肾功能损害的发生率增加，对比剂肾病占医院获得性肾功能损害的11%。与放射学检查中使用的静脉对比剂相比，冠状动脉造影和经皮冠状动脉介入治疗与对比剂肾病的高发生率和严重程度相关。

**（一）风险因素**　确定每个患者对比剂肾病的危险因素是十分重要的，以便在静脉注射对比剂之前采取适当的措施。

1. 基础肾病　有基础肾病伴肌酐浓度升高的患者患对比剂肾病风险最高。然而，血清肌酐浓度并不是一个很好的用来评价对比剂肾病风险的肾功能指标，因为其随年龄、肌肉量、体能和性别而变化。肾小球滤过率可以更准确地评价肾功能，60 mL/min/1.73 m$^2$的肾小球滤过率被认为是确定患者对比剂肾病高风险的临界值。

2. 糖尿病　如果糖尿病患者同时有糖尿病肾病，则对比剂肾病的发生率较高。但是，在没有潜在肾脏疾病和任何其他风险因素的情况下，糖尿病患者的对比剂肾病发生率与普通人群相当。

3. 年龄　老龄是对比剂肾病的一个独立危险因素。原因是多方面的，包括肾脏和其他合并症的年龄相关性改变。

4. 其他危险因素　充血性心力衰竭、贫血、脱水、低血压、骨髓瘤和近期服用肾毒性药物等都会增加对比剂肾病的风险，多种危险因素同时存在可能有累加效应。

**（二）预防**　对比剂肾病的病理生理学尚不清楚，流变学特性的改变、肾血管收缩、某些旁分泌因子和对肾小管上皮细胞的直接毒性作用似乎都是诱因。脱水会增加对比剂肾病发生的风险，因此建议在注射对比剂之前给患者补水。补充血容量可增加肾血流量，减少肾血管收缩，减少对比剂在肾脏内的停留时间，稀释对比剂，避免肾小管阻塞。

补充生理盐水已成为预防高风险患者对比剂肾病的一种廉价且有效的预防方法。静脉注射补液最有效，在增强检查前后几小时使用等渗盐水、碳酸氢钠可减少自由基的形成,也可用于补充血容量。但是,高输注率或高总输液量可能导致容量超负荷而诱发心脏病患者出现肺水肿。一些药物制剂,如N-乙酰半胱氨酸已被用于通过抗氧化和血管舒张作用减少肾毒性。然而,没有确凿的证据表明这些药物能提供一种持续保护,从而不发生对比剂肾病。

与高渗对比剂相比,低渗对比剂已被证明可降低肾功能受损者对比剂肾病的发生率,新型等渗对比剂是否比低渗对比剂在减少对比剂肾病方面更有优势尚未确定。

### 六、对比剂不良反应

对比剂的不良反应可分为一般性和器官特异性,如对比剂肾病,或心血管、肺部和神经毒性的不良反应。

**(一)一般不良反应** 一般不良反应可分为:注射对比剂后1 h内发生的急性反应,和在注射对比剂后1 h至1周之间发生的迟发反应。

1. **急性反应** 急性反应可分为轻度、中度和重度。每种亚型的临床表现如表8-2所示。使用低渗对比剂的一般不良反应发生率低于高渗对比剂。轻度急性反应在给予高渗对比剂患者中的出现率约为15%,低渗对比剂为3%;而重度急性反应在给予高渗对比剂的患者中出现率为0.04%,低渗对比剂为0.004%;然而,致死反应的发生率(1∶170 000)在低渗和高渗对比剂两者是相同的。

**表8-2 对比剂急性全身反应的临床表现**

| 轻 度 | 中 度 | 重 度 |
| --- | --- | --- |
| 潮红 | 严重呕吐 | 中度症状严重的表现 |
| 恶心、呕吐 | 广泛性荨麻疹 | 肺水肿 |
| 疼痛 | 中度低血压 | 循环衰竭 |
| 头痛 | 喉头水肿 | 心律失常 |
| 轻度荨麻疹 | 支气管痉挛 | 惊厥 |
| 皮肤瘙痒 | | 意识丧失 |

一般对比剂不良反应有一些诱发因素(提要8-1),具有这些诱发因素的患者发生一般不良反应的可能性较高。

2. **迟发反应** 迟发反应是在注射对比剂后1 h～7 d之间发生的一般不良反应,不如急性反应常见,通常是轻微的,包括皮肤表现。然而,也可能发生罕见的、更严重的迟发效应,如低血压、呼吸困难和休克。有报道称,新等渗非离子型二聚体对比剂的迟发反应

**提要8-1 全身不良反应易感因素**

- 哮喘
- 既往有对比剂不良反应(不包括轻度潮红、恶心)
- 过敏性疾病
- 心脏病
- 已存在的肾脏疾病
- 脱水
- 焦虑
- 婴幼儿和老年人
- 血液和代谢性疾病(镰状细胞病、骨髓瘤病)

增加,导致静脉注射用碘曲仑的停用。

3. **一般不良反应的病理生理学** 没有证据表明对比剂具有过敏性,因为没有抗体持续出现。一般不良反应的发病机制尚不清楚,可能是多因素的,大多数不良反应是假性变态反应或特异质。假性变态反应与过敏反应相同,也依赖于非特异性补体系统的激活和组胺释放,类似于Ⅰ型过敏反应。特异质反应是由遗传决定的,由代谢产物引起的不可预测反应,在小剂量给药后发生。

4. **治疗** 轻度对比剂反应除了安慰患者之外,通常不需要治疗,口服抗组胺药可用于止痒。任何情况下都应保留静脉通路,并密切监测生命体征。中度反应患者的处置如下:荨麻疹和血管神经性水肿可静脉内或肌内注射抗组胺药,低血压可补充液体,支气管痉挛可吸入沙丁胺醇和氧气,更严重的支气管痉挛可能需要静脉注射氢化可的松和静脉注射或皮下注射肾上腺素。更严重过敏反应的处理方法如提要8-2所示。

**(二)器官特异性不良反应** 对比剂的血流动力学、心血管、神经病学和主观特性可以通过这些对比剂的渗透压、张力和黏度来解释。静脉注射对比剂后,血管内渗透压突然增加,使水向血管内转移,对比剂不进入细胞膜,因此细胞内水从红细胞中移出,这可能导致红细胞脱水并影响细胞膜电位。此外,水从间质进入血管间隙会导致血管内血容量增加、心输出量增加和外周血管阻力降低。对比剂注射后的外周血管舒张导致出现发热不适的感觉,全身血管扩张导致低血压和静脉回流减少,可能引起心力衰竭。

对比剂可损伤血管内皮细胞,同时对血小板和凝血因子的复杂影响会增加血栓形成的风险。在中枢神经系统中,对比剂分子不能穿过血脑屏障。但在受感染或肿瘤的病理状态下血脑屏障渗透性增加,脑组

---

提要8-2　严重不良反应的治疗

**严重的支气管痉挛**

1. 通过面罩给予氧气（6～10 L/min）
2. 提供沙丁胺醇雾化（5 mg溶于2 mL生理盐水中）
3. 如果支气管痉挛是进行性的,则注射肾上腺素

**喉头水肿**

1. 通过面罩给予氧气（6～10 L/min）
2. 静脉注射肾上腺素（1∶1 000）0.5 mL,进行心电监护

**没有心动过缓的低血压**

1. 抬高患者的双腿
2. 通过面罩给予氧气（6～10 L/min）
3. 静脉输液（生理盐水或乳酸林格液）
4. 如果反应迟钝,给予多巴胺2～10 μg/kg/min输注,或肾上腺素注射

**迷走反射**

1. 抬高患者的双腿
2. 通过面罩给予氧气（6～10 L/min）
3. 静脉输液（生理盐水或乳酸林格液）
4. 注射阿托品0.2 mL/kg 在0.1 mg/mL溶液中（0.02 mg/kg）;如有必要,3～5 min后再次注射,最多3～5 mg

**广泛性的过敏反应**

1. 通知复苏团队
2. 确保呼吸道通畅
3. 抬高患者的双腿
4. 通过面罩给予氧气（6～10 L/min）
5. 静脉输液（生理盐水或乳酸林格液）
6. 给予氢化可的松,500 mg静脉注射
7. 静脉给予肾上腺素5 mg/kg;施用1～2 min以上;心电监测的情况下最大用量200 mg

---

注:摘自Namasivayam S, Kalra MK, Torres WE: Adverse reactions to intravenous iodinated contrast media: a primer for radiologists. Emerg Radiol 12: 210-215, 2006.

织会暴露于对比剂的毒性作用中。所有这些反应在高渗对比剂中更常见。

（三）预防　目前没有预防方案可以消除对比剂不良反应的风险,所有被认为有对比剂不良反应高风险的患者都应考虑采用其他形式的成像方法。如果需要使用对比剂,应使用低渗对比剂,因为其不良反应的发生率比高渗对比剂明显减少。短期口服皮质激素相对安全,用于术前。在笔者的医院,注射对比剂前13 h口服50 mg泼尼松,然后在注射对比剂前7 h第二次口服50 mg泼尼松,接着在注射对比剂前1 h第三次口服50 mg泼尼松和50 mg苯海拉明。由于即使在术前用药后也可能发生不良反应,因此及时识别和处置对于预防出现危及生命后果的不良反应是十分重要的。

---

**要点**

- 对比剂分子由碘原子和有机载体组成,碘原子负责不透射线性,有机载体负责其他性质和不良反应。
- 对比剂可分为高渗、低渗和等渗剂。
- 了解各增强时期对于检测和表征病理过程至关重要。
- 低渗对比剂的不良反应发生率较低。
- 对估计肾小球滤过率低的高危患者进行合理的水化可以预防对比剂肾病。
- 过敏反应高风险的患者应预先用药。

第 **4** 篇

MRI

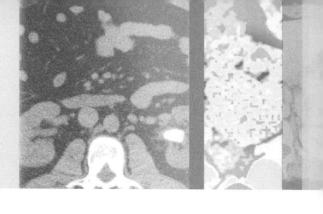

# 第9章

# MRI 的物理学原理

Garry Choy and Koichi Hayano

## 一、技术概述

利用MRI的磁化作用和物理原理,我们可以无创地生成影像。在这一章中,主要概述如何生成影像,阐述质子、射频激发、T1和T2弛豫、图像采集、空间编码、傅里叶转换分析和K空间等概念。

**(一) 磁化作用和质子** 选择氢质子作为成像原子核的原因是人体内含有大量的水和氢质子。每一个水分子含有2个氢原子,而且脂肪和蛋白质常常含有大量的氢原子。氢原子又称为质子,以拉莫尔频率进动(图9-1)。拉莫尔频率可以从旋磁比计算所得,也和磁体的磁场强度有关。所有的自旋形成平行于B0的净磁场。射频激发必须基于拉莫尔频率才能改变磁化从而生成信号,进而成像。

$$\omega_0 = \gamma \times B_0$$

**图9-1** 拉莫尔方程定律

**(二) 射频激励** 利用磁化的原理来产生信号和解剖信息,需要通过激励射频脉冲来实现。无论是1.5 T还是3.0 T MRI系统,该脉冲的频率将对应于系统的中心频率。净射频脉冲可以将净磁化矢量发生1°~180°的偏转,这个角度称为翻转角。

**(三) T1和T2弛豫** 所有的质子自旋达到平衡,在此过程中导致可测量射频信号的释放。本质上,在射频激发相位后,净磁化沿磁场的Z轴重新排列。

质子的自旋弛豫有两种类型,用时间常数T1或T2来描述。T1弛豫时间常数是指纵向磁化的恢复,T2弛豫时间常数则是横向磁化的复位。每种组织具有不同的T1或T2弛豫时间,是因为所有质子在各自的环境中随着组织类型的不同而相互作用不同,如脂

肪、肌肉或骨骼等,因而通过核磁共振能够区分不同的解剖结构。T1和T2弛豫时间本质上是不同组织对比的决定因素(图9-2和图9-3)。

T1弛豫,也被称为自旋-晶格弛豫,发生在磁场的Z轴。例如,与在水中相比较,氢质子在脂肪中可

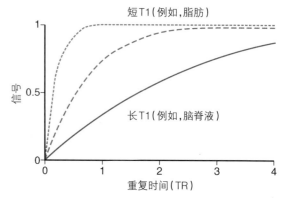

**图9-2** T1和T2弛豫时间本质上取决于组织对比。例如,脂肪T1弛豫时间短,而脑脊液(cerebrospinal fluid, CSF)T1弛豫时间长

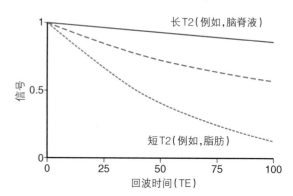

**图9-3** T1和T2弛豫时间本质上取决于组织对比。例如,CSF T2弛豫时间长,而脂肪T2弛豫时间短

以被更紧密地结合。这种结合越紧密,释放能量需要的时间更短。

另一方面,T2弛豫,被称为自旋-自旋弛豫,是在一个垂直的 *X-Y* 平面上的独立进程。当射频激励脉冲被施加时,质子趋于相位一致性。最终,质子将返回到初始射频激励之前的去相位状态,并测得T2弛豫时间。每种组织去相位的速率是不同的,这产生了进一步的组织对比。T2弛豫发生的速率比T1弛豫更快,这可能会影响腹部MRI序列的设计。

## 二、图像采集

T1和T2弛豫期间,质子释放能量的同时回到平衡状态,从而采集图像。接收线圈必须正交放置在主磁场B0中,来接收所有三个正交平面的信号。正交定位可以测量在线圈中的感应电流。许多系统中的接收线圈实际上也是初始射频激励脉冲的发射线圈。不同的身体部位可使用不同类型的优化线圈。

**(一)空间编码** 使MRI技术得以实现的一项重大进展,是三维定位能力。为此,信号的定位可以通过使用覆盖叠加磁场梯度线圈来确定。随之,这就能够分析与特定体素内质子自旋相关的射频波的振幅、相位和频率。其中射频波的振幅取决于质子自旋的数量。

梯度线圈放置在三个正交轴上,可以生成3D信号。成像层面的编码或选择,可以通过主磁场B0上施加Z轴方向上的磁场来实现,这被称为选层磁场梯度 $G_Z$。对每个层面,平面空间定位可以通过利用相位编码梯度($G_Y$)和频率编码梯度($G_X$)来完成。

**(二)傅里叶变换分析和K空间** 在处理和数学变换分析之前获得的数据被称为K空间(图9-4)。K空间利用二维矩阵很好的解释和呈现,通常被称为时间域。根据信号的频率,原始数据被填充到K空间。低频数据主要包括信号和对比度,高频数据包括关于分辨率的数据。换言之,K空间的中央区域决定图像的对比度,而K空间的周边区域决定分辨率值。对K空间进行傅里叶变换时,作为成像数据图的物理空间图像随之产生。

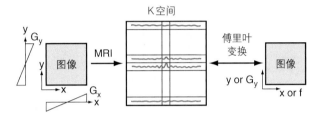

**图9-4** 被称为K空间的数学转换分析图(摘自Hashemi RH, Bradley WG, Lisanti CJ, editors: MRI: The basics, ed 2, Philadelphia, 2003, Lippincott Williams & Wilkins, p 153)

---

**要点**

- 由于人体组织中含有大量的水及氢质子,所以选择氢核作为人体成像的原子核。
- 所有质子旋转达到平衡,并在此过程中引起可测量射频信号的释放。
- 在处理和数学变换分析之前获得的数据被称为K空间。
- 对K空间进行傅里叶变换时,作为成像数据图的物理空间图像随之产生。

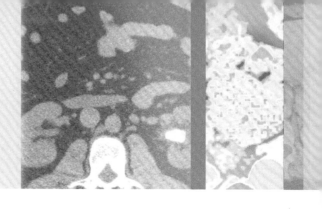

# 第10章

# 对比剂与增强MRI

Garry Choy and Koichi Hayano

## 一、技术方面

许多腹腔和盆腔MR图像是经对比剂静脉给药后获得的。对比剂使血管以及病变组织强化，与正常组织对比增强。新型对比剂的发展仍然是一个令人激动的领域，包括新的靶向药物、血池剂以及基于纳米技术的药物。这里主要讨论在腹部和盆腔MRI检查使用的水溶性钆螯合物。

（一）弛豫原理　目前使用的钆对比剂是顺磁性的。钆具有不成对轨道电子，导致净电子自旋，因此被归类为顺磁性。不成对电子产生磁矩，使钆成为一个适用于MRI的化合物。虽然一些对比剂可以改变T1和T2弛豫时间，钆主要是缩短T1弛豫时间。

（二）目前已获得批准的钆制剂的化学结构　1988年，钆喷酸葡胺（Gd-DTPA）首次被批准使用。欧洲和美国目前批准使用的药物如提要10-1所示，所有这些药物都含有一个中央钆离子，一个八齿配体和一个配位水分子。该八齿配体主要用于体内安全性，因为其提供热力学稳定性。未螯合的钆对人体组织和细胞有剧毒。配位水分子可使钆在水环境中与其他水分子进行快速交换而缩短弛豫时间。

（三）生物学分布　人体体液可分为细胞外液和细胞内液。目前已获得批准的钆螯合物分布于细胞外液。细胞外液简单分为血液和组织液，均进入肾脏和肝脏，通过肝胆或肾脏排泄。药物最初分布在血管内，然后扩散到组织间隙中。作为细胞外药物，钆螯合物是亲水性的，缩短了周围分子的T1弛豫时间。虽然钆螯合物是非特异性的对比剂并且其分布由灌注控制，但是具有较大的细胞外或组织间隙、毛细血

| 提要10-1　目前在美国和欧盟批准使用的MRI对比剂 |
| --- |
| ● Gd-DTPA（Magnevist，马根维显） |
| ● Gd-DO3A-butrol（Gadovist，加乐显） |
| ● Gd-DOTA（Dotarem，多它灵） |
| ● Gd-DTPA-BMA（Omniscan，欧乃影） |
| ● Gd-DTPA-BMEA（OptiMARK，安磁力） |
| ● Gd-HPDO3A（ProHance，钆特醇） |
| ● Gd-EOB-DTPA（Primovist/Eovist，普美显） |
| ● Gd-BOPTA（MultiHance，莫迪司） |

管破裂或通透性增加的组织获得的对比剂浓度较高，在T1WI上信号增高。

（四）血管和组织强化的时相　钆注射入静脉后，经肺循环、主动脉、全身动脉到达毛细血管和组织间隙，最后经肾脏排泄到集合系统。根据增强的血管和组织的时相可分为动脉期、血池期和细胞外期。

动脉期采用快速脉冲序列，能捕捉到对比剂初始到达动脉而静脉尚未充盈时的图像。时间分辨率最大化是好的动脉期成像的关键。动脉期成像用于观察肝脏或胰腺动脉以及病灶血供。快速成像技术，如并行成像技术的使用可以获得质量更好的动脉期图像。动脉期扫描的最佳时间通常在静脉注射对比剂后20～40 s。

血池相或门脉期在注射后60～80 s采集，其特征是对比剂在血管内分布。通常腹部和盆腔肿瘤在这个时相是比较显著的，这也是肝实质增强的时相。在许多情况下，恶性肿瘤在门脉期强化并不明显。因

此,门静脉期对肝肿瘤评价是很重要的。

细胞外期在静脉注射后120～150 s采集。在这个阶段,对比剂开始扩散到细胞外的组织间隙中。某些病理状态下,如恶性肿瘤,由于组织间隙扩大或毛细血管结构异常导致通透性增加,出现明显强化。也是在这个阶段,对比剂开始在肾脏中过滤并进入集合系统和膀胱。

肝细胞期在注射钆氧乙酸后10～20 min,或注射钆氧基丙酸后40～120 min。注射后,这些药物具有类似于其他钆螯合物的初始血管内相,但后期会在肝实质的肝细胞中积聚。因此,病变与肝脏的对比度增加,这些对比剂有助于小的肝脏病变的检出。

## 二、争议

对比剂使血管和病理组织与正常组织的对比增强,而显示更为清晰。依据临床指南,这些对比剂的合理使用有利于提高检测的敏感性和特异性。

为了防止出现肾源性系统性纤维化的风险,必须在钆剂使用之前,对患者进行肾功能不全的筛查。许多腹部MRI检查技术依赖于钆剂的对比增强,因此,了解钆在某些人群中使用后产生的风险是很重要

的。肾源性系统性纤维化是一种新近认识的疾病,包括广泛的皮肤和系统性纤维化,最初称为肾源性纤维化皮肤病。FDA描述了这种疾病,发现此病常发生于肾功能严重降低的钆剂使用患者,特别是那些正在接受透析的患者。肾源性系统性纤维化的真正原因目前还不清楚,正在进行积极研究。如果患者有4级或5级的慢性肾脏疾病,或估计肾小球滤过率小于30 mL/(min·1.73 m$^2$),应尽可能避免使用钆对比剂,或使用前征得主管医师的同意。

---

**要点**

- 对比剂使血管和病理组织强化,与正常组织形成对比,从而显示更为清晰。
- 虽然对比剂可以改变T1和T2弛豫时间,钆剂主要改变的是T1弛豫时间。
- 新型对比剂的发展仍然是一个令人激动的领域,包括新的靶向药物、血池剂以及基于纳米技术的药物。
- 为了防范出现肾源性系统性纤维化的风险,使用钆剂前应对患者进行肾功能不全的筛查。

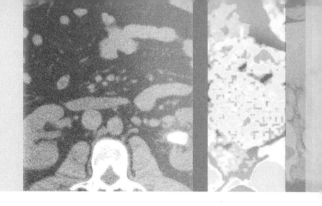

# 第11章

# MRI 应用新进展

Garry Choy and Koichi Hayano

## 一、概述

MRI 技术自诞生以来发展迅速,主要是在硬件、软件、线圈、序列、对比剂等方面进展较快。产业界和学术界不断开发该领域的新兴技术,取得了显著的成就。本章讨论的重点是新兴的并行成像、高场强3.0 T 临床扫描、特异性对比剂、MRI 灌注和动态对比增强 MRI 以及弥散加权成像技术。

**(一)并行成像** 多数供应商已经引入了并行磁共振成像技术。这种方法使更加快速的成像成为可能。并行成像采用多个放置在受检体周围设备内的独立接收线圈(相控阵),这样就可以提高数据采集效率,从而避免在生成图像时失真。除了减少扫描时间,并行成像的优点还包括更高的空间分辨率、单次激发序列更少运动伪影以及减少特定吸收率。并行成像技术尤其适用于较高场强的磁体,以减少特定吸收率。

**(二)3.0 T 临床高场强成像** 过去几年中,世界各地已有很多不同的机构安装了最新的高场强3.0 T MRI 扫描仪。除了应用于研究之外,3.0 T 扫描仪在临床上的应用越来越多。3.0 T 高场强成像在腹部成像中提供了显著提高的信噪比,尤其是相对于目前广泛使用的1.5 T 扫描仪。用3.0 T 成像,其信噪比增加了大约2倍之多。许多研究已经探讨了3.0 T 扫描仪在骨骼肌肉系统和神经系统成像中的应用。

3.0 T MR 成像有其特有的技术问题。例如,与1.5 T MRI 扫描仪相比,增加了大约4倍的射频沉积吸收率,其化学位移伪影和磁敏感伪影相比也显著增加。鉴于磁场强度的增加,大多数组织的 T1 弛豫时间也相应增加。组织的 T2* 弛豫时间缩短,而 T2 弛豫时间几乎不变。目前高场强体部成像的研究仍在进行,并展示出广阔的前景。

**(三)新兴的组织特异性对比剂**

1. **肝脏特异性 MRI 对比剂** 近年来,针对肝细胞或网状内皮细胞,已经开发出静脉内给药后显示阳性或阴性强化特征的肝脏特异性 MRI 对比剂。肝细胞特异性对比剂包括锰福地吡三钠和两种钆螯合物(钆酸和钆贝葡胺)。网状内皮细胞特异性药物包括超顺磁性氧化铁(superparamagnetic iron oxide,SPIO,菲立磁)和阿魏酸。

(1)锰福地吡三钠:锰〔锰福地吡三钠(Mn-DPDP,泰乐影)〕类似于钆,具有强烈的顺磁性。锰主要通过胆汁或肠道的排泄从体内清除,对代谢活性强的组织具有明显的亲和性,主要是肝细胞,目前已被美国 FDA 批准用于肝脏病变的诊断并进入市场销售。Mn-DPDP 含有 $Mn^{2+}$ 的,一种由于存在5个未配对电子而显示出顺磁性的过渡型元素,从而缩短了 T1 弛豫时间。由于其化学结构类似于维生素 $B_6$,因此由肝细胞特异性摄取。然而,有证据表明是该化合物的代谢产物也可以被选择性摄取到肝脏、胰腺和心肌。这种化合物通过缓慢静脉内输注使用2～5 min,效果可在几分钟之内看到(约15 min),并能持续24 h。常见的不良反应包括面部潮红和燥热。长时间的成像窗,使得该对比剂成为用于肝脏成像的良好选择。当正常肝实质的信号强度增加时,通过对比可以提高病灶检出率,这有助于检测小的肝脏病变。此外,Mn-DPDP 可以被高分化肝细胞癌摄取,从而可能掩盖了肿瘤。Mn-DPDP 最适合用于转移灶的检测,在给药后期阶段,其被排泄进入胆汁,能够提供良好的胆管解剖细节,并作为如胆管梗阻和胆漏等各种胆管病理过程的辅助诊断。

(2)钆螯合物:两种钆螯合物通过跨细胞膜的载体介导转运而选择性被肝细胞吸收,从而表现出特异性。主要包括钆塞酸二钠(Gd-EOB-DTPA,普美显)和钆贝葡胺(Gd-BOPTA,莫迪司)。这些药物排泄入胆汁,并最终通过尿液和粪便排出体外。静脉内给药后,类似于其他钆螯合物,这些药物也有初始的血管内时相,并在后期积聚在肝实质,从而增加了肝脏的信号强度。因此,病变与肝脏的对比度增大,有助于肝脏微小病变的检测。该阶段是肝细胞期,其在施用Gd-EOB-DTPA后10~20 min,或在施用Gd-BOPTA后40~120 min。在初始的血管内时相,对于肝脏病变的检出类似于任何其他钆螯合物。同Mn-DPDP相仿,钆螯合物在延迟期可以良好地显示胆管细节。

(3)SPIO颗粒:SPIO纳米颗粒是对比剂SPIO的基础。SPIO是由一个中央为氧化铁颗粒$Fe_2O_3$,外围由葡聚糖涂层包裹的超顺磁性化合物。相对于传统的钆对比剂,这些对比剂有更大的磁化率。其主导作用是缩短T2和T2*,而不是T1。该颗粒邻近水分子由于磁场的局部不均匀而发生去相位,导致信号缺失,从而充当阴性对比剂。

值得注意的是,这些药物应缓慢输注30 min以上,以避免心血管反应和腰椎疼痛。由于增强的效果取决于肝枯否细胞摄取该颗粒的程度,因此本对比剂的特异性类型跟颗粒的大小密切相关。例如,SPIO优先被肝脏的枯否细胞摄取,而超小超顺磁性氧化铁颗粒(ultrasmall superparamagnetic iron oxide,USPIO)则更容易被淋巴结、肝、肺、脾的巨噬细胞吞噬。类似Mn-DPDP,SPIO静脉滴注后有较长时间的成像窗,从而使薄层图像的分辨率更高。

SPIO,1996年由美国FDA批准,用于肝脏病变成像时充当阴性对比剂并能检出更小的病灶。Ferumoxtran-10(Combidex)是以SPIO为基础的另一类对比剂,旨在区分正常淋巴结及转移性癌累及的淋巴结。随着Combidex在乳腺癌和前列腺癌的潜在应用,临床研究表明Combidex优先被正常淋巴结摄取。因此,凡是淋巴结信号保持不变者,均应考虑到转移性疾病。

(4)铁羧葡胺:类似菲立磁,铁羧葡胺包含一种多晶铁氧化物芯($Fe_2O_3$和$Fe_2O_4$)和碳葡聚糖涂层。不同于菲立磁,本对比剂可以安全地团注,并很少发生心血管不良反应或背部疼痛等不良反应。铁羧葡胺主要在T2和T2*加权序列上提高肝脏局灶性病变的检出率。

2. 血池对比剂 高分子对比剂即血池剂,也正被开发应用于血管和灌注成像。另一个专用对比剂——Gd-BOPTA,主要用于肝脏恶性肿瘤的成像。钆贝葡胺的结构类似常用的钆喷酸葡胺(Gd-DTPA),依靠附加的苯环和短碳链使该对比剂被肝细胞优先摄取。Gd-BOPTA通常经肝细胞摄取,并于30~120 min排泄至胆管系统。

因为钆贝葡甲胺在血管内循环的周期较长,可以显著减少含有对比剂血液的T1弛豫时间。因此,本对比剂在磁共振血管造影中得到了有效应用。虽然这些药物不通过正常的毛细血管壁弥散,但可以通过肿瘤脉管系统中普遍受损的血管壁,从而可能发挥了测量肿瘤微血管通透性的作用。例如,Gadomer-17是一种由于其水溶性而具有高分子量的聚合物,已证明可以应用于心肌灌注测量及肿瘤成像。有趣的是,虽然还没有进入临床使用,涉及配体,如抗体钆特异性成像的螯合新药正处于蓬勃发展中。

3. 淋巴结特异性MRI对比剂 淋巴结特异性对比剂也在积极研发中。虽然尚未获得批准,这些药物在恶性肿瘤淋巴结受累的评价中展现了良好的前景。例如,使用USPIOs颗粒鉴别前列腺癌良恶性淋巴结的能力已得到证明。相对于SPIOs,USPIOs的超微结构及其亲水性涂层使其在网状内皮系统的血管内腔有更长时间的循环并快速积聚。因此,当这些颗粒被巨噬细胞吞噬时,其积聚在淋巴系统,从而导致正常淋巴结组织的T2*图像信号下降。而恶性肿瘤的受累淋巴结缺乏巨噬细胞,从而信号强度增高。一般来讲,这些对比剂需要24~36 h的时间积聚在淋巴结,因此通常在给药后24 h得到增强图像。当前可用的对比剂是研究使用的ferumoxtran/AMI-227,以及潜在研究的另一种对比剂gadofluorine-M。

(四)腹部弥散加权成像 弥散加权成像(diffusion weighted imaging, DWI)已广泛应用于脑成像,并在脑卒中患者脑成像中取得了显著成效。因为其对运动的敏感性,DWI在腹部的应用仍面临着许多障碍。然而,随着回波平面成像技术的出现,最大限度地减少如呼吸和心脏运动等生理运动的影响,DWI已适用于腹部。DWI已被建议作为区分不同组织和检测细胞组织结构和活力变化的工具。在一次共识会议上,DWI作为肿瘤生物标志物进行了讨论,最近发表了关于DWI作为肿瘤生物标志物的共识和建议的出版物,强调了这种有前途的技术在肿瘤患者中的潜力。例如,应用DWI来区分肝脏的良恶性病变并且评价早期的肝细胞癌治疗反应。恶性肝肿瘤,可能是细胞密度增加和核浆比改变的结果,与良性病变相比,表现出水分子的扩散受限,因此表观扩散系数(apparent diffusion coefficient, ADC)相应减少。由于供应商提供序列的多样性以及DWI测量对运动的极高灵敏度,这种技术非常依赖于操作者。

**(五)MRI灌注成像与动态对比增强磁共振成像**

标准横断面成像技术只局限于形态,而包括使用动态对比增强磁共振成像(dynamic contrast-enhanced MRI, DCE-MRI)在内的另一种技术则超越了解剖而进入生理或功能的评价。在文献和各种研究中,该技术已被应用于肿瘤血管生成的评价。影像数据的动力学模型在DCE-MRI中起着重要作用,因为量化参数可以把生理数据,如血容量、血管通透性和血管密度表征出来。DCE-MRI在监测抗血管生成剂的作用中意义重大,因为肿瘤的大小形态变化往往落后于生理变化,而生理变化在动态增强中可以得到更好的体现。

## 二、争议

除了以钆为基础的制剂会引起肾源性系统性纤维化风险外,较新的对比剂也并非没有潜在的风险。氧化铁纳米颗粒被包括肝、脾和骨髓在内的网状内皮系统的巨噬细胞摄取,其存在于网状内皮系统的长期效应目前并不完全清楚,但根据目前药理学和毒理学试验的临床资料,SPIOs和USPIOs的临床前评价是令人满意和安全的。已报道的症状包括但不限于皮疹、呼吸困难、胸痛、背部疼痛,但迄今为止尚无严重不良反应的报道。

---

**要点**

- 并行成像更快,空间分辨率更高,运动伪影更少,特定吸收率较低。
- 新型的组织特异性对比剂作为新的工具来表征组织。
- 淋巴结特异性对比剂在积极研发中。虽然尚未获得批准,这些药物在恶性肿瘤淋巴结受累的评价中展现了良好的前景。
- MRI灌注和动态对比增强MRI可以评价组织的生理功能,比如可以监测抗血管生成药物对肿瘤血管的影响。

# 第5篇

## PET 和 PET–CT

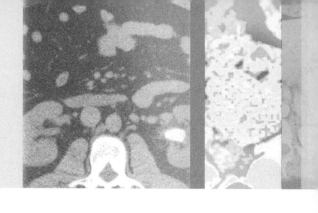

# 第12章

# PET-CT技术及其仪器使用

Michael Blake and Michael Moore

## 一、技术特征

PET-CT是由MDCT和正电子发射断层显像（positron emission tomography, PET）完美结合的扫描设备。利用氟-18（$^{18}$F）标记葡萄糖类似物氟代脱氧葡萄糖（FDG），PET提供正常和异常组织的代谢成像，FDG-PET为疾病诊断和治疗提供有价值的定性和定量代谢信息。PET在恶性肿瘤诊断和分期的价值已经得到证实，并且对手术、放疗或化疗后的肿瘤随访成像也有重要意义。然而，PET试图精确定位时检测高代谢病灶的敏感性大部分由低背景FDG摄取所降低。

CT能够快速获取高空间分辨率的数据集。通过多平面重建，能够提供关于正常解剖和病理组织的形态学特征和CT值。然而，CT最主要的缺点是需要依据病灶大小、形态、CT值的变化来诊断。

同一患者单独使用CT和PET扫描仪扫描时，可以使用许多可用的软件方法进行覆盖、重建，但是重建工作往往是非常耗时的，尤其是在腹部，因此可能无法提供一个满意的叠加。然而，PET-CT成像允许将CT上提供的精确结构信息以及PET上识别的高代谢位点结合，从而提高诊断的整体性能（图12-1）。PET-CT提供的信息可以便于识别生理和病理摄取，减少潜在假阴性和假阳性的发生。实际上，相比于CT或者PET的任一种，PET-CT对许多肿瘤诊断更准确。此外，除了FDG外，PET有可能使用不同的放射性示踪剂以得到其他有用的生物信息，然而CT也可以提供关于口服和静脉注射对比剂的有用信息。

### （一）使用仪器注意事项
最早的PET-CT扫描仪原型是在1998年被发明的。随后，2001年扫描仪进入临床使用，直到2007年初，超过800台PET-CT融合扫描仪在世界各地的临床机构中应用。实际上，现在所有新的PET仪器基本都是PET-CT扫描仪。

结构和代谢数据自动、准确的融合只是PET-CT仪器固有的优势之一，只做PET全身扫描通常需要45～60 min。衰减值校正可提高PET扫描定量和定性的准确性，但所需的扫描时间也较长。然而，基于CT的衰减校正比传统的PET扫描明显更快，且能够提供无噪声信息，PET-CT扫描时间可缩短至20～30 min或更短时间。这将极大地减少扫描时间，提高患者的舒适度和方便度，增加患者周转量。目前通过时间飞跃法（time of flight, TOF），PET扫描时间也相应减少，这种扫描技术缩短扫描时间的同时，也大大提高了信噪比。

由于最新型闪烁器的使用，如硅酸镥（LSO）和硅酸钇镥（LYSO，即LSO加入小部分钇），使得TOF技术应用可行。TOF技术利用一定的分辨率测量两个正电子裂变成光子到达探测器所需的时间差。最新探测器和闪烁体的发展可以允许亚纳秒时间分辨率，因而可以提供快速的、基于TOF、无反投影、3D重建算法。它是结合实时数据采集和快速探测器编码方案，允许在显著缩短时间内获得高质量的图像，尤其是在非肥胖患者中。这些新型扫描仪在实践中的稳定性尚未得到证实，虽然令人鼓舞，但TOF-PET的确切临床贡献尚未确定。当然，高空间分辨率PET探测器似乎使小病灶的FDG摄取更加显著。

从20世纪80年代末到最近，锗酸铋（BGO）探测器是PET的标准。然而，引入的新型快速闪烁体，如硅酸钆（GSO）和LSO（包括LYSO），与BGO相比具

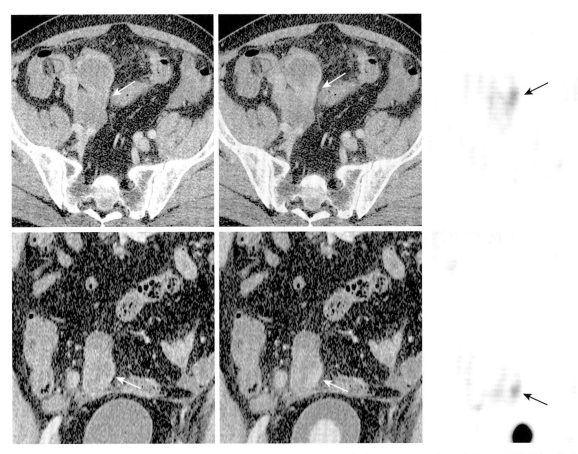

**图12-1** 精确定位和优势互补。阑尾腺癌。明显扩张肿大的厚壁阑尾与盲肠相通,显示沿阑尾壁FDG摄取增加(箭头处)。没有PET的发现,CT上可能忽视类似大肠袢的肿大阑尾。没有CT的发现,PET就不能精确定位,有可能被误为肠道生理性活动

有更大光输出和较短衰减时间,因此可以改善PET临床性能。更快的闪烁体减少了一致时间窗,从而降低了随机重合率。新闪烁体改进的光输出,通过降低测量的统计不确定性,使得能量分辨率更准确。这种更高的光输出还提高了探测器的定位准确性,具有潜在的空间分辨率优势。

在过去的二十年中,Casey和Nutt开发的模块设计一直是所有多环PET扫描仪的基本探测器组件。最早的PET扫描仪在检测器环之间并入隔板,以屏蔽检测器免受来自横向平面散射光子的影响,因此不允许3D重建算法。最早带有可伸缩隔板的多环PET扫描仪,包括以2D或3D模式采集数据的能力,出现在20世纪90年代早期。3D脑成像的优势被广泛接受,但是身体其余部分3D成像有更多的问题。然而,近年来基于统计的重建算法、更准确的散射校正方法和更快的闪烁体已经显著地改善了全身3D成像质量。2D成像仍然更适合大多数患者,然而增加轴向覆盖面积可以充分利用固定体积闪烁体的辐射效应。对于大多数PET-CT扫描仪来说,PET轴向覆盖率大约是15 cm,最近延伸至21.6 cm,获得了成像优势。

(二)技术细节 PET-CT是一种不断发展的全身检查设备,因此公认的最佳扫描方案尚未建立。例如,关于口服和静脉注射对比剂的使用,扫描的最佳呼吸时相以及最合适的CT扫描参数,目前尚存在争论。FDG-PET以标准摄取值(standardized uptake value, SUV)的形式提供定量信息,SUV估算需要衰减校正,以避免因皮肤下肿瘤深度的差异致FDG摄取变化。如前所述,CT成像用于PET散射数据的衰减校正,不再需要一个单独、冗长且具有更多统计噪声的PET透射扫描。然而,仍存在高估了这种技术FDG真实活性的潜在风险。在骨骼及软组织等正常结构中,这种可能性很小。CT上高密度结构,如金属假体、手术夹等装置,以及高密度的口服和静脉对比剂,可能导致过度校正,而形成伪影。因此,PET上对应的光子减少区可能表现为人为的高代谢位点,这通常可以通过回顾分析非衰减校正PET图像来识别。然而,尽管这些伪影在对比剂流入区域,如腹部外的锁骨下静脉处最强烈,也可能掩盖衰减校正图像上异常活性的真正位点。静脉注射对比剂后的生理盐水冲管可减少衰减校正PET伪影。最近报道表明静脉

注射对比剂引起的衰减校正的变化既不具有统计学意义，也不具有临床意义。这令人放心，因为CT经常使用静脉对比剂以增加正常和异常组织之间的对比，从而更易诊断。其提供有关血管通畅性（图12-2）、走行和血管网的有用信息（图12-3），以及关于组织增强、灌注和去增强的动态数据。

已经引入了基本缩放算法的修改用来区分口服对比剂增强与骨骼，可以将静脉和口服对比剂的影响最小化。修改后的算法或多或少也可以减少患者体内金属物体的伪影。由于衰减值与能量有关，因此从平均光子能量为70 keV CT扫描得到的校正因子必须扩展到PET 511 keV的能量。缩放算法通常使用双线性多元函数来变换高于和低于给定阈值的衰减值。然后将缩放的CT图像内插成PET空间分辨率，然后进行再次投影。尽管可能增加对患者的辐射暴露，但是无需对比剂的低剂量PET-CT进行衰减校正后，对比增强CT效果全面优化。

口服对比剂也常用于CT诊断胃肠道疾病及其相邻的病理结构。在过去，致密物质，包括钡剂和泛影葡胺复合物通常是阳性物，这又导致产生在基于CT的衰减校正后潜在的、错误的高代谢靶点。此外，由于用于衰减校正的CT和PET元件之间的互动，对比剂分布可能改变位置，这是另一项潜在复杂现象。因此，一些学者支持使用水衰减口服对比剂，甚至根本不使用任何口服对比剂。然而，口服对比剂的确有利于CT征象的判断，同静脉对比剂一样，有越来越多的共识认为，即使稀释的阳性口服对比剂也没有显著改变PET-CT衰减校正。最佳的PET-CT允许在CT上评价肠道，从而将结肠中FDG摄取与邻近肿瘤部位的FDG摄取区分开（图12-4 ）。

诊断性CT给患者带来显著的辐射剂量。全剂量CT的管电流为100～140 mA，从头部扫描到大腿根部的辐射剂量为15～20 mSv。有研究结果表明，以更低的管电流（10～40 mA）足够用于CT值衰减校正。这种低剂量扫描患者所接收的辐射剂量显著降低至3～4 mSv，但是，由于噪声增加和图像质量不佳，这种扫描是否足以得出准确的CT解释值得怀疑。

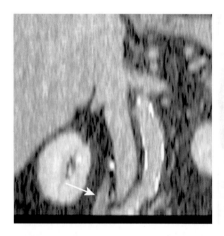

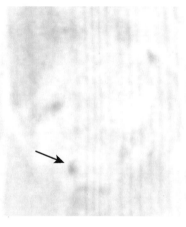

**图12-2** 静脉注射对比剂的价值：病灶显示更明显。平扫扩张的性腺静脉（箭头处）与性腺静脉内血栓形成表现一致，如果没有静脉注射对比剂这可能被忽略，因为没有相应的FDG吸收。箭头提示PET上输尿管排泄的FDG活性

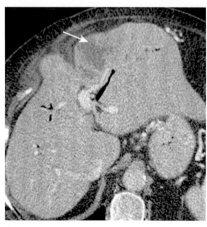

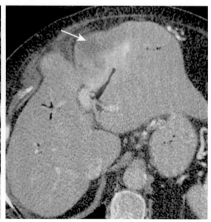

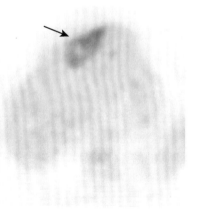

**图12-3** 静脉注射对比剂的价值：显示血管关系。FDG阳性胆管细胞型肝癌的CT图像准确显示肿瘤与门静脉及其分支的关系（箭头处）。PET成像不能提供关于病变位置和手术计划制订所需与血管关系的高空间分辨率信息

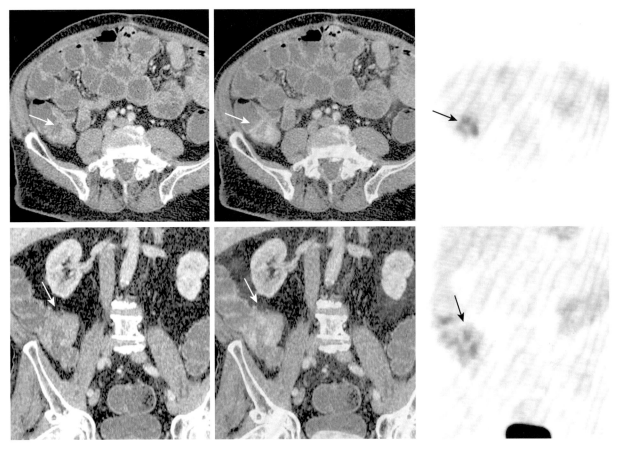

**图12-4** 口服对比剂价值。右下腹显著摄取增高对应于结肠癌（箭头处）所致结肠壁软组织增厚。口服对比剂有助于识别局部FDG摄取的原因

如前所述，PET-CT相对于其单个组分的主要益处是能够更准确地定位高代谢活动的焦点。当单个PET和CT叠加或共同作用时，应该对这两个数据集进行适当的配准。结合成像的优点是，通过单次检查，可使由于患者运动、肠蠕动和尿道扩张所致的潜在位置偏移最小化。然而，不同的呼吸时相可能导致显著的错误配准。标准的诊断性CT检查通常在最大吸气后屏气期进行，这是一种适合胸部成像的技术。虽然一些患者做全身CT时可能无法屏气足够长的时间，导致后来扫描身体部位时中产生运动伪影。现代的多排螺旋CT扫描仪，包括64排CT，能够更快地进行全身扫描，大多数情况下能够在一次屏气后扫描完成。PET检查平均床上采集时间为3～5 min，这对单次屏气来说时间太长，因此应在患者平静呼吸时获得。采用这两种不同的技术通常会导致膈肌和邻近器官图像融合明显偏移。最显著的呼吸伪影可造成肝和脾上界呈扇形外观，造成肺底部或肝膈顶病变定位困难。呼吸偏移也可能影响到上腹部器官的下缘，导致肝脏、肾脏、脾脏和相邻的肠道下缘偏移伪影。过去的CT机扫描速度慢，加大了呼吸运动伪影。采

用较快的16排CT或者更先进的多排CT机，这些伪影可以降至很低。

最合适的CT呼吸方案仍有待商定。在平静自主呼吸时，膈肌最常处于呼气末容积相应位置，因而呼气末屏气呼吸时进行CT扫描将获得最准确的图像。技师必须指导和帮助患者练习，以便患者在执行CT检查之前理解呼吸指令。然而，包括笔者自己医院在内的一些机构的研究也表明，即使在中期屏住呼吸、平静呼吸以及呼气末进行肺部成像，也能够获得很好的PET和CT匹配图像，并无统计学差异。然而，吸气相扫描最适合肺部实质的评价，如果在吸气期获得初次扫描，在间歇期手动调节当然是可能的，并且如果需要，还可以获得额外选定的胸部图像。除了呼吸运动伪影外，在PET检查时，由于肠道在检查的过程中位置移位，在腹部也可能出现错位伪影。今后，呼吸门控软件有助于帮助消除许多伪影。

在获得所需的PET和CT数据集后，必须在专用的PET-CT工作站上解读扫描结果。一个精确的检查报告需要同时评价CT数据，还需要各种窗口设置多平面重建、非衰减校正和衰减校正PET数据，叠加

配准图像的能力，以及对照之前PET或PET-CT的能力。

（三）实践方案 考虑到多个因素决定腹盆部PET-CT评价方案，从低辐射剂量平扫CT到口服和静脉注射对比剂的全面CT诊断研究，并考虑到这些因素引起的问题和潜在伪影，因此不论是在文献或临床实践中，尚未就流程的标准化方案达成一致。在笔者单位，结合了上述两种方法。我们首先获得低辐射剂量平扫CT图像，主要是为PET图像提供衰减校正。然后进行PET检查，紧随其后的是一个标准剂量的诊断性CT，静脉注射中性密度对比剂的增强CT。这种方法优化了诊断信息，并减少了潜在的伪影风险。

患者在检查前至少禁食6 h。因为FDG是葡萄糖类似物，其在组织中的摄取和分布受血清葡萄糖和胰岛素水平的影响，因此需要两者低水平。血糖升高已经被证明可以减少肿瘤内的FDG摄取。然而，鼓励患者增加水摄入量以及定期膀胱排尿，以帮助肾脏排泄，因为FDG与葡萄糖不同，由泌尿道排泄。除了禁食外，糖尿病患者在检查前4 h内不应接受常规胰岛素治疗。血清葡萄糖水平应低于11.2 mmol/L（200 mg/dL），如果高于这个值，可选择做轻微运动，然后再复查血糖，皮下注射胰岛素并在约3 h后复查血清葡萄糖值，或重新安排检查。

适当的血糖范围确认后，以140 μCi/kg的剂量静脉内注射FDG。嘱患者在45 min内饮用达1 350 mL的中性密度口服对比剂。

在FDG给药后等待60 min（一些医疗中心要求等待90 min），鼓励患者休息，不提倡进行包括说话、咀嚼和步行在内的活动，然后进行PET-CT扫描。患者被置于扫描仪上，双臂上举（扫描头部和颈部肿瘤的患者除外）。如果成像时患者不能做到双臂上举，则手臂可以放置在身体前方，搁在大腿或腹部上方。头上放置手握器（常用于放疗），有利于PET-CT手臂上举。这些可以帮助患者在整个扫描期间保持固定和舒适的状态。PET可以在相对固定的位置完成多系列数据采集。对于高分辨率成像的肺部疾病，可以将呼吸门控应用于PET扫描。CT从大脑基底部到大腿根部的扫描时间不到20 s，PET扩大的FOV扫描只需要5个层面，每个位置2～3 min，主要取决于患者体重。扩大的FOV优势包括需要更少的扫描层面、更短的扫描时间，并且敏感性可增加至78%，对于

肥胖患者总体上具有更好的图像质量。可大大提高患者的依从性，减少幽闭恐惧症和避免不必要的运动，增加患者周转量。当全身扫描时，扩大的FOV特别有用，正如扫描黑素瘤患者所需要的那样。扩大的扫描野只需要11个层面，可以在不到25 min的时间内完成扫描。扫描时间减少的同时可以减少50%的患者辐射剂量暴露。

特定的盆腔成像技术细节需要解决生理性肠道和尿液FDG摄取相关的问题及其在PET和CT上的动态代谢变化过程。患者检查时应尽量多喝水，并在开始图像采集之前立即完全排泄，以尽可能多地减少尿路中高含量的FDG残留。目前一般不使用利尿剂或放置导尿管。特定盆腔疾病患者中，检查开始时进行盆腔成像以达到CT和PET之间最短的扫描间隔，从而获得相似的膀胱大小、体积和形状（图12-5）。

## 二、PET-MRI

PET和MRI结合的仪器最近已经开始应用，并且可能具有优于PET-CT的诊断性能。MRI与CT相比，具有的优势包括优越的软组织对比度分辨率、多平面图像采集和功能成像能力，通过扩散张量成像、扩散加权成像、功能MR成像、MR弹性成像、MR光谱、灌注加权成像、超短回波时间MR成像，以及一些靶向MR成像对比剂的应用。MRI或PET的主要障碍是磁场的存在，其导致光电倍增管（PMT）中的增益变化和空间失真，PMT是PET扫描仪所选择的闪烁光检测器。同时，PET-MRI可用于临床的基本技术进步是出现了一种新型的固态光子探测器，即雪崩光电二极管（APD），其保持了PMT的光敏性，同时对磁场不敏感。

与PET-CT相比，PET-MRI拥有挑战和机遇。一方面，衰减校正对于没有电离辐射源或CT扫描仪的任何系统来说都是一个问题。另一方面，动态运动校正的能力同时是PET-MR系统中独有的特点。可以采用各种技术来解决这些困难，但这些技术超出了本章的范围。

目前MRI技术已经达到一定的成熟度，但需要进一步研究以评价多参数成像的潜力，例如，使用动态对比增强MRI、扩散加权成像以及磁共振波谱与PET联合用于评价恶性肿瘤的治疗效果。

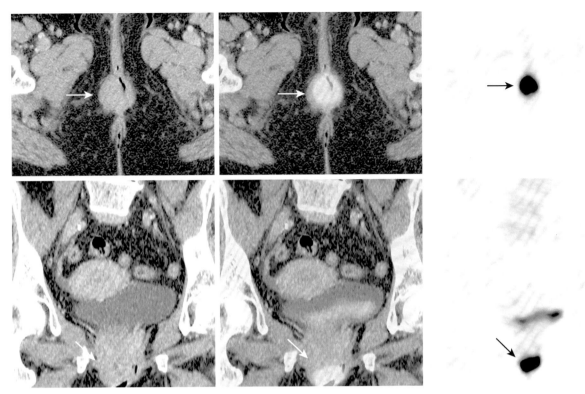

**图12-5**　盆腔PET-CT。患有阴道癌的绝经后妇女，盆腔内高FDG摄取（箭头处），对应CT和PET-CT图像上软组织肿块。理想情况下，在PET开始后，就该行盆腔扫描，从而保证平扫CT和PET之间的最短时间间隔，并在两种成像方式上实现相似的膀胱大小、体积和形状。偶尔，膀胱插管可能有助于在整个PET、平扫CT和增强CT过程中保持膀胱排空

### 要点

- PET-CT扫描成像能够将CT获取的形态学信息与PET提供的功能成像进行融合。
- 最近推出的新闪烁体材料、探测器和电子器件，使PET的性能总体得到提高。
- 减少旋转时间，从而获得速度和分辨率的优势，使CT性能发生了革命性的变化。
- PET-CT成像为肿瘤患者提供了强大的影像学方法。
- PET-MRI与PET-CT相比，提供了不同的挑战和机遇。

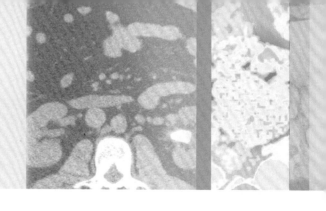

# 第13章

# PET和PET-CT的临床应用

Michael Blake and Michael Moore

本章的重点是PET和PET-CT在胃肠道和女性妇科肿瘤的特殊应用,不包括全身性恶性肿瘤,如淋巴瘤和黑色素瘤在腹部的表现(图13-1),以及其他可以转移至腹部的腹外恶性肿瘤,如肺癌和乳腺癌。

## 一、胃肠道

(一) 食管癌 因为食管主要是胸腔内器官,远端食管和胃食管连接部腺癌的发病率近年来急剧增加,占新发食管癌的大多数。美国医疗保险和医疗补助服务中心(centers for medicare and medicaid services, CMS)的指南批准了FDG-PET以及PET-CT用于食管癌(包括鳞状细胞癌和腺癌亚型患者)诊断、分期和复发的判定(图13-2)。

(二) 结直肠癌 结直肠癌是腹部恶性肿瘤,能够在FDG-PET和PET-CT下进行评价。美国CMS指南已经批准了FDG-PET在医疗保险覆盖范围内,因此PET-CT用于结直肠癌患者诊断、分期和肿瘤复发的判定。

1. 诊断 FDG-PET对原发性结直肠癌的诊断敏感性高(达95%~100%),但在早期阶段比传统检测方法的特异性低。实际上,FDG-PET很少被专门用于诊断结直肠癌,尽管PET可偶然检测出肿瘤,尤其是PET-CT的使用变得更加普及。然而,在肿瘤原发灶方面,PET的阳性预测值低于阴性预测值,原因在于肠道生理性活动和炎症过程时FDG-PET可表现为假阳性结果。

2. 分期 关于结直肠癌分期,FDG-PET和PET-CT主要用于评价区域淋巴结转移和远处转移。然而,FDG-PET已被证明对检测区域淋巴结转移的灵敏度较低,为22%~29%,同CT相似(29%)。然而,FDG-PET特异性很高(96%比85%)。FDG-PET区

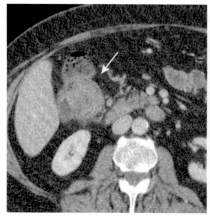
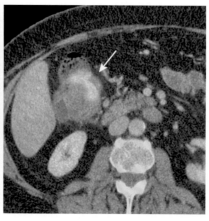
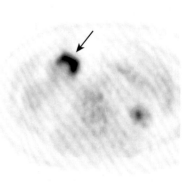

**图13-1** 黑色素瘤转移。PET图像显示右上腹病灶的明显浓聚(箭头处),而CT和PET-CT图像配准显示大的结肠软组织肿块(箭头处),代表黑色素瘤转移到肠壁

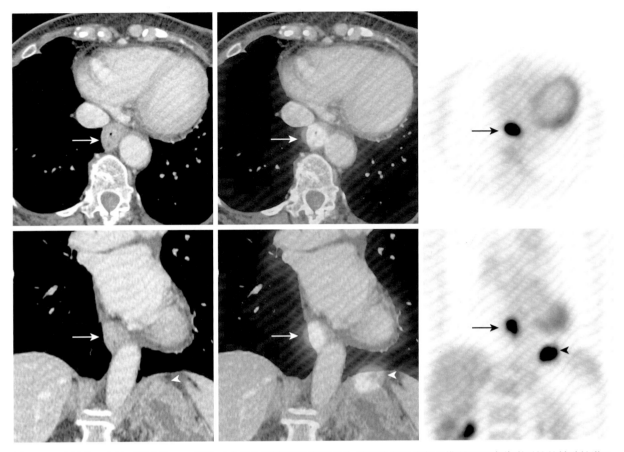

**图13-2** 食管癌。食管下端病灶FDG摄取对应于食管壁增厚（箭头处），代表食管腺癌伴左横膈FDG高代谢活性的转移性淋巴结（三角处）

域转移性淋巴结的假阴性结果被认为是由于对小淋巴结微观受累的灵敏度较低，或者由于原发肿瘤FDG摄取增加，从而掩盖了邻近的结构。

大多数结直肠癌患者早期病变局限于结肠、结肠周围区域或肠系膜淋巴结。对于早期结直肠癌患者，为了达到治愈目的通常进行外科手术。然而，远处转移病灶则同时需要手术治疗相关并发症，包括出血、梗阻和穿孔。鉴于手术在区域性和进展期肿瘤的作用，须结合手术和病理学标准来定义结直肠癌的分期。

目前标准的TNM分期是由美国癌症联合委员会所倡导的。由于技术的限制，现有的成像方式通常无法与手术和病理结果提供的诊断信息相匹配。PET不能对TNM分期法中的T分期进行准确的定义，侵袭的确切深度是其主要的参数。PET通常只能显示明显浆膜浸润和邻近结构侵犯。CT能提供更精确的结构信息，但通常也不能充分显示肠道各壁层。N分期需要评价肠系膜淋巴结以及结肠周围淋巴结，这些淋巴结通常很小并且位于原发性肿瘤周围。此外，结肠周围淋巴结常在显微镜下才能看到，通常只能通过

组织病理学评价诊断。尽管TNM分期时手术和组织病理学具有明显优势，但术前影像学检测对淋巴结或器官转移是很重要的。尽管分期具有局限性，但PET-CT能够提供代谢和结构的融合信息，这在局灶性疾病进展快的情况下尤其有用。

3. 转移性疾病　疾病扩散到结肠周围或肠系膜淋巴结以外即为转移性疾病。淋巴转移通常扩散到髂内或腹膜后淋巴结，然而结直肠癌血行播散通常转移至肺部或肝脏（图13-3）。转移到肝肺外的其他部位相对少见。PET和PET-CT的主要优势是准确检测远处转移性病变。

如果早期发现肝转移，可以接受新辅助化疗和手术切除治疗，这可以延长结直肠癌患者的生存时间。PET和CT能够准确诊断肝脏转移。静脉注射对比剂后的多排螺旋CT是一种标准基本成像方式用以评价肝脏局灶性病变，而不能定性的肝脏病变通常需要增强MRI评价。Kinkel进行的Meta分析认为检测肝转移时PET优于CT技术，但无法显示亚厘米级病变。Sahani等表明，钆增强MRI在评价结直肠癌和胰腺癌的肝转移方面优于PET，尤其是对小病灶。此

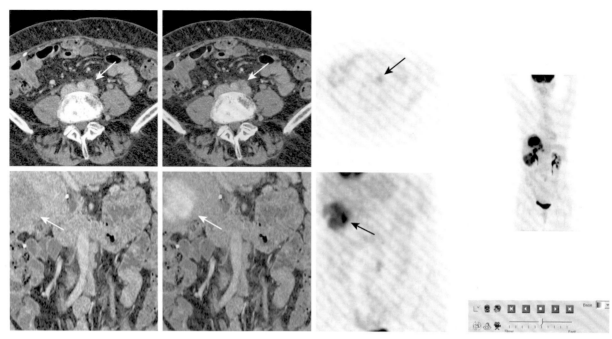

**图13-3** 转移性结直肠癌。FDG阳性肝脏肿块（箭头处）伴有腹主动脉旁淋巴结也显示摄取增加（箭头处），这是由于肝转移和腹主动脉旁转移性淋巴结

外，外科手术需要精确定位转移的肝段部位，或根据与血管或胆囊相关病变定位，PET不能提供足够的解剖学信息。目前很少有研究将PET或PET-CT与现代CT或MRI技术进行比较，但最近Chua等进行了一项研究，将PET-CT与增强CT进行比较，对肝转移瘤患者进行评价。在结直肠癌患者中，PET-CT的敏感性为94%，特异性为75%，而增强CT的敏感性和特异性分别为91%和25%。此外，PET-CT对评价脂肪肝、低密度或低强化的肝脏病变特别有效，因为病变在CT上不能清楚显示。PET-CT对癌胚抗原值（carcinoembryonic antigen, CEA）递增的患者也是有效的，因为CT无法同时评价转移性病变。

PET在肝转移患者中最重要的作用是诊断肝外转移灶，肝外转移会妨碍根治性肿瘤切除。一些研究者发现了PET作为CT补充的增量价值，并发现PET可以提供CT以外的重要信息。研究者发现，在肝转移患者的术前计划中将PET与CT结合，11%～23%的患者可识别出额外的肝外转移灶，并且在进行适当的治疗后可延长患者的生存时间。这往往是因为治疗是全身化疗，而不是局部治疗。

在CEA水平升高的患者中，FDG-PET可以发现传统诊断方法未能识别的转移灶。Valk等发现，在术前诊断工作中加入PET，平均每位患者治疗节省3 003美元；FDG扫描能够区分那些无法手术切除的患者，从而避免不必要的手术。Park等研究也支持

减少不必要的手术。27例患者基于PET-CT结果改变了治疗方案，9例发生多模态改变，10例接受更广泛的手术，8例避免不必要的手术。PET-CT改善了24%原发结直肠癌患者的治疗计划。

4. 再分期　在结直肠癌的早期阶段，FDG-PET发现转移性疾病的整体准确性比CT更高。Hung等早期研究比较了FDG-PET、CT和血清CEA评价复发性结直肠疾病，显示FDG-PET的敏感性和特异性分别为100%和83%，CEA分别为33%和86%。腹部CT对局部复发、淋巴转移和肝转移的检出敏感性为78%，特异性为61%。研究结论是FDG-PET比CT和CEA更准确地检测复发性结直肠癌。Wiering等关于复发性结直肠癌的meta分析研究表明，FDG-PET检测肝转移的敏感性和特异性分别为88%和96%，而CT的敏感性和特异性分别为83%和84%。对于肝外疾病，PET的敏感性和特异性分别为92%和95%，而CT分别为61%和91%。32%患者临床治疗方式的改变是基于PET的诊断结果。

结直肠癌患者术后炎症、瘢痕、放射性纤维化和其他并发症的影像鉴别是很具有挑战性的任务。其中，骶骨前瘢痕和盆腔促结缔组织增生是常见的改变，是直肠肿瘤最具有争议的部分。传统成像，常常需要连续检查，才能了解缓慢进展的恶性病变。手术后6个月进行PET检查时，除非有引起持续炎症反应的瘘形成，否则手术后的变化不是高代谢活性，骶前

间隙FDG摄取增加通常表明肿瘤复发。PET-CT在良性和恶性骶前病变的鉴别诊断具有高度准确性，据报道其敏感性、特异性以及阳性和阴性预测值分别为100%、96%、88%和100%（图13-4）。研究证实PET-CT对结直肠癌的肿瘤分期和再分期的准确率由单独PET的78%提高到89%。定性诊断时，模棱两可和可能的病变定性的频率降低了一半，许多研究表明PET-CT优于单独CT或PET，并确定可以获得更好的结果。此外，相比于PET和CT图像，PET-CT对复发性结直肠癌的识别更准确。

5. 未来PET-CT在结直肠疾病患者中的应用 PET-CT将在术前决定复发性直肠癌患者是否需要手术，并且将在计划侵入性操作中发挥重要作用（图13-5），但在确定直肠肿瘤对邻近组织的局部侵犯方面作用有限。评价新辅助化疗和指导放射治疗可能特别适合PET-CT的应用。CT结肠成像术（虚拟结肠镜检查）是最近批准用于评价患者罹患结肠癌风险的方法。PET-CT结肠成像术可能通过选择性地识别高代谢活性息肉来增加特异性，这种息肉很可能有更高的恶性风险。

（三）其他胃肠道恶性肿瘤 PET和PET-CT也可以用于评价患有胃肠道及其他腹部器官相关的多种其他恶性肿瘤的患者。尽管其中许多检查目前不被美国CMS所覆盖，但是如果患者规范登记，美国国家肿瘤PET注册中心（national oncologic PET registry, NOPR）允许这些检查用于此类疾病患者，且这些恶性肿瘤可能逐渐获得全面覆盖。因此对其中一些做简要讨论。

早期胃癌预后相对较好。然而，患者发现时多为进展期，因此，胃癌是全球癌症死亡的第二大原因。在进行筛查时发现胃癌，预后较好，因为较早发现了恶性肿瘤。

FDG-PET和PET-CT在胃癌中的作用仍存在争议。尽管Yeung等的初始研究中肯定了其作用，但后来大部分研究已经证明了原发病变的检出率较低，包括Shoda等进行的一项研究报道检测早期胃癌的敏感性只有10%，特异性为99%。一些学者得出结论，FDG-PET不是合适的胃癌一线检测方法，并且无助于肿瘤分期。有多种原因造成这一结论。首先，胃和胃食管交界处的FDG正常生理性摄取是可变的，并

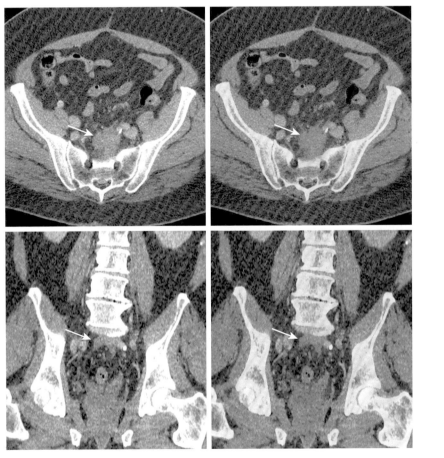
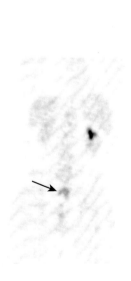

图13-4 结直肠癌复发。骶前软组织FDG摄取增加（箭头处），符合结直肠癌患者复发

且可能会有FDG浓聚表现，特别是当胃未充盈时，或者在恶性肿瘤胃部分切除术后。良性炎症可显示摄取增加，这可能会导致假阳性结果。有人提出，可以通过扫描时摄取水或中性密度对比剂来扩张胃，从而提高PET-CT的灵敏度。Stahl等报道FDG摄取呈可变性，取决于不同的组织病理结果，这可能有助于解释FDG-PET在胃癌中的变化结果，其报道检测局部晚期胃癌的敏感性为60%。在该组中，肠型的检出率较高为83%，而弥漫型仅为41%。黏液性肿瘤和非黏液性肿瘤的平均标准摄取值也显著降低（图13-6）。

尽管PET-CT对胃癌的准确分期依旧很难，但在检测远处转移，如肝、肺、肾上腺、卵巢和骨转移方面可能发挥有用的作用。FDG-PET也可能有助于评价化疗，识别治疗的早期反应。最近对使用不同的放射性示踪剂进行PET显像已有报道。Herrmann等报道了3′-脱氧-3′-$^{18}$F-氟代胸苷（$^{18}$F-FLT）与FDG在

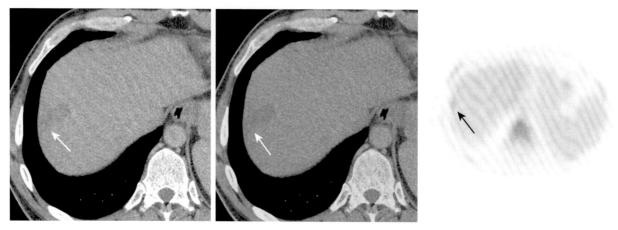

图13-5　治疗监测。结直肠癌肝转移灶射频消融术后，伴随后段病灶FDG摄取（箭头处），对应于一个不规则强化病灶，符合低密度消融区边缘复发性病灶

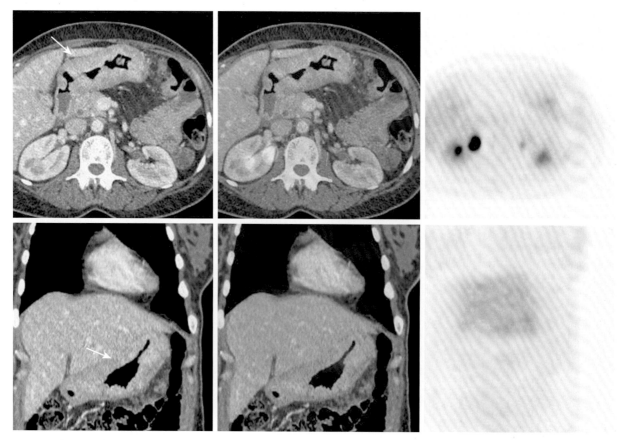

图13-6　黏液性肿瘤FDG摄取少。CT图像显示弥漫性胃壁增厚（箭头处），然而胃黏液腺癌对FDG摄取不明显

检测胃癌方面相比,FLT的敏感性为100%,而FDG为69%。需要进一步研究以确定FDG和其他新型PET放射性示踪剂在检测局部淋巴转移和腹腔转移的功效。

**(四)小肠肿瘤** 小肠腺癌是一种罕见的肿瘤,主要发生在十二指肠。常见的小肠肿瘤包括神经内分泌肿瘤和肉瘤,主要见于空肠和回肠,还可能是来自乳腺癌或黑色素瘤的转移瘤,这些转移可能通过PET-CT检测。利用FDG和新型放射性示踪剂,如$^{18}$F-L-6-氟-3,4-二羟基苯丙氨酸($^{18}$F-FDOPA)和$^{68}$Ga-DOTA-D Phe(1)-Tyr(3)-octreotide($^{68}$Ga-DOTATOC),神经内分泌肿瘤的PET评价已获得成功。FDG-PET也可用于评价骨和软组织肉瘤。Bastiaannet等在Meta分析中报道了PET检测肉瘤的总体敏感性、特异性和准确性分别为91%、85%和88%,证明了PET能够区分低度恶性和高度恶性肉瘤。

胃肠道间质瘤(gastrointestinal stromal tumors, GISTs)并不常见,占肉瘤的不到6%、胃肠道肿瘤的3%。大多数(70%~80%)GISTs是良性的。GISTs最常见起源于胃和小肠,但可能来自胃肠道的任何地方。通常发生于肠壁,一般在黏膜肌层和黏膜固有层之间,也可能起源于肠系膜或网膜。转移性病变可以直接侵犯邻近结构或者通过区域淋巴结受累(较少见)。远处转移性病变包括腹膜以及肝、肺和骨骼。

GISTs对FDG摄取可变。一项研究显示:8位患者进行FDG-PET检查,仅50%的病例可识别原发灶。假阴性结果为较小的病灶,平均直径为6 cm,CT上病灶密度均匀。PET阳性病例在CT上较大且成分混杂,均为转移性疾病。Goerres等认为对比增强CT检测GISTs要优于FDG-PET,并报道FDG摄取具有可变性。与PET相比,增强CT对病变检测具有更高的灵敏度。PET对GISTs分期的不同准确度可能是由于肿瘤本身的病理性质各异。虽然大多数GISTs都是良性的,但良性和恶性病变之间本质上是有组织学关联的。FDG摄取越高,病变恶性程度越高,这可用于术前评价病变的恶性潜能。Goerres等认为PET-CT检查优于单独的PET或CT检查。广泛的手术切除提供了最好的治疗机会,并且酪氨酸激酶抑制剂伊马替尼已经显示出良好的反应性。Heinicke等报道,FDG-PET可以在开始治疗后1周即评价对伊马替尼的反应。在另一项研究中发现,PET-CT在检测肿瘤对伊马替尼的治疗反应优于单独的PET和CT,并且1个月随访时PET-CT的准确性为95%,3个月和6个月随访时的准确性为100%。PET和PET-CT不仅可以提供有关治疗反应的信息,而且在初始阶段和随访时FDG摄取的程度为患者提供了重要的预后信息。

## 二、妇科恶性肿瘤

美国CMS指南批准使用FDG-PET,因而PET-CT可用于盆腔外转移性疾病,也可用在常规成像阴性的宫颈癌患者分期。CMS指南也批准使用PET,因此PET-CT可用于特定情况下的卵巢癌患者。PET和PET-CT也被用于评价子宫内膜癌和前列腺癌患者。

绝经前妇女,子宫内膜在排卵期和月经期显示双相FDG摄取高峰。此外,已经证明子宫肌瘤对FDG摄取(一种类型达18%),但只在绝经前妇女。卵巢FDG摄取增加在绝经前患者中可能是暂时性的,是由于卵巢黄体囊肿的吸收。然而,绝经后妇女的卵巢摄取不是生理性的,而是提示恶性肿瘤。

**(一)宫颈癌** 宫颈癌的发病率虽然下降,但仍被认为是美国第三常见的妇科恶性肿瘤。尽管PET-CT在评价早期宫颈癌中的价值有限,但是PET-CT对未治疗的晚期宫颈癌初步分期很有意义,可评价治疗后原因不明的肿瘤标志物升高及潜在可治愈的复发性宫颈癌的再治疗。PET被批准用于评价肿瘤标记物升高和常规显像阴性的无症状宫颈肿瘤患者。

15项关于宫颈癌FDG-PET研究的meta分析表明,FDG-PET检测主动脉淋巴转移的敏感性为84%,特异性为95%,检测盆腔淋巴转移的敏感性为79%,特异性为99%。

在宫颈癌复发的评价中,PET敏感性为90.3%,特异性为76.1%。对15项宫颈癌FDG-PET研究数据的meta分析结果显示,对于临床怀疑的复发性宫颈癌,FDG-PET的敏感性和特异性分别为96%和81%。PET-CT联合检查对疾病复发的评价结果更好,其中一项研究报告的敏感性、特异性和准确性分别为90.3%、81.0%和86.5%。

一项研究中接近23%的病例显示,PET-CT的使用改变了患者的治疗模式。评价主动脉旁淋巴转移对预后很重要,并且与晚期宫颈癌生存率相关。PET有很高的敏感性和特异性,检测晚期宫颈癌的主动脉旁淋巴结肿大较MRI或CT更敏感。

**(二)卵巢癌** 卵巢癌约占妇科恶性肿瘤死亡率的一半以上。晚期患者的五年生存率仅为17%。

PET和PET-CT在卵巢癌中的报道显示出不同的结果。一项研究表明,相比外科分期,CT对新诊断卵巢癌分期的准确率为53%。当CT检查与FDG-PET联合评价时，联合成像的准确率为87%。FDG-PET检测复发性卵巢癌的总体敏感性为45%～100%，特异性为40%～99%（图13-7）。目前，PET对异常血清CA125值升高的患者很有帮助，且有利于CT或MRI确定局部复发而未做活组织检查的患者，有时对没有临床疾病证据来评价疾病反应的患者进行二次剖腹手术或腹腔镜检查。FDG-PET与二次剖腹探查手术可以减少不必要的手术，从70%降到5%，

也可以降低医疗成本。还需要进一步的研究以阐明PET和PET-CT在卵巢癌患者中的确切作用。

**（三）子宫内膜癌** 子宫内膜癌是女性中第四位最常见的恶性肿瘤，也是最常见的女性盆腔恶性肿瘤。子宫内膜癌是通过手术治疗和分期的，但是，由于在大多数情况下给予辅助放射治疗，评价淋巴结受累十分重要。

一项关于子宫内膜癌患者术前评价的前瞻性研究，报道PET的敏感性为96.7%（图13-8）。然而，

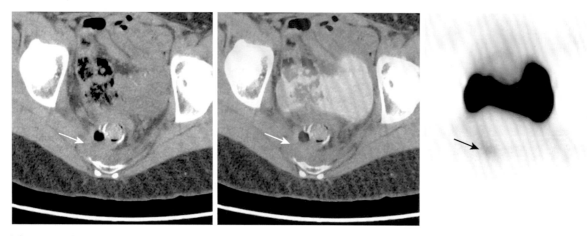

**图13-7** 卵巢癌复发。盆腔病灶（箭头处）FDG摄取对应于CT和PET-CT图像上显示的不对称软组织增厚，这符合卵巢癌术后复发表现

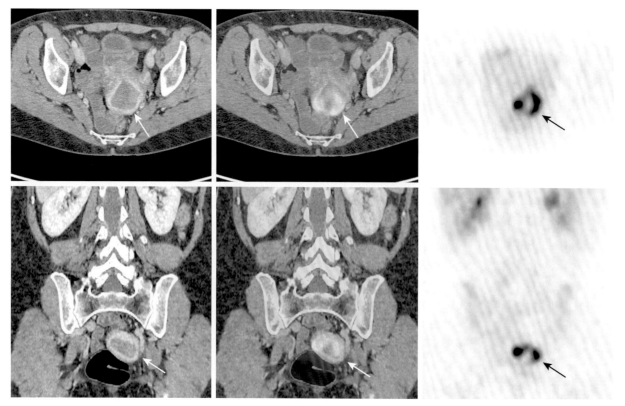

**图13-8** 子宫内膜癌分期。CT上显示子宫中央大的软组织肿块（箭头处），在PET图像（箭头处）上显示FDG摄取增加，提示子宫内膜癌

PET没有发现5例除腹膜后淋巴结外的直径小于1 cm淋巴转移病变,PET检测子宫外病灶的敏感性为83.3%。

Belhocine等评价了FDG-PET在子宫内膜癌治疗后监测的作用,发现其检测残留或复发性肿瘤的敏感性为96%、特异性为78%和准确性为90%。其他研究也支持这一结果。这些研究大多强调,当结合形态学成像模式时,PET的性能得到大大提高。Sironi等评价了PET-CT在检测宫颈癌或子宫内膜癌患者肿瘤复发中的作用,显示PET-CT对检测肿瘤复发的敏感性、特异性以及准确性分别为93%、100%和96%。阳性预测值和阴性预测值分别为100%和92%。

这些结果强调了PET和PET-CT在子宫内膜癌中的优势。初步结果表明,PET联合CT可能有重要的判断预后的能力,而且可能影响达1/3患者的治疗效果。PET-CT通过确定肿瘤的淋巴转移靶点,指导盆腔照射野的范围,这使得定制辐射剂量及保护正常组织成为可能。

### 三、PET-MRI

PET-MRI是最新的临床联合成像方式,尽管其准确的临床作用尚未被证实。其比PET-CT有许多优势,首先,即使没有使用静脉对比剂,MRI显示更高的软组织对比度。因此,其对许多恶性疾病,特别是肝脏病变是有益的。第二,MRI在骨和骨髓评价方面具有优势。最近的研究表明,在外周淋巴结,尤其是骨髓中PET-MRI的检测有潜在的提高。MRI对骨髓受累的敏感性增加,有可能允许针对性的骨髓活检以及更积极的早期治疗,以治疗先前未分期的疾病。第三,MRI具有测量其他参数的能力,这些参数允许进一步表征恶性肿瘤及其生物学特性。常规评价的其他参数包括肿瘤血管和灌注特性,而不需要高剂量的CT灌注。这将允许评价血管内治疗,如化学栓塞和选择性内放射治疗,以及在给药后早期监测治疗效果。磁共振弥散加权成像也可用于评价早期肿瘤的反应。全身PET-MRI的另一个优点与儿童、年轻患者和孕妇的辐射剂量减少有关。

PET-MRI的缺点在于检测小的肺部病变。某些禁忌证也阻止患者进行MRI检查,包括大多数类型的心脏起搏器和除颤器以及某些金属植入物。

---

**要点**

■ PET-CT被认为是许多腹盆腔恶性肿瘤可选的成像方式。

■ PET-CT在结直肠癌和宫颈癌患者的治疗中发挥特别重要的作用。

■ NOPR目前和未来可以提供证据来进一步扩大PET和PET-CT批准的适应证和应用。

■ 融合PET-CT诊断的准确性,要优于单独的PET和CT。

■ 新型放射性示踪剂可能有助于改善PET-CT在目前CT或MRI更具成像优势的肿瘤中的表现。

■ PET-MRI是一种新型融合成像方式,比PET-CT具有更多优势。

第 **2** 部分

# 非创伤性急腹症

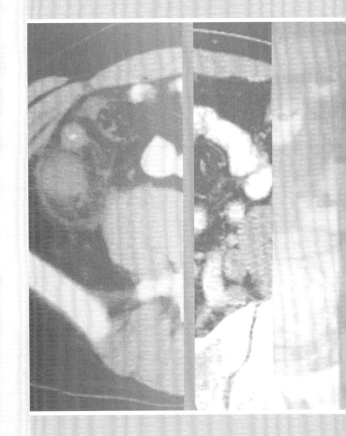

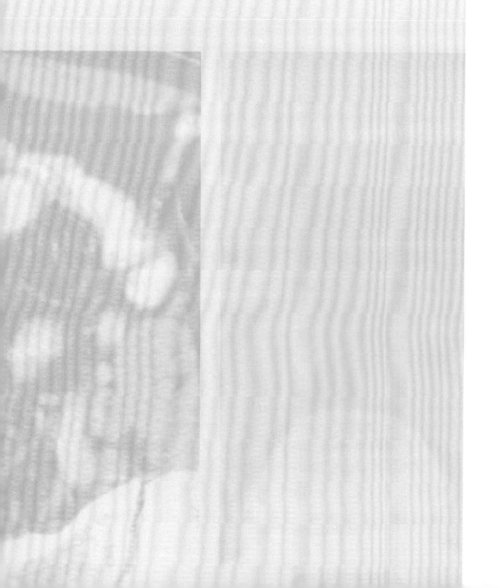

# 第 **6** 篇

# 非创伤性急腹症

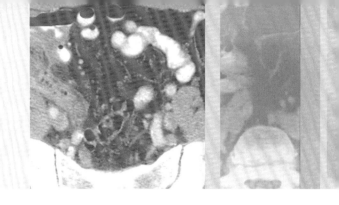

# 第14章

# 输尿管和肾结石

Jorge A. Soto

（一）**病因** 肾结石通常由过饱和的结石形成物质在尿路中结晶所致。草酸钙、磷酸氢钙、钙尿酸盐是最常见的结石成因，尿酸是另一个常见的因素。其他成因也包括黄嘌呤、胱氨酸、鸟粪石的沉积，以及HIV感染患者服用的某些蛋白酶抑制剂，如硫酸茚地那韦。另外，肾脏本身病变也可引起肾小管内晶体沉积，并在整个肾脏集合系统内进一步沉积。继发于慢性阻塞或反流的尿潴留、尿液pH异常和慢性感染也可能导致结石形成。

（二）**发病率和流行病学** 肾结石和输尿管结石是尿路梗阻和腹痛的重要原因。感染，如肾盂肾炎、脓性肾病或肾脓肿，可能使结石病复杂化并且难以在临床上区分。影像学评价是确定结石病诊断和发现并发症的必要手段。

肾结石的发病率在世界不同地区不尽相同：在亚洲为1%～5%，欧洲为5%～9%，北美为9%。在不同国家，结石的成分及其在泌尿道、膀胱或肾脏中的位置也可能有显著差异。男性肾结石病发病率略高于女性，白人略高于黑人。上尿路结石的形成与生活方式相关，更易出现在富裕人群以及发达国家和高动物蛋白饮食的人群，也容易出现在高血压患者和体重指数（body mass index，BMI）高的人群。

（三）**临床表现** 肾结石和输尿管结石通常表现为胁腹区域的严重绞痛，并可放射到腹股沟区。恶心和呕吐、肋椎角压痛和血尿通常是尿路结石所致尿路梗阻常见的症状。

（四）**病理生理学** 大多数患有症状性肾或输尿管结石的患者因急性输尿管梗阻引起的胁腹痛而就医。结石最常见的位置是输尿管走行的三个狭窄区：肾盂输尿管移行段、输尿管跨越骨盆处和输尿管膀胱入口处。

（五）**影像学表现**

1. **X线平片** 在腹部平片上，肾结石表现为肾影内的局灶性钙化灶。同时，输尿管和膀胱结石可能在平片上显示。对经历了碎石术的患者，平片可用于评价肾或输尿管内残余的结石。当碎石术之后可见多个输尿管结石，这称为 steinstrasse，德语翻译为"石头街"。

对于绝大多数患者，虽然CT已经取代了静脉肾盂造影（intravenous pyelogram，IVP），一些医疗机构仍在进行IVP检查。IVP在急性输尿管梗阻上可表现受累肾脏的对比剂延迟显影，排泄期图像上显示扩张的集合系统和梗阻的结石位置。IVP的主要缺点在于需要碘离子对比剂，以及需要等待延迟期的图像。

2. **CT** CT因其灵敏度高、特异度高、对肾结石的诊断能力强等优点而成为许多医疗机构首选的肾结石影像学检查技术。通常情况下，肾结石的CT扫描方案无需口服或静脉注射对比剂，因为这可能掩盖潜在高密度结石的显示。CT检测肾和输尿管结石的准确性很高，可用于鉴别不同化学成分的结石。最近，超低辐射剂量CT扫描，近似于KUB平片的辐射剂量，已被证明能够准确诊断肾和输尿管结石。肾结石一般容易在常规CT上做出诊断（图14-1和图14-2）。然而，HIV患者服用蛋白酶抑制剂所致尿路结晶形成的结石则难以在CT上识别（图14-3）。

急性输尿管梗阻的继发性CT征象包括肾脏增大，通常表现为继发于水肿的弥漫性信号降低、肾周绞窄以及输尿管和集合系统扩张（图14-1和图

14-2）。结石最常见于输尿管走行的三个狭窄区：肾盂输尿管移行段、输尿管跨越骨盆处和输尿管膀胱入口处。输尿管结石常表现围绕结石的"软组织边缘征"（图14-4），可以以此区分输尿管结石和邻近的盆腔静脉石。大的肾脏结石占据大部分肾盂和一部分肾盏，称为鹿角状结石，也可以在CT上看到（图

14-5）。在肾钙质沉着症的情况下，CT可显示肾实质钙化（图14-6）。

CT在尿酸（uric acid, UA）和非尿酸（non-uric acid, NUA）肾结石的鉴别中扮演了一个新角色。最近的一项研究使用双源双能CT对34例患者进行检查，共检出结石469枚（26 UA和443 NUA）。识别尿酸结

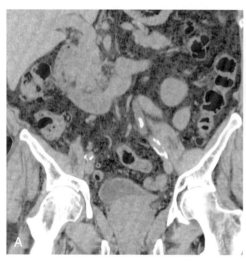
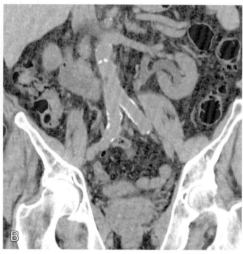

图14-1　A. 冠状位CT重建图像显示左侧输尿管中段高密度结石。B. A图稍后层面重建图像显示扩张的集合系统和近端输尿管

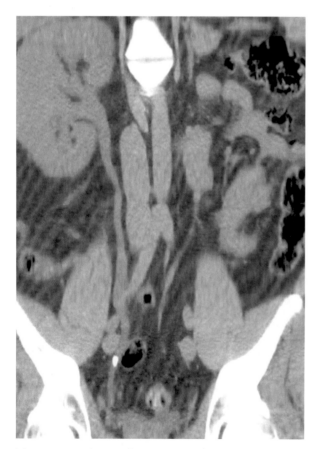

图14-2　冠状位CT重建图像上显示右侧输尿管远端结石伴输尿管积水

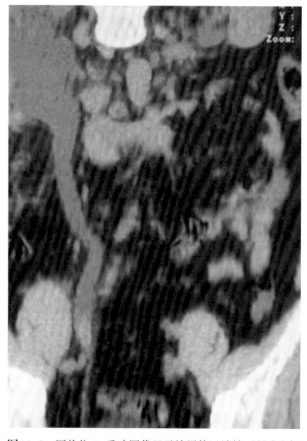

图14-3　冠状位CT重建图像显示输尿管远端结石所致右侧肾积水和输尿管积水。结石相对于尿液填充的输尿管呈稍高密度影。该患者为HIV感染者，正接受硫酸茚地那韦抗病毒治疗

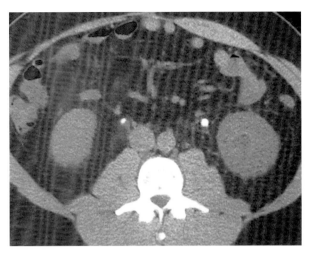

**图14-4** 轴位CT图像显示双侧输尿管结石。右侧输尿管结石周围有一小部分新月形的软组织影环绕，被称为"软组织边缘征"

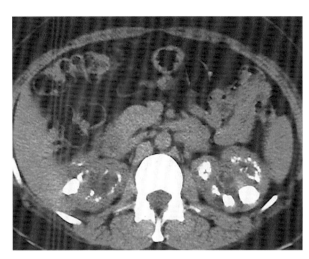

**图14-6** CT平扫图像显示双侧肾锥体内有钙化。该患者肾钙质沉着继发于髓质海绵肾。肾实质钙化可能与输尿管结石相关

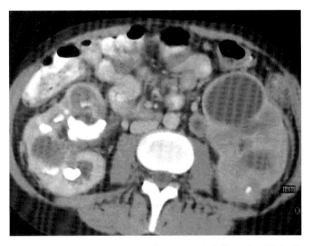

**图14-5** 鹿角状结石。CT图像显示一个大结石占据大部分的右肾集合系统

石的总体敏感度、特异性、准确性分别为73%、90%和89%；识别3 mm或更大结石的敏感性、特异性、准确性分别为95%、97%和97%（$n = 341$，19 UA和322 NUA）。

3. **MRI** 有时，MRI上可检查到输尿管或肾结石。在T2WI上（典型的屏气半傅里叶采集单次激发涡轮自旋回波，HASTE），结石通常表现为低信号强度的病灶，部分或完全被扩张的集合系统和（或）输尿管内的高信号液体所环绕。然而，对于继发于结石梗阻所致的输尿管扩张与妊娠中晚期常见的输尿管和集合系统生理性扩张之间的鉴别可能是困难的。

4. **超声** 超声检查通常用于诊断急性肾功能衰竭的患者。肾结石的典型表现是伴后方声影的强回声灶。此外，急性梗阻患者的肾积水和输尿管积水征

象也可以被识别。在最近的大规模研究中，2 759名疑似肾结石的患者被随机分配到急诊科进行超声检查或腹部CT。初次超声检查与初次CT相比，累计辐射暴露较低，在并发症、严重不良事件、疼痛评分、急诊科复诊或住院的高危诊断方面无明显差异。输尿管近端结石和远端结石在超声检查中可以被清楚地识别，但肠道气体通常会对输尿管的显示形成干扰。因此，输尿管结石的超声诊断敏感性显著低于CT。通畅的输尿管蠕动活动在膀胱中产生输尿管射流，并且这些射流可以很容易地通过彩色多普勒成像来识别。双侧输尿管射流的存在排除了严重的输尿管梗阻。

5. **影像检查选择** 总体而言，当被疑诊为输尿管结石时，CT是首选方法。当钙化不能被明确地归类为输尿管结石时，静脉注射对比剂后的排泄图像有助于描绘结石和梗阻的输尿管（图14-7）。当两侧输尿管膀胱开口端有喷射尿流形成时，超声是有用的筛查方法，基本可排除严重梗阻。MRI对输尿管结石的评价作用不大。在可快速获得CT的医疗机构中，IVP几乎没有作用（表14-1）。

**（六）鉴别诊断** 继发于嵌顿性结石所致的急性尿路梗阻应该与肾盂肾炎、急性憩室炎和其他引起急性腹痛的胃肠道疾病，以及妇科急症包括异位妊娠和卵巢囊肿破裂或扭转相鉴别。根据具体的临床表现，尿路结石所致症状可类似腹主动脉瘤破裂、主动脉夹层、肾或脾梗死、急性胆囊炎或急性胰腺炎。

如果急性尿路梗阻的所有征象存在，包括直接观察到结石，则诊断在大多数情况下确定无疑。在平片

表14-1 输尿管和肾脏结石不同检查方法的准确性、局限性和缺点比较

| 检查方法 | 准 确 性 | 局 限 性 | 缺 点 |
|---|---|---|---|
| X线平片 | 敏感性70% | 不能评价梗阻程度 | 结石易与静脉石和胆囊结石相混淆 |
| CT | 敏感性92%～98% | 功能无法评价<br>电离辐射 | 结石和静脉石较难鉴别 |
| MRI | 数据较少 | 耗时<br>价格昂贵 | 结果较难判定 |
| 超声 | 相对不敏感 | 依赖于操作者 | 肠腔内积气影响对盆腔器官的评价 |

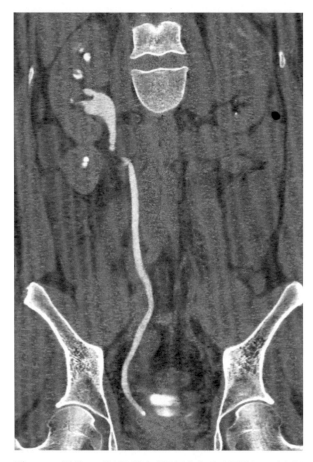

图14-7 增强CT的延迟期扫描（冠状位重建图像）显示右侧输尿管扩张和远端阻塞性的结石

和CT检查中，盆腔的钙化很常见。静脉石通常有一个透光中心。钙化性粥样硬化通常可局限于动脉分支的管壁。"软组织边缘征"是诊断尿路结石最为肯定的CT征象。

（七）治疗

1. 内科治疗 不合并感染的单纯性尿路梗阻可以给予止痛剂和补水来对症治疗。如果结石的直径小于5～6 mm，一般可以自行排泄掉（更大的结石则可能需要外科治疗）。

2. 外科治疗 外科治疗的主要指征包括持续性疼痛、未得到控制的感染和持续性梗阻。体外冲击波碎石术是除石手术方法中侵入性最小的。目前大约85%的泌尿系结石是经碎石术进行治疗。输尿管镜下取石是另一个最常用的方法，通常在该手术后必须放置输尿管支架，以防止输尿管痉挛和水肿所致尿路梗阻。其他方法包括经皮肾镜取石术和开腹取石术。

**典型征象**

■ X线平片：钙化结石。

■ CT："软组织边缘征"。

■ 超声检查：输尿管内高回声灶伴输尿管积水和肾积水。

**医师须知**

■ 结石在哪？

■ 有多大？

■ 是否合并梗阻？

■ 是否合并感染？

**要点**

■ CT是诊断尿路梗阻首选的方法。

■ CT对于泌尿系结石非常敏感。

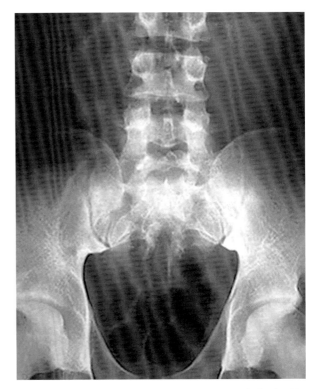

# 第 15 章

# 急性阑尾炎

Stephan W. Anderson and Jorge A. Soto

（一）病因　急性阑尾炎可以由任何原因（最常见的是粪石）所致的阑尾腔阻塞引起，导致阑尾过度扩张和继发感染，如果不及时治疗，则会导致穿孔和腹膜炎。

（二）流行病学　急性阑尾炎是急诊腹痛患者的常见原因，终生风险为5%～7%。病死率低于1%，但在某些人群中病死率可能高达20%，如老年人。在急性右下腹疼痛患者的临床评价与鉴别诊断中应考虑其他疾病，包括右侧憩室炎、急性胆囊炎、肠脂垂炎、肾或输尿管结石、大网膜梗死、肠梗阻，女性患者还应考虑急性妇科疾病。

（三）临床表现　患者通常表现为厌食，进而恶心、呕吐，非特异性腹痛加剧，逐渐转移至右下腹部，临床证据为腹膜刺激征、白细胞增多和发热。

（四）病理生理学　阑尾口位于盲肠尖端。然而，鉴于盲肠本身的活动性，以及阑尾本身长度（5～12 cm或更长）和走行的可变性，阑尾炎疼痛几乎可以发生于腹部或盆腔的任何位置。

（五）病理学　最初，阑尾腔阻塞继发于多种原因，包括粪石和淋巴样增生。一旦闭塞，阑尾腔内液体不断积聚，扩张阑尾并增加腔内和壁内压力并最终导致血管和淋巴管阻塞。淤滞的静脉和淋巴管引流将引起细菌侵犯阑尾壁和阑尾腔。如果不治疗细菌感染，则可引起阑尾穿孔和腹膜炎。

（六）影像学表现

1. X线平片　腹部X线平片对疑似阑尾炎患者的临床应用非常有限。钙化粪石（如阑尾粪石）可以在右下腹平片上显示（图15-1），或者可能存在局灶性扩张的小肠袢（"前哨环"征）。

图15-1　急性阑尾炎患者，腹部平片显示右下腹钙化，提示阑尾内粪石

2. CT　CT是诊断阑尾炎的首选方法，可用于超声检查不能确诊或直接作为首选的影像学检查手段。在CT上，阑尾常表现为肿大、伴有周围的炎性改变、邻近筋膜增厚和少量的腹腔积液（图15-2和图15-3）。在CT上也很容易识别出阑尾粪石（图15-4），也可以表现为阑尾根部水肿，邻近盲肠壁增厚即"箭头"征就是证明。正常阑尾直径变异很大，大者直径达1 cm，但平均值范围在5～7 mm。因此，

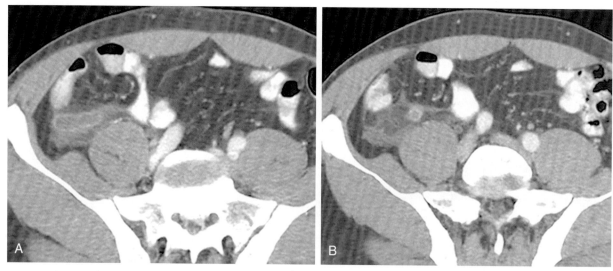

**图15-2** A. 口服和静脉内使用对比剂后进行的横断位CT扫描图像显示急性阑尾炎的典型征象：盲端的管状结构，伴随阑尾壁的强化和周围炎症。炎性扩张的阑尾也在其纵轴面上显示。B. 在一个稍微不同水平的CT横断位图像上显示发炎的阑尾

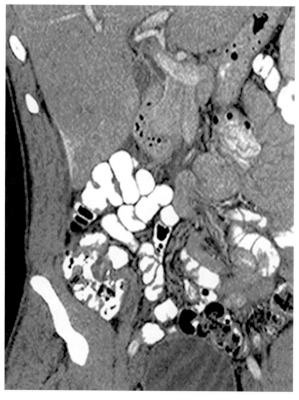

**图15-3** 横断位原始数据冠状位重建后CT图像清晰显示了其纵轴上肿胀扩张的阑尾（口服和静脉内使用对比剂后CT扫描）

当阑尾直径的测量值稍大于6 mm的临界值时，应寻求炎症的继发征象以确定是否存在阑尾炎。口服阳性对比剂或用阳性对比剂灌肠可见阑尾对比剂填充，这有利于排除阑尾阻塞，因此也可排除急性阑尾炎。然而，偶尔会看到阑尾远端部分（"阑尾尖炎"）的孤

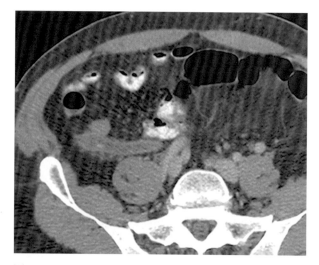

**图15-4** 炎症性、扩张的阑尾，腔内可见高密度影，代表阑尾粪石

立受累。对于不能很好显示阑尾的患者，在没有右下腹炎症的情况下，这一发现对阑尾炎具有较高的阴性预测价值。

应该通过CT识别急性阑尾炎最重要的并发是局灶性阑尾破裂。破裂的征象包括阑尾周围脓肿（图15-5）、腔外气体（局限性或游离）、腹腔内游离液体和阑尾壁局灶性强化不良。其他不太常见的并发症包括弥漫性腹膜炎（腹腔内游离气体）和门静脉血栓形成。

**3. MRI** 怀孕女性出现腹痛经常给诊断带来挑战。随着妊娠子宫增大，阑尾受压移位，变得非常难以显示。如果超声不能给出明确诊断，则需进行CT和MRI检查。考虑到对胎儿辐射剂量的关注，MRI

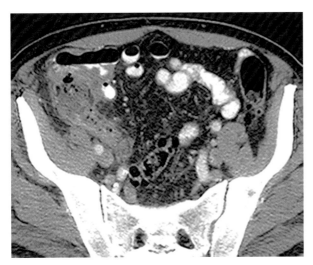

**图15-5** 口服和静脉内使用对比剂后的CT图像显示急性阑尾炎伴穿孔。炎症性、肿胀的阑尾外侧壁欠连续，腔外有少量气体和液体积聚，代表阑尾周围脓肿

常用于评价怀孕患者的疑似阑尾炎。MRI提供高的诊断准确性，是排除阑尾炎的有效方式。当阑尾直径≤6 mm，或被空气或口服对比剂填充时，阑尾被认为是正常的。与CT表现类似，阑尾炎的MRI表现包括阑尾肿大和相关的继发性表现，如阑尾周围炎症（图15-6）。由于妊娠子宫增大，盲肠和阑尾可能位于非典型位置，即从原来的位置受压向上移位。因此，准确定位回肠末端和盲肠位置，有助于在MRI上明确阑尾的位置。

4. 超声 对于年轻患者，尤其是女性，超声检查可作为首选的评价方法以避免电离辐射。阑尾炎的典型超声表现包括盲端管状结构的显示，该结构管腔内充满液体并且直径超过6 mm（图15-7）。阑尾粪石也可以在超声上显示为阑尾管腔内强回声灶，后方伴有声影（图15-8）。彩色多普勒超声可显示阑尾黏膜壁因炎症所致的丰富血流。超声检查的局限性包括肥胖患者的成像困难以及阑尾位置的可变性，尤其是当阑尾位于腹膜腔内更后位置时，增加了评价的难度。

5. 影像检查选择 总体而言，CT是诊断急性阑尾炎的首选检查方法。超声检查主要用于儿科患者、年轻女性和腹腔内脂肪少的患者。怀孕患者合并急性右下腹痛则行MRI检查（表15-1）。

**表15-1 阑尾不同影像学检查方法的准确性、局限性和缺点**

| 检查方法 | 准确性 | 局限性 | 缺 点 |
| --- | --- | --- | --- |
| X线平片 | <10% | 阑尾显示不清 | 临床少用 |
| CT | 92%~98% | 电离辐射 | 早期阑尾炎难诊断 |
| MRI | 95% | 耗时 | 解读较困难 |
| 超声 | 80%~85% | 操作者依赖 | 阑尾有时很难找到 |

## 典型征象

■ X线平片：钙化粪石和前哨环。

■ 超声检查：不可受压的盲端管状结构，直径超过6 mm。

■ CT：阑尾扩张伴有相邻组织的炎症变化和邻近盲肠增厚（"箭头"征）。

■ MRI：阑尾扩张，T2WI上呈高信号。

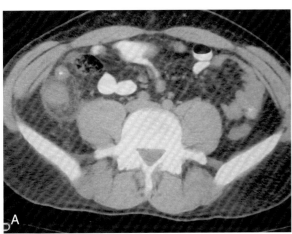
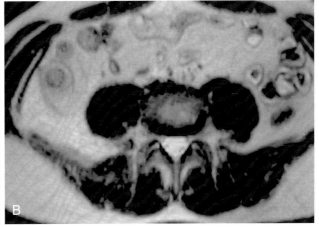

**图15-6** A. 通过口服但没有静脉内使用对比剂进行CT扫描的横断位图像显示扩张的阑尾，伴有阑尾周围脂肪层的炎症反应和筋膜增厚，这些均是急性阑尾炎的典型表现。B. 在与A同一层面获得的横断位T2WI同样显示扩张、肿胀的阑尾伴有周围脂肪的炎症反应

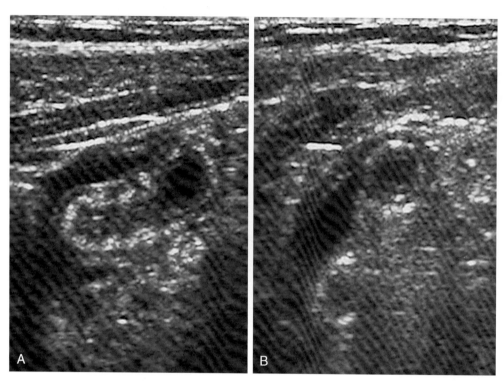

图15-7 急性阑尾炎。A. 纵切面超声图像显示盲端扩张的阑尾，腔内充满液体，并且在实时检查中不可受压，还有少量的阑尾周围的液体。B. 在横切面上，炎症性扩张的阑尾表现为经典的"靶征"，阑尾腔及其周围可见液体

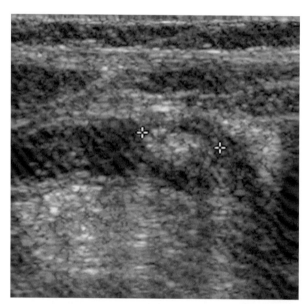

图15-8 阑尾粪石。扩张的盲端阑尾腔末端内见一强回声团，其后伴随声影

（七）鉴别诊断 急性阑尾炎应与肾盂肾炎、急性胆囊炎、盲肠和升结肠憩室炎相鉴别；对于女性患者，与异位妊娠和卵巢囊肿破裂或扭转相鉴别。肠脂垂炎也可以产生类似的临床表现。

在超声检查中，阑尾应与小肠袢相鉴别。CT的主要难点在于如何试图将正常阑尾同轻微发炎的阑尾相区分。对于其他的鉴别诊断，CT则很容易识别。

肠脂垂炎是含脂肪的卵圆形病灶，紧邻结肠袋，伴有炎症性增厚的系膜，通常具有代表静脉血栓形成的中心高密度影。急性憩室炎的炎症发展可致结肠和盲肠憩室穿孔，这可能与急性阑尾炎难以区分，如果不采取手术治疗，需要进行影像学检查随访。其他情况，如输尿管结石、急性胆源性病变和妇科疾病在本文的其他篇章讨论。

（八）治疗 绝大多数急性阑尾炎患者接受手术治疗，并且越来越多的患者通过腹腔镜手术进行治疗。

**医师须知**

- 阑尾可否找到？是否有炎症？
- 有阑尾穿孔的征象吗？
- 鉴别诊断是什么？

**要点**

- CT是诊断急性阑尾炎的首选影像学检查方法。
- 超声检查对年轻、偏瘦和育龄期女性患者是首选。但是，阑尾可能难以识别。
- MRI是怀孕患者很好的替代影像学检查。

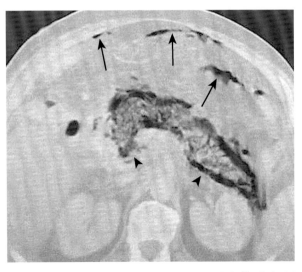

# 第16章

## 内脏穿孔

Jorge A. Soto and Stephan W. Anderson

**（一）病因** 对于急性腹痛的患者，存在腔外空气是一种不好的征兆，通常提示空腔脏器穿孔。常见原因包括胃与十二指肠的消化性溃疡疾病、胃肠道肿瘤的穿孔、伴有穿孔的急性阑尾炎，以及急性结肠或（更少见）小肠憩室炎，包括梅克尔憩室炎。其他考虑因素包括医源性导管或内窥镜所致的穿孔、异物引起的穿孔或远端食管的自发性破裂（Boerhaave综合征），以及缺血导致的肠壁坏死和完整性破坏。

**（二）发病率和流行病学** 内脏穿孔的流行病学取决于其内在原因。尽管各种原因所致的患病率差异很大，但是在所有病例中，空腔脏器穿孔的发病率和病死率都是显著的，因为其有可能发展为腹膜炎及其他相关并发症。

空腔脏器穿孔的最常见原因是胃与十二指肠的消化性溃疡。消化性溃疡是常见病，在美国终生患病率约为10%。据报道，对患有消化性溃疡病的患者，其穿孔的发生率为2%～5%。穿孔性消化性溃疡病的发病率和病死率较高。据报道，患者总体的术后病死率约为19%，但对于79岁以上的患者，其病死率可达40%。

非创伤性内脏穿孔的第二个常见原因是穿孔性结肠憩室炎。憩室病的患病率与年龄显著相关，据报道，65%的患者年龄超过65岁，而10%～25%的憩室病患者并发憩室炎。其中，约10%～15%的患者发生穿孔。据报道，穿孔性憩室炎的发病率随着人口老龄化和饮食习惯的改变正在增加，穿孔性乙状结肠憩室炎的病死率约为8%。

**（三）临床表现** 由于空腔脏器穿孔的体征和症状通常与内在原因有关，因此有多种临床表现。最初，症状将局限于发病部位，例如，消化性溃疡患者可能会抱怨间歇性或持续的上腹部疼痛，有时辐射到背部。尽管存在变化不同的初始临床表现，但一旦发生腹腔游离穿孔，大多数患者将并发腹膜炎、休克和虚脱。

**（四）病理生理学** 内脏穿孔的病理生理改变需要考虑其解剖学因素。食管穿孔的患者通常存在纵隔气肿，气体可能进入到颈部、胸膜腔或心包腔，以及腹膜后和腹腔。短的食管腹内段位于腹膜后腔内，十二指肠的第二和第三段、升结肠和降结肠（在大多数患者）以及直肠被认为是腹膜后结构（图16-1）。胃肠道的其余部分被认为位于腹膜腔内。通常，在腹

**图16-1** 轴位CT图像显示局灶性腹腔内游离气体（箭头处）以及显著的腹膜后气体，气体主要在胰腺周围的肾旁前间隙内（三角处）。术中提示患者在十二指肠的第一段和第三段内都有穿孔溃疡，分别导致腹腔和腹膜后游离气体

腔内发现游离空气,该腹腔内也包含了穿孔的胃肠道部分。然而,空气可以从腹膜腔内进入腹膜后腔,反之亦然,也可进入胸腔,包括纵隔和胸膜腔。

在继发于Boerhaave综合征的食管破裂中,环咽肌无法与呕吐相协调而松弛。其撕裂处通常位于远端食管的后外侧,在胃食管连接处附近几厘米。该区域已被证明是解剖学上相对薄弱的部位。

在患有消化性溃疡病的患者中,十二指肠比胃更常受累。十二指肠溃疡最常累及十二指肠的第一段。根据术前影像学检查,胃十二指肠溃疡穿孔部位通常位于十二指肠内或近幽门区。

对于小肠憩室病患者,憩室可分为先天性或后天性。在后天性或真性的憩室中,肠道壁全层受累。与其他部位的突出性憩室一样,后天性憩室包含通过局灶性肠壁薄弱区突进去的肠壁部分。梅克尔憩室是真性憩室,因为其包含所有三层肠壁并沿着小肠的肠系膜边缘出现。梅克尔憩室通常位于近回盲瓣40～100 cm处,在90%的患者中,憩室的长度范围为1～10 cm。结肠憩室是突出性憩室,通过肠壁的薄弱区域,黏膜层、黏膜下层和肌层向外突出。

（五）病理　空腔脏器穿孔的病理学特点取决于内在的原因。如前所述,Boerhaave综合征患者因呕吐而导致环咽肌松弛,这导致食管腔内的压力显著增加,从而导致全层破裂。

在患有消化性溃疡的患者中,继发于幽门螺杆菌感染、非甾体抗炎药的使用和黏膜的高分泌状态,导致正常胃十二指肠黏膜的调节破坏,形成黏膜缺损。如果溃疡进展超出黏膜肌层,则会发生胃或十二指肠穿孔。

在小肠或结肠的憩室炎中,一旦通过肠壁的黏膜突出物发生梗阻,则继发黏液持续分泌和细菌过度生长,可能引发黏膜突出物的血管受损,进而导致穿孔。类似于穿孔性憩室炎的病理生理改变,阑尾炎是由阑尾腔阻塞而后继发黏膜分泌物的持续分泌导致阑尾腔扩张。毛细血管灌注压力不断增加,静脉和淋巴引流受阻。细菌侵入阑尾壁,阑尾动脉血流减少和组织坏死导致阑尾穿孔。

在继发于结肠直肠癌的结肠穿孔患者中,穿孔可发生在肿瘤近端,与阻塞和扩张有关,或直接发生在肿瘤部位。在与阻塞相关的穿孔情况下,病理生理学类似于上述病例,即管腔不断扩张、静脉回流减少,随后动脉流入减少,导致组织坏死和肠壁完整性的破坏。穿孔直接发生在肿瘤部位的情况下,肿瘤侵犯肠壁和肠壁坏死是导致肠壁完整性受损的内在机制。

（六）影像学表现

1. X线平片　X线平片可用于初步评价疑似空腔脏器穿孔,可以发现腔外空气的继发体征（图16-2）。然而,平片不太可能检测到穿孔的精确位置和根本原因。

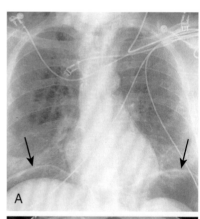
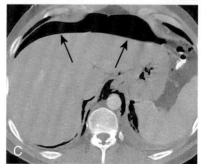
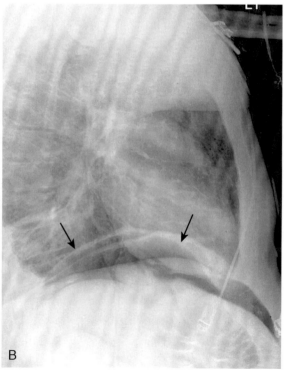

图16-2　A. 前后位胸部X线平片提示双侧膈下游离气体(箭头处)。B. 侧位胸片上显示膈下游离气体(箭头处)。C. 轴位CT显示腹腔内大量游离气体(箭头处)。纵隔内到主动脉裂孔均见气体。该患者在手术探查时被诊断为穿孔性憩室炎

常通过拍摄腹部的仰卧位X线平片和胸部的直立位平片，以评价腹腔内游离气体。其他检查方法包括腹部左侧卧位或胸部侧位X线平片。拍摄直立位和左侧卧位平片时，X射线束的中心应该在腹腔的最高水平，以提高对腹腔内气体检测的灵敏度。有许多关于腹部X线平片上气腹征象的描述，包括"Rigler征"，即在肠壁的内外侧缘都可见空气；"镰状韧带征"，即腹腔内的气体勾勒出镰状韧带的轮廓；"足球征"，即腹腔内空气勾勒出腹腔轮廓；"反V征"，即空气勾勒出脐韧带内缘轮廓；"右上腹部的空气征"，即在右上腹部可以看到一个局灶性（通常是三角形）的气体聚集。在少数气腹患者仰卧位平片时，空气聚集于膈下间隙，形成所谓的"圆顶征"。

由于食管破裂以及腹腔穿孔内的空气可能导致纵隔气肿，因此胸部平片可对此进行初步评价。可见空气衬托的心脏左外缘、主动脉弓及大血管轮廓，以及显示膈肌上缘轮廓和其他的征象。

最后，由于内脏穿孔也可引起腹膜后积气，因此腹部平片可用于初步诊断。腹膜后积气可以显示为覆盖腹膜后的预期位置的线性或气泡样透亮影而被识别。或者，可以沿已知腹膜后结构的筋膜平面看到空气，如腰肌、肾和肾上腺区域或膈肌。

2. CT CT是检测少量腔外气体最敏感的检查方法。CT能够准确判定穿孔的位置，特别是薄层扫描图像和多平面重建技术的应用。局限性肠壁增厚、气泡征以及肠壁内裂隙的直接显示已被证明是穿孔部位的准确预测因素。

CT上食管破裂的征象包括纵隔气肿、食管周围积液和食管壁增厚，以及可能直接观察到食管裂隙。

与消化性溃疡相关穿孔的CT表现包括腔外气体以及口服对比剂外渗（图16-3和图16-4）。此外，穿孔部位的胃肠道局限性增厚以及相邻腹部结构的炎性粘连，也可在CT上显示。

与小肠憩室炎穿孔相关的CT表现通常是非特异性的。典型征象是气腹以及炎症性蜂窝织炎或继发的液体聚集。在大多数继发于梅克尔憩室炎的穿孔病例中，除了气腹外，还可有炎性改变的憩室直接显示的征象。在CT上，梅克尔憩室看起来像一个盲端的囊袋状凸起，通常直径为几厘米，并伴有周围组织的炎症性改变。

在穿孔性结肠憩室炎的患者中，通常会发现气腹或腹膜后积气以及口服对比剂的外渗（图16-5）。此外，受累的结肠段通常炎性增厚，在该区域可见憩室。少数患者结肠壁内的缺损可在CT上直接显示（图16-6）。

胃肠道梗阻所致的空腔脏器穿孔，可引起相应器官的缺血改变。因此，除了腔外积气和肠管扩张外，还可以看到缺血的继发征象。包括肠道积气、门静脉

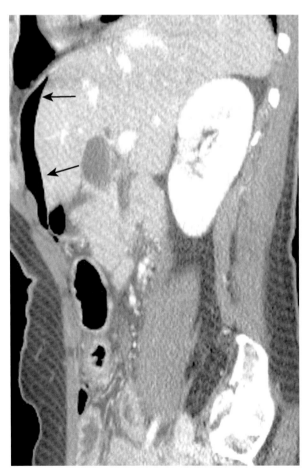

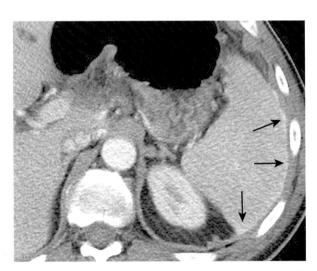

图16-3 轴位CT图像显示脾脏周围腹腔内的对比剂外渗（箭头处）。在手术探查时发现患者有胃溃疡穿孔

图16-4 矢状位重建CT图像显示肝脏前面腹腔内气体（箭头处）。该患者在手术修复时被诊断为十二指肠溃疡穿孔

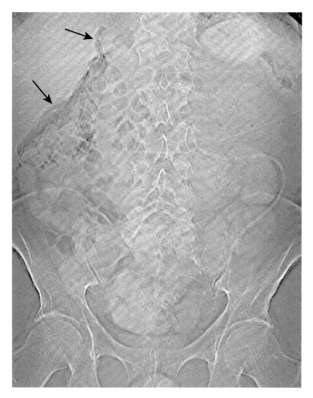

**图16-5**　定位图像显示肝脏下缘有大量腹腔内游离气体（箭头处）。患者为右侧憩室炎穿孔

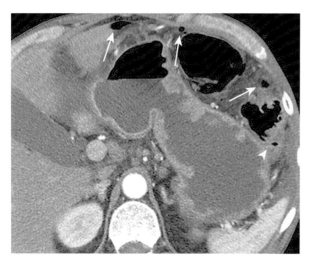

**图16-6**　轴位CT图像显示了多处腹腔内游离气体（箭头处），远端横结肠壁见中度增厚（三角处）。患者为穿孔性憩室炎，成功行保守治疗

和肠系膜静脉内积气，以及受累肠袢的强化减弱。同肠梗阻不相关的缺血也可能导致穿孔。在这些情况下，可以在CT上直接观察到缺血的原因，如肠系膜静脉或动脉内血栓形成。

最后，在由恶性肿瘤引起空腔脏器穿孔的患者中，占位性病变通常可在CT上直接显示。在此情况下，其穿孔可能是由于肿瘤的肠壁侵犯，伴近端肠管

梗阻扩张以及继发的肠道缺血、坏死。

3. 影像检查选择　疑似空腔脏器穿孔患者的初步影像学检查方法为X线平片。如果怀疑食管破裂，通常会获得后前位和侧位胸片。如果怀疑有腹腔内脏器穿孔，则需立卧位腹部平片，可能还需要一个标准的后前位胸部X线平片以评价气腹情况。如果有证据表明根据初始的X线平片结果发现空腔脏器穿孔，根据患者的临床状况，手术团队可能决定直接进行开腹探查。

另外，对于内脏穿孔的患者，有时候需进一步接受CT检查，以评价穿孔的位置和原因。然而，由于内脏穿孔患者可能出现非特异性体征和症状，CT常作为首选的检查方法（图16-7和表16-1）。

**（七）鉴别诊断**　内脏穿孔的临床体征和症状可以是非特异性的。鉴别诊断包括其他原因所致的腹膜炎，如自发性细菌性腹膜炎；全身性感染累及腹膜，如结核病；和腹腔的无菌刺激物，如血液、胆汁和胰腺分泌物。

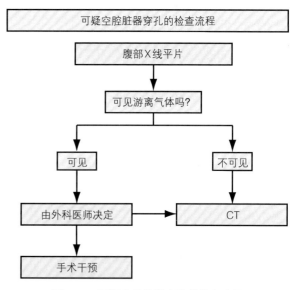

**图16-7**　可疑空腔脏器穿孔的检查流程

| 表16-1 | 空腔脏器穿孔影像学检查的准确性、局限性和缺点 | | |
|---|---|---|---|
| 检查方法 | 准确性 | 局限性 | 缺　点 |
| X线平片 | <40% | 无法判定穿孔原因和穿孔位置 | 对少量的腔外气体不敏感 |
| CT | >95% | 电离辐射 | 可选择的，尤其对于良性病变导致的腔外气体（如近期手术） |

### 典型征象

- Rigler征：肠壁的内外侧缘都可见空气(气腹)。
- 镰状韧带征：空气勾勒出镰状韧带(气腹)。
- 足球征：空气勾勒出腹腔轮廓(气腹)。
- 反V征：空气勾勒出脐韧带内缘轮廓(气腹)。
- 右上腹部空气征：在右上腹部可以看到一个局灶性(通常是三角形)的气体聚集(气腹)。
- 圆顶征：空气勾勒出膈下间隙(气腹)。
- 膈肌连续征：空气沿膈肌上层分布，膈肌表现呈跨中线相连(纵隔气肿)。

除了空腔脏器的内脏穿孔之外，腔外空气的其他原因还包括医源性原因，如近期的手术。在腔外腹腔内气体的情况下，气胸或纵隔气肿从胸腔释放空气至腹腔是其鉴别诊断因素。在与先前手术相关气腹的情况下，应该期望在术后恢复期间气体得到适当地吸收。大多数病例都会在2 d内根据X线平片确认吸收，但许多患者可能会在术后数天甚至数周的CT扫描上显示几个小面积的游离气体。

#### (八)治疗

1. 内科治疗　内脏穿孔患者的适当治疗取决于其内在原因，多数需要紧急手术治疗。然而，在患有穿孔性憩室炎的患者亚组中，当没有证据表明存在大量游离腹腔内气体和积液时，则可采取保守治疗(静脉输注抗生素)。此外，在特定的穿孔性阑尾炎患者中，在最后的手术治疗之前可以采用包括静脉输注抗生素在内的内科治疗。在空腔脏器穿孔保守治疗的患者中，放射学检查可能是非手术治疗的关键方面，可在影像设备监视下置放引流管，引流腹腔内的液体。

2. 外科治疗　大多数空腔脏器穿孔患者需要接受紧急外科手术。食管穿孔患者传统上的首选治疗是手术治疗，尽管侵入性较小的干预措施正在发展。对于穿孔性消化性溃疡患者，通常采用手术治疗，近年来腹腔镜技术应用也逐渐增加。严重憩室炎和大量穿孔的患者通常采用手术治疗中的两阶段手术。由于穿孔引起的肠缺血，通常手术切除坏死肠段。对于肿瘤，则需同时切除病灶组织。

### 医师须知

- 腔外气体是否可以显示？量有多少？
- 穿孔位置？
- 穿孔的内在原因？

### 要点

- 空腔脏器穿孔的原因各异。
- X线平片常用于最初评价，CT是空腔脏器穿孔诊断和定性的首选方式。
- 通常空腔脏器穿孔是外科急症，应立即通知临床团队。

# 第17章

# 急性胃肠道出血

Jorge A. Soto and Stephan W. Anderson

（一）病因 上消化道出血的原因包括食管或胃底静脉曲张、Mallory-Weiss撕裂、胃炎、胃或十二指肠溃疡。下消化道出血的常见原因包括结肠憩室病、缺血性和感染性结肠炎、结肠肿瘤、良性肛肠疾病、动静脉畸形、缺血和梅克尔憩室。

（二）发病率和流行病学 急性胃肠道出血根据出血部位（Treitz韧带近端或远端）分为上消化道出血和下消化道出血。急性下消化道出血是患者住院的常见原因，具有显著的相关发病率和病死率。急性胃肠道出血患者的快速稳定和治疗至关重要。据报道，上消化道出血的病死率高达20%，急性下消化道出血的病死率也接近20%。

（三）临床表现 上消化道出血患者主要临床表现包括呕血、便血或黑便，急性下消化道出血患者则可有黑便或便血。严重时，胃肠道出血可能导致血流动力学不稳定和休克。重要的是，在呕吐物或粪便中排出的血液量不能作为失血严重程度的可靠指标，因为大量的血液可以淤积在肠袢内。

除了总失血量之外，出血的速率、患者的整体健康情况和其他因素也决定了其临床表现，以及决定了是否采用紧急干预治疗。健康的患者应对急性失血时有巨大的代偿能力。没有心血管疾病的年轻人，最多可以失去2个单位的血液，而血流动力学变化很小或没有相应的改变。血流可以从皮肤、内脏循环和肾脏转移，以维持基本器官的灌注，如大脑和心脏。低血压和心动过速往往提示失血量较大，而当失血量达到3～4个单位时会出现意识模糊和少尿。最后，尽管通常会急诊干预，但在开始任何治疗之前，高达75%或80%的患者会出现自发性停止出血的情况。

（四）病理生理学 胃肠道出血的病理生理学取决于内在原因。消化性溃疡疾病导致胃十二指肠黏膜缺损，最终暴露并损伤黏膜下的动脉，形成动脉炎、动脉瘤样扩张并最终破裂而出血。Mallory-Weiss撕裂由于与干呕相关的腔内压力显著增加而自发产生，并且与食管裂孔疝的存在相关。线性撕裂多发生在远端食管、心脏食管连接处或贲门黏膜内，导致黏膜下血管损伤，继发出血。在患有静脉曲张的患者中，肝静脉压增加导致静脉曲张程度增大，并且破裂和出血的风险增加。

憩室出血是由憩室圆顶处的直小血管破裂引起。这些血管往往有偏心性内膜增厚，伴随非对称性破裂，导致血管内膜增生和瘢痕形成，并导致最终破裂和出血。血管发育不良通常位于下消化道内，特别是右半结肠。虽然病理生理学不完全清楚，但血管发育不良病变被认为是获得性退行性病变。

（五）影像学表现

1. X线平片 腹部X线平片对急性胃肠道出血患者的临床应用有限。已经证实腹部X线平片不会影响到因胃肠道出血而行重症监护治疗患者的临床转归或治疗决策。

2. CT 最近，已经显示CT在检测和定位大量消化道出血方面具有很高的诊断准确性（图17-1）。获得最佳结果需要使用具有中等程度衰减的对比剂扩张肠道，如水或低密度钡悬浮液（图17-2），应同时采集平扫和动脉期增强的图像。CT诊断依靠活动性的大量动脉内对比剂的外渗。在大多数情况下，CT可以诊断急性出血的根本原因，如小肠或结肠肿瘤。检查的效率高、操作方便以及诊断准确性高，使得多

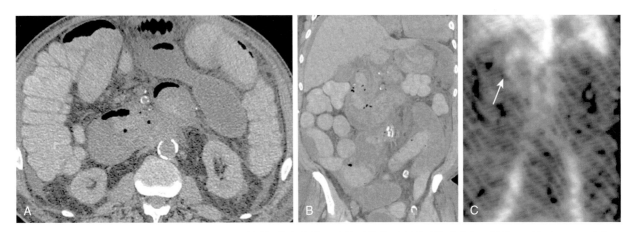

**图17-1** A. 轴位CT平扫图像显示整个肠腔的弥漫性高密度影。未使用静脉对比剂不能明确出血的位置；然而，CT显示其显著的出血量。B. 冠状位CT重建图像显示了肠腔内出血的程度，这可通过充满整个肠道的高密度影来证明。C. $^{99m}$Tc标记的红细胞显像将活动性出血区域定位到十二指肠（箭头处）。患者的急性出血与潜在的消化性溃疡病相关，患者经弹簧圈栓塞成功治疗

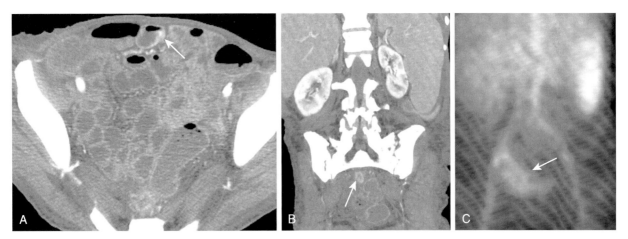

**图17-2** A. 轴位CT图像显示远端回肠高密度灶，提示活动性出血（箭头处）。该图像证明了口服对比剂的重要性，以优化活动性出血与肠腔之间的对比。B. 冠状位CT重建图像显示了回肠远端的活动性出血灶（箭头处）。C. $^{99m}$Tc标记的红细胞显像显示回肠远端活动性出血（箭头处）。在进行最终的部分小肠切除术之前，患者进行了两次DSA检查，但未见明显出血灶

排CT成为评价急性胃肠道出血的首选影像学检查方法。

3. **核医学检查** 核素显像的使用对急性胃肠道出血的检测敏感且定位准确。$^{99m}$Tc标记的红细胞和$^{99m}$Tc硫胶体均用于评价急性胃肠道出血。然而，$^{99m}$Tc标记的红细胞为间歇性出血患者提供了延迟成像的可能性。核素显像中胃肠道出血的诊断取决于示踪剂定位区域的显示，标记的示踪剂持续从破口处涌出，并随着肠腔的蠕动进入肠腔。前、后一过性反流同时可见，但定位取决于显示的初始区域（图17-3）。核素显像对出血位置的判定非常准确，有助于指导后续的导管内介入治疗或者外科治疗。SPECT-CT红细胞闪烁显像诊断急性胃肠道出血的准确性和精确性优于平面闪烁扫描。

4. **影像检查选择** 对于急性胃肠道出血，首选的检查方法尚未达成共识。内镜检查、$^{99m}$Tc标记的红细胞核素显像、CT和传统的肠系膜血管造影均已成功应用，具体取决于临床情况（表17-1）。内镜检查对上消化道出血患者有诊断价值，可以确定确切的病因，并可作为治疗手段。对于有血便和（或）不明来源出血的患者，核素显像有诊断价值，CT肠造影也逐渐应用到临床。在严重、大量的上消化道出血或下消化道出血的情况下，肠系膜血管的造影检查对于导管介入治疗是必要的，如注射加压素，以及目前超选择性栓塞技术已被证明是一种有效的治疗方法（图17-4）。通常，不低于0.5 mL/min的出血速率可以在血管造影上显示，而用现有技术的核素显像可以检测到不低于0.05 mL/min速率的出血。

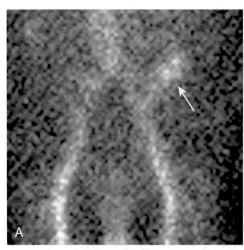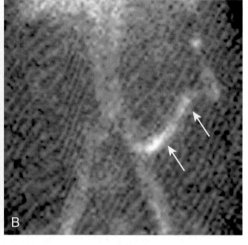

**图17-3** A. $^{99m}$Tc标记的红细胞显像显示乙状结肠近段活动性出血的初始区域（箭头处）。B.注意到持续性的出血，伴部分向降结肠内反流（箭头处）。定位取决于最初的影像学表现，该患者为乙状结肠憩室病

| 表17-1 | 不同影像学检查方法诊断急性胃肠道出血的准确性、局限性和缺点 | | |
|---|---|---|---|
| 检查方法 | 准确性 | 局限性 | 缺点 |
| CT | 定位＞95% | 电离辐射，间断性出血 | 富血供胃肠道肿瘤影响判定 |
| 核医学 | 定位＞90% | 出血部位定位不佳 | 富血供器官影响判定 |
| 血管造影 | 定位＞95% | 对出血速度不敏感，间断性出血 | |

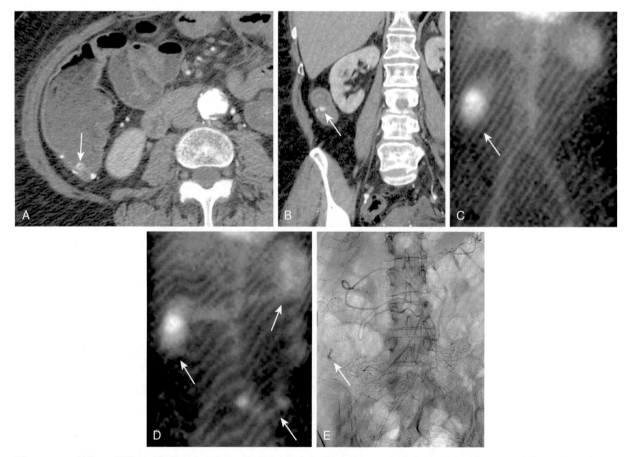

**图17-4** A.轴位CT图像显示升结肠高密度灶，提示活动性出血（箭头处）。B.冠状位CT重建图像显示了升结肠内的活动性出血区域（箭头处）。C. $^{99m}$Tc标记的红细胞显像同样显示升结肠内的活动性出血灶，如CT显示（箭头处）。D.注意活动性出血反流入横结肠、降结肠和乙状结肠（箭头处）。E. DSA显示升结肠（箭头处）内的活动性外渗对比剂区域，随后用弹簧圈栓塞成功治疗

评价急性胃肠道出血的诊断流程见图17-5。

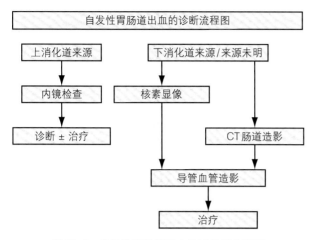

**图17-5** 自发性胃肠道出血的影像评价流程

## 典型征象

■ 在CT上,胃肠道出血的区域表现为增强图像上胃肠道腔内的对比剂填充区。

■ 在核素显像上,出血灶表现为随着时间变化,沿着肠蠕动分布的局限性浓聚。

■ 在血管造影上,活动性出血被视为强化血液的活动性外渗,其持续存在并且可能随着时间的推移而增加,并且在延迟期未见消散。

（六）鉴别诊断　鉴别诊断取决于胃肠道出血的严重程度及其内在原因。如果有呕血、便血或黑便,胃肠道出血的诊断即可成立。然而,如果这些症状不典型,患者表现为晕厥或低血压症状,则可以考虑许多鉴别诊断,包括源自其他地方的出血,包括腹腔内出血、腹膜后出血或肌肉出血。

CT上的鉴别诊断包括小的、富血供肿瘤,如神经内分泌肿瘤。动脉晚期扫描有助于将胃肠道出血同这些肿瘤相鉴别。在核素显像中,可能代表出血灶的放射性示踪剂的异常积聚必须与其他放射活性来源区别开来,如异位脾或副脾、子宫平滑肌瘤或富血管性肿块,以及其他潜在来源。

（七）治疗

1. 内科治疗　急性胃肠道出血患者应住院进行观察和评估。最初的复苏包括用晶体溶液和血液制品纠正血容量。建议使用心电图导联、脉搏血氧仪和自动袖带式血压仪进行连续监测。侵入性非手术治疗包括经导管治疗和内镜治疗。目前,经导管栓塞治疗是处理急性胃肠道出血的常见方法。各种形式的治疗也可与内镜相关,包括硬化疗法、激光凝固和环束术。

2. 外科治疗　虽然保守治疗、内镜治疗和介入治疗是首选,但对于那些疗效不佳的患者或者在多次尝试用微创方法控制后出血迅速复发的患者,急诊手术是必要的。这些患者的发病率和病死率很高。

## 医师须知

■ 有活动性出血的来源吗?

■ 活动性出血的位置?

■ 出血的原因?

■ 患者是否适合介入治疗?

## 要点

■ 以Treitz韧带为界,消化道出血的位置可分为上消化道出血和下消化道出血。

■ 在初始复苏和稳定后,常用的诊断方法包括消化道内镜检查、核素显像、血管造影和CT。

■ 许多患者可以通过介入方法治愈。

# 第 3 部分

## 食管和胃

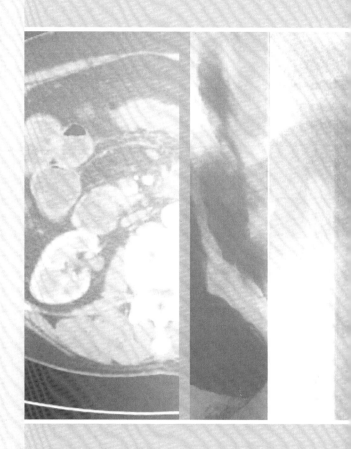

# 第 **7** 篇

# 食管和胃部影像检查技术

# 第18章

# 食管成像

Koichi Hayano and Dushyant V. Sahani

## 一、技术方面

食管的范围由咽喉一直到胃的贲门部。全长大约25～30 cm，包含颈段、胸段和腹段。颈段由环咽部到气管后的胸骨上切迹。胸段由胸骨上切迹到气管与左心房后的横膈。腹段由横膈一直到胃的贲门部。

## 二、影像学表现

由于食管周围有很多重要的器官及其自身相对差的扩张性，使得食管成像成为了一大挑战。然而，MDCT和工作站后处理技术的最新进展扩大了CT在评价食管疾病中的临床应用。这些技术的应用实现了在很短的扫描时间内覆盖很大的扫描范围。采用薄准直和各向同性体素的单次屏气采集可以通过高质量的多平面重建（multi-planer reformation, MPR）和三维重建对整个食管进行成像。一般在CT上，食管呈一个规则的圆形或椭圆形的软组织影，壁薄，扩张时＜3 mm，收缩时会稍厚。因此，适当的扩张食管（口服泡腾颗粒剂和水）和选择最佳的静脉注射对比剂时间是检测食管疾病的必要手段。相较于内镜和双重对比造影检查，CT食管造影可以提供食管壁和食管壁范围外的疾病信息。特别是MDCT对于食管恶性肿瘤的术前分期也起着很大的作用。此外，很多食管良性疾病包括破裂、贲门失弛缓症、食管炎、憩室和静脉曲张都能被MDCT检测出来。

MRI技术对于食管成像来说是一种挑战，因为食管的位置深并伴有不同程度的运动，包括心脏运动、蠕动和呼吸，再结合MRI相对慢的采集速度，这些都会影响图像的质量。然而，最新的MRI技术提高了可实现的信号噪声比，并且有着很高的空间分辨率，使得食管和后纵隔的信息更为详细。采用相控阵表面线圈的高分辨率T2加权快速自旋回波技术可以直观地显示食管壁的各个组成部分。MRI的电影技术可以显示食管的蠕动，有助于食管癌的分期，因为蠕动的中断反映了肌肉功能受损，一般都是分期为T3或T4的食管癌。

## 三、病理

食管肿瘤的病理类型分为黏膜肿瘤和黏膜下肿瘤（提要18-1），因为这些差异与肿瘤的影像特征密切相关。例如，典型的黏膜下肿瘤在CT和双重对比检查上呈现为光滑边缘的肿块。良性的食管肿瘤并不常见，有时很难区分良性和恶性。鉴于食管癌的高死亡率，食管肿瘤治疗前的诊断是相当重要的。

**（一）良性食管肿瘤** 良性食管肿瘤并不常见，解剖时能发现20%。良性食管肿瘤大部分是小而无症状的病变，但有些患者可能会出现吞咽困难、出血、体重减轻或者其他症状。良性食管肿瘤根据起源分为黏膜肿瘤和黏膜下肿瘤。大部分良性食管肿瘤位于胸段食管的中部和下部，但只有纤维血管息肉位于颈段食管。

1. **黏膜肿瘤** 鳞状细胞乳头状瘤和腺瘤是起源于食管黏膜的良性肿瘤。鳞状细胞乳头状瘤通常见于孤立的食管息肉，有时很难与早期的食管癌区分。肿瘤相对较小，范围为0.5～1.5 cm，大多数患者无症状。腺瘤是食管中一种罕见的息肉，因为食管的黏膜是由鳞状上皮而非柱状上皮组成。然而，食管腺瘤也可以出现在化生的柱状上皮和Barrett食管。由于腺瘤存在恶变的风险，所以需要进行内镜或手术切除。

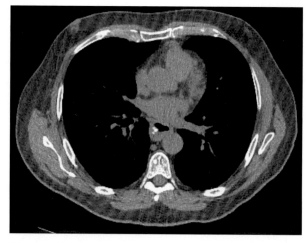

图18-1　食管平滑肌瘤的CT图像。肿瘤呈壁厚、边缘光滑、均匀的软组织密度并伴有钙化

一般来说,这些肿瘤太小很难被CT或MRI检测到,但在双重对比检查中都表现为一个光滑的或略成小叶状的小息肉。

2. 黏膜下肿瘤　在食管良性黏膜下肿瘤中,平滑肌瘤最常见,其次是食管囊肿。

(1) 平滑肌瘤:平滑肌瘤占良性食管肿瘤的50%以上,其更多地发生于平均年龄为30～35岁的男性患者 (2∶1)。平滑肌瘤通常位于食管的下2/3,因为这个位置有大量的平滑肌。这些肿瘤基本上生长缓慢,癌变率很低。据报道,大多数食管平滑肌瘤是孤立存在的病灶,但也有3%～4%的患者有多个病灶。临床上,如果肿瘤不断增大,患者可能会出现吞咽困难或疼痛,但大多数患者无症状。食管平滑肌瘤的治疗方案包括随访没有引起症状的小肿瘤,通过内镜或手术切除。在双重对比检查中平滑肌瘤表现为一个光滑、圆形的充盈缺损,并与食管壁成钝角。CT征象为有光滑边缘的腔内肿块,管壁增厚,均匀的软组织密度并偶伴有粗钙化现象。有时很难区分食管平滑

肌瘤和食管癌,但平滑肌瘤是唯一可能包含钙化的肿瘤 (图18-1)。此外,食管平滑肌瘤缺乏肿瘤侵袭性的影像特征,如食管壁的浸润或典型的周围型生长,也能使其与食管癌区分开。

(2) 食管囊肿:食管囊肿是第二大常见的食管良性肿瘤。重复囊肿较包涵囊肿更为常见。重复囊肿通常位于食管的下1/3,其中大部分位于右后下纵隔处,常见于婴幼儿。重复囊肿与原食管共用肌壁,并以副食管或壁内方式附着于食管。重复囊肿通常为胃黏膜覆盖,这种异位黏膜产生的胃酸可能引起溃疡、出血、穿孔等并发症。为了防止可能的并发症,通常选择手术切除或摘除。在双重对比检查中因为囊肿与食管的紧密接触,表现为外在或壁内的压迫。在CT图像上囊肿表现为边界清楚的、包含液体的厚壁结构,而在MRI上显示为T1WI上低到中等信号强度、T2WI上高信号强度 (图18-2)。这与支气管囊肿在CT和MRI上的表现相同,然而厚壁和与食管更密切的接触可能有助于其鉴别诊断。$^{99m}$Tc-高锝酸钠扫描对儿科患者可能有帮助,因为50%的儿童食管囊肿中含有异位胃黏膜。

(3) 纤维血管息肉:纤维血管息肉是一种罕见的食管黏膜下良性肿瘤,由不同数量的纤维、脂肪和血管组织组成,占食管良性肿瘤的1%～2%。通常产生于颈段食管,有时会脱垂进口腔里。这是一个有着血管状粗茎的巨大肿瘤,通常选择外科手术治疗。在CT上,由于肿瘤组织中纤维和脂肪的含量不同,纤维血管息肉的密度表现出一个很宽泛的范围。如果主要含有脂肪组织,则呈现为低 (脂肪) 密度,这是纤维血管息肉典型的CT密度特征 (图18-3)。由于MRI有良好的软组织对比,能有助于更好地描述肿瘤的组

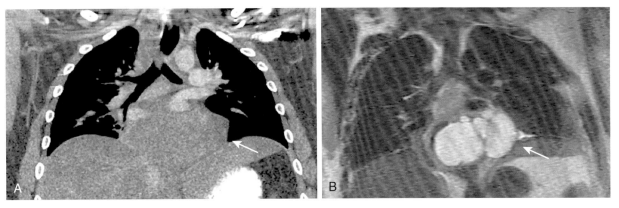

**图18-2** 食管重复囊肿在CT（A）和MRI的T2WI上（B）。在CT上，囊肿表现为一个低密度病灶（箭头处）；在MRI上，因为囊肿里含有液体成分在T2WI上呈高信号强度（箭头处）

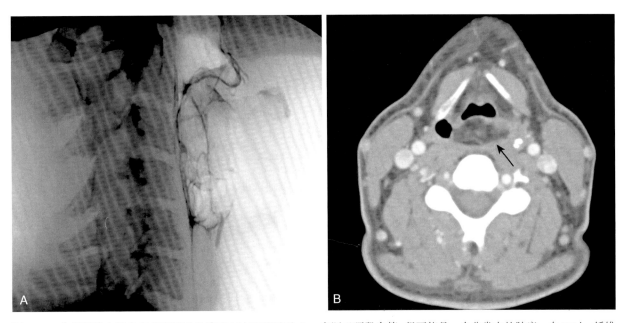

**图18-3** 食管纤维血管息肉在双重对比检查（A）和CT（B）上。来源于颈段食管，很可能是一个非常大的肿瘤。在CT上，纤维血管息肉（箭头处）的典型表现为密度（脂肪）较低，主要是含有脂肪组织

织成分。因为含有脂肪成分在T1WI上呈高信号强度的腔内肿块，在T2WI上则呈低信号强度。多平面MRI在确定肿瘤的空间位置方面也起着重要的作用。

**（二）食管恶性肿瘤**

1. 食管癌 大约80%的食管肿瘤是恶性的，其中90%以上是鳞状细胞癌或腺癌。准确的临床分期在食管癌的治疗中非常重要，因为其关系到患者的预后及如何选择适当的治疗计划。CT和MRI此类的成像技术已经被美国癌症联合委员会（American Joint Committee on Cancer, AJCC）和国际抗癌联盟（Union for International Cancer Control, UICC）所推出的TNM分期系统用于分期，并被广泛地使用。就肿瘤的可切除性而言，精确地评价是否有主动脉侵犯、气管侵犯和远处转移是很有必要的。以下各章节论述了在食管癌中如何使用各成像方法进行TNM

分期（表18-1）。

2. 肿瘤分期 以T分期法表示原发性肿瘤的侵袭性。CT因为其广泛的实用性成为评价食管癌分期的常用成像方法。T1或T2期的肿瘤可能只是食管壁的不对称性增厚，但CT无法评价肿瘤侵犯食管壁的具体程度。而超声内镜检查对于评价T1和T2期肿瘤更为可靠。T3期肿瘤在CT上呈现明显的食管壁增厚或肿块。尽管肿瘤的外膜穿透可能表现为肿瘤周围边界不清的异常软组织，但如果肿瘤与邻近结构之间的脂肪层仍存在，将其归为T3期。T4期肿瘤是指肿瘤侵犯了邻近结构，如胸膜、腹膜、心包膜、膈肌、主动脉、颈动脉血管、奇静脉、气管、主支气管或椎体。一般来说，局部浸润的CT标准包括肿瘤和邻近结构之间脂肪层的消失。但心包膜，特别是左心房的浸润，由于搏动伪影仍难以评价。心包增厚、心包积

表18-1　食管癌的TNM分期系统

| 分　期 | 描　述 |
| --- | --- |
| **原发肿瘤（T）** | |
| Tis | 重度不典型增生 |
| T1 | T1a：侵犯黏膜固有层或黏膜肌层 |
| | T1b：侵犯黏膜下层 |
| T2 | 侵犯食管固有肌层 |
| T3 | 侵犯食管外膜 |
| T4 | T4a：侵犯胸膜、心包或膈肌（可切除） |
| | T4b：侵犯其他邻近结构（不可切除） |
| **区域淋巴结（N）** | |
| N0 | 没有区域淋巴结转移 |
| N1 | 1～2枚区域淋巴结转移 |
| N2 | 3～6枚区域淋巴结转移 |
| N3 | ≥7枚区域淋巴结转移 |
| **远处转移（M）** | |
| M0 | 无远处转移 |
| M1 | 有远处转移 |

经AJCC许可使用：AJCC癌症分期手册，第7版，2010年于纽约斯普林格出版社出版。

液和凹陷性畸形的心脏压痕可能有助于诊断心包侵犯。Picus等报道如果肿瘤与主动脉的接触面产生的角度达到90°以上，诊断为主动脉受侵的准确度将超过90%（图18-4）。如果后壁上有不连续的压痕，或者气管或支气管被肿瘤移位，则怀疑肿瘤浸润气管支气管，有时会导致瘘管或气道阻塞。既往研究显示气管支气管侵犯的诊断准确率在88%～97%。

3. 区域淋巴结分期　淋巴结状况是食管癌预后的重要因素之一。因此，准确的N分期是非常重要的。在CT上，当区域淋巴结的短轴直径达10 mm或更大时通常认为是转移性淋巴结；还有一些其他特征包括淋巴结近圆形（纵向横向直径比＝1.5），脂肪门偏心或缺失，显著或异质性增强。也有一些关于$^{18}$F-FDG PET在食管癌术前评价中作用的报道。通常，相较于背景纵隔的活性而言，有明显FDG摄取的淋巴结被认为是转移性淋巴结。然而，CT和FDG-PET对转移性淋巴结的评价可能不够准确。据报道，CT的准确率在45%～96%，而FDG-PET的准确率在37%～90%。可能是因为这些成像方式在检测较小的转移性淋巴结或微小转移的淋巴结方面存在困难。

4. 远处转移分期　对有远处器官转移进行M分期。食管癌最常见的是扩散到肝脏（35%），也可以扩散到肺（20%）、骨骼（9%）、肾上腺（5%），但很少会扩散到大脑和腹膜。CT在发现远处转移中起着很重要的作用。肝转移表现为低密度病灶，边缘不规则且不清晰。肺转移通常是圆形的病灶，边界清晰，没有钙化。FDG-PET也是能发现远处转移的方式之一，其优点是可以覆盖全身。既往研究报道PET-CT较CT在发现远处转移方面更有优势。

5. 神经内分泌肿瘤　神经内分泌肿瘤约占食管癌的1%。根据世界卫生组织报道，神经内分泌肿瘤（neuroendocrine tumors, NETs）分为三类：低级别（G1）（类癌）、中级别（G2）和高级别（G3）（NEC；小细胞和大细胞亚型），而NEC被认为是最具侵袭性的。因此，早期发现和准确诊断可能有助于改善临床结局。在钡餐检查中，NEC表现为食管中段边缘光滑且中央溃疡的肿块。因为有着丰富的血供，神经内分泌肿瘤和其转移灶通常表现中度到重度的动脉期增强（图18-5）。

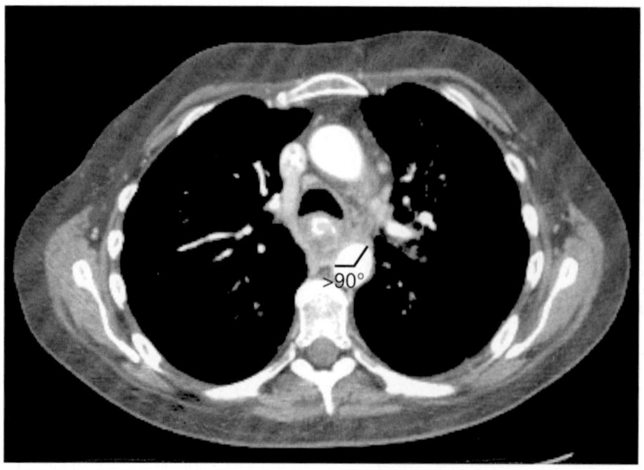

图18-4　食管癌的主动脉侵犯。如果肿瘤与主动脉的接触面产生的角度超过90°，则诊断为主动脉侵犯

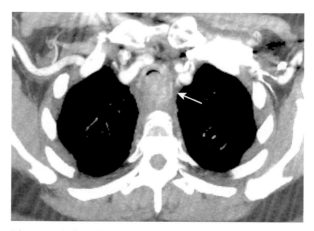

图18-5　食管的神经内分泌肿瘤。在增强CT检查中呈现中等程度的强化（箭头处）

（三）**其他食管恶性肿瘤** 就像其他类型的胃肠道淋巴瘤一样，食管淋巴瘤很少见。在CT上，其表现为食管壁不规则的增厚，有时伴有溃疡。CT对于评价纵隔淋巴瘤也很有用。虽然这是罕见的，但诊断应考虑到患者自身的危险因素，如人类免疫缺陷病毒感染和慢性免疫抑制的患者。

GISTs来源于Cajal间质细胞，可能沿着消化道发展，但在食管中很少发生。在CT上表现为明显强化的管腔外或管腔内肿块，边界清晰，较大的肿瘤经常有中央坏死、出血或囊性变。最常见的转移部位是肝脏。

食管平滑肌肉瘤相当罕见，占比低于所有食管恶性肿瘤的1%。在CT上表现为一个体积大且不影响功能的外生型软组织肿块，可被认为是平滑肌肉瘤。在MRI上，食管平滑肌肉瘤在T1WI上与骨骼肌信号强度相似，而在T2WI上呈高信号。

（四）**其他食管疾病**

1. **贲门失弛缓症** 贲门失弛缓症是一种食管运动障碍症，其原因是食管下括约肌缺乏正常的松弛，是由食管体内肠肌丛和食管下括约肌的神经节细胞退化引起。先天性的贲门失弛缓症很少见，成年人每年每10万人中有0.3～1.63例，16岁以下儿童每年每10万人中有0.18例。贲门失弛缓症通常是根据食管造影、测压法及内镜检查来诊断。食管造影经常表现为狭窄的食管胃交界处有扩张的食管，呈现为"鸟嘴"样外观（图18-6）。为了评价食管的排空，可以做一个计时食管钡餐造影（timed barium esophagogram, TBE）。在TBE中，摄入稀释的钡剂5 min后，钡柱的高度是排空的量度，并且TBE在治疗后的患者也能提

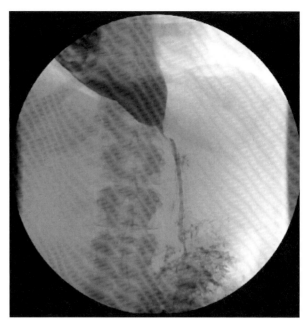

**图18-6** 贲门失弛缓症。在食管造影上表现为狭窄的食管胃交界处和扩张的食管，呈现为"鸟嘴样"外观

供客观的评价。在与恶性肿瘤有关的方面，长期贲门失弛缓症患者患食管癌（特别是鳞状细胞癌）的风险显著增加。当有长期不良反应史的患者出现症状迅速恶化时，应考虑食管癌的可能。

2. **食管静脉曲张** 典型食管静脉曲张的原因是门静脉高压和上腔静脉阻塞。门静脉高压会增加门静脉压力，导致肝静脉通过冠状静脉流入扩张的食管静脉和食管周围静脉丛。上腔静脉阻塞导致经上肋间静脉、甲状腺下静脉和其他纵隔的血管逆流入颈部和上胸段食管。在增强CT或MRI上，食管静脉曲张表现为食管壁上的扩张静脉（图18-7）。食管静脉曲

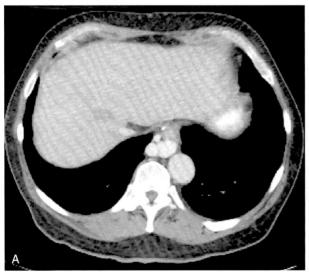
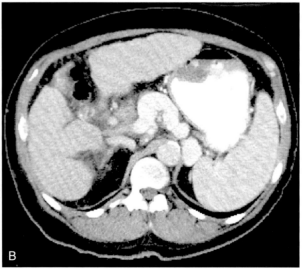

**图18-7** 增强CT显示食管静脉曲张。食管壁上的扩张静脉（A）继发于肝硬化门静脉高压症（B）

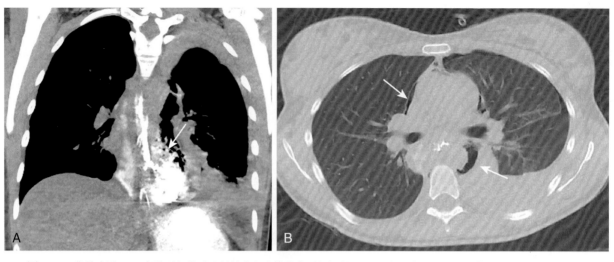

**图18-8** 食管穿孔。A.穿孔引起的对比剂外渗和液体聚集（箭头处）。B.继发于穿孔的纵隔气体和胸腔积液（箭头处）

张的诊断很重要,因为静脉曲张破裂和出血有时是致命的。如果发现食管静脉曲张,检查门静脉系统、上腔静脉和周围侧支血管也很重要。

3. 食管穿孔 食管穿孔或破裂可导致纵隔感染,甚至可能致命。特发性食管穿孔,被称为Boerhaave综合征,这可能是由于食管内压力突然、快速地增加。食管穿孔的其他可能原因包括异物撞击、感染性食管炎、Barrett综合征、食管癌及主动脉破裂。

因为食管穿孔通常突发严重的胸背痛,所以CT在诊断中起着重要的作用。在CT上,食管穿孔可表现为食管壁增厚、食管周围气体和液体聚集、对比剂外渗、纵隔炎症、局灶性食管壁缺损和胸腔积液(图18-8)。至于穿孔部位,左后壁远端是最常见的自发性破裂部位,易导致纵隔气肿和左侧胸腔积液。颈段食管穿孔通常会导致颈部皮下气肿或上纵隔液体聚集。

---

**要点**

- 在CT上,食管表现为一个边界清晰的圆形或椭圆形的软组织结构,壁薄,在扩张的食管内壁厚<3 mm。
- MDCT在食管恶性肿瘤的术前分期及发现食管的各种良性疾病,如破裂、贲门失弛缓症、食管炎和静脉曲张等方面起着很大的作用。
- 新的MR成像技术提高了信噪比,并提供了更多的有关食管和后纵隔的信息,因为其有高的空间分辨率。
- 良性食管肿瘤很少见,大部分位于胸段食管的中下2/3,而纤维血管息肉来源于颈段食管。
- 大约80%的食管肿瘤是恶性肿瘤,其中90%以上是鳞状细胞癌或腺癌。

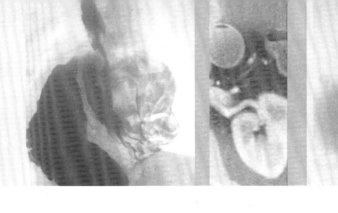

# 第19章

# 胃和十二指肠成像

Sukanya Ghosh, Abraham C. Thomas, Sujit Vaidya, and Niall Power

## 一、技术方面

给予患者产气剂Carbex颗粒（碳酸氢钠/二甲聚硅氧烷）吞咽，然后口服硫酸钡（E-Z HD）250% w/v 60 mL。检查开始，患者吞咽钡剂，（如有临床症状表现）前后位和右前斜位食管摄片，然后要求患者左侧卧位（这样可阻止钡剂快速到达十二指肠远端，从而导致胃大弯和胃窦显示不清）。要求患者稍微向右侧躺，从而使钡剂位于胃食管交界处来检查反流情况。如果未见反流，可要求患者咳嗽、吞咽水或者透视观察，使患者头向下并且摄片。

### （一）胃成像

（1）胃窦和胃大弯：右前斜位（图19-1）。

（2）胃体和胃窦：仰卧位（图19-2）。

（3）正对小弯面：左前斜位（图19-3）。

（4）左侧位：伴头部倾斜45°。

全部显像过程的关键在于必须保证钡剂未到达十二指肠，并且一旦完成胃底成像马上要求患者旋转至左侧。

### （二）十二指肠成像

（1）十二指肠祥：患者俯卧压迫垫上以防止钡剂涌入十二指肠（十二指肠祥前壁的额外成像可于右前斜位采集）。

（2）十二指肠球部：如下摄片有帮助：俯卧位、右前斜位、仰卧位以及左前斜位（偶尔头部倾斜，使气泡升至被覆钡剂的十二指肠球部）（图19-4）。十二指肠外观因患者体型而异，并且胆囊常凹陷于

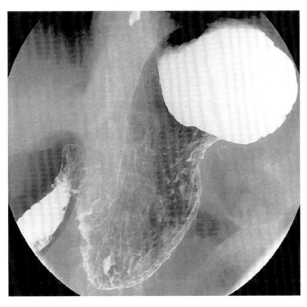

**图19-1** 胃的右前斜位成像

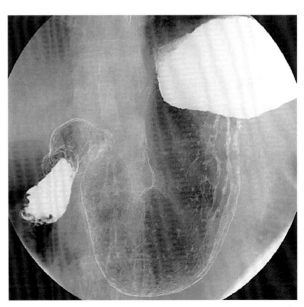

**图19-2** 胃的仰卧位成像

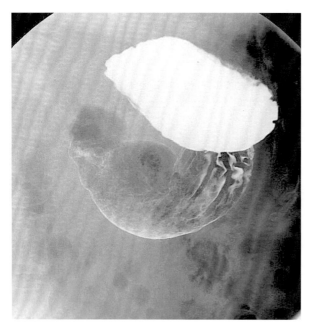

**图19-3** 胃的左前斜位成像

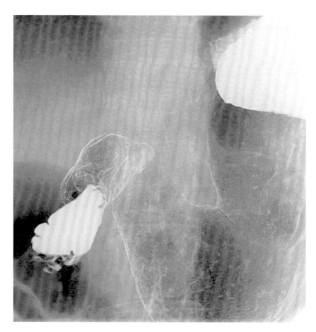

**图19-4** 十二指肠成像

十二指肠球部。

胃底部正位像可于检查结束时采集。

**(三)单对比检查** 单对比检查重点是黏膜相、压迫相和钡剂充盈相。包括患者平卧时的胃钡剂充盈摄片：俯卧位、左后斜位、右侧位和右前斜位。黏膜相时给予患者口服 60～90 mL 的钡剂，然后俯卧位、仰卧位摄片来正确显示胃皱襞结构。胃前壁在单对比检查中较双重对比检查显示更好。压迫相则需要压迫胃部，使用少量钡剂涂抹皱褶适当扩张。过度扩张使得 X 射线无法透过钡剂成像，钡剂的用量可通过转动或倾斜检查床来控制。成像因患者体型而异，压迫相仅在肋骨下方可行。因此，常常仅胃部远段可识别。压迫相可显示溃疡和肿块，小的、扁平的病变可漏诊，并且因瘢痕或浸润可致胃壁僵硬。

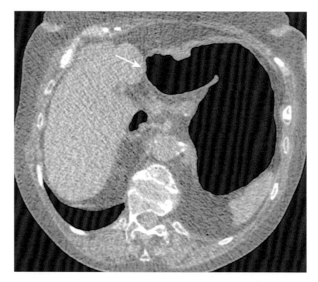

**图19-5** 空气对比的CT成像胃的横断面结构(箭头处)

## 二、正常解剖

胃充分扩张时，呈 J 形，分为贲门、胃底、胃体、幽门窦和幽门(图19-5)。胃有两个面：前上面和后下面；两个缘：胃大弯和胃小弯。胃这个中空器官完全被腹膜覆盖，由来自胃小弯(即小网膜)和胃大弯(即大网膜)的双层腹膜构成。胃由四个部分构成：外层浆膜面、外部肌层、黏膜下层和黏膜层。外层浆膜面由与腹膜相连续的结缔组织构成。外部肌层由三层构成：内部斜肌层(胃窦处更厚以便进行有力的收缩)、中间环状肌(在幽门处最厚，形成幽门括约肌)、外侧纵层。胃内衬有柱状细胞(用于酸性保护)，与食管内衬的鳞状细胞不同。

十二指肠呈 C 形，分成四个部分：第一部分(上部)由幽门延伸至胆囊颈，主要由十二指肠球部构成；第二部分(图19-6)位于第 L2、L3 腰椎的右侧，走行于胰头侧下方，位于右侧肾门中间。上 2/3 和下 1/3 连接处的后内侧是十二指肠乳头开口处或 Vater 壶腹(胆管和胰腺导管开口)。第三部分走行于胰头下缘从右至左；而第四部分长度为 4 cm，向头部走行，位于左侧腰大肌之间，由 Treitz 韧带固定(上升至右侧膈肌脚的腹膜褶皱)。这是区分儿童小肠旋转不良的重要标志。十二指肠第一部分是唯一位于腹膜内的部分，而其余部分属腹膜后结构，也是将病理性病变局限的重要之处。

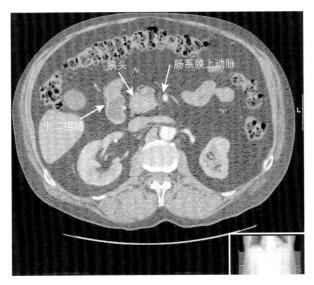

**图19-6** 经十二指肠降部的轴位CT成像

### 三、钡剂检查的形式和表现

**（一）胃溃疡** 胃溃疡的检测和判断病变的良、恶性是钡餐检查的主要内容。

幽门螺杆菌是革兰阴性杆菌，美国公认其为70%消化性溃疡疾病以及95%十二指肠溃疡疾病的主要原因。感染胃幽门螺杆菌的患者有6倍患胃癌的风险，并且90%与黏膜相关淋巴组织（mucosal-associated lymphoid tissue，MALT）有关。感染性胃炎的其他病因包括肺结核、组织胞质菌病、梅毒。

双重对比检查最易识别溃疡。通常胃后壁更多见，胃底部最少见。继发于非甾体抗炎药和酒精的溃疡常见于胃大弯，可能归因于直接毒性作用。

胃溃疡的正面放射学征象在双重对比检查时显示最好。主要征象包括溃疡"火山口"的钡池。薄的透亮线常见于分隔管腔内与"火山口"中的钡剂，被称作Hampton线。如果溃疡位于活动度比较大的

皱襞，则钡剂被覆"环"，产生指环效应。患者可转至俯卧位或仰卧位，从而填充溃疡口中央。溃疡口周围的水肿带常产生环形的充盈缺损。放射状的褶皱应该是光滑的，与正常胃区对称，提示是良性病变。经典良性溃疡常见于胃小弯（图19-7）。巨大溃疡（≥3 cm）几乎总是良性病变。不规则皱襞、残余肿块或黏膜形态消失提示恶性病变。

Carman半月征是溃疡性肿瘤的特异性诊断。压迫相时，溃疡呈半月形（新月形）。钡剂填充溃疡的特征性类型和溃疡周围肿瘤组织隆起的脊形成的透亮影联合起来称为Carman-Kirklin综合征。钡剂填充溃疡的内侧缘形态通常不规则。常凸向于管腔，与良性胃溃疡凹向管腔的新月征形成对比。

正常黏膜和胃溃疡周围异常组织之间的突然移行是肿瘤性病变的特征，而相反的是，良性溃疡周围的水肿带和正常黏膜移行呈弥漫性且几乎不可察觉。结节、杵状变和正常放射状黏膜截断同样提示恶性病变。

**（二）十二指肠溃疡** 十二指肠溃疡也可通过双重对比检查来识别，常常可见并发症，如胆管系统瘘的形成（图19-8）。

**（三）胃狭窄（革囊胃形式）** 革囊胃是指胃壁明显增厚导致胃壁看似僵硬的管状结构。最常见原因是胃硬癌（图19-9）。肿瘤浸润胃壁，导致促结缔组织增生性反应，从而使胃壁增厚和僵硬。透视下可见，肿瘤所在的部位不发生蠕动。

其他病变与此有类似表现的包括淋巴瘤、卡波西肉瘤和转移。有时，良性病变如溃疡性疾病、克罗恩病、结节病和结核也可产生类似表现。

**（四）胃的充盈缺损** 胃小区是胃黏膜的正常解剖特征。双重对比检查中，表现为由钡剂充盈的

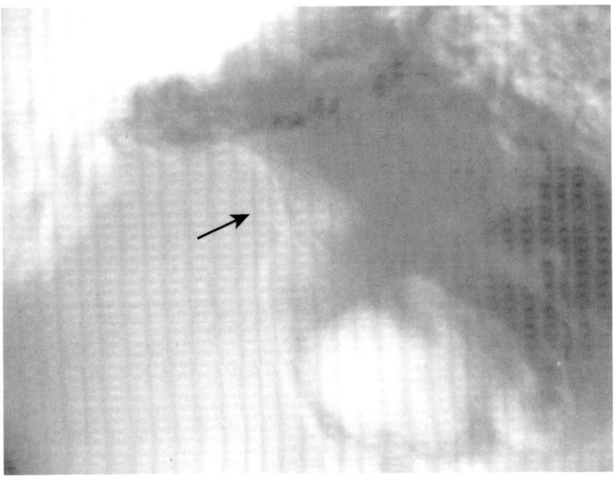

**图19-7** 注意胃小弯良性溃疡的不规则边缘（箭头处）

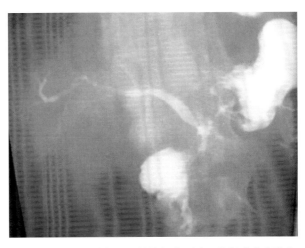

**图19-8** 注意胆管树对比剂填充，提示十二指肠溃疡瘘形成

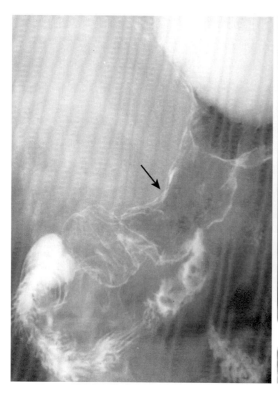
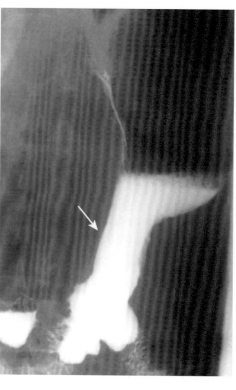

图19-9 革囊胃形式。注意因淋巴浸润导致的胃体和胃窦明显狭窄（箭头处）

凹槽包绕成良好的网状形式。该表现类似多个充盈缺损。

增生性息肉是胃部散在充盈缺损的最常见原因，高达全部胃息肉的90%。大多数增生性息肉表现为边界清晰锐利，圆形或卵圆形的充盈缺损，小于1 cm。边缘光滑，无对比剂充盈。易多发，在胃底或胃体部聚集。

腺瘤性息肉是真正的肿瘤，明确证实可发生恶性变。因此，识别该病变很重要。特征包括大于1 cm，分叶状或带蒂，并且大小呈进行性改变。

可导致充盈缺损的其他病变包括淋巴瘤、类癌和转移。

**（五）胃皱襞增厚** 纵行皱襞沿着胃长轴的方向走行。胃底皱襞较远端胃皱襞更厚、更扭曲。胃窦处皱襞大于5 mm者考虑异常。这些皱襞在非扩张的胃中，表现更为明显。

**（六）外在性病变** 胃壁外的病变可在胃上产生凹陷，并且导致外在压迹或明显的充盈缺损。肾脏、脾脏以及胰腺来源的囊肿也可产生这些表现。

**（七）十二指肠C环增宽** 尽管该征象提示胰腺的恶性肿瘤，然而良性病变如假性囊肿也可导致该表现。建议采取横断面成像来帮助诊断（图19-10）。

**四、胃CT**

**（一）胃溃疡** 胃溃疡是上消化道症状的常见原因，并且易于进行可靠的放射学检查。CT检查是可靠的、非侵入性的检查，可用于识别胃溃疡和早期胃黏膜病变。胃炎的CT表现包括如下：

- 胃皱襞增厚。
- 局部胃壁增厚，尤其胃窦处。
- 充血继发的动脉期增强可能出现"胃壁三层结构"外观。胃壁正常分层结构的存在可以鉴别良、恶性。
- 有生命危险的气肿性胃炎，是以胃壁积气为特征，尽管少见，其发生仅次于产气菌（大肠埃希菌）侵袭胃壁的情况。

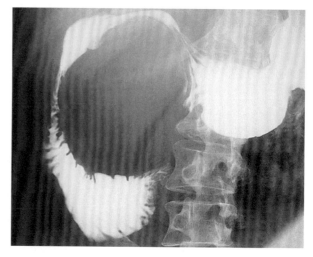

图19-10 继发于大的胰头部肿瘤的十二指肠环增宽

CT显示胃壁局部增厚伴有相关的黏膜缺损提示胃溃疡，可能还会表现为黏膜下水肿。尽管CT发现胃炎和胃溃疡的敏感性不如上消化道钡餐检查，但可以很好地识别胃窦和十二指肠溃疡所致的出血和穿孔等并发症。穿孔的CT征象包括微小的液体腔（图19-11～图19-13）和（或）相关脏器周围气体（图19-14）。巨大的胃溃疡通常大于3 cm，通常为良性但并发症的发生率更高。

**（二）广义胃壁增厚** 包括胃食管连接部在内的胃壁增厚很难解释，这是很重要但非特异性的征象。在CT中，胃壁会由于黏膜褶皱松弛而在视觉上增厚，造成增厚的假象，而这往往会被误认为是肿瘤累及。

需要排除食管裂孔疝患者胃食管连接处的假性肿瘤或因胃壁未充分扩张而致胃壁明显增厚。保证胃和胃食管连接部的充分扩张至关重要，可采用水或空气做对比剂。

在胃充分扩张的情况下，胃壁局部或弥漫性增厚＞5 mm，须与以下疾病进行鉴别：胃癌、胃淋巴瘤、胃炎（消化性溃疡、克罗恩病）、胃周的炎症（如胰腺炎），以及放疗后改变。

胃壁增厚通常是发生在胃窦的局灶性病变。通常，因动脉期充血，胃壁的黏膜层明显异常强化，导致"胃壁三层结构"外观出现，提示可能恶性变。这有助于识别继发征象：滞留在胃食管连接部或胃周部，腹腔淋巴结肿大，转移至其他脏器如肝脏。

**（三）原发性恶性肿瘤** 胃癌中95%是腺癌，其他包括淋巴瘤、肉瘤（恶性胃肠道间质瘤）、类癌以及转移。大多数早期胃癌CT表现为胃壁局灶性、结节样或不规则节段性增厚，或者腔内息肉样肿块。管腔增厚伴狭窄提示"胃硬癌"（革囊胃）表现（图19-15）。已经证实胃充分扩张时胃壁厚度＞1 cm，呈局灶性，偏心性，且增强后强化者提示恶性病变或

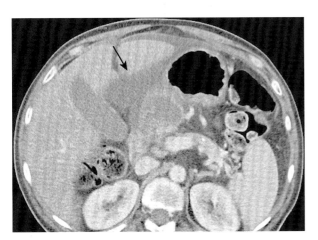

**图19-11** CT显示胃窦周围液体（箭头处）的间接征象很可能继发于消化性溃疡

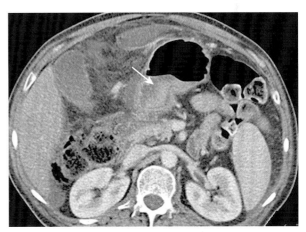

**图19-12** 胃窦的横断位CT图像，其中高密度（箭头处）显示消化性溃疡的活动性出血

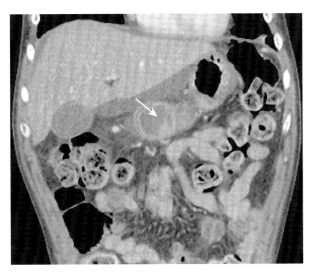

**图19-13** 消化道溃疡活动性出血的冠状位CT图像（箭头处）

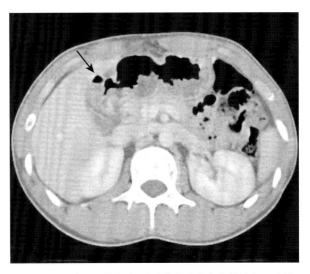

**图19-14** 小气室（箭头处）是消化性溃疡穿孔的继发CT征象

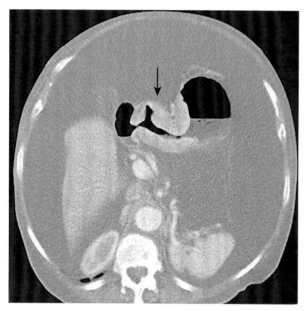

**图 19-15** CT 图像显示胃窦的弥漫性纤维化增厚导致管腔狭窄（箭头处）

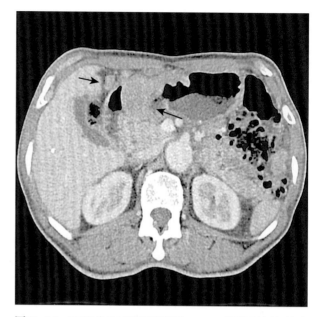

**图 19-16** CT 图像显示胃窦壁增厚＞1 cm，提示恶性（长箭头处），另见胃窦周肿大淋巴结（短箭头处）

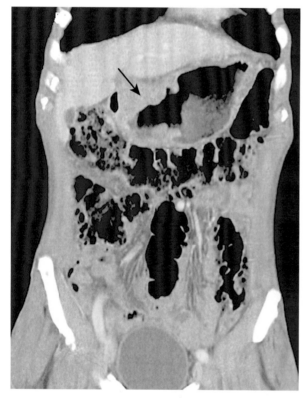

**图 19-17** 冠状位 CT 图像显示胃窦增厚，提示恶性（箭头处）

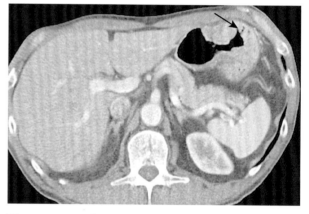

**图 19-18** CT 图像显示胃壁增厚与细的线性气囊（箭头处），提示可疑溃疡

结呈不均质或者增强后明显强化提示淋巴结浸润可能。

晚期肿瘤常表现为大的、不规则肿块，肿块可能形成溃疡（图 19-18），可经胃播散，偶见于直接侵犯邻近结构（如肝、脾、胰腺和横结肠），血行播散至肝、肺、肾上腺、骨和脑，或广泛的腹膜播散。

手术切除时，参考以下 CT 特征很重要：

- 肿瘤位置和大小。
- 浆膜面受累情况。
- 淋巴结播散情况。
- 是否远处转移。

**（四）胃淋巴瘤**　胃肠道淋巴瘤最常见的发病部位在胃部（图 19-19），其中 90%～95% 是非霍奇金淋巴瘤。胃淋巴瘤表现为至少 50% 范围的胃壁广泛受侵，呈节段性病灶或结节样增厚的褶皱，或与溃疡有关

潜在恶性病变的敏感性为 100%，准确性为 98%，建议行上消化道钡餐进一步检查或内镜检查。胃壁厚度＞2 cm 时，几乎总会出现胃周脂肪受累。浆膜面和脂肪间隙变模糊以及腹腔积液常见。胃周淋巴结的短径＞6 mm，尤其位于肿瘤、腹腔动脉和肝胃韧带周围者，提示恶性浸润（图 19-16 和图 19-17）。淋巴

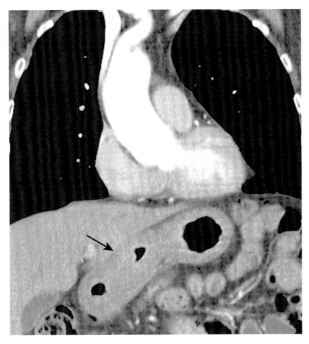

**图19-19** CT图像显示淋巴瘤患者胃壁明显弥漫性增厚（箭头处）

的息肉样肿块。另外，可能表现为广泛的淋巴结肿大。CT特征如下时，更倾向于淋巴瘤诊断，而不是胃癌：胃壁明显增厚，通常大于4～5 cm，肿块增大可延伸至肾门下方，累及胃肠道多个区域。尽管胃癌常常会导致管腔狭窄，但胃淋巴瘤的管腔不变并且可以扩张。

**（五）黏膜下病变**

1. **胃肠道间质瘤** 胃肠道间质瘤是最常见的非上皮来源的胃肠道肿瘤，具体详见第21章。

2. **平滑肌肉瘤** 平滑肌肉瘤是一种罕见肿瘤，占胃部病变的1%。然而，平滑肌肉瘤是继增生性息肉之后，第二常见的胃部息肉样病变。其来源于固有肌层的平滑肌肿瘤，呈外生性，腔外型生长，或呈哑铃形。肿瘤通常＞5 cm。病变常位于黏膜下，因此通常内镜下检查不易发现。因此，CT对于检测和表征肿块以及评价扩散很重要。平滑肌肉瘤常常呈不均质，伴有低密度区提示坏死，且呈外生性生长。并发症包括溃疡（提示病灶内见气体）和穿孔。病灶内见气体的另一个可能原因是坏死性肿瘤的重叠感染（图19-20）。平滑肌肉瘤可直接侵犯邻近器官（如肝左叶、脾、小网膜囊、胰腺和肾脏）或血行转移至肝脏或肺。

**（六）转移瘤** 远处转移至胃部的最常见原发肿瘤包括乳腺癌、恶性黑色素瘤以及肺癌。血行转移至胃的病变可表现为黏膜下非特异性肿块。乳腺癌胃转移可表现为皮革胃，与原发胃癌难以区分。

**（七）其他疾病**

1. **胃静脉曲张** 胃静脉曲张常常继发于门静脉高压或脾静脉血栓。CT表现为胃内或胃邻近的串珠样、圆形或管状结构。胃静脉曲张增加了胃肠道出血的风险（图19-21）。肝脏疾病的其他征象也常见，包括肝脏结节性不均质性表现，提示肝硬化、脾肿大和脾静脉曲张。脾静脉血栓常表现为胃底静脉曲张，而无食管静脉曲张。

2. **胃扩张** 胃扩张可继发于糖尿病神经病变或继发于胃流出道梗阻，所致原因包括瘢痕性的幽门胃炎、胃或十二指肠肿瘤，或外源性压迫（图19-22）。

## 五、十二指肠的CT检查

识别胰十二指肠沟部很重要，因为多种疾病进展会累及该处。例如，炎性病变（如胰腺炎）可累及周围的胰周脂肪，十二指肠降部、水平部和升部可导致十二指肠炎。

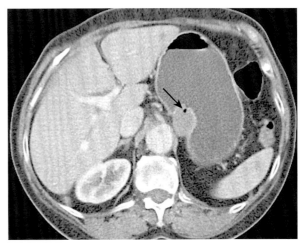

**图19-20** CT图像显示平滑肌瘤伴积气（箭头处），可能提示重叠感染或穿孔

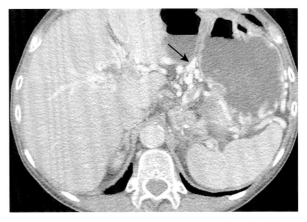

**图19-21** CT图像显示围绕胃小弯的一簇侧支血管（箭头处）和脾脏肿大，均继发于脾静脉血栓

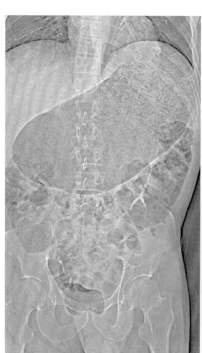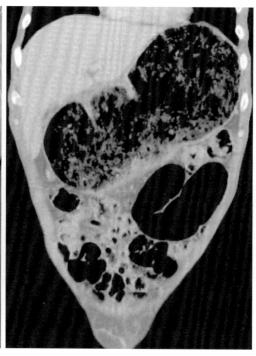

图19-22　胃扩张于CT定位像（左）和冠状位CT图像（右）

　　胰头肿瘤的生长可侵犯周围结构，即十二指肠降部和（或）水平部。十二指肠肿瘤也可具侵袭性，如平滑肌肉瘤（尽管此肿瘤仅构成约十二指肠肿瘤的10%）。这些肿瘤趋向于浸润邻近结构如胰腺。因此CT阅片时，检查胰十二指肠沟非常重要，从而有助于评价疾病的侵袭和转移程度。

　　**（一）炎症状况**　幽门螺杆菌是消化性十二指肠溃疡最常见的病因，和胃溃疡类似。十二指肠溃疡与吸烟和饮酒关系并不密切。大部分消化性溃疡的患者内镜下可见；然而，上消化道钡餐检查在显示十二指肠溃疡方面很有优势。CT有助于鉴别并发症，如穿孔（图19-23）。

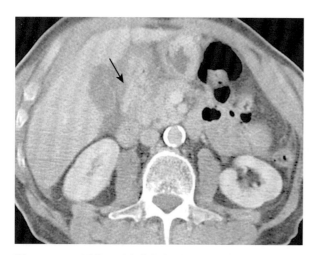

图19-23　CT图像显示穿孔的十二指肠溃疡伴有十二指肠壁（箭头处）周围游离液体

　　十二指肠巨大溃疡被定义为直径＞2 cm的良性溃疡并且具有出血倾向。

　　胰腺炎是十二指肠炎性病变的最常见原因（图19-24和图19-25）。胰腺炎，常伴有十二指肠周围腹膜后脂肪受累，胰周积液可见。胰酶的释放导致十二指肠反应性水肿，严重时可能导致胃流出道梗阻。消化性胰酶弹性蛋白酶破坏血管内壁可导致血管壁间血肿。

　　胆囊炎可以导致严重的十二指肠炎症，如果炎症长期存在，会导致胆石侵蚀胆囊壁进入十二指肠，最终导致胆石性肠梗阻。Bouveret综合征便是胆石导致的胃流出道梗阻。

　　**（二）十二指肠憩室**　CT检查常常会偶然发现十二指肠憩室。这些病灶常见于十二指肠降部，85%的憩室起源于内侧面（图19-26和图19-27）。憩室由肠上皮覆盖，大多数无症状。然而，偶见憩室被覆异位的胰腺、胃或者其他功能性的黏膜，发生溃疡或穿孔。食物潴留或异物偶可引起症状。胆总管异常插入十二指肠憩室可引起胆管炎或胰腺炎。

　　十二指肠憩室的CT特点包括：外凸样囊性结构（类似于十二指肠和胰腺之间肿块样的含气结构）、气-液平、对比剂填充或碎片样改变。十二指肠憩室有类似于结肠憩室的特征，如肠壁增厚、腹膜后脂肪间隙模糊。穿孔并发症少见。

　　**（三）肿瘤**

　　**1. 恶性肿瘤**　十二指肠恶性肿瘤少见，最常见是原发腺癌（图19-28）或壶腹部乳头肿瘤（图19-29）。

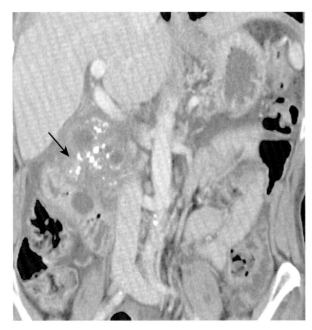

**图19-24** CT图像可见累及十二指肠球部、降部和水平部胰腺炎的粗大钙化(箭头处)

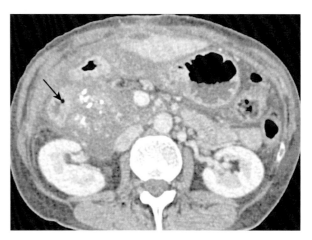

**图19-25** 胰腺炎和十二指肠炎的轴位CT图像。十二指肠壁增厚(箭头处),脂肪间隙模糊以及广泛的炎性改变

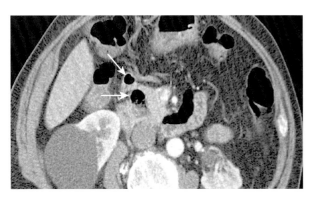

**图19-26** 经过十二指肠降段的轴位CT图像显示两个充满空气的囊状憩室(箭头处)

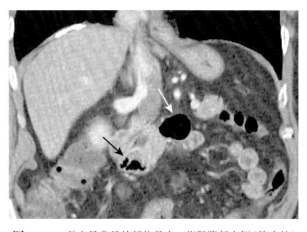

**图19-27** 憩室最常见的部位是十二指肠降部内侧(箭头处)

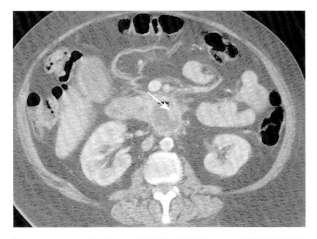

**图19-28** 十二指肠腔内小的增强软组织在CT图像显示明显(箭头处),组织学诊断证实为腺癌

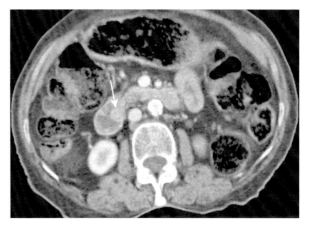

**图19-29** 小的强化的乳头状癌(箭头处)

这些肿瘤表现各异，包括梗阻或消化道溃疡疾病。CT常显示为十二指肠内肿块导致近端梗阻（图19-30），肿块位于Vater壶腹引起胰胆管扩张。

2. 继发受累　累及十二指肠的最常见肿瘤包括胃癌和淋巴瘤。在胃癌和淋巴瘤中，十二指肠受累的情况发生常常仅次于胃幽门直接受侵。胰腺癌经常累及十二指肠，因其与十二指肠相邻，肿瘤可导致十二指肠C形环增宽，表现为出血、穿孔或者十二指肠梗阻。

十二指肠转移瘤可继发于结肠、肾脏、子宫或乳腺来源的原发性肿瘤以及恶性黑色素瘤。

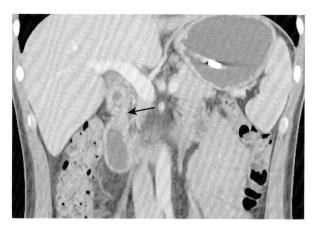

**图19-30**　十二指肠环周肿瘤（箭头处）导致胃流出道梗阻

## 要点

- 内镜检查是评价上消化道的金标准，钡餐检查的地位在弱化。
- 双重对比检查有助于发现溃疡并定性。
- 恶性溃疡不会突出胃部轮廓，表现出半月征，并且呈现局部小结节和相邻胃区扭曲及皱襞截断。
- 发现消化性溃疡、十二指肠溃疡最好的检查方法是上消化道钡餐检查，然而CT显示穿孔等并发症最佳。
- 胃癌和淋巴瘤很难鉴别。
- 胃癌的CT分期对于制订治疗计划非常有帮助。
- 胃肠道间质瘤通常为巨大、外生性，但治疗效果好。
- 十二指肠损伤属外科急症，应依据十二指肠周围气液囊的间接征象来识别。

第 **8** 篇

胃部病变

# 第20章

# 胃黏膜病变：区分良恶性

Hima B. Prabhakar, Abraham C. Thomas, and Anand M. Prabhakar

## 一、良性胃黏膜病变

**（一）病因** 广泛的良性疾病过程可以影响胃黏膜，包括炎症、感染、遗传和自身免疫过程。这些过程的共性在于均可影响到胃壁的主要防御屏障——黏膜层。

综合许多病变的影像表现，按照主要黏膜表现分为：溃疡、息肉、肿块以及弥漫性黏膜病变。常见病变过程具体如下：

（1）溃疡：感染（幽门螺杆菌、巨细胞病毒）、糜烂性胃炎〔非甾体抗炎药（nonsteroidal anti-inflammatory drugs, NSAIDs）、酒精、压力、辐射、直接创伤〕、克罗恩病、自身免疫性病（贝赫切特综合征）、结节病。

（2）息肉和肿块：增生性和腺瘤性息肉（也见于Cronkhite-Canada综合征和家族性结肠息肉病）、错构瘤（Peutz-Jeghers综合征、Cowden综合征）、胃异位胰腺、淋巴样增生。

（3）弥漫性黏膜病变：急性胃炎、萎缩性胃炎、嗜酸性淋巴细胞性胃炎、Zollinger-Ellison综合征、Ménétrier病，以及导致皮革状外观的疾病（腐蚀性物质、射线、克罗恩病、肺结核、结节病、梅毒）。

在本章中会针对以上各类进行讨论，并对最常见的病变进行描述。

**（二）发病率和流行病学**

1. 导致黏膜溃疡的良性病变 胃黏膜溃疡最常见的良性病因是消化性溃疡疾病。尽管常规使用$H_2$受体拮抗剂使总体发病率降低，但消化性溃疡病导致的总病死率仍固定不变。绝大多数情况下胃溃疡（70%～90%）和十二指肠溃疡（高达90%）均由幽门螺杆菌感染所致。

胃溃疡的其他致病原因包括NSAIDs和阿司匹林。长期服用NSAIDs者消化性溃疡疾病的患病率为25%。良性胃黏膜溃疡不太常见的原因包括烧伤患者压力性溃疡（柯林溃疡）和头部外伤患者（库欣溃疡）、滥用可卡因和嗜酒者、克罗恩病、结节病、巨细胞病毒感染和贝赫切特综合征。

2. 导致息肉和肿块的良性病变 胃的息肉样病变包括增生性（再生性）、腺瘤性、错构瘤性、炎性息肉以及胃异位胰腺。最常见的良性息肉是增生性息肉，通常可发生于胃炎。与腺瘤性息肉不同，腺瘤性息肉可以发展为结肠腺瘤，增生性息肉几乎不具备恶性潜能。

错构瘤息肉病综合征很少见，包括Peutz-Jeghers综合征、多发性错构瘤/Cowden综合征、青少年息肉病、Cronkhite-Canada综合征（息肉-色素沉着-脱发-甲营养不良综合征），以及Bannayan-Riley-Ruvalcaba综合征。错构瘤息肉自身并无恶性潜能，但经常与腺瘤性息肉相关。更重要的是，这些综合征可能与肠外恶性病变有关，因此诊断该病至关重要，以提醒患者对恶性病变进行筛查。

3. 导致弥漫性黏膜异常的良性病变 导致胃黏膜弥漫性病变的最常见疾病是急性胃炎以及慢性萎缩性胃炎。急性胃炎最常继发于幽门螺杆菌感染，如果未予治疗可以发展为慢性胃炎。急性胃炎的其他病因不仅包括NSAIDs诱发的胃炎、摄入腐蚀剂、肉芽肿病（结节病、结核病），而且包括不太常见的病因，如巨细胞病毒感染、疱疹病毒感染和梅毒感染。

慢性胃炎可发展为萎缩性胃炎，其特征为正常黏膜腺体的缺失，按胃的受累部位进行分类。A型慢性萎缩性胃炎主要影响胃底和胃体，被称为自身免疫性胃炎，并不常见。A型萎缩性胃炎与壁细胞破坏和内因子缺失导致的恶性贫血相关，从而导致维生素 $B_{12}$ 缺乏和巨幼细胞性贫血。B型慢性萎缩性胃炎更常见，主要累及胃窦部，与慢性幽门螺杆菌感染密切相关。

胃炎的其他致病原因不太常见。嗜酸细胞性胃炎的特征在于嗜酸性粒细胞增多和嗜酸性粒细胞侵袭胃壁。胃窦为主要受累部位，黏膜褶皱增厚可严重到胃流出道梗阻，肠受累也可发生，称为嗜酸性胃肠炎。

弥漫性胃褶皱增厚见于炎症或浸润。在Ménétrier病中，胃黏膜的黏液细胞肥大，导致褶皱明显增厚。这种罕见的疾病病因不明，可以表现像恶性肿瘤以及严重的胃炎或浸润过程。临床表现除了常见的疼痛、体重减轻，偶伴出血，还可表现为继发于蛋白质缺失而导致的低蛋白血症。

**（三）病理** 通常，影响胃黏膜的病因可分为几大类：感染、炎症、浸润性、自身免疫性和遗传。导致溃疡的病变过程可归纳为上述任何一种病因，但息肉样病变往往源于炎症性或遗传性原因。

感染性原因，包括最常见的幽门螺杆菌感染，全部始于躲避胃黏膜的自然防御屏障。由于其强酸性环境，胃可以抵御各种摄入细菌所致的感染。然而，幽门螺杆菌通过尿素酶产生碳酸氢钠和氨来中和酸性环境。一旦定殖在胃部，幽门螺杆菌便可通过一系列机制引起胃酸产量增加，包括通过抑制胃窦D细胞产生生长激素抑制素。因为生长激素抑制素是胃窦G细胞胃泌素产生的有效抑制剂，从而导致分泌的酸总体增多。这种酸分泌增多被认为是幽门螺杆菌诱导的胃炎和胃溃疡穿孔的首要原因。

其他感染性因素，包括疱疹病毒和巨细胞病毒感染，与黏膜细胞的病毒直接感染有关。临床上，这些病原体可影响免疫功能受损的患者。巨细胞病毒感染的特征是活检可见核内包涵体。

梅毒感染累及胃者少见，但在免疫功能受损的患者中逐渐增加。疾病早期，胃炎的病理特征是血管周围和黏膜单核细胞浸润。疾病后期阶段，可见胃内梅毒瘤以及瘢痕和狭窄的形成。

胃炎的炎症病因包括非甾体抗炎药诱导的胃炎以及摄入腐蚀性物质。这些病因中最常见的是非甾体抗炎药诱导的胃炎。非甾体抗炎药通过抑制前列腺素来降低胃黏液和碳酸氢盐的产生，从而破坏胃壁对胃酸的防御屏障，导致胃炎和溃疡。

浸润性病因易导致胃黏膜弥漫性异常，包括嗜酸性粒细胞性和淋巴细胞性胃炎、Ménétrier病、结节病和结核病。病理特点是黏膜或黏膜下浸润、细胞异常增多（嗜酸性粒细胞和淋巴细胞性胃炎以及Ménétrier病）或反应性组织（结节病和结核病的肉芽肿）。

良性息肉状的胃黏膜病变是最常见的增生性病变，并且在胃炎情况下常见，有低度恶变倾向。之前提及的息肉综合征中的腺瘤性息肉恶变可能性更高，呈管状或绒毛状。而息肉综合征中的错构瘤样息肉是最少见的亚型。

**（四）影像学表现**

1. 溃疡 胃溃疡性疾病通常表现为上腹部或腹部疼痛，进食时症状加重。这些临床症状是非特异性的，可以在各种腹部疾病中看到，且不仅仅局限于胃部疾病。MRI、超声检查以及PET-CT通常对诊断无帮助。

（1）X线摄影：黏膜病变的最佳检查方法为钡剂双重对比造影检查。胃溃疡表现为对比剂的异常积聚，任何位置都可见。胃内病变常呈圆形，而在食管中可表现为条形充盈缺损。良性溃疡突出于胃腔外。另外，黏膜褶皱常变薄并延伸至溃疡边缘（不见于恶性溃疡或溃疡性肿块）。黏膜溃疡的类型也很重要。使用非甾体抗炎药引起的糜烂性胃炎表现为小的溃疡，沿着增厚的胃壁褶皱排列（图20-1）。消化性溃疡往往是孤立性的或是很少数量的病灶，但贝赫切特综合征和克罗恩病的口疮性溃疡常为多灶性病变。

（2）CT检查：研究表明，带有虚拟胃镜的MDCT检查是区分良性和恶性胃溃疡的有效方法。根据溃

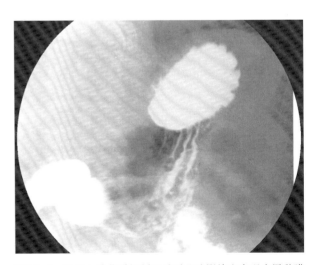

**图20-1** 胃的上消化道钡剂双重对比造影检查表现为胃黏膜皱襞增厚，伴沿胃皱襞排列的多发溃疡。内镜取样提示胃炎，幽门螺杆菌阴性。该病例最有可能继发于使用非甾体抗炎药者

疡形状、边缘（规则或不规则）、胃黏膜皱襞变化以及溃疡基底的强化作为良恶性鉴别标准，Lee等研究表明，其敏感性达80%～90%，特异性达77%～78%。

更常见的是，CT通常用于评价腹痛的患者，可以在溃疡部位看到胃壁增厚或水肿。重要的是，CT可较容易地发现胃溃疡的一些并发症，包括穿孔（图20-2）和胃流出道梗阻。但CT检查不易发现出血性溃疡。

2. 息肉和肿块　胃息肉和良性肿块通常在临床上呈隐匿性表现，除非其导致出血或胃流出道梗阻。这些病变常在内镜或钡剂X线检查时偶然发现。MRI、超声检查、核医学检查和PET-CT一般对诊断没有帮助。

（1）X线摄影：良性胃黏膜息肉和肿块的影像学检查仍旧依赖于钡剂双重对比造影检查。胃息肉表

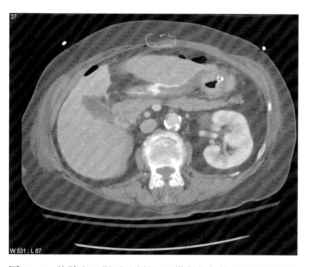

**图20-2**　静脉和口服对比剂的CT横断位扫描可见胃壁有缺损，口服对比剂进入腹膜腔。术中发现此处为胃溃疡穿孔

现为充盈缺损，可带蒂，也可呈管状（图20-3）或绒毛状。若息肉数目多，息肉综合征的可能性增加。此外，黏膜肿块如异位胰腺具有特异性表现，常表现为胃幽门部中央区的凹陷性肿块。

（2）CT检查：CT检查对检出黏膜病变常无帮助，除非存在大的肿块或出现胃流出道梗阻等并发症。

3. 弥漫性黏膜病变　同样，腹痛在黏膜病变中最常见，并且是非特异性的。若患者有瘢痕或纤维化，以及早饱感可提示进行相应的胃部检查。此外，患有Ménétrier病的患者表现为低蛋白血症，提示继续查找潜在的病因。

（1）X线摄影：钡剂双重对比造影检查可用于出现早饱感的患者进一步明确潜在肿瘤或肿块。钡剂检查另可用于显示胃部不可扩张或节段性瘢痕形成如克罗恩病。相同表现的鉴别诊断范围很广，详细询问患者病史可以缩小疾病诊断范围。

（2）CT检查：CT检查通常不用于未扩张的胃部诊断。胃壁增厚与未扩张的胃表现相似。

（3）PET-CT检查：PET-CT不用于检查弥漫性胃黏膜病变。因其他原因行PET-CT检查的患者，偶然发现炎症病变，如胃炎等可伴有FDG摄取增高。

4. 影像检查选择　腹痛患者首选CT检查。如果CT不能明确诊断，患者应进行钡剂双重对比造影或内镜检查进一步评价。这两种检查的选择通常取决于患者的临床状况和初步诊断考虑的疾病类型。

（五）鉴别诊断　腹部和上腹部疼痛是胃炎和溃疡病的典型临床症状。这些都是非特异性症状，只有结合相应的临床病史（例如非甾体抗炎药使用史、克罗恩病或结节病史）才能确诊。

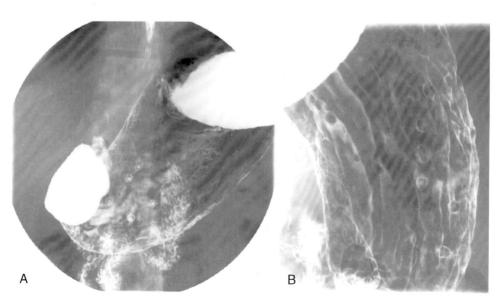

**图20-3**　A. 胃的上消化道钡剂双重对比造影检查显示多发性息肉样病变。B. 内镜活检提示增生性息肉，为最常见类型

## 典型征象

- Hampton线（良性溃疡）：侧位见溃疡基底部细的直线，提示黏膜破坏的细环。
- 公羊角标志（克罗恩病）：胃窦变形，不扩张，狭窄以及蠕动减少，构成类似于公羊角形状。
- 线性或匐行性的胃溃疡（阿司匹林或非甾体抗炎药诱发的糜烂性胃炎）。
- 异位胰腺：幽门部中央凹陷的肿块。

如上所述，鉴别诊断根据其主要表现进行黏膜病变归类：溃疡、息肉、肿块以及弥漫性病变。

### 二、恶性胃黏膜病变

（一）病因　恶性胃黏膜病变与良性病变临床表现相似，按最常见表现对其分类是有帮助的。恶性病变的很多临床表现相似，因为主要疾病如胃腺癌、胃淋巴瘤和转移性肿瘤，均可显示为相似的影像表现。依据不同的黏膜表现对病变进行分类，即溃疡、息肉或肿块，以及弥漫性黏膜病变，根据分类归纳如下：

- 溃疡：恶性胃溃疡继发于胃腺癌、胃淋巴瘤、类癌，以及黑色素瘤、肺腺癌、卡波西肉瘤来源的转移性肿瘤。
- 息肉和肿块：胃癌、类癌。
- 弥漫性黏膜病变：皮革胃（胃癌、淋巴瘤、转移瘤尤其乳腺癌转移）、Ménétrier病伴腺癌。

（二）发病率和流行病学　原发性和转移性恶性病变均可累及胃。原发恶性肿瘤包括腺癌（95%）、淋巴瘤（4%）和GISTs（1%）。在转移性恶性肿瘤中，胰腺或结肠邻近肿瘤的直接侵犯较来自乳腺癌和黑色素瘤的血行转移更常见。其中，可累及胃黏膜的恶性肿瘤包括腺癌、淋巴瘤和血行转移灶。

总之，胃癌的发病率在过去一个世纪中有所下降。在20世纪初期，胃癌是美国男性死亡的首要原因，而现在未排入前10名。虽然胃癌在西方的发病率有所下降，但在亚洲，胃癌仍然相对普遍，也是东欧第二常见的癌症。胃癌发病率最高的是哥斯达黎加、日本，而发病率最低的是美国、非洲及东南亚部分地区。总之，胃癌预后很差，五年生存率约22%，统计发现生存率在过去30年中没有明显提高。

胃腺癌的病因尚不清楚，但流行病学研究指出饮食（少水果、少蔬菜、高硝酸盐和高盐）是一个影响因素。另外，幽门螺杆菌感染与患腺癌和淋巴瘤的风险增加有关。基因突变，包括Li-Fraumeni综合征和遗传性非息肉病性结直肠癌，可增加患胃恶性肿瘤的风险。

与胃腺癌不同，胃淋巴瘤的发病率一直在增加。与胃腺癌相似，幽门螺杆菌感染是一种危险因素，并且抗生素治疗后的淋巴瘤明显好转。胃淋巴瘤几乎都是B细胞非霍奇金类型，与非霍奇金淋巴瘤相似。

（三）病理　胃腺癌占胃恶性肿瘤的95%，通常分为两大类：Ⅰ型（肠型）和Ⅱ型（弥漫型）。Ⅰ型腺癌通常分化良好，含有不同的腺体成分，好发于老年男性，并且预后较好。Ⅱ型腺癌分化差，为浸润型，好发于年轻女性，并且预后较差。

胃淋巴瘤虽少见，却是淋巴瘤最常累及的结外器官。几乎所有胃淋巴瘤都是B细胞非霍奇金类型。这些可包括分化良好的浅表黏膜相关淋巴组织淋巴瘤和高级别大细胞淋巴瘤。

（四）影像学表现

胃黏膜良、恶性病变的临床表现存在很多相同之处，包括上腹痛、体重减轻、厌食和贫血。通常，因钡剂双重对比造影检查更简易，且创伤小，常作为首选检查。

1. X线摄影　钡剂双重对比造影检查通常作为上腹部或腹部疼痛患者的首选检查。存在黏膜异常时，通常包括三大类病变：溃疡、息肉或肿块以及弥漫性黏膜病变。这三类涵盖了许多良恶性病因的鉴别诊断，并且大多数情况下患者必须通过内镜检查和活检确诊。然而，良恶性溃疡的典型表现可能提示具体原因。

黏膜溃疡进行钡剂双重对比造影检查是为了鉴别良恶性溃疡。良性溃疡典型表现为圆形，伴有薄的放射状黏膜皱襞至"火山口"表面，并且投影时在胃腔外面。相反，恶性溃疡则呈结节状，不规则放射状黏膜皱襞，未达溃疡火山口（溃疡的肿块），并且位于胃壁内。影像学文献称，根据以上标准，明显属于良性范畴的溃疡不需要内镜证实。然而，在内科文献中仍建议对所有溃疡进行内镜检查来确认是否为良性。

对黏膜息肉或黏膜肿块的患者行钡剂双重对比造影检查发现，大多数是良性增生或炎性息肉。然而，这些息肉大部分是腺瘤性息肉，并且不易与增生性息肉鉴别，因此仍建议内镜活检来排除癌前病变。绒毛状息肉恶变率更高（55%），须在发现时通过内镜或手术切除。

胃黏膜皱襞增厚和其他弥漫性黏膜病变均有多种原因。通常，胃壁增厚、不规则、扭曲的褶皱提示浸润性病变，如腺癌（图20-4）、淋巴瘤或转移性肿瘤。然而，也有与其他疾病重叠的情况，如Ménétrier病，

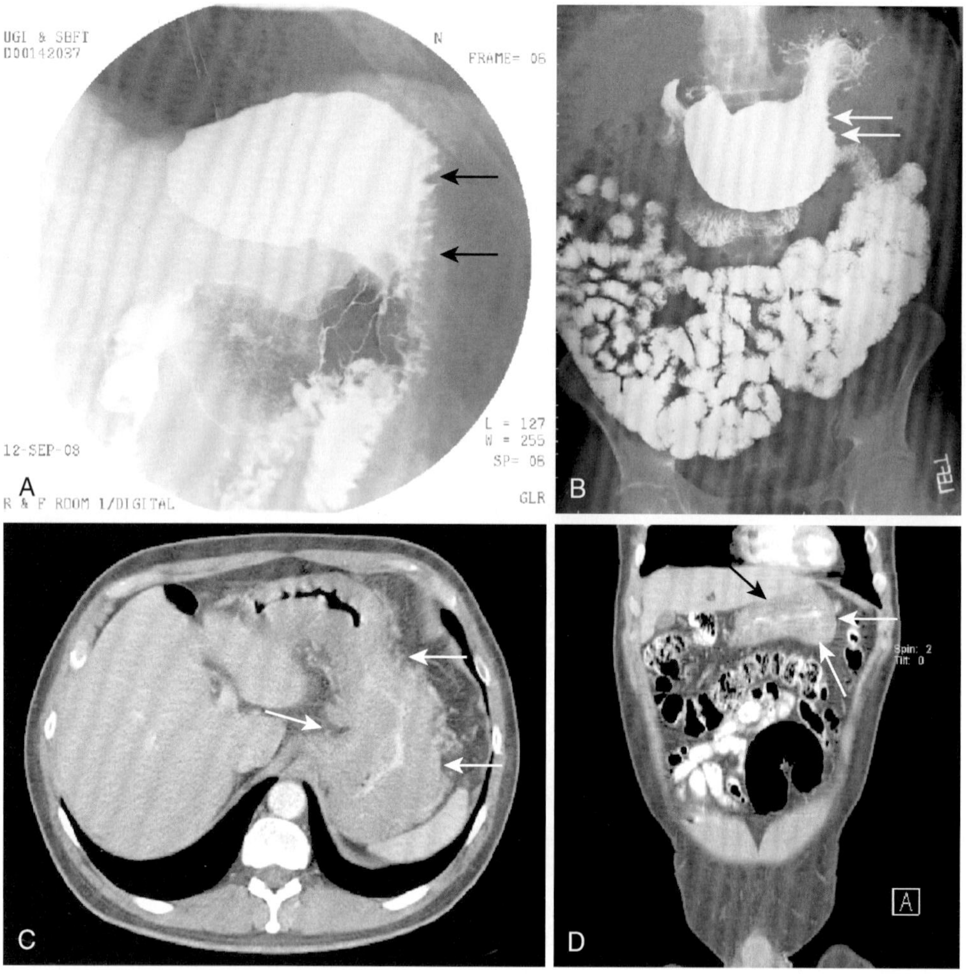

图 20-4  继发于胃腺癌的皮革状胃外观。A 和 B. 钡剂双重对比造影检查显示胃扩张受限和胃褶皱增厚（箭头处）。C 和 D. 静脉和口服对比剂增强 CT 扫描的轴位和冠状位图像显示胃壁明显增厚（箭头处），伴胃扩张受限

可以是良性的或与其他恶性肿瘤相关（图 20-5）。胃扩张受限对诊断没有帮助，其既可见于硬癌和转移性病变，也可见于克罗恩病和梅毒等良性疾病。钡剂双重对比造影检查发现任何征象，都应建议继续进一步检查，以发现潜在的病因。

2. CT 检查  虽然在胃恶性肿瘤的分期和随访中最常用 CT 检查，但是虚拟胃镜的 MDCT 检查也已经被用于鉴别良恶性溃疡。将溃疡形状、壁厚和增强作为标准，结合多平面重建图像，Chen 等证明其鉴别良恶性溃疡的敏感性为 80%，特异性为 100%。

更常见的是，CT 用于已知胃恶性肿瘤的分期或者用于评价并发症。患者表现为急性腹痛时，CT 常作为首选检查。在这些病例中，出现穿孔、梗阻（图 20-6 和图 20-7）或出血的患者，进行外科手术治疗，可以明确其基础病因（恶性或良性）。弥漫性病变的患者，如胃壁广泛增厚，同时存在胃外疾病，应考虑恶性病因而不是良性病因（图 20-8）。此外，当原发性胃癌不能确定时，多排螺旋 CT 在排除晚期疾病以及考虑侵入性更小的治疗方法上也有帮助。

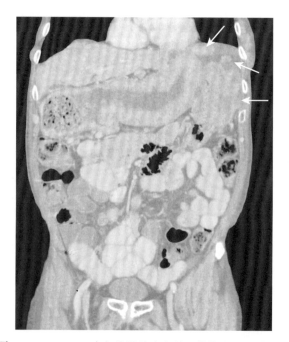

图 20-5  Ménétrier 病与非胃腺癌相关。静脉和口服对比剂的增强 CT 冠状位图像显示胃壁明显增厚，还有左上腹与之相关的强化软组织肿块（箭头处）。活检提示胃部病灶的改变与 Ménétrier 病相一致，而邻近肿块和腺癌一致

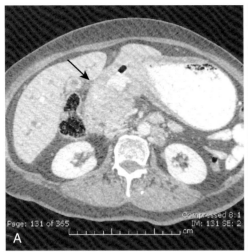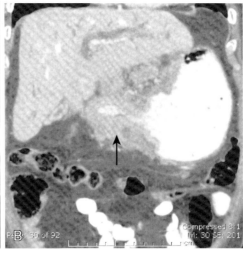

**图20-6** 胃腺癌导致胃流出道梗阻。A和B. 静脉和口服对比剂增强CT扫描的轴位和冠状位图像显示远端胃壁明显增厚（箭头处），伴胃近端扩张，与胃流出道梗阻一致。目前，恶性肿瘤是胃流出道梗阻的最常见原因

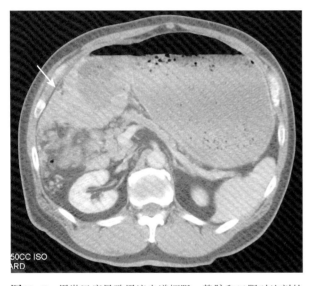

**图20-7** 胃淋巴瘤导致胃流出道梗阻。静脉和口服对比剂的增强CT横断位图像显示远端胃壁增厚（箭头处）伴胃流出道梗阻。该病例与图20-6不易鉴别，并证明了活检的重要性

> **要点**
>
> - 诊断胃黏膜疾病最有效的成像技术是上消化道钡剂双重造影检查。
> - CT可用于进一步评价已知的溃疡以及急性并发症，如穿孔和胃流出道梗阻。
> - 上消化道钡剂双重对比造影检查是上腹痛患者的首选初步检查。
> - 一旦诊断出胃黏膜病变，应进行内镜检查及活检，因为恶性黏膜疾病可以由良性病变引起。

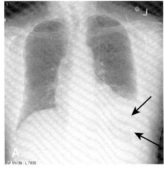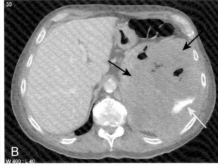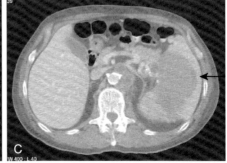

**图20-8** 胃淋巴瘤侵犯脾脏。A. 后前位胸片显示结节样胃壁增厚（箭头处）。B和C. 静脉和口服对比剂增强CT的轴位图像显示胃壁明显增厚，伴有脾脏受侵（箭头处）。注意：胃腔内少量口服对比剂，伴胃腔严重扭曲（B图白色箭头处）

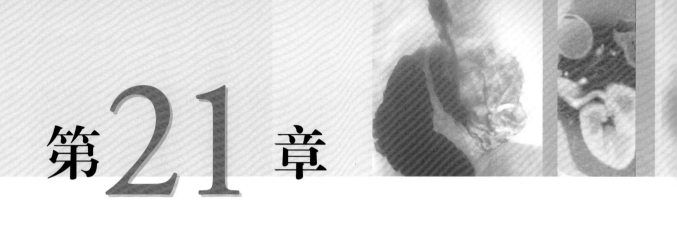

# 第21章

# 胃间质瘤

Anand M. Prabhakar, Abraham C. Thomas and Hima B. Prabhakar

**（一）概述**　胃间质瘤为起源于胃间叶组织的少见肿瘤，由结缔组织和血管等支持器官提供营养。另一方面，实质代表器官的功能组织。胃内，实质包括黏膜下的上皮腺组织，以及由支持组织或间质组成的间叶组织；间质的组成包括平滑肌细胞、神经细胞、脂肪细胞、血管结构和上皮样细胞。胃间质瘤起源于上述任意细胞类型。

**（二）发病率和流行病学**　胃间质瘤的发病率因类型而异。最常见的是胃肠道间质瘤（GIST），每百万人中有10～20例发病，意味着在美国每年有5 000～6 000例。GIST占所有胃肿瘤的2%～3%，脂肪瘤占胃良性肿瘤的2%～3%，神经源性肿瘤占4%，血管性肿瘤占2%。胃间质瘤的其余类型非常罕见。

神经纤维瘤病、Carney综合征以及KIT细胞突变会增加GIST的患病风险。

**（三）临床表现**　胃肠道出血（33%）和腹痛（19%）是胃肠道间质瘤的最常见症状，也可见贫血、便血、呕血、腹痛、可触及的肿块和腹胀等。

**（四）病理**　过去，基于肿瘤来源于平滑肌细胞的原理，胃肠道间质瘤是指平滑肌瘤、平滑肌肉瘤、上皮样平滑肌肉瘤和平滑肌母细胞瘤。然而，现在认为GIST起源于Cajal间质细胞，是一种能在固有肌层表达KIT的原始肠道干细胞，属于酪氨酸蛋白激酶受体。鉴别GIST与其他间质瘤是依据KIT的表达，95%的GIST表达KIT。CD117免疫组织化学染色对KIT呈阳性，可诊断GIST。GIST中KIT表达是药物治疗的前提。

GIST可以是良性或恶性。确定GIST的良恶性取决于每高倍视野观察到的有丝分裂数量。恶性

GIST可以复发，并转移至肝脏和腹膜表面，远处转移少见。转移性GIST淋巴结肿大不常见。因此，如果存在淋巴结肿大，应考虑其他恶性肿瘤，如腺癌和淋巴瘤。

其他的胃间质瘤依靠组织学确诊。神经鞘瘤的S-100蛋白染色阳性；真正的平滑肌瘤和平滑肌肉瘤起源于平滑肌细胞，在胃部很少见。

**（五）影像学表现**　70%的GIST发生于胃部（图21-1），其中75%发生于胃体部。GIST可发生在从食管到肛门的任何部位，也可起源于肠系膜、腹膜后腔和网膜。第二常见部位为小肠，约占20%～30%。其他间质瘤与GIST表现相似，应在鉴别诊断中予以考虑。

**1. CT检查**　CT检查，增强后GIST通常是边缘强化，并且可见胃外和胃内成分。考虑到其大小，通常很难确定GIST起源于肠道的哪个部分，但轻度的肠壁增厚可以提示起源部位。偶尔可见气腔和钙化（图21-2）。

尚未建立明确的影像学标准来区分GIST的良、恶性。最初，发现除转移性疾病的证据外，只有大于5 cm的病灶可提示恶性。最近，有研究认为恶性潜能的GIST可伴有不均匀性强化和囊性坏死成分。GIST的转移性病变常局限于肝脏和肠系膜，主要伴有富血供转移灶。

胃腺癌和淋巴瘤通常不具有胃外成分，并且可作为诊断线索。其他良性间质肿瘤更为罕见，成像特征无特异性，但同样作为鉴别诊断。然而，如胃的神经鞘瘤，均匀性强化、边界清楚的肿块可考虑良性病变。边缘光滑、边界清晰的肿块，测得CT值-70～

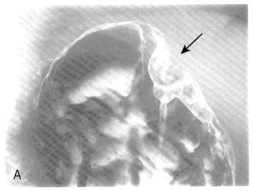
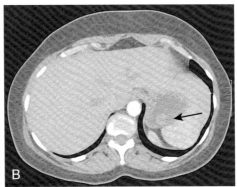

图21-1 A. 上消化道钡剂双重对比造影检查,图像显示胃腔内充盈缺损(箭头处)。B. CT增强检查横断位图像显示相应肿块(箭头处),后被证实是GIST

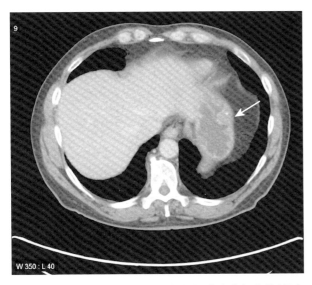

图21-2 CT增强检查显示胃腔内肿块,伴点状钙化灶(箭头处),后证实为GIST

−120 HU 的成分则考虑胃脂肪瘤。

2. MRI检查 GIST的MRI表现与CT类似,表现为实性部分T1高信号,囊性部分T2高信号。肿块因存在出血成分,通常信号不均匀。增强后GIST病灶明显强化,同样可显示富血供转移瘤。

黏膜下肿块T1WI呈均匀高信号,与脂肪瘤的表现一致。仅见一例胃神经鞘瘤的MRI报道,该报道描述病灶呈分叶状,T1WI上呈低信号,T2WI上呈高信号,边界清楚,均匀强化。

3. PET-CT GIST和转移瘤通常表现出氟代脱氧葡萄糖(fluorodeoxyglucose, FDG)摄取增高。PET检查已被用于GIST分期和治疗后随访(图21-3)。PET检查,特别在监测伊马替尼的治疗反应方面有帮助。在使用伊马替尼治疗的患者中,在开始治疗后短期即可见FDG摄取量显著减低,这在治疗章节中将作进一步描述。

(六)治疗

1. 内科治疗 过去,转移性或无法切除的GIST的药物治疗包括细胞毒化疗。然而,疗效通常不佳。目前,药物治疗主要使用伊马替尼。伊马替尼是一种酪氨酸激酶抑制剂,选择性抑制KIT,此外还包括其他一些酪氨酸激酶抑制剂。由于许多的GIST过度表达KIT,现在多使用伊马替尼进行靶向药物治疗,该药物已被证实对肿瘤消退有较好效果,且仅有轻度至中度不良反应。伊马替尼适用于KIT表达患者及转移性或手术无法切除的GIST患者。该类疾病复发的风险很高,伊马替尼用于患者的辅助治疗后,研究显示复发率降低。对伊马替尼不耐受或对其治疗呈抵抗的患者,另一种酪氨酸激酶抑制剂——舒尼替尼已被批准用于治疗。

用伊马替尼治疗后,原发肿瘤和转移性肿瘤可囊变。CT随访检查中,出现强化结节或边缘增厚,即使

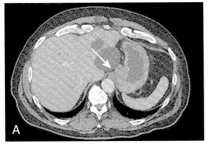
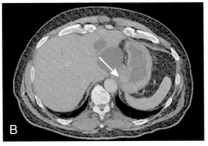
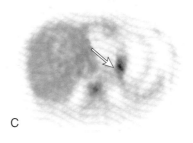

图21-3 胃肿块。67岁男性因粪便愈创木酯法检测阳性而行上消化道内镜检查,偶然发现胃部肿块。轴位CT(A)、轴位PET-CT(B)和轴位PET图像显示FDG摄取增高,对应CT所见的胃近端软组织肿块(箭头处)。肿块活检提示GIST

病灶没有增大,也代表了病情进展,表明该患者对伊马替尼缺少反应。PET-CT显示GIST的主要病灶和恶性变活度明显减低,即使单次剂量的伊马替尼治疗后,也可检测到变化,早于CT检测到变化数月。单次剂量治疗24 h后,PET-CT检查就可以发现反应。缺乏活性降低表明肿瘤对伊马替尼耐药。

2. 外科治疗 尽管药物治疗取得了进展,但GIST的主要治疗方法仍然是手术治疗,特别是局限性的、可切除的病灶。40%～60%的患者可以实现完整手术切除。肿瘤的位置通常决定手术方法,胃贲门或幽门附近的肿瘤用开腹手术切除治疗,而来自胃其他部位的肿瘤通常用腹腔镜切除术治疗。CT胃造影有助于确定肿瘤的位置。使用伊马替尼进行辅助治疗可用于瘤体减灭的患者,可以改善手术病死率。当伊马替尼用于高级别肿瘤的辅助治疗时,应定期随访

检测是否复发。目前的研究旨在根据肿瘤分期和新的靶向药物,将患者分为外科手术治疗者和药物治疗者。

---

### 医师须知

- GIST的放射学分期可影响外科治疗和药物治疗,尤其对于转移性疾病。

---

### 要点

- GIST是外生型肿块,可发生于食管至肛门的任何部位,且主要起源于胃。
- 手术是常规治疗方式,依据指征采用伊马替尼辅助治疗。随访时用PET-CT和CT检查对治疗疗效的评价有帮助。

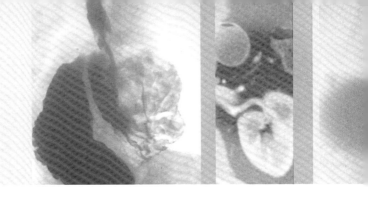

# 第**22**章

# 胃流出道梗阻

Hima B. Prabhakar, Abraham C. Thomas, and Priya D. Prabhakar

（一）**病因** 胃流出道梗阻并不常见，病因多种多样。已经报道的有胃内和胃外原因，良性和恶性原因。曾经较常见的是继发于炎症或消化性溃疡瘢痕的病变（高达12%）。尽管很难确定胃流出道梗阻的发病率，但往往认为随着治疗方法的提高，胃炎和消化性溃疡病的发病率有所下降。自引入 $H_2$ 受体阻滞剂以来，总体上恶性病因成为目前胃流出道梗阻的最常见病因。

消化性溃疡病仍然是胃流出道梗阻最常见的良性病因。其他的良性病因包括胃和十二指肠结石、克罗恩病、增生性或嗜酸细胞性胃肠炎、胃窦或十二指肠球部的异位胰腺、胃扭转、梗阻性胆结石（也被称为Bouveret综合征），以及胰腺炎和胰腺假性囊肿。文献中报道不常见的良性病因包括Brunner腺增生（图22-1）、胃十二指肠结核和神经纤维瘤病。胃流出道梗阻在小儿中很少见，良性病因包括胃窦闭锁、幽门闭锁、胃窦和幽门蹼、胃和胃十二指肠乳酸结石以及幽门重复囊肿。

恶性病变目前是成人胃流出道梗阻最常见的病因。可引起胃流出道梗阻的肿瘤包括胃腺癌、淋巴瘤、胰腺癌和胆囊癌。在这些病例中，胃流出道梗阻可能是疾病的一种表现。这种表现可能由炎症或治疗性（如放疗）瘢痕引起。

影像和介入放射学在胃流出道梗阻诊疗中的作用取决于潜在病因。最常见的是，当患者出现胃流出道梗阻症状，包括顽固性呕吐、"恐食"和恶病质，部分初诊检查为腹部X线摄片和CT检查的异常。使用这些检查可以诊断胃流出道梗阻，但是在确定病因方面仍然有困难。部分病因有典型的CT影像特征（如胃石），并且有些易于诊断（如晚期胰腺肿瘤）。然而，有些病变影像检查不容易确诊（如胃淋巴瘤）。因此，不仅要掌握胃流出道梗阻的不同病因，还要掌握这些疾病的流行病学才可以更好地鉴别诊断。

（二）**发病率和流行病学** 流出道梗阻的总体发病率很难确定，因其继发于多种潜在病因。考虑各种病因导致胃流出道梗阻的频率更简单些，包括良性和恶性，表现为胃流出道梗阻。

在成人中，恶性病因是最常见的，其次是良性消化性溃疡病变。研究表明，随着治疗水平的提高，包括 $H_2$ 受体阻滞剂的应用，进展期消化性溃疡病的发病率已经有所降低。据推测，随着常见病因和临床表现的减少，胃流出道梗阻的总体发病率似乎也在下降。然而，这在文献中尚未有研究报道。

目前，成人胃流出道梗阻最常见的病因是恶性病变。高达35%的胃癌患者存在胃流出道梗阻，但在发达国家其发病率被认为是有所降低。15%～25%的胰腺癌患者表现为胃流出道梗阻，并且通常这些患者还有胆管梗阻的体征和症状。

在小儿中，恶性病变不太可能发生。在年轻患者中可见的良性病因包括先天性原因（幽门狭窄、胃窦蹼和重复囊肿）、炎性病变（胰腺炎和胰腺假性囊肿）和继发性梗阻（异物、胃石）。

（三）**临床表现** 胃流出道梗阻的临床表现包括恶心和顽固性呕吐。通常，呕吐是非胆汁性的，可能含有未消化的食物。取决于潜在病因，患者可表现为疼痛，特别是消化性溃疡、胰腺炎或者Bouveret综合征。恶性肿瘤导致胃流出道梗阻的患者，早饱感和体重减轻是常见症状，这些症状也可见于胃石等

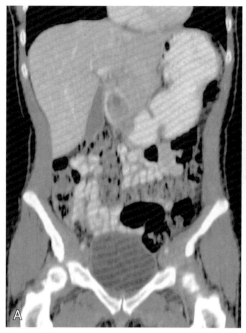

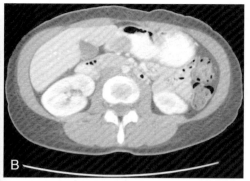

**图22-1** A. 静脉注射和口服对比剂后, 冠状位CT重建图像显示胃明显扩张。B. 横断位CT图像显示胃远端和胃窦的肿块。病变活检显示Brunner腺增生是导致胃流出道梗阻的原因

慢性病。

严重的胃流出道梗阻患者, 左上腹部可呈鼓状扩张。根据发病原因, 体格检查可能会发现额外线索。在患有胰腺和胆管恶性肿瘤的情况下, 具有潜在进行性恶性肿瘤的表现可能是恶病质或黄疸。在患有消化性溃疡病、胰腺炎或胆结石引起梗阻的患者中, 触诊会出现疼痛。婴儿幽门狭窄者, 典型表现是上腹部呈"橄榄"状。最后, 在毛粪石患者中会出现不断牵拉头发引起的脱发。

患者出现长期呕吐导致脱水或营养不良, 且实验室指标异常, 要考虑与胃流出道梗阻有关。呕吐会导致盐酸流失和代谢性碱中毒。另外, 如果患者发展为脱水, 血尿素氮和肌酐可表现异常。最后, 还可发现一些与胃流出道梗阻潜在病因相关的实验室指标异常。其中包括消化性溃疡病患者幽门螺杆菌呈阳性, 胰腺炎患者淀粉酶和脂肪酶水平升高, 胰腺肿瘤继发梗阻性黄疸患者胆红素水平升高, 以及消化性溃疡疾病出血患者伴有贫血、潜在恶性病变、克罗恩病或肺结核等慢性疾病。

**(四) 影像学表现** 胃流出道梗阻的主要临床表现是恶心和顽固性呕吐。在更严重或慢性病例中, 还可出现恶病质和厌食。必要时可以根据患者年龄、体格检查、实验室检查数据、影像学和内镜检查来缩小鉴别诊断范围。

1. X线检查 腹部X线检查可显示胃扩张, 其向下取代肠管位置 (图22-1)。上消化道钡餐检查可以显示梗阻部位。胃的远端部分狭窄可以帮助区分

胃流出道梗阻与功能性胃轻瘫或胃排空延迟。在急性病例中, 很少进行上消化道钡餐检查。在慢性病例中, 如果进行钡剂双重对比造影检查, 溃疡或内在肿块大到可以导致胃流出道梗阻时, 应该很容易显示。

2. CT检查 CT是诊断胃流出道梗阻和鉴别多种潜在原因最有用的检查方式。在CT图像上, 胃流出道梗阻显示为大的扩张的胃。如果给予口服对比剂, 对比剂很少能通过梗阻部位。

CT更大的价值在于鉴别胃流出道梗阻的潜在病因。恶性病变如胰腺癌, 可以用CT做出诊断, 尤其是进展到导致胃流出道梗阻时 (图22-2)。CT检查还可鉴别胰腺炎和胰腺假性囊肿 (图22-3), 胃石和Bouveret综合征等良性病因。

3. MRI检查 MRI在胃流出道梗阻诊断中的价值有限。尽管之前描述的部分病变MRI可见, 包括胰腺肿瘤、胰腺炎、胰腺假性囊肿以及胃癌, 但是MRI很少用于已经进展到胃流出道梗阻的初始诊断。

4. 超声检查 小儿患者, 为避免电离辐射, 首选超声检查。超声检查有助于评价幽门狭窄, 对幽门增厚和长度有详细的诊断标准。

另外, 超声检查对胃石诊断也有价值, 表现为强回声伴后方声影的腔内肿块。超声检查可显示胰腺假性囊肿, 但如果囊肿大到导致胃流出道梗阻, 则较难确定囊肿的起源。

5. 核医学 核医学虽然一般不用于急性胃流出道梗阻诊断, 但慢性病例可以进行放射性核素的胃排空检查来评价胃轻瘫情况。

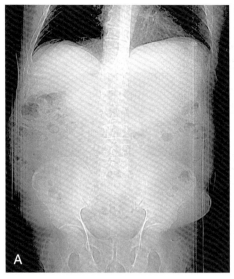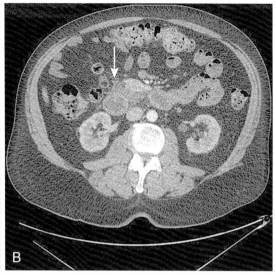

图22-2 A. CT扫描定位像显示胃明显扩张,从而使横结肠向下移位。B. 静脉注射对比剂后进行的增强CT检查显示胰头有低密度肿块,导致胃十二指肠梗阻(箭头处)

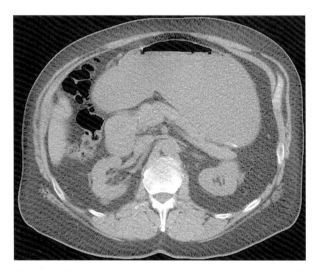

图22-3 轴位平扫CT显示扩张的胃,与胃流出道梗阻相符合。胰头区域见束带,伴点状钙化灶,与胰腺炎相符

6. PET-CT PET-CT检查可用于胃癌和淋巴瘤的分期,但通常不用于胃流出道梗阻的初步诊断。PET-CT检查可用于显示已知恶性肿瘤的继发性慢性胃流出道梗阻。

7. 影像检查选择 如果腹部X线平片显示存在胃扩张,应进行CT检查以进一步查找潜在病因(表22-1)。

(五)鉴别诊断 临床表现为恶心、呕吐、厌食和疼痛的疾病考虑范围很广。重要的是,临床医师需要考虑患者的年龄因素。事实上,鉴于胃流出道梗阻的发生率相对较低,很可能不被列为鉴别诊断考虑。潜在病理过程随着年龄增长的可能性增大,而不到一半的患者,其年龄不超过40岁,会因器质性病变引发这些症状。

表22-1 胃流出道梗阻成像方法的准确性、局限性和缺点

| 检查方法 | 准 确 性 | 局 限 性 | 缺 点 |
| --- | --- | --- | --- |
| X线平片 | 取决于梗阻的严重程度 | 通常不能鉴别潜在病因 | |
| CT | 准确性高,非常适合鉴别大多数潜在原因 | 不容易鉴别胃十二指肠炎症和增厚的良、恶性 | 不容易区分胃溃疡和炎症的良、恶性 |
| MRI | 通常不用于诊断;可能有助于胃或胰腺肿瘤的分期 | 在急性病例中难以区分炎症与恶性病变 | 在良性和恶性病变中都可以看到强化 |
| 超声 | 婴儿幽门狭窄的主要检查方式;可显示导致梗阻的大的肿块或囊肿 | 在诊断其他原因方面的用途有限;通常需要CT来确定潜在病因或梗阻程度 | 来自肠梗阻的过多气体将限制超声的效用 |
| PET-CT | 不用于初步诊断;可用于胃癌和淋巴瘤的继发分期 | 不用于初步诊断 | |

结合临床表现,最常见的鉴别诊断包括功能性消化不良、胆囊结石、胃和十二指肠溃疡(不一定导致胃流出道梗阻)、肠易激综合征、胃食管反流和胃癌。诊断范围可根据患者特征进一步缩小。胆囊结石女性更常见,而溃疡病和胃癌的发病率男性更高。如果患者出现无痛性黄疸、恶心、呕吐和厌食,胰腺癌作为鉴别诊断的可能性更大,但也可能是胃流出道梗阻的临床症状。

总之,胃流出道梗阻没有特异性临床表现。然而,综合考虑人口学因素,结合体格检查和实验室检查,可提示胃流出道梗阻的潜在原因。

根据影像检查,胃流出道梗阻诊断相对容易。更重要的是,使用影像检查可以帮助消化科医师或外科医师缩小鉴别诊断范围,并予以适当的治疗方法,包括药物或手术治疗。

### (六) 治疗

1. 内科治疗　急症病例,表现为胃流出道梗阻的患者需要对症治疗,应置入鼻胃管进行胃肠减压,如果出现脱水和营养不良,患者应接受静脉输液和补充营养。

一旦急性症状缓解,则针对根本原因进行治疗。对于恶性病变引起胃流出道梗阻的患者,可以通过内镜或透视引导下放置辅助支架。对于消化性溃疡患者,如果考虑梗阻是由炎症引起而非瘢痕所致可以进行药物治疗。内镜下球囊扩张术可用于多种原因所致的良性幽门狭窄患者。

2. 外科治疗　传统上,恶性胃流出道梗阻的姑息治疗是胃空肠吻合术。然而,支架置入术越来越普遍应用,因其相关病死率较低。手术治疗可用于消化性溃疡(迷走神经切断术和胃窦切除术或远端胃切除术)、幽门狭窄(幽门成形术)、胰腺炎和胰腺假性囊肿(必要时进行清创术)的患者。此外,如果患者在恶性病变的情况下支架置入术失败,可以考虑行胃空肠吻合术。

---

### 典型征象

- Bouveret综合征:远端胃或十二指肠的胆石钙化,伴胆囊十二指肠瘘所致胆囊积气(见于CT)。
- 梗阻性胃石:边界清晰的腔内肿块,伴间隙内气体(见于CT)。
- 婴儿幽门狭窄:肩征(上消化道检查钡剂在胃窦聚集);超声检查,幽门肌增厚,厚度大于4 mm,长度大于16 mm。
- 克罗恩病:羊角征、管状狭窄、胃窦变形、扩张性差。

---

### 医师须知

- 胃流出道梗阻既有良性病因也有恶性病因。
- 胃流出道梗阻患者,一旦急性症状稳定后,就应查找潜在原因。

---

### 要点

- 胃流出道梗阻是很多良恶性病变的临床表现。
- 成人最常见的病因是恶性肿瘤(胃癌和胰腺癌)。
- 成人最常见的良性病因是消化性溃疡。
- 一旦诊断出胃流出道梗阻,CT检查可以帮助确定潜在的病因。

第 *9* 篇

胃功能影像

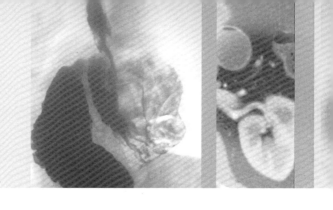

# 第23章

# 胃功能成像：技术与应用

Rivka R.Colen, Abraham C. Thomas, and Johannes B. Roedl

## 一、技术特征

放射性核素的胃排空检查（闪烁扫描法）仍然是评价胃功能应用最广泛的方法。

**（一）放射性药物** 胃排空闪烁扫描法最常用锝-99 m（$^{99m}$Tc）硫胶体分散在固体和（或）液体中推注。

放射性标记物必须符合某些标准才能成为胃功能示踪剂。良好液相标记物的标准主要包括快速平衡能力且不被吸收，水中的$^{99m}$Tc硫胶体符合如上标准。评价固相胃排空的固相放射性标记物需要具备与固体食物颗粒紧密结合的能力，原因是液体排空较固体排空速度快，从而错误地缩短固体排空时间。广泛接受的体外放射性标记方法是用$^{99m}$Tc硫胶体煎鸡蛋，导致与卵清蛋白结合并作为鸡蛋三明治给药。

在双相（固体和液体）检查中，铟111标记的二乙烯三胺五乙酸（$^{111}$In-DTPA）是液体标记物，$^{99m}$Tc硫胶体是固体标记物。

**（二）检查技术** 胃排空闪烁扫描法需要患者禁食8～12 h。尽可能停止使用影响胃蠕动的药物，包括钙通道阻滞剂、抗胆碱能药、抗抑郁药、麻醉剂、胃酸抑制剂和含铝抗酸剂。禁烟禁酒至少24 h。

在检查的早晨，制作放射性标记的膳食（表23-1）。将$^{99m}$Tc硫胶体（1 mCi）加入煎鸡蛋中并搅拌混合直至固化，然后置于两片烤面包之间。一旦制作完成，$^{99m}$Tc硫胶体放射性标记的鸡蛋应在5～10 min内食用。吃下后立即进行连续数据采集，采用仰卧位，每帧图像的帧速为30～60 s，连续采集90 min（64×64像素）。也可以在3～4 h等胃排空后，进行延迟扫描成像。

**表23-1 成人胃功能的定量测定**

| 期相 | 成人胃闪烁扫描法的定量测定 |
| --- | --- |
| 液体 | 0.5～1 mCi $^{99m}$Tc硫胶体 |
| 固体 | 0.5～1 mCi $^{99m}$Tc硫胶体卵清蛋白 |
| | 0.5～1 mCi $^{99m}$Tc硫胶体鸡肝 |

在胃部绘制感兴趣区域，即可确定胃排空比例。随着食物从后面的胃底移动到前面的胃窦，放射性计数增高。因此，衰减效应是可能导致低估胃排空的技术因素之一，产生假阳性结果。几何平均测量，是纠正放射性衰减公认的最常用的方法。多次采集图像可以提高检测胃排空的准确性。采用左前斜位是减少假阳性结果的另一种方法。

## 二、优缺点

放射性核素胃排空检查已经成为评价胃功能的金标准，反映出了该检查的准确性、敏感性、定性和定量能力以及易操作性（表23-2）。

主要缺点是有辐射暴露、检查时间长，并且各实验室间没有形成统一标准。每个实验室都有其各自标准值，既要考虑使用的是液体还是固体物质，还要考虑食品颗粒黏合剂的类型。正因为如此，具有竞争性的非放射性核素技术已经应运而生，实验研究工作也在一直进行。

## 三、胃的分析曲线和图像正常表现

液体以指数方式立即排空，没有初始延迟相（滞后期）。双相膳食也呈指数排空，但比纯液体排空速度慢些。相反，固体排空显示为一个初始延迟相，随后呈恒定线性速率排空（图23-1）。

### 四、病理生理学

胃排空延迟的原因可分为机械性和功能性。机械性原因包括肿瘤或幽门溃疡所致的梗阻。胃轻瘫功能性原因包括急性功能障碍，如急性胃肠炎、代谢紊乱，更常见的是慢性功能障碍，如糖尿病。

**（一）胃排空的影响因素** 有多种生理和技术因素都会影响胃排空。食物成分是主要因素，大体积食物、重量、颗粒大小和热量密度均可减慢胃排空速率。固体食物排空最慢，其次是半固体食物，营养液体排空最快。透明液体比营养液体更快排空。因此，确定早期胃排空异常，固体相分析比液体相分析更敏感。

**（二）机械性胃排空延迟** 机械性梗阻可导致胃排空延迟（图23-2）。

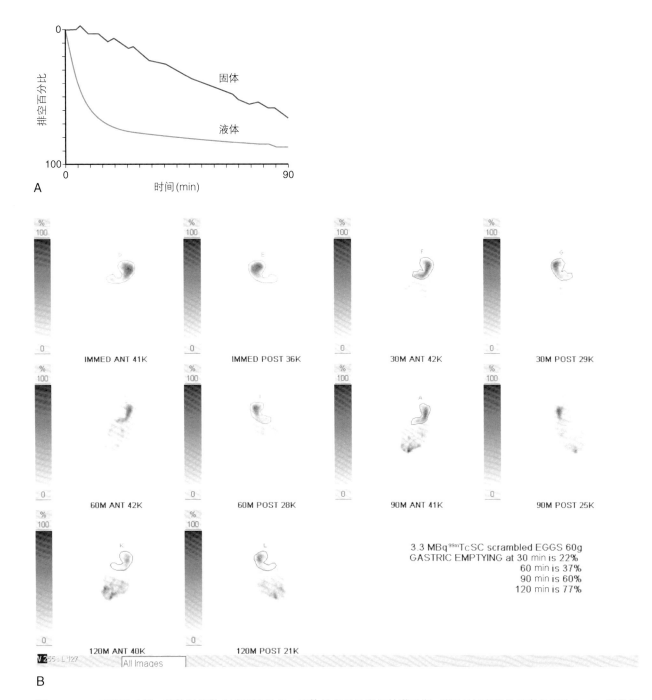

**图23-1** A. 正常胃功能。液体以指数方式迅速排空。固体排空显示出初始滞后期，随后呈恒定线性速率的胃排空。B. 正常胃功能，在60 min时胃排空超过50%（每个实验室的数值都是标准化的）（A图片由 Alexander A. Ree 提供；B图片由 Ruth Lim 提供）

表23-2　胃功能成像方法的准确性、局限性和缺点

| 检查方法 | 准确性 | 局限性 | 缺点 |
|---|---|---|---|
| 闪烁扫描法 | 评价胃功能最准确 | 辐射暴露<br>耗时<br>实验室间无统一标准数值 | 无法总是确定胃排空延迟的病因 |
| MRI（回波平面成像） | 与固相和液相闪烁扫描相关性好 | 研究性<br>耗时<br>患者限制因素：屏气、幽闭恐惧症、心脏起搏器 | |
| 超声 | | 患者限制因素：肥胖体型和肠道气体 | |
| 呼气试验 | | 患者限制因素：肝脏、胰腺、肺和小肠疾病 | |
| 胃插管 | | 侵入性<br>需要连续抽吸<br>患者不适 | |
| 标记稀释 | | 侵入性<br>患者不适<br>置管可以改变排空 | |
| SPECT | 研究性 | 仅仅进行胃的容受性评价 | |

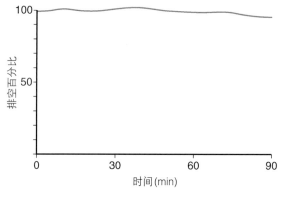

图23-2　机械性梗阻。继发于胃窦癌、胃幽门癌的完全性幽门梗阻。术前放射性核素胃排空检查提示未见胃排空（图片由 Alexander A. Ree，MD 提供）

### 要点

■ $^{99m}$Tc 硫胶体放射性标记的鸡蛋三明治是用于胃排空研究的最广泛使用的放射性标记膳食。必须获得左前斜位扫描中的几何平均测量或采集以减少假阳性结果。

■ 必须在每个实验室中获得标准化方案和参考值，以获得可重复的结果。

■ 液体呈指数方式迅速排空。

■ 固体排空显示出初始延迟相，随后呈恒定线性速率排空。

■ 胃排空延迟最常见的原因是糖尿病性胃轻瘫。

（三）功能性胃排空延迟　慢性胃排空延迟最常见的临床病因是糖尿病，最常见的是 I 型胰岛素依赖型糖尿病，可能是由于迷走神经病变引起（图23-3）。单发的、不受控制的高血糖症也会导致胃排空延迟。

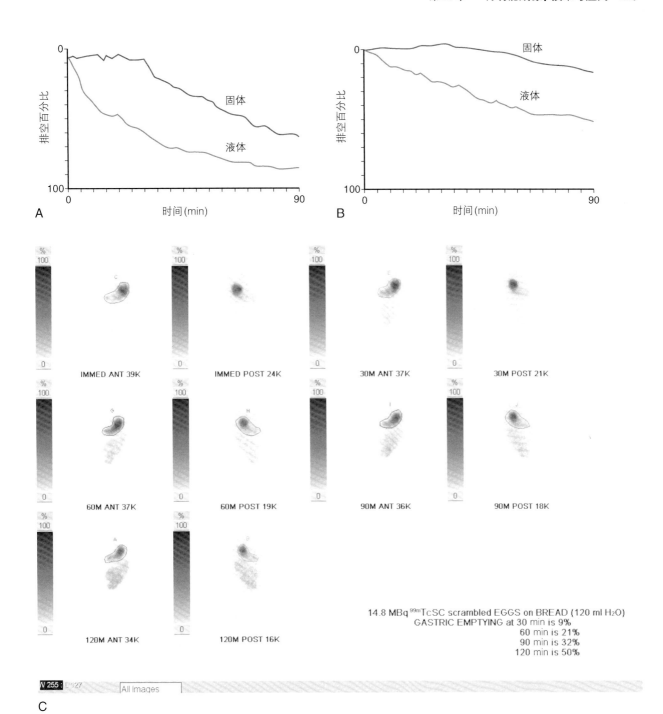

**图23-3** 慢性功能性胃轻瘫。A. 患有胰岛素依赖性糖尿病20年的患者。放射性核素胃排空检查显示固体排空延迟但液体排空正常，符合早期胃轻瘫。B. 同一患者10年后的表现。放射性核素胃排空检查显示固体和液体的排空延迟，符合更严重的胃轻瘫。C. 同一患者5年后的表现。用$^{99m}$Tc硫胶体混合在煎蛋三明治中的放射性核素胃排空检查显示固体排空延迟，符合胃轻瘫（A和B图由Alexander A. Ree提供；C图由Ruth Lim提供）

第 **4** 部分

# 小肠和结肠

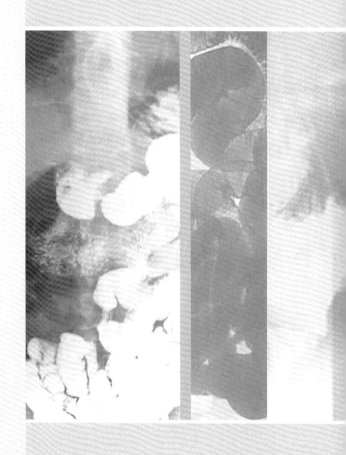

第 **10** 篇

小 肠

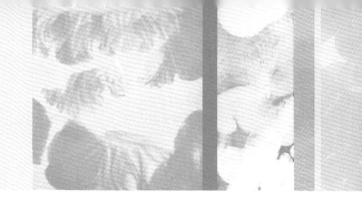

# 第24章

# 小肠成像

Abraham C. Thomas

常规的小肠检查包括全小肠钡剂造影（small bowel follow-though，SBFT）或小肠钡灌肠，能提供小肠的准确信息，但对细微的肠道病理过程和腹部以外的发现不敏感。在过去的十年里，由于技术的进步，评价胃肠道成像的模式发生了转变。随着MDCT技术的出现和腹部MRI成像技术的发展，加上口服对比剂的应用，现在可以有效地评价肠道壁的增厚和增强，并对小肠病理过程进行检查和定性。虽然超声和核医学技术在小肠评价中较少使用，但在小肠病理过程的诊断中是有用的。小肠成像中各种成像方法的比较见表24-1。

## 一、小肠透视检查的成像技术

（一）全小肠钡剂造影 一个SBFT检查需摄入约600～1 200 mL的低密度钡剂［30%～50% w/v］。患者的准备通常包括检查前晚12点后禁食。在摄入钡剂后，视小肠的运动情况，在15～60 min的间隔时间内获得腹部的头顶位点片图像（图24-1）。在透视下进行小肠检查，以评价点片图像上发现的任何潜在的病理过程，或呈现重叠的肠袢。透视时要特别注意回肠末端（图24-2），这个位置经常出现大量感染和炎症的情况。当对比剂到达升结肠时检查结束。小肠转运时间即摄入对比剂后到达升结肠所需的时间，应予以报告，因为这是一个有用的临床指标。对于正常患者，转运时间通常为1～3 h，但对于肠梗阻患者，转运时间明显延长。

（二）透视下灌肠检查 透视下的小肠灌肠包括鼻空肠插管，接着是使气囊膨胀和快速注入低密度钡剂（20%～40% w/v），以75 mL/min的初始速率注

入600～1 200 mL钡剂。接着是注入水，一直到回肠末端（图24-3）。由于灌肠有一个很快的对比剂灌注速率，可以使肠道很好的扩张，然而这种检查在鼻空肠管放置后出现腹部不适、气囊膨胀引起的扩张和对比剂灌注都使得患者的耐受性较差。患者在检查前一天须辅以清流质饮食和（或）进行渗透性导泻，且半夜12点以后禁食。甲氧氯普胺通常在检查前30～60 min（如果口服）或1～3 min（如果静脉注射）给药，可以使幽门括约肌松弛并增加十二指肠收缩，使鼻空肠管位置可以灵活移动8～13 Fr。

## 二、小肠CT成像技术

（一）腹部和盆腔CT扫描 典型的腹部和盆腔CT方案可以利用口服阳性对比剂对实质器官和肠道进行优化评价。这项技术可以评价肠道扩张或狭窄的范围，特别有助于鉴别部分性和完全性的小肠梗阻，在口服对比剂到达不了的远端的完全性小肠梗阻也能被识别。在高位部分性小肠梗阻中，通常可以通过肠道管径的改变和远端肠道减压来确定转变点。小肠转运时间在部分性小肠梗阻的患者增加，并伴有肠远端肠袢的稀释作用，继发于梗阻部位近端管腔内积聚的液体增多。因此，标准摄取后增加1～2 h的延迟是有益的，能更准确地评价有临床症状的肠梗阻患者的小肠整体情况。

虽然阳性的口服对比剂能够很容易地区分肠道和其相邻的结构，但内在的高密度介质使得微小的肠道病理过程很难识别。因此，介质依靠肠道的结构变化来识别异常。此外，阳性口服对比剂和肠道碎屑的不良混合可导致填充缺陷，可表现出假性病变。

表24-1　小肠成像方法的比较

| 检查方法 | 优　点 | 缺　点 |
| --- | --- | --- |
| SBFT | • 实时评价小肠蠕动<br>• 高空间分辨率评价黏膜异常 | • 对肠壁外的发现不敏感<br>• 耗时<br>• 相对高的辐射水平 |
| 透视下灌肠 | • 实时评价小肠<br>• 一致、良好的肠道扩张<br>• 良好地评价黏膜异常 | • 需要肠道准备和鼻空肠插管,患者耐受性差<br>• 耗时<br>• 相对高的辐射水平 |
| 腹部或盆腔CT | • 评价累及小肠壁及肠壁外的异常<br>• 快速且可重复 | • 对异常的黏膜强化不敏感<br>• 碘对比剂过敏<br>• 相对高的辐射水平 |
| CT肠造影 | • 良好地评价小肠壁的增厚和强化<br>• 评价小肠病变过程的后遗症,包括脓肿和瘘管<br>• 快速且可重复 | • 相对高的辐射水平<br>• 要求患者在规定的时间内喝下相对大量的口服对比剂<br>• 碘对比剂过敏 |
| CT灌肠 | • 由于可重复的肠扩张,是对小肠进行CT评价的金标准<br>• 评价小肠病理过程的后遗症,包括脓肿和瘘管 | • 耗时<br>• 需要肠道准备和鼻空肠插管,患者耐受性差<br>• 碘对比剂过敏<br>• 相对高的辐射水平 |
| MR肠造影 | • 评价小肠病理过程的后遗症,包括脓肿和瘘管<br>• 能用电影图像实时评价肠蠕动<br>• 无电离辐射 | • 一些患者对MRI不耐受<br>• 耗时<br>• 钆对比剂过敏(比碘对比剂少)<br>• 要求患者在规定的时间内喝下相对大量的口服对比剂 |
| MR灌肠 | • 由于可重复的肠扩张,是对小肠进行MR评价的金标准<br>• 评价小肠病理过程的后遗症,包括脓肿和瘘管<br>• 能用电影图像实时评价肠蠕动<br>• 无电离辐射 | • 需要肠道准备、鼻空肠插管和MRI检查,患者耐受性差<br>• 耗时<br>• 钆对比剂过敏(比碘对比剂少) |

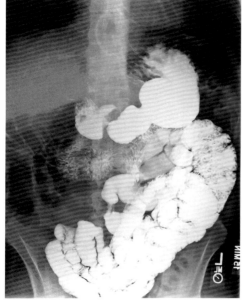

图24-1　头顶位正常全小肠钡剂造影检查15 min图像

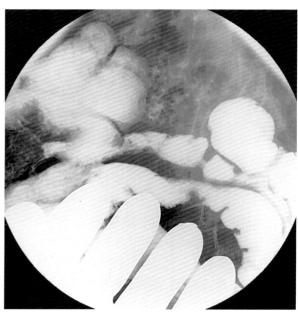

图24-2　手动加压时正常回肠末端的透视图像

（二）CT小肠造影 口服中性对比剂是CT肠道造影的常用方法，已成为小肠初步评价的默认方法（图24-4）。这项技术可以判断肠道黏膜的变化和

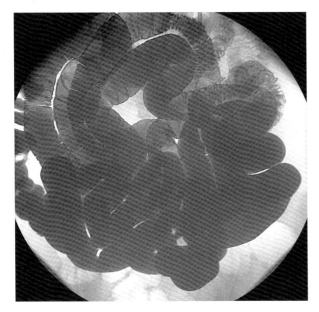

**图24-3** 小肠钡灌肠的正常表现

溃疡形成，但在口服阳性对比剂的检查中不容易发现（图24-5）。为了更好地评价肠道黏膜的变化，该技术需要最佳的肠道扩张、中性口服对比剂，以及适当的相位对比。最佳的肠扩张效果是通过缓慢注入大量的中性口服对比剂（1~2 L），包括0.1% w/v硫酸钡溶液、水-甲基纤维素溶液和聚乙二醇。这项技术要求患者在检查前4 h禁食固体食物，以防止把食物的碎屑误认为是管腔内的病变。许多方案在间隔15~20 min的时间里将大剂量的对比剂分成3份，在成像前再快速摄取200~300 mL的水或中性对比剂。静脉内碘对比剂的高流量率达4 mL/s，在增强后的45~50 s时肠道处于"肠期"。

CT小肠造影可视情况而定，进行肠道的单期或多期检查。通常，评价炎性肠病（inflammatory bowel disease, IBD）的最初表现和其急性加重时的症状时进行单期检查。IBD患者往往很年轻，一般于20~30岁发病，需要进行多次的随访检查，以评价疾病的变化、治疗反应、急性或慢性症状以及并发症。由于这类患者在年轻时就要接受检查，并且在之后的时间里

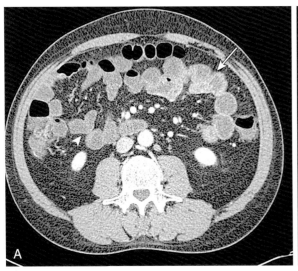

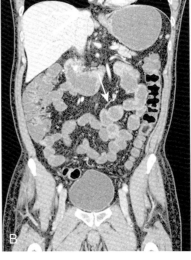

**图24-4** 正常CT小肠造影的横断位（A）和冠状位（B）图像。正常空肠（箭头处）的强化程度要比回肠高（三角处）

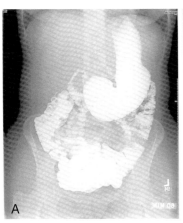

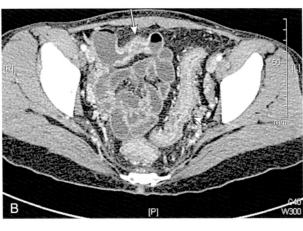

**图24-5** 一例克罗恩病患者的SBFT和CT小肠造影。A. SBFT不能评价结肠或盆腔内重叠的小肠。B. 同一患者在SBFT之后进行CT小肠造影，显示节段性的肠壁增厚和一段回肠袢强化（箭头处），以及急性结肠炎症（三角处）

还要继续接受大量的随访检查,因此辐射剂量是需要考虑的一个重要因素。多期的CT肠造影检查多用于评价肠系膜缺血或隐匿性胃肠道出血,这两种情况多见于老年患者的急性事件中,因此后续不需要频繁的成像评价。肠系膜缺血常规需要采集动脉期(延迟25～30 s)和门静脉期(延迟65～70 s),分别评价小肠肠系膜动脉和门静脉血管。隐匿性胃肠道出血通常用平扫图像来评价肠道内可能被误认为血液成分的高密度肠内容物,其次是动脉期、门静脉期和延迟期(增强后的3～5 min),并通过管腔内的对比在延迟图像上进行评价。

（三）CT灌肠　CT灌肠是小肠疾病CT检查的金标准,适应证包括低位小肠梗阻、IBD、不明原因的消化道出血和小肠肿瘤。经鼻空肠插管后,将大量的中性肠道对比剂经过输液泵快速直接注入空肠近端,然后静脉注射对比剂进行薄层CT扫描。与常规CT平扫、CT小肠造影相比,该技术的优势在于可以经过鼻空肠插管扩张肠管,即快速大量注入肠内对比剂,从而优化小肠扩张的程度和范围(图24-6)。与胶囊内镜相比更有优势,因为其可以评价整个腹部情况,而且不受小肠梗阻的影响,而这是胶囊内镜检查中的绝对禁忌证。缺点是由于这是侵入性的检查,除了检查时患者的不适外,还存在插管导致肠穿孔的风险,而且患者可能需要使用镇静剂,有镇静的相关风险。该检查仍高度依赖操作者的技术而没有被广泛地使用。

### 三、小肠MR成像技术

（一）MR小肠造影　MR小肠造影是用于评价小肠的有优势的磁共振检查技术(图24-7)。患者为

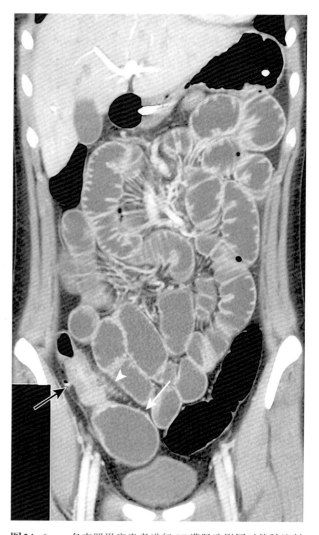

**图24-6**　一名克罗恩病患者进行CT灌肠造影同时静脉注射和口服中性肠内对比剂,显示节段性肠壁增厚和回肠明显强化(黑箭头处),以及直小血管充血(白三角处)。近端回肠扩张(白箭头处)提示管腔狭窄。还应注意由原发性硬化性胆管炎导致的肝内胆管扩张,是克罗恩病的一种肠外并发症(图像源自Kumar Sandrasegaran, MD)

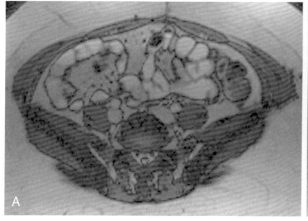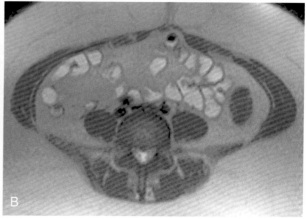

**图24-7**　轴位true-FISP序列(A)和轴位T2加权HASTE序列(B)图像,显示正常小肠的肠壁厚度(≤ 3 mm)和信号特征。该患者检查前1 h内饮入1 000 mL稀释硫酸钡,以达到足够的肠管扩张

检查所做的准备与CT小肠造影相似,要求患者在检查前4 h禁食固体食物,并在检查前30～60 min缓慢摄入大量的对比剂(常为900～1 250 mL)。最理想的情况是患者通过口服双相对比剂,其在T1WI呈低信号,T2WI呈高信号。双相对比剂可以在T2WI图像上区分低信号小肠壁和高信号的肠腔内容物,而在增强后的T1WI图像上则可以区分增强的肠壁和低信号的肠腔内容物(图24-8)。常用于MR小肠造影

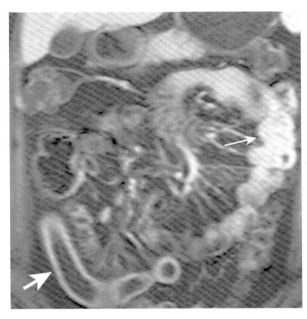

**图24-8** 抑脂梯度回波T1WI的冠状位增强图像显示右下腹回肠末端肠壁异常增厚和明显强化(粗箭头处)。周围可以看到明显的肠周血管。充分的小肠扩张可以得到可靠的远端小肠的评价。左上腹部空肠由于扩张不佳,显示明显的肠壁增厚(细箭头处)

的中性口服对比剂包括硫酸钡、聚乙二醇和甘露醇,都具有双相对比剂的成像特性。许多医疗机构在检查前使用胰高血糖素肌肉注射或静脉注射,以减少肠蠕动并改善图像质量,但是给药可影响糖尿病患者的血糖水平,并且在嗜铬细胞瘤患者中禁忌,因为其可导致儿茶酚胺释放。

MR小肠造影的脉冲序列旨在突出小肠壁和肠腔内含物之间的差异,评价肠壁的增厚或增强情况,同时快速扫描以尽量减少患者运动和肠道蠕动的影响(图24-9)。典型腹部和盆腔的胃肠道评价通过单次激发快速自旋回波(single-shot fast spin echo, SSFSE)T2加权成像和稳态自由进动(steady-state free precession, SSFP)梯度回波成像来反映(图24-10)。SSFSE和SSFP图像可以在一次屏气时间内快速获得,同时最大限度地减少患者运动和呼吸运动的影响。腹部的扩散加权图像与相关的表观扩散系数图可以识别炎症性疾病的累及范围。脂肪抑制的腹部和盆腔T2加权图像可以帮助区分是急性炎症还是慢性肠道变化,因为慢性纤维化倾向于在肠壁内呈现T2低信号灶,而更急性的改变由于继发的水肿则呈现T2高信号灶。最后,增强前和动态增强后的扰相梯度回波T1WI成像,在注射后7 min的延迟增强图像可以帮助确定急、慢性病变的范围,因为急性炎症肠段显示为肠期的增强,而慢性纤维化的区域显示为延迟后对比图像的增强。急性炎症改变可能与慢性纤维化有关。

**(二)MR灌肠造影** MR灌肠造影将传统灌肠造影的优点与MRI横断面成像结合,从而可靠地实现小

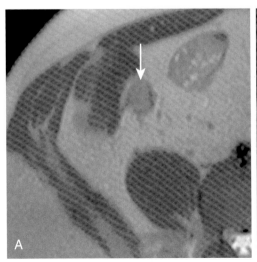

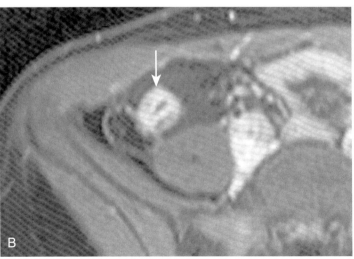

**图24-9** A. 轴位HASTE序列T2WI图像上,肠壁环状增厚的特征被称为靶征(箭头处)。这意味着克罗恩病急性炎症期。B. 另一活动性克罗恩病患者抑脂梯度回波T1WI的轴位增强图像上也显示特征性的靶征(箭头处)。注意:黏膜明显强化,黏膜下层和肌层由于水肿强化减弱

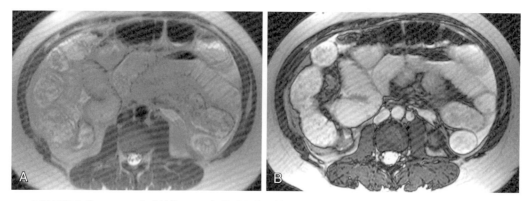

图24-10　A. 小肠梗阻患者,HASTE序列轴位T2WI扫描时患者不使用口服对比剂。因为肠内容物已经处于扩张状态,肠道厚度和信号正常。然而,true-FISP图像上,肠管内明显的充盈缺损表现被证实是伪影。B. 在同一患者轴位的true-FISP图像上,小肠内液体充盈,肠袢扩张,管腔内信号更均匀,而没有HASTE序列的流空效应。同时,还可以看到黑边伪影,是沿着肠管壁外表面的一条黑线,这个伪影经常在true-FISP序列中看到

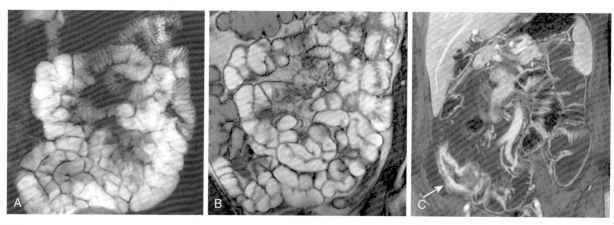

图24-11　A. 利用高渗的聚乙二醇水溶液行MR灌肠,冠状位厚层SSFSE序列显示患者正常空肠和回肠的扩张。B. 同一患者冠状位FIESTA序列(稳态进动平衡序列)显示正常的管腔内的褶皱、肠壁和肠系膜。MR灌肠有效地扩张肠管,有助于显示解剖细节。C. 克罗恩病患者钆对比剂增强T1加权MR肠造影冠状位图像上,回肠末端肠壁增厚,黏膜和浆膜表面明显异常强化,肌层和黏膜下层呈相对低信号(箭头处)。这样的肠壁分层强化模式提示活动性疾病。这种表现是由于黏膜的高度强化,而黏膜下层和肌层由于水肿而强化减弱(所有MR灌肠图像源于 Dr. Gabriele Masselli, Umberto I Hospital, La Sapienza University, Rome, Italy)

肠的最佳扩张(图24-11)。然而,MR灌肠造影需要鼻空肠插管,插管导致患者不适。插管通常在透视引导下进行,过程较长。患者插管后到MRI室,扫描前进行肠管扩张。患者取俯卧位,腹部自然受压。然后通过MR兼容的输液泵系统注入1 500~2 000 mL的高渗水溶液[聚乙二醇(polyethylene glycol, PEG)]。如果没有MR兼容的输液泵系统,可利用手动注射或手持输液泵。通常,对比剂分两个阶段给予,开始以80~120 mL/min的流速,直到对比剂到达回肠末端,流速可以增加到300 mL/min以产生回流。使用MR透视或间隔厚层HASTE序列扫描可以监测小肠填充。另外,扫描范围以外的小肠也可能被充盈。然而,如果没有持续地注入就达不到理想的肠管扩张。

## 四、小肠超声评价

超声可以显示很多重要的小肠病变,对患者的治疗有重要的影响。超声医师和放射科医师必须熟悉小肠的正常位置和表现,以便识别病变。许多小肠的病理改变能在超声成像中显示。感染、炎症、肿瘤和小肠梗阻都可以作为超声检查的适应证。这些病变表现为管腔狭窄、肠壁增厚和蠕动异常。熟悉并区分各种病变的超声表现有助于明确诊断。

Puylaert首次描述了逐步加压法。这是一种超声引导下的触诊技术,是通过对换能器施加均匀持续的柔和压力来完成。正确使用逐步加压法,可以区分正常与变窄、增厚或积液的含气肠管。小肠固定和不能受压是发现和诊断病变的关键。如果加压时,气体仍然妨碍检查,换能器可以放在腋中线或腋后线,这样

可以避开位于腹部前方的气体。另外,卧位或偶尔的站立位也可能有帮助。

小肠在静息状态时,利于检查进行。食物和水会对检查产生不利影响,所以最好让患者在检查前空腹。换能器的选择很大程度上取决于患者的体型,还有探头和受检者之间的距离。2.0～5.0 MHz曲阵探头用于肥胖体型的患者;7.0～12.0 MHz线阵换能器的高分辨率超声用于评价正常或瘦弱体型患者的浅表病变。为了提高图像分辨率,使用多频换能器可以使病变的显示最佳。优化后的视野应该可以包括所有的腹部组织。在检查时应该及时调整焦点区域以找到肠道病变或寻找正常的解剖学标志。

彩色多普勒超声,可用于区分水肿或肠壁内出血与急性炎症或感染。因此,彩超或能量多普勒超声成像见到肠壁增厚与小肠充血,强烈提示感染或炎症引起的血管扩张。然而,彩色多普勒成像的特异性是未知的。

## 五、影像学表现

**(一)正常表现** 胃、小肠、结肠壁的多层超声表现,是由低回声层和高回声层交替形成。这些对应于肠道的组织学表现。有五个同心圆(图24-12):黏膜层(最内层)、黏膜下层、浆膜层呈高回声;黏膜肌层和固有肌层呈低回声。尽管小肠的管腔直径不同,正常人小肠壁厚度不应超过3 mm。

小肠蠕动是小肠的正常活动。蠕动也是诊断小肠病变的一个重要因素。要对蠕动的频率和在肠管内液体或固体内容物的量加以评价。患肠梗阻或肠胃炎时蠕动增加,也有大量的肠腔积液,更容易明确诊断。正常情况下是向前蠕动,往复或逆向蠕动则是异常活动。此外,麻痹性肠梗阻患者可能没有肠蠕动。

**(二)小肠病变表现** 小肠的病变表现为肠壁增厚、肿块、管腔狭窄、异常蠕动,或邻近肠系膜、腹膜的软组织异常(图24-13)。作为一个常规规律,超声显示病变肠道仍然保持分层结构,提示感染性或炎性病变(图24-14)。相反,如果缺乏这样的分层,则更支持肿瘤。当超声检查小肠时,必须注意相关节段的厚度和长度,因为这有助于区分病变。病变小肠祥邻近肠系膜脂肪的回声增强,是一个重要的指征,是肠系

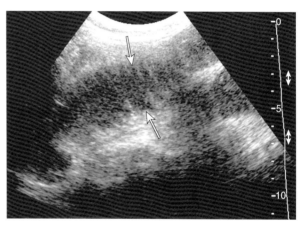

**图24-13** 28岁的怀孕患者,小肠粘连梗阻,小肠纵断面超声图像上环状襞(箭头处)突向充满液体的小肠管腔,边界清晰

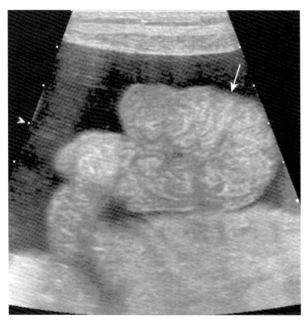

**图24-12** 小肠纵断面超声图像上,肠管周围可见腹水,并显示正常的多层表现(箭头处)

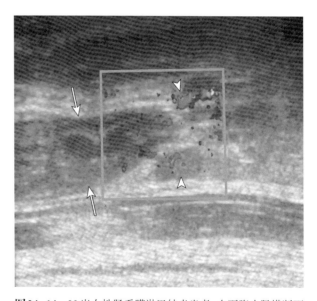

**图24-14** 22岁女性肠系膜淋巴结炎患者,右下腹小肠横断面超声图像,回肠肠祥增厚,正常结构消失(箭头处)。增厚的肠管附近,是轻度肿大的肠系膜淋巴结,彩色多普勒超声显示充血表现(三角处)。这些不是特异性表现,但患者在2 d后康复

膜水肿或肿瘤浸润的间接征象。

超声评价小肠疾病的明显优势在于没有电离辐射、不用静脉注射对比剂及其成本优势。然而，在临床实践中超声通常不是最受欢迎的辅助检查方法，由于其固有的局限性，包括对超声医师技术的依赖、病变小肠内气体的干扰、腹痛可能会限制逐步加压法的实施。超声检测穿孔、瘘管、脓肿或疾病的活动性，其敏感性相比最新一代的CT和MR扫描仪仍是未知。

## 六、小肠核医学评价

虽然有各种影像学和非影像学的核医学检查来评价解剖和功能性的小肠异常，但最常用于反映小肠病理过程的检查方法将在接下来的章节中描述。这些检查方法包括标记白细胞法、梅克尔憩室的成像、标记红细胞法和类癌肿瘤成像法。

**（一）炎症和感染成像** 评价炎症性肠病的程度，对制订治疗计划是非常重要的，尤其是在考虑手术时。克罗恩病小肠炎症的真实程度很难评价，而且常常被传统检查技术低估。

标记白细胞显像技术是一种无创检测隐匿性炎症和感染的技术。白细胞可以分离和标记，且没有显著的功能受损，因此可以用于小肠炎症和并发症的检查，如脓肿、瘘管。

1. 原理 白细胞可以聚集在炎症区，并引起相应生理反应。标记白细胞先边集，然后迁移到炎症区。许多研究已经证实了标记白细胞闪烁扫描法在评价患者炎症性肠病严重程度中的作用。

闪烁显像在儿童和重症患者中尤其有用，其另一个优势是能同时评价整个小肠和大肠。这项技术还能检测腹内和腹外脓肿甚至瘘管。

2. 图像解释 标记白细胞的正常显像，表示脾脏、肝脏和骨髓的活性状态。脾中聚集最多，由于脾是生理性细胞池。$^{99m}$Tc-HMPAO经尿路排泄，还可以有低浓度肺部聚集。正常分布区域之外的部位聚集，表明有感染（图24-15）。临床上认为应重视显像区和肝的显像对比，摄取大于肝脏是典型的脓肿，摄取小于骨髓表明轻度的炎症反应。

疑似IBD和评价肠道炎症疾病患者的疾病活动性时，白细胞闪烁扫描显像法灵敏度高。

3. 优点和缺点 由于其特异性较低，这种技术可能无法区分感染性肠炎和炎症或缺血性肠病。腹部内的放射性浓聚也可能是由于炎症以外的原因，有可能会产生假阳性。

**（二）梅克尔憩室成像** 梅克尔憩室在人群中发

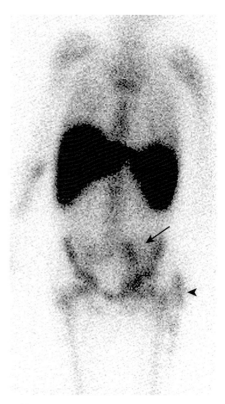

图24-15 $^{111}$In标记的白细胞闪烁扫描。一名耐甲氧西林金黄色葡萄球菌（methicillin resistant staphylococcus aureus，MRSA）败血症患者，左侧腰大肌脓肿（箭头处）和左侧臀部炎症（三角处）异常浓聚

生率约2%，源于脐肠系膜管（卵黄管）闭合障碍。近96%的梅克尔憩室无症状。少见并发症发生，如出血、肠套叠、溃疡、梗阻或扭转。异位胃黏膜在梅克尔憩室患者中占10%~30%，在有症状的患者中约占60%，在出血患者中占98%。

1. 原理 $^{99m}$Tc-高锝酸盐显像的原理是高锝酸盐阴离子选择性地被胃黏膜表面黏液分泌细胞摄取，无论其位于胃内还是异位胃黏膜。

2. 图像解释 梅克尔憩室表现为局部浓聚，多见于右下腹。该活性在注射示踪剂5~10 min后可以看到，聚集的速率类似于胃黏膜（图24-16）。

对儿童，高锝酸盐显像具有80%~90%的灵敏度、95%的特异性和90%的准确性。对成人，该检查可靠性较低，灵敏度为62.5%、特异性为9%和准确性为46%。

**（三）消化道出血成像** 由于内镜的敏感度有限和间歇性出血，$^{99m}$Tc红细胞显像在下消化道出血的评价中具有重要作用。放射性核素检查通常被用作初筛检查，以确定哪些患者需要有针对性的血管造影或手术。

下消化道出血更常见于结肠，而不是小肠。结肠

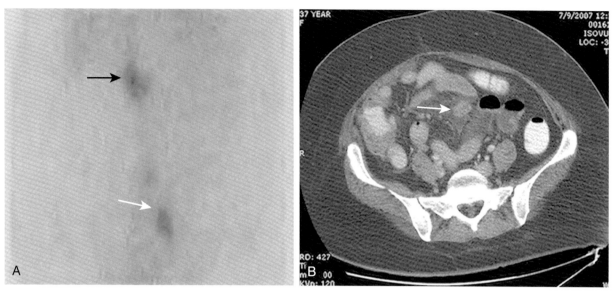

**图24-16** $^{99m}$Tc-高锝酸盐闪烁扫描。A. 前位图像显示下腹正中线左侧异常浓聚（白箭头处），表现和胃相似（黑箭头处）。B. 同一患者CT扫描显示腹部中部梅克尔憩室炎（箭头处）

出血最常见的原因包括黏膜血管畸形，如血管发育不良、憩室、腺瘤和息肉。入院24 h内进行结肠镜检查，68%～77%的病例可确认结肠出血的部位。然而，许多患者可能不适合进行结肠镜检查。

当出血速率大于1 mL/min，血管造影能定位消化道出血部位的比例高达65%。然而，大多数胃肠道出血是间歇性的，注射对比剂（20～30 s）时可能并不出血，反复血管造影是不可取的。然而用$^{99m}$Tc标记的红细胞，可以在一段长时间内成像，在间歇性消化道出血中非常有用。此外，$^{99m}$Tc标记红细胞检查可检测的出血速率为0.04 mL/min。

1. 原理 放射性核素检测消化道出血的原理是：血管系统通常保持封闭，而在活动性出血时，放射性核素外渗进入肠腔。

2. 图像解释 闪烁扫描的正常显像部位仅限于血池，包括在心脏、主动脉、下腔静脉、肝和脾中显像。也可见于生殖器，并且有一些游离高锝酸盐经尿路排泄。

消化道出血表现为标记红细胞在局部浓聚，而不是在正常的血池或尿路排泄位置。该显像区浓聚随着时间的推移逐步增加，无论是顺行或逆行，符合肠道解剖和蠕动原理（图24-17）。

因为肠道在蠕动，出血可顺行或逆行移动。因此，回顾1 min的动态采集图像精确地确定出血的部位是很重要的（图24-18）。

$^{99m}$Tc标记红细胞显像对动脉或静脉活动性出血的敏感性为93%，特异性为95%，最低能检测到速率为0.04 mL/min的出血，包括整个胃肠道。

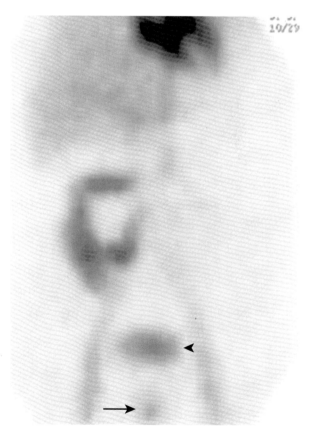

**图24-17** 一名克罗恩病患者，$^{99m}$Tc标记的红细胞回肠末端和结肠中浓聚。膀胱（三角处）和生殖器（箭头处）可见生理性浓聚

由于广泛使用上消化道内镜检查作为上消化道出血首选的检查方法，$^{99m}$Tc标记红细胞显像的作用是有限的。据报道，上消化道内镜在识别十二指肠溃

疡和胃溃疡、胃黏膜糜烂、静脉曲张和贲门黏膜撕裂的总体诊断准确性超过90%。然而，当缺乏胃镜检查条件，或患者很难或不可能做内镜检查时，可以采用

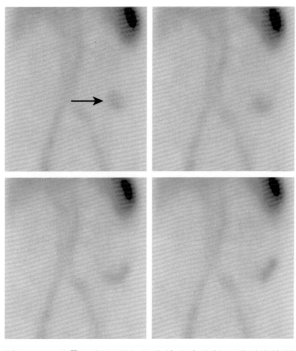

**图24-18** 从$^{99m}$Tc标记的红细胞检查中选择一系列连续图像，表明小肠活动性出血局部放射性浓聚（箭头处）

$^{99m}$Tc标记红细胞显像。

### （四）生长抑素成像

**1. 原理** 生长抑素是内分泌和神经细胞中（尤其是由下丘脑中）分泌和释放出来的神经肽。生长抑素释放抑制因子，抑制生长激素、胰岛素、胰高血糖素、促胃液素、血清素、降钙素的释放。由于类癌是神经内分泌起源，生长抑素受体的密度高。因此，放射性标记的生长抑素类似物，如奥曲肽（$^{111}$In标记喷曲肽），可以用于这些肿瘤成像。

**2. 图像解释** 在一个正常闪烁扫描显像图中，放射活性定义了血池、甲状腺、肝、胆、脾、肾和膀胱。因为是由肾脏排泄，延迟图像上肾脏可以有显著浓聚。另外延迟图像上通常肠道也有显像。肿瘤被认为是摄取增加的重点区域，延迟图像上仍然存在。4 h内肿瘤的显像率为80%～90%。由于背景变淡，肿瘤在延迟图像上更显著（图24-19）。

奥曲肽闪烁扫描显像可作为怀疑类癌患者的一个有效筛选工具，有助于多灶性病变和远处转移的成像。类癌的奥曲肽显像的灵敏度为85%～95%。其他的神经内分泌肿瘤，如胃泌素瘤、嗜铬细胞瘤和成神经细胞瘤，也有生长抑素受体，也可以用放射性标记的生长抑素类似物来显像。

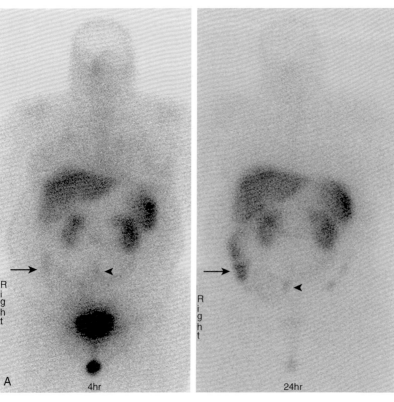

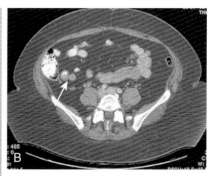

**图24-19** A. $^{111}$In喷曲肽腹部显像图，4 h和24 h肝脏、肾脏和脾脏等正常显像。24 h图像上有一些肠道显影。右下腹（箭头处）和正中线肠系膜（三角处）可见局部异常浓聚，在24 h延迟图像上更为显著。B. 同一患者CT扫描显示中腹部见回肠末端增厚（箭头处）和邻近淋巴结肿大

## 要点

- 全小肠钡剂造影检查与钡剂灌肠检查比较,其主要优势在于不用插管。只要进行频率高的透视检查,长节段的肠管异常就很容易被发现。因此,累及长节段的小肠疾病,如克罗恩病、缺血或辐射改变,在全小肠钡剂造影检查中很容易被发现。
- 钡剂灌肠检查较全小肠钡剂造影检查的重要优势在于改善管腔的扩张。灌肠对于短节段的病变,如肿瘤或克罗恩病的跳跃性病变显示更好,因管腔充分扩张,使局部狭窄的微小病变更易被发现。小肠褶皱同样可以更好地显示,因灌肠使得褶皱伸直。
- CT较钡剂检查的主要优势在于不需要钡剂到达梗阻部位,而是利用腔内液体勾勒移行带来做出诊断。
- 多排螺旋CT使小肠的横断面成像成为可能。
- 腹部和盆腔常规CT扫描评价小肠梗阻,最有效的是使用阳性肠内对比剂,或使用口服与静脉注射对比剂相结合的方法。
- CT小肠造影是一种无创检查技术,利用静脉注射对比剂和口服中性肠内对比剂,显示小肠内以及相关肠外病变。
- CT小肠造影的适应证包括炎症性肠病、急性胃肠道出血、隐匿性胃肠道出血、肠系膜缺血、小肠肿瘤和胶囊内镜检查前的预检。
- 使用中性肠内对比剂将提高病变的显示,包括异常黏膜和肠壁的强化、小肠黏膜和黏膜下肿块、小肠血管畸形和静脉注射对比剂外渗入肠腔。
- 多平面重建图像是所有图像序列中不可或缺的一部分,因为可以提高正常结构和病变的显示,以及增加诊断的准确性。
- 随着多排螺旋CT的发展,小肠CT扫描成为内镜技术的补充,用于显示肠壁或肠周的病变和肠道外并发症。
- CT灌肠,使用静脉注射对比剂以及经鼻空肠管注入中性肠内对比剂,进行容积扩张。
- CT灌肠的适应证包括低位小肠梗阻、炎症性肠病、不明原因的消化道出血和小肠肿瘤。
- 小肠机械性梗阻时,肠管扩张、积液且活动亢进,存在往复或逆向蠕动。当肠管内包含大量液体时易于诊断。麻痹性肠梗阻患者没有肠蠕动。
- 充分的肠管扩张是小肠MRI检查的一个关键组成部分,对黏膜异常的评价也需要肠管扩张。肠管扩张不足可以掩盖细微的肠壁增厚区,或误认为有肠壁增厚。
- MR灌肠扩张肠管效果可靠,但有侵入性和费时的缺点。
- 快速和超快速的屏息序列包括HASTE和true-FISP序列,在小肠评价中通常用T2WI序列。这些序列减少呼吸和运动伪影,并提供优质的图像。然而,较差的软组织分辨率可能会限制病变的检出。
- 钆对比增强T1WI脂肪抑制FLASH序列提供了优越的软组织对比度,可以区分肠壁增强和病变的强化,也可以准确地评价肠系膜。
- 炎症和感染的评价:检测腹腔内和腹腔外临床隐匿性炎症和感染。
- 梅克尔憩室显像:敏感性为80%～90%,特异性为95%,对儿童诊断的准确性为90%(成人要更低)。
- 消化道出血的检查:$^{99m}$Tc-RBC可检测出血速率0.04 mL/min的出血。大多数胃肠道出血是间歇性的。
- 肿瘤评价:奥曲肽显像对类癌具有85%～95%的敏感性。

### 致谢

感谢上一版许多影像检查章节的作者,本章的大部分是从上一版衍生出来的,包括部分文字和图表。前几章的作者包括Senta Berggruen(小肠常规成像)、Maryam Rezvani和Vahid Yaghmai(小肠CT成像)、Thomas Grant(小肠超声成像)、Nancy A. Hammond和Paul Nikolaidis(小肠的MRI成像),以及Akash Joshi、Vahid Yaghmai和Arti Gupta(小肠的核医学技术)。

# 第25章

# 小肠梗阻

Zarine K. Shah and William F. Bennett

## 一、小肠梗阻概述

（一）病因 小肠梗阻是一种常见疾病，如何适当地治疗仍是临床上的一大挑战。与急性小肠梗阻相关的发病率和病死率仍然很显著。然而在过去的50到60年里，小肠梗阻的病死率从25%下降到了5%。治疗的目的是早期发现缺血性并发症，并制订适当的临床方案。小肠梗阻可由多种病变引起，其病因可根据位置大致分类。肠腔内、肠壁内和肠腔外的病因将在下面描述。各年龄段小肠梗阻的病因见表25-1。

（二）患病率及流行病学 在美国，小肠梗阻的主要原因是术后粘连，如阑尾切除术、结直肠手术、妇科手术或上消化道手术。其他一些常见原因为克罗恩病、肿瘤和疝。

小肠梗阻可分为完全性和不完全性（高位与低位），或根据并发症分为绞窄性和非绞窄性。未经治疗的绞窄性肠梗阻病死率达100%。36 h内及超过36 h进行手术治疗分别可使病死率下降至8%和25%。不同病因小肠梗阻的患病率见提要25-1。不同研究之间的数据各不相同。

---

**提要25-1 不同病因小肠梗阻的患病率**

- 粘连：67%～74%
- 肿瘤：5%～13%
- 肠道炎性疾病：4%～7%
- 疝：2%～8%
- 其他病因：4%～12%

---

**表25-1 按年龄划分的小肠梗阻原因**

| 病 因 | 新生儿和小于2岁婴幼儿 | 儿童和青少年 | 成年人和老年人 |
| --- | --- | --- | --- |
| 肠腔内 | 胎粪性肠梗阻<br>误吞异物 | 误吞异物<br>蛔虫 | 误吞异物<br>胆结石<br>食物块 |
| 肠壁间 | 肠套叠<br>肠先天性闭锁和狭窄<br>过敏性紫癜 | 克罗恩病<br>良、恶性肿瘤<br>结核 | 克罗恩病<br>良、恶性肿瘤<br>放射性狭窄<br>手术吻合口狭窄 |
| 肠外 | 中肠扭转<br>腹股沟疝<br>先天性肠系带<br>术后粘连 | 腹股沟疝<br>粘连<br>中肠扭转 | 粘连（术后和炎症性）<br>疝<br>肿瘤 |

（三）临床表现　小肠梗阻诊断重点在于发现病变,对完全性及不完全性肠梗阻、单纯性及绞窄性肠梗阻进行鉴别,并且找出其潜在病因。小肠梗阻患者通常表现为伴随恶心、呕吐的阵发性、持续时间不同的腹痛。单纯性肠梗阻患者常表现为腹部绞痛,且疼痛间歇期可不断缩短、腹痛加重、范围扩大。绞窄性肠梗阻通常表现为持续性腹痛。小肠梗阻的另一个特征性表现是呕吐。伴或不伴明显腹胀的呕吐是高位小肠梗阻的早期征象。腹胀是低位肠梗阻的显著征象,呕吐出现比较晚。患者可伴有便秘或腹泻,这是梗阻远端肠管的继发性蠕动增加所致。完全性肠梗阻患者将停止排气排便,而部分性肠梗阻患者可能还存在排气排便。发热、低血压、心动过速及白细胞升高征象提示绞窄性肠梗阻的可能。

在体格检查中,患者表现为腹胀。腹胀的程度取决于梗阻的水平。病变早期可表现为肠鸣音亢进,晚期或绞窄性病变可表现为肠鸣音减弱。绞窄性肠梗阻常伴随腹膜刺激征。当腹膜炎和穿孔不伴随腹部症状时则进入病变晚期。肠梗阻患者的重要临床表现见提要25-2。

---

**提要25-2　小肠梗阻的临床表现**

- 腹痛
- 恶心、呕吐
- 腹胀
- 腹泻或便秘;完全性肠梗阻有顽固性便秘
- 早期肠鸣音亢进,晚期减少

---

（四）解剖学　小肠是一个具有多种功能的复杂器官,从幽门到回盲瓣的长度约为120 cm。由于其存在环状襞、绒毛黏膜和微绒毛表面的上皮,可用于消化的潜在表面积大约可增加600倍。空肠和回肠从肠系膜上动脉及其拱形血管接受血液供应,并由肠系膜上静脉进行静脉引流,与胰腺后部的脾静脉连接,形成门静脉。小肠襻由移动的肠系膜悬吊,并被延伸到浆膜表面的腹膜覆盖。小肠的淋巴引流是进入区域淋巴结,再跟随血管弓排出并进入乳糜池。空肠主要位于左季肋部,回肠主要位于盆腔中部。回肠末端是小肠最狭窄的部分。了解肠道气体在腹部平片中的正常表现是很重要的,这是发现病变、进一步分析病变的基础。肠道气体的各种影像学表现将在后文详述。

（五）病理　小肠梗阻会导致梗阻近端肠管的扩张,继发于消化道分泌物和肠道气体的积聚。这将进一步刺激细胞分泌,最后导致肠道内更多的液体潴留。在肠梗阻早期,这将导致梗阻近端和远端肠管蠕动增加,伴有稀便和气体频繁排出。梗阻位置较高时会出现呕吐。小肠不断地扩张导致肠内压增高。这将导致肠黏膜淋巴管受压,引起淋巴水肿。当肠腔内压力进一步升高时,增高的毛细血管床流体静压力导致大量的第三间隙液体、电解质和蛋白质进入肠腔。体液的丢失,甚至随后引起的脱水,可能是该病发病率和病死率增加的原因。绞窄性肠梗阻通常与肠粘连相关,且在一段扩张的肠襻于肠系膜根部扭转时发作。动脉血运受阻导致肠缺血和坏死。若不加以治疗,将导致肠穿孔、腹膜炎甚至死亡。梗阻近端肠道内大量细菌繁殖,肠壁微血管改变使细菌进入肠系膜淋巴结。由大肠杆菌引起的菌血症发病率上升与此相关。

（六）影像学表现　小肠梗阻是一种临床常见病症。当病史、体格检查、有针对性的影像学表现和实验室检查都很明确时就可以做出诊断。我们面临的挑战是如何诊断出复杂的小肠梗阻,因为其处理并不复杂,很可能得到保守的治疗,而肠缺血和肠绞窄是需要关注的。呕吐、腹胀、腹部绞痛或持续疼痛(单发或联合发生)往往是其典型表现。影像学检查在该病的诊断中起到了至关重要的作用。尽管敏感性和特异性有限,腹部平片凭借成本低、应用广泛的优势仍然是首选影像检查方法。进一步的影像检查取决于平片的发现和临床关注程度。还可以通过肠腔内的对比增强检查或横断面成像进行评价。更进一步影像学检查的目标有三个:确认诊断、确定病因、评价相关并发症。

1. X线摄影

（1）腹部X线平片:对于可疑小肠梗阻的患者,传统腹部平片仍然首选X线检查方法。正常情况下小肠内没有气体,或者在不超过四个形态各异的未扩张(肠管管径＜2.5 cm)小肠襻内仅有少量气体。大肠内可见气体和粪便影。正常情况下,在患者仰卧位或侧卧位腹部平片中也可观察到至少一个临界扩张或轻度扩张的小肠(肠管管径为2.5～3 cm)内有3个以上气-液平。结肠内的气体和粪便可表现为肠管管径正常或临界扩张状态。这种表现可由多种情况所致,如低位肠梗阻、功能性肠梗阻及药物所致肠蠕动缓慢。可疑小肠梗阻表现为扩张肠道内多发积气、积液,结肠内可见适量气体影。结肠内气体可预示早期完全性肠梗阻、不完全性肠梗阻或不支持肠梗阻诊

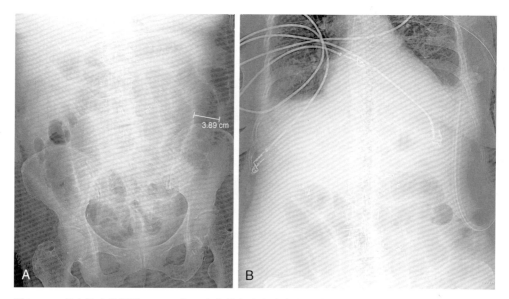

**图25-1** 完全性小肠梗阻。A. 一名76岁女性急腹症患者的立位腹部平片显示多发小肠管扩张，伴气-液平形成，最宽达3.9 cm。结肠内未见气体，提示为完全性肠梗阻。该患者既往有多次腹部手术史，平片上可见修补所用的金属夹和网状修复线圈。B. 该患者的仰卧位平片显示进一步支持立位平片的诊断。腹腔内无游离气体

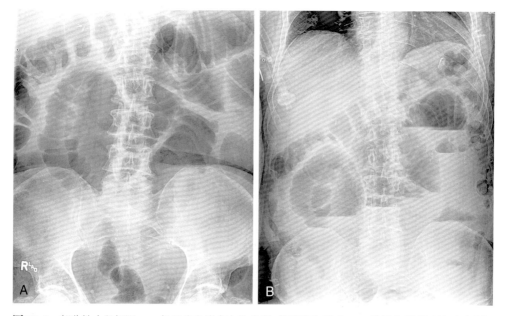

**图25-2** 部分性小肠梗阻。一名38岁急腹症女性患者，伴腹胀和呕吐。A. 仰卧位腹部平片显示小肠管多处充气扩张，结肠内可见气体。B. 立位腹部平片显示肠腔内宽度超过3 cm的气-液平，提示小肠梗阻的诊断。结肠内气体提示梗阻为不完全性

断。明确的小肠梗阻表现为扩张肠管内积气、积液，结肠内未见气体影（图25-1），这些均为该病的诊断依据。由于治疗方案不同，将完全性和部分性小肠梗阻加以区分是十分重要的。6～12 h后平片中出现的结肠内残留气体则提示部分性小肠梗阻（图25-2）。尽管腹部平片中可以观察到多种肠道气体的表现形式，但其检出率只有50%～60%。腹部平片中小肠梗阻的常见表现见提要25-3。

| 提要25-3　小肠梗阻的平片表现 |
| --- |
| ● 肠腔扩张（>3 cm） |
| ● 梗阻近端肠袢扩张而远端塌陷 |
| ● 气-液平（腹部立位片中大小>3 cm的气-液平超过3个） |
| ● 环状皱襞间距增宽（拉伸征） |
| ● 环状皱襞间积气（串珠征） |

（2）肠腔内对比 X 线成像：钡剂可安全地应用于肠道检查。小肠钡剂检查可通过非插管法或插管灌肠来实施。非插管法包括 SBFT 或经肠造口（结肠造口术或回肠造口术）小肠灌肠。SBFT 在小肠梗阻中的应用有一定的局限性。患者肠腔显著扩张会使钡影变淡，使透过度增加，不能很好地显示肠黏膜的细节。小肠梗阻患者口服对比剂通过时间延长是另一个不足之处。另外，非插管法无法评价小肠的扩张程度和固定性。除了以上不足之处，当由于技术原因或患者自身因素无法进行插管灌肠法时，口服钡剂小肠造影术是一种替代方法。小肠梗阻常见小肠钡餐表现见提要 25-4。

---

### 提要 25-4 小肠梗阻最常见的钡剂造影表现

- 少量对比剂通过阻塞部位狭窄的肠腔（鸟嘴征）
- 肠梗阻发生后肠道蠕动增强，导致梗阻近端呈球根状（蛇头状表现）
- 黏膜皱襞拉伸
- 大量扩张肠祥中的钡剂被稀释（小肠造影的缺陷）

---

（3）钡剂灌肠：由于患者接受镇静麻醉、肠道插管和检查全程需要放射科医师参与，所以灌肠法并没有得到广泛的应用。灌肠法需要将导管插至幽门上方，通常高于十二指肠空肠曲，并注入对比剂。根据钡剂灌肠的表现，对小肠梗阻进行分类。然而同 CT 一样，这种分类法目前用于肠梗阻的形态学分类。表 25-2 罗列了根据钡剂灌肠表现总结的小肠梗阻原因分类。

### 表 25-2 基于灌肠表现的小肠梗阻分类

| 梗阻类型 | 影 像 表 现 |
| --- | --- |
| 低位 | 足够的对比剂通过梗阻部位，勾勒出其远端肠黏膜皱襞 |
| 高位 | 通过延迟的对比剂被肠腔内液体稀释。极少的对比剂通过梗阻部位，使其无法勾勒出肠黏膜皱襞 |
| 完全性 | 无对比剂通过梗阻部位 |

在临床可疑低位小肠梗阻的患者中，灌肠法具有诊断价值，在鉴别低位肠梗阻和正常表现方面具有重要的辅助诊断价值。灌肠能更好地显示小肠的扩张程度，能更好地检出轻度或亚临床型机械性肠梗阻的征象。尽管肠梗阻患者肠蠕动缓慢，灌肠技术仍可以使对比剂到达梗阻点。扩张肠管的显影有助于评价粘连固定的和不可扩张的肠管。研究表明钡剂灌肠

对于肠梗阻的检出率为 100%，对非肠梗阻的检出率为 88%，对于梗阻水平及病因的显示率分别为 89% 和 86%。当十二指肠空肠曲到右半结肠均见对比剂显影且肠腔管径正常时，应当排除小肠梗阻的诊断。证实了转变点后，将确认机械性肠梗阻。钡剂灌肠检查中，空肠和回肠肠腔管径分别不超过 3 cm 和 2.5 cm。

单对比造影可以显示梗阻水平，由于能够较好地显示肠黏膜情况，双对比造影在评价梗阻原因方面最有优势。部分性小肠梗阻中，钡剂灌肠在肠粘连与转移性病变、肿瘤复发和放射性损伤鉴别诊断上的准确率接近 85%。

钡剂灌肠在评价肠梗阻严重性方面优于其他检查方法。在低位部分性小肠梗阻时，对比剂到达梗阻点时间无延迟，并且足够的对比剂向远端通过，因此远端肠的褶皱形态清晰可见。当肠道内积液与钡剂混合，导致梗阻点上方的对比剂密度不足，而只有少量对比剂通过梗阻部位进入远端塌陷肠管时，便可诊断为高位部分性小肠梗阻。完全性肠梗阻表现为患者接受检查后 24 h，梗阻点远端仍未见对比剂显影。

尽管存在以上这些优势，但对门诊患者进行该检查技术往往是不切实际的。急诊情况下，CT 往往是首选检查方法。

2. CT CT 对于可疑小肠梗阻患者是一种很有价值的评价手段。已有报道显示 CT 对于小肠梗阻的总体诊断灵敏度较低（63%）。在高位小肠梗阻中其诊断灵敏度升高（81%～100%），而在低位肠梗阻中灵敏度明显降低（48%）。CT 能够显示小肠梗阻的位置和严重程度，且梗阻原因检出率为 93%～95%。其并发症如闭袢性肠梗阻和绞窄性肠梗阻一旦被发现，需要立即进行手术干预。肠套叠、肠扭转（图 25-3）、疝气或其他类型闭袢性肠梗阻导致肠系膜血管损伤时，会出现肠绞窄和肠缺血。CT 上显示的肠壁间积气是肠绞窄和肠缺血的征象（图 25-4）。动脉期强化减弱的肠段在静脉期强化程度增加是肠道缺血的特征性表现。CT 检查中对梗阻肠祥周围血管弓走形的评价，有助于对伴随肠绞窄和肠缺血危重患者的检出。这是 CT 相对于其他检查手段最主要的优势。CT 在检出高位肠梗阻方面也很有价值，据报道，其灵敏度达 100%，而平片只有 46%。

MDCT 和新一代扫描仪带来的各向同性数据的获得，使腹部影像学得到了革命性的改变。MDCT 的实用性使操作者能够快速获得扫描数据，显著提高了CT 对于小肠梗阻的诊断和评价效力。MDCT 的多平面重建功能有助于更可靠地显示小肠梗阻部位，不仅

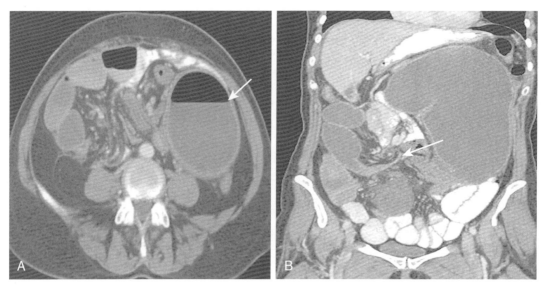

**图25-3** 粘连所致肠扭转。A. 53岁女性患者轴位增强CT图像示左中腹部一个巨大的扩张肠袢（箭头处）。邻近此处的小肠袢扩张，证实了小肠梗阻的诊断。B. 增强后冠状位图像示肠系膜"漩涡征"（箭头处），梗阻点移行处小肠形态逐渐变细。其他图像（未显示）示阑尾位于扩张肠袢旁，明确此处为盲肠，进一步诊断为盲肠扭转。这些表现在术中被证实

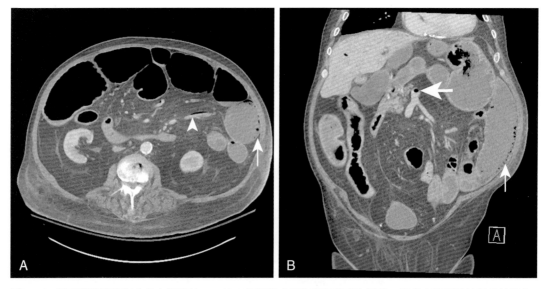

**图25-4** 肠系膜静脉积气合并小肠积气。一名78岁男性表现为剧烈腹痛和腹胀。患者有溃疡性结肠炎的病史，之前做过结肠次全切除术并有J袋吻合。A. 腹部CT平扫轴位图像显示小肠管扩张伴多发气-液平形成。在左中腹部的一段小肠管（箭头处）有壁间积气，肠系膜上静脉的分支（三角处）中也有气体。肠壁间积气（气体位于肠壁内）引起对肠系膜缺血的关注。B. 冠状位重建图像显示了肠壁间积气的范围（细箭头处）。注意肠系膜血管内的气体含量（粗箭头处）及肝内门静脉分支内的气体。患者进行了手术治疗，并进行了广泛的粘连松解术。切除了有缺血迹象的肠段，并做了一个暂时分流的回肠造口术

能够显示病变肠道还能对邻近组织进行评价，有助于肠道切除手术方案的制订。

　　CT检查中可以用钡剂和水作为肠对比剂，有助于黏膜细节更清楚地显示。当患者没有禁忌证时，CT检查常规使用静脉内对比剂。CT检查能够帮助评价肠壁和肠黏膜形态、可能并发的炎症或肿瘤病变，以及肠系膜血管。在可疑肠缺血的患者中，应当扫描动脉期和静脉期以明确是否存在动脉或静脉闭塞，描述血管解剖形态，评价肠壁血管灌注。

　　可疑小肠梗阻时应当使用何种口服对比剂存在争议，各医疗机构采用的方法不同。在患者接受的情况下，一些研究者采用口服阳性对比剂，因为这有助于明确完全性肠梗阻的诊断。

　　对CT上稀释效应的分析对于那些平片显示无充

气扩张肠管（所谓腹部无气征）的梗阻患者非常有价值。其还有助于定位梗阻部位，因为梗阻远端肠腔内对比剂密度较近端肠管内明显减低。

另一些学者认为当平片已经确诊小肠梗阻时，没有必要口服对比剂。因为对比剂可能无法到达梗阻部位，如果对比剂到达梗阻部位，则可能在判断肠壁增厚程度上产生困难。可疑肠壁缺血时，CT检查采用水做腔内对比剂，因为阳性对比剂会干扰三维血管重建。总的来说，相对于阳性对比剂，肠梗阻患者对水的耐受性更好。小肠梗阻的CT常见表现见提要25-5。

---

**提要25-5 小肠梗阻最常见的CT表现**

- 扩张的近端小肠（＞2.5 cm）和塌陷的远端肠祥（＜1 cm）
- 塌陷肠段内见对比剂提示部分性肠梗阻
- 梗阻近端积气、积粪（积粪征）提示机械性肠梗阻
- 肠壁增厚、门静脉积气、肠壁间积气提示绞窄性肠梗阻

---

3. MRI 尽管MRI可以用来评价小肠，但MRI在急性期的作用是有限的。MRI的优势是较高的软组织对比度和多平面成像，且患者不接受X线辐射。尤其是对于孕妇和需要进行多次检查的年轻患者（如克罗恩病患者）。

小肠梗阻中，MRI的优势是直接对小肠壁成像。快速成像序列能够在患者单次屏气后完成T1和T2加权图像。T2WI图像采用的是每秒获得一副图像的HASTE技术。在注入静脉对比剂前后，T1WI采用的是二维或三维SPGR技术。超快速序列的缺点是可能会出现化学位移伪影，但对那些屏气困难的患者很有优势。并行采集技术是减少扫描时间的另一种方法，是通过减少每重复时间内的相位编码步骤来缩短扫描时间的。这项技术在维持一定的空间分辨率情况下进一步缩短扫描时间，或在一个较短的采集时间内得到更好的空间分辨率。

T1、T2加权像加上脂肪饱和脉冲能够增加肠道和周围脂肪组织的对比度。

MRI的主要问题是由肠道蠕动所导致的运动伪影，这可能出现肠腔内病变的假象。使用减少肠蠕动的药物可以减少这种假象的产生。将患者置于俯卧位也有助于减少腹壁运动和呼吸造成的伪影。小肠MRI需要口服对比剂，阳性对比剂，如钆螯合物、亚铁和锰离子都是顺磁性的，主要表现为缩短T1弛豫时间。然而阳性对比剂的使用有一定缺陷，因为高信号肠腔常常掩盖了肠壁的病变；阴性对比剂，如氧化铁、全氟胞苷和硫酸钡在T1和T2加权像上均为低信号。T2效应占主导地位，由自旋去相位引起，导致信号强度损失。阴性对比剂的缺点是在梯度回波序列中由氧化亚铁导致的磁敏感伪影。

双相对比剂可在不同的序列中显示不同信号特征。高浓度的锰和钆螯合物表现为T1WI高信号、T2WI低信号，而水、甘露醇溶液、聚乙烯醇和硫酸钡表现为T1WI低信号、T2WI高信号。这些对比剂的弊端是肠道会对水加以吸收，以及甘露醇对肠道的不良反应。

小肠MRI检查需要扩张肠道，因为塌陷的肠道会隐藏病变。扩张肠道主要有两种方法：在口服对比剂后成像（口服对比剂MR成像）以及灌肠后成像（MR灌肠成像）。

口服对比剂MR成像时，须在检查前20 min口服600～1 000 mL对比剂，静脉注射解痉药后立即成像。采用T2加权像或T1/T2混合序列采集横断位和冠状位，直至回肠末端完全充盈扩张。

在MR灌肠检查中需要通过鼻空肠管给予双相对比剂。对比剂的量取决于受检者，通常在1 500～2 000 mL。最好采用软泵，注入速率在80～150 mL。MR灌肠的主要优势是不仅能够用超快速序列进行实时成像，还改善了肠腔充盈情况。在小肠梗阻的评价中，MR灌肠技术的实时成像对于鉴别完全性和不完全性肠梗阻有特殊的价值。

4. 超声 尽管超声检查被广泛应用于急腹症的诊断，但是其在小肠梗阻方面的应用有限。急腹症患者行超声检查时注意排除肠梗阻征象是十分重要的。小肠梗阻时肠腔内可见积液。当肠腔内没有气体时，平片上可能难以发现积液的肠祥。超声造影对于小肠梗阻的检出很有价值，肠腔内的液体是一种天然对比剂，能够帮助显示梗阻原因、准确地定位梗阻部位。特征性表现是扩张的环形肠祥和显著的环状皱襞。超声成像还能够显示肠蠕动和肠内容物的运动情况。小肠梗阻的超声常见表现见提要25-6。

---

**提要25-6 小肠梗阻最常见的超声表现**

- 空肠直径超过2.0～2.5 cm，回肠直径超过1.5～2.0 cm
- 扩张肠段长度超过10 cm
- 扩张肠祥蠕动增强
- 塌陷的结肠

---

5. 影像检查选择 目前并不存在普遍接受的评价小肠梗阻的唯一方法，腹部X线平片仍然是临床首选检查方法。然而，其对肠梗阻的检出率可能只有

45%～60%。是否需要进行进一步影像学检查，要根据患者的临床和腹部平片表现。平片上出现小肠梗阻征象后即能确诊。根据患者的临床情况，当保守治疗的方案已经确定或可疑肠梗阻时，需要进一步行标准CT检查（表25-3）。只有当传统CT检查无法确诊时才可能需要进行CT灌肠检查。少数情况下，超声成像和MRI在小肠梗阻和病因的评价中有一定的价值。然而，CT是所有影像检查中最有价值的检查方法，因为CT的显示范围更加全面且不受肠腔内气体的干扰。核医学检查和PET-CT通常不用作急性小肠梗阻的检查手段，在评价其潜在病因方面也较少使用。肠梗阻的影像学检查步骤见图25-20。

**（七）鉴别诊断**　有一些疾病的临床表现和小肠梗阻相似。腹胀、呕吐和便秘不仅可见于抗胆碱类或三环类抗抑郁药物中毒的患者，还可见于电解质紊乱、尿毒症、糖尿病酮症酸中毒和甲状腺功能紊乱的患者。任何原因导致的腹膜炎均可出现类似小肠梗阻的表现。

在临床和影像检查未做出综合全面判断之前，任何引起小肠扩张和腹胀的疾病均较容易和小肠梗阻混淆。肠梗阻的典型表现是腹胀，除了小肠还可累及结肠。炎症、近期手术史、上消化道感染和电解质紊乱都是小肠梗阻的诱因，对这些并发症的鉴别对于影像分析十分重要。盲肠扭转更多地导致近端结肠梗阻，进一步引起小肠扩张也是其典型表现。对于盲肠扩张的认识是肠扭转和单纯性肠梗阻的鉴别要点。

肠休克可表现为小肠祥扩张，MDCT检查时，结肠的受累和相关病史有助于其与小肠梗阻的鉴别。弗兰克缺血也可出现典型的小肠扩张征象，以及肠梗阻类似症状。然而，肠壁增厚、节段性肠壁灌注异常和动脉粥样硬化征象可为缺血导致的肠腔扩张提供依据。尽管克罗恩病引起的肠腔狭窄或并发其他急性疾病可导致肠梗阻，但它也可导致肠道单纯性的扩张和狭窄而非真性梗阻。

**（八）治疗**

1. **内科治疗**　非手术治疗包括补液、使用鼻胃管进行肠道减压、给予镇痛药、止吐药和抗革兰阴性菌和厌氧菌药物。根据临床特点、实验室检查和影像学结果，非手术治疗和保守治疗可用于部分性或单纯性的梗阻。这类患者的症状可在72 h内缓解。对这类患者进行保守治疗，定期使用影像技术进行检查并进行临床随访，以发现任何表明并发症的改变。

---

**医师须知（小肠梗阻的诊断原则）**

- 认识小肠梗阻：临床表现和腹部X线表现（诊断率45%～60%）。
- 确定梗阻部位。
- 鉴别完全性和部分性肠梗阻。
- 鉴别单纯性和绞窄性肠梗阻。
- 明确病因（是否有可排除病因）。
- 发现和处理并发症。

---

**表25-3　小肠梗阻各影像诊断方法的准确性、局限性和缺点**

| 检查方法 | 准确性 | 局 限 性 | 缺 点 |
|---|---|---|---|
| X线平片 | 灵敏度：75%<br>特异性：53% | 钡剂检查禁用于穿孔或完全性小肠梗阻患者；SBFT检查通过时间延长 | 小肠内无气体时可能漏诊 |
| CT | 准确性：94%<br>灵敏度：92%<br>特异性：96% | 电离辐射<br>有对比剂过敏的危险 | 对低位、部分性或不完全性肠梗阻灵敏度低 |
| MRI | 准确性：88%<br>灵敏度：90%<br>特异性：86% | 费用高<br>耗时<br>未广泛应用 | 患者因素：幽闭恐惧症、起搏器、金属植入物 |
| 超声 | 准确性：84%<br>灵敏度：83%<br>特异性：100% | 肠气会影响成像视野<br>对肥胖患者成像困难 | 操作者依赖性 |
| 核医学 | 灵敏度：79%<br>特异性：98% | 空间分辨率差 | 其他炎症性病因也可出现显像剂浓聚 |
| PET-CT | 无数据 | 电离辐射<br>费用高 | 对于良性和交界性病变的区分比较困难 |

2. 手术治疗 绞窄性小肠梗阻属于外科急诊范畴。完全性小肠梗阻患者肠道绞窄的发生率很高，早期外科干预十分重要。那些非手术治疗未见缓解的单纯性完全性肠梗阻患者也需要接受外科治疗，但是目前认为治疗时间延迟并不会带来不利。

## 二、良性病变所致小肠梗阻

（一）病因 在美国，良性小肠梗阻的主要病因是术后肠粘连。单发肠粘连是绞窄性肠梗阻的主要原因，而多发肠粘连是非绞窄性肠梗阻的常见原因。其他小肠梗阻常见病因有肠道炎性疾病、疝、胆囊结石、克罗恩病、放射性损伤或以上疾病合并发生。良性小肠梗阻的少见病因包括既往胃部手术后的植物粪石、家族性地中海热导致的复发性腹膜炎、误吞异物、寄生虫、结核、腹腔脓肿和肠壁内血肿。小儿常见小肠梗阻原因有肠套叠、先天性肠道闭锁、伴随中肠扭转的肠扭转不良和坏死性小肠结肠炎。

各研究所得的肠梗阻病因发生率不同，这是由于各研究机构采用的评价手段和转诊方式不同。20世纪初小肠梗阻的主要原因是疝，到21世纪小肠梗阻的病因也发生了改变。腹股沟疝的选择性治疗使绞窄性疝的发生率下降到只有2%～5%。在发展中国家，由于缺乏选择性疝修补的方法，疝仍然是小肠梗阻的主要原因。在小肠梗阻的病因学方面，人口学因素似乎也起到了一定作用，尤其是像克罗恩病这种带有遗传性因素的疾病的增加。

（二）发病率和流行病学 小肠梗阻的病因中70%～80%为良性病因。尽管文献中报道的数据不尽相同，但是主要的病因仍是粘连（67%～74%）、肠道炎性疾病（7%～10%）和疝（2%～8%）。肠粘连是由既往手术所致，最常见于阑尾切除术、结直肠切除术及妇科手术。小肠梗阻类型术语见提要25-7。

---

**提要25-7 肠梗阻术语**

- 单纯性肠梗阻：小肠梗阻，血供正常
- 绞窄性肠梗阻：小肠梗阻伴肠缺血
- 部分性肠梗阻：肠腔狭窄，可有部分气体和内容物通过
- 完全性肠梗阻：肠腔完全阻塞，结肠内无气体和粪便，或无扩张的小肠
- 闭祥性肠梗阻：肠段邻近的两端完全阻塞

---

（三）临床表现 患者表现为腹痛，伴随恶心、呕吐。小肠梗阻可伴有便秘和腹泻。临床体格检查可表现为腹胀，早期可闻及肠鸣音亢进，晚期可出现肠鸣音减少。为了避免肠缺血和穿孔的发生，肠梗阻的早期诊断是十分重要的。

（四）病理生理学 下腹部和盆腔手术比上腹部手术更容易引起小肠梗阻。肠道位置是由肠系膜根部固定的，因此肠道的近端活动度很小。然而，盆腔内肠道的活动度较大，更易发生扭转而导致小肠梗阻。

（五）病理 术后粘连所致的小肠梗阻最早可在术后4周发生（图25-5），或者在术后数年后才发生。在美国，2%～8%的小肠梗阻是由疝引起的，包括腹股沟疝、脐疝（图25-6）、腹壁疝（图25-7）、股疝、闭孔疝和内疝（图25-8）。小肠祥可进入任何疝囊内，

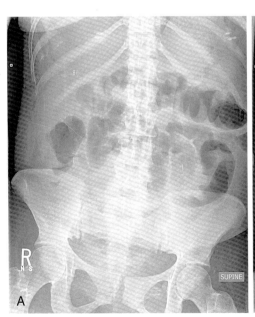
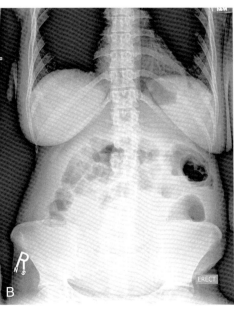

图25-5 完全性小肠梗阻。A. 一名25岁女性剖宫产术后5 d出现呕吐和下腹痛。急诊仰卧位腹部X线平片显示小肠管多处扩张，结肠内无气体影。B. 立位腹部平片明确了小肠梗阻的诊断。两膈下未见游离气体。注意到由于产后子宫对小肠祥存在平滑的外部占位效应

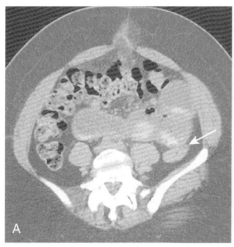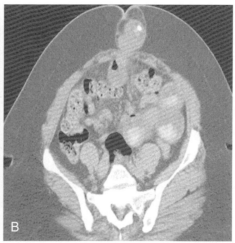

**图25-6** 脐疝。62岁女性出现小肠梗阻的临床表现。患者脐周有一边界不清的包块。A. 增强轴位图像显示小肠管多处扩张，不伴结肠扩张（箭头处），支持临床小肠梗阻的诊断。B. 脐水平的轴位图像显示由脐疝引起的肠梗阻。疝囊颈部压迫肠管使之不能进入腹腔。该患者手术治疗后症状缓解

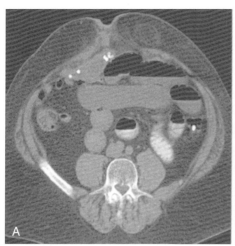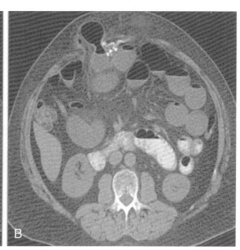

**图25-7** 腹壁疝。A. 一名52岁女性患者的增强CT轴位图像示小肠管多处扩张，伴气-液平形成。结肠内的少量液体和气体提示梗阻为不完全性的。该患者既往有肠道手术史。B. 另一张增强横断位图像显示经手术瘢痕发生的腹壁疝是导致梗阻的原因

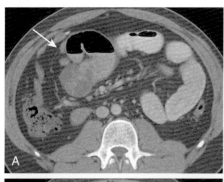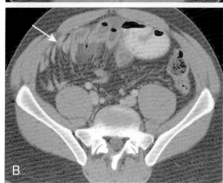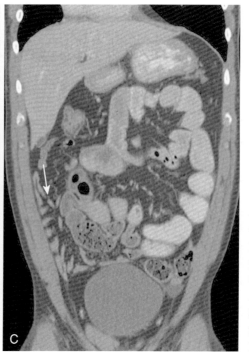

**图25-8** 盲肠周围疝。一名32岁男性发生急性腹痛和呕吐。A. 增强CT轴位图像示多处小肠管扩张，右下腹见局部管径突然改变（箭头处）。B. 显示在本不该出现小肠的盲肠周围出现未扩张的小肠（箭头处），这在冠状位重建图像上得到证实（箭头处，C图）。该患者被诊断为继发于先天性盲肠系膜缺陷的盲肠周围疝。内疝较少见，熟悉小肠的正常解剖位置对于诊断来说尤为重要

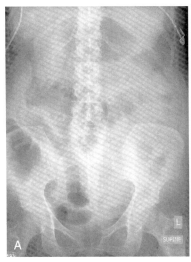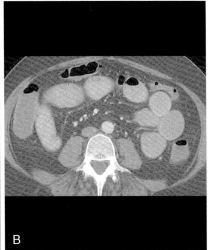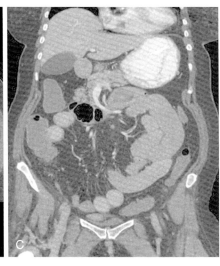

**图25-9** 肠梗阻。A. 一名52岁女性卧位腹部平片显示小肠和大肠的广泛扩张。该患者有便秘史。平片所见提示肠道功能性梗阻的表现。B. CT轴位图像示扩张肠道内充满液体。C. 冠状位图像进一步证实了肠梗阻。未见肠道移行区，大肠与小肠之间成比例的扩张表现可诊断为肠梗阻

于疝囊颈部形成梗阻。这将导致受累肠道局部静脉回流受阻，引起充血、水肿，部分病例最终引起肠缺血、坏死和穿孔。肠道炎性疾病，如克罗恩病，被越来越多地认为是小肠梗阻的主要原因，在所有病因中占10%。患者大多表现为间歇性亚急性或慢性部分性肠梗阻。胆石性肠梗阻是胆石症的少见并发症，发病率和病死率较高，且多见于65岁以上老年人。1%～4%的机械性小肠梗阻是由肠腔内胆石压迫引起的。

**（六）影像学表现** CT成像在小肠梗阻的诊断中起着重要的作用，据报道其诊断准确率达90%～95%。

1. **X线平片** 腹部平片中常见的小肠梗阻表现前文已述及。少见表现则与特殊情况或病因导致的小肠梗阻相关。然而，平片中的一些特征性表现有助于对病因的诊断。若在平片中观察到继发于肠缺血的肠壁间积气，则认为是预后不良的征象。当积气、积液的远端肠道没有得到缓解时，闭袢性肠梗阻将会发生。将麻痹性肠梗阻（图25-9-A）和机械性肠梗阻区分开来是很重要的。麻痹性肠梗阻可以是由非梗阻因素导致的肠梗阻，或者是机械性肠梗阻恶化的表现。与机械性肠梗阻不同的是，麻痹性肠梗阻的肠腔并没有受阻。麻痹性肠梗阻典型的X线表现是肠腔内液体成分较少的多发气-液平，肠袢直径增大而张力降低、肠壁增厚、扩张肠管水平排列及结肠内未见气体影。灌肠检查时，麻痹性肠梗阻钡剂到达盲肠的时间应该是4 h内。若钡剂滞留超过4 h，则要考虑到机械性肠梗阻的可能。X线检查无法提供诊断时需进一步行CT检查（图25-9-B和图25-9-C）。胆

石性肠梗阻具有小肠梗阻、异位胆石和胆管积气这三大确诊征象，但腹部平片的检出率只有30%～50%，CT的诊断率则更高。然而，这些特征性表现并不总是出现。目前报道的小肠梗阻的平片诊断率只有2%～7%。在克罗恩病中，口疮样溃疡发展为线样溃疡和裂隙样溃疡，形成溃疡结节或卵石征。肠壁由于炎症和纤维化而增厚。SBFT（图25-10）是诊断克

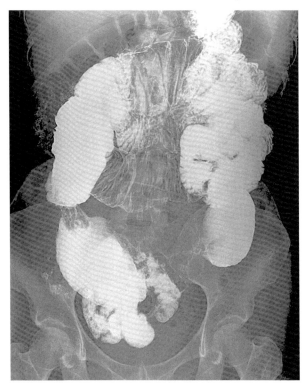

**图25-10** 克罗恩病的SBFT。可见大量扩张小肠腔内充满钡剂，左下腹见狭窄肠管，经CT证实克罗恩病累及该段肠道

罗恩病的X线检查方法的一种，可以显示整个小肠情况，但对克罗恩病存在一定的局限性。

2. CT　CT成像具有非常高的分辨率，能够进行经静脉对比增强检查，不仅能够对小肠梗阻进行诊断，而且可以明确其病因和并发症，识别小肠的转变点，并发现扩张肠管到未扩张肠管的管径变化，这对于确定梗阻的原因很重要。研究发现CT冠状位和矢状位重建图像有助于明确梗阻部位和原因，给放射科医师阅片带来更多的依据。然而，冠状位重建图像中存在一些缺点，如侧腹壁的病变通常显示不出来。重建图像应当成为传统横断位图像的补充，而不能替代后者。

当小肠梗阻是由肠壁内病变引起时（如克罗恩病或肠道感染性病变），经静脉对比增强检查就显得尤为重要。对肠壁厚度、密度、强化程度和病变累及长度的评价有助于诊断。克罗恩病的急性期肠壁增厚、黏膜分层在CT上表现为靶征或双环征。增强后，发炎的肠黏膜和浆膜层将强化，且强化的程度与疾病活动性相关（图25-11和图25-12）。肠壁跳跃性病变、肠腔狭窄和狭窄近端的扩张可被显示。在慢性期，肠壁分层现象消失，取而代之的是透壁性的纤维化。肠系膜改变表现为纤维脂肪增生、淋巴结肿大和直小血管增生（梳齿征）。CT还可以发现克罗恩病的并发症，如瘘管、脓肿、狭窄和继发肿瘤。

CT无法显示肠粘连。当图像中出现小肠腔的截断性改变而没有其他梗阻因素时，应考虑粘连的可能（图25-13）。在诊断疝方面CT成像优于平片检查，因为其能更好地显示解剖相关信息和明确并发症。尤其是闭孔疝，该病临床难以发现，与肠缺血相关且病死率高，CT成像能够在术前迅速做出诊断。当小肠梗阻是由憩室炎引起时，CT图像中可见肠壁增厚、小肠与憩室连接处的肠黏膜下血肿、肠系膜炎和典型的结肠憩室炎表现，如憩室、结肠壁增厚和脓肿形成（图25-14）。大部分的成人小肠套叠都是一过性的，

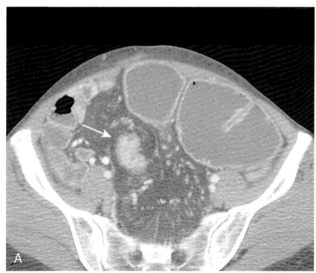

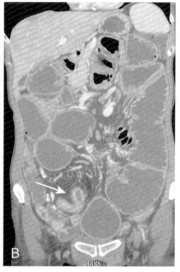

图25-11　克罗恩病。A.一名68岁女性增强CT轴位图像显示多处小肠管显著扩张。右下腹部分回肠壁肿胀、增厚（箭头处）。患者有炎症性肠病的症状，这种表现与克罗恩病回肠炎引起的小肠梗阻症状相符。B.冠状位重建图像清楚地显示了小肠腔扩张、充满液体，以及右下腹受炎症累及的回肠（箭头处）

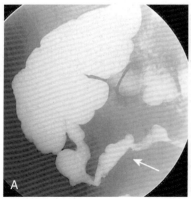

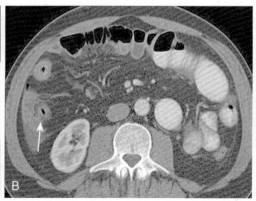

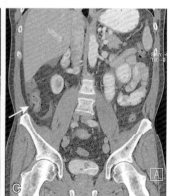

图25-12　克罗恩病的SBFT。一名36岁男性克罗恩病患者。A. SBFT回盲部图像显示回肠末端结节样改变。回盲部近端见多个扩张的小肠袢（箭头处）。钡剂到达回盲部时间延迟。B.增强CT横断位图像显示回盲部局部回肠腔狭窄、肠壁增厚，伴近端小肠腔扩张（箭头处）。C.同一水平的冠状位图像可见克罗恩病导致的肠腔狭窄伴活动性炎症（箭头处）。未见并发症征象

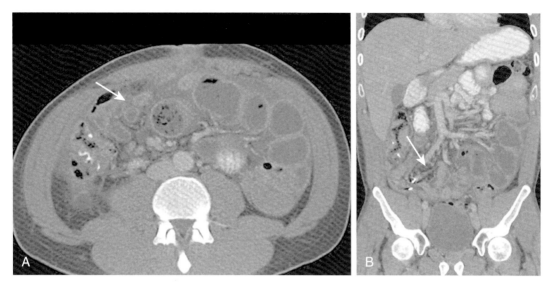

**图25-13** 小肠粘连伴梗阻。一名48岁男性患者,既往多次肠道手术史,因3 d未排便、呕吐发作急诊入院。腹部CT平扫高度怀疑肠梗阻。A. 增强CT轴位图像显示小肠梗阻到右下腹的移行处(箭头处),紧邻既往小肠手术部位。B. 冠状位重建图像显示肠梗阻范围,并确认了移行处的部位(箭头处)。既往手术肠管粘连是导致梗阻的原因。患者经保守治疗后症状缓解

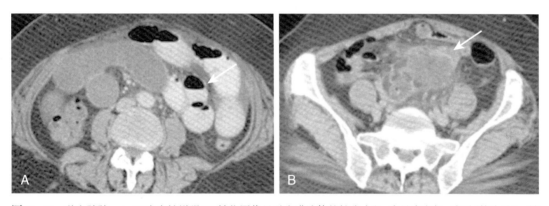

**图25-14** 憩室脓肿。A. 72岁女性增强CT轴位图像显示充满液体的扩张小肠,内见多发气-液平(箭头处)。结肠内见气体和部分液体。这些征象提示为部分性肠梗阻。B. 盆腔图像显示憩室炎伴憩室脓肿(箭头处)。脓肿附近肠道炎性改变是小肠梗阻的原因

然而一些导致小肠梗阻的肠套叠通常继发于良性病变,如脂肪瘤、平滑肌瘤、血管瘤或神经纤维瘤。在导致小肠套叠的病因中恶性病变占15%,最常见的是转移瘤。成人肠套叠表现为一个复杂的软组织肿块,既可以表现为密度高低相间的同心圆状影像,也可以表现为腊肠样改变(图25-15)。肠壁内血肿的CT表现是非特异性的,且与血肿形成的时间长短有关。早期出血为低密度,随着时间延长变为高密度。当血块发生液化时,出血的密度降低(图25-16)。CT在检测胆石性肠梗阻方面较单独的平片检查更为可靠。在CT成像中,胆结石在由于胆-肠瘘引起的胆囊内积气的衬托下更容易被发现。CT还可以显示梗阻肠道内的胃石。由于近端肠管内积气,胃石密度可表现得不均匀。

3. MRI 随着半傅里叶单次激发快速自旋回波序列(half-fourier acquisition single-shot turbo spin-echo,HASTE)的应用,MRI采用肠道内本身的液体作为对比剂,而不需要像CT那样使用口服肠道对比剂。单次屏气的时间内就可迅速成像。这项技术在寻找小肠梗阻潜在病因方面很有价值。在MRI中,肠粘连可表现为扩张肠管呈锐角改变及多发移行肠管。肠腔狭窄表现为局部肠管截断性变窄,周围无肿块信号。由肿块引起的梗阻表现为转变点信号增高,但无法进一步对肿块进行鉴别。50%的梗阻原因可被明确。与CT相比,MRI在利用对腹盆部成像时的动态序列对肠蠕动进行半功能评价方面也有优势。这项技术还可以对狭窄或细微狭窄的区域进行评价。

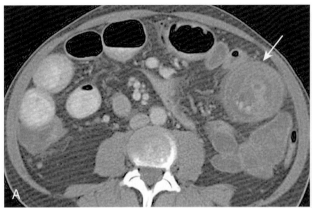
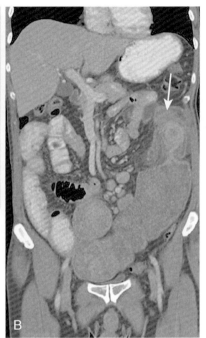

**图25-15** 肠套叠。62岁男性因恶心、呕吐和腹痛2 d急诊就医。患者腹部柔软,肠鸣音亢进。A. 增强CT轴位图像示左中腹部小肠管呈漩涡状(箭头处),近端肠管扩张。B. 冠状位图像清楚地显示肠套叠(箭头处),近端小肠梗阻。该患者进行了手术治疗,术中切除了导致肠套叠的平滑肌瘤

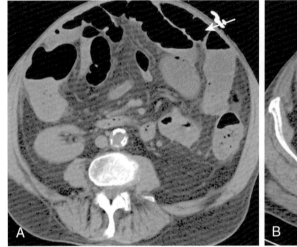
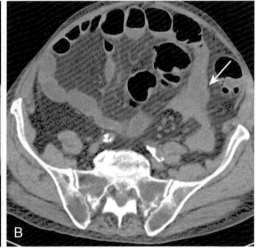

**图25-16** 肠壁出血。一名73岁男性既往有创伤史。该患者有服用抗凝药治疗肺栓塞的病史。腹部(A)和盆腔(B)CT轴位图像示肠道血肿部位小肠梗阻、肠腔扩张,局部肠壁增厚,小肠肠祥周围见脂肪密度增高(箭头处)

MR灌肠检查是一项新兴技术,将传统灌肠技术的优点和断层成像相结合。该技术能够有效地明确小肠梗阻的发生和病变水平。MR灌肠可显示克罗恩病的多种影像学表现,包括早期非特异性改变如黏膜结节样或口疮样溃疡、纵行或裂隙状溃疡、卵石征、肠壁间病变、肠壁增厚、肠腔狭窄和狭窄近端扩张、纤维脂肪增生、肠系膜血管增生、梳齿征、相关肠系膜淋巴结病变和(或)一些并发症,如瘘管形成、蜂窝织炎或脓肿形成。为疾病的活动性提供影像学依据。一项研究显示,MR灌肠技术显示肠腔狭窄和相应狭窄近端肠管扩张的灵敏度为100%。然而,这项技术由于受限于各种影响因素而不能被广泛地使用。

4. 超声　超声成像可以通过定位扩张肠祥和评价肠蠕动来区分机械性肠梗阻和麻痹性肠梗阻。然而,这项检查的局限性在于超声对于肠气的透过性较差。腹腔游离液体的发现是小肠梗阻的非特异性征象。肠套叠可表现为高低回声相间的同心圆肿块,通常称之为"靶征"或"甜甜圈征"。超声多普勒成像在评价肠道血流方面有价值,当肠坏死时表现为血流消失;在诊断先天性疾病方面也有价值,如胎粪性肠梗阻或先天性空回肠闭锁,胎粪性肠梗阻中可见肠腔内高回声团块。

5. 核医学 核医学在良性小肠梗阻诊断方面价值不大。其中血白细胞扫描能够定位梗阻潜在的炎性病变。$^{99m}$Tc-HMPO 显像在评价克罗恩病的活动性方面有价值，而且可以与其他导致肠壁增厚的原因相鉴别。

6. 影像检查选择 影像检查选择见图25-20。

### 良性病变所致小肠梗阻的典型征象

- 小肠腔扩张伴气-液平形成。
- 结肠无气体或少许气体。
- 局部肠腔移行区。
- 梗阻远端小肠管塌陷。
- 小肠积粪征象。

### （七）治疗

1. 内科治疗 药物和手术治疗的总则前文已述及。不同的治疗方案取决于不同的病因。由克罗恩病引起的小肠梗阻通常不需要手术治疗，可行肠道插管减压的同时治疗潜在炎症。为了保证肠道得到足够长的恢复时间，须进行肠外营养。部分性肠梗阻患者可进行非手术治疗，其中60%～85%的患者不需要手术干预就能解决梗阻问题，但同样需要肠外营养以提供长时间的肠道休息。

2. 外科治疗 由肠粘连导致的小肠梗阻患者通常是由于既往腹部手术。当小肠梗阻是由疝所致时，在密切观察患者生命体征的情况下，腹股沟疝、脐疝、切口疝和嵌顿性疝可以尝试手法复位缓解梗阻。选择性的疝囊修补术用来避免复发和绞窄。难复性疝主要通过手术治疗。

### 医师须知（良性病变所致小肠梗阻）

- 对于出现症状的患者，平片无特征性表现时，建议口服对比剂后进行CT检查。
- 当CT无法做出诊断时，可行CT或MR灌肠检查。
- 当考虑采用非手术治疗时，CT可用来排除绞窄性肠梗阻。
- CT是最常用来明确小肠梗阻病因的检查手段。

## 三、恶性病变所致小肠梗阻

（一）病因 小肠原发肿瘤较少见，仅占消化道肿瘤的2%～3%。然而，小肠转移瘤比较常见。随着医疗水平的进步，癌症患者的生存时间有所延长，小肠继发性肿瘤也越来越多。继发于恶性肿瘤的小肠梗阻最常见于腹膜转移瘤，多来源于卵巢癌、胰腺癌、胃癌或结肠癌。淋巴转移通常不会导致小肠梗阻。肿瘤血行转移引起的肠梗阻比较少见，主要来源于乳腺癌和肺癌。肿瘤导致的梗阻可由于其直接侵犯或肠外压迫。

（二）发病率和流行病学 尽管小肠占消化道全长的75%，超过90%的消化道黏膜由小肠黏膜覆盖，但是原发性小肠肿瘤仅占整个消化道恶性肿瘤的不到2%。7%～25%的小肠梗阻是由恶性肿瘤引起。原发肿瘤的组织学研究显示淋巴瘤是最常见的小肠原发肿瘤，其次是腺癌、类癌和胃肠道间质瘤。不同恶性肿瘤的小肠转移瘤的发病率也不同。在5%～10%的乳腺癌和黑色素瘤的患者中会发生腹膜广泛转移。腹膜转移的其他原因包括原发性的阑尾黏液性肿瘤、腹膜间皮瘤及转移性的卵巢恶性肿瘤。

（三）临床表现 由恶性肿瘤引起的小肠梗阻患者多表现为伴恶心和（或）呕吐的非特异性腹痛。患者可出现体重减轻、腹胀（伴或不伴腹肌紧张）、自觉腹部肿块。转移性类癌可表现为皮肤潮红和腹泻。小肠间质瘤生长缓慢，症状持续时间长。肿瘤的局部溃疡导致便血，常常引起患者贫血。原发肿瘤的发现到转移瘤引起肠梗阻的时间差别很大，后者可以成为原发肿瘤的首发症状。患者出现的症状与肿瘤大小、位置、血供和溃疡坏死的可能性有关。对于那些有恶性肿瘤病史、有梗阻和消化道出血症状的患者，需要考虑转移瘤的可能性。

（四）病理生理学 小肠的任何部分都有可能生长恶性肿瘤。大多数原发肿瘤位于空肠（41%），其次是回肠（33%）和十二指肠（22%）。小肠多发肿瘤的发生率为4%。小肠腺癌最常发生于十二指肠。大多数小肠类癌发生于阑尾和回肠末端，这也是临床上最常见的类癌发生部位。淋巴瘤最常发生于远端和终末回肠，而小肠间质瘤则好发于空肠和回肠。

（五）病理 腺癌、类癌、淋巴瘤和间质瘤都是原发性小肠肿瘤。十二指肠腺癌表现为息肉样、溃疡性或浸润性。空回肠腺癌多表现为环形、缩窄，尤以溃疡多见，其余的表现有息肉样和蕈伞样。

除了口炎性腹泻相关T细胞淋巴瘤，非霍奇金淋巴瘤大部分是B细胞型。霍奇金淋巴瘤仅占消化道恶性淋巴瘤的1%。成人最常见的淋巴瘤是组织细胞性，而在儿童这属于分化好的淋巴瘤类型。肿瘤形态巨大、溃疡、多中心性、淋巴转移是患者预后差的相关因素。

小肠类癌通常位于黏膜下肠壁内,向肠腔内轻度突出,可表现为息肉样,且随着肿瘤的生长可导致肠套叠和肠梗阻。通常类癌相关肠梗阻程度较轻,多由促结缔组织增生反应导致而不是肿瘤本身阻塞肠管。间质瘤起源于肠壁肌层,多位于浆膜下向肠外突出,也可向肠腔内生长形成息肉样表现。肿块呈圆形或椭圆形,常有黏膜溃疡的中心区域,导致肠出血的发生率高。

**(六)影像学表现** 恶性肿瘤引起的小肠梗阻的诊断存在一定难度。由于发病率低,临床上普遍较少考虑。临床表现通常没有特异性,可与小肠梗阻常见原因导致的症状相似,如粘连。但恶性肿瘤引起的小肠梗阻的诊断方案与其他类型小肠梗阻相同。

1. X线平片 X线检查仍然是小肠肿瘤的主要检查手段。钡剂灌肠在检出小肠肿瘤方面有很高的价值。恶性肿瘤引起的小肠梗阻的X线表现与良性肿瘤所致肠梗阻的表现一致,且前文已述及。其他X线表现可为非特异性,如肠黏膜褶皱弥漫性增厚,伴或不伴结节性充盈。且根据不同肿瘤的类型有着不同的特征性表现。

淋巴瘤的X线表现为肠腔局部狭窄伴有结节样充盈缺损、肠袢动脉瘤样扩张、息肉样肿块。当伴随溃疡坏死的大的肿块表现为不规则钡剂填充影、缺损影或瘘管影时,须考虑间质瘤。原发性小肠腺癌常表现为空肠实性肿块,息肉样X线特征性表现,伴环形狭窄和充盈缺损。原发性小肠腺癌的钡剂灌肠常见表现为苹果核征,这是一个短的、环状、圆周状狭窄的节段,具有黏膜破坏的特征。其常发生溃疡,通过突出的边界将其与正常的肠管区分开来。恶性肿瘤引起的肠腔狭窄通常位于肠管中心、形态僵硬、局部压迫后不发生改变。肠腺癌溃疡形成时表现为一段短而狭窄的病变,通常伴有不明显的中心性溃疡。息肉样肿块也是肠腺癌的罕见表现。

小肠类癌多发生于远端回肠。其X线表现形式多样,如充盈缺损、肠腔狭窄、扭曲、拉伸、环状皱襞增厚和肠袢固定。

肿瘤的转移机制会影响其X线表现。腹膜种植性转移常发生于盆腔小肠和回盲区。转移瘤发生于小肠浆膜面时,操作严格仔细的对比增强检查可以显示突入肠腔的、直径至少1 cm的圆形病灶。被转移瘤浸润和固定的肠黏膜皱襞向非受累肠壁呈放射状改变,使受累侧黏膜病变更加明显。相关的纤维化反应可导致黏膜皱襞成角、纠集。典型的种植性转移瘤(如来源于消化道、卵巢和子宫)多生长于肠管的凹面

或肠系膜面,可引起纤维化反应。经血行转移至小肠的转移瘤早期X线影像表现为多发结节,多位于肠管非肠系膜面,此处有丰富的黏膜下直小血管丛。通常转移瘤表现为息肉样肿块,其往往较大且多发,预后较差,也可表现为浸润性溃疡。小肠黑色素瘤转移早期通常表现为光滑、圆形的不同大小的息肉样肿块。当钡剂检查显示一个未引起梗阻的相当大的肠腔内肿块时,转移性黑色素瘤的可能性较大。这是由于富细胞肿块间质成分含量较少、较柔软。肺癌转移至小肠可表现为单发或散在多发的肠腔内病灶,扁平或息肉样,常发生溃疡。

2. CT CT可以直接显示肠壁肿块和邻近结构,这些均可参与恶性肿瘤过程并导致外压性的小肠梗阻。CT对于评价局部浸润和发现远处转移灶很有用。当发现软组织密度肿块直径超过2 cm,自肠腔向浆膜面生长,则提示为恶性肿瘤可能。其他征象有肿块呈分叶状、肠壁偏心性、不对称性增厚压迫肠腔,导致压迫点近端肠腔扩张、远端肠腔塌陷。

在这些CT表现中,腺癌是导致肠腔狭窄梗阻的实性软组织肿块。肿块可能密度不均,且增强后中度强化。当患者出现大的、密度不均的肠系膜肿块,伴随小肠腔不对称性狭窄时应当考虑肠系膜受累的可能。肿瘤经肠系膜播散可能累及区域淋巴结、肝脏、腹膜(图25-17)和卵巢。

小肠淋巴瘤通常表现为低密度肠壁增厚,可能与淋巴结肿大有关(图25-18)。不同于腺癌和平滑肌肉瘤倾向于形成局灶性和节段性病灶,小肠淋巴瘤的病灶是多发性的,且沿着小肠蔓延生长。小肠淋巴瘤的主要X线表现是局部环形浸润病灶、肠壁内外病变伴空洞形成、动脉瘤样扩张、息肉样病灶、肠系膜淋巴结肿大伴继发小肠浸润以及弥漫性结节性淋巴样增生可能转变为淋巴瘤(图25-18)。淋巴瘤浸润最常见的X线表现通常为肠腔中度扩张,其次是空洞形成。

CT在评价类癌的扩散范围方面非常有价值,其典型表现是位于肠系膜根部密度均匀的富血供肿块(图25-19)。在一个特征性的模式中,促结缔组织增生反应与肿块相关。类癌相关肠梗阻更多表现为轻度,且通常由纤维化导致而非肿块本身的占位效应。病变局部5-羟色胺的释放导致肠壁肌层增生和纤维化,进而引起黏膜皱襞纠集和肠管扭曲。这种纤维化是小肠固定、扭曲和成角的原因,也是CT上出现星形软组织密度肿块的原因。

在所有小肠原发性恶性肿瘤中,间质瘤占9%。影像学检查可以对良性平滑肌瘤和间质瘤进行鉴别。

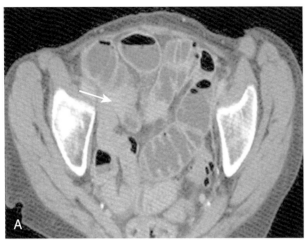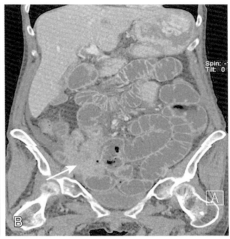

**图25-17** 子宫内膜癌网膜转移。67岁女性既往因子宫内膜癌行全子宫及双侧附件切除术,出现肠梗阻症状。术后近5年随访期间无不适症状。A. CT轴位图像显示盆腔肠道扩张,增强后其浆膜面见强化结节影。冠状位重建图像(箭头处,B图)明确显示由于这些结节导致肠梗阻(箭头处)。该患者由于腹膜和肠浆膜面转移性子宫内膜癌引起肠梗阻

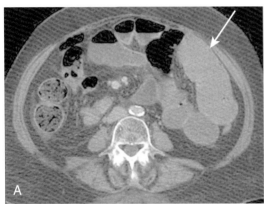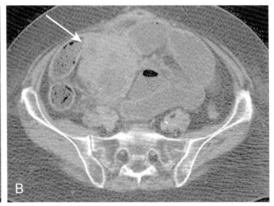

**图25-18** 淋巴瘤。一名53岁小肠梗阻的女性患者。近期有淋巴瘤治疗史。增强CT横断位图像示右下腹一增强后密度不均的肿块(箭头处,B图)上方可见肠道扩张,伴多发气-液平形成(箭头处,A图)。肿块附近肠袢受压,导致梗阻发生。诊断为淋巴瘤侵犯小肠。邻近肿块的小肠袢与其紧密相连,导致肠梗阻。该病例诊断为淋巴瘤累及小肠

通常,当平滑肌肿瘤形态巨大或发生溃疡则提示其为恶性。间质瘤常表现为肠外肿块,黏膜皱襞变平消失、拉伸延长,有时可见溃疡。由于肿瘤的浸润或大量肿瘤血管的侵袭性生长,邻近肠袢可与病灶粘连。间质瘤的典型CT表现是肠道外生性的巨大肿块。增强后肿块实质部分显著强化。小肠脂肪肉瘤、血管肉瘤和纤维肉瘤少见,且在影像学上无法与间质瘤相鉴别。

3. MRI MRI在诊断小肠肿瘤方面的价值尚未全面建立,然而利用其多平面成像、高软组织对比度和日益提高的评价组织生化改变的能力,MRI能够对病变的形态学特征和内部成分提供信息。此外,肿瘤与邻近肠道或周围脂肪的高对比度使得MRI能够显示病变的范围,尤其是结合非脂肪抑制T1加权像和增强后脂肪抑制T1加权像。小肠腺癌在MRI上可表现为局部外生性圆形肿块或引起肠管狭窄的环形缩窄病灶。淋巴瘤的典型表现是肠管周壁的非对称性增厚,常伴随显著的肠管扩张、肠系膜淋巴结肿大,在T2加权像上表现为均匀的稍高信号,增强后中度强化。类癌表现为边界不清的压迫肠袢的均质肿块,在T2加权像上可为极低信号,增强后显著强化。

4. 超声 超声在诊断小肠肿瘤方面的作用有限,但是,如果应用,也可能诊断位于肠腔内、肠壁内和肠外肿瘤,以及那些"哑铃状"肿瘤。超声也用来诊断转移瘤,尤其是那些伴有坏死中心的。在小肠淋巴瘤中,可见一种"三明治"样声像图,是由淋巴瘤浸润肠壁、肠管扩张所致。淋巴瘤浸润通常是无回声的。

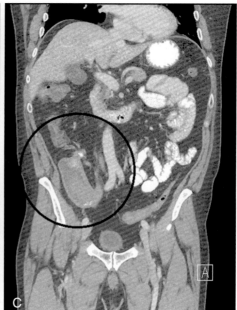

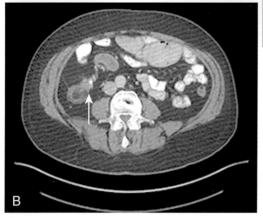

图25-19　肠系膜类癌。一名64岁男性出现小肠梗阻症状。A. 在其他医院进行了小肠SBFT检查，其右下腹部转折点处的图像引起了关注。SBFT图像显示扩张的肠管粘连在一起。回顾性分析中，在口服对比剂前的X线片上发现了非常细微的钙化密度。B. 增强CT横断位图像显示小肠扩张，在靠近回肠末端壁（箭头处）并伴小部分钙化的软组织肿块水平上，管径发生变化。C. 冠状位重建图像显示靠近交界处的回肠肠管增厚，提示类癌有促结缔组织增生反应，局部肠系膜皱缩。患者进行了回肠类癌的切除手术

5. 核医学　$^{111}$In-奥曲肽或$^{99m}$Tc-奥曲肽成像是发现生长抑素受体阳性肿瘤的金标准，如小肠类癌。尽管影像检查手段多种多样，类癌仍可能在术前漏诊。CT和MRI在诊断大的原发性肿瘤（>1 cm）及其肝脏、淋巴结转移方面十分有价值。核医学成像对类癌的诊断率为75%～80%，其在射频引导下手术后对类癌的诊断率超过90%。具有较高潜在恶性行为的小肠类癌的检出非常困难。CT、MRI和胶囊内镜的诊断效果都不理想，尤其是对于小的黏膜下病灶的检出。

6. PET-CT　由原发肿瘤或转移瘤引起的小肠梗阻性疾病中，PET成像可检测病灶局部FDG活性。PET-CT成像能检出和定位小肠恶性肿瘤。通过局部FDG活性增高与典型的CT征象相结合，就可以对由恶性肿瘤引起的小肠梗阻进行诊断。但是，根据FDG的摄取方式很难区分淋巴结和肠道疾病。小肠FDG显著浓聚可能是由小肠蠕动、消化道淋巴组织、肠腔内含放射性示踪剂的排泄物引起的假象。尽管如此，这些现象常为弥漫性而非局灶或多灶性。

7. 影像检查选择　影像检查选择见图25-20。

### 恶性肿瘤所致小肠梗阻的典型征象

- 淋巴瘤：动脉瘤样扩张和息肉样肿块。
- 间质瘤：肿块伴溃疡、坏死、空洞和瘘管形成。
- 腺癌："苹果核"样病灶。
- 类癌：肿块周围放射状纤维束。

### （七）治疗

1. 内科治疗　由恶性肿瘤引起小肠梗阻患者最初的治疗方案与由肠粘连引起梗阻的患者一样，首先

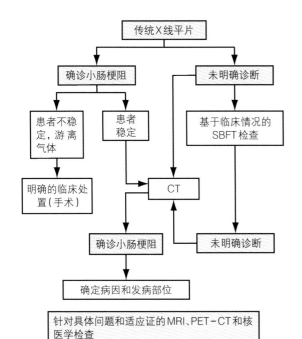

**图25-20** 可疑小肠梗阻的影像诊断步骤

及原发和转移瘤的累及范围。回顾性分析显示,35%的癌症患者伴有完全性小肠梗阻,其中96%的患者需要手术治疗。一般的部分性肠梗阻患者可经非手术治疗好转。术中必须探查小肠全程以排除多发病灶。在无症状期的间隔和肠梗阻复发率方面,手术治疗的效果较非手术治疗好。如果手术能够挽救恶性肿瘤所致肠梗阻患者的生命,那么短时间的胃肠减压治疗后,这些患者应当接受手术治疗。

### 医师须知(恶性肿瘤所致小肠梗阻)

- 对于有原发性肿瘤的患者应当警惕转移瘤所致的小肠梗阻。
- 临床症状不典型,可疑症状和影像表现相结合对于确诊必不可少。
- CT是主要的影像评价手段,能够明确小肠梗阻的原因、显示病变位置和梗阻严重程度,且能显示相关的并发症。
- 核医学成像在类癌的诊断中有一定作用,而类癌通常是难以诊断的。
- 在诊断遇到困难时,PET-CT可用于检测肠道恶性病变。

解除梗阻,然后切除恶性肿瘤。其中最难处理的是患恶性肿瘤伴腹膜转移的患者。

2. 外科治疗 剖腹探查的临床指征视患者的症状而定,也取决于患者的状况是否能够进行手术,以

### 要点

#### 总论
- 粘连、克罗恩病、肿瘤和疝是最常见的小肠梗阻原因。
- 传统腹部X线平片是首选的评价手段。
- 非手术治疗可缓解部分性肠梗阻。
- 为了避免肠道绞窄,大多数完全性小肠梗阻患者在进行初始的肠道复苏后需要接受进一步治疗。

#### 良性病因
- 70%～80%的小肠梗阻由良性病因所致。
- CT能够可靠地评价小肠梗阻的严重性、梗阻部位、并发症和原因。
- MRI、超声成像和其他检查手段用于一些特殊病变或有特殊症状患者的诊断。

#### 恶性病因
- 小肠原发性肿瘤少见,仅占消化道肿瘤的2%～3%。
- 恶性肿瘤所致小肠梗阻最常见的原因是腹腔内肿瘤引起的腹膜种植。
- 血行播散的小肠转移瘤多源于乳腺癌和肺癌。
- 首要治疗是缓解急性肠梗阻,再切除肿瘤。

# 第26章

# 急性和慢性小肠出血

Ashraf Thabet, Abraham C. Thomas, T. Gregory Walker, and Sanjeeva P. Kalva

## 一、急性小肠出血

**（一）病因** 急性肠系膜缺血有四大原因：① 动脉栓塞。② 动脉内血栓形成。③ 非闭塞性肠系膜缺血。④ 肠系膜静脉血栓形成（表26-1）。少见原因包括主动脉夹层、自发性腹腔动脉或肠系膜上动脉夹层，以及血管炎。无论是何种病因，该病常见结局是急性内脏缺血，可导致小肠坏死。

**（二）患病率和流行病学** 大约1%的急腹症患者伴有急性肠系膜缺血，且发病率随年龄增长而提高。病死率超过60%，诊断延误会使病情恶化。

动脉栓塞，是急性肠系膜缺血最常见的原因，可见于50%的患者中，多累及肠系膜上动脉。血管内栓子常为心源性，因此，心肌梗死、心律失常、瓣膜病和室壁瘤是最重要的危险因素。

急性肠系膜上动脉血栓形成是肠系膜急性缺血的第二大常见原因，可见于25%的病例，通常发生在严重的动脉粥样硬化基础之上。血液高凝状态是另一个重要危险因素。

非闭塞性肠系膜缺血可见于20%的急性肠系膜缺血患者，病死率高达70%。最常见于年龄超过50岁心输出量减少的人群、血容量过低或低血压人群。低灌注状态导致肠系膜血管广泛收缩，在接受升压治疗的患者中尤甚。非闭塞性肠系膜缺血的发病率逐年下降，可能是由于危重症医学的进步，包括扩血管治疗。

肠系膜静脉血栓形成占急性肠系膜缺血的18%。预后较差，长期生存率为30%～40%。症状出现少于4周的为急性肠系膜静脉血栓形成。危险因素包括近期手术史、创伤、炎性疾病如胰腺炎和血液高凝状态。

**（三）临床表现** 急性肠系膜缺血的临床表现不具有特异性，且可能与其他一些常见疾病相似，如小肠梗阻或胰腺炎。这种临床表现也是脏器血供损伤的特殊病理改变综合起作用的结果：肠系膜上动脉栓塞或血栓形成、非闭塞性肠系膜缺血，或肠系膜静脉血栓形成（表26-1）。由于临床表现缺乏特异性，诊断延误较常见，且许多病例进展为小肠梗死。

**表26-1 急性小肠缺血的临床表现**

| 病　因 | 临床表现 | 相关特征 |
|---|---|---|
| SMA栓塞 | 急性 | 心肌梗死，心律不齐，室壁瘤，瓣膜病，既往栓塞史 |
| SMA血栓形成 | 急性或慢性急发 | 动脉粥样硬化性疾病，血液高凝状态 |
| 非闭塞性肠系膜缺血 | 急性，复苏失败 | 危重症，低血压，心肌梗死，败血症，弥散性血管内凝血，升压治疗 |
| 肠系膜静脉血栓形成 | 急性（<4周）慢性（≥4周） | 近期手术史，血液高凝状态，口服避孕药 |

急性肠系膜缺血的典型表现是与体格检查表现不相称的急性腹痛。其他表现可包括脱水、心动过速、精神状态改变。非特异性实验室检查结果，如血清乳酸水平升高和白细胞增多，可见于急性肠系膜缺血的所有主要病因。

肠系膜上动脉闭塞和血栓形成均可急性发作。然而，肠系膜上动脉血栓形成的患者可能之前有餐后腹痛、体重减轻和厌食表现。因为这些症状和由于动脉粥样硬化所导致的慢性肠系膜缺血相关,可能会表现为"慢性病程急性发作",这些患者可能比急性肠系膜上动脉栓塞的患者能够更好地建立侧支循环。

非闭塞性肠系膜缺血患者通常为老年、危重病、接受插管治疗、使用升压药或洋地黄药物治疗,可能无法自诉症状。临床医师应当高度怀疑该病的可能性,尤其是那些不明原因的复苏失败患者。

相对于慢性肠系膜静脉血栓形成的患者,急性患者临床表现更明显,且可能表现为缓慢进展的广泛腹痛和腹胀。血性腹水、脱水、大便隐血阳性和低血压可能与之相关。

**(四)解剖学和病理生理学** 小肠动脉血供主要来源于腹腔干和肠系膜上动脉。肠系膜下动脉和髂内动脉可能成为动脉疾病发生的重要因素。

腹腔干分出胃左动脉、脾动脉和肝总动脉(图26-1)。胃十二指肠动脉是肝总动脉的一条分支,并且发出胰十二指肠上动脉。

肠系膜上动脉在L1椎体水平起自腹主动脉前壁(图26-2),供应十二指肠、小肠和脾曲近端的结肠。胰十二指肠下动脉作为第一分支起自肠系膜上动脉,然后与胰十二指肠上动脉吻合,形成"胰十二指肠动脉弓"(图26-3)。中结肠动脉可起源于肠系膜上动脉的右侧,供应横结肠,分出左、右支分别与左、右结肠动脉吻合(图26-4)。起源于肠系膜上动脉的多条空、回肠动脉和右结肠动脉供应升结肠。肠系膜上动脉于远端终于回结肠动脉,供应末端回肠、盲肠和升结肠。

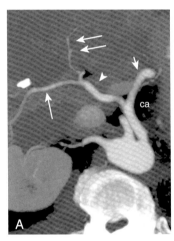

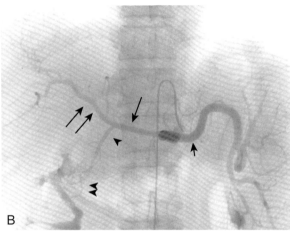

**图26-1** A.腹部CT血管造影最大密度投影图像显示腹腔动脉、脾动脉(短箭头处)、肝总动脉和肝固有动脉(三角处)、肝右动脉(单长箭头处)和肝左动脉(双长箭头处)。未显示胃十二指肠动脉。B.选择性腹腔动脉造影显示脾动脉(短箭头处)、肝总动脉(单长箭头处)、肝右动脉(双长箭头处)、胃十二指肠动脉(单三角处)和胰十二指肠上动脉(双三角处)

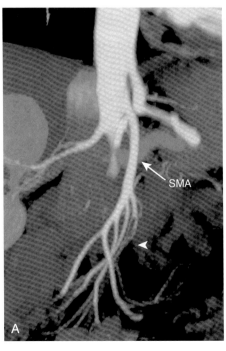

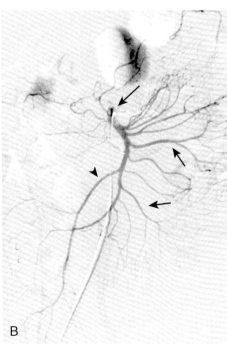

**图26-2** A.腹部CT血管造影最大密度投影图像显示肠系膜上动脉(superior mesenteric artery, SMA)(长箭头处)和空、回肠分支(三角处)。B.选择性SMA(长箭头处)造影显示多条空、回肠分支(短箭头处)和回结肠动脉(三角处)

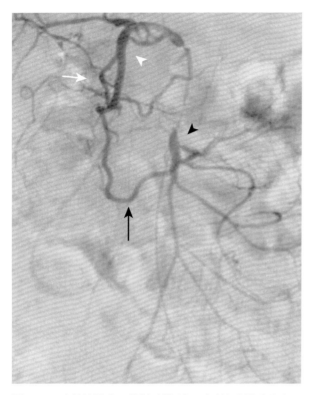

**图26-3**  选择性胃十二指肠动脉（白三角处）造影示胰十二指肠上动脉（白箭头处），与来自肠系膜上动脉（黑三角处）的胰十二指肠下动脉（黑箭头处）吻合

肠系膜下动脉在L3椎体水平起自主动脉左侧壁（图26-4）。其分出左结肠动脉、乙状结肠动脉和直肠上动脉，分别供应升结肠、乙状结肠和直肠。左结肠动脉升支与中结肠动脉左侧分支吻合（肠系膜上动脉的一条分支）。直肠上动脉与髂内动脉前分支吻合。

边缘动脉是离肠系膜肠缘最近且相平行的动脉，发出直行小支供应小肠壁。在结肠，这条动脉称为结肠边缘动脉（图26-4）。中结肠动脉在大部分分布区域起着边缘动脉的作用。

肠系膜动脉狭窄或阻塞时，小肠丰富的动脉血供使之可以形成充足的侧支血管（图26-5）。胰十二指肠上动脉和下动脉可以在腹腔动脉和肠系膜上动脉之间形成重要的侧支血管（图26-3）。另外，大约2%的患者腹腔动脉和肠系膜上动脉之间可能存在胎儿时期残留的动脉交通（常称为Buehler弓）。肠系膜上动脉和下动脉之间的侧支循环主要包括经由Riolan动脉弓、位于肠系膜中央的结肠左动脉和结肠中动脉的交通支（图26-6），以及位于外周的结肠边缘动脉。髂内动脉也可能提供肠系膜主要血管的侧支循环。

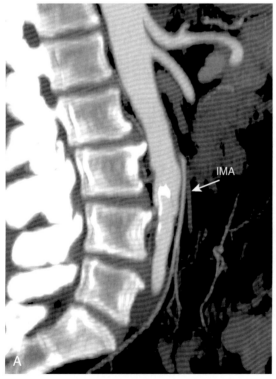

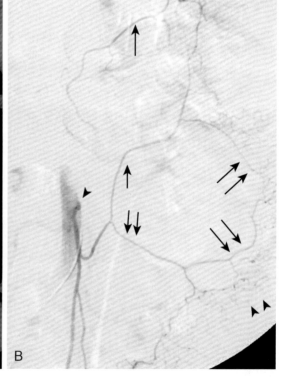

**图26-4**  A. 腹部CT血管造影最大密度投影图像显示肠系膜下动脉（inferior mesenteric artery, IMA）（箭头处）。B. 选择性IMA（单三角处）造影显示左结肠动脉的升支（单短箭头处）和降支（双短箭头处）。升支与来自肠系膜上动脉的中结肠动脉（单长箭头处）左支吻合。结肠边缘动脉（双长箭头处）发出树枝状直小血管（双三角处）到达结肠

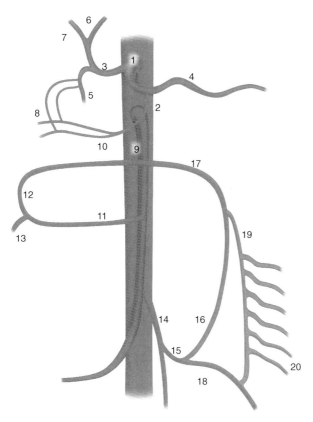

**图26-5** 选择性肠系膜侧支循环通路。腹腔动脉(1)发出肝总动脉(3)、脾动脉(4)和胃十二指肠动脉(5)、肝左(6)右(7)动脉和胰十二指肠上动脉(8)。肠系膜上动脉(9)发出胰十二指肠下动脉(10)和中结肠动脉(11),后者再发出左支(12)和右支(13)。腹腔干和肠系膜上动脉之间的侧支循环可通过胎儿时期残留的Buehler弓建立(2),或通过胰十二指肠血管弓建立,后者是由肠系膜上(8)、下(10)动脉的交通形成。肠系膜下动脉(14)发出左结肠动脉(15),再发出升支(16)和降支(18)。肠系膜上、下动脉之间的侧支循环可通过Riolan动脉弓(17)或结肠边缘动脉(19)建立。空、回肠分支(20)也可显示

肠系膜上静脉通常是一根单独的收集小肠和横结肠、升结肠静脉血的血管,向前走行于小肠系膜内,位于肠系膜上动脉的右侧(图26-7),与脾静脉汇合成肝门静脉。肠系膜下静脉收集降结肠、乙状结肠和直肠上部的静脉血流,通常最后注入脾静脉或肠系膜上静脉。慢性肠系膜上静脉阻塞时可形成门脉侧支循环,这通常位于肠黏膜下且易于出血。门静脉高压时也可能出现门静脉系统侧支循环(静脉曲张)。

**(五)病理** 肠系膜血流是由血流灌注压、需氧量、α-去甲肾上腺素激活剂、β-去甲肾上腺素激活剂和体液因素(如血管加压素)来调控。一般情况下,肠系膜毛细血管有相当的储备量,其中20%～25%用来适应血流量的变化。尽管小肠能够耐受相当程度的肠系膜血流灌注减低,但是当供需矛盾持续发生

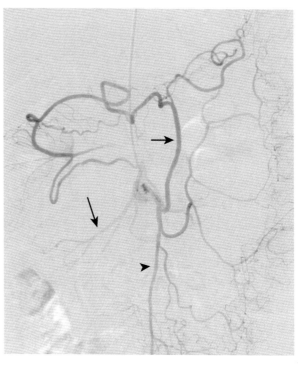

**图26-6** 选择性肠系膜上动脉(三角处)造影显示显著的Riolan动脉弓(短箭头处)。Riolan动脉弓连接肠系膜上、下动脉(长箭头处)

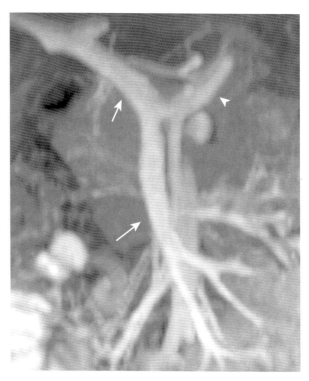

**图26-7** MR血管造影显示肠系膜上静脉(长箭头处)与脾静脉(三角处)汇合为门静脉(短箭头处)

时,小肠将发生缺血。长期缺血引起的再灌注损伤可能导致组织损伤,引起微血管渗透性增加。最终,氧自由基的产生可能使小肠黏膜屏障受损。

如前所述，肠系膜上动脉栓子常为心源性，大约1/3的患者既往有血管栓塞发作史。由于肠系膜上动脉的起源和走形呈斜角，动脉栓子主要累及肠系膜上动脉，约15%的阻塞部位位于肠系膜上动脉起源处。然而大部分栓子会滞留在肠系膜上动脉远端分支处，因此许多病例中缺血的小肠包括远端空肠和回肠，而不累及近端空肠。最初阻塞肠系膜上动脉起源处的大栓子可能随血流到达远处，有阻塞腹腔动脉和肠系膜下动脉发出侧支循环的可能。临床表现为急性病程，且没有充足的时间建立侧支血流灌注。

动脉内血栓形成最常见的部位就是肠系膜上动脉起源处。由于进行性的动脉粥样硬化性疾病的发生，病变部位可能建立侧支循环，所以只有当多条肠系膜动脉和主要侧支血管受累，或阻塞发生后侧支循环建立不充分时才会出现症状。内脏血管狭窄时急性血流动力学损害、脱水或血液高凝状态可能会触发栓塞事件的发生。较肠系膜上动脉栓塞，肠系膜上动脉血栓形成时可能使更长段的小肠缺血甚或梗死。

非闭塞性肠系膜缺血时，肠系膜动脉血流量降低，是由血流灌注压降低或血管收缩导致，而不是由血液流动的物理障碍导致。这种血流灌注压的下降由各种原因所致，如心力衰竭、低血压、败血症、弥散性血管内凝血、血管收缩药物的应用和（或）手术。最终是通过自身调节机制引起广泛的肠系膜血管收缩。

肠系膜静脉血栓形成常和近期手术、血液高凝状态和炎症性疾病相关，通常发生于静脉弓，然后蔓延至肠系膜上静脉和门静脉，肠系膜下静脉较少累及。静脉阻塞导致血容量减少和血液浓缩、小动脉收缩、动脉血流量减少，最终引起小肠出血性梗死。梗死小肠为节段性，与其他原因所致的急性肠系膜缺血比较，梗死部分与正常部分交界区为渐变性，没有截然的改变。

**（六）影像学表现**

1. 肠系膜上动脉栓塞　由于急性肠系膜缺血可快速进展为小肠梗死，出现腹膜刺激征的患者应当立即行急诊剖腹探查术。然而，影像学在诊断肠系膜上动脉栓塞和制订手术方案方面有着重要的价值。

（1）X线平片：所有急性肠系膜缺血患者的X线平片表现都是非特异性的，其中1/4患者的平片检查可为正常表现。平片可能显示充满液体的扩张肠袢，提示非特异性肠梗阻，局部肠黏膜下出血的拇纹征表现，或由肠系膜增厚导致的肠管分离。肠壁间积气形成（图26-8），肠系膜或门静脉积气（图26-9）和气腹征提示小肠梗死。平片可能有助于排除其他的腹痛原因，如肠梗阻。

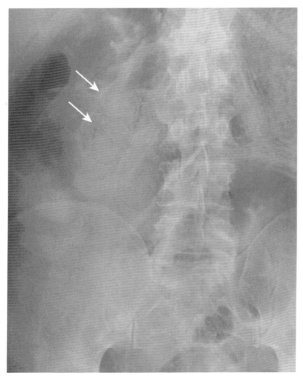

**图26-8**　腹部平片显示肠壁间曲线样透亮影（箭头处），为肠壁间积气

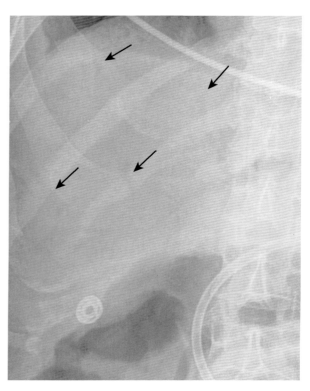

**图26-9**　腹部平片显示树枝状线样透亮影（箭头处）向肝脏边缘延伸，为门静脉积气

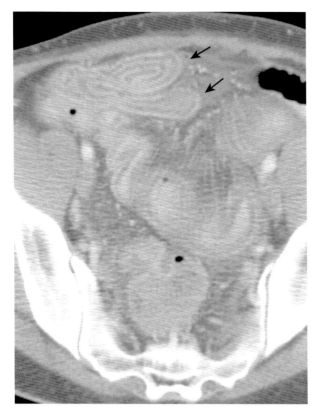

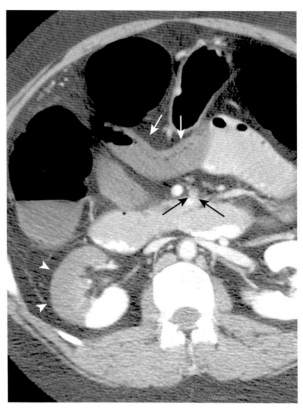

**图26-10** 一名肠系膜上动脉栓塞（未显示）致急性肠系膜缺血的男性患者，经静脉注射和口服对比剂的腹部、盆腔CT增强扫描图像。靶征（箭头处）示内外高密度环之间见低密度环

**图26-11** 肠系膜上动脉栓塞（黑箭头处）伴肾梗死患者，经静脉注射和口服对比剂腹部、盆腔CT增强扫描图像显示右肾楔形未强化影（白三角处）。小肠壁不强化（白箭头处）也是缺血的指征

（2）CT：CT可能显示非特异性的充满液体的扩张肠腔，伴肠壁增厚、腹水和肠系膜水肿。CT也可以显示水-晕轮征，为肠壁间两个不同密度的同心环：外圈为高密度环、内圈为低密度环，或相反。同样的，也可见靶征（图26-10），表现为两个高密度环之间的低密度环。小肠炎性疾病可有类似表现。

更特异的征象包括肠壁不强化和其他脏器的梗死，如肾脏（图26-11）。CTA提高了肠系膜上动脉栓塞检出的准确性，且应当综合平扫图像评价血管壁钙化。CTA能够显示肠系膜上动脉内的充盈缺损或低密度病灶（图26-11～图26-13），但对于远端血管栓塞的灵敏度下降。很少或没有侧支血管被显示。

病变晚期表现如肠壁间积气（图26-14）、气腹和肠系膜、门静脉积气（图26-15）是小肠梗阻和坏死的征象。CT也有助于评价其他原因导致的腹痛。

（3）MRI：对比增强MRA可用于显示肠系膜上动脉内栓子，但由于检查时间长可能延误治疗，而不能成为急性肠系膜上动脉缺血首选的影像诊断方法。

（4）超声：尽管超声多普勒检查能够检测到肠系膜动脉起源处的闭塞，但远端的栓塞可能会漏诊。闭塞的血管会表现为管腔扩张，并且可能包含没有多普

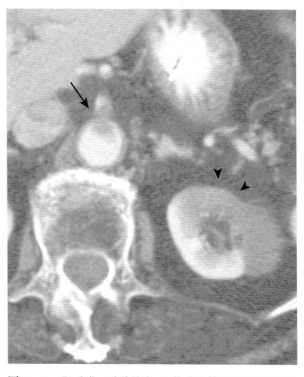

**图26-12** 肠系膜上动脉栓塞，经静脉注射和口服对比剂腹部、盆腔CT增强扫描图像显示肠系膜上动脉起源处充盈缺损（箭头处）。左肾局部未强化影（三角处）符合梗死的表现，且是栓塞的另一个诊断依据

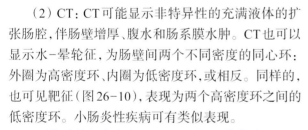

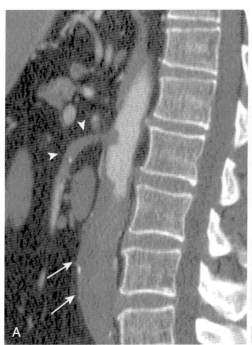

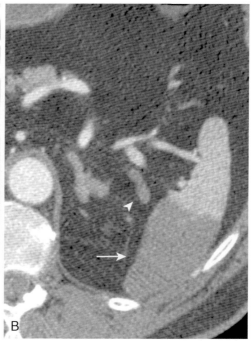

图26-13 A. 经静脉注射对比剂腹部CT增强扫描图像显示肠系膜上动脉近端(三角处)和远端主动脉(箭头处)栓塞。B. 脾脏内楔形低密度影(箭头处)符合脾动脉栓塞(三角处)所致脾梗死的表现

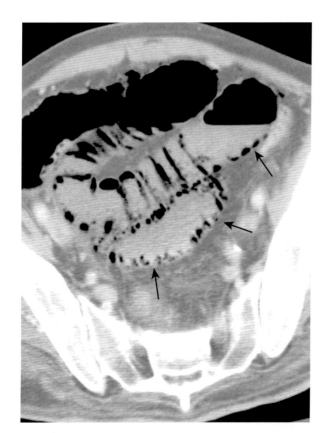

图26-14 经静脉注射和口服对比剂的腹部、盆腔CT增强扫描图像显示小肠壁间局灶线样气体影(箭头处),符合肠壁间积气的表现

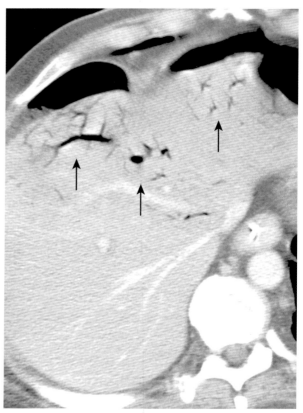

图26-15 经静脉注射对比剂腹部、盆腔CT增强扫描图像示树枝状气体密度影向肝脏边缘延伸,符合门静脉积气的表现

勒血流的回声碎片。可能会检测到肠壁间线样回声或门静脉内积气,这是肠梗死的指征。超声成像依赖操作者的专业水平,可受肠道内气体、患者体型和患者配合度不佳的影响。

(5)核医学:核医学成像对于肠系膜上动脉栓塞没有评价价值。

（6）PET-CT：PET-CT成像对于肠系膜上动脉栓塞没有评价价值。

（7）血管造影：血管造影是诊断肠系膜上动脉栓塞的金标准，灵敏度超过90%。侧位主动脉造影用于评价肠系膜上动脉的起源和腹腔干（图26-16）。前后位的主动脉造影有助于评价主动脉、肾动脉和远端肠系膜血管。当血管造影发现血管内充盈缺损，至少部分阻塞动脉血管，无侧支血管形成，则可做出急性栓塞的诊断。在肠系膜上动脉起源处无病变时，可行选择性肠系膜上动脉造影来评价远处血管的闭塞，也可适时行导管介入法。

然而，血管造影是有创而耗时的，且与潜在肾毒性和其他一些手术相关并发症有关。

（8）影像检查选择：影像检查选择见图26-17，也可见表26-2。

### 肠系膜上动脉栓塞的典型征象

- 腹痛症状与体格检查表现不相称。
- 肠系膜上动脉内充盈缺损。
- 肠壁不强化。
- 其他脏器梗死。
- 晚期表现：肠壁间积气，门静脉和肠系膜静脉内积气，气腹。

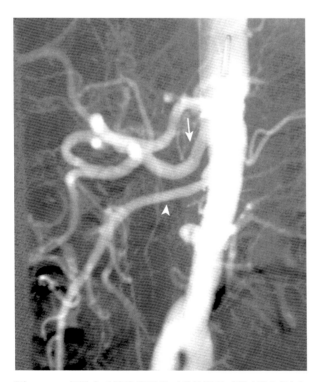

**图26-16** 侧位主动脉造影显示正常的腹腔动脉（箭头处）和肠系膜上动脉起源（三角处）

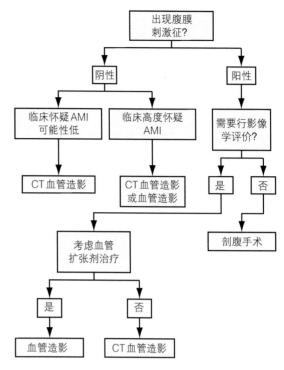

**图26-17** 临床可疑闭塞性急性肠系膜缺血（acute mesenteric ischemia, AMI）的影像诊断步骤。腹膜刺激征的出现提示应进行急诊剖腹手术，尽管根据临床情况、外科医师的选择以及进行快速成像的能力，可以先进行影像学检查。临床高度怀疑闭塞性AMI且未出现腹膜刺激征的患者可首先行影像学检查以明确诊断；如考虑进行经导管介入治疗的话，血管造影优于CTA，尽管这可能推迟手术治疗时间

2. 肠系膜上动脉血栓形成 肠系膜上动脉血栓形成的症状可为"慢性基础上急性发作"。动脉粥样硬化性疾病可能会累及一些肠系膜血管，当肠系膜上动脉因血栓阻塞血管时使病变急性发作。

（1）X线平片：腹部平片在急性肠系膜缺血中没有特异性表现。

（2）CT：CT和CTA有助于诊断肠系膜上动脉血栓形成。肠道病变表现与肠系膜上动脉栓塞的表现相一致。如前所述，CTA应当包括平扫图像以实现对血管壁钙化的评价，否则这一因素将会被掩盖。管腔狭窄或阻塞可能在肠系膜上动脉、肠系膜下动脉或腹腔动脉起始部被显示，也可能显示侧支血管。肠系膜动脉支架置入后血栓形成也可能导致急性肠系膜缺血（图26-18）。三维后处理图像可有助于诊断和制订血管重建方案。

（3）MRI：对比增强MRA同样能够显示肠系膜上动脉狭窄或截断，也可能显示侧支血管。然而，不主张采用MRA来对急性肠系膜缺血进行评价，因为检查时间长可能延误治疗。

（4）超声：超声多普勒可显示近端肠系膜上动脉

表26-2 肠系膜上动脉栓塞影像学检查的准确性、局限性和缺点

| 检查方法 | 准 确 性 | 局 限 性 | 缺 点 |
|---|---|---|---|
| X线平片 | 低 | 灵敏度30%<br>非特异性 | 可能到疾病晚期肠道梗死或穿孔阶段才能提示疾病 |
| CT | 灵敏度为64%～82% | 电离辐射 | 可能漏诊远端血管内栓子 |
| MRI | 尽管缺乏充分的比较数据，MRI在显示血管病变方面的灵敏度和特异性与CT相当，而在显示肠道病变方面的准确性较低 | 检查耗时，费用高 | 是评价支架置入术后血管情况的次选。对腹部其他病理改变的评价能力不如CT |
| 超声 | 对操作者水平依赖性较高，显示远端血管内栓子的准确性低 | 受患者的体型、肠气和患者配合度影响 | 可能漏诊远端血管内栓子 |
| 核医学 | 在评价急性肠系膜缺血方面没有价值 | 空间分辨率差 | |
| PET-CT | 在评价急性肠系膜缺血方面没有价值 | 电离辐射，费用高 | |
| 血管造影 | 灵敏度90% | 电离辐射<br>侵入性检查 | |

的收缩期血流峰值速度，狭窄或无血流提示血管阻塞。与肠系膜上动脉栓塞一样，不建议采用超声评价急性肠系膜缺血。

（5）核医学：核医学成像对肠系膜上动脉血栓形成没有评价价值。

（6）PET-CT：PET-CT成像对肠系膜上动脉血栓形成没有评价价值。

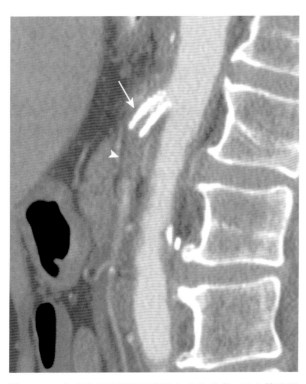

**图26-18** 临床表现为腹痛进行性加重的患者，CT血管造影显示既往治疗慢性肠系膜缺血支架放置（箭头处）水平肠系膜上动脉未显影。符合支架放置处远端动脉（三角处）内血栓形成的表现

（7）血管造影：血管造影可提供重要的解剖信息，显示出侧支血管，并且能显示内脏动脉狭窄和阻塞。最显著的表现就是肠系膜上动脉起始处充盈缺损，肠道显影下降。尽管该检查耗时且为侵入性，但可进行取血栓、溶栓和扩血管介入治疗。

（8）影像检查选择：影像检查选择见图26-17，也可见表26-3。

### 肠系膜上动脉血栓形成的典型征象

- 腹痛程度与体格检查表现不相称。
- 肠系膜上动脉起始处充盈缺损或狭窄。
- 严重的动脉粥样硬化。
- 晚期表现：肠壁间积气，门静脉和肠系膜静脉内积气，气腹。

3. 非闭塞性肠系膜缺血 除了内脏动脉没有闭塞性病变外，非闭塞性肠系膜缺血的影像学表现可能与其他形式的急性肠系膜缺血表现一致。

（1）X线平片：腹部平片在急性肠系膜缺血中没有特异性表现。

（2）CT：CT可显示其他形式急性肠系膜缺血所见的肠道表现。在休克肠中可以看到肠壁均匀增强，强化程度大于静脉增强，而休克肠是一种在低血压和低血容量患者中可见的非闭塞性肠系膜缺血。CTA可有助于排除肠系膜上动脉内的病灶。病变晚期可表现为肠壁间积气或气腹。

（3）MRI：尽管对比增强MRA可排除肠系膜上动脉内病灶，由于检查时间过长，MRI不适宜用于可疑非闭塞性肠系膜缺血的危重患者。

表26-3 肠系膜上动脉血栓形成影像学检查的准确性、局限性和缺点

| 检查方法 | 准 确 性 | 局 限 性 | 缺 点 |
|---|---|---|---|
| X线平片 | 低 | 灵敏度30%<br>非特异性 | 可能到疾病晚期肠道梗死或穿孔阶段才能提示疾病 |
| CT | 灵敏度为64%～82% | 电离辐射 | |
| MRI | 尽管缺乏充分的比较数据,MRI在显示血管病变方面的灵敏度和特异性与CT相当,而在显示肠道病变方面的准确性较低 | 检查耗时,费用高 | 是评价血管钙化和支架置入术后血管情况的次选。对腹部其他病理改变的评价能力不如CT |
| 超声 | 诊断准确性取决于对肠系膜上动脉近端的显示情况 | 受患者的体型、肠气和患者配合度影响 | 由于不能完全显示肠系膜血管,动脉粥样硬化性疾病的严重程度可能会被低估 |
| 核医学 | 在评价急性肠系膜缺血方面没有价值 | 空间分辨率低 | |
| PET-CT | 在评价急性肠系膜缺血方面没有价值 | 电离辐射,费用高 | |
| 血管造影 | 灵敏度90% | 电离辐射<br>侵入性检查 | |

（4）超声：超声成像对非闭塞性肠系膜缺血没有评价价值。

（5）核医学：核医学成像对非闭塞性肠系膜缺血没有评价价值。

（6）PET-CT：PET-CT成像对非闭塞性肠系膜缺血没有评价价值。

（7）血管造影：可疑非闭塞性肠系膜缺血的患者应当立即行血管造影。可见血管广泛收缩（图26-19），肠道显影下降。肠系膜上动脉的主要分支可为局部狭窄,呈现腊肠串征。对比剂可逆流入主动脉。肠系膜血管造影的静脉期是正常的。血管造影还能够通过导管介入直接向肠系膜上动脉内注入扩血管药物。

（8）影像检查选择：临床怀疑非闭塞性肠系膜缺血时建议行血管造影检查（表26-4）。CT可能首先用于排除其他病变。

**非闭塞性肠系膜缺血的典型征象**

- 危重患者,复苏失败。
- 洋地黄,升压治疗。
- 内脏血管内没有充盈缺损表现。
- 血管造影中见广泛的血管狭窄,伴肠道显影下降。
- 血管造影中见腊肠串征。

表26-4 非闭塞性肠系膜缺血影像学检查的准确性、局限性和缺点

| 检查方法 | 准 确 性 | 局 限 性 | 缺 点 |
|---|---|---|---|
| X线平片 | 低 | 不敏感<br>非特异性 | 可能到疾病晚期肠道梗死或穿孔阶段才能提示疾病 |
| CT | 低<br>有助于排除闭塞性疾病 | 电离辐射<br>广泛的肠系膜动脉狭窄没有血管造影显示得清晰 | |
| MRI | 低<br>有助于排除闭塞性疾病 | 检查时间长,费用高<br>广泛的肠系膜动脉狭窄没有血管造影显示得清晰 | 是评价支架置入术后血管情况的次选<br>对腹部其他病理改变的评价能力不如CT |
| 超声 | 低 | 受患者的体型、肠气和患者配合度影响 | |
| 核医学 | 在评价急性肠系膜缺血方面没有价值 | 空间分辨率低 | |
| PET-CT | 在评价急性肠系膜缺血方面没有价值 | 电离辐射<br>费用高 | |
| 血管造影 | 是显示广泛血管狭窄的最佳影像学检查 | 电离辐射<br>侵入性检查 | |

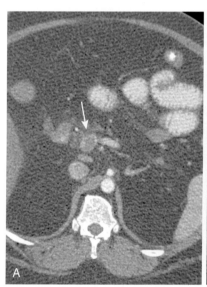

**图26-19**　肠系膜上动脉造影显示一名非闭塞性肠系膜缺血患者广泛的动脉分支节段性狭窄（箭头处）。同图26-2B比较

　　4. 肠系膜静脉血栓形成　肠系膜静脉血栓形成在CT或MRI横断位成像中容易被检出。常在因其他原因行CT或MRI检查的无症状患者中意外发现肠系膜静脉血栓形成。

　　（1）X线平片：腹部平片在急性肠系膜缺血中没有特异性表现。

　　（2）CT：CT或CTA可用来评价肠系膜血管血栓形成，其灵敏度超过90%。最常见的CT表现是肠壁增厚，典型相关征象是靶征。肠系膜静脉血栓形成与其他原因导致的急性肠系膜缺血都有小肠腔扩张、肠壁无强化、肠壁间积气、门脉肠系膜血管积气和气腹征象。最具特征性的表现是静脉管腔中央低密度灶，如肠系膜上静脉内（图26-20），在动态增强扫描的多期都持续存在，周边可能环绕强化的静脉管壁。这一征象，再加上肠壁增厚和腹腔积液，尤其出现后者时，则高度怀疑小肠梗死的可能。多根肠系膜静脉内存在血栓是常见表现。

　　（3）MRI：钆剂增强MR血管造影是评价肠系膜静脉血栓形成的优越的检查方法。可显示肠系膜上静脉内信号缺失（图26-21）。图像后处理技术可以给诊断提供很大帮助。同CT比较，虽然由于血液涡流使MRA图像质量欠佳，但没有电离辐射。MRI检查时间明显长于CT，可能不适于用于急性发病患者。

　　（4）超声：超声多普勒成像有助于评价肠系膜静脉血栓形成，可以显示门脉肠系膜静脉无血流和血管腔内回声碎片。然而，该检查受肠道内气体、患者体型和患者配合度的影响。侧支血管可能只部分显示或被误认为是开放的中央静脉。

　　（5）核医学：核医学成像对肠系膜静脉血栓形成没有评价价值。

　　（6）PET-CT：PET-CT成像对肠系膜静脉血栓形成没有评价价值。

　　（7）血管造影：肠系膜静脉血栓形成可通过直接

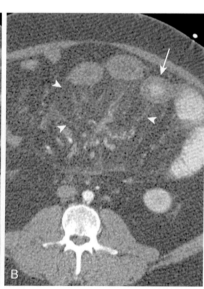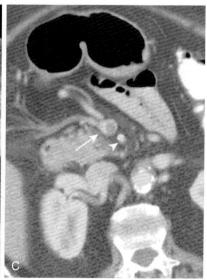

**图26-20**　A. 一名腹痛患者经静脉注射和口服对比剂腹部、盆腔CT增强扫描图像显示肠系膜上静脉内充盈缺损（箭头处）。B. 小肠多发肠壁增厚（箭头处）、邻近肠系膜密度模糊（三角处），符合静脉淤血的表现。C. 另一名患者，CT图像显示肠系膜上静脉内充盈缺损（箭头处），位于肠系膜上动脉左前方（三角处）。肠系膜上动脉内见血管钙化，部分被管腔内对比剂掩盖

门静脉造影术来评价,如经肝或经颈静脉门静脉造影,或经脾静脉-门静脉造影术。这些技术也为血管介入提供了手术通路,如血管成形术,或者行包括延迟显像的肠系膜动脉造影术(所谓经动脉-门静脉造影术)。除了能够显示动脉血流量降低和对比剂逆流

入肠系膜上动脉,在延迟期,直接门静脉造影术可显示肠系膜静脉和门静脉支流节段性不显影,提示血管闭塞(图26-22)。肝内和门脉-肠系膜静脉侧支血管也可显影。

(8)影像检查选择:影像检查选择见图26-17,也可见表26-5。

---

### 肠系膜静脉血栓形成的典型征象

- 近期手术史,血液高凝状态。
- CT或MRI:肠系膜静脉管腔中央边界清晰的充盈缺损,可累及多条静脉。
- 血管造影:门静脉、肠系膜静脉节段性不显影,动脉血流缓慢。

---

**(七)鉴别诊断** 急性肠系膜缺血的临床表现可不明确。当高度怀疑该病时需要尽早诊断和治疗,尤其是出现腹部症状时。临床医师可能会考虑为急性炎性疾病,如胰腺炎、胆囊炎或肠道炎性疾病,尽管和急性肠系膜缺血相比这些疾病的腹痛范围更加局限。小肠梗阻也是需考虑的疾病之一。当患者既往有栓塞史、心脏病发作、危重症或接受升压治疗时高度怀疑急性肠系膜缺血的可能。原发性凝血障碍可能会促使肠系膜静脉血栓形成。

CT检查发现肠道靶征是非特异性表现,可由肠系膜缺血、肠道炎性疾病或感染所致。缺血更特异性的表现是肠壁间积气,尽管其出现也可能是由于感染

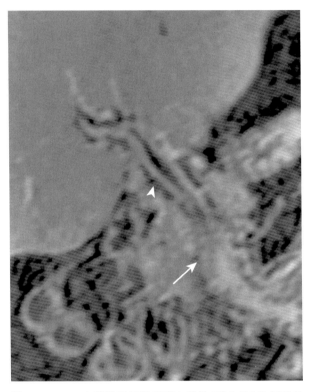

**图26-21** MR血管造影示肠系膜上静脉(箭头处)和门静脉(三角处)没有强化,符合血栓形成的表现

---

**表26-5 肠系膜静脉血栓形成影像学检查的准确性、局限性和缺点**

| 检查方法 | 准 确 性 | 局 限 性 | 缺 点 |
| --- | --- | --- | --- |
| X线平片 | 低 | 不敏感<br>非特异性 | 可能到疾病晚期肠道梗死或穿孔阶段才能提示疾病 |
| CT | 多期扫描的准确性高 | 电离辐射 | |
| MRI | 与CT相当 | 检查时间长<br>费用高 | 是评价钙化和支架置入术后血管情况的次选<br>对腹部其他病理改变的评价能力不如CT |
| 超声 | 评价外周肠系膜静脉的准确性降低<br>对门静脉内血栓显示的准确性高于肠系膜静脉血栓 | 受患者的体型、肠气和患者配合度影响 | 可能无法显示侧支血管或误认为是开放的肠系膜静脉 |
| 核医学 | 在评价急性肠系膜缺血方面没有价值 | 空间分辨率低 | |
| PET-CT | 在评价急性肠系膜缺血方面没有价值 | 电离辐射<br>费用高 | |
| 血管造影 | 高 | 电离辐射<br>侵入性检查 | |

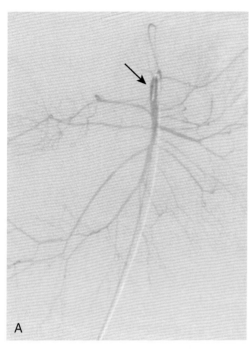
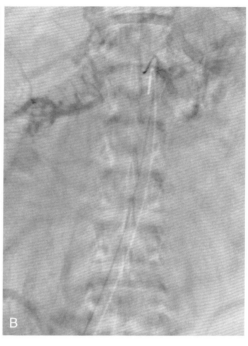

图26-22 A.正常选择性肠系膜上动脉(箭头处)造影图。B.静脉期延迟相显示肠系膜上静脉及其分支不显影,符合血栓形成的表现

或创伤。

在既往有心脏病史或栓塞史的患者中,发现肠系膜上动脉分支点充盈缺损,未建立主要侧支血管,则提示栓塞的可能。

肠系膜上动脉不显影,尤其是在起始处,严重的动脉粥样硬化疾病,侧支血管建立,既往餐后腹痛史和体重减轻均提示肠系膜上动脉血栓形成。

血管造影中见弥漫性肠系膜动脉狭窄而无闭塞,提示非闭塞性肠系膜缺血,但也可考虑血管炎。

肠系膜静脉内充盈缺损可诊断为肠系膜静脉血栓形成,并且通常容易和肿瘤的外在压迫相鉴别,如胰腺癌。

**(八)治疗**

1. 内科治疗 急性肠系膜缺血一旦确诊,后续及时治疗是必不可少的。药物治疗首先进行液体复苏,如无禁忌证,应尽早进行抗凝、给予广谱抗生素、采用胃肠减压。如果可能的情况下,应避免使用血管收缩剂。

非闭塞性肠系膜缺血的治疗主要是直接去除致病因素(如停用地高辛)。经导管向肠系膜上动脉内注入罂粟碱可能有助于改善病情,但必须处理主要致病因素。

同样,如果没有小肠梗死的依据,应当药物治疗肠系膜静脉血栓形成,否则必须行手术治疗。抗凝是主要治疗方法,一些患者用药后随之好转。对于原发性凝血障碍的患者可能需要长期抗凝治疗。

2. 外科治疗 出现腹膜刺激征需要急诊手术治疗,切除坏死小肠。肠系膜上动脉栓塞和血栓形成可进行血管重建术,部分肠系膜静脉血栓形成也可行此术。另外,由于血管重建术后一些未受累血管可能发生痉挛,如果在发病后3 h内未建立再灌注,可在术前行血管造影和动脉内经导管灌注血管扩张剂如罂粟碱。肠系膜上动脉栓塞血管成形术可通过横向动脉切开和动脉内栓子清除术实现,减少了潜在医源性动脉管腔狭窄的发生。

肠系膜上动脉栓塞血管重建术可包括纵向动脉切开术和动脉内血栓清除术,随后行血管成形术来维持管腔内径。然而,如果血栓摘除术后需要建立一条旁路血管来增加血流,那么动脉切开点可起到末端吻合口的作用。严重的动脉粥样硬化疾病常需要建立旁路移植血管。当肠穿孔引起腹膜内污染时,则必须行自体静脉移植术。

有时肠系膜上静脉近端静脉内急性、局灶性血栓形成时需行血栓摘除术。当存在一些手术无法取出的血栓时,该方法可行性不高。在这些患者中,更适合采用门脉-肠系膜静脉或肠系膜上动脉内导管灌注溶栓剂。

对于有手术适应证的患者,通过经皮穿刺行机械性血栓清除术治疗肠系膜上动脉栓塞可能取得良好的效果。许多患者由于小肠坏死需行剖腹手术。进一步的研究应当将经皮穿刺术和外科血管重建术进行比较,观察其疗效的差别。急性肠系膜缺血时,经动脉内血管扩张治疗可能有助于防止或治疗血管痉挛。

## 二、慢性小肠缺血

**（一）病因** 动脉粥样硬化性疾病是慢性肠系膜缺血的主要病因，超过95%的患者因此诱发该病。由于小肠丰富的动脉血供和建立侧支血管的能力，只有当三条主要的肠系膜血管：腹腔动脉、肠系膜上动脉和（或）肠系膜下动脉中的至少两条发生病变时才会引起慢性肠系膜缺血。

**（二）患病率和流行病学** 慢性肠系膜缺血发生于年龄大于50岁的患者，其患病率随年龄增长而增加。女性更易患病，女性与男性患病比例为3∶1。约18%的65岁以上患者肠系膜动脉狭窄程度超过50%，但只有小部分患者出现症状。多达50%的患者既往有动脉粥样硬化手术史。其他危险因素包括高血压、吸烟和糖尿病。

**（三）临床表现** 典型的临床表现是肠绞痛，是指反复发作的餐后腹痛，持续1～2 h，伴体重减轻和厌食。由于肠绞痛较少见，患者在肠绞痛发作前症状可能持续数月至数年，导致诊断延误。

**（四）病理生理学** 了解肠系膜血管系统解剖和常见侧支循环对评价慢性肠系膜缺血患者的影像诊断十分重要。请参考先前急性小肠缺血章节述及的肠系膜血管的解剖。

**（五）病理** 慢性肠系膜缺血的主要病因是动脉粥样硬化性疾病，节段性累及肠系膜动脉近端或开口部分。如前所述，出现症状的患者有至少两根肠系膜动脉出现狭窄或闭塞（图26-23和图26-24）。在极

少数患者中，只有一根血管发生病变，且病变主要位于远端，从而使近端血管建立侧支循环。餐后腹痛的出现和由进食引起的潜在血氧供需矛盾一致。

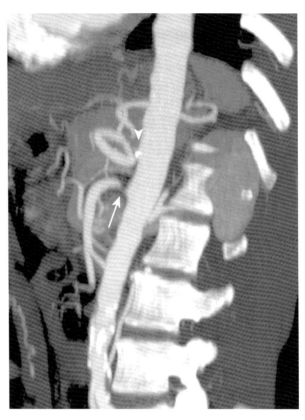

**图26-23** 腹主动脉的CTA最大密度投影显示腹腔动脉起源处严重狭窄和钙化（三角处）。另外可见肠系膜上动脉起源处严重狭窄（箭头处）

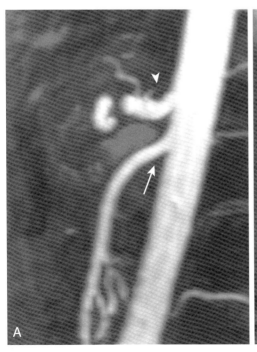

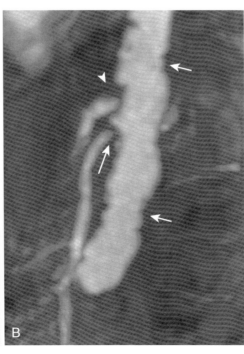

**图26-24** A. MRA最大信号强度投影显示正常的腹腔动脉（三角处）和肠系膜上动脉起源（箭头处）。B. 另一名慢性肠系膜缺血患者的MRA显示主动脉壁弥漫性不规则（短箭头处），符合动脉粥样硬化性疾病的表现。腹腔动脉（三角处）和肠系膜上动脉起源处（长箭头处）信号丢失提示严重狭窄

由于大部分肠系膜血管病变的患者是无症状的,所以症状的出现并不典型。在至少两根肠系膜血管严重狭窄或闭塞的情况下,临床表现如果没有出现其他病理改变的依据,则提示慢性肠系膜缺血的诊断。

### （六）影像学表现

1. X线平片　X线平片对该病的诊断不敏感且缺乏特异性,可用来排除其他疾病,如小肠梗阻。侧位腹部平片可显示肠系膜血管起源处的钙化斑块。

2. CT　增强CT和CTA是主要评价手段。CT可以评价导致腹痛的肿瘤性或炎症性因素。肠壁增厚、靶征、肠壁间积气和门静脉肠系膜静脉积气这些征象提示急性病程,在慢性肠系膜缺血中不会出现。CTA在检出血管狭窄和(或)闭塞方面(图26-23)比较敏感,而且可显示侧支血管,然而检查应包括平扫来评价血管钙化。

3. MRI　钆剂增强MRA可以对肠系膜血管系统进行准确的评价(图26-24),但对于其他腹部病变的检出没有CT敏感。三维成像和后处理技术,如最大信号强度投影和容积重建有助于诊断和制订手术方案。其局限性包括支架引起的磁敏感伪影或对钙化显示不佳,可能过度评价血管狭窄的严重性。

其他评价肠系膜血管系统生理参数的磁共振技术在餐前和餐后进行。相位对比磁共振电影成像技术能够评价肠系膜上静脉内血流,而磁共振血氧定量法能够评价静脉内血氧含量。由于进食后肠系膜血流量增大,而相位对比图像中肠系膜上静脉内延迟的血流量增加意味着慢性肠系膜缺血。鉴于慢性肠系膜缺血时血流量无法增加,磁共振血氧定量法利用血氧消耗增加进行评价。增加的氧消耗降低了氧饱和度及肠系膜上静脉血的T2值。有症状的慢性肠系膜缺血患者显示餐后血T2值降低,与无症状患者T2值升高形成对比。

4. 超声　超声多普勒成像可用于评价肠系膜上动脉近端狭窄或闭塞(图26-25)。收缩期峰值速度超过275 cm/s与血管狭窄至少达70%相关,而缺乏血流时符合血管闭塞的诊断。然而超声成像受患者体型、肠道内气体的限制。另外,超声检出的血管狭窄可能提示动脉粥样硬化性疾病,而不一定是肠系膜缺血。在评价肠系膜下动脉及其远端分支方面有局限性。

5. 核医学　核医学在慢性肠系膜缺血方面没有评价价值。

6. PET-CT　PET-CT在慢性肠系膜缺血方面没有评价价值。

7. 血管造影　血管造影是评价肠系膜血管情况的金标准。侧位主动脉造影用来显示腹腔动脉和肠系膜上动脉的起源。侧支血管的显影如Riolan动脉弓(图26-26和图26-27)可能提示近端肠系膜动脉狭窄或闭塞。前后位的主动脉造影和选择性肠系膜血管造影用来评价远端血管病变和侧支血管。尽管该检查为侵入性的,费用高且与一定的发病率相关,但是针对某一种确定的病理过程,血管造影也许可以与血管成形术、支架置入术(图26-28)等介入手术相结合来对其进行治疗。

8. 影像检查选择　CT或CTA是评价慢性肠系膜缺血的主要检查手段。除了能够显示肠系膜动脉,CT能够排除其他腹部疾病。尽管MRA可以评价肠系膜动脉,但有可能过度评价血管狭窄的严重性,而且在评价支架置入术后的血管有一定局限性。相位

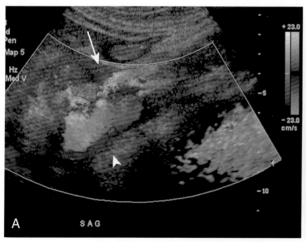
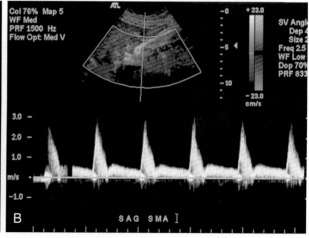

**图26-25**　A. 腹主动脉(三角处)彩色多普勒图像显示肠系膜上动脉(箭头处)的起源。B. 近端肠系膜上动脉超声多普勒成像显示收缩期最大速率升高至300 cm/s,提示血管狭窄超过70%

对比磁共振检查和磁共振血氧定量法能够获得更加明确的生理参数，但是这些技术既没有被标准化也没有被广泛应用。传统的血管造影可能有助于诊断和介入治疗。超声多普勒检查没有电离辐射，评价近端肠系膜上动脉比较敏感，但在评价其他肠系膜血管和侧支血管方面有局限性。

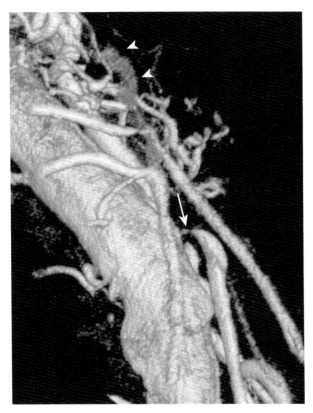

**图 26-26** 传统主动脉造影三维图像显示肠系膜上动脉血栓形成（三角处），以及肠系膜下动脉近端严重狭窄（箭头处）

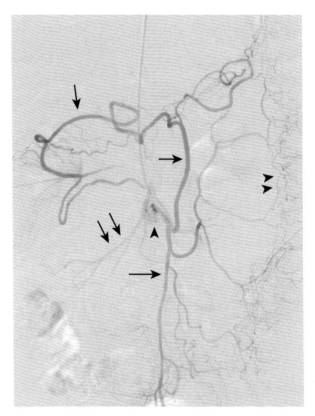

**图 26-27** 与图 26-26 同一患者的选择性肠系膜下动脉（单长箭头处）造影，见显著的 Riolan 动脉弓（单短箭头处），重新组成了肠系膜上动脉（双短箭头处）。肠系膜下动脉起源处严重狭窄，如图 26-26 所示，导致对比剂逆流（单三角处）入主动脉。可见发育不良的结肠边缘动脉（双三角处）

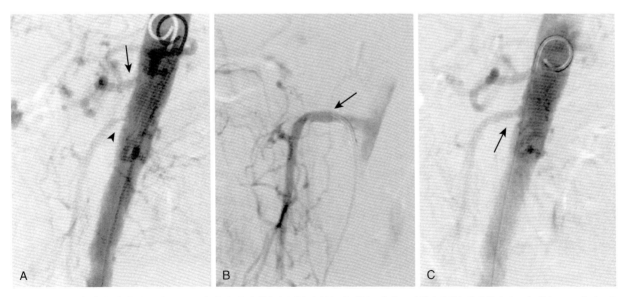

**图 26-28** A. 侧位主动脉造影片显示正常的腹腔动脉起源（箭头处），但是肠系膜上动脉起源处严重狭窄（三角处）。B. 随后，进行了血管成形术和支架置入术（箭头处）。C. 再次侧位主动脉造影显示肠系膜上动脉起源处管径正常（箭头处）

## 慢性小肠缺血的典型征象

- 餐后腹痛伴厌食和体重减轻。
- 腹腔动脉、肠系膜上动脉和肠系膜下动脉中至少两根血管的近端或起源处狭窄。
- 显著的侧支血管。
- 超声检查肠系膜上动脉近端血管内收缩期峰值速率超过275 cm/s。

**（七）鉴别诊断**　慢性肠系膜缺血的临床表现是非特异性的。新发症状或近期症状加重提示急性肠系膜缺血的可能性。餐后痛可见于胃十二指肠溃疡，内镜检查可排除这种可能。体重减轻是一种非特异性的表现，提示恶性病变的可能。三四十岁的女性患者出现体重减轻和呼气时上腹痛加重表现，提示正中弓状韧带综合征。同样，年轻女性患者腹痛伴高血压病史可能提示纤维肌性发育不良。

CT检查所见靶征、肠壁增厚、肠壁间积气或门静脉肠系膜静脉积气高度提示急性肠系膜缺血的可能。CT可以评价许多其他原因所致的腹痛和（或）体重减轻，特别是恶性肿瘤如胰腺癌或淋巴瘤。

血管造影显示腹腔干近端的外在狭窄，随呼气而加重，符合正中弓状韧带综合征的诊断。血流动力学显著降低可能导致胃十二指肠动脉扩张，通过胰十二指肠动脉弓建立肠系膜上动脉侧支循环。影像学显示年轻女性患者串珠状肠系膜动脉，提示纤维肌性发育不良的诊断，然而广泛的狭窄、动脉瘤、血管壁增厚和强化可能提示血管炎。

**（八）治疗**　慢性肠系膜缺血的传统治疗方法是手术血管重建，可包括动脉内膜切除术、肠系膜上动脉再植术或旁路移植术。虽然病变可能累及多条血管，大部分情况下需要对一条血管行重建术，通常是肠系膜上动脉。手术的长期复通率较高（70%～93%），但是可能有29%的复发率和7%的病死率，其并发症的发生率因并存的心血管疾病（在这个年龄段的患者中常见）而升高。

血管内治疗（如血管成形术或支架置入术）自1980年以来就被用于治疗肠系膜血管狭窄，但目前缺乏一些前瞻性研究将其与手术进行比较。虽然这方面需要进一步研究，但是血管成形术和支架置入术在技术上具有较高的成功率，再狭窄可由经皮介入手术再治疗。尽管据报道经皮介入术后的复通率较手术低，但是新的技术和设备有望拉近两者的差距。手术血管重建术风险高的患者首选经皮血管重建术。

## 医师须知

- CT和常规血管造影是肠系膜缺血急性表现的主要影像学检查方法，MRI检查时间长，是次选。
- 血管解剖和侧支定位有助于制订手术计划。
- 血管造影对于诊断和治疗都非常有用；对于有腹膜刺激征的患者，剖腹术前可能需行急诊血管造影术来防止术后血管痉挛。
- 必要时，肠梗死和腹腔内污染可建议行自体静脉旁路移植术。
- 除非有肠梗阻，否则非闭塞性肠系膜缺血不必要进行手术。
- 多根肠系膜静脉血栓形成不可行血管重建术。
- 动脉粥样硬化是95%以上慢性肠系膜缺血患者的病因。
- 经皮介入治疗是外科血管重建的重要替代方法，尤其是对于那些手术风险大的患者。

## 要点

- 出现腹膜刺激征应行急诊剖腹探查术。
- 急性肠系膜缺血晚期时小肠壁表现更具特征性。
- 肠系膜上动脉栓塞好发于血管分支点。
- 其他脏器梗死可能提示肠系膜上动脉栓塞。
- 肠系膜上动脉血栓形成好发于动脉起始部位。
- 肠系膜上动脉血栓形成较肠系膜上动脉栓塞更易出现侧支血管。
- 非闭塞性肠系膜缺血好发于危重症患者或使用血管升压药的患者。
- 肠系膜静脉血栓形成与近期手术史或血液高凝状态有关。
- 尽管肠系膜动脉粥样硬化疾病的发病率较高，但慢性肠系膜缺血仍少见。
- CT或CTA是可疑慢性肠系膜缺血的主要检查手段。
- 典型的狭窄或闭塞发生于至少两根肠系膜血管的起源或近端。
- 年轻女性患者可疑慢性肠系膜缺血，应提示纤维肌性发育不良或正中弓状韧带综合征。

# 第27章

# 小肠良性肿瘤和小肠壁增厚

Stephen Thomas, Abraham H. Dachman, Arunas E. Gasparaitis and Aytekin Oto

小肠壁的正常厚度取决于小肠扩张程度和成像方法。空肠壁较回肠壁稍厚。灌肠检查时所见空肠壁厚约2mm，回肠壁厚约1mm。CT检查中当小肠完全扩张时，肠壁厚度正常值的上限是3mm。

良性肠壁增厚的特点是均匀一致、有层次。成层状增厚见于水肿、炎症和脂肪沉积导致的肠壁黏膜下层密度减低，也被称为靶征。本章将讨论导致肠壁增厚的良性病因（提要27-1）和小肠良性肿瘤（表27-1）。

---

**提要27-1　良性小肠壁增厚的常见原因**

- 小肠炎性疾病：克罗恩病，溃疡性结肠炎（倒灌性回肠炎）
- 感染性病因
- 血管性病因
- 其他病因：嗜酸性肠炎，惠普尔病，淀粉样变性，GVHD，小肠淋巴管扩张
- 小肠良性肿瘤

---

## 一、克罗恩病

**（一）病因**　克罗恩病是一种特发性慢性透壁性疾病，累及整个消化道，有节段性分布趋势。其病因和发病机制尚未明确。目前认为一些环境因素、微生物影响伴免疫调节异常和基因因素与该病的发病相关。

**（二）患病率与流行病学**　克罗恩病在北欧和北美更常见，近年来发病率有所增长，随后进入一个平稳期。该病最常见于15～25岁的年轻女性。老年人作为疾病第二高发人群是由于长期存在未被发现

的慢性结肠炎。犹太人克罗恩病的发病率是其他民族的2～4倍，尤其是德裔犹太人。患者亲属有较高的发病率。克罗恩病患者后代的发病率为9.2%。然而，该病没有典型的孟德尔式遗传模式，且不与单一的基因位点相关。

**（三）临床表现**　大部分患者表现为反复发作的腹痛、腹泻和低热。疼痛多位于右下腹部，位置固定。腹部绞痛可能提示肠梗阻的发生。如果病变累及结肠，可发生直肠出血和肛周瘘管。在疾病进展期，肠腔狭窄和不完全性小肠梗阻较常见。小肠穿孔与腹膜腔相通较少见，而不与腹膜腔相通的小穿孔是该病的特征，可能导致瘘管形成。直结肠癌的发生率是正常人群的4～20倍。

与溃疡性结肠炎相比，克罗恩病的肠外表现更加常见。其中，胆管并发症是最常见的，包括胆石症和硬化性胆管炎。在20%～30%的患者中可见其他的并发症，包括尿路结石、骶髂关节炎、周围关节炎、眼和皮肤的病变。

**（四）解剖**　克罗恩病可节段性累及整个消化道，最常见于末端回肠与结肠。1/3的患者只累及小肠。3%～10%的患者累及空肠和回肠（除了末端回肠）。

**（五）病理**　克罗恩病的典型表现是节段性、透壁性肠炎伴跳跃性病灶。黏膜层见多发口疮样或线样溃疡，病灶之间的正常黏膜有假息肉样表现。非干酪样肉芽肿虽不是特异的病理改变但高度提示该病的可能性，只有2/3的活检标本中可见肉芽肿改变。裂隙和瘘管较常见，肠壁浆膜层可出现透壁性炎症伴周围脂肪层增厚，被称为"纤维脂肪增生"。

表27-1　小肠良性肿瘤、血管性病变、感染性病变和小肠炎性病变的影像特征

| 病变 | 年龄 | 性别 | 明显的临床病史 | 明显的临床表现 | 影像检查的选择 | 特征性的影像学表现 | 强化方式 | 其他影像学表现 |
|---|---|---|---|---|---|---|---|---|
| 良性肿瘤或瘤样病变 | 50~60岁 | 男性=女性 | 可在影像检查中意外发现 | 与息肉病有关，若肿块较大则可表现为小肠梗阻、肠套叠或明显肿块。肠穿孔罕见 | X线灌肠检查、胶囊内镜、CT肠道造影 | 脂肪瘤为含有脂肪组织的肿块。GIST是外生性肿块样出血、坏死和钙化 | 多样 | 如伴随的综合征 |
| 炎症性肠病 | 15~25岁 | 男性=女性，犹大人发病率为其他民族的4倍 | 右下腹痛，间歇性腹泻，体重减轻，出血 | 肛周脓肿形成，肠外病变 | 轻微黏膜病变采用X线灌肠检查，评价病变范围和胶囊内镜，评价病变范围采用CT或MR肠道造影 | 肠道非对称性和间断性受累。小肠绒毛增粗和肠壁分层。线样征或口疮样溃疡。卵石征。细绳征是由于炎症和痉挛、瘘管和脓肿形成 | 纤维脂肪增生，多种强化方式 | 肠外表现，诸如硬化性胆管炎、关节炎受累等 |
| 感染性疾病 | 任何年龄，更多见于小儿 | 男性=女性，部分具有地方性 | 免疫抑制，疫区近期旅游或居住史 | 腹泻，急慢性表现，发热，腹痛 | 通常无需影像检查；慢性肠病变或免疫缺陷患者可借助于CT诊断 | 无特异性表现；通常为末端回肠或右半结肠受累 | 强化方式多样，受累小肠广泛强化 | |
| 血管性疾病 | 更常见于老年患者 | 男性=女性 | 动脉粥样硬化史、血液病、腹部手术或感染史 | 腹痛，急腹症、胃肠道出血 | CT、CT或MR血管造影 | 肠系膜血管血栓形成，小肠壁增厚，拇纹征，肠积气 | 强化减弱或有动脉粥样硬化时见小肠壁强化增强 | 动脉粥样硬化性疾病 |

### （六）影像学表现

1. **X线平片** 急腹症患者行腹部平片对小肠梗阻或穿孔进行评价。可能会意外检出胆结石和尿路结石。病变严重的患者，平片上也可显示小肠壁节段性增厚。

在一项前瞻性试验中，Lee和同事显示CT和MR肠造影与SBFT在检测小肠炎症方面同样准确。CT肠造影（89%）和MR肠造影（83%）的敏感性略高于SBFT（67%～72%）。CT和MR对窦道、瘘管、脓肿等肠外并发症的诊断更准确。SBFT加上经口结肠充气检查能够更好地对末端回肠进行评价。胶囊内镜检查在发现早期无肠道狭窄克罗恩病方面具有优势。

病变早期可见由炎症和水肿导致的肠壁粗大绒毛状突起和肠褶皱增厚。溃疡呈口疮样或线样。口疮样溃疡是节段性散在浅溃疡，周围见晕轮。线样溃疡可较长，且与肠系膜缘平行（图27-1）。肠系膜缘缩短和系膜小肠游离部呈囊袋状，这些都是克罗恩病的典型表现（图27-2）。线样溃疡可累及小肠壁全层。被病变黏膜围绕的正常黏膜可表现呈"假息肉"样表现，多发息肉样突起可出现卵石征（图27-3）。

克罗恩病的小肠狭窄可与纤维化、炎症和痉挛并存。细绳征代表小肠紧张性痉挛，提示透壁性炎症（图27-4）。这需要与肠壁纤维化所致狭窄相鉴别，后者不可扩张并可引起肠梗阻（图27-5）。肠壁非对称性、间断性受累是克罗恩病的另一个特征性表现。SBFT或钡剂灌肠可见窦道、瘘管和脓肿（可呈盲端，或者穿透结肠或其他器官）等并发症（图27-6 和图27-7）。

2. **CT** CT可以用于克罗恩病的诊断、随访和评价并发症。当使用中性口服对比剂时，可以评价黏膜情况。克罗恩病活动期典型的CT表现是肠壁增厚、强化、分层（图27-8）。肠腔狭窄是另一个常见表现，可为固定的（由纤维化所致）或可逆的（炎症、痉挛）狭窄（图27-9）。扩张的直行小支和受累小肠周围脂肪增多也是常见表现（图27-10）。小肠和结肠或其他脏器之间的瘘管表现为一强化的管状通道（图27-11）。冠状位或其他多平面重建图像能够更好地显示。当临床怀疑有瘘管存在时可推荐使用阳性口服对比剂。在Hara等的一项前瞻性研究中，克罗恩病的CT小肠造影检出率为53%，回肠镜检出率为65%，SBFT检出率为24%，胶囊内镜检出率为71%。

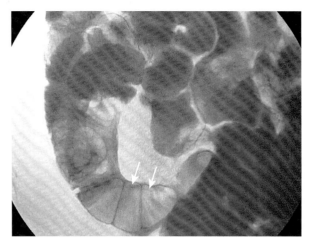

**图27-1** 沿回肠段肠系膜缘的线样溃疡（箭头处）。这些溃疡通常与肠系膜缘平行，长度可超过15 cm

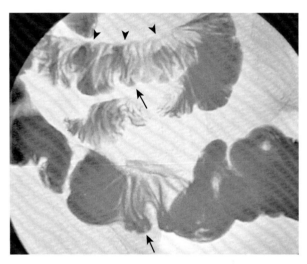

**图27-2** 克罗恩病非对称性地累及小肠壁。小肠段肠系膜缘缩短、僵直（三角处），然而其非肠系膜缘肠壁冗长和溃疡形成（箭头处）。这些表现相结合对克罗恩病有确诊意义

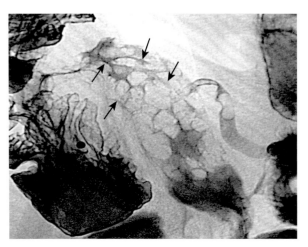

**图27-3** 典型的卵石征。多发线样溃疡（箭头处）将正常黏膜分离呈岛状

3. MRI　MR肠造影检查可以对整个小肠和肠系膜进行系统的评价，而没有电离辐射的危害。Schreyer等的一项研究显示，所有在传统钡剂灌肠中可见的病理改变都能够被MR小肠造影及MR灌肠成像显示。一些研究显示MRI对于检出克罗恩病的灵敏度和特异性都超过90%。肠壁增厚和强化程度增加都提示炎症处于活动期（图27-12）。发炎的节段灌注增加并显示出弥散受限。

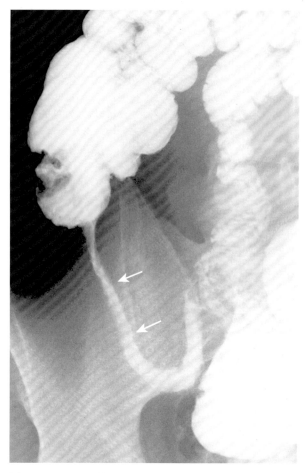

**图27-4**　细绳征（箭头处）。肠腔狭窄与痉挛有关，最常见的部位是末端回肠

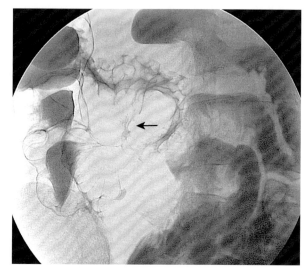

**图27-6**　回肠瘘。口服注气检查显示末端回肠和回肠远端节段的线样连接（箭头处），代表瘘管的通路

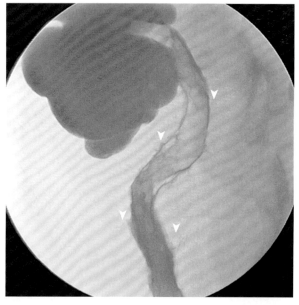

**图27-5**　线样溃疡和裂隙。多发线样溃疡见于狭窄的回肠末端。肠壁外线性延伸的钡剂代表裂隙的通路（三角处）。这些裂隙一部分可能发展为瘘管或脓肿

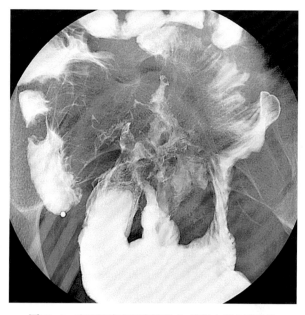

**图27-7**　克罗恩病广泛瘘管形成，累及小肠和结肠段

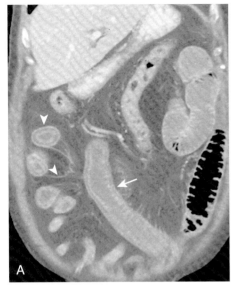

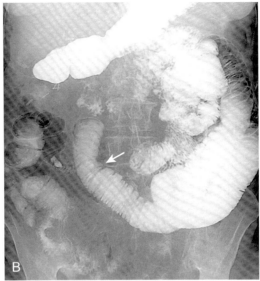

图27-8 口服中性对比剂后CT肠道造影（A）显示增厚的空肠壁（箭头处）和回肠壁（三角处）强化和分层现象。SBFT（B）显示受累空肠段增厚、水肿的黏膜皱襞（箭头处）

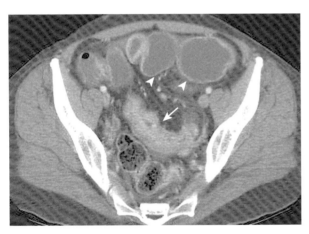

图27-9 CT横断位图像显示了一段炎性的、增厚的远端回肠（箭头处），导致近端小肠段扩张（三角处），表明存在肠梗阻

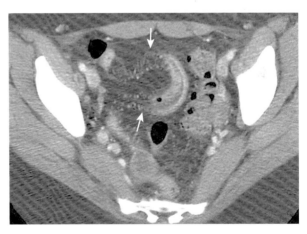

图27-10 梳齿征和纤维脂肪增生。肠系膜血管凸显（箭头处），受感染小肠段周围局部脂肪增多

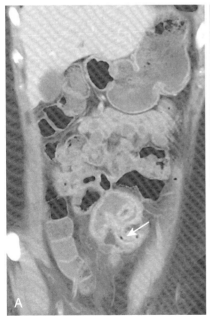

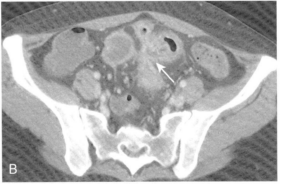

图27-11 回肠-乙状结肠瘘管。CT肠道造影冠状位（A）和横断位（B）图像显示受感染回肠和乙状结肠段之间的瘘管状交通（箭头处）。对瘘管形成部位的准确判断对制订手术方案至关重要

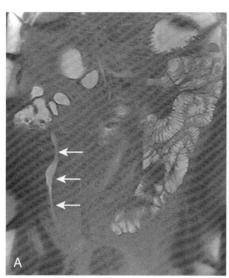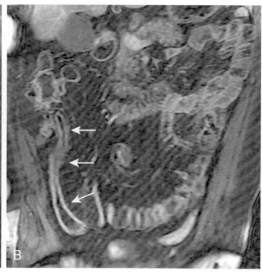

**图27-12** MR小肠造影。冠状位脂肪饱和T2WI单次激发回波序列（A）和增强T1WI（B）图像显示一长段末端回肠段的非对称性狭窄（箭头处）。注意末端回肠周围脂肪组织增加

T2WI图像上小肠壁高信号也提示活动性病变，T2WI图像上低信号病变且具有均匀的、带状的强化则提示慢性克罗恩病。

4. 超声检查 在过去的十年中，随着高频探头的发展、谐波成像以及时间分辨率的提高，超声技术的分辨率得到了提高，从而改善了肠壁的成像。克罗恩病的常见超声表现是肠壁增厚和蠕动减少。肠壁厚度为3.5～15 mm被认为是病理性的，增厚的程度影响检测炎症的敏感性和特异性，分别为75%～94%和67%～100%。

尽管超声诊断克罗恩病的敏感性相对较高，但超声检查低估了病变累及的范围。口服和静脉对比剂的使用可进一步提高超声的诊断能力。

5. 核医学 据报道，白细胞［$^{111}$In-环庚三烯酚酮或$^{99m}$Tc-六甲基丙烯氨肟（$^{99m}$Tc-HMPAO）］标记后和粒细胞抗体标记后扫描能够检出克罗恩病的炎性改变。灵敏度在5%～70%，但该检查更有助于再评价而不是首选的诊断方法。

6. PET-CT 近年来，FDG标记的PET-CT成像成为检测小肠和大肠活动性病变可靠的影像学检查方法（图27-13）。一项对PET、MR小肠造影和抗体标记粒细胞闪烁成像进行比较的研究表明，FDG-PET对小肠炎性病变的检测较其他检查方法具有更高的灵敏度（85.4%）。

7. 影像检查选择 对于疑似克罗恩病的患者，基于放射科医师的诊断经验，钡剂灌肠、SBFT、CT或MR小肠造影可作为首选的诊断方法。对于疑似克罗恩病但不伴肠腔狭窄的患者，胶囊内镜可作为首选的诊断方法。在胶囊内镜检查前，影像学检查也有助于排除肠腔狭窄，而在内镜检查后还能为病变部位提供更加准确的信息。如今，CT小肠造影成为处于急性期患者和疑似肠梗阻、瘘管或脓肿形成患者首选的检查方法（表27-2；图27-28）。

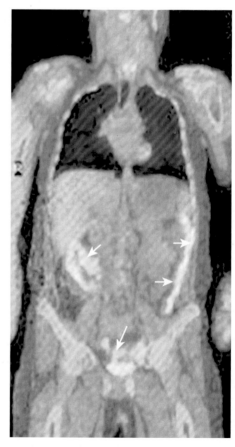

**图27-13** 急性炎症的PET-CT表现。PET-CT冠状位图像显示小肠和大肠段FDG摄取增加（箭头处）。该患者经结肠镜确诊为肠道急性炎症

## 克罗恩病的典型征象

- 卵石征:X线表现,由受累黏膜包绕的正常黏膜岛(呈假息肉样表现)所致。
- 细绳征:由炎症和痉挛导致的小肠狭窄。
- 纤维脂肪增生:受累肠段周围的脂肪量增加。
- 肠壁分层:肠壁黏膜层间见低密度影,浆膜层强化部分代表脂肪或炎症。

**表27-2 克罗恩病各影像诊断方法的局限性和缺点**

| 检查方法 | 局 限 性 | 缺 点 |
|---|---|---|
| 平片 | 肠外表现,疾病活动性的检出,电离辐射 | |
| CT | 电离辐射,对早期黏膜病变不敏感 | 未扩张肠管 |
| MRI | 费用高,检查时间长,运动伪影 | 未扩张肠管 |
| 超声 | 无法显示整个肠道结构 | 无特异性表现 |
| 核医学 | 电离辐射,空间分辨率差 | 正常肠道摄取显像剂 |
| PET-CT | 费用昂贵,电离辐射,可用数据相对较少 | 正常肠道摄取显像剂 |

**(七)鉴别诊断** 克罗恩病的早期症状是轻微和非特异性的。传染性肠炎在放射学上可以与克罗恩病相似。肠易激综合征和乳糖不耐受有相似的临床表现。在无小肠受累的患者中,与溃疡性结肠炎的鉴别可能是困难的。老年患者中,克罗恩病需与缺血性肠炎进行鉴别。其他鉴别诊断包括缺血、肿瘤(淋巴瘤和少见的腺癌)、溃疡性结肠炎、放射治疗后损伤、血管炎以及儿童中可见的淋巴样增生。

**(八)治疗**

1. **内科治疗** 药物治疗通常是个体化的,需要与不同药物配合使用达到持久稳定的疗效。药物的选择取决于疾病的严重程度,这个严重程度是基于对临床、生化检查、内镜和组织学检查结果的判断。克罗恩病活动指数(Crohn's disease activity index,CDAI)被用来判断疾病的严重程度。治疗克罗恩病的不同药物从柳氮磺吡啶,到轻度患者使用的抗生素类,及中重度患者使用的口服皮质类固醇药物、硫唑嘌呤、氨甲蝶呤和肿瘤坏死因子抑制剂。肿瘤坏死因子抑制剂的使用对重度克罗恩病的治疗具有革命性意义。

2. **外科治疗** 药物治疗失败,并发症的出现(梗阻、脓肿、瘘管或狭窄)以及无法耐受药物治疗是该病最常见的手术指征。

## 医师须知(克罗恩病)

- 将克罗恩病与其他原因所致肠炎进行鉴别。
- 将急、慢性克罗恩病进行鉴别。
- 认识并发症。
- 治疗监测。

### 二、感染性病因

小肠感染性疾病可由多种生物病原体导致,包括细菌、病毒、寄生虫和真菌。影像学表现不具特异性,小肠壁增厚为常见表现。临床信息如粪便培养、免疫状态和患者所在地可有助于特殊疾病的诊断。

**(一)病因** 美国社区获得性传染性小肠结肠炎的常见细菌包括空肠弯曲杆菌、沙门菌、志贺菌、大肠埃希菌和耶尔森菌。轮状病毒和诺沃克病毒是儿童中最常见的病原体。腺病毒和巨细胞病毒(cytomegalovirus, CMV)可见于免疫功能不全患者。蓝氏贾第鞭毛虫感染是美国寄生虫性肠炎最常见的病因。其他一些寄生虫感染性肠炎包括钩虫、蛔虫、隐孢子虫和绦虫。隐孢子虫是一种特殊的寄生虫,常见于免疫缺陷宿主。随着免疫缺陷患者数量的日益增多(如获得性免疫缺陷病患者),在过去的20年中结核分枝杆菌和鸟-胞内分枝杆菌复合体(mycobacterium avium complex, MAC)感染有所增加。

**(二)患病率和流行病学** 急性腹泻是全科医师最常见的诊断之一。免疫状态、临床环境和患者所在地是病变表现和治疗的重要影响因素。全世界因急性肠炎而死亡的人数为300万~600万(大部分为儿童)。在美国,每年有数千万人患消化道感染性疾病,其中数以千计的患者需住院治疗,甚至死亡。慢性肠炎发病率较低,可见于寄生虫感染,较少见于细菌感染。免疫抑制的患者无法有效清除病原体,可进展为慢性腹泻。弯曲杆菌和沙门菌可使HIV患者出现持续性腹泻。

急性感染性腹泻多经粪-口途径传播,也可因直接接触和摄入被污染的食物或水而感染。在发展中国家,感染性肠炎可以是地方性的。世界大部分地区人们已经认识到季节性因素在急性腹泻发病中的作用。

**(三)临床表现** 患者可能表现为腹痛、腹泻(粪便带或不带血)和发热。若患者为儿童、老年人或免疫受损患者,常常出现脱水表现。儿童生长发育迟缓或成人体重减轻是慢性腹泻的伴随表现。肠道病原菌感染可累及整个小肠,尽管特定的病原体更倾向于累及肠道的某一特定部分。例如,结核杆菌更易累及末端回肠和回盲瓣,贾第鞭毛虫主要累及十二指肠和近端空肠。

**（四）病理** 在大部分病例中,一种病原体进入肠道并定植在肠道的某一区域。然而,单纯摄入毒素也可导致感染(金黄色葡萄球菌、肉毒杆菌)。大部分细菌是通过白介素破坏肠黏膜的完整性。志贺菌和肠侵袭性大肠埃希菌可导致肠黏膜显著受侵和破坏。轮状病毒可破坏肠黏膜,导致小肠绒毛萎缩。CMV具有特征性的细胞核和细胞质内容物,可在光学显微镜下被识别。鉴于大部分感染都会产生炎症反应,寄生虫感染如贾第鞭毛虫或隐孢子虫会引起轻微的黏膜反应,这可能使这些生物体很难定植在小肠绒毛。

MAC感染包括两种相关生物体鸟型分枝杆菌和细胞内分枝杆菌侵入肠黏膜,并且被组织细胞吞噬,却无法将其消灭。组织细胞或粪便标本内可有抗酸杆菌的存在。其病理过程类似惠普尔病(Whipple disease),但是该病的病菌不是抗酸杆菌且组织细胞呈典型的泡沫状。结核分枝杆菌感染的病理表现与MAC相似,伴有肠壁间或肠系膜干酪样肉芽肿改变。

传染性肠炎的内镜检查结果可表现为正常肠道(通常为病毒感染)、炎症改变、萎缩或绒毛钝化、糜烂和溃疡。

**（五）影像学表现**

1. X线平片 X线平片通常为正常或无特异性表现(轻度肠梗阻)。钡剂检查很少能检出急性病变。如果是慢性病程,则将感染性病因与炎症、肿瘤和血管性病因相鉴别就尤为重要。诊断依据需来源于生化检查、粪便检查和培养的结果。

末端回肠是弯曲杆菌和耶尔森菌感染累及最严重的部位。感染弯曲杆菌、耶尔森菌时,末端回肠肠壁增厚,单发或多发溃疡,溃疡有时呈口疮样。耶尔森菌感染时,小肠多保持其正常的管径。这些改变也可累及至盲肠和升结肠。沙门菌感染时,钡剂检查很少有确诊性表现,最常见的为末端回肠区域口疮样溃疡和肠壁增厚这些非特异性表现。另外,志贺菌感染时,主要定植于结肠,并且产生肠毒素侵犯小肠。

结核分枝杆菌导致肠道轴向溃疡(溃疡的长径与肠长轴垂直)、息肉和肠壁增厚,早期多位于回盲部。相对于末端回肠病变,结核分枝杆菌更主要累及盲肠,随疾病发展可逐渐出现肠腔狭窄。肠腔狭窄长度通常较短、形态呈沙漏样,有时可导致小肠梗阻。由于回盲瓣向头部回缩、回盲部角度变直,使盲肠和回盲瓣可能无法辨认。肠穿孔和瘘管形成少见。回盲部结核和克罗恩病的鉴别诊断可能非常困难。

在免疫功能不全患者中,MAC、隐孢子虫和CMV是引起肠炎最常见的病原体。MAC感染患者在钡剂检查中的常见表现是继发于肠黏膜结节样增厚的弥漫性颗粒状表现。溃疡是CMV小肠结肠炎的典型表现,溃疡面可较大。回盲部是最常见的受累部位,且病变可蔓延至盲肠和结肠(图27-14)。隐孢子虫病的钡剂检查表现为非特异性肠壁增厚、肠腔积液增加。

2. CT 虽然CT通常不用来评价免疫功能正常的急性肠炎患者,但是当检查另外发现了一些肠炎的CT表现时,了解CT表现对急性肠炎进行鉴别诊断十分重要。肠壁非特异性增厚、继发于受累小肠蠕动性改变的轻度肠梗阻、肠系膜淋巴结肿大是急性肠炎CT常见的非特异性表现。

CT可以显示肠结核患者的病变范围,其表现包括主要累及回盲部的显著肠壁增厚、肠系膜淋巴结肿大和右下腹炎性肿块。CT还能显示腹水、腹膜和网膜软组织密度影,代表腹膜炎,这些可能类似于癌症腹膜转移表现(图27-15)。

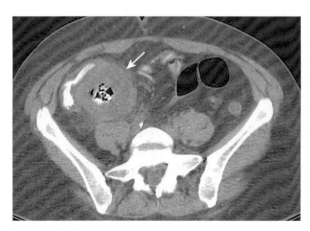

**图27-14** CMV结肠炎。注意：显著的、同心圆状的末端回肠壁增厚(箭头处)

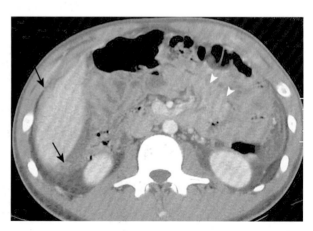

**图27-15** 结核性腹膜炎。CT横断位图像显示腹膜软组织结节(箭头处)伴少量腹水,也可见小肠壁增厚(三角处)

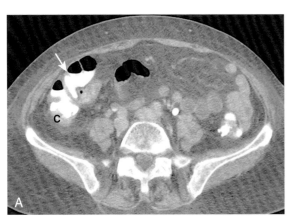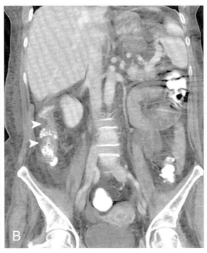

**图27-16** 中性粒细胞减少症患者的盲肠炎。CT横断位(A)和冠状位(B)图像显示末端回肠(A图箭头处)、盲肠(A图中标"C"处)和升结肠(B图三角处)的肠壁增厚

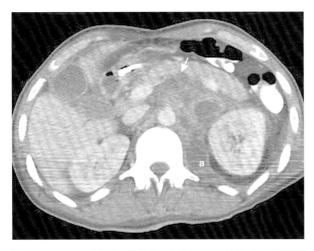

**图27-17** MAC感染。多发的、中心低密度的肿大腹膜后淋巴结(箭头处)代表淋巴结坏死,是HIV阳性患者感染MAC的典型表现。左侧另可见腹膜后脓肿形成(图中标"a"处)

5. 核医学和PET-CT 核医学和PET-CT在小肠疾病中的应用价值尚未确立。

6. 影像检查选择 对于免疫功能正常的急性肠炎患者通常无须行影像学检查(图27-28)。临床病史和粪便常规检查和(或)粪便培养常能够做出疾病的诊断,或至少可以确定诊疗方案。CT有助于排除外科来源疾病,或者检出感染的并发症。CT也常用于对疑似肠炎的免疫受损患者进行评价,以确定病因和病变范围,并排除并发症或肿瘤性病变(表27-3)。慢性病变可采用SBFT和钡剂灌肠检查。特征性的X线表现、病变部位和范围与临床、实验室检查结果相结合时有助于准确诊断。

**表27-3 小肠感染性疾病影像诊断方法的准确性和局限性**

| 检查方法 | 准 确 性 | 局 限 性 |
|---|---|---|
| X线平片 | | 无特异性表现,无法评价肠腔外病变 |
| CT | 对于评价免疫功能缺陷患者急性期病变很有帮助 | 无特异性表现,无法对肠黏膜病变进行评价 |

在免疫缺陷患者中,CT可有助于鉴别盲肠炎(须药物治疗)和急性阑尾炎,避免患者接受不必要的手术治疗。盲肠炎的CT表现包括节段性小肠壁增厚(累及末端回肠、阑尾、盲肠和升结肠)、肠积气和结肠周围脂肪条纹征(图27-16)。盲肠炎时结肠的累及范围更广,当患者并存盲肠炎发病危险因素时则更加倾向该病的诊断(中性粒细胞减少性结肠炎)。检查发现肠系膜淋巴结肿大伴中央低密度坏死灶时高度提示MAC感染(图27-17)。类似的淋巴结改变可见于免疫功能正常的惠普尔病患者。

3. MRI MRI对于感染性肠炎的诊断价值有限,其在小肠感染性病变中的应用价值尚未确立。

4. 超声检查 急性感染性回肠炎可显示回肠壁增厚和肠系膜淋巴结肿大。受累局部肠道通常无蠕动功能,炎症也可累及盲肠。超声检查时探及正常阑尾可排除阑尾炎的诊断。

**(六)鉴别诊断** 大多数情况下,临床上对于感染性肠炎的诊断并不困难,尽管不是所有病例的病原体都能够被确定。当感染导致肠阻塞时,临床表现可类似于肠梗阻。有时,对急腹症的病因鉴别诊断可能比较困难。慢性感染时,炎症性、肿瘤性和血管性病因都应当在鉴别诊断时加以考虑。

回盲部受累时,鉴别诊断包括克罗恩病、放射性肠炎、肿瘤(淋巴瘤、腺癌、类癌)、或外源性炎性包块如脓肿、急性阑尾蜂窝织炎。肠壁增厚不伴肠腔狭

窄，且病史更加急性时，耶尔森菌、沙门菌或弯曲杆菌感染是最常见的病原体。肠腔狭窄和肠系膜缘溃疡提示克罗恩病的诊断。结核的跳跃性病灶可与克罗恩病类似，但其更多累及右半结肠而非末端回肠。肠结核时，回盲瓣扩张。白塞病（Behcet disease）同样易累及末端回肠，但其余临床表现有助于该病的诊断。

当病变更多累及近端肠道时（空肠和近端回肠），鉴别诊断时则需要考虑溃疡性空回肠炎、嗜酸性肠炎、淋巴瘤和脂蛋白缺乏症。溃疡性空回肠炎是乳糜泻的少见并发症，可表现为溃疡形成，最终可能导致肠道狭窄。影像学检查可能无法将其与淋巴瘤进行鉴别。在免疫功能不全患者中，主要的鉴别诊断是肿瘤性病变（淋巴瘤、卡波西肉瘤）和移植物抗宿主病（graft-versus-host disease, GVHD）。

**（七）治疗**

1. **内科治疗**　感染性肠炎的治疗方法取决于感染的病原体。由于大多数社区获得性感染性肠炎在免疫活性宿主中是自限性的，所以治疗主要是防止脱水和保证足够营养供给的支持疗法。相反，大多数寄生虫、结核分枝杆菌和志贺菌等微生物都应使用适当的抗生素治疗。对于免疫缺陷患者更应积极给予病原体特异性抗生素治疗。

2. **外科治疗**　外科治疗很少应用。多用于肠结核并发症的治疗，如穿孔、梗阻或大出血。

---

**医师须知（小肠病变的感染性病因）**

- CT能够排除那些需要进行外科治疗或肠道减压的腹部急性炎症性病变，这些病变可能与感染性肠炎表现相似。
- 当临床表现和实验室检查无法确诊时，影像学检查可有助于排除缺血性、肿瘤性或炎症性病因，或者在某些情况下提示某种特异性病原体的感染。

---

### 三、良性小肠壁增厚的其他病因

这一部分中，将回顾相对少见病因导致的良性小肠壁增厚的影像学表现，包括嗜酸性肠炎、GVHD、淀粉样变性、惠普尔病和小肠淋巴管扩张症。这些疾病的影像学表现多无特征性，确诊通常要进行活检。

**（一）病因**　嗜酸性肠炎是一种病因不明的少见肠道炎性病变，主要特点是小肠局灶性或广泛的嗜酸性粒细胞浸润。GVHD发生于骨髓移植术后，当免疫活性T细胞进入免疫功能不全患者体内，可能影响皮肤、小肠和肝脏。淀粉样变性是一种少见的系统性病变，特征性表现为细胞外不溶性的蛋白黏多糖复合体沉积。通常该病可累及的胃肠道面积超过70%。原发性淀粉样变性与多发性骨髓瘤或瓦尔登斯特伦巨球蛋白血症有关，继发性淀粉样变性则与慢性炎性病变如风湿性关节炎或地中海热有关。惠普尔病是一种系统性病变，由 Tropheryma whippelii 杆菌引起。病变可影响身体任何系统，但最常累及小肠。局部淋巴结受累，心、脑和关节也可受累。淋巴管扩张症可为肠壁先天性淋巴管发育不良（原发性）的结果，或是后腹膜或肠系膜病变引起淋巴管梗阻（继发性）的结果。原发性淋巴管扩张症是一种少见疾病，多见于青年患者。

**（二）临床表现**　嗜酸性肠炎多见于青年或儿童。症状表现取决于嗜酸性粒细胞浸润消化道的部位和深度。主要病变位于肠黏膜的患者可表现为腹泻、腹痛和吸收不良，或蛋白丢失性肠病。如果病变主要累及肠壁固有肌层，则可见部分性肠梗阻。当病变主要累及浆膜层时通常会出现腹水。大部分嗜酸性肠炎患者外周血中嗜酸性粒细胞增多。

急性GVHD发生于同种异体骨髓移植术后100 d内。亚急性病变可发生于术后1～4个月内，慢性GVHD可发生于术后3～12个月。常见表现有严重腹泻、腹痛、皮疹、口腔干燥症和肝酶指标升高。

小肠淀粉样变性的临床表现取决于受累小肠的部位。症状可包括腹泻、出血、吸收不良、小肠梗死甚至穿孔。诊断性检查是小肠活检。

惠普尔病表现为腹痛、腹泻、小肠出血、食欲不振、体重减轻、疲劳和虚弱。肠道症状出现前数年常有关节炎和发热表现。肠系膜淋巴结肿大可导致小肠淋巴管扩张，引起蛋白丢失性肠病。胃肠道症状可伴随神经系统改变。确诊需要进行小肠活检。

原发性淋巴管扩张症的患者表现为蛋白丢失性肠病、腹水、胸腔积液和不对称性四肢水肿。主要实验室检查结果是血清白蛋白和γ-球蛋白（IgA、IgG和IgM）的浓度降低。

小肠淋巴管瘘管形成可继发吸收不良、低蛋白血症和淋巴细胞减少症。主要影响IgG和IgA的低丙种球蛋白血症也是常见的发现。

**（三）病理**　嗜酸性肠炎可累及胃肠道任何部位，多为胃窦和近端小肠。黏膜下层的嗜酸性粒细胞浸润是该疾病的标志。浸润部位也可为黏膜层、固有肌层和浆膜层。

GVHD的组织学分析显示了不同程度的上皮细胞凋亡、隐窝细胞退化和黏膜炎症。增厚肠壁内可见淋巴细胞浸润。

原发性淀粉样变性更多见于胃肠道系统病变,常被称为轻度淀粉样变性,因为由轻链免疫球蛋白组成。淀粉样物质沉积于小肠壁的黏膜下层和肌层。

惠普尔病时小肠壁的黏膜层和黏膜下层被泡沫状巨噬细胞广泛浸润,该细胞内含有PAS染色阳性物质。其细胞质内可见一种弯曲的短杆状惠普尔杆菌。

肠淋巴管扩张症患者中,病理学研究发现绒毛处扩张的乳糜管和淋巴管,以及水肿的黏膜下层,这些表现可呈局灶性或弥漫性。

**(四)影像学表现** 见表27-4和图27-28。

| 表27-4 小肠壁增厚其他原因各影像学检查方法的局限性和缺点 | | |
| --- | --- | --- |
| 检查方法 | 局 限 性 | 缺 点 |
| 平片 | 无特异性表现 | 轻度病变可为正常表现 |
| CT | 无特异性表现,对于黏膜病变相对不敏感 | 未扩张的小肠可产生肠壁增厚的假象 |

1. **X线平片** 嗜酸性肠炎的钡餐检查中可见小肠和胃窦壁增厚,可能会出现结节样改变。当病变主要累及固有肌层时,可显示肠腔狭窄。

GVHD急性期时,钡餐检查可显示受累或增厚的肠黏膜层、钡剂通过时间缩短、浅或深溃疡(图27-18)。钡剂可持续在肠黏膜涂布数天,有可能观察到钡剂快速流入肠腔狭窄段和丝带样肠段。在病变亚急性期和慢性期可见肠壁增厚、结节样改变和狭窄。

淀粉样变性的X线检查没有特异性。钡剂检查结果可能为正常,或见非特异性肠壁增厚,伴或不伴结节样改变(图27-19)。通常认为肠动力改变是对比剂通过时间延迟的原因。

惠普尔病时,钡餐检查显示弥漫性肠壁增厚,有时可见正常厚度肠壁伴小结节形成。1~2 mm大小的结节分布可为弥漫性或不均匀性。

淋巴管扩张症患者除了钡餐检查的非特异性表现,还包括轻度肠壁增厚、扩张和肠腔内液体增加,钡剂灌肠可显示由于肠绒毛乳糜管扩张所致的小结节样改变。

2. **CT** 嗜酸性肠炎的CT表现没有特异性,且最近已由Zheng等总结报道。CT可见小肠壁增厚、伴或不伴晕轮征(为黏膜下层水肿和良性病因的表现)和肠腔狭窄。

小肠壁增厚伴或不伴近端肠管扩张、直行小支扩张、肠系膜脂肪沉积、肠黏膜和浆膜层强化是GVHD的CT表现(图27-18)。腹水、胆管异常、胃肠道其他部分壁增厚也可见于CT检查中。

大部分淀粉样变性的CT表现为正常或无特异性。小肠壁通常为非对称性增厚,表现类似于肠缺血。

肿大的低密度淋巴结合并小肠壁增厚则高度提示惠普尔病,也可见肝脏肿大和腹水。

在小肠淋巴管扩张的患者中,CT显示弥漫性小肠壁增厚。晕轮征,CT表现为低密度内圈环绕以高密度外圈,是淋巴管扩张的表现。然而,这一征象并不是特异性的,也可见于克罗恩病、溃疡性结肠炎、放射性肠炎、缺血性肠炎和伪膜性肠炎。CT也能显示继发性淋巴管扩张的病因。

3. **核医学** $^{99m}$Tc-右旋糖酐淋巴管显像可用来定位淋巴管扩张的肠段。蛋白丢失性肠病可通过静脉注入$^{99m}$Tc标记的肠道内蛋白质快速显像而确诊。

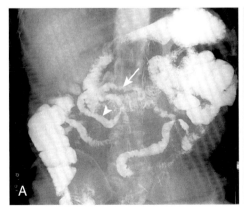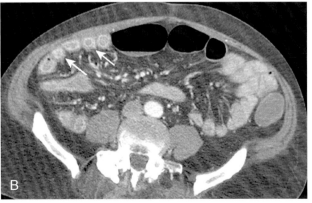

**图27-18** 慢性GVHD。A.SBFT显示近端空肠的褶皱增厚(箭头处),回肠段的褶皱消失(三角处)和管腔变窄。也可见肠段的广泛分离。B.CT横断位图像显示回肠段肠壁增厚呈层状改变,黏膜面见强化(箭头处)

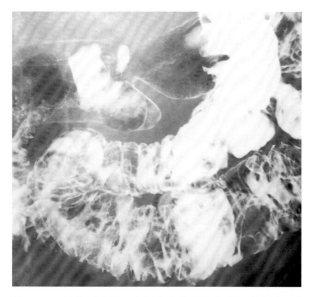

图27-19 淀粉样变性。空肠多发结节伴黏膜褶皱增厚。活检显示黏膜层和黏膜下层淀粉样沉积

---

**小肠壁增厚多种病因的典型征象**

- 晕轮征：指CT成像中小肠壁中低密度环外绕以高密度环影的非特异性征象。这一征象可见于肠淋巴管扩张症，也可见于结肠炎或肠炎。

---

**（五）鉴别诊断** 这些疾病的临床表现通常缺乏特异性，确诊有一定难度。GVHD可见于特定的患者，该病急性期的鉴别诊断包括胃肠道感染、中性粒细胞减少性小肠结肠炎、放疗后改变和化疗不良反应。

需要鉴别诊断的疾病很多，包括小肠炎症性疾病、感染性肠炎、肿瘤和结缔组织疾病。确诊通常需要内镜活组织检查。

这些病变的影像学共同表现是肠壁增厚和小结节形成。影像学鉴别诊断包括感染性肠炎、克罗恩病、放疗后改变、小肠缺血、血管炎和黏膜下出血（尤其是当病变局限时）。小结节的出现更加提示惠普尔病和淋巴管扩张症的诊断。CT通过显示肠外改变有助于一些病变的鉴别诊断，如惠普尔病患者可见低密度肿大淋巴结。

**（六）治疗**

1. 内科治疗 药物治疗用来抵御嗜酸性肠炎对机体的损伤或用来减轻急性期症状。皮质类固醇激素是最常用的药物。硫唑嘌呤和其他一些免疫抑制剂也可起到一定的治疗作用。

采用免疫抑制剂加强预防、选择性去除移植物中

T细胞活性、利用脐带血作为供体细胞来源、选择更加匹配的供者的白细胞抗原可以降低GVHD的发生率和严重程度。类固醇激素联合环孢素通常用于治疗GVHD急性期患者。

小肠淀粉样变性在出现少见并发症如出血、缺血或梗阻之前均采用支持疗法。发生继发性淀粉样变性时，则主要针对潜在病因（肿瘤或慢性感染）进行治疗。

惠普尔病采用抗生素疗法，通常是青霉素、链霉素和复方新诺明联合应用。根据病变的严重程度，治疗还包括补充液体和电解质，如铁、叶酸、维生素D、钙和镁。在疾病过程中复发是常见的。

肠淋巴管扩张症首先治疗炎症或肿瘤等潜在病因。支持治疗包括富含中链甘油三酯的低脂饮食和利尿剂。

2. 外科治疗 本章节讨论的疾病通常不建议外科治疗。

---

**医师须知（小肠壁增厚的多种病因）**

- 受累肠段的位置和范围。
- 任何放射学检查结果（肠内的或肠外的）可有助于做出更具体的诊断。
- 并发症的出现如肠腔狭窄。
- 排除肿瘤和需要手术治疗的急性疾病。

---

**四、小肠良性肿瘤**

**（一）病因** 大部分小肠病变的病因不明。通常认为大部分疾病是成年后获得的，但也有一些例外。一些病变存在先天性因素，可能到成年后才出现症状。包括胰腺异位、胃黏膜异位、肠复生囊肿和肌上皮错构瘤。

**（二）患病率和流行病学** 不到2%~5%的胃肠道肿瘤原发于小肠。通常十二指肠较小肠的其他部分更多受累。类癌瘤，可为良性也可为恶性，可能是小肠最常见的肿瘤，发病率为25%~40%。胃肠道间质瘤（gastrointestinal stromal tumor, GIST）也可为良性或恶性，占小肠肿瘤的9%，可见于空肠和回肠。在小肠良性肿瘤中，脂肪瘤是第二大常见肿瘤，多位于回肠。除了恶性神经内分泌肿瘤，神经源性的良性肿瘤少见，多为副神经节瘤，见于多发性神经纤维瘤病Ⅰ型患者，多位于十二指肠。其他少见肿瘤包括血管瘤、淋巴管瘤、增生性息肉、炎性纤维性息肉和Peutz-Jeghers综合征相关错构瘤样息肉。

一些病变与综合征相关,如神经源性肿瘤与神经纤维瘤病Ⅰ型相关,腺瘤与息肉病综合征相关(如加德纳综合征),错构瘤与Peutz-Jeghers综合征或全身性青少年息肉病相关。

**(三)临床表现** 除了多发性神经纤维瘤病Ⅰ型和也出现于儿童时期的先天性疾病(如十二指肠重复畸形或异位胰腺),小肠良性肿瘤的平均发病年龄为50~60岁。大部分良性肿瘤无临床表现,在偶然的情况下被检出;然而,大的或柔软的病灶可成为肠套叠的主要原因,并进一步导致肠梗阻症状。多达1/3的良性肿瘤可有以上改变,且导致早饱感、恶心、呕吐、便秘、腹胀和可触及的肿块等症状。较大肿瘤可侵袭覆盖的肠黏膜,导致出血(黑粪症、胃肠道出血、疼痛和少见的穿孔)。事实上,几乎40%的小肠良性肿瘤都有出血这一临床表现。例如,大的血管瘤可发生危及生命的大出血。可能会出现其他一些非特异性症状如神经性厌食和贫血。对于那些出现症状的患者,发病6~12个月内可明确诊断。

Peutz-Jeghers综合征:该综合征在所有人种中男女发病率无明显区别,通常在青少年时期和20岁左右确诊。在美国,每60 000~300 000例新生儿中有1例患该病。常有家族史。患者皮肤可见黑斑,其与雀斑相鉴别的更重要的特征是口腔和肛门黏膜黑斑。多发性息肉可使大约40%的患者出现肠套叠,进而引起急性肠梗阻,其他临床表现包括腹痛、胃肠道出血、直肠息肉脱垂。少见临床表现包括性早熟、与睾丸支持细胞肿瘤相关的男性乳腺发育,以及由于性索间质细胞肿瘤产生过多雌激素而引起的女性月经不调。大约一半的患者在50岁左右死于胃肠道或其他部位的癌症(见病理部分)。

**(四)解剖** 了解正常情况下小肠不同部分黏膜皱襞形态表现的区别是十分重要的,因为一些小肠良性肿瘤可改变黏膜皱襞的正常形态。空肠的环形皱襞更深且更明显。而回肠的环形皱襞较浅、间隔较远,且当肠壁伸展或受压时更易消失。

**(五)病理**

1. 良性肿瘤

(1)腺瘤:正如结肠最常见的良性肿瘤是腺瘤一样,小肠腺瘤自黏膜层生长,组织结构上因分化不同呈管状(最常见)、绒毛状、或管状绒毛状。绒毛状腺瘤在小肠中很少见(图27-20),大约85%的腺瘤发生于十二指肠,10%见于空肠。小肠腺瘤常单发,也可多发。可与家族性息肉病或加德纳综合征联合发病,且比管状腺瘤更易恶变。任何类型的腺瘤如果形态巨大都更易恶变。另外,十二指肠球部单发腺瘤(常靠近球部顶端,且总位于胆胰壶腹近端)称为"Brunner腺腺瘤",也常被归入"错构瘤"的分类,这些腺瘤也可含有一些管状或间质成分(图27-21)。

(2)脂肪瘤:脂肪瘤最常发生于结肠,只有5%~10%的胃肠道脂肪瘤发生于小肠。这些良性黏膜下肿瘤来源于间叶组织,起初不带蒂,但由于其柔软的特性,在肠道反复蠕动下可生长为带蒂的肿块(图27-22)。这样,脂肪瘤可成为肠套叠的主要原因。脂肪瘤内纤维成分的量各有不同,因此,可被分为纯脂肪性的、纤维脂肪瘤和纤维瘤。

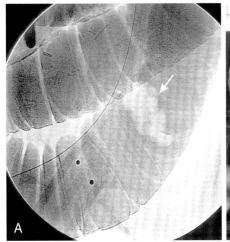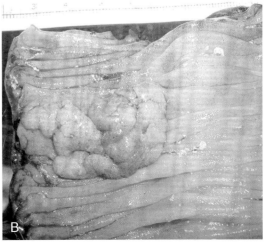

**图27-20** 绒毛状腺瘤。A. 灌肠检查点片显示充满对比剂的肠腔内见突出的分叶状息肉样肿块(箭头处)。肿块表面特征被呈阶梯样折叠的黏膜皱襞很好地勾勒出来,呈现出叶状外观,形态与术后大体标本一致(B)。这种表面特征是绒毛状肿瘤的特征

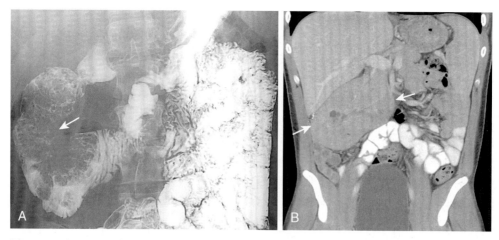

**图27-21** 十二指肠错构瘤。A. SBFT点片显示十二指肠腔内大的息肉状肿块（箭头处）。B. CT冠状位图像显示十二指肠区一大的、边界清晰的、均质的软组织肿块（箭头处）。组织病理学结果显示其为错构瘤

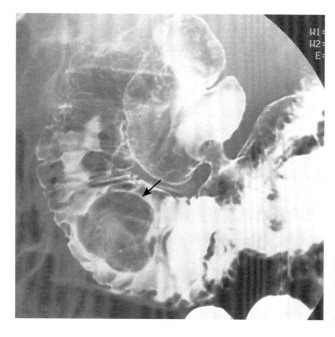

**图27-22** 脂肪瘤。双重对比X线检查显示十二指肠内一大的、边界清晰的、可压变形的息肉样肿块（箭头处）

（3）神经源性肿瘤：肠道神经源性肿瘤起源于黏膜下层，通常为孤立病灶，且在组织学分类方面有差异。大部分为多发性神经纤维瘤病Ⅰ型中的副神经节瘤，多发于十二指肠，靠近胆胰壶腹，很少恶变。

（4）血管性肿瘤：血管性肿瘤占小肠肿瘤的5%～10%，且为黏膜下肿瘤，主要分为三大类：毛细血管性、海绵状（最常见）和混合性。可为单发或多发，后者罕见，是"系统性血管瘤病"的一部分，累及多个脏器。肿块在肠腔内可呈无蒂息肉状或地毯状。若不加以治疗，可在血管瘤内的静脉样管道内形成静脉石，且可发生纤维化。当未发生纤维变性时，肿块大体表现为红色和（或）蓝色，提示为血管源性。然而，当发生纤维化时，肿块可呈白色或类似

其他小肠肿瘤，在内镜下这些肿块与肠黏膜恶性肿瘤难以鉴别。若取活检，这些病灶将会有大量出血表现。

（5）平滑肌瘤和胃肠道间质瘤：间质瘤由梭形细胞巢组成，通常位于固有肌层和黏膜肌层之间。GIST有特别的免疫组化表现，表达CD117和（或）CD34抗原。1/3的GIST发生于小肠。由于肠黏膜完整，其在影像学和病理学上具有黏膜下肿瘤的特性（图27-23）。通过计算每高倍镜下有丝分裂的细胞量来评价其是否具有恶性特征，但是该肿瘤的良、恶性临床表现却较多变。几乎所有过去被归类为平滑肌瘤或平滑肌肉瘤的现在都被划分为GIST。可出现一些少见的变异肿瘤，如平滑肌母细胞瘤。

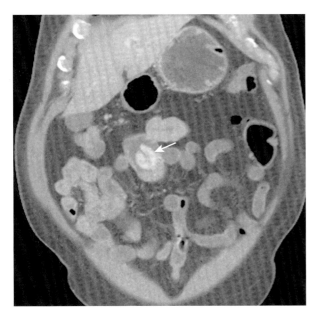

图27-23 良性GIST。CT肠道造影冠状位图像显示空肠中段腔内一强化的小肿块(箭头处)。未见相关的淋巴结肿大、肿块或腹水。手术证实其为一良性GIST

间质瘤总的生长模式可为腔内生长、腔外生长或两者兼有("哑铃状")。通常无临床症状,因此在检出时肿瘤体积可较大。大的病灶常发生坏死和溃疡。

(6)息肉和息肉病:最常见的累及小肠的息肉综合征为Peutz-Jeghers综合征。这是常染色体显性遗传性疾病(但一些发病为散在的突变)。该病特征是平滑肌辐射状生长入错构瘤息肉内(与Cronkite-Canada综合征错构瘤的不同在于该病的特征是腺体囊性扩张)。息肉几乎总是累及小肠,少数息肉可发生于胃和结肠。皮肤黏膜黑色素斑见于手、脸和嘴唇,形似雀斑但也见于口腔,有时见于肛管黏膜。黏膜黑色素斑的出现是必要的诊断依据。错构瘤没有潜在恶变可能,但有时一些腺瘤或癌可发生于胃肠道或其他部位,包括食管、胃、小肠、结肠、胰腺、肺、乳腺、子宫和卵巢,这与STK11和CDK7基因位点突变相关。

2. 良性肿瘤样病变

(1)异位胰腺:异位胰腺组织有数种命名,即胰腺剩余、异位胰腺、副胰腺和变异胰腺。异位胰腺在位置和血供上都与正常胰腺无联系。其在尸检中呈现出惊人的共同点,却无临床症状。75%的异位胰腺位于上消化道,这些异位胰腺可有临床表现。症状包括疼痛、胃肠道出血和肠梗阻症状。异位胰腺更多是在消化道内镜检查时,或在婴儿或儿童的上消化道造影中偶然发现。典型表现是位于胃大弯或十二指肠

第一段的2~5 mm小结节,伴特征性的中央脐状凹陷。这是生长中止的"胰腺管"。活检可证实其为胰腺组织,明确诊断。对于有症状的患者可行手术切除治疗。

(2)十二指肠腺增生:十二指肠腺是位于黏膜或黏膜下的碱性分泌腺,大部分位于十二指肠第一段或第二段。通常为小而孤立的病灶,但可多发。Brunner腺体病变被归类为"错构瘤"或"增生",有时为"腺瘤"(图27-24)。当为多发时,病灶呈现出一种卵石征,以此与息肉、淋巴样增生、类癌或转移性肿瘤相鉴别。单发病灶很少可为巨大或带蒂的肿块,因此可导致梗阻或出血,且在上消化道造影或CT检查时可见表面光滑的腔内肿块。十二指肠腺增生占十二指肠肿瘤的5%,其与十二指肠其他病变的鉴别十分重要。

(3)子宫内膜异位症:绝经期前妇女出现与妇科疾病相关的消化道症状,应当警惕子宫内膜异位症的可能。子宫内膜可以在任何腹膜表面种植生长,前、后陷凹和乙状结肠是最常见的受累部位,回肠、空肠或胃也可受累。当小肠受累时,末端回肠最常受累(图27-25)。子宫内膜种植的生物学行为与小肠浆膜面和肠系膜面的任何种植过程类似(如转移性肿瘤腹腔播散)。可在小肠造影或CT检查时呈现肠曲变形、成角、皱缩或机械性梗阻。病灶可表现为黏膜下肿块,在少见情况下导致肠套叠。

(4)炎性纤维性息肉:这是少见的发生于小肠的黏膜下良性病变,尽管据报道存在一些家族性发病病例,但该病的病因不明。虽然病灶更常见于胃或末端

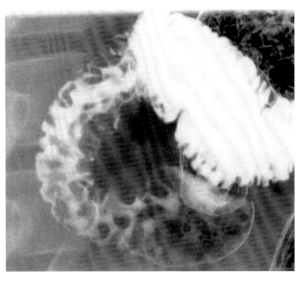

图27-24 十二指肠腺增生。十二指肠褶皱呈增厚和结节样改变。大部分病例与消化性十二指肠炎相关

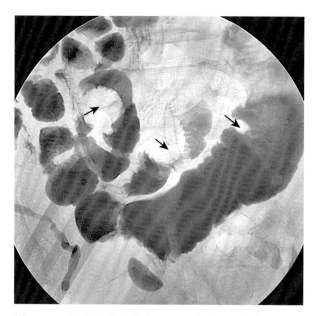

**图27-25** 子宫内膜异位症。SBFT点片显示由粘连所致的多发成角样改变和隆起。至少存在三处不同的偏心性结节状肠腔畸形部位(箭头处),每个病灶都有一个细圆齿状凹陷的肠壁边缘。这些可能是由肠腔外散在的软组织改变所致

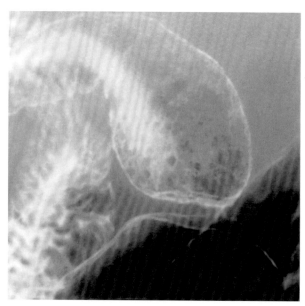

**图27-26** 异位胃黏膜。双重对比X线造影显示十二指肠球部内各种大小的充盈缺损影

回肠,但也可发生于胃肠道的任何部位。70%的病灶是带蒂的,因此可成为肠套叠的主要因素,导致疼痛,其他也可见包括出血、体重减轻、腹泻或贫血等表现。大部分病灶是偶然发现。当出现症状时,可采取手术切除治疗。

(5)异位胃黏膜:异位胃黏膜可位于多个部位,包括食管、十二指肠和结肠,以及梅克尔憩室内、胆囊等。正如双重对比上消化道造影所见,受累黏膜具有类似正常胃区的外观(图27-26)。与淋巴样增生不同的是,病灶通常呈成角样表现。病变区常与幽门管相延续,延伸至十二指肠球部附近,范围不定。病变表现具有特征性。

(6)淋巴样增生:淋巴滤泡是小肠黏膜的正常特征。当其肿大增生时则称为结节性淋巴组织样增生。可以是一种正常变异,特别是在儿童的末端回肠。成人小肠淋巴滤泡可因炎症或其他原因而异常增生,如常见的各种免疫缺陷疾病、食物过敏、细菌过度生长、淋巴瘤、其他淋巴系统恶性肿瘤或转移性淋巴结肿大(图27-27)。出现症状时,淋巴滤泡增生可能与腹泻、体重减轻和疼痛有关。十二指肠球部淋巴滤泡也可因同样的原因增生肿大。

(7)模拟:梅克尔憩室翻转在透视或CT检查时可呈现一种伸长的腔内"息肉"表现,可作为任何类型独立憩室翻转的表现。

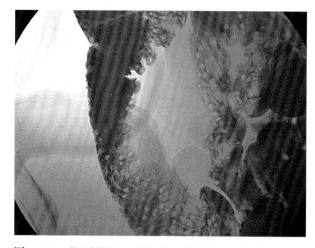

**图27-27** 淋巴样增生。多发的小结节样充盈缺损均匀分布于数段小肠曲

**(六)影像学表现**

1. 孤立的良性肿瘤 除了以下部分列出的影像检查方法,消化内科医师可能会采用胶囊内镜这一检查手段(图27-28),可以显示小肠的视频图像以及病灶的形态和颜色。这有助于对血管性病变进行描述,如血管瘤或静脉曲张,表现为蓝色或浅红色,或者具备特殊的形状。

(1)X线平片:如果病灶较大或导致肠套叠,X线平片可显示肠腔扩张伴小肠不完全性梗阻。有时可由于肠套叠导致机械性完全性肠梗阻。

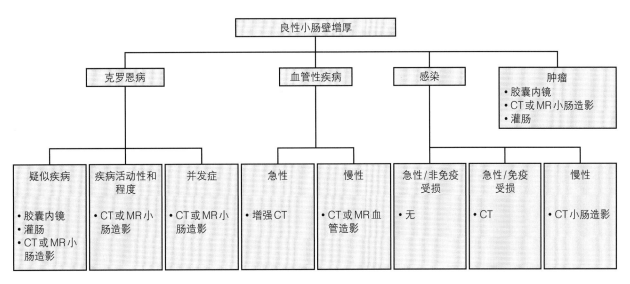

**图27-28** 良性小肠壁增厚的影像诊断流程

在极少数情况下,肠气可能勾勒出肠腔内息肉或肿块的形态,但是这一发现更多见于病例回顾性分析中,而不是在诊断时发现这一特征。当息肉的轮廓被肠气或钡剂勾勒出来时,若病灶没有发生溃疡,则黏膜下病灶表面光滑,与黏膜面呈锐角。腺瘤则具有肠黏膜病灶的特征,表面不规则(尤其是绒毛状瘤),与黏膜面呈锐角。

胃十二指肠动脉、肠系膜上动脉或分支的选择性造影有助于显示活动性出血的部位,也有助于通过直接动脉栓塞技术进行止血。

(2) CT:部分性或完全性肠梗阻可被CT检出,有助于制订手术方案。如果肿块足够大,则可显示其大小、形态和密度。在测量肿块大小的准确性方面,CT优于X线透视检查,因为后者有一定放大效应。GIST的大小是描述其临床表现的一个重要因素,大的病灶有更大的恶性可能。脂肪样肿块是脂肪瘤的一个诊断依据。大部分肿块为低密度,并且在门静脉期显示出一定的增强。

有活动性出血的患者可行三期(平扫、动脉期和门静脉期)CT血管造影,检查时可见活动性的对比剂外溢。

巨大病灶的坏死,如GIST,可表现为肿块局部密度不均匀和无强化。外生性肿瘤如GIST,会对邻近组织产生压迫。

(3) MRI:与CT类似,MRI可显示肠梗阻、肿块大小和位置,以及强化特征的征象。大部分软组织肿瘤,尤其是GIST,倾向于在T1WI上呈类似肌肉信号,T2WI上呈高信号。脂肪性肿瘤和那些伴出血的肿瘤能在平扫、非脂肪抑制T1WI扰相梯度回波序列上很好地显示。

(4) 超声:除了儿童,超声通常不用于小肠病变的评价。

(5) 核医学:对于胃肠道活动性出血的患者,红细胞标记扫描可显示出血部位。

(6) PET-CT:PET-CT只用于可疑恶性肿瘤或神经内分泌肿瘤的评价。

2. Peutz-Jeghers综合征

(1) X线平片:钡餐检查显示小肠多发息肉,难以计数,部分为胃和结肠息肉。带蒂或不带蒂的息肉都可以显示出来。典型表现是,部分小肠段免于受累,部分较短的小肠段被息肉覆盖。息肉可导致肠套叠或肠梗阻。

(2) CT:CT可显示息肉、肠套叠或梗阻部位。CT可对该综合征并发的恶性肿瘤进行诊断和分期。

(3) MRI:MRI灌肠检查可见与CT类似的表现。

(4) 超声:超声可在监测男性患者睾丸病变方面起到潜在作用,还包括对胰腺病变和卵巢病变进行监测。

(5) PET-CT:有些少见恶性肿瘤,如胰腺癌,可由PET-CT进行分级。

(6) 影像诊断选择:患有Peutz-Jeghers综合征的患者应对胃肠道、乳腺、睾丸的恶性肿瘤进行监测。影像检查用于初步诊断和对并发症的评价(表27-5)。

**(七) 鉴别诊断** 临床上对部分性和完全性肠梗阻的鉴别诊断范围很广泛。对于没有既往手术史、没有原发恶性肿瘤、感染或缺血依据的成年患者,鉴别诊断中应包括小肠肿瘤。

对于胃肠道出血的患者,需要鉴别的疾病也很多。应用CT、小肠造影检查或核医学成像检查胃肠

**表27-5 小肠良性肿瘤影像学检查方法的准确性、局限性和缺点**

| 检查方法 | 准确性 | 局限性 | 缺点 |
|---|---|---|---|
| 平片 | 小肠造影或灌肠检查是发现小息肉和肿块最好的方法。血管造影可用于寻找出血点或对活动性出血进行栓塞治疗 | 对于病变的肠外或管腔外的评价有局限性 | 放大效应使病灶大小测量的准确性低于CT |
| CT | 对于大的肿块的评价存在优势，CT肠道造影的准确性可与小肠造影媲美或更高 | 不像钡剂灌肠那样能够很好地显示肠黏膜细节、小病灶、或病灶内的溃疡 | |
| MRI | 与CT相仿 | 空间分辨率低于CT | |
| 超声 | 不常规采用。可能有助于儿童患者的诊断 | | |
| 核医学 | 不用于病变的检出，但有助于肠道出血部位的定位 | | |
| PET-CT | 除了神经内分泌肿瘤，PET-CT不用于良性病变的诊断 | | |

道出血原因时可能会检出小肠肿瘤。

**（八）治疗**

1. 内科治疗　应用胃肠减压术治疗部分性或完全性小肠梗阻。贫血和胃肠道活动性出血的患者需要进行诊断和治疗分类。

2. 外科治疗　高位肠梗阻（如小肠肿瘤导致肠套叠）或胃肠道局部活动性出血不适合进行微创血管造影栓塞时可能需要手术。导致各种症状产生的大的肿瘤，也可能是恶性肿瘤，其性质可经选择性切除而被评价。

---

**医师须知（小肠良性肿瘤）**

- 90%的小肠良性肿瘤为腺瘤、GIST、脂肪瘤或血管瘤。
- 病变位置对于提示一些不常见疾病的诊断很重要：肌上皮错构瘤发生于胃或十二指肠；十二指肠腺息肉位于十二指肠第一或第二段；炎性纤维性息肉位于末端回肠（如孤立性类癌）；节细胞性副神经节瘤位于肝胰壶腹周围。
- CT是部分性或完全性小肠梗阻患者的诊断方法之一。
- 当小肠病灶存在明确的指征时（如患者上、下消化道检查有胃肠道出血既往史），可考虑采用胶囊内镜、小肠造影或CT肠道造影（图27-28）。
- CT意外发现的小病灶应当在临床背景下评价。在大多数没有已知潜在疾病的患者中，孤立性软组织病变通常是GIST。
- 脂肪性病变为孤立病灶，与脂肪瘤相符。

---

**要点**

**克罗恩病**
- 克罗恩病是累及整个胃肠道系统的慢性疾病。
- 导致透壁性炎症，表现为节段性肠道受累。
- 克罗恩病影像学检查的目的是早期、非侵入性诊断，对活动性和慢性病变进行鉴别，确定病变范围和活动性，发现并发症。
- CT和MR肠造影或灌肠检查是一种有效的断层成像检查，能够对肠道和肠外疾病进行检查。

## 要点

### 小肠病变的感染性病因

■ 免疫功能正常的患者,急性肠炎通常无须行影像学检查。确诊依靠活检、粪便检查和培养。

■ 弯曲杆菌、耶尔森菌和分枝杆菌感染受累最严重的部位位于末端回肠。

■ 肠结核导致与肠道长轴垂直的溃疡、息肉和肠壁增厚,早期多位于回盲部。

■ 在免疫缺陷患者中,MAC、隐孢子虫和CMV是肠炎最常见的病原体。

■ CMV肠炎的典型表现是溃疡,溃疡面可较大。

■ 盲肠炎的CT特征表现为节段性肠壁增厚,包括末端回肠、阑尾、盲肠、升结肠,肠积气和结肠周围脂肪密度增高。

### 小肠壁增厚的其他原因

■ 嗜酸性肠炎主要累及胃和近端小肠,且和外周血嗜酸性粒细胞增多相关。

■ 急性GVHD在同种异体骨髓移植术后100 d内发生。

■ CT可显示惠普尔病患者肠系膜低密度淋巴结。

■ 腹泻和吸收不良综合征患者出现血小板减少和低IgA血症提示肠淋巴管扩张症。

■ 胃肠道受累更多见于原发性淀粉样变性。

■ 在大多数患者中,对于这些疾病的确诊,需要小肠和(或)直肠活组织检查。

### 小肠良性肿瘤

■ 小肠造影或CT肠道造影是发现息肉和肿块的非常好的检查方法。

■ 可根据病变部位和表现进行鉴别诊断。

■ 当小肠出现多发病灶,考虑小肠息肉病或转移性病变。

■ 如果一个病灶质地柔软、形态和大小可变,可能为脂肪瘤,CT检查发现含有脂肪组织的肿块即可诊断,无须活检。肠复生囊肿也可柔软而富有可变性。

■ 病灶内出现静脉石是血管瘤的诊断依据。

■ 肿瘤大小是预测GIST肿瘤良性与恶性行为的最佳因素,并且CT或MRI能够最准确地测量肿块的大小。

# 第28章

# 小肠恶性肿瘤和小肠壁增厚

Stephen Thomas, Kirti Kulkarni, Arunas E.Gasparaitis and Aytekin Oto

对于放射科医师及临床医师来讲,小肠肿瘤的诊断依然面临着挑战。小肠占整个胃肠道全长的75%,占胃肠道黏膜表面积的90%以上,但是只有不到2%的胃肠道恶性肿瘤起源于小肠。小肠恶性肿瘤可来自黏膜上皮、淋巴组织、血管、神经和肌肉。小肠继发性肿瘤比原发恶性肿瘤更为常见,小肠恶性肿瘤通常诊断时已达晚期,因此生存率较低。提高对小肠疾病临床表现如非特异性的腹部不适、慢性贫血等的认识,以及选择更为准确的诊断方法,将会使患者的预后得到改善。

本章着重阐述了小肠继发性及原发性恶性肿瘤的特点,重点分析其影像学表现(表28-1)。

## 一、小肠继发性恶性肿瘤

(一)**病因** 小肠转移性肿瘤比原发恶性肿瘤更常见,转移途径包括腹膜种植、肿瘤沿筋膜或肠系膜直接扩散、血行转移以及淋巴转移。不同的转移方式决定了相应的放射学表现。腹膜播散是最常见的转移方式,常通过腹水播散。原发灶在男性通常来自胃肠道,而女性则是卵巢。直接侵犯小肠的肿瘤通常来源于结肠、胰腺、胆囊、卵巢、肾脏以及肾上腺的恶性肿瘤。血行转移至小肠的原发肿瘤比较罕见,主要有黑色素瘤、肺癌、乳腺癌、肾癌以及妇科恶性肿瘤,以栓子的形式血行转移至小肠。

经淋巴转移至小肠的肿瘤非常少,典型病例见于盲肠癌在盲肠周围淋巴管堵塞后经淋巴逆流转移至回肠末端。肠外恶性肿瘤中最易转移至肠道的是黑色素瘤,而胃肠道转移性黑色素瘤最常累及小肠。

(二)**临床表现** 原发肿瘤在大部分情况是已知的,患者常表现为一些非特异性症状如腹痛、体重减轻、贫血、胃肠道出血或肠梗阻等。不同病例从小肠恶性肿瘤的确诊到转移性肿瘤导致肠梗阻的时间间隔变化较大。肠套叠可引起间歇性肠梗阻和贫血,转移性病灶为主要病因。对于已知患有恶性肿瘤的患者,如有非特异性腹部不适、慢性缺铁性贫血等体征,考虑小肠转移性肿瘤的可能非常重要。

(三)**病理生理学** 如果以直接扩散的方式转移,受累小肠的部位决于原发肿瘤。卵巢癌患者转移至小肠的病变范围较大,而原发性结肠癌转移至小肠的病变范围通常较小。胰腺和结肠肝曲的肿瘤常侵犯十二指肠,而盲肠肿瘤常常侵犯回肠末端。

腹腔的液体在腹膜隐窝和肠系膜反折的解剖通路间持续地流动。原发性肿瘤或者转移性淋巴结可突破腹膜腔引起腹膜种植转移。最常见的腹膜种植转移部位是道格拉斯腔、右侧结肠旁沟、乙状结肠上段和右下腹肠系膜末端。膈下负压以及毛细血管压力的增加,使得肝脏膈顶成为腹膜种植转移的常见部位。腹膜转移灶通过纤维蛋白渗出黏附于浆膜表面,刺激产生促结缔组织增生反应。

(四)**病理** 血行转移灶多位于黏膜下,可单发也可多发。病灶通常位于系膜小肠游离缘,此处直行小支终止于丰富的黏膜下血管丛,可由于血供受限出现中心性溃疡。

原发肿瘤导致淋巴管阻塞,病灶经淋巴回流转移至小肠,回肠末端及近端空肠是最常见的受累部位。

(五)**影像学表现**

1. X线平片 原发肿瘤的直接侵犯具有特征性表现,可引起小肠黏膜破坏、管腔狭窄、边界不清

表28-1　小肠恶性肿瘤的特征性表现

| 疾病 | 年龄 | 性别 | 临床病史 | 临床表现 | 影像检查选择 | 影像表现 | 强化方式 | 其他影像表现 |
|---|---|---|---|---|---|---|---|---|
| 腺癌 | 60~70岁 | 男性=女性 | 无特异性症状,存在慢性疾病,不明原因的胃肠道症状及体重减轻的患者要高度怀疑本病 | 腹痛(60%) 梗阻(40%) 胃肠道出血(24%) | 钡剂灌肠,CT 小肠造影 | 腹部平片可见部分性或完全性小肠梗阻,或肠套叠 钡剂灌肠:"苹果核"样改变,非对称性肠壁增厚或浸润性生长多见于近段小肠 | 不均匀性强化(40%病例出现出血,坏死或溃疡) | 局部扩散,局部腹部淋巴结肿大,远处转移 |
| 类癌 | 60~70岁 | 男性=女性 | 无症状或类癌综合征(皮肤潮红,出汗,支气管痉挛,腹泻) | 类癌综合征 | 腹部CT,CT 小肠造影或核素扫描 | 腹部平片可见肠套叠,CT可发现肠系膜肿块 | 毛刺状边缘,低密度肿块,轻度强化,周围脂肪密度增高,肝脏富血供转移灶 | CT图像上轮辐状表现,肠系膜血管包绕导致累肠样缺血 相对于CT,MRI,内镜检查,奥曲肽显像对类癌的定位及转移灶的发现更为敏感 |
| 淋巴瘤 | 双峰状分布:<10岁,>50岁 | 男性>女性 | 慢性贫血和体重减轻 | 腹痛 腹泻 脂肪泻 | 腹部CT或CT 小肠造影 | 分四种类型:① 多部位多发结节;② 单发大肿块,引起肠套叠;③ 浸润性病灶引起肠壁增厚或肠系膜样扩张;④ 外生性肿块 | 轻度强化的软组织肿块 | 胸部,腹部或盆腔淋巴结肿大,受累肠管样积脉瘤样扩张,无肠梗阻 |
| 胃肠道间质瘤 | 50~60岁 | 男性>女性 | 影像检查偶然发现 | 出血和腹痛症状直接与肿瘤大小相关 | CT小肠造影 小肠造影 | 肠壁同外生性肿块,伴或不伴内部钙化及坏死 黏膜下病灶一般表面光滑,与肠黏膜以锐角相交 | 局限性外生性生低密度肿块 伴不均匀性强化(出血,坏死) | 肝脏多发转移灶,可以是富血供的 |
| 转移瘤 | 50岁以上 | 男性=女性 | 有原发肿瘤病史,特别是黑色素瘤,胃肠道肿瘤,胰腺癌或卵巢癌 | 已知存在原发肿瘤患者,出现胃肠道出血,逐渐加重的腹痛,肠梗阻 | 腹部CT | 腹膜弥漫性或结节样增厚,小肠壁增厚;肠套叠,钡剂灌肠呈"牛眼征" | 多种 | 原发性肿瘤以及其他转移性疾病 |

(图 28-1)。慢性放射性损伤需要与继发性肿瘤侵犯相鉴别。十二指肠是继发性肿瘤最常见的侵犯部位,病变常为来自胰腺、结肠、肾脏、肾上腺等部位的肿瘤。

腹膜转移灶可表现为小肠向腔内突起的圆形结节。回肠肠袢分离,肠袢间常相互平行,系膜缘肠黏膜成角改变和肠管狭窄这些可能与腹膜播散相关的一些促结缔组织增生反应有关。小肠肠袢明显的成角改变或形态固定多见于原发恶性肿瘤,如胰腺癌或胃癌引起的促结缔组织增生反应。

小肠肠系膜游离缘多发的、圆形息肉样结节是血行转移病灶最常见的 X 线表现,常来源于原发性的恶性黑色素瘤(图 28-2)。转移性结节易发生中心性溃疡,当病灶较小时,溃疡部位钡剂积聚形成靶环样("牛眼"征)。这些转移性结节可引起肠套叠。大的肿块往往形成较大的溃疡或空洞,周围可见钡剂涂布,在受累小肠肠管周围形成占位效应。乳腺癌转移至小肠比较少见,常表现为沿黏膜下层的播散,导致肠管多发狭窄及梗阻。肺癌或肾癌转移至小肠的病灶表现为实性或多发性大的肠系膜肿块,常伴有溃疡。

2. CT　CT 可以显示小肠肠壁、肠系膜、腹膜表面的转移灶和淋巴转移,因此为肿瘤的大小和病变范围提供了更好的信息。CT 也可以观察病灶对周围组织结构的侵犯情况。CT 的另一个优势在于能够对

原发肿瘤做出诊断(图 28-3)。小肠肠壁或腹膜增厚(结节状或斑块状)、肠系膜或网膜结节,伴或不伴脂肪间隙密度增高是小肠转移瘤患者最常见的 CT 表现(图 28-4)。黑色素瘤转移表现为强化的壁结节或小肠壁局部增厚(图 28-5)。

3. MRI　MRI 能够提供肿瘤累及腹膜和肠浆膜面敏感而精确的信息。脂肪抑制增强 MRI 有利于小的腹膜或肠系膜转移瘤的检出。腹膜转移瘤在对比剂注射后 5～10 min 的延迟 MR 图像中更易显示。更小的种植病灶可在延迟脂肪抑制增强梯度回波序列中显示。常规 MRI 扫描联合 DWI 能够更精准地发现腹膜转移病灶。

4. 超声　超声检查使用高频探头可以敏感地发现浆膜层及浅表处转移灶,但是很难区分小肠肠袢间

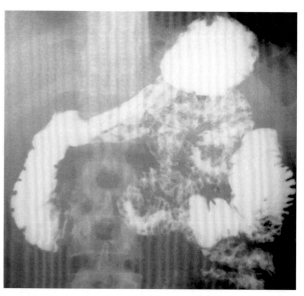

图 28-2　恶性黑色素瘤血行转移。SBFT 见遍及胃和空肠的多发结节样充盈缺损,一些结节中央出现溃疡

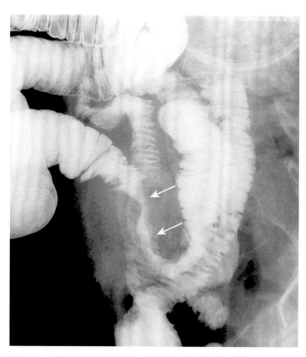

图 28-1　膀胱癌直接侵犯。回肠壁间肿块伴肠袢固定和黏膜纠集(箭头处),导致轻度小肠梗阻

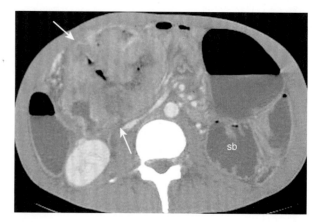

图 28-3　结肠肝曲原发性肿瘤侵犯小肠。CT 轴位图像可见大的不均质肿块(箭头处)侵犯右上腹小肠。左上腹小肠(sb)扩张,表明存在肠梗阻

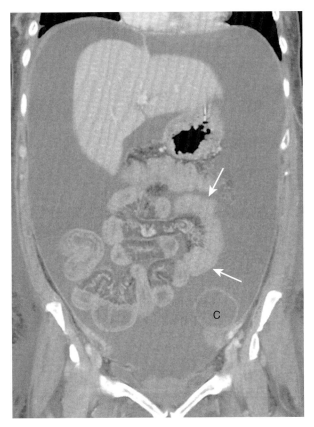

**图28-4** 卵巢癌腹膜转移。CT冠状位图像显示腹腔内明显的腹水，以及继发于腹膜转移所致的弥漫性小肠肠壁增厚（箭头处）。另可见左下腹腹膜囊性转移灶（图中标"c"处）

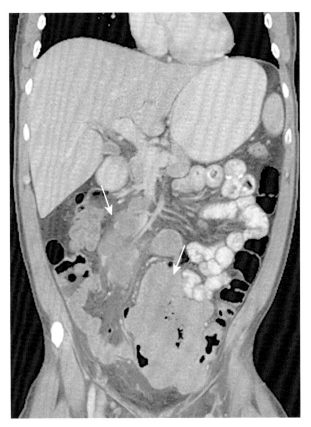

**图28-5** 恶性黑色素瘤转移。CT冠状位图像显示小肠壁和肠系膜多发软组织肿块影（箭头处）

和后壁的病变。小肠局限性肠壁增厚呈现非特异性"假肾征"，在良、恶性肿瘤中均可见此征象。

5. PET-CT 腹膜转移性病灶FDG摄取增加，PET-CT对于不能进行腹膜病灶活检的情况是一种很好的检查手段（图28-6）。但是需要进一步的研究以评价PET-CT对于腹膜转移性病灶的诊断价值。

6. 影像检查选择 SBFT是一种非侵入性检查，对于肠腔内病变敏感性较低，且无法显示肠腔外病变。

与CT相比，钡剂灌肠可以更早地发现小肠的转移性病灶，但其是一种侵入性检查。随着CT成像技术的发展，出现了一些新的技术如CT肠道造影或CT

钡剂灌肠，可以同时对小肠肠腔内及肠腔外的病变进行评价（表28-2）。因此，CT通常是评价出现腹部症状的肿瘤患者的首选影像学诊断方法。对于伴有肠梗阻的病例，应当考虑进行CT检查（图28-18）。

---

**小肠继发性恶性肿瘤的典型征象**

■ 靶样病变（牛眼征）：血行转移的病灶中央出现溃疡，最常见于恶性黑色素瘤转移灶。

---

（六）鉴别诊断 小肠转移性肿瘤没有特异性临床症状，需要进行鉴别诊断的疾病非常广泛。与原

| 表28-2 小肠继发性恶性肿瘤影像检查方法的准确性、局限性和缺点 | | | |
|---|---|---|---|
| 检查方法 | 准 确 性 | 局 限 性 | 缺 点 |
| X线摄影 | 钡剂灌肠可以准确发现小肠壁的较小病灶 | 无法显示肠系膜、腹膜病变或原发性肿瘤 | 引起放射性肠炎 |
| CT | 非常准确地发现相对较大的肠腔内肿块，以及肠外病变 | 发现小的黏膜或壁间肿瘤的敏感性有限 | 未扩张肠管 |
| MRI | 对于发现小的腹膜病灶更敏感 | 与CT相比经验有限，检查耗时，空间分辨率较差 | |

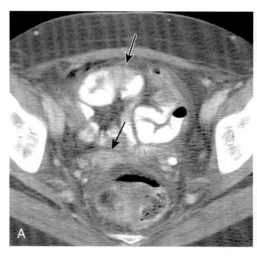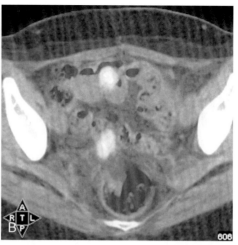

图28-6　结肠癌腹膜转移（PET-CT）。CT轴位图像可见腹膜局部微小软组织肿块侵犯邻近小肠肠壁（A图箭头处），在PET-CT图像显示更清楚（B），提示FDG摄取增加

发肿瘤治疗（放疗或化疗）相关的并发症、肠缺血、感染、炎症、副肿瘤综合征、原发性胃肠道肿瘤以及其他引起腹痛的疾病都要考虑到。

若患者已知患有原发肿瘤，可以有助于诊断。恶性肿瘤患者出现小肠梗阻，鉴别诊断需考虑肠粘连、转移和放射性肠炎等。肠粘连通常导致管腔狭窄，边缘变直。回盲肠部位的转移病灶与克罗恩病表现类似。子宫内膜异位症与多发小的血行转移灶易混淆。腹腔结核病变可引起腹膜增厚、肠系膜脂肪密度增高、肠壁增厚和淋巴结肿大，与小肠转移性病变不易鉴别，放射学诊断比较困难。

### （七）治疗

1. 内科治疗　内科治疗主要针对原发肿瘤，包括激素治疗、化疗、靶向生物学治疗。治疗的预期效果有很大差异，患者预后也不同。对于乳腺癌小肠转移的患者，化疗可以解除梗阻，缓解症状。

2. 外科治疗　小肠继发性恶性肿瘤的外科治疗旨在解除肠梗阻和（或）控制转移灶。X线检查显示未受累小肠段的范围，有助于提高手术切除效果，术前精准评价病变范围是外科手术的关键所在，手术切除病灶之后，再进行特异性抗癌治疗。

---

**医师须知（小肠继发性恶性肿瘤）**

- ■ 须了解小肠转移灶的出现会改变疾病分期，可能会引起相关并发症如肠套叠、肠出血或肠梗阻。
- ■ 须了解小肠转移灶的病变范围对于制订手术方案以及内外科治疗的选择很重要。
- ■ 要考虑到小肠转移性肿瘤所有可能的并发症。
- ■ 要排除与小肠转移性肿瘤临床表现相似的其他疾病。

---

## 二、小肠原发性恶性肿瘤

（一）**病因**　最常见的小肠原发性恶性肿瘤包括腺癌、类癌、淋巴瘤和GIST。小肠腺癌比较罕见，最重要的危险因素是克罗恩病，其次小肠腺癌也与腺瘤性息肉、绒毛状腺瘤、家族性腺瘤性息肉病、遗传性非息肉病性结直肠癌、乳糜泻、囊性纤维化、消化性溃疡等有关。

类癌起源于胰腺和甲状腺以外的内分泌系统，最常见于胃肠道（66.9%），其次为气管支气管系统（24.5%）。类癌常与一些特殊的综合征相关，如Zollinger-Ellison综合征（卓-艾综合征）、多发性内分泌瘤病Ⅰ型、类癌综合征或神经纤维瘤病Ⅰ型。

小肠淋巴瘤的确切病因目前尚不清楚，可能存在很多诱发因素，包括乳糜泻、既往肠道外淋巴瘤史、免疫抑制状态（如HIV感染或AIDS）、长期的系统性红斑狼疮、克罗恩病、化疗后状态等。

GIST是一种CD 117阳性的间叶性肿瘤，目前认为可能起源于Cajal间质细胞，后者为胃肠道植物神经系统组成部分。

（二）**患病率和流行病学**　不到1%的胃肠道原发肿瘤为小肠原发性腺癌，年发病率约为（0.25～0.4）/10万。在42%的病例中主要累及十二指肠，43%的病例主要累及空肠。回肠发生率小于15%，不包括克罗恩病。小肠腺癌发病高峰年龄为60～70岁。

类癌是第二大常见的小肠恶性肿瘤，约占所有小肠原发肿瘤的25%，主要累及回肠。在过去的30年中，类癌的发生率有所增加，约41.8%的胃肠道类癌发生在小肠，其次是直肠（27.4%）、阑尾（24.1%）和胃（8.7%）。阑尾曾被认为是胃肠道类癌最常见的发病部位，但一些学者发现近年来阑尾类癌的发病率较前降低，这可能是由于阑尾炎术前诊断准确率提高，阑尾切除术减少。类癌确诊的平均年龄为61.4岁,男女发病率相当。有29%的小肠类癌患者,可同时或先后发生其他恶性肿瘤。

小肠淋巴瘤是第三大常见的小肠恶性肿瘤,占小肠恶性肿瘤的10%~15%。淋巴瘤可发生于胃肠道任何部分的淋巴滤泡,病变最常见于回肠,常为中或高级别非霍奇金淋巴瘤;T细胞变异通常与乳糜泻有关。地中海腹部淋巴瘤是与不同程度免疫增生性小肠疾病相关的变异型,表现为长而广泛的小肠黏膜和黏膜下淋巴瘤浸润。小肠淋巴瘤的发病年龄分布为双峰型,分别为10岁以下和50岁以上,男性发病率稍高。有15%的病例为多发性淋巴瘤。据报道,存在乳糜泻的患者小肠淋巴瘤发生率增加。

GIST是第四大常见的小肠恶性肿瘤,约占所有小肠原发恶性肿瘤的9%。GIST很少累及十二指肠,多发生于50~60岁,男性多见。单凭影像学表现难以鉴别GIST的良、恶性。

**(三)临床表现** 小肠肿瘤的临床表现有显著重叠。小肠腺癌从出现临床表现到诊断常常延迟6~8个月,主要由于当病灶位于十二指肠远端时,不能被内镜检查检出。小肠肿瘤的临床表现常为腹痛(66%)、肠梗阻(40%)和肠出血(24%)。尤其对于长期患有小肠疾病的患者,出现上述症状要考虑到恶性肿瘤的可能。

小肠类癌患者可无症状,或不到10%的病例会表现为类癌综合征(如皮肤潮红、出汗、支气管痉挛、腹痛和腹泻等)。这些症状主要见于回肠部位的类癌和肝脏或后腹膜转移的情况。

小肠淋巴瘤常表现为慢性贫血、体重减轻、易疲劳、腹泻、脂肪泻或腹部钝痛。约1/3的病例腹部可扪及明显的肿块,发生急性胃肠道出血较小肠腺癌少,但是穿孔的发生率更高。

小的胃肠道间质瘤,可在影像检查时偶然发现。随着肿块的增大,最常见的临床症状是胃肠道出血以及腹痛。较少见的临床表现是肠梗阻及腹部包块。

**(四)病理生理学** 小肠腺癌最常见于十二指肠。类癌发生在黏膜下,常见于回肠,且通过淋巴管播散后生长出特征性的肠系膜肿块。小肠淋巴瘤可以是原发性的或是淋巴瘤病的表现形式。原发性小肠淋巴瘤很少出现纵隔、周围淋巴结病变或脾肿大。肠系膜淋巴结病灶局限于受累肠管区域。胃肠道的任何部位均可发生淋巴瘤,但是最常见的部位是远端小肠。GIST常发生于空肠及回肠,肿块体积通常较大,对邻近器官产生占位效应,出现溃疡或坏死。

**(五)病理** 一般情况下,小肠腺癌表现为孤立性、浸润性、息肉样或环形梗阻性病变。病灶单发或多发的溃疡可能与其浸润性生长的模式相关,组织学类型最多见于黏液腺癌。

类癌大体病理一般为小肠壁上白色、黄色或者灰色的质硬结节,直径很少超过3.5 cm。典型的类癌表现为多发结节(30%)、内生或外生性肿块,可呈息肉样结节突入管腔,也可表现为典型的浸润性纤维性病灶,缓慢生长的肿瘤表面可出现溃疡和出血。类癌转移至淋巴结、肠系膜及肝脏的病灶大小和形态有很大差异。病灶广泛累及浆膜下组织及邻近肠系膜,刺激局部释放血清素,引起促结缔组织增生反应,肿瘤近端及远端的肠系膜动静脉管壁增厚,导致肠道缺血。

小肠淋巴瘤是指局限于小肠肠段的淋巴结病变,一般不累及肝脏及脾脏,但可出现肿瘤的直接侵犯以及纵隔淋巴结肿大。外周血涂片及骨髓穿刺活检结果通常呈阴性。在儿童,小肠淋巴瘤通常较弥散,且分化不良,通常为非霍奇金淋巴瘤。

胃肠道间质瘤为起源于基质层的外生性大的肿块,伴中央坏死、出血和溃疡。病理表现可为良性、交界性、潜在低度恶性或恶性。

**(六)影像学表现** 由于小肠肿瘤通常较小而少见,且影像检查难以发现,所以诊断具有一定挑战性。目前采用小肠造影以及钡剂灌肠法来评价小肠肿瘤,发现微小病变。CT可以发现小肠病变并确定肿瘤分期,是目前公认的一种重要的检查方法。随着CT技术的发展,应用多排螺旋CT扫描及先进的3D成像技术,使其成为评价小肠肿瘤、查找胃肠道出血原因或可疑肠梗阻病变的常规检查手段,尤其是当小肠造影和灌肠检查为阴性结果时。MDCT灌肠检查对小肠肿瘤诊断的总的准确率可达84.7%。胃肠病专家通常使用胶囊内镜来采集小肠的视频图像,这是普通内镜检查难以显示的。近年来这些研究越来越多,与CT及MRI等影像检查进行互补,常用于病因不明的胃肠道出血患者、慢性贫血患者以及CT检查中发现明显肿块的患者。

1. X线平片 在小肠腺癌的病例中,腹部平片有助于评价由其引起的小肠部分性或完全性肠梗阻,或者肠套叠。对比X线检查在小肠病变的初期评价中必不可少。钡剂造影可显示"苹果核"样病灶,非对称性肠壁增厚导致肠腔狭窄,进而引起肠梗阻的侵袭性恶性病变等众多影像表现(图28-7)。

类癌经常引起肠套叠,小肠造影有助于发现类癌的小息肉样及多灶性结节样改变（图28-8和图28-9）。小肠造影可很好地显示溃疡，表现为病变表面填充钡剂的火山口样影。

小肠淋巴瘤在小肠造影中表现为受累肠段管腔狭窄，黏膜正常形态消失，褶皱增厚，管腔内充盈缺损，可能伴随受累肠段管腔扩张（图28-10和图28-11）。小肠梗阻罕见。结节样病变通常表现为大小不一，分布不均匀。淋巴瘤浸润肠管周围时表现为肠腔扩张而不是狭窄，肌间神经丛受累则导致动脉瘤样扩张（图28-11）。

GIST的诊断通常依靠SBFT和CT检查。小GIST的表现为肠壁间肿块，随着体积的增大，肿块逐渐向腔外生长，内部出现钙化和坏死，中央形成低密度腔，最终发展成肠腔内溃疡（图28-12）。GIST可伴有部分性或完全性肠梗阻。黏膜下病变通常表面光滑，与肠壁以锐角相交。外生性的病灶可对周围肠道产生显著的占位效应，在平片上可明显显示。肿瘤可直接侵犯腹腔内邻近结构，如果发生转移，可播散至肝脏和腹膜。

2. CT　小肠病变的CT检查要充分扩张肠管，要特别注意肠壁的厚度、肠壁的特征、强化模式、肠系膜周围脂肪密度和血管的改变。小肠和肠系膜病灶的CT检查需在静脉内注射对比剂，尤其当怀疑小肠肿瘤时。

CT小肠造影通常使用阴性对比剂诊断细微的肠黏膜病变。高密度的口服对比剂常和胃肠道内的液体混合不均匀，形成假肿瘤征。静脉内快速注射对比剂后，诸如类癌的肿瘤强化或增强的肠壁显示不清。另外，如果应用3D成像，使用高密度口服对比剂将影响小肠或肠系膜血管图像的后处理重建，因此目前通

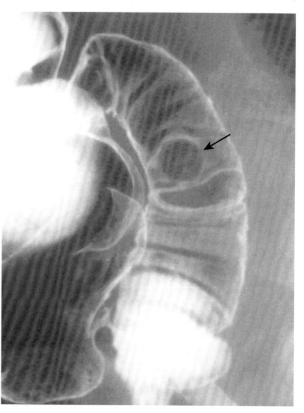

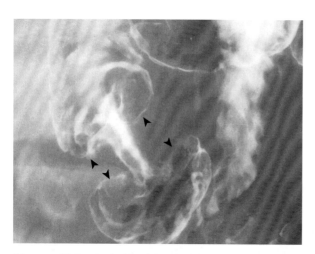

图28-7　腺癌。肠腔不规则向心性狭窄，呈现"苹果核"征。三角处所指为病灶两端突出的边缘（肩胛征）

图28-9　类癌。结肠气钡造影偶然发现回肠末端边界清晰的息肉样病变（箭头处）。术后病理证实为类癌

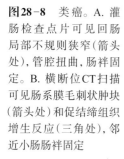

图28-8　类癌。A. 灌肠检查点片可见回肠局部不规则狭窄（箭头处），管腔扭曲，肠袢固定。B. 横断位CT扫描可见肠系膜毛刺状肿块（箭头处）和促结缔组织增生反应（三角处），邻近小肠肠袢固定

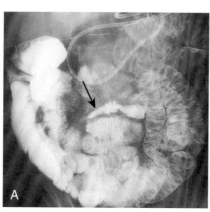

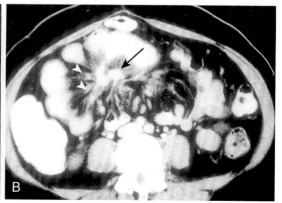

常使用低密度口服对比剂进行小肠CT检查。

小肠恶性肿瘤的CT表现包括局部肠壁增厚引起癌性狭窄、肠腔内息肉样肿块,以及"苹果核"征或浸润性改变(图28-13),可有部分性或完全性小肠梗阻。40%的肿瘤内可出现坏死、出血,偶尔可见溃疡形成。小肠腺癌的CT分期非常重要,通常根据病变超越肠壁向外侵犯邻近的脂肪间隙及结构、腹腔淋巴结肿大或肝脏远处转移等情况来进行CT分期。

影像学检查容易漏诊小的类癌,CT检查可清楚显示较大的息肉样病变,但不容易发现黏膜下病灶。约30%的类癌为多中心性生长,表现为多发结节样改变,最终侵犯邻近肠系膜。CT表现为特征性的肠系膜软组织密度肿块,高达70%的病例可伴有

钙化。肿块有针状边缘,表现为低密度,邻近脂肪间隙密度增高。有时会包绕肠系膜血管,引起受累肠袢缺血。肠系膜纤维化时肠系膜血管可呈现"轮辐状"或"日光状"改变。浸润性病变常表现为非对称性肠壁增厚,产生纤维化,继而发生肠腔恶性狭窄。58%~64%的小肠类癌患者在确诊时已出现周围淋巴结扩散或肝脏转移。肝脏类癌转移通常是富血供的,且在动脉期显影最佳(图28-14)。

小肠淋巴瘤的CT表现各不相同,可表现为小肠肠腔内多部位多发结节,该类型病变通过小肠造影检查能够很好地显示。大小不同、单发的大肿块可能成为肠套叠的触发因素,但其原因很少是由于肿块的柔软特性。浸润性病变常表现为非对称性小肠肠壁增厚,肿瘤侵犯肠壁肌层,并且可发展为小肠肠袢动脉瘤样扩张。外生性肿块根据其所处位置不同,可能对周围肠道和脏器产生显著的占位效应。这一表现可与腺癌或胃肠道间质瘤类似(图28-15)。小肠淋巴瘤通常直接侵犯邻近器官,或经血行转移至肝脏。非

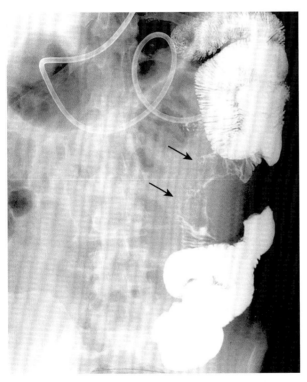

**图28-10** 小肠淋巴瘤。环形浸润的淋巴瘤导致空肠不规则性狭窄(箭头处)

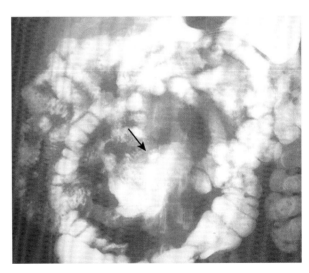

**图28-11** 小肠淋巴瘤。回肠局部管腔扩张,轮廓不规则(箭头处),为典型的淋巴瘤侵犯表现

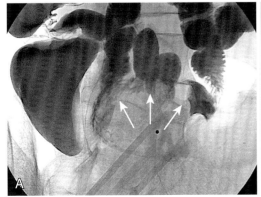

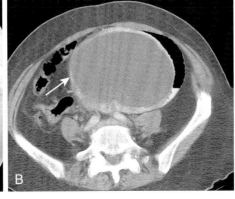

**图28-12** 恶性GIST。A. SBFT点片可见一大的肿块(箭头处)使邻近肠道受压移位。B. CT轴位图像显示巨大肿块(箭头处),中心呈均匀低密度影

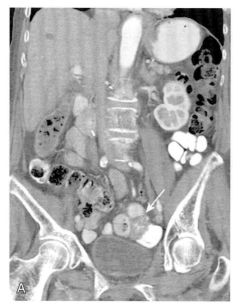
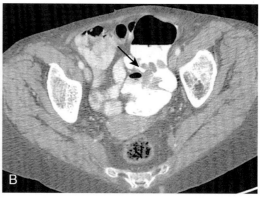

图28-13 腺癌。冠状位（A）及横断位（B）CT图像可见回肠段局部不规则的管腔狭窄以及向心性肠壁增厚（箭头处），术后证实为腺癌

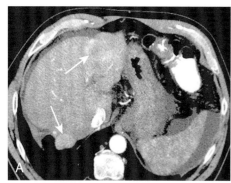
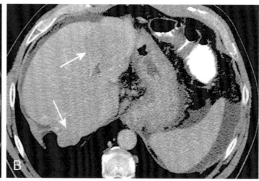

图28-14 类癌肝转移。肝脏局部病灶（箭头处）在动脉期明显强化（A），延迟期对比剂廓清（B）仅残余少许边缘强化，符合类癌转移的CT影像表现

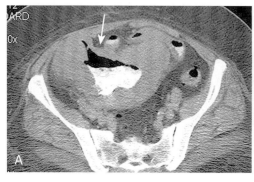
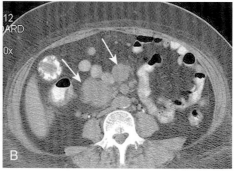

图28-15 淋巴瘤。A.轴位CT图像显示远端小肠段肠管扩张（箭头处），伴肠壁向心性增厚，不伴近端肠梗阻表现。B.另一张腹部轴位图像显示多发的肠系膜淋巴结肿大（箭头处）

霍奇金淋巴瘤在肠系膜内进展，可包绕肠系膜血管，肿块柔软很少引起受累肠袢缺血，可出现腹膜转移。

小的GIST（<2 cm）很少出现症状，一般为良性，常在影像检查时偶然发现。大的GIST（≥2 cm）通常表现为外生性肿块，边界清楚，伴坏死或出血导致中心低密度影（图28-16）。出现肝脏转移时在三期检查中可表现为低密度或缺乏血供。

3. MRI　MRI不常规用于小肠恶性肿瘤的检出和分期。然而，MRI肠道造影及MR灌肠检查可检出小的肠腔内肿块，MRI也可显示腹膜播散灶、肝脏转移灶和转移性淋巴结（图28-17）。

4. 超声　超声不作为小肠病变的常规检查手段，可以用来筛查肝脏转移灶、腹腔淋巴结肿大或腹水，但敏感性不如CT或MRI。

5. 核医学　放射性核素标记的红细胞显像有助于以急性胃肠道出血为症状的小肠腺癌。应用奥曲肽显像可以帮助类癌患者进行原发病灶术前定位。研究数据表明，与CT、MRI以及内镜检查相比，奥曲

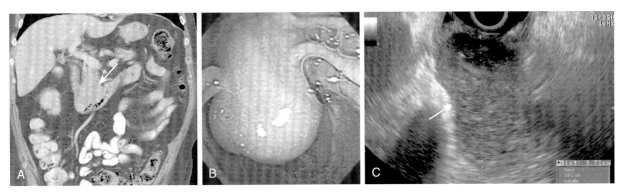

**图28-16** 恶性GIST。CT冠状位图像（A）、内镜（B）和超声内镜（C）图像显示十二指肠第二段一边界清晰的黏膜下肿块（箭头处）。内镜检查显示肠黏膜无异常。术后病理诊断为恶性GIST

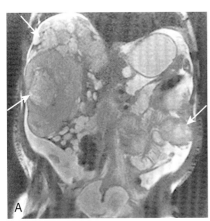

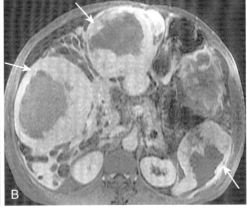

**图28-17** 恶性GIST腹膜播散。T2WI冠状位（A）及轴位T1WI增强图像（B）显示多发大的腹膜肿块（箭头处）和腹水。增强后图像上，肿块中心未见强化，表明坏死

肽显像对于转移性病灶显示的阳性率高达94%。此外，小肠类癌原发灶及转移灶的检出率分别为16%和33%，在其他影像检查（如CT和MRI）中均未检出。

6. PET-CT 当腹腔出现广泛的淋巴结转移和肝脏转移灶时，可选择PET检查。

7. 影像检查选择 根据目前的放射学实践经验，当临床怀疑急腹症如小肠梗阻或胃肠道出血时，首选CT小肠造影检查（表28-3）。高度怀疑小肠肿瘤时，SBFT和灌肠检查通常用来作为初步诊断的可靠手段（图28-18）。怀疑小肠肿瘤而常规内镜无法评价时可选择胶囊内镜来做初步诊断。放射学检查能够在胶囊内镜检查前排除肠道狭窄，检查后辅助确

**表28-3** 小肠原发性恶性肿瘤影像检查方法的准确性、局限性和缺点

| 检查方法 | 准 确 性 | 局 限 性 | 缺 点 |
|---|---|---|---|
| X线摄影 | | 难以发现较小病灶<br>不能对转移性病变进行评价 | 未扩张肠管<br>患者无法配合 |
| CT | | 可能会漏诊小的、不规则的黏膜病灶 | 急腹症；患者不能口服对比剂；潜在肾功能损伤；不能经静脉注射使用对比剂 |
| MRI | 更好地显示肿瘤的大小、位置和病变范围；显示肠道功能 | 可能会漏诊小的、不规则的黏膜病灶 | 扫描时间长，费用昂贵，呼吸伪影 |
| 超声 | | 无法很好地显示肠道病变 | 敏感性和特异性较低 |
| 核医学 | 制订类癌的手术方案；评价转移性病变 | 可用于类癌的定位和确诊 | |
| PET-CT | | 多用于转移性病变的诊断 | |

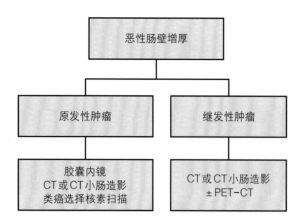

**图28-18** 恶性肿瘤致小肠壁增厚的影像诊断流程

定病变部位。MDCT是疾病分期的必要检查手段。MR肠道造影有利于制订手术方案,且无电离辐射。

---

### 小肠原发恶性肿瘤的典型征象

- 类癌的CT表现为极具特征的肠系膜肿块,表现为针状边缘、钙化、出血或坏死(70%)。
- 肠系膜特性的促结缔组织增生改变可导致肠系膜血管呈现"轮辐状"表现。
- 小肠淋巴瘤可导致小肠扩张,最终形成动脉瘤样扩张。
- 小肠淋巴瘤时,肠系膜淋巴结包绕而不侵犯肠系膜血管,形成"三明治"征。

---

(七)**鉴别诊断** 小肠恶性肿瘤的临床症状不具特异性,包括腹痛、胃肠道出血和体重减轻等。出现这些症状考虑到小肠恶性肿瘤很重要,要引起高度重视并早期发现病变。小肠恶性肿瘤的临床鉴别诊断范围比较广泛,包括缺血、感染、炎症以及其他原发恶性肿瘤等。小肠类癌在病变晚期出现转移时常会有特异性临床表现。

小肠淋巴瘤和腺癌常表现为肠梗阻或肠套叠,两者在影像学上都难以鉴别。小肠局限性淀粉样瘤在CT及小肠造影检查中常表现为一溃疡的环形肿块,与小肠腺癌容易混淆。巨大的肠系膜淋巴结支持淋巴瘤的诊断,而肝脏血行转移灶支持小肠腺癌的诊断。小肠淋巴瘤的鉴别诊断包括结核和小肠炎性疾病。CT扫描发现肠系膜肿块多为类癌的特征,鉴别诊断包括淋巴瘤、硬纤维瘤、转移瘤和肠系膜淋巴结

肿大。典型的胃肠道间质瘤呈腔外生长,肿块对邻近脏器产生占位效应。肿块直径超过2 cm时,恶性GIST的可能性大。肿瘤直接侵犯邻近组织器官更加提示恶性GIST的可能。

(八)**治疗** 手术切除是小肠腺癌首选的治疗方法。其五年生存率为10%~60%,中位生存率为30%。预后不良的相关因素包括年龄超过75岁、肿块未能手术切除、病变处于晚期和肿瘤为十二指肠来源。

类癌出现转移时,奥曲肽显影检查结果阳性,这项检查有助于制订治疗方案,预测肿瘤对生长抑素类似物的反应。奥曲肽显像阳性的患者可选择生长抑素类似物进行治疗,能够改善症状(75%)、控制肿瘤增长(71%)或使肿瘤缩小(9%)。对单独最大剂量生长抑素类似物没有反应的患者,治疗时可加入α-干扰素。没有出现转移的类癌,可以选择外科手术切除。对于类癌肝脏转移无法手术的患者,应用动脉化疗栓塞术可使50%以上患者症状得到部分缓解,病死率约5%。

小肠淋巴瘤的治疗方针取决于病变的组织学类型及分期。治疗方法主要包括手术切除加化疗,晚期病变仅选择化疗。非霍奇金淋巴瘤化疗方案的选择取决病变的组织学亚型。放疗用于最初发现的巨大肿块、化疗后残余病灶以及局部病变严重的情况。

目前对于胃肠道间质瘤的治疗指南包括外科切除(首选),使用酪氨酸激酶抑制剂甲磺酸伊马替尼(格列卫)靶向治疗,或者外科手术联合靶向治疗。决定治疗方案最重要的因素是小肠肿瘤的大小和细胞分裂率。伊马替尼的多个临床试验已表明,可以显著缩小50%以上局部复发或转移的胃肠道间质瘤病灶的体积,另外可以使28%的肿瘤生长得到控制。

---

### 医师须知(小肠原发性恶性肿瘤)

- 急性临床表现:是否存在肠梗阻、肠穿孔或肠套叠?
- 病变是否为同步发生?
- 确定病变分期后,患者是否适合手术治疗?
- 症状是否与克罗恩病或息肉病综合征相关?
- 接下来应该选择何种治疗方式?

---

## 要点

**小肠继发性恶性肿瘤**

■ 原发病变转移至小肠有四种途径：直接侵犯、腹膜种植、血行播散和淋巴转移。

■ 转移机制不同，影像学表现也不同。

■ 女性卵巢癌和男性的胃肠道肿瘤是腹膜播散转移最常见的原因。

■ 恶性黑色素瘤通常经血行转移至小肠。

■ 小肠内多发圆形肿块伴中央溃疡高度提示血行转移的可能。

**小肠原发性恶性肿瘤**

小肠腺癌要点如下：

■ 主要发生在十二指肠和空肠。

■ 在小肠克罗恩病患者中更常见。

■ 可表现为小肠梗阻、急性胃肠道出血或肠套叠。

类癌要点如下：

■ 常发生于回肠，30%为多灶性。

■ 黏膜下病变，血供丰富。

■ 29%的小肠类癌患者同时或先后合并其他恶性肿瘤。

■ CT检查可见肠系膜肿块。

■ 局部血清素的释放引起肠系膜促结缔组织增生反应，形成"轮辐状"表现。

小肠淋巴瘤要点如下：

■ 胃肠道是淋巴瘤第二大好发部位。

■ 最常见于回肠，十二指肠少见。

■ 多数为非霍奇金淋巴瘤。

■ 危险因素：乳糜泻、机体免疫功能不全、慢性淋巴细胞白血病。

■ 息肉样病灶可引起肠套叠。

■ 浸润性病变常引起小肠系膜缘动脉瘤样扩张。

胃肠道间质瘤要点如下：

■ 很少累及十二指肠。

■ 腔外生长肿块，>2 cm者提示恶性可能性。

■ 肿块内钙化，70%的病灶出现坏死。

■ 可转移至腹膜和肝脏，淋巴转移罕见。

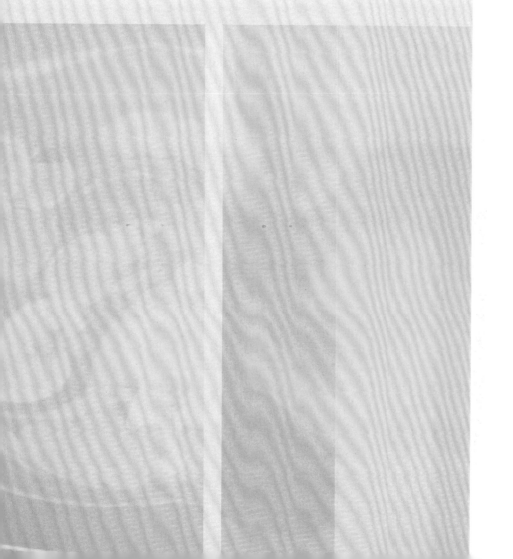

第 *11* 篇

结 肠

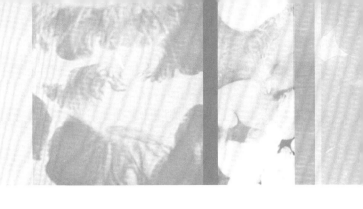

# 第29章

# 结肠和直肠常规成像及CT成像

Sunit Sebastian, Pardeep Mittal, Keerthana Kesavarapu, Todd Fibus, William Small, and Nicole D.Horst

## 常 规 成 像

### 一、技术特征

断层成像技术出现之前,双对比灌肠检查是评价结肠黏膜病变和癌前息肉病变首选的影像学检查。高质量的双对比钡剂灌肠检查是一种技艺,需要娴熟、有技巧地指导患者,应用对比剂与透视。随着CT的出现,腔外病变也能像腔内病变一样得到良好的显示。在本章中,我们将讨论双对比钡剂灌肠检查的安全检查原则和技巧,并回顾结直肠CT的应用。

**(一)钡剂灌肠检查** 单对比造影适用于行动不便的、高龄或失禁的患者。对于小息肉样病变和炎症性肠病(IBD)的检测,单对比钡剂灌肠的敏感度低于双对比灌肠(图29-1)。钡剂灌肠检查应该在息肉摘除、黏膜烧灼或钳夹活检等手术的一周后实行,以避免结肠穿孔。

**(二)肠道准备** 严格的肠道清洁在钡剂灌肠检查中至关重要,有多种结肠清洁方法。

标准的肠道准备见提要29-1,其禁忌证包括长期卧床、术后、糖尿病和甲状腺功能减退的患者,以及使用阿片类药物的患者。

1. 步骤 在开始检查之前,应确认患者的依从性和肠道准备情况。检查前腹部平片可以确认肠道准备是否充分。如果结肠较多粪渣残余,可能需要延期检查。

(1)插入直肠导管:患者左侧卧位,在肛门和直肠导管末端的外表面涂上一薄层润滑剂,将导管轻轻插入肛管。对肛管漏钡或漏气的患者,可使用球囊。

| 提要29-1 肠道准备 |
| --- |
| **检查前一天:** |
| (1)持续24 h三餐流质饮食。 |
| (2)两餐之间饮足量水或液体保持水化。 |
| (3)下午5点给予柠檬酸镁16 oz(454 g)。 |
| (4)晚上8点服4片比沙可啶片。 |
| **检查当天:** 禁食禁水 |

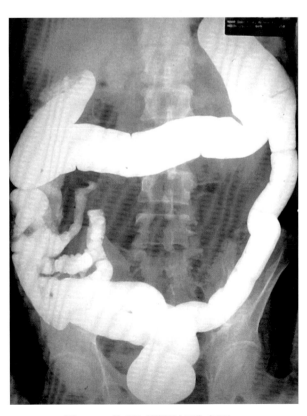

**图29-1** 单对比剂灌肠(正常表现)

## 技术提示

- 直肠球囊扩张应在钡剂已经勾勒直肠轮廓后进行。
- 直肠球囊扩张的禁忌证包括疑似结肠炎、盆腔放疗史或结肠炎病史、怀疑直肠阴道瘘或克罗恩病。

（2）灌注钡剂：患者取俯卧位，缓慢注入钡剂，当一股钡剂到达降结肠后再完全开放导管。嘱患者360°转身至少1～2次，让钡剂充分涂布结肠。再让患者转至俯卧位使钡剂进入横结肠中段。然后把钡袋放置在地面上使远端直肠排空钡剂，利用重力避免当空气进入时产生的气泡。

## 技术提示

- 快速扩张直肠会造成直肠乙状结肠交界处的括约肌痉挛，增加患者的排便冲动。

（3）注气：注入空气以加速钡剂流动跨过横结肠并进入升结肠。让患者向右转身，充盈近端横结肠，然后转成仰卧位，以填充靠后的肝曲。

可以拔出灌肠导管，使患者身体放松，并更好地显示远端直肠。但当患者漏气或可能需要补充空气以显示回肠末端时（如克罗恩病患者），可能需要保留灌肠导管。

## 技术提示

- 钡剂已通过结肠脾曲，才能注入空气。
- 避免快速注入空气，让患者不停变换姿势使空气重新分布。

（4）摄片：点片和整体片。拍摄不同投影方向的图像，使结肠各个节段得到评价。获取12～14张点片和4～5张整体片。双对比钡剂灌肠检查建议的常规方法见表29-1（图29-2）。

表29-2总结了双对比钡剂灌肠检查期间的一些技术挑战和可行的解决方案。

## 技术提示

- 钡剂到达升结肠之前，先对乙状结肠点片。钡剂反流越过回盲瓣时，乙状结肠可能被回肠末端的钡剂部分遮蔽。

- 摄片前将导管头从直肠拔出，以免遗漏远端直肠的病变。
- 评价盲肠前壁肿块可能需要患者取俯卧位点片。
- 在直立位、卧位或左后斜位施加压迫可辅助显示阑尾和回肠末端。
- 怀疑瘘或憩室炎相关的管腔外钡剂聚集时，可在排空肠管后透视摄片。

2. 技术改进

（1）水溶性对比剂灌肠

1）对怀疑结肠穿孔或术后患者，可使用水溶性

**表29-1　双对比钡剂灌肠检查获得的图像序列**

| 点　片 | 患者体位 |
| --- | --- |
| 直肠（保留灌肠导管头） | 俯卧位，左侧位 |
| 直肠充气相（拔出灌肠导管头） | 仰卧位，右侧位 |
| 近端乙状结肠 | 左后斜位，俯卧位 |
| 远端乙状结肠 | 右后斜位，仰卧位 |
| 近端降结肠 | 立位 |
| 远端降结肠 | 右后斜卧位 |
| 脾曲 | 直立右后斜位 |
| 肝曲 | 直立左后斜位 |
| 近端升结肠 | 俯卧位或屈式左后斜位 |
| 盲肠外侧壁 | 仰卧位，左后斜位 |
| 盲肠内侧壁 | 仰卧位，右后斜位 |
| 其余结肠段 | 仰卧位 |

| 整体片 | 观　察 |
| --- | --- |
| 直肠乙状结肠交界 | 成角度俯卧位 |
| 直肠 | 左侧和右侧卧位，水平线束横断面 |
| 直肠 | 俯卧水平线束侧位 |

**表29-2　双对比钡剂灌肠检查时遇到的技术挑战**

| 问　题 | 后　果 | 解决方法 |
| --- | --- | --- |
| 肠道准备不佳 | 类似炎症性肠病 | 水平线束直立和侧卧位观察；肠道准备后重做 |
| 粪便残渣 | 类似息肉 | 发现于黏附面 |
| 乙状结肠憩室炎 | 很难发现息肉 | 乙状结肠单对比检查 |
| 患者失禁 | 空气和钡剂渗漏 | 静脉注射胰高血糖素防止痉挛；保留球囊扩张 |
| 右半结肠没有充盈 | 遗漏病变 | 排泄后摄片；右半结肠单对比检查 |

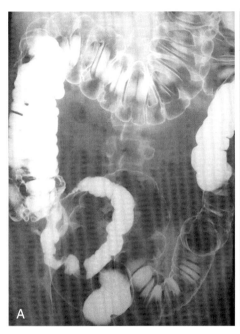
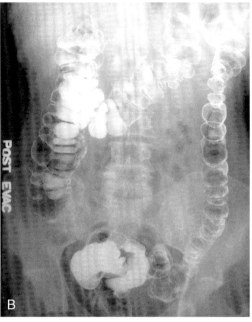

**图29-2** A. 立位双对比钡剂灌肠（正常表现）B. 排泄后摄片非常重要，可以显示被钡池掩盖的病变

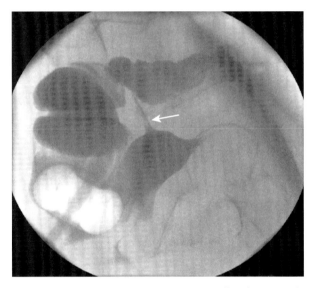

**图29-3** 术后患者，用水溶性对比剂行钡剂灌肠检查，显示瘘道（箭头处）

---

**提要29-2　钡剂灌肠检查的优缺点**

**优点**
1. 廉价。
2. 在小医院很有用。
3. 黏膜表面显示好。

**缺点**
1. 在大医院被结肠镜和横断面扫描取代。
2. 缺乏黏膜、黏膜下层和肠系膜的信息。
3. 没有结肠外信息。
4. 检查结果取决于操作者的技术。
5. 钡剂灌肠后肠道内残留的钡剂会给后续CT和MR检查造成困难。

---

对比剂，用于寻找瘘管和穿孔（图29-3）。

2）对囊性纤维化患者可使用高渗性水溶性对比剂注入肠道，可以液化黏稠的粪便。

（2）结肠造口灌肠：双对比钡剂灌肠可通过结肠造口进行。

## 二、优点和缺点

钡剂灌肠的优点和缺点见提要29-2。

## 三、并发症

最严重的并发症是结肠穿孔，可以是腹膜内或腹膜外穿孔，常继发于球囊导管扩张引起的直肠病变。

注入空气导致的腹部不适可以改用二氧化碳来缓解。钡剂、胰高血糖素、手套和直肠导管的乳胶可引起过敏反应。一过性的菌血症和败血症是钡剂灌肠非常罕见的并发症。钡剂灌肠数周后，钡剂嵌塞可引起迟发性的、不同程度的便秘和（或）腹痛。钡剂突破黏膜渗入静脉血管是一种病死率很高的可怕并发症。

## 四、争议

用双对比钡剂灌肠检测结直肠息肉存在争议。虽然这种筛查手段已纳入医保，但是有两项大规模的前瞻性临床试验表明，双对比钡剂灌肠检查对直径至少10 mm息肉的敏感性约为50%。

## 五、正常解剖

双对比钡剂灌肠的目标是使钡剂均匀涂布于黏膜表面，并避免形成钡池掩盖病变。熟知双对比检查的正常表现和各种变化十分重要。

**（一）肠管扩张** 当正常黏膜皱襞刚好展开时，肠管扩张最佳。扩张不足可能掩藏病灶，但过度扩张也可以掩盖病变，如浅溃疡。

**（二）黏膜表面的变化** 正常黏膜表面通常呈平滑的、无异常的外观。在连接面，白色线状轮廓的黏膜表面转变为光滑的灰白色表面。其他可能的解剖特点包括：

（1）小凹槽或小区：细小的网格状线，不应被误认为是浅表溃疡。

（2）横纹：继发于黏膜肌层的收缩。

（3）淋巴滤泡：可能会表现为黏膜表面1～3 mm的细小结节。淋巴滤泡增大可能提示克罗恩病、炎症和淋巴瘤。

## 六、病变表现

**（一）溃疡性结肠炎** 主要累及结肠的黏膜和黏膜下层的融合性弥漫性病变（图29-4）。

1. 早期变化

（1）细颗粒改变：早期黏膜充血和水肿。

（2）"纽扣"样溃疡：增厚水肿的黏膜上，隐窝脓肿形成较深的溃疡。

（3）粗颗粒样改变：由于黏膜弥漫性溃疡，由肉芽组织替代。

2. 后期变化

（1）假性息肉：广泛的溃疡区域之间的残余黏膜。

（2）炎性息肉：岛状的炎性黏膜。

（3）炎症后息肉：见于本病静息期的黏膜息肉。

（4）线状息肉：具有蠕虫状外观的炎症后息肉。

**（二）克罗恩病**

（1）多见于右半结肠，节段性病变，中间可见正常肠管，早期呈口疮样溃疡（图29-5）。

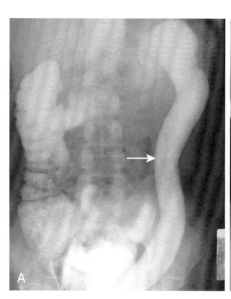
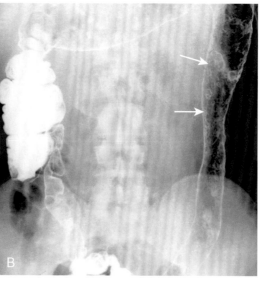

**图29-4** 溃疡性结肠炎。A. 左半结肠广泛轻度狭窄，结肠袋消失（箭头处）。B. 双对比灌肠显示左侧溃疡性结肠炎。病变黏膜的背景上见深"纽扣样"溃疡（箭头处）

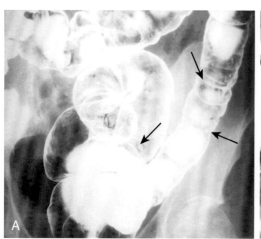
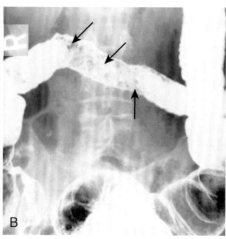

**图29-5** 克罗恩病。A. 双对比钡剂灌肠可见分散的口疮样溃疡，周围是正常黏膜（箭头处）。B. 注意横结肠严重受累，鹅卵石状表现和溃疡（箭头处）

（2）中后期发展为深溃疡。

（3）狭窄，瘘管和窦道形成。

（4）由于在管腔一侧不对称的纤维化，从而导致另一侧囊状突起，形成结肠假性憩室。

**（三）憩室炎** 钡剂灌肠检查被认为是安全的，除非存在腹膜腔穿孔或败血症的迹象。憩室炎的钡剂灌肠特征包括变形的憩室囊，脓肿征象和钡剂外渗到结肠腔之外（图29-6）。

**（四）脂肪瘤** 脂肪瘤是最常见的结肠黏膜下肿瘤，最常见于盲肠和升结肠。钡剂灌肠表现为光滑、边界清楚、椭圆形的充盈缺损，直径一般为1～3 mm（图29-7），质软，受压时形状改变。

**（五）肠外占位** 肠外肿块对结肠有占位效应，与肠内疾病表现类似（图29-8）。充盈缺损边界锐利，压迫但通常不包绕肠管。良性盆腔肿块如卵巢囊肿和子宫肌瘤对结肠壁形成光滑的压迹。

**（六）结直肠癌** 直肠和乙状结肠区域是结直肠癌最好发的部位。病变最常表现为环形缩窄性病变，表现为短的"苹果核"状节段性的狭窄伴随黏膜破坏（图29-9）。其他表现包括腔内蕈伞型息肉样病变，黏膜下浸润的斑块样病变和肿瘤溃疡。有时，结肠癌可能出现局限性或游离的穿孔。

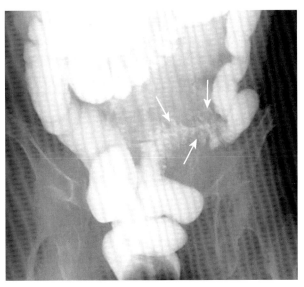

**图29-6** 乙状结肠憩室炎。多发龛影（箭头处）伴乙状结肠痉挛、肠壁增厚和局部乙状结肠管腔扩张不佳

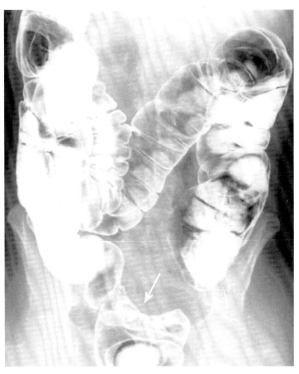

**图29-8** 一个大的卵巢囊肿对直肠、乙状结肠有外在的占位效应。注意肿块压迫的轮廓光滑（箭头处），没有浸润征象

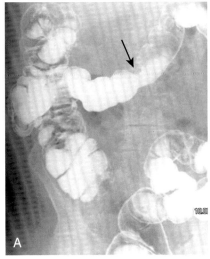

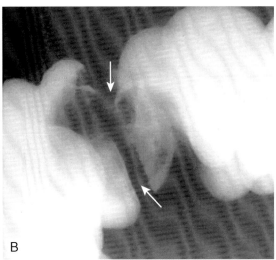

**图29-7** 脂肪瘤。A.在横结肠黏膜下可见一表面光滑的肿块。B.另一个病例，局部放大图像上见一边缘光滑的占位，CT证实为脂肪密度

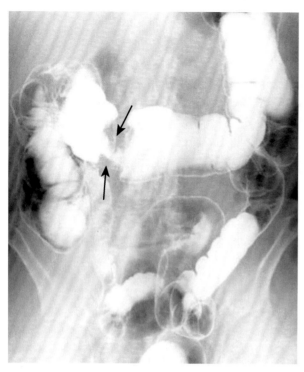

图29-9 结肠癌。横结肠节段性环状缩窄性病变,呈"苹果核"状(箭头处),有黏膜结构破坏

## 七、病理

对双对比钡剂造影图像的解读需要高质量的图像以及对病变病理学和病理生理学的理解。

**(一)黏附面和非黏附面** 各种病变的表现取决于其在黏附面或非黏附面上的位置,总结于表29-3。

(1)黏附面:钡的涂层较厚,且在凹陷处形成钡池。

(2)非黏附面:所有的游离钡流动到黏附面,剩下一层薄的钡涂层。

**(二)伪影**

(1)肠管前后方的结构可与肠道投影重叠,看起来像肠道起源的病变。

(2)钡悬浮液的剥落,表现类似炎症性肠病。

(3)肠管扩张不足,导致结肠前、后壁黏合,称为"亲吻"伪影,表现与肿块类似。

(4)气泡上升到对比剂柱的最高点("水平仪征"),但粪便通常仍然附着在表面。斑块影是平坦的病变,几乎没有突出黏膜表面。

# CT成像

## 一、技术特征

CT具有准确显示肠内疾病以及结肠疾病腔外扩散的能力。在本节中,将回顾结直肠CT检查的独特模式和技术特征,帮助区分结肠和直肠疾病。

**(一)成像序列** 常规CT检查包括口服和静脉给予对比剂后腹部扫描。用于结肠和直肠扫描的建议序列参见表29-4。检查细微的肠壁病变时,应该静脉注射对比剂。延迟扫描或改变卧位有助于分辨细微的肠道病变,如结肠渗漏或穿孔、积气、瘘和窦道。

多平面重建和三维重建有助于显示邻近器官的肿瘤,还能提供关于狭窄和肠梗阻确切位置的详细

表29-3 钡剂黏附面和非黏附面病变

| 病变表现 | 病因 | 钡剂黏附面 | 非黏附面 |
|---|---|---|---|
| 突起 | 黏膜褶皱或息肉(图29-10) | 低密度充盈缺损,取代应该钡剂充盈处 | 钡剂覆盖,表现为白色 |
| 斑块状病变 | 扁平息肉 | 在浅的钡池中显示最好 | 显示困难,由于很少的钡剂勾勒轮廓 |
| 钟乳石现象 | 钡滴 | 无法显示 | 一过性,在非黏附面表现为突起 |
| "墨西哥帽子"征 | 带蒂息肉<br>只伴有息肉 | | 挂在黏附面<br>外环:息肉头端<br>内环:头端到底端的茎干 |
| "圆顶高帽"征 | 息肉<br>憩室 | "帽子"的圆顶向内指向肠管的长轴<br>"帽子"的圆顶从肠管的长轴指向外部 | |
| 凹陷型病变 | 溃疡或憩室 | 钡剂在局部聚集 | 没有钡剂,或者如果侧面有足够的钡剂涂布,则显示为环形阴影 |
| 钡池 | 任何病变 | 显示为一个非常浅的钡池最佳 | 如果完全没有钡剂则可以显示病变 |

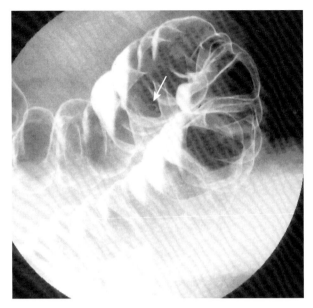

**图 29-10** 息肉（箭头处）表现为横结肠处边界清楚的充盈缺损透亮影

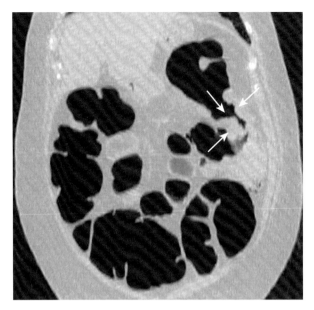

**图 29-11** 冠状位多平面重建图像显示脾曲狭窄（箭头处），由不规则结节状肠壁病变所致，病理证实为癌

| 表 29-4 结肠和直肠扫描的推荐序列 | |
| --- | --- |
| 位置和标记 | 仰卧位，头先进或脚先进；剑突 |
| 定位方向 | 头尾位 |
| 扫描类型 | 螺旋扫描 |
| 扫描起始和结束位置 | 膈上 1 cm 到耻骨联合 |
| 显示野（cm） | 38 |
| 管电压（kVp） | 120 kV |
| 管电流（mA） | 噪声指数为 30 时智能电流为 100～750 mA |
| 旋转时间（s） | 0.8 |
| 螺距 | 1.375 : 1 |
| 速度（mm/r） | 55.00 |
| X 线探测器宽度 | 0.625 mm × 64 排 |
| 层厚与层间隔（mm × mm） | 腹部和盆腔薄层多平面重建：0.6 × 0.6 |
| 图像算法（mm × mm） | 腹部和盆腔 PACS：5 × 5 |
| 静脉注射对比剂 | 130～150 mL，3 mL/s |
| 延迟时间（s） | 80 |

信息（图 29-11）。

**（二）对比剂**

1. **静脉注射对比剂** 静脉注射对比剂增强扫描是检测肠壁细微病变的关键。门脉期通常足以显示肠系膜动脉和肠系膜静脉。静脉注射对比剂也对结直肠癌的完全分期至关重要。对于克罗恩病患者，比较短的延迟（如 45 s）有助于显示小肠和大肠壁的强化。

2. **肠内对比剂** 对比剂扩张肠管对肠壁的评价是非常重要的。阳性和中性对比剂均可。透 X 射线液体对比剂可以显示肠腔内面特征，后者可能会被阳性对比剂掩盖。

3. **阳性对比剂** 阳性对比剂是 1%～2% 钡悬液或 2%～3% 碘化水溶性制剂。这些低百分比含量钡剂是专门为 CT 设计的。患者被要求在 CT 检查前 60～90 min 内口服对比剂。在紧急情况下，阳性对比剂可以通过直肠给药。经直肠给予对比剂扩张直肠和结肠，有助于区分肠壁收缩和炎症引起的肠壁增厚。必要时，可从瘘管插入导管给予直肠对比剂，并行平扫 CT。

4. **中性对比剂** 中性对比剂如水，或阴性对比剂如空气或二氧化碳，易于通过直肠管使用，并为显示息肉或小肿块提供良好的对比度。当有结肠穿孔或可疑术后渗漏时禁止通过直肠管给予水做对比剂。扫描时间较长时，由于水会被快速重吸收，容积重建可以替代中性对比剂实现肠管扩张。

**二、优点和缺点**

CT 具有许多优点，应用范围广泛，能够准确显示肠壁、结肠周围的软组织和邻近结构；能够评价炎症性疾病和对腹部肿瘤准确分期，对气腹和穿孔时对比剂外渗部位的检测非常敏感。

不足之处在于，CT 难以显示炎症性肠病早期表浅的黏膜改变,无法准确确定肿瘤浸润结肠壁的深度。

### 三、正常解剖

（一）结肠的解剖特点　结肠位于腹部的外周,在周围脂肪衬托下边界清楚。从外观、管径和位置上可以与小肠区分。

结肠带是三条宽度约8 mm的条带,沿着结肠长轴走行。结肠袋是从结肠带之间的空隙突出的囊袋,由结肠带收缩形成。肠脂垂是沿着结肠带的大小不等的脂肪小体。

正常结肠横径变化很大。盲肠直径最大,通常不超过9 cm。横结肠一般小于6 cm,降结肠和乙状结肠又稍小。正常直肠的管径变化非常大。结肠扩张充满对比剂或空气时,通常肠壁厚度为1～2 mm,结肠收缩塌陷时,肠壁厚度可达3～4 mm。

（二）结肠的解剖变异　乙状结肠和盲肠的冗余可能导致位置异常,有时引起肠扭转或梗阻。如果结肠位于前腹壁和肝脏之间,这种解剖变异称为间位结肠(Chilaiditi征)。间位结肠偶尔可能引起右上腹疼痛,这可能是由于结肠扩张。然而,间位结肠并发结肠梗阻或肠扭转是非常罕见的。

### 四、临床表现

仔细分析临床特征有利于得到明确的诊断。不同疾病的显著临床特点见表29-5。病变的位置也能提供诊断疾病有关的线索。

### 五、特殊影像表现

肠道炎症和肿瘤的影像特点有相当大的重叠。除了Wittenberg等基于增强提出的方法(见下文),还有许多可以有助于缩小鉴别诊断范围的方法,帮助CT的定性诊断。

（一）肠壁增厚　孤立性的肠壁增厚诊断价值有限,必须同时考虑肠管扩张程度。

（二）周围脂肪　慢性溃疡性结肠炎经常出现直肠周围的脂肪增生。克罗恩病中,这种现象体现了机体对炎症区域的包裹。因为水肿和炎性细胞浸润,肠系膜脂肪CT值较高,约20～60 HU。

肠脂垂炎的CT图像上表现为结肠周围边界清楚的椭圆形或圆形脂肪区,与结肠相邻的边缘强化(图29-12)。肠脂垂炎中央的点状低密度代表静脉血栓。

（三）腹水　腹水不是一个特异的征象,在良性和恶性病变都可能出现。常见于感染性结肠炎,而少

| 表29-5　结肠和直肠疾病的主要临床特征 | |
| --- | --- |
| 病　种 | 临床特征 |
| 溃疡性结肠炎和克罗恩病 | 腹痛、里急后重、鲜血便、大便稀少 |
| 克罗恩病 | 肠外表现:结节性红斑、大关节非破坏性关节炎、脊柱炎 |
| 阿米巴性结肠炎 | 结肠性腹泻伴少量血便 |
| 伪膜性结肠炎 | 广谱抗菌素使用史、水样泻、腹部绞痛 |
| 中性粒细胞减少性结肠炎 | 白血病、艾滋病、器官移植后、化疗后 |
| 缺血性结肠炎 | 年龄大于70岁、心肌梗死、心律失常、栓塞、血栓形成、休克或外伤史、腹痛或便血 |
| 放射性结肠炎 | 乙状结肠和直肠 |
| 憩室炎 | 腹痛、腹部绞痛、腹泻和便秘,少见严重出血或缺铁性贫血 |
| 肠脂垂炎 | 右下腹痛、低热、便秘和少见的白细胞计数升高 |
| 阑尾炎 | 右下腹痛、便秘、低热、脐周疼痛、腹泻、白细胞计数升高 |

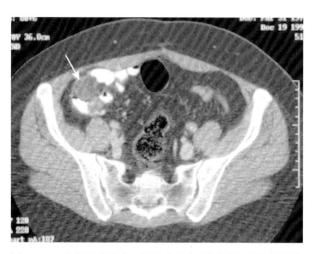

图29-12　右侧肠脂垂炎。肠脂垂炎症(箭头处),呈卵圆形脂肪密度,周围脏层腹膜增厚,表现为高密度,与升结肠关系密切

见于炎症性肠病。腹水是伪膜性结肠炎和克罗恩病鉴别的特征之一,后者罕见腹水。乙状结肠肠系膜根部渗出以及邻近的乙状结肠肠系膜血管充血,有助于憩室炎的诊断。

（四）淋巴结肿大　肠系膜淋巴结肿大常见于克罗恩病(图29-13)。然而,克罗恩病患者淋巴瘤的风险增加,当肠系膜淋巴结大于1 cm时需进一步检查。结肠周围淋巴结的存在更支持结肠癌的诊断,而不是憩室炎。在发展中国家,如果患者有腹膜增厚、腹

水、腹腔淋巴结肿大和肠壁增厚,应考虑腹腔结核的诊断。

**(五)并发症** CT有助于识别并发症,如中毒性巨结肠、蜂窝织炎、脓肿、瘘管和穿孔,在某些危及生命的情况下及时处理至关重要。

结直肠恶性肿瘤经门静脉转移至肝脏。然而,低位直肠癌可经盆腔静脉,直接引流至下腔静脉,产生孤立的肺转移。

**(六)描述性的CT征象** 一些征象被用于形容典型的影像学特征。但是,这些征象并不特异,并且在炎性病变中可能看到。

木梳征:当增强CT显示肠系膜血供丰富,血管扩张、迂曲,直小血管间距宽,即呈木梳征(图29-14)。这个征象不特指活动性克罗恩病,而可以出现在任何中到重度的小肠或大肠的急性炎性疾病。

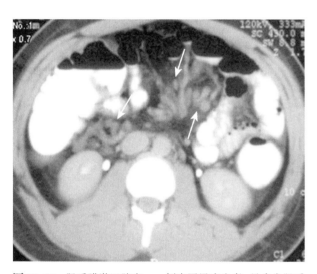

**图29-13** 肠系膜淋巴腺炎。一例克罗恩病患者,见多发肠系膜淋巴结肿大(箭头处)

木梳征可用于鉴别活动性炎性肠病和乏血供的病变如淋巴瘤以及转移癌。

**(七)成像方法** Wittenberg等提出了一种实用的方法,利用静脉注射对比剂后肠壁强化的CT值增强和衰减,来帮助鉴别良、恶性疾病。然而,必须始终依靠临床信息做出最终的诊断。典型的肠壁强化模式包括白色(显著增强)、灰色、水晕征、脂肪晕征和黑色(积气)。由于共存的病理生理反应,一个疾病可同时在相邻肠段显示多种强化模式。

1. **白色(明显强化)** 白色代表增厚肠壁的显著强化,至少是等于或大于同期静脉的强化。是在缺乏管腔对比时,分辨肠襞的最好方法。结肠周围血管通常显著强化。

(1)病理生理学:血管扩张和(或)壁内血管损伤伴间质渗出。

(2)代表性的病例:肠休克——钝器伤导致的低血压成人患者出现的小肠弥漫性缺血。

(3)鉴别诊断:急性炎症性肠病,如急性溃疡性结肠炎和克罗恩病(图29-15),血管性疾病;少见的诊断如恶性肿瘤。

(4)缺陷:评价带有主观性,没有定义明确的CT阈值。

2. **灰色(轻度强化)** 灰色是五种模式中最不具特征性的,在良性和恶性疾病都常见。增厚的肠壁轻度强化,其强化程度类似于肌肉。无论是在小肠或结肠,假阳性诊断的常见原因是管腔扩张不佳。

3. **水晕征** 水晕征是提示急性肠道壁损伤的重要指标(图29-16)。

(1)双晕:一个两层的晕环,包括一个明显强化的外环(固有肌层)和肠腔面轻度强化的内环,或者

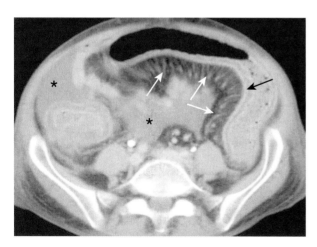

**图29-14** 木梳征。克罗恩病患者,充血的直小血管(白箭头处)供应一段增厚的肠管(黑箭头处),还可见腹水(星号处)

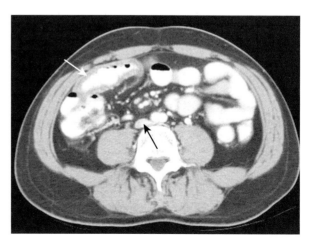

**图29-15** 白色高密度。急性炎症性克罗恩病患者,病变回肠壁强化(白箭头处),强化程度与下腔静脉相当(黑箭头处)

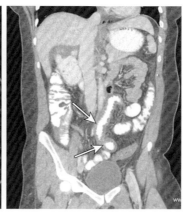

**图29-16** 水晕征（箭头处）。一名患者使用血管紧张素转化酶抑制剂后血管性水肿，主要表现为黏膜下水肿

是明显强化的内环和轻度强化的外环。

（2）靶征：由三个环组成，外层的固有肌层为高密度，中间环为稍高密度，内环为高密度。

（3）病理生理学：较低密度（灰色）的"水晕"反映了黏膜下层的水肿。靶征的内圈和外圈可分别看作黏膜层和固有肌层，高密度是增强的效果。

（4）鉴别诊断：特发性炎症性肠病、血管性疾病、感染性疾病、辐射损伤；少见的诊断如恶性病变。

（5）误区：CT值为正值，而不是脂肪的负CT值，有助于证实这一发现。

4. 脂肪晕征　脂肪晕征是指增厚的肠壁形成三层靶状表现。其中，中间或黏膜下层表现为壁间脂肪密度（图29-17）。低密度环的CT值多低于−10 HU，但是由于部分容积效应或水肿的存在，很少表现为肠系膜或腹膜后脂肪密度。

（1）鉴别诊断：溃疡性结肠炎，结肠克罗恩病；少见诊断如姑息放疗、慢性放射性肠炎。

（2）误区：结肠中存在壁间脂肪，可以是正常患者的"正常"变异。正常壁间脂肪层通常很薄，固有

肌层也是均匀的薄层，没有周围肠系膜异常时，厚度很少超过1 mm。正常的脂肪晕最常见于没有扩张或扩张不佳的肠袢。诊断时必须考虑临床病史。

5. 黑色（极低密度）　黑色即积气，通常代表急性肠管损伤，少见于囊状气体聚集。诊断积气要鉴别气体位于壁内或壁外血管内（图29-18）。

（1）病理生理学：代表急性肠道损伤。

（2）代表性的例子：积气。

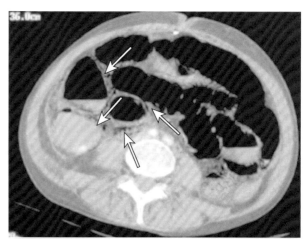

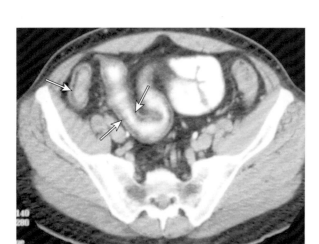

**图29-17** 脂肪晕征。一名慢性溃疡性结肠炎患者，多发肠壁增厚，增厚的肠壁中间见脂肪密度层（箭头处）

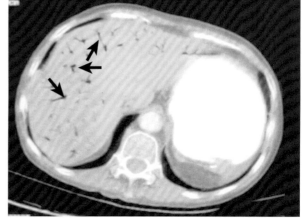

**图29-18** 黑色密度。肠壁积气或气囊肿（白箭头处）提示急性肠管损伤，肝内可见门脉积气（黑箭头处）

（3）鉴别诊断：缺血、感染和创伤；少见的诊断如医源性损伤。

（4）误区：腔内气体附着在黏膜下可出现假阳性。为鉴别附着在盲肠和升结肠的气泡和积气、粪便和黏膜之间的气体，可以让患者卧位重新扫描进行鉴别。

---

### 要点

- ■ 有诊断价值的、高质量的双对比钡剂灌肠检查是一种技艺。
- ■ 严格的肠道清洁在钡剂灌肠检查中至关重要。
- ■ 技术技巧可以帮助规避潜在的困难。
- ■ 光学和虚拟结肠镜检查使钡剂灌肠检查量逐渐减少。
- ■ 多排CT是评价炎症和感染性疾病的初步检查。
- ■ CT能准确地显示肠壁增厚程度、疾病的范围和位置以及相关的并发症。
- ■ CT值和肠壁增强模式有助于缩小鉴别诊断范围。

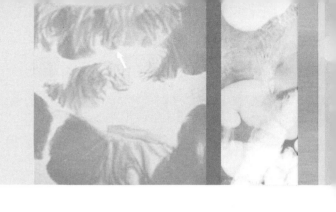

# 第30章

# CT结肠成像术

Sunit Sebastian, William Small, and Nicole D. Horst

## 一、技术特征

结直肠癌是美国癌症死亡的第二大原因,在男性中仅次于肺癌,女性中仅次于乳腺癌。结直肠癌筛查可以用于识别腺瘤性息肉,结肠癌的癌前病变以筛查有症状的患者。CT结肠成像术可以简单地定义为一种高度复杂的技术,该技术采用严格的肠道准备(清洁),然后用空气或二氧化碳扩张肠道。MDCT用于获取容积数据,专用软件用于对数据集进行后处理,以生成结肠的2D多平面图像或3D图像。本文提供了进行最佳CT结肠成像术至关重要的各种技术和步骤的详细说明。此外,对于各种显像方法,解读指南和常见的误区进行了讨论。

**（一）技术**　成功的CT结肠成像术包括以下步骤:

(1) 标记残留粪便和管腔附着液体进行结肠清洁。

(2) 结肠的扩张。

(3) 数据采集。

(4) 使用2D和(或)3D技术使CT结肠成像可视化。

在放射科医师最小限度的帮助下,这项检查完全可以由经过适当培训的技术员来完成。然而,最好有一位放射科医师在场,在困难的情况下可以进行指导。

**（二）结肠的清洁**　残留液体或粪便的存在会导致CT结肠成像欠佳,因为可以掩盖息肉或肿瘤,或使得区分息肉和粪便困难。因此,良好的结肠准备也许是整个检查最重要的一步。结肠清洁是通过以下四个基本组成部分来实现:饮食限制、施用导泻剂、残留粪便及腔内液体的标记。

在检查的前一天,要求患者食用完全流质食物。主要的肠道清洁剂包括泻药(如柠檬酸镁和钠磷酸盐)和肠道灌洗剂(如PEG)。两个常用的商业化准备方案是24 h Fleet 1准备方案(Fleet Pharmaceuticals,林奇堡,弗吉尼亚州),以及LoSo准备方案(EZ-EM,韦斯特伯里,纽约)。表30-1介绍了肠道准备的时间大纲。

钠磷酸盐是一种口服盐类泻药,被称为"干准备",因为使用之后在结肠内只有极少的残留液体。柠檬酸镁也是一种盐类泻药,因为其渗透效果导致液体积聚在肠道,促进肠道蠕动和排空。

PEG是一种有效的肠道清洁剂,但其往往导致过多的液体潴留在结肠,因此被认为是"湿准备",并不是虚拟结肠镜检查的理想肠道清洁剂。由于PEG的稠度及需要大量摄入,导致患者耐受性极差。在比较PEG和钠磷酸盐的一项研究中,大多数的受试者无法完成PEG方案,而84%的患者可以接受钠磷酸盐,相比之下,只有33%的患者能接受PEG。在肠道清洁的质量方面,口服钠磷酸盐和PEG电解液无明显的差异。使用柠檬酸镁与减量(2 L)的PEG联合清洁方案可以减少准备时间和改善患者的耐受性。在表30-2中详细阐述了使用干或湿肠道清洁剂的优点和缺点。

肠道清洁剂的禁忌证有:使用一种特定泻药是根据个人的健康状况来决定的。钠磷酸盐可引起电解质紊乱,从而导致高磷血症、低钙血症和高钠血症,因此不应该用于肾功能衰竭、心功能衰竭、肝衰竭和先前存在电解质异常的患者。钠磷酸盐还应该避免在服用血管紧张素转换酶抑制剂的老年高血压患者中使用。虽然柠檬酸镁也被报道可引起电解质失衡,但与钠磷酸盐相比更不显著。肾功能衰竭的患者不

表30-1 推荐的肠道准备方案

| 准 备 | 检查前1天 | 检查当天上午 | 其他建议 |
|---|---|---|---|
| 钠磷酸盐 | 下午6点：45 mL钠磷酸盐溶于4 oz（120 mL）水中口服<br>晚上9点：口服4片比沙可啶片（每片5 mg） | 检查前1 h 10 mg比沙可啶片肛塞 | 禁食固体食物,多饮水 |
| 柠檬酸镁 | 下午4点：200～300 mL（10 oz）柠檬酸镁口服<br>下午6点：口服4片比沙可啶片及8 oz（240 mL）水 | 检查前1 h 10 mg比沙可啶片肛塞 | |

表30-2 干法与湿法准备的优缺点

| 准 备 | 优 点 | 缺 点 |
|---|---|---|
| 干法：钠磷酸盐或柠檬酸镁 | 减少液体对结肠壁的掩盖<br>患者的依从性好<br>更经济 | 更多的固体碎屑附着在结肠壁,使3D腔内视图更加耗时 |
| 湿法：聚乙二醇 | 附着在肠壁的碎屑更少<br>最大限度地减少固体粪便<br>优先用于住院和老年患者,因他们不能适应中等程度的液体及电解质变化 | 更多的液体可以掩盖结肠壁而不会减少粪便<br>由于需要大量摄取液体,患者依从性差<br>发生腹部不适、腹胀、恶心和呕吐 |

应使用柠檬酸镁。

（三）残留粪便和附着液体的标记 阳性口服对比剂用于标记在导泻之后肠道的残留粪便和液体。在成像前的24～48 h,与膳食一起摄入钡和（或）碘溶液,通常结合口服泻药,以保证足够的时间让阳性对比剂与结肠内容物混合。被标记的粪便和残留的液体显示更高的密度,并且很容易从均匀软组织密度的息肉和结肠褶皱中辨别出来。稀释的2%CT钡剂或30%～40%的钡剂都可以用于残留粪便的标记;30%～40%的钡剂非常浓稠,易导致伪影且具有较差的患者耐受性。

泛影葡胺和泛影酸钠溶液用于使残留肠腔内液体呈均匀不透明,并且其附加的二次导泻作用可消除大量附着的固体物。然后,被标记的残留粪便和液体通过高密度材料的电子减法来消除。Pickhardt等证明通过电子减法标记残留粪便和液体的患者进行CT结肠成像术检查后,与常规结肠镜检查相比,对大小约8 mm或超过8 mm的腺瘤样息肉具有更高的检测敏感性。残留粪便和液体的标记提供了可能消除或显著减少患者泻药使用量的机会。目前,ACR对于成人虚拟结肠镜检查的指南中,建议在可能的情况下使用口服对比剂标记粪便或残留液体。

（四）结肠的扩张 结肠的扩张不足会使息肉和癌症的检测困难,影响检查的敏感性和特异性（图30-1）。在虚拟结肠镜检查中,室内空气或$CO_2$可用于结肠的扩张。经过足够的培训和有经验的CT技术员可以很容易地进行直肠导管的插入。对于放射科医师的需求可以最小化,只在处理困难的情况或非常紧张不安的患者需要医师的指导。

1. 室内空气 室内空气的优点包括易用性、易得性且无须额外的成本,因为能提供良好的结肠扩张。然而,由于室内空气主要由氮气组成,氮气通过结肠壁的吸收较差,在CT结肠成像术检查后患者会出现腹部不适和疼痛,直到空气完全由肠道蠕动向外排出。此外,指导患者将室内空气自己注入体内可能需要大量的时间,这会导致对操作者的依赖增加。

2. 二氧化碳 应建议患者在检查开始之前排泄。用自动注入二氧化碳扩张结肠可以作为一种室内空气的有效替代。一种商用电子注气装置可提供恒流的二氧化碳经过直肠进入结肠,在相对低水平的预设压力下能减少结肠穿孔的风险。二氧化碳可以通过结肠壁迅速吸收,再经肺排出。Shinners等研究发现,与使用患者自我控制的室内空气相比,使用自动化二氧化碳技术能减少检查后的不适和改善结肠

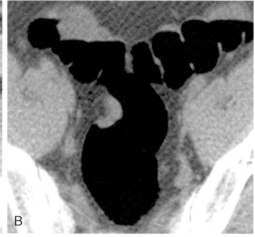

图30-1 A. 即使仔细检查，塌陷的直肠节段没有发现任何病理异常。B. 良好扩张的肠段在仰卧位图像显示2 cm的直肠息肉

的扩张。自动化二氧化碳注气过程是相当容易向患者解释的，使用自动化二氧化碳技术还可以减少对操作者的依赖。应用自动化二氧化碳技术或患者自控的扩张方法进行CT结肠成像术筛查，导致穿孔的风险几乎接近于零。

3. 技术

（1）室内空气：应建议患者在检查开始之前排泄。患者左侧卧位，插入肛管用手持吹气球将气体注入结肠内。使用一个吹气球，挤压50～70次或注入2 L的室内空气，直到患者感觉腹胀或轻微的不适感，这表明结肠已经良好的扩张了。

（2）自动化二氧化碳技术：在自动化$CO_2$技术中，患者左侧卧位，放置一个小管径的、柔韧的肛管，由自动化设备以20 mmHg的平均压力注入1.0～1.5 L的$CO_2$。患者转为右侧卧位直到大约注入了2.5 L的$CO_2$。使用过程中$CO_2$的总量可在2～10 L变动，因为在结肠容量、结肠吸收、回盲瓣逆流上存在个体差异。最后，嘱患者仰卧位来进行腹部和盆腔的定位像采集。结肠的扩张度能在CT的定位像或2D横断面图像中确定。充分的结肠扩张将显示从直肠到盲肠几乎完全的气体柱。然而，如果结肠没有扩张充分，可以在患者俯卧位时注入更多的$CO_2$。然后进行第二次定位像扫描后，虚拟结肠镜扫描可以在俯卧位情况下进行。相对于单独进行仰卧位或俯卧位扫描，在仰卧位和俯卧位都进行扫描可以改善结肠扩张度，尤其是横结肠和乙状结肠。虽然双体位扫描增加了辐射剂量，但有利于优化肠道扩张和区分息肉与粪便。此外，持续性局灶性塌陷的节段可能需要在患者右侧卧位时扫描。

**（五）解痉药的使用**

1. 胰高血糖素 胰高血糖素能导致包括结肠在内胃肠道平滑肌的松弛，可以改善患者的舒适度和结肠的扩张度。ACR实践指南建议常规检查不需要使用抗痉挛药，胰高血糖素也无益处。

2. 丁溴东莨菪碱 这种抗胆碱能药物是通过静脉注射给药，通过阻断副交感神经节，引起平滑肌的松弛。有报道称在钡剂灌肠检查中，丁溴东莨菪碱比胰高血糖素能更有效地使结肠扩张。不良反应包括视力模糊、口干、心动过速和急性尿潴留。使用丁溴东莨菪碱的禁忌证包括青光眼、泌尿道梗阻和重症肌无力。其在美国已经不被批准使用，但仍然广泛应用于欧洲和亚洲。

鉴于解痉剂的潜在不良反应，肠胃外给药会增加患者的焦虑感，从而增加检查的时间和成本。

**（六）使用MDCT进行CT结肠成像术的步骤**

在注入空气或二氧化碳后，CT结肠成像术首先在仰卧位从头至足方向进行扫描，包括整个结肠和直肠。然后将患者置于俯卧位，在同一Z轴范围重复扫描。优化检查可以使用4排、8排或16排的MDCT探测器，以及1.25 mm的准直器宽度。16排和64排的MDCT探测器大大减少了扫描时间，可以消除肠道蠕动和呼吸造成的运动伪影。64排探测器通常没有必要，因为亚毫米的准直器会增加辐射剂量。筛查用CT结肠成像术采用平扫检查，不需要常规静脉注射对比剂。口服对比剂和3D息肉检测具有较高的诊断准确性，使得不必在筛查中静脉注射对比剂。静脉注射对比剂的缺点包括对比剂的不良反应、更高的辐射剂量、增加影像解读时间和更高的成本。静脉注射对比剂可能会导致区分被标记的内容物和增强的病灶更加困难，应该避免在口服标记粪便和残液的患者中使用。使用MDCT进行CT结肠成像检查的步骤介绍见表30-3。

表30-3 使用16排MDCT进行结肠成像检查的建议参数

| 技术参数 | 16排MDCT |
|---|---|
| 扫描体位 | 仰卧位或俯卧位 |
| 扫描范围 | 全腹及盆腔 |
| 扫描方向 | 头尾向 |
| 呼吸时相 | 吸气相 |
| 探测器配置 | 16 × 0.625 mm |
| 螺距 | 1.375 |
| 进床速度(mm/r) | 13.75 |
| 机架旋转时间(s) | 0.5 |
| 管电压(kVp) | 120 |
| 管电流(mA) | Smart mA(GE Medical Systems, Milwaukee, WI), 噪声指数为50或35时管电流75 mAs(有效), 无自动管电流调制 |
| 重建 | 标准/全幅 |
| 层厚 | 1.25 mm |
| 层间距 | 0.8 mm |

MDCT扫描仪生成容积数据集, 可用于传统2D横断面图像和多平面重建图像用来生成3D腔内视图。应使用标准的重建内核进行CT结肠成像术的数据重建。高水准的CT结肠成像术还需要一个复杂的和专门的计算机工作站及带有先进的图形软件来显示结肠的2D和3D视图。薄层源图像发送到工作站进行进一步模拟成像, 同时发送到PACS来进行储存。

**(七)CT结肠成像术和辐射剂量** 由于CT结肠成像术旨在用作筛查, 因此有必要对扫描参数进行优化以最大限度地减少辐射暴露。结肠管腔内的气体和结肠壁的软组织之间具有固有高对比度, 这使得能减少毫安秒(mAs)以减少有效的辐射剂量。通常现在的16排和64排CT设备都有自动管电流调节系统, 噪声指数可以设置在50, 以显著减少辐射剂量。Macari等已经证明对于CT结肠成像术有效的辐射剂量为男性5.0 mSv, 女性7.8 mSv。Iannaccone等的经验显示, 使用超低剂量的CT结肠成像术可以进一步降低辐射剂量, 使用4排MDCT有效mAs为10时, 所获得有效剂量在男性为1.8 mSv和女性2.4 mSv。虽然低剂量辐射在理论上有非常小的致癌风险(0.14%对于仰卧和俯卧位联合扫描的虚拟结肠镜检查的50岁患者), 但筛查对预防结直肠癌的好处明显大于这些风险。

**(八)CT结肠成像术的可视化** CT结肠成像术可以使用传统的2D MPR或3D显示专门软件来解读。关于2D和3D在CT结肠成像术初步解读中相对价值的争论, 并不能排除掉基本的原则, 包括彻底的结肠准备和足够的阅片者培训。在实践中, 重要的是能熟练使用2D和3D方法。根据阅片者的偏好和培训, 这两种方法中的任何一个可以用于主读, 而其他视图可以作为一个解决问题的工具。然而, 在实践中与单独使用2D视图相比, 同时使用2D和3D视图能在息肉患病率较低的组别中提供更好的结果。

1. 2D视图 不同的图像可以同时观察横断面、冠状面、矢状面或斜位MPR图像(图30-2)。可以使用不同的窗宽和窗位, 预设为肺部、软组织和骨骼。2D视图的优点包括放射科医师熟悉使用多平面重建图像, 检测环形病变、混在液体中的息肉以及部分或全部塌陷的肠段, 也适合确认息肉的软组织性质和识别粪便的异质性。但是, 这对于检测低患病率人群中的息肉可能是一种相对无效且烦琐的方法。

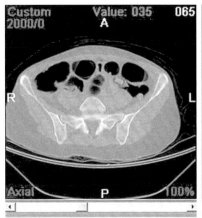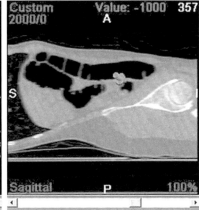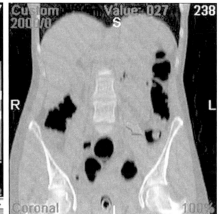

**图30-2** 可以使用连续的轴位、冠状位、矢状位或斜位多平面重建图像同时查看图像

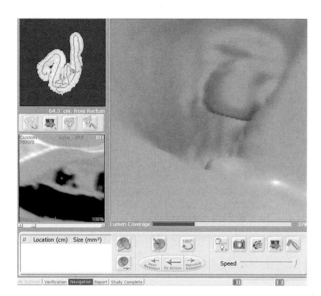

图30-3　三维视图可以通过接近准确的中心线自动生成，提供结肠的腔内表面或容积重建的图像

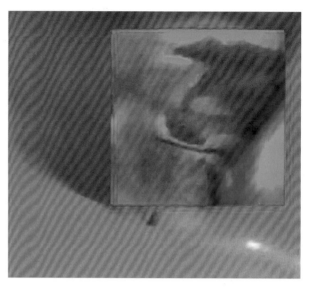

图30-4　半透明渲染使用颜色映射，其中息肉的中心为红色，并且在其边界处转变为蓝绿色

2. 3D视图　3D视图可以提供肠腔内表面或者容积呈现图像，这些可以通过近乎精确自动化的中心线生成（图30-3）。专业软件可以消除含气结构如胃、小肠、肺底部，以及允许使用者跳过塌陷的肠段。阅片者能够以设定的速度虚拟穿越结肠或手动操作观察的方向和视角。大多数软件有能力把3D图像与对应的2D图像相比较来迅速解决问题。检查整个结肠时，虚拟穿越应在仰卧位和俯卧位时同时顺行和逆行完成，因此在一次CT结肠成像术中可以获得总共四次虚拟穿越结肠。3D视图的缺点包括可能把固体粪便误诊为息肉，而回盲瓣可能会呈息肉状出现。然而，与相应2D图像结合可以减少这些潜在错误。3D腔内图像较长的评估时间可能使阅片者疲劳。

3. 更新的显示方法　为了克服2D和3D方法带来的问题，研究人员已经开发出几个有趣的显示方法。这些包括：

（1）虚拟病理学解剖：虚拟解剖（GE医疗集团公司，皮斯卡塔韦，新泽西）程序剖视结肠并节段性显示或在一个屏幕上显示整个结肠。

（2）片状视图：类似于其他剖视图，但另外创建一个循环影像一次显示结肠的一个短节段。

（3）全景视图：这个3D视图根据结肠的边界放大了常规腔内图，并在同一窗口内显示结肠的顺行和逆行图像。

（4）透明呈现：彩色视图显示息肉中心为红色，边界处转变为蓝绿色，如果标记粪便的密度是200 HU或更高，则标记粪便表现为白色（图30-4）。

4. CT结肠成像判读　虚拟结肠镜工作组对CT结肠成像所见和随访建议提出了一个实用的报告方案和分类系统。这个报告系统试图促进CT结肠成像的规范性和质量控制。虽然详细描述这个报告系统超出了本章的范畴，但还是建议评价并贯彻这些推荐。根据这个报告系统，出于筛查目的需要报告的最小息肉性病变为6 mm。中等大小的病变（6～9 mm）恶性罕见，但建议这些患者当天进行结肠镜检查。≥1 cm的患者应该转而进行结肠镜检查。

## 二、利与弊

CT结肠成像术可以被那些以前拒绝接受结肠直肠筛查的患者所接受，因为其相对而言是非侵入性的，并发症的发生率很低。因此，总体上可以提高对结肠癌筛查的依从性。

与钡剂灌肠技术相比，许多放射科医师在横断面扫描技术方面受过更好的培训，与虚拟结肠镜检查相比，钡剂灌肠更加耗费时间。放射科医师采用CT结肠成像筛查结直肠癌，可以解决缺乏消化科医师结肠镜筛查的问题。

CT结肠成像具有潜在的缺陷。CT结肠成像的最佳性能取决于充分的肠道准备，阅片者的培训和专业经验。在十年间期筛查项目中，虚拟结肠镜检查必须要比常规结肠镜便宜54%的费用才能成为效费比合理的方法。此外，发现明显的异常之后，必须随后施行结肠镜疗法（暗示较高的成本和再次的肠道准备）。检测结肠外病变的能力既可以是优点也可以是缺点。CT结肠成像是一种很有价值的方法，可以检出具有潜在生命威胁的或对患者医疗护理有潜在影响的结肠外病变（如淋巴结肿大、肝肾实性肿块、胰腺实性肿块、主动脉瘤）。但是，虚拟结肠镜的这个特性也可能是个缺点（对于偶然发现的良性病变进行不必要的检查实际上增加了成本）。此外，CT结肠成像筛查是一种非增强检查，可能对结肠外实性脏器的评价无法达到最佳。

### 三、争论

在主要期刊上已经发表了两项有关CT结肠成像术有效性的大型研究。一项由Pickhardt等完成的大型研究显示：对于8 mm水平的息肉，虚拟结肠镜性能超过光学结肠镜（94%比92%）；对于10 mm水平的息肉，虚拟结肠镜性能也超过光学结肠镜（94%比88%）。但是，随后由Cotton等发表的另一项研究发现：对于10 mm的息肉，虚拟结肠镜只有52%的敏感度；对于大于6 mm的息肉，虚拟结肠镜的敏感度只有32%。这项研究被很多放射科医师的虚拟结肠镜研究者所批评，因为这项研究缺乏对读片者的培训，没有检查质量的记录，采用了过时的扫描技术和非常规的报告结果，这些均可能导致支持光学结肠镜的结果偏倚。

### 四、正常解剖

结肠正常解剖及其变异、常见误区和在CT结肠成像上呈现的假性病变，了解这些知识对于出具一份可靠而准确的报告至关重要。CT结肠成像的常见误区如下：

塌陷或充盈不佳的肠段难以评价，可能遗漏明显的病变。另外，塌陷的结肠肠段可能被误认为是环状的癌肿或狭窄。仰卧位和俯卧位成像或采用$CO_2$充气扩张结肠可能改善肠腔充盈状况。

粪便可能是CT结肠成像假阳性发现的主要来源，常常被误认为是息肉或肿瘤。粪便可能显示出与脂肪一致的射线透亮区域（图30-5）。采用仰卧位和俯卧位成像有助于鉴别可活动的粪便和固定不动的病变。

腔内液体可能限制对结肠黏膜的评价，并可能掩盖明显的病变（图30-6）。除仰卧位和俯卧位成像之外，应用磷酸钠盐结肠准备能使结肠黏膜干燥。

结肠袋皱襞充盈不佳，中线部位增厚的结肠皱襞可能和肿块相混淆。相反，浸润性肿瘤可能表现为孤立的结肠皱襞增厚。

憩室可能因粪便填充或倒置而显得密实，甚至在横断面图像上和息肉相混淆。含粪便的憩室常常被

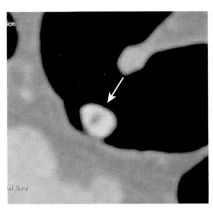

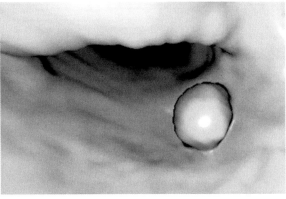

**图30-5** 粪便可能被错误地解读为息肉，因其可能显示出与脂肪一致的射线可透过的区域，但粪便可在仰卧位和俯卧位图像上发生位置改变

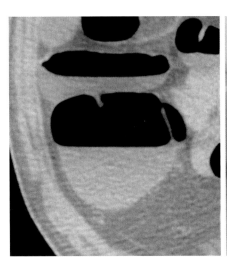

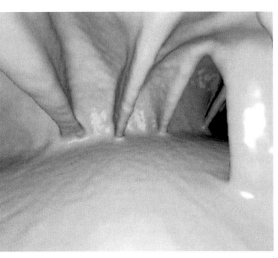

**图30-6** 管腔内的液体可能限制对结肠黏膜的评价，并掩盖明显的病理变化

发现突出于结肠腔之外，并有含气囊腔或残留的钡剂。倒置的憩室需要在横断面图像上仔细观察，可以发现其内含有结肠周围脂肪。

"疑难"息肉包括蒂息肉，可以随患者体位变化而移动，这样容易被误认为粪便（图30-7）。息肉蒂的直接显影和粪便中的气泡有助于鉴别诊断。扁平的或无蒂的息肉仅仅从结肠黏膜稍微隆起，因而容易被漏诊（图30-8）。肺窗和软组织窗设置以及横断面图像补充腔内视图，有助于诊断。

突出的回盲瓣可能和肿块相混淆。回盲瓣的特征性部位在盲肠内侧壁，回盲瓣和回肠末端的相互关系和回盲瓣内脂肪的存在，都是其标志性的特征（图30-9）。在腔内视图上，充气扩张的结肠被肝脏、肠襻、腰肌或主动脉外压形成的切迹可能和肿块相混淆，尤其在体瘦的患者中。浏览横断面二维图像可以消除这些错误判断。

呼吸和肠道蠕动可能在重建图像上造成失真伪影。采用多排CT扫描仪的快速图像采集，几乎能消除运动伪影。金属伪影或线束硬化伪影可能降低横断面图像和腔内视图质量，尤其是在髋关节假体植入患者的骨盆扫描图像上。阶梯伪影在直肠和盲肠的腔内视图上更加明显。这些伪影表现为多个低密度

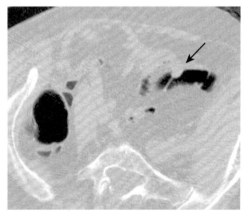
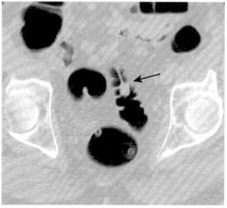

图30-7 由于长柄的存在，带蒂的息肉（箭头处）可能随患者位置的变化而移动，因此被误判为粪便

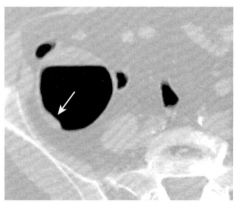
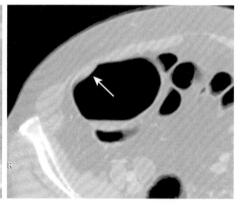

图30-8 扁平或广基底的息肉（箭头处）由于只轻度从黏膜表面隆起而容易漏诊。病变位置的明显变化是由于盲肠本身的运动

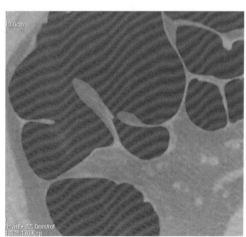
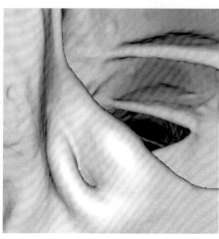

图30-9 突出的回盲瓣可能被误诊为肿块；其特征位置及包含脂肪有助于鉴别

的环形螺旋围绕扩张的结肠腔,但很少干扰判读。

## 五、未来趋势和发展

计算机辅助诊断(computer aided diagnosis, CAD)可以被定义为:利用计算机自动图像分析作为诊断辅助工具来做出诊断。这种辅助诊断意见具有提高放射科医师检测效能,并减少放射科医师之间诊断准确性的差异。但是,放射科医师必须熟悉导致计算机辅助诊断假阳性结果的常见陷阱。

## 六、病理生理学

分子遗传学和新技术方法的发展,为结直肠癌的演变提供了有价值的见解。使人们能够更全面地了解疾病过程的病理过程和遗传基础。

### 腺瘤

腺瘤被认为是结直肠癌的癌前病变。构成这种肿瘤的结肠细胞显示腺样增生或不典型增生,其是隐窝干细胞的后代,通常表现出APC基因突变。

1. 腺瘤的分型　腺瘤的肿瘤腺体组织构成上可以表现为管状、绒毛状或绒毛状管状。

(1)管状腺瘤是由内衬腺瘤(不典型增生)上皮的直或分支小管(隐窝)组成。

(2)绒毛状腺瘤(绒毛占息肉的75%以上)腺管伸长形成毛发状或叶片状延伸的腺样黏膜。

(3)根据标准命名,绒毛状管状腺瘤是由25%~75%绒毛成分构成的息肉。

2. 腺瘤的演变　根据定义,所有腺瘤至少表现为低级别不典型增生,其结肠细胞的细胞核增大深染,细胞质中黏液损耗以及相关无序增长的隐窝或腺体。

重度不典型增生是良性腺瘤和浸润性癌之间的过渡阶段。可见核异型性增高和极度腺体结构异常,几乎具有腺癌的形态特征,但没有侵袭性。

进展期腺瘤通常是至少具有25%的绒毛成分或大于1 cm的腺瘤,或在病理检查中显示出重度不典型增生或浸润性癌,是结直肠癌高风险的生物标志物。

3. 腺瘤形态分类与癌症风险　腺瘤根据其形状分为扁平状或息肉状(隆起型),后者为无蒂或有蒂的。扁平腺瘤转变为浸润性癌的发生率略低于隆起型息肉,但两者无明显差异。尽管凹陷型腺瘤在筛查人群中并不常见,但据报道有50%腺瘤出现重度不典型增生或黏膜下浸润。

4. 腺瘤的大小与癌症风险　肿瘤大小是最可行的衡量腺瘤由重度不典型增生转变为恶性肿瘤风险的指标。但是,当前临床实践中尚无用于测量腺瘤大小的标准方法。

5. 腺瘤到癌症转变的病理及分子通路　已确定的三个分子信号通路见表30-4。

**表30-4 从腺瘤到癌的病理和分子信号通路**

| 通路 | 发生率 | 分子遗传特征 | 位置 |
|---|---|---|---|
| APC、LOH或MSS通路 | 60%~80%的结直肠腺癌 | APC变异,抑癌基因LOH,染色体不稳定性,异倍体 | 左半结肠及远端结肠 |
| MSI通路 | 10%~15%的结直肠癌,黏液性癌多见 | 错配修复基因(如hMLH1)的两个等位基因均发生突变,该基因因其启动子区域的超甲基化而失活 | 右半结肠 |
| MSI-L通路 | 5%~10%的结直肠癌更具侵袭性 | 没有APC突变但与低水平MSI相关的LOH的独特分子特征 | 左半结肠及远端结肠 |

注:LOH: Loss of heterozygosity,杂合性丢失;MSS: microsatellite stable,微卫星稳定;MSI: microsatellite instability,微卫星不稳定性。

---

**要点**

■ CT结肠成像可以用于结直肠癌癌前病变腺瘤性息肉的早期识别。

■ 完善的检查前准备对CT结肠成像是至关重要的。

■ CT结肠成像对检测明显的息肉具有与光学结肠镜检查相同的准确性。

■ 具备结肠的正常解剖及变异知识,了解常见的误区及假性征象,对于提供可靠且准确的报告至关重要。

■ CAD等技术的进步将进一步提高CT结肠成像的准确性,并减少图像解读时间。

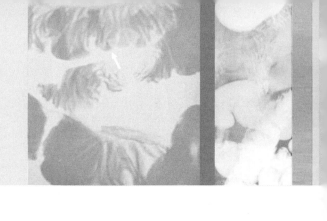

# 第31章

# 结肠炎症和感染性病变

Michael Macari, Nicole D.Horst

## 一、病因

结肠炎症可能是由于多种原因引起,这一般被认为是结肠炎。一些结肠感染性病变如憩室炎、肠脂垂炎等,通常并不被认为是结肠炎。然而,其代表的结肠炎性病变,有时可能很难区分彼此,甚至难与肿瘤鉴别。

结肠炎可能是由于感染、自身免疫过程(克罗恩病和溃疡性结肠炎)、缺血(如低血流状态、血管栓塞和血管炎)、辐照、直接毒性损伤、长期滥用泻药和内在病理性炎症,如憩室炎和肠脂垂炎等造成。

在溃疡性结肠炎和克罗恩病的情况中,持续的黏膜免疫系统激活被认为是根本原因。在克罗恩病和溃疡性结肠炎患者异常自身免疫的激活过程中有许多触发因素,但遗传和环境因素是最重要的。感染性结肠炎可能是由细菌、寄生虫或病毒引起。在考虑感染性结肠炎的鉴别诊断时,重要的是要知道患者的基础免疫状态。除了典型的传染性病原体可能会导致结肠炎,那些免疫功能改变的患者是机会性感染的易感人群。近期的旅游和食物摄入史也可以对考虑感染性原因有所帮助。虽然某些影像检查结果有助于鉴别诊断,但通常只能提示非特异性的感染性结肠炎,在确定感染性结肠炎的确切原因时,粪便培养是必需的。直接毒性或病理异常也可能是结肠炎症的原因。本章的重点是非缺血性结肠炎症的影像学表现和鉴别诊断。

## 二、发病率和流行病学

结肠炎症的发病率与病因和患者的年龄相关。在美国,每100 000人中有10～12人患有溃疡性结肠炎,发病高峰年龄在15～25岁。克罗恩病的发病率也相差不大,在北欧地区每100 000人中有20～40人患有克罗恩病。虽然大多数患有这些疾病的患者都很年轻,但在年长的人群中有二次发病高峰。

在超过50岁年龄的人群中,结肠憩室影响多达10%的人口,其中20%的患者会出现有症状的憩室炎。感染性结肠炎可以影响任何人,但在免疫力低下的人群中很常见。其他的结肠炎症包括粪石性结肠炎、肠脂垂炎、泻药性结肠炎和戊二醛所致结肠炎的发病率要低得多。

## 三、临床表现

大多数结肠炎症患者会出现腹部绞痛、发热、白细胞增多和某种形式的排便习惯改变。排便习惯的改变通常是腹泻。腹泻可能是血性或非血性的,这和炎症的类型有关。虽然临床表现、腹泻的频率、患者的年龄和其他流行病学因素可能提示一个特定类型的结肠炎症,但实验室检查、横断面影像检查、内镜活检和粪便培养对正确的诊断至关重要。

## 四、病理生理学

根据定义,结肠炎症的发生部位在结肠。然而,影像结果能提示影响结肠的病理过程,有助于缩小鉴别诊断的范围,有几个因素是很重要的,包括受累的长度、受累的位置、肠壁增厚的程度、肠道外疾病的表现。通过仔细考虑这些因素可以大大缩小鉴别诊断的范围。

## 五、影像学表现

**(一)总论** 因为结肠炎症患者的临床表现是广

泛的并与其他结肠疾病重叠,一个能观察多个关键因素的模式化方法有助于缩小鉴别诊断范围。

1. 受累的长度 结肠病变的长度在缩小鉴别诊断范围中非常重要。一些病变往往是局灶性、节段性或弥漫性。

（1）局灶性病变（2～10 cm）

1）肿瘤。

2）憩室炎症。

3）肠脂垂炎。

4）感染性疾病（结核病、阿米巴病）。

（2）节段性病变（10～40 cm）

1）普通结肠炎

● 克罗恩结肠炎。

● 戊二醛所致结肠炎。

● 局部缺血。

● 感染。

● 溃疡性结肠炎（通常起始于直肠,向近端蔓延）。

2）少见肿瘤（尤其是淋巴瘤）。

（3）弥漫性病变（大部分结肠）: 通常为良性。

1）感染。

2）溃疡性结肠炎。

3）血管炎（几乎总是有小肠受累）。

2. 受累的部位 几乎所有的病理过程都能影响结肠的任何区域,而一些病理改变倾向于局限在结肠的某些特定区域。

（1）盲肠区

1）阿米巴病。

2）盲肠炎（中性粒细胞减少性结肠炎）。

3）结核。

（2）单独的脾曲或降结肠近端:分水岭区域肠道低灌注性缺血。

（3）直肠

1）溃疡性结肠炎的早期阶段。

2）粪石性结肠炎。

（4）跳跃性多个区域分布:克罗恩病。

3. 增厚的程度 在不同的结肠病理过程中,结肠壁增厚的程度有相当多的重叠。在斑块样肿瘤和轻度结肠炎症中能看到肠壁的轻度增厚。结肠壁显著增厚达1.0～1.5 cm,不但在假膜性、结核性和巨细胞病毒性结肠炎中出现,而且在结肠肿瘤和血管炎中也会出现。偶尔结肠癌的肠壁增厚程度和影像表现可能与憩室炎重叠（图31-1和图31-2）。在这两种情况下,病变通常是局灶性或累及一小段结肠,这可能与肠道壁显著增厚相关。肠系膜炎性改变已被证明有利于憩室炎的诊断,而邻近淋巴结肿大已被证明有利于结肠癌的诊断。然而在不同的结肠病理过程中,结肠壁增厚程度有相当大的重叠,因此增厚程度对鉴别诊断的价值很有限。

4. 增强方式 增强方式已被证明是区分不同肠道病理的重要方法。

（1）靶征或双环征提示下列症状

1）水肿

● 感染、炎症（溃疡性和克罗恩结肠炎）、局部缺血、血管炎。

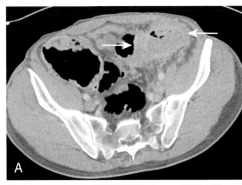
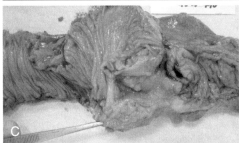
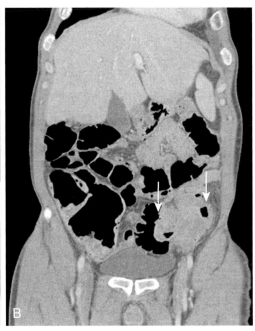

图31-1 A. 轴位CT增强扫描图像显示乙状结肠显著增厚（箭头处）。B. 同一扫描的冠状位重建CT图像更好地显示了病变的节段性（约10 cm）分布（箭头处）。C. 切除标本显示为憩室炎

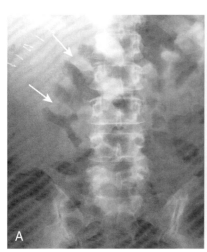

**图31-2** 轴位CT扫描显示降结肠局灶性增厚（箭头处）和邻近淋巴结肿大（三角处）。切除标本显示为腺癌。局灶性结肠增厚伴邻近淋巴结肿大提示诊断结肠癌，而非憩室炎

2）黏膜下脂肪

- 慢性炎症。
- 正常变异。

3）肿瘤

- 罕见的直肠硬癌。

（2）均匀强化

- 肿瘤、慢性炎症。

（3）不均匀强化

- 肿瘤。

（4）强化减弱

- 局部缺血。

5. 肠道外表现 当评价一段异常的结肠节段时，邻近肠系膜、腹腔淋巴结的存在和密度、血管系统的状态都需要评价。这些结构的异常可以帮助缩小鉴别诊断的范围。低密度的淋巴结通常与肠结核相关。肠系膜的改变包括纤维脂肪增生、窦道形成、异常肠段周围血管充血，这些提示克罗恩病。血管内充

盈缺损提示为结肠缺血。

**（二）X线平片** 腹部X线平片上结肠急性炎症的标志是"拇纹征"（图31-3）。这一表现是增厚的结肠袋皱襞（通常由于水肿）和结肠内的气体勾勒出增厚的皱襞。这是一个非特异性的表现，与结肠壁黏膜下层水肿有关。这一表现与CT上出现的"双环征"或"靶征"相关。平片上的拇纹征和CT上的双环征可以出现在任何形式的结肠急性炎症中，包括感染、缺血、溃疡性结肠炎、克罗恩病和血管炎。

X线平片上另一个可能出现的表现和其表明一个特定的诊断是无袋结肠。在图像上表现为一个无特征的管状结肠。这通常出现在降结肠，代表慢性的瘢痕形成，偶尔会出现在溃疡性结肠炎和罕见出现在泻药性结肠炎中（图31-4）。

最后，腹部平片可以显示结肠中小的充盈缺损（图31-5）。这种表现的鉴别诊断包括息肉综合征，如家族性腺瘤性息肉病和结肠炎症后假性息肉，假性息肉可出现在溃疡性结肠炎和克罗恩病中。除了这些影像学表现，腹部X线平片对结肠炎症的评价效用有限。

结肠的钡剂检查过去用于评价结肠炎症主要的非侵入性成像技术。然而，CT和内镜检查是目前用于评价结肠炎症患者的主要成像技术。

**（三）CT**

1. 正常结肠 CT是用于评价腹痛和怀疑有结肠疾病患者的主要成像工具。在CT上有三个主要表现与结肠炎症相关，分别是结肠壁增厚、静脉注射对比剂后黏膜分层改变（靶征）和结肠旁脂肪条纹征。

正常结肠壁较薄，当管腔被很好地扩张时测量的

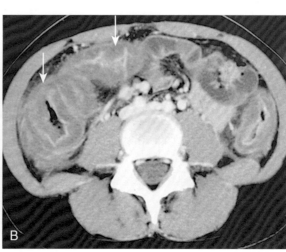

**图31-3** A.腹部平片显示横结肠的拇纹征（箭头处）。B.同一患者增强CT显示结肠壁显著增厚（箭头处）伴分层改变。患者曾行胆囊切除术和曾患有艰难梭菌性结肠炎

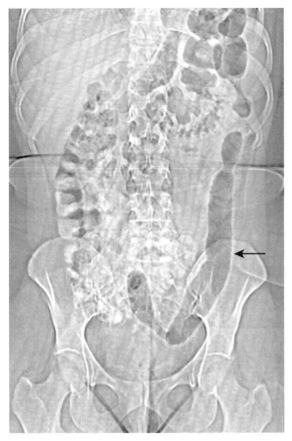

**图31-4** CT定位像显示左侧无袋结肠（箭头处）。鉴别诊断包括泻药性结肠炎（结肠黑变病）和慢性溃疡性结肠炎。该患者患有慢性溃疡性结肠炎

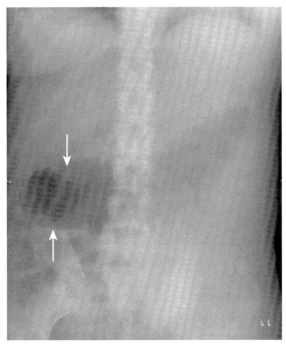

**图31-5** 仰卧位腹部平片显示在横结肠多发小充盈缺损（箭头处）。鉴别诊断包括息肉综合征和炎症后息肉。该患者为溃疡性结肠炎后炎症性息肉

厚度为1～2 mm。然而，正常结肠壁的厚度可以有相当大的变化，这取决于管腔扩张的程度。正常结肠壁厚度在仰卧位可为5 mm，而俯卧位为1 mm，这是很常见的，反之亦然。其结果是用于诊断结肠壁增厚有不同的标准。

由于内部的粪便、液体或结肠冗余，结肠壁实际厚度经常难以确定。这在乙状结肠最为常见，这个部位的肠壁厚度在CT上经常被过多测量。在这些情况下，仔细沿着结肠壁直到被气体良好扩张的节段，才能显示结肠壁的正常厚度（图31-6）。观察结肠壁增强的方式和结肠周围脂肪的变化也对确定肠道是否异常有帮助。

通常，在进行常规腹部和盆腔CT扫描时不对结肠进行特别准备。也就是说，在数据采集之前肠道内的气体或液体都没有处理。然而，如果需要获得结肠的真实厚度，可通过肛管注入空气，这有助于测量真实的厚度。

在静脉团注对比剂后，正常结肠壁会强化。在进行腹部CT扫描时，应使用20～22 G的导管插入手臂静脉，1.5～2.0 mL/kg的碘对比剂（浓度270～370 mgI/mL）应至少以2.5～3.0 mL/s的速度注入。肠壁黏膜面的强化程度更高，这种强化程度不要误认为是病理过程。肠壁不增厚和不存在肠外炎症的表现有助于区分正常的强化和病理过程。如果静脉不注射对比剂，显著的结肠病理过程可能被忽略（图31-7）。

因为小肠和结肠的冗余特性，在评价肠道时结肠多平面重建的影像图像是非常有帮助的。

2. 结肠炎症的特定病理原因　炎症在CT上的特征是双环征或靶征（图31-8）。靶征最初被描述为克罗恩病的特定征象，但现在认识到，在小肠或结肠任何非肿瘤性状况都可能会出现靶征（图31-9～图31-12）。少数情况下，在CT上胃或结肠的浸润性硬癌也会出现双环征或靶征，这导致很难区分直肠乙状结肠炎和浸润性肿瘤（图31-13）。虽然浸润性硬癌常常出现肠壁显著增厚、邻近淋巴结肿大以及突然的转变，但在高度疑似的情况下有必要考虑这个鉴别诊断。

正如前面所讨论的，结肠炎症的肠道外表现和临床病史在缩小鉴别诊断范围上非常有帮助。

盲肠局灶性的炎症可能是由缺血、感染、粪便嵌塞、克罗恩病和盲肠炎引起。这些疾病的影像表现可能是相似的，但通常会有能区分这些疾病的影像表现。

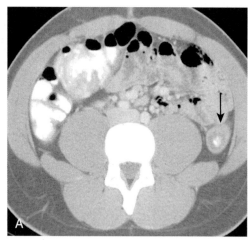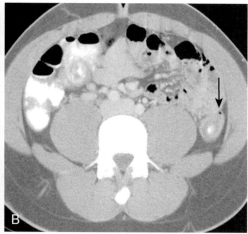

图31-6　口服和静脉注射对比剂增强CT（A）显示降结肠壁明显增厚（箭头处）。图像（B）显示肠壁旁小气泡影（箭头处）。结肠壁的实际厚度为 1～2 mm。请注意没有提示为病理过程的结肠周围改变

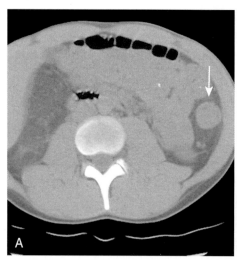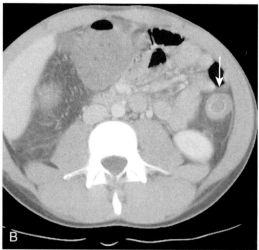

图31-7　轴位CT平扫图像（A）显示降结肠无明显异常（箭头处）。2 h后，静脉注射对比剂后重新扫描（B）。显示明显的靶征，降结肠的强化与急性炎症一致。活检显示为克罗恩病

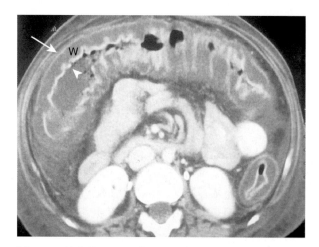

图31-8　轴位增强CT图像显示异常结肠壁增强的靶征。形成靶征的增强的浆膜和肌层（箭头处），增强的黏膜层（三角处）和低密度的黏膜下层（W）

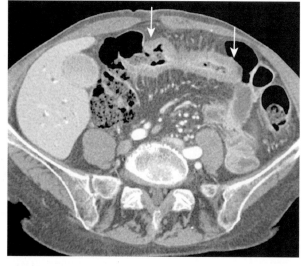

图31-9　轴位增强CT显示结肠约15 cm的节段性肠壁增厚呈靶征，黏膜面不规则（箭头处）。该节段周围的直小血管和纤维脂肪增生，表现与克罗恩病一致

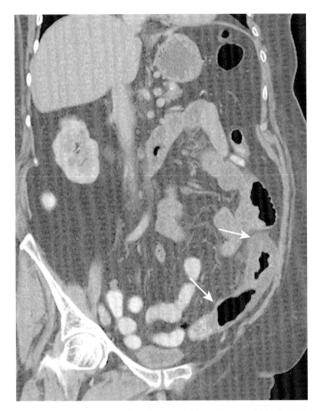

**图31-10** 斜冠状位重建图像显示降结肠壁12 cm长的节段性增厚（箭头处）。该患者前一天进行了结肠镜检查，在该部位进行了随机活检。这些情况与戊二醛所致结肠炎是一致的

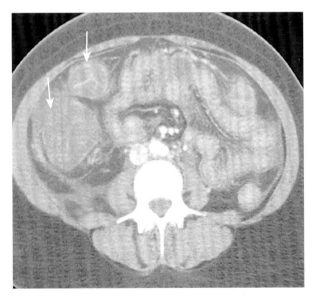

**图31-11** 轴位增强CT显示升结肠和横结肠壁显著增厚呈靶征（箭头处）。该患者患有狼疮性血管炎，这种结肠炎症或缺血使用糖皮质激素治疗后会好转

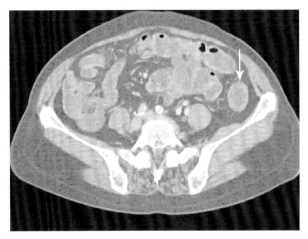

**图31-12** 轴位增强CT显示降结肠壁轻度增厚（箭头处）。这一表现无特异性。结肠镜检查中，黑变病改变是明显的，活检显示为结肠黑变病，表明慢性泻药滥用

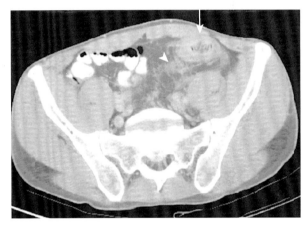

**图31-13** 轴位增强CT显示从直肠延伸至乙状结肠的肠壁分层（箭头处）。注意肿大淋巴结（三角处）。活检显示为浸润性硬癌。双环征通常提示为炎症或缺血。罕见的，直肠和胃部浸润性腺癌会在增强CT上出现双环征

肠，特别是盲肠。回肠末端也通常受累，由于慢性的疾病过程盲肠可呈圆锥状。阿米巴肝脓肿是最重要的并发症，在约94%的死亡病例中伴发。

肠结核通常是由摄入受污染的牛奶或肺结核患者吞咽气管、支气管分泌物引起。然而，肠结核和腹膜结核可无肺部发现。肠结核通常会累及回盲部（图31-15）。结肠结核的影像表现与克罗恩病很相似。典型表现是局灶性或节段性结肠壁增厚，与相关肠系膜的变化，包括瘘和脓肿。在钡剂灌肠检查中，可见类似克罗恩病的线样溃疡。肠结核一个特征是肠系膜低密度的淋巴结肿大（图31-15），这可能是由于结核中的干酪样坏死。

盲肠炎，也被称为中性粒细胞性结肠炎，主要累及盲肠，但也可累及小肠或结肠的任何节段，包括阑

盲肠局灶性的炎症同时伴发肝脓肿应高度提示阿米巴病的可能（图31-14）。阿米巴病是由阿米巴原虫引起，在热带地区多发。该疾病临床表现为血性腹泻，虽然能累及结肠的任何节段，但多发于右侧结

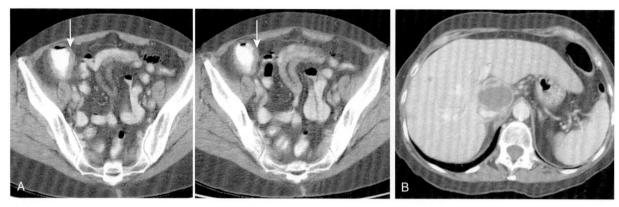

**图31-14** A.轴位增强CT扫描(左和右)显示盲肠局灶性增厚(箭头处),伴随黏膜面不规则和相邻脂肪轻度改变。肠道的其余部分是正常的。B.同一患者轴位增强CT图像显示肝尾状叶脓肿。经组织学确诊为阿米巴病

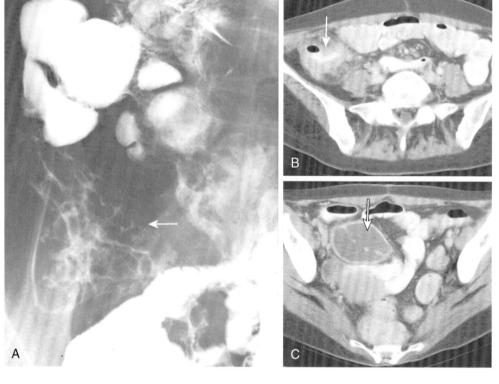

**图31-15** A.钡剂灌肠的点片显示盲肠多个线性溃疡(箭头处),提示为克罗恩病。B.同一患者轴位增强CT图像显示非特异性回盲部增厚(箭头处)。C.轴位增强CT显示肿大的低密度淋巴结(箭头处),活检和培养证实为结核病

尾(图31-16)。这种疾病在治疗急性白血病的患者中很多见。结肠炎症通常是多因素引起的,往往是由于真菌和细菌的混合感染以及缺血和出血。当患者疑似患有中性粒细胞性结肠炎时,应选择CT作为首选检查方法,使用结肠镜检查是禁忌的,因为患者通常很虚弱,结肠壁很脆弱,故有穿孔的风险,并且除了中性粒细胞的减少,血小板的减少也经常存在。因此,这种患者存在出血风险。治疗方法通常是抗菌和支持治疗。

粪石性结肠炎是一种感染性结肠炎,与粪便导致结肠腔内压力增高有关(图31-17)。这种罕见的情况于1894年首次报道,主要在外科和胃肠道文献中出现。粪便嵌塞造成局部压力性结肠炎的结果是发生溃疡,导致结肠穿孔。当粪石性结肠炎伴发结肠穿孔,可有35%的病死率。

放射性结肠炎比放射性小肠炎少见,但确实会发生。其往往是节段性的,并与放射部位相对应。当小肠或结肠的局部发生炎症,并且不能定位在特定的血管分布区,应怀疑有放射损伤。在急性期,会发生非特异性的肠壁增厚,表现为靶征和肠外脂肪条纹征。在慢性期,纤维化、肠腔狭窄与梗阻可能发生。

戊二醛所致结肠炎是结肠的直接毒性反应,是由于内镜检查前结肠镜的消毒剂戊二醛去除不全引起(图31-10)。这种情况通常在结肠镜检查的

24～48 h后发生,患者会出现严重的痉挛性腹痛、血便和偶见轻度白细胞增多。CT检查中结肠通常显示节段性、环周性、分层性中度至重度肠壁增厚。通常发病部位位于直肠近端和活检的部位。近端部位发病被认为与活检钳内的消毒剂有关,如使用了活检钳,戊二醛充当毒素进入结肠黏膜,引起壁间出血。这种情况是自限性的,保守治疗会带来改善。

虽然克罗恩病可以局灶性发病,但通常是节段性,累及10～30 cm的任何肠道部位。克罗恩病的病灶常为跳跃性,肠外表现包括形成窦道、瘘管、脓肿、木梳征和纤维脂肪增生。这些影像学表现有助于鉴别诊断克罗恩病(图31-18)。

CT上看到黏膜面不规则伴溃疡,可提示诊断克罗恩病。这有助于将克罗恩病和其他疾病如阿米巴病和结核,以及另一些疾病如血管炎和局部缺血相鉴别,后者常有黏膜下肠壁增厚(对比图31-9、图31-14和图31-11)。虽然黏膜的变化可以使用CT来评价,但使用内镜检查能更好评价。

慢性结肠炎,无论是克罗恩病或溃疡性结肠炎,可能会出现黏膜下脂肪沉积(图31-19)。黏膜下脂肪密度较低可与水肿相鉴别。然而,最近一项研究表明,黏膜下脂肪沉积可能是正常变异,不一定与慢性结肠炎症相关。在100例进行CT平扫以评价肾结石的患者中,21名患者显示有肠道黏膜下脂肪沉积,4%位于回肠末端。这些患者无慢性肠道炎症的病史,因此,如果CT上出现这个征象,与临床病史相关联是必不可少的。

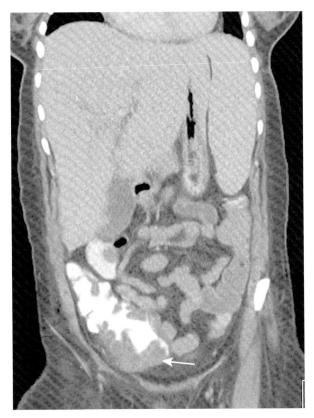

**图31-16** 口服对比剂后获得的冠状位重建CT图像显示仅有盲肠的显著增厚(箭头处)。该患者患有急性髓系白血病和中性粒细胞减少。注意:肝脾肿大

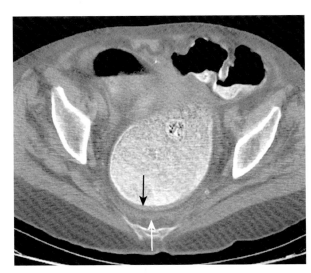

**图31-17** 直肠的轴位增强CT图像显示粪便嵌塞伴肠壁增厚(黑箭头处)和直肠周围脂肪改变(白箭头处)。结果显示为粪石性结肠炎

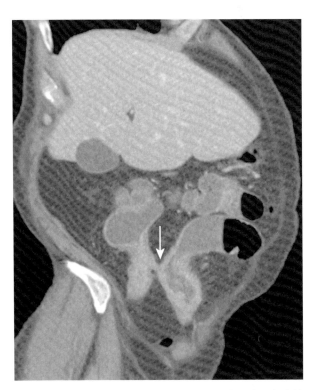

**图31-18** 斜冠状位重建CT图像显示克罗恩病患者的右半结肠和小肠有栓系和可能的瘘管形成(箭头处)

如前所述，溃疡性结肠炎是自身免疫性疾病，与黏膜溃疡、肠壁水肿相关，偶尔伴发肠外疾病，如骨性强直和原发性硬化性胆管炎（图31-20）。通常，在溃疡性结肠炎中肠壁增厚的壁分层和增厚程度是轻度的，然而，偶尔严重溃疡性结肠炎的患者肠壁增厚可以超过1 cm。溃疡性结肠炎始于直肠，随着炎症进展，病变会无跳跃地延续至近端结肠。

克罗恩病和溃疡性结肠炎在CT上可看到炎症后假性息肉形成（图31-21和图31-22）。这些病变代表炎性结肠黏膜的异常增殖。假性息肉可相当大，形态上难以区分，这使得诊断结肠癌很具有挑战性。这

是一个重要的问题，因为慢性溃疡性结肠炎和克罗恩病患者患结肠癌的风险比一般人群高。

当结肠炎症累及整个结肠，被称为"全结肠炎"，全结肠炎的鉴别诊断是感染性和溃疡性结肠炎。血管炎很少能累及整个结肠，而小肠也通常被累及。

假膜性结肠炎，也被称为抗生素相关性结肠炎，是由于艰难梭菌过度生长。目前在美国，医院获得性感染是主要发病原因。艰难梭菌是一种革兰阳性厌氧杆菌，可引起肠道疾病，从轻度腹泻到可危及生命的暴发性结肠炎。几乎所有的假膜性结肠炎都与近期的抗生素治疗有关。既往艰难梭菌结肠炎的病案

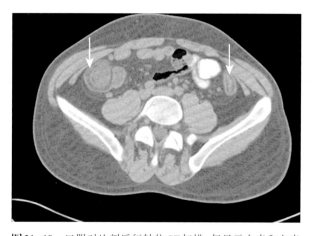

**图31-19** 口服对比剂后行轴位CT扫描，仅显示右半和左半结肠的靶征（箭头处）。置于黏膜下层的感兴趣区测量CT值为−50 HU。这一表现与患者有2年慢性溃疡性结肠炎的病史一致

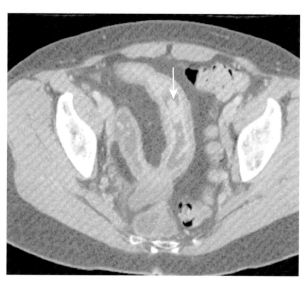

**图31-21** 回肠的轴位增强CT扫描显示节段性肠壁增厚、靶征和增强的肠腔内充盈缺损（箭头处），这与该患者长期患有克罗恩病，导致炎症后假性息肉的表现一致

**图31-20** A. 该患者患有慢性溃疡性结肠炎，冠状位重建CT图像显示在右半结肠肠壁分层（箭头处）。注意该患者有硬化性胆管炎，胆管轻度扩张（三角处）。B. 同一患者的冠状位MR图像显示右半结肠肠壁分层（箭头处），注意有胆管轻度扩张（三角处）。MRI通常能显示与CT相似的结果，而无电离辐射

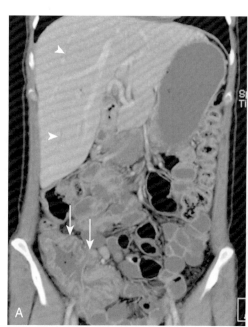

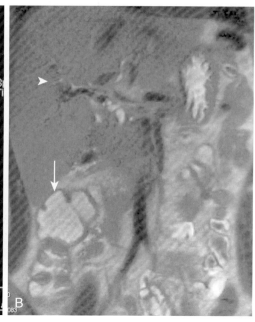

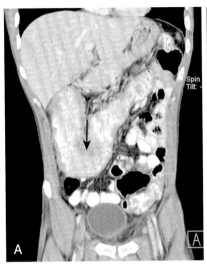 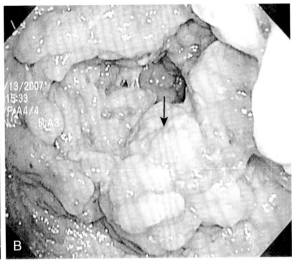

**图31-22** A. 慢性溃疡性结肠炎患者在口服和静脉注射对比剂后的冠状位重建CT图像，显示不规则叶状充盈缺损（箭头处）。B. 同一患者的内镜图像显示多个不规则充盈缺损（箭头处）。活检为炎症后假性息肉

记录中很少不存在抗生素的使用史。几乎所有抗生素和一些抗肿瘤药物都有一个会引起艰难梭菌结肠炎的因素，即改变结肠正常菌群，抗生素的使用有利于艰难梭菌的增殖，从而导致临床疾病。早期诊断和用合适抗生素来治疗艰难梭菌结肠炎，可降低暴发性结肠炎的发病率。以前中毒性巨结肠的最常见原因是溃疡性结肠炎，然而假膜性结肠炎是目前这种危及生命病变的最常见原因。

当患者有近期抗生素使用史，并发腹泻和粪便化验艰难梭菌阳性，临床提示为假膜性结肠炎。在CT上，结肠可正常或肠壁显著增厚。手风琴征被定义为横向黏膜隆起分隔开水肿的结肠袋皱襞，肠腔内充满口服对比剂，与一架手风琴外观相似（图31-23）。此

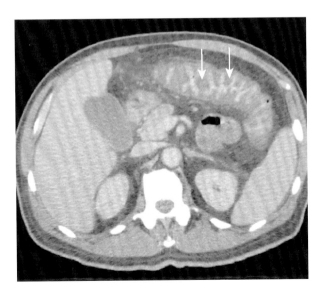

**图31-23** 轴位增强CT图像显示结肠壁显著增厚（箭头处）伴钡剂局限在皱襞之间。这一表现与该患者假膜性结肠炎的手风琴征是一致的

CT表现最初被报道为严重艰难梭菌相关性结肠炎的特定标志。由假膜和水肿引起的结肠壁增厚是导致这种征象的原因。然而，一些其他原因也可导致在CT上出现手风琴征，包括狼疮、缺血、门静脉高压和其他感染性原因，包括免疫功能低下患者的巨细胞病毒性结肠炎。

在钡剂灌肠和CT检查中，肝硬化患者都被报道有肠道水肿。肠壁增厚在增强图像上常见，在高达64%的患者中可见。由于门静脉高压导致的肠道水肿可能是轻度或者重度的（图31-24）。当门静脉高压性水肿累及结肠时，可以与其他任何形式的肠道炎症表现相似，甚至是感染性和缺血性肠炎。水肿常发生于升结肠。了解患者肝硬化史和相关的临床表现能提示正确诊断。

如前所示，结肠炎症的鉴别诊断很多。CT是用于评价结肠炎症患者的主要的非侵入性成像方式，并通常辅以内镜检查。除了先前列出的所有结肠炎症的原因，结肠缺血应被考虑是导致结肠壁增厚的鉴别诊断。首先应该仔细检查肠系膜血管，如果疑似，应该检测血清乳酸水平，血清乳酸水平在结肠缺血的情况下通常会升高。

**（四）MRI** 由于对辐射诱发癌变的关注增加，人们越来越重视增加CT检查次数和多期扫描的潜在影响。在结肠炎症的评价中MRI取得一席之位。尽管CT仍然是评价结肠炎症的主要成像方式，但MRI能获得CT一样的结果。特别在克罗恩病患者的评价中MRI是有价值的（图31-20）。这些患者很年轻，在一生中通常会进行多次CT检查。在未来，MRI在评价结肠炎症患者中将会发挥更大的作用。

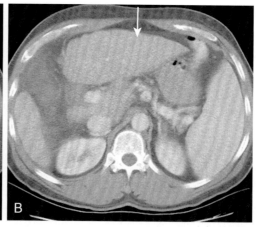

图31-24 A. 轴位增强CT图像显示右半结肠显著增厚（箭头处）。该患者无肠道症状。B. 同一患者的轴位增强CT图像显示肝硬化（箭头处）。结肠的表现与门静脉高压性水肿是一致的

### 典型征象

- 拇纹征：在平片上提示有结肠水肿。
- 无袋结肠：在平片或CT上提示慢性结肠炎症。
- 靶征：提示结肠水肿；在结肠硬癌中可罕见出现。
- 木梳征：主要为肠道炎性节段直小动脉增生，在克罗恩病中常见。
- 纤维脂肪增生：慢性克罗恩病肠段旁脂肪组织增生。
- 低密度干酪样坏死：在结核中多见。

### 六、鉴别诊断

下面列出的疾病都可以引起局灶性、节段性或弥漫性结肠疾病：

(1) 克罗恩病。

(2) 溃疡性结肠炎。

(3) 憩室炎。

(4) 感染性结肠炎。

(5) 缺血性结肠炎。

(6) 肠脂垂炎。

(7) 血管炎。

(8) 结肠癌。

成像检查，尤其是CT和内镜检查，可以缩小以上疾病的鉴别诊断范围。

### 七、治疗

在大多数情况下，根据炎症的病因，结肠炎症使用消炎药、抗生素和（或）支持疗法保守治疗。如果药物治疗失败、肠穿孔或发生中毒性巨结肠，结肠炎症需要进行手术治疗。

### 医师须知

- 尽管腹部平片可提示诊断，但平片在诊断结肠炎症中的作用有限。
- 钡剂检查（钡剂灌肠）曾是评价结肠炎症的主要非侵入性成像技术。
- CT和内镜检查目前是评价结肠炎症的主要成像技术。
- CT是评价结肠炎症的主要非侵入性成像方式。
- 结肠炎症的鉴别诊断很多，使用CT检查能有效缩小鉴别诊断的范围。
- MRI与CT有相似的敏感性，无电离辐射，在评价结肠炎症中会扮演越来越重要的角色。

### 要点

- 许多不同的炎症性和感染性因素会影响结肠。
- 结肠受累的部位、长度和增强方式能缩小鉴别诊断的范围。
- 憩室疾病和结肠癌在MDCT上可以有相同的表现。
- 当不能做出明确的诊断时，需要进行相关内镜检查。

# 第32章

# 结肠血管性病变

Naveen M. Kulkarni, Ozden Narin, and Nicole D. Horst

（一）病因 结肠血管性病变是一个重要的医学问题，被认为是胃肠道出血的重要原因。结肠血管性病变可为单发或多发、良性或恶性，也可以和综合征或系统性紊乱相关。主要可以分为三组：血管畸形、肿瘤性病变和非肿瘤性病变（图32-1）。血管畸形大体上分为动脉型、静脉型和动静脉型。肿瘤性病变包括血管瘤、血管内皮瘤和血管肉瘤。非肿瘤性病变可进一步细分为炎性病变（如血管炎）和梗阻性病变（如缺血性结肠炎）。少见的综合征和系统性紊乱也可表现为血管性病变，如门静脉高压所致的结肠血管曲张或系统性红斑狼疮、结节性多发性动脉炎、Ehlers-Danlos综合征、Osler-Weber-Rendu病（遗传性出血性毛细血管扩张症）、Marfan综合征和系统性硬化所致的血管炎。本章着重探讨能导致胃肠道出血的主要血管性疾病谱。

（二）发病率和流行病学 发病率与病因及年龄相关。50岁以上的健康人群结肠镜筛查中，血管发育不良的发病率为0.8%。这些病变特征性地出现在老年患者的右半结肠和盲肠，可以单发，也可见于年轻患者或下消化道的任何部位。Dieulafoy病罕见于结肠而更常见于胃。男女发病比例为2∶1，平均发病年龄为52岁。血管瘤为良性血管性肿瘤，可见于整个胃肠道，常见于直肠和结肠。据报道，胃肠道血管瘤的发病率为0.3%，占所有良性肠道肿瘤的

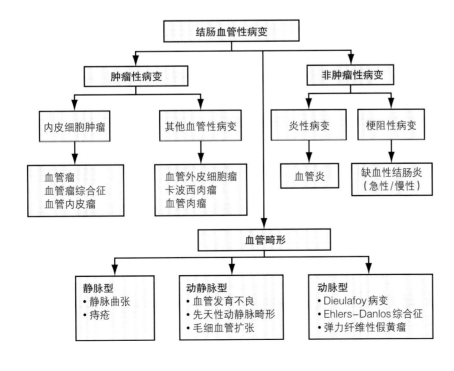

图32-1 结肠血管性疾病分类

5%～10%。在某些人群中，这些病变可以多发并和皮肤病变相关，如蓝色橡皮疱样痣综合征、蓝紫色皮肤血管瘤或Klippel-Trenaunay综合征、葡萄酒斑皮肤血管瘤、偏身肥大症和静脉曲张。罕见的胃肠道恶性血管性肿瘤包括血管肉瘤、血管外皮瘤和血管内皮瘤。这些病变的发病率变异很大。毛细血管扩张症和血管发育不良相似，但发生于肠壁的所有层，通常是先天性的，经常发生于其他器官系统。遗传性出血性毛细血管扩张症（Osler-Weber-Rendu病）是一种表现为毛细血管扩张的常染色体显性疾病，累及唇部、黏膜面（尤其是口腔和鼻腔黏膜）、胃肠道（尤其是胃和小肠）、肝脏、肺、视网膜和中枢神经系统。

**（三）临床表现**　虽然许多血管性病变是无症状的，但是对于那些伴有出血的病变则需要立即确定病灶部位并予以处理。这些病变可能导致不同类型的胃肠道出血，既可能是严重的、急性的或明显的，也可能是慢性的、隐匿的。一些病变在轴位图像和结肠镜检查中难以确定病灶部位，需要进行侵入性的检查方法，如血管造影。虽然患者的临床表现、年龄和其他流行病学因素可能提示结肠血管性病变的特定类型，仍需要内镜活检和血管造影明确诊断。

**（四）病理生理学和病理**　结肠血管性病变根据潜在的病因学，可能是血管性的、肿瘤性的或非肿瘤性的。

1. 血管发育不良　这些病变是后天性的血管扩张，可能由慢性的、轻度结肠梗阻所致。除非采用专门的技术，否则其组织学确诊非常困难。显微镜下，血管发育不良由位于结肠黏膜和黏膜下层膨大、扭曲的薄壁静脉、微静脉和毛细血管簇组成。

2. Dieulafoy病　Dieulafoy病变属于动脉类型的血管异常，具有异常增大的黏膜下层终末动脉（恒径动脉），在一些病例中，可以看到小的上覆黏膜缺损。

3. 先天性动静脉畸形　在组织学上，动静脉畸形是黏膜下层动脉和静脉之间永存的交通。可以看到特征性的静脉动脉化，静脉扭曲膨大，厚壁，平滑肌肥厚和黏膜增厚。

4. 血管瘤　血管瘤是第二常见的结肠血管性病变，可以单发或多发，多系统受累。在组织学上，血管瘤可分为海绵状血管瘤、毛细血管瘤和混合型血管瘤。海绵状血管瘤由巨大的、充满血液的膨大间隙构成，并由薄壁异常血管覆盖。毛细血管瘤由成簇的、小的薄壁血管构成。

**（五）影像学表现**　结肠血管性病变的临床表现为下消化道出血，容易和其他结肠病变相混淆，因此，只有利用多种影像学方法并在高度可疑时才能确定出血病因。正确的临床背景和影像学发现有助于缩小鉴别诊断范围。虽然没有特别的规则，当高度怀疑血管性病变时，应该牢记提要32-1和表32-1所列的信息。

---

**提要32-1　鉴别结肠血管性病变的临床因素**

- **年龄**
  - 老年人
    - 血管发育不良
    - Dieulafoy病
    - 缺血性结肠炎
  - 儿童
    - 血管瘤
    - 遗传性出血性毛细血管扩张症
- **累及部位**
  - 血管发育不良——盲肠和近端升结肠
  - 血管瘤——直肠乙状结肠
- **多灶性累及**
  - 血管瘤

---

表32-1　结肠血管性病变的一般信息和诊断方式

| 项　目 | 血管发育不良 | 血　管　瘤 | Dieulafoy病 |
|---|---|---|---|
| 年龄 | 50岁以上 | 更年轻患者 | 无特殊的年龄分布 |
| 诊断方式 | 内镜、导管血管造影术或CTA | CT和内镜 | 内镜和血管造影术 |
| X线平片 | 无 | 可见静脉石 | 无 |
| CT或CTA | 结肠壁扩张的血管，静脉提早显影，回结肠动脉扩张 | 病灶强化，伴静脉石 | 无 |
| MRI | 无 | 结肠壁增厚伴T2WI高信号 | 无 |
| 结肠镜检查 | 病灶平坦，直径2～5 mm，红色 | 隆起的蓝色结节性病灶或扩张的血管 | 从黏膜层伸出的恒径动脉 |

1. 血管发育不良 在老年人中，血管发育不良或血管扩张是最常见的胃肠道血管畸形，也是下消化道出血的主要原因之一。正确的诊断需要联合多种诊断技术，如血管造影、核素扫描和结肠镜检查。

（1）钡剂检查：由于血管发育不良的病灶直径小，不会引起黏膜变形，因此双对比钡剂灌肠对诊断血管发育不良没有价值。但是，这项技术有助于排除胃肠道出血的其他原因，如肿瘤性病变。

（2）CT：CT的价值正处于发展之中，就目前而言，CT评价血管发育不良的文献报道非常有限。最近，有一些报道指出MDCT和CTA能够检出这些病变。在一项研究中，临床怀疑30例血管发育不良，CTA的敏感性为78%，特异性为100%；而结肠镜的敏感性为68%～80%，特异性为90%。在CTA图像上可以观察到结肠壁膨大扩张的静脉聚集、早期充盈的静脉和扩张的回结肠动脉（图32-2）。

（3）MRI：MRI的价值正处于研究和发展之中。

（4）核医学：核素显像是一种敏感的成像方法，能检测到速率为0.1 mL/min的胃肠道出血。其敏感性高于血管造影，但是特异性低于内镜和血管造影检查（图32-3）。核素显像的主要缺点是其只能定位位于腹部一个区域的出血点。核素显像作为一种血管造影术的辅助手段，可以帮助定位并确定出血点，减少无诊断意义的血管造影摄片并帮助快速选择合适的动脉进行血管造影。

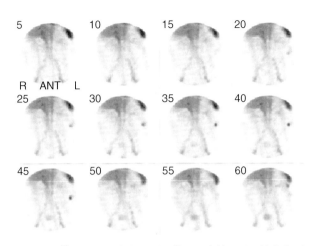

**图32-3** ⁹⁹ᵐTc红细胞扫描系列图像显示降结肠因血管发育不良出血引起的放射性核素摄取

（5）结肠镜检查：结肠镜检查的三个主要方面。① 确定病变位置和出血类型；② 识别活动性出血或再次出血高风险的患者；③ 内镜介入的潜在可能。

血管发育不良的病变结肠被描述为散在的小病灶，伴贝壳状或叶状边缘和可见的引流静脉（图32-4）。病灶可能为扁平的或轻度隆起，或隐藏于黏膜皱襞之中。内镜诊断血管性病变特性的能力受限于病灶不同类型的相似表现。在鉴别诊断中，下列病变应予以考虑：① 遗传性出血性毛细血管扩张症；② 血管瘤；③ 放射性结肠炎局灶性血管增生；④ 溃疡性结肠炎；⑤ 克罗恩病；⑥ 缺血性结肠炎。

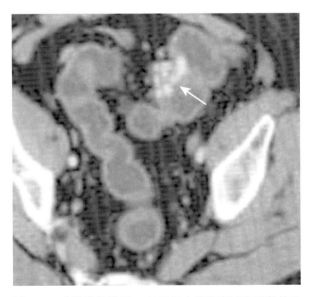

**图32-2** 盆腔轴位增强CT显示因血管发育不良引起的乙状结肠血管畸形纠结成团（箭头处）[摘自 Miller FH: Case 185. In Miller FH, Rubesin SE, editors: The teaching files: gastrointestinal, Philadelphia, 2009, Saunders; Courtesy Richard M. Gore, MD, Evanston, IL ]

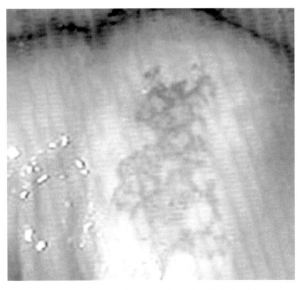

**图32-4** 结肠镜检查显示盲肠壁血管发育不良

由于血管性病变的表现受到患者血压、血容量和水合状态的影响，在严重缺血或休克状态时这些病变可能表现不明显。因此，在这些异常状况被纠正之前可能无法得到正确的评价。

（6）血管造影：在活动性出血期间，血管造影用于确定病灶部位和性质。血管发育不良有三个可靠的血管造影征象：致密白色的、膨大扭曲且缓慢排空的静脉，血管簇和早期充盈的静脉。缓慢排空的静脉在静脉晚期其他肠系膜静脉排空之后仍持续显影（图32-5）。当病灶正在出血时，在血管造影的动脉期及整个检查期间都可以看到对比剂在肠腔内溢出。对比剂溢出可以确定活动性出血的部位，但是在缺乏血管发育不良的其他征象时，对比剂溢出提示其他原因的出血。

2. 血管瘤　血管瘤是第二常见的结肠血管性病变，可以单发或多发，可以局限于结肠或作为弥漫性胃肠道或多系统血管瘤病的一部分。血管瘤可分为海绵状血管瘤、毛细血管瘤和混合型血管瘤。毛细血管瘤通常是尸检中偶然发现的。直肠乙状结肠的弥漫性海绵状血管瘤是最常见的类型（75%～80%）。多数病灶较小，介于几毫米到2 cm，但较大病灶亦可出现，尤其是在直肠。在蓝色橡皮疱样痣综合征和Klippel-Trenaunay综合征患者中，病灶可发生于胃肠道的任何部位。因为放射学检查包括血管造影经常为正常表现，因此，最好由CT和内镜（包括肠镜检查）明确诊断。

（1）X线摄影：直肠海绵状血管瘤的诊断通常能在腹部平片上得到提示，即出现静脉石和直肠气柱的移位或变形。但是没有静脉石时并不能排除诊断。

（2）钡剂检查：和腹部平片一样，钡剂检查在评价血管性病变时也是非特异性的和不敏感的。钡剂检查只显示特异性低的征象，如巨大的息肉样或梗阻性病变，在压迫或扩张后可能改变形态。受累肠腔可能表现为狭窄和僵硬，肠壁扇贝样，当直肠受累时出现骶前间隙增宽。此外，致密的钡剂会干扰后续的MDCT检查、结肠镜检查和经导管介入治疗。

（3）CT：在CT上，血管瘤表现为强化病灶或肠腔内成簇的息肉样病灶，可能弥漫性浸润黏膜下层伴浆膜外蔓延至肠系膜和邻近器官。出现静脉石时可以明确诊断（图32-6）。CT有助于定位、评价病变范围和结肠周围侵犯，从而指导外科治疗。当病变范围局限，没有静脉石时，CT所见的结肠或直肠乙状结肠壁增厚尚不足以诊断本病。另外，当年轻患者的随访需要多次重复检查时，CT可能不是最佳选择，因为这涉及电离辐射和注射碘对比剂。

（4）MRI：结肠壁显著增厚伴T2高信号，该表现可能和血管畸形的缓慢血流有关。有时可以看到匍行结构，这代表了为弥漫性海绵状血管瘤供血的小静脉。MRI可以明确肠壁受侵范围，显示结肠外扩散。MRI显示静脉石亦能帮助确诊。

（5）内镜检查：在内镜上，可以看到隆起的紫红色结节或血管充血，也可以看到溃疡和直肠炎。血管瘤也可以表现为无柄的息肉样病变，外观淡蓝色。为寻找多发病灶需要筛查整个结肠，尤其是全身系统性疾病的患者常常累及整个结肠。内镜下活检存在出血风险，应予以避免。

（6）血管造影术：血管造影术可以显示这些病灶，但很少被用于确诊该病。

3. Dieulafoy病　Dieulafoy病是消化道大出血的少见原因，病变通常位于胃，但有时位于小肠或大肠。这种血管异常在黏膜下层（较少出现在黏膜层）中出

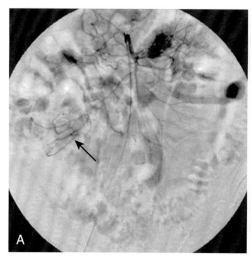
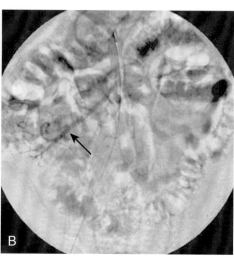

图32-5　A. 早期血管造影显示动脉局限性扩张（箭头处）。B. 随后的造影显示伴随扩张的引流静脉（箭头处），符合盲肠血管发育不良

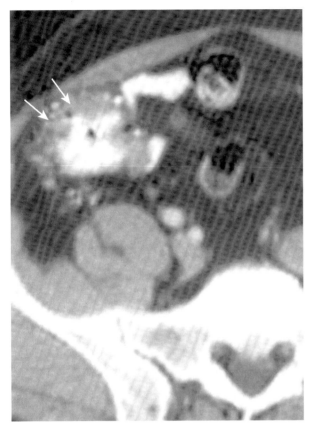

**图32-6** 轴位增强CT扫描显示盲肠壁增厚伴显著强化,静脉石钙化(箭头处)(摘自Rubesin SE, Furth EE: Other tumors of the colon. In Gore RM, Levine MS, editors: Textbook of gastrointestinal radiology, ed3, Philadelphia, 2007, Saunders, p 1171)

现血管内径恒定增大的动脉,典型者伴有小的上覆黏膜缺损。在下消化道出血患者中寻找Dieulafoy病变可能非常困难,因为其上覆黏膜缺损很小且隐藏在黏膜皱襞之间,恒径动脉在出血之后处于收缩状态而难以被发现。

(1)核素显像:Dieulafoy病的核素显像表现和前文中提到的血管发育不良类似。

(2)内镜检查:内镜检查表现为棕褐色的突起点伴有小的糜烂,但没有溃疡。病变很小容易被漏诊,特别是结肠腔内充满血液的时候。当看到处于搏动中或渗出中的血液及纵向小部分黏附在结肠壁的血凝块时,病变比较容易被发现。

(3)血管造影术:在诊断困难的病例中,内镜检查不能检出病变时,血管造影术可能有助于诊断,尤其是在胃以外的病变。血管造影术可以观察到异常染色并伴有对比剂外渗。

4.先天性动静脉畸形 动静脉畸形(arteriovenous malformation, AVM)是一种胚胎发育缺陷,被认为是

发育异常。虽然动静脉畸形主要发生在四肢,但也可能发生在血管树的任何部位。在结肠,这些病变可能很小,类似于血管发育不良;或者可能累及较长节段的肠段。最广泛的病变通常是在直肠和乙状结肠。肠道动静脉畸形具有特征性的厚壁血管,贯穿黏膜和黏膜下层进入肌层。相反地,血管扩张症(血管发育不良)在黏膜下层具有特征性的薄壁或正常血管。真性动静脉畸形多发生于年轻患者,而血管扩张症主要发生在老年患者,尤其好发于右半结肠。和血管扩张症在病理上的细微病变不同,动静脉畸形表现为实质性的病变,并可能引起邻近组织的扭曲变形。虽然动静脉畸形可以通过内镜检查或钡剂检查发现,但只有肉眼可见的黏膜部分病变可以通过这些方法评价。选择性肠系膜血管造影是定性诊断和定位肠道动静脉畸形的最佳方法。根据血管造影检查发现的受累血管和血流模式将动静脉畸形分类为低血流量AVM和高血流量AVM。

(1)CT:CT可以显示肠道的动静脉畸形,并且可以在血流动力学稳定且不需要急诊血管或手术干预的患者中进行。快速扫描技术和一定速率的对比剂使用对CT血管造影准确诊断必不可少。水作为口服对比剂用于扩张肠道,并突出显示肠壁的强化血管。口服对比剂的使用会干扰肠腔内血液的识别,影响AVM诊断。

在CT平扫上,肠腔或肠壁中的血液可能比较明显。在增强CT上,肠壁扩张的血管在动脉期强化程度与主动脉相似,可见活动性的对比剂外渗。这些强化血管在静脉期会变得不再明显。

应该注意筛查肠道的其他部位,因为AVM可以是多发性的。

(2)内镜检查:可见扁平或隆起的鲜红色病灶。

(3)血管造影术:动静脉畸形的血管造影征象是动脉、小血管和静脉的扩张和增多。可以看到供血动脉扩张,观察到早期静脉回流。巨大AVM显著出血患者应行累及肠段切除术,内镜下治疗可能对于小病灶患者有益。

**(六)治疗**

1.内科治疗 偶然发现的血管性病变的处理是期待疗法,在这些病例中,治疗是没有必要的。雌孕激素联合的激素疗法被用于治疗多种消化道血管性病变,以期减少或终止出血。激素疗法可能对不同的血管性病变有不同的影响;对于这种疗法,在小肠的血管性病变,其反应和在结肠的同样病变的反应并不相同。在多数病例中,内镜或血管介入操作可

以控制出血,从而降低急症手术的发病率和病死率(表32-2)。氩和钕的钇-铝石榴石(Nd:YAG)激光、内镜硬化疗法、单极和双极电凝术、止血术联合烧灼术和内镜下套扎术都被用于消化道血管性病变的去除和活动性出血的控制。血管造影超选择性微弹簧圈栓塞术主要应用于活动性出血的控制,替代了动脉内加压素灌注术。但是,当肠道病变弥漫分布于整个消化道或者超选择性插管不能施行时,仍然推荐使用加压素。

2. 外科治疗 外科治疗选择施行节段性结肠切除术还是半结肠切除术,取决于病变的部位和是否为多发病灶。外科治疗适用于发现血管性病变时,经结肠镜或血管造影术无法进行或治疗失败时(表32-2)。

**表32-2 结肠血管性病变的治疗选择**

| 项 目 | 血管发育不良 | 血 管 瘤 | Dieulafoy病 |
|---|---|---|---|
| 内科治疗 | 全身性雌激素治疗 | 无 | 无 |
| 介入治疗 | | | |
| 结肠镜 | 内镜下热凝术、电凝术或光凝术 | 若带蒂病灶,且≤2.5 cm,内镜下切除术 | 双极电灼术、激光凝固术和止血夹止血术 |
| 血管造影 | 超选择性动脉栓塞术或直接加压素灌注 | 无效 | 可吸收海绵栓塞术 |
| 外科治疗 | 用于严重出血 | 血管瘤外科切除术 | 用于顽固性出血 |

**医师须知**

- 在急性和慢性消化道出血中,应该考虑到血管性病变的可能,尤其是当最初的内镜检查没有异常发现时。
- 当最初的内镜或血管治疗无效,临床提示持续出血时,应该考虑到多发性血管性病变的可能。
- 在几种血管畸形病例中,氩等离子凝固是首选的治疗方法。
- 对所有类型的血管性病变,基于CT和MRI的诊断性成像技术的作用都处于不断发展之中。现阶段血管造影术的重要性主要体现在治疗中而不是诊断中。

# 第33章

# 结肠癌及筛查策略

David A. Rosman, Dipti K. Lenhart, Nicole D. Horst, and Dushyant V. Sahani

（一）病因　结直肠癌及其早期病变如结肠腺瘤的发病原因是多方面的，既包括遗传因素，也有环境因素。结直肠癌的危险因素包括家族型息肉病综合征、溃疡性结肠炎、结直肠癌家族史、老龄、男性、吸烟、饮酒以及肥胖。

（二）流行病学　结肠癌是男性和女性中第三大常见的癌症，也是癌症相关死亡的第三大常见原因。在美国，结肠癌每年约占癌症新发病例的10%，以及癌症相关死亡病例的9%，估计每年约146 970例新发病例以及24 680例死亡病例。结直肠癌在人一生中的发病率男性约为5.5%，女性约为5.1%。Winawer及其团队证实了结肠镜下息肉切除术可显著降低结直肠癌的发病率，认为筛查在预防及早期发现结直肠癌中是必要的。

（三）临床表现　结直肠癌的临床表现包括血便、排便习惯的改变、肠梗阻、肠穿孔、腹痛、食欲减退，或全身症状如全身乏力、体重减轻。然而，结直肠癌在筛查时经常发现于无症状患者。

结肠癌的晚期表现包括远处转移的相关症状。结肠癌通过血行转移最常转移到肝脏和肺，和经淋巴转移至局部淋巴结。

实验室检查包括失血引起的小细胞性贫血以及肿瘤标记物CEA升高。

（四）病理生理学及病理学

1. 结肠息肉的组织学表现　结肠息肉突入肠腔，可表现为单发息肉或息肉病。在整个筛查人群中，约37.6%的患者能发现不同大小的单个息肉，然而有显著临床意义的，即≥6 mm的，约为14%。息肉的组织学特征为腺瘤、增生或者其他。其他主要包括幼年性息肉或错构瘤性息肉、炎症性息肉、集合淋巴结以及黏膜下脂肪瘤。

在各种类型的息肉中，只有腺瘤型息肉是跟结肠癌相关的。结肠腺瘤是结肠癌的早期病变，可能导致不典型增生，并发展为结肠癌，这种最普遍的结肠癌发病机制被称为"腺瘤-癌模式"（见后文）。

根据组织学结构的不同，腺瘤可分为三种亚型：管状腺瘤、绒毛状管状腺瘤、绒毛状腺瘤。绒毛含量少于25%的称为管状腺瘤，含量在25%～75%的称为绒毛状管状腺瘤，含量大于75%的称为绒毛状腺瘤。

腺瘤也可以根据病理学上细胞分化程度来分型（低分化型、中等分化型和高分化型），取决于异型核细胞数量及有丝分裂相的数目。

靠影像学和（或）结肠镜检查，放射学专家及胃肠病学家不能分辨出息肉的类型（脂肪瘤除外），也不能确定腺瘤的组织学类型或异型核细胞分化程度。所以，通常结肠镜下看到的以及非侵入性检查，如CT肠道成像发现的一定大小以上的息肉均需要摘除。

2. 好发部位　腺瘤可以发生在结肠或直肠的任何位置，最常见的部位是乙状结肠。一个近期的结肠镜及CT结肠成像研究中发现，腺瘤和癌的发生率分别为：直肠13.4%，乙状结肠25.1%，降结肠10.7%，横结肠18.4%，升结肠19.8%，盲肠12.6%。

3. 腺瘤-癌模式　目前比较公认的结肠癌发展模式是"腺瘤-癌模式"，由Jackman和Mayo在1951年率先命名，然后由病理学家们进一步发展和完善，如Morson、Muto和Bussey。

从正常的上皮细胞发展到腺瘤，进一步发展成癌的进展模式是一系列基因突变的结果。结肠肿瘤被认为是癌基因的激活（第12p染色体上的RAS基因）以及肿瘤抑制基因（第5q染色体上的家族性腺瘤性息肉病基因，第17p染色体上的TP53基因，以及第18q染色体上的DCC基因）的失活或缺失造成的。这些突变逐渐造成了从正常上皮细胞发展为过度增生的上皮细胞，进而发展为早期、中期及晚期腺瘤，最终发展为癌。

恶性肿瘤的发病风险和不典型增生的程度密切相关，因为在遗传和细胞水平的不典型增生会逐步导致癌的发生。因此，高度不典型增生能最好地预示哪种腺瘤会转变为癌。

腺瘤的大小与其潜在恶性倾向密切相关。在非筛查人群中的一项结肠镜检查中，大于2 cm的腺瘤转化为癌的概率为19.4%，小于1 cm的腺瘤转化为癌的概率为0.07%。在一项较早的外科研究中，发现大于2 cm的腺瘤转化为癌的概率为46%，小于1 cm的腺瘤转化为癌的概率为1.3%。

相应地，腺瘤的大小与细胞不典型增生的程度也有关。一些学者认为，组织学检查中的绒毛成分越多，不典型增生程度越高。因此，不典型增生程度、腺瘤的大小以及组织学特征用于判断息肉的恶变风险。

4. 进展型腺瘤　把高度潜在可能发展为结直肠癌的腺瘤切除应该是筛查研究的目标。这些"进展型腺瘤"通常由以下三个标准来确定：高度不典型增生、大于1 cm或者有大量（>25%）的绒毛成分（也就是绒毛状管状腺瘤或绒毛状腺瘤）。这些病变比非进展型腺瘤更容易发展为结直肠癌。在一组无临床症状的筛查人群中，进展型腺瘤和癌（统称为进展型肿瘤）总体约占3.3%。

5. 多发性腺瘤　在筛查研究中发现的腺瘤患者，不论是进展型还是其他，通常在同次检查或后来的检查中还能发现更多的腺瘤。后来的随访研究中，多发性腺瘤（两个或更多）也被认为是发展为进展型腺瘤风险增加的一个指标。因此，目前筛查方法的指导性因素应该包括：腺瘤大小、组织学特征（即绒毛成分的存在）、细胞学特征（即不典型增生程度）以及腺瘤数量。

### （五）筛查

A. 筛查原理以及成本效益比分析

任何癌症筛查的目的，包括结肠癌筛查，都是为了能够早期发现肿瘤，进而减少晚期癌症的发生率来降低死亡率。

病变局限在肠壁的结肠癌的五年生存率是90%，但是周围局部侵犯的结肠癌的五年生存率降至68%，而一旦发生转移，五年生存率便骤降至10%。因此，如果能够早期发现癌症，死亡率将明显降低。事实上，前瞻性的随机实验以及观察性研究表明，发现侵袭性病变及后续治疗能降低死亡率。

美国癌症协会在美国预防服务工作组、美国放射学院和美国结直肠癌多协会特别小组提出指导方针后，于1980年最早提出了正式的结直肠癌筛查指导方针。虽然有些差异，但有越来越多的共识，最后的指导方针是这些机构共同努力的结果。这份指导方针推荐经常做粪便隐血试验（fecal occult blood test, FOBT）、粪便免疫组化试验（fecal immunochemical test, FIT）和粪便DNA检测，如果患者愿意接受侵入性检查，他们更推荐每10年做一次光学结肠镜检查（optical colonoscopy, OC）或每5年做一次弹性乙状结肠镜检查（flexible sigmoidoscopy, FSIG）、CT结肠成像（CT colonograghy, CTC）或双重对比剂钡剂灌肠（double-contrast barium enema, DCBE）。

筛查的临床效果通常通过获得生命年来评价。其中一种测量方法是增量成本-效果比（incremental cost-effectiveness ratio, ICER），即通过预期寿命差异划分的不同策略之间的花费差异。尽管还存在争议，ICER把50 000美元获得每生命年来区分相对有效的策略和无效策略。Pickhardt等对100 000人群的样本比较了CTC和OC筛查策略，发现非筛查人群由于结直肠癌累计损伤29 925生命年。5年一次的CTC由于预防结直肠癌及早期治疗可以获得6 250生命年。如果CTC延长为每10年一次，那么获得的生命年为5 518。CTC由于能够发现主动脉瘤，同时额外获得了1 536生命年，所以总共可以获得7 786生命年。相对于非筛查人群，10年一次筛查获得每生命年仅花费1 000多美元，显示了非同寻常的成本-效果比。

B. 筛查方法

1. FOBT及其他粪便相关检查

（1）原理：FOBT以及其他粪便相关检查的原理是浸润性癌会导致出血，通过染色、免疫组化以及DNA等多种方法可以检测到出血。小息肉一般不会造成出血，较大的病灶容易间歇性出血。所以，这些检查容易有误差，相对来说更容易检出癌而不易检出癌前病变。

（2）优点：有随机对照试验研究证实，FOBT在早期及可治愈阶段便能发现癌症，从而减少15%～33%的结直肠癌病死率。

（3）缺点：粪便检查的缺点包括必须每年检查，敏感度低，并且所有阳性患者接下来都有必要进行侵入性检查。此外,由于粪便的水化状态不同、试验的设计和方法不同,以及选择的靶病灶(如腺瘤和癌)不同,会导致该检查的敏感性差异较大。如前所述,小息肉不容易出血,所以对此类病变的检出敏感度非常低,FOBT对检出进展型腺瘤和癌有效,用法得当的话检测敏感度为37.1%～79.4%。许多医师采用门诊FOBT,对进展型腺瘤和癌的检出敏感度仅仅为4.9%及9%。

(4)建议:由于对所有人群都有效的筛查方法较少,美国结直肠癌多协会特别小组依旧推荐将粪便检查作为一种备选的筛查方法。

2. FSIG

(1)原理:FSIG是一种检查结肠最末端肠腔的可视的检查方法。最常用的是使用60 cm的内窥镜进行检查,但也可用许多替代方法完成。

(2)优点:FSIG在能检查到的范围内,能降低60%～80%的结直肠癌病死率。与未行此项检查的对照组相比较,FSIG能降低总体发病率。FSIG比肠镜需要更少的肠道准备,并且由于比结肠镜的侵入性更小,因此不需要镇静。FSIG同时能够活检取样和(或)摘除发现的病变。

(3)缺点:跟结肠镜类似,FSIG能够引起患者不适,更严重的是肠穿孔。然而,其最大的缺陷是无法评价整段结肠。FSIG的支持者认为,很多有近端结肠病变的人往往同时患有FSIG可以发现的远端结肠病变,因此结肠镜检查或结肠成像比FSIG的优势并没有那么明显。最后,由于缺少镇静或麻醉,FSIG进入结肠深度有明显差异,而进入不足则会导致漏诊。

(4)建议:美国结直肠癌多协会特别小组推荐每5年做一次FSIG,每次进入结肠40 cm。

3. DCBE

(1)原理:DCBE是一种X线透视检查,通过软管插入直肠灌注钡剂使钡剂涂布并充气使结肠扩张。通过透视及其他方法可以获取多幅图像。

(2)优点:DCBE可以评价整个结肠,并能发现几乎全部的癌以及大多数明显的息肉。DCBE对癌的检出敏感度为85%～97%。在一篇Meta分析中,DCBE对10 mm或者更大息肉的检出敏感性和特异性分别是70%和71%。如果操作得当,这种检查引起的不适感非常小。

(3)缺点:由于是影像学检查方法,DCBE不能进行组织学活检。没有随机对照试验能对其有效性做评价,并且目前所做的研究大部分都是回顾性研究。检查结果对操作者的依赖性太高。随着CT结肠

成像的出现以及结肠镜应用的增多,DCBE的应用越来越少,因此现在的放射科医师比他们前辈的经验更欠缺。

(4)建议:虽然存在争议,对年龄在50岁及以上的无症状人群,每5年进行一次DCBE仍然还是推荐的筛选方法。

4. 结肠镜

(1)原理:结肠镜是能够评价整个结肠的一种可视性检查方法,是最常用的医学检查方法之一。患者需要完善的结肠准备,整个过程是在麻醉或镇静状态下进行。由于是可视化操作,所以可以进行组织活检。

(2)优点:结肠镜最大的优点是能够在一次检查中对全结肠进行检查并对可疑病变取组织活检。Winawer等的初步研究认为结肠镜能够降低76%～90%的结肠癌发病率。尽管没有前瞻性的随机对照试验来评价结肠镜,但其优点是无可争议的。一项研究表明,结肠镜能降低50%有症状患者的病死率。Winawer的许多其他研究也进一步证实了这些结论。

(3)缺点:结肠镜的缺点在于需要肠道清洁及镇静麻醉。因为需要麻醉,所以需要有人陪同。有随机对照研究表明结肠镜对≥10 mm腺瘤的漏诊率为6%～12%。结肠镜麻醉及取活检的其他风险包括心肺突发事件,如心律失常及息肉切除术后的出血及肠穿孔。

(4)建议:作为结直肠癌的一种可视性筛查手段,建议50岁以后每10年进行一次结肠镜检查。

5. CTC

(1)原理:CTC是通过CT成像,获得结肠的二维或三维图像以供分析,是一项创伤最小的检查。其技术原理在本书其他部分有详细阐述。

(2)优点:CTC能评价整个结肠,包括迂曲的部分以及结肠镜很难检查的部分。而且这项检查不需要镇静,同时还能发现结肠外病变。有研究表明,9%的患者发现有重要临床意义的结肠外病变。对33项研究近6 400例患者的数据分析表明,对不小于10 mm的息肉的检出敏感性约85%～93%,特异性约97%。相比光学结肠镜,CTC对浸润性癌的检出敏感性约为96%。

(3)缺点:CTC最大的缺点之一是其可用性。因为没有足够的资金采用CTC进行疾病筛查,所以专业人员的能力比较欠缺。CTC需要肠道准备,尽管有研究正在尝试消除这种需要。最显著的缺点是CTC仅仅只是影像检查,如果发现有明显的结肠病变,患

者还是需要通过结肠镜来取组织活检或切除。但是，Pickhardt等提出了一种与胃肠科合作的方法，使患者一旦有CTC阳性发现，可以在同一天进行结肠镜检查及组织活检。

（4）建议：对50岁以上的结直肠癌患者，每5年进行一次CTC检查是一种可取的筛查方法。

C. 筛查方法的选择

对多种筛查方法进行总体评价是比较困难的。美国结直肠癌多协会特别小组更倾向于用能够预防癌症的筛查方法，而不是单纯地发现晚期癌症。这意味着更倾向于优先选择直接的黏膜检查方法，而不是粪便检查。目前还没有任何一种方法能够满足所有人群的筛查，而且患者有不同的筛查方法偏好。筛查的目的是鼓励用患者自愿选择的筛查方法，并且优先选择能够评价整个结肠黏膜的方法（表33-1）。

（六）影像学表现

结肠癌筛查的主要目的是早期发现腺癌或腺瘤型息肉。估计50岁以上的人群中有35%～50%的人至少有一个息肉，但绝大多数都是小病灶。使用6 mm阈值的患病率约为14%；使用10 mm的阈值，患病率则降至5%～6%。因此，一个比较重要的问题就是在筛查中将多大的息肉作为标准，以及筛查发现目标病变的能力。

1. 微型病灶（<6 mm）　2004年的美国胃肠病协会未来趋势报告主张微型息肉不是必须要进行结肠镜检查及息肉切除。约1/3的此类息肉是腺瘤性的，多数表现为炎性息肉或过度增生。Lieberman等认为尽管微型息肉比小息肉更多，但是晚期组织学表现却更少。尽管仍有人认为微型息肉需要结肠镜检查，但基本都认为这些病变不需要干预。

2. 小病变（6～9 mm）　2/3的小息肉都是腺瘤性的，其中约4%有高级别组织学表现。由于筛查中8%的人有小腺瘤，并且4%属于高级别，所以总体的高级别小腺瘤约占0.3%。在Pickhardt等的筛查中，研究了1 000多例小息肉，未发现一例浸润性癌。在没有任何干预的情况下，6～9 mm息肉的五年死亡率为0.08%，比前面的筛查数据降低70%。Pickhardt等建议对CTC发现的6～9 mm的病变每3年进行一次CTC检查，但是美国胃肠病协会仍然认为有必要通过更多的纵向研究来阐释这种小息肉的进展史。

3. 大息肉（≥10 mm）　这种病变是争议最少的，并且公认需要组织活检。研究表明，大息肉中有30.6%为高级别。如果CTC发现了这种大息肉，这些患者需要行结肠镜取活检。

**表33-1　各种结肠癌筛查方法的准确性、局限性及缺点**

| 方　法 | 准 确 性 | 局 限 性 | 缺　点 |
|---|---|---|---|
| FOBT | 37%～79% 癌症 | 阳性检查结果需要进一步侵入性检查；不能发现小病变 | 单次检查不够 |
| FSIG | 60%～70% 进展型腺瘤和癌 | 不能发现近端病变 | 对老年患者不够准确，因为65岁以上患者多为近端病变 |
| DCBE | 85%～97% 癌症 70% 进展型腺瘤 | 阳性检查结果需要进一步侵入性检查 | 依赖操作者水平 |
| CTC | 对≥10 mm的息肉敏感为85%～93%，特异为97% | 阳性检查结果需要进一步侵入性检查；可用性有限 | 依赖培训水平 |
| OC | 对≥10 mm息肉敏感性为88%～94% | 由于结肠迂曲导致检查不全面；由于是侵入性检查，有出血及穿孔风险 | |

注：FOBT：粪便隐血试验；FSIG：乙状结肠镜检查；DCBE：双对比钡剂灌肠；CTC：CT结肠成像；OC：光学结肠镜。

**医师须知**

- 局限于结肠壁的结肠癌五年生存率为90%，周围局部侵犯的结肠癌五年生存率为68%，发生转移的结肠癌五年生存率为10%。
- 筛查对预防结直肠癌有确定的好处。
- CTC和OC检查都是性价比较高的结直肠癌筛查方法。

**要点**

■ 在检出有临床意义的病灶（≥10 mm）方面，CTC和结肠镜有相当的效用。

■ 可供选择的合适的筛查方法包括：每5年一次CTC，每10年一次光学结肠镜检查，每5年一次FSIG。

■ 非首选但仍然可供备选的筛查方法包括：粪便相关检查作为所有检查项目的初查，DCBE每5年一次。

■ 不同的患者有不同的筛查方法，最终目的是尽可能多地对人群进行筛查。

# 第34章

# 术后肠道的影像学表现

Efrén J. Flores, Nicole D. Horst, and Dushyant V. Sahani

　　肠道手术的种类众多,具体的操作细节不在本章节的讨论范畴。为了更好地理解这些手术的相关影像表现,熟悉这些肠道手术相关的解剖尤为重要。本章的目的在于,通过讨论常见的手术方式、相关影像表现以及常见并发症,提出研究术后肠道情况的方法。

　　**(一)食管切除术** 所有食管切除术都有一个共同点:部分食管切除及重建。其中,最常见的是经胸廓食管切除术(右侧入路或左侧入路)、经食管裂孔食管切除术和Ivor-Lewis术。

　　1. 适应证、禁忌证、目的及基本原理 食管切除术是多种食管良性病变和肿瘤性病变的治疗方法。良性病变包括食管穿孔、顽固性消化道狭窄,以及较大的平滑肌瘤(>5 cm)。最常见的肿瘤性病变包括食管腺癌和食管鳞状细胞癌。

　　一旦确定了食管病变的部位,外科医师就要决定采用哪种手术方式。例如,食管上2/3病变最适用右侧入路的经胸廓食管切除术(图34-1),因为没有主动脉的遮挡。而左侧入路更适用于食管远端的病变。Ivor-Lewis术非常适用于食管中段的恶性肿瘤、Barrett食管及食管损伤(如食管穿孔、腐蚀性损伤、顽固性食管溃疡)。这项手术结合了开腹手术、右侧胸廓切开术及胸腔内吻合术。

　　由于开胸手术并发症众多,于是发展出经食管裂孔的食管切除术。手术过程包括经食管裂孔游离食管,然后横断整个胸段食管,再将胃与剩余的颈段食管吻合(图34-2)。

　　2. 相关检查的预期表现 在患者做X线透视检查之前,医师需要重新回顾手术记录,确定吻合部位。

在术前或术后均需进行食管造影检查。术前食管造影能评价目标病变、病变所处的食管部位(上段、中段或下段),以及术前食管的功能。术后食管造影能评价吻合口是否通畅、重建食管的功能以及复发的可能性。如果怀疑有穿孔,应尽早使用水溶性对比剂排除这种可能,并预防化学性纵隔炎等并发症的发生。

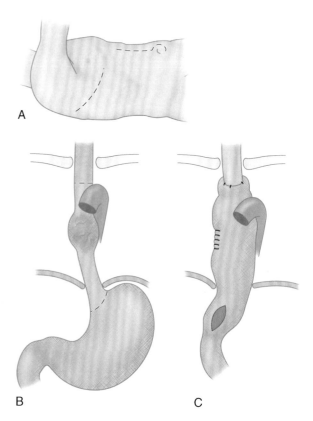

**图34-1** 右侧胸廓入路食管切除术(A)、分离胃(B),以及胸腔内的吻合术(C)(根据 Townsend CM: Sabiston textbook of surgery, ed 17, Philadelphia, 2004, Saunders, p 1134重绘)

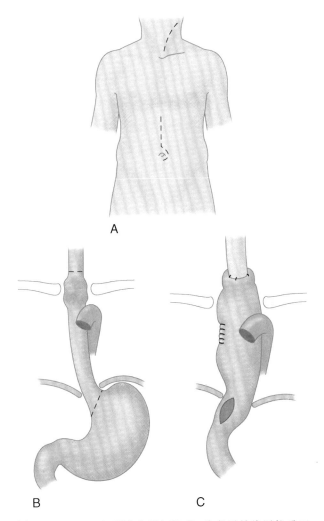

**图34-2** A～C. 经裂孔食管切除术，分离胃并将胃拉升至与颈段食管吻合（根据Ellis FH Jr: Esophagogastrectomy for carcinoma: technical considerations based on anatomic location of lesion. Surg Clin North Am 60: 275, 1980重绘）

考虑到大多数并发症发生于吻合口，所以这个区域应充分检查评价。在经食管裂孔食管切除术和胃提升术中，钡餐检查能显示颈段食管的狭窄部位，此处即吻合口的位置，重建的食管显示皱襞结构表明是胃黏膜结构（图34-3）。在Ivor-Lewis食管切除术或左侧（或右侧）胸廓切开术以及食管切除术中，食管造影图像能显示吻合口位置位于胸腔内（图34-4和图34-5）。

3. 可能的并发症及影像学表现 食管切除术后可能的并发症包括肺部并发症（肺不张、胸腔积液）、吻合口狭窄，最令人担心的并发症是吻合失败和吻合口漏（图34-6），以及食管癌复发。在笔者医院，患者在术后24 h内即使用水溶性对比剂进行评价，以排除吻合口漏的可能性。如果在食管外发现对比剂，就要继续进行其他角度的摄片（如右后斜位、前后位、左

后斜位和放大片），因为这对病史很重要，也能为进一步的外科处理提供帮助。如果排除了吻合口漏，可以继续行食管造影检查获取更多信息。

**（二）抗反流手术** 对于顽固性胃-食管反流症或可疑食管损伤的患者，外科手术是除药物治疗外的另一种选择。

1. 适应证、禁忌证、目的及基本原理 抗反流手术的目的是建造一个阀门结构来重建胃-食管连接部位的功能。最普遍的三种手术方式是Nissen胃底折叠术、Belsey Mark IV修补术和Hill胃后固定术（图34-7）。这些手术可通过开腹（Nissen, Hill）、胸廓切开（Belsey），或在腹腔镜下（Nissen, Hill）完成。

手术方式的选择取决于患者术前的食管长度和食管活动度（表34-1）。

**表34-1 抗反流手术类型及指征**

| 食管长度及术前活动度 | 推荐的抗反流手术方式 |
| --- | --- |
| 长度及活动度正常 | Nissen胃底折叠术 |
| 长度正常但活动度异常 | Hill 或 Belsey 手术 |
| 长度及活动度正常，但有胃部手术史 | Hill手术 |

2. 相关检查的预期表现 术后食管造影检查是最好的评价方法。食管造影能根据以下几点提供术前相关信息：

（1）食管的活动度。

（2）滑动疝或食管旁疝的存在（＞5 cm）。

（3）明显的食管狭窄或Barrett食管（节段＞3 cm）。

胃底折叠术的典型食管造影表现是食管远端平滑的环状狭窄，范围为2～3 cm，并在胃底能看到充盈缺损，表示胃底折叠的部分（图34-8）。

3. 可能的并发症及影像学表现 在有吞咽困难、上腹部疼痛或反复出现反流的患者中，胃底折叠术后评价是有价值的。这些症状可能继发于以下并发症：① 太紧的或太长的胃底折叠部分会阻碍食物的顺利通过。② 发生不完全性或完全性疝（图34-9）以及继发食管旁疝。③ 胃底折叠部分全部或部分断裂。

**（三）胃旁路术** 用外科手术的方式治疗肥胖症已经越来越普遍，而且能获得长期的效果。减轻体重不仅能提高患者的生活质量，还能减少心血管疾病和糖尿病药物的使用。

1. 适应证、禁忌证、目的及基本原理 肥胖症手术适用于BMI在40 kg/m² 以上或BMI 35 kg/m² 但合

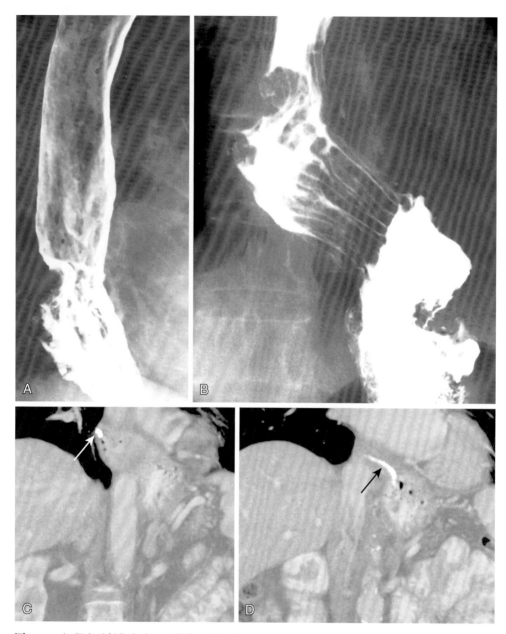

**图34-3** 钡餐右后斜位点片显示部分远端食管切除术和再吻合术患者的食管远端（A）和胃近端（B）图像。CT冠状位图像（C和D）显示胃食管连接处附近线状高密度影（箭头处），代表新的胃食管吻合口

并其他疾病，如睡眠呼吸暂停、糖尿病及肥胖相关的心肌病。

　　肥胖症手术方法主要分为两种：限制摄入手术和限制吸收手术（提要34-1）。限制摄入手术通过减小胃容积来减少热量摄入。限制吸收手术通过缩短小肠长度来减少热量的吸收。Roux-en-Y胃旁路术是两者的结合。胃部手术起到限制摄入的作用，胃空肠吻合起到限制吸收的作用（图34-10）。腹腔镜下Roux-en-Y胃旁路术由于住院时间短、恢复快，更广为接受。

| 提要34-1　胃旁路手术类型 |
| --- |
| **限制摄入手术** |
| ● 垂直带状胃成形术 |
| ● 胃束带术 |
| **限制吸收手术** |
| ● 空肠回肠旁路术 |
| ● 胆胰分泌转流术联合十二指肠转位术 |
| **联合手术** |
| ● Roux-en-Y胃旁路术 |

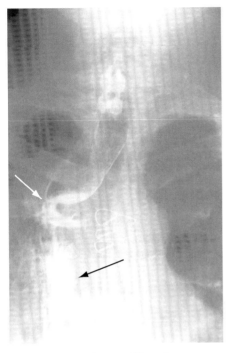

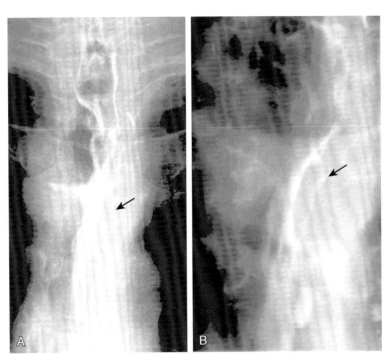

**图34-4** 食管钡餐正面图像显示Ivor-Lewis 术后患者颈段食管的狭窄部位(白箭头处)以 及远端重建的食管显示典型的胃黏膜皱襞 (黑箭头处)

**图34-6** 近期行食管切除术和胃提升吻合术患者的钡餐前后位图像(A)和右 后斜位图像(B),显示食管外小的线性对比剂影(箭头处),说明有吻合口漏

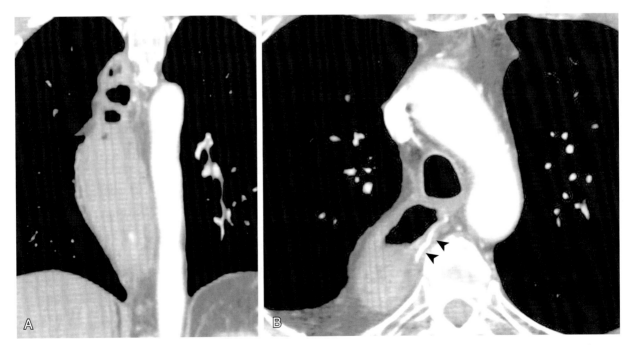

**图34-5** A. 与图34-4同一位患者的冠状位CT图像,显示胃取代远端食管。B. 在胸廓上段水平的CT横断位图像上显示邻近重 建食管的线状高密度影(三角处),表示胸廓吻合的缝合材料

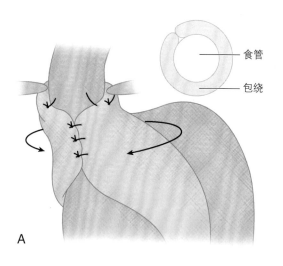

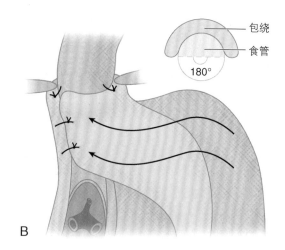

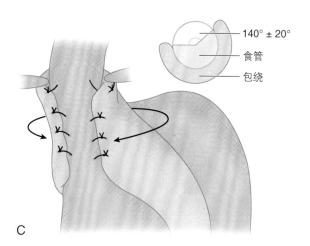

**图34-7** 最常见的胃底折叠术的手术概况。A. Nissen 胃底折叠术。B. 经胸廓的 Belsey Mark Ⅳ 型修补术，不同于经腹的 Hill 手术（C）（根据 Townsend CM: Sabiston textbook of surgery, ed 17, Philadelphia, 2004, Saunders, p 1160 重绘）

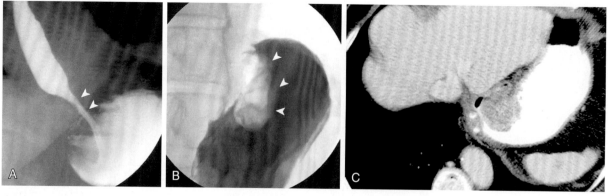

**图34-8** 食管远端水平（A）和胃近端水平（B）的食管钡餐摄片，显示了典型的胃底折叠缺损（三角处）。注意食管远端和胃-食管连接处的环周状狭窄，范围为 2～3 cm。Nissen 胃底折叠术后的 CT 图像（C），显示胃壁明显弯曲增厚，表示在胃食管连接处胃底环绕着食管远端

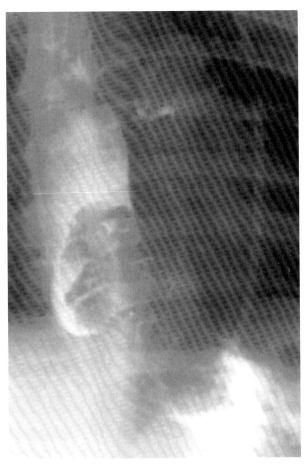

**图34-9** 一位主诉吞咽困难的Nissen胃底折叠术后患者的左后斜位图像,显示胃底有充盈缺损。然而,胃底和胃体近端已经疝入横膈上方

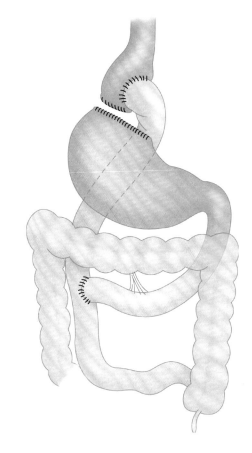

**图34-10** Roux-en-Y胃旁路术(根据Cameron JL: Current Surgical therapy, ed 7, St. Louis, 2005, Mosby, p 99重绘)

为了完成这些手术,上消化道的解剖结构必须完整。术前必须排除可能影响上消化道的潜在恶性病变或炎症反应。

2. 相关检查的预期表现 由于患者的体型原因,影像学检查可能会比较困难,而且必须进行优化。两种主要的影像学检查是食管造影和CT。食管造影能评价Roux-en-Y胃旁路术的解剖结构、吻合口的通畅程度以及胃旁路的功能(图34-11)。CT能评价术后并发症,如由于吻合口漏和脓肿造成的腹腔积液(图34-12)或由于解剖结构改变而引起的并发症,如输入袢综合征。Roux-en-Y胃旁路术后24 h内出现的胃-空肠吻合处狭窄,可能由术后水肿引起。

对于腹腔镜可调节胃束带术的患者,在平片上就能看见这些束带。这些束带连接在可以调节束带的接口上(图34-13)。每种评价方法中最重要的部分就在于确定腹腔镜手术可调节胃束带的各个部分是否完整。

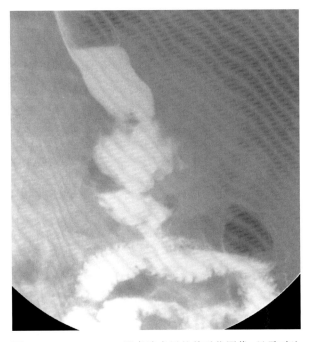

**图34-11** Roux-en-Y胃旁路术后的前后位图像,显示对比剂充盈的胃囊和对比剂通过胃空肠吻合口,没有发生梗阻或外溢

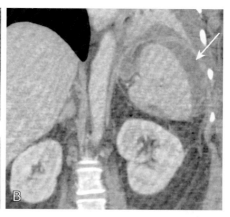

图34-12 一例Roux-en-Y胃旁路术后患者的CT横断位图像（A）和冠状位图像（B），患者有吻合口漏，并且有左上腹疼痛症状，该症状由左膈下脓肿导致（白箭头处）。注意：胃边缘的线状高密度影是手术缝合材料（黑箭头处）

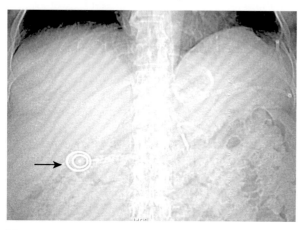

图34-13 一例腹腔镜可调节胃束带术患者术后的CT定位像，图中显示左上腹完整的束带。这些束带连接到腹部右侧的接口（箭头处）

3. 可能的并发症及影像学表现　术后并发症包括出血、感染、吻合口溃疡、狭窄、腹内疝及其他（提要34-2）。透视和CT这两种影像学检查在评价这些并发症中起到关键且互补的作用。CT对评价病情不稳定的患者以及危及生命的并发症，如气腹和闭袢性肠梗阻，有非常重要的作用。

| 提要34-2　胃旁路手术患者可能的并发症 |
| --- |
| **术后24 h** |
| ● 吻合口漏 |
| ● 吻合口狭窄 |
| ● 小肠梗阻 |
| ● 结肠系膜窗狭窄 |
| **晚期并发症** |
| ● 胃瘘 |
| ● 腹内疝 |
| ● 吻合口溃疡 |

术后第一天，对于接受了限制吸收手术或Roux-en-Y胃旁路术的患者来说，最令人担心的并发症是吻合口漏，因为可能危及生命且需要立即处理（图34-14）。术后吻合口狭窄可能由术后水肿引起。然而，严重的狭窄可引起梗阻症状，阻止对比剂顺利通过。这可能是由缝线过紧导致的。结肠后入路的Roux-en-Y胃旁路术可能在Roux肠袢穿过结肠系膜的位置发生狭窄（图34-15）。

患者再造胃囊后，主诉有饱腹感下降或体重增长的患者可能发生了缝线降解或胃瘘（图34-16）。术后水肿可导致小肠梗阻。然而，如果这种情况发生较晚，也可能是由腹内疝、肠套叠（图34-17），或粘连引起。在CT图像中确定薄弱点是非常有帮助的，因为这些患者通常需要手术探查。快速诊断十分重要，因为穿孔或吻合口漏可由严重小肠梗阻导致的张力增高引起。

**（四）胃切除术、毕Ⅰ式和毕Ⅱ式手术、食管空肠吻合术**　自1930年以来，美国胃癌的发病率逐渐降低，但是，每年仍有约21 260例新发病例。需要根据

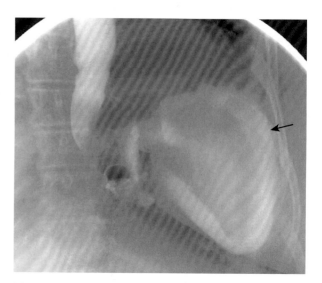

图34-14 一例Roux-en-Y胃旁路术后患者进行水溶性对比剂食管造影的图像，该图像中显示了左上腹腔内的对比剂（箭头处）

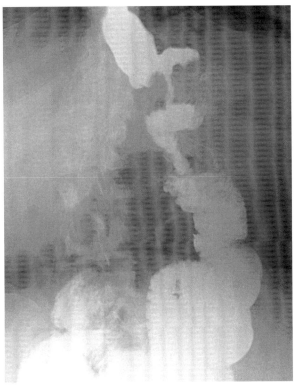

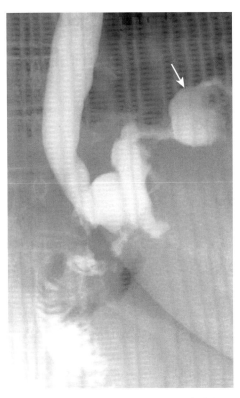

图34-15 一例Roux-en-Y胃旁路术后患者食管钡餐图像，图中显示空肠-空肠吻合处（吻合口远端）的长段狭窄,该狭窄引起患者的梗阻症状,术中发现结肠系膜狭窄

图34-16 一例Roux-en-Y胃旁路术后患者水溶性对比剂食管造影的前后位图像,显示残胃内的对比剂（箭头处）

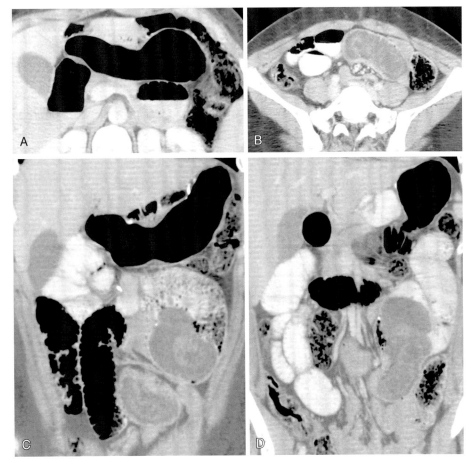

图34-17 一例Roux-en-Y胃旁路术后肠套叠患者的CT图像。A. 胃和十二指肠水平的CT横断位图像；残胃和十二指肠明显扩张充气。同一位患者的CT横断位图像（B）和冠状位图像（C和D）,显示吻合口末端水平的肠套叠,造成患者的梗阻症状

肿瘤的位置来选择胃全切还是次全切除。如果肿瘤是位于胃上 1/3 的浸润性病变，或者位于胃中部的大肿块，适合进行全胃切除。如果肿瘤位于胃的下 2/3，可选择胃次全切除术。因此，制订手术计划需要精确定位。胃切除术还可用来治疗严重的胃溃疡及其并发症（如严重的胃穿孔、溃疡和狭窄）。

1. 适应证、禁忌证、目的及基本原理　毕 Ⅰ 式或毕 Ⅱ 式吻合术通常用于修复胃部分切除术后的解剖结构。毕 Ⅰ 式手术包括胃窦切除术及残胃和十二指肠的端-端吻合术。毕 Ⅱ 式手术是在胃窦切除后，将十二指肠残段进行闭合，然后行胃-空肠吻合术或十二指肠-空肠侧-侧吻合术（图 34-18）。

对于全胃切除的患者，则行端-侧吻合的 Roux-en-Y 食管-空肠吻合术。

2. 相关检查的预期表现　胃切除术及近端小肠手术后，对于有症状患者，影像检查的评价是非常关键的。首先，需要回顾手术过程。单对比剂和双重对比剂透视是一种很好的检查方法，可用于了解吻合口、发现吻合口漏和吻合口狭窄，以及评价术后功能（图 34-19）。

CT 已逐渐成为主要的检查方法，尤其是对有急性症状的患者，或怀疑有复发性疾病的患者。在 CT 图像上，外科手术钉或缝线的位置表明了吻合口的位置，这能判断术后的解剖情况。吻合口位置需要特别注意。

3. 可能的并发症及影像学表现　MDCT 对于观察术后解剖结构改变、并发症及肿瘤复发很有用处。部分或全胃切除术后的并发症很多，包括：

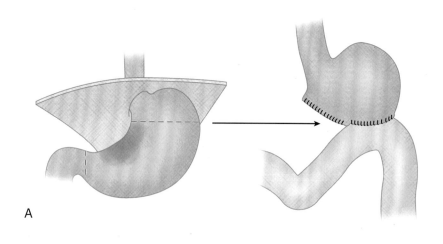

图 34-18　A. Roux-en-Y 吻合的全胃切除术。B. 毕 Ⅱ 式吻合的胃次全切除术（根据 Townsend CM: Sabiston textbook of surgery, ed 17, Philadelphia, 2004, Saunders, p 1310 重绘）

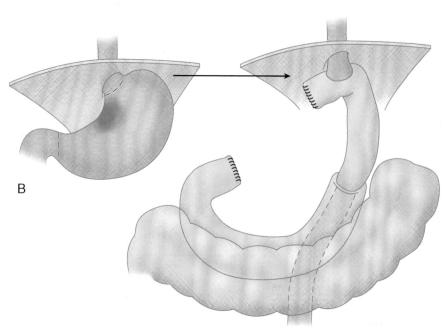

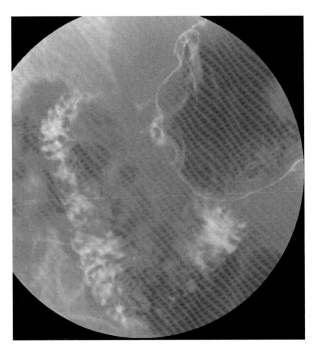

**图34-19** 毕Ⅱ式术后患者小肠双重对比造影图像，显示胃窦切除术以及残胃和十二指肠的端-端吻合后改变

（1）早发性或迟发性倾倒综合征。

（2）迷走神经切断后腹泻。

（3）Roux潴留综合征。

（4）碱性反流性胃炎。

（5）十二指肠残端漏。

（6）腹腔内出血。

（7）输入袢或输出袢综合征。

输入袢综合征、十二指肠残端漏（图34-20）和术后出血需要尽早发现，因为这些并发症可能危及生命并需要外科处理。

在这些并发症中，输入袢综合征是一种难以诊断但可危及生命的并发症。急性症状表现为输入袢的完全梗阻（图34-21），属于外科急症，据报道病死率高达57%。很多情况可引起输入袢综合征（图34-22），包括：

（1）粘连导致的输入袢梗阻。

（2）结肠系膜薄弱处的腹内疝。

（3）肠部分扭转。

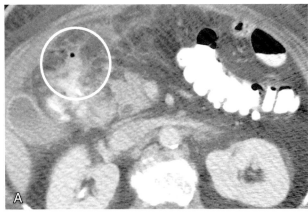
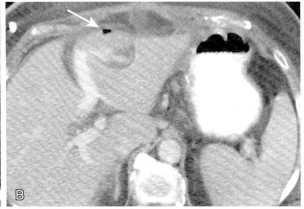

**图34-20** 毕Ⅱ式术后患者的MDCT横断位图像，图A显示十二指肠残端（白色圆圈处）穿孔；图B显示肠腔外口服对比剂填充，小的囊状充气和肝前方积液（箭头处）

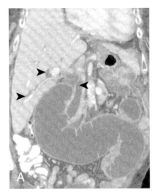
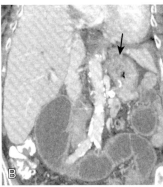
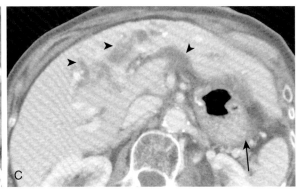

**图34-21** 输入袢综合征。毕Ⅱ式术后出现输入袢急性梗阻症状患者的MDCT冠状位图像（A）。可见胆总管及近端肝内胆管扩张（三角处，A和C）。同一患者的MDCT冠状位图像（B）和横断位图像（C），显示由于胃癌复发导致的输入袢梗阻和组织增厚、结节和不均匀强化（箭头处）

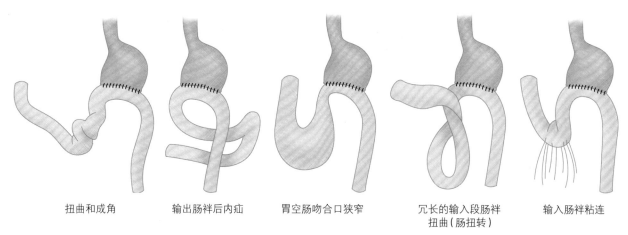

扭曲和成角　　　　　　输出肠襻后内疝　　　　胃空肠吻合口狭窄　　　　　冗长的输入段肠襻　　　输入肠襻粘连
　　　　　　　　　　　　　　　　　　　　　　　　　　　　　　　　　　扭曲（肠扭转）

**图34-22**　输入襻综合征的原因（根据Townsend CM: Sabiston textbook of surgery, ed 17, Philadelphia, 2004, Saunders, p 1297重绘）

（4）吻合口癌复发。

（5）吻合口边缘溃疡导致瘢痕形成。

当输入襻发生梗阻时，胰液和胆汁就会聚集于肠道，导致输入襻过度充盈，从而引起十二指肠残段破裂。此处其他可能发生的并发症包括上行性胆管炎和胰腺炎。

**（五）小肠、结肠和直肠手术**　由于小肠、结肠、直肠结构复杂，我们无法详细阐述每种可能的手术。此部分的目的是提供一些手术指征以及各自的影像学表现。

1. 适应证、禁忌证、目的及基本原理　小肠手术可用来治疗小肠的难治性炎症性肠病伴狭窄、小肠穿孔、恶性肿瘤、闭襻性肠梗阻、严重肠梗阻或绞窄性小肠梗阻、肠壁积气、小肠瘘等。其中大多数需要部分切除受累肠段并行断端小肠吻合。

部分或全结肠切除术（图34-23）用来治疗如结肠癌和急性病变，如憩室穿孔、中毒性巨结肠、严重肠炎、严重结肠梗阻，或顽固性下消化道出血。对于需要切除全部结肠的患者，可行全结肠切除术。全直肠-结肠切除术需要切除全部结肠、直肠和肛门。然后行回肠储袋-肛管吻合术或通过永久的回肠造口排便。结肠造口术用于部分结肠需要绕过的患者。如果保留远端直肠和肛门括约肌，可恢复结肠造口（结肠造口术撤除）。反之，如果切除了直肠和肛门括约肌，便是永久性结肠造口。

直肠手术主要用于治疗直肠癌。高分辨率MRI可用来初步评价直肠癌，因为其能判断肿块的肠系膜浸润程度及有无直肠周围淋巴转移。这些对术前手术计划的制订非常重要，因为它们将决定选择三种手术方法中的哪种来进行治疗。这三种手术是：局部

切除术、保留肛门括约肌的经腹部手术（经腹骶直肠切除术）或腹部会阴切除术。

2. 相关检查的预期表现　术后小肠的影像学表现非常多样，还取决于手术所涉及的小肠位置。在常规术后评价中，需要用小肠序列来观察术后解剖结构

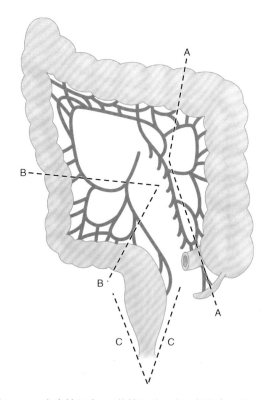

**图34-23**　右半结肠癌、乙状结肠憩室炎和低位直肠癌手术步骤。右半结肠切除术包括切除回肠末端和上至中结肠血管分界处的结肠（A）。乙状结肠切除术包括切除腹膜后的降结肠及直肠之间的部分结肠（B）。经腹会阴直肠切除术是一种通过腹部和会阴联合切除全部直肠的手术（C）（根据Townsend CM: Sabiston textbook of surgery, ed 17, Philadelphia, 2004, Saunders, p 1459重绘）

和吻合口功能(图34-24)。如果是近期手术,怀疑有吻合口漏或破裂,需要用水溶性对比剂来进行检查。当回顾小肠切除术后患者的CT图像时,可用缝线的位置来确定吻合口的位置(图34-25)。需要特别注意吻合口位置,因为大部分并发症或复发都发生在此处。

部分切除术后,结肠造口可能是暂时的,也可能是永久性的。对于暂时性结肠造口的患者,医师需要在术前进行透视检查。钡剂灌肠(图34-26)可用来评价再吻合术前结肠的直径及有无结肠漏。为了评估结肠造口的位置,可将一段小导管(如Foley导尿管)引入结肠造口处,然后注入对比剂(图34-27)。

对仅剩余少量直肠括约肌的全结肠切除术患者,可行Hartmann术或回肠储袋-肛管吻合术(图34-28),用于避免永久性的造口,这使患者能经直肠排便。回肠储袋-肛管吻合术是远端的回肠成袢并在开头行回肠造口术。几个月以后,在回肠造口和回肠袢之间形成吻合。用一根14F的Foley导尿管做钡剂灌肠,来评价储袋的通畅程度和解剖结构(图34-29)并排除漏的可能性。MDCT可用来检查手术相关急性症状的患者。回肠储袋-肛管吻合术在MDCT上的正常表现是两行缝线勾画出回肠袋的轮廓(图34-30)。

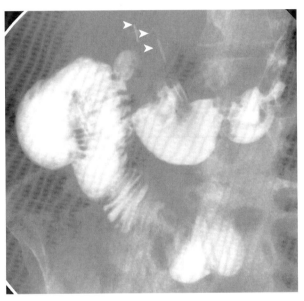

**图34-24** 一例十二指肠部分切除术患者的小肠摄片,显示右上腹十二指肠吻合口附近的外科手术钉(三角处)

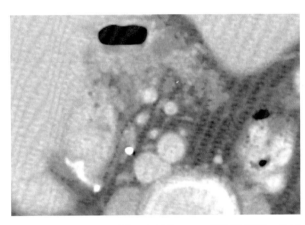

**图34-25** 与图34-24同一患者的MDCT横断位图像。显示的十二指肠内线性高密度影表示十二指肠部分切除术后吻合的缝合材料

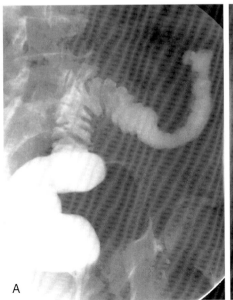

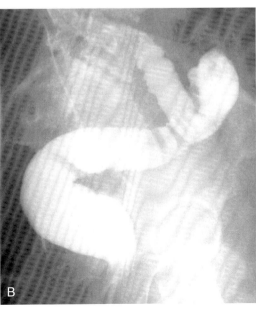

**图34-26** 一例部分结肠切除术和结肠造口术后患者的钡剂灌肠前后位片(A)和侧位片(B),显示术后结肠完整,无对比剂外溢和严重狭窄

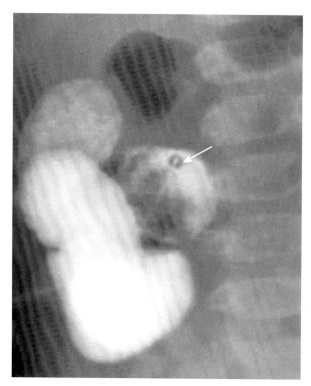

**图34-27** 一例结肠造口术后患者的斜位点片,所显示的结肠显影,未见对比剂外溢。注意:结肠内用来向造口处灌注对比剂的导管(箭头处)

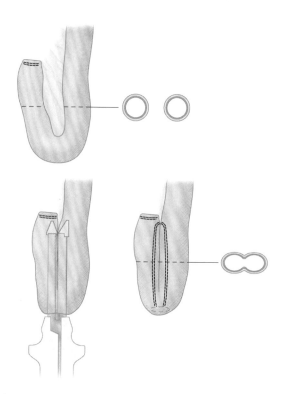

**图34-28** 由线形手术钉创建的回肠J形储袋(根据Townsend CM: Sabiston textbook of surgery, ed 17, Philadelphia, 2004, Saunders, p 1433重绘)

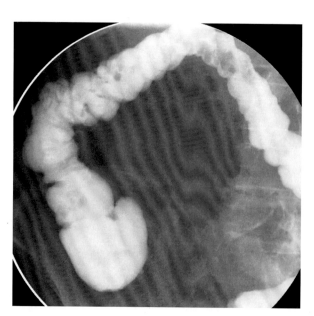

**图34-29** 典型回肠储袋-肛管吻合术的斜位透视图像,可见回肠襻的储存区和直肠吻合口

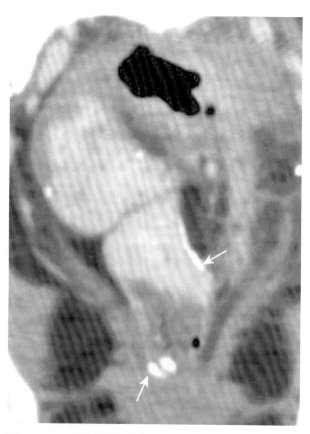

**图34-30** 一例全结肠切除术和回肠储袋-肛管吻合术后患者的MDCT冠状位图像,显示两行手术缝线勾勒出的回肠储袋(箭头处)

直肠手术非常复杂,因为很多手术涉及直肠癌或直肠瘘。术后随访检查中,应特别关注吻合口。尽管在术后评价中MDCT非常重要,MRI、PET或PET-CT对直肠癌患者也很关键,因其对复发的敏感性更高。

3. 可能的并发症及影像学表现 最严重的并发症是吻合口破裂和吻合口漏。如果有近期手术史的患者出现急性症状,应立刻警觉严重并发症的发生,如积液和穿孔。Hartmann术或回肠储袋-肛管吻合术后,也可能出现其他并发症,包括门静脉血栓、小肠梗阻、小袋瘘、隐窝炎(图34-31)、吻合口漏、盆腔脓肿及其他。

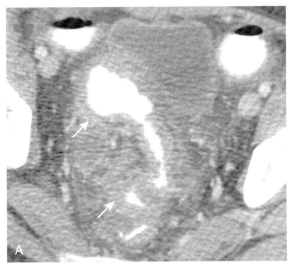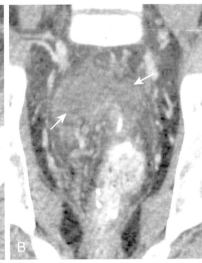

图34-31 一例全结肠切除术和回肠储袋重建术后患者的MDCT横断位图像(A)及冠状位图像(B),显示储袋处肠壁增厚(箭头处),诊断为结肠储袋炎

## 医师须知

### 食管切除术
■ 术前和术后,食管造影是较好的影像学检查方法。
■ 为了制订术前计划,术前需确定准确的病变位置。
■ 最常见的并发症发生在吻合口位置。
■ 食管肿瘤患者,复发常发生于吻合口位置。

### 抗反流手术
■ 抗反流手术是顽固性病症患者的选择。
■ 术前食管功能和食管长度是选择手术方法的主要因素。
■ 胃底折叠术后应进行通畅度和食管功能的评价。
■ 如果胃底折叠长度大于3 cm,患者可能会出现吞咽困难。

### 胃旁路术
■ 术后24 h用水溶性对比剂做评价。
■ 吻合口漏是一种威胁生命的并发症。
■ 大多数是肥胖患者,图像质量可能不理想。
■ 在评价时要时刻注意吻合口位置。
■ CT检查对怀疑有闭袢性梗阻或腹内疝的患者更有帮助。

### 胃切除术、毕Ⅰ式和毕Ⅱ式手术,以及食管空肠吻合术
■ 能够认识最常见的手术方式。
■ 如果条件允许,在影像检查之前回顾患者的手术方式。
■ MDCT多平面重建对观察术后解剖非常有价值。
■ 急性输入袢综合征、十二指肠残端漏和腹腔内出血是急症。

## 医师须知

### 小肠、结肠及直肠手术

- X线透视和MDCT在小肠术后评价中非常重要。
- MRI对直肠癌术前手术计划制订非常重要。
- 放射学检查对回肠储袋-肛管吻合术患者的常规术后评价至关重要。

## 要点

### 食管切除术

- 钡餐是可选的检查方法。
- 仔细检查吻合口位置。
- 如果看到漏出,从不同角度摄片进行清晰记录。
- 在术后评价中,CT是对有急性症状的患者最初评价的可选方法。

### 抗反流手术

- 识别并发症,部分并发症可能需要急诊手术。
- 如果出现吞咽困难或反复出现反流症状,仔细观察胃底折叠是否过紧或断裂。

### 胃旁路术

- 由于患者体型原因,影像学检查可能有困难,可能需要调整影像设备来获取更好的图像。
- CT和X线透视对此类患者的作用是互补的。
- 在影像检查前,须回顾患者所做的旁路手术类型。
- 对情况不稳定的患者,CT是最好的检查方法。

### 胃切除术、毕Ⅰ式和毕Ⅱ式手术,以及食管空肠吻合术

- 胃切除术可用于治疗食管癌和顽固性溃疡。
- MDCT对评价胃切除术后出现急性症状患者的情况很有必要。
- 如果发现紧急的术后并发症,需要立即进行沟通。

### 小肠、结肠和直肠手术

- X线透视能有效观察解剖结构和术后小肠功能。
- MDCT图像上观察到的缝线能帮助确定吻合口的位置并进行评价。
- MRI和PET-CT对直肠肿瘤的早期术前评价及术后复发的随访研究评价是非常重要的。

第 **5** 部分

# 肝脏和胰腺

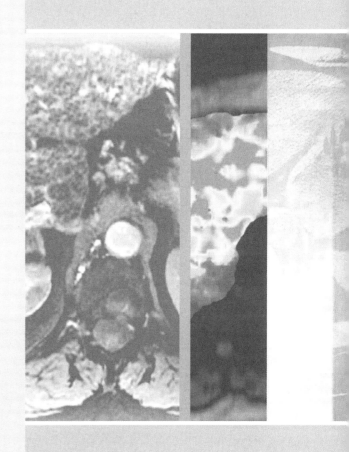

第 *12* 篇

肝 脏

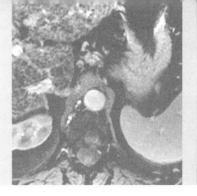
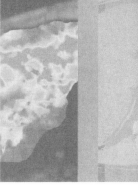

# 第35章

# 肝脏影像

Joseph R. Grajo

## 超 声

### 一、技术方面

超声检查是一种广泛应用的非侵入性影像学检查方法,较其他影像学检查方法有许多优势。超声检查简单易行,费用低廉,空间和时间分辨率高,没有电离辐射且方便重复检查。现今,尽管CT和MRI等其他影像学检查方法广泛应用,超声在许多情况下仍是检查肝脏及胆管的首选影像学检查。肝脏超声在疾病筛查、诊断和超声引导下介入治疗等许多方面得到广泛应用。

**(一)检查前准备和患者体位** 检查前最好禁食4～6 h,不仅可以使得胆囊充盈,更能减少肠气影响肝左叶显示的伪影。然而在临床急腹症等紧急情况下,检查前准备不是必需的。

肝脏超声检查一般使用3～5 MHz的凸阵式探头。然而,在超声波的身体穿透性不成问题的婴幼儿或儿童中,优先选用较高频率的线阵式探头,如7.5～10 MHz。

肝脏超声检查时患者一般为仰卧位或右前仰卧位,可以评价整个肝脏。当结肠有大量的肠气或胃内有大量气体影响肝脏的显示时,可以将患者的体位变为右前斜位或左前斜位,有助于消除肠气的影响。

**(二)扫查方法和肝脏解剖概述** 为了充分扫查肝脏实质并充分定位病灶,有必要了解肝脏节段命名和分段标记。

大部分的肝脏实质都位于肋缘的上方。沿着肋弓下并向上成角的扫查能很好地显示肝实质。行肋间隙扫查则对膈下间隙的显示更佳。

通常使用的方法是纵切面和横断面的扫查方法(图35-1和图35-2)。

当使用上述扫查切面检查,肝右叶下段的显示不佳时,可将患者稍向左移使体位调整至左前斜位。体位的改变可使横结肠和十二指肠移位至腹中部,更有利于肝右叶的显示。如果采用上述扫查体位仍未能很好地显示肝实质和肝脏血管结构,可将患者体位调整至左侧卧位。

### 二、正常解剖

**(一)相关的形态特征** 应在矢状位和横断位上仔细评价每个肝段。阅片者应评价肝脏大小、轮廓、回声和局部病灶。

正常的肝脏大小很难通过超声检查进行评价,一般认为在锁骨中线水平肝脏的纵径超过16 cm可提示肝肿大。但是需注意一些解剖学变异,如Riedel肝叶等可与肝肿大相混淆。

正常肝脏实质为均匀的中等回声,稍低于脾脏回声,高于或接近肾皮质的回声。异常的肝实质回声可提示肝脏病变。

正常的肝脏轮廓光滑。当肝脏边缘不规则或呈结节性改变时,可提示肝硬化或弥漫性转移性肝脏浸润。应注意观察肝脏轮廓是否出现小的或局限性的外翻,并且不要忽略任何肝被膜下局灶性等回声病灶的存在,如肝脏局灶性结节增生(focal nodular hyperplasia, FNH)、某些肝内转移灶及小的肝细胞肝癌。对于一些不明显的病灶,则需要结合辅助征象做出诊断,如肝轮廓变形、血管结构受压及胆管和胆囊的移位等。

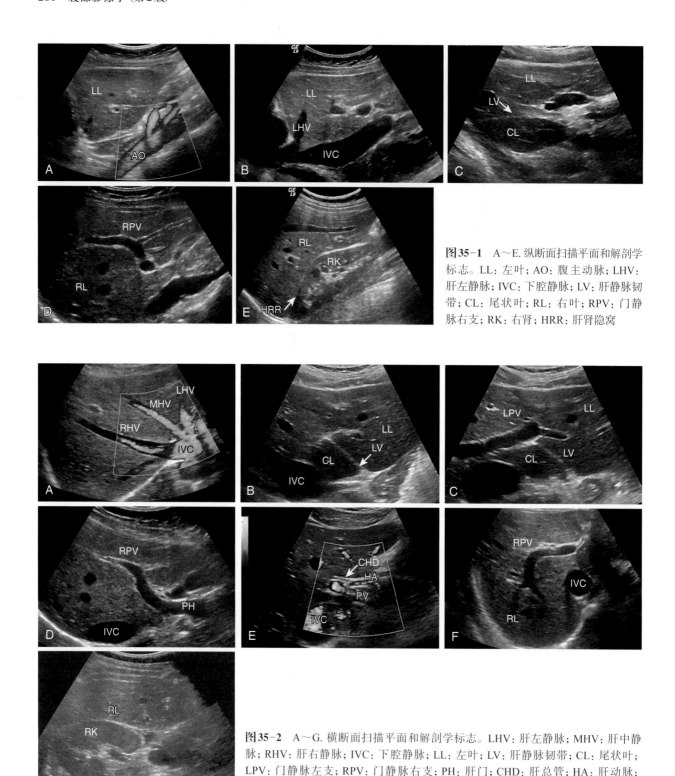

图35-1 A～E. 纵断面扫描平面和解剖学标志。LL: 左叶; AO: 腹主动脉; LHV: 肝左静脉; IVC: 下腔静脉; LV: 肝静脉韧带; CL: 尾状叶; RL: 右叶; RPV: 门静脉右支; RK: 右肾; HRR: 肝肾隐窝

图35-2 A～G. 横断面扫描平面和解剖学标志。LHV: 肝左静脉; MHV: 肝中静脉; RHV: 肝右静脉; IVC: 下腔静脉; LL: 左叶; LV: 肝静脉韧带; CL: 尾状叶; LPV: 门静脉左支; RPV: 门静脉右支; PH: 肝门; CHD: 肝总管; HA: 肝动脉; PV: 门静脉; RL: 右叶; RK: 右肾

　　彩色多普勒超声成像可用于评价门静脉及其分支、肝静脉和肝动脉的血栓形成。门静脉及肝静脉的鉴别诊断有一定困难。肝门包含门静脉、肝动脉和胆管的一个分支，包含在结缔组织内，使门静脉管壁回声更强，肝静脉没有此征象。

　　**（二）正常血流动力学**　肝脏受门静脉和肝动脉

的双重血供。门静脉提供大约75%的血液供应，携带来自肠道和脾脏的部分氧合静脉血。其肝内部分可以在肝门内与肝动脉和肝总管相邻而被识别。正常门静脉相对不受心动周期系统压力变化的影响，因此其血流很少或没有波动，呈现单相模式，流速为15～20 cm/s。门静脉内的血流应朝向肝脏（向肝血

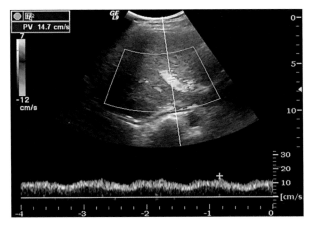

**图35-3** 27岁健康女性的正常门静脉图像。彩色和双功能多普勒图像显示正常门静脉血流为受呼吸周期影响极小的单相静脉波形的向肝血流

流)(图35-3)。当采用常规的肋间或肋弓下扫查时，门静脉主干及左支的血流朝向探头，而门静脉右支的血流背离探头。

门静脉主干及其分支血流方向的改变，从正常的入肝血流变为离肝血流，是门静脉高压的征象，并且更常见于晚期肝脏病变的患者。肝静脉在靠近右心房处注入下腔静脉，流量取决于右侧心搏周期。其血流形态是三相波形，包括对应于心房舒张和心室收缩的两个前向波以及继发于右心房收缩的一个反向波（图35-4）。在肝门处，肝动脉主干位于门静脉主干的前方，仅供应肝实质血供的20%～30%，但是为胆管系统血供的主要来源。正常的肝脏血流频谱是低阻力动脉波形，具有连续良好持续性的顺行舒张血流（图35-5）。正常收缩速率为30～40 cm/s，舒张速率为10～15 cm/s。肝动脉的阻力指数为0.55～0.8。

**（三）弥漫性肝病** 在许多情况下，影像学检查

被用于确定弥漫性肝病的原因，这可能由不同的病理改变引起。超声检查虽然不具备特异性，仍通常是评价肝实质的首选影像学检查，其诊断的敏感度为56%～89%。

已经报道的有两种弥漫性肝脏异常病变。最常见的类型为"亮肝"，常见于肝脏脂肪浸润、慢性肝炎和肝硬化。在此情况下，肝脏表现出回声增强和声束的穿透性降低，使得门静脉的显示相对降低。在第二种类型中，肝实质表现出回声减低，门静脉结构的显示相对增强。这常见于急性肝炎、白血病和其他病变。可根据影像学表现将肝脏病变分为轻度、中度或重度。

# CT

## 一、技术方面

MDCT扫描设备的出现导致各种CT应用和参数的变更和改进。CT扫描设备现在能够生成厚度薄至0.625 mm的各向同性体素分辨率图像，这可以提高肝脏病变的发现能力，更重要的是，可以有利于小的恶性肿瘤的检查发现和分型，更好地描述良性病理改变和血流情况的细节。由于MDCT提供的肝动脉期采集时间减少和薄层扫描，使得图像后处理和CT血管造影更好，可以明显减少容积平均伪影。

**（一）双期成像** 通常，75%的肝脏血供来自门静脉系统，其余25%来自肝动脉系统。当快速注射含碘对比剂（3～5 mL/s）时，肝动脉系统通常是首先显影，通常20～30 s，然后是门静脉系统显影（50～60 s）；肝静脉显影出现在65～75 s。取决于获取肝动脉期的延迟扫描，图像可以为仅有肝动脉解剖

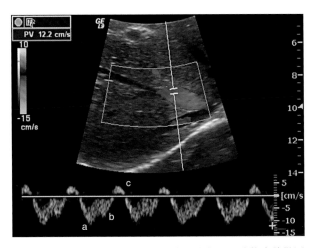

**图35-4** 29岁女性的正常肝中静脉。彩色和双功能多普勒图像显示正常的三相波。a.心房舒张；b.心室收缩；c.心房收缩

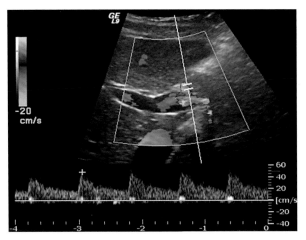

**图35-5** 30岁女性的正常肝动脉。彩色和双功能多普勒图像显示肝门部可见正常低阻力指数的动脉波形波谱

结构的显示而没有肝实质增强（动脉早期）或有肝实质增强（动脉晚期）。这是制订MDCT方案的重要考虑因素，因为富血供病变在动脉晚期显示最佳。换句话说，由于与肝实质的其余部分相比，仅富血供病变强化较明显，因此在肝动脉期产生更好的肝实质对比（图35-6）。另一方面，乏血供病变在门静脉期显示更明显，并且与强化的肝实质背景相比表现为低密度。因此，肝脏的双期CT扫描在动脉晚期和门静脉期进行（图35-7）。现在已不提倡三期扫描（动脉早期、动脉晚期和门静脉期），因为动脉早期没有明确的优点，并且三期扫描还有增加患者辐射剂量的缺点。

**（二）对比剂用量** 为获得最佳图像质量，推荐使用浓度为300 mgI/mL对比剂120～150 mL或370 mgI/mL对比剂100～120 mL。由于肝脏灌注减少，肝硬化患者需要更高剂量的对比剂才能达到最佳的实质强化，但相关部门不鼓励使用高于150 mL的任何含碘对比剂。

在考虑需要注射的对比剂总量时，注射速率是一个关键因素。尽管3～4 mL/s的注射速率可用于浓度为300 mgI/mL的对比剂，但建议将注射速率提高至4～5 mL/s，以确保目标组织中的最佳强化和对比度。换句话说，提高较少用量的高浓度含碘对比剂的注射速率可以补偿用量不足。因此，使用更高或更低

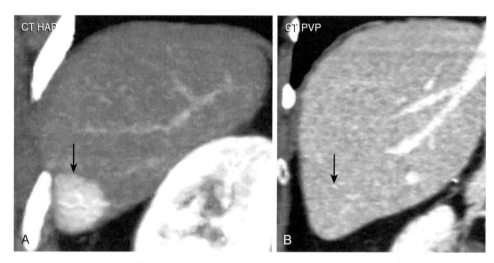

**图35-6** HCC。肝脏CT冠状位重建图像显示动脉期（A）显著增强的HCC（箭头处）。注意：与门静脉期图像（B）相比，在动脉期病变与肝脏实质的对比度更好，在门静脉期病变显示不佳（箭头处）（摘自Sahani DV, Singh AH: Dual-phase liver MDCT. In Mannudeep K, Saini S, Rubin G, editors: MDCT from protocols to practice, Berlin, 2006, Springer-Verlag, pp 83-92. 经许可翻印。）

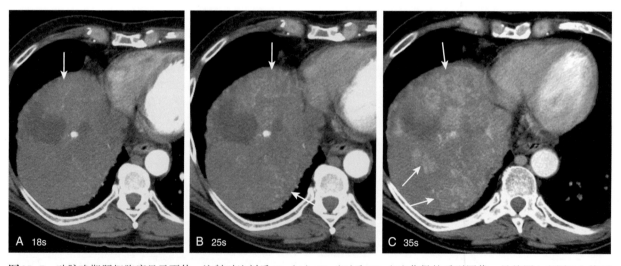

**图35-7** 动脉晚期肝细胞癌显示更佳。注射对比剂后18 s（A）、25 s（B）和35 s（C）获得的系列图像。虽然图A和图B上均可以看到动脉期增强的病变，但在动脉晚期图像（C）上可以看到更佳的强化和有更明显的更多病变显示（箭头处）（摘自Sahani DV, Singh AH: Dual-phase liver MDCT. In Mannudeep K, Saini S, Rubin G, editors: MDCT from protocols to practice, Berlin, 2006, Springer-Verlag, pp 83-92. 经许可翻印。）

浓度的含碘对比剂,需要适当调节注射速率和对比剂用量。

**(三)图像后处理的技术方面** MDCT技术的出现和进展极大有利于图像后处理的深入探索(图35-8)。横切面越薄,图像质量越高;2.5 mm层厚适用于确保最佳的3D后处理,即使对于肝脏和肿瘤体积的测算和使用计算机辅助技术等高级应用也是如此(图35-9)。应尽可能缩短扫描长度,并应选择适当的管电压和管电流,以减少患者接受的辐射剂量,同时确保没有图像噪声。

**(四)CTA的后处理技术** MDCT扫描设备的进展促进了图像后处理的优势,并将其适用性扩展到临床应用方案。最常用的后处理应用是常见的算法,如最大密度投影(maximum intensity projection, MIP)和容积重建(volume rendering, VR),如果为了肿瘤

和移植捐献者外科手术的术前规划和放置动脉内化疗泵而进行肝脏CT血管造影,这些算法可以为薄层采集提供支持。由于肝脏和肿瘤分割技术的技术进步,近来体积测量和CAD等某些高级应用已经变得重要,可为繁忙的工作流程提供支持。

术前对动脉变异的了解有助于避免手术并发症,如意外结扎或损伤各种肝动脉、肝脏缺血、出血和胆漏。腹腔干解剖结构及其对肝脏供应的变异是常见的,并且术前知识对于在十二指肠肝韧带和肝门处有大量淋巴和脂肪组织的肥胖患者尤其重要。应用于肝脏CT血管造影的主要技术为MIP和VR。最佳的延迟时间、对比剂浓度和强化程度非常重要。MIP是肝脏最常用的后处理算法,因为能够最佳显示肝脏血管解剖结构及其变异,这对于术前计划制订至关重要(图35-10和图35-11)。显示和报告与肝脏节段解剖

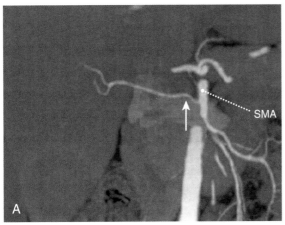
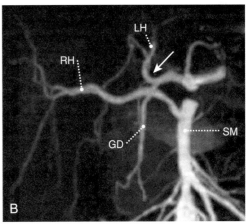

**图35-8** 一例43岁男性患者的多排CT MIP,显示肝动脉解剖。A. 肝右动脉(箭头处)开口于SMA。B. 减影MIP突出显示胃十二指肠动脉(gastroduodenal artery, GDA),肝右动脉(right hepatic artery, RHA),肝左动脉(left hepatic artery, LHA)起始于肝固有动脉(箭头处)和SMA(摘自Sahani DV, Singh AH: Dual-phase liver MDCT. In Mannudeep K, Saini S, Rubin G, editors: MDCT from protocols to practice, Berlin, 2006, Springer-Verlag, pp 83-92. 经许可翻印。)

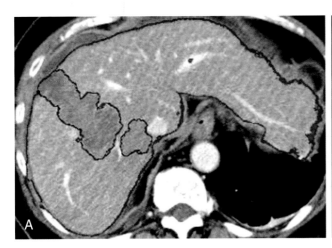
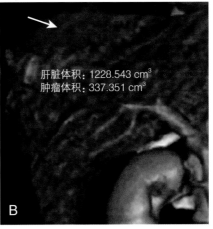

**图35-9** 一例42岁男性肝细胞癌患者通过MDCT数据使用计算机辅助技术生成肝脏和肿瘤体积。A. 通过检测其边缘来对肝脏(红色)和肿瘤(蓝色)分段。B. 基于组织结构分段自动化生成肝脏和肿瘤体积。肿瘤区域用红色显示(箭头处)

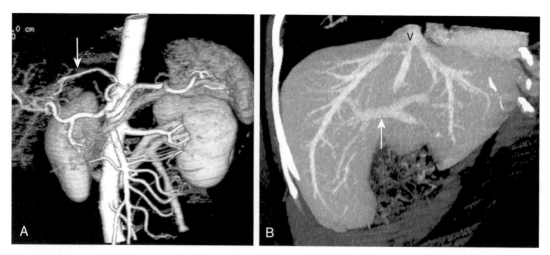

**图35-10** 活体肝移植术前规划。彩色编码的CT血管造影VR图像（A）显示肝左动脉异常起源于胃左动脉（箭头处）。静脉期斜冠状位MIP图像（B）显示正常的门静脉和肝静脉解剖结构（箭头处）（摘自Sahani DV, Singh AH: Dual-phase liver MDCT. In Mannudeep K, Saini S, Rubin G, editors: MDCT from protocols to practice, Berlin, 2006, Springer-Verlag, pp 83-92. 经许可翻印。）

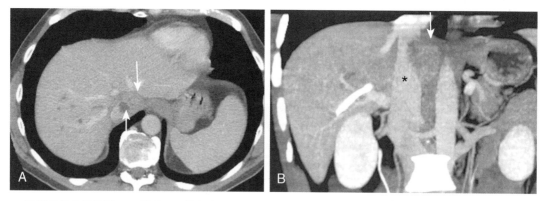

**图35-11** 胆管癌的术前规划。A. 增强后的横断位图像显示肝脏穹隆部的浸润性肿块，所见充盈缺损被怀疑为下腔静脉侵犯（箭头处）。B. 然而，相应的冠状位MIP图像确认肿瘤（箭头处）仅为外部压迫并非侵及下腔静脉（星号处），因此手术是可行的（摘自Sahani DV, Singh AH: Dual-phase liver MDCT. In Mannudeep K, Saini S, Rubin G, editors: MDCT from protocols to practice, Berlin, 2006, Springer-Verlag, pp 83-92. 经许可翻印。）

相关的细小血管细节是非常必要的，如肝脏S4段动脉支的显示。此外，3D血管影像通过这种对小管径血管的定位还有助于外科医师增加其术前信心，对预防出血并发症至关重要。VR对MIP图像具有累加效应，但有时显示非常细直径的血管可能会存在问题。作为常规经验，建议放射科医师在评判肝脏CT血管造影时先观察轴位图像，然后观察在轴位和冠状位上获得的MIP，最后通过3D血管图来确认他们的发现。对于临床医师而言，MIP和VR的3D影像图最适合于提供术中图像（图35-12）。

**（五）高级后处理应用** 大多数工作站现在都配备了先进的后处理应用工具，用于分段、体积估算和虚拟内窥镜检查。在CT上对肝脏进行图像分割以估算肝脏总体积、部分肝叶体积和肿瘤体积是一种高级应用，其自动化正在被积极研究（图35-13）。对整个

肝脏体积和部分肝脏体积的掌握对于制订肝脏移植方案非常重要，肝脏肿瘤体积的估算也是评价化疗反应和制订放疗方案的至关重要的指标。考虑到此类患者的CT病例数量，最近的工作更侧重于通过计算机辅助技术自动化这些先进的后处理应用。虚拟CT胆管镜检查是指通过胆总管导航以评价结石和狭窄，但该应用与当前工作流程合并的可行性仍在研究中。

**（六）DECT** DECT是CT图像采集和后处理的一个令人振奋的进步，为放射科医师提供了改善肝脏病变发现和定性的能力。DECT提供了在以前传统单能量CT中无法获得的肝脏成像的几种潜在应用。DECT图像以两个不同的能级获得，通常为80 kVp和140 kVp。这允许对两组原始数据进行高级后处理，并能够根据原子序数分离物质。因此可以分离碘、水、脂肪和钙以产生物质分解（或物质密度）

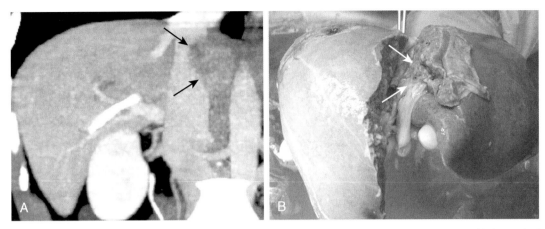

**图35-12** 一例49岁男性患者的胆管癌图像。A. MDCT冠状位重建图像显示肿瘤(箭头处)侵及肝内下腔静脉。B. 部分切除的肝肿瘤的术中图片证实了影像学发现(箭头处)

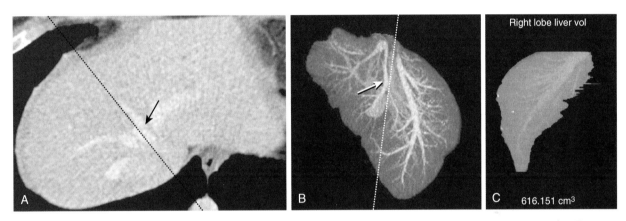

**图35-13** 一例38岁女性肝脏供体的图像阐明了部分肝脏体积的生成技术。MDCT轴位图像(A)和冠状位VR重建图像(B)显示手动计算机生成的平面,将肝脏分成两部分并平行于肝中静脉的右侧(箭头处)。这与肝中间裂一致,从胆囊窝延伸到下腔静脉(Cantlie线)。C. 显示后期生成的肝右叶体积

图像。还可以创建虚拟单色图像以模拟从单色光束(40~140 keV)获得的扫描,这可以用于平衡对比度和噪声。

病灶检出率的增加对肝脏成像特别有意义,其中检测和定性可对患者成像产生重大影响,特别是在肿瘤背景下。DECT的早期应用经验表明,与单能量CT(如120 kVp)相比,在较低能量水平(如80 kVp)下获得的碘图像上肝脏病变显示更明显。除了更容易识别肝脏病变外,DECT还提供了改善病变定性诊断的潜力。先前被认为在传统CT上"太小而不能定性"的病变可以基于其在碘图像上的衰减而可能被区分为良性囊肿或强化的病变。可以根据其动态增强模式进一步区分强化的病变,如良性病变(如FNH)中的动脉期增强(图35-14)。通过使用水(或虚拟未强化的)图像来鉴别病变内的出血或钙化以及脂肪图像以评估脂肪含量,可以进一步提高病变定性能力。

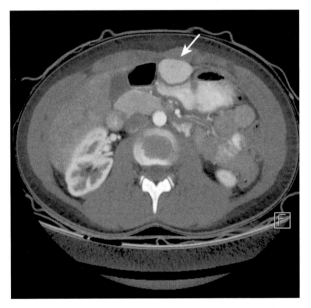

**图35-14** 一例患有肝脏FNH的28岁女性的DECT图像。动脉期的碘覆盖图像,显示位于肝脏S3段的肿块内的碘摄取(箭头处),与FNH中观察到的动脉期增强相一致

除了评价肝脏病变外，DECT还可以通过帮助区分肿瘤血栓和血管内的血栓（即在肝细胞癌的情况下）来帮助肝脏成像。在碘对比增强图像上强化的血栓更容易被检测。这对肿瘤分期具有重要意义，也可用于确定肝移植供体。当前研究的其他领域包括根据脂肪物质分解图像进行肝脏脂肪含量定量分析和慢性肝病基于碘浓度的碘对比增强图像上的肝纤维化分级。

# MRI

## 一、适应证

有许多进行肝脏MRI检查的适应证。ACR临床指南强调了最常见的推荐适应证。肝脏MRI是一种经临床证实的和有价值的检查手段，用于发现、评价和监测局灶性和弥漫性肝病。

## 二、技术方面

放射科医师可以应用不同的硬件和软件配置来进行肝脏MRI检查。进行最佳肝脏MRI检查的建议包括使用磁场强度为1.5 T或更高场强，梯度上升时间至少为600 ms的磁体，体部相控阵线圈，MR兼容的高压注射器，配备具有屏气困难的患者可用的氧气装置，以及可用于查看图像和进行高级后处理应用专用的3D工作站。近年来，硬件和序列设计、高性能梯度磁场、并行成像技术和先进的体部相控阵线圈的发展有了巨大的进步，可以实现更快的扫描速度和更高的图像质量。

更快的扫描速度有许多益处。主要益处是缩短扫描时间以适应单次屏气（< 25 s）。通过在屏气期间获取图像，大大减少了呼吸运动伪影。技术员应在检查前对患者进行屏气指导，以使患者熟悉该技术并提高依从性。在呼气末期屏气可致更高的肺容积水平，并允许精确的模图选择和进行减影成像的能力，同时更好地记录增强前和增强后的图像。

**（一）T1加权图像** 短重复时间（repetition time, TR）和短回波时间（echo time, TE）被用于获得T1加权。正常肝实质在磁场强度1.5 T时具有相对短的T1弛豫时间约575 ms，表现出与肌肉信号相比呈等信号或高信号并且高于脾脏信号的信号强度。大多数局灶性肝脏病变，包括肝囊肿、肝血管瘤、肝细胞癌和肝转移灶，具有较长的T1弛豫时间，因此在T1加权图像上相对于肝实质呈低信号。其他病变，如肝脏含脂肪病变（肝腺瘤和部分肝细胞癌）、出血性病变、含黑色素的病变和含蛋白病变具有较短的T1弛豫时

间，并且相对于肝实质显示高信号。

T1加权快速/涡轮自旋回波或自旋回波成像几乎从未用于肝脏成像，因其与梯度回波（gradient recalled echo, GRE）序列相比，采集时间更长。T1加权同相和反相GRE序列可提供T1加权图像。该序列也被称为化学位移成像（chemical shift imaging, CSI），在确定病变的T1加权信号特性和检测局灶性和弥漫性肝病中微观或体内脂肪的存在方面是有价值的。当质子处于均匀磁场中时，脂肪中质子和水中质子之间局部分子环境的差异导致这些质子不同的进动频率。在1.5 T时，脂肪内质子将比水质子进动频率慢约220 Hz。在3.0 T时，脂肪分子内的质子将比水质子进动频率慢约440 Hz。虽然与1.5 T时约64 MHz质子的拉莫尔频率（Larmor 频率）相比，这种差异很小，但很容易被应用来检测成像体素内脂肪和水质子混合物的存在。在1.5 T磁共振扫描中，这种进动频率的差异导致脂肪质子和水质子分别在2.2 ms时反相位和4.4 ms时同相位。在6.6 ms时，质子将再次反相。因此，在这些关键时期获取双回波将能够区分成像体素中的质子群。并且，通过在单次采集期间收集双回波，可以优化反相和同相图像之间的图像配准。

含有纯脂肪质子或纯水质子的体素不会表现为反相序列上的信号丢失，因为所有质子都会以相同的频率进动。然而，如果存在脂肪质子和水质子的混合体，则反相序列将会丢失信号，因为脂肪质子的数量将抵消相同数量的水质子（图35-15）。所得到的信号将来自脂肪质子和水质子之间数量差异的绝对值，这意味着含有70%脂肪质子和30%水质子的体素在反相序列上将与含有30%脂肪质子和70%水质子的体素表现出等量的信号丢失（脂肪/水模糊）。因此，轻微信号丢失可能不一定被解读为"轻度"脂肪浸润。在这些情况下，磁共振波谱（magnetic resonance spectroscopy, MRS）在确定优势种类中可起作用。对于含有相同数量的脂肪和水质子的体素，将抵消所有质子的进动，导致该体素没有信号。这种现象也是造成含水和含脂结构之间界面的印度墨汁伪影（India ink artifact）的原因，如在腹部器官表面常见的那样（图35-16）。除标准的同相和反相序列之外，Dixon方法还可以应用于获得仅脂肪和仅水的图像。这些技术可以对肝脏脂肪进行可靠和可重复的定量分析。

由于铁离子的顺磁性，MRI在检测铁沉积方面也可发挥作用。在双回波序列中，铁离子的存在将导致T2*效应，其随着TE增加而信号强度降低。这是因为含铁区域的去相位增加。因此，第二次回波将产

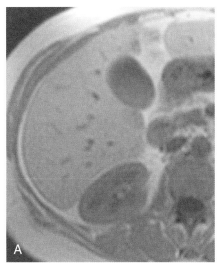
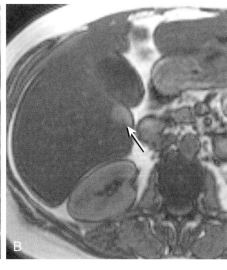

**图35-15** 肝脏的轴位T1加权同相位（A）和反相位（B）图像显示反相位图像上肝脏实质的信号降低，与肝脏脂肪变性相一致。胆囊窝旁可见无脂肪区（箭头处）

生含铁结构较低的信号强度。这种现象是通常反相图像要在同相图像之前获取的原因。如果在同相图像之后获取反相图像并且在反相图像上存在信号丢失，则不清楚信号丢失是继脂肪浸润的脂肪质子和水质子消除之后发生的，还是这个较长的TE序列上铁沉积产生的T2*效应导致。通过首先获取反相图像，脂肪浸润将在较短TE反相图像上显示为较低信号，铁沉积将在较长TE同相图像上显示为较低信号（图35-17）。化学位移成像可以鉴别诊断局灶性肝脏病变，如肝细胞癌、肝再生结节、肝腺瘤、FNH和肝脏局灶性脂肪浸润都可以伴有细胞内脂质存在。

**（二）T2加权图像** 长TR和长TE被用于获得T2加权。T2加权序列对于发现病变及其病理过程是有价值的。大多数正常组织具有短的T1值和T2值（图35-18）。良性肝脏病变如肝囊肿和肝血管瘤（图35-19），恶性病变如肝细胞癌和肝转移瘤（图35-20），以及液体如水肿和腹水都具有较长的T1值和T2值，这增加了它们的显示度。

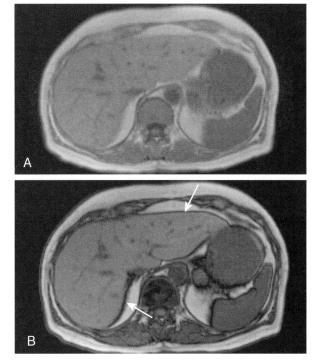

**图35-16** 正常肝脏的轴位T1加权同相位（A）和反相位（B）图像显示在反相位图像上没有肝实质的信号丢失。在反相位图像上的脂肪/水界面上有一条黑线（印度墨汁伪影，箭头处）

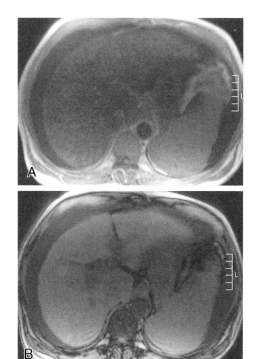

**图35-17** 肝硬化患者的肝脏的轴位T1加权同相位（A）和反相位（B）图像显示与弥散性铁沉积一致的同相位图像中肝实质的信号丢失，伴有肝周和脾周腹水

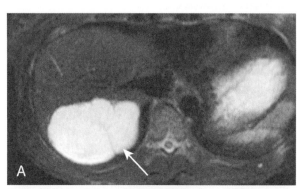

**图35-18**　正常肝脏和脾脏的轴位脂肪抑制T2加权图像。注意：与脾脏相比肝脏实质呈相对低信号强度（箭头处）。大多数局灶性肝脏病变具有比正常肝实质更高的信号强度，这增加了其在该序列上的显示。可见胆囊切除术后该患者肝内胆管轻度扩张

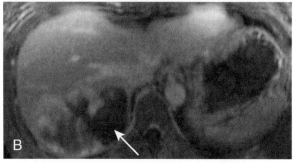

**图35-19**　肝血管瘤。轴位脂肪抑制的T2加权图像（A）显示肝右叶上一巨大的高信号病灶（箭头处）。在门静脉期获得的轴位增强后脂肪抑制T1加权图像（B）显示肝血管瘤的特征性结节性周边强化（箭头处）

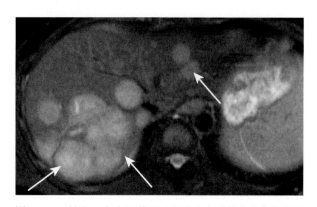

**图35-20**　轴位T2加权图像显示肝脏左右叶的多个高信号肝转移灶（箭头处）

回波队列成像［快速自旋回波（fast spin echo, FSE）序列或涡轮自旋回波（turbo spin echo, TSE）序列］通过采集多个回波以在单次激励脉冲之后对图像进行空间编码，从而提供T2加权序列。回波链长度（echo train length, ETL）或所获得的回波数是与传统自旋回波序列相比的回波队列脉冲序列效率的量度。ETL越长，采集时间越短。可以调整ETL，以便充分降低采集时间以适应单次屏气。屏气成像可减少运动伪影。频率选择性脂肪抑制成像被应用于改善图像对比度和对病变和病理过程的显示。与传统的自旋回波序列相比，该序列的缺点是由于使用一系列回波时间的T1和T2加权组合，导致图像对比度降低。使用更长的ETL将导致更长的有效TE和更重的T2加权。HASTE是一种长回波链成像技术，能够在比传统自旋回波序列更短的时间内采集T2加权图像。HASTE是一种单次激发技术，可以在一个回波链中填充超过一半的K空间。基于K空间的对称属性，K空间的剩余部分将在数学上被填充。采集时间通常小于1 s，允许基本上无运动的T2加权成像。该技术适用于无法配合的患者或无法充分屏住呼吸的患者。然而，主要缺点是信噪比低，降低了肝脏病变检测的敏感度，但可以快速评价胆管树（图35-21）。

（三）对比增强成像　在注射对比剂之前和之后进行的3D T1加权脂肪抑制GRE序列是肝脏MR成像的主要序列，可提供高的空间分辨率和时间分辨率。这种容积采集可以准确检测和表征局灶性和弥漫性肝脏病变，并以高精度准确描述节段性、血管性和胆管解剖结构，以指导进一步的临床治疗。与2D成像相比的优势包括更薄的层面、层面之间没有间隙（从而最大限度地减少部分容积效应）、更高的信噪比

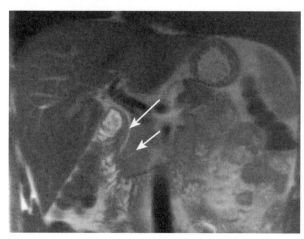

**图35-21**　冠状位HASTE图像显示正常的胆总管（长箭头处）和远端胰管（短箭头处）

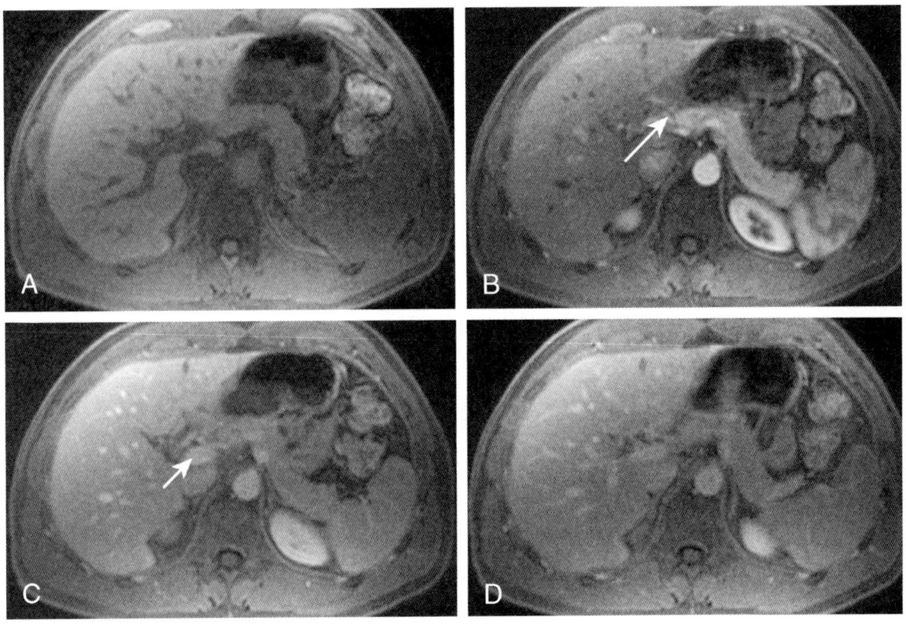

图35-22 在静脉内注射对比剂之前(A)和之后的动脉期(B)、门静脉期(C)和平衡期(D),获得的正常肝脏横断位3D梯度回波脂肪抑制T1加权图像。注意:动脉期肝动脉显影(长箭头处)和门静脉期门静脉显影(短箭头处)

和几乎各向同性的体素(有利于进行高级3D图像后处理)。通过采取脂肪抑制技术可以改善对比度噪声比。肝脏的完整体积可以在单次屏气中成像以最大限度地减少呼吸和其他运动伪影,并允许高级3D图像后处理。三维容积内插屏气检查序列(volumetric interpolated breath-hold examination, VIBE)是在西门子平台上开发的,用于此目的。对比增强图像对于检测和表征局灶性和弥漫性肝脏病变至关重要。肝动脉期、门静脉期和平衡期的图像采集(图35-22)和某些病变的延迟期采集可以显示特定肝脏病变特征性的增强模式,可以准确诊断,或者至少缩小鉴别诊断。富血供性肝脏病变包括肝细胞肝癌、FNH、肝腺瘤、富血供性肝转移瘤和血管瘤。在肝血管瘤的情况下,动脉期图像可以显示特征性的不连续结节状周边强化以明确诊断(图35-19)。延迟期强化的肝脏病变包括胆管癌、FNH的中央瘢痕、肝纤维化和肝脏紫癜。本文其他地方将进一步详细讨论不同肝脏病变的增强模式。

**(四)钆对比剂** 直到最近,肝脏MRI对比增强检查几乎仅使用细胞外基于钆的对比剂,如钆喷酸葡胺(马根维显)、钆布醇(加乐显)等。细胞外对比剂表现出类似于含碘CT对比剂的药代动力学,并且通过肾小球经肾脏滤过排泄。它们迅速从血管内间隙扩散到间质间隙,具有非特异性分布。在过去十年中,肝胆特异性(或肝细胞特异性)对比剂即Eovist、钆贝葡胺(莫迪司)(Gd-BOPTA, MultiHance)被引入临床实践中。除了可像细胞外对比剂一样评价组织血管分布外,肝胆特异性对比剂还可以评价延迟期的肝细胞摄取和胆汁排泄(8~20 min)。Eovist通过有机阴离子转运多肽从窦状隙进入肝细胞。这种肝细胞摄取导致显著的肝实质增强,在注射后20 min达到峰值(图35-23)。然后通过多药抗药性相关蛋白将Eovist从肝细胞排泄到胆小管中。大约一半的肝胆特异性对比剂以这种方式排出,另一半通过肾小球滤过排出(图35-24)。肝胆特异性对比剂的局限性包括由于钆剂量较低(钆浓度约为细胞外对比剂浓度的四分之一),导致动脉期增强较弱,缺乏平衡期(这可以使小血管瘤的评价具有挑战性),以及对肝功能的依赖(适当的肝细胞摄取)。无论是细胞外对比剂还是肝胆特异性对比剂,都不建议在肾小球滤过率小于 30 mL/(min/1.73 m$^2$)的患者中使用含钆对比剂,因为存在肾源性系统性纤维化的风险。

**(五)SPIO颗粒** SPIO颗粒分布到肝枯否细胞,其超顺磁性产生磁化效应,使得肝实质和脾脏变暗。这增加了T2加权图像上的病灶与肝脏的对比度。肝脏SPIO增强MRI检查已被证实在结肠直肠转移灶的发现中优于双期增强CT检查。在一项研究中,SPIO颗粒与钆螯合物一起联合使用,有利于筛查肝细胞癌和诊断肝纤维化。

## 三、技术优化与新发展

**(一)DWI** DWI可用于体内定量分析毛细血管灌注和弥散的组合效应。DWI具有独特的组织定性能力,无须使用对比剂,由于肾功能不全患者存在肾源性系统性纤维化风险,因此可作为钆增强序列的潜在替代或辅助技术。

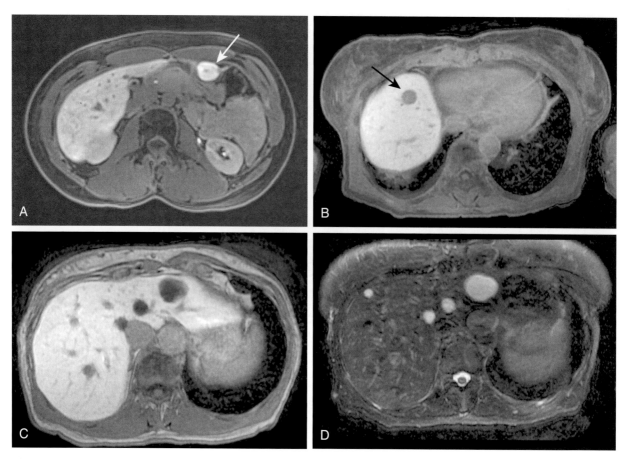

**图35-23** 注射Eovist后肝脏病变的肝胆成像。A.一名28岁女性在注射Eovist后20 min时进行肝胆成像，显示肝脏S3段上局灶性结节性增生病灶（箭头处）的对比剂摄取，其中含有功能性肝细胞。B～D.一名患有乳腺癌的67岁女性，显示恶性和良性肝脏病变。注射对比剂后20 min的肝胆成像显示在没有正常肝细胞的病变中缺乏Eovist摄取，如转移（B，箭头处）。良性病变如囊肿（C中的左肝病变）也显示缺乏Eovist摄取。与T2信号的相关性对于区分囊肿（D）或血管瘤与转移瘤是必需的

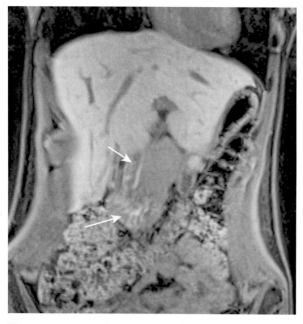

**图35-24** Eovist给药后20 min冠状位脂肪抑制的T1WI增强后图像，显示肝胆管排泄对比剂至胆总管（短箭头处）和十二指肠（长箭头处）

可以使用屏气或呼吸触发的单次激发的回波平面序列来获得具有相控阵线圈和并行成像的1.5 T或3.0 T扫描仪上的弥散加权图像。DWI序列主要被用于局灶性肝脏病变的发现和定性。通常使用100 s/mm$^2$和600 s/mm$^2$的b值，100 s/mm$^2$的b值用于发现病灶，600 s/mm$^2$的b值用于定性诊断。低b值的DWI图像类似于T2加权的黑血图像，其中肝实质中血管的背景信号被抑制并且可以使得病变的显示更佳，而更高b值的DWI图像给出有助于病变定性的弥散成像信息。此外，已经证实，与恶性病变相比，良性病变中的ADC值更高（图35-25）。用于诊断恶性肝脏病变的阈值ADC值小于$1.5 \times 10^{-3}$ mm$^2$/s已经被证实诊断的敏感性和特异性分别为84%和89%。

**（二）弹性成像技术** MR弹性成像（magnetic resonance elastography, MRE）是一种用于评估肝硬度的新兴技术。在乙型肝炎、丙型肝炎和NAFLD患者中，MRE可以帮助区分纤维化程度并早于传统CT或MR发现潜在的慢性肝病。NAFLD是一种日益严

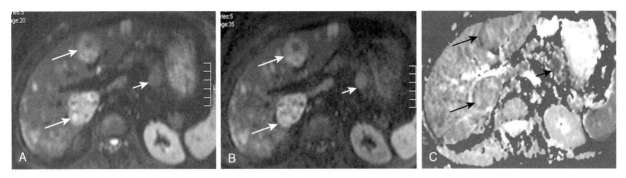

**图35-25**　胰腺转移性神经内分泌肿瘤患者的单次激发平面回波成像（single-shot echo-planar imaging, EPI）。弥散图像显示胰体病灶（短箭头处）和多个肝脏转移灶（长箭头处），与正常胰腺、肝脏实质相比，在b=0（A）时呈高信号，并且在b=500 s/mm²（B）时仍为高信号，与恶性病变特征一致。ADC图（C）显示胰腺和肝脏病变的ADC呈低值

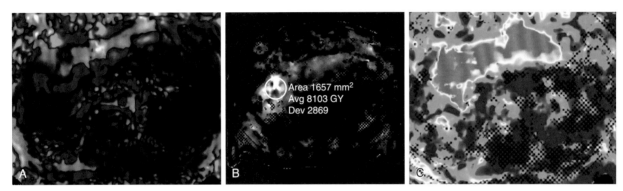

**图35-26**　一例患有慢性肝病的63岁男子的MRE图。波形图像（A）表明通过气动鼓产生的机械剪切波经肝脏的传播。灰度和彩色刚度图被显示。ROI位于灰度图像（B）的肝右叶上，显示刚度值为8.1 kPa，与严重的肝纤维化相一致。彩色图（C）显示整个肝脏为弥漫性红色，表明刚度值超过为该特定序列分配的0～8 kPa标度

重的流行性疾病，包括肝脏单纯性脂肪变性、NASH和肝硬化脂肪性肝炎。这些疾病之间的区别对于临床医师来说至关重要。

　　MRE图像生成涉及机械剪切波通过肝脏的传播，最常见的是通过外部音频设备（主动驱动器）和覆盖患者肝右叶的被动气动鼓（被动驱动器）。灰度和彩色刚性图被生成，从中可以放置ROI来估计肝硬度。一个ROI位于肝右叶，以避免在肝左叶由心脏搏动引起的运动伪影（图35-26）。大多数正常肝脏和单纯性脂肪变性的肝脏的杨氏模量值估计值小于2.5 kPa。Chen等报道了使用2.74 kPa的截断值，能够将简单的脂肪变性与NASH区分开，准确度为93%；Kim等报道使用4.15 kPa的截断值来检测合并晚期肝硬化的NASH，准确率为95.4%。测量局灶性肝脏病变硬度的价值是一个正在被积极研究的领域。

## 核　医　学

### 一、技术方面

　　放射性药物：多种⁹⁹ᵐTc标记的肝胆放射性药物已经在临床使用多年。⁹⁹ᵐTc-地索苯宁（DISIDA，2,6-二异丙基乙酰亚胺亚氨基二乙酸）或⁹⁹ᵐTc-甲溴菲宁（BRIDA，溴-2,4,6-三甲基乙酰亚胺二亚氨基二乙酸）对于成人而言静脉内施用的剂量为1.5～5.0 mCi（50～200 MBq），用于高胆红素血症患者的剂量则为3～10 mCi（100～370 MBq）。

### 二、胆管闪烁显像

　　通常使用具有大视野（field of view, FOV）并配备有低能量，通用或高分辨率准直器的γ相机。应尽可能进行连续的计算机采集（每1 min 1帧，图35-27）。静脉注入放射性药物后，连续成像至60 min，直到胆囊（确认胆囊管通畅）和小肠（确认胆总管通畅）均见活性。可根据需要获取额外的视图（如右侧、左侧或右前斜位）以阐明解剖结构。当怀疑急性胆囊炎时，并且胆囊60 min未显影，应加摄3～4 h的延迟图像，或者可以使用吗啡增强来代替延迟成像。在一些患者中可能需要18～24 h的延迟成像（如重症患者或提示胆总管梗阻、胆漏或胆管闭锁的患者）。

一些研究报道胆管闪烁显像的总体敏感性为98%,特异性为90%。虽然有报道表明超声检查的准确性很高,但胆管闪烁显像在直接对比研究中具有一致的、更高的准确度。在正常肝脏摄取和胆汁排泄的情况下胆囊充盈失败可靠地提示急性胆囊炎,而正常的胆囊显示可排除该诊断(图35-28)。

**(一)患者准备**　在胆管闪烁显像检查之前禁食

3~4 h已成为标准方案。在胆管闪烁显像检查前1 h内进食的正常受试者中有一半会有胆囊不能显影。在餐后,由于胆囊收缩素(CCK)的内源性刺激可导致胆囊收缩。胆囊不能显示也经常发生在禁食超过24 h的患者身上。

**(二)胆囊收缩素和硫酸吗啡**　CCK多年来与胆囊切除术一起使用,用于排空胆囊中的浓缩胆汁,

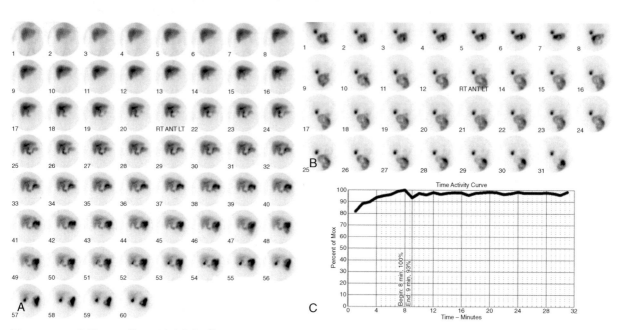

**图35-27**　A. 注射5 mCi $^{99m}$Tc-甲溴菲宁($^{99m}$Tc-mebrofenin)后每分钟1帧的动态图像。在最初的60 min内,肝脏有适当的示踪剂浓度,胆囊充盈并排泄到小肠,可以排除胆囊炎。随后在每分钟1帧(B)的成像期间,在30 min内给患者缓慢静脉内输注0.02 μg/kg CCK,显示CCK输注期间胆囊收缩很少。时间活性曲线(C)确认了胆囊排空指数(gallbladder ejection fraction,GBEF)异常

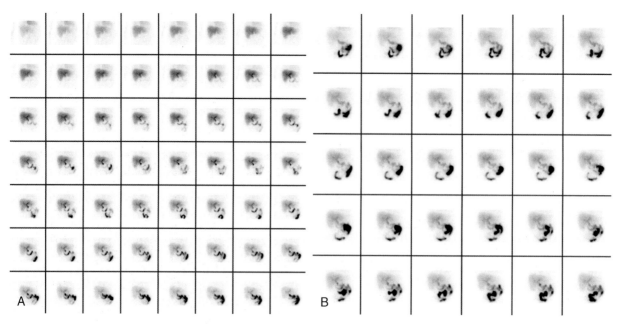

**图35-28**　急性胆囊炎。静脉注射5 mCi $^{99m}$Tc-甲溴菲宁后,每分钟1帧的初始56帧图像(A)表明肝脏和胆总管显影,胆囊没有显影。因此,静脉内给予0.04 mg/kg硫酸吗啡,并且每分钟1帧摄片持续30 min(B),在此期间胆囊持续不显影。胆囊切除术确诊为急性胆囊炎

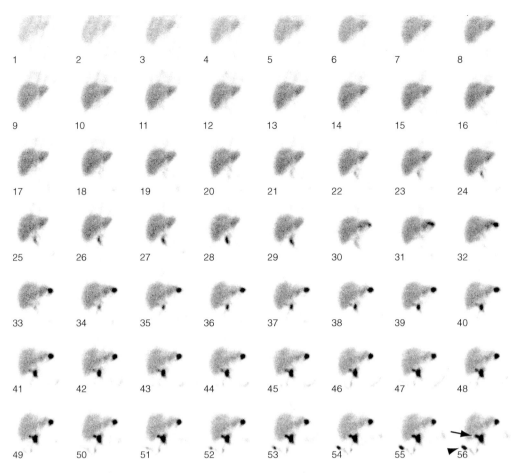

**图35-29** 胆囊切除术后腹痛患者,在静脉注射5 mCi $^{99m}$Tc-甲溴菲宁后,每分钟1帧腹部前位图像显示肝脏中的示踪剂浓聚,并排泄到小肠中。然而,看到大部分排泄的示踪剂泄漏到胆囊窝(箭头处)并漏出(三角处)

缩短手术时间,减少急性胆囊炎的假阳性率。在肝胆示踪剂注射前30~60 min静脉内给予辛卡利特,辛卡利特是CCK的合成C-末端八肽,使用剂量应控制在0.01~0.02 g/kg,以区分梗阻与功能性原因并且最小化假阳性研究结果的可能性。为了测定胆囊收缩功能,可以在胆囊最大限度充满放射性药物时静脉滴注辛卡利特30 min(通常在注射后60 min),此时肝脏中的活性最小。然后动态采集持续30 min(图35-27)。

### 三、适应证

**(一)急性胆囊炎** 急性胆囊炎的评价是胆管闪烁显像的最常见指征。急性胆囊炎(非结石性和结石性)的可靠征象是吗啡给药后在3~4 h延迟图像上胆囊持续不显影。如果在胆囊周围肝脏组织内见带状活性增加(边缘征),提示严重的蜂窝织炎性或坏疽性急性胆囊炎。

**(二)胆漏** 胆漏是胆囊切除术的常见并发症。胆囊切除术后少量胆汁漏通常不会导致严重的临床

症状。胆囊切除术胆汁渗漏的原因通常是由手术切除直接进入胆囊床的小胆管根部(即Luschka胆管)引起的。胆汁渗漏发生在手术时直接损伤胆管树不太常见。

CT和超声检查对检测肝周积液和游离腹腔积液具有很高的敏感性。但是,通常无法确定积液的性质。除胆汁外的术后积液可包括血清肿、血肿、淋巴囊肿和脓肿。胆管闪烁显像术可以确认积液来自胆管系统,识别活动性胆漏,并估计渗漏的速率(图35-29)。

### 致谢
我们要感谢《腹部影像学》第一版的作者对本章内容的贡献:**超声**:Rocio Perez Johnston, Anna Galluzzo, 和 Dushyant V. Sahani; **CT**: Anand Singh, Gordon J. Harris, Hiroyuki Yoshida, 和 Dushyant V. Sahani; **MRI**: Danny Kim and Bachir Taouli; **核医学**: Miguel Hernandez Pampaloni, Saurabh Jha, 和 Daniel A. Pryma.

**要点**

■ 肝脏超声检查是评价肝脏实质和胆管病变的敏感度高的成像技术。

■ 多普勒超声成像可用于确定血管病理改变的存在与否。

■ 先进的MDCT能够生成各向同性体素分辨率的薄层图像、3D血管图和高级应用，如体积测量和计算机辅助诊断。

■ DECT可以增加病变的显示度，有助于检测和定性。

■ MRI可用于局灶性和弥漫性肝病的诊断。肝胆特异性对比剂进一步增加了其在肿瘤成像中的作用。

■ 肝胆系统的核素成像评价通常涉及评价急性胆囊炎或胆漏。

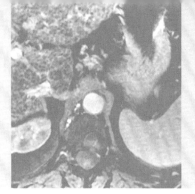
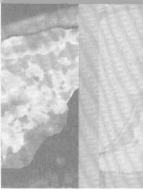

# 第36章

# 肝脏良性局灶性病变

Daniele Marin, Francesco Agnello, and Giuseppe Brancatelli

（一）病因　虽然良性肝脏肿瘤根据其细胞来源被分为几种组织类型（即肝细胞型、胆管上皮细胞型和间质细胞型），但在本章重点讨论的是在临床工作中最常见的一些病变，包括单纯性（非寄生虫性的）肝囊肿、肝血管瘤、肝细胞性腺瘤、FNH、大的良性再生结节以及肝脓肿（表36-1）。

（二）患病率和流行病学　随着高敏感度成像技术的广泛使用，越来越多的良性肝脏肿瘤被报道。值得注意的是，即使在具有原发性恶性肿瘤的患者中，约有50%的肝脏小病灶（＜1.5 cm）仍为良性。

（三）临床表现　大多数良性肝脏肿瘤是在无症状患者进行其他不相关疾病的影像检查时候偶然被发现的。较大的病灶偶尔会因占位效应产生相关症状和体征，如腹部不适和疼痛。肝细胞性腺瘤肿瘤内出血后，可表现为急性腹痛，而肝脓肿常伴有发热和白细胞增多。

（四）病理生理学　虽然良性肿瘤可发生在肝脏的各个部分，但不同组织类型的肿瘤在肝左叶和肝右叶的发生率有所不同。

（五）病理　肿瘤的具体类型不同，病理表现大相径庭。其病理表现将会在相应的章节予以说明。

（六）影像学表现　虽然综合多种影像学检查大多数病变可以得到比较肯定的诊断，但一些非典型病变的诊断仍非常有挑战性。

1. CT　随着MDCT的出现，扫描速度、扫描范围和图像质量得到了极大的提高。所以CT是目前肝脏病变评价的主要影像学检查方法。

除了用于病变检测，CT检查的主要目的是要明确良性肝脏肿瘤的诊断。事实上，将一个偶然发现的肝脏良性肿瘤误诊为恶性肿瘤可能会导致不必要的过度治疗，也可能当肝脏良、恶性病变同时存在的情况下未及时进行外科治疗。虽然单纯性肝囊肿仅靠平扫和门脉期的单期增强CT表现就可以明确诊断，但其他良性肝肿瘤的确诊一般需要靠多期增强CT检查（即肝动脉期、门脉期和延迟期）时的强化表现予以评价。

2. MRI　MRI为肝脏良、恶性肿瘤的诊断和定性提供了有力的检查技术。MRI检查包括用以评价不同组织特性的序列，如肝肿瘤的T1和T2特征，以及静脉内注入含钆对比剂后肿瘤特征性的强化表现。弥散成像检测水分子的微观运动，其与组织的细胞致密程度和构成有关。

肝胆特异性对比剂［钆贝葡胺（Gd-BOPTA）和Gd-EOB-DTPA］首先分布在细胞外液间隙内，其后进入有功能的肝细胞内。这一方法提供了额外的信息，特别是在鉴别存在有功能的肝细胞病变（如存在有机阴离子转运蛋白的病变）与不存在有机阴离子转运蛋白的肝细胞性病变，以及非肝细胞性病变。

3. 超声检查　由于具有较高的对比度分辨率，以及成本低、应用广泛，超声检查经常是诊断肝脏疾病的首要方法。然而由于受到操作者水平限制，肥胖患者图像质量的明显下降，以及有限的成像视野，造成内、外科医师对超声检查的积极性并不高。

某些良性的肝脏肿瘤，如单纯性肝囊肿或肝血管瘤，在超声上有典型的、特征性表现，几乎具有确诊价值。但其他病变（如局灶性结节性增生），因其为肝细胞来源性病变，可能与正常肝脏组织难以区分。

表36-1　良性肝脏肿瘤的临床及影像学特征

| 肿瘤 | 性别 | 年龄 | 包膜 | 大小 | 数量 | 钙化 | 脂肪 | 瘢痕 | 出血 | 伴随症状和易患因素 |
|---|---|---|---|---|---|---|---|---|---|---|
| 肝囊肿 | 女>男 | 50~60岁 | 无 | 不定 | 单发或数个 | 罕见（边缘钙化） | 无 | 无 | 罕见 | 先天性 |
| 海绵状血管瘤 | 女>男 | 20~50岁 | 无 | 不定（3~20 cm） | 单发或数个 | 大病灶有时可见钙化 | 无 | 罕见（大病灶） | 无 | 先天性 |
| 毛细血管瘤 | 女>男 | 20~50岁 | 无 | 通常<2 cm | 单发或数个 | 无 | 无 | 无 | 无 | 先天性 |
| 局灶性结节性增生 | 女>>男 | 30~40岁 | 无 | 3 cm（1~14 cm） | 单发或数个 | 1% | 非常罕见 | 约50% T2WI和T1WI增强扫描延迟期呈高信号 | 无 | 血管异常 |
| 肝细胞性腺瘤 | 女>男 | 30~40岁 | 25% | 5.5 cm | 单发或数个 | 5% | 较多 | 无 | 有 | 可能与口服避孕药有关 |
| 大的良性再生结节 | 女>男 | 30~40岁 | 无 | 0.5~4 cm | 多发 | 无 | 无 | 较大病灶 | 无 | 布-加综合征和其他血管性疾病 |
| 化脓性肝脓肿 | 女=男 | 50~70岁 | 有 | 不定 | 单发或数个 | 无 | 无 | 无 | 无 | 细菌感染 |

微泡对比剂的运用明显提高了超声的诊断能力。除了评价肿瘤在肝动脉期和门脉期的强化特征外，还能获得晚期肝实质期的影像，从而提高肝脏病变的检出能力。

# 具 体 病 变

## 一、单纯性(胆管)囊肿

**(一)病因** 单纯性(非寄生虫性)肝囊肿可能是由于肝内胆管先天性发育不全。

**(二)患病率和流行病学** 单纯性肝囊肿是最常见的肝脏病变之一，普通人群的发病率约为2.5%。虽然肝囊肿在所有年龄段的男女双方均可发生，但是中年女性的发病率更高(男女比例为1∶5)。

**(三)临床表现** 通常情况下，肝囊肿是在无症状患者做影像检查时偶然发现的。偶尔较大的病灶可因占位效应出现临床症状和体征，如腹部不适、慢性疼痛、恶心和呕吐，或由于胃部压迫引起饱腹感。罕见的情况下，病灶内出血、自发性或外伤性破裂、继发性感染可引起急性腹痛。

**(四)病理生理学** 肝右叶发生单纯性囊肿的概率是肝左叶的2倍。

**(五)病理** 典型的单纯性囊肿表现为单发或多发、边界清楚的病灶，大小从数毫米至数厘米不等。囊肿不与胆管系统相通，内部通常为透明的液体。囊肿内容物偶尔可能为黏液、脓液(如果囊肿感染)或出血。

组织学上，囊肿内衬与胆管上皮细胞相同的单层柱状或立方上皮。上皮细胞附着在基底膜上并由薄的纤维间质包裹。

**(六)肝功能** 肝功能检查一般无异常。但较大的囊肿有时可因轻度占位效应压迫肝内胆管而造成碱性磷酸酶和胆红素水平的轻度增高。

**(七)影像学表现** 由于在普通人群中发病率较高，单纯性肝囊肿在肝脏的超声、CT或MRI检查中经常被发现。

1. CT 在平扫CT上，囊肿表现为圆形或椭圆形、薄壁、边界清楚的水样密度病变(CT值为-10～+10 HU)。虽然肝囊肿几乎都是单腔的，但是多个囊肿聚集在一起可表现为单个、多房的病变。

在增强CT上，囊内容物和囊壁几乎都不强化(图36-1)。罕见情况下，复杂性囊肿可有不典型表现，如囊壁钙化、壁结节、液平征象等，均与囊性肝肿瘤或肝脓肿相似。

2. MRI 由于肝囊肿几乎完全由液体构成，其T1和T2值特别长，表现为T1WI上明显低信号，T2WI上明显高信号(图36-2)。在长回波时间的T2WI图像上，腹部大部分实质组织信号被抑制，囊肿的T2WI图像信号特征性地进一步增高。根据出血时间不同，出血性囊肿可以表现为不同的T1和T2加权信号强度，同时血液混合后可产生液-液平面。在弥散成像中，囊肿典型的表现为随着b值的增高，信号减低，以及ADC图上明显的高信号。

与增强CT检查一样，单纯性肝囊肿在钆对比剂增强MRI检查中无强化。在肝胆期，囊肿表现为相对于肝组织及胆管系统的低信号。囊肿与胆管系统之间无相互交通，这可以通过注射肝胆特异性对比剂后行T1WI磁共振胰胆管成像(magnetic resonance cholangiopancreatography, MRCP)得以显示，表现为胆管树和胆囊的明显高信号，而与之无交通的肝囊肿信号不高。

3. 超声检查 典型的肝囊肿灰阶超声检查表

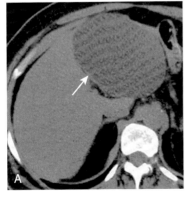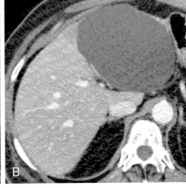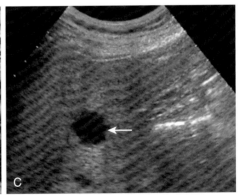

图36-1 单纯性肝(胆管)囊肿的典型表现。A. 横断位CT平扫于肝左叶见一大的、边界清楚的病灶(箭头处)，其密度低于周围肝组织和主动脉。平扫期密度低于主动脉是诊断囊性病变一个最重要的CT表现。B. 增强CT扫描，病灶在门静脉期无强化。C.另一患者的超声图像，见一类圆形的、边界清楚的肿块(箭头处)，囊壁不可察觉，其超声穿透性增加

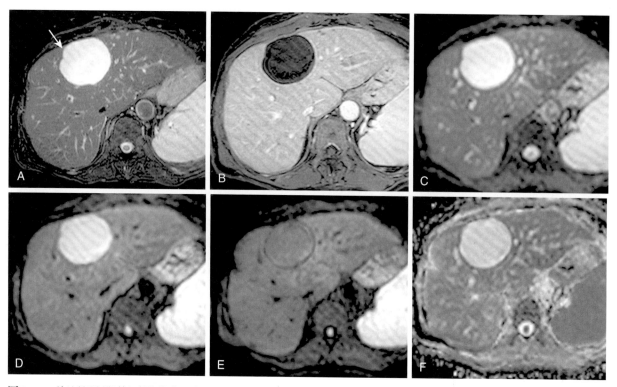

**图36-2** 单纯性肝(胆管)囊肿的典型表现。A. FSE T2加权脂肪抑制MRI检查显示囊肿呈明显高信号(箭头处)。B. 钆对比剂增强的T1加权GRE MRI检查门静脉期显示病变无强化。C~E. 弥散成像 b = 0 s/mm² (C), b = 150 s/mm² (D), 及 b = 800 s/mm² (E)随着b值增高囊肿呈现信号降低。F. 在相应的ADC图上囊肿显示为高信号

现为边界清楚的无回声肿块,伴后方回声增强(图36-1)。复杂性囊肿可有不典型表现,如内部分隔、细胞碎屑、厚壁,伴或不伴有钙化。

4. 影像检查选择　影像检查选择见图36-15。

---

**单纯性肝囊肿的典型征象**

■ 薄壁。

■ 无回声囊内容物伴后方回声增强。

■ 静脉注射对比剂后不增强。

■ 充满液体。

■ 均质。

---

(八) 鉴别诊断　临床表现对于诊断单纯性肝囊肿无价值。在重T2加权MR图像呈明显高信号能将囊肿与大部分的肝转移瘤相区分,来源于神经内分泌肿瘤的转移瘤除外。与肝脓肿和囊性肿瘤不同的是,肝囊肿的囊壁非常薄,几乎没有强化,同时缺乏囊内分隔及壁结节。多囊肝通常包含大量的囊性病变,大小从几毫米变化至数厘米,同时与常染色体显性遗传性多囊肾病相关。肝包虫囊肿通常包含多个子囊,并且囊壁有钙化。胆管错构瘤通常数量较多,囊肿通常小于15 mm,而先天性肝内胆管扩张(Caroli病)表

现为多个节段的胆管扩张,典型的表现是"中央斑点征",由肝内胆系发育停滞造成的囊样病变包绕门静脉形成(图36-3和表36-2)。

(九) 治疗

1. 内科治疗　因为单纯性肝囊肿很少有并发症,所以应该保守治疗。

2. 外科治疗　经皮导管引流加酒精硬化术可有效治疗较大的、有症状的肝囊肿。极少数肝囊肿需要外科治疗,多通过腹腔镜行开窗手术。

---

**医师须知(单纯性肝囊肿)**

■ 单纯性肝囊肿是最常见的肝脏病变之一。

■ 除了大的、有临床症状的肝囊肿,一般施行保守治疗。

■ 超声检查通常足以诊断和鉴别诊断。

---

## 二、肝血管瘤

(一) 病因　肝血管瘤可能是先天起源的,目前没有发现明确的诱发因素。但由于血管瘤的增加与多次生育相关,所以雌激素可能是一个诱因。

(二) 患病率和流行病学　肝血管瘤是最常见的

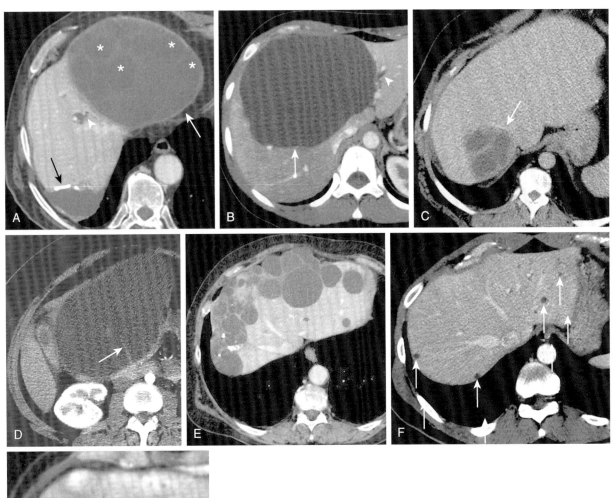

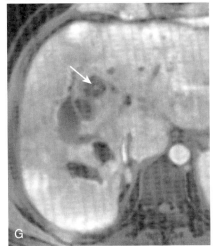

**图36-3** 不同肝脏囊性病变的影像表现及鉴别诊断，包括肝包虫囊肿、单纯性肝囊肿、肝脓肿、胆管囊腺瘤、多囊肝、胆管错构瘤以及先天性肝内胆管扩张症。A～F. 门静脉期CT图像。G. 钆对比剂增强的T1加权GRE MRI检查。A. 钙化壁（黑箭头处），厚壁且强化（白箭头处），以及子囊（星号处）是肝包虫囊肿的典型表现。B. 单纯性肝囊肿未见明显的囊壁（箭头处）。注意A图和B图中由于占位性效应造成肝内胆管轻度扩张（三角处）。C, D. 当肝囊肿有强化的厚壁（图C箭头处）及囊内分隔（图D箭头处）时，须考虑肝脓肿及胆管囊腺瘤。E. 多囊肝多发病灶伴部分囊壁钙化。F. 胆管错构瘤病灶小（<15 mm）且多发（箭头处）。G. 先天性肝内胆管扩张症的圆点征（箭头处），实为病变中心的门静脉分支血管

良性肝肿瘤，估计在一般人群中的发病率为5%～20%。虽然肝血管瘤可以发生在所有年龄段的男女双方，但中年女性的发病率更高，这可能与女性雌激素的影响有关。

（三）**临床表现** 通常情况下，肝血管瘤是无症状患者在做影像检查时偶然发现的。较大的病灶偶尔可能会产生与占位效应相关的症状和体征，如上腹部肿块、腹部不适和疼痛。罕见情况下，较大病灶可自发破裂或外伤后破裂，从而引起突发的急性腹痛。

巨大肝血管瘤也可以表现为血小板减少和消耗性凝血病（Kasabach-Merritt综合征）。

（四）**病理生理学** 肝血管瘤在所有肝叶中的发生率相同。

（五）**病理** 肝血管瘤典型表现是单发或多发、边界清楚的肿块，大小从数毫米至数厘米不等。在肝硬化患者中，血管瘤不常见或病灶相对小一些，可能是由于肝纤维化导致血管瘤进一步缩小。组织切片显示，血管瘤呈典型红-蓝相间的改变，表面呈海绵状

表36-2　肝包虫囊肿、单纯性肝囊肿、化脓性肝脓肿、胆管囊腺瘤、多囊肝、胆管错构瘤和先天性肝内胆管扩张症的人口统计学、病理学和临床特征

| 项目 | 肝包虫囊肿 | 单纯性肝囊肿 | 化脓性肝脓肿 | 胆管囊腺瘤 | 多囊肝 | 胆管错构瘤 | 先天性肝内胆管扩张症 |
|---|---|---|---|---|---|---|---|
| 性别 | 女=男 | 女>男 | 女=男 | 女>男 | 女>男 | 男>女 | 女>男 |
| 年龄 | 30~40岁 | 50~60岁 | 50~70岁 | 20~50岁 | 50~60岁 | 任何年龄 | 20~30岁 |
| 发病率 | 与地理位置相关 | 很常见 | 常见 | 罕见 | 罕见 | 常见 | 非常罕见 |
| 临床特征 | 无症状 | 无症状 | 发热、疼痛 | 无症状 | 占位效应 | 无症状 | 发热（胆管炎） |
| 好发部位 | 右叶>左叶 | 全肝各叶 | 右叶>左叶 | 右叶>左叶 | 全肝各叶 | 全肝各叶 | 全肝各叶 |
| 数量 | 多（60%） | 单发>多发 | 多发 | 单发 | 多发 | 多发 | 多发 |
| 大小（cm） | 3~30 | 0.5~30 | 0.5~10 | 1~20 | 1~10 | <1.5 | 0.5~5 |
| 囊壁钙化 | 有 | 罕见，边缘钙化 | 无 | 罕见 | 罕见 | 无 | 无 |
| 内部分隔 | 有 | 无 | 有 | 有 | 无 | 无 | 无 |
| 气体 | 无 | 无 | 有（20%） | 无 | 无 | 无 | 无 |
| 炎症反应 | 无 | 无 | 有 | 无 | 无 | 无 | 无 |
| 多发性 | 可能 | 无 | 有 | 无 | 无 | 无 | 有 |
| 影像学表现和伴随情况 | 病灶内子囊和囊壁钙化 | 超声穿透性增加，CT平扫上呈低密度 | 集群征象 | | 成人隐性多囊肾病 | 多发，小病灶（<15 mm），先天性肝纤维化，先天性肝内胆管扩张症 | 圆点征，先天性肝纤维化，胆管错构瘤 |

或蜂窝状。大体标本有时可见血栓机化、纤维化和钙化，特别是在较大病灶的中心区域。少数情况下，硬化可累及整个病灶，表现为坚硬的、灰白相间的纤维性结节（即所谓的硬化型血管瘤）。

肝血管瘤与其他良性肝脏病变，如局灶性结节性增生和肝腺瘤的关系曾被报道过。

组织学上，肝血管瘤包含多个互相交通的血窦和内衬单层的扁平内皮细胞，后者由一层薄的基底膜支撑。

**（六）肝功能** 除了巨大的肝血管瘤患者偶尔有碱性磷酸酶水平轻微升高，肝功能检查结果一般无异常。

**（七）影像学表现** 由于在一般人群中发病率较高，肝血管瘤在肝脏的超声、CT或MRI检查中很常见。

**1. CT** 在平扫CT上，肝血管瘤相对于正常肝脏呈低密度。然而在弥漫性脂肪肝中，由于肝脏实质密度弥漫性降低，血管瘤可表现为相对高密度。肝血管瘤更可靠的诊断标准是相对于主动脉和肝内血管呈等密度。巨大血管瘤可能发生中央钙化。

在增强CT上，肝血管瘤的典型表现是病灶周边早期的结节样强化，呈向心性填充式强化。肝血管瘤强化的部分动脉期与主动脉等密度，门静脉期及延迟期与血池等密度（图36-4）。当上述所有的典型表现都满足时，即使延迟期病变未完全强化，也不能排除肝血管瘤的诊断。巨大的肝血管瘤中心区域的血栓或硬化改变，延迟期常缺乏完全的强化。

小血管瘤（< 2.0 cm）也称为"毛细血管性血管瘤"或"闪电样充盈血管瘤"，在肝动脉期即可快速、均匀强化（图36-5），与其他肝脏的富血供良、恶性肿瘤不易鉴别（表36-3和表36-4）。由于常伴随动静脉分流，肝动脉期时常能观察到短暂性的肿瘤周围强化。

硬化的肝血管瘤在增强扫描各期都不强化。

**2. MRI** 因为肝血管瘤几乎完全由血液构成，其T1和T2值很长，所以在T1WI上呈明显低信号，在T2WI上呈明显高信号，即使是在较长的回波时间内也如此。巨大血管瘤复杂的内部结构在T2WI图像上表现更佳，低信号的条状纤维间隔是肝血管瘤

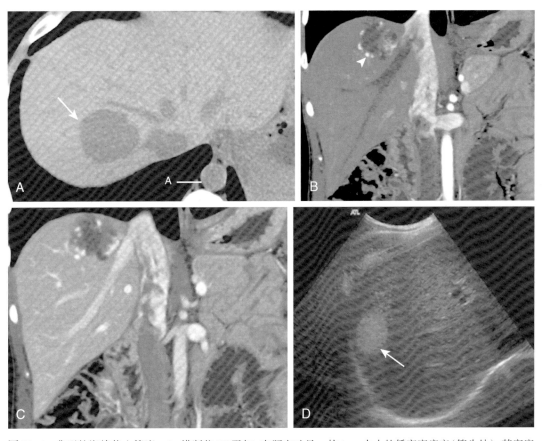

**图36-4** 典型的海绵状血管瘤。A. 横断位CT平扫，在肝右叶见一枚4 cm大小的低密度病变（箭头处），其密度与主动脉（A）及肝内血管相当。B、C. 同一患者的冠状位重建图像，在动脉期（B）和门静脉期（C）见周边、结节状不连续性强化（图B中三角处），在增强各期强化均与血管相仿。D. 另一患者的超声图像显示肝右叶见一个均匀的、边界清楚的、高回声肿块（箭头处）

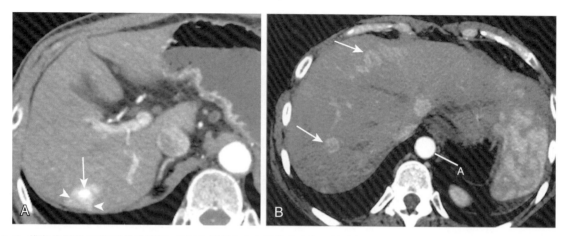

**图36-5** 横断位增强CT扫描的动脉期，毛细血管瘤和富血供的乳腺癌肝转移瘤的影像表现和鉴别诊断。A. 毛细血管瘤（箭头处）表现为与主动脉等密度的病变，周围包绕继发于动静脉分流的楔形、均匀、中等高密度的区域（三角处）。B. 富血供的转移瘤为多发的不均匀强化灶，强化程度低于主动脉（图中标"A"处）。结合原发恶性肿瘤的病史及影像强化特征，可以得到正确的诊断

**表36-3** 毛细血管瘤、海绵状血管瘤、转移瘤、局灶性结节性增生以及大的良性再生结节的鉴别要点

| 项　　目 | 毛细血管瘤 | 海绵状血管瘤 | 转移瘤 | 局灶性结节性增生 | 大的良性再生结节 |
|---|---|---|---|---|---|
| 性别 | 女>男 | 女>男 | 女=男 | 女≫男 | 女>男 |
| 年龄 | 20～50岁 | 20～50岁 | 60～70岁 | 30～40岁 | 30～40岁 |
| 超声表现 | 低回声伴边缘高回声 | 高回声 | 低回声 | 等回声 | 表现各异 |
| 门静脉期和延迟期持续强化 | 有 | 有 | 无 | 有 | 有 |
| CT检查相对血管呈等密度 | 是 | 是 | 否 | 否 | 否 |
| T2加权高信号 | 强 | 强 | 轻度[1] | 轻度 | 无 |
| 肝动脉期均匀强化 | 是 | 否 | 否 | 是 | 是 |
| 强化程度 | 均匀 | 周边不连续性强化 | 周边环形强化 | 均匀 | 均匀 |
| 钙化 | 无 | 如有则位于中央 | 无[2] | 1% | 无 |
| 瘢痕 | 无 | 罕见（大病灶） | 无 | 有 | 大病灶 |
| 坏死 | 无 | 无 | 有 | 无 | 无 |
| 数量 | 单发>多发 | 单发>多发 | 多发 | 单发（75%） | 多发 |
| 恶性肿瘤病史 | 无 | 无 | 有 | 无 | 无 |

注：① 神经内分泌肿瘤、黏液性结肠癌和乳腺癌肝转移可表现为明显高信号。
　　② 黏液性结肠癌肝转移可有散在钙化。

的特征性表现。在弥散图像上，b值为0 s/mm²时血管瘤表现为典型的高信号，高b值时信号减低或保持高信号（T2穿透效应），而在ADC图上表现为中等信号。肝血管瘤的ADC值较单纯性肝囊肿低。在动态增强MRI上，肝血管瘤的强化方式与CT大致相仿

（图36-6）。在肝胆期，血管瘤内保留对比剂，但因为周围肝脏组织信号增高，血管瘤特征性地表现为低信号。当使用Gd-EOB-DTPA作为对比剂时，肝血管瘤静脉期和3 min延迟期表现为等或低信号（假性流出征象），或者肝胆期表现为周边低信号。

**表36-4 局灶性结节性增生、大的良性再生结节、肝细胞性腺瘤、肝细胞癌、富血供肝转移瘤、海绵状血管瘤的鉴别要点**

| 项 目 | 局灶性结节<br>性增生 | 大的良性<br>再生结节 | 肝细胞性腺瘤/<br>肝腺瘤病 | 肝细胞癌 | 富血供肝转<br>移瘤 | 海绵状血管瘤 |
|---|---|---|---|---|---|---|
| 性别 | 女≫男 | 女＞男 | 女≫男 | 女＜男 | 女＝男 | 女＞男 |
| 年龄 | 30～40岁 | 30～40岁 | 30～40岁 | 60～70岁 | 60～70岁 | 20～50岁 |
| 肝硬化病史 | 无 | 无 | 无 | 有 | 无 | 无 |
| 与口服避孕药的相<br>关性 | 无 | 无 | 有 | 无 | 无 | 无 |
| 肝脏形态 | 正常 | 正常 | 正常 | 异常 | 正常 | 正常 |
| 超声表现 | 等回声 | 多样 | 多样 | 低回声 | 低回声 | 高回声 |
| 肝动脉期强化 | 明显 | 明显 | 轻度至明显① | 轻度 | 轻度 | 外周结节状强化 |
| 均匀性 | 是 | 是 | 否 | 否 | 否 | 否 |
| 钙化 | 1% | 无 | 罕见 | 罕见 | 无 | 罕见（大病灶） |
| 反相位MR图像上<br>信号降低 | 罕见 | 无 | 有 | 罕见 | 无 | 无 |
| T2加权信号 | 高信号（轻度） | 低信号 | 高信号（轻度至<br>明显①） | 高信号<br>（轻度） | 高信号<br>（轻度②） | 高信号（明显） |
| 门脉期和延迟期对<br>比剂廓清 | 无 | 无 | 有 | 有 | 有 | 无 |
| 肝胆期信号特征 | 等或高信号 | 等或高信号 | 低信号 | 低信号 | 低信号 | 低信号 |

注：① 表现取决于肝细胞腺瘤的亚型。
② 神经内分泌肿瘤、黏液性结肠癌和乳腺癌肝转移瘤可为T2加权明显高信号。

3. **超声检查** 灰阶超声检查肝血管瘤的典型表现为均匀高回声团块，边界清楚（图36-4）。偶尔病变呈低或等回声，周围包绕高回声的边缘。微泡对比剂的增强超声检查，病变的强化方式与CT或MRI大致相同（图36-7）。

4. **影像检查选择** 影像检查选择见图36-15。

---

**肝血管瘤的典型征象**

- 在所有各期检查与血池密度相等。
- 不连续的周围结节样强化。
- T2加权MRI上呈明显高信号。

---

（八）**鉴别诊断** 仅凭临床表现不足以诊断肝血管瘤。与大多数原发性或继发性富血供的肝脏恶性肿瘤不同，肝血管瘤在增强CT或MRI上总是表现为门脉期和延迟期的持续性强化（图36-5）。而且，与大多数肝脏恶性肿瘤不同的是，血管瘤在T2加权MRI上呈明显高信号（图36-6），在长回波时间（表36-3）中尤为明显。

神经内分泌肿瘤、黏液性结肠癌和乳腺癌来源

的肝转移瘤在T2WI上可呈高信号，这点与肝血管瘤很像（表36-4）。对可疑的病例需要做组织活检加以鉴别。

（九）**治疗**

1. **内科治疗** 因为肝血管瘤几乎不会引起并发症，所以应当采取保守治疗。

2. **外科治疗** 较大的病灶如出现临床症状时可外科治疗，如摘除术或切除术。

---

**医师须知（肝血管瘤）**

- 肝血管瘤最常见于中年女性。
- 如果超声检查符合肝血管瘤的典型表现，没有恶性肿瘤病史的患者不需要做进一步检查。
- 除非病灶较大且出现症状，一般采取保守治疗。
- 病灶偶尔会增大。

---

**三、肝细胞性腺瘤**

（一）**病因** 虽然肝细胞腺瘤（hepatocellular adenoma, HCA）是一组良性的肝细胞性肿瘤，但存在

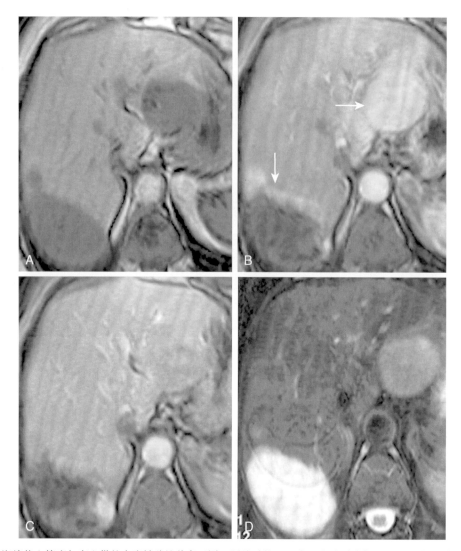

**图36-6** 肝脏海绵状血管瘤与富血供的肉瘤转移灶共存于同一肝脏时的MRI表现和鉴别诊断。A. 虽然在T1加权GRE MRI上，两者相对于周围肝实质均呈低信号，但是在钆对比剂增强GRE MRI序列扫描时，转移瘤（图B水平箭头处）在动脉期表现为中度富血供强化改变，在门静脉期对比剂迅速廓清征象（C）。B、C. 在同一扫描时相，海绵状血管瘤（图B竖箭头处）的典型表现是边缘、结节状、不连续性强化，并向心性填充。D. 在脂肪抑制T2加权FSE MRI图像上，血管瘤表现为明显高信号，而转移瘤呈稍高信号

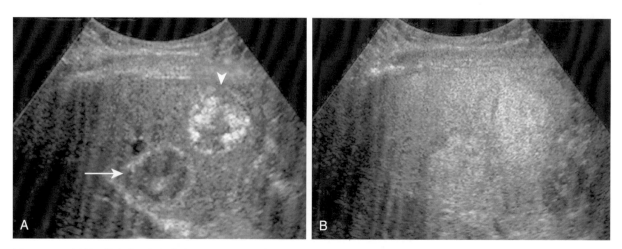

**图36-7** 两例肝血管瘤典型的超声表现。A. 在肝动脉期，病灶表现为轻度的边缘强化（箭头处）或者明显的、边缘性的、结节样强化（三角处）。B. 在门静脉期，两例病灶均呈向心性、最终完全填充式强化

恶变风险。诱因是多方面的。性激素和类固醇药物治疗（如含雌激素或雄激素类药物）是主要原因。其他少见的诱因包括糖原贮积病，以及先天性或获得性肝脉管系统异常。

**（二）患病率和流行病学** HCA好发于育龄期妇女（男女比例1∶10）。在接受类固醇药物治疗的患者中，肝细胞性腺瘤的发病率估计为4/100 000。

**（三）临床表现** 大多数肝细胞性腺瘤为偶然发现。肿瘤较大时可出现非特异性临床表现，如腹部肿块、不适或疼痛。偶尔地，严重的肿瘤出血可导致出血性休克，需要紧急外科治疗。

**（四）病理生理学** 肝细胞性腺瘤多起源于肝右叶（约75%），特别是肝包膜下区域。

**（五）病理** 肝细胞性腺瘤典型表现为正常肝组织内一个单发的、大的、边界清楚的肿块。多发性病灶多见于脂肪肝。肝细胞性腺瘤病是一类独立的疾病，病灶多于10个，患者没有相关的诱发因素。组织学上，肝细胞性腺瘤表现为外观正常的肝细胞呈片状或条索状排列，无正常的腺泡样结构。根据基因突变，肝细胞性腺瘤分为四种不同的亚型，各有不同的恶变潜能：① 肝细胞核因子1α（hepatocyte nuclear factor 1α, HNF-1α）突变的肝细胞性腺瘤，对应脂肪变性的腺瘤。② 炎症性的肝细胞性腺瘤。③ β-连环蛋白突变的肝细胞性腺瘤。④ 未分类的肝细胞性腺瘤，其与特定的免疫表型改变无关。β-连环蛋白突变增加了恶变的可能性。

**（六）肝功能** 肝功能检查一般无异常。甲胎蛋白水平增高提示肿瘤恶变。

**（七）影像学表现** 增强CT、增强MRI，以及最近出现的超声造影增强检查为肝细胞性腺瘤的术前影像评价方法。

1. CT 肝细胞性腺瘤的CT表现与其肉眼所见相吻合。在平扫CT上，大多数肿瘤由于出血、坏死、钙化，表现为大的不均匀肿块，而小一些的病灶则可能呈等密度。

由于动脉血供增加，除瘤内出血、脂肪变性以及坏死之外，肝细胞性腺瘤在增强CT检查的动脉期相对于周围肝脏组织呈富血供、高密度。在门脉期及延迟期肿瘤表现为不同程度的对比剂廓清。

当伴有肝脏弥漫性脂肪变性时，肝细胞性腺瘤在注射对比剂前后均呈高密度。

2. MRI 肝细胞性腺瘤的MRI表现与原发或继发性肝脏恶性肿瘤很相似。组织学亚型影响病灶在T2WI、T1WI和增强检查上的表现。

HNF-1α突变的肝细胞性腺瘤（脂肪变性的腺瘤）在T1WI上表现为等或高信号，去相位图像上信号弥漫性减低，T2WI上呈等或稍高信号，轻度动脉期强化表现。

Ⅰ型毛细血管扩张型和炎症性肝细胞性腺瘤T2WI上表现为明显高信号，T1WI上呈等或稍高信号，动脉期明显强化，静脉期和延迟期持续强化（图36-8）。β-连环蛋白突变的肝细胞性腺瘤表现为动脉期明显强化，静脉期和延迟期对比剂廓清征象，或表现同炎症性肝细胞性腺瘤。未分类的肝细胞性腺瘤由于出血及含脂肪成分，信号混杂。

与局灶性结节性增生不同的是，肝细胞性腺瘤一般不摄取肝胆特异性对比剂，在肝胆期的典型表现为低信号肿块。但炎症性肝细胞性腺瘤例外，约30%的病例表现为等至高信号。不典型的信号强度是由于严重的肝脏脂肪变性和继发于肝血窦扩张的血供减少。在弥散图像上大多数肝细胞性腺瘤因为细胞密度增大而导致弥散受限。

3. 超声检查 肝细胞性腺瘤的灰阶超声检查表现多样，并无特异性。通过使用微泡对比剂增强检查，可了解肝脏病变内血管的强化方式，从而可以鉴别肝细胞性腺瘤与FNH。与局灶性结节性增生不同，肝细胞性腺瘤的特征是病灶动脉期向心性或混合性填充，而没有典型的星状血管。

4. 影像检查选择 影像检查选择见图36-15。

**肝细胞性腺瘤的典型征象**

- 富血供伴对比剂廓清征象。
- 反相位图像上信号降低，提示含脂肪成分。
- 肿瘤出血或坏死，导致影像表现不均质。
- 肿瘤破裂。
- 变性。
- 伴随其他良性肝脏肿瘤。

**（八）鉴别诊断** 肿瘤间隔期有所增大，不管甲胎蛋白水平有无升高，均应高度怀疑HCC或者肝细胞性腺瘤恶变。虽然较大的肝细胞性腺瘤因混杂的形态学表现可以很容易与局灶性结节性增生鉴别（图36-8），但是病灶较小时，从影像表现甚至组织病理学上也很难做出鉴别诊断（表36-4）。肝胆特异性MR对比剂可准确地鉴别肝细胞性腺瘤与局灶性结节性增生，因为肝细胞性腺瘤缺乏胆小管，无法摄取对比剂，延迟强化不明显。

由于肝细胞性腺瘤无法准确地与肝细胞癌及血

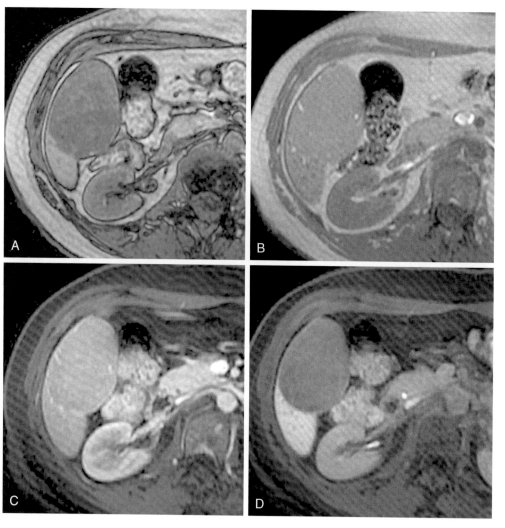

图36-8 脂肪变性的肝细胞性腺瘤典型的MRI表现。A，B. 横断位T1加权GRE MRI检查，反相位图像（A）病变信号较同相位图像（B）弥漫性减低。C，D. 当使用对比剂Gd-EOB-DTPA后，T1加权GRE MRI增强检查时，腺瘤肝动脉期显示为轻度强化（C），肝胆期为低信号（D）

供丰富的肝转移瘤相鉴别，有时需肝脏活检以确诊（表36-4）。

**（九）治疗**

1. 内科治疗　病灶较小（<5 cm）时可采取保守治疗，同时停用类固醇药物。

2. 外科治疗　病灶较大（>5 cm）时，发生并发症（如肿瘤破裂、恶变）的概率较大，应外科治疗。病灶破裂时需要急诊手术。

**医师须知（肝细胞性腺瘤）**

- 长期服用类固醇激素的育龄期妇女更易患病。
- 病灶较小（<5 cm）者可以采取保守治疗，同时需要停用避孕药，并随访。
- 病灶较大（>5 cm）者一般需要外科治疗。

**四、局灶性结节性增生**

**（一）病因**　局灶性结节性增生是肝实质应对先天性或获得性的动脉血供异常导致局部高灌注发生的增生性反应，而非真正的肿瘤性病变。口服避孕药并不会诱发局灶性结节性增生的发生，但有可能会刺激病灶生长。

**（二）患病率和流行病学**　局灶性结节性增生好发于育龄期妇女（男女比例1∶8）。局灶性结节性增生是发病率仅次于肝血管瘤的肝脏良性肿瘤，一般人群发病率为3%～8%。

**（三）临床表现**　通常情况下，局灶性结节性增生是在无症状患者中偶然发现的。罕见情况下，较大的肿块可以表现为腹部肿块和（或）腹部不适，偶尔伴有腹痛。

**（四）病理生理学**　局灶性结节性增生可发生于肝脏的各个部分，约25%的病灶为多发。

**（五）病理**　局灶性结节性增生典型表现为单发的、边界清晰、无包膜的肿块，大小从数毫米到数厘米不等。组织切片可见边缘呈分叶状。诊断要点是星状的纤维瘢痕（中心性或偏心性）。局灶性结节性增生与肝血管瘤、肝细胞性腺瘤的关系见前述。

组织学上,局灶性结节性增生包含多个单腺泡结节(直径约1 mm),这些结节由外观正常的肝细胞在1~2 mm厚的细胞板上排列而成。结节聚集在一个纤维核周围,伴放射状分隔,其间包含增粗的供血动脉和大量的毛细血管。在肝细胞和纤维束的连接处,通常可见到增生的胆小管,其周围被不同程度的炎性细胞浸润。部分情况下,病变可有一定程度的脂肪浸润。

**(六)肝功能** 肝功能检查结果大多无异常。

**(七)影像学表现** 随着现代断层影像技术的进展,越来越多的无症状患者在检查时发现有局灶性结节性增生。

1. CT 局灶性结节性增生在平扫CT典型表现为与周围肝组织等密度,所以无法确切地被发现。当病变发生在肝脏弥漫性脂肪变性时,由于肝实质密度均匀一致降低,局灶性结节性增生典型表现为高密度。

除了中央纤维瘢痕以外,局灶性结节性增生在增强CT的动脉期呈明显强化,表现为相对于周围肝组织的均匀高密度肿块。在门脉期及延迟期病灶强化缓慢消退,相对于周围肝组织呈等密度,而中央瘢痕的典型表现是延迟期强化。

虽然绝大多数病变可以根据这一特征性的强化方式确诊,但是少数局灶性结节性增生可能有不典型的影像表现,如在门脉期和延迟期出现对比剂廓清(相对于肝脏呈低密度)、边缘强化、无中央瘢痕(特别是<3 cm的肿块)或者中央瘢痕延迟期无强化。不典型局灶性结节性增生可能与原发的或继发的富血

供肝脏恶性肿瘤表现相似,所以必要时需行MRI检查或肝脏活检以明确诊断。

2. MRI 由于局灶性结节性增生几乎由正常的肝组织组成,在T1WI和T2WI上肿块相对于周围的肝组织几乎呈等信号,但中央瘢痕由于含有丰富的黏液成分,典型表现为T1WI上低信号,T2WI上高信号。大多数局灶性结节性增生因细胞密度增高而表现为弥散受限。

在MRI动态增强检查上,病变强化方式与CT大致相仿(图36-9)。与肝细胞性腺瘤及其他肝脏恶性肿瘤不同,局灶性结节性增生摄取肝胆特异性对比剂,在肝胆期较背景肝组织表现为等或高信号。

3. 超声检查 最近研究发现,用微泡对比剂进行超声增强检查能可靠地诊断局灶性结节性增生,其特征性的增强表现为肝动脉期肿块呈离心性填充(即所谓的轮辐征)。除此之外,局灶性结节性增生还表现为肝实质后期持续性强化。

4. 影像检查选择 影像检查选择见图36-15。

---

**局灶性结节性增生的典型征象**

- 肝动脉期均匀、明显的强化。
- 在平扫期、门静脉期及延迟期强化与无脂肪变性的肝组织等密度。
- 瘢痕在延迟期仍有强化。
- 瘢痕在T2WI图像上呈高信号。

---

**(八)鉴别诊断** 仅凭临床表现无法诊断局灶性结节性增生。虽然基于特征性的影像表现很容易区

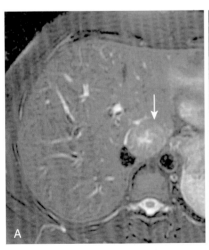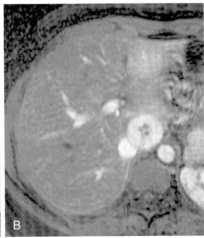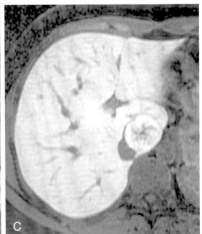

**图36-9** FNH典型的MRI表现。A. 脂肪抑制T2加权自旋回波MRI图像上呈几乎为等信号的病灶(箭头处)伴高信号中央瘢痕。B. 当使用对比剂Gd-EOB-DTPA后,T1加权GRE MRI增强检查时,肝动脉期局灶性结节性增生显示为均匀明显强化,中央瘢痕不强化,呈低信号。C. 在相应的肝胆期,局灶性结节性增生表现为高信号,中央瘢痕呈低信号

分局灶性结节性增生与肝细胞性腺瘤（图36-10），但在小病灶两者影像学表现可有部分重叠之处。肝胆特异性MR对比剂和最近出现的超声增强检查对病变灌注的动态评价，都可以为影像鉴别诊断提供更多的线索。

肝胆特异性MR对比剂也可以鉴别局灶性结节性增生与原发性或继发性的富血供肝脏恶性肿瘤（表36-1）。与大的良性再生性结节相比，局灶性结节性增生多表现为起源于正常肝脏的单发大肿块（表36-3和表36-4）。

由于快速均匀强化，小血管瘤（即闪电样充盈的血管瘤）的动脉期强化方式与局灶性结节性增生相似。但血管瘤在T2WI图像上呈明显高信号，以及增强扫描各期都相对于血管呈等信号，均可比较明确地诊断（表36-3）。根据强化方式和信号特征的不同，

肝海绵状血管瘤和局灶性结节性增生的鉴别诊断一般不难（图36-11、表36-3和表36-4）。

## （九）治疗

1. 内科治疗　停用口服避孕药通常能使病灶缩小、稳定。

2. 外科治疗　由于无恶变风险，并发症发生率极低，局灶性结节性增生一般采取保守治疗。

---

### 医师须知（局灶性结节性增生）

- 多发生于年轻妇女。
- 由于无恶变风险，并发症发生率极低，一般采取保守治疗。
- 由于避孕药物能刺激病变的增长，一般建议停用。

---

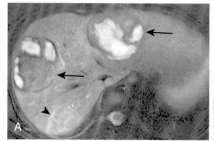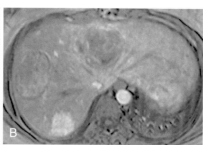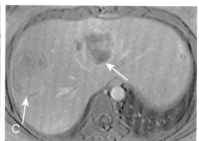

**图36-10**　局灶性结节性增生和出血性肝细胞腺瘤共存于同一肝脏时的MRI表现以及鉴别诊断。横断位T2加权图像（A），肝动脉期T1加权图像（B），延迟期T1加权图像（C）。局灶性结节性增生典型的影像表现包括在T2加权上较周围肝组织呈轻度高信号（图A三角处），以及在增强T1加权GRE MRI的动脉期呈明显均匀性强化，信号逐渐降低至延迟期呈等信号，中央瘢痕例外，其延迟期可见强化。然而肝细胞腺瘤（黑色箭头处）由于内部有出血，在T2加权上信号不均，在增强扫描的动脉期呈轻度的不均匀强化，在延迟期对比剂廓清，仅剩包膜强化（白色箭头处）

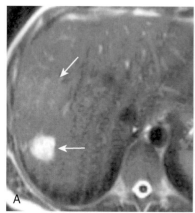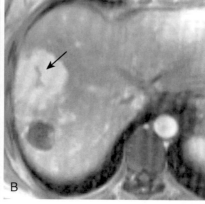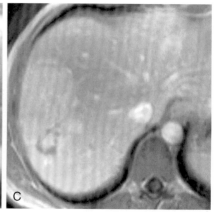

**图36-11**　局灶性结节性增生和海绵状血管瘤共存于同一肝脏时的MRI表现及鉴别诊断。A. 不同于局灶性结节性增生（斜箭头处）在此横断位T2加权MRI图像上表现为轻度高信号，海绵状血管瘤（水平箭头处）呈明显高信号，其信号强度与脑脊液相仿（灯泡征）。B，C. 在钆对比剂增强的T1加权GRE MRI上，血管瘤呈边缘、结节状强化，并呈向心性填充；而局灶性结节性增生表现为在肝动脉期明显快速强化，中央瘢痕（图B箭头处）强化不明显，呈低信号。在延迟期，局灶性结节性增生几乎与周围肝组织信号相等（C）

## 五、大的良性再生结节

（一）病因 大的良性再生结节是当肝实质某些区域的灌注受损时，残余的肝脏组织为保持血液供应继发的增生性反应。尽管一些严重的肝脏疾病可能导致大的良性再生结节，但大多数病例发生于布-加综合征患者。

（二）患病率和流行病学 大的良性再生结节多发生于年轻到中年女性，体现了原发性肝病的性别倾向性。偶尔见于儿童。大的良性再生结节几乎都与肝脏弥漫性结节性再生性增生（nodular regenerative hyperplasia, NRH）共存，其特点是肝实质的弥漫性小结节化，无或轻度纤维化。

（三）临床表现 尽管结节性再生性增生和大的良性再生结节可完全无症状，但有时患者可产生门静脉高压和肝衰竭等症状。

（四）病理生理学 大的良性再生性结节可能发生在肝脏的任何部位。

（五）病理 大的良性再生结节典型表现为多发、类圆形、边缘清晰、无包膜的肿块，大小为0.5～4.0 cm。组织学上，大的良性再生结节由多腺泡结节组成，这些结节由外观正常的肝细胞排列在1～2 mm厚的细胞板上构成，由增粗的滋养动脉供血。

（六）肝功能 肝功能检查结果一般正常，或因碱性磷酸酶和γ-谷氨酰转肽酶轻度升高出现轻度异常。甲胎蛋白水平一般无异常。

（七）影像学表现 虽然大的良性再生结节被认为是一种罕见的疾病，但是随着增强CT分辨率的提高和MRI多期扫描序列检查，发现的概率也在增加。

1. CT 与局灶性结节性增生一样，大的良性再生结节在平扫CT上呈等密度，在增强CT检查的肝动脉期呈明显均匀性强化。在门脉期和延迟期，大的良性再生结节呈持续性强化，相对于正常肝脏组织呈高密度。

2. MRI 不同于局灶性结节性增生在平扫MRI上总是呈等信号，大的良性再生结节一般表现为T1WI上高信号，T2WI上低信号，这可能与损伤的肝细胞内顺磁性金属离子（如铜）的增加有关。

在动态增强MRI上，肿瘤的强化方式同CT大致相仿（图36-12）。与局灶性结节性增生一样，大的良性再生结节在肝胆期呈等或高信号。

3. 超声检查 大的良性再生结节的超声表现各异，大多数病例（约53%）相对于周围肝组织呈高回声。

4. 影像检查选择 影像检查选择见图36-15。

### 大的良性再生结节的典型征象

- 多发。
- T2WI上呈低信号。
- T1WI上呈高信号。
- 富血供。
- 门脉期和延迟期持续强化。

（八）鉴别诊断 当布-加综合征患者同时发现多发、小的富血供肝脏病变时，应高度怀疑为大的良性再生结节。因为大的良性再生结节与局灶性结节性增生的发生机制可能相同（如局部肝脏过度灌注），在大多数情况下，这两种病变在影像表现甚至是组织病理上都无法鉴别（图36-13）。与局灶性结节性增生不同的是，大的良性再生结节通常为多发，几乎总是与肝脏血管性疾病相关（特别是布-加综合征），而且很少有中央瘢痕。此外，由于顺磁性金属离子含量的增加，大的良性再生结节特征性的表现是T2WI上呈低信号，T1WI上呈高信号。

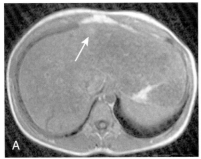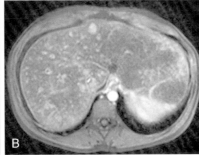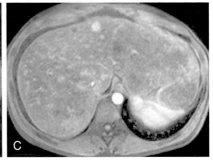

**图36-12** 布-加综合征中大的良性再生结节典型的影像表现。A. 在T1加权平扫MRI上，病灶（箭头处）信号比周围肝组织高。B. 在钆对比剂增强的T1加权GRE MRI图像上，病灶在动脉期呈明显强化。C. 病灶在门静脉期持续性强化。肿大的肝脏周围可见少量腹水

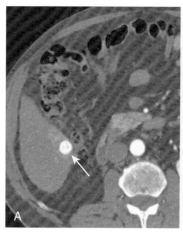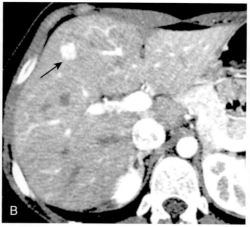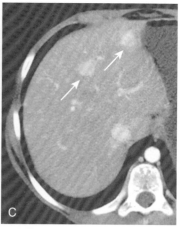

**图36-13** 富血供的肝脏小病灶（<2 cm）的影像表现及鉴别诊断，包括毛细血管瘤、FNH以及大的良性再生结节。虽然所有的病灶在肝动脉期均表现为明显均匀性强化，但仍存在一些有用的线索可用于鉴别诊断。A. 毛细血管瘤（箭头处）边界清楚，强化特征与主动脉相仿。病灶周围出现小的、楔形高密度区，对应动静脉分流。B. 不同于血管瘤，局灶性结节性增生（箭头处）呈小分叶状，中央有菲薄的纤维瘢痕，此为其诊断要点。C. 正如本例，大的良性再生结节典型表现为多发病灶（箭头处），而且几乎都发生在肝脏异常灌注损伤的情况下（多为布-加综合征）

尽管在大多数情况下，凭借典型的影像表现可以准确地鉴别肝细胞性腺瘤和大的良性再生结节（表36-3），但是要区分大的良性再生结节与肝腺瘤病，唯一的线索是大的良性再生结节可摄取肝胆特异性MR对比剂。

大的良性再生结节能明显摄取肝胆特异性MR对比剂，并在门脉期和延迟期持续强化，使其能与原发或继发性的富血供肝脏恶性肿瘤相鉴别（表36-3）。

**（九）治疗**

1. **内科治疗** 由于存在较低的恶变风险，大的良性再生结节需要影像学随访。治疗原则一般是针对门静脉高压的处理，包括使用β-受体阻滞剂和硬化剂治疗食管静脉曲张。

2. **外科治疗** 对于顽固性门静脉高压患者，可选择TIPS。终末期肝病和进行性肝功能衰竭患者的唯一治疗方法是肝移植手术。

---

**医师须知（大的良性再生结节）**

- 大的良性再生结节几乎总是伴有潜在的肝脏疾病，最常见的是布-加综合征。
- 因存在低度恶变概率，一般采用保守治疗并需要定期随访。

---

**六、肝脓肿**

**（一）病因** 肝脓肿最常见的病原体为大肠埃希菌、克雷伯杆菌以及肠杆菌，大多为多种微生物混合感染。胆总管结石、梗阻性恶性肿瘤、术后狭窄均可引起肝外胆管梗阻，导致上行性胆管炎和细菌增殖，是造成细菌性肝脓肿的最常见原因。胆-肠吻合术、阑尾炎和憩室炎引起的门静脉炎、胃或十二指肠溃疡穿孔、肝脏梗死后的感染、钝器伤或穿通伤、细菌性心内膜炎导致的败血症都与肝脓肿的高发生率有关。

**（二）患病率和流行病学** 肝脓肿是肝内感染后脓液在局部聚集，同时破坏肝实质和间质。该病主要发生于中年患者。

**（三）临床表现** 患者典型症状是发热和右上腹疼痛。

**（四）病理生理学** 引流到门静脉系统的器官如发生感染，可造成局部化脓性血栓性静脉炎，可进一步发展为肝脓肿。脓毒性栓子会导致微脓肿的形成，最初是多个（集群征），但通常会融合成一个单独的病灶。

**（五）病理** 在大体病理上，通过脓腔的切面通常能显示多个分叶状病灶，大小从数毫米至数厘米不等。脓腔内通常充满黏稠的化脓性物质，腔壁内衬苍白的纤维组织。脓肿周围的纤维壁往往厚达1 cm或以上，并逐渐与肝实质融合。显微镜下可见脓肿内坏死的纤维蛋白化脓性碎屑。脓腔的边缘环绕慢性炎性组织浸润，包含上皮样巨噬细胞、淋巴细胞、嗜酸性粒细胞和中性粒细胞。脓肿周围的纤维组织内可见稀疏的炎性浸润，也可见小的坏死或非坏死性肉芽肿。

**（六）肝功能** 白细胞计数一般会升高，几乎所有患者都有血沉率升高，50%患者的碱性磷酸酶高于相应年龄水平。

（七）影像学表现 轻度肝肿大、低白蛋白血症、寒战、厌食、不适、恶心、呕吐、体重减轻、继发于膈肌受刺激的咳嗽、肺不张、胸腔积液是肝脓肿患者的常见表现。实验室检查显示白细胞增多和血清碱性磷酸酶水平增高（67%～90%）。

1. CT 在平扫CT上，肝脓肿的密度比周围的肝组织低。在增强CT上，脓肿典型表现为包膜及分隔有强化，中心区域乏血供（图36-14）。小的脓肿融合成一个单个的、有分隔的、更大的脓腔。有时可能会见到气泡和液体-碎屑液平征象。脓肿周围的肝实质可明显增强，是由静脉受压、静脉血回流受阻造成。

2. MRI T1WI上，脓肿相对于周围肝组织呈低信号；T2WI上，脓肿壁呈稍高信号，病变中心呈中等高信号。脓肿壁在高b值弥散图像和ADC图上均呈高信号，提示无弥散受限。而脓肿中心区域的信号强度取决于脓肿的成熟程度（如脓液的黏稠度越高，在高b值弥散图像上信号越高，ADC图上信号越低）。

在钆对比剂增强图像上，脓肿壁和分隔均表现为明显的动脉期强化，并在静脉期及延迟期特征性持续强化。脓肿周围的肝实质有时显示T2WI上高信号，且动脉期明显强化。

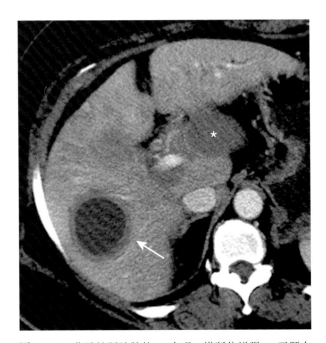

**图36-14** 化脓性肝脓肿的CT表现。横断位增强CT于肝右叶见一枚圆形的、边界清楚的低密度肿块（箭头处），伴一较厚并强化的包膜。肝门处见肿大的淋巴结（星号处）。在该病例中，仅凭影像表现无法鉴别为化脓性还是阿米巴性肝脓肿

3. 超声检查 肝脓肿的超声表现为不均匀低回声。

4. 影像检查选择 影像检查选择见图36-15。

---

**肝脓肿的典型征象**

■ 小脓肿融合成大脓腔：集群征。
■ 囊壁较厚。
■ 内部含液体成分。
■ 中心可出现气体或液平征象（表36-2）。

---

（八）鉴别诊断 化脓性肝脓肿与肝阿米巴病在影像学上较难鉴别。阿米巴性肝脓肿通常边界清晰，低回声或低密度，常为单发，脓肿壁较化脓性脓肿稍厚。了解临床病史对鉴别诊断非常重要。新移民及同性恋者出现腹泻伴大便带黏液时，更倾向于诊断为阿米巴性肝脓肿而非化脓性肝脓肿。

如果肝脓肿伴有体重减轻和贫血，首先需考虑为恶性肿瘤。肝转移瘤一般不伴发热和白细胞增多。消融治疗后的肝转移瘤或肝移植后的梗死灶可能与化脓性肝脓肿影像表现相仿。

一簇小的囊性病变或由包膜包绕的单个大囊腔是化脓性肝脓肿的典型表现。单纯性肝囊肿一般为薄壁，而且囊内容物均匀。肝脏恶性肿瘤一般实质成分较多而且强化明显，但是没有液化的脓肿可与实体肿瘤混淆。转移瘤通常不会表现为聚集的或有分隔的囊性病灶。治疗后发生坏死的转移瘤通常难以与肝脓肿相区分。肝包虫囊肿表现为一个较大的囊性肿块，周边有多发子囊，囊壁有曲线状或环形钙化。病变可能因为占位效应压迫肝内胆管致其扩张和（或）囊肿破裂入胆管。胆管囊腺癌是一种罕见的、多分隔、水样密度的囊性肿块，仅凭影像表现很难与肝脓肿相鉴别。肝移植术后肝动脉血栓形成造成的梗死灶，以及肝内和胆管内坏死灶很难与化脓性肝脓肿相鉴别（表36-2）。

（九）治疗

1. 内科治疗 标准的治疗方法为静脉注射抗生素和经皮穿刺引流。药物治疗包括抗生素或抗真菌治疗。

2. 外科治疗 如果脓肿的位置不适合做经皮引流，或伴有其他的腹内疾病需要外科治疗，或者抗生素治疗和经皮引流联合治疗失败，应当选择积极的外科治疗，包括清创术或脓肿摘除术。手术禁忌证包括：多发性肝脓肿、伴有恶性肿瘤或免疫抑制疾病，或存在其他多个复杂的疾病。

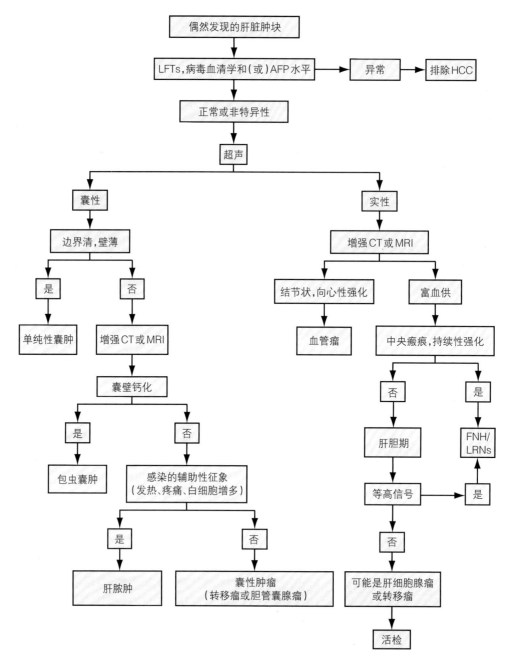

**图36-15** 肝脏良性病变实用的诊断流程图。AFP，甲胎蛋白；FNH，局灶性结节性增生；HCA，肝细胞腺瘤；HCC，肝细胞癌；LFTs，肝功能检查；LRNs，大的再生性结节

## 医师须知（肝脓肿）

- 肝脓肿伴有白细胞计数升高、发热、右上腹疼痛。
- 病因包括胆管上行性感染（上行性胆管炎），邻近病变的直接侵犯、创伤、憩室炎或阑尾炎。
- 可能会发展成为危及生命的败血症。
- CT检查是最有效的影像检查方法。
- 一群小的化脓性脓肿融合成一个大脓腔。
- 肝脓肿必须与肝转移瘤、阿米巴性肝脓肿、胆管囊肿、胆管囊腺瘤、肝包虫性囊肿和梗死灶相鉴别。

## 总　结

评价肝脏的局灶性病变通常需要运用多种影像学方法，如超声、CT和MRI，有时单独使用即可，但更多情况下需要联合运用（表36-5）。虽然已经有了针对最常见的肝脏恶性肿瘤（特别是原发性肝癌）的最佳诊断策略指南，但对于偶尔发现的良性肝脏病变，影像学评价目前尚未达成共识。一般情况下，影像学诊断依赖于临床医师的要求、设备的有无以及放射科医师的经验水平。

表36-5 各种成像方法诊断肝脏良性局灶性病变的准确性、局限性及缺点

| 方法 | 准确性 | 局限性 | 缺点 |
|------|--------|--------|------|
| CT | 敏感性69%~71%<br>特异性86%~91%<br>鉴别76%的血管瘤和纤维板层型肝癌与FNH<br>鉴别76%的FNH和纤维板层型肝癌与血管瘤<br>鉴别小的血管瘤和恶性肿瘤的敏感性为47%、特异性为95% | 电离辐射<br>过敏及肾功能不全患者不能使用<br>潜在的过敏反应 | 脂肪肝患者中病灶的检出和定性有难度 |
| MRI | 80% | 患者不配合会产生运动伪影<br>患者发生幽闭恐惧症<br>装有心脏起搏器的患者不能使用<br>肾功能不全患者有发生肾源性系统性纤维化的风险<br>费用较高 | 钙化灶显示不清 |
| 超声 | B超35%<br>超声增强检查78% | 肥胖或肠气过多的患者图像质量差<br>受限于操作者水平 | 钙化灶显示不清 |

由于成本低、应用广泛,超声应该作为偶然发现的肝脏病变的首选检查。尽管存在一定的局限性,超声检查仍可以准确地诊断肝脏良性肿瘤中最常见的两种:单纯性肝囊肿和肝血管瘤。虽然最近推出的微泡对比剂超声造影增强检查可以了解病变内部的血流动力学改变,但大多数偶然发现的肝脏实质性肿块仍通过增强CT或MRI来评价。尽管这两种检查技术均能提供可重复性的图像及优质清晰的解剖细节,对病灶的检出和定性效能相仿,但是由于CT较MRI应用广泛、成本低,仍被视为首选的检查方法。尽管结合患者的临床病史和病变的强化方式,大多数肝脏良性病变可以通过增强CT检查得以确诊,仍有个别病例的影像学表现介于良、恶性肝脏肿瘤之间(表36-3和表36-4)。由于引进了肝胆特异性对比剂,伴软组织分辨率高的内在优势,MRI能为肝脏局灶性病变提供更全面的评价。由于诊断和定性能力的提高,MRI性价比已逐步提高,已逐渐成为诊断肝脏疾病的首选影像学方法。此外,由于没有电离辐射的危害,对于年轻患者应选择MRI检查。最后,少数诊断不明确的病例仍需活检。

## 医师须知(良性局灶性肝脏病变)

在良性局灶性肝脏病变诊断中影像学检查的目的是明确以下事实(表36-5):
■ 背景肝组织有无肝硬化,以缩小鉴别诊断范围。
■ 肿块是实性还是囊性。
■ 强化方式。
■ 肝脏病变的数目、大小和位置。
■ 病变是否能被确诊为良性,从而采用保守治疗。

## 要点

### 单纯性肝囊肿
■ 边界清楚。
■ 薄壁。
■ 超声检查呈无回声伴后方声影。
■ CT平扫呈水样密度。
■ MRI检查T2WI上呈明显高信号。
■ 注射对比剂后无强化。

> **要点**
>
> **肝血管瘤**
> - 外周结节性、向心性强化。
> - 检查各期与血管相比呈等密度 / 等信号。
> - 毛细血管性肝血管瘤：均匀、快速强化 (闪电样充盈)。
>
> **肝细胞性腺瘤**
> - 不均匀。
> - 富血供。
> - 对比剂廓清。
> - 瘤内出血。
> - 反相位图像上信号降低。
> - 大多数病例肝胆期呈低信号。
>
> **局灶性结节性增生**
> - 增强 CT、MRI、超声检查均表现为肝动脉期均匀、明显强化。
> - CT 平扫、门静脉期、延迟期不易与周围的肝组织鉴别。
> - 中央纤维瘢痕延迟强化 (注入对比剂后 5～10 min)。
> - 大多数病例肝胆期呈等或高信号。
>
> **大的良性再生性结节**
> - 大多发生于布–加综合征患者。
> - 肝动脉期均匀明显强化。
> - 门静脉期和延迟期持续强化。
> - T2WI 上低信号，T1WI 上高信号。
>
> **肝脓肿**
> - 单发或多发。
> - 发热和右上腹疼痛。
> - CT 是最有效的检查方法。

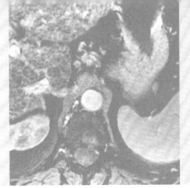
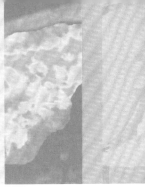

# 第37章

# 肝脏恶性局灶性病变

Daniele Marin, Francesco Agnello and Giuseppe Brancatelli

（一）**病因** 恶性肝脏肿瘤根据细胞来源可以分为肝细胞性、胆管细胞性或间质性恶性肿瘤，也可以根据发病部位分为原发性和继发性恶性肿瘤。在本章中，我们将介绍发生在无肝硬化背景下的最常见的肝脏恶性肿瘤，包括HCC、纤维板层型肝癌、上皮样血管内皮瘤（epithelioid hemangioendothelioma, EHE）、血管肉瘤和转移瘤。还将讨论其他罕见的原发性肝脏肿瘤，如淋巴瘤和肝母细胞瘤。由肝硬化引起的肝癌和肝内胆管细胞癌将在其他章节里讨论。

（二）**患病率和流行病学** 转移瘤是肝脏最常见的恶性肿瘤，在癌症患者死亡时的发生率为40%。肝细胞癌是世界上最常见的癌症死亡原因之一，通常发生在肝硬化的背景下，但是仍有大约10%的病例不伴有肝硬化背景或其他已知的危险因素。其他原发的肝间质来源肿瘤（如血管肉瘤和EHE）、肝细胞源性（如肝母细胞瘤）或淋巴源性肿瘤（如原发性或继发性淋巴瘤）非常少见，只占所有原发性肝脏恶性肿瘤的1%～2%。

（三）**临床表现** 临床表现通常无特异性，包括不明原因的发热、腹痛、全身乏力、体重减轻、可触及的腹部包块或恶病质。

（四）**病理生理学** 肝脏恶性肿瘤可以发生在肝脏的任何部位。肝脏组织双重血液供应的特点强化了CT和MRI发现病灶的能力。肝脏肿瘤通常几乎都由肝动脉供血，在静脉注入对比剂后，部分肿瘤在动脉期的强化程度高于周围的肝实质（富血供肿瘤），然而另一些肿瘤则表现为低密度或低信号（乏血供肿瘤），在门脉期强化程度低于周围的肝实质。

（五）**病理** 肿瘤的病理表现根据肿瘤的特定类型及分化程度大相径庭。

（六）**肝功能** 通常用肿瘤标志物如甲胎蛋白、维生素K缺乏诱导的蛋白（protein induced by vitamin K absence, PIVKA）、CEA和肿瘤抗原19-9（CA19-9）来鉴别肝脏局灶性病变，但是它们的作用仍存在争议。实验室检查一般无特异性，可有碱性磷酸酶和转氨酶水平升高或胆红素的轻度增加。

（七）**影像学表现**

1. CT MDCT拥有多期成像能力，可针对富血供和乏血供的肿瘤设置不同的检查序列。MDCT的优势包括扫描速度快、运动伪影少（即时间分辨率高）、亚毫米级别的层厚可达到真正的各向同性、图像阅读便利，并能提供大范围成像和多平面重建图像。矢状面、冠状面或曲面的多平面重建图像能更好地显示膈下肝包膜下小病灶，通常这些病灶在横断面影像上可能显示不清。对于要做肝脏切除手术的患者，CT血管造影术能准确地显示病灶与肝内血管的关系。

2. MRI MRI相对于CT的主要优点是对比度分辨率高，更易于定位定性，同时能对肝内和病灶内的脂肪和铁含量进行定量分析，而且能够使用细胞外和肝胆特异性对比剂。通常最具诊断价值的是使用钆对比剂的多期增强伴脂肪抑制的3D T1加权梯度回波MRI检查，包括扫描时间精密计算的肝动脉期及随后的门静脉期和延迟期。T2加权MRI用于病灶的定性，而不用于检出病灶。平扫T1加权的同相位和反相位成像可以评价肝脏或病灶内的脂肪和铁含量。随着肝胆特异性MRI对比剂［钆塞酸二钠

（Gd-EOB-DTPA）和钆贝葡胺（Gd-BOPTA）]，及弥散成像的运用，MRI现成为检查肝脏转移瘤的首选方法，诊断准确性优于超声或MDCT。

3. 超声　由于成本低、应用广泛，超声通常是诊断肝脏疾病的首选影像学方法。但是在诊断恶性肿瘤时有一定局限性，而且总是需要进一步补充MDCT或MRI检查。最近研究表明，超声对比剂能提供病变区域的血流信息，在病灶的检出和定性方面有很大的改善潜力。

4. PET-CT　由于大多数恶性肿瘤都有异常的FDG代谢增高，PET为鉴别肝脏良、恶性肿瘤提供了一种诊断的思路。潜在的一种困惑是少数肝脓肿摄取FDG增高，类似恶性病变，导致假阳性结果。而小的或高分化的肝细胞癌可能只有轻度的FDG摄取增高，导致假阴性结果。除了病变检出效能明显以外，PET还能为肿瘤分期及肿瘤治疗后复发的早期发现提供重要信息。

### 医师须知（肝脏恶性局灶性病变）

肝脏恶性局灶性病变相关的影像检查是为了明确以下事实（表37-1）：
- 肝脏病变的数量、大小、位置。
- 强化方式（富血供、乏血供）。
- 良、恶性的鉴别。
- 原发性和转移性的鉴别。
- 背景肝组织是否正常，有无形态学改变（如慢性肝病）。
- 背景肝组织有无脂肪浸润。
- 是否需要活检（特别对于小病灶）。
- 手术可行性（肿瘤与周围血管的关系）。
- 肿瘤分期（排除肝外肿瘤转移）。
- 治疗后可靠的随访。

# 具体病变

## 一、肝脏上皮样血管内皮瘤

（一）病因　关于肝脏上皮样血管内皮瘤，目前尚没有已知的危险因素。

（二）患病率和流行病学　肝脏上皮样血管内皮瘤是一种中低度恶性的血管性肿瘤，临床病程介于海绵状血管瘤和恶性血管肉瘤之间。女性稍多见（男女比例2:3），高发年龄在50岁左右。

（三）临床表现　临床表现无特异性，部分患者无症状，部分患者有门静脉高压或者肝功能衰竭。最常见的表现是虚弱、食欲不振、体重减轻、右上腹疼痛和肝肿大。少见的临床表现包括肿瘤破裂出血导致的血性腹水和急腹症、布-加综合征、门静脉高压或由于肿瘤组织广泛替代肝实质引起的肝功能衰竭。

（四）病理生理学　典型的肝脏上皮样血管内皮瘤发生在外周、肝包膜下，但是部分晚期病例肿瘤可累及全肝。肝脏广泛受累的患者有时可见未受累的肝脏组织代偿性肥大。

（五）病理　肝脏上皮样血管内皮瘤的典型表现呈多发，病灶直径1～3 cm。组织切片上病灶坚硬，灰白相间，见一纤维性、细胞数量较少的中心，外周包绕充血的、增生活跃的组织。肿瘤与周围肝组织的交界面可见乏血供的晕环，被认为是由于肿瘤阻塞肝血窦和小血管形成的狭窄的缺血带。较大的病灶可融合成团块，有时可含有粗钙化。明确肿瘤的血管或内皮起源是诊断的关键，需要做内皮标记物的免疫染色检查，包括因子Ⅷ相关抗原、CD31和CD34。

（六）肝功能　大约2/3的患者可能会出现碱性磷酸酶活性升高。肿瘤标志物的水平，如甲胎蛋白和CA19-9一般无异常。

（七）影像学表现

1. CT　CT检查结果反映肿瘤的大体形态，通常表现为多发、外周的肝脏肿块，部分肿块融合。当病变紧贴肝脏表面时可见到包膜的回缩。平扫CT，除了少数病灶内钙化外，大部分病灶密度低于肝脏组织。增强CT，病灶典型表现为靶环样强化：中央的低密度区代表中心纤维核，其外周为活跃的肿瘤组织形成的厚壁强化环；更外围为无血管的移行带形成的低密度晕环（图37-1）。

2. MRI　肝脏上皮样血管内皮瘤T1加权平扫MRI表现为低信号，伴一明显低信号的中央区结构。T2加权图像呈特征性的靶征：中央为明显高信号，周围见稍高信号环（图37-1）。弥散图像上中心区域弥散受限，周围环状结构的信号在高b值时减低。在动态增强图像上，肿瘤的MRI强化方式与CT相仿。

3. 超声　肝脏上皮样血管内皮瘤的超声表现为肝内分叶状融合性肿块，超声检查病变回声不均匀，大多数为低回声。

4. PET-CT　FDG-PET-CT对检测肝脏上皮样血管内皮瘤术后复发有一定作用。

**表 37-1　肝脏恶性局灶性病变的临床表现及影像学特征**

| 肿瘤 | 性别 | 年龄 | 包膜 | 大小 | 数量 | 钙化 | 脂肪 | 瘢痕 | 出血 | 坏死 | 伴随症状及易患因素 |
|---|---|---|---|---|---|---|---|---|---|---|---|
| 上皮样血管内皮瘤 | 女>男 | 40~50岁 | 无 | 多变 | 多发 | 13% | 无 | 无 | 无 | 无 | 包膜回缩 病灶位于于包膜下 |
| 血管肉瘤 | 男>女 | 60~70岁 | 无 | 多变 | 多发结节或大肿块 | 罕见 | 无 | 无 | 有 | 有 | 氧化钍胶体 |
| 纤维板层型肝细胞癌 | 男=女 | 20~30岁 | 35% | 大 | 常为单发 | 中央(68%) | 无 | 有(80%) T2WI上呈低信号 | 无 | 有 | 淋巴结肿大 |
| 非肝硬化肝细胞癌 | 男>女 | 50~60岁 | 51% | 大 | 单发或数个 | 周边(28%) | 10% | 无 | 罕见 | 有 | 乙肝和丙肝 |
| 肝母细胞瘤 | 男>女 | <3岁的婴儿和儿童 | 无 | 大 | 单发或多发结节 | 30% | 无 | 无 | 有 | 有 | 遗传性 |
| 肝脏淋巴瘤 | 男>女 | 60~70岁 | 无 | 多变 | 常为单发 | 罕见(10%) | 无 | 无 | 无 | 无 | 多器官累及和淋巴结肿大 |
| 富血供肝转移瘤 | 男=女 | 多变 | 无 | 多变 | 多发 | 罕见(神经内分泌性) | 无 | 罕见(神经内分泌性) | 无 | 有 | 原发恶性肿瘤 |
| 乏血供肝转移瘤 | 男=女 | 多变 | 无 | 多变 | 多发 | 罕见(结肠) | 无 | 无 | 无 | 有 | 原发恶性肿瘤 |

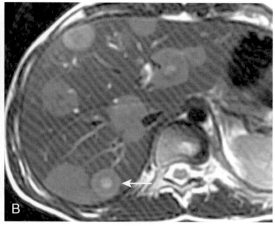

**图37-1** 肝上皮样血管内皮瘤的典型CT和MRI表现。A. 横断位增强CT门静脉期见多个类圆形结节，并见典型的靶环征，即中心低密度，周围环绕高密度的内环和薄的、低密度的外晕结构。B. 在T2加权MRI上，中心区域的信号明显比周围肝组织高，并且周围包绕稍高信号的边缘（箭头处），对应细胞增生活跃的肿瘤组织

5. 影像检查选择　影像检查选择见图37-14。

### 肝脏上皮样血管内皮瘤的典型征象

- 多发的类圆形肿块或大的融合性肿块。
- 靶环征（牛眼征）。
- 病变位于肝包膜下，造成包膜的回缩。

（八）鉴别诊断　没有原发肿瘤病史有助于排除转移性病变。由于上皮样血管内皮瘤有时会出现延迟强化，缺乏肝硬化病史有利于与外周型胆管细胞癌相鉴别。阳性的影像学表现，加上患者相对更年轻，相对缓慢的病程进展，众多的肝内肿瘤病灶，而患者临床表现尚佳，均提示上皮样血管内皮瘤的诊断。

根据肿瘤强化方式和邻近肝包膜的回缩表现，很容易鉴别上皮样血管内皮瘤和血管瘤（表37-2）。当出现病灶浅部的肝包膜回缩征象时，无肝硬化及再生结节的形态学变化有助于与局灶性融合性肝纤维化相鉴别，无胆管扩张是与外周型胆管细胞癌鉴别的要点（表37-3和图37-2）。明确诊断需要病灶活检及组织学检查，因为上皮样血管内皮瘤典型的靶环征也可见于转移性肿瘤（图37-3）。

（九）治疗

1. 内科治疗　目前，放疗和化疗的作用尚不明确。

2. 外科治疗　一般考虑手术切除和肝移植术。当病灶多发且肝实质广泛受累时，有效的方法是肝移植。

### 医师须知（肝脏上皮样血管内皮瘤）

- 肝脏上皮样血管内皮瘤是低度恶性原发肿瘤。
- CT和MRI是最好的诊断方法，但是不能确诊。
- 确诊需要活组织检查。
- 可选择肝叶切除和肝移植术。

## 二、肝血管肉瘤

（一）病因　虽然有数种因素，如血色素沉着症、冯·雷克林豪森病（von Recklinghausen's disease）和环境致癌物（如氯乙烯、二氧化钍、砷），可能与血管肉瘤的发生相关。但是目前大多数病例并没有已知的危险因素。

（二）患病率和流行病学　肝血管肉瘤是内皮细胞的高度恶性肿瘤，是最常见的肝脏肉瘤。发病高峰在60～70岁，男女比例为3∶1.4。

（三）临床表现　典型的肝血管肉瘤多于晚期被发现，临床表现为肝肿大、腹水、腹痛、体重减轻。突然发病伴急性症状常是因为肿瘤自发性破裂造成腹腔积血。

（四）病理生理学　肝血管肉瘤为单发或多发病灶，肝左、右叶均累及。

（五）病理　由于出血和坏死，肝血管肉瘤典型表现为边界不清楚的、色彩斑驳的肿块。在组织学上，肿瘤细胞倾向于沿肝窦、终末肝小静脉和门静脉分支生长，导致肝细胞板逐步破裂，形成大小不等的、充满血液的空腔。终末肝小静脉和门静脉分支的受

表37-2 肝间质来源肿瘤的鉴别诊断（血管瘤、上皮样血管内皮瘤和血管肉瘤）

| 项 目 | 血 管 瘤 | 上皮样血管内皮瘤 | 血 管 肉 瘤 |
|---|---|---|---|
| 性别 | 女>男 | 女≥男 | 男>女 |
| 年龄 | 20～50岁 | 40～50岁 | 60～70岁 |
| 部位 | 多变 | 包膜下 | 弥漫性累及整个肝脏 |
| 外形 | 圆形或椭圆形 | 圆形 | 边缘不清 |
| 数量 | 单发>多发 | 多发 | 多发 |
| 包膜回缩 | 无 | 有 | 无 |
| 中央瘢痕 | 少（大病灶） | 无 | 无 |
| 钙化 | 仅见于大病灶 | 不常见 | 不常见 |
| 强化 | 向心性强化 | 轻度强化 | 非常不均匀、离心性强化 |
| 坏死 | 无 | 无 | 有 |

表37-3 伴有肝包膜回缩的不同病变鉴别诊断特征（外周型胆管细胞癌、局灶性融合性纤维化、上皮样血管内皮瘤、转移瘤和血管瘤）

| 项 目 | 外周型胆管细胞癌 | 局灶性融合性纤维化 | 上皮样血管内皮瘤 | 转 移 瘤 | 血 管 瘤 |
|---|---|---|---|---|---|
| 性别 | 女=男 | 男>女 | 女≥男 | 女=男 | 女>男 |
| 年龄 | 60～80岁 | 60～70岁 | 40～50岁 | 任何年龄 | 20～50岁 |
| 易感因素 | 原发性硬化性胆管炎 | 终末期肝硬化 | 无 | 原发恶性肿瘤 | 无 |
| 病灶数量 | 单发 | 单发 | 多发 | 多发 | 单发>多发 |
| 延迟强化 | ++ | ++ | ± | ± | +++ |
| 中央钙化 | 无 | 无 | 不常见 | 不常见（原发灶为黏液性肿瘤） | 不常见（大病灶） |
| 包膜回缩 | ++ | ++（进展期肝硬化） | ++ | 化疗后 | 无 |
| 坏死 | ++ | - | ± | ++ | - |
| 门静脉期强化 | +（环形） | 罕见（包绕血管） | - | ± | ++（结节状、周边、不连续） |

侵也可导致肝实质的萎缩、梗死和坏死。

（六）**肝功能** 最可靠的肝功能异常表现包括血清碱性磷酸酶活性升高、高胆红素血症和凝血酶原时间延长。

（七）**影像学表现** 肝血管肉瘤易转移到脾、肺、骨髓、肝门淋巴结及腹膜等。罕见的并发症是肿瘤破裂，并导致急性腹腔积血。由于肿瘤血供丰富，及其伴随的凝血异常和血小板减少，肝活检发病率及病死率均很高。

1. CT 在平扫CT上，肝血管肉瘤表现为低或等密度肿块。病灶内局部高密度区域是肿瘤内出血的继发改变。在增强CT上，肿瘤可有不同的强化表现，部分病例缺乏明显的强化，而部分病例动脉期不均匀强化，并在门静脉期和延迟期强化区域增大（图37-4）。

2. MRI 由于血管肉瘤大部分为充满血液的窦腔，T2WI图像显示为不均匀的明显高信号，T1WI图像为明显低信号。瘤内出血可表现为T1WI图像局灶性高信号。高b值和低b值的弥散成像上血管肉瘤均表现为不均匀高信号，ADC图上亦为高信号。在钆对比剂增强MRI上，肿瘤的强化方式与CT相仿。

3. 超声 肝血管肉瘤一般表现为不均匀的高回声病灶。

4. PET-CT 病变吸收FDG明显比周围的肝组织高，PET-CT对发现远处转移特别敏感。

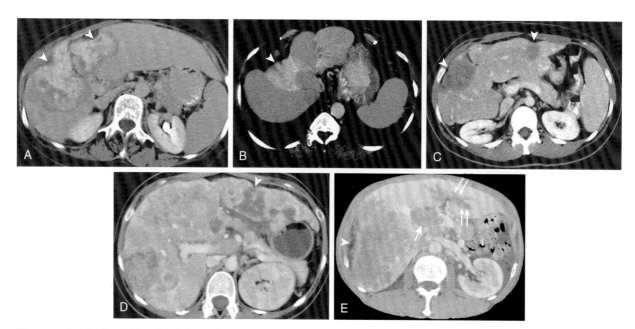

**图37-2**  伴有包膜回缩的肝脏病变的CT表现及鉴别诊断，包括周围型胆管上皮癌、局灶性融合性肝纤维化、肝上皮样血管内皮瘤以及乳腺癌和直肠腺癌治疗后的肝转移灶。这些病变如位于肝被膜下均会表现出包膜回缩（三角处）。周围型胆管上皮癌（A）和局灶性融合性肝性纤维化（B）由于含有大量的纤维组织，典型地表现为延迟期强化。C. 肝上皮样血管内皮瘤由于多个病灶融合，也可以表现为浸润性的肿块。D. 乳腺癌肝转移患者化疗后典型表现为一个假性肝硬化样外观的肿块。E. 直肠癌肝转移患者继发于肿瘤浸润的门静脉主干内巨大的癌栓（箭头处）和左肝内胆管中度扩张（双箭头处）

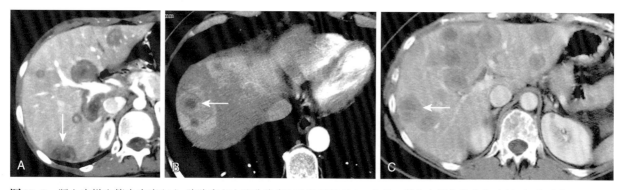

**图37-3**  肝上皮样血管内皮瘤（A）、胰腺癌（B）及乳腺癌（C）肝转移的CT表现。所有病例均为多发病灶，部分融合及靶环征（箭头处），因此靶环征不是肝上皮样血管内皮瘤的特有征象

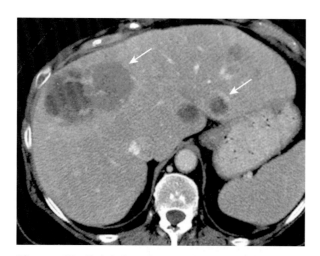

**图37-4**  肝血管肉瘤的CT表现。在横断位增强CT扫描的门静脉期见多发类圆形实质肿块（箭头处）

5. 影像检查选择  影像检查选择见图37-14。

### 肝血管肉瘤的典型征象

- 多发病灶。
- 不均匀强化。
- 随时间渐进性强化。
- 远处转移。

（八）鉴别诊断  伴发血色素沉着病或冯·雷克林豪森病，或者接触过二氧化钍和砒霜都会提高诊断肝血管肉瘤的可能性。强化病灶的不规则形态、病灶较大、病变多发、瘤内出血都有助于其与血管瘤相鉴别（表37-2）。

**（九）治疗**

1. 内科治疗　弥漫性肝脏受累及而不适合外科治疗者，可采取化疗或行抗血管生成治疗。

2. 外科治疗　外科手术和放疗的联合治疗可能是最好的治疗方式，但肿瘤的总体预后不佳（五年生存率约37%）。

---

**医师须知（肝血管肉瘤）**

■ 血管肉瘤是最常见的恶性肝脏间质性肿瘤。

■ 可能难以与其他原发或继发肝脏肿瘤鉴别。

■ 多期增强CT和MRI是最好的检查方法。

■ 预后较差。

■ 肿瘤术后可能复发。

---

### 三、非肝硬化肝细胞癌

**（一）病因**　虽然有一些诱发因素如肝炎、病毒感染或酗酒见于报道，但是大部分非肝硬化肝细胞癌患者并没有伴发的肝脏疾病。在某些情况下，NAFLD可能是潜在的致病因子。

其他诱因包括暴露于基因毒性的物质（如黄曲霉毒素 B1）和遗传性疾病（如血色素沉着病和肝豆状核变性）。

**（二）患病率和流行病学**　在相当多的情况下，非肝硬化肝细胞癌可能出现在其他方面正常的肝脏上。与肝硬化肝细胞癌患者不同的是，非肝硬化肝细胞癌发病年龄显示双峰分布，好发年龄为20岁和70岁。且非肝硬化肝细胞癌患者有更好的预后和生存率。

**（三）临床表现**　由于病程缓慢及未开展肿瘤普查，病变发现时常较大。目前，最常见的症状和体征包括腹痛、腹胀、体重减轻及厌食。在少数无症状的患者中，肿瘤可能是在做其他相关检查时偶然发现的。

**（四）病理生理学**　非肝硬化肝细胞癌主要发生在肝右叶。

**（五）病理**　非肝硬化肝细胞癌常表现为一较大的单发病灶，或一主病灶伴周围多发卫星灶。病灶边界清楚，部分有包膜，部分区域有出血、肉眼可见的脂肪变性及坏死。偶尔可见门静脉或胆管受侵及腹部淋巴转移。尽管病灶体积较大，大部分非肝硬化肝细胞癌在组织学上为中等或较好的分化。这一点与该肿瘤良好的预后相对应，与有肝硬化背景的肝细胞癌形成对比。

**（六）肝功能**　虽然约65%的患者血清甲胎蛋白水平异常升高，但是相当一部分患者的肿瘤标志物保持在正常范围以内（≤ 20 μg/L）。

**（七）影像学表现**　非肝硬化肝细胞癌患者多因可触及的腹部包块、腹痛、腹胀、体重减轻、食欲减退及恶病质等来就诊。

1. CT　在CT上，非肝硬化肝细胞癌表现为一相对低密度的大肿块，偶尔边缘有钙化。在增强CT上，非肝硬化肝细胞癌在动脉期表现为中度不均匀强化，随后在门脉期和延迟期对比剂廓清（即病灶相对于肝脏呈低密度）。肿块内部的坏死和出血区域通常没有强化表现（图37-5）。肿瘤侵犯门静脉、肝静脉和胆管系统很常见。

2. MRI　非肝硬化肝细胞癌的MRI表现无特异性，一般在T1WI上呈低信号，T2WI上呈稍高信号。囊变或坏死区域表现为T1明显低信号，T2明显高信号。弥散成像时，随着b值的增高，病变信号增高，提示弥散受限。在钆对比剂增强MRI上，肿瘤的强化

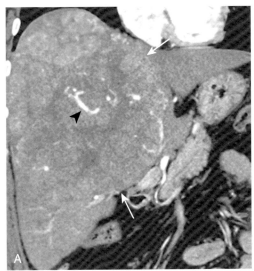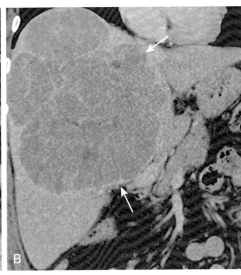

图37-5　非肝硬化肝细胞肝癌的典型CT表现。A. 冠状位增强CT动脉期可见一巨大的、不均匀强化的肿块（箭头处），几乎占据整个肝右叶，血供丰富，病灶内见粗大的供血动脉（三角处）。B. 相应的门静脉期CT表现为肿瘤对比剂廓清，密度低于周围的肝组织。周围的纤维包膜见强化（箭头处）

方式与CT相仿。在肝胆期,肿瘤不能够摄取肝胆特异性对比剂而表现为低信号。

3. 超声 非肝硬化肝细胞癌超声表现为较大的、低回声为主的肿块。因肿瘤内部的出血或坏死,超声表现较为复杂。

4. PET-CT 尽管FDG-PET-CT对评价肝癌转移相当有作用,但对于诊断原发性肝细胞癌的作用有限。

5. 影像检查选择 影像检查选择见图37-14。

### 非肝硬化肝细胞癌的典型征象

- 主要发病于中年男性。
- 孤立性大病灶或较大的主病灶伴较小的卫星结节。
- 病变有包膜。
- 不均质的富血供病变。
- 淋巴结增大。
- 可累及血管或胆管系统,后者受累较前者少见。
- 对比剂廓清。

**(八)鉴别诊断** 无原发性肿瘤如神经内分泌肿瘤、甲状腺肿瘤或肾癌的病史有助于排除富血供的转移瘤。

病灶较大、背景肝组织无肝硬化表现(即肝脏边缘光整、形态规则)有助于与典型的肝细胞癌鉴别。缺乏伴有钙化的"真性"中央瘢痕有助于与纤维板层型肝癌相鉴别(表37-4)。病灶缺乏延迟强化及包膜回缩,诊断为胆管上皮癌和混合型肝胆管细胞癌的概率降低。

**(九)治疗**

1. 内科治疗 目前尚无能有效治疗非肝硬化肝细胞癌的药物。

2. 外科治疗 广泛、积极的外科手术是非肝硬化肝细胞癌的首要治疗方法。由于肿瘤的肝内复发非常常见,因此必须长期随访,外科手术切除转移灶可有效延长生存率。

### 医师须知(非肝硬化肝细胞癌)

- 肝癌可偶尔发生于无肝硬化背景的肝脏,通常见于中年男性。
- 非肝硬化肝细胞癌比肝硬化肝细胞癌的发病年龄更年轻。
- 肝叶切除为最佳治疗方法。
- CT和MRI对肿瘤的手术计划制订、分期及随访有较好作用。

| 表37-4 | 纤维板层型肝细胞癌与非肝硬化肝细胞癌的鉴别诊断 | |
|---|---|---|
| 项 目 | 纤维板层型肝细胞癌 | 非肝硬化肝细胞癌 |
| 性别 | 男=女 | 男>女 |
| 平均年龄 | 20~30岁 | 50~60岁 |
| 钙化 | 68%(中央) | 28%(边缘) |
| 外观 | 分叶状 | 分叶状 |
| 包膜 | 35% | 51% |
| 平均大小 | 13 cm | 12.4 cm |
| 淋巴结肿大 | 65% | 21% |
| 内部脂肪 | 几乎0% | 10% |
| 瘢痕 | 有 | 无 |
| 坏死 | 有 | 有 |
| 肝动脉期强化 | 明显 | 轻度 |
| 肝动脉期均匀性 | 否 | 否 |

### 四、纤维板层型肝癌

**(一)病因** 纤维板层型肝癌是一种特殊类型的肝细胞癌,与慢性肝病无关,发病原因尚未明确。

**(二)患病率和流行病学** 纤维板层型肝癌是一种罕见的原发性肝脏恶性肿瘤,与肝硬化肝细胞癌相比具有完全不同的流行病学和临床表现。纤维板层型肝癌发病年龄较轻,确诊大多在40岁之前。纤维板层型肝癌发病无性别差异。纤维板层型肝癌患者比肝硬化型肝细胞癌患者有更好的手术切除率及术后生存率。

**(三)临床表现** 在临床工作中,大多数病灶是因为肿块较大而产生症状。症状和体征包括腹痛、肝脏肿大、右上腹可触及的肿块以及恶病质。黄疸较少见(见于5%的病例),是由于肿块或转移性淋巴结肿大压迫胆管。肿瘤也可有转移至远处其他器官的相应症状。

**(四)病理生理学** 纤维板层型肝癌主要发生于肝左叶。

**(五)病理** 纤维板层型肝癌通常表现为单发、巨大、边界清楚、无包膜的肿块。组织切片显示肿块呈分叶状改变,质地较韧或坚硬,以及特征性的伴有放射状分隔的中央瘢痕。只有不到一半的病例可见肿块内出血和坏死,背景肝组织几乎都是正常的。组织学上,纤维板层型肝癌的显著特征是纤维基质和肿瘤细胞共存,通常排列成均匀的板层样结构。

**(六)肝功能** 肝功能检查一般正常或轻度增高。

纤维板层型肝癌较少伴有血清甲胎蛋白水平增加。

**（七）影像学表现** 纤维板层型肝癌引起临床的关注是因为其占位效应相关的临床症状或恶性肿瘤的非特异性症状。

1. CT 在平扫CT上，纤维板层型肝癌表现为大的、单发的、边界清楚的分叶状肿块，相对于周围肝脏组织呈低密度。大约2/3的病例可见到瘤内出血、坏死及钙化。在增强CT上，纤维板层型肝癌表现为明显不均匀强化，中央瘢痕无强化。门脉期和延迟期对比剂廓清，肿块相对于周围肝脏组织呈低密度。值得注意的是，与其他伴有中央瘢痕的良性肿瘤（如局灶性结节性增生）不同，纤维板层型肝癌的中央瘢痕在延迟期无强化。在肝门和前心膈角处常可见多发、融合的转移灶（图37-6）。

2. MRI 纤维板层型肝癌平扫MRI表现为T1WI上低信号，T2WI上稍高信号。由于致密的纤维基质和钙化，中央瘢痕特征性地表现为T1WI及T2WI上均呈低信号。弥散图像上纤维板层型肝癌表现为弥散受限。在动态增强MRI上，肿瘤的强化方式与CT相仿（图37-6）。在肝胆期，肿瘤特征性地表现为低信号。

3. 超声 纤维板层型肝癌在超声上的表现多样，大多数病变主要为低回声。经常能在中央低回声区中见到高回声光点，这与其病理上的中央纤维瘢痕和钙化相吻合。

4. PET-CT PET-CT在纤维板层型肝癌评价中的作用尚未有全面的研究。

5. 影像检查选择 影像检查选择见图37-14。

---

### 纤维板层型肝癌的典型征象

- 病灶较大。
- 明显不均匀强化。
- 对比剂廓清征象。
- 边缘分叶状。
- 中央瘢痕伴钙化。
- 中央瘢痕T2WI上呈低信号。
- 转移性淋巴结肿大（心膈角处）。

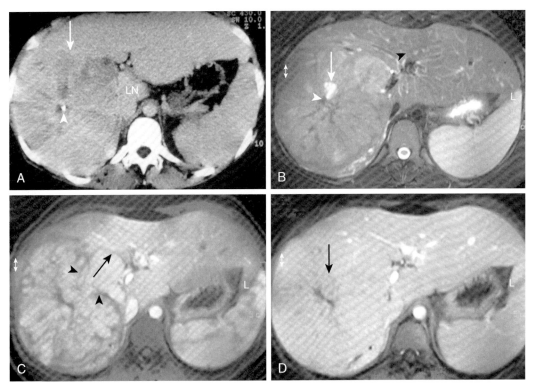

**图37-6** 纤维板层型肝癌的典型CT和MRI表现。A. 横断位增强CT见肝右叶一巨大肿块（箭头处），伴中央钙化（三角处），肝门处见块状融合的淋巴结。B. 在脂肪抑制T2加权自旋回波MRI上，肿块信号较周围肝组织稍高，中央瘢痕为低信号（三角处），肿瘤坏死区域呈高信号（箭头处）。C. 在脂肪抑制T1加权GRE MRI肝动脉期，病灶明显不均匀强化，信号高于周围肝组织。而中央纤维瘢痕、放射状分隔（三角处）及包膜（箭头处）呈低信号。D. 在相应的门静脉期，肿瘤相对于周围肝组织呈等信号，肿瘤中心T2加权高信号区域在该序列上呈低信号（箭头处），中央纤维瘢痕仍为低信号〔摘自Brancatelli G, Federle MP, et al. Hepatocellular and fibrolamellar carcinoma. In Lencioni R, Cioni D, Bartolozzi C（eds）. Focal Liver Lesions: detection, characterization, ablation. Berlin, 2005, Springer, pp 209-217. With kind permission of Springer Science+Business Media.〕

（八）**鉴别诊断**　患者发病年龄较为年轻并且无慢性肝病史，有助于该病与肝细胞癌的鉴别。由于在人口统计学和影像表现方面的相似性，纤维板层型肝癌与FNH的鉴别存在一定难度（图37-7和表37-5）。除了常见的恶性肿瘤症状如胆管或血管的侵犯及淋巴结和远处器官的转移之外，诊断纤维板层型肝癌的另一些线索包括肝胆期呈低信号、病灶较大、不均匀强化、T2WI图像上低信号以及中央纤维瘢痕延迟期无强化。在某些巨大肝血管瘤中会显示比纤维板层型肝癌更大的中央瘢痕。但肝血管瘤强化模式具有特征性，比较容易诊断（表37-5）。

（九）**治疗**

1. **内科治疗**　目前有一些化疗方法，病变治疗后可有部分缓解。

2. **外科治疗**　纤维板层型肝癌最佳的治疗方法是肝叶切除术或者肝移植术。所有的报道都显示病灶切除后有较长的生存期，最长的为21年。决定术后生存期的最重要因素是肿瘤的分期。

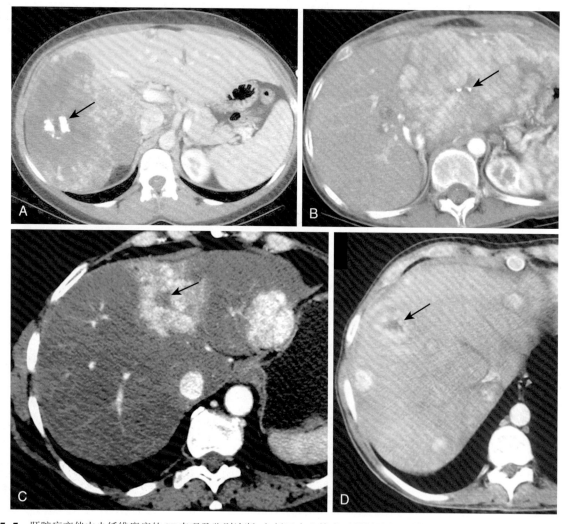

**图37-7**　肝脏病变伴中央纤维瘢痕的CT表现及鉴别诊断，包括巨大血管瘤、纤维板层型肝癌、局灶性结节性增生、大的再生结节。尽管这些病变都有中央瘢痕，但是其鉴别诊断依赖于病变本身及中央瘢痕的影像表现。A. 无论病灶大小如何，肝血管瘤均表现为边缘结节状强化，密度等同血管，伴向心性强化。较大的病灶中心可见钙化的瘢痕（箭头处），如该病例。B. 纤维板层型肝细胞癌典型表现为肝左叶的大肿块，肝动脉期明显不均匀强化，门静脉期对比剂廓清。该肿瘤的典型表现是其中央瘢痕内可见粗钙化（箭头处）。C、D. 与纤维板层型肝细胞癌不同的是，局灶性结节性增生与大的再生结节表现为动脉期明显强化，门脉期无对比剂廓清，这两种疾病均可见中央纤维性瘢痕（箭头处），但一般情况下不会钙化。虽然病灶多发是大的再生结节的典型表现，但是该征象也可出现在局灶性结节性增生中，如本例所示［图B摘自 Brancatelli G, Federle MP, et al. Hepatocellular and fibrolamellar carcinoma. In Lencioni R, Cioni D, Bartolozzi C（eds）. Focal Liver Lesions: detection, characterization, ablation. Berlin, 2005, Springer, pp 209-217. With kind permission of Springer Science+Business Media.］

表37-5 伴中央瘢痕的肝脏病变的鉴别诊断（局灶性结节性增生、纤维板层型肝细胞癌、巨大血管瘤、大的再生结节）

| 项 目 | 局灶性结节性增生 | 纤维板层型肝癌 | 巨大血管瘤 | 大的再生结节 |
|---|---|---|---|---|
| 性别 | 女＞男 | 女＝男 | 女＞男 | 女＞男 |
| 年龄 | 30～40岁 | 20～30岁 | 20～50岁 | 30～40岁 |
| 中央瘢痕 | 有 | 有 | 有 | 大病灶 |
| 肝动脉期强化程度 | 非常明显 | 明显 | 等同主动脉 | 明显 |
| 肝动脉期均匀性强化 | 是 | 否 | 否 | 是 |
| 中央钙化 | 无 | 68% | 有 | 无 |
| 包膜 | 无 | 35% | 无 | 无 |
| 分叶状外观 | 是 | 是 | 是 | 否 |
| 淋巴结肿大 | 无 | 65% | 无 | 无 |
| 病灶延迟期强化 | 无 | 无 | 有 | 无 |
| 中央瘢痕延迟期强化 | 是 | 否 | 否 | 否 |
| 门脉期和延迟期对比剂廓清 | 无 | 有 | 无 | 无 |
| 肝胆期信号强度 | 等或高 | 低 | 低 | 等或高 |
| 中央瘢痕T2WI高信号 | 是 | 否 | 是 | 是 |
| 坏死 | 无 | 有 | 无 | 无 |

### 医师须知（纤维板层型肝癌）

■ 纤维板层型肝癌主要发生在小于40岁的患者中。
■ 经常呈局部浸润性生长，包括淋巴转移和远处转移。
■ 生长相对缓慢。
■ 治疗前的影像检查对临床分期很重要。
■ 积极的手术切除可延长生存期。
■ 术后需要定期影像随访。
■ 肿瘤切除术后的预后比肝细胞肝癌好。

### 五、肝母细胞瘤

（一）病因 肝母细胞瘤与早产或低出生体重相关。肝母细胞瘤伴发家族性腺瘤性息肉病提示其发病机制与5号染色体相关，而伴发Beckwith-Wiedemann综合征则提示其发病机制与11号染色体相关。

（二）患病率和流行病学 肝母细胞瘤是儿童最常见的肝脏肿瘤，其中约一半是恶性的。幼儿时期男性发病率是女性的2倍，但是在较大的儿童中，肿瘤的发病无性别差异。

（三）临床表现 常见的症状和体征包括腹部迅速增大、体重减轻、厌食、恶心、呕吐、腹痛、黄疸。少数病例会出现副肿瘤综合征，如性早熟、伴生殖器增大、阴毛提早出现、可能有声音低沉，是由于肿瘤产生过多的人绒毛膜促性腺激素。

（四）病理生理学 肝母细胞瘤多发生于肝右叶。

（五）病理 肝母细胞瘤的肉眼所见为巨大肿块。在组织切片上边界清楚、血供丰富，且由于肿瘤内部出血、坏死、钙化，表现为色彩斑驳样外观。肝母细胞瘤的组织病理学分型包括两种，即上皮型和混合上皮型。

（六）肝功能 实验室检查甲胎蛋白水平几乎总是增高，被认为是预测肿瘤对化疗的反应以及患者预后的可靠指标。

（七）影像学表现 肝母细胞瘤常表现为体格检查时右上腹无症状、质地坚硬、不规则的无痛性肿块。肿块通常很大，可超越腹中线或向下生长达骨盆边缘。体重减轻、厌食、呕吐、腹痛提示疾病晚期。

1. CT 肝母细胞瘤在平扫CT上的典型表现是大的、单发肿块，肿块主要呈低密度，出血、坏死、钙化致其内部质地不均。在增强CT上，肿瘤轻度、不均匀强化，但较周围肝组织保持低密度。有时可见病变边缘及内部分隔动脉期明显强化（图37-8）。同时也可以看到血管浸润和边缘强化。

2. MRI 肝母细胞瘤总是出现在儿童或年轻患者中，由于MRI无电离辐射损伤，是术前评价的首选方法。肝母细胞瘤在平扫MRI上的表现无特异性，T1WI上呈稍低信号，T2WI上呈稍高信号。瘤内出血表现为T1高信号，钙化灶在T2低信号。在动态增强

MRI上,肿瘤的强化模式与CT基本相仿。

3. 超声 肝母细胞瘤的超声表现一般为边界清楚的、实性的回声肿块。因肿瘤内含有明显的纤维带,偶尔可以显示轮辐征象。钙化和间质成分呈高回声。

4. PET-CT PET-CT可能提供评价原发或复发肝母细胞瘤的最佳方法,还可以检测到其他影像技术无法发现的转移灶,从而提供更准确的肿瘤分期。

5. 影像检查选择 影像检查选择见图37-14。

### 肝母细胞瘤的典型征象

- 年龄＜3岁。
- 发生于肝右叶。
- 病灶较大。
- 粗钙化。
- 内部分隔。
- 边缘强化。

（八）鉴别诊断 年龄是临床鉴别肝母细胞瘤和肝癌的关键。甲胎蛋白水平升高但血清香草扁桃酸水平正常可用于鉴别肝母细胞瘤和神经母细胞瘤。尽管单凭影像学表现难以诊断肝母细胞瘤,但粗而致密的钙化可提示该肿瘤,而且有助于其与婴幼儿血管内皮瘤的细颗粒状钙化相鉴别。

（九）治疗

1. 内科治疗 尽管40%～60%的肝母细胞瘤在诊断时都已无法手术切除,但在新辅助化疗后,约85%的病例可手术切除。

2. 外科治疗 手术仍然是治疗肝母细胞瘤的主要方法,预后与肿瘤的分期直接相关。病变局限在单一的肝叶时可以通过肝叶切除得到充分的治疗。肝移植效果较好,目前用于病灶较大的患者,以及那些需要术前化疗的患者。

### 医师须知（肝母细胞瘤）

- 肝母细胞瘤主要发生于婴儿及小于3岁的儿童。
- 一些影像学特征有助于肝母细胞瘤与其他儿童肿瘤的鉴别。
- 手术切除可治疗肝母细胞瘤。
- 对于不能切除的肝母细胞瘤,比较合适的方法是原位肝移植。
- 对于明确肿瘤边缘、决定肿瘤的可切除性、术后肿瘤残留或复发的检测,MRI是首选的方法。

## 六、肝脏淋巴瘤

（一）病因 虽然晚期霍奇金淋巴瘤或非霍奇金淋巴瘤累及肝脏较为常见,但是原发的肝脏淋巴瘤极为罕见。该病常伴随乙型和丙型肝炎病毒感染,这提示肝炎病毒在该病的发生机制中起一定作用。

（二）患病率及流行病学 与继发性淋巴瘤累及多器官不同,肝脏原发性淋巴瘤是一种发生于肝脏,并且在初期只累及肝脏的恶性肿瘤。大多数情况下,在发现病变时脾脏也已受到累及。该病男性稍多发（男女比例2.5∶1）,发病高峰年龄为60～70岁。

（三）临床表现 症状一般无特异性,包括腹痛、肝脏肿大、体重减轻、发热。少数情况下,肝脏淋巴瘤可在无症状的患者中偶然发现。

（四）病理生理学 患者通常表现为肝脏肿大,肝内有单发或多发的肿块。

（五）病理 原发性和继发性的肝脏淋巴瘤病灶可以呈单发或者多发。肿瘤的大小从几毫米到几厘米不等,单发病灶通常较大。偶尔肿瘤可呈弥漫性、浸润性生长。

组织学上,所有的肝脏淋巴瘤都被归类为非霍奇金淋巴瘤,B细胞和T细胞两种类型同时存在。该病较常被误诊为转移癌、慢性肝炎或炎性假瘤。

（六）肝功能 血清肝脏酶学检查、乳酸脱氢酶和$\beta_2$-微球蛋白水平通常升高,而甲胎蛋白和CEA水平在正常范围内。

（七）影像学表现 主诉有腹痛、虚弱、疲劳以及全身症状。肝脏肿大常见。

1. CT 在平扫CT上,肝脏淋巴瘤密度与周围的肝组织相等或稍低。在增强CT上,淋巴瘤表现为单发或多发、边界清楚的低密度肿块（图37-9）。当病灶弥漫性浸润肝脏时,淋巴瘤表现为大片的地图样低密度改变,与局灶性脂肪浸润或转移性肝癌类似（图37-10）。

2. MRI 肝脏淋巴瘤的MRI表现较为多样。尽管病变在T1WI上一般都呈稍低信号,T2WI上呈低到稍高信号,这可能反映了肿瘤在血供、细胞外间隙的差异,以及坏死和纤维化的存在。

由于细胞密度较高,典型淋巴瘤显示为弥散受限。动态增强时,病变强化方式与CT相仿。在肝胆期,淋巴瘤特征性地显示为低信号。

3. 超声 在超声上,原发性肝脏淋巴瘤表现为边界清楚的无回声或低回声病变。除了没有后方声影之外,这些表现与单纯性肝囊肿相似。

4. PET-CT 目前,PET-CT常用于霍奇金病和

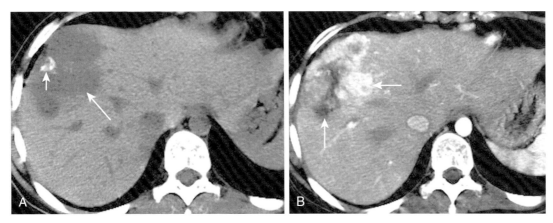

**图37-8** 肝母细胞瘤的CT表现。A. 横断位CT平扫在肝右叶见一巨大低密度肿块(长箭头处),其周围有粗钙化(短箭头处)。B. 在增强CT的肝动脉期,由于同时含有肿瘤组织(横箭头处)及坏死组织(竖箭头处),肿块呈明显不均匀强化

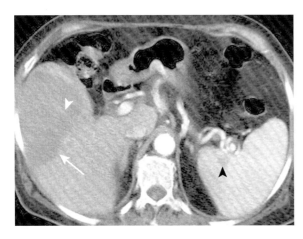

**图37-9** 肝脏淋巴瘤的典型CT表现。横断位增强CT肝动脉期见肝右叶一巨大的孤立肿块(箭头处),相对于周围肝脏组织呈低密度。图中一穿过病灶的门静脉分支几乎无法看清(白三角处)。同时可以看到脾内一小病灶(黑三角处)

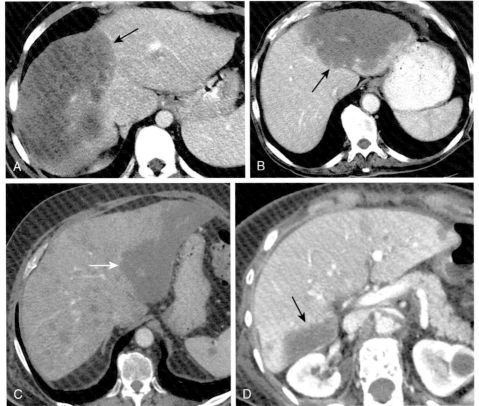

**图37-10** 肝脏浸润性改变的CT表现,包括上皮样血管内皮瘤(A)、淋巴瘤(B)、肝脏脂肪浸润(C)、乳腺癌转移瘤(D)。尽管肝脏出现浸润性改变(箭头处)令人担忧,但良恶性病变均可见此征象,仅靠影像表现难以鉴别诊断

非霍奇金淋巴瘤的分期。无论结节的位置和大小，PET-CT检测的灵敏性都很高。而且PET-CT还可以准确地显示结外受累的情况，如肝脏和脾脏的病灶。除此之外，PET-CT还是评价淋巴瘤复发及肿瘤对治疗反应的首选方法。

5. 影像检查选择　影像检查选择见图37-14。

---

**肝脏淋巴瘤的典型征象**

- 罕见。
- 病因不明。
- 单发。
- 病灶较大。
- 浸润性生长。
- 低密度。

---

**（八）鉴别诊断**　临床资料不能为原发性肝脏恶性淋巴瘤的诊断提供任何有价值的线索。超声检查病变后方无声影有助于其与单纯性肝囊肿相鉴别。在增强CT和MRI上，淋巴瘤不会显示转移瘤的病灶周边、连续性强化，伴随向心性填充的特征性改变。

肝脏淋巴瘤与其他肝脏浸润性病变如肝上皮样血管内皮细胞瘤、浸润性的原发或继发性肝脏恶性肿瘤、局灶型肝脂肪变性的鉴别比较困难（图37-10和表37-6）。与脂肪肝不同的是，淋巴瘤在反相位MRI上信号不降低。

**（九）治疗**

1. 内科治疗　联合化疗对于原发性肝脏淋巴瘤有较好的效果。

2. 外科治疗　对于小的、单发的肝脏病变，有主张采取单纯性手术治疗，但是早期肝外复发常会影响其疗效。

---

**医师须知（肝脏淋巴瘤）**

- 原发的肝脏非霍奇金淋巴瘤非常罕见，诊断困难。
- 患者主要为中年男性。
- 这是一种病因不明的淋巴组织增生性疾病。
- 典型的主诉是右上腹疼痛、恶心、呕吐，伴有显著的体重减轻。
- 患者预后很差，肝外病灶容易早期复发，生存期短。
- 蒽环类化疗是最适当的治疗方法。

---

## 七、肝转移瘤

**（一）病因**　由于部位、血供、解剖结构，以及其他未知的原因，肝脏成为恶性肿瘤转移的好发部位。

**（二）患病率及流行病学**　转移瘤是肝脏最常见的恶性肿瘤。据估计，在美国有超过40%的癌症患者在死亡的时候已经有肝脏转移。肝脏是局部淋巴结转移之外最常见的转移部位。虽然肝转移瘤一般以动脉供血为主，但是在多期增强CT及MRI上，根据其在CT及MRI上的强化方式，相对于周围肝组织，肝转移瘤被大致分为富血供病灶和乏血供病灶。

肝转移瘤最常见的原发部位有胃肠道、胰腺、胆囊、乳腺、肺、眼、类癌等。

**（三）临床表现**　当患者新发现恶性肿瘤进行影像检查评价时，往往能发现肝转移瘤。晚期症状多由于肝脏受累及，包括肝脏肿大、食欲减退、体重减轻、右上腹疼痛（30%～40%）。不到10%的患者可表现为可触及的腹部肿块。

**（四）病理生理学**　转移瘤可发生在肝脏的任何部位，但是肝右叶较为多见。确切的原因不明，可能

---

**表37-6　肝脏病变伴浸润性改变的鉴别诊断特征（上皮样血管内皮瘤、淋巴瘤、肝脏脂肪浸润、转移瘤）**

| 特　　征 | 上皮样血管内皮瘤 | 淋　巴　瘤 | 肝脏脂肪浸润 | 转　移　瘤 |
|---|---|---|---|---|
| 性别 | 女≥男 | 男＞女 | 女＝男 | 女＝男 |
| 年龄 | 40～50岁 | 60～70岁 | 50岁 | 任何年龄 |
| 伴随状况 | 无 | 多器官累及 | 肥胖、糖尿病 | 原发恶性肿瘤 |
| 正常血管穿过病灶 | 无 | 有 | 有 | 无 |
| 淋巴结肿大 | 无 | 有 | 无 | 有 |
| 包膜回缩 | 有 | ± | 无 | 化疗后可有 |
| 锐利的病灶边缘 | 无 | 无 | 无 | 无 |
| 未受累肝脏的增生 | 有 | 无 | 无 | 无 |
| 反相位MRI上信号降低 | 无 | 无 | 有 | 无 |

是由于肝右叶体积较大,以及门静脉层流分布的差异,可能会影响转移细胞的分布。

（五）病理　肝脏转移瘤的典型表现为多个不规则结节,大小从几毫米到几厘米不等。病灶中心常常可见无血供的坏死区。化疗后由于瘢痕形成及回缩,转移瘤常表现为脐样征。转移瘤与原发灶的组织学特征很相似。当原发灶不明确时,经验丰富的病理学家常可以通过免疫组化检查提示原发灶的所在。

（六）肝功能　肝转移瘤患者的肝脏相关酶学检查通常异常,如碱性磷酸酶及γ-谷氨酰转肽酶。结肠癌和胰腺癌肝转移的患者通常血CEA水平升高。

（七）影像学表现　肝脏转移瘤出现的临床症状及体征往往与肿瘤的分期和肝脏受累程度有关。

1. CT　虽然转移瘤的密度稍低于正常肝组织,但是在平扫CT上不易发现肝转移瘤。偶尔在黏液腺癌（如结肠及卵巢）的肝转移瘤（图37-11）、局部或全身化疗后的肝转移瘤中可以见到钙化灶。富血供的转移瘤,如来源于神经内分泌肿瘤、甲状腺癌、肾细胞癌、嗜铬细胞瘤,或偶尔来自乳腺癌、黑色素瘤和胃肠道间质瘤等,在肝动脉期显示最佳,相较周围肝组织表现为明显的高密度（图37-12）。乏血供的转移瘤占绝大多数,如结肠癌肝转移等,在门静脉期表现为低密度灶,而此时肝实质的强化达最高峰（图37-11）。早期边缘强化也可见于乏血供转移瘤,这反映了病灶周边血供活性丰富。

2. MRI　肝转移瘤的平扫MRI检查无特异性,一般表现在T1WI上低信号,T2WI稍高信号。弥漫性脂肪肝反相位T1加权成像时,由于周围肝组织信号明显降低,肝转移瘤病灶可表现为高信号。弥散成像时,转移瘤显示弥散受限,高b值时为均匀的、斑驳的或边缘高信号。在动态增强MRI检查中,肿瘤的强化方式与CT相仿。肝胆期转移瘤显示为低信号肿块或靶征,边缘低信号环,中心为高信号区。MRI肝胆期增强结合弥散成像,改善了肝转移瘤的检出率,特别是对于小于1 cm的病灶,优于联合运用MRI动态增强检查与增强CT（图37-13）。

3. 超声　肝转移瘤的超声检查表现多样。虽然超声的诊断效能较低,但微泡对比剂有提高超声发现肝转移瘤准确性的潜能。

术中超声检查是手术过程中一个至关重要的辅助手段,可以明确肿瘤和大血管以及胆管之间的关系,还能发现术前未检查到的肝脏病变。

4. PET-CT　除了在评价原发肿瘤以及区域淋巴结转移中起重要作用外,PET-CT功能代谢显像在检查远处转移方面也起了关键性作用。肝转移瘤的代谢率明显增高,与周围正常肝组织相比,典型表现为FDG的高摄取。

5. 影像检查选择　影像检查选择见图37-14。

### 肝转移瘤的典型征象

- 多发病灶。
- 不均匀强化。
- 边缘强化。
- 缓慢的向心性强化。
- 中心性坏死。
- CT平扫可见钙化（原发性黏液腺癌肝转移）。
- 可为富血供也可为乏血供。

（八）鉴别诊断　已知原发恶性肿瘤病史可提示肝转移瘤的可能。虽然乏血供的转移瘤由于边缘强

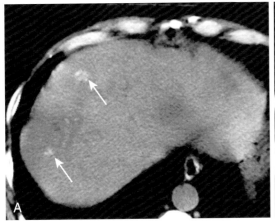
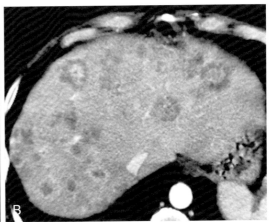

**图37-11**　结肠黏液腺癌来源的乏血供并且伴钙化的肝转移瘤的典型CT表现。A. 横断位平扫CT见两个病灶,伴有无定形钙化（箭头处）。B. 增强CT的门静脉期,肝内弥漫、多发低密度肿块,伴边缘强化

化及向心性强化可被误诊为海绵状血管瘤,但病灶延迟期强化退出、T2WI上呈稍高信号,以及弥散加权成像ADC值低等均提示为肝转移瘤。与局灶性结节性增生不同,富血供肝脏转移瘤因部分区域坏死表现为不均匀强化,门脉期及延迟期对比剂廓清(图37-12),肝胆期呈低信号。当乳腺癌发生肝脏弥漫性转移时,在全身化疗后(图37-2)可见到肝脏边缘巨结节样改变,不应与肝硬化混淆(表37-3和表

37-6)。肝腺瘤病可与肝转移瘤表现非常相似,但是当病灶内发现脂肪成分时,应怀疑肝细胞腺瘤。囊性肝转移瘤在T2加权MR图像上呈明显高信号,在FDG-PET上无代谢活性,MR弥散成像时ADC值高。上述表现可能无法与单纯性肝囊肿或血管瘤相鉴别,需要进一步行肝脏活检。

### (九)治疗

1. 内科治疗 无法行手术切除的肝转移瘤应选

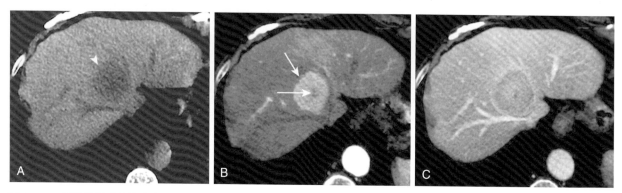

**图37-12** 胃肠道间质性肿瘤来源的富血供肝转移瘤的典型CT表现。肝动脉期病灶明显均匀强化(图B斜箭头处),中央区域呈低密度(图B水平箭头处),类似于中央瘢痕,须与局灶性结节性增生鉴别。但是,平扫呈明显低密度(图A三角处)、门静脉期对比剂廓清(C)以及有原发恶性肿瘤病史均有助于诊断为转移瘤

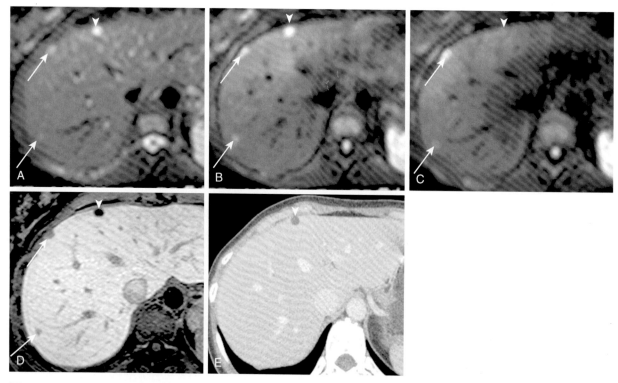

**图37-13** MRI肝胆相和弥散加权图像在小的肝脏转移瘤检测中的附加价值。横断位弥散加权图像显示两个小的转移瘤(箭头处),其在b值为0 s/mm² 图像上呈高信号,并且在b值为150 s/mm²(B)和b值为600 s/mm²(C)的图像上保持高信号,表明弥散受限。D. 在对应的Gd-EOB-DTPA对比增强的肝胆期图像上,病灶呈低信号。注意一个小的肝囊肿(三角处),其信号强度在b值为600 s/mm²时比在b值为0时降低,并在肝胆期上呈明显低信号。E. 在增强CT的门静脉期图像上,转移瘤是不可识别的,而囊肿呈低密度(三角处)

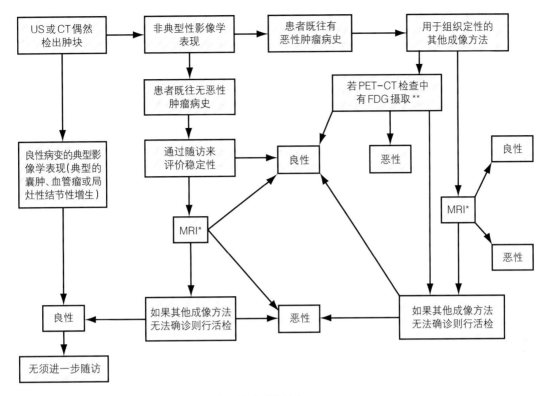

*: 肝内局灶性脂肪沉积可通过MRI同相位/反相位成像检出
**: 黑色素瘤、结肠和食管癌、乳腺癌、肉瘤的转移性病变

**图37-14** 诊断恶性肝脏病变的流程图

择化疗。此外,可手术切除的肝转移瘤患者常结合辅助性化疗。根据原发肿瘤的不同现已有数种不同的治疗方案。对于不能手术切除的结直肠癌肝转移瘤,通过外科放置肝动脉输注泵,精准输送化疗药物到转移病灶是一种非常有效的治疗方法。

2. **外科治疗** 如果肝转移瘤局限在一个肝叶内,并且没有其他肝外病灶,可以采用手术切除治疗。其他的微创手术方法包括肝动脉化疗栓塞术和经皮肿瘤消融术,如射频、冷冻、微波、酒精或激光热疗法。

**医师须知(肝转移瘤)**

- CT是肝转移瘤的首选影像学检查。
- 肝脏的双重供血有助于肿瘤肝转移。
- 肝转移瘤的治疗方法包括化疗、手术切除及消融术。
- 肝转移瘤的诊断和疗效评价首选CT和MRI。
- PET是结直肠癌、胃癌或食管癌肝转移瘤最敏感的非侵入性检查方法。

## 总 结

若发现肝脏局灶性病变,无论是偶然发现,还是该患者存在肝肿瘤的高发因素,通常需要进一步做多种诊断检查,包括肝功能检查、肿瘤标志物检查、病毒学检测以及多种影像学检查(表37-7)。虽然最初的检查手段依赖于腹部超声,但超声评价肝脏局灶性恶性肿瘤的敏感性及特异性均较差,而术中超声检查的诊断价值较高。

多期增强CT和MRI对评价肝肿瘤起关键性作用。除了对病灶的检出能力高之外,这两种方法都可以准确显示肿瘤与肝内主要胆管和血管的解剖关系,对于制订治疗计划非常重要。由于使用广泛且成本较低,CT是首选的检查方法。但是随着肝胆特异性MR对比剂的推出,以及图像质量的显著提高,MRI已逐渐成为一种新兴的首选方法,尤其是在评价肝转移瘤患者中更为如此。

近来,PET-CT越来越受欢迎,因为能同时提供肿瘤的解剖学信息和分子水平上的代谢活性信息。

**表37-7 肝脏恶性局灶性病变影像检查的准确性、局限性及缺点**

| 影像检查方法 | 准 确 性 | 局 限 性 | 缺 点 |
| --- | --- | --- | --- |
| CT | 敏感性 69%～71%<br>特异性 86%～91%<br>区分76%的纤维板层型肝癌与血管瘤和局灶性结节性增生 | 电离辐射<br>过敏及肾功能不全患者不能使用<br>潜在的过敏反应 | 脂肪肝患者中病变的检出和定性有难度 |
| MRI | 80% | 不配合的患者和腹水患者有运动伪影<br>肾功能不全患者有发生肾源性系统性纤维化的风险<br>患者发生幽闭恐惧症<br>装有心脏起搏器的患者不能使用<br>费用高 | 钙化灶显示不清楚 |
| 超声 | 91%（对比增强超声之前） | 肥胖及肠气较多的患者图像质量差<br>操作者依赖性 | 钙化灶显示不清楚 |
| PET-CT | 85% | 电离辐射<br>费用高 | 融合图像不匹配，如受呼吸运动影响 |

## 要点

**肝上皮样血管内皮瘤**
- 少见。
- 血管源性。
- 年轻人多见。
- 临床表现良好。
- 病程缓慢。
- 肝内多发病变。
- 结节有融合趋势。
- 病变位于肝脏周边。
- 肝脏包膜回缩。
- 未受累及的肝叶代偿性肥大。

**肝血管肉瘤**
- 不均匀强化。
- 渐进性强化。
- 多灶性病变。
- 出血和坏死。
- 快速的远处转移、播散。
- 侵袭性生物学行为。
- 治疗后易复发。
- 预后差。

**非肝硬化肝细胞癌**
- 中年男性。
- 发现时病灶较大。
- 单发肿块或者大的主病灶伴小的卫星灶。
- 异质性。
- 分叶状。
- 镶嵌生长。
- 肿瘤癌栓。

- 侵犯胆管。

**纤维板层型肝细胞癌**
- 无肝硬化的年轻患者。
- 巨大。
- 常单发。
- 50%的病例有中央瘢痕。
- 68%的病例有中央钙化。
- 动脉期明显强化。
- 对比剂廓清征象。
- 异质性。
- 侵犯胆管。
- 淋巴转移和远处转移。

**肝母细胞瘤**
- 最常发生于3岁以下的儿童。
- 诊断时病灶较大。
- 可用肝叶切除术或肝移植术治疗。

**肝淋巴瘤**
- 罕见。
- 多为单发。
- 浸润性生长。
- 发现时病灶较大。
- 影像学表现无特异性。

**肝转移瘤**
- 最常见的肝脏恶性肿瘤。
- 通常多发。
- 增强表现为富血供或乏血供病灶。
- 不均匀强化。

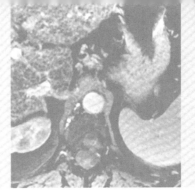

# 第38章

# 脂肪肝

Sameer M. Mazhar, Heather M. Patton, Richard T. Scuderi, Takeshi Yokoo, Silvana C. Faria, Joseph R. Grajo and Claude B. Sirlin

（一）**病因**　脂肪肝是一个通用的术语,指的是在肝细胞内脂质蓄积。本章的重点是非酒精性脂肪性肝病(NAFLD),是脂肪肝的最常见形式。组织学上,NAFLD类似于酒精性肝损伤,但这些患者否认明显的饮酒史。NAFLD包括一系列的变化,一般从良性肝细胞脂肪变性演变成非酒精性脂肪性肝炎(NASH)、肝纤维化和肝硬化。NAFLD与肥胖和胰岛素抵抗有关,被认为是代谢综合征的肝脏表现,而代谢综合征是2型糖尿病、高血压、高脂血症和内脏肥胖症等代谢紊乱的综合疾病。

其他与脂肪肝相关的疾病包括酒精性肝病、病毒性肝炎、某些药物的影响(如糖皮质激素、胺碘酮、他莫昔芬、氨甲蝶呤、丙戊酸和选择性化疗药物)、HIV感染与脂肪代谢障碍、全胃肠外营养、妊娠和肠旁路减重手术。

NAFLD的发病机制及其怎么演变成NASH是复杂的,尚未完全明确。最广泛接受的范式是所谓的二次打击假说。在这个模型中,最初的异常("第一次打击")是肝细胞内脂质蓄积(脂肪变性),这是由胰岛素抵抗介导的。大多数肝细胞脂质是以甘油三酯形式储存的,但其他脂质代谢产物,如游离脂肪酸、胆固醇、磷脂,可能也会出现在疾病的进展中发挥作用。

肝细胞脂质的积累促进氧化应激,这是随后的受损("二次打击")导致单纯性脂肪肝向NASH的进展。由脂肪细胞分泌的炎症和激素介质可能会导致肝脏炎症、细胞凋亡和纤维化的发展。

（二）**患病率和流行病学**　NAFLD是美国成人和儿童中最常见的慢性肝脏疾病,并在世界许多其他地方也有报道,被认为是导致无症状血清转氨酶升高和大多数隐源性肝硬化的原因。然而确定NAFLD的患病率是具有挑战性的。这是因为一般来说,肝活检是NAFLD诊断的"金标准",但这不是在一般人群中确定患病率的一个合理的检查方法。因此,血清转氨酶[谷丙转氨酶(GOT)和谷草转氨酶(GPT)]和影像学检查(超声和磁共振波谱)在大多数情况下已被用来作为替代肝活检估计人群的患病率。

根据转氨酶的正常上限标准值,美国一般人群中NAFLD的患病率为5.4%～24%,但是这一数据可能被低估,因为转氨酶水平对脂肪变性的敏感性有限。NAFLD患病率通过术前或术中肝活检组织学进行评价,主要从评价接受肝移植受体的个体获得,约33%～88%。儿童NAFLD的患病率约为9.6%,应该值得极大关注的是,2%～8%的儿童NAFLD进展为肝硬化。

肥胖是NAFLD最重要的危险因素,在肥胖人群中NAFLD的患病率为正常人群的4.6倍,高达74%的肥胖者有脂肪肝。在病态肥胖患者接受减肥手术中,84%～96%有NAFLD,25%～55%有NASH,2%～12%有严重肝纤维化或肝硬化。NAFLD与肝和脂肪组织胰岛素抵抗和代谢综合征密切相关。虽然NAFLD显然是与肥胖和代谢综合征有关,但在缺乏关联风险因素的体型纤细患者中发病率也可高达29%。

影响NAFLD发展的其他因素包括年龄、性别、人种和种族。NAFLD在成人和儿童中的患病率随着年龄的增加而增加。在小于50岁人群中NAFLD在男性中更常见,然而,在大于50岁人群中女性有较高的患病率,这可能与绝经后激素的变化相关。NAFLD发病率最高的是墨西哥裔美国人,其次是非西班牙裔白人。非西班牙裔黑人的NAFLD发病率最低，尽管在这一人群中肥胖和2型糖尿病具有高患病率。

代谢综合征及其相关病症通常与NAFLD有关。在代谢综合征中NAFLD的患病率至少为正常人的2倍。在NAFLD人群中，估计超过90%有代谢综合征的特征。据报道，33%～50%的糖尿病患者有NAFLD，而NAFLD在胰岛素抵抗者中可能发病率高达75%。

**（三）临床表现**　目前对NAFLD的自然病程知之甚少，但似乎是与组织学的疾病严重程度相关。在单纯性肝脂肪变性患者中，小于5%的患者在5～17年内进展为肝硬化；另外，25%的NASH患者在10年内进展为肝硬化。其合并原发性肝癌的发病率没有准确统计，但基本认为是低于病毒性肝病。

大多数NAFLD患者是无症状的。当出现症状时，患者可能会经历身体不适和非特异性的右上腹不适。体格检查常可发现肝肿大。患者通常是腹部和内脏性肥胖。进展为肝硬化的患者，则有慢性肝脏疾病的蜘蛛痣和门静脉高压的并发症。

通常，NAFLD是偶然发现，且在实验室常规检查中提示ALT轻至中度增高（<5倍正常值上限），虽然AST也较轻微升高。血清转氨酶水平可能波动，然而有些NAFLD患者为正常水平。详细的病史应排除大量饮酒史。实验室检查必须排除病毒性肝炎和铁过载综合征。影像学可无创性地显示脂肪沉积。尽管对确定诊断没有必要，但肝活检可提供分期和预后信息。

**（四）病理**　肉眼大体检查，脂肪肝表现为肝增大而柔软，呈黄色和油腻的。镜下，脂肪肝疾病是依据脂肪变性、脂肪性肝炎、细胞损伤和纤维化来评价的。这些组织学变化，通常是酒精性肝病与NAFLD共有的。有时，只有通过详细的饮酒史来区分这两种诊断。

肝脂肪变性主要以大滴脂肪的形式（大滴），虽然小液滴（微滴）脂肪和混合型也可能看到。脂肪肝最初在小叶中心区积累，严重时可分布到整个肝小叶。脂肪变性是通过视觉评估脂肪肝细胞比例，并进行严重程度的评估：正常（<5%的肝细胞含有脂肪滴），轻度（5%～30%的肝细胞含有脂肪滴），中度（30%～60%的肝细胞含有脂肪滴），重度（>60%的肝细胞含有脂肪滴）。

最初，脂肪性肝炎通常是由轻度的、特征性的混合炎性浸润的中性粒细胞和单核细胞（淋巴细胞、巨噬细胞和枯否细胞）构成。在成人中，呈多灶性分布且可影响肝小叶的所有区域，相比之下明显的门静脉炎则在小儿NASH看到。

脂肪肝细胞损伤的标志性特征是肝细胞气球样变，这被有些学者认为是区分单纯性肝脂肪变性与NASH最重要的界定标准。气球样变是指肿胀、肿大的肝细胞胞质部分消失，被集中在中心区附近区域发现的脂肪变性所取代。Mallory's透明样变性（由中间丝组成的致密的核质团块）和嗜酸小体（细胞凋亡或坏死的肝细胞嗜酸性粒细胞胞质小体）可以在NAFLD看出，尽管其更经常在酒精性肝病中被观察到。

在成人中，纤维化主要在中心叶区，向外辐射到窦周及细胞周围的终端肝静脉。这种"鸡丝线"的纤维化表现，是晚期肝病表现，导致纤维带互相连接，最终导致肝硬化。在晚期疾病（"烧毁的NASH"），脂肪沉积往往稀少，因为大部分已被纤维组织所取代。儿童脂肪肝有明显的组织学特征，如肝门周围明显的纤维化，这一现象在成年人中罕见。

已经提出了几种评分系统，对脂肪肝进行组织学分级和分期。最近，基于NASH临床研究的病理学委员会提出了NAFLD活动度积分（NAFLD activity score, NAS），即基于脂肪变性（0～3）、小叶炎症（0～2）、和肝细胞气球样变（0～2）。在这个系统中，如果NAS大于4，NASH是可能的；如果NAS小于3，NASH是不太可能的；而如果NAS是3或4，则是中间概率。分期是根据纤维化程度（0～4）。

丙型肝炎病毒感染或药物作用可使患者产生不同模式的脂肪变性。丙型肝炎，大泡性脂肪滴在门静脉周围，而不是在小叶中心区分布。脂肪变性的量随着疾病的严重程度而增加，与基因3型丙型肝炎病毒相关。一些药物会导致脂肪肝，包括细胞毒性和抑制细胞生长的药物、抗生素、核苷类似物、糖皮质激素。药物性脂肪变性肝损伤模式是非特异性的，通常有大泡性脂肪沉积。值得注意的例外是瑞氏综合征（Reye's syndrome），其发病与儿童服用阿司匹林与四环素有关，两者都可能导致小泡性脂肪变性。

**（五）影像学表现**　脂肪肝的影像学特征是肝实质的脂肪含量增加。可以是弥漫性、均匀或不均匀分布，这是因为局灶性脂肪沉积或弥漫性脂肪肝（表38-1）。均匀性病灶是最常见的；不均匀和局灶性脂肪沉积灶表现为灌注异常、弥漫性浸润性疾病、结节性病变或肿块。这些很难与恶性肿瘤鉴别。因此，影像学特征不仅对影像上鉴别脂肪肝很重要，也有助于临床上与其他疾病鉴别。

**表38-1 肝脏脂肪变性的分类**

| 分 类 | 说 明 |
|---|---|
| 弥漫性和均质的 | 常见的形式 |
| 弥漫性和不均匀 | 边界不清,地图状,段或叶的脂肪沉积区 |
| 局灶性脂肪沉积或缺失 | 典型的邻近镰状韧带、肝门、胆囊窝和包膜下区;可能是由于异常静脉引流和(或)局部胰岛素变化 |
| 多灶性脂肪沉积 | 在不典型位置的多个圆形或椭圆形结节状脂肪沉积 |
| 血管周围 | 肝静脉、门静脉或两者周围的脂肪晕圈 |
| 包膜下 | 见于接受含胰岛素透析液腹膜透析的患者 |

用于肝脂肪变性评价的最重要方式是超声、CT、MRI和磁共振波谱(表38-2)。这些方式的准确性因诊断和脂肪变性程度不同,讨论见下文。到目前为止,没有无创的方法能可靠地区分单纯性肝脂肪变性和NASH。几种MRI技术(弥散加权和灌注加权成像,MR弹性成像和双对比增强MRI)显示可对肝纤维化程度检测和分期情况评价,但这些技术尚未在大型临床试验被验证,只能认为是实验性结果。超声弹性成像,尤其是剪切波弹性成像,也因其可以无创性检测早期肝纤维化的表现而被研究。弹性成像技术在本书的其他章节详细讨论。

1. X线平片 平片不是评价脂肪肝的一个重要方法。平片显示的肝脏肿大和腹水可能分别在早期和晚期患者中有评价作用。

2. CT CT已被广泛用于成人脂肪肝的评价。但由于电离辐射,阻止了其在儿童中作为研究工具的使用,虽然儿童脂肪肝可能通过平扫作为临床用途观察。

肝内脂肪沉积的特点是肝实质的衰减降低。平扫CT上,正常肝实质的衰减略大于脾脏或血液。然而,随着肝细胞脂肪变性,肝衰减降低,肝脏可能比肝内血管密度低,在增强扫描时更明显(图38-1)。

基于肝衰减和肝血管显示的肝脂肪变性程度提出了一种主观的5级定性分级法(肝静脉和门静脉):

1级:直到肝脏外周1/3处,肝血管的密度均低于肝实质。

2级:直到肝脏中部1/3处,肝血管的密度均低于肝实质。

3级:在肝脏中部1/3处,肝血管的密度低于肝实质。

4级:肝血管显示与肝实质密度相同。

5级:肝血管显示比肝实质更高的密度。

**表38-2 脂肪肝的典型影像学征象**

| 检查方法 | 弥漫性脂肪沉积 | 局灶性脂肪沉积 | 局灶性脂肪缺失 |
|---|---|---|---|
| 超声检查 | 和相邻的肾脏或脾脏相比呈高回声<br>超声束的衰减<br>肝静脉和门静脉显示下降<br>膈面模糊<br>肝脏肿大 | 在一个其余正常肝内的高回声区<br>发生在特殊位置:邻近镰状韧带、胆囊窝、肝门<br>地图状边缘<br>没有占位效应,穿通血管没有扭曲 | 高回声肝脏内的低回声区 |
| 平扫CT | 肝脏呈低密度,CT值 < 40 HU<br>肝、脾衰减差别 ≥ 10 HU<br>肝脾衰减率 < 0.9 | 在一个其余正常肝脏内的低密度区 | 弥漫性低密度肝脏内的高密度区 |
| 增强CT | 绝对肝衰减 < 40 HU | 在一个其余正常强化肝脏内的相对低密度区<br>增强类似于正常肝 | 与肝实质相比呈等密度或高密度的区域 |
| 磁共振波谱分析 | 共振频率脂肪谱峰(例如,脂肪的亚甲基质子的 $CH_2$ 在 3.2 ppm) | 不用于局灶性脂肪沉积和(或)局灶性脂肪缺失,除非使用多体素的方法 | |
| MRI | 在频率选择性成像上,脂肪饱和图像上表现为信号损失(脂肪饱和与非脂肪饱和)<br>相位干涉成像上,与同相位图像相比,反相位图像上的信号缺失 | 在脂肪饱和或反相位图像上局灶性信号损失 | 在脂肪饱和和(或)反相位图像上局灶性信号未见损失区 |

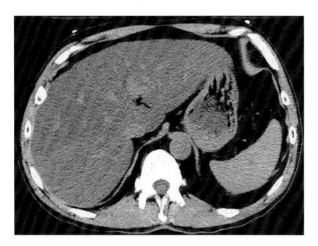

**图38-1** 弥漫性肝脂肪变性。轴位CT平扫显示与脾和肝内血管相比弥漫性密度减低的肝实质,平扫表现类似于增强扫描

几种脂肪肝的CT诊断标准已经被提出。第一种标准是肝衰减不超过40 HU。然而,由于正常肝实质衰减范围为60～70 HU,因此40 HU作为截断值特异性高,但灵敏度低。此外,绝对的衰减值在平扫CT受到技术变化的影响,如扫描仪类型。第二种和第三种标准,试图通过与其他无脂肪器官(如脾)进行比较,从而表明肝脂肪变性来克服这个限制。这些标准(肝衰减指数的标准),肝和脾衰减差异小于10 HU,肝脾CT值之比为0.9,以此来表明肝脂肪变性(图38-2)。肝脏衰减可能受除肝脏脂肪以外各种因素的影响,如铁、铜、糖原、肝纤维化、水肿或使用胺碘酮。通过CT衰减评价肝脏脂肪可能是不可靠的,因为CT对轻度脂肪变性不敏感。CT平扫对中度和重度脂肪变性检测的敏感性及特异性(组织学检查上大于30%)分别为73%～100%和95%～100%。

在CT增强扫描时,碘对比剂存在的干扰衰减,添加了一个新的复杂因素。血流灌注的改变、采集时间和对比剂的类型、剂量和注射速度,都可能影响肝和脾的衰减。然而,标准已经提出了在增强CT检测肝脂肪变性,包括在静脉注射对比剂后80～100 s内肝脾衰减差异至少为20 HU,或在静脉注射对比剂后100～120 s内至少为18.5 HU(图38-3)。这些衰减差异的敏感性和特异性范围分别为54%～93%和87%～93%。然而,增强CT诊断脂肪肝的定量标准是方案特异性的,且正常肝脏与脂肪肝的肝和脾的衰减值之间有着较大的重叠,从而限制了其临床意义。

在CT上,局灶性肝脂肪变性表现为正常肝实质内的低密度区,而局灶性脂肪缺失表现为弥漫性低密度肝脏内的高密度区(图38-4和图38-5)。局灶性脂肪改变(浸润或缺失)通常发生在典型位置,如与镰状韧带相邻(通常在肝脏S4段)、在胆囊窝内、肝被膜下、位于肝门的位置。虽然局灶性脂肪沉积和脂肪缺失的形状通常是地图状或者发生在特定的位置,然而在少数情况下是结节状或发生在一个非典型的区域,需要与一个真正的肝脏肿块相鉴别。其他特点包括地图状边缘、缺乏占位效应,和非扭曲的门静脉和肝静脉分支穿过脂肪沉积或缺失部分。

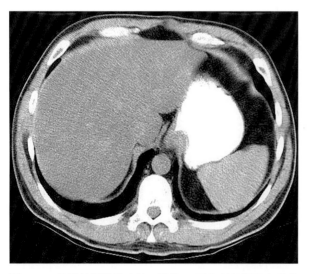

**图38-2** 弥漫性肝脂肪变性。轴位CT平扫显示肝脏密度弥漫性减低。绝对肝衰减值为26 HU,考虑为脂肪肝的诊断。当比较肝和脾(55 HU)时,肝和脾衰减之间的差异是29 HU,肝脾衰减率约为0.5。这两个参数表明脂肪变性在组织学上大于30%

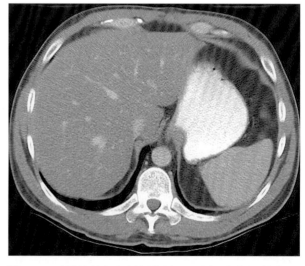

**图38-3** 弥漫性肝脂肪变性(与图38-2同一患者)。轴位CT增强扫描门静脉期,肝(57 HU)和脾(101 HU)衰减差异为44 HU,超过一些研究者提出的脂肪肝20 HU的诊断阈值

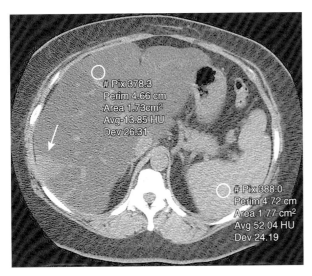

**图38-4** 局灶性脂肪缺失。轴位CT平扫显示脂肪肝右叶包膜下区地图状高密度区（箭头处）代表局灶性脂肪缺失。Avg：平均；Perim：周长

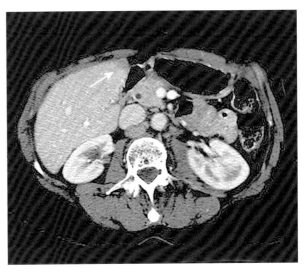

**图38-5** 局灶性肝脂肪变性。轴位CT平扫显示局灶性低密度区（箭头处），同局灶性肝脂肪变性区域一致

DECT也被证明对肝脂肪变性的检测和定性有一定作用。DECT用两个不同的管电压（140 kVp和80 kVp）扫描肝脏。基于组织在不同能级下的密度衰减差异，处理单一物质或多种物质的分解图像。由于化学成分不同，物质分离可以生成碘、水和脂肪图像。此外，还可以对虚拟单色图像进行处理，优化对比度-噪声比。因为与水相比，脂肪更能衰减高能光子，因此在DECT中，肝脏内的脂肪含量可以与水含量区分开来（图38-6）。此外，DECT有可能对肝脏内的脂肪含量进行量化，而不依赖于目标区域。这在评价肝脏局灶性和弥漫性脂肪浸润方面具有潜在价值。

3. MRI MRI通常被认为是在脂肪肝的定性和定量评价中最为肯定的影像学检查方法。脂肪肝的视觉识别通常是简单的，因为是最常见的弥漫性和均匀分布的特征性肝脏病变。然而，不典型的脂肪分布如局灶性和多灶性脂肪肝，可能需要与其他病变进行鉴别诊断。脂肪肝关键性影像学特征，除了脂肪含量增加，还包括钆增强缺乏（与正常肝组织相比等增强或低增强）、地图状分布、边界不清、特征性局灶性脂肪沉积或缺失、对周围结构不存在占位效应。

在脂肪肝中，脂肪和水质子都对观察到的MR信号有贡献。由于化学位移，脂肪和水的质子可以产生共振，并以不同的频率进动。磁共振波谱、频率选择性MRI和相位干涉MRI是三种主要利用脂肪和水化学位移评价脂肪肝的技术。

空间选择性的质子磁共振波谱可以直接测量特定肝组织的化学成分（质子）。MR波谱作为一

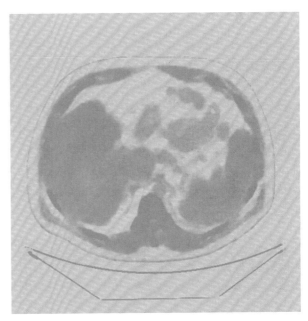

**图38-6** DECT显示的脂肪肝。DECT的多物质分解扫描呈现的纯脂肪成分图像中显示肝脏含有20%的脂肪

个进动频率的功能来描述MR信号强度。当磁场强度≥1.5 T时，在4.7 ppm出现水峰，在-（CH2）n-的1.2 ppm处出现脂肪峰，可以明确区分两个不同的谱峰。在脂肪肝中，脂肪和水的谱峰，两者都存在（图38-7）。在正常（无脂肪）肝，只有水峰出现。

频率选择性成像应用脂肪或水的频率范围内饱和（或激发）射频脉冲，从而选择性抑制（或激发）脂肪和水的信号。尤其脂肪饱和技术是许多临床成像序列的一个普遍的选择，包括在1.5 T和大于1.5 T的大多数自旋回波和梯度回波基础序列中。脂肪组织

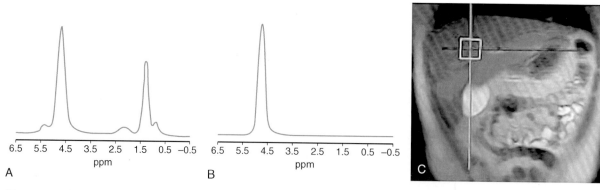

**图38-7** 肝脏质子MR波谱。A. 一名重度脂肪肝的49岁男子，发现大量脂肪的信号峰在1.2 ppm以及肝水峰在4.7 ppm；脂肪含量等于33%。B. 一名健康的14岁男孩，仅有肝水峰；其脂肪含量＜1%。C. 一个MR光谱像素放置的示例

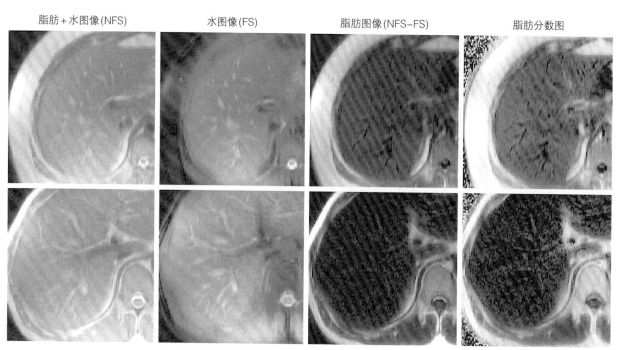

| 脂肪+水图像(NFS) | 水图像(FS) | 脂肪图像(NFS-FS) | 脂肪分数图 |

**图38-8** 频率选择性的MRI。上排四幅图，在一个48岁男子的肝脏脂肪含量为23%的MRI表现。下排四幅图，在34岁健康男性的肝脏脂肪含量为1%的MRI表现。图中：NFS，非脂肪饱和；FS，脂肪饱和。图像在1.5T设备上获得

因为饱和不能再接受能量而不产生信号，图像仅与单独的水信号一致；没有脂肪饱和，则所代表的是总脂肪和水的信号。因此，肝脏脂肪可以通过比较这两组图像评价。在脂肪性肝病，与不饱和图像相比，脂肪饱和图像显示相应的信号损失（图38-8）。在正常肝中，脂肪饱和不起作用，两组图像具有相似的信号强度。

相位干涉成像利用了脂肪和水梯度回波信号之间依赖于回波时间的相位干扰效应。由于脂肪和水的信号在不同的频率进动，在可预测的周期内将行相位交互反应。因此，脂肪和水的信号在反相位（out-of-phase，OP）消失，在同相位（in-phase，IP）信号叠加。肝脂肪能通过比较OP和IP图像来评价。在脂肪肝中，反相位的图像由于信号抵消显示相对信号损失（图38-9）。在正常肝，同相位和反相位图像具有相似的强度。如果条件允许，应该先于同相位图像之前获得反相位图像，以确保发现到的信号丢失是由脂肪沉积而不是T2*衰减造成的。

和超声及CT相比，MRI技术的独特优势是能够无创性量化脂肪变性，即进行"脂肪含量"评价。使用非T1加权序列［长弛豫时间和（或）低翻转角］和多回波采集时间，可以通过光谱和影像数据来估计个体的脂肪和水质子密度。然后，脂肪含量可以用脂肪质子密度与总的（脂肪和水）质子密度的比例来计算。根据脂肪、水的质子密度和脂肪酸的化学构成，分子的甘油三酯浓度可以被确定。在光谱学，质子密度脂肪比例可以通过组织样本的生物化学分析来进

| 反相位 | 同相位 | 脂肪分数图 |
|---|---|---|

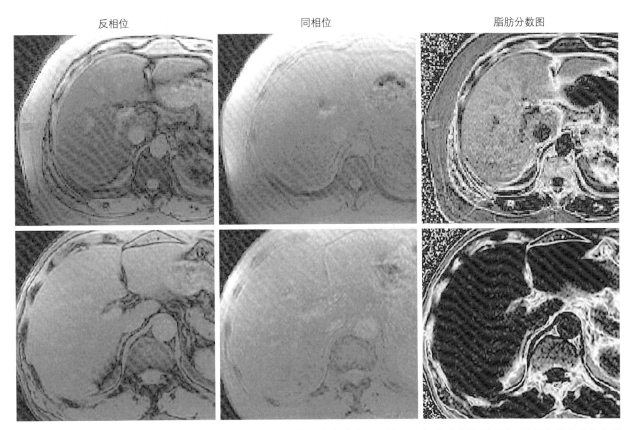

**图38-9** 相位干涉成像。上排三幅图，一个45岁男子的肝脏脂肪含量为26%的MRI表现，与同相位相比，反相位图像表现出明显的信号损失。脂肪分数图显示弥漫性脂肪沉积在肝脏。下排三幅图，一个61岁健康男性的肝脏脂肪含量为1%的MRI表现，显示在反相位和正相位图像没有明显差异；脂肪分数图显示在肝脏无脂肪。图像在1.5 T设备上获得

行确定。虽然没有将生物化学法对脂肪成像同影像学方法进行对比，但最近的一项研究表明，相位干涉成像及光谱法在确定质子密度脂肪含量之间有很好的一致性。

4. 超声　经腹超声检查是最常见的成像方式，费用低、无创，广泛用于初步评价和诊断脂肪肝。正常肝脏的回声与肾皮质或脾脏相似或稍高。在超声检查中，弥漫性脂肪肝的特征是肝实质相对于相邻的右肾、脾回声高（亮肝）（图38-10）。局灶性脂肪沉积在正常肝内表现为高回声区，而局灶性脂肪缺失表现为在弥漫性高回声肝实质内出现低回声区。其他常见的描述脂肪肝的超声特征包括超声束的衰减（声束难以穿透）、血管边缘不清、膈肌显示不清、肝肿大（图38-11）。

肝内脂肪积聚的程度可通过超声检查主观分类为轻度、中度或重度。肝脂肪变性的定性分级如下：

轻度：肝脏回声轻度增强，肝静脉及门静脉管壁可见。

中度：增强的肝脏回声干扰对肝静脉和门静脉血管壁的显示。

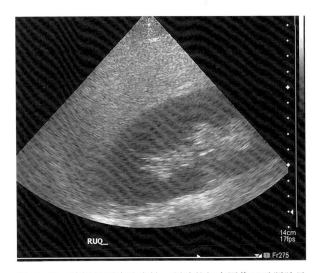

**图38-10** 弥漫性肝脂肪变性。肝脏的超声图像显示肝脏呈高回声。相比之下邻近肾皮质呈现低回声。肝内血管没有很好地显示，膈肌很难界定

重度：肝脏回声增强，后方衰减明显，影响深部肝实质和膈肌评价。

超声对弥漫性和局灶性肝脏脂肪变性检测有一些局限性。超声检查高度依赖于操作人员，没有可

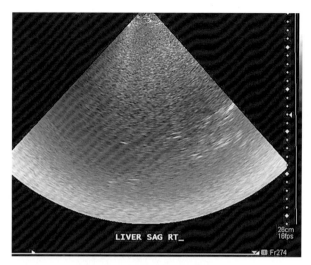

**图38-11** 弥漫性肝脂肪变性。肝脏的矢状面超声图像显示肝脏呈高回声，肝内血管和血管壁显示欠清，后方声影，膈肌显示模糊（后束衰减）

重复性，同时也受腹部气体和患者体型限制。后者的不足之处在于，脂肪肝患者大多数为超重或肥胖人群。类似于CT，超声不是定量的方法，可能无法区分单纯性肝脏脂肪变性和晚期肝纤维化或早期肝硬化。超声检查对检测肝内少量脂肪具有较低的敏感性和特异性。用于检测中度和重度脂肪积聚（组织学大于30%），超声检查的敏感性和特异性分别为

60%～95%和84%～100%。

5. 核医学 氙（$^{133}$Xe）显像在20世纪80年代和20世纪90年代被用来检测肝脏脂肪变性，但现在已不再纳入诊断流程。氙是一种高度脂溶性气体，吸入或注射后，在血池流空后仍然留在脂肪组织中。氙在肝内的存储率在脂肪肝患者是升高的，据报道，诊断的敏感性和特异性分别为95%和94%。

6. 影像检查选择 超声是诊断脂肪肝最简单、经济的方式，但其灵敏度低，受操作者、观察者和身体状态本身的影响（表38-3）。虽然CT是客观的，具有可重复性，并可能更敏感，但涉及电离辐射而不适合常规检查，特别是在儿童中。MRI是评价肝脏脂肪最权威的放射学方法，但相对昂贵。然而，脂肪肝MRI扫描可以在不到10 min内完成，可以用于进行常规筛查脂肪肝和随访。所用MRI序列包括定位像，其次是平扫脂肪检测和量化序列。具体如下：

（1）肝脂肪检测：重T1加权（高的翻转角或短的弛豫时间）使脂肪的信号更加容易检测，脂肪的信号常表现为短T1信号。在脂肪饱和或反相位序列时，表现为信号损失，更有助于脂肪信号的直观观察。

（2）肝脂肪定量：低T1加权相，对于抑制T1依赖性脂肪信号是必不可少的。应用较长的弛豫时间或低的翻转角（5°～20°）以尽量减少T1权重。不管

**表38-3　用于脂肪肝的成像方法的准确性、局限性和缺点**

| 检查方式 | 准确性 | 局限性 | 缺点 |
|---|---|---|---|
| CT平扫 | 中度或重度肝脏脂肪变性（组织学脂肪变性大于30%），诊断敏感性为73%～100%，特异性为95%～100% | 电离辐射<br>不适合用于儿童的脂肪评价 | 多参数指标容易混淆（见正文）<br>可与其他低密度病变混淆，如果分布不典型（见正文） |
| 增强CT | 中度或重度肝脏脂肪变性，诊断敏感性为54%～93%，特异性为87%～93% | 电离辐射<br>需要静脉注射对比剂，不适合单独用于脂肪评价 | |
| MRI | 中度或重度肝脏脂肪变性，诊断敏感性为81%，特异性为100%<br>轻度肝脏脂肪变性（组织学脂肪变性为5%～10%），诊断敏感性为84%～98%，特异性为88%～100% | 需要患者配合<br>成本高<br>没有广泛应用<br>需要专用的脉冲序列用于准确诊断和脂肪分级 | 反相位或同相位成像在铁存在时灵敏度低，除非进行T2*校正<br>频率选择性成像对不均质图像是不可靠的（如金属伪影、高磁化率） |
| 超声检查 | 中度或重度肝脏脂肪变性，诊断敏感性为60%～95%，特异性为84%～100% | 依赖操作者<br>不可重复<br>受限于肠道内气体和患者体型<br>主观性评价 | 如果分布在非典型部位，可与其他高回声病变相混淆（见正文）<br>严重的肝纤维化或早期肝硬化可能与轻度肝脏脂肪变性的声像图表现相似，可能会导致对病情严重程度估计不足 |
| 核医学（$^{133}$Xe） | 敏感性为95%和特异性为94% | 空间分辨率差 | |

采用哪种成像序列,多回波采集时间应被视为常规手段,校正T2*的信号衰减,T2*信号衰减可能会混淆脂肪成分的估计。这种专用的脂肪量化序列也已经商业化。

**(六)鉴别诊断**　NAFLD的临床鉴别诊断包括类似肝脂肪变性的病变。血清转氨酶值升高的患者中,病因通常是通过对其病史的仔细评价(药物的使用、病毒性肝炎的危险因素、酒精和药物的使用、合并症的回顾);对慢性肝病进行一系列筛选血液检验(病毒血清学研究、铁的检查、自身免疫性标记、铜蓝蛋白和抗胰蛋白酶);支持成像研究(初步评价通常采用超声),必要时采用肝活检。如果慢性肝脏疾病的其他原因已被排除,NAFLD的危险因素已被确定,由影像学检查证实脂肪肝,临床医师则需要寻找导致肝脂肪变性的可能原因。

酒精性肝病包括一系列由饮酒引起的疾病,包括脂肪肝、酒精性肝炎、肝硬化。据估计,几乎所有重度饮酒患者最后都发展为脂肪肝,虽然只有10%～35%发展为酒精性肝炎,8%～20%进展为酒精性肝硬化。在承认适度酒精摄入的患者中,NAFLD和酒精性脂肪肝疾病之间的鉴别是困难的,因为实验室检查、影像学和组织学发现是相似的。遗憾的是,缺乏强有力的数据来确定所需酒精量导致脂肪肝的精确阈值。从以往数据看,每日酒精摄入量女性20 g和男性30 g被用来区分酒精性脂肪肝和NAFLD,虽然这些阈值的有效性不得而知。

肝脂肪变性也可能在慢性丙型肝炎病毒感染患者中发生,是与宿主因素等代谢综合征以及那些感染基因3型丙型肝炎病毒等因素有关。了解丙型肝炎的肝脂肪变性很重要,因为有助于疾病进展并降低对干扰素治疗的反应。

某些药物可能会产生脂肪性肝炎(如胺碘酮、马来酸哌克昔林等),有些药物则可加剧NASH(他莫昔芬、糖皮质激素、雌激素、己烯雌酚)。肝转移外科切除术前奥沙利铂和伊立替康化疗可引起脂肪性肝炎,伊立替康相关脂肪性肝炎肝切除术后预后较差。其他能够引起脂肪肝的条件包括减轻体重的小肠旁路手术(常见于空-回肠旁路手术)、与脂肪代谢障碍有关的HIV感染、肠外营养。如果任何这些继发性脂肪肝被排除在外(酒精、病毒性肝炎、药物性、空肠回肠旁路手术、HIV感染、肠外营养支持),然后才能诊断NAFLD。

因为不同病因引起肝脂肪变性的影像学表现基本相同,可以根据临床和实验室数据进行鉴别诊断。需要特别注意的是,单纯性的肝脂肪变性和晚期的肝纤维化或早期肝硬化之间可能出现相似影像表现,这些不同的情况会经常遇到,结合临床还是容易区分的。

肝脂肪变性鉴别诊断的一个主要挑战是当局灶性脂肪沉积或局灶性脂肪缺失呈结节状时需与脓肿、良性肿瘤、原发性或转移性恶性肿瘤区分。局灶性脂肪沉积或缺失的诊断包括常见部位、边缘形态、占位效应的缺乏以及在病变部位没有血管移位或变形。诊断存有疑问时,可以进行MRI检查。

**(七)治疗**

1. **内科治疗**　NAFLD患者标准治疗包括通过饮食和锻炼来改变生活方式,使超重或肥胖患者达到逐步减肥的目的。减肥和运动可减少脂肪储存并改善胰岛素的敏感性,从而针对胰岛素抵抗的潜在致病因素。对这一策略的有效性证据来自体重减轻后,肝脏脂肪变性组织学程度减轻的临床实验。对于某些代谢综合征的患者,建议合理控制糖尿病、高脂血症和高血压,这种治疗方法组织学上疗效较差,在大多数情况下是不可能治愈NAFLD。

到目前为止,没有药物已被批准用于治疗NAFLD。基于所了解NASH的发病机制,药物治疗一直试图用减肥药物(奥利司他)、抗氧化剂(维生素E和甜菜碱)、细胞保护剂(熊去氧胆酸)和胰岛素增敏剂(二甲双胍和噻唑烷二酮类药物)。虽然有些药物可以促进降低转氨酶水平和组织学的改善,但这些试验的效果一般或是非随机化的。因此,这些不同的药物治疗在实际临床上的应用也是有争议的。应建议所有NAFLD患者采取改变生活方式的治疗,并考虑转诊至参与临床研究的中心,直到最终的药物治疗获得批准。

2. **手术治疗**　减肥手术是BMI超过40 kg/m²或35 kg/m²有合并症的NAFLD患者主要的外科手术。日前的减肥手术包括垂直带状胃成形术、可调节性胃束带术、Roux-en-Y胃旁路手术、胆胰旁路和胆胰转流术联合十二指肠转流治疗。根据最近的一项回顾性分析,减肥手术使肝脂肪变性、脂肪性肝炎和肝纤维化具有显著的组织学改善,减肥手术后50%以上的患者完全治愈脂肪肝。虽然这些结果是令人信服的,但有些观察性研究也表明,组织学的改善与体重减轻之间没有关系。

与其他原因引起的肝硬化一样,肝移植是脂肪肝引起终末期肝病患者一种可行的选择,尽管肥胖患者术前进行减肥,也是肝移植术更容易实施的前期条件。肝移植后的存活率类似于那些因其他原因进行肝移植手术的存活率。

### 医师须知

- 单纯性肝脏脂肪变性和 NASH 之间的区别对确定 NAFLD 的预后很重要,而目前这只能由肝活检来完成。
- 通过饮食和运动减肥对所有 NAFLD 患者是有帮助的。
- 所有 NASH 肥胖患者改变生活方式的疗效不成功的,且符合减肥手术的标准(BMI 40 kg/m$^2$ 或 35 kg/m$^2$ 有合并症),则可能从减肥手术中受益。
- 在 NASH 患者中有进展为肝硬化的风险者,应考虑建议参与临床试验。
- 肝硬化患者继发 NASH 有转化成肝细胞癌的危险,应定期进行体检,尽管缺乏具体的指导方针。

### 要点

- 脂肪积聚的模式包括弥漫性和均匀性(最常见)、局灶性脂肪沉积、局灶性脂肪缺失、多发结节、包膜下和血管周围。
- 在某些情况下,可能需要进行 MRI 检查以区分局灶性脂肪沉积或局灶性脂肪缺失,尤其是对肿瘤患者的评价。

**CT**
- CT 平扫是肝脂肪变性最好的评价方式。
- 电离辐射是一个令人关切的问题,尤其是在儿童中。
- 诊断可能受很多因素干扰。
- 增强 CT 对于肝脂肪变性的诊断不够可靠。
- CT 的敏感性较高,比超声更可靠。

**超声**
- 结果取决于设备、操作者和观察者。
- 对脂肪变性严重程度的纵向评价没有临床意义。
- 对于肥胖患者,应用受限。
- 所有成像方式中最为不敏感,不推荐用于早期疾病筛查。

**MRI**
- 磁共振波谱在理论上对于脂肪肝的检测是最准确的,但在一些医疗机构中可能无法获得。
- MRI(频率选择性、相位干涉)对发现脂肪的存在是快速和高度特异性的。
- 专用的脂肪定量成像或波谱序列对准确地诊断及脂肪肝分级是必要的,相关序列正在研发中。

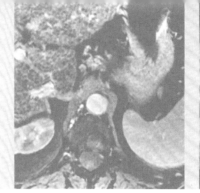
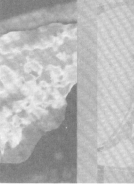

# 第39章

# 肝脏铁过载

Heather M. Patton, Sameer M. Mazhar, Michael R. Peterson, Robert Hanna, Karthik Ganesan, Joseph R. Grajo and Claud B. Sirlin

**（一）病因** 肝脏铁过载是指铁离子在肝实质内的非生理性积累。临床上引起肝脏铁过载的最主要病因是遗传性血色素沉着症。遗传性血色素沉着症主要与一些调节铁代谢的基因突变有关，其中最常见的是HFE基因。HFE基因突变导致铁吸收调节紊乱，这可能导致全身铁沉积和组织中铁离子的过量积累（含铁血黄素沉着症），包括肝脏、心脏和各种内分泌器官。铁的积累会造成组织损伤，如果不治疗，可能导致肝硬化与肝细胞癌，以及各类心血管病变和内分泌紊乱。

肝脏铁过载的其他原因包括铁负荷性贫血（地中海贫血、铁粒幼细胞性贫血、慢性溶血性贫血和棘刺红细胞性贫血）、长期血液透析和膳食铁过量。这些通常不会导致明显的肝脏功能障碍，但是可能导致其他器官功能障碍，如心脏。慢性肝病（乙型肝炎和丙型肝炎、酒精性肝病、非酒精性脂肪肝和迟发性皮肤型卟啉症）也可能与肝脏铁过载相关，但临床表现以原发性肝脏疾病为主，肝脏铁过载是次要的。

一般成年人平均储存1～3 g铁，主要储存在肝脏和红细胞的血红蛋白中。正常人每天大约吸收10%的膳食铁（1 mg/d），同时也有大约等量的铁通过皮肤和黏膜表面的细胞脱落而丢失。绝经前妇女会随月经增加铁的丢失，大约2 mg/d。由于胃肠道监测铁的吸收及其在体内积累的复杂调节机制，全身铁的总量保持在稳定的范围内。如果机体缺乏这个精准的铁代谢机制，就会导致铁过载。

当遗传性血色素沉着症患者身体内消化道吸收的铁超过机体利用的铁及代谢的铁时，铁过载便会发生。遗传性血色素沉着症最常见的原因是位于第6号染色体上调节铁稳态的HFE基因突变，或者是与铁代谢相关的其他基因发生遗传异常。

无论潜在的遗传异常，当铁的吸收超过转铁蛋白的转运能力时，过多的铁沉积在包括肝脏、心脏和内分泌器官在内各种组织的实质细胞中。含铁血黄素沉着症是指过剩的铁离子通过催化过氧化氢产生氧自由基，可引起组织损伤。这些氧自由基攻击细胞膜、细胞蛋白和DNA。病理生理后遗症取决于受损的器官和组织。

肝功能不全所致的继发性含铁血黄素沉着症是罕见的，临床上严重的铁过载多数发生在心脏等其他器官中。慢性肝病（乙型肝炎和丙型肝炎病毒感染、酒精性肝病、非酒精性脂肪性肝病和迟发性皮肤型卟啉症），有时与肝铁过载有关，这归因于肝细胞功能的减弱和铁调素生成减少。在这些疾病中，肝脏的原发疾病较肝脏铁过载有更为显著的临床相关性。

**（二）患病率和流行病学** 遗传性血色素沉着症是北欧血统人群中最常见的遗传性疾病。每200人中约有1人（0.5%）是C282Y突变的纯合子，较囊性纤维化高出10倍。在美国，大约100万人为遗传性血色素沉着症基因的携带者。据估计，还有150万遗传性血色素沉着症患者未被确诊，同时大约5%的遗传性血色素沉着症患者合并有肝硬化。

遗传性血色素沉着症的发病受民族、种族、性别和年龄的影响。遗传性血色素沉着症在纯种的北欧血统中较高发，爱尔兰人后裔的风险最高。在美国，9.5%的非西班牙裔白人、2.3%的黑人和2.8%的西班牙裔人显示出C282Y杂合性。由于月经对铁过载的反效果，女性发生遗传性血色素沉着症的可能性比男性低3倍，发生严重并发症的发病率比男性低2～3倍（如肝硬化、糖尿病、心力衰竭）。遗传性血色素沉着症的症状出现通常发生在40岁以上的患者中，并且女性患者比男性患者更晚出现症状。

**（三）临床表现**　遗传性血色素沉着症的临床表现从单纯的生化指标异常开始，逐渐累及肝脏、心脏、内分泌器官（如胰腺和脑垂体）、关节和皮肤等多个器官。大多数患者被确诊为遗传性血色素沉着症的时候是无症状的，主要是因为肝功能异常，或者是本人或亲属在体检时发现血清铁异常时才发现的。在早期，症状是非特异性的，包括虚弱、嗜睡和疲劳等症状，特定器官相关的铁过载症状随着病程进展而发生。肝脏受累时可有肝肿大和右上腹疼痛，如果疾病继续进展为肝硬化，患者可发展为门静脉高压或肝细胞。遗传性血色素沉着症还可以在其他器官中发生，如关节中铁沉积导致的关节病（典型者累及第二和第三掌指关节和近端指间关节），胰腺铁沉积导致的糖尿病，垂体受累导致性欲减退、阳痿、闭经，以及心脏中铁沉积引起的扩张性心肌病、充血性心力衰竭、心律失常，青铜色糖尿病表现为皮肤特征性变黑，是由黑色素水平升高引起的，通常是晚期血色素沉着症的罕见表现。

肝脏受累的患者通常表现为轻度非特异性血清转氨酶升高（＜200 mg/dL）和胆红素（＜4 mg/dL）升高。当怀疑有遗传性血色素沉着症时，血清铁试验可以帮助诊断。在疾病早期，过量的铁主要存在于血浆中，表现为血清铁水平升高、转铁蛋白饱和度和转铁蛋白减少。在疾病晚期，铁储存在实质细胞中，表现为血清铁蛋白水平升高。如果血清铁蛋白和AST水平均升高，伴有血小板计数减低，患者有发生或发展为肝硬化的高风险。遗传性血色素沉着症的诊断是通过C282Y和H63D基因突变的遗传检测来确定的。影像学并不能在遗传性血色素沉着症起到决定性的诊断作用，但某些影像学表现可辅助诊断。

对于年龄大于40岁，同时伴有铁蛋白增高（＞1 000 mg/L）和血清AST水平增高的C282Y纯合子患者，可以行肝脏活检确认肝脏的铁含量以及肝硬化分级。对于某些非C282Y纯合子基因突变，同时血清铁结果有异常的患者，应当考虑是否有其他肝脏疾病。对这些患者进行肝活检可以发现其他原因并确定肝脏铁含量，这可以指导是否需要治疗性

静脉切开放血术。

遗传性血色素沉着症的病程进展情况与分型相关，并且过度饮酒、肥胖和病毒性肝炎会加速疾病进展。原发性肝癌是晚期遗传性血色素沉着症的重要并发症，几乎所有患者都伴有潜在的肝硬化。重要的是，恶性肿瘤的风险在静脉切开放血术治疗后仍然存在，因此在治疗后，肝癌的筛查应该继续进行。目前尚缺乏大样本基于人群的研究来分析恶性肿瘤的风险，但很明显肝细胞癌是遗传性血色素沉着症患者最常见的原发性肝癌，其次是肝细胞癌和胆管癌并发，最后是单纯性的胆管癌。

**（四）病理**　由不同病因所致的肝内铁离子沉积的位置也会不同。通常遗传性血色素沉着症中的铁主要沉积在肝细胞内，而在大多数继发性铁沉积的情况下，铁主要位于网状内皮系统内（如枯否细胞）。然而在疾病的晚期，铁离子会同时存在于这两种细胞中。在显微切片中，铁离子经过Perls染色（使用酸性亚铁氰化物）后，会发生普鲁士蓝反应。

在遗传性血色素沉着症中，可染色的铁离子首先会以金黄色含铁血黄素颗粒的形式出现在门静脉周围肝细胞。随着病情的进展，铁离子沉积从门静脉逐渐累及至中央小叶，最终累及整个肝脏。由于肝细胞溶酶体的作用，积蓄的铁离子会形成特征性的"铁丝网"结构。在疾病过程中，大部分的铁离子沉积在肝细胞内，枯否细胞和胆管上皮细胞同样可能含有铁离子沉积。

由于铁是一种直接的肝脏毒素，典型的铁沉积不会造成炎症表现。因此，如果有显著的炎症表现，诊断时应考虑到可能有其他慢性肝病共存。随着铁的积累，肝脏纤维化缓慢地在门静脉周围开始发生，最终会导致肝硬化、肝脏假小叶形成。经静脉切开放血术治疗后，肝内铁离子沉积会渐渐消失，与沉积过程相反，从中央小叶向肝门逐渐减少。继发于遗传性血色素沉着症的铁沉积通常是弥漫性分布，有理论证实无铁沉积的区域可能是肝脏的癌前病变。

**（五）影像学表现**　如前所述，影像学检查不会在遗传性血色素沉着症的诊断中发挥决定性作用。然而，可以用影像学方法监测已经确诊遗传性血色素沉着症患者的病情进展情况。晚期患者可进展为肝硬化（图39-1）、门静脉高压和肝细胞癌，有关这些并发症的表现会在其他章节中讨论。近年来，对于肝脏内铁含量非侵入性影像学检查的研究越来越多，下面就对这些技术做一些介绍。

1. X线平片　X线平片在遗传性血色素沉着症

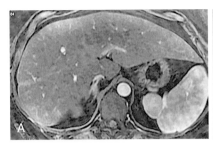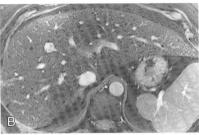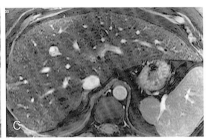

**图39-1** 遗传性血色素沉着症继发肝硬化。A. 轴位 3D T1W 梯度回波 MR 图像（TE 为 1.6 ms），增强扫描动脉晚期，可见肝实质内有散在再生结节并有局灶性瘢痕导致肝脏右侧面的凹痕。B, C. 轴位 2D 中等加权梯度回波 MR 图像，在注射钆对比剂后几分钟，分别获得回波时间 4 ms（B）和 8 ms（C）图像，显示肝实质信号减低与回波时间增加有关。信号损失是由于内源性铁沉积缩短了 T2* 值。在标准剂量，钆对比剂不缩短肝脏 T2* 值。需要注意的是，与轻度肝硬化相一致，可见纤维性网状异常信号分布于整个肝脏，以肝左外侧段最为明显

肝脏病变的常规评价中没有价值，但可以用于鉴别与病症相关的特征性关节病，包括钩状骨质增生、关节间隙狭窄、硬化以及囊肿形成等。

2. CT

（1）CT平扫：在标准（单能量）CT平扫中，正常肝实质CT值为45~65 HU。在因遗传性血色素沉着症或其他原因导致肝含铁血黄素沉着的患者中，肝脏因为铁离子的沉积，CT平扫会表现为弥漫性的"白肝"，CT值约为70 HU。一般情况下，CT平扫可以准确地对中晚期的肝脏铁过载进行诊断，但是无法做到早期诊断。CT平扫对于高于正常肝脏铁含量5倍的铁过载有近100%的敏感度，但是对于高于2.5倍的铁过载，只有60%的敏感度。肝脏密度增高不是铁过载的特异性表现，也可能在其他疾病中发生，如结节病、Wilson病和药物（胺碘酮、氨甲蝶呤和金）诱发的肝病等。

（2）增强CT：增强CT无法对铁含量进行检测，但是可以对疾病进展致肝硬化的患者进行肝细胞癌的监测。

1）肝外发现：遗传性血色素沉着症的铁沉积可累及胰腺和心肌。但是这些组织在CT平扫中可能表现为正常密度，CT平扫对于铁沉积肝外表现的诊断价值是有限的。

2）肝脏铁过载的CT定量分析：虽然铁过载与肝脏密度增高有关，CT值和肝内铁离子含量之间没有明显的相关性，因此CT无法准确地评价肝内铁离子的含量。然而，DECT使用铁特异性物质分解算法可能提供肝脏铁含量的定量方法，可以鉴别正常肝脏衰减变异和肝脂肪变性。这仍需更多试验来进一步探索其可能性。

3. MRI

（1）MR平扫：因为磁敏感性的影响，铁离子在组织中沉积会导致 T2 和 T2* 缩短，造成信号在 T2 加权和 T2* 加权的图像中损失。磁敏感梯度回波序列比自旋回波序列更敏感，信号损失在梯度回波序列图像中更加明显。因此，受累肝脏组织在 T2* 加权图像上呈相对低信号，在 T2 加权图像上呈稍低信号（图39-2和图39-3）。轻度铁过载可能只有在梯度回波成像中表现为低信号，如果铁过载程度严重，两种序列的图像均可呈现低信号。虽然铁离子主要是缩短了肝脏的 T2 和 T2*，但同时也缩短了 T1，肝脏在 T1WI 序列上的信号可能会增高。

同相位和反相位梯度回波成像通常用于评价组织中脂肪的沉积，但是图像也可以被用来检测铁离子沉积（图39-4）。与第一回波（较早的回波时间）相比，第二回波（较晚的回波时间）的信号丢失，表明了 T2* 弛豫时间缩短，提示了肝实质的铁沉积。有部分学者认为肝内脂肪浸润可能会对同相位以及反相位图像信号产生一定的影响，因为脂-水相位干涉会改变同相位和反相位的信号强度，从而使图像分析变得复杂。为了避免这个问题，双回波图像可以在正向回波时间采集或应用脂肪饱和后采集。或者，可以采集多个梯度回波以同时建立脂-水相位干涉和 T2* 弛豫模型。

（2）增强MRI：钆对比剂的使用不能直接提供肝内铁沉积的信息，但是可以用于评价肝内的局灶性病变。通常应尽量避免对确诊铁沉积的患者使用 SPIO，主要是因为 SPIO 会进一步降低肝脏的信号，使图像无法进行准确的诊断，并且 SPIO 也会使铁过载加重。

1）肝外器官铁过载的MRI表现：在胰腺、心肌等发生铁过载的组织中，T2W 和 T2*W 加权像上可能会呈现低信号。

2）肝脏铁过载的MRI定量分析：在肝脏铁过载

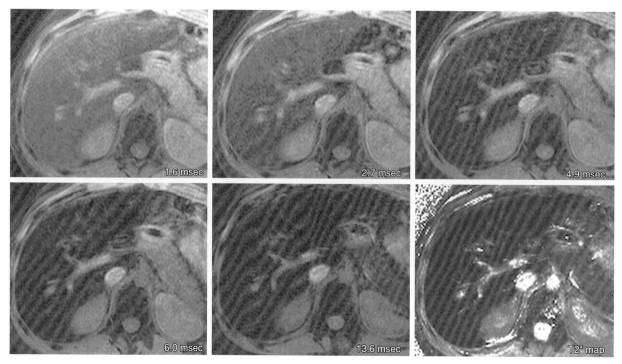

**图39-2** 肝脏T2* map序列。回波时间介于1.6～13.6 ms。从12个序列中选取5个有代表性的期相，具有如图所示的回波时间。假设单指数信号从12个回波衰减，计算T2*值。估计的T2*弛豫值（9 ms）表明中度铁过载

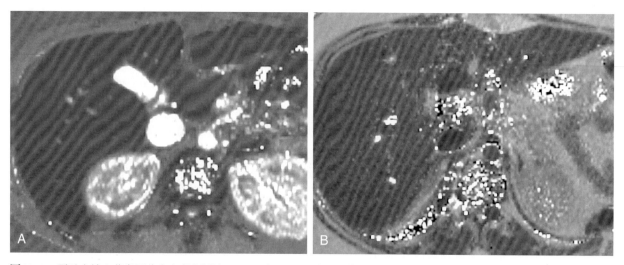

**图39-3** 严重含铁血黄素沉着症患者的肝脏T2* map与T2 map序列图像。T2* map图像（A）（与图39-2使用相同的扫描技术）和T2 map图像（B）（以类似T2* map图像的方式生成，但使用了回波时间为10～90 ms的9个自旋回波图像）。A图中的T2*值大约是4.5 ms，明显小于正常25～30 ms的T2*值。T2值大约45 ms，仅略低于正常的50～60 ms T2值。正如本例所示，铁过载会导致T2*缩短程度远远大于T2缩短程度

的MRI定量诊断方面有两种常用的方法：① 利用多回波时间计算T2或T2*的弛豫时间。② 测量并计算肝脏和同一层面肌肉信号并计算两者的信号强度比值，利用一般没有铁沉积的肌肉（如椎旁肌）作为参照物，对肝脏铁过载进行间接的定量分析。在晚期的继发性肝脏铁过载病例中，弛豫时间常数与肝内铁浓度密切相关，肝脏铁浓度可以用肝穿刺活检明确（图39-5）。如果使用梯度回波序列测量T2*值，重要

的是尽量减少因伴随脂肪累积产生的相位干扰效应，可通过仅采集同相位回波或频率选择性脂肪饱和序列（或水激发序列）。

研究显示，肝脏与椎旁肌肉信号强度比值的降低，对于中等程度的肝脏铁过载测量具有较高的特异度和敏感度。用于诊断和分级的精确比值具体与序列参数相关。

4. 超声　由于铁离子颗粒太小，超声很难发现

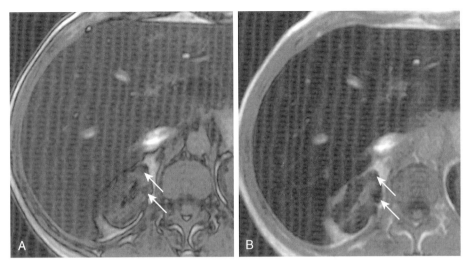

**图39-4** 使用反相位和同相位成像检测铁过载。轴位SPGR序列（扰相梯度回波序列），A图回波时间为2.3 ms（反相位）和B图为4.6 ms（同相位），显示标记的肝脏组织信号损失，提示铁过载。肝脏表现与血色素沉着症或继发性含铁血黄素沉着症表现一致。肾皮质（箭头处）可见信号损失，提示肾实质铁沉积。肾脏受累更倾向于继发性含铁血黄素沉着症

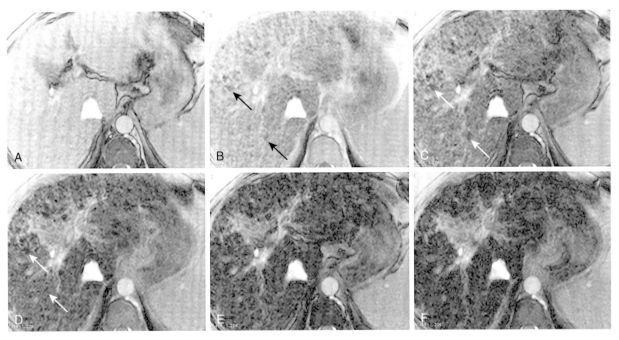

**图39-5** 慢性肝炎肝硬化导致的含铁血黄素沉积。SPGR序列（扰相梯度回波序列），回波时间分别为2.3 ms（A）、4.6 ms（B）、6.9 ms（C）、9.2 ms（D）、11.5 ms（E）和13.5 ms（F）。肝实质随着回波时间增加，信号逐渐减低，与短T2*值一致。注意几个铁沉积结节，在回波时间为4.6～9.2 ms的序列，这些结节明显比其他肝实质信号强度更低（箭头处），这些铁沉积结节比其他肝组织铁含量更高。尽管肝脏T2*值减低，脾脏（图右下）的T2*值无明显减低，提示脾脏无铁沉积受累

组织中沉积的铁离子（图39-6）。虽然超声无法检测肝脏中的铁离子，但是对于肝硬化和门静脉高压，超声是最基本的影像学检查。

**5. 核医学** 肝脏闪烁显像在临床应用中较少使用。由于铁沉积所致的枯否细胞受损，铁沉积的肝脏对硫胶体的摄取减少。核素扫描可能会发现异常征象，但是变化通常比较轻微且可能难以评价。铁定量检测也不能进行。

**6. 影像检查选择** 影像学检查可被用来监测遗传性血色素沉着症患者的肝内铁离子浓度。笔者医院使用T2*弛豫时间，虽然其他医院可能更多地利用T2弛豫时间（表39-1）。如果不能测量弛豫时间，可以使用肝脏与肌肉信号强度比值法测量。CT平扫对肝脏铁过载程度分级不准确，并且有一定的电离辐射，故不做常规推荐。B超则完全无法测定铁离子浓度。

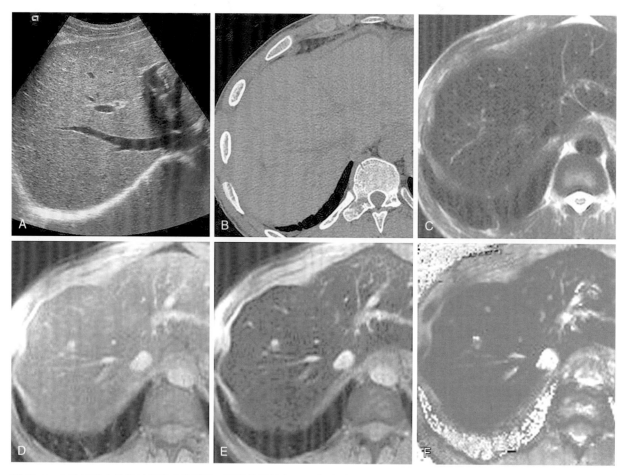

**图 39-6** 中重度输血性铁过载患者的肝脏不同影像学检查。A. 超声检查无明显异常。B. 平扫CT成像肝脏CT值为75 HU，为临界异常。C. 轴位单次激发FSE序列，肝脏信号比正常肝实质稍低。轴位梯度回波序列，回波时间为1.6 ms（D）和5.9 ms（E），随着回波时间的增加，肝脏信号减低，与铁过载一致。根据图39-3，T2* map（F）值为6 ms，这提示中至重度铁过载。如本例所示，超声无法检测铁过载，CT检测铁过载的敏感性低，MR是最敏感的检查，特别是GRE序列

| 检查方法 | 准 确 性 | 缺 点 | 局 限 性 |
|---|---|---|---|
| CT | CT平扫对中重度肝脏铁过载有较高的敏感性，而对轻度铁过载的敏感性较低。平扫CT不能准确地对铁过载程度分级 | 增强CT会强化肝脏实质，影响肝脏铁过载诊断 | 电离辐射 诊断轻度铁过载敏感性低 |
| MRI | T2\*加权成像和同相位与反相位成像可以用来诊断铁过载 多回波T2和T2\*弛豫序列和肝脏肌肉信号强度比值可以对肝脏的铁沉积程度分级 | 如果仅进行同相位和反相位成像，伴随存在的脂肪可能会影响铁过载的检测 | 比CT费用昂贵 对铁过载进行精确的计算需要标准化序列 一种扫描方案中测得的T2和T2\*值，在其他方案中可能不同 |

**表39-1** 肝脏铁过载各种影像学检查方法的准确性、局限性及缺点

## 典型征象

■ 肝脏铁过载的影像学典型征象是在CT平扫上密度增高，在T2W及T2*W序列中呈低信号。

■ T2*W图像对于轻中度铁过载比T2W图像更敏感。

## （六）鉴别诊断

遗传性血色素沉着症主要在原发性（基因性）与继发性（获得性）之间鉴别诊断。C282Y/C282Y纯合子和C282Y/H63D复合杂合子是最常见的HFE基因突变，很容易通过基因检测确诊。但是基因检测无法对非HFE基因突变的血色素沉着症进行诊断，而

这类疾病多有特征性表现。青少年血色素沉着症，如HAMP或HFE2突变，在青少年时期会表现出心脏和内分泌异常。而SLC40A1基因突变异常可以通过系谱分析来诊断，这是先天性铁代谢异常中唯一的常染色体显性遗传方式。

如果基因检测阴性，则可以排除原发性的肝脏铁过载。实验室检查可以明确是否有输血性铁超负荷和铁负荷性贫血。此外，继发性铁过载的一个特征是枯否细胞内铁沉积较肝细胞多。组织学检查也可以对一些基础疾病提供证据（如病毒性肝炎、酒精性和非酒精性脂肪性肝病等）。

患者肝脏CT的高密度灶，主要影像学鉴别诊断包括遗传性血色素沉着症、继发性含铁血黄素沉着症、糖原贮积病和胺碘酮治疗后改变。遗传性血色素沉着症患者早期铁沉积仅局限于肝脏，随着病程的进展，会逐渐累及到胰腺以及心肌细胞，网状内皮器官（脾脏、骨髓和淋巴结等）相对较少累及。通过比较，继发性含铁血黄素沉着症容易导致铁离子在网状内皮器官以及肾皮质中沉积。肝糖原贮积病患者肝内可见高密度灶，同时可能并发肝脏体积增大以及多发性肝腺瘤。胺碘酮治疗后肝脏会表现为弥漫且均匀性密度增高。

MRI只能对遗传性血色素沉着症和继发性含铁血黄素沉着症进行鉴别，因为糖原贮积病以及胺碘酮治疗后肝脏改变均不会表现出T2或T2*时间缩短。MRI对于遗传性血色素沉着症和继发性含铁血黄素沉着症鉴别诊断，类似于上述CT表现，主要根据肝外器官受累的分布及严重程度的诊断。

### （七）治疗

1. 内科治疗 患者遗传性血色素沉着症的主要治疗方法是终生静脉切开放血术治疗，其目的是除去过量的铁离子以及防止铁积累相关的组织损伤。治疗后肝脏纤维化的消退已经有报道描述。放血术治疗最初每周进行，一旦血红蛋白水平、血清铁蛋白以及转铁蛋白饱和度达到正常水平，治疗间期可以逐渐延长。

铁离子螯合剂，如去铁胺，对治疗继发性含铁血黄素沉着症有一定的效果。如治疗有效，螯合剂可以显著降低这些患者因铁沉积导致各种临床疾病的风险。

2. 外科治疗 手术治疗肝脏铁过载，主要是肝移植以及肝癌切除术。铁过载肝移植术后存活率与因其他疾病行肝移植术患者的存活率相近。

---

### 医师须知

- 基因突变引起的遗传性血色素沉着症是最常见的，特别是具有北欧血统的人，但该疾病的表型表达有逐渐降低的倾向。
- 大多数遗传性血色素沉着症是由*HFE*基因的C282Y和H63D突变引起，其中绝大多数为C282Y纯合子病例。
- 铁过载是由过量的铁离子被十二指肠吸收所引起。
- 铁过载初期表现为转铁蛋白的饱和度增高，随后表现为血清铁蛋白水平的增高。
- 血清铁蛋白水平大于1 000 mg/L提示肝脏铁过载的风险更大。
- 肝脏铁过载可能发展为肝硬化，并增加肝癌的风险。
- 铁过载的主要治疗方法是静脉切开放血术治疗以消耗铁储存，这可能使肝纤维化消退。

---

### 要点

- 在CT平扫，正常肝脏CT值为45～65 HU。
- 铁过载会导致肝脏CT值均匀增加（75～135 HU），因为与铁原子相关的高电子密度。
- 铁过载导致肝脏T2和T2*值缩短，在T2加权和T2*加权图像上表现为相对低信号。
- 梯度回波序列（T2*弛豫）比自旋回波序列（T2弛豫）对轻度铁过载更敏感。
- 如果只进行同相位和反相位成像，脂肪肝可能干扰铁过载的诊断。
- 超声波不会被铁粒子散射。因此，超声检查不能检测铁过载。

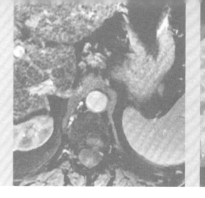
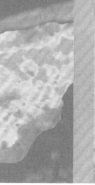

# 第40章

# 肝脏代谢性疾病

Sameer M. Mazhar, Lance L. Stein, Silvana C. Faria, Leslie K. Lee, Michael R. Peterson, Joseph R. Grajo, and Claude B. Sirlin

肝脏代谢性疾病是由于遗传性疾病导致有毒物质在肝细胞及细胞外基质中沉积，从而引起肝脏继发性损伤，最终导致肝硬化、门静脉高压甚至肝细胞癌。作为遗传性疾病，通常会表现为全身系统性的病变，肝脏是其中较为显著的病变之一。最常见的遗传性血色素沉着症已经在肝脏铁过载的章节中详细讨论，在本章中我们将着重讨论其他较为常见的肝内贮积异常疾病：Wilson病、α1-抗胰蛋白酶缺乏症（α1-antitrypsin deficiency）以及糖原贮积病（glycogen storage diseases，GSDs）。其他贮积功能紊乱的相关疾病，如卟啉病、淀粉样变性以及溶酶体贮积病（Gaucher病和Niemann-Pick病）较为罕见，或以肝外病变为主。非酒精性脂肪肝也具有一些肝脏贮积异常的表现，但是不属于遗传性疾病，因此不在本章讨论。

（一）病因　Wilson病、α1-抗胰蛋白酶缺乏症以及糖原贮积病是由基因突变引起的常染色体隐性遗传的家族性疾病。

Wilson病，也称为肝豆状核变性，是一种铜代谢障碍疾病，其特征是进行性的神经损害和慢性肝病进而导致肝硬化。导致这种疾病的责任基因是位于13号染色体上编码ATP7B的基因，高度表达于肝、肾以及胎盘，编码一种金属转运、铜依赖性的P型ATP酶，其主要功能是将铜离子转化为铜蓝蛋白（血浆蛋白结合铜），使过量的铜排泄到胆汁中。

α1-抗胰蛋白酶缺乏症与肺气肿、慢性肝病和肝癌的发生有关，是由位于14号染色体上的*SERPINA1*基因（以前称为PI）突变引起，其主要作用是编码A1AT的丝氨酸蛋白酶。

糖原贮积病是一组以先天性代谢缺陷为特征的疾病，主要特征是糖原在合成或降解过程中缺乏特定的酶而导致糖原含量过高，主要累及肝脏、肌肉以及其他组织（包括肾脏和脾脏在内）。糖原贮积病被分为至少10个亚型（分别为0、Ⅰ、Ⅱ、Ⅲ、Ⅳ、Ⅴ、Ⅵ、Ⅶ、Ⅸ和Ⅺ型），并都能在糖原处理的步骤中发现酶的缺陷。本章重点讨论Ⅰ型糖原贮积病，是目前最常累及肝脏的分型。与肝病相关的其他3个分型为0型、Ⅲ型和Ⅳ型，但都较为罕见。

（二）发病机制　Wilson病、抗胰蛋白酶缺乏症以及糖原贮积病是由基因突变导致的代谢缺陷性疾病。

1. Wilson病　肝脏是负责体内铜代谢平衡的主要器官。正常铜代谢始于十二指肠上皮细胞对膳食铜的吸收，并通过门静脉循环运输至肝细胞，然后肝细胞将铜排泄到胆汁中，最后随粪便排出体外。

ATP7B蛋白基因异常导致铜蓝蛋白合成减少以及胆管排铜障碍，游离的铜离子在肝细胞内积聚，继发性引起组织氧化损伤。一些多余的铜离子进入体循环，沉积于肝外其他部位，如脑内（特别是基底神经节和边缘系统）、角膜和肾脏。没有沉积在组织中的铜离子从尿液中排出，未与铜离子结合的铜蓝蛋白则在血液中快速降解。

2. 抗胰蛋白酶缺乏症　α1-抗胰蛋白酶是在肝脏合成并释放到血液中的一种急性期反应物，在炎症感染和癌症病程中会升高，其最重要的生理作用是灭活肺内的蛋白水解酶（尤其是中性粒细胞弹性酶），这种蛋白水解酶作为细胞对空气中病原体免疫反应的产物，释放后可降解肺基质。α1-抗胰蛋白酶能够平衡这种蛋白水解酶的活性,防止肺基质和肺泡的过度降解。

当α1-抗胰蛋白酶缺乏时,其在肝脏中的生成受到影响,对肺内蛋白水解酶降解能力减弱,从而引起慢性阻塞性肺病(chronic obstructive pulmonary disease, COPD)和肺气肿。而α1-抗胰蛋白酶缺乏发生肝损伤并不常见,少数α1-抗胰蛋白酶缺乏患者可引起一系列细胞功能障碍,包括自噬作用、线粒体损伤、半胱氨酸蛋白酶失活和肝细胞损伤,最终导致肝纤维化和肝硬化。

3. GSD 糖原是一种由葡萄糖单位构成的高分子多糖,在肝脏中含量最高,是人体在空腹期间短期能量储存的主要形式。GSD是由于患者缺乏糖原代谢有关的酶,导致糖原或糖原代谢产物的积累,使肝细胞肿胀,造成肝脏体积增大和低血糖。

Ⅰ型糖原贮积病是由于葡萄糖-6-磷酸酶(G6P)缺乏,导致糖原沉积于肝细胞,并通过氧化反应导致肝细胞损害,受损的肝细胞形成肿瘤(肝腺瘤和肝细胞癌)的概率较高。尽管Ⅰ型糖原贮积病有肝细胞损伤和脂肪肝的表现,但是极少发生肝纤维化和肝硬化。

其他导致肝脏病变的糖原贮积病分型有0型、Ⅲ型和Ⅳ型,是由于在糖代谢其他步骤中的酶缺陷所引起,这类糖原贮积病与进行性肝脏疾病也密切相关,可引起肝硬化以及门静脉高压。

(三)患病率和流行病学 Wilson病几乎在所有种族和地区中都有发现,男女患病比例大致相当,患病率是1/30 000,隐性基因携带率为1/90。通常在20～30岁发病,最小发病年龄在5岁,很少患者在45岁以上发病。

α1-抗胰蛋白酶缺乏症的发病率约为1/2 000,男性和女性受到的影响相同。在儿童中,α1-抗胰蛋白酶缺乏症是肝脏疾病最常见的遗传性原因。不吸烟者平均寿命为65岁,吸烟者平均寿命为50岁。

糖原贮积病发病率约为1/25 000,其中Ⅰ型糖原贮积病发病率为1/20 000～1/10 000。在北美、欧洲及中东都有确诊为糖原贮积病的病例,没有种族、地区或性别偏向性。70%的患者在2岁前就被确诊,20岁左右可能会进展为肝腺瘤。

(四)临床表现

1. Wilson病 Wilson病临床表现复杂多样,可表现为肝脏疾病和(或)神经系统后遗症。病变可呈急性或慢性病程表现,急性者通常表现为暴发性肝衰竭,慢性则表现为慢性肝炎、肝硬化以及神经精神系统疾病。出现神经精神症状的患者通常无症状性肝脏受累,并且通常比出现肝脏疾病的患者年龄更大。那些患有肝病的人通常会在2～5年内出现神经精神症状。

暴发性肝功能衰竭或长期的慢性肝炎均能造成肝脏损伤,最终发展成肝硬化。暴发性肝功能衰竭患者的肝功能迅速恶化,伴有凝血功能障碍、肝性脑病以及肝肾综合征。慢性肝损伤会逐渐发展,最终导致肝硬化并表现为门静脉高压的多种合并症。肝癌则是一种少见的并发症,文献报道不超过20例,但患者的长期肝损害提高了发展成为肝癌的风险。初次发病即表现为神经症状的患者占40%～50%。

虽然临床表现和实验室检查结合系谱分析可以帮助诊断,但没有单一的检查方法可以确诊Wilson病。患者血清转氨酶通常轻度升高(<200 IU/L),总胆红素增加(<4.0 mg/dL)。值得注意的是,在暴发性肝功能衰竭的患者中,血清碱性磷酸酶指标反而降低,因此碱性磷酸酶与总胆红素比值小于2则高度提示Wilson病并发暴发性肝衰竭。铜离子沉积具体表现为血清铜和24 h尿铜含量升高,血清铜蓝蛋白水平下降。在某些情况下,可以行肝穿刺活检检测肝内铜含量。

2. 抗胰蛋白酶缺乏症 肺部病变通常比肝脏病变更严重,并可以独立发生,而不合并肺部病变的单纯肝脏病变较为少见。肺部病变会因有害物质,如烟草和空气污染物等因素加剧,一般在青壮年早期发病,最终发展为严重的全小叶型肺气肿(主要在肺下叶)和COPD,其特点是支气管高反应性,常见于反复肺部感染。

肝脏病变可在新生儿期独立出现(不伴有肺部疾病的发生),成人往往伴发肺部症状。新生儿主要表现为胆汁淤积型肝炎,常在出生后4～8周出现肝肿大、黄疸,数周后可自行缓解。新生儿期的肝脏病变情况不能预测成年后肝脏疾病的发展情况。成人肝脏病变主要表现为肝炎,最终发展为肝纤维化和肝硬化,肝硬化发展缓慢,通常需要20～30年逐渐进展为门静脉高压。患者可出现门静脉高压的并发症,包括食管-胃底静脉曲张、脾功能亢进、腹水以及肝性脑病。有观点认为抗胰蛋白酶缺乏症患者发生肝癌的概率较高,但其肝癌转变率还未得到研究证明。出现以下情况应考虑抗胰蛋白酶缺乏症:① 任何患有阻塞性肺疾病或任何并发肺、肝异常的青壮年患者。② 出现肝肿大、转氨酶或胆红素水平升高、门静脉高压、胆汁淤积症状。③ 不明原因的慢性肝炎或肝硬化者。

3. 糖原贮积病 Ⅰ型糖原贮积病常在新生儿期发病，通常在出生后第一周内表现明显，其主要的全身代谢异常表现为低血糖，通常为1.4～2.8 mmol/L。G6P沉积在肾脏导致肾脏肿大，并可出现蛋白尿、高血压、Fanconi综合征等表现。G6P在肝脏沉积会引起肝肿大。大约在20岁，75%的Ⅰ型糖原贮积病患者可并发肝腺瘤，这些肝腺瘤被认为是癌前病变，无论是儿童或成人均可能转变为肝癌。

**（五）病理**

1. Wilson病 肝脏铜沉积的表现多样，并逐渐进展。早期常表现为非特异性的肝细胞损伤，而发生暴发性肝病时肝细胞呈大量坏死。部分患者可出现与慢性病毒性肝炎相似的淋巴细胞增高。中晚期常进展为肝纤维化，汇管区出现架桥现象而形成大结节性肝硬化。冰冻切片罗丹宁铜染色可用于检测肝细胞内铜离子，但这种方法的缺陷在于细针穿刺活检的部位较局限，可能造成漏诊。电镜下可见特征性的线粒体异常，包括线粒体肿胀、线粒体嵴消失、粗面内质网断裂等。

2. 抗胰蛋白酶缺陷症 α1-抗胰蛋白酶缺乏症可通过对肝细胞的过碘酸希夫反应（periodic acid schiff reaction, PAS reaction）检测或免疫组化来确诊。过碘酸希夫反应染色显示门静脉周围肝细胞胞质内充满特征性包涵体，表现为圆形、椭圆形的紫红色小体，还可表现为小胆管胆汁淤积、巨细胞变、肝细胞肿胀（气球样变）、小胆管缺失等肝炎特征性表现。其他病理结果缺乏特异性，如脂肪样变或较少见的酒精性透明小体。

3. 糖原贮积病 Ⅰ型糖原贮积病中，肝细胞内糖原代谢产物的积累导致肝肿大，光镜下肝细胞胞质淡染，呈疏松的颗粒状并有空亮区。肝细胞呈现苍白的外观伴细胞膜突出表现。

**（六）影像学表现** Wilson病一般根据临床和实验室检查结果可做出诊断，不典型的病例可通过肝活检测定铜浓度来明确诊断。继发肝硬化的Wilson病患者，腹部影像学检查可作为监测肝细胞癌和门静脉高压并发症的手段。

α1-抗胰蛋白酶缺乏症主要影响肺部，肺内病变表现为小叶性肺气肿，主要累及肺底部。表现为肝脏病变者较少见，通常并不严重，并缺乏特征性的肝脏影像学表现。同Wilson病一样，腹部影像学检查主要用来评价晚期病程中肝硬化和门静脉高压的情况，以及对肝癌的监测。

糖原沉积在肝脏、肾脏和脾脏内，会导致肝肿大

（图40-1）、双肾肿大（图40-2）以及脾肿大。肝脏是最常受累的器官，肝脏体积可增至巨大，从腹腔延伸至盆腔，不同程度的脂肪浸润也是常见表现之一。由于Ⅰ型糖原贮积病患者容易并发肝腺瘤，并存在潜在

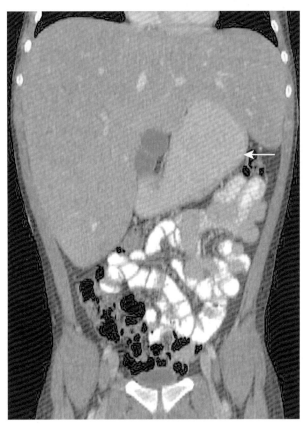

**图40-1** Ⅰ型糖原贮积病患者，19岁男性。冠状位腹部CT增强门脉期，见肝脏体积明显增大，几乎完全填满腹部，肝右叶下缘部分进入盆腔内。注意受压下移的胃（箭头处）

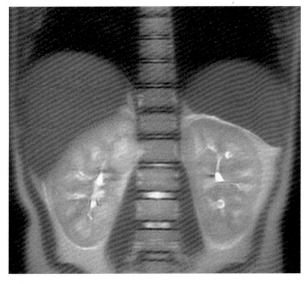

**图40-2** Ⅰ型糖原贮积病患者，19岁男性。冠状位单次激发TSE序列图像，显示双侧肾脏弥漫性肿大。右肾测量长15.8 cm，左肾测量长15.2 cm

恶变的高风险,所以通常需要定期接受影像学检查以评价和监测肝脏情况。

1. CT、MRI和超声

(1) Wilson病:Wilson病早期肝脏通常无明显异常征象,少数可伴有肝肿大。在CT平扫上,由于肝内的铜沉积肝脏密度增高,密度增高程度与肝细胞内铜浓度无相关性,因而CT表现不能定量评价肝脏铜沉积。铜离子无顺磁性作用,在MRI中肝脏的信号通常是正常的。铜离子同样不能散射超声波,在超声中肝脏回声也没有明显改变。

在暴发性肝病病例中,增强扫描肝脏坏死部分可无强化。在慢性肝病进展阶段,肝内硬化结节逐渐增大。尽管Wilson病可伴有尾状叶大小正常或缩小,

以及平扫时由于铜沉积所致的肝脏密度增高,但这些表现与其他原因导致的终末期肝硬化表现并无不同(图40-3)。

颅脑MR主要表现为基底节区T1及T2高信号,壳核最常受累,其次为苍白球、尾状核、丘脑。

(2) 抗胰蛋白酶缺陷症:α1-抗胰蛋白酶缺乏症患者的CT、MRI和超声表现取决于肝脏受累程度。在肝硬化早期,肝脏影像学表现通常无明显异常,部分可出现肝肿大、肝实质欠均匀和不均匀强化。病程进展出现肝硬化的影像学表现与其他终末期肝病表现基本相同(图40-4)。

(3) 糖原贮积病:CT、MRI和超声检查可检查肝肿大、脾肿大和肾肿大。脂肪肝在超声中表现为高回

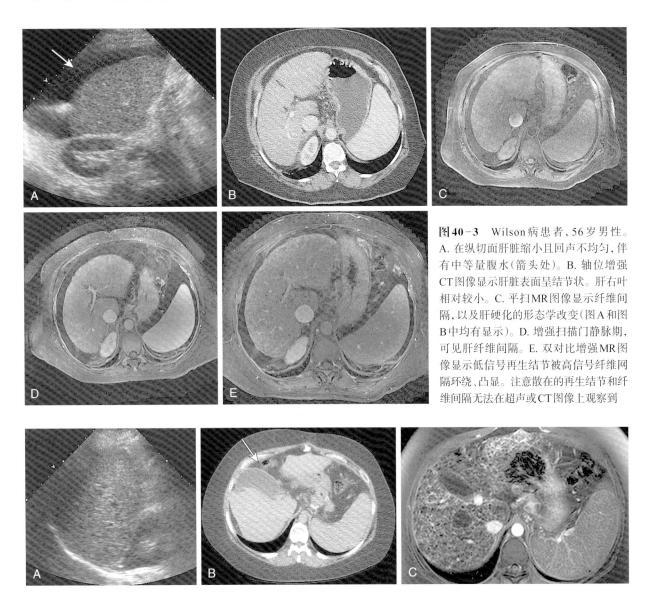

**图40-3** Wilson病患者,56岁男性。A. 在纵切面肝脏缩小且回声不均匀,伴有中等量腹水(箭头处)。B. 轴位增强CT图像显示肝脏表面呈结节状。肝右叶相对较小。C. 平扫MR图像显示纤维间隔,以及肝硬化的形态学改变(图A和图B中均有显示)。D. 增强扫描门静脉期,可见肝纤维间隔。E. 双对比增强MR图像显示低信号再生结节被高信号纤维网隔环绕、凸显。注意散在的再生结节和纤维间隔无法在超声或CT图像上观察到

**图40-4** α1-抗胰蛋白酶缺乏症的肝硬化患者,47岁女性。A. 纵切面超声图像显示肝实质弥漫性回声不均匀。B. 轴位增强CT,门脉期,可见肝脏表面结节状突起和扩大的充满脂肪组织的胆囊窝(箭头处)(胆囊窝扩大征)。C. 轴位增强MR,除了显示了图A及图B所示的形态学改变,更清晰地显示了多发肝脏低信号再生结节及高信号纤维网隔。同时注意脾轻度肿大

声，CT平扫呈低密度，MR反相位图像可出现信号丢失（图40-5和图40-6）。肝内有过量的糖原沉积时，超声表现为高回声，CT平扫表现为高密度。MR反相位可更准确地评价肝脏脂肪变性。

肝细胞腺瘤可伴有不同程度的脂肪浸润、出血以及坏死，在CT（图40-7）和MR（图40-8和图40-9）上均可见肝脏内部密度或信号不均。在MR上，腺瘤的典型表现为T2高信号，静脉注射钆对比剂T1WI

增强扫描可见动脉期强化，延迟期表现为等至低信号。主要需与FNH和肝细胞癌相鉴别。肝脏特异性对比剂如Gd-EOB-DPTA可以对FNH进行鉴别，FNH在肝胆期与周围肝实质相比呈典型的等信号，而大多数腺瘤呈低信号。疑诊为肝腺瘤的患者需要长期随访，密切监测，以防恶变为肝癌。当病灶快速增长和（或）影像学特征发生改变时，需要考虑恶变可能。

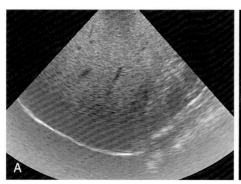
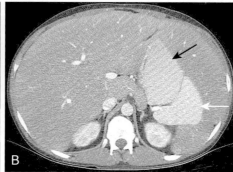

图40-5　Ⅰ型糖原贮积病患者，19岁男性。A. 肝脏超声纵切面图像显示肝实质回声增强伴后方声影，肝内血管显示模糊。B. 轴位增强CT，显示肝脏肿大，注意肝左叶包绕受压移位的胃（黑箭头处）和脾脏（白箭头处），脾脏大小正常

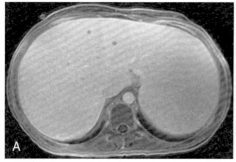
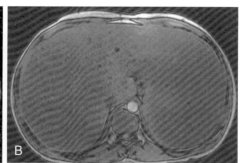

图40-6　Ⅰ型糖原贮积病患者，19岁男性。轴位同相位（A）和反相位（B）的GRE序列T1WI，可见反相位图像信号丢失，表示肝实质内有脂肪沉积

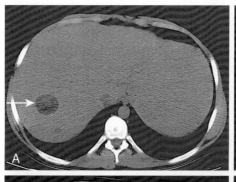
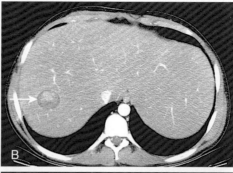
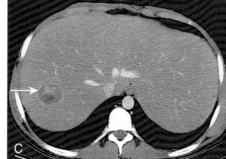
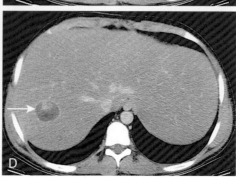

图40-7　Ⅰ型糖原贮积病患者，19岁男性。A. 轴位平扫CT可见显著的肝肿大及肝实质密度弥漫性减低，提示肝脏脂肪变性。注意肝脏S7段边界清晰的低密度病灶（箭头处），直径3.2 cm。平扫CT值为−18 HU，提示病灶内含有脂肪。病灶（箭头处）增强扫描动脉期（B）呈不均匀强化，在门脉期（C）及延迟期（D）逐渐廓清，术后病理提示腺瘤

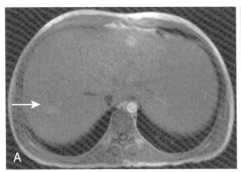
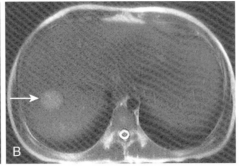

**图40-8** Ⅰ型糖原贮积病患者,19岁男性。轴位T1WI(A)和T2WI(B)肝脏MR图像,可见肝脏S7段边界清晰的结节状病灶(箭头处)呈高信号

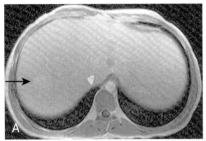
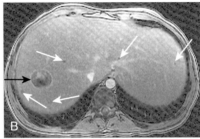
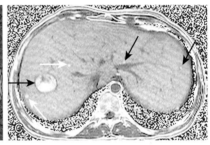

**图40-9** Ⅰ型糖原贮积病患者,19岁男性。直径3.2 cm腺瘤(黑箭头处)在反相位(B)较同相位(A)图像信号减低,提示病灶内存在脂肪。脂肪信号分数图(C)逐像素显示来自脂肪质子的总磁共振信号的百分比,含脂肪组织呈高信号,不含脂肪组织呈低信号。血管及腺瘤的包膜不含脂肪呈低信号,而肝实质及腺瘤本身(黑箭头处)含有脂肪而呈高信号,腺瘤脂肪含量高于肝脏。注意肝内其他几个在反相位图像上信号减低的较小的含脂肪腺瘤(白箭头处),在脂肪信号分数图上呈高信号

2. 影像检查选择

(1) Wilson病以及α1-抗胰蛋白酶缺乏症:如果临床提示Wilson病或α1-抗胰蛋白酶缺乏症,可以行影像学检查筛查肝硬化、门静脉高压以及肝癌。超声和CT是首选的影像学检查,如果患者有CT禁忌证(表40-1和表40-2),可行MR检查替代。因为对肝癌的进展机制还知之甚少,美国肝病研究协会没有制定Wilson病及α1-抗胰蛋白酶缺陷症患者具体的肝癌筛查指南。尽管如此,许多机构仍提倡每半年行超声或CT检查进行筛查。对于Wilson病的暴发性肝病,CT可以评价肝脏坏死的程度。影像学检查不能评价铜离子在肝脏的沉积程度。

**表40-1 Wilson病各种影像学检查方法的准确性、局限性和缺点**

| 检查方法 | 准 确 性 | 局 限 性 | 缺 点 |
| --- | --- | --- | --- |
| CT | 无法获得影像学检查诊断Wilson病准确性的相关数据 | 电离辐射 | CT值改变与铜离子浓度无明显相关性 |
| MRI<br>超声 | 由于铜离子沉积可以导致CT平扫下肝实质高密度,可能比MR和超声有更高的敏感性 | 铜离子不会改变肝脏信号强度<br><br>铜离子不会改变肝脏回声 | |

**表40-2 α1-抗胰蛋白酶缺乏症各种影像学检查方法的准确性、局限性和缺点**

| 检查方法 | 准 确 性 | 局 限 性 | 缺 点 |
| --- | --- | --- | --- |
| CT | CT、MR及超声诊断α1-抗胰蛋白酶缺乏症的准确性目前没有明确的数据 | 电离辐射<br>对比剂过敏风险 | 肝硬化可以与其他原因引起的肺气肿共存 |
| MRI<br><br>超声 | 理论上,CT可以检查肺内全小叶型肺气肿,诊断敏感性和特异性优于超声及MR | 不能直接评价肺内表现(全小叶型肺气肿)<br><br>不能直接评价肺内表现(全小叶型肺气肿) | |

对于Wilson病及α1-抗胰蛋白酶缺乏症患者，在慢性肝病肝硬化前期对其肝纤维化程度的影像学分级判断仍在研究中。对于α1-抗胰蛋白酶缺乏症患者，CT检查优于超声和MRI，CT可同时评价肺和肝脏情况。

（2）糖原贮积病：对Ⅰ型糖原贮积病患者应定期影像学检查肝脏，以便于及时发现和监测肝脏肿瘤。由于MR检查没有电离辐射，并且对病灶检测灵敏性较高，是首选的检查方法。超声检查对于较小的肝脏实性肿瘤并不敏感，尤其是在合并脂肪肝的情况下。CT检查有电离辐射，需要终身随访的儿童和年轻人应尽量避免使用。

## 典型征象

### Wilson病
- 由于肝脏内铜沉积，在CT平扫上肝实质通常呈高密度。
- Wilson病导致的肝硬化，尾状叶大小无明显变化。

### α1-抗胰蛋白酶缺乏症
- α1-抗胰蛋白酶缺乏症导致的肝硬化影像学表现与其他原因导致的肝硬化难以区分，缺乏特异性征象。
- 肝硬化同时并发全小叶型肺气肿可能有提示作用。

### 糖原贮积病
- 通常有明显的肝肿大，可伴有肾及脾脏体积增大。
- CT值可减低、正常、升高，这取决于肝脏脂肪变性和糖原沉积的程度。
- 肝腺瘤常见，可含有脂肪和（或）血液。
- 肝腺瘤快速增大或者影像学征象发生改变时需考虑恶变可能，即使在晚期，也很少出现肝硬化引起的皮肤红斑及门静脉高压。

### （七）鉴别诊断

1. Wilson病　临床鉴别诊断Wilson病的方法根据主要症状表现为肝脏疾病还是神经系统疾病。如果主要表现为肝脏疾病，需要与其他原因导致的慢性肝病鉴别，特别是在患者年龄小于40岁的情况下。根据病史和其他实验室检查（如铜蓝蛋白水平低和尿铜水平高、缺乏病毒性肝炎血清学表现或自身免疫标志物），Wilson病容易与其他慢性肝病（如病毒性肝炎、自身免疫性肝炎以及酒精性和非酒精性脂肪

肝）鉴别，K-F环和肝活检检测肝铜浓度敏感性和特异性较高，可帮助明确诊断。

肝脏影像学评价可帮助临床进行鉴别诊断。在Wilson病中，即使伴有严重的神经系统异常，肝脏本身病变常不易觉察（常通过转氨酶升高或者肝脏穿刺时肝内铜沉积确诊）。相比较而言，其他肝病表现则不同。

从影像学来说，Wilson病导致的肝肿大必须与其他原因，如急性肝炎、中毒性代谢性紊乱疾病、血管性疾病和淋巴增殖性疾病等相鉴别。如果肝脏平扫CT有肝脏密度增高表现可帮助诊断。

Wilson病导致的晚期肝硬化影像学表现与其他终末期肝病导致的肝硬化表现重叠，肝硬化伴有肝脏CT平扫密度增高，提示Wilson病、遗传性血色素沉着病或者肝硬化继发含铁血黄素沉着的可能。

2. α1-抗胰蛋白酶缺乏症　当同时伴有肝脏及肺部症状时，α1-抗胰蛋白酶缺乏症的鉴别诊断比较明确，因为这两种器官同时受累的情况较为特别。当主要表现为肺部症状时，须考虑慢性气道阻塞的其他原因，包括COPD、吸烟相关的肺气肿和支气管炎、支气管扩张和哮喘等，这些与α1-抗胰蛋白酶缺乏症的鉴别点在于血清学α1-抗胰蛋白酶水平是正常的，并且没有相关家族史。

在成人中，由α1-抗胰蛋白酶缺乏导致的肝脏疾病的鉴别诊断主要包括引起慢性肝病和（或）肝硬化的所有病因，如病毒性肝炎、自身免疫性肝炎。应根据病史、病毒性肝炎的血清学表现、自身免疫标志物和肝内铁情况进行排查，如均排除上述可能，则应进行血清抗胰蛋白酶水平检查。

新生儿α1-抗胰蛋白酶缺乏导致的肝脏疾病应与其他原因导致的新生儿肝脏疾病相鉴别，包括感染（如EB病毒、巨细胞病毒、乙型肝炎病毒）和胆管闭锁。

α1-抗胰蛋白酶缺乏症导致的终末期肝病的影像学表现无特异性。但是，肝硬化与全小叶型肺气肿同时存在则能提示α1-抗胰蛋白酶缺乏症。

3. 糖原贮积病　由于Ⅰ型糖原贮积病患者在新生儿期便有低血糖、乳酸性酸中毒、高尿酸血症、高脂血症、肝肿大，并且在随后数年会出现生长发育迟缓等特征性临床表现，故需与Ⅰ型糖原贮积病进行鉴别诊断的疾病较少。根据具体的临床表现，可能需要进行鉴别的主要是其他先天性代谢异常性疾病（如其他亚型的糖原贮积病，特别是Ⅲ型和Ⅳ型），果糖-1，6-二磷酸酶缺乏和各种引起发育迟缓的疾病（如克

罗恩病和生长激素缺乏）。肝母细胞瘤是一种罕见的新生儿恶性肿瘤，同样会导致肝肿大，需要与Ⅰ型糖原贮积病鉴别。

较为严重的肝肿大，肝脏可占据整个腹腔并延伸至盆腔，这种临床表现需要与其鉴别的疾病较轻度肝肿大少。须特别注意与淋巴瘤等淋巴组织增生性疾病、病毒性肝炎等感染性疾病以及溶酶体贮积病等代谢紊乱性疾病进行鉴别。此外，多囊肝也会造成严重的肝肿大，但由于其存在大量肝内囊肿，较容易鉴别。因为合并肝腺瘤的肝肾肿大在其他疾病中很少发现，因此伴有肝腺瘤的肝肿大和肾肿大则提示Ⅰ型糖原贮积病的诊断。

### （八）治疗

1. 内科治疗

（1）Wilson病：对Wilson病的治疗已被证明可延缓肝脏及神经系统病变的进展，并且控制其复发。药物治疗通常针对慢性肝病和神经系统疾病，对暴发性症状没有较好的疗效。主要的治疗方法是终身服用螯合剂（D-青霉胺、曲恩汀等）进行治疗，这种药物能吸收血液中的游离铜并且增强其通过尿液排出。

（2）α1-抗胰蛋白酶缺乏症：对α1-抗胰蛋白酶缺乏症的治疗重点是针对肺部疾病，戒烟可以防止肺部疾病的进展，对活动性病变的治疗可通过使用各种吸入剂（支气管扩张剂和糖皮质激素），或使用全身性糖皮质激素和抗生素进行治疗。虽然还未有严谨的临床试验研究结果，有专家提倡使用静脉注射α1-抗胰蛋白酶替代疗法来延缓肺部病变的进展。

医学治疗不能改变肝脏疾病的进程，肝脏疾病管理以预防门静脉高压和筛查肝癌为主。

（3）糖原贮积病：对于Ⅰ型糖原贮积病的主要治疗目标是纠正全身代谢系统的异常、纠正低血糖、减轻营养不良和改善生长迟缓。通常在夜间需要通过鼻胃管留置或者胃造瘘补充高淀粉营养支持以及在白天进行少量多餐。酸中毒严重的情况下可能需要注射碳酸氢钠，别嘌呤醇用于保护关节和预防高尿酸血症引起的肾脏并发症。

2. 外科治疗

（1）Wilson病：对于肝功能失代偿期对药物治疗无效的患者，以及发生暴发性肝功能衰竭的患者，建议行肝移植治疗。

（2）α1-抗胰蛋白酶缺乏症：外科手术治疗主要是针对α1-抗胰蛋白酶缺乏症引起的终末期肺部或肝脏疾病。对于晚期的肺部疾病，肺移植是一种可行的选择。进展性肝功能不全是肝移植的适应证，行肝移植的术后五年生存率大于92%。

（3）糖原贮积病：少数糖原贮积病患者需要行肝移植术，最常见的为Ⅳ型糖原贮积病导致肝硬化的患者。Ⅰ型糖原贮积病患者很少行肝移植，除非并发肝癌或者巨大的肝腺瘤。

---

### 医师须知

**Wilson病**

■ Wilson病又称肝豆状核变性，是一种铜代谢异常所导致的慢性肝病肝硬化和逐渐进展的神经系统症状。

■ 是由于编码ATP7B的基因突变引起的铜过量状态，游离铜主要沉积在肝脏、豆状核等部位。

■ 临床表现包括肝脏和神经系统症状，可表现为单发或合并发生。

■ 肝病可表现为暴发性肝病或者进行性慢性肝病，最终进展为肝硬化。

■ 在某些情况下，肝组织活检测定铜离子含量是一种有效的诊断方法。

■ 肝癌是Wilson病的一种少见的晚期并发症。

■ 治疗包括口服螯合剂、锌以及晚期病变进行肝移植。

**α1-抗胰蛋白酶缺乏症**

■ α1-抗胰蛋白酶缺乏症临床表现为肺气肿和慢性肝病，新生儿可单独出现肝脏病变。

■ 由SERPINA1基因突变引起，α1-抗胰蛋白酶蓄积在肝脏内，从而无法抵消肺蛋白酶对肺部纤维的溶解作用。

■ 肝硬化需经过几十年的缓慢进展。

■ 有观点认为肝癌的发病率比其他终末期肝病导致的肝癌更高。

■ 如果凝胶电泳结果未见异常，特征性的组织学表现可明确诊断。

---

**医师须知**

---

■ 虽然对肺部疾病存在一些替代治疗等内科治疗方法,然而对防止肝脏疾病的进展并没有有效的措施。

■ 肺和肝移植是治疗终末期α1-抗胰蛋白酶缺乏症的可行选择。

**糖原贮积病**

■ 糖原贮积病是一组异质性先天性代谢异常性疾病,是由于酶的糖原合成或降解过程中酶缺陷导致过多的糖原沉积在肝脏和肌肉中。

■ Ⅰ型糖原贮积病是糖原贮积病中最常累及肝脏的类型。

■ 是由于*G6PC*基因突变,葡萄糖-6-磷酸酶的活性降低,导致葡萄糖-6-磷酸酶及其上游代谢物和糖原在肝脏中积累。

■ 其他特征包括肝细胞脂肪变性和肝腺瘤的形成,肝腺瘤可转化为肝癌。

■ 并不发生肝纤维化和肝硬化。

■ 临床表现包括显著的肝肿大、顽固性低血糖、乳酸性酸中毒、生长及智力发育迟缓。

---

**要点**

---

**Wilson病**

■ 肝内铜沉积导致肝脏CT平扫呈高密度。

■ Wilson病导致的肝硬化尾状核大小通常无明显变化,但这并非Wilson病的特有表现。

■ CT表现肝硬化并伴平扫高密度增加了Wilson病的可能性,但是这并非Wilson病的特异性表现,其他如遗传性血色素沉着症和其他继发性血色素沉着引起的肝硬化也可以有这种表现。

■ 暴发性肝衰竭可能为首发表现。

■ 铜沉积不会影响肝脏的MRI信号强度或超声检查的回声强弱。

**α1-抗胰蛋白酶缺乏症**

■ 肝脏受累较肺部少。

■ 肝脏疾病的严重程度与肺部病变无相关性。

■ 肝硬化前期的肝脏表现是非特异性的。

■ 在肝硬化阶段,影像学表现与其他终末期肝病引起的肝硬化表现相同。

■ 肝硬化与全小叶性肺气肿合并出现提示α1-抗胰蛋白酶缺乏症。

**糖原贮积病**

■ 肝脏的CT平扫密度取决于糖原沉积(高密度)与脂肪变性(低密度)的平衡。

■ 双侧肾肿大伴结石较为常见。

■ 虽然也可引起脾大,但是一般脾脏受累较轻。

■ 随着年龄的增长,肝腺瘤数量会增加、大小会增大。

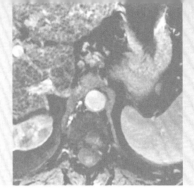
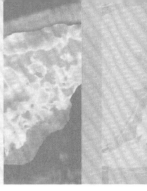

# 第41章

# 肝硬化和肝炎

Joseph R. Grajo, Sameer M. Mazhar, Silvana C. Faria, Robert Hanna, Michal R. Peterson, Masoud Shiehmorteza, and Claude B. Sirlin

## 一、肝硬化

（一）病因　不论何种慢性肝病，程度严重及病程长的患者，都可能发生肝硬化。在美国，最常见的病因是HCV感染和酒精摄入，而在亚洲和撒哈拉以南的非洲地区，最常见的病因是慢性乙型肝炎病毒（hepatitis B virus，HBV）感染。NAFLD的患病率正在增加，是北美以及欧洲和南美部分地区肝硬化的第三大常见原因。成人的其他常见原因包括非病毒性病原体感染（主要是寄生虫，如血吸虫病）、自身免疫性肝炎、原发性胆汁性肝硬化、原发性硬化性胆管炎、遗传性疾病（血色素沉着症、Wilson病、α1-抗胰蛋白酶缺乏症和糖原贮积病）、药物（如胺碘酮和氨甲蝶呤）和静脉闭塞性疾病（特别是Budd-Chiari综合征；而肝窦阻塞综合征一般不会引起肝硬化）。隐源性肝硬化是指不明原因的肝硬化，该术语曾较常使用，在过去20年中随着HCV的发现和对NAFLD的认识而较为少用。

肝硬化的病理基础是损伤和修复。肝细胞可由于各种病因引发炎症反应，功能失调的肝细胞异常快速增殖以抵消肝细胞损伤的影响，形成再生结节。局灶性的肝损伤引起自限性炎症，肝的愈合机制可成功修复损伤。然而，当修复无法抵挡反复或慢性损伤时，将发生细胞因子（如转化生长因子-β）的失活和窦周纤维化肝星状细胞活化，最终结果是细胞外基质中过量的大分子和胶原蛋白不受控制地沉积（纤维化）。

纤维化最初发生在窦周隙（Disse腔，肝细胞与血浆之间进行物质交换的场所）。在窦周和窦周隙中的进一步瘢痕沉积阻碍了窦状血流并引起门静脉高压。由于肝内阻力升高，门静脉血以较低的压力分流到全身静脉并返回心脏，而不通过肝脏。肝脏的微血管结构重建，门静脉和终末肝静脉之间形成异常连接，这有助于肝实质的血液分流。由于门静脉高压和肝脏微血管改变，静脉曲张形成，腹水出现，并发生脾功能亢进。原本由肝脏代谢和排泄的毒素在血液中累积，可导致肝性脑病的发生。

肝细胞的损伤影响肝脏的合成功能，导致必需的蛋白质（如凝血因子和白蛋白）水平降低并引起凝血功能异常以及血管内渗透压降低。异常的肝细胞分泌胆汁到小胆管的能力受损，这不仅导致肠道脂肪和维生素吸收不良导致脂肪泻，而且还导致胆汁淤积（肝细胞内胆汁积聚），这可致肝细胞永久性损伤。因为肝脏是正常代谢和向身体其他部分供应葡萄糖和脂质的重要脏器，肝细胞功能障碍将导致肌肉分解、能量储存效率低下和脂肪组织的重新分布。雌激素代谢的减少，导致男性乳腺发育。

全身性肝硬化患者由于一氧化氮和其他因素介导的全身血管阻力和外周血管舒张减少而表现出高动力循环。结局包括心输出量增加、内脏血管扩张、肾血管收缩和血流灌注不足，以及水钠潴留。此外，肠黏膜变得高渗透，可能与渗透压降低有关，这可以导致细菌从肠道移位到腹膜腔，引起自发性细菌性腹膜炎。

（二）患病率和流行病学　肝硬化的患病率难以确定，并且可能被低估，因为大量代偿性肝硬化患者未被发现。对于由NAFLD或HCV感染引起的肝硬化患者尤其如此，具有持续时间长的无症状期。根据2010年美国人口普查数据，在美国，肝硬化的患病率估计为0.27%,这代表633 323名美国成年人。然而,在非洲和亚洲,肝硬化无疑更为常见,其中垂直传播的HBV感染很常见,虽然没有精确的统计数据。

年龄、性别和种族都会影响患肝硬化的风险。肝硬化很少会影响儿童(< 18岁)或老年人(> 75岁),80%的患者发病的年龄为25～64岁,65%的病例发生在男性。虽然不同种族的肝硬化患病率差异很小,但与肝硬化相关的死亡率存在差异。2001年,肝硬化所致的慢性肝脏疾病是美国第12位最常见的死因。然而,在美国原住民和西班牙裔美国人中其分别是第6位和第7位最常见的死因。

(三)临床表现　在出现并发症之前,肝硬化通常是无症状的。一些无症状的肝硬化患者被发现于评价其他健康问题过程中,有的在体格检查、实验室检查或影像学检查时偶然发现。由于肝硬化引起的严重肝功能异常和肝脏在全身代谢上起重要作用,有症状的患者可出现广泛的临床症状群。

代偿性肝硬化的常见症状包括疲劳、虚弱、厌食、黄疸、瘙痒和容易瘀伤。在体格检查中,患者可能表现出消瘦、瘀斑和黄疸。33%的病例中存在慢性肝病的皮肤病,如蜘蛛痣和手掌红斑。大多数男性患者可发生乳房发育。性腺机能减退继发于原发性性腺损伤或下丘脑-垂体轴破坏,可导致睾丸萎缩、阳痿、不育和女性化。肝脏本身体积可能会增大(在酒精性和非酒精性脂肪性肝病、贮积疾病和布-加综合征中可出现)或肝边缘萎缩(病毒性病因的典型表现)。门静脉高压经常引起脾肿大和水母头征象。

随着肝功能失代偿,可出现更多晚期相关的症状和体征。腹水是肝硬化最常见的并发症,由于门静脉高压和水钠潴留。超过60%的肝硬化患者在诊断后10年内出现腹水;一旦发生腹水,2年生存率仅约为50%。自发性细菌性腹膜炎是一种危及生命的腹水并发症,也是腹水相关病死率高的原因之一。

门体侧支循环形成或静脉曲张是门静脉高压的结果。临床上最显著的静脉曲张位于远端食管和胃的上部。这些食管-胃底静脉曲张发生在约60%的肝硬化患者中,其中30%的病例出现并发症。

肝性脑病是指一系列神经精神异常,由氨和其他通常被肝脏代谢和清除的有毒物质累积引起。诱发因素包括脱水、电解质和代谢紊乱、胃肠道出血、感染和镇静药物。经TIPS和手术分流术在大约40%的患者中加速了肝性脑病的发展。

肝肾综合征是指肝硬化患者的急性肾功能衰竭,没有原发的肾脏异常,被认为是由于内脏血管舒张引起的,这导致持续的、激素介导的肾血管收缩和肾灌注减少。大约40%的肝硬化和腹水患者5年内发生肝肾综合征,是肝硬化的终末期并发症,提示预后不良。

在大多数患者中,肝硬化的诊断基于病史、体格检查、实验室检查和影像学检查。一般血清转氨酶水平可轻度升高(通常< 100 U/L),总胆红素水平成比例升高,白蛋白值降低。由于肝脏合成许多凝血因子,凝血酶原时间可能会延长。晚期肝硬化可见低钠血症,继发于自由水分泌受损和肾功能不全,提示预后不良。肝硬化合并HCC患者的血清甲胎蛋白水平有时升高。

一旦确诊肝硬化,严重程度的分类曾按Child-Turcotte-Pugh分类(例如,Child A、B或C级)评分,较高的总分与较高的短期及围手术期死亡率相吻合。最近,学者推荐使用终末期肝病模型(model for end-stage liver disease, MELD)评分。该评分是根据患者总胆红素、国际标准化比率和肌酐浓度的对数公式计算得出。

肝硬化的自然发展过程是渐进性的。在10年内,58%的肝硬化患者出现各种形式的肝功能失代偿。肝硬化患者的肝细胞癌年发病率约为5%,范围从小于1%至10%不等,具体取决于肝硬化病因和合并症的出现,如HIV感染或糖尿病,可能会增加肝癌发生的风险。

(四)病理　肝硬化是一个影响整个肝脏结构的弥漫性表现,局部瘢痕形成不构成肝硬化。在晚期肝硬化中,不一定可以明确病因。然而,在早期肝硬化中,不同的肝脏损伤可能导致不同的肝硬化模式。

肝硬化的大体检查通常显示肝脏萎缩和变硬,也可能会因某些病因而增大。肝硬化的组织学定义是纤维间隔的存在,将肝实质分隔成结节。间隔的范围从细腻的纤维带到大的纤维束,分隔多个肝小叶。纤维间隔可以连接门静脉与肝小叶终末静脉,以门静脉-门静脉、门静脉-中央小叶静脉,或中央小叶静脉-中央小叶静脉形式存在。结节大小可变,根据大小定义为微小结节(< 3 mm)或大结节(> 3 mm)。

到目前为止,最常见的结节是再生结节(regenerative nodule, RN)。这些结节在尺寸和外观上往往相对均匀。偶尔,可能出现不一致的结节,其大小、颜色、质地或从肝脏边缘切面凸出的程度是显著的。这些可能代表低级别或高级别不典型增生结节(dysplastic nodule, DN)或HCC。低级别的DN也被称为大的再生结节。尽管可以看到细胞大小的细微变化，但低级别DN中的肝细胞基本上与背景的肝细胞无法区分。通过识别细胞学改变（核质比增高）和结构变化（肝细胞板增厚和假腺体形成），高级别DN在显微镜下与低级DN区别开来。总的来说，高级别的DN经常表现出"结中结"的外观，反映了片状增生的特性。低级别的DN被认为是良性的，而高级别DN被认为是HCC的癌前病变。

最近研究表明在肝硬化中发现了FNH样病变。在大体和显微镜下，这些病变在非肝硬化肝脏中看起来与FNH相同。与真正的FNH不同，FNH被认为是由于先天性动静脉畸形而出现的，肝硬化中FNH样病变被认为是由肝硬化继发血液灌注异常引起。

**（五）影像学表现** 影像学检查包括超声、CT和MRI，用于评价肝脏大小、胆管树、肝血管和门静脉高压的继发改变（如腹水、静脉曲张和脾肿大）并筛查HCC。尽管可以通过肝静脉的经颈静脉插管直接测量门体系统压力变化，但这是侵入性的并且通常是不必要的，因为门静脉高压可以通过内镜下观察静脉曲张和影像学观察相关并发症来推断。

在断层成像中，肝硬化肝脏可显示为粗糙表面，肝叶之间的裂隙增宽，并且肥大的尾状叶相对于萎缩的肝右叶增大。尾状叶肥大与肝右叶萎缩的比例最近由尾状叶与肝右叶的改变比率定义，其中通过门静脉右支的分叉在解剖学上分割肝叶。大于0.65的比率预测肝硬化具有高特异性和阳性预测值。根据形态和成像技术，可显示网状纤维化、脂肪变性和各种肝细胞结节（RN、DN、HCC、FNH样病变）。诊断的关键在于区别恶性结节（如HCC）和非恶性结节（如RN、DN和FNH样病变）。尽管DN的恶性转化率高

于RN，但不需消融或其他干预，也不需增加影像监测频率。肝硬化中FNH样病变的自然病程尚不清楚，但这些病变被认为是良性的。相比于非肝硬化肝脏，单纯性肝囊肿和血管瘤较少见于肝硬化肝脏。胆管周围囊肿是浆液性囊肿，被认为是严重肝病患者胆管周围的腺体阻塞，影像诊断需要与扩张的胆管、脓肿或囊性肿瘤鉴别。

肝硬化的典型血管表现包括肝动脉扩张，肝脏内肝动脉迂曲（"螺旋"样动脉，高分辨率CT和MRI可观察到），门静脉高压早期门静脉扩张，晚期由于血流缓慢门静脉出现阻塞，并形成分流。肝内分流（动脉-门脉和动-静脉）可能在动态影像学研究中表现为小的（<2 cm）富血供假性病变，可能被误认为是结节。门体分流表现为静脉曲张（如食管胃底静脉曲张和脐周围静脉曲张），这些通常位于肝脏外，但也可能发生肝内静脉曲张。除了静脉曲张外，还可以注意到门静脉高压的其他后遗症（如腹水、脾肿大、胆管周围囊肿和Gamna-Gandy小体）（图41-1～图41-3）。

**1. CT检查**

**（1）技术因素：** 在肝硬化患者中进行多期相CT扫描的主要指征是评价疾病进展、监测HCC和随访已知病变。肝硬化患者的血管、肝实质和其他实质性器官的对比增强可能由于液体的第三间隙和通过右侧循环的对比剂渗漏到肺间质中而减弱。因此，与没有肝硬化的患者相比，肝硬化患者可能需要更高的对比剂注射速度和浓度。图像采集的关键阶段是动脉晚期（通常为35～40 s），门静脉期（60～80 s）和平衡期（3～5 min）。平扫图像通常可观察肝硬化结节，由于铜或铁沉积或糖原含量高而表现高密度。因此，

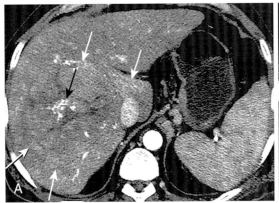
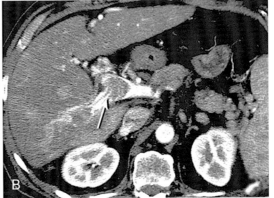

**图41-1** 肝细胞癌侵犯门静脉右支。A. 静脉注射对比剂后肝动脉期的轴位CT图像显示肝右叶一个大的、有包膜的肿块（白箭头处）。注意不规则的动脉穿过病变中心（黑箭头处），提示肝细胞癌。B. 在更下方的层面上，门静脉右支扩张和包含的动脉血供丰富的线性区域（箭头处），提示癌栓内肿瘤血管

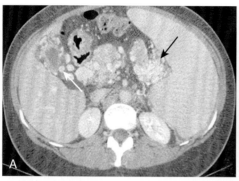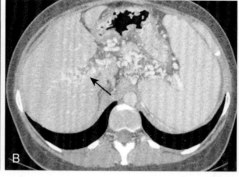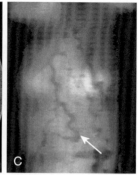

**图41-2** 门静脉高压肝外表现。A，B. 轴位CT增强图像显示在一个长期的门静脉血栓形成患者的广泛的腹腔内静脉曲张。注意胆囊周围（图A中白箭头处），胰周、脾周（图A中黑箭头处）和胃左静脉曲张以及门静脉右支的海绵样变化（图B中箭头处）。C. 不同患者的冠状位单次激发快速自旋回波T2WI显示沿前腹壁的静脉曲张（箭头处）

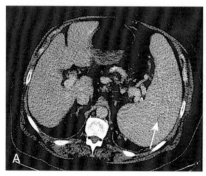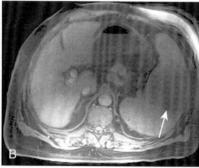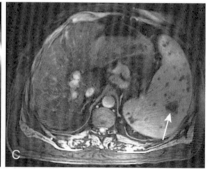

**图41-3** Gamna-Gandy小体（Gamna-Gandy body, GGB）。A. 在轴位增强CT门静脉期图像上，GGB是很难显示的（箭头处）。B. 在具有超短回波时间（0.08 ms）的轴位平扫梯度回波MR图像上，一个1 cm GGB（箭头处）和几个亚厘米级的GGB是几乎观察不到的。C. 在轴位平扫的梯度回波MR图像上，回波时间为9 ms，由与图B相同的射频激发产生，1 cm的GGB（箭头处）和其他几个GGB很容易观察到为局灶性低信号病灶与晕状伪影。GGB中的信号丢失和晕状伪影是由于含铁血黄素的磁敏感效应。如本例所示，MR比CT图像更容易显示GGB，特别是在T2*梯度回波序列中

如果不能获得平扫的图像，则这些结节可能在肝动脉期呈现高密度并且被错误地认为血供丰富。一些研究者还提倡通过动脉早期图像（通常为20~25 s）来检测恶性病变的早期增强，更准确地表征病变增强特征，但这种策略尚无大型临床试验证明其优越性，并且增加了辐射剂量。CT肝动脉造影、CT门静脉造影和经动脉给予碘化油后的CT可在特定情况下进行，但不能常规用于肝硬化患者的评价，对这些影像检查的讨论超出了本章的范围。

（2）纤维化：平扫图像上，正常肝脏CT值通常比脾脏大约10 HU。然而，肝硬化或局灶性病变的密度可能降低（如由于脂肪变性、纤维化或水肿）或增加（如由于铁或铜沉积）。纤维化通常在CT平扫上不能显示；若较严重的病变，纤维化可能表现为弥漫性花边状的低密度带或密度降低的斑驳区。融合性纤维化区的特征是楔形或地图状的低密度区，从门静脉呈放射状分布，导致肝包膜回缩（图41-4）。左叶内侧段或右叶前段受累具有特征性，但也可累及其他肝

段。融合性纤维化在酒精性肝病和原发性硬化性胆管炎中比在病毒性和其他肝脏疾病中更常见。在增强CT图像上的纤维化，特别是如果是融合性的，可能表现出渐进性增强并且在延迟图像上出现延迟强化。偶尔纤维化可能是大范围的，并导致误诊。融合性纤维化具有的特征性肝包膜回缩、体积缩小和渐进性增强模式，通常可以与HCC区分。在区分困难的情况下，可能需要进行随访再次检查；如果观察到进行性体积缩小，则提示融合性纤维化。

（3）结节：FNH样的病变很小，直径约1 cm。平扫呈等密度，动脉期呈明显强化，延迟期的图像上强化逐渐减弱。在平扫和对比增强的CT上，RN通常相对于周围的肝实质是等密度的，并且难以发现（图41-5和图41-6），部分RN可以是高密度的。在平扫CT上，由于铁和糖原含量增加，大的DN相对于周围肝实质呈高密度，而小的DN仍呈等密度。相反，在CT增强上，DN与正常肝实质同时强化，呈现等密度。然而，随着去分化的增加，这些DN可能会出现

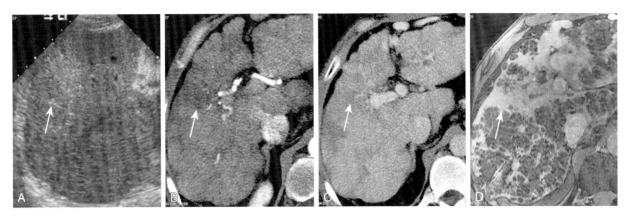

**图41-4** 融合性纤维化。冠状面超声（A）、肝动脉期增强CT（B）、门静脉期增强CT（C）和双对比增强轴位二维扰相梯度回波MRI图像（D）在3.0 T上获得,回波时间为5.8 ms。A. 在超声检查中,单个再生结节和纤维组织的网状结构是很难鉴别的,但肝脏显示回声增强的斑片状区域（白箭头处）表明肝脏中的纤维组织增加。B, C. CT平扫及增强图像显示融合性纤维化表现为地图状低密度区,为以门静脉为中心的辐射状形状,并造成肝包膜轻度皱缩（白箭头处）。D. 在MR图像上,肝纤维化组织摄取钆对比剂,显示与在CT图像上相同的地图状高信号区域,而周围的再生组织由于SPIO摄取而呈低信号区

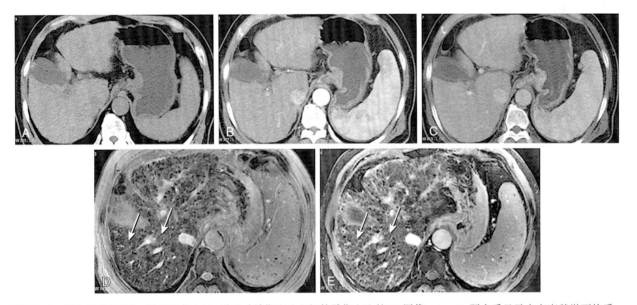

**图41-5** 再生结节（RN）。轴位平扫（A）、增强动脉期（B）和门静脉期（C）的CT图像。A～C. 肝实质显示出密度稍微不均质,未发现散在的RN。D. 在CT图像同一水平,注射SPIO后,回波时间为5.8 ms,在3.0 T时获得的轴位二维扰相梯度回波MR图像,RN可见为边界清楚的低信号结节（箭头处）,由于SPIO的吞噬摄取,导致T2*缩短。E. 在使用钆对比剂之后的双对比增强的MR图像上,由于低分子量对比剂的细胞外积聚,纤维化的网状组织显示出信号强度增加。纤维组织的强化进一步改善了RN的显示（箭头处）。请注意,此图像显示了肝内数不清的RN。两个有代表性的RN作为标记用于说明SPIO增强和双对比增强MRI的效果

密度逐渐减低,因为血管分布增加,从而导致对比度增加。

由于肿瘤大小、血管分布不同,是否脂肪变性、胆汁淤积、出血和坏死,HCC在CT上可具有不同的外观。在CT平扫上,HCC通常表现为低密度或不均匀密度病变。病灶内脂肪或血液成分可能难以在CT上识别,这些特征在MRI上更容易观察到。使用对比剂后,HCC在动脉期明显强化或不均匀增强,在静脉期和延迟期对比剂廓清呈低密度。如果存在肿瘤包膜,

则其通常呈渐进性强化并可出现延迟强化。如果存在血管侵犯,则在对比增强的图像上更容易被观察。

继发于动静脉或动脉-门脉血管分流的假性病变在动脉期可明显强化,然后在门静脉期和平衡期获得的图像上逐渐衰减至等密度。与真正的结节相反,假性病变往往边界清晰或有平直的边界,并且可能有血管穿过其中心。在诊断具有挑战性的病例中,多次成像随访是必要的。在随访中,假性病变一般消退或稳定,很少继续生长。

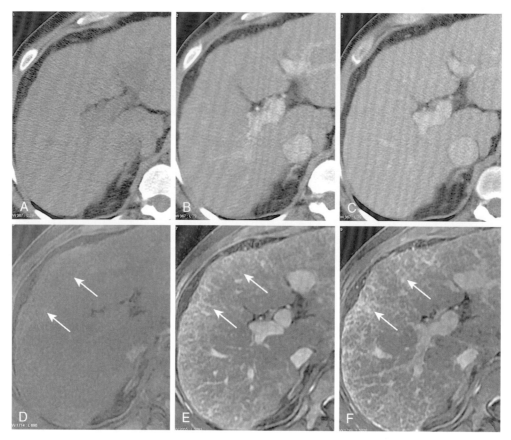

**图41-6** 肝硬化中肝纤维化组织的动态增强图像。动态增强平扫(A)、门静脉期(B)和延迟期(C)CT图像显示肝硬化的肝表面呈结节样。肝实质是均匀的,既没有纤维网状组织也没有明确识别出RN。动态钆对比剂增强平扫(D)、门静脉期(E)和延迟期(F)MR图像在CT图像同一水平,显示了由于低分子量钆的积累所致纤维网状组织的渐进性增强。动态MR图像显示的纤维间隔增强比CT具有更高的清晰度(箭头处)

2. MRI

(1)技术因素:MRI是肝硬化的最佳影像检查手段,但需要比CT更长的扫描时间,且成本更高。关于哪种MR技术和对比剂对于肝硬化患者的评价最佳仍存在争议。对于T1加权成像,通常获得同相位和反相位的双相梯度回波图像,因为除表征T1弛豫特性之外,这些图像还允许评价肝脏实质和病变脂肪含量。T2加权快速自旋回波成像可用于评价胆管、囊肿和积液;单次快速自旋回波序列对此特别有用。T2加权成像还有助于鉴别RN和DN,但对检测HCC的敏感度较低。在弥散加权成像上,HCC可能具有弥散受限特征,在弥散加权图像上看起来很亮并且在相应的表观弥散系数图上看起来很暗。

评价肝脏最常见的动态技术是在快速静脉注射钆对比剂后进行MRI检查。三维容积T1加权,脂肪饱和的损毁梯度回波采集通常用于动态成像。应用细胞外对比剂的关键阶段是肝动脉期(其中K空间中心的采集与肝结节的峰值动脉灌注一致),门静脉期在注射钆对比剂后60~80 s(图41-6)和平衡期在

注射后3~5 min获得。为了筛查HCC和评价对局部区域治疗的反应(即肿瘤消融,经导管动脉化疗栓塞),细胞外对比剂如钆喷酸葡胺通常是优选,因为其作用机制和具有高的细胞外钆浓度,包括检测肿瘤对比剂洗脱的平衡相。Eovist等肝胆特异性对比剂可以帮助区分真正的肿块和异常灌注的假性病变,因为后者在20 min的延迟成像中不会出现低信号充盈缺损。

SPIO可用于评价肝脏枯否细胞的吞噬功能。该药剂以缓慢输注的形式给药,通常输注时间超过30 min。SPIO的摄取导致T2和T2*缩短。具有枯否细胞(大多数RN和DN)的病变在SPIO增强T2WI和T2*WI上信号降低,而枯否细胞缺失的病变(大多数HCC和肝硬化瘢痕)信号强度不会降低,并呈相对高信号。关于自旋回波或梯度回波技术是否最适合评价SPIO摄取存在争议。在一些医学中心,进行双对比增强成像,SPIO和钆在同一检查中依次施用,两种互补的生物学特征(枯否细胞的吞噬活性和血管分布)得到评价,从而改善肝硬化结节的

表征。

（2）纤维化：肝硬化纤维化在平扫的T1WI图像上具有低信号强度，在T2WI上为高信号。类似于CT表现，融合性纤维化区域边界光整，并且在随访成像中的肝体积逐渐减小。当使用钆对比剂后，纤维组织在动脉期缓慢增强并且在门静脉期和延迟期图像上保持高对比增强。因此，纤维化在钆增强延迟图像上具有相对较高的信号（图41-4和图41-5）。缺乏枯否细胞的肝纤维化在SPIO给药后，在T2WI和T2*WI上也具有相对高的信号强度。双对比增强梯度回波图像显示肝纤维化的网状和条带状具有最大的优势；由于钆的积累，纤维组织呈现高信号，而背景肝实质由于SPIO积累而呈现低信号。这些图像还显示了肝硬化的其他特征，包括肝包膜增厚（图41-7）和纤维化的不均匀分布（图41-8）。

（3）结节：FNH样病变在T1WI时通常为等信号，在T2WI成像时为等信号或低信号。与其在对比增强CT上的外观类似，这些病变在注射钆对比剂后在肝动脉期增强，然后在延迟期消退至等信号强度。

与FNH一样，它们也会摄取Eovist并在肝细胞相上显示出与肝实质相同的信号。

RN在平扫T1WI上有不同表现，可能是低信号、等信号或高信号。与同相位成像相比，一些RN是脂肪变性的并且在反相位上信号减低（图41-9）。大多数RN呈等信号，在T2WI成像时检测不到，而一些RN，特别是那些铁浓度较高的RN，在T2WI和T2*WI成像时呈低信号。

对于RN，T2WI图像上的高信号强度不常见；明显的T2WI高信号表明单纯性囊肿，而轻度至中度T2WI高信号需怀疑HCC。在使用钆对比剂后，RN增强到与周围肝实质类似的程度，并通常呈等信号。然而，RN和DN都可以在动脉期强化，但随后在延迟成像时逐渐消退变为等强度（而不是廓清）。RN和DN通常摄取肝胆特异性对比剂，并在20 min时呈等信号。当施用SPIO时，RN会吸收铁颗粒，并且由于超顺磁性效应，在T2WI和T2*WI上呈低信号（图41-5）。与RN一样，DN在平扫T1WI图像上具有不同的信号强度，并且在T2WI上呈等信号或低信号。

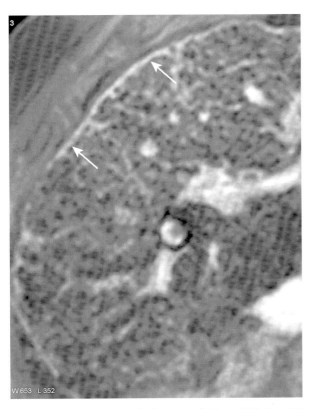

**图41-7**　肝包膜增厚。在轴位双对比增强MR图像中，可以看到肝包膜摄取钆对比剂，并且具有与遍布肝脏分布的纤维化网状组织相似的高信号强度。如本例所示，肝包膜的纤维化增厚（箭头处）是肝硬化的常见表现，但在成像时并不总能观察到

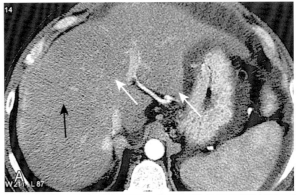

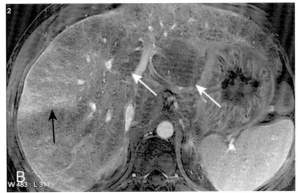

**图41-8**　肝纤维化的不均匀分布。A. 在轴位增强动脉期CT图像上，肝脏轮廓不规整，并且左叶外侧段后部相对肥大（黑箭头处）。肝实质相对不均匀，可见高密度区和低密度区（白箭头处）。B. 轴位双对比增强MR图像更好地显示在肝硬化内纤维化的不均匀分布。注意：同肥大区相比较（白箭头处），萎缩和体积减小的区域纤维组织密度更高（黑箭头处）

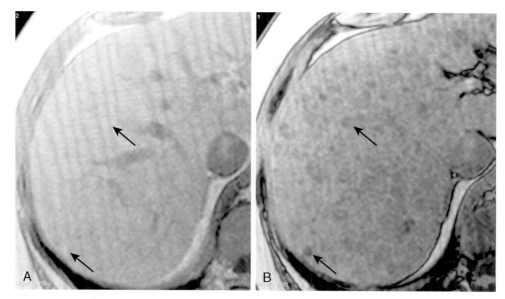

**图41-9** 脂肪RN。轴位平扫MR同相位（A）和反相位（B）图像，可识别RN（箭头处）。RN信号丢失，可以被反相位图像上信号强度降低所证实，表明病灶内存在脂肪成分。图像中存在无数结节

在钆对比剂和SPIO增强成像上，低级别DN通常难以与RN区分，而高级别不典型增生结节可能类似于分化良好的HCC。

HCC在平扫T1WI上显示不同信号强度。HCC在T2WI上呈现出高信号，但T2WI成像对HCC的敏感性有限，并且可能使肝癌无法显示或仅表现为稍低信号。注射钆对比剂后，富血供HCC在动脉期图像上迅速增强至高信号，然后在门静脉期和延迟期图像上为低信号。当施用Eovist时，HCC几乎总是在肝细胞期呈低信号。罕见分化良好的HCC可以摄取和排泄肝胆特异性对比剂。与RN和DN相比，HCC往往降低了枯否细胞的浓度，相应也降低了其吞噬能力。因此，当使用SPIO时，HCC不摄取SPIO颗粒并且相对于邻近的非肿瘤性实质具有高信号强度。局灶性纤维化区在这些图像上也具有高信号，在低分辨率SPIO增强图像上可能会被误认为是HCC。高分辨率SPIO增强成像可用于区别纤维化（网状形态）与HCC（结节形态）。在具有挑战性的情况下，钆对比剂的使用和随访检查是必要的。

异常灌注的假性病变可能与FNH样病变无法区分。类似于FNH样病变，假性病变动脉期明显强化，然后逐渐消退至等强度。在延迟的肝胆期成像中，两者通常都会呈现等信号。然而，两者区别在临床上并不重要，因为FNH样病变和异常灌注的假性病变都是良性的。如果怀疑病变的性质，建议进行随访复查，而不是干预。

**3. 超声**

（1）技术因素：由于其成本低和无电离辐射，超声检查通常是肝硬化患者首选的检查方法，提供了有关肝脏大小和形状的信息，如果使用高频率的换能器，可以检测肝脏表面的细微结节，从而在临床上模棱两可的情况下确定肝硬化的诊断。在确诊为肝硬化的患者，超声在评价门静脉高压（如脾大和腹水）的并发症中起重要作用。在灰阶图像上，提示门静脉高压的特征包括门静脉扩张至大于13 mm、脾静脉扩张至大于11 mm，以及肠系膜上静脉扩张至大于12 mm。彩色多普勒可用于进一步表征门静脉的通畅情况和血流方向。门静脉高压与门静脉多普勒示踪的搏动性增加和正常三相肝静脉多普勒示踪的缺失有关。当门静脉血流是离肝血流时，肝脏已进展至终末期，可能需要门脉分流术或肝移植。彩色多普勒超声也可用于监测分流血管的通畅情况以及移植后血管吻合的通畅性。

在欧洲、亚洲和北美的一些医学中心，可以在静脉内施用微泡对比剂，以使用超声波检查来评价病变血管分布。与CT和MRI类似，获得多个期相：动脉期（注射后15～30 s）、门静脉期（注射后30～60 s）和肝窦（血池）期（注射后60～240 s）。

（2）结节：超声检查对肝硬化相关结节的敏感性有限。孤立的RN很少被识别，即使在其他成像方式上表现很明显。肝脏回声质地粗糙及不均匀可能表明存在RN，但这种发现既不敏感也不特异，即使肝硬化晚期肝实质可能表现正常（图41-4和图41-10）。

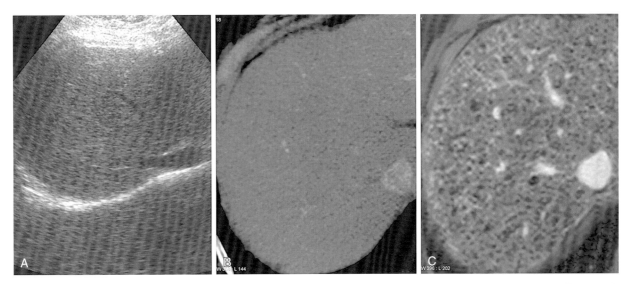

图41-10 男性肝硬化患者肝脏的超声（A）、CT（B）和MR（C）图像。在超声图像上，肝脏回声增强且不均匀，尽管具体的网状结构很难识别。在轴位CT图像上，网状结构同样难以显示。然而，在双对比增强MR图像上，纤维化组织在低信号RN周围形成高信号强度的蜂窝状网状结构。在这三种方式中，MR成像更容易评价肝纤维化的范围和程度

另一个RN存在的间接线索，包括肝脏表面呈结节性，如果使用高分辨率的换能器，则能可靠地观察。在这种情况下，RN本身通常是不可见的，而肝包膜的隆起可以推断其存在。

在超声评价中，肝硬化中足够大或异常可见的结节可能是HCC。如果在超声检查上可见，HCC倾向于低回声或混合回声。然而，非增强的超声检查对HCC的敏感性有限，且大多数HCC除非较大或与血管侵犯相关，否则不可见。如果施用微泡对比剂，HCC通常会增强并在动脉期呈明显高回声，然后在门脉期和延迟期廓清而成为低回声。

（3）纤维化：与肝硬化结节类似，超声检查对肝纤维化的敏感性较低。与肝硬化相关的晚期纤维化可表现为弥散性回声增强，伴随肝脏血管的显示欠佳。超声表现与单纯性脂肪变性重叠。超声检查肝硬化被误诊为脂肪肝是很常见的。

4. 肝脏影像报告和数据系统以及器官获取和移植网络 两种报告系统在试图标准化慢性肝病患者CT和MRI重点发现的解释。类似于用于乳腺成像的乳腺影像报告和数据系统（breast imaging reporting and data system, BI-RADS），肝脏影像报告和数据系统（liver imaging reporting and data system, LI-RADS）由美国放射学院的工作组创建，以促进所有放射科医师对于有发展为HCC风险的患者，在CT和MRI上表征局灶性肝脏病变。器官获取和移植网络（organ procurement and transplantation network, OPTN）采用的另一种报告系统是为肝脏移植中心的放射科医师设计的，用于标准化考虑进行HCC肝脏移植患者风险的CT和MRI报告。

LI-RADS的目标包括限制肝脏病变解释的差异性、标准化报告发现、改善与临床医师的沟通，以帮助指导患者管理。有五种基本类别可用于对有HCC风险的患者进行CT和MRI病变分类。这些包括LR-1（确定良性）、LR-2（可能是良性的）、LR-3（不确定的HCC）、LR-4（可能是HCC）和LR-5（确定的HCC）。有两种额外的类别适用于特殊情况，即LR-5V用于门静脉内的肿瘤血栓（或不太可能是肝静脉）和LR-M用于病变可能是恶性的，但对于HCC是非特异性的（即有可能是胆管癌）。将病变分配到LI-RADS类别之一依赖于对病变直径的评价和四种特定主要特征的存在：动脉期增强、门脉期或平衡期的廓清、包膜或假包膜的存在和与之前成像相比的体积增长。值得注意的是，增强使用细胞外对比剂（即用于MRI的钆喷酸葡胺）。体积增长定义为在6个月或更短的时间内直径增加50%或更多，此时病变被指定为LR-5g。将病变分配到LR-2、LR-3或LR-4的LI-RADS类别应该包括关于额外成像或讨论的建议，如常规监测、短期随访、替代成像或多学科讨论。关于活组织检查或治疗的建议不应与LI-RADS名称一起使用。

尽管LI-RADS设计用于表征有HCC风险患者的局灶性病变，但OPTN分类系统侧重于肝移植指征的HCC评价。分类系统并不为了最大限度地提高HCC检测的灵敏度，而是为了提高具有明确影像学

表现的肝癌患者MELD异常点的特异性，这些患者是可行的移植候选者。对于肝硬化肝脏局灶性病变，OPTN类别编号指定检查是否为非诊断性的（OPTN 0级）或包含至少一种治疗或未治疗的HCC（OPTN 5级）。OPTN 5级病变符合HCC的成像标准，并且细分为5A、5A-g、5B、5B-g、5T和5X。5A级病变为1～2 cm并且显示动脉期强化，门脉期廓清和包膜（或）假包膜增强。5A-g级病变是动脉期的病变，测量大小1～2 cm，在6个月或更短的时间内表现出增大50%或更多的生长（如LI-RADS分类方案中的LR-5g病变）。5B类病变为2～5 cm，显示动脉期增强和门脉期廓清或具有包膜（或）假包膜。在6个月或更短的时间内表现出增大50%或更多生长的这种大小的病变也可以归类为5B-g类。5T类名称表示通过局部区域治疗（即消融、经导管动脉化学栓塞）治疗的HCC。最后，5X级病变显示动脉期增强和门脉期廓清或包膜（或）假包膜增强，但大小超过5 cm，因此，根据肝移植的米兰标准，超出可接受的移植限度。与LI-RADS一样，OPTN分类的成像特征基于细胞外对比剂的施用。经验丰富的放射科医师可以考虑辅助特征，如病灶内脂肪、T2WI高信号和扩散受限，但应谨慎使用。

5. 影像检查选择　通过成像评价肝硬化和筛查HCC最合适的方法是复杂和有争论的。美国肝病研究协会建议每6～12个月进行一次超声检查，但超声波检测敏感性较低，可能到了不可治愈的晚期肝癌时才发现。因此，许多中心使用CT进行早期筛查，发现病变再使用增强MRI检查进一步表征病变。尽管MRI使用对比剂具有更高的敏感性、更高的组织对比度以及具有不同生物特性的更多种类的对比剂，但MRI的成本高和检查时间长使其无法在大多数中心作为筛查方式。即便如此，一些医疗中心主要使用MRI进行筛查，因为其具有明显的优势。

**（六）鉴别诊断**　由于肝硬化系统性地影响生理机能并且对多种器官有影响，因此对其诊断很少存在争议。肝硬化的特征性体格检查、实验室检查和影像表现很少与其他病变混淆。因此，肝硬化通常没有临床鉴别诊断。临床医师面临的主要诊断挑战是通过详细的病史和实验室检查来确定肝硬化的原因。阐明其病因很重要，因为可能对疾病的治疗和预后产生影响。例如，由HBV或HCV引起的肝硬化比由NAFLD引起的肝硬化更可能并发HCC，因此可能需要更积极的癌症筛查和治疗。此外，对病因的了解也能指导预防措施，包括筛查因酒精使用或HCV感染

引起的肝硬化患者的家庭成员高危行为以及被诊断患有遗传性贮积疾病亲属的基因检测。

肝硬化的放射学鉴别诊断是有限的，包括类似肝硬化的纤维和结节模式的疾病。经过治疗的转移灶可能会缩小并形成结节，类似结节性肝脏轮廓。肉瘤病变在CT时表现为低密度结节（通常＜2 cm），在T2WI MR图像上呈低信号，类似于RN和DN。

肝硬化中最常见的局灶性病变（RN、DN、HCC、FNH样病变、异常灌注相关假性病变和融合性纤维化）通过CT和MRI可鉴别。

**（七）治疗**

1. 内科治疗　由于肝硬化被认为是不可逆的，其处理的重点是并发症的预防和治疗，目的是在选择的患者中进行肝移植。然而，最近的研究进展表明在某些情况下可能会阻止肝硬化发展，甚至是其转归。一些患有良好代偿性肝硬化的患者可能会接受抗病毒治疗，这可能会减缓肝硬化的进展和降低HCC发生的风险。

出现静脉曲张出血的患者需要立即通过静脉内输液、输血、凝血功能恢复和ICU监测进行容量复苏。使用生长抑素类似物降低内脏压力和抗生素以预防自发性细菌性腹膜炎也是治疗的主要方法。通过内镜下的结扎或硬化治疗，也是一种明确的治疗方法。通过上消化道内镜检查和使用非选择性β受体阻滞剂进行定期监测，可以预防静脉曲张出血、降低门静脉压力和静脉曲张大小。

2. 外科治疗　门体分流术被用作肝移植前的治疗手段，针对具有足够肝储备功能，而同时伴有内科或内镜难治性门静脉高压的并发症，最显著的是静脉曲张和腹水。最常见的分流术是TIPS，尽管仍然会遇到手术中肠腔或门静脉分流的患者。TIPS通过提供辅助静脉流出通道，绕过增加的肝内血窦压力，从而减少门体系统的压力。大多数中心首选TIPS，因为其避免了剖腹手术，不需要全身麻醉，具有较少的严重并发症，手术相关的病死率很低。TIPS在90%的病例中对门静脉循环进行减压，在活动性或复发性静脉曲张出血中止血的成功率超过70%，并且在75%的病例中解决了腹水。其缺点包括TIPS保持长期血管通畅度的时间有限和需要频繁的血管内再次介入治疗。

尸体或活体捐献者的肝移植是肝硬化及其并发症的唯一"治愈"方法。在美国每年大约进行6 000次肝脏移植。根据MELD评分系统对成人接受者进行优先排序，并使用终身免疫抑制治疗。

## 医师须知

- 肝硬化是肝脏各种慢性疾病最常见的临床结局，其特征是纤维化和RN替代正常的肝脏结构，并表现为门静脉高压和肝功能衰竭。
- 在美国，肝硬化最常见的病因是HCV感染和酒精性肝病，尽管非酒精性肝病是一种新兴的流行病。HBV感染在亚洲和撒哈拉以南非洲地区占主导地位。
- 肝硬化的主要临床表现是门静脉高压的并发症，包括腹水（伴或不伴自发性细菌性腹膜炎）、食管静脉曲张（伴或不伴出血）、肝性脑病和肝肾综合征。
- 肝硬化被认为是不可逆转的，处理的重点是治疗各种并发症、筛查HCC，以及评价合适的肝移植患者。

## 要点

- 肝硬化的典型血管表现包括肝动脉扩张、肝内动脉迂曲（"螺旋"样血管）、门静脉高压早期门静脉扩张、门静脉高压晚期引起的门静脉阻塞，以及分流形成。
- 由于流体的第三间隙和对比剂渗漏，肝硬化患者有时比非肝硬化患者需要更高的注射速率和对比剂浓度。
- 融合性纤维化偶尔可能是块状的，在CT或MRI检查时容易把其误诊为肝癌，但通常可基于其形态特征、相关的包膜回缩和体积缩小以及渐进增强模式进行鉴别。
- 美国肝病研究协会建议每6～12个月进行一次超声检查，但超声检查敏感性较低，可能到不可治愈的晚期肝癌时才检测到肝癌。因此，许多中心使用CT进行初步筛查，增强MRI用于进一步表征已知病变。

## 二、肝炎

（一）**病因** 肝炎被广泛定义为肝脏的弥漫性炎症。2/3以上肝炎病例是由病毒引起的。嗜肝性病毒，如甲型肝炎病毒（hepatitis A virus, HAV）、HBV、HCV、丁型肝炎病毒（hepatitis D virus, HDV）和戊型肝炎病毒（hepatitis E virus, HEV），是主要的相关病毒。但也有其他原因，包括自身免疫性疾病、代谢性疾病（如Wilsons病）、中毒性损伤和药物反应。此章主要讨论嗜肝性病毒性肝炎，尤其是最普遍的HBV和HCV。

（二）**患病率和流行病学** HBV是被称为嗜肝病毒科主要的DNA病毒。HBV的患病率在美国和西欧为0.1%～2%，而在中国、东南亚和撒哈拉以南非洲地区则高达20%。主要的传播方式是通过未经保护的性交和在静脉注射毒品期间针头共用。

HCV是黄病毒科的一种小的、有包膜的单链RNA病毒。在美国，HCV是病毒传播慢性肝病的最常见原因。大约有410万美国人感染此病毒，且每年大约有10 000名美国人死于与HCV感染有关的并发症。HCV传播的两个主要危险因素是在1990年之前静脉注射毒品和接受输血时共用针头。其他危险因素包括多个性伴侣、文身和针刺伤。

（三）**临床表现** 临床上，根据生物化学（如转氨酶升高）和组织学手段评价其病程，肝炎可分为急性和慢性。急性病毒性肝炎的严重程度从亚临床感染到症状性疾病，很少发生暴发性肝功能衰竭。在急性病毒性肝炎中，6个月内达到临床和生化完全缓解。然而，一部分患者可能会进入慢性肝炎，其特征是肝细胞损伤和6个月以上的炎症。慢性肝病可能在数十年后表现为肝硬化和门静脉高压。

大约5%感染HBV的免疫功能正常的成人无法清除病毒，从而导致慢性HBV感染。大约20%的慢性HBV感染患者在最初感染后数十年进展为肝硬化。慢性HBV感染是HCC发展的独立危险因素，慢性携带者发生HCC的可能性是非携带者的100倍。与其他病毒性肝炎相比，长期存在慢性HBV感染的患者即使在没有潜在肝硬化的情况下，HCC发展的风险也会增加。

与HBV感染相反，大多数感染HCV的患者进展为慢性HCV感染。HCV感染的自然病程是进展缓慢的；20%～30%的慢性HCV感染患者在20～30年内发展为肝硬化。据估计，HCV肝硬化患者发生HCC的风险约为每年2%。在没有肝硬化的情况下，HCC的风险被认为很小。

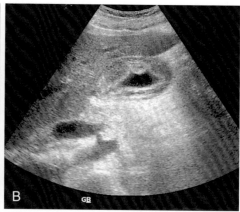

图41-11 28岁女性，由于对乙酰氨基酚使用过量导致的急性肝炎。A. 矢状位超声图像显示肝脏增大，长径为21 cm。B. 肝左叶的斜位超声图像显示胆囊壁明显增厚

**（四）病理** 肝细胞坏死和肝脏炎症在病理学上可确定肝炎。在非致命性急性肝炎时，肝脏通常是增大的，红色变并伴有张力高的肝包膜。在显微镜下，可见肝细胞肿胀（肝细胞增大和细胞质疏松）、斑点性肝细胞坏死和细胞凋亡、小叶紊乱（肝脏正常结构的破坏）和单核细胞炎症浸润。在暴发性急性肝炎中，肝脏萎缩且柔软，包膜皱缩且切面呈斑点状。在显微镜下，存在广泛的肝细胞消失、胆管增生和混合性炎症浸润。

慢性肝炎的特征在于显微镜下表现为门静脉炎、肝实质或肝小叶炎症、界面性肝炎、斑点性肝细胞坏死和进行性纤维化。界面性肝炎，也称为碎片状坏死，是指从肝门界板延伸到邻近肝细胞的单核炎症。进行性的界面性肝炎导致肝细胞减少和纤维化。这个过程的最后阶段是肝硬化，其中密集的纤维带将肝脏分成实质结节。

目前，肝脏活检是慢性肝病诊断、分期和随访的金标准。然而，肝脏活检具有局限性，如成本高，假阴性率高达24%，抽样误差率为25%～40%，并发症发生率和病死率分别为3%和0.3%。

**（五）影像学表现**

1. 急性肝炎 由于急性肝炎是通过临床检查和肝功能检查确诊的，因此影像学检查在其评价中作用有限。影像学表现是非特异性的，可能包括肝肿大和胆囊壁增厚（图41-11）。如果存在脂肪性肝炎，弥漫性脂肪沉积在影像检查中是明显的。其他特征可能包括肝实质质地不均、显著的门静脉高压三联征和不均匀灌注（图41-12）。

临床表现不典型的患者，可以进行影像学检查以评价胆管梗阻、胆管炎或血管闭塞。在暴发性肝炎的情况下，影像学检查可以评价坏死范围并排除急性肝炎的并发症，如腹水和自发性肝破裂。经腹超声检查由于其方便、费用低和应用范围广，是临床最常见的成像手段，尽管也可以进行CT检查（图41-13）。

（1）CT：急性肝炎的CT表现也是非特异性的，包括肝肿大、胆囊壁增厚和门静脉周围水肿，表现为

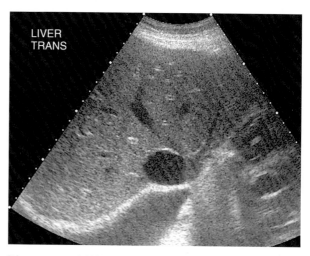

图41-12 19岁男性，急性肝炎。肝脏的横断位超声图像显示轻度门静脉三联征

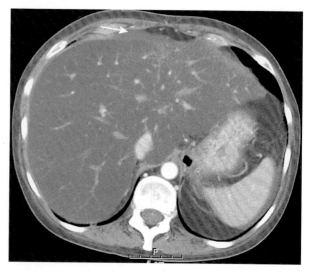

图41-13 一例急诊科收治的35岁急性重型肝炎女性患者。CT显示肝脏增大，有严重脂肪沉积。请注意，肝脏密度比腹水低（箭头处）。该患者因暴发性肝功能衰竭6 d后死亡

沿门静脉走行的低密度区。另外,在静脉注射对比剂后,肝实质可以不均匀强化。动脉期呈斑片状强化,并且表面上类似恶性肿瘤侵及。一个关键的鉴别特征是由于急性炎症导致的明显强化,在静脉期逐渐衰减至等密度;相比之下,在静脉期,典型的浸润性恶性肿瘤往往呈不均匀性和对比剂廓清状态。

(2)MRI:MRI不常用于急性肝炎患者的评价。然而,一些MRI发现,如在T2WI上最明显的肝脏信号不均匀,门静脉周围水肿在T2WI图像上呈高信号,而T1WI图像呈低信号,以及增强扫描不均匀区域呈斑片样异常强化。这些MRI与增强CT表现类似。

(3)超声:急性肝炎的超声表现没有特征性,尽管能发现肝肿大。其他发现可能包括不均匀的回声质地、胆囊壁增厚和门管区的回声增强(图41-11和图41-12)。然而,超声检查依赖于操作者,这些发现的可重复性有限。

(4)影像检查选择:对于伴有黄疸、恶心、厌食、发热以及与黄疸和瘙痒相关的右上腹痛临床病史的患者,应立即进行肝功能检查和腹部超声评价。当临床表现不典型或在超声检查中发现明显的病变时,建议行CT检查对肝脏和胆管系统进行评价。CT有助于排除胆管梗阻、胆管炎或血管闭塞的存在。同时,在暴发性肝炎的患者中,还进行CT检查以评价肝脏坏死范围并排除如腹水和自发性肝破裂的并发症。相反,MRI很少用于急性肝炎患者的评价,通常用于静脉碘对比剂有禁忌证的患者以及需要进一步的影像学检查时。

2. 慢性肝炎 直到最近,影像学检查在慢性肝炎患者中的作用仅限于肝硬化患者或其并发症的鉴定以及HCC的早期发现。使用标准超声、CT和MRI技术,慢性病毒性肝炎患者中肝脏通常具有正常的影像学表现,直至发展为肝硬化。其他可能的发现包括非特异性的肝脏实质不均匀、静脉对比剂给药后的不均匀性增强和淋巴结肿大。特别淋巴结肿大是一个重要的考虑因素,因为其在高达65%的病例中存在,并且可能是高达35%的病例中慢性活动性肝炎的唯一指征。肝门淋巴结、肝十二指肠韧带和腹膜后淋巴结最常受累。

一旦肝硬化变得明显,继发于慢性肝炎的终末期肝病的影像学特征与其他原因肝硬化相似(图41-14)。近年来,西方国家慢性肝炎患病率的上升促进了非侵入性成像技术的发展,以评价肝实质性炎症、肝细胞损伤和肝纤维化。

(1)CT:CT常用于慢性肝病患者的评价和监测,因为其准确地证实了肝硬化和门静脉高压的肝内和肝外表现。然而,CT在评价肝硬化前期肝病和肝纤维化早期阶段时不敏感。最近,报道了使用基于纹理分析的成像处理方法,使用CT平扫检查("fibro-CT")评价肝纤维化。fibro-CT评价的肝纤维化阶段与通过活组织检查确定组织学纤维化阶段有良好一致性,提示fibro-CT在慢性肝炎患者纵向监测中的可能作用。也有研究正在探索DECT基于多成分分解算法和纤维性肝脏血流动力学特性的组合来检测和量化肝纤维化的能力。Lamb等的一项小型研究提出了一种DECT方法,该方法生成定量图,

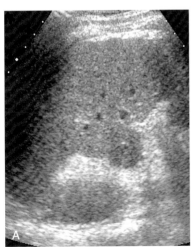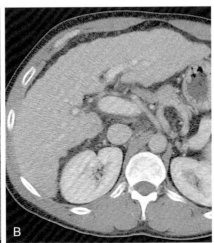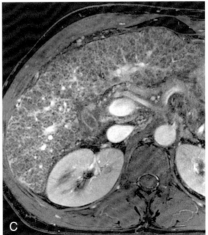

**图41-14** 一例慢性丙型肝炎导致肝硬化的59岁男性患者的超声、CT和MRI图像。A. 超声横断面图像显示肝脏的结节状轮廓和弥漫性的肝实质回声不均。B. CT增强扫描门静脉期轴位图像显示肝脏表面呈结节状,肝右叶萎缩和肝门增宽。C. 轴位增强MR图像另外显示遍布整个肝实质中的高信号网状结构。图示呈低信号的弥漫性多发肝实质再生结节。在超声或CT图像上看不到离散的再生结节和纤维性瘢痕

以肝脏活检和当前成像方法（如磁共振弹性成像）的方式显示肝纤维化的空间分布和严重程度。用于肝纤维化定量的fibro-CT和DECT都需要进一步的研究和改进。

（2）MRI：由于其固有的对比度分辨率，MRI在评价慢性肝病患者时比CT更敏感。常规MR序列可以很容易地描述与肝硬化相关的形态学变化和提示门静脉高压的迹象。在肝病前期肝硬化阶段，静脉对比剂给药后可见肝实质呈不匀质性；然而，这一发现是非特异性的，尚未证实可以进行肝纤维化的非侵入性检查分期。

最近，各种实验性MR技术已被用于评价慢性肝炎的肝纤维化，包括联合双对比增强MRI、弥散加权成像、MR弹性成像、MR光谱和MR灌注成像。这些不断发展的技术在本书中的其他章节有描述（见第35章）。

（3）超声：像CT和MRI一样，最近引入了新的超声技术来评价慢性肝炎患者的肝纤维化，尤其是在肝脏增大的形态变化之前的早期阶段。特别是瞬态和剪切波超声弹性成像已经显示出早在F2阶段就可以识别肝纤维化，可以在肝硬化不可逆之前进行治疗（见第5章）。

（4）影像检查选择：建议继发于慢性肝炎的肝硬化患者进行影像学检查以评价门静脉高压的后遗症并筛查HCC。超声和CT通常是最初在进展为肝硬化的患者中进行的成像研究。超声下肝脏通常尺寸减小，具有不均匀的回声质地，并且可用于评价门静脉的血流方向和波形。CT更好地显示了门静脉高压晚期纤维化和肝外后遗症的肝脏形态学变化。如果CT不确定，或者为了更好地表征结节，可以随后使用MRI。尽管美国肝病研究协会（American Association for the Study of Liver Diseases, AASLD）主张使用超声检查，但一些中心在HCC筛查和监测方案中常规使用CT或MRI。

（六）鉴别诊断　急性肝炎的临床鉴别诊断包括导致先前章节描述的体征、症状和实验室异常的所有肝脏疾病。这些原因包括接触各种毒素或摄入毒素、代谢性疾病和自身免疫性肝炎。通过获得完整的病史、自身免疫标记和病毒性肝炎血清学检查，通常易于区分。

慢性肝炎的临床鉴别诊断与肝硬化的各种病因类似。与急性肝炎一样，依赖于对实验室检查的仔细研究和病史评价。肝脏活组织检查也可能有助于区分某些病程。

（七）治疗

1. 内科治疗　急性肝炎的治疗在很大程度上是支持性的，因为绝大多数患者症状在数周后自发好转。有些急性HBV感染患者，通常开始接受抗病毒治疗。

慢性肝炎的治疗主要是治疗HBV或HCV感染的患者。有多种抗病毒药物可用于治疗慢性HBV感染，包括拉米夫定、阿德福韦、恩替卡韦等。另一方面，HCV感染具有单独的有效方案，由干扰素和利巴韦林组成。

2. 外科治疗　对急性肝炎进展为暴发性肝衰竭或慢性肝炎进一步进展为肝硬化和（或）HCC的患者，肝移植是唯一可接受的手术治疗。在美国，继发于HCV的肝硬化是肝移植的最常见指征，每年约2 000例。

---

**要点**

**急性肝炎**
- 影像学检查在急性肝炎诊断中的作用有限。
- 进行影像学检查时，急性肝炎的影像学发现是非特异性的。
- 最常见的发现，无论哪种影像方法，都是肝肿大和胆囊壁增厚，其他非特异性发现包括肝实质不均匀，显著的门静脉三联征和门静脉周围水肿。

**慢性肝炎**
- 常规超声、CT和MRI技术不能评价慢性肝炎的肝硬化前期。
- MRI是诊断肝硬化的最准确的非侵入性诊断方式，对于已发展为肝硬化的患者，可用于显示肝纤维化和再生性结节。
- 非侵入性评价肝纤维化的试验性技术正在研究中，最终可能取代肝脏活检。

# 第**42**章

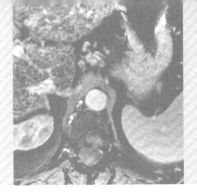
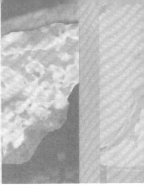

# 肝静脉阻塞性疾病

Cynthia S. Santillan, Sameer M. Mazhar, Michael R. Peterson, Joseph R. Grajo and Claude B. Sirlin

　　肝静脉阻塞性疾病是一组异质性的循环障碍，特点是肝静脉流出道梗阻在肝窦及肝窦后水平。特别表现为在明显的肝脏器质性病变及功能障碍之前出现门静脉高压，相比其他病变是肝功能障碍出现于门静脉高压之前。本章的重点是常见的肝窦（肝窦阻塞综合征）及肝窦后（布-加综合征）静脉阻塞性疾病。

## （一）病因

　　1. 肝窦阻塞综合征　　肝窦阻塞综合征（sinusoidal obstruction syndrome, SOS）［原名肝静脉阻塞综合征（veno-occlusive disease, VOD）］是一种毒素诱发的血管性肝脏疾病，通常是医源性的。以前认为涉及肝小静脉，现在认为SOS主要累及肝窦，不影响小静脉。

　　SOS最主要是与摄入吡咯齐定生物碱类有关，主要来自某些茶类，有时会在发展中国家引起SOS流行。在西方国家，SOS几乎只并发于化疗及腹部放疗的癌症患者。涉及许多化疗药及免疫抑制剂，但最严重的SOS发生于骨髓根除术后造血干细胞移植患者。干细胞移植者发生SOS的风险包括既往干细胞移植史、转氨酶升高的丙型肝炎、潜在的肝纤维化或肝硬化、高龄以及移植时感染。尽管还有争议，但没有确切的证据表明该病跟凝血或高凝状态导致的血栓有因果关系。

　　2. 布-加综合征　　布-加综合征（Budd-Chiari syndrome, BCS）是指肝窦后任何水平的阻塞，从肝小静脉至下腔静脉（IVC）和右心房的连接处。机械性阻塞可以是原发的，也可以是继发的。原发性BCS的阻塞起源于静脉壁（纤维化或静脉炎）或管腔（血栓形成）。继发性BCS阻塞起源于静脉以外，有可能由外源性压迫（脓肿、囊肿或实性肿瘤）或肿瘤侵袭引起。

　　原发性BCS肝静脉阻塞最常见的原因是血管内血栓形成：75%以上的患者发现至少一种先天的或后天的凝血异常。50%的BCS是由后天的骨髓增殖性疾病，如真性红细胞增多症以及不太常见的原发性血小板增多症引起。在大多数病例中，BCS是骨髓增殖性疾病的最初表现。其他后天性原因包括阵发性睡眠性血红蛋白尿、恶性肿瘤、抗磷脂抗体综合征、Behçet病、怀孕以及口服避孕药。最常见的先天性凝血异常是Leiden V因子缺乏，在BCS中大约占30%。其他先天性原因包括凝血酶原因子Ⅶ及因子Ⅷ升高、高半胱氨酸，及抗凝血酶、蛋白C、蛋白S缺乏。

　　继发性BCS有时可见于恶性肿瘤（肝细胞癌、肾细胞癌、肾母细胞瘤及肝血管肉瘤）侵及邻近的流出静脉管腔时。肝脏或邻近器官恶性及良性的实体肿瘤、肝囊肿、肝脓肿，同时也可造成外源性压迫。约10%BCS患者无直接原因。

## （二）发病机制

　　1. 肝窦阻塞综合征　　SOS的诱因是毒素介导的窦状隙内皮损伤。受损伤的内皮细胞发生形态学改变，从正常的梭形变成圆形，从而使窦状隙管腔狭窄并使细胞间出现间隙。血液通过间隙流入Disse间隙，使内皮细胞和其他的窦周细胞游离，游离的细胞阻塞下游血管，进一步造成窦状隙及小静脉阻塞。然后，窦状隙及中央小叶发生纤维化，造成肝充血及门静脉高压。然后低血流状态导致肝微循环再分配及局部肝脏缺血，并最终导致中央小叶肝细胞坏死。

　　2. 布-加综合征　　肝窦后阻塞导致窦状隙（及门

静脉）压力增高。增高的压力促使中央小叶窦状隙扩张以及充血。充血的肝脏增大。窦状隙灌注减少，有可能发生中央小叶的缺血及坏死。血液淤滞及潜在的高凝状态会造成肝外门静脉（10%）以及肝内门静脉（50%）血栓，伴随梗阻部分的肝脏区域会造成梗死。梗阻后数周小静脉发生纤维化。

**（三）患病率和流行病学** SOS发生于造血干细胞移植后。尚未有大量流行病学研究用来评价其患病率、发病率以及分布。BCS年发病率为1/100 000。30～40岁女性发病率最高。

静脉阻塞性疾病是指一类肝窦及肝窦后肝静脉流出阻塞的肝血管疾病。过去，这个称谓仅用来描述SOS，最近扩展为包括BCS和SOS。

BCS可以是急性的（梗阻后4周内出现）或慢性的（梗阻至少6个月以后出现）。

**（四）临床表现**

1. 肝窦阻塞综合征 SOS通常出现于干细胞移植后1～2周。最早的症状是腹痛，之后是腹水、肝肿大伴压痛、黄疸及体重增加（积液所致）。实验室检查异常包括直接胆红素升高，然后是碱性磷酸酶及转氨酶升高。肾功能不全（50%以上患者需要透析），利尿药无效的液体潴留，脾隔离症导致的顽固性血小板减少症及随后发生的脑病。SOS是急性或亚急性的，于2～3周完全消退或导致死亡。SOS的致死原因根据严重程度而不同，报道的病死率在轻度、中度及重度疾病中分别为9%、23%及98%。康复的患者不会发展为肝硬化。

SOS是由Seattle和Baltimore团队提出的利用非侵入性标准作出的临床诊断。所有的标准是通过综合干细胞移植后3周内高胆红素血症、体重增长、腹水以及肝肿大等变化作出，可通过肝穿刺活检确定诊断。如果经皮穿刺活检有血小板减少导致的禁忌，可用经静脉通路，同时可以测量肝静脉压力梯度。当升高超过10 mmHg，则特异性可达90%。

2. 布-加综合征 BCS的临床表现和症状严重程度取决于静脉阻塞的位置和程度。无症状患者出现于仅有一条肝静脉阻塞，或一条以上肝静脉阻塞但有侧支形成的情况。两条肝静脉缓慢阻塞会导致慢性疾病，而三条肝静脉或肝外下腔静脉的急性阻塞可导致急性肝衰竭。

典型患者出现腹水、肝脾肿大以及右上腹疼痛，可出现明显的下肢水肿和腹壁静脉网曲张。有20%患者有急性症状。血清转氨酶、碱性磷酸酶及胆红素值都逐渐升高，而血浆凝血因子出现减少。25%的急

性BCS患者发展为急性肝功能衰竭。80%患者症状是慢性的，其中20%发展为肝硬化，实验室检查异常比急性患者轻。较好的支持治疗能改善慢性BCS患者预后，目前无肝移植患者1年存活率为80%，10年存活率为60%。

BCS是通过影像检查诊断的。肝穿刺活检能提示该诊断但不能确诊。

**（五）病理** SOS和BCS病理学特点类似。两者急性静脉阻塞的表现是中央小叶静脉窦扩张且充满红细胞。相关表现包括肝实质受压萎缩和肝细胞减少。红细胞外渗入Disse间隙，代替消失的肝细胞。严重的患者，中央小叶区域可形成血管湖，肝实质辨认不清。损伤区域周围可能发生胆汁淤积性变化。可见充满含铁血黄素的巨噬细胞，但无炎症或仅有轻微炎症。

慢性BCS可发生中央小叶区域纤维化，并可进展为中央静脉之间的桥接纤维化。这种纤维化使得肝门束游离，导致静脉中心性肝硬化，末期患者很难与其他病因引起的肝硬化分辨。

SOS和BCS之间的关键病理学差异是BCS的典型表现是中央静脉血栓，但SOS没有。SOS的中央静脉可以有纤维蛋白堆积，但血栓很少，这可以通过电子显微镜及免疫组化观察到。总的来说，SOS受侵犯的肝脏是均匀的。BCS受侵犯肝脏可能不均匀，跟阻塞的静脉位置有关；未阻塞肝静脉区域的肝脏会代偿性肥大。BCS可以进展为肝硬化，但SOS不会。

**（六）影像学表现** 相对于SOS有典型的临床表现，并且是放化疗或造血干细胞移植的特有并发症，BCS继发的静脉阻塞可以有很多原因，包括肝细胞性肝癌、肝外恶性肿瘤的静脉侵犯、肝内或肝上段下腔静脉阻塞。因此，影像学检查不能只诊断肝静脉阻塞，也需要尽量辨别阻塞的原因。

1. X线摄片 平片在诊断SOS或BCS中不是常规的，因其只能发现肝肿大。

SOS的静脉造影表现无特征性。在BCS，静脉造影被认为是诊断的金标准。在急性BCS，肝水肿可能会引起IVC及肝静脉平滑的外源性狭窄。在慢性BCS，肝静脉及体静脉之间可形成交通。这些小的交通血管在静脉造影中的表现是"蜘蛛网"样（图42-1）。

2. CT和MRI

（1）肝窦阻塞综合征：与正常肝实质相比，受累部分的肝脏在CT上密度减低，在MRI平扫上呈不均匀信号。在注入对比剂后，低密度以及信号不均仍然持续存在。门静脉周围水肿CT上表现为门静脉周围

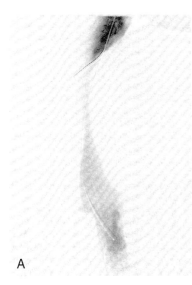
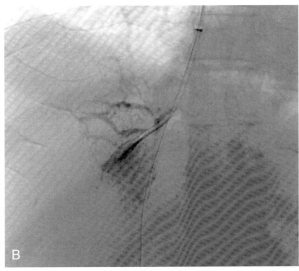

图42-1 A. 一例61岁男性BCS患者的下腔静脉造影显示平滑的外源性压迫使肝内下腔静脉狭窄。B. 肝右静脉造影显示血管阻塞以及大量侧支血管,呈典型的"蜘蛛网"样表现

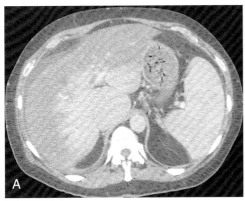
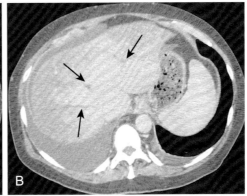

图42-2 A. 与图42-1同一患者,腹部CT图像增强扫描门脉期显示肝中央部分明显强化以及外周的弱强化。B. 肝静脉水平的平衡期图像仍显示这种强化方式,并显示血管缺乏强化,符合阻塞表现(箭头处)。同时显示存在腹水

低密度,在MRI的T2加权像上呈高信号。肝内侧支血管可以表现为在门脉期及延迟期的圆点状强化,肝静脉狭窄但通畅。肝脏扫描时,受累肝脏可呈地图形或多边形,与正常解剖节段不符。其他表现包括肝肿大、胆囊壁增厚及腹水。

（2）布-加综合征：在BCS急性期,肝脏增大。肝脏外周在CT平扫密度减低,在MRI的T2加权像上信号增高（图42-2）。增强扫描呈不均匀强化。肝脏外周的相对明显强化是具有特征性的。有独立静脉流出道的肝区域,如尾状叶,在动脉期呈明显强化。所致的"扇形"强化（图42-3和图42-4）可在延迟像相反,尾状叶和肝中央区域密度或信号强度比外周低。如果只有一条或两条肝静脉阻塞,特征性的强化可只局限于受累肝脏（图42-5）。阻塞的肝静脉可以不显影,或管腔内充盈缺损。冠状位图像可以更好地观察下腔静脉受压或血栓。

在BCS慢性期,可见肝纤维化在CT平扫呈低密度或在MRI的T2加权像上呈高信号的网状结构。肝脏萎缩在外周尤为明显。如下腔静脉未阻塞,可有尾

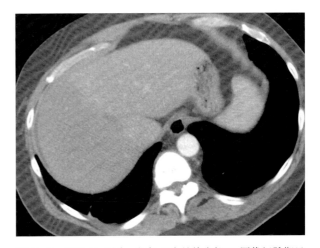

图42-3 与图42-2同一患者,2个月前腹部CT图像门脉期显示肝右叶由于肝右静脉及肝中静脉阻塞而呈相对低密度。其余部分肝脏表现为正常强化方式,因为肝左叶的静脉引流未阻塞

状叶的代偿性肥大,因其有直接的静脉引流入下腔静脉。最后,增大的尾状叶可压迫肝内的下腔静脉,加重流出道梗阻。可见增粗的肝内、肝外侧支血管,以及腹水和脾大（图42-6）。缓慢血栓形成的肝静脉可

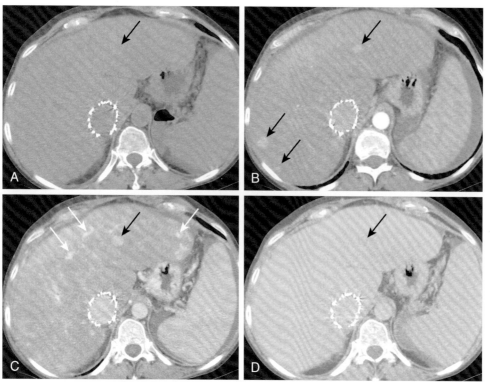

图42-4 A. 一例56岁女性慢性肝静脉阻塞患者,腹部CT平扫显示部分肝叶有多发再生结节(黑箭头处)。结节呈稍高密度。注入对比剂后,结节在动脉期(B)及门脉期(C)明显强化,平衡期呈稍低密度(D)。图示肝内侧支血管(图C中白箭头处)、腹水,以及肝内下腔静脉支架

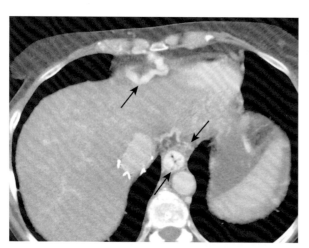

图42-5 与图42-4同一患者,CT门脉期图像显示肝外侧支血管(箭头处),以及食管周围和食管黏膜下层静脉曲张

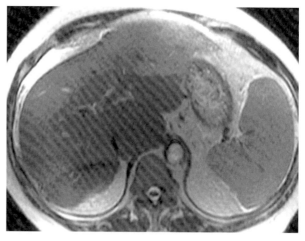

图42-6 一例61岁男性布-加综合征患者MR T2加权像(与图42-2及图42-3同一患者)显示肝外周T2WI信号增高

能很难辨认。增强扫描肝尾状叶和肝脏外周的差别变得不明显,也可能无法辨认。

随着长期的肝静脉阻塞,可以出现再生结节,尤其在门静脉区域。这些结节大小为0.5~4.0 cm,在CT平扫上有时可呈明显的低密度,在MR图像上,T1加权像呈高信号,T2加权像呈低信号,可能是由内部损伤铜质沉着症造成的(图42-7)。再生结节在动脉期可能明显强化,在门脉期和平衡期会衰减为等密度或等信号强度(图42-8)。区分这些再生结节和肝细胞肝癌比较困难,但肝细胞肝癌在门脉期和延迟期往往呈低密度或低信号。此外,数量多(>10)以及体积小(<4 cm)更倾向于再生结节的诊断。

3. 超声

(1)肝窦阻塞综合征:超声在怀疑SOS患者比较常用,主要用于排除肝脏功能障碍的其他原因,通常没有特异性,但有些发现能帮助临床正确诊断。肝动脉阻力指数升高>0.75对SOS是有特征性的,并以此可鉴别GVHD。也有报道门静脉异常,包括搏动的、双向的以及反向的血流。胆囊壁增厚、腹水、肝大以及肝静脉狭窄也很明显。

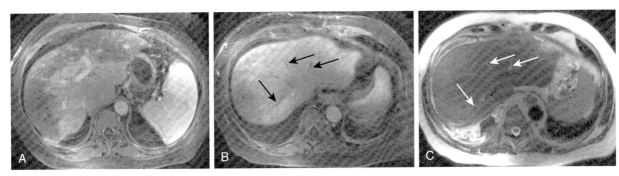

**图42-7** A. 与图42-2、图43-3以及图42-6同一患者，MR增强扫描T1加权像显示肝脏中央部分明显强化。B. 此外，肝静脉阻塞（图B、图C中箭头处）还表现为延迟期缺乏强化以及平扫T2加权像无血管流空影

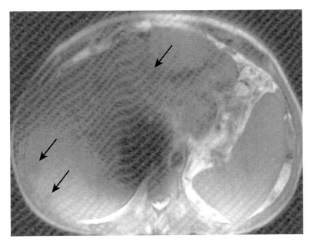

**图42-8** 图42-4所示的56岁女性患者质子密度成像显示大量再生结节（箭头处）

（2）布-加综合征：多普勒超声图像诊断BCS有很高的敏感性和特异性。肝静脉血流异常几乎存在于所有患者，通常表现为缺失、扁平或反转的波形（图42-9）。严重时可在肝静脉探及血栓。门静脉血流可以是顺行的（向肝的）、双向的或逆行的（离肝的）。此外，这些异常根据肝静脉阻塞程度不同而不同，异常的门脉血流可以只存在于受累肝段。超声造影可以发现静脉阻塞所致的下腔静脉异常，如血栓或分隔。还能看到肝实质不均、肝大、腹水、侧支血管及脾大。

4. 核医学

（1）肝窦阻塞综合征：核医学在诊断SOS中不常规使用，尽管有报道认为不匀质的肝和肺对$^{99m}$Tc硫胶体的摄取增加。

（2）BCS：核医学诊断肝静脉阻塞作用有限。肝胆管的亚氨基二乙酸（hepatobiliary iminodiacetic acid, HIDA）或$^{99m}$Tc硫胶体扫描可发现与增强MRI或CT极为相似的表现，肝脏外周摄取很少，肝脏中央部分或尾状叶摄取正常或增多（图42-10）。

5. 影像检查选择

（1）可疑SOS：影像发现不能确诊SOS，但能支持临床及实验室检查数据。首先可进行多普勒超声或CT检查排除干细胞移植后胆汁淤积的其他原因。如CT有禁忌证可进行MRI检查，但只能增加极少的额外信息。

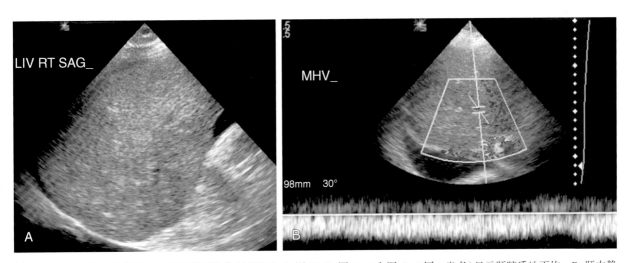

**图42-9** A. 一例61岁男性BCS患者超声图像（与图42-2、图42-3、图42-6和图42-7同一患者）显示肝脏质地不均。B. 肝中静脉双功能多普勒超声图像显示波形低平，并且没有正常的随呼吸或心跳的变化

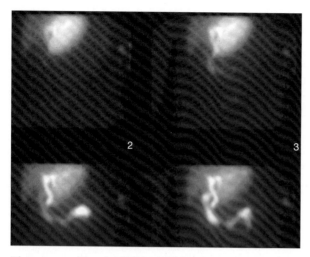

**图42-10** 一例61岁男性布-加综合征患者(与图42-2、图42-3、图42-6、图42-7和图42-9同一患者)肝右静脉和肝中静脉阻塞时行HIDA扫描(核医学肝胆显像)显示肝右叶放射性元素摄取减少,与图42-3的CT图像显示方式类似

(2)可疑BCS:在急性BCS,首先行多普勒超声检查来发现提示静脉阻塞的异常血流,并且有时能发现血栓本身。如果超声发现异常,行CT或MRI进一步检查,来证实阻塞的存在,并且鉴别是肝内的还是肝外的原因。如果需要治疗,静脉造影对分流术或放置支架能提供有用的信息。

在慢性BCS,CT和MRI可发现肝实质异常,提示肝硬化或门静脉高压后遗症。如有肝硬化,患者发展为HCC的风险增加,并且笔者认为,应该考虑对此

---

**典型征象**

**SOS**
- 肝静脉通畅但狭窄。
- 肝动脉阻力指数升高。
- 门静脉周围水肿及腹水。
- 肝脏弥漫性受累或受照射局部受累(可能不沿解剖分布)。

**急性BCS**
- 肝静脉侧支血管呈"蜘蛛网"样改变。
- 动脉期肝脏中央区域及尾状叶明显强化,延迟期可衰减为密度减低。
- 肝内侧支血管。
- 肝静脉阻塞。
- 多普勒超声肝静脉波形异常或缺失。

**慢性BCS**
- 肝中央区域及尾状叶增大,外周萎缩。
- 再生结节,动脉期可呈明显强化。

---

监测随访。但由BCS造成的肝硬化患者的HCC发病率还不清楚,且AASLD未对HCC患者的监测随访提供指导方针。

**(七)鉴别诊断**

1. SOS 临床需要与SOS鉴别的包括可能导致造血干细胞移植术后胆汁淤积的疾病。最难鉴别的是急性肝GVHD。虽然两者体格检查和实验室检查类似,肝GVHD通常作为包括皮疹和腹泻的综合征的一部分发生。其他引起移植后胆汁淤积的原因在临床和实验室检查中与SOS较易鉴别,包括败血症、肝真菌感染、药物毒性、溶血以及全胃肠外营养。

影像学检查有助于鉴别干细胞移植术后患者SOS和GVHD。门静脉周围水肿、肝静脉狭窄以及肝动脉阻力指数升高提示SOS;反之,肠壁增厚在GVHD更常见。与BCS相反,SOS肝中央区域和尾状叶增强扫描时与其他部分没有不同。

2. 布-加综合征 急性BCS跟其他引起暴发性肝功能衰竭的病因有共同临床特点,如对乙酰氨基酚毒素、病毒性肝炎或缺血性肝炎。但其他引起暴发性肝功能衰竭的病因没有明显的腹水并且血清转氨酶值比BCS高出2～6倍。

慢性BCS与任何慢性肝病导致的肝硬化和门静脉高压表现类似,需要进行全面检查,系统性地排除其他可能性。右心衰竭患者有可能产生肝淤血,类似于BCS,但其有右心衰竭的特征,如颈静脉怒张,也有可能有左心衰竭征象,如肺水肿及心脏射血分数减少。

急性BCS与流出道梗阻相关,典型表现很容易与其他引起暴发性肝功能衰竭的病因在影像学检查上相鉴别。

鉴别继发于器质性疾病如肝炎感染的肝硬化与慢性BCS导致的改变比较有挑战性。在慢性BCS,肝静脉可能在CT和MRI上都难以显示。大多数引起肝硬化病变中发现的再生结节,没有典型的动脉期强化,且通常比慢性BCS患者的小。

**(八)治疗**

1. SOS 由于缺乏有效的治疗方法,重点便转变为预防。最成功的预防包括对可能发展为SOS的高危患者选择正确的移植前预处理方案。

严重SOS患者可采用有针对性的治疗,因为大多数轻度及中度SOS只需要支持治疗。严重的SOS患者通常需要透析及通气支持,实验性的抗凝血药有望成为抢救治疗方法。

TIPS可能是必要的,可以控制严重SOS患者的

门静脉高压。肝移植可作为因良性病变行干细胞移植患者最后的治疗手段。

2. BCS 轻度BCS的治疗用利尿药控制腹水，抗凝血药预防血栓生长，并用溶栓剂溶解血凝块。

BCS外科治疗的目的是通过恢复肝流出道，减轻肝脏压力，从而减轻肝窦压力。微创技术，如血管成形术及支架植入术，联合全身性的或局部的血栓溶解疗法治疗。血管成形术能使50%的患者维持血管2年为通畅的状态。置入支架能使90%患者的血管长期通畅，但支架通常不能取出并且如果放置的位置超过下腔静脉可能会潜在地使肝移植复杂化。

如果血管成形术和支架置入失败，则需要采用TIPS或外科分流术来代替，尤其在急性肝功能失调患者中，或作为肝移植的过渡方法。TIPS通过形成绕过梗阻部位的辅助静脉流出道减轻肝窦压力，大多数医院更倾向于选择TIPS，因为能够避免开腹并且严重并发症少。TIPS能长期使约50%血管通畅。门静脉-下腔静脉以及肠系膜上静脉-下腔静脉吻合术是最常用的两种外科分流术。这些分流能通过门静脉分流出肝脏的血液从而减轻肝脏压力，并且在下腔静脉通畅的时候效果最好。约30%患者由于血栓形成、狭窄或下腔静脉受增大的尾状叶压迫而导致分流失效。

在TIPS或外科分流术无效或有暴发性肝衰竭或肝硬化失代偿时，肝移植可作为一种可选的治疗方法。有些研究表明其10年生存率约85%。使用抗凝剂后，移植后BCS复发风险约10%。

---

**医师须知**

- 肝静脉阻塞性疾病是一类由于静脉流出道阻塞于肝窦或肝窦后水平而引起门静脉高压的循环障碍疾病。
- SOS是一种毒素介导的肝静脉窦紊乱，通常是放化疗或骨髓根除造血干细胞移植的并发症。
- SOS根据严重性不同表现不同，需要与其他移植后胆汁淤积的原因相鉴别。
- SOS没有好的治疗方法，因此重点应在预防。
- BCS是肝窦后阻塞，可以发生于从肝小静脉至肝上的IVC。
- BCS常见病因包括血管内血栓、肿瘤侵袭或外源性压迫。
- BCS治疗方法包括抗凝及溶栓药物治疗，常规方法如TIPS和外科分流术，病情最严重患者可用肝移植。
- 在SOS诊断中，主要依靠临床表现，影像检查作为辅助方法，而在BCS中，影像检查是主要方法。

---

**要点**

- 尽管高风险SOS患者主要基于临床及实验室检查诊断，影像特征也能支持诊断，包括门静脉周围水肿、肝静脉狭窄、CT异常密度或MRI异常信号，以及超声肝动脉阻力指数升高。
- 尽管静脉造影是诊断BCS的金标准，目前的主要作用是帮助制订治疗方案，如在TIPS术前。
- 肝中央区域以及尾状叶在CT或MRI动脉期以及门脉期的明显强化是肝静脉阻塞的特征性表现。
- 肝静脉的慢性阻塞导致肝萎缩、肝尾状叶增生肥大，以及再生结节及侧支血管的形成。
- 几乎所有肝静脉阻塞患者在超声上均有肝静脉血流异常，表现为波形低平、反转或血流缺失。

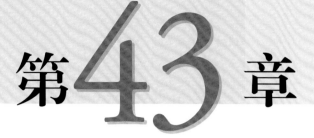
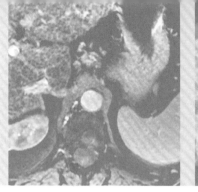
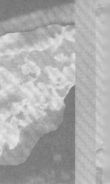

# 第43章

# 胆汁淤积性肝病

Leslie K. Lee, Sameer M. Mazhar, Silvana C. Faria, Michael R. Peterson, Joseph R. Grajo, and Claude B. Sirlin

原发性胆汁性肝硬化（primary biliary cirrhosis，PBC）和原发性硬化性胆管炎（primary sclerosing cholangitis，PSC）是两种最为常见和最具特征性的原发性胆汁淤积性疾病。与病毒性肝炎和自身免疫性肝炎等疾病最先损伤肝细胞，引起肝细胞功能障碍的病理过程不同，胆汁淤积性肝病中主要最先损伤胆管上皮细胞。然而，与其他弥漫性肝脏疾病一样，这些疾病可能会进展为肝纤维化、门静脉高压、肝硬化和（或）肝脏恶性肿瘤。

## （一）病因及发病机制

1. PBC　PBC是一种慢性进行性自身免疫性胆汁淤积性疾病，影响肝内小到中型胆管。病理表现为免疫介导的胆管破坏（"胆管发育不良"）和门静脉炎，致使胆汁分泌受损，肝脏毒素累积，炎症加剧，进而发展为肝纤维化、肝硬化。

原发性胆汁性肝硬化的病因是多因素的，疾病流行的地理差异表明，环境因素在发病机制中发挥作用。有学者认为环境诱因，如感染、毒素，可直接导致胆管损伤或启动自身免疫过程，导致本病的发生。感染性微生物包括幽门螺杆菌、大肠埃希菌、肺炎衣原体和逆转录病毒，以及含有卤代烃的毒素（农药、化妆品），都与此病有关。

病原学上，细胞免疫和体液免疫均参与其中。CD4$^+$和CD8$^+$T淋巴细胞聚集在汇管炎症区域，并触发细胞因子介导的细胞毒性反应。抗线粒体抗体（anti-mitochondrial antibody，AMA）存在于90%～95%的患者中，是一种靶向丙酮酸脱氢酶复合物E2亚单位（PDC-E2）的自身抗体，可引发一系列免疫级联反应导致胆管细胞凋亡。

2. PSC　PSC是一种慢性胆汁淤积性疾病，与炎性肠病（inflammatory bowel disease，IBD）相关，累及肝内外中到大型胆管。病理学表现为进行性胆管坏死性炎症、纤维化、多发性狭窄和梗阻。胆汁与毒素长期淤积，以及反复或慢性胆管炎症，最终可导致肝纤维化和肝硬化。

原发性硬化性胆管炎的病因是多因素的，已提出的机制包括体液和细胞介导的免疫反应损伤胆管上皮细胞、缺血性胆管损伤、慢性胆管炎与复发性门静脉炎引起的胆管损伤以及IBD患者结肠壁炎症引起的肠壁通透性增加，导致细菌更容易入侵。家族谱系的研究表明，遗传因素可使某些患者对原发性硬化性胆管炎的发病因素更为敏感。

原发性硬化性胆管炎的免疫学基础是多种自身抗体和免疫球蛋白的存在。自身抗体，如抗核抗体（antinuclear antibody，ANA）、抗平滑肌抗体（anti-smooth muscle antibody，ASMA）、核周型抗中性粒细胞胞质抗体（peripheral antineutrophil cytoplasmic antibody，P-ANCA），对自身抗原失去了自身耐受性，而高丙种球蛋白血症和血清免疫球蛋白M（IgM）水平的升高意味着免疫反应增强。免疫反应后期阶段由CD4$^+$和CD8$^+$T淋巴细胞介导，导致门静脉周围炎症细胞浸润。

## （二）患病率和流行病学

1. 原发性胆汁性肝硬化　原发性胆汁性肝硬化的患病率有地域性，普遍认为北欧地区患病率最高。从公布的数据表明本病的患病率是每百万人中19.1～402例，发病率是每年每百万人中3.3～58例，其中女性占了90%。好发于成年人，就诊中位年龄为50岁。研究家族谱系发现，6%的患者至少有一个家庭成员患本病。单卵双胞胎同时患本病的概率为63%。发病的危险因素包括吸烟、既往行腹部手术和其他自身免疫性疾病的存在。

2. 原发性硬化性胆管炎 已公布的原发性硬化性胆管炎的全球患病率为每百万人中0～162人，发病率为每年每百万人中0～13人。与原发性胆汁性肝硬化一样，患病率有地域性。大约75%的原发性硬化性胆管炎患者为男性，平均就诊年龄为40岁。家族史似乎起重要作用：患者的一级亲属患本病的风险大约是普通人群的100倍。

原发性硬化性胆管炎最重要的危险因素是IBD。约75%原发性硬化性胆管炎患者患有IBD，90%的IBD病例有溃疡性结肠炎（ulcerative colitis, UC）。相反，UC患者发生原发性硬化性胆管炎的风险大约4%，其中男性全结肠炎患者发生原发性硬化性胆管炎的风险最高。

**（三）临床表现**

1. 原发性胆汁性肝硬化 原发性胆汁性肝硬化是一种进行性疾病，大约40%的患者在就诊时出现相应的临床症状，另外有25%的患者在几年内出现症状，并在十年内快速进展为肝硬化。

最常见的症状是疲劳和瘙痒，发生率分别为60%和50%。在疾病晚期，由于胆盐不足致使吸收不良，表现为脂肪泻和脂溶性维生素缺乏。由于骨量减少、骨质疏松症及维生素D缺乏症常导致骨痛和自发性骨折。本病引起的肝硬化与门静脉高压的临床表现与其他原因引起的慢性肝病相似，但不同的是原发性胆汁性肝硬化患者在肝硬化进展前，即病程早期就可发生静脉曲张出血。在进展为肝硬化的患者中，肝癌的发生率平均每年增长7%，比其他病因引起肝硬化的增长率略高。

原发性胆汁性肝硬化的血清学标志是AMA阳性。这些抗体对本病的敏感性和特异性分别为90%和95%。典型的患者血清碱性磷酸酶水平显著升高（为正常上限的3～4倍），同样升高的还有γ-谷氨酰转肽酶（GGT）和异常的免疫球蛋白，特别是IgM。影像学检查需排除胆管梗阻。肝活检几乎总是用于分期和预后，并作为评价对治疗反应的基线。确诊需要符合下面三个标准中的至少两个：AMA阳性、碱性磷酸酶升高6个月，和特征性的组织学表现。

2. 原发性硬化性胆管炎 与原发性胆汁性肝硬化一样，原发性硬化性胆管炎是一种进行性疾病。预测疾病进展速度最重要的因素是在诊断时是否有症状。大多数患者诊断本病时无症状，这些患者中无移植生存期平均为10～12年，而就诊时即出现症状的患者生存期只有无症状患者的一半。

原发性硬化性胆管炎的特征性症状为疲劳和瘙痒，通常在病程进展到更晚期阶段才会出现。常见的非特异性症状包括右上腹痛、恶心、食欲减退、体重减轻、黄疸。疾病晚期表现为胆盐缺乏致使的吸收障碍以及骨质疏松症相关的骨疾病，吸收障碍表现为脂肪泻和脂溶性维生素缺乏。

20%的患者可出现明显的胆管狭窄，表现为机械性胆管梗阻、急性胆管炎。胆管狭窄的定义为胆总管直径1.5 mm或肝管直径1 mm以下。虽然这种胆管狭窄通常是良性的，而非恶性，但出现这种表现还是要警惕胆管癌的存在。原发性硬化性胆管炎患者有罹患胆管癌的风险（10年累积发病率为7%～9%），40岁左右多见，约比无本病的患者早发病20年。本病预后较差，诊断后中位生存期为6个月。在肝硬化患者中，肝癌的发生率与其他原因引起的慢性肝病相似。

如前所述，原发性硬化性胆管炎与溃疡性结肠炎之间关系密切，溃疡性结肠炎的症状可能早于或伴随原发性硬化性胆管炎的诊断，大多数患者（＞75%）在诊断本病时已确诊溃疡性结肠炎。溃疡性结肠炎的直肠结肠切除术不会影响原发性硬化性胆管炎的病程，并且可在直肠结肠切除术后数年内才检出原发性硬化性胆管炎。原发性硬化性胆管炎伴发溃疡性结肠炎发生结直肠癌的风险比没有该病的溃疡性结肠炎患者高出5倍。

原发性硬化性胆管炎患者的血清免疫学标记显著：30%的患者有高丙种球蛋白血症，50%的患者有血清IgM抗体滴度升高，约65%的患者出现P-ANCAs。与原发性胆汁性肝硬化患者相比，原发性硬化性胆管炎患者很少出现AMA阳性。除这些免疫学标志物以外，炎症性肠病患者伴有血清碱性磷酸酶和GGT水平显著升高，要高度怀疑原发性硬化性胆管炎。血清转氨酶通常轻度升高，病程早期血清胆红素值正常，疾病进展期则升高。影像学检查对观察胆管异常、胆管细胞癌及肝细胞癌起重要作用。肝活检可判断预后和分期，但由于胆管发育不良、门静脉炎、肝纤维化的表现是非特异性的，而且病灶分布不均匀和抽样误差可能会导致漏诊，有时活检并不能帮助准确诊断。

**（四）病理**

1. 原发性胆汁性肝硬化 在疾病早期阶段，肝脏轻度增大、胆汁颜色变深。之后，进展为肝硬化，肝脏变绿，反映了胆汁大量淤积。原发性胆汁性肝硬化的镜下特点是破坏性的、非化脓性的胆管炎，累及小叶间胆管和间隔胆管，进而造成胆管损伤和胆汁性肝硬化。

随着疾病的进展，门静脉周围肝细胞斑片状坏死,门静脉周围纤维化,常伴发胆管增生。疾病进展到晚期阶段,显著的胆管损伤比较少见,出现纤维间隔并沿门静脉分布,之后演变成胆汁性肝硬化。与常见肝硬化的球形再生结节不同,这种类型的肝硬化导致的再生结节(RN)边缘呈S形或花环形。胆汁性肝硬化再生结节与七巧板的拼图碎片有相似之处。

2. 原发性硬化性胆管炎　与原发性胆汁性肝硬化大体表现相似,早期原发性硬化性胆管炎肝脏轻度增大、胆汁颜色变深,以后进展为胆汁性肝硬化。原发性硬化性胆管炎的特征性表现为肝内胆管呈囊状扩张,胆汁呈深绿色,直径可达数厘米。

原发性硬化性胆管炎的镜下特点是"洋葱皮样"胆管同心环形纤维化。这种纤维性胆管炎的特点是混合性的炎性浸润,随着时间的推移,进展为纤维性闭塞性胆管炎导致胆管缺失。随着疾病的进展,肝门间纤维间隔形成和胆管缺失,变得越来越常见,在这一阶段炎症通常显著消退。终末期原发性硬化性胆管炎引起的肝硬化与其他原因引起的胆汁性肝硬化无明显区别,但其伴有大而不规则形状、胆汁深染的RN,特征是"七巧板样"拼图改变。

## （五）影像学表现

影像学检查能对原发性胆汁性肝硬化患者进行初步诊断,并与其他类型的胆汁淤积性肝病进行鉴别,重要的是能判断胆管是否阻塞。影像学检查对这种慢性疾病的监测也发挥着重要的作用,特别是关于门静脉高压的进展与肝细胞癌的检测。

与在原发性胆汁性肝硬化诊断中起辅助作用不同,影像学检查在原发性硬化性胆管炎的诊断中起决定作用,并从根本上影响治疗方案的选择。影像学检查与在原发性胆汁性肝硬化中所起的作用类似的是,有助于排除继发性胆管梗阻,并监测门静脉高压、胆管细胞癌与肝细胞癌等并发症。用来显示肝内、外胆管结构的两个主要技术是胆管造影术和磁共振胰胆管造影(MRCP)。胆管造影术,最常用的是通过内镜逆行胰胆管造影(endoscopic retrograde cholangiopancreatography, ERCP);一般仅在ERCP不成功的情况下才会选择经皮肝穿刺胆管造影。在所有的检查技术中,原发性硬化性胆管炎的特征性表现是肝内外胆管多发性、短节段狭窄,其中夹杂有正常或扩张的胆管,形成"串珠样"改变(表43-1)。

表43-1　胆汁淤积性肝病各种影像学检查方法的准确性、局限性和缺点

| 疾病类型 | 成像方法 | 准 确 性 | 局 限 性 | 缺 点 |
|---|---|---|---|---|
| 原发性胆汁性肝硬化 | CT | 缺乏CT对本病诊断准确性的研究资料 | | |
| | MRI | 在一项回顾性研究中显示门静脉周围晕征对已知肝硬化患者诊断本病的敏感性为43%,特异性为100% | 灵敏度低 | |
| | MRCP | 缺乏MRCP对本病诊断准确性的研究资料 | | |
| | 超声 | 缺乏超声对本病诊断准确性的研究资料 | | |
| 原发性硬化性胆管炎 | CT | 缺乏CT对本病诊断准确性的研究资料 | | |
| | MRCP | 敏感性85%～88%<br>特异性92%～97%<br>阳性预测值85%～94%<br>阴性预测值93%～94%<br>总体诊断准确率90% | 疾病早期阶段可能阴性<br>比ERCP空间分辨率低<br>不能在狭窄段进行取样和治疗 | 继发性慢性胆管炎与原发性硬化性胆管炎较难鉴别<br>胆管肿瘤与原发性硬化性胆管炎难以鉴别<br>在生理性非扩张状态下进行,使小胆管较难观察 |
| | ERCP | 是诊断的金标准<br>总体诊断准确率97% | 侵入性的检查方式<br>可能引起败血症、出血、胰腺炎、肠穿孔、胆管炎等并发症 | 由于结石、胆管狭窄、增厚造成中央胆管梗阻,外周胆管显示受限 |
| | 超声 | 缺乏超声对本病诊断准确性的研究资料 | | |

1. CT、MRI、超声检查和胆管造影

（1）原发性胆汁性肝硬化：原发性胆汁性肝硬化患者的临床症状轻重程度差异很大，可无症状，也可呈肝硬化表现。早期，肝脏可正常或轻度增大。有时可出现明显的脾大，是早期阶段的一种常见表现。早期磁共振图像上可表现为门脉周围T2WI高信号，这个表现在晚期患者中不常见。

随着疾病的进展，肝脏不均匀强化，这可能与动态增强早期小动脉门脉分流有关（图43-1）。肝纤维化表现为网状或局灶融合性，或两种模式同时出现。在某些情况下，粗纤维网间可见各种大小的再生结节（图43-2）。此外，60%～80%的患者可有腹腔内和腹膜后淋巴结肿大。

进展期原发性胆汁性肝硬化的影像特征通常与其他原因引起的肝硬化和门静脉高压类似。然而，有研究发现门静脉周围"晕征"可用来区分继发于本病的肝硬化与其他原因引起的肝硬化。相比于非本病的肝硬化患者，进展期原发性胆汁性肝硬化患者中有43%出现了这种特征性的影像学表现，表明该特征性表现有助于本病的诊断。在MRI上显示的门静脉周围晕征，T1、T2呈低信号异常灶，大小约5～10 mm，没有占位效应（图43-3）。这种特异性征象是以门静脉为中心，静脉期与平衡期最显著。此外，与其他慢性肝脏疾病不同，本病在出现肝硬化之前即可发生门静脉高压。因此，继发出现重度门静脉高压的患者可出现肝脏肿大，这在其他原因引起的慢性肝脏疾病中并不常见。

原发性胆汁性肝硬化行胆管造影如ERCP或MRCP，其表现通常是正常的，但在某些病例中可出现胆管内胆汁声像图上弥漫性衰减。

（2）原发性硬化性胆管炎：早期原发性硬化性胆管炎，CT、MRI和超声可显示与胆管分布相关的肝实质不均匀。在某些病例中，ERCP可发现胆总管的小溃疡。

随着病程进展，肝内胆管扩张愈发明显，约80%的患者出现了特征性的肝内胆管扩张。其他表现包

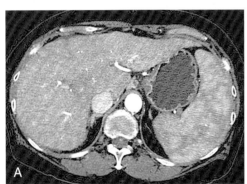

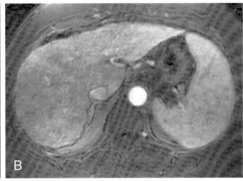

**图43-1** 原发性胆汁性肝硬化患者，58岁女性。轴位增强CT图像（A）和轴位三维动态梯度回波MR图像（B），分别静脉注射碘和钆对比剂后获得的动脉期增强图像显示肝实质弥漫性不均匀增强

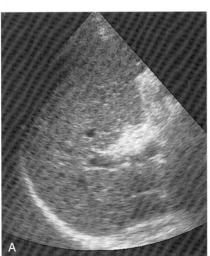

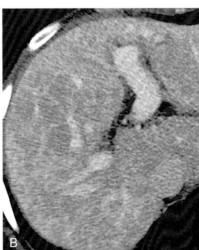

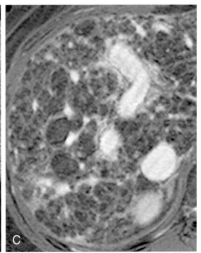

**图43-2** 原发性胆汁性肝硬化患者，62岁女性。A. 肝脏的横断面超声图像显示肝脏实质轻度非特异性回声不均匀。B. 轴位增强CT在门静脉期显示肝实质密度不均匀。注意：弥漫性网格状结构，主要分布在肝脏周围。C.静脉注射铁氧化物和钆对比剂的双对比增强三维梯度回波轴位MR图像显示粗纤维网状结构中夹杂各种大小不一的肝再生结节

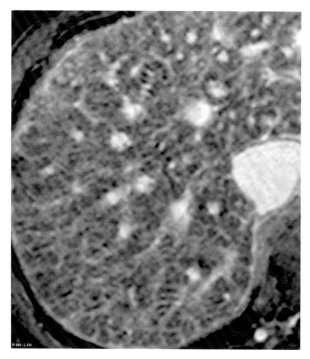

**图43-3** 原发性胆汁性肝硬化患者，57岁女性。静脉注射铁氧化物和钆对比剂的双对比增强三维梯度回波轴位MR图像显示肝脏内粗纤维网格状结构中夹杂大量小的肝再生结节。注意：以门静脉为中心结节的低信号区域，称为门静脉周围"晕征"

括64%的患者出现肝内胆管狭窄，50%的患者出现肝外胆管狭窄，67%的患者表现为肝外胆管壁强化，50%的患者出现肝外胆管壁增厚。CT显示肝内胆管节段性扩张，其中一些可能没有明显地连接到中央胆管。胆汁淤积与继发感染可引起胆管阻塞，并导致胆

管结石。少数患者，可累及胆囊和胆囊管。超声可显示肝内和（或）肝外胆管扩张。

MRI检查肝实质信号不均匀，边缘不规则，T2WI可见与胆管扩张有关的高信号细网状结构，可提示本病。在56%的病例中可见MRI增强扫描动脉期肝实质强化，并在外周区域更为明显。

胆管造影对本病的诊断至关重要，包括ERCP和MRCP。ERCP可显示肝内外胆管多发性、不规则狭窄与正常或扩张的胆管相夹杂，形成特征性的"串珠样"外观。这些狭窄的胆管大小不一，从1～2 mm至数厘米。在某些情况下，由于更多的中央胆管闭塞导致外周胆管未显影，可表现为"枯树枝样"改变（图43-4）。尽管ERCP是目前诊断本病的金标准，但其为一种侵入性检查，可发生多种并发症如败血症、出血、胰腺炎、肠穿孔和胆管炎等。如果ERCP检查失败，可行经肝穿刺胆管造影。

与ERCP的表现一样，MRCP的特征性表现是胆管串珠样外观。MRCP还有助于显示狭窄段的范围，并可显示未与中央狭窄胆管相连的外周扩张胆管（仅MRCP可有此表现，图43-4）。较少见的表现包括板状腹、结石、憩室。据报道，MRCP对诊断本病的敏感性为85%～88%，特异性为92%～97%，阳性预测值85%～94%，阴性预测值93%～94%。遗憾的是，这些影像表现特征只能在疾病晚期观察到，而原发性硬化性胆管炎早期阶段MRCP的表现往往是正常的。原发性硬化性胆管炎患者的MRCP诊断准确

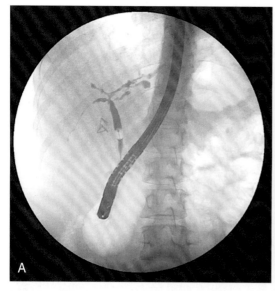
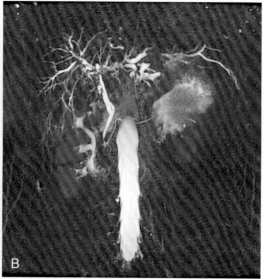

**图43-4** 原发性硬化性胆管炎患者，48岁男性。A. ERCP图像显示肝内和肝外胆管不规则狭窄，与正常或扩张胆管交替存在，产生"串珠样"外观。由于中央区胆管狭窄导致次级胆管对比剂充盈不良，胆管树出现"枯枝样"外观。B. 呼吸触发的3D MRCP序列斜冠状位重建图像显示肝内胆管弥漫性串珠样改变。值得注意的是，在ERCP上外周胆管无法显示，而在MRCP上是可见的（病例由Wisconsin大学Scott Reeder医师提供）

率为90%，ERCP的诊断正确率为97%。与ERCP相比，MRCP具有无创、并发症风险较小的优点。此外，MRCP可以显示出更多狭窄的胆管，特别是肝内外周胆管，并能更好地显示胆管近端的梗阻区域和未连接到中央管的外周胆管；直接胆管造影术由于这些区域未充填对比剂而无法显示。

原发性硬化性胆管炎的继发性肝硬化患者有明显凹凸不平的肝脏轮廓。肝实质萎缩通常发生在梗阻近端胆管的周围，常见于肝右叶，而代偿肝段出现

显著肥大。尾状叶肥大见于98%的病例。肥大的尾状叶，包绕萎缩的肝右叶，产生肿块样或"假肿瘤样"表现，这是原发性硬化性胆管炎引起肝硬化的一个显著特征（图43-5）。虽然大部分病例报道表现为尾状叶肥大，但肥大的"假肿瘤征"也可以发生在肝脏的其他部分。在某些情况下，大片纤维化的瘢痕可包绕肥大肝段，并可能显示胆管缺如（图43-6）。

许多原发性硬化性胆管炎病例可并发胆管炎，急性胆管炎患者可表现为与胆管扩张相关的肝脏不均

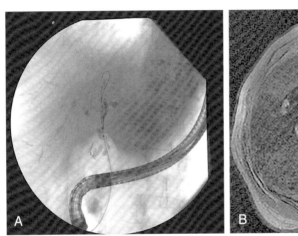
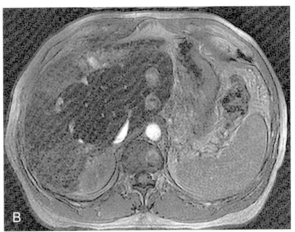

**图43-5** 原发性硬化性胆管炎患者，50岁男性。A. ERCP图像显示肝内和肝外胆管多灶性狭窄，中间交替存在正常胆管段，表现为"串珠样"特异性外观。B. 轴位氧化铁增强2D T2*W梯度回波MR图像显示由于尾状叶明显肥大引起的肝脏"假肿瘤"征。注意：偶然出现的肝左叶主动脉旁的伪影

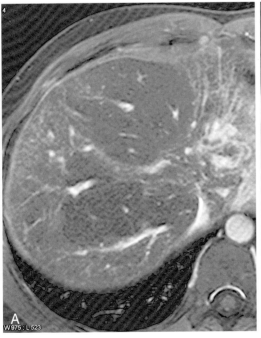
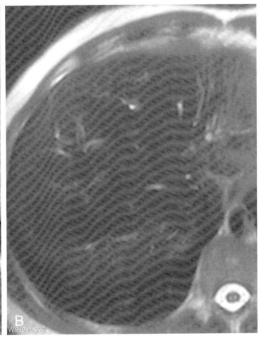

**图43-6** 原发性硬化性胆管炎患者，56岁男性。A. 静脉注射铁氧化物和钆对比剂的双对比增强三维梯度回波轴位MR图像显示肝脏S8和S4a段中央区肥大。S8段的外周部分萎缩，S7和S2段亦可见萎缩。萎缩的肝实质可见纤维粗网格状结构。B. 轴位T2W单次激发快速自旋回波MR图像显示肥大肝段的胆管缺失

匀强化，以及胆管壁强化，易诱发肝脓肿的形成。

高达20%的原发性硬化性胆管炎患者可发生胆管癌，肿瘤通常是多灶性的。胆管造影可发现是否合并胆管癌的发生，其表现包括狭窄程度的迅速进展、胆管壁不对称性增厚、不规则管腔狭窄并导致近端胆管明显扩张，以及增强扫描延迟期明显的腔内肿块或息肉。

2. 影像检查选择

（1）原发性胆汁性肝硬化：超声是用于实验室检查提示存在胆汁淤积患者的首选检查。如果超声提示胆管梗阻，可行CT或MRI进一步检查。由于原发性胆汁性肝硬化患者进展为肝细胞癌的风险显著升高（系统性meta分析中风险比为18.80），在长期治疗的病程中影像学检查发挥着重要作用。AASLD建议无论是否进行甲胎蛋白（AFP）检测，每隔6～12个月应进行横断面成像定期筛查肝癌。一些机构是行超声检查，另一些机构则行CT或MRI检查。

（2）原发性硬化性胆管炎：与原发性胆汁性肝硬化一样，超声是用来评价胆汁淤积的首选方法。CT或MRI可明确胆管梗阻的诊断，并进一步观察胆管梗阻的特征性表现。原发性硬化性胆管炎诊断的金标准是ERCP。如果有ERCP禁忌证（特别是伴有并发症的老年患者），MRCP是一种有效的替代检查方法。然而，需要注意的是MRCP并不能作为治疗手段，如果有明显的狭窄，应行ERCP检查，并同时可对恶性狭窄区域进行扩张治疗。

原发性硬化性胆管炎患者发生胆囊癌和细胞异型增生的风险升高，AASLD指南要求每年行腹部超声检查以筛查胆囊肿块性病变，如发现胆囊肿块或任何大小的息肉均建议行胆囊切除术。

虽然原发性硬化性胆管炎患者有发展为胆管癌的风险，但由于没有研究表明定期影像学检查会使患者预后受益，因而并不提倡使用影像学检查定期筛查。与其他原因引起的慢性肝病一样，原发性硬化性胆管炎患者有罹患肝癌的危险。由于转化为肝癌的比率很难表征，AASLD没有提供严格的筛查指南。但在一些机构中仍建议患者每6个月进行一次CT或MRI检查。

**（六）鉴别诊断**

1. 原发性胆汁性肝硬化 中年女性出现疲劳和（或）瘙痒，并且实验室结果提示胆汁淤积，则强烈提示原发性胆汁性肝硬化的诊断。须与之鉴别的疾病包括胆管肿瘤、胆管狭窄、胆总管结石导致的肝外胆管梗阻。肿瘤可累及胆总管或肝胰管壶腹部，引起

---

**典型征象**

**原发性胆汁性肝硬化**

- 早期表现肝脏可正常或稍增大，伴脾大。
- MRI检查，门静脉周围可见T2WI高信号。随着疾病的进展，可出现肝脏和淋巴结的异常强化。胆管系统通常是正常的。门静脉高压可在发展为肝硬化之前的病程早期发生。
- 原发性胆汁性肝硬化继发的终末期肝病的影像学表现是非特异性的；如果观察到门静脉周围"晕征"，可提示本病的诊断。

**原发性硬化性胆管炎**

- 原发性硬化性胆管炎继发的肝硬化影像学表现与其他原因引起的终末期肝病表现相似。
- 原发性硬化性胆管炎的特征性表现是"串珠样"的胆管扩张和代偿肝段的明显肥大（尤其是尾状叶肥大形成的"假肿瘤征"）。

---

继发性胆管梗阻。胆总管结石在40岁以上的肥胖女性中更为常见，这种机械性胆管梗阻通过无创成像（CT、MRI、MRCP）容易识别。如果进行肝脏活检，机械性梗阻的组织学特点是导管增生（而不是导管退变）和中性粒细胞浸润（而不是淋巴细胞）。

原发性胆汁性肝硬化还需要与原发性硬化性胆管炎进行鉴别。AMA的存在可证实原发性胆汁性肝硬化的诊断，而IBD的存在更倾向于原发性硬化性胆管炎的诊断。这两种疾病之间的组织学差异很小，通常没有可靠的鉴别点。

虽然肉芽肿是本病的组织学标志，但其他肝脏疾病，如肝结节病和某些HCV感染，也可伴有肉芽肿的形成，并且实验室检查也可有胆汁淤积的结果。而AMA的存在可排除这些疾病。

另一个需要鉴别诊断的是药物性肝中毒。各种有毒物（如苯妥英、合成类固醇、雌激素）的摄入或暴露，可能会导致肝功能生化指标异常，并提示胆汁淤积的实验室检查结果。受影响的患者有药物摄入或暴露史，并缺乏AMA和其他自身免疫标志物。

原发性胆汁性肝硬化患者通常肝脏正常或增大，并伴有脾大。当表现为肝肿大时，需要与其他原因引起肝肿大的疾病进行鉴别，包括病毒性肝炎、淋巴组织增生性疾病、中毒及药物相关性疾病、转移性疾病、代谢性疾病、血管性疾病。继发肝硬化患者的影像学表现与其他原因引起的终末期肝病表现相似。但是，门静脉高压出现较早，在肝硬化出现之前即可发生，

一些门静脉高压患者伴有肝脏肿大,这有助于原发性胆汁性肝硬化的诊断。此外,门静脉周围"晕征"的存在,亦有助于本病的诊断。

2. 原发性硬化性胆管炎 患有溃疡性结肠炎,血清学检查提示胆汁淤积,胆管造影有特征性表现则应考虑到原发性硬化性胆管炎的可能。然而,溃疡性结肠炎也可与除原发性硬化性胆管炎之外的肝脏疾病有关,但这些肝脏疾病胆管往往是正常的,包括肝脂肪变性,以及不同程度的门静脉炎症和肝纤维化。肝活检可进行鉴别诊断。

有时鉴别原发性硬化性胆管炎和继发性胆汁性肝硬化是比较困难的,继发性胆汁性肝硬化的病因,可能会与原发性硬化性胆管炎混淆,如胆总管结石、缺血性胆管损伤、既往胆管手术史和先天性胆管异常。胆总管结石常见于40岁以上的肥胖女性。缺血性胆管损伤是肝移植术后最常见的损伤,也可发生于肝癌经导管动脉化疗后的患者。胆管手术后可能并发机械性复杂性狭窄。先天性胆管异常,通常表现为早期胆汁淤积。区分这些疾病需要仔细地询问病史,仔细观察影像学图像。

原发性硬化性胆管炎可能难以与胆管癌区分,尤其是在单独或显著狭窄的情况下。内镜超声、经ERCP行细胞学检查或活检有时可以对胆管癌进行诊断,但也可能遗漏了潜在的原发性硬化性胆管炎。如果伴有炎症性肠病,血清学检查提示胆汁淤积的结果,则倾向于原发性硬化性胆管炎的诊断。

其他需鉴别诊断的疾病包括AIDS相关的胆管病变、IgG4相关的硬化性胆管炎及药物反应。AIDS相关的胆管病变发生在HIV感染患者中,其CD4计数低于$100/mm^3$,在合并感染的情况下最常见的感染是肠道隐孢子虫,从而产生非血性腹泻(这种症状在原发性硬化性胆管炎患者中非常罕见)。当诊断原发性硬化性胆管炎时,需要了解血清IgG4的滴度,因为IgG4相关的硬化性胆管炎可以具有类似的临床表现和胆管狭窄的影像学特征。药物肝毒性可产生胆汁淤积的实验室指标异常,需要仔细询问药物接触或摄入史。

大多数原发性硬化性胆管炎继发性肝硬化的影像学表现与其他原因引起的终末期肝病相似。然而,其"串珠样"胆管征象及代偿肝段的显著肥大具有提示作用。

原发性硬化性胆管炎的胆管造影表现可与上行性胆管炎、AIDS相关胆管疾病、反复化脓性胆管炎、IgG4相关的硬化性胆管炎以及动脉灌注化疗或肝移植手术引起的胆管缺血类似。上行性胆管炎,是由阻塞胆管的细菌感染引起,患者一般表现为腹痛、发热、黄疸、白细胞增多和血培养阳性,临床症状有助于诊断。AIDS相关胆管疾病与原发性硬化性胆管炎最大的区别在于,AIDS相关胆管疾病通常表现为肝内胆管狭窄和乳头状狭窄合并存在,为其特征性表现。在化疗引起的胆管炎中,最常见的征象为胆管造影表现为肝门部胆管狭窄,胆总管远端狭窄少见,这与原发性硬化性胆管炎弥漫性肝内外胆管受累不同。

**(七)治疗**

1. 原发性胆汁性肝硬化 熊脱氧胆酸(ursodeoxyocholic acid, UDCA)是FDA批准的治疗原发性胆汁性肝硬化的唯一治疗药物,能促进胆汁酸输送到胆管内,起到延缓疾病进展为肝硬化的作用,减少肝移植。通过系统性回顾以往的研究,使用UDCA治疗能够改善胆汁淤积的血清学生化指标,组织学表现亦有改善,但未发现UDCA治疗对患者的存活率有所改善。

当原发性胆汁性肝硬化患者诱发肝功能衰竭,可行肝移植。肝移植患者的五年生存率为85%,但30%的患者在10年内复发。10%的病例需再次肝移植。肝移植的适应证包括肝功能失代偿阶段、肝癌发展期,以及虚弱疲劳或瘙痒症状的患者。

2. 原发性硬化性胆管炎 没有任何治疗方法能够有效地提高没有进行肝移植患者的存活率,或逆转组织学表现的严重程度。治疗的重点是治疗与慢性胆汁淤积相关的并发症(如瘙痒、营养不良),控制相关疾病(如炎症性肠病),一旦发生肝硬化,要密切监测门静脉高压和HCC等并发症。已有研究报道采用各种抗炎药物和免疫抑制剂对本病治疗,包括糖皮质激素、氨甲蝶呤、环孢霉素、依那西普、他克莫司。

原发性硬化性胆管炎的外科治疗包括四个方面:胆管狭窄的治疗、伴发溃疡性结肠炎的结肠直肠切除术、胆管癌的手术治疗、肝移植。

通过ERCP内镜下治疗显著胆管狭窄患者是首选的治疗方法,胆总管狭窄的内镜下球囊扩张和支架置入是最有效的方法。如果狭窄发生在肝内胆管,这些治疗手段效果欠佳。支架置入与反复的支架阻塞和胆管炎有关,所以支架需要定期更换。内镜下治疗可改善患者生化指标,缓解临床症状,是肝移植的"桥梁"。如果怀疑胆管癌,可行细胞学筛检和(或)内镜活检。当以胆管狭窄为主的病例内镜治疗无效或不成功时,手术治疗是一种选择。可行胆管重建手术,如胆肠旁路手术。当并发感染时,尽管胆管引流对急性胆管炎有快速胆管减压的作用,亦不可长期使用。

伴发溃疡性结肠炎的患者存在发生结直肠癌的高风险,常行预防性的直肠结肠切除术,但如前所述,直肠结肠切除术对病程没有影响。

肝移植已取代胆肠重建术成为原发性硬化性胆管炎患者手术治疗的首选。肝移植患者五年生存率约为85%。大约20%的肝移植患者复发,通常在移植后第一年出现。肝移植对并发炎症性肠病的病程有一定影响,一些患者可出现结肠炎的好转和长期缓解,然而也有患者病程快速进展并需要行直肠结肠切除术。

## 医师须知

### 原发性胆汁性肝硬化
- 是自身免疫介导的中小型肝内胆管破坏。
- 这种慢性胆汁淤积性疾病的典型症状是疲劳、瘙痒、黄疸、骨疾病和进行性肝病。
- 发病机制是多因素的,与遗传、环境和感染相关。
- AMA是血清学标志物。
- 中年女性,出现疲劳或黄疸,有相应胆汁淤积的实验室结果和AMA阳性,则强烈支持本病的诊断。
- 本病患者进展为肝硬化后,每年肝癌发生率约7%。
- UDCA是唯一获得FDA批准的药物治疗,对疾病进展期、失代偿性肝功能衰竭、肝癌和(或)顽固性症状患者可行肝移植治疗。

### 原发性硬化性胆管炎
- 是一种与炎症性肠病相关的慢性胆汁淤积性疾病,累及中至大型的肝内胆管和肝外胆管。
- 其特点为瘙痒、黄疸、反复发作性胆管炎、胆管癌和进行性肝病。
- 与炎症性肠病密切相关:75%的患者合并有炎症性肠病,其中90%为溃疡性结肠炎。
- 虽然多种自身抗体和免疫球蛋白水平可能升高,但没有特异性血清学标志物。
- 患者患有溃疡性结肠炎,血清学检查支持胆汁淤积,并具有特征性胆管造影表现,则强烈支持本病的诊断。
- 本病引起的肝硬化有导致肝癌的高风险。
- 多达20%的患者发展至胆管癌。
- 目前没有治疗手段被证明是可靠有效的。内镜和外科手术的方法,包括肝移植,通常用于胆管的显著狭窄、失代偿性肝衰竭、肝细胞癌和(或)胆管癌。

## 要点

### 原发性胆汁性肝硬化
- 早期阶段MRI门静脉周围可见T2高信号。
- 进展期有43%的病例出现门静脉周围"晕征"。
- 60%~80%的病例可见上腹部淋巴结肿大。
- 胆管造影的表现通常是正常的,但有时可观察到胆管的弥漫性衰减。
- 门静脉高压可先于肝硬化。
- 继发肝癌的风险显著提高,建议每6~12个月行横断面影像学筛查。

### 原发性硬化性胆管炎
- 其特征性表现是胆管多灶性狭窄,与正常或扩张胆管段交替存在,形成特征性"串珠样"外观。
- ERCP胆管呈"枯枝样"表现,这是由于远端外周胆管无对比剂充填。
- 胆管癌的风险显著提高,建议每年行超声筛查。但胆管癌和肝癌的影像学筛查作用尚不明确。

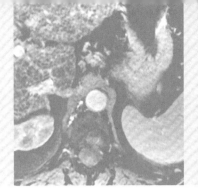
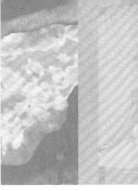

# 第**44**章

# 肝脏的变异

Onofrio Catalano, Leslie K. Lee, Joseph R. Grajo and Dushyant V. Sahani

## 一、技术现状

在肝胆系统成像诊断中，MDCT 和 MRI 对肝胆外科起重要作用，可帮助选择最佳治疗方法，减少并发症发生，辨别外科手术需关注的解剖部位。

胆管和肝动脉解剖变异是常见的，这些变异决定手术方法，并预测术后并发症的风险，无论是复杂的外科手术，如肝移植，还是更常见的手术，如腹腔镜胆囊切除术。

MDCT 和 MRI，尤其是肝胆特异性对比剂的使用（如 Gd-EOB-DTPA、Gd-BOPTA、锰福地吡三钠），可清楚地显示胆管及动脉解剖变异，与术中胆管造影和数字减影血管造影（digital subtraction angiography, DSA）高度一致。

## 二、利与弊

对比增强 MDCT 和 MRI 是非侵入性技术，可行血管造影与肝实质评价。

MDCT 和 MR 血管成像（magnetic resonance angiography, MRA）与导管血管造影高度一致，且为非侵入性，减少许多相关并发症。此外，与导管血管造影相比，MDCT 辐射较少，MRI 没有辐射。

由于经胆汁排泄对比剂的可用性，现在可以通过 MDCT 和 MRI 以无创的方式进行胆管造影术。目前，多排螺旋 CT 胆管造影，由于其较高的空间分辨率，比 MR 胆管造影具有更好的二级胆管显影。

笔者所在的机构使用多排螺旋 CT、MRA 和 MRCP 方案，总结在表 44-1～表 44-3 中。从 MDCT 和 MRI 得到的原始数据，经后处理使影像信息最大化，包括多平面重建、三维重建、MIP 及 VR。

## 三、争论

MDCT 和 MRI 两者之间哪个是评价肝变异的最佳方式仍不确定。这两种方法都得到了迅速的改进，各有其优缺点。目前选择何种特定方式主要取决于医疗机构。

## 四、正常解剖

胆管、肝动脉、肝静脉和门静脉的解剖变异是常见的。典型的胆管和肝动脉解剖分别只占人群的 58% 和 55%。了解解剖变异，须提供一个简短的正常解剖描述。

（一）肝 肝（图 44-1）是一个大的、楔形的实质器官，占据了大部分的右季肋部和上腹部，其狭窄末端延伸到左上腹部。肝镰状韧带、圆韧带、静脉韧带把肝脏划分成一个大的右叶和一个较小左叶。该解剖学描述与功能性肝脏解剖无关，因此不足以用于介入放射学和外科手术。相反，肝脏的功能解剖基础是血管和胆管区域（图 44-2）。Cantlie 线，在 75° 斜冠状面向左走行，从胆囊中部至 IVC 左侧，将肝脏分为左、右两部分。从大体上说，这会产生右肝和左肝，这是两个独立的功能单元，有独立的血管流入流出途径和自身的胆管引流系统。肝中静脉（middle hepatic vein, MHV）沿着 Cantlie 线头端延续。肝右静脉（right hepatic vein, RHV）、MHV 和肝左静脉（left hepatic vein, LHV）把肝脏分为四个区，每一区有一个独立的肝蒂。后外侧区和前内侧区位于右肝，后区和前区位于肝左叶。后区与肝 Ⅱ 段连续，前区以脐裂分为内侧段（Ⅳ）和外侧段（Ⅷ）。在门静脉分叉水平横断面将后外侧区分为后段（Ⅶ）和前段（Ⅵ），前内

表44-1 MDCT血管造影扫描方案

| 项 目 | 肝动脉期 | 静脉期 |
|---|---|---|
| 范围 | 全肝 | 全肝 |
| 扫描时间 | 静脉团注后20～25 s | 60～65 s |
| 团注追踪 | 腹腔动脉水平主动脉CT值达125 HU时自动触发 | |
| 螺距 | 1～1.5 | 1～1.5 |
| 层厚 | 1～2 mm | 2～5 mm |
| 峰值电压（kV） | 120～140 | 120～140 |
| 电流（mA） | 200～280 | 200～280 |
| 图像重建层厚 | 1～2 mm，50%重叠区域 | 2～5 mm，50%重叠区域 |

表44-2 MR血管造影方案

| 项 目 | 肝动脉期 | 静脉期 | 延迟期 |
|---|---|---|---|
| 扫描延迟 | 15～18 s | 60 s | 180 s |
| TR和TE | TR最小值，TE 15 ms | TR最小值，TE 15 ms | TR最小值，TE 15 ms |
| 翻转角 | 100° | 100° | 100° |
| 视野 | 400 mm | 400 mm | 400 mm |
| 有效截面 | 2～4 mm | 2～4 mm | 2～4 mm |
| 矩阵 | 160×256 | 160×256 | 160×256 |

表44-3 MRCP方案

| 项 目 | T2W MRCP | 3D SPGR |
|---|---|---|
| 扫描延迟 | 无 | Gd-BOPTA：60 min Gd-EOB-DTPA：20 min |
| TR和TE | TR 2 800～3 300 ms，TE 900～1 100 ms | TR 6.5 ms，TE 2.1 ms |
| 翻转角 | 0° | 15° |
| 视野 | 400 mm | 400 mm |
| 有效截面 | 60 mm | 2.4 mm |
| 定位 | 斜冠状位 | 轴位和冠状位 |
| 矩阵 | 160×256 | 160×256 |

注：MRCP，磁共振胰胆管成像；3D SPGR，三维扰相梯度回波。

侧区分为前段（Ⅴ）和后段（Ⅷ），Ⅳ段再细分成亚后段（Ⅳa）和亚前段（Ⅳb）。尾状叶构成Ⅰ段或Spigel叶，由于其自身的血管系统，独立于其他肝叶。

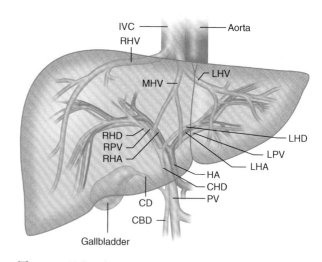

图44-1 肝脏正常解剖图。Aorta，主动脉；IVC，下腔静脉；CBD，胆总管；CD，胆囊管；CHD，肝总管；HA，肝动脉；LHA，肝左动脉；LHD，肝左管；LHV，肝左静脉；LPV，门静脉左支；MHV，肝中静脉；PV，门静脉；RHA，肝右动脉；RHD，肝右管；RHV，肝右静脉；RPV，门静脉右支；Gallbladder，胆囊

超声图像正常肝脏显示均匀的低回声。血管和胆管无回声（图44-3）。

MDCT平扫，肝脏表现出均匀的等密度（50～75 HU），类似于脾脏（图44-4）。血管和胆管呈低密度。对比增强图像，肝衰减值逐渐增加，在门脉期强化达峰值，静脉期持续强化。通常最大动脉增强发生在肝动脉期，通常在对比剂注射开始后约30 s，在注射对比剂后约70 s门静脉和肝静脉最大强化。胆管系统不显影，除非对比剂经胆汁排泄。

MRI检查，正常肝脏信号强度与序列相关。在T1WI肝脏信号高于脾脏，在T2WI肝脏信号低于脾脏，而且总是呈均匀信号（图44-5）。

使用非特异性钆对比剂如Gd-DTPA，正常肝脏信号均匀性增强，持续时间短。相反，肝脏特异性对比剂被肝细胞所吸收。网状内皮系统特异性对比剂，由铁微粒组成，被肝枯否细胞摄取，导致T2*WI的肝脏信号衰减。肝脏特异性对比剂包括Gd-EOB-DTPA和Gd-BOPTA，被肝细胞选择性地摄取而不被代谢，从而导致T1WI延迟期肝脏均匀性增强，之后经胆汁排泄，胆管系统强化。胆汁排泄剂量约占Gd-EOB-DTPA总剂量的50%，而Gd-BOPTA为5%。应该注意的是，与非特异性钆对比剂相比，Gd-EOB-DTPA剂量是其推荐临床剂量的四分之一（0.025 mmol/kg vs 0.1 mmol/kg），由于Gd-EOB-DTPA具有相对较高的弛豫率。这种低剂量的Gd-EOB-DTPA临床剂量可能导致动脉和静脉期血管增强不明显，而且由于注射量小，可能导致团注速率/采集时间误差。

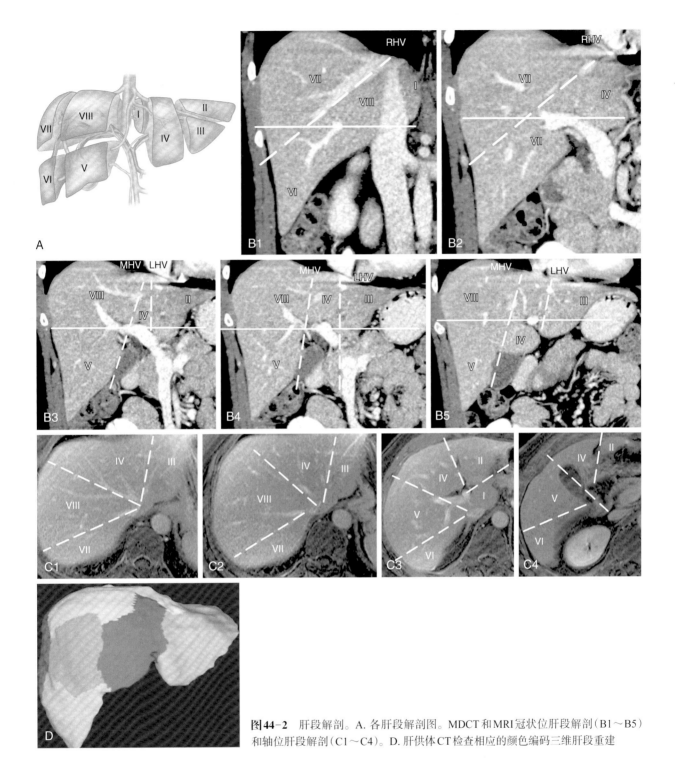

**图44-2** 肝段解剖。A. 各肝段解剖图。MDCT和MRI冠状位肝段解剖（B1~B5）和轴位肝段解剖（C1~C4）。D. 肝供体CT检查相应的颜色编码三维肝段重建

（二）**肝动脉解剖** 正常肝动脉经肝固有动脉分为左、右肝动脉，可在约55%的人群中观察到（图44-6）。表44-4给出了肝动脉变异解剖的Michel分类。

（三）**肝静脉解剖** 正常肝静脉有三支肝静脉（LHV、MHV、RHV），汇入下腔静脉。LHV引流肝脏Ⅱ、Ⅲ段，MHV引流肝脏Ⅳ、Ⅴ段，RHV引流肝脏Ⅴ~Ⅶ段。约60%的人群MHV与LHV形成共同管

道（图44-7）。

（四）**门静脉的解剖** 正常门静脉由肝门处门静脉主干分支为门静脉右支（right portal vein, RPV）和门静脉左支（left portal vein, LPV）。RPV随后分为前、后支（图44-8）。

（五）**肝胆管解剖** 正常胆管解剖可见于约58%的人群，分为肝右管（right hepatic duct, RHD）和肝左管（left hepatic duct, LHD），分别为左肝和右肝引流

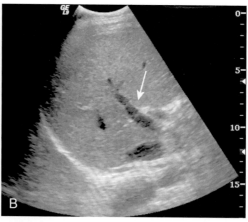

图44-3 正常肝脏超声图像。A,B.正常肝实质呈均匀的低回声。血管和胆管呈无回声。图B中箭头处表示RPV

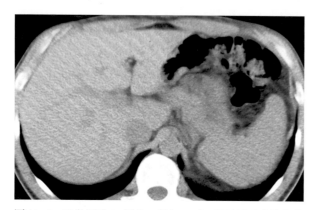

图44-4 正常肝脏CT图像。平扫CT上，肝脏呈现为均匀的中等密度，与脾相似

表44-4 肝动脉变异Michel分级

| 种类 | 出现率 | 表现 |
| --- | --- | --- |
| I | 55% | RHA、MHA、LHA 起源于 CHA |
| II | 10% | RHA、MHA、LHA 起源于 CHA；替代性 LHA 起源于 LGA |
| III | 11% | RHA、MHA 起源于 CHA，替代性 RHA 起源于 SMA |
| IV | 1% | 替代性 RHA 和 LHA |
| V | 8% | RHA、MHA、LHA 起源于 CHA；副 LHA 起源于 LGA |
| VI | 7% | RHA、MHA、LHA 起源于 CHA；副 RHA |
| VII | 1% | 副 RHA 和副 LHA |
| VIII | 4% | 替代性 RHA 和副 LHA 或替代性 LHA 和副 RHA |
| IX | 4.5% | 肝总动脉起源于 SMA |
| X | 0.5% | 肝总动脉起源于 LGA |

注：CHA，肝总动脉；LGA，胃左动脉；LHA，肝左动脉；MHA，肝中动脉；RHA，肝右动脉；SMA，肠系膜上动脉。

（图44-9）。RHD分为右后肝管（right posterior hepatic duct, RPHD）和右前肝管（right anterior hepatic duct, RAHD）。RPHD引流后区Ⅵ和Ⅶ段，呈水平走行，之后沿RAHD走行，引流前区Ⅴ、Ⅷ段，呈垂直走向。RAHD与RPHD通过内侧通路汇合形成短的RHD。左叶Ⅱ~Ⅳ段回流形成LHD。RHD和LHD汇合成肝总管（common hepatic duct, CHD）。肝尾状叶胆管根部汇入LHD或RHD。胆囊管一般在中1/3的地方从侧面汇入胆总管。

## 五、病理生理学

肝脏变异可分为肝实质变异和肝血管胆管变异。

（一）肝实质变异 肝实质变异没有临床意义，除非与肿块或肝体积减小难以鉴别。具有这种变异的肝脏不适合部分捐赠或用作活体肝移植。

肝脏可发育不全，导致肝段或甚至整个肝叶缺失（发育不全）、体积小（发育不良）（图44-10），或过度发育，导致副叶、实质性桥梁或增生的乳头状叶。左或右肝叶发育不良的特点是：① 相关肝叶缺乏肝动脉、门静脉分支和胆管系统。② 其余肝叶和尾状叶肥大。③ 可能有胆囊、结肠和脾脏错位。副叶可以与主肝相连也可能异位，在这种情况下，被认为起源于肝外胆管。实质性桥梁可能会环绕胆囊或包绕下腔静脉。

乳头状增生主要发生于尾状叶和肝脏的前下缘。后者可见舌样实质性突出，称为Riedel叶。

假性膈肌凹陷通常与肝脏局灶性病变相混淆。表现为周边楔形低密度区，凹进肝脏表面，缺乏对比度增强，紧贴肋骨。在不确定的情况冠状面图像可以鉴别（图44-11）。

（二）肝血管胆管变异 肝血管胆管变异本身通常没有任何临床症状，但是在肝胆外科手术的情况

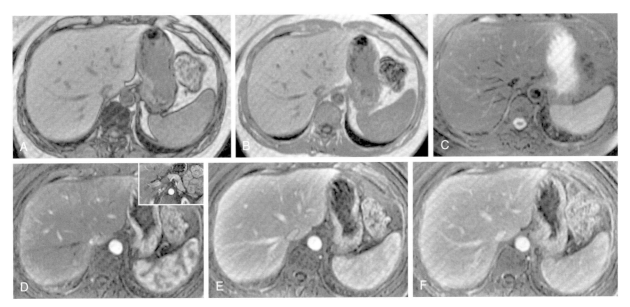

**图44-5** 正常肝脏MR图像。在反相位（A）和同相位T1WI（B）MRI上，正常肝组织信号高于脾。肝脏在T2WI上低于脾脏信号（C），注射非特异性钆对比剂，肝脏均匀性强化。动脉期肝静脉无强化（D），而肝实质和门静脉强化（图D右上角小图）。门脉期（E）和延迟期（F），肝静脉和肝实质均强化

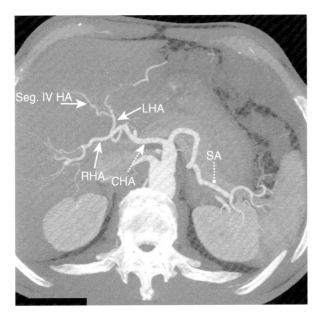

**图44-6** 正常肝动脉解剖。轴位MIP图像显示肝动脉正常解剖。CHA，肝总动脉；RHA，肝右动脉；LHA，肝左动脉；Seg. IV HA，S4段肝动脉；SA，脾动脉

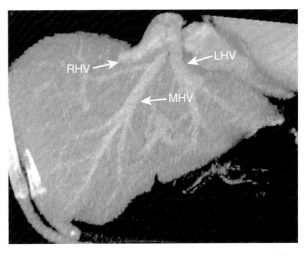

**图44-7** MDCT冠状位MIP肝静脉汇合。LHV，肝左静脉；MHV，肝中静脉；RHV，肝右静脉

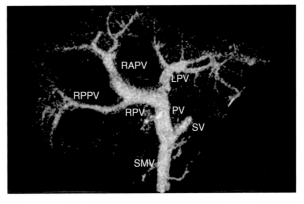

**图44-8** 三维CT门静脉造影正常门静脉分支。LPV，门静脉左支；PV，门静脉；RAPV，门静脉右前支；RPPV，门静脉右后支；RPV，门静脉右支，SMV，肠系膜上静脉；SV，脾静脉

下，可能会显著地影响患者的治疗和预后。手术相关性很大程度上取决于需要进行手术的过程（如肝移植、腹腔镜胆囊切除术）。因此，根据具体外科手术，下面对肝血管和胆管变异进行描述。包括数量、来源和所涉及的血管走行异常。

1. 胆囊切除术　虽然开腹或腹腔镜胆囊切除术均可发生胆管损伤，但后者更常见。引流部分肝右叶至肝外胆管树的肝右管变异（3.2%～18%的人群），

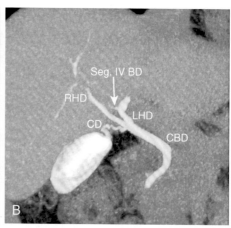

**图44-9** 三维对比增强T1WI MR胆管造影（A）和MDCT胆管造影（B）显示两个不同病例的正常胆管解剖。CBD，胆总管；CD，胆囊管；CHD，肝总管；LHD，肝左管；RHD，肝右管；RAHD，右前肝管；RPHD，右后肝管；Seg. IV BD，S4段引流胆管

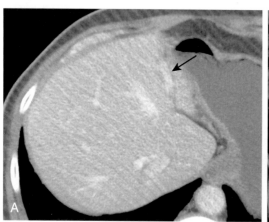

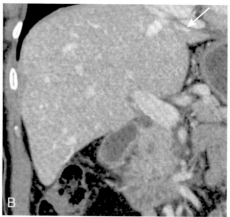

**图44-10** 肝左叶发育不良。MDCT轴位（A）和冠状位（B）。肝左叶发育不良的特点是肝左叶体积减小。相应的胆管、肝动脉、肝静脉和门静脉血管存在，但管径缩小。箭头处为肝左静脉

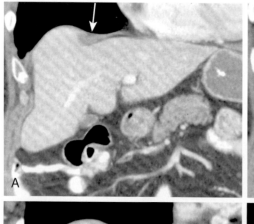

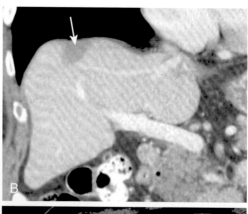

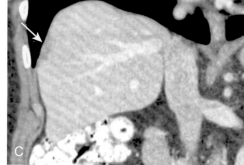

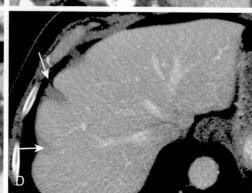

**图44-11** 膈肌凹陷。MDCT冠状位（A～C）和轴位（D）。膈肌凹陷（箭头处）是由横膈紧贴肝脏引起。表现为肝脏周围的楔形低密度区，缺乏对比增强。在不确定的情况下，冠状位更容易识别

与这种损伤有关。胆囊切除术中胆囊角附近可能无意中切断或结扎,导致胆瘘、胆汁瘤、脓毒症、疼痛、胆管炎、胆管萎缩甚至黄疸。

胆囊管汇入存在变异,包括低位汇入和高位汇入肝总管,汇入肝右管,以及副导管或胆囊肝管的存在。约10%的人群胆囊管长距离在共同纤维鞘中与肝总管下方伴行,在这种情况下,肝总管可能会被当作胆囊管,造成肝总管不慎切断或结扎。如果长的平行胆管太靠近肝总管结扎,也可能发生肝外胆管狭窄。

另一个潜在的并发症是术后胆囊管残端过长,可诱发结石和胆囊切除术后综合征。

2. 活体肝移植(living donor liver transplantation, LDLT) 对于活体肝移植,必须保证供体肝叶残余部分和移植到受体后的肝叶均有足够的代谢活力。半肝切除术是沿着相对无血管平面上进行,接近Cantlie线,将左、右肝分离。其在肝中静脉右侧1cm处,连接胆囊窝和下腔静脉(图44-12)。一般情况下,肝右叶移植用于成人对成人LDLT;肝左叶移植通常用于儿童受体或小体型受体。对于术前的选择和规划,重要的血管、胆管和体积方面需要考虑。

移植静脉引流与血液供应之间的平衡,以及充足的胆管引流是肝移植成功的先决条件。不经意的动脉或静脉切断或结扎,造成肝动脉梗死或静脉充血,严重损害移植物,导致其失效。因此,需要术前识别沿解剖平面走行的血管,以确定手术是否可行,如果可行,可指导选择正确的手术方式。

肝脏解剖变异的重要性取决于他们是供体还是受体。例如,受体胃左动脉替代或附属肝左动脉的情况下,肝切除后需要额外的步骤结扎血管源头,但发生在供体这些则不重要(图44-13和图44-14)。另一方面,供体IV段动脉血供的变异是非常重要的,因为肝切除平面将切断其动脉供应,但这发生在受体则不重要。其他的变异可能供体和受体均需要额外的手术步骤(图44-15)。表44-5总结了受体和供体动脉变异。

肝静脉之间的变异中,肝中静脉变异和副肝静脉的存在对肝移植有重要意义。肝中静脉分支模式影响肝切除面的位置。引流VIII和V段的肝静脉分支可能汇入肝中静脉。右上前段(VIII段)回流静脉汇入到肝中静脉需要额外的手术步骤,以避免同一肝段静脉淤血(内侧部静脉淤血)、坏死、萎缩(图44-16)。

47%的人群肝右静脉直接汇入下腔静脉,这发生在供体是有意义的。当它从肝静脉沿下腔静脉引

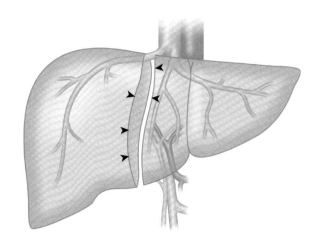

**图44-12** 解剖图显示半肝切除术平面(三角处),该平面向肝中静脉右侧延伸1cm,并连接胆囊窝和下腔静脉

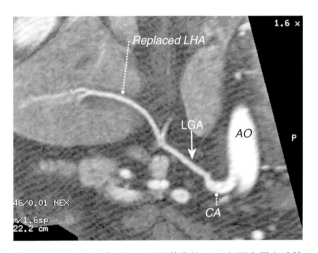

**图44-13** MDCT曲面MIP显示替代性LHA起源自胃左动脉(LGA)。AO,主动脉,CA,腹腔动脉

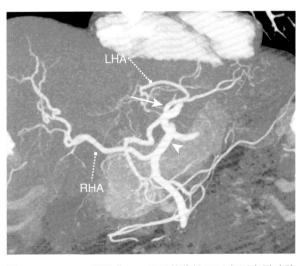

**图44-14** MDCT冠状位MIP显示替代性LHA起源自胃动脉(箭头处),替代性RHA起源自SMA(三角处)

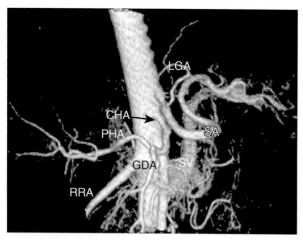

**图44-15** 3D-VR MDCT 显示肝动脉变异解剖。肝总动脉（CHA）、脾动脉（SA）和LGA分别从主动脉发出。GDA，胃十二指肠动脉；PHA，肝固有动脉；RRA，右肾叶间动脉；SV，脾静脉

**表44-5　肝动脉变异和肝移植**

| 变　异 | 对手术的影响 |
|---|---|
| **供体肝动脉变异** | |
| MHA起源于RHA | 肝平面会切断该动脉，损害肝左叶动脉血供 |
| CHA三分叉为RHA、LHA和GDA | 夹紧或结扎CHA可引起胃或十二指肠灌注不足 |
| RHA或LHA在GDA之前起源于CHA | 夹紧或结扎CHA可引起胃或十二指肠灌注不足 |
| **受体肝动脉变异** | |
| 短RHA | 增加手术复杂性，导致难以吻合 |
| 腹腔动脉狭窄 | 增加移植失败和胆管并发症风险 |
| 替代性或副LHA（Michel Ⅱ、Ⅴ型），替代性肝总动脉起源于SMA（Michel Ⅸ型） | 增加手术复杂性 |

注：CHA，肝总动脉；GDA，胃十二指肠动脉；LHA，肝左动脉；MHA，肝中动脉；RHA，肝右动脉；SMA，肠系膜上动脉。

流距离超过40 mm，将两根静脉植入受体可能是困难的。表44-6总结了受体和供体静脉变异。

在众多门静脉变异中，10%～16%的患者可见三分叉（图44-17），虽然不是手术禁忌证，但需要额外的手术步骤。此外，门静脉左支分叉与门静脉右支分叉之间的距离需要在术前评价。表44-7总结了与肝移植相关的门静脉变异。

7%～10%的供体可有胆管并发症，包括胆漏、胆

**表44-6　肝静脉变异与肝移植**

| 变　异 | 对手术的影响 |
|---|---|
| **供体相关肝静脉变异** | |
| 右肝下副静脉＞3 mm | 增加手术复杂性，必须修改手术技术 |
| **受体相关肝静脉变异** | |
| 右肝下副静脉汇入IVC超过主肝静脉与IVC汇合处3 cm | 增加手术复杂性，必须修改手术技术 |
| Ⅷ段肝静脉早期分支 | 增加手术复杂性，必须修改手术技术 |
| Ⅴ、Ⅶ段异位引流至MHV | 内侧节段充血与萎缩风险 |
| 肝静脉早期汇合 | 增加手术复杂性，必须修改手术技术 |

注：IVC，下腔静脉；MHV，肝中静脉；RHV，肝右静脉。

管狭窄，活体肝移植是最常见的发病原因。术前影像学检查胆管解剖变异对预防这类并发症是有用的（图44-18）。

右后肝管回流至肝左管，是最常见的胆管变异之一（15.6%的病例），可以导致供体无意的胆管损伤。其他的胆管手术相关的解剖变异包括肝右管后下支回流至肝左管和胆管分叉（图44-19）。使用MDCT胆管造影和MRCP行胆管解剖变异的术前影像学评价（图44-20），有助于预防胆管损伤（1.9%）。表44-8总结了受体和供体胆管变异。

肝脏轴位像的容积后处理有助于术前的选择和手术计划的制订。供体和受体的考虑因素决定了移植物是右侧移植还是左侧移植。对于供体来说，肝切除术的规模与发病率和死亡率相关，这是选择性手术中的一个重要考虑因素。对于受体来说，移植物必须适应肝硬化生理引起的门静脉高压。如果移植物不足以支撑，就会出现小肝综合征，这样过度的门静脉循环会损害窦状微血管，使移植肝功能丧失，导致肝细胞缺血，并出现肝功能不全、胆汁淤积和凝血病等并发症。肝右叶、左叶和尾状叶的容积评价可允许术前患者和移植物选择、计划额外的血管结扎、移植和必要的重建。

3. 肝肿瘤切除术　肝肿瘤切除术是治疗肝转移瘤的主要方法。合适的术前患者选择和手术计划对于其余部分健康的肝脏进行肝肿瘤切除是非常重要的，更重要的是，在残余肝体积较小或在患者肝功能受损的情况下，即使是轻微的并发症如胆漏或

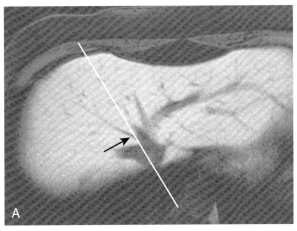

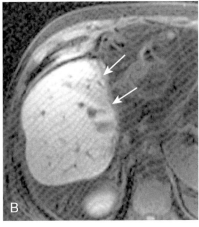

**图44-16** Ⅷ段静脉流入MHV。A. 轴位MRI T1WI显示供体Ⅷ段静脉(箭头处)流入MHV。半肝切除术平面(白线处)在Ⅷ段肝静脉汇入IVC前切断。B. 术后轴位MRI T1WI显示受体相应肝段萎缩(箭头处)

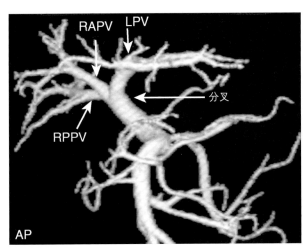

**图44-17** 3D-VR MDCT显示门静脉三叉分支。CT血管造影显示门静脉的三叉分支(箭头处)为LPV、门静脉右前支(RAPV)和门静脉右后支(RPPV)

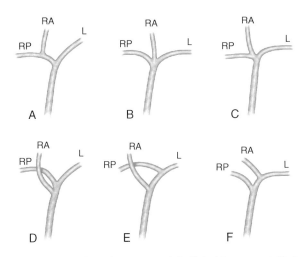

**图44-18** 胆管变异图。A. 正常胆管解剖。B. 三叉模式。C. 短RHD。D. RAHD延续到CHD。E. RPHD引流到LHD。F. RAHD引流到LHD。L,左; RA,右前; RP,右后

| 表44-7 门静脉变异与肝移植 | |
| --- | --- |
| **变 异** | **对手术的影响** |
| **供体相关门静脉变异** | |
| 门静脉三分叉 | 必须修改手术方案,因为手术时缺乏钳夹的肝门段,以防止供体出血和受体吻合困难 |
| V段肝门小静脉 | 必须修改手术方案以避免出血和缺血 |
| **受体相关门静脉变异** | |
| Ⅶ段背侧支供应右叶后上区域 | 必须修改手术方案以避免受体缺血 |
| 门静脉三分叉 | 必须修改手术方案,因为手术时缺乏钳夹的肝门段,以防止供体出血和受体吻合困难 |
| 门静脉分叉成锐角 | 肝脏再生可能包绕静脉,减少血供,引起移植肝缺血 |
| 短门静脉 | 可能引起移植失败 |

| 表44-8 胆管变异与肝移植 | |
| --- | --- |
| **变 异** | **概 率** |
| **供体相关胆管变异** | |
| RPHD 直接汇入LHD | 13%~19% |
| 三分叉: RAHD、RPHD、LHD同时排空汇入CHD | 11% |
| RPHD 直接汇入CHD | 5% |
| 副肝管 | 2% |
| **受体相关胆管变异** | |
| LHD汇入RAHD | 4% |
| 三分叉: RAHD、RPHD、LHD同时排空汇入CHD | 11% |
| 胆囊管直接汇入RHD | 非常罕见 |
| 副肝管 | 2% |

注: CHD,肝总管; LHD,肝左管; RAHD,右前肝管;
RPHD,右后肝管。

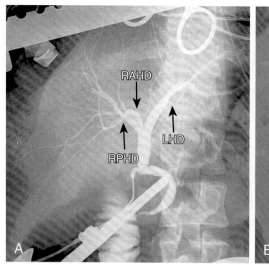
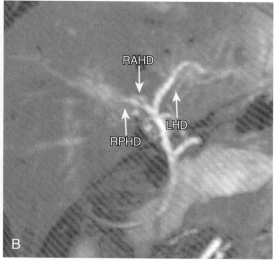

**图44-19** 常规方法及锰福地吡三钠增强磁共振胆管造影显示胆管三叉分支。术中胆管造影（A）和增强磁共振胆管造影MIP图像（B）显示胆管三叉分支。LHD，肝左管；RAHD，右前肝管；RPHD，右后肝管

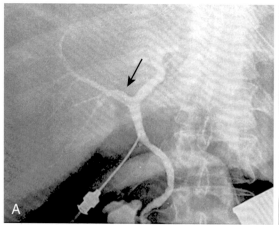
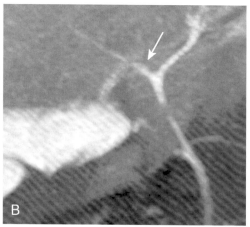

**图44-20** 常规方法及锰福地吡三钠增强磁共振胆管造影显示RHD早期分支。术中胆管造影（A）和增强磁共振胆管造影MIP图像（B）显示RHD早期分支（箭头处）

部分肝坏死也可能是致命的。影像诊断需要确定肝胆外科解剖和转移瘤的数量、大小、位置和手术切缘（图44-8），并确定患者可以接受手术的目的是切除病变的同时保留剩余的肝功能。为了这个目的，需要评价预期保留肝脏，以保持足够的残肝（包括两个相邻的肝段）、充足的血管流入和流出、胆管引流，和是否存在肝脂肪变性。

血供阻断或静脉淤血风险区域需要术前了解，以确定手术的可行性及采用适当的技术。动脉和（或）静脉与肿瘤的空间关系，决定了手术技术影响和重要性水平。表44-9至表44-11总结了肝肿瘤手术相关最重要的血管变异。

胆管并发症是引起肝肿瘤切除术多数并发症的重要原因（3.6%～8.1%），是肝功能衰竭（35.7%）、手术死亡（39.3%）的高风险因素。最严重的并发症之一是胆漏。左半肝切除术后左肝内胆管汇合的复杂性和变异致使胆管并发症的发病率较高。表44-12总结了部分肝切除手术相关的胆管变异。

4. 介入治疗 对于肝脏晚期恶性疾病的患者，无论是转移性肝脏恶性肿瘤还是原发性肝脏恶性肿瘤，手术切除或肝移植都可能不是可行的治疗方法。在这些情况下，可以实行动脉内经导管化疗栓塞和放射性栓塞。

肝转移瘤的血液供应主要来自肝动脉，而正常肝脏主要是靠门静脉供血。因此，经导管肝动脉栓塞的目的是把治疗药物输送至恶性肿瘤，同时最大限度地减少对正常肝脏和其他器官的药物剂量和毒性（非靶向栓塞）。

表44-9 肝动脉变异和对肿瘤切除术的影响

| 动 脉 变 异 | 肝右叶肿瘤切除术 | 肝左叶肿瘤切除术 |
|---|---|---|
| 替代性LHA起源于LGA（Michel Ⅱ） | − | + |
| 替代性RHA起源于SMA（Michel Ⅲ） | + | − |
| 替代性RHA和替代性LHA（Michel Ⅳ） | + | + |
| 副肝左动脉起源于LGA（Michel Ⅴ） | − | + |
| 副肝右动脉（Michel Ⅵ） | + | − |
| 副肝左动脉和副肝右动脉（Michel Ⅶ） | + | − |
| 替代性RHA和副肝左动脉或替代性LHA和副肝右动脉（Michel Ⅷ） | + | + |
| 肝总动脉起源于SMA（Michel Ⅸ） | + | + |
| 肝总动脉起源于LGA（Michel Ⅹ） | + | + |

注：LGA，胃左动脉；LHA，肝左动脉；RHA，肝右动脉；SMA，肠系膜上动脉。

表44-10 肝静脉变异和肿瘤切除术

| 静 脉 变 异 | 肝右叶肿瘤切除术 | 肝左叶肿瘤切除术 |
|---|---|---|
| Ⅷ段引流至MHV | − | + |
| Ⅴ和Ⅵ段副肝下静脉直接引流至IVC | + | − |
| 副肝中静脉直接引流至IVC | − | + |

注：IVC，下腔静脉；MHV，肝中静脉。

表44-11 门静脉变异和肿瘤切除术

| 静 脉 变 异 | 肝右叶肿瘤切除术 | 肝左叶肿瘤切除术 |
|---|---|---|
| 门静脉三分叉 | − | + |
| 门静脉右支和门静脉左支供应Ⅷ段 | + | − |

表44-12 胆管变异和肿瘤切除术

| 变 异 | 肝右叶肿瘤切除术 | 肝左叶肿瘤切除术 |
|---|---|---|
| RPHD直接汇入LHD | − | + |
| LHD直接汇入RHD | + | − |
| 三分叉：RAHD、RPHD、LHD同时排空汇入CHD | + | + |

注：CHD，肝总管；LHD，肝左管；RAHD，右前肝管；RPHD，右后肝管。

彻底了解患者的血管解剖和靶病灶的血供对于治疗计划是至关重要的，这在一定程度上是通过手术前的影像和对腹腔动脉和肠系膜上动脉的初步血管造影来实现。门静脉造影是必要的，因为这一人群中门静脉血栓形成的风险增加。应注意鉴别肿瘤的肝外供血血管变异。后者对于大的肿瘤（63%的肿瘤＞6 cm）、包膜位置（17%）和先前的栓塞治疗尤其重要。侧支血管可包括膈动脉、肾上腺动脉、右胸廓内动脉、网膜动脉、肾动脉、胃左动脉和胆囊动脉。在某些情况下，需要预防性栓塞侧支血管，以防止非靶向栓塞。

最后，对于结直肠癌转移患者来说，血管方面的考虑也很重要，其接受肝动脉灌注泵进行肝导向化疗作为全身化疗的辅助手段。泵导管定位必须确保在不灌注肝外组织的情况下将化疗药物输送至肝脏，同时尽量减少可能导致动脉血栓形成的原位湍流。正常动脉解剖患者，肝动脉灌注泵插入胃十二指肠动脉起源段之后的肝固有动脉。动脉解剖变异患者，应将泵尽量置于主肝动脉近端，但尽量在胃十二指肠动脉起源段的远端。在患者动脉变异的情况下，如替代肝右动脉和肝左动脉（Michel Ⅱ、Ⅲ和Ⅳ型），该技术可能需要修改。

## 六、影像学表现

（一）X线摄影 常规放射学无法评价肝实质和血管变异，经导管血管造影是评价血管的金标准，但是，由于其侵入性、存在电离辐射，以及MDCT和MRA准确性的改善，使血管造影仅限于在介入手术操作中进行。

（二）CT MDCT可准确评价肝实质变异，包括副叶的存在。MDCT血管造影提供肝脏血管解剖的详细图像，而MDCT胆管造影则可非侵入性检测胆管变异。

（三）MRI MRI对评价肝实质、血管和胆管变异具有与MDCT相同的能力。此外，由于肝特异性对比剂的可用性，如Gd-BOPTA和Gd-EOB-DTPA，可用以疑似异位副肝叶的评价。

（四）超声 在许多临床情况下，超声是评价肝实质变异首先的诊断成像工具。然而，超声对评价和描述血管解剖学特征的作用有限。

（五）影像检查选择 MDCT和MR血管造影和胆管造影是肝解剖评价的准确成像工具（表44-13）。仔细评价原始数据和后处理影像，可对正常解剖和解剖变异进行识别。

表44-13 肝变异影像诊断方法的准确性、局限性和缺点

| 检查方法 | 准 确 性 | 局 限 性 | 缺 点 |
|---|---|---|---|
| X线摄影 | 常规血管造影术95.8% | 电离辐射，侵入性，可能引起并发症 | |
| CT | 93.2% | 电离辐射 | 分析原始数据和后处理图像以避免误诊 |
| MRI | 93% | 需要患者配合费用高 | 分析原始数据和后处理图像以避免误诊 |
| 超声 | 没有详尽的数值 | 肥胖和肠气过多影响观察，依赖于操作者，难以获得全面的影像 | 不能全面评价血管解剖 |
| 核医学 | 没有详尽的数值 | 辐射，目前没有作用 | 不能评价血管解剖 |
| PET-CT | 没有详尽的数值 | 辐射，费用高 | 不能评价血管解剖 |

## 医师须知

- ■ 肝血管和胆管解剖变异是常见的。
- ■ 解剖变异与临床症状无关。
- ■ 变异可能会明显地影响患者治疗，特别是在外科手术情况下。

## 要点

- ■ 进行外科手术前需要了解肝血管和胆管解剖变异。
- ■ 术前影像学评价对患者选择、手术规划和避免并发症是必需的。
- ■ MDCT、MRA和胆管造影与导管血管造影术和术中胆管造影术一样精确。
- ■ 后处理成像是必需的。

第 **13** 篇

胰　腺

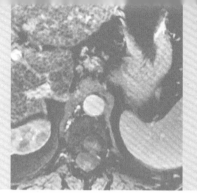
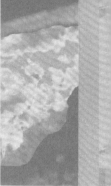

# 第45章

# 胰腺影像

Riccardo Manfredi, Massimiliano Motton, Mirko D'Onofrio, Rossella Graziani, Giovanni Carbognin, Melissa price and Marco Testoni

## 一、MDCT

MDCT已经成为胰腺成像的基本手段。如今,腹部影像学可以得到更高的图像质量,尤其是胰腺影像,通过减少采集时间,增强影像多时相成像,多平面重建使三个空间平面具有更高分辨率,MDCT可显示胰腺大体解剖及其血管的高质量图像。因此,这种技术目前用来诊断各种胰腺先天性疾病、肿瘤、炎症和损伤。

**(一)检查前要点** 胰腺MDCT成像主要基于病变的增强模式与正常胰腺解剖变异的研究。

胰腺MDCT检查的第一步应该是给患者使用阴性口服对比剂,使胃和十二指肠扩张,以易于评价胰腺。阴性口服对比剂是首选,因为使胃和十二指肠壁病变易于评价,容易显示不透X射线的胆总管结石或胰腺钙化。

胰腺对比增强成像是基于不同的对比剂参数,如碘浓度、流量管理和注射速率。

MDCT常规静脉注射碘对比剂,对比剂剂量、注射速率必须适应MDCT更高的扫描速度。

碘的最大剂量不应超过35~45 g,且与所用对比剂的浓度无关。

通过增加对比剂的注射速率或碘浓度(总碘剂量保持恒定),可以实现高对比度增强以研究胰腺;后者更为重要,因为不依赖于静脉通路和血管直径。

细胞外或血管外间隙的对比度增强取决于血管内和细胞外或血管外间隙之间的浓度梯度、细胞外或血管外间隙的体积、器官微血管和细胞界面的渗透性,以及表面积和时间。细胞内和细胞外或血管外间隙高浓度梯度使对比剂大量流入细胞外或血管外间

隙,有助于器官高度强化。

对比剂注射速率和总碘剂量保持恒定,与低浓度对比剂相比,用高浓度对比剂可显著改善动脉期和门脉期增强。

因此,高浓度对比剂的使用使乏血供和富血供的胰腺病灶易于鉴别。

**(二)扫描技术** 普通上腹部CT使用10 mm层厚对准覆盖胰腺进行扫描(图45-1)。根据扫描类型,胰腺期使用1~2 mm层厚进行扫描。胰腺期通常是在注射速率为4~5 mL/s,团注125~150 mL碘对比剂延迟35~40 s后获得。在单次屏气时间内,扫描区域从横膈至十二指肠横断面下方。目前认为基于体重的静脉内对比剂给药方法更适合于优化研究中的碘剂量。剂量为550 mg/kg的碘可用于胰腺和血管增强,转换成1.8~2 mL/kg。

为了下一时相准备,胰腺期采集后需指导患者深呼吸,第二次螺旋采集在延迟70~80 s后扫描(图45-1)。这是门静脉期,覆盖整个上腹部,用2.5~5 mm层厚采集,取决于患者的体型。该时相对于发现小的低密度肝转移灶和鉴别肿瘤包绕的静脉至关重要。如果需要进行CTA可行动脉早期扫描。

**(三)动态成像** 胰腺对比增强成像通常在三个不同的时相进行。第一期是动脉早期,注射对比剂后约20 s获得(图45-1)。在这个时相,对比剂优先集中在动脉丛,胰腺实质几乎没有增强;第二期为延迟动脉期,也被称为胰腺期,注射对比剂后约35~40 s获得。在这个时相,胰腺实质强化最佳;第三期是门静脉期,通常在注射对比剂后65~70 s获得,得到门静脉血管和肝实质的最佳对比度(图45-1)。

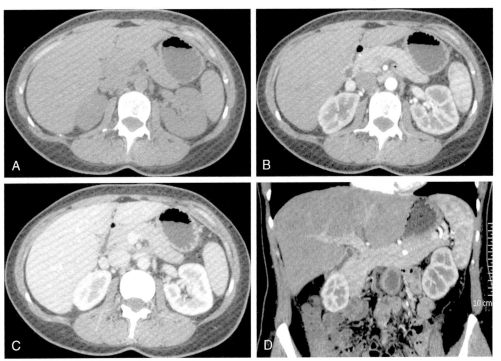

**图45-1** 胰腺的CT解剖结构。CT平扫轴位图像的胰腺（A）显示正常腺体厚度。动态增强胰腺期（B），胰腺实质呈现出显著的、类似于肾皮质的均匀性强化，门静脉期（C）强化廓清。冠状位曲面重建图像（D）可以显示整个主胰管

团注追踪技术（bolus tracking technique，BTT），通过将ROI定位在胰腺上方主动脉水平，当动脉期增强峰值达到预定Hounsfield值（HU）时（通常是120～130 HU）开始获取图像，有助于为每一位患者精确延迟扫描时间。

胰腺期扫描在达到阈值后15 s开始。

**（四）图像后处理** 大量的各种图像后处理可供使用，如曲面重建图像、最小密度投影、容积成像、标准的冠状面和矢状面重建图像，以及斜冠状面重建图像（图45-1）。其中，曲面重建成像可提供血管受累以及导管异常的重要信息；最小密度投影可以用于显示低衰减结构，如胰腺和胆总管，而最大密度投影可以评价高衰减结构，如胰周血管。容积成像有助于胰周血管和肿瘤组织包绕的显示。

额外的2D和3D重建图像可对肿瘤范围、胰周血管侵犯，或导管异常提供基本信息，这在轴位图像可能很难评价，对外科医师和胃肠病专家显示病变特点也是有用的。

## 二、MRI

最近硬件和软件的技术创新使MRI成为研究胰腺的可靠技术。MRI可能是唯一的诊断工具，可以同时显示胰腺实质和局灶性病灶（肿瘤、自身免疫性胰腺炎）或弥漫性病灶（急性或慢性胰腺炎）的病理过程，显示胰管和胆管扩张并鉴别结石、胰周或出血性液体积聚、淋巴结肿大、肝转移和血管异常。

在许多医学中心，目前认为MRI是B超及CT之后研究胰腺的第三种方法，MRI没有那么多技术上的问题，但成本高，最重要的是，MRI耗时长，而处理胰腺疾病的部门能留给影像采集的时间是有限的。

**（一）技术方面** 为了达到最佳的腹部MRI评价，利用高场强的磁场（＞1.0 T）保证高信噪比（signal-to-noise ratio，SNR）、相控阵表面线圈、自动注射器、强大的梯度场，以及保证图像没有运动或呼吸伪影的快速序列。

相控阵表面线圈由若干线圈采集信号，具有很高的信噪比，保证了获得图像的高空间分辨率。最新发展的强大梯度场使得有可能获得快速序列，确保更好的腹部屏气图像，从而消除了降低图像质量的呼吸伪影。

由高场强获得的脂肪饱和，改善了非脂肪组织的兼容度，并减少了由扫描期间皮下脂肪组织的运动引起的相位编码方向的运动伪影。

梯度性能和新脉冲序列的发展，如T1加权体积脂肪抑制序列或半傅立叶快速采集弛豫增强（rapid acquisition with relaxation enhancement，RARE）序列，更易于获得脂肪组织更均匀的饱和度和更好的解剖覆盖性。

快速抑脂序列的发展，使应用钆螯合物的上腹部动态成像得以研究胰腺实质血管，识别和表征病灶，评价任何浸润或累及的胰周血管，并识别和表征肝脏局灶性病变。

**(二)方案** 本方案要求使用以下技术:"同相位"和"反相位"TE GRE序列T1W轴位像;RARE T2W轴位像;半傅立叶RARE T2W轴位和冠状位薄层(5～6 mm)成像;轴位和冠状位MRCP,和GRE抑脂序列T1W轴位像,在静脉注射钆螯合物之前和注药期间可以获得3D技术。

MRCP和MRI技术可以非侵入性研究胆汁和胰管而不必使用对比剂,在多数诊断中已取代直接胆管造影。MRCP原理是使用重TE(>800 ms)T2加权序列。所以,当回波检测时,只有静止的液体(胆汁和胰液)能够产生信号;另一方面,实质器官不产生任何信号。这样,胆汁和胰腺导管与实质器官之间产生良好的对比度分辨率。静脉注射胰泌素时,动态MRI提高主胰管和二级胰管的显示,产生胰腺功能成像。

**(三)影像学表现**

1. T1加权图像 胰腺在T1WI上本质上是高信号,信号值高于其他季肋部器官(图45-2),在T1WI上呈高信号的原因尚不完全清楚。目前的理论认为是胰岛中的胰液含胰腺蛋白量高、腺泡细胞存在大量内质网,或顺磁性离子如锰的存在。在老年人,胰腺的高信号强度可以低于肝脏的信号强度,最可能因为与老龄相关的纤维化。

T1W GRE图像可以用脂肪抑制脉冲(图45-3)消除脂肪组织产生的信号,其中有一个很短的T1弛豫时间,重建超出较窄的范围内的灰度,使序列对小的信号强度变化更敏感。

T1W GRE图像用来显示静脉注射钆对比剂后的胰腺动态成像(图45-4)。获取在25～30 s(动脉毛细血管期)、45 s(胰腺期)和80～90 s(门静脉期)的动态图像(图45-4)。在注射钆对比剂5～10 min后

完成冠状位脂肪抑制T1W图像。

由于其腺体性质,胰腺是一个富血供器官。因此,在注射钆对比剂之后的第1 min,会使信号强度提高76%～115%。在延迟期,胰腺信号强度与肝脏相似。

脂肪抑制T1W GRE图像和注射对比剂之后的动脉期是发现胰腺局灶性病灶最敏感的序列。门静脉期对评价门静脉的病理过程和识别淋巴结肿大是最有用的。延迟期,注射对比剂后10 min获得图像,对发现胆管癌、上行性胆管炎、腹腔脓肿和转移灶更有用。

GRE序列T1W图像,在"同相位"和"反相位"回波时间获得,可用于鉴别肝脂肪变性、淋巴结肿大、急性胰腺炎患者的胰周脂肪组织浸润,具有较高的高铁血红蛋白或蛋白质浓度的液体积聚,以及肾上腺腺瘤。

2. T2加权图像 在T2W图像,胰腺实质信号通常是低于肝实质(图45-5)。生理条件下,T2W图像较好地显示胰胆管解剖和病理过程,以及任何胰周积液、神经内分泌肿瘤、肝转移。

T2加权图像的其他用途包括识别低信号的纤维化和血色素沉着病铁沉积,其主要是导致胰腺内明显低信号。

3. MRCP图像 MRCP是一种非侵入性的评价胆管和胰腺导管的成像技术,能够多平面成像,无须注射对比剂(图45-6)。MRCP采用胆汁和胰腺导管内在液体的固有对比性成像。

在过去的5年中,MRCP的关注点是其在所有现代扫描仪中的准确性、安全性和可用性,使MRCP在大多数的指征中代替诊断性的ERCP。

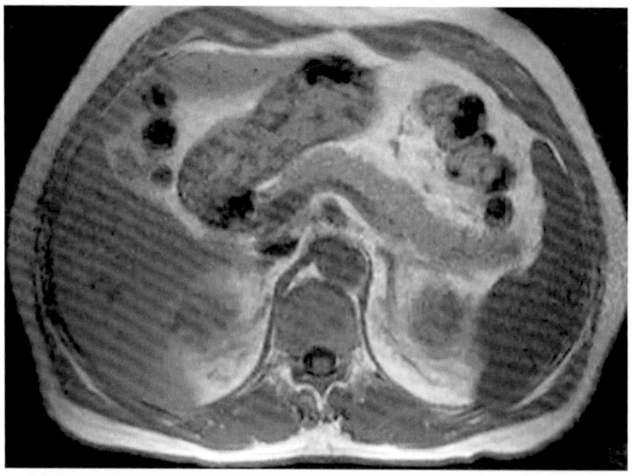

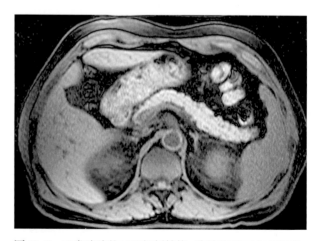

**图45-2** 正常胰腺的MRI解剖结构:T1加权图像。轴位T1加权梯度回波图像(TR和TE分别为145 ms和4.2 ms)显示正常厚度的胰腺实质。与肝脏和脾脏相比,胰腺实质的强度更高

**图45-3** 正常胰腺的MRI解剖结构:脂肪饱和T1加权图像。应用一种脂肪饱和序列消除T1加权图像上高信号强度的脂肪,这种方式改善了图像动态成像范围

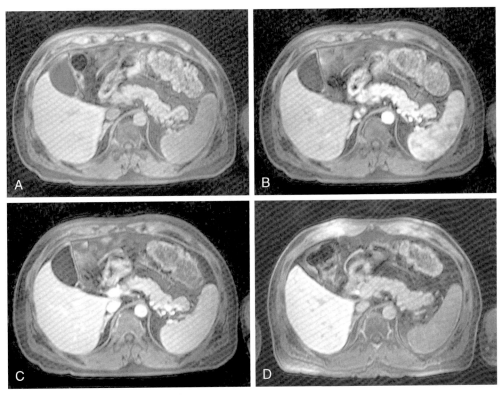

**图45-4** MRI正常胰腺解剖结构:静脉注射钆对比剂的动态成像。A. 钆对比剂注射前的轴位T1加权梯度回波图像。B. 轴位T1加权梯度回波图像动脉期(B)、门静脉期(C)和延迟期(D)的动态增强检查。值得注意的是,胰腺实质在动脉期或胰腺实质期呈现显著增强信号,反映其腺体结构

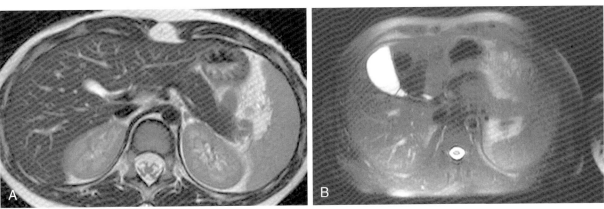

**图45-5** MRI正常胰腺:T2加权成像。A. 轴位T2加权RARE图像(TR和TE分别为3500 ms和80 ms)显示胰腺的信号强度较肝脏和脾脏低。B. 脂肪饱和HASTE T2加权图像可以更好地显示信号强度的变化(TR和TE分别为∞和90 ms)

　　MRCP基本原理是体液,如胆汁和胰液在T2WI产生高信号,而背景信号没有或很少产生信号。MRCP胰胆管树图像与直接胆管造影得到的图像类似[即ERCP或经皮肝穿刺胆管造影(percutaneous transhepatic cholangiography,PTC)]。

　　MRCP已初步应用于对胆管的研究,最初的报道集中在MRCP发现胆管扩张和胆总管结石的准确性。应用MRCP评价胰管并不常见,因为与胆管疾病相比,胰腺疾病不常见,且主胰管与胆总管相比较尺寸小,导致信噪比降低。因此,胰管的显示与胆管相比更具挑战性。

　　尽管面临上述挑战,当使用表面线圈时,MRCP清楚显示胰腺头部、体部和尾部主胰管的概率,分别为79%、64%和53%。此外,在慢性胰腺炎患者中,MRCP在评价导管异常方面显示出与ERCP中度至高度一致性。在本组患者中,因为主胰管尺寸小,特别是在胰腺尾部和侧支,导致大量的假阴性结果。

　　MRCP图像能显示胰胆管结石、狭窄、胰腺囊肿和胰周液体聚集。与直接胆管造影相反,T2W MRCP图像也可以显示严重狭窄上方的导管。

　　外源性胰泌素也提高了胰胆管MRCP的显示(S-MRCP)。为了获得更好的结果,MRCP图像应采用包含整个胰腺导管和胰管、胆总管与十二指肠汇合部的层厚。可以施用由200 mL SPIO颗粒组成的阴

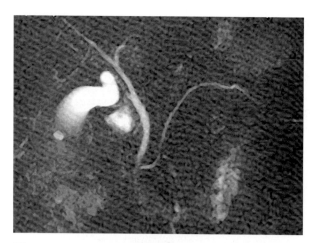

**图45-6** MRI正常胰腺解剖结构：MRCP。冠状位T2加权HASTE MRCP图像（TR和TE分别为∞和1 100 ms）显示正常大小的胆总管和胰管至十二指肠乳头，提示为主胰管

性对比剂以消除重叠的含液体器官（图45-7）。

因此，胰泌素可以作为对比剂使用，因为可提高胰管的显示（图45-8）。然而，与此同时，因为生理性刺激胰腺外分泌，当其与高时间分辨率成像结合使用时，可评价胰腺分泌的动力学和胰腺外分泌储备的功能。这样，S-MRCP可评价胰腺的形态和功能。

**4. 胰泌素的功效评价**

（1）形态学评价：胰泌素可改善主胰管的显示（图45-8）。这在患者有正常或轻度扩张的胰管时更为明显。在这组患者中有显著的主胰管改善：65%（164/252）的节段在注射胰泌素之前和97%（245/252）的节段在注射胰泌素之后。在严重的慢性胰腺炎患者组也观察到主胰管显示的改善，从91%（85/93）到100%（93/93）。然而，这种改善并不显著，这可能与主胰管的扩张有关，这是重症慢性胰腺炎最常见的标志。

ERCP诊断早期慢性胰腺炎的特点是侧支扩张。

因为这些分支尺寸小，MRCP通常不能识别扩张的分支，从而导致较高的假阴性率。胰泌素给药改善了侧支的显示（从4%到63%的患者），从而帮助诊断早期慢性胰腺炎（图45-9）。这种扩张侧支显示的改善使得S-MRCP代替ERCP诊断，使内镜仅用于治疗目的。

胰泌素的使用也改善了腔内充盈缺损的显示。然而，这种改善在严重的慢性胰腺炎患者中是不显著的，由于其主胰管扩张，周围环绕大量含低信号蛋白栓子的液体。因此这种改善在轻度或中度慢性胰腺炎中尤为重要，轻度扩张的主胰管可能不能分泌足够的胰液以显示整个蛋白栓子边缘。腔内充盈缺损的检测，即它们的尺寸和位置，对规划适当的治疗是很重要的，如介入性ERCP和（或）碎石。

胰腺分裂，是一种先天性畸形，原因是背侧和腹侧胰管在器官发生阶段融合失败，MRCP的患病检出率为12%。除了胰腺分裂还有其他的解剖学变异，具有通过背侧胰管排出大部分胰腺分泌物的特征。这些变异特征使近10%的人群有占优势的背侧胰管，是胰腺分裂患病率的2倍。施用胰泌素后动态MRCP检查改善了23%患者胰腺分裂的检出。

胰泌素也提高了MRCP评价导管异常的准确率。将急性胰腺炎反复发作患者的MRCP和S-MRCP结果与ERCP进行比较，MRCP的总体灵敏度、特异性和诊断准确率分别为53%、100%和93%，而S-MRCP总体灵敏度、特异性和诊断准确率分别为94%、97%和97%。由于S-MRCP有3个假阳性结果，与MRCP相比S-MRCP特异性略有减少。

（2）功能评价：使用胰泌素后快速成像获得动态评价，提供液体分泌增加和随后十二指肠吸收引起的主胰管流态信息和水动力的变化信息（图45-10～图45-12）。

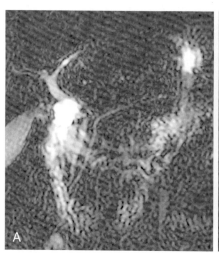
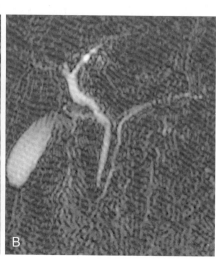

**图45-7** 口服超顺磁性对比剂之前（A）和之后（B）冠状位MRCP。A. 冠状位MRCP单次激发RARE图像（TR和TE分别为∞和800 ms），胃和十二指肠内流体的存在减弱了主胰管的显示。B. 口服超顺磁性对比剂改善了主胰管显示和十二指肠充盈的评价

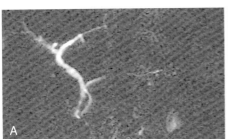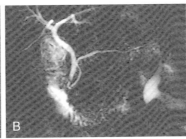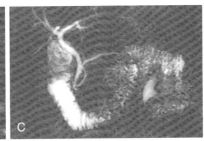

**图45-8** MRI正常胰腺解剖结构:给予胰泌素之前和3 min、10 min后动态MRCP。A.给予胰泌素前冠状位T2 HASTE MRCP图像(TR和TE分别为∞和1 100 ms)主胰管不能完全显示。B.给予胰泌素3 min后主胰管整个长度可以显示。C.给予胰泌素10 min后主胰管管径减小并有十二指肠灌注

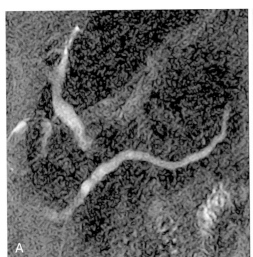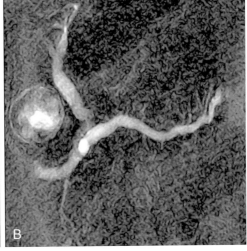

**图45-9** 扩张侧支。A.给予胰泌素之前冠状位MRCP单次激发RARE图像(TR和TE分别为∞和800 ms),观察到轻微扩张的主胰管。B.给予胰泌素之后,胰体尾的侧支扩张可见显示

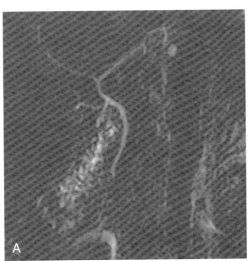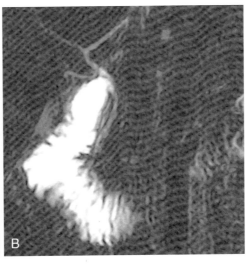

**图45-10** 动态MRCP后十二指肠充盈,给予胰泌素刺激后:正常的胰腺外分泌储备。给予胰泌素前的冠状位T2加权HASTE MRCP图像(TR和TE分别为∞和1 100 ms)(A)和给予胰泌素10 min后(B)显示十二指肠灌注充盈超过水平部

乳头狭窄可以通过S-MRCP检测。乳头狭窄是导致施用胰泌素后MRCP延迟图像上主胰管持续扩张的原因。给予胰泌素10 min后,乳头狭窄患者主胰管平均最大直径显著大于无乳头狭窄患者对照组。此外,乳头狭窄患者和对照组个体没有重叠(图45-13)。

另一种阻碍了胰腺分泌物流出的可治疗原因是胰管囊肿,发生在胰腺分裂患者。胰管囊肿是背侧胰管远端囊性扩张,近端可见小乳头。被称为"胰管囊肿",类似于输尿管囊肿和胆管囊肿,认为是阻塞与远端管壁薄弱共同作用引起,无论是先天性或后天性的。胰管囊肿被认为是乳头狭窄的一个可能原因,与未融合的背侧和腹侧胰管内压力增高有关。胰管内压力的增高可能是复发性急性胰腺炎的原因,这可能是由于蛋白质聚集体通过时小乳头暂时性阻塞。

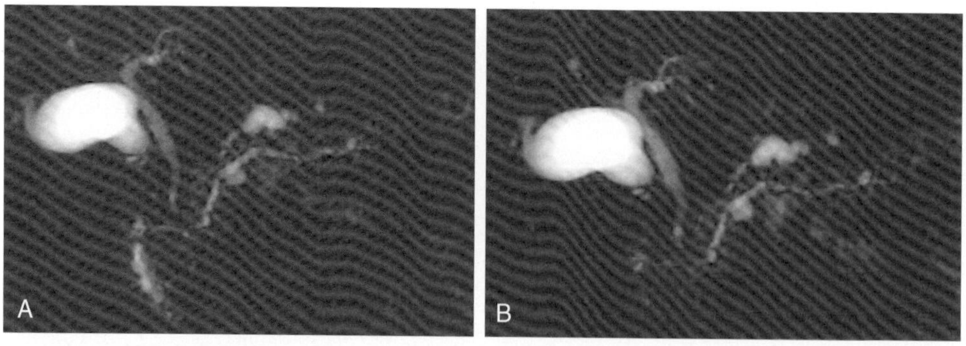

**图45-11** 动态MRCP后十二指肠充盈,给予胰泌素刺激后: 受损的胰腺外分泌储备。给予胰泌素前的冠状位T2加权HASTE MRCP图像(TR/TE: ∞ /1 100 ms)(A)和给予胰泌素10 min后(B)显示十二指肠灌注充盈未达水平部

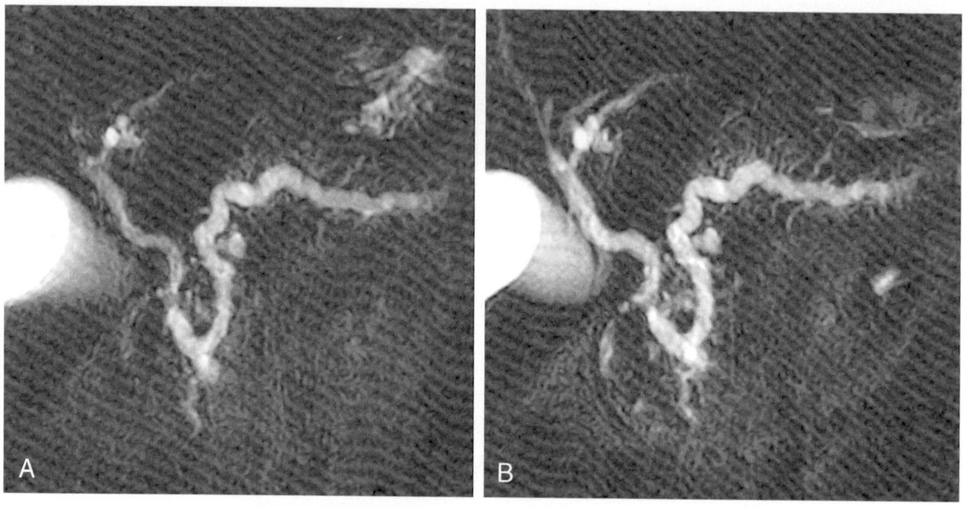

**图45-12** 动态MRCP后十二指肠充盈,给予胰泌素刺激后,显著减少的胰腺外分泌储备。给予胰泌素前的冠状位T2加权HASTE MRCP图像(TR/TE: ∞ /1 100 ms)(A)和给予胰泌素10 min后(B)显示十二指肠未见充盈

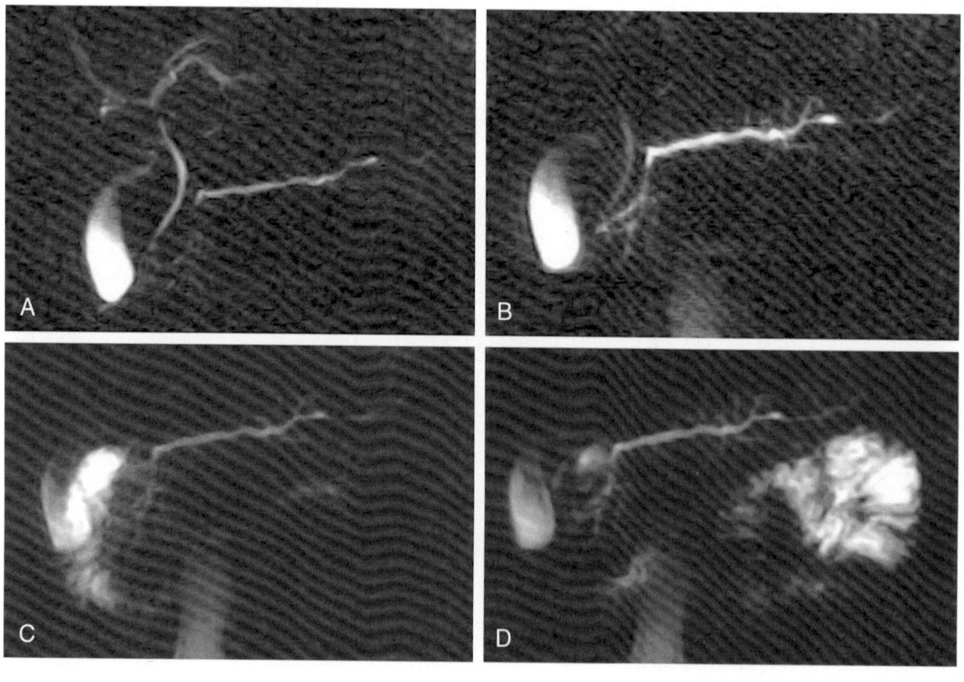

**图45-13** 给予胰泌素刺激后乳头狭窄的动态MRCP。A. 冠状位MRCP单次激发RARE图像(TR/TE: ∞ /800 ms)给予胰泌素前显示正常胰管。B. 给予胰泌素3 min后主胰管扩张和侧支的显示。十二指肠充盈非常有限。C. 给予胰泌素5 min后十二指肠开始充盈。D. 给予胰泌素10 min后主胰管持续扩张

S-MRCP随访小乳头括约肌切开术的患者显著减小的主胰管尺寸和胰管囊肿,进一步支持胰腺流出减少假说。此外,患者行内镜下括约肌切开术也有临床症状的缓解改善。

无论是特发性或由于胰管囊肿引起的乳头狭窄,都是注射胰泌素后十二指肠充盈延迟的原因。注射胰泌素后十二指肠充盈可以半定量评价胰腺分泌功能,是代表胰腺外分泌储备的一个间接指标

（图45-10）。胰腺外分泌储备的评价是重要的，因为可以用来帮助建立临床诊断和监测疾病与治疗。目前，最有价值的胰腺功能试验是十二指肠和胆汁或胰液取样的胰管内胰泌素试验。如刚才提到的侵入性技术，胰腺外分泌功能的评价是通过测量胰泌素刺激后收集的碳酸氢盐浓度输出量。

胰泌素动态MRCP评价十二指肠充盈，是评价胰腺外分泌储备的非侵入性手段。严重的慢性胰腺炎患者十二指肠充盈明显低于疑似慢性胰腺炎患者（$P < 0.001$），这可能反映了疾病晚期阶段胰腺外分泌储备的减少。

因此，MRCP和胰泌素相结合，能够改善胰管显影，以这种方式减少MRCP较高的假阴性率。S-MRCP改善了侧支的显示，可以快速诊断早期慢性胰腺炎，使S-MRCP成为这组患者诊断性ERCP有效的、非侵入性的替代方案。此外，胰管的动态评价可以检测出阻碍胰腺分泌物流出的原因，如乳头狭窄或胰管囊肿。

## 三、超声检查

常规超声检查是一种非侵入性的成像方式，初步评价胰腺可选择此技术（图45-14）。超声可观察大多数患者的胰腺，然而，由于脂肪和胰腺之间的对比度差以及肠道内过多气体，有时很难观察到胰腺区域。

超声造影增强检查是评价胰腺的一种有前途的新技术。超声造影增强检查胰腺实质的表现与腺体的症状学密切相关。相对于常规超声检查，超声造影增强检查能更好地识别胰腺病变以及表征超声可见的胰腺病变的特点。

**（一）技术方面** 多频换能器的使用增强了胰腺在任何深度的成像。此外，新技术改善了胰腺超声成像。传统的成像不仅基于波幅信息而且基于用于形

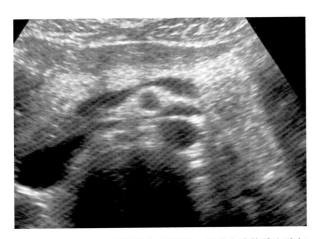

**图45-14** 胰腺的解剖结构超声图像。胰腺在脾静脉和脾与肠系膜交界处的前方。胰腺实质呈中等高回声

成图像的回波的相位信息，导致具有更多信息和更高细节分辨率的图像。

通过复合技术可提高图像质量，减少了B超图像的斑点噪声，提高对比度分辨率和边缘检测。斑点噪声由超声成像的性质引起，并且可以通过利用独立信息生成若干图像或数据帧然后对这些独立或部分独立信息的帧进行平均来减少。

B超还通过区分血管解剖结构与声学伪影和周围组织获得优化图像。

使用第二代对比剂进行动态对比增强超声检查需要具有低声学超声压力的谐波微泡特异性成像。虽然通过超声图像重建的特定算法对背景组织信号进行滤波，但是感兴趣区域中的血管增强信号与微泡的存在和谐波反应有关。低机械指数谐波成像的增强在使用第二代超声对比剂后立即可见。在注射第二代对比剂后立即开始动态观察对比增强期相（动脉早期、动脉期、胰腺实质期、门静脉期和晚期的血窦期）。对增强的实时评价可以保持与先前常规B超检查中相同的扫描帧速率。此外，超声造影增强检查是动态阶段监测增强过程的唯一成像方法。

**（二）检查方案** 胰腺检查中，超声扫描平面包括横切面、纵切面、斜切面的扫描。通过移动探头和必要时施加压力可使肠气流动。尽可能获取完整胰腺的显示，有时采用不同的扫描技术，如水填充胃、患者吸气或呼气，并改变患者体位，包括直立位、仰卧位、左和右侧卧位。

胰腺超声检查至少在禁食6h后检查。禁食的目的是改善胰腺显示，减少肠气，并确保胃排空。胰腺的成功显示直接与检查者的技术和耐性相关。要识别纵切面和横切面上胰腺的所有部分，即胰头、钩突、胰颈、胰体和胰尾。胰腺检查开始于仰卧位。如果胰腺显示不清晰，可使用水技术。要求患者在直立位或左侧卧位用吸管喝100～300 mL的水。

应始终评价胰腺的质地、大小和轮廓。与正常肝比较，正常胰腺呈等回声或强回声。

在胰腺的超声检查期间，识别主胰管以及胆总管的胰腺段末端是非常重要的。必须识别脾静脉、肠系膜上静脉、门静脉、腹腔动脉、肠系膜上动脉。

考虑到胰腺完全由动脉供血，腺体的增强几乎与主动脉强化同时开始。超声造影增强检查在注射对比剂后15～20 s达到峰值。胰腺的超声造影显示增强早期胰腺实质的显著强化。随后，对比剂逐渐廓清，腺体回声降低。胰腺超声造影增强检查根据不同的临床适应证而变化。检测或研究的小的胰腺病变，

可在最早的增强相覆盖所有腺体，使用两次团注，每次2.4 mL的对比剂，和通过高声压闪光技术的增强消除技术。要进行胰腺病变的研究和分期，必须对晚期血窦期的肝脏进行全面评价，以排除肝脏转移。

超声内镜检查是一项新技术，将超声探头放置在胰腺附近，将其连接到标准胃肠道内镜的末端，并将内镜通过口腔，直至十二指肠。这种技术可以检测小至1 cm的病灶，并可在超声引导下进行细针穿刺活检。

### 四、利与弊

表45-1描述了各种胰腺影像技术的利与弊。

**表45-1　胰腺成像方法的优缺点**

| 检查方法 | 优　点 | 缺　点 |
|---|---|---|
| MDCT | 诊断准确性高<br>并发症的识别和表征<br>局部和总体分期<br>发现钙化的准确度高<br>实质和血管的显示<br>图像后处理 | 电离辐射 |
| MRI 和<br>MRCP | 对比度分辨率更高<br>实质、血管和导管显示<br>（MRCP）<br>功能研究（胰泌素）<br>对早期炎性改变的敏感性高 | 对钙化不敏感<br>需要患者的高度配合<br>绝对禁忌证 |
| 超声和超声造影 | 低成本，动态微循环研究<br>（超声造影） | 对操作者的依赖性高 |

### 五、临床应用

#### （一）炎症病理过程

1. MDCT　CT在急性胰腺炎中有如下作用。

（1）确立急性胰腺炎的诊断。

（2）帮助确定急性胰腺炎的病因（鉴别与胆源性胰腺炎相关的胆管结石及胆管扩张）。

（3）对疾病的严重程度分级，发现胰腺坏死、脓肿或假性囊肿等并发症。

（4）用作进行经皮介入的成像方式。

2. MRI　由于其更高的对比度分辨率，MRI鉴别急性胰腺炎比CT更敏感，尤其是对非重症胰腺炎。然而，目前MRI在评价重症急性胰腺炎中的作用尚不清楚，在这组患者中最大的缺点是患者由于病重而难以配合。

（1）MRI在急性胰腺炎中有如下作用。

1）确定胰腺炎的潜在原因，如胆总管结石、胰腺分裂或者胰腺癌。

2）检测早期胰腺周围炎性浸润和胰周液体聚集。

3）确定胰腺坏死的早期阶段，其在增强检查中呈现出胰腺不均匀的外观。

4）检测急性出血性胰腺炎。

5）帮助识别急性胰腺炎的并发症，如主胰管破裂、假性囊肿或脓肿形成、瘘管、门静脉和脾静脉血栓形成，及脾动脉的假性动脉瘤。

（2）MRI在慢性胰腺炎中有如下作用。慢性胰腺炎是胰腺的慢性炎症，导致内分泌和外分泌腺功能障碍。

1）然而，MRI鉴别胰腺炎的初始阶段和（或）那些未出现钙化的病例更为敏感（50%）。在基本条件下和给予胰泌素条件下，MRCP序列可以被用来识别二级导管的初始改变。

2）MRI能够检测到与慢性胰腺炎相关的以下导管改变：扩张、狭窄、管壁不规则、扭曲、继发性胰管扩张、假性囊肿和导管内结石。此外，随着与薄层图像相结合使得MRI能够检测出相关形态学的改变，如实质萎缩或胰腺实质的局灶性扩大。

3）T2加权像更好地确定胰腺导管内结石，表现为腔内充盈缺损，周围包绕高信号胰液。主胰管的正常直径约2 mm，而MRCP无法显示正常的二级胰腺导管，仅在给予胰泌素后才能显示二级胰管。当二级胰管可见时，可诊断轻度慢性胰腺炎。严重的慢性胰腺炎，主胰管和二级胰管的显著扩张使导管系统呈"串珠"样改变。

3. 超声检查　腹部CT是评价有胰腺炎临床特征的患者的首选技术。然而，超声检查被广泛使用，可检测到胆管结石、胰周积液和假性囊肿。急性轻症胰腺炎也可超声表现正常。虽然急性胰腺炎可表现正常，但最常见的表现是腺体肿大和正常回声弥漫性衰减。急性胰腺炎可以是局灶性的也可以是弥漫性的，取决于分布。局灶性胰腺炎通常发生在胰头部，表现为低回声团块，有时很难与肿瘤相鉴别，尤其是当局灶性急性胰腺炎发生在慢性胰腺炎患者并且临床表现不清楚或不明显时。

发炎的胰腺节段在超声造影增强检查显示对比增强。

在重症急性胰腺炎，超声造影增强检查可以改善实质性坏死区域的识别和分界，这些区域表现为无血管区。

超声造影增强检查改善了假性囊肿的超声诊断。由于病灶内包涵体血管化的评价，胰腺假性囊肿和囊性肿瘤的鉴别诊断更加可靠。

脓肿是化脓性物质包裹聚集在胰腺内或胰腺周围形成。在超声检查中,表现为无回声或包含来自脓液、碎屑或气泡的强回声异质性肿块。当有临床依据和超声随访的假性囊肿内容物回声变化时,应怀疑胰腺脓肿。血管并发症包括假性动脉瘤和静脉血栓形成,急性和慢性胰腺炎均可发生。血管损伤可能会导致出血。

慢性胰腺炎是一种炎症性疾病,特征是由纤维组织替代胰腺的腺体成分。慢性胰腺炎最显著的超声表现是胰管扩张、导管内钙化和假性囊肿。

### (二)实性病变

1. MDCT 基于动态成像的增强模式来检测和表征病变。例如,腺癌在胰腺期呈现低密度,而神经内分泌肿瘤的特征是在动脉期呈现显著增强模式。

MDCT有助于病变的分期和确定其可切除性标准,如血管侵犯、肝和网膜转移以及区域淋巴结转移。

2. MRI CT或超声检查可疑病变时MRI是解决问题的可用方式。

(1)根据病变的形态表征病变。发现胰腺内或胰腺周围炎性肿块。

(2)表征胰管狭窄和良恶性的鉴别。

(3)发现胰腺肿瘤患者的肝脏病变特点。

3. 超声 超声检查往往是怀疑胰腺癌时的首选检查技术。胰腺癌最常见于胰头(65%),通常表现为低回声实性肿块。胰腺炎胰腺整体增大是罕见的(15%)。导管腺癌在超声造影增强检查所有期相均表现为弱强化。在对比增强检查中,与邻近正常增强的胰腺实质相比,胰腺癌病变表现为低回声肿块,从而更好地显示了病灶的边缘及大小,病灶与胰周动脉和静脉血管关系与局部分期有关。超声造影增强检查显示肿瘤组织的血管形成,并在动态增强的最早时相可见增强。

在彩色和能量多普勒超声检查中,可以在胰腺内分泌肿瘤内部显示"斑点图案"。然而,由于病灶小和肿瘤血管网,多普勒"静止"现象可以出现在富血供的胰腺内分泌肿瘤。在超声造影增强检查中,可以观察到与肿瘤和肿瘤血管尺寸相关的不同增强模式。胰腺内分泌肿瘤在增强早期阶段表现出快速强化,病灶坏死区和增强晚期表现为对比剂廓清。

超声造影增强检查可以改善胰腺内分泌肿瘤的判定和表征,也改善了内分泌肿瘤的局部区域和肝脏区的分期。

### (三)囊性病变

1. MDCT MDCT以其优越的分辨率有助于囊性病变和其形态特征的检测,如大小、钙化、间隔、中央瘢痕、实质壁的厚度和增强方式。

(1)确定胰腺导管扩张、狭窄或任何与囊肿交通的情况。

(2)将患者分为手术组和非手术组。

(3)随访非手术患者。

(4)用于术后管理和随访。

2. MRI 由于优越的软组织分辨率,可以比CT更好地表征囊肿。

(1)可检测胰管的任何壁结节或分隔。

(2)用于有较高辐射风险的患者的随访(如年龄<50岁的患者)。

(3)用于碘对比剂禁忌证患者(如肾功能衰竭患者)。

(4)识别不同阶段囊肿内的出血性并发症。

(5)MRCP图像上明确了胰管信息,从而确定大多数病例胰腺侧支导管内乳头状黏液性肿瘤的诊断。

3. 超声 浆液性囊腺瘤的内容物是一种富含糖原的浆液,使这种肿瘤超声可见。微囊性病变可能有一个实性外观。通过检测回声瘢痕或钙化可以进一步表征囊肿。超声造影增强检查提高了浆液性囊腺瘤的超声表征,显示了病灶内间隔的增强,更好地识别了病灶的微囊性特征。

然而,超声不能显示囊肿是否存在交通,这也是ERCP和MRI的一个特定问题。

---

### 要点

■ 不同的诊断成像方式对胰腺疾病进行评价。

■ 虽然超声价格低廉且容易获得,对完整评价胰腺受限于患者的体型和肠气。

■ MDCT是胰腺疾病初步评价、分期及术前规划的可选方式。

■ MRI对比度分辨率高,更有利于检测胰腺实质内的小病灶。

■ 可以在患有胰腺肿瘤的患者中检测和评价肝脏病变。所有成像方式都适用于此目的。

■ MRCP是详细、非侵入性评价胰管和囊性病变的首选诊断方法。

■ 胰泌素增强MRCP能够更好地评价胰腺导管和胰腺功能。

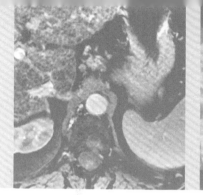

# 第46章

# 胰腺实性肿块

Onofrio Catalano, Melissa Price, and Dushyant V. Sahani

（一）**发病机制** 广义的胰腺实性肿块是指肿瘤性和非肿瘤性病变,包括解剖学变异如分叶状胰头、局灶性炎性病变和肿瘤性病变。在本章中笔者主要讨论胰腺实性肿瘤,并在其他章节中讨论与胰腺其他实性肿块如解剖变异和局灶性炎性病变等的鉴别诊断。

胰腺肿瘤的发病机制因其特定的组织学类型而异,将在每个小节中讨论。胰腺肿瘤大多数为散发,但也有一些与遗传因素相关并受多基因调控。基因表达异常和恶性生物学行为的进展与环境因素,如吸烟和长期接触染料等化学物质及遗传因素有关,并将导致恶性肿瘤。

（二）**患病率和流行病学** 目前没有相关文献报道胰腺所有肿瘤,包括良性和恶性肿瘤的患病率和发病率。国家癌症研究所(http://seer.cancer.gov)的流行病学监测数据显示所有年龄段侵袭性胰腺癌的患病率约为0.008%,70～79岁年龄段的患病率约为0.041%,总的发病率为11.4/100 000。最常见的胰腺实性肿瘤包括腺癌、内分泌性肿瘤、转移瘤和淋巴瘤。其他少见的肿瘤有腺泡细胞癌、胰岛母细胞瘤和脂肪瘤。

（三）**临床表现** 胰腺实质性病变的临床表现各异,主要与组织学类型、发病部位和病灶大小有关。

除肿瘤导致激素过量生成而在疾病早期出现特异性临床症状外,多数胰腺肿瘤在早期没有特异性临床症状。所以大多数患者因腹痛、黄疸和体重减轻等症状就诊时已处于疾病晚期。

（四）**病理生理学** 胰腺癌可发生于胰腺任何部位,但胰头部胰腺组织更丰富,故胰头癌更为常见。肿瘤的好发部位也受组织学类型影响。

（五）**病理** 不同肿瘤病理学机制差异很大,在病理学基础上进行肿瘤的分型和分类。

（六）**影像学表现** 胰腺实性肿块的影像学检查技术包括超声、MDCT增强检查、MRI、PET-CT、ERCP和内镜超声检查(endoscopic ultrasonography, EUS)。胰腺实质性病变的影像学检查目的为:① 证实或排除胰腺肿块的存在。② 病变的良、恶性鉴别,并进行鉴别诊断。③ 肿瘤性病变的疾病分期。当为恶性肿瘤时,且如果肿瘤可手术切除,提供术前指导信息。④ 辅助进行药物和(或)手术治疗后的随访。

1. X线摄影 常规和数字化X线摄影术的软组织对比度差、敏感度和特异度低,因此通常不能发现胰腺的实质性病变。X线横断面成像检查的敏感度和特异度均优于常规X线摄影术。

2. CT 在屏气状态下进行薄层、多时相MDCT检查,所得胰腺图像具有高的空间和时间分辨率。增强时相对于发现病变至关重要,并且最好依据不同可疑的病变类型进行相应调整和设置。通常情况下,动脉期肿瘤和正常胰腺组织的对比度差,不利于胰腺肿瘤的检测。但是对于胰腺内分泌性肿瘤或肾癌、乳腺癌的胰腺转移灶而言,动脉增强期也许是发现和鉴别病灶的唯一时相。多排CT双期增强扫描对原发性胰腺癌的诊断和分期及肝脏和腹膜转移灶的检测有较高的敏感度(见第45章)。

3. MRI MRI常在临床高度怀疑胰腺肿瘤或疑似胰腺肿块但MDCT检查不能明确病变性质时作为第二线的影像学检查手段。由于其固有的高软组织对比度和分辨率,MRI能提高对胰腺微小病灶的检出率,即使胰腺病变很小并且不会导致器官变形。利用MRI的T2WI序列和T1WI增强序列在检出和定性诊断肝脏转移灶和腹膜种植灶,特别是微小病灶方面比MDCT更具优势。可以通过3D动态增强MR血管造影和图像重建来绘制区域血管解剖图,以评价血管受侵。注射肝脏特异性MRI对比剂锰福地吡三钠(Mn-DPDP)后,正常胰腺实质能够摄取对比剂并表现为T1WI图像上信号增强,胰腺肿块不能摄取对比剂而在T1WI图像上没有异常增强,使得病变显示更清晰。利用Mn-DPDP进行MRI增强检查检测胰腺癌的敏感性可达100%。2D和3D MRCP均可直接非侵入性地显示胆管和胰管。MRCP能清晰显示胰腺癌或肝胰壶腹癌梗阻所致的"双管征"。注射胰泌素后行MRCP检查(S-MRCP),胆管扩张更明显,从而提高了MRCP图像质量和病灶的检出率,且能更好地评价胰管狭窄,并可能有利于对良性和恶性狭窄的鉴别诊断(见第45章)。

4. 超声 经腹部超声具有经济、无创和使用范围广等优势,因此常作为腹部病变的第一线影像学检查手段。但有受操作者主观因素影响大、不可重复和受腹部肠气及患者体型影响等缺点。

另一方面,EUS则相对昂贵,不够普及,并且需要高度专业化的人员。EUS能提供高分辨率的胰腺图像并能进行病变组织活检。

5. 核医学检查 核医学检查通常仅在以下情况应用:① 使用特殊的放射性药物诊断功能性胰腺内分泌性肿瘤。② 临床可疑骨转移。否则核医学检查目前在诊断胰腺实性肿瘤方面没有应用。

6. PET-CT 多排CT虽然具有高的空间分辨率,但在小病灶的良、恶性鉴别诊断方面具有一定局限性。另一方面,以FDG为放射性示踪剂进行的PET检查在病变的良、恶性鉴别诊断方面具有很高的准确性,但其空间分辨率相对低且对解剖结构的显示较差。PET-CT则很好地克服了这些缺陷,一次扫描可获得解剖结构信息和功能信息的融合图像。

正常胰腺组织不摄取FDG,因此PET图像上胰腺FDG摄取增高的区域被认为是异常病灶。

PET-CT可以发现非功能性影像检查经常漏诊的小病灶(<1 cm),并能在早期发现肿瘤复发。FDG的摄取积聚不受肿瘤大小影响,所以能发现正常大小的肿瘤转移性淋巴结。但是PET检查也存在一定的假阴性,主要是在胰岛素依赖性糖尿病患者中。同时良性炎症性病变也可出现假阳性检查结果。新的肿瘤特异性放射性同位素,如σ受体配体和[18]F-FLT(氟腺苷)被用于提高检测原发性和转移性肿瘤(主要是腺癌)的特异度和灵敏度。[11]C标记的左旋多巴和5-羟色胺对发现功能性胰腺内分泌性肿瘤的敏感度和特异度较高,但对检测发现无功能性肿瘤的敏感度较低。

7. 影像学检查的评价与选择 最常用于诊断胰腺实性肿瘤的影像学技术是MDCT和MRCP,两者可提供具有高空间分辨率和对比度分辨率的图像,并能进行动态成像和图像后处理重建。可以评价病变形态、解剖定位、与胰管的关系以及辅助发现,为疾病诊断、治疗规划和术前策略制订提供指导。

MDCT和MRI已被证明在确定胰腺恶性肿瘤的诊断、胰腺病变定性及其分期方面具有几乎相等的准确性。

通过MRCP和MDCT的原始和重建图像,可以显示主胰管(main pancreatic duct, MPD)的全程,并可以评价其与病灶间的关系。假如患者被认为适合手术,多平面重建图像(MPR)可显示病变范围及病灶与周围结构的解剖关系等有用信息。

PET-CT的作用仍处于研究中。

理想成像方法的选择见图46-1。相应章节将讨论不同类型的胰腺实质性病变,最主要影像特征的归纳见表46-1。

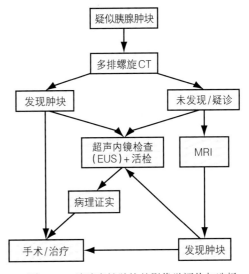

**图46-1** 胰腺实性肿块的影像学评价与选择

### (七)鉴别诊断

胰腺实性肿块鉴别诊断的主要目的为将良性病变(包括解剖变异)与恶性病变区分开,并进行组织学分型。主要依靠临床、实验室检查和影像学检查的综合结果,并且在大多数情况下,取决于组织活检。

重要的临床资料包括年龄、性别、体重减轻、新近发生的糖尿病、腹痛、黄疸、腹胀、胃肠道梗阻、游走性

**表 46-1　胰腺实性肿块的临床和影像学表现**

| 肿瘤 | 性别 | 年龄 | 位置 | 大小 | 形态和边界 | 钙化 | 强化表现 | 主胰管 | 典型特征 | 临床病史 |
|---|---|---|---|---|---|---|---|---|---|---|
| 腺癌 | 男性>女性 | 70~80岁 | 胰头部（75%） | 通常<5 cm，平均大小：胰头部3 cm，胰腺体、尾部5 cm | 浸润性生长 | 罕见 | 强化不明显 | 狭窄或阻塞，远端胰管扩张 | 发现时常已是肿瘤晚期，即使病灶较小 | 腹痛可放射至后背，黄疸，体重减轻 |
| 胰腺内分泌瘤 | 男性=女性 | 50~60岁 | 胰尾部（60%） | >5 cm，功能性内分泌瘤可较小 | 边界清楚，浸润性生长 | 22% | 早期明显强化 | 通常正常 | 明显强化的病灶 | 可有特异性的内分泌症状，约70%的病例可见血清嗜铬粒蛋白A水平升高 |
| 胰腺转移瘤 | 男性=女性 | 60岁 | 胰头部 | 通常<5 cm，平均大小为4.6 cm | 边界清楚 | 罕见 | 复杂多变，通常与原发瘤相似 | 通常正常 | 常是广泛播散性恶性肿瘤的一部分 | 有原发肿瘤史 |
| 胰腺淋巴瘤 | 男性>女性 | 40~80岁 | 胰头部（80%） | >5 cm，平均大小为8 cm | 边界清楚 | 罕见 | 轻度均匀强化 | 通常正常 | 肾静脉下方淋巴结肿大，大的均质性肿块，主胰管未见异常，胰腺弥漫性肿大导致正常胰腺小叶结构消失 | 无特异性 |
| 腺泡细胞癌 | 女性>男性 | 70岁 | 胰头或胰腺钩突（60%） | >5 cm，平均大为7 cm | 边界清楚 | 常见，50% | 轻度不均匀强化（病灶内常见囊性变区） | 通常正常 | 可摄取Mn-DPDP | 血清脂肪酶水平通常升高，约15%病例可有脂肪酶过度分泌综合征 |
| 酒精性 MFP | 男性>女性 | 50~60岁 | 胰头部（70%） | 不适用 | 边界不清 | 常见 | 均匀强化 | 狭窄，阻塞，正常或扩张 | 胰腺实质和胰管可见钙化 | 急性胰腺炎样疼痛，酒精滥用史 |
| 自身免疫性 MFP | 男性>女性 | 70~80岁 | 胰头部（55%） | <5 cm，平均大为3.8 cm | 边界清楚 | 罕见 | 均匀强化，延迟强化 | 通常狭窄 | 均匀性延迟强化，远端胰管未见扩张 | IgG4，其他自身免疫性疾病，类固醇激素治疗有效 |

血栓静脉炎、腹泻、抑郁及吸烟史和致癌物质暴露史，以及乳腺癌、胰腺癌、内分泌性肿瘤、Peutz-Jaegers综合征和遗传性非息肉病性结肠癌等家族史及个人史。

实验室检查和肿瘤血清标记物检查可用于鉴别诊断。主要包括功能性内分泌性肿瘤可分泌过多的激素类物质和肿瘤标志物。CA 19-9是诊断胰腺癌最有用的肿瘤标志物之一。

许多胰腺解剖变异和假性病灶易与胰腺肿瘤混淆，它们的鉴别诊断在相应章节中讨论。决定胰腺肿块临床处理措施的主要影像学特征为胰腺外形轮廓的变化、分叶、主胰管走形和管径的改变，以及病灶的中心、边界和增强特征。

### （八）治疗

1. 内科治疗　不同组织学类型和疾病分期的胰腺肿瘤的内科治疗手段也不同。内科治疗的目的是治疗肿瘤，在肿瘤无法治愈的情况下减轻患者的痛苦，并提高患者生活质量。

无法进行手术治疗的肿瘤患者常进行放疗和（或）化疗。肿瘤已经远处转移的患者被认为不适宜放疗而仅进行化疗。

2. 外科治疗　虽然外科全切术被认为是包括胰腺癌在内的许多肿瘤的最佳根治术，但是目前临床上只有少数患者接受手术切除治疗，而且能进行外科手术根治术的小肿瘤常常最难被发现。治疗方法基于肿瘤组织学分型、病变在胰腺中的位置以及就诊时肿瘤手术切除可能性。

目前胰头肿瘤主要接受Whipple疗法，包括胰头切除术和十二指肠切除术，而胰体、尾癌主要接受胰腺末端节除术和脾切除术。

---

**医师须知（胰腺实质性肿块）**

- 仅依据形态学改变很难鉴别不同的胰腺实质性病变。
- 胰腺实质性病变主要在以下方面进行鉴别诊断：
  - 真性、假性病灶的鉴别。
  - 良、恶性鉴别。
  - 腺癌与非腺癌的鉴别。
  - 能否进行手术切除的鉴别。

---

**要点（胰腺实质性肿块）**

- 胰腺肿块的诊断需要综合临床资料、实验室检查、影像学表现及病理学诊断。

---

## 具 体 病 变

### 一、胰腺癌

**（一）发病机制**　导致恶性肿瘤发生基因表达异常和恶性生物学行为的进展受遗传因素和环境因素的共同影响。导致胰腺癌发生的最主要环境因素包括吸烟、摄入过多肉类的不良饮食习惯和致癌溶剂暴露史。

胰腺癌的发生受多种不同DNA改变的影响，主要包括多个抑癌基因的失活（CDKN2A、TP53、SMADH4）、致癌基因的激活（KRAS、HERB2、BRAF）和DNA错配修复受阻（BRCA2）。胰腺癌的发生受多种基因突变的共同影响。

**（二）患病率和流行病学**　胰腺癌是侵袭性恶性上皮性肿瘤，具有导管分化能力并且不具有其他类型的占优势的癌症。其占胰腺恶性肿瘤的比例超过90%，其年龄标化发病率为11/100 000。胰腺癌是死亡率最高的恶性肿瘤之一：居西方国家癌症死亡原因的第5位，五年生存率仅4%，这几乎等于发病率。发病高峰年龄为70～80岁，男性较女性略为常见（56%）。

**（三）临床表现**　胰腺癌的临床症状按照不同的发病部位和疾病分期而不同，但大多数患者回忆病史时都有长期的腹痛、虚弱乏力、食欲下降和体重减轻。约10%的病例可有新发的糖尿病。约75%的患者可出现无痛性黄疸，且主要由胰头癌引起。位于胰体、尾部的肿瘤常引起后背疼痛，主要由肿瘤侵犯腹膜后的周围组织和神经引起。胰腺癌发病隐匿、临床症状晚发、进展迅速，因此也被称作"无声的杀手"。

**（四）病理生理学**　大约2/3的胰腺癌发生在胰头部；其余发病部位为胰腺体部（5%～15%）、胰腺尾部（10%～15%）或弥漫性浸润胰腺实质（5%～15%）。

**（五）病理**　目前认为胰腺导管上皮内瘤变（PanINs）可代表其癌前病变。PanINs可分为3型。正常胰腺导管细胞逐渐进展为平坦型增生为PanIN 1A型，导管上皮增生伴假复层为PanIN 1B型，不典型增生为PanIN 2型和原位癌为PanIN 3型。PanIN 3型有进展为浸润性癌的高风险。

可手术切除的胰腺癌常源自胰头部，因为胰头癌的临床症状出现较早，在手术切除时胰头癌（3 cm）常较胰体、尾癌（5 cm）病灶小。

胰腺癌表现为边界不清晰、质硬的肿块，可使胰腺局部肿大并倾向于与周围胰腺组织分界不清。囊性变很少发生,常继发于中央性坏死或导管阻塞伴有潴留囊肿形成。胰腺癌与强烈的促结缔组织增生反应有关,并且由于其导管起源,倾向于阻塞胰腺导管,继发远端胰管扩张和相应的慢性胰腺炎或胰腺实质萎缩。如果胰腺癌起源于胰头部,则可以引起胆总管狭窄,并继发胆管系统扩张。

胰腺癌倾向于早期浸润腹膜后腔,即使肿块小于2 cm,也会侵犯周围组织,包括神经和血管,引发其狭窄和(或)血栓形成,并播散转移至淋巴结(主要为胰头上组淋巴结、胰十二指肠和肝十二指肠淋巴结、肠系膜周围淋巴结和主动脉旁淋巴结),且可发生肝转移和腹膜种植转移。因此,临床上只有10%～20%的胰腺癌可进行手术切除,并且其中大多数病理学分期为晚期。

**（六）影像学表现** 胰腺癌的影像学诊断信息主要在以下方面为临床诊疗提供帮助:① 为临床可疑胰腺癌的患者提供疾病存在与否的影像诊断证据;② 进行胰腺癌确诊患者的疾病分期;③ 辅助进行治疗后随访;④ 对胰腺癌高危人群进行筛查。胰腺癌的TNM分期详见表46-2。

**1. CT** 多排螺旋CT双期增强扫描是进行胰腺癌检测和疾病分期的敏感手段。增强扫描的胰腺实质期是检测肿瘤和显示胰周血管结构的最佳期相。胰腺癌是乏血供性肿瘤,在胰腺实质期肿块强化不明显,而胰腺正常实质可明显强化,故肿块相比表现为低密度病灶(图46-2和图46-3)。在门静脉期,检测肿瘤的敏感性降低,但是,对肝脏转移灶和腹膜种植转移灶的检测能力提高,并且对肝脏门静脉结构显示得更清晰。约有10%的胰腺癌病灶在CT动态增强扫描时表现为等密度,因此其诊断依赖于间接征象,如胰腺实质分叶状结构的局灶性或弥漫性丧失,胰腺轮廓变形,胰管狭窄伴远端胰管扩张,胰腺实质萎缩,远端胆总管狭窄,以及"双管征"(胆总管和胰管的狭窄以及继发的远端胰管扩张),这对于支持可直接显

| 表46-2 | 胰腺癌TNM分期 |
|---|---|
| 分　期 | 描　　述 |
| **T（原发肿瘤）** | |
| Tx | 原发肿瘤的情况无法评价 |
| Tis | 原位癌 |
| T1 | 肿瘤最大直径≤2 cm并局限于胰腺内 |
| T2 | 肿瘤＞2 cm并局限于胰腺内 |
| T3 | 肿瘤浸润超出胰腺,但并未侵犯腹腔干和SMA |
| T4 | 肿瘤侵犯腹腔干或SMA |
| **N（区域淋巴结转移）** | |
| Nx | 区域淋巴结情况无法评价 |
| N0 | 无区域淋巴结转移 |
| N1 | 有区域淋巴结转移 |
| **M（远处转移）** | |
| Mx | 远处转移情况无法评价 |
| M0 | 无远处转移 |
| M1 | 有远处转移 |

示的胰腺癌的诊断也是有用的(图46-4～图46-6)。

CT检测肿瘤的敏感性与肿瘤大小呈负相关,并受成像技术影响;单排探测器CT检测肿瘤的敏感性约为63%,而多排螺旋CT检测的敏感性可为88%～99%。MDCT可以对肿瘤可手术切除性进行准确的评价,其阴性预测值约为87%。MDCT是评价肿瘤血管侵犯的最佳影像学手段。血管侵犯的可能性随肿瘤-血管接触面角度的增大而提高。当肿瘤-血管接触面的角度小于90°时,肿瘤血管侵犯的可能性小于3%;肿瘤-血管接触面的角度为90°～180°时,血管侵犯的可能性为29%～57%;而当角度大于180°时,血管侵犯可能性大于80%。肿瘤与血管间脂肪间隙消失是血管受累的有力影像学证据。胰周血管受侵时可呈现"泪滴征",是指门静脉或肠系膜上静脉受侵时表现为形态学改变,呈"泪滴状",以及胰十二指肠静脉的扩张(图46-1、图46-2和图46-7)。

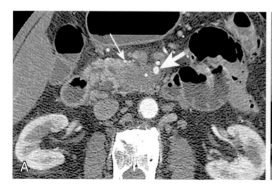
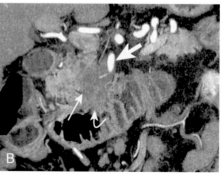

**图46-2** 源自胰腺钩突并局部浸润的胰腺癌肿块的MDCT轴位（A）和冠状位（B）图像。可见低密度肿块(细箭头处),包绕肠系膜上动脉超过180°(粗箭头处)并浸润十二指肠(图B弯箭头处),导致肿瘤无法手术

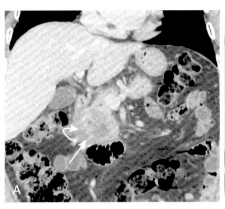
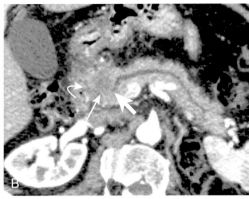

图46-3 胰腺癌的MDCT冠状位（A）和曲面重建图像（B）。可见一强化不明显的肿块（细箭头处），导致主胰管梗阻（粗箭头处）并浸润十二指肠（弯箭头处）

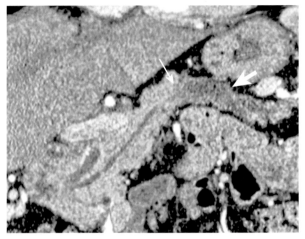

图46-4 MDCT胰管造影摄片见由小肿瘤（细箭头处）所致主胰管截然中断，远端胰管扩张（粗箭头处）

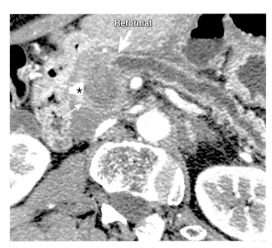

图46-6 胰腺癌。MDCT胰管造影摄片显示由一边界不清楚的胰腺癌肿块（细箭头处）所致的主胰管阻塞及远端胰管扩张（粗箭头处），胰腺实质可见萎缩。星号处为胆管支架

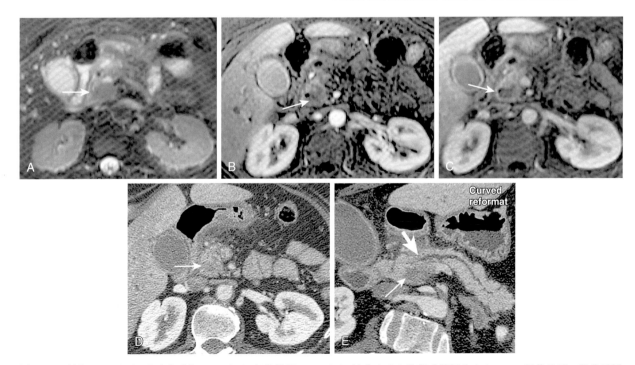

图46-5 轴位T2WI（A）、胰腺实质期T1WI（B）、门静脉期T1WI（C）、轴位（D）和胰管造影摄片（E）MDCT图像显示一强化不明显的胰腺癌肿块（细箭头处），主胰管可见截然中断（图E粗箭头处）。肿瘤在T2WI上为低信号，以致在平扫图像上很难发现肿块，需要注射对比剂行增强检查

2. MRI　MRI软组织分辨率和对比度分辨率高，因此在检测胰腺小病灶和不引起胰腺外形轮廓改变的小肿块时更具有优势。MRI检测胰腺癌的敏感性和特异性高，分别为83%和98%。在MRI上，胰腺癌在T1WI平扫图像上呈低信号，应用脂肪抑制技术可使肿块与正常胰腺的对比加大。胰腺小叶结构显示不清。由于不同程度的相关的促结缔组织增生反应，胰腺癌在T2WI图像上信号复杂多变。当注射对比剂后，在动态增强早期，肿块的强化弱于正常胰腺实质而呈低信号，但在随后的门静脉期和实质期，肿块可随时间延迟而逐渐强化（图46-8和图46-9）。注射肝脏特异性对比剂Mn-DPDP，相对于正常强化的胰腺实质，相对缺乏强化的胰腺癌肿块将显示为低信号，提高了对肿瘤的检出率，敏感性可接近100%。

2D和3D MRCP可以清晰地显示胰管和胆管，胰腺癌或壶腹癌时可见典型的"双管征"（图46-10）。此外，注射胰泌素后行MRCP检查（S-MRCP），胰胆管扩张更明显，从而提高了MRCP图像质量和病灶的检出率。因此，可以更好地评价胰管狭窄并显示不规则胰管。

MRI主要依靠其T2WI序列和脂肪抑制T1WI增强序列，在肝脏转移灶和腹膜种植转移灶的发现和定性诊断方面较MDCT更具优势，特别是对于小病灶的发现其优势更明显，其信号强度往往倾向于与原发肿瘤灶的信号强度平行。

3. 超声　经腹部超声常作为腹部病变的首选影

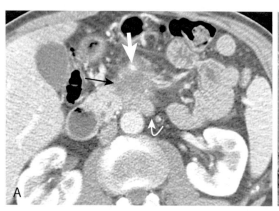
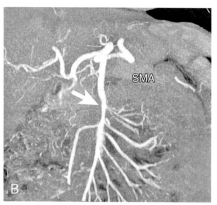

图46-7　轴位（A）和冠状位最大密度投影（B）MDCT图像显示一晚期腺癌肿块（细箭头处）侵犯SMA（粗箭头处）所致"泪滴征"。淋巴结可见转移（弯箭头处）

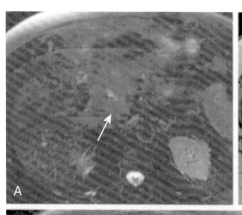
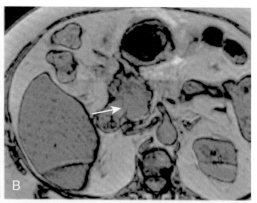
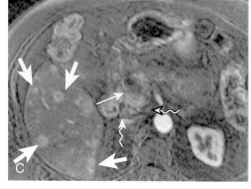
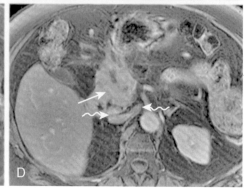

图46-8　浸润性胰腺癌肿块在MRI T2WI（A）和T1WI（B）上为低信号（细箭头处）。在增强扫描T1WI的胰腺实质期（C）和延迟期（D）可见肿瘤呈渐进性不均匀强化。亦可见多发肝内转移灶（粗箭头处）和淋巴转移灶（波浪箭头处）

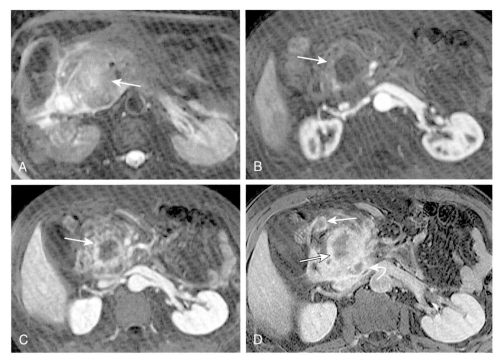

图46-9 在T2WI（A）和增强扫描T1WI的胰腺实质期（B）、门静脉期（C）和延迟期（D）显示晚期胰腺癌肿块于T2WI呈浸润性不均匀高信号（细箭头处），增强后病灶呈渐进性轻度不均匀强化。亦可见腹膜种植转移灶（图D细箭头处）和坏死性淋巴转移灶（图D弯箭头处）

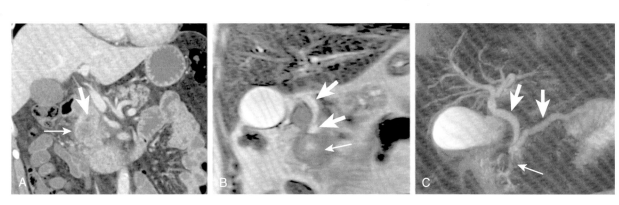

图46-10 浸润性胰腺癌（细箭头处）所致主胰管和胆总管（粗箭头处）的梗阻及远端胰胆管扩张，并在冠状位MDCT（A）、冠状位稳态进动快速自旋回波序列T2WI（B）和3D MRCP（C）上可见"双管征"

像学检查手段，但有受操作者主观因素影响大和受腹部肠气及患者体型影响等缺点。因此，尽管有很少的单一机构研究证明超声检查在肿瘤诊断中比CT更准确，并且在肿瘤分期时与CT同样准确，但是阴性的超声检查结果并不能可靠地排除胰腺实性肿块。胰腺癌的超声影像特征为局灶性、实性、引起胰腺轮廓改变的低回声肿块；主胰管可见扩张，周围胰腺实质可见萎缩；胰腺周围淋巴结可见肿大，并且其回声特征反映了原发肿瘤。

另一方面，EUS则能提供高分辨率的胰腺图像并能进行病变组织活检。EUS是进行淋巴结分期和发现胰腺癌十二指肠侵犯最准确的影像学检查手段（EUS，76%；CT，74%；MRI，67%）。

4. 核医学检查 除非需要对功能性胰腺内分泌性肿瘤进行鉴别诊断或评价骨转移，否则核医学在胰腺癌评价中不起主要作用。

5. PET-CT PET-CT一次扫描可获得解剖结构信息和功能信息的融合图像。正常胰腺组织不摄取FDG，因此PET图像上胰腺FDG摄取增高的区域被认为是异常病灶。初步研究发现，95%的胰腺癌病例表现为摄取增加的离散灶（图46-11）。淋巴转移，特别如果是小的淋巴结（直径<1 cm），经常在CT或超声检查中漏诊，并且可能是手术后肿瘤早期复发的原因。因为FDG的摄取积聚与肿瘤代谢相关，不受肿瘤大小影响，所以能发现正常大小的肿瘤转移性淋巴结。目前，许多新的放射性药物正在研究中。

6. 影像学检查的评价与选择 理想成像方法的选择见图46-1和表46-3。

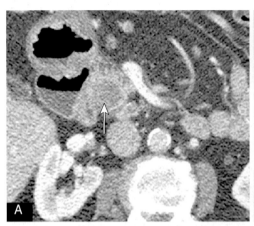 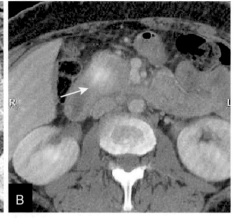

**图46-11** 轴位MDCT（A）和PET-MDCT融合成像显示胰腺癌肿块（箭头处）为摄取FDG明显增高区域，与正常胰腺实质形成明显对比

表46-3 用于评价胰腺癌的影像学检查的准确性、局限性和缺点

| 检查方法 | 准确性 | 局限性 | 缺点 |
|---|---|---|---|
| X线摄影 | 差 | 不敏感<br>非特异性 | 不能直接显示胰腺内的软组织肿块 |
| CT | 诊断肿瘤：89%～99%<br>评价胰腺周围组织受累：86%～91%<br>评价血管侵犯：77%～99%<br>评价淋巴结受累：58%～73% | 电离辐射 | 当并发慢性胰腺炎时难以发现胰腺癌肿块<br>难以发现小的病灶 |
| MRI | 诊断肿瘤：82%～91%<br>评价胰腺周围受累：63%～89%<br>评价血管侵犯：85%～94%<br>评价淋巴结受累：75%～88% | 对患者配合的要求高<br>费用高 | 对钙化的显示差 |
| 超声 | 超声：<70%<br>EUS：65%～74% | 当患者体型肥胖或有大量肠气时图像质量差<br>受操作者主观因素影响大<br>综合成像困难 | 难以发现及定性小病灶 |
| 核医学 | 目前尚没有核医学检查诊断胰腺癌准确性的相关数据。现通常仅用于临床可疑的功能性胰腺内分泌瘤的鉴别诊断或评价骨转移 | 空间分辨率差 | |
| PET-CT | 诊断肿瘤：88%～95% | 电离辐射<br>费用高 | 糖尿病和炎症可引起误诊 |

## 胰腺癌的典型征象

- 胰腺实性局灶性肿块，通常直径<5 cm。
- 主胰管狭窄或阻塞，远端胰管扩张。
- 胰头癌可见胆总管扩张。
- 胰头癌可见"双管征"（胆总管和主胰管扩张）。
- 动态增强的动脉期和胰腺实质期，肿块强化不显著。
- 肿瘤可侵犯腹膜后腔。
- 可见淋巴结、肝脏和腹膜种植转移。

**（七）鉴别诊断** 临床资料是胰腺癌诊断和鉴别诊断的有力依据。重要的临床资料包括放射至后背且前倾时可部分缓解的腹痛、体重减轻、黄疸、可触及的胆囊、游走性血栓静脉炎、新近发生的糖尿病、抑郁、吸烟史和致癌物质暴露史，以及乳腺癌、结肠癌、胰腺癌和遗传性肿瘤综合征的家族史或个人史。

实验室检查主要是血清CA 19-9水平升高有助于胰腺癌的诊断，但影像学检查是诊断的关键。

许多胰腺解剖变异可与胰腺癌相混淆，它们的鉴别诊断见相关章节。塌陷的十二指肠或小肠和十二指肠憩室可误诊为胰腺癌,但是可被口服阳性对比剂充盈,可见气-液平面以及肠壁强化等增强特性,可将其与胰腺癌有效鉴别。

酒精性或自身免疫因素所致的慢性胰腺炎,可能在临床和影像学特征上与胰腺癌相似,表现为局灶性胰腺肿块。与肿块型慢性胰腺炎的鉴别诊断是困难的,必须仔细地综合分析临床症状和影像学表现进行诊断和鉴别诊断。

酒精性所致局灶性肿块型慢性胰腺炎(mass-forming chronic pancreatitis, MFP)一般与周围胰腺实质分界欠清晰,自身免疫性MFP则与周围实质分界清晰,而胰腺癌肿块呈浸润性生长。与胰腺癌相比,MFP往往强化更均匀并且强化程度更高。酒精性和自身免疫性MFP所致主胰管阻塞的发生率低于胰腺癌所致;对于引起主胰管狭窄的病例,75%胰腺癌病例的主胰管受累节段长度小于3 cm,但是几乎100%的自身免疫性MFP的主胰管受累节段长度大于3 cm。

"管道穿通征"被认为是MFP和胰腺癌鉴别诊断的最有力依据。"管道穿通征"特征在于可见显示的主胰管穿过胰腺肿块,且没有管腔狭窄和管壁不规则。此征象诊断MFP的特异性可达96%。另一方面,具有不规则管壁的主胰管穿过胰腺肿块则不被认为是良性病变的预测因素。注射胰泌素后行MRCP检查(S-MRCP),由于胰管的扩张,更有利于得出正确的诊断。

FDG-PET-CT有助于胰腺癌与MFP的鉴别诊断。胰腺癌通常显示为FDG摄取明显增高,而MFP的FDG摄取水平则相对低。新的放射性同位素,如σ受体配体和$^{18}$F-FLT,更具肿瘤特异性,可更好地用于鉴别诊断。表46-4总结了最重要的鉴别诊断特征(图46-12～图46-14)。

其他的胰腺肿瘤,如胰腺淋巴瘤、内分泌性肿瘤和腺泡细胞癌也需与胰腺癌相鉴别(见后面的讨论)。这些胰腺肿瘤通常不侵犯主胰管,不引起主胰管扩张或狭窄,肿瘤大小也通常超过腺癌肿块。胰腺淋巴瘤通常边界清晰,如果是局灶性的,则与突出的胰腺外淋巴结病有关。胰腺内分泌性肿瘤通常明显强化,腺泡细胞癌通常为较大肿块,其强化程度高于腺癌。表46-5总结了胰腺癌和非腺癌性肿瘤之间鉴别诊断的最主要特征(图46-15～图46-17)。

### (八)治疗

1. 内科治疗　对于局灶性晚期胰腺癌的治疗,目前认为放疗和(或)化疗可以替代手术治疗。肿瘤已经远处转移的患者被认为不适宜放疗而仅进行化疗,虽然传统的化疗对于改善胰腺癌患者生存率和生活质量的优势甚微。

**表46-4　酒精性MFP、自身免疫性MFP和胰腺癌的鉴别诊断**

| 因　素 | 酒精性MFP | 自身免疫性MFP | 胰　腺　癌 |
| --- | --- | --- | --- |
| 年龄 | 60～70岁 | 70～80岁 | 70～80岁 |
| 病灶边缘 | 与周围胰腺实质分界不清 | 边界清楚(67%) | 浸润性(82%) |
| 均匀,早期强化 | 常见(71%) | 少见(25%) | 罕见(5%) |
| 均匀,延迟强化 | 常见(82%) | 非常常见(100%) | 罕见(8%) |
| 主胰管梗阻 | 少见(18%) | 少见(11%) | 常见(60%) |
| 主胰管狭窄范围>30 mm | 常见(50%) | 非常常见(100%) | 约22% |
| 管道穿通征 | 常见(86%) | 常见(50%) | 罕见 |
| 远端主胰管<4 mm | 少见(33%) | 常见(67%) | 罕见(4%) |
| 近端主胰管形态不规则 | 非常常见(100%) | 少见(25%) | 少见(25%) |
| 侧支 | 扩张非常常见(100%) | 常见扩张(50%) | 扩张不常见(37%) |
| 胆总管 | 正常 | 狭窄(长度>20 mm) | 狭窄(长度<20 mm) |
| 动脉包埋 | 无 | 常见(57%) | 常见(81%) |
| 假性囊肿 | 常见 | 无 | 罕见(潴留囊肿) |
| 类急性胰腺炎样疼痛 | 常见 | 少见 | 罕见 |
| CA19-9 | 正常 | 可见升高(33%) | 通常升高(77%) |
| IgG4 | 正常 | 升高 | 正常 |
| 对糖皮质激素的反应 | 无 | 有 | 无 |

表 46-5　胰腺腺癌与非腺癌的鉴别诊断

| 因　素 | 腺　癌 | 非　腺　癌 |
| --- | --- | --- |
| 大小 | 中等至小（3～5 cm） | 大（＞5 cm，功能性胰腺内分泌瘤可较小） |
| 坏死 | 罕见 | 常见 |
| 钙化 | 罕见 | 常见 |
| 强化程度 | 轻度强化 | 中度至明显强化 |
| 信号强度（T2） | 低至中等信号 | 中等至高信号 |
| 主胰管 | 狭窄或阻塞，远端扩张 | 正常或移位 |
| 血管包埋 | 常见 | 罕见 |

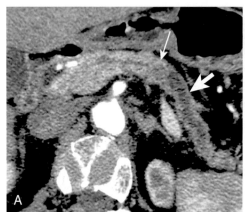
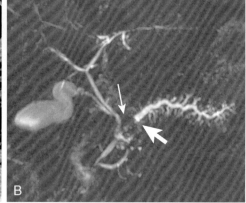

**图 46-12**　两位不同的胰腺癌患者在 MDCT 胰管造影摄片（A）和 3D MRCP（B）显示肿瘤为小而几乎肉眼不可见的病灶（细箭头处），主胰管可见截然中断，远端胰管可见扩张（粗箭头处）。胰管的梗阻与扩张在 MRCP 图像上显示更佳

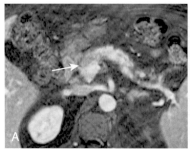
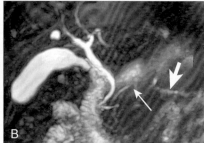
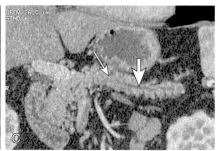

**图 46-13**　在轴位 T1WI 增强扫描的胰腺实质期（A）、3D MRCP（B）及 MDCT 胰管造影摄片（C）图像，显示自身免疫性局灶性肿块形成的慢性胰腺炎（MFP）所致长节段主胰管狭窄，通过胰腺肿块的主胰管未见阻塞（细箭头处），远端胰管未见扩张（粗箭头处）

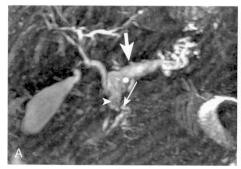
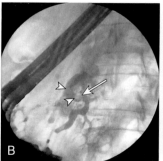
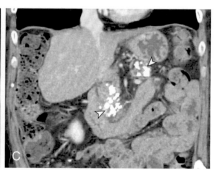

**图 46-14**　3D MRCP（A）、ERCP（B）、冠状位 MDCT（C）图像，显示酒精性慢性胰腺炎所致短节段主胰管的管壁形态规则的良性狭窄（细箭头处），远端胰管可见扩张（粗箭头处），胰腺实质及胰管内可见结石（三角处）

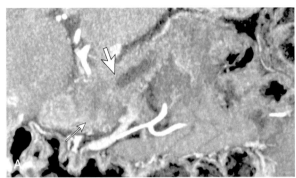

**图46-15** 两位不同的胰腺癌患者的冠状位（A）和轴位（B）MDCT图像及MDCT胰管造影摄片（C，D）图像，显示胰腺内可见一密度不均匀的低密度肿块（细箭头处），主胰管可见截然中断（粗箭头处），远端胰管可见扩张。图B和图C上亦可见胰腺实质的萎缩和肠系膜上动脉的包埋（弯箭头处）。肿瘤近端胰头部正常的胰腺实质呈明显强化

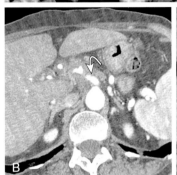
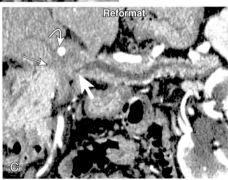
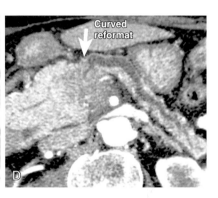

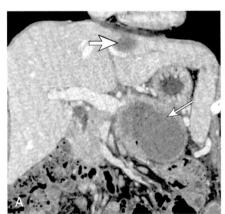
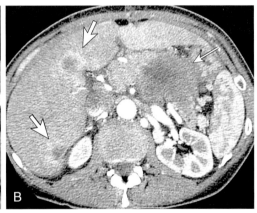

**图46-16** 冠状位（A）和轴位（B）MDCT图像，显示结肠癌的胰腺内转移灶为边界清楚的肿块（细箭头处），病灶未见浸润性改变，主胰管未见扩张，未见区域淋巴结肿大。可见肝内转移灶（粗箭头处）

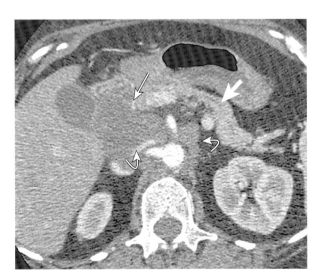

**图46-17** 轴位MDCT图像，显示胰头部的原发性胰腺淋巴瘤为大的、轻度均匀强化的肿块（细箭头处），局部淋巴结可见肿大（弯箭头处）。但是，尽管病变较大，主胰管（粗箭头处）的管径正常

2. 外科治疗 外科全切术被认为是胰腺癌的最佳根治方法，如果按照根治意图进行，五年生存率达到接近20%。然而，胰腺癌常常在有临床症状时已处于疾病晚期，且其具有较高的恶性生物学行为，因此目前临床上只有不到20%的患者接受手术切除治疗，其中大多数病例发生淋巴转移或肝脏转移或手术期间的局部浸润。当胰腺癌侵犯主要的动脉血管（肿瘤-血管接触面积＞50%，主要为腹腔动脉、肝动脉和肠系膜上动脉），被认为不能进行手术切除治疗。在大范围静脉侵犯至门静脉或肠系膜上静脉，并且远处转移至肝脏、区域淋巴结或腹膜种植转移时，胰腺癌也被认为不能进行手术切除治疗（图46-1、图46-7、图46-8、图46-15和图46-18）。肿瘤局限性的侵犯肠系膜上静脉仍然被认为可进行手术切除治疗。

**医师须知（胰腺癌）**

■ 胰腺癌的发病高峰为70～80岁，其五年生存率仅为4%。
■ 由于胰腺癌在疾病早期没有特异性的临床症状，因此肿瘤在发现时常已处于晚期。
■ 即使肿瘤大小<2 cm也常已有局部浸润和远处转移。
■ MRI和MDCT的原始及重建成像是最准确的非侵入性诊断方法。
■ 可以非侵入性地准确评价肿瘤血管侵犯。

**要点（胰腺癌）**

■ 恶性。
■ 实性。
■ 通常<5 cm。
■ 边界不清。
■ 肿块内主胰管狭窄，远端胰管扩张。
■ 增强后强化不明显。
■ 腹膜后浸润。
■ 淋巴结、肝脏和腹膜种植转移。

## 二、胰腺内分泌性肿瘤

**（一）发病机制** 许多染色体的缺失被报道与胰腺内分泌肿瘤（pancreatic endocrine neoplasm, PEN）有关，它们中有些与肿瘤的恶性生物学行为更有关。通常，大的PEN比小的PEN与遗传因素相关度更高。PEN通常为散发病例，但也可能出现在von Hippel-Lindau综合征和多发性内分泌腺瘤病（multiple endocrine neoplasia, MEN）的患者中。

**（二）患病率和流行病学** PEN是上皮性肿瘤，具有类似于胰岛细胞或其他激素产生细胞的类器官生长。PEN通常分化良好，其在相关的临床内分泌副肿瘤综合征的基础上分为功能性和非功能性PEN。功能性PEN以主要产生的激素命名，主要包括胰岛素瘤、胃泌素瘤、血管活性肠肽瘤（VIPomas）、胰高血糖素瘤和生长抑素瘤。因此，在激素分泌型PEN的情况下，如果不导致任何内分泌副肿瘤综合征，则属于非功能性类别。

PEN占胰腺肿瘤的1%～2%，其中功能性内分泌瘤约占50%～85%。

虽然PEN可以发生于任何年龄段的患者，但更常见于40～60岁的患者（平均年龄58岁），男女发病比例大致相等。

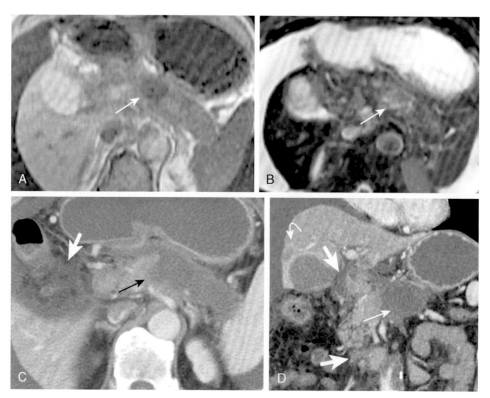

**图46-18** 一例晚期胰腺癌病例。轴位T1WI（A）、轴位T2WI（B）、轴位（C）及冠状位（D）MDCT图像，显示位于胰腺体部的腺癌肿块（细箭头处），可见腹膜种植灶（粗箭头处）和肝内转移灶（弯箭头处）。当并发梗阻后胰腺炎性改变时，MRI较MDCT能更清晰地显示胰腺肿块

（三）临床表现　临床表现根据是否存在相关的内分泌副肿瘤综合征而不同。

功能性PEN通常在发现时较小。非功能性PEN通常发现较晚，此时肿瘤一般较大或已有局部浸润和（或）转移，其临床症状没有特异性，主要包括腹痛、恶心、呕吐或黄疸。约有15%的非功能性PEN是因其他原因行影像学检查时偶然发现，此时肿瘤一般较小。约70%的PEN病例可见血清嗜铬粒蛋白A水平升高。

（四）病理生理学　60%的PEN病例发生于胰尾部。功能性PEN好发于胰头和胰尾，而非功能性PEN则更好发于胰尾。

（五）病理　PEN是血管化的肿瘤，当肿瘤小和为多结节时，常边界清晰，当肿瘤大的时候则具有局部侵袭性的一些特征。肿瘤内可见出血和纤维化区域。PEN通常分化良好，大多数是恶性的；只有小于5 mm的肿瘤可能为良性。

PEN的特征是细胞核大小一致、细胞质透明，含有分泌颗粒，其神经元特异性烯醇化酶（neuron specific enolase, NSE）和嗜铬粒蛋白A染色呈阳性。

功能性PEN分类的总结详见表46-6。

（六）影像学表现　PEN可因为内分泌性副肿瘤综合征的特异性体征和症状而临床疑诊，也可能在非特异性腹部疾病或疑似恶性肿瘤的影像学检查时被发现，或因其他原因行影像学检查时偶然发现。

1. X线摄影　如前所述，普通X线摄影检查在评价PEN方面不起作用。

2. CT　PEN的CT表现与肿瘤大小密切相关。功能性PEN通常有明显特异性的临床症状，因而通常早期发现，在发现时体积较小而密度均匀；非功能性PEN通常发现较晚，在诊断时体积较大且密度不均匀。

小的PEN在CT平扫时通常为与正常胰腺实质密度相似且不引起胰腺轮廓改变的小肿块，增强后可见明显强化（图46-19）。但有时候，特别是肿块为恶性时可为囊性病灶，强化不明显，病灶内可见钙化。胰岛素瘤在CT平扫时亦可为高密度病灶。

表46-6　功能性胰腺内分泌瘤

| 项　目 | 胰岛素瘤 | 胰高血糖素瘤 | 生长抑素瘤 | 胃泌素瘤[①] | 血管活性肠肽瘤 |
|---|---|---|---|---|---|
| 综合征 | 胰岛素瘤综合征（低血糖） | 胰高血糖素瘤综合征（糖尿病、皮肤红斑、舌炎、体重减轻） | 生长抑素瘤综合征（胃酸过少、糖尿病、胆石症） | Zollinger-Ellison综合征（腹泻、消化性溃疡） | Verner-Morrison综合征（胃酸过少、水样腹泻、低钾血症） |
| 好发部位 | 胰尾（40%）、胰头（30%）、胰体部（30%） | 胰尾（52%）、胰头（26%）、胰体部（22%） | 胰头（63%）、胰尾（27%）、胰体部（10%） | 胰头（55%）、胰尾（27%）、胰体部（18%） | 胰尾（47%）、胰头（23%）、胰体部（19%） |
| 大小 | <2 cm | 7～8 cm | 5～6 cm | 2～4 cm | 4～5 cm |
| 恶性风险 | 低 | 高 | 高 | 高 | 高 |
| 肿瘤内部[②] | 均质，实性 | 异质，大的病灶内可见囊性变区域 | 异质，大的病灶内可见囊性变区域 | 均质，实性 | 异质，大的病灶内可见囊性变区域 |
| 钙化 | 罕见 | 常见 | 常见 | | 常见 |
| 强化特征 | 均匀强化>不均匀强化 | 不均匀强化 | 不均匀强化 | 环形强化>均匀强化 | 不均匀强化 |
| 其他特征 | 低血糖症血清胰岛素和胰岛素原升高 | 空腹血清胰高血糖素升高 | 血生长抑素升高 | 血清胃泌素>1 000 pg/mL胰泌素刺激试验 | 血清VIP>60 pg/mL血清组氨酸-蛋氨酸多肽升高 |

注：① 胃泌素瘤通常发生在"胃泌素瘤三角区"，此三角的上界是胆囊管与胆总管的交汇处，下界是十二指肠第二段和第三段的连接处，内界是胰腺颈部和体部的交界处。胃壁增厚通常是多发的。
② 肿瘤的异质性和囊性变区域随肿瘤大小的增大而增加。

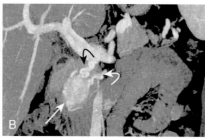
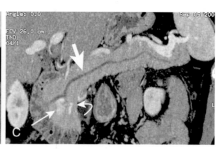

**图46-19** 轴位（A）和重建后（B，C）MDCT图像，显示功能性胰腺内分泌瘤（胰血管活性肠肽瘤，VIPoma）为位于胰头部的分叶状、边界清楚明显强化的肿块（细箭头处），主胰管未见异常（粗箭头处）。可见粗大的供血血管（弯箭头处）

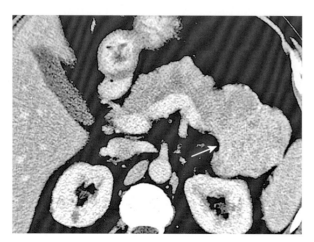

**图46-20** 轴位MDCT图像，显示非功能性胰腺内分泌瘤为胰腺尾部大的、不均匀明显强化的肿块（箭头处）

大的PEN倾向于在CT平扫时表现为大且密度不均匀的肿块，增强后强化不均匀。其密度和强化不均匀程度常与肿瘤大小呈正相关（图46-20）。

当肿瘤有恶性生物学行为时，肿瘤内可见中心性坏死、钙化和腹膜后浸润受累。局部转移性淋巴结和肝脏转移灶的影像学特征与原发灶相似，增强后可见早期强化。

3. MRI　MRI的软组织分辨力和对比度分辨力高，因此有助于发现不引起胰腺外形轮廓改变的小病灶，特别是增强后可见明显强化的小PEN病灶。

虽然PEN不论其大小，常在T1WI上呈低信号，T2WI上呈高信号。但病灶较大时，肿瘤内出血、坏死和囊性变性的发生率较高，这会影响肿瘤的信号强度。小于2cm的肿瘤通常呈均匀强化，而肿瘤大小超过2cm时常呈环形周边强化。

在2D和3D MRCP上，主胰管没有狭窄或阻塞，有时体积较大的病灶可导致主胰管的移位。

4. 超声　在超声图像上，PEN表现为局灶性实性低回声肿块，其边界清晰，增强后可见明显强化。主胰管未见扩张。

5. 核医学　核医学检查在发现PEN时可发挥重要作用。生长抑素类似物$^{111}$In-奥曲肽闪烁成像在PEN的诊断、分期及随访方面具有优势，其诊断的敏感度可达67%～100%，也有利于与其他胰腺疾病的鉴别诊断。

6. PET-CT　PET-CT和$^{111}$In-奥曲肽闪烁成像在发现诊断PEN时可彼此互补。PET-CT常不能发现分化良好、生长缓慢的PEN，因为其代谢率低，从而出现假阴性的检查结果。但是$^{111}$In-奥曲肽闪烁成像能够很容易地检测出这些低代谢率的PEN。反之，低分化的PEN几乎不表达生长抑素受体，从而导致$^{111}$In-奥曲肽闪烁成像出现假阴性检查结果（10%～20%）；PET-CT则在检测这些低分化的PEN时有较高的敏感度。PET-CT被证实在检测恶性PEN、低分化PEN和转移灶方面具有明显优势。

7. 影像学检查的评价与选择　理想成像方法的选择见图46-1和表46-7。

**（七）鉴别诊断**　功能性PEN通常有明显临床症状和实验室检查的异常发现，影像学检查的目的是明确肿瘤的存在和部位（图46-21）。

非功能性PEN的临床表现没有特异性，因此临床上很难早期诊断和与其他肿瘤相区分。

---

**胰腺内分泌性肿瘤的典型征象**

- 直径＜5cm的密度和信号均匀的胰腺实性肿块。
- 肿瘤直径＞5cm时密度和信号不均匀。
- 肿瘤内可见钙化。
- 动态增强的动脉期和胰腺实质期肿块可见明显强化。
- 主胰管未见狭窄或梗阻。

---

在相应的章节中描述了与胰腺解剖变异和假性病变的鉴别诊断。与胰腺其他肿瘤的鉴别诊断主要包括胰腺癌和肾癌胰腺转移。

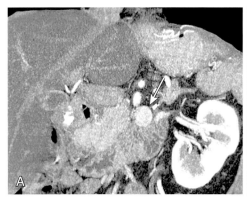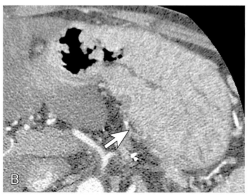

图46-21 冠状位（A）和轴位（B）MDCT图像，显示胰腺外胃泌素瘤为胰十二指肠沟中边界清楚、动脉增强期见明显强化的肿块（图A箭头处）。该患者亦可见胃皱襞明显增厚（图B粗箭头处）

表46-7 用于评价胰腺内分泌瘤影像学检查的准确性、局限性和缺点

| 检查方法 | 准确性 | 局限性 | 缺点 |
|---|---|---|---|
| X线摄影 | 差 | 不敏感<br>非特异性 | 不能直接显示胰腺内的软组织肿块 |
| CT | 92% | 电离辐射 | 适当的对比增强技术是显示小病变的必要条件 |
| MRI | 目前尚没有MRI诊断胰腺内分泌瘤准确性的相关数据；据报道诊断的敏感性为84%～94% | 对患者配合的要求高<br>费用高 | 对钙化的显示差 |
| 超声 | 目前尚没有超声检查诊断胰腺内分泌瘤准确性的相关数据；据报道诊断的敏感性为20%～86% | 当患者体型肥胖或有大量肠气时图像质量差<br>受操作者主观因素影响大<br>综合成像困难 | 难以发现及定性小病灶 |
| 核医学 | 83% | 空间分辨率差 | 低分化胰腺内分泌瘤的 $^{111}$In-奥曲肽摄取降低 |
| PET-CT | 目前尚没有PET-CT诊断胰腺内分泌瘤准确性的相关数据；据报道诊断的敏感性为53%～57% | 电离辐射<br>费用高 | 分化良好的胰腺内分泌瘤的FDG摄取低 |

PEN可见肿瘤内钙化（约22%的病例）、中心性坏死和囊性变，因此病灶在T2WI上常较胰腺癌信号更高，PEN极少引起主胰管的阻塞，也很少侵犯血管。此外，在胰高血糖素瘤和胰腺生长抑素瘤的情况下，脾脏的转移灶是特征性的。阴性的原发性肾脏肿瘤检查结果有利于PEN与肾癌胰腺内转移灶的鉴别诊断。

（八）治疗

1. 内科治疗 临床上对局灶性晚期和已发生转移的PEN的化疗疗效仍有争议。化疗通常仅用于有临床症状的患者。奥曲肽常用于减轻患者的症状。

2. 外科治疗 手术切除是孤立性PEN的最佳根治术。单个功能性PEN时，胰腺部分切除术是首选治疗方法。而PEN合并有1型多发性内分泌肿瘤时，常伴发其他器官的肿瘤，因此其治疗措施更加复杂（图46-22）。

**医师须知（胰腺内分泌性肿瘤）**

■ ＜5mm的PEN通常为良性，肿瘤＞5mm时恶性的概率明显增加。

■ 发病高峰是50～60岁。

■ 功能性PEN通常早期发现，非功能性PEN一般发现较晚。

■ 恶性PEN可周围侵犯，并通过淋巴和血液途径向远处转移。

■ MRI和MDCT原始及重建图像是准确的非侵入性诊断方式。

■ $^{111}$In-奥曲肽闪烁成像诊断PEN的敏感度可达67%～100%，且有利于疾病的诊断、分期及随访。

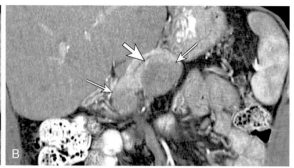

**图46-22** MDCT胰管造影摄片（A）和冠状位（B）MDCT图像，显示多发性胰腺内分泌瘤为两个位于胰腺体部的边界清楚、轻度强化的实性肿块（细箭头处），胰腺轮廓可见变形，主胰管未见梗阻与扩张（粗箭头处）

---

**要点（胰腺内分泌性肿瘤）**

- 恶性或潜在恶性。
- 实性肿瘤。
- 通常边界清晰。
- 功能性PEN通常＜5 cm，非功能性PEN则通常＞5 cm。
- 增强后可见强化。
- 主胰管未见狭窄。
- 可发生淋巴转移和肝转移。

### 三、胰腺转移瘤

（一）**发病机制** 胰腺转移瘤通常发生在广泛播散性恶性肿瘤的情况下。可由肿瘤直接侵犯而受累或血液转移、淋巴管播散转移而继发受累，也可以是全身性血液系统恶性肿瘤如白血病和淋巴瘤的伴发疾病。

（二）**患病率和流行病学** 胰腺转移瘤罕见，仅占胰腺肿瘤的2%。其发病的中位年龄为60岁。在尸检时，最常见的原发恶性肿瘤是肺癌（25%）、乳腺癌（13%）、黑色素瘤（11%）、胃癌（10%）、结直肠癌（6%）、肾细胞癌（4%）和卵巢癌（4%）。

（三）**临床表现** 胰腺转移瘤常继发于其他恶性肿瘤，缺乏特异性的临床症状，常在原发恶性肿瘤随访时发现。只有不到8.5%的胰腺转移瘤病例可临床疑诊，不到4%的病例进行活检或手术切除。

（四）**病理生理学** 胰腺转移瘤可以是单发（25%）或多发（75%）。当病灶为局灶性时，胰头为最好发部位。

（五）**病理** 胰腺转移瘤的病理学表现复杂多变，并且反映了原发肿瘤的病理过程。诊断时肿瘤大小平均为4.6 cm。

当原发肿瘤为肾癌时，最常见的是透明细胞型肾癌，其胰腺内转移瘤通常为孤立性边界清楚的实性肿块，肿瘤内可见坏死、出血和囊性变；原发瘤为淋巴瘤时，其胰内转移灶常为局灶性而非弥漫浸润性。

（六）**影像学表现** 胰腺转移瘤常在原发恶性肿瘤随访行影像学检查时发现，在极少数肿瘤病史明显为阴性的病例中，诊断性影像学检查通常不足以达到诊断目的，而需要进行活检甚至手术切除。

1. CT 胰腺转移瘤的影像学表现没有特异性。一般而言，肿瘤较小时密度较均匀，肿瘤较大时则密度欠均匀，其内可见坏死灶，胰腺转移瘤病灶倾向于反映其原发肿瘤的特征。

当原发肿瘤为富血供肿瘤如乳腺癌、肾透明细胞癌时，胰腺转移瘤在动态增强的动脉期可见明显强化（图46-23）。原发瘤为结直肠癌的胰腺转移瘤则强化不明显，与原发性胰腺癌的强化形式相似（图46-16）。

2. MRI MRI具有较高的软组织分辨力和对比度分辨力，有利于发现小的富血供胰腺转移瘤。当原发瘤为肾透明细胞癌时，MRI可发现其胰内转移灶的化学位移现象。当原发瘤为黑色素瘤时，其胰腺转移瘤在MRI上亦可显示由黑色素所致特征性的高信号。

3. PET-CT 胰腺转移瘤在PET-CT上一般表现为FDG摄取增高区域，与周围正常的胰腺组织形成明显对比。

（七）**影像学检查的评价与选择** 理想成像方法的选择见图46-1和表46-8。

（八）**鉴别诊断** 胰腺转移瘤和原发性胰腺肿瘤的鉴别诊断需要结合临床资料。几乎所有患者都有原发肿瘤的临床病史，只有当原发瘤为黑色素瘤时，其临床病史可为阴性。就诊时通常没有特异性临床症状，或者由相关播散的原发肿瘤的临床症状所掩盖。

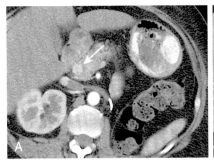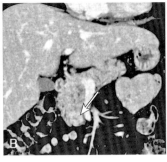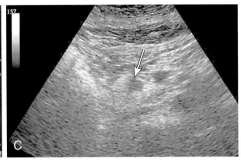

**图46-23** 轴位（A）和冠状位（B）MDCT图像，显示胰腺转移瘤为位于胰腺钩突部边界清楚的强化肿块（箭头处），在超声上病灶呈低回声区（C）。该患者曾因肾透明细胞癌行肾切除术，因此左肾窝处未见肾组织，可见外科血管夹

**表46-8** 用于评价胰腺转移瘤影像学检查的准确性、局限性和缺点

| 检查方法 | 准 确 性 | 局 限 性 | 缺 点 |
|---|---|---|---|
| X线摄影 | 差 | 不敏感<br>非特异性 | 不能直接显示胰腺内的软组织肿块 |
| CT | 目前尚没有CT诊断胰腺转移瘤准确性的相关数据 | 电离辐射 | 难以发现及定性小病灶 |
| MRI | 目前尚没有MRI诊断胰腺转移瘤准确性的相关数据 | 对患者配合的要求高<br>费用高 | 对钙化的显示差 |
| 超声 | 目前尚没有超声检查诊断胰腺转移瘤准确性的相关数据 | 当患者体型肥胖或有大量肠气时图像质量差<br>受操作者主观因素影响大<br>综合成像困难 | 难以发现及定性小病灶 |
| 核医学 | 虽然目前尚没有核医学检查诊断胰腺转移瘤准确性的相关数据，但是其作用被认为非常有限 | 空间分辨率差 | |
| PET-CT | 目前尚没有PET-CT诊断胰腺转移瘤准确性的相关数据 | 电离辐射<br>费用高 | |

### 胰腺转移瘤的典型征象

■ 胰腺转移瘤的影像学表现没有特异性。

■ 几乎总是存在原发性肿瘤的病史。

■ 通常发生在广泛恶性肿瘤的情况下。

■ 表现为单发或多发的胰腺实性肿块，平均直径约为4.5 cm。

■ 平扫和增强的影像学特征与原发肿瘤相似。

■ 肿瘤较小时，密度或信号较均匀；肿瘤较大时，则密度或信号欠均匀。

■ 主胰管未见异常。

■ 胆总管未见异常；当肿瘤位于胰头时，胆总管亦可见扩张。

胰腺转移瘤的影像学特征没有特异性。根据起源的原发肿瘤，其影像学特征变化很大。

胰腺转移瘤时主胰管未见异常，可将其与侵犯导致主胰管狭窄或阻塞的原发性胰腺癌相鉴别。当原发瘤为肾癌或乳腺癌时，胰腺转移瘤可呈明显的强化表现，可与强化不明显的胰腺癌相鉴别。胰腺转移瘤与胰腺内分泌性肿瘤的鉴别诊断有一定困难，肾癌或乳腺癌等原发肿瘤的病史、无特异性的内分泌功能紊乱等临床症状和阴性的[111]In-奥曲肽闪烁成像诊断结果有利于两者之间的鉴别诊断。

### （九）治疗

1. 内科治疗 胰腺转移瘤作为广泛播散性恶性肿瘤的一部分可采用与原发肿瘤相同的化疗方案。

2. **外科治疗**　胰腺转移瘤通常不行外科切除术，仅当肿瘤为孤立性单发病灶时可行切除术。

---

**医师须知（胰腺转移瘤）**

- 胰腺转移瘤通常发生于广泛播散性恶性肿瘤。
- 胰腺转移瘤通常是偶然发现的。
- 其影像学特征反映了原发肿瘤的特征。
- 肿瘤较小时，密度或信号较均匀；肿瘤较大时，则密度或信号欠均匀。

---

**要点（胰腺转移瘤）**

- 单发或多发病灶。
- 肿瘤小时为实性肿块。
- 较大的肿瘤内可见囊性变区域。
- 平均直径为4.6 cm。
- 平扫或增强的影像学表现与原发肿瘤相似。
- 主胰管和胆总管未见狭窄。

---

### 四、胰腺淋巴瘤

（一）**发病机制**　胰腺淋巴瘤通常为包括B细胞型和T细胞型在内的非霍奇金淋巴瘤。

（二）**患病率和流行病学**　原发性胰腺淋巴瘤罕见，仅占胰腺肿瘤的0.5%，好发年龄为40～80岁（平均年龄55岁）。男性更好发（男女发病比例约为7:1）。

（三）**临床表现**　胰腺淋巴瘤临床症状没有特异性，几乎所有患者都有腹痛。其他常见的临床症状为体重减轻和黄疸，CA19-9值可有升高。

（四）**病理生理学**　胰头为最好发部位（80%）。

（五）**病理**　胰腺淋巴瘤可表现为肿块形成的局灶性病变（平均直径8 cm），或弥漫浸润表现为胰腺弥漫性增大。在这两种情况下，胰腺淋巴瘤均倾向于弥漫性地浸润腹膜后组织和胃肠道，而不局限于解剖学界限。

（六）**影像学表现**　原发性胰腺淋巴瘤的临床症状没有特异性，因此很少临床疑诊。通常是因非特异性腹痛或疑似腹部恶性肿瘤而行影像学检查时发现，或因其他原因行影像学检查时偶然发现。

1. **CT**　在MDCT上，原发性胰腺淋巴瘤表现为大的（通常＞7 cm）均质肿块，或为导致正常胰腺小叶结构消失的弥漫浸润灶。CT平扫时，肿块密度低于正常胰腺，增强扫描显示病变乏血供。主胰管未见受累。胰腺周围和肾下淋巴结常见肿大（图46-17）。

2. **MRI**　胰腺淋巴瘤不管其病灶大小都倾向于密度及信号均匀。MR T1WI上信号低于正常胰腺呈低信号，T2WI上呈低或等信号，增强后呈均匀轻度强化（图46-24和图46-25）。

3. **超声**　原发性胰腺淋巴瘤在超声图像上表现为大的、局灶性边界清晰的低回声病灶或胰腺弥漫性肿大，回声减低。

4. **PET-CT**　胰腺淋巴瘤一般表现为大的局灶性FDG摄取增高区域，或累及整个胰腺的弥漫性摄取增高。胰腺周围常见FDG摄取增高的淋巴结。

5. **影像学检查的评价与选择**　理想成像方法的选择见图46-1和表46-9。

---

**胰腺淋巴瘤的典型征象**

- 单发的局灶性肿块或弥漫浸润整个胰腺。
- 肿块较大，通常＞7 cm。
- 尽管肿块较大，但密度及信号均匀。
- 主胰管未见异常。

---

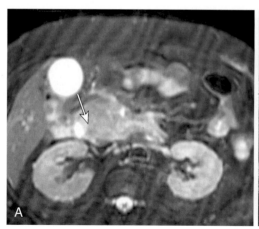
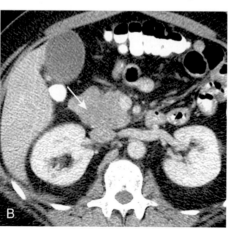

图46-24　轴位T2WI（A）和MDCT（B）图像，显示原发性胰腺淋巴瘤为胰头部强化不明显的肿块（箭头处），在T2WI上可见肿块呈中高信号，其内信号均匀

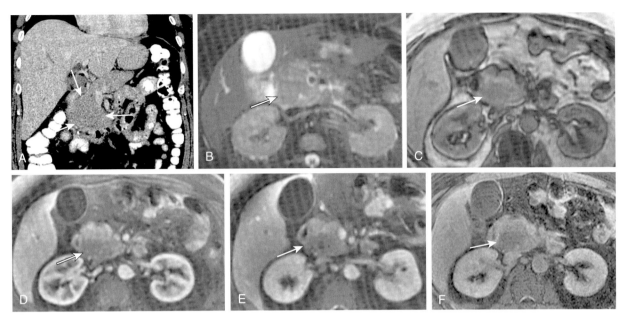

**图46-25** 胰腺非霍奇金淋巴瘤的MDCT和MR图像（箭头处）。冠状位MDCT（A）图像显示胰头部可见一肿块，主胰管和肝内胆管未见扩张。肿块在T2WI（B）和T1WI（C）上与胰腺实质信号相似，在增强扫描的胰腺实质期（D）、门静脉期（E）和延迟期（F）可见肿块呈轻度强化

**表46-9** 用于评价胰腺淋巴瘤影像学检查的准确性、局限性和缺点

| 检查方法 | 准确性 | 局限性 | 缺点 |
| --- | --- | --- | --- |
| X线摄影 | 差 | 不敏感<br>非特异性 | 不能直接显示胰腺内的软组织肿块 |
| CT | 目前尚没有CT诊断原发性胰腺淋巴瘤准确性的相关数据 | 电离辐射 | 难以发现及定性小病灶 |
| MRI | 目前尚没有MRI诊断原发性胰腺淋巴瘤准确性的相关数据 | 对患者配合的要求高<br>费用高 | 对钙化的显示差 |
| 超声 | 目前尚没有超声检查诊断原发性胰腺淋巴瘤准确性的相关数据 | 当患者体型肥胖或有大量肠气时图像质量差<br>受操作者主观因素影响大<br>综合成像困难 | 难以发现及定性小病灶 |
| 核医学 | 虽然目前尚没有核医学检查诊断原发性胰腺淋巴瘤准确性的相关数据，但是其作用被认为非常有限 | 空间分辨率差 | |
| PET-CT | 目前尚没有PET-CT诊断原发性胰腺淋巴瘤准确性的相关数据 | 电离辐射<br>费用高 | |

**（七）鉴别诊断** 原发性胰腺淋巴瘤的临床资料通常没有特异性，不足以怀疑胰腺内病变的原因，但可提示非腺癌。影像学检查和组织活检是诊断及鉴别诊断的关键。

原发性胰腺淋巴瘤需要与胰腺癌、胰腺内分泌性肿瘤和胰腺继发性淋巴瘤相鉴别。小的胰腺肿块伴主胰管梗阻为胰腺癌的常见表现。胰腺淋巴瘤一般肿块较大，主胰管未见梗阻。若伴发淋巴结肿大，则肿大的淋巴结常位于肾静脉的下方。

胰腺内分泌性肿瘤在T2WI上呈更明显的高信号，增强扫描的动脉期可见明显强化，可与T2WI上呈低或等信号，增强后强化不明显的胰腺淋巴瘤相鉴别。胰腺内分泌性肿瘤内可见钙化及坏死区域，使其密度或信号欠均匀，亦可与淋巴瘤相鉴别。继发性淋巴瘤可引起弥漫性淋巴结肿大，不仅在胰腺周围可见肿大淋巴结，其他区域如纵隔及浅表淋巴结亦可见肿

大；脾大、肝大和白细胞计数改变可支持胰腺继发性淋巴瘤的诊断。当上述征象不明显时，需要进行细针穿刺活检以进行明确的组织学诊断。

### （八）治疗

1. 内科治疗　原发性胰腺淋巴瘤对化疗和（或）放疗敏感。

2. 外科治疗　外科手术治疗不是原发性胰腺淋巴瘤的常规治疗方案；手术通常在术前诊断未能明确的情况下进行。

---

**医师须知（胰腺淋巴瘤）**

- 胰腺淋巴瘤的临床症状没有特异性。
- 通常于检查时偶尔发现。
- 大的均质性胰腺肿块、主胰管未见受累是胰腺淋巴瘤诊断的有力依据。
- 病变可弥漫浸润，表现为胰腺弥漫性肿大，正常胰腺小叶结构消失。

---

**要点（胰腺淋巴瘤）**

- 单发局灶性病灶或弥漫性浸润。
- 肿瘤较大（＞7 cm）。
- 密度或信号均匀。
- 如果病灶为肿块状，则边界清晰。
- T2WI上呈低或等信号。
- 增强后强化不明显。
- 未见主胰管狭窄和远端胰管扩张。

---

## 五、胰腺腺泡细胞癌

（一）发病机制　*APC*基因（家族性腺瘤息肉病基因）和β-连环蛋白基因的基因突变及第11对染色体的缺失已被认为与胰腺腺泡细胞癌（acinar cell carcinoma，ACC）的发病有关。

（二）患病率和流行病学　胰腺ACC是一种罕见的胰腺肿瘤，肿瘤细胞排列成实性或腺泡状并分泌胰酶是其典型特征。腺泡细胞癌占成人所有胰腺外分泌肿瘤的约1%，占儿童所有胰腺肿瘤的约15%。胰腺腺泡细胞癌多见于女性，好发年龄为70岁。

（三）临床表现　胰腺腺泡细胞癌的临床症状复杂多变。其临床症状可由肿块的占位效应和（或）局部浸润引起，如黄疸、腹痛、呕吐和体重减轻等，10%～15%的病例也可出现脂酶过分泌综合征如多发性关节炎和（或）皮下脂肪坏死。即使在没有相关症状的情况下，几乎所有患者的血清脂肪酶值都可见升

高。约30%的病例血清标志物CA 19-9水平可见升高。

（四）病理生理学　胰腺腺泡细胞癌好发于胰头和钩突部（约占60%），常为单发孤立性肿块，约80%的病例可见肿块向外浸润性生长。

（五）病理　胰腺腺泡细胞癌通常表现为边界清晰的实性肿块，周围可见纤维性假包膜，其可以具有不连续和浸润性的中心区域。发现时肿瘤的平均直径约7 cm。大的胰腺腺泡细胞癌肿瘤内可见坏死及囊性变区域，甚至可占超过肿块的75%。

肿瘤细胞表现为腺泡排列和腺泡分化，如酶原颗粒所表达，并通过免疫组织化学证实。内分泌和导管成分虽然通常存在，但构成肿块的不到25%。

（六）影像学表现　胰腺腺泡细胞癌倾向于局部浸润并转移至区域淋巴结和肝实质（约占所有病例的50%）。肿瘤常见复发（约79%行根治性切除术的病例可见复发），其五年生存率仅为5.9%，但中位生存期高于腺癌，为19个月。

1. CT　腹部CT扫描显示肿瘤为边界清晰实性为主的肿块，增强后可见轻度强化（图46-26和图46-27）。肿块的周缘可见强化的包膜，可见包膜的不连续性和浸润性的区域。肿瘤内常见中心性坏死（约占80%），使肿瘤呈囊性或囊实性（图46-28）。约50%的病例中发现了中央点状、星状钙化或外周钙化斑点或斑块形式的钙化。

2. MRI　胰腺腺泡细胞癌的MRI表现与CT征象相似。虽然MRI难以显示肿瘤内的钙化，但是MRI对显示肿瘤的出血很敏感，胰腺腺泡细胞癌肿瘤内出血罕见，MRI可将其与其他可见出血的胰腺肿瘤相鉴别。

3. 超声　经腹部超声检查通常无法提供病因学诊断。通常，胰腺腺泡细胞癌在超声图像上表现为大的、边界清晰的低回声实性或囊实性肿块。

4. PET-CT　胰腺腺泡细胞癌罕见，相关的PET-CT研究也很少。

5. 影像学检查的评价与选择　理想成像方法的选择见图46-1和表46-10。

---

**胰腺腺泡细胞癌的典型征象**

- 单发的大的实性为主的胰腺肿块，肿块平均直径约7 cm。
- 肿瘤呈外生性生长。
- 肿瘤内可见坏死。
- 肿瘤的中央和（或）周边可见钙化。
- 主胰管及胆总管未见异常。

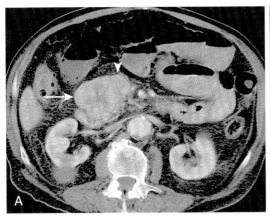
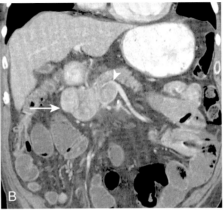

**图46-26** 胰腺腺泡细胞癌的MDCT图像。轴位（A）和冠状位（B）MDCT图像显示胰头部见一边界清楚、分叶状、主要呈外生性生长的肿块（箭头处），肠系膜上静脉可见受侵（三角处）

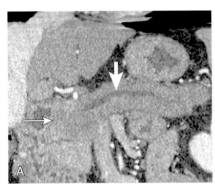
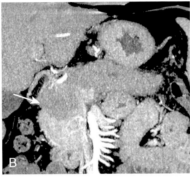
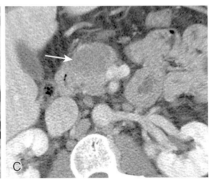

**图46-27** 胰腺腺泡细胞癌。冠状位（A，B）和轴位（C）MDCT图像显示胰头部可见一边界清楚的低密度肿块（细箭头处），胰腺导管可见轻度扩张（粗箭头处）。尽管位于胰头部且病灶较大，腺泡细胞癌的胰管轻度扩张和胰腺实质未见萎缩，可将其与胰腺癌相鉴别

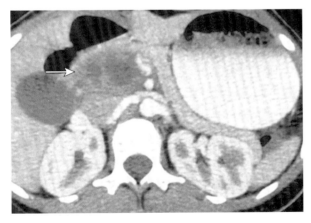

**图46-28** 轴位MDCT图像显示胰头部可见一囊实性腺泡细胞癌肿块（箭头处），未见主胰管的扩张和胰腺实质的萎缩

**（七）鉴别诊断** 脂酶过分泌综合征发生在不到15%的病例中，其特征是皮下脂肪坏死、多发性关节炎和血清脂肪酶水平升高，可为腺泡细胞癌的诊断提供线索和依据。对于未出现脂酶过分泌综合征的病例，可无明显临床症状或出现由肿瘤压迫、浸润或远处播散所致的非特异性症状，即使在这种情况下，血清脂肪酶水平通常也会升高，并且可能有助于支持诊断。

胰腺腺泡细胞癌需要与胰腺癌、胰腺内分泌瘤和胰腺实性假乳头状上皮性肿瘤（solid and pesudo-papillary epithelial neoplasms, SPEN）相鉴别。发现时肿瘤较大、外生性生长，肿瘤内可见钙化和中心性坏死，边界清晰，肿瘤可见强化、主胰管正常等特征为腺泡细胞癌的典型征象，可使其与胰腺癌相鉴别。腺泡细胞癌和胰腺内分泌瘤发现时肿瘤都较大且边界清晰，肿瘤内可见钙化和中心性坏死，但是腺泡细胞癌的强化程度不如内分泌性瘤，且腺泡细胞癌可摄取Mn-DPDP。另一方面，胰腺内分泌瘤可特异性摄取[111]In-奥曲肽。胰腺腺泡细胞癌和SPEN之间的鉴别诊断非常困难。SPEN和腺泡细胞癌均可见钙化和中央性坏死，肿瘤周缘可见假包膜，且两者增强后的强化程度也相似。SPEN几乎总是表现为肉眼可见的出血，腺泡细胞癌则不常见。两者之间最重要的鉴别依据为SPEN好发于年轻女性，腺泡细胞癌血清脂肪酶水平升高。

**（八）治疗**

**1. 内科治疗** 对于肿瘤已经广泛扩散或身体状况不佳而不能行手术治疗的患者可接受化疗或和（或）放疗。

**表46-10　用于评价胰腺腺泡细胞癌影像学检查的准确性、局限性和缺点**

| 检查方法 | 准　确　性 | 局　限　性 | 缺　点 |
|---|---|---|---|
| X线摄影 | 差 | 不敏感<br>非特异性 | 不能直接显示胰腺内的软组织肿块 |
| CT | 目前尚没有CT诊断腺泡细胞癌准确性的相关数据 | 电离辐射 | 难以发现及定性小病灶 |
| MRI | 目前尚没有MRI诊断腺泡细胞癌准确性的相关数据 | 对患者配合的要求高<br>费用高 | 对钙化的显示差 |
| 超声 | 目前尚没有超声检查诊断腺泡细胞癌准确性的相关数据 | 当患者体型肥胖或有大量肠气时图像质量差<br>受操作者主观因素影响大<br>综合成像困难 | 难以发现及定性小病灶 |
| 核医学 | 虽然目前尚没有核医学检查诊断腺泡细胞癌准确性的相关数据，但是其作用被认为非常有限 | 空间分辨率差 | |
| PET-CT | 目前尚没有PET-CT诊断腺泡细胞癌准确性的相关数据 | 电离辐射<br>费用高 | |

2. **外科治疗**　在肿瘤可切除的情况下，手术切除被认为是治疗选择。由于肿瘤扩张性的生长方式，发现时肿瘤尺寸大并不是手术的禁忌证。

---

**医师须知（胰腺腺泡细胞癌）**

- 腺泡细胞癌常为单发、大的肿块。
- 肿瘤可局部浸润或远处转移。
- 可偶然发现或因相关症状而临床疑诊。
- 肿瘤可见占位效应。
- 可见脂酶过分泌综合征。
- 预后好于胰腺癌。

---

**要点（胰腺腺泡细胞癌）**

- 单发肿块。
- 肿块可主要为实性或为囊性。
- 平均直径7 cm。
- 边界清晰。
- 肿瘤呈外生性生长。
- 肿瘤较大时可见坏死。
- 肿瘤内可见钙化。
- 增强后可见轻度强化。
- 主胰管和胆总管未见狭窄。

# 第47章

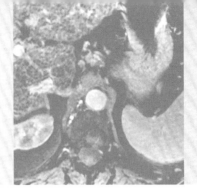
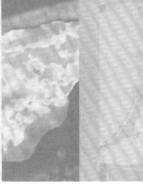

# 胰腺囊性病变

Onofrio Catalano, Melissa Price, and Dushyant V. Sahani

（一）**病因**　胰腺囊性病变涵盖广泛，包括多种不同病理改变，如发育异常、炎症和肿瘤性囊肿。其中最重要的是肿瘤性囊性病变，由于其对患者的预后影响较大，经常需要手术治疗，因此将在本章进行详细描述。

尽管每个胰腺肿瘤都可能出现中央坏死并且主要表现为囊性，囊性肿瘤这个术语通常专指一种内衬肿瘤性上皮细胞的囊肿，这样的肿瘤有浆液性囊腺瘤（serous cystic neoplasm, SCN）、黏液性囊腺瘤（mucinous cystic neoplasm, MCN）和导管内乳头状黏液瘤（intraductal papillary mucinous neoplasms, IPMNs）。这些病变占全部胰腺囊性肿瘤的90%以上，剩下的10%为肿瘤发生囊性变性，如实性假乳头状瘤（solid and pseudopapillary epithelial neoplasms, SPEN）、囊性胰腺内分泌肿瘤（cystic pancreatic endocrine neoplasms, CPENs）、腺泡细胞囊腺癌、囊性转移瘤，以及其他一些更为罕见的肿瘤。

（二）**患病率和流行病学**　近年来，由于对该病认识的提高、影像诊断技术的进步和广泛应用，越来越多的胰腺囊性肿瘤被诊断出来，而且发现时病变比以往更小，患者常无症状。因此，文献报道并不能准确反映其实际患病率和发现时的病变大小。

（三）**临床表现**　多数胰腺囊性肿瘤都无症状，有些是由于其他原因做影像检查时偶然发现。然而，少数患者出现与占位相关的症状，如腹痛、晨起腹胀、呕吐和黄疸，或其他继发于胰管梗阻或与胰管相交通的症状如复发性胰腺炎等。此外，晚期恶性胰腺囊性肿瘤还表现疼痛、体重减轻和黄疸等症状，与胰腺癌在临床上很难鉴别。

（四）**病理生理学**　尽管胰腺囊性病变可发生于

胰腺的任何部位，但某些组织类型常好发于胰腺的特定部位。

（五）**病理**　不同类型的胰腺囊性病变其病理表现差别很大。

（六）**影像学表现**　最常见的胰腺囊性肿瘤包括浆液性囊腺瘤、黏液性囊腺瘤、导管内乳头状瘤、实性假乳头状瘤和囊性胰腺内分泌肿瘤。

1. **CT**　由于MDCT的广泛应用，可在一次屏气期间获得整个腹部和盆腔的影像，空间分辨率和时间分辨率高，扫描的体素近似于各向同性，而且受呼吸运动影响小，因此CT是对可疑胰腺病变进行评价的主要检查方法。此外，美观又实用的多平面重建图像，包括基于MDCT数据的3D重建及血管重建和MDCT胰腺成像，有利于准确的术前分期。

2. **MRI**　尽管许多MRI新的序列使得成像速度更快，但仍有一些因素制约了MRI成为诊断胰腺病变的一线检查方法。这些因素主要包括：检查中需要患者配合以减少呼吸和运动伪影，否则会严重降低图像质量；应用领域较少；设备价格昂贵。然而对于碘对比剂过敏或肾功能不全患者，MRI可能是更好的影像检查方式。

由于MRI具有较高的软组织对比度和分辨率，可以明显提高对胰腺微小病变的显示及其内部细节的评价能力。和CT相似，3D动态增强MR血管造影也可以显示局部血管解剖，从而评价肿瘤对血管侵犯情况。另外，MR胰胆管造影（MRCP）可以无创、清晰地显示肝外胆管和胰管。胰腺动态MRI与MRCP检查结合，可以实现对胰腺恶性病变的术前评价及分期。

3. **超声**　腹部超声是一种经济、无创及使用广泛的检查，但是其结果高度依赖于操作者水平，没有可重复性，而且受腹部气体及患者体型的影响。而超声内镜检查（EUS）则可以提供高分辨率的胰腺影像，并且对囊性病变的形态进行详细描述。而且，EUS 既可以进行穿刺抽取囊液，还可以对囊壁或附壁结节进行取样活检。囊液化验检查可以进一步了解囊性病变的性质。如为细胞外黏液或高黏度，则倾向于黏液性肿瘤；而淀粉酶浓度升高说明囊性肿物与胰管相通，可见于假性囊肿和导管内乳头状黏液性肿瘤；如果淀粉酶浓度非常高，则常见于假性囊肿。而且，囊液的肿瘤标志物检查有助于恶性肿瘤的诊断。

4. 核医学　核医学仅用于功能性胰腺内分泌肿瘤，即使用某种特定的核素药物来进行诊断。

5. PET-CT　PET-CT在胰腺囊性病变中的应用价值还处于研究中。PET-CT通常作为一种辅助的功能检查协助鉴别肿瘤的良、恶性。有研究表明其诊断准确度可高达83%，但还需要更大样本量的研究。

6. 影像检查选择　胰腺囊性肿瘤最常用的影像诊断方法是MDCT和MRI或MRCP，可以提供高特异性和高分辨率的图像，并进行动态采集和图像重建。可以评价囊性病变的形态、与胰管的关系以及其他表现，从而提供诊断线索，协助治疗计划的选择及

术前评价。

MDCT和MRI在恶性肿瘤的诊断及显示胰腺囊性病变的特征方面一样准确。

借助MRCP和MDCT图像及后处理重建，可以显示整个主胰管的走行，还可以评价囊性病变与主胰管的关系。对于准备外科手术的患者，多平面图像重建可以显示囊性灶的范围及与周围结构的关系。

当MRCP及MDCT检查无法显示囊性灶与主胰管的关系时，可采用侵入性的内镜逆行胰胆管造影（ERCP）和（或）超声内镜检查。PET-CT的作用还在研究中。

影像检查选择见图47-1和表47-1。

不同类型的胰腺囊性病变在相应的章节描述，在表47-2中描述了其最重要的特征。

---

**医师须知（胰腺囊性病变）**

■ 单靠囊肿形态很难对其进行区分。
■ 在诊断胰腺囊性病变时最重要的是要区分：
  • 真性囊肿还是假性囊肿；
  • 黏液性还是非黏液性；
  • 良性还是恶性。

---

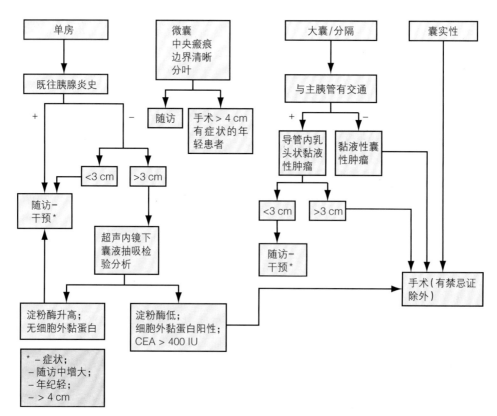

**图47-1**　胰腺囊性病变的临床诊断流程

表47-1 胰腺囊性病变影像检查方法的准确性、局限性和缺点

| 检查方法 | 准 确 性 | 局 限 性 | 缺 点 |
| --- | --- | --- | --- |
| X线摄影 | 差 | 不敏感<br>非特异性 | 不能直接观察胰腺内软组织肿块 |
| CT | 良、恶性鉴别的准确性为80%<br>SCN和MCN鉴别的准确性为100%<br>SCN和IPMN鉴别的准确性为90%<br>IPMN和其他病变鉴别的准确性为69.8%～81.1%<br>恶性MCN和良性病变鉴别的准确性为56%～94.5%<br>组织学分类诊断准确性为43% | 电离辐射 | 20%的SCN，通常在<3cm时，CT显示为实性<br>表征小囊肿较困难<br>小的壁结节不容易发现<br>难以鉴别原位癌和交界性或良性病变 |
| MRI | 与CT相似，但在鉴别IPMN与其他病变时准确性比CT高(86.8%～94.3%)<br>在显示间隔、小的壁结节和交通管道方面比CT准确性高 | 需要患者配合<br>费用昂贵 | 钙化显示不清<br>肿瘤可显示为结节样病灶 |
| 超声 | 未评价 | 肥胖和肠气过多时显像差<br>受操作者主观因素影响大<br>综合影像评价困难 | SCN可表现为"蜂窝状"的实性病变<br>IPMN中与主胰管的交通支难以显示 |
| 核医学 | 只对功能性PEN适用 | 空间分辨率差 | |
| PET-CT | 诊断恶性病变的准确性为83%<br>包含形态学和功能方面的信息<br>资料有限；需要更大样本量的研究 | 电离辐射<br>费用昂贵 | 难以鉴别良性和交界性肿瘤 |

# 具 体 病 变

## 一、浆液性囊腺瘤

（一）**病因** 据报道，散发的和von Hippel-Lindau综合征（VHL）伴发的胰腺浆液性囊腺瘤均有VHL基因的双等位缺失。

（二）**患病率和流行病学** 浆液性囊腺瘤占胰腺囊性肿瘤的30%～39%，肿瘤生长缓慢，为良性病变，具有潜在低度恶性倾向。常见于女性（75%），平均发病年龄为62岁。

（三）**临床表现** 通常为偶然发现，或因肿瘤过大压迫周围器官而被发现。

（四）**病理生理学** 浆液性囊腺瘤常见于胰头（42%）或胰体尾部（48%），其次为胰体近端（7%）或弥漫分布于整个胰腺（3%）。

（五）**病理** 大体病理上，浆液性囊腺瘤表现为较大（平均直径2～11cm）、边界清楚、分叶状囊性肿块，缺乏明确的囊壁。浆液性囊腺瘤不与胰管相通，没有囊壁钙化。囊液呈水样，不含黏蛋白。

浆液性囊腺瘤常为微囊型，少见的为大囊型或少囊型（10%）。典型的微囊型外观似"海绵样"或"蜂窝状"，特征为瘤体由无数个几毫米大小的小囊肿组成。如果存在较大的囊肿，直径不会超过2cm且位于周边。微囊型浆液性囊腺瘤常出现中央星状瘢痕，这是浆液性囊腺瘤的特征；约有30%的病例表现为星状钙化。大囊型浆液性囊腺瘤由几个直径为2～7cm的大囊肿组成，可以表现为单个大囊肿，常见于年轻人。

组织病理上，浆液性囊腺瘤由单层立方上皮或单层扁平上皮细胞排列构成，富含糖原（PAS染色阳性）。

（六）**影像学表现** 胰腺浆液性囊腺瘤通常无症状，偶然被发现。少数较大病变是由于占位效应引起症状后才被临床发现。

1. CT 浆液性囊腺瘤在MDCT和MRI上的表现与大体病理所见相似。边界清晰、边缘分叶和中心纤维瘢痕（图47-2）、星状钙化（图47-3）均提示该诊断。增强后，分隔、囊壁的强化在门脉期最明显，而中央纤维瘢痕的强化在延迟期最清晰。主胰管通常正常，当较大的浆液性囊腺瘤压迫主胰管时可异常。

在MDCT上，20%的浆液性囊腺瘤由于含有蜂窝状微囊成分，表现为边界清晰、"海绵状"软组织密度或混杂密度灶，与周围组织分界清晰，但在MDCT上与实性胰腺肿块难以区分。

**表47-2 胰腺囊性肿瘤的临床和影像学特征**

| 因素 | SCN | MCN | IPMN | SPEN | PEN | 假性囊肿 | 囊腺癌 |
|---|---|---|---|---|---|---|---|
| 性别* | 女>男 | 女 | 男>女 | 女 | 女=男 | 男>女 | 男>女 |
| 年龄* | 60~70岁 | 40~50岁 | 60~70岁 | 20~30岁 | 50~60岁 | 40~60岁 | 50~70岁 |
| 好发部位 | 头部,体部,尾部 | 尾部,体部 | 头部,钩突 | 体部,尾部 | 无特殊 | 头部,尾部,体部 | 头部多于体部和尾部 |
| 形态和边界 | 分叶状 | 椭圆形 | 葡萄串样(分支型)局灶性或弥漫性主胰管扩张(主胰管型)都有(混合型) | 椭圆形 | 椭圆形 | 椭圆形 | 椭圆形或不规则形 |
| 囊性表现 | 致密排列的微囊 | 大囊 | 大囊或囊性含实性成分 | 囊性含实性成分 | 囊性含实性成分 | 单房 | 囊性含实性成分,分隔少见 |
| 大小* | 5~11 cm | 6~10 cm | 1~4 cm(分支胰管型) >5 mm(主胰管型) | 5~9 cm | 2~10 cm | 4~8 cm | 4~9 cm |
| 主胰管 | 正常,狭窄(罕见) | 正常,狭窄(罕见) | 扩张 | 正常 | 正常 | 正常(急性胰腺炎)扩张(慢性胰腺炎) | 梗阻近端扩张 |
| 钙化 | 30%出现中央星状钙化 | 外周或间隔钙化 | 导管内(或因黏液阻塞而钙化) | 外周,不分层 | 有时出现 | 实质(慢性胰腺炎) | 无 |
| 信号 | T1WI低 T2WI高 | T1WI高或低 T2WI高 | T1WI低或高 T2WI高 | T1WI高 T2WI高 | T1W高或低 T2WI高 | T1WI低 T2WI高 | T1WI低 T2WI高 |
| 囊壁 | 偶见厚壁 | 均匀厚壁,不同程度强化 |  | 厚壁,不同程度强化 | 厚壁,明显强化 | 薄壁,偶见厚壁 | 厚壁,不同程度强化 |
| 实性成分 | 无 小病灶(<3 cm)可以表现为实性 | 恶性者有 | 恶性者有 | 有 | 有 | 无 | 有 |
| 临床病史 | 无意义 | 无意义 | 无意义 | 无意义 | 内分泌综合征 | 胰腺炎 | 体重减轻,背痛,腹痛,黄疸(胰头) |

注: *由于影像诊断技术的广泛应用及诊断技术的进步,目前发病年龄较文献报道年轻,病变大小也较文献报道要小。

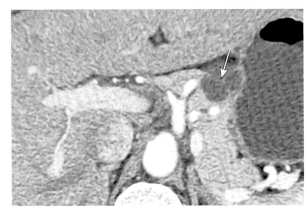

**图47-2** 在横断位增强MDCT上,浆液性囊腺瘤(SCN)的典型征象为分叶状微囊型病灶,伴中央瘢痕(箭头处)及放射状分隔

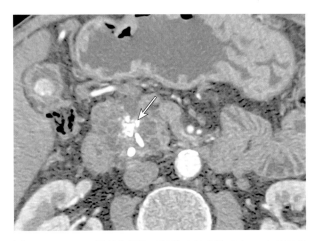

**图47-3** MDCT横断位图像可见浆液性囊腺瘤(SCN)典型的中心星状钙化(箭头处)

2. MRI 浆液性囊腺瘤在MRI上的特征与MDCT相似。主要的区别在于MDCT对钙化的显示比MRI更佳,而MRI显示囊肿内部结构和增强效果则更好。当浆液性囊腺瘤在MDCT上显示为实性肿块时,MRI可以很好地显示其微囊特征,在T2WI上显示为许多独立的高信号囊肿,有助于正确诊断(图47-4)。

3. 超声 经腹超声检查时,由于浆液性囊腺瘤的微囊结构形成无数个回声界面,表现为高回声、分叶状、边界清楚的肿块,无后方回声增强。大囊型或少囊型浆液性囊腺瘤可见内部分隔。

由于超声内镜可以显示浆液性囊腺瘤的内部结构细节,尤其适用于确诊困难的病例。

4. PET-CT 虽然PET-CT目前在浆液性囊腺瘤的表征中没有确定的作用。笔者的经验表明,该病变不摄取氟代脱氧葡萄糖(FDG)。

5. 影像检查选择 影像检查选择见图47-1和表47-3。

### 胰腺浆液性囊腺瘤的典型征象

- 边缘分叶状。
- 内部分房样,含6个以上小房,每个不超过2 cm。
- 中央瘢痕,伴或不伴星状钙化。
- 与主胰管不相通。

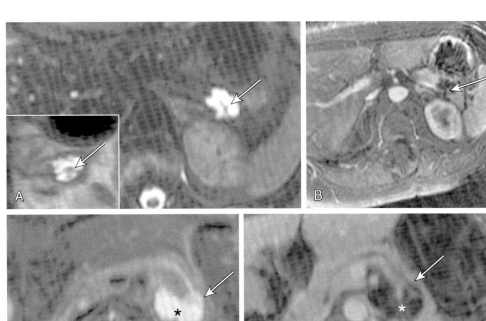

**图47-4** A. MR脂肪抑制横断位T2WI序列可见典型的浆液性囊腺瘤(SCN)表现:边缘分叶状,伴低信号的中央瘢痕(箭头处)。B. 增强后可见强化。C、D. SCN边缘分叶状,与分支胰管型导管内乳头状黏液性肿瘤(BD-IPMN)类似(星号处),但后者与主胰管相通(箭头处),而且没有中央瘢痕

表47-3　胰腺浆液性囊腺瘤各种影像检查方法的准确性、局限性和缺点

| 检查方法 | 准确性 | 局限性 | 缺点 |
|---|---|---|---|
| X线摄影 | 差 | 不敏感<br>非特异性 | 不能直接观察胰腺内软组织肿块 |
| CT | 100%鉴别SCN和MCN<br>90%鉴别SCN和IPMN | 电离辐射 | 20%的SCNs，通常在<3 cm时，CT表现为实性<br>表征小囊肿较困难<br>细分隔不容易发现 |
| MRI | 虽然没有确切的准确性数据，MRI和MDCT之间无明显差异 | 需要患者配合<br>费用昂贵 | 钙化显示不清 |
| 超声 | 目前没有准确性数据 | 肥胖和肠气过多时显像差<br>受操作者主观因素影响大<br>综合影像评价困难 | SCN可表现为"蜂窝状"的实性病变 |
| 核医学 | 目前没有准确性数据，基本不用于诊断 | 空间分辨率差 | |
| PET-CT | 目前没有准确性数据 | 电离辐射<br>费用昂贵 | |

**（七）鉴别诊断**　在鉴别浆液性囊腺瘤与胰腺其他囊性肿瘤时，临床资料帮助不大。典型的浆液性囊腺瘤表现为边缘分叶状，可见微囊结构及中央瘢痕，这些有助于诊断。

大囊型浆液性囊腺瘤与黏液性囊腺瘤很难鉴别，两者许多形态特征相似。但是，边缘呈分叶状或发现中央瘢痕则支持浆液性囊腺瘤的诊断（表47-4和图47-5）。

6个以上小房、每一小房直径≤2 cm、中央瘢痕、与主胰管不相通，这些都有助于将浆液性囊腺瘤与分支胰管型导管内乳头状黏液瘤（BD-IPMNs）区分开来（表47-5）。

**（八）治疗**

**外科治疗**　浆液性囊腺瘤常为良性、生长缓慢的肿瘤，每年增长约4～12 mm。手术治疗需要综合

表47-4　大囊型SCN和MCN鉴别要点

| 因素 | 大囊型SCN | MCN |
|---|---|---|
| 性别 | 女性75%，男性25% | 几乎只有女性发病 |
| 年龄 | 60～70岁 | 40～50岁 |
| 好发部位 | 头部、体部、尾部 | 体部、尾部共占85% |
| 形态 | 分叶状 | 椭圆形 |
| 囊壁 | 无 | 明显，常为厚壁 |
| 囊腔数量 | >6 | <6 |
| 是否有微囊并存（<2 cm） | 有 | 无 |
| 中央瘢痕 | 可有 | 无 |
| 钙化 | 如有则为中央钙化 | 外周钙化 |

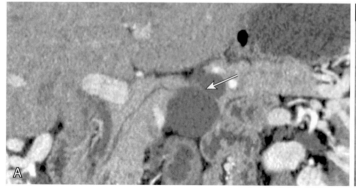
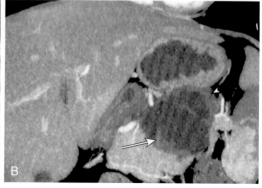

**图47-5**　MDCT曲面重建图像。A. 可见单囊或大囊型浆液性囊腺瘤（SCN），典型的边缘分叶状及中央瘢痕（箭头处），需与黏液性囊腺瘤（MCN）鉴别。B. MCN边缘无分叶，并可见厚的间隔（箭头处）及囊壁（三角处）

| 表47-5 | SCN和BD-IPMN的鉴别要点 | |
|---|---|---|
| 因 素 | SCN | BD-IPMN |
| 性别 | 女性75%，男性25% | 男性（60%）>女性（40%） |
| 年龄 | 60～70岁 | 60～70岁 |
| 形态 | 分叶状 | 分叶不常见 |
| 瘢痕 | 中央瘢痕 | 无 |
| 囊腔 | 较小 | 较大 |
| 与主胰管的交通 | 无 | 有 |

考虑病变大小、患者年龄、临床表现及病变位置。对于年轻患者，病变会随年龄的增长而增大，当病变≥4 cm时就应切除。其他患者，第一年内每6个月影像学检查复查一次，以后3年内每年复查一次。如果囊肿大小不变、患者无症状，无须进一步检查。

**医师须知（胰腺浆液性囊腺瘤）**

- 胰腺浆液性囊腺瘤是一种良性病变，中年女性好发，一般无症状。
- 肿瘤会随时间而增长，因此如果年轻患者检测出肿瘤≥4 cm，主张手术；其他患者需定期影像随访。
- MRI是检查浆液性囊腺瘤最准确的无创性诊断方法。
- 大囊型很难凭影像进行诊断；如果看不到分叶或中央瘢痕，应进行超声内镜检查或活检。

**要点（胰腺浆液性囊腺瘤）**

- 良性。
- 微囊。
- 分叶。
- 中央瘢痕伴或不伴钙化。
- 无实性成分。
- 与主胰管不相通。

## 二、黏液性囊腺瘤

（一）**病因** 在胚胎发育早期左侧原始性腺与胰腺背侧原基紧贴，卵巢基质有可能嵌入发育中的胰腺胚芽，被认为与形成胰腺MCN有关。因此可以解释为何女性好发且多发于胰腺体尾部。

（二）**患病率和流行病学** MCN占胰腺囊性肿瘤的10%～45%，涵盖范围从腺瘤到侵袭性腺癌。几乎仅发生于中年妇女（平均年龄47岁），男性的病例报告极为罕见。

（三）**临床表现** 较小的MCN可能是被偶然发现的，而当病变较大时会引起压迫症状。恶性MCN可有黄疸、体重减轻及腹痛。

（四）**病理生理学** MCN常发生于胰尾（72%）或胰体部（13%），较少发生于全胰腺（9%）或胰头部（6%）。

（五）**病理** 在大体病理上，MCN表现为较大的（平均直径6～10 cm）、圆形或椭圆形囊性肿块，外被纤维假包膜，假包膜可有钙化。典型者表现为多房、大囊，偶见单房。囊液黏稠富含黏蛋白；可有出血。肿瘤与主胰管不相通。

良性MCN内壁光滑；而恶性MCN具有壁结节、实性成分和（或）乳头状突起。33%的病例为侵袭性腺癌。

从组织学来说，MCN囊壁所包含的卵巢样基质具有诊断特异性。病变上皮层具有产生黏蛋白的特征，并可见不同程度的异型性，根据上皮异型程度可分为腺瘤、交界性肿瘤或腺癌。

（六）**影像学表现** MCN通常无症状，被偶然发现。少数情况下，病变较大或者恶性侵袭性肿瘤，由于出现肿瘤压迫症状或胰腺恶性肿瘤的症状和体征而被临床发现。

1. CT MDCT和MRI均可以很好地显示囊肿的复杂结构。MCN表现为多房（<6个囊腔）的大囊性病变，每个囊腔均大于2 cm（图47-6），出血和（或）碎屑不常见。少数情况下MCN为单房（图47-7）。MCN与胰管不相通，囊液为低密度。

MCN的特征性表现为边缘蛋壳样钙化或间隔钙化，但不常见，为恶性表现。

当影像学上发现囊壁增厚（图47-7）、形态不规则、壁结节、乳头状突起和边缘钙化时，提示为恶性。

2. MRI 由于MRI的软组织分辨率和对比度分辨率高，可更好地显示MCN的内部特征，包括纤细的分隔和壁结节；如增强扫描有强化，也可显示出来。

由于囊液蛋白含量高，在T2WI上表现为高信号，T1WI为低或稍高信号。由于不同囊腔的蛋白浓度不同，因此信号常存在差异（图47-8）。

MRCP在排除病变与主胰管有无交通方面非常重要（表47-6）。还应该仔细观察3D MRCP原始图像及2D MRCP薄层图像。

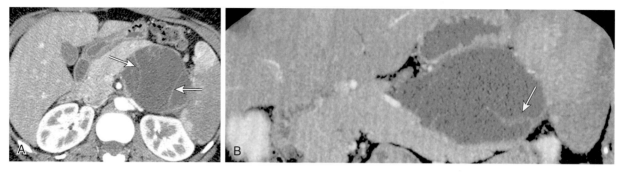

**图47-6** MDCT横断位(A)及曲面重建(B)图像可见典型的黏液性囊腺瘤(MCN):无分叶、椭圆形囊性灶(＞2 cm),间隔有强化(箭头处)。未见中央瘢痕

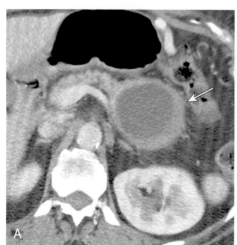

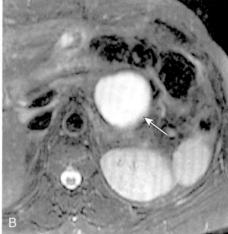

**图47-7** MDCT横断位(A)和相应的MRI T2WI(B)图像,可见典型的单房黏液性囊腺瘤(MCN)的厚纤维壁(箭头处)

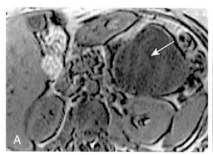

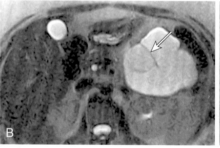

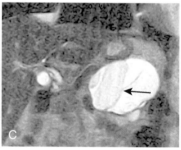

**图47-8** 横断位T1WI(A)和横断位(B)及冠状位(C)T2WI图像可见典型的黏液性囊腺瘤(MCN),内有分隔(箭头处),在T2WI显示更清晰

3. 超声 在经腹超声上,MCNs表现为圆形或椭圆形、边界清晰的多房囊性肿块,周围有壁包绕。囊内容物表现为不同程度的低回声及透声性。

超声内镜在评价囊肿内部结构、排除与胰管的交通以及在获取囊液和组织标本进行进一步分析方面尤为重要。细胞外液黏蛋白含量高、淀粉酶水平低均支持MCN的诊断;癌胚抗原和CA 19-9升高提示为恶性。

4. PET-CT 关于PET-CT在MCN诊断中的作用方面,尽管目前资料较少,但鉴于FDG高摄取提示囊性病变为恶性,因此不摄取可能提示为良性肿瘤。

5. 影像检查选择 影像检查选择见图47-1和表47-7。

### 胰腺黏液性囊性肿瘤的典型征象

- 椭圆形病变。
- 有明确的囊壁。
- ＜6个囊腔。
- 囊腔直径＞2 cm。
- 与主胰管不相通。

**表47-6　MCN、BD-IPMN和假性囊肿的鉴别要点**

| 因　素 | MCN | BD-IPMN | 假　性　囊　肿 |
|---|---|---|---|
| 性别 | 几乎只有女性发病 | 男性(60%)＞女性(40%) | 男性(68%～78%)＞女性(22%～32%) |
| 好发部位 | 只发生于体部、尾部 | 头部多于体部、尾部 | 无特殊 |
| 病灶中心 | 胰腺实质内或实质外 | 胰腺实质内 | 胰腺实质外 |
| 血清淀粉酶 | 正常 | 正常 | 升高或正常 |
| 囊腔 | 多房,少房或单房者少见 | 多房,少房或单房者少见 | 单房 |
| 囊壁 | 厚壁 | 难以发现 | 可见,病程较长者可见厚壁 |
| 与主胰管的交通 | 无 | 有<br>导管样交通支 | 有,但影像上难以发现<br>直接开口于胰管 |
| 囊液成分 | 黏蛋白 | 黏蛋白 | 出血和碎屑 |
| 周围组织 | 正常 | 正常 | 常有炎症反应,钙化 |
| 胰腺炎病史 | 阴性,罕见 | 阴性,罕见 | 阳性 |

**表47-7　胰腺黏液性囊性肿瘤影像学方法的准确性、局限性和缺点**

| 检查方法 | 准　确　性 | 局　限　性 | 缺　点 |
|---|---|---|---|
| X线摄影 | 差 | 不敏感<br>非特异性 | 不能直接观察胰腺内软组织肿块 |
| CT | 鉴别SCN和MCN的准确性为100%<br>鉴别恶性MCN和良性病变的准确性为56%～94.5% | 电离辐射 | 表征小囊肿较困难<br>不容易发现细分隔 |
| MRI | 虽然没有确切的准确性数据,MRI和MDCT之间无明显差异 | 需要患者配合<br>费用昂贵 | 钙化显示不清<br>肿瘤可显示为结节样病灶 |
| 超声 | 目前没有准确性数据 | 肥胖和肠气过多时显像差<br>受操作者主观因素影响大<br>综合影像评价困难 | 与主胰管的交通难以显示 |
| 核医学 | 目前没有准确性数据,目前无诊断价值 | 空间分辨率差 | |
| PET-CT | 信息有限,需要更多研究<br>可提供形态学和功能性信息 | 电离辐射<br>费用昂贵 | 难以鉴别良性和交界性肿瘤 |

**（七）鉴别诊断**　患者为中年女性,有助于将MCN与SCN和IPMN鉴别开来。有包膜、边缘钙化以及与胰管不相通,则为MCN区别于IPMN的特征(表47-5和图47-9)。

有助于鉴别诊断的特征包括：病变为椭圆形、有包膜、边缘钙化、边缘无分叶、无中央瘢痕、囊腔少于6个且直径大于2 cm(表47-4)。增强扫描动脉期边缘无强化或无实性部分有助于除外囊性胰腺内分泌肿瘤(CPEN)。与实性假乳头状瘤(SPEN)的鉴别点在于没有液-液平面和血液降解产物。

**（八）治疗**

外科治疗　由于MCN具有潜在恶性、发病年龄较轻,因此所有的MCN患者均应手术治疗,有其他手术禁忌证者除外。非侵袭性MCN患者术后生存率很高,复发少见。

**医师须知（胰腺黏液性囊性肿瘤）**

- MCN几乎只发生于中年女性(30～50岁)。
- 所有的MCN都具有潜在恶性。
- 实性成分、厚间隔、囊肿＞5 cm则提示恶性肿瘤。
- 建议手术治疗,术后生存率高,即使是侵袭性肿瘤也应手术。

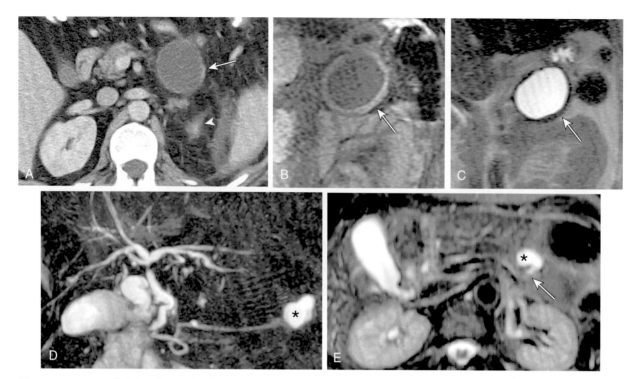

**图47-9** A. MDCT横断位图像可见胰尾部的假性囊肿（箭头处），大部分位于胰腺外，周围有炎性改变（三角处）。这些囊性病变需与黏液性囊腺瘤（MCN）鉴别，后者病变位于胰腺内（箭头处，图B和图C），囊壁厚，内有分隔。本病还需与分支胰管型导管内乳头状黏液性肿瘤（BD-IPMN）鉴别，后者可见囊性灶（星号处，图D和图E），与主胰管相通（图E箭头处）

---

**要点（胰腺黏液性囊性肿瘤）**

- 有包膜。
- 椭圆形。
- 多房。
- 大囊。
- 与主胰管不相通。
- 恶性征象包括：边缘钙化、壁结节、实性成分、乳头样突起和FDG摄取。

### 三、导管内乳头状黏液性肿瘤

（一）**病因**　有许多关于IPMN存在不同基因突变的报道，包括抑癌基因的失活如 *TP53*，还有癌基因的激活如 *KRAS*。从增生发展到浸润性癌可能涉及多步骤的过程。

（二）**患病率和流行病学**　IPMN占胰腺囊性肿瘤的21%～33%。男性好发（60%），平均发病年龄65.5岁。

IPMN的特征在于分泌黏蛋白的肿瘤细胞的导管内乳头状生长。根据受累部位可将IPMN分为主胰管型（MD）、分支胰管型（BD）和混合型三种。

（三）**临床表现**　MD-IPMN常有轻度胰腺炎症状，主要是因为黏稠的黏蛋白阻塞胰管所致。恶性者可有黄疸。BD-IPMN常无症状，偶然发现。

（四）**病理生理学**　MD-IPMN好发于胰头（58%）或胰体部（23%）。有12%的病例为胰腺弥漫性病变，7%的病例胰尾部受累。胰头和钩突是BD-IPMN最常见的发病部位（约60%）。

（五）**病理**　IPMN有自腺瘤转变为癌的倾向，生物学行为多样，可为增生、腺瘤、原位癌，甚至浸润癌，这些病变可在同一个患者体内并存。

无论是局灶性还是弥漫性MD-IPMN都会产生黏稠的黏蛋白并造成胰管扩张。在病程较长的情况下，可有轻度梗阻伴慢性胰腺炎表现。

BD-IPMN常表现为单个囊肿或多发葡萄串样交通囊肿，由一个导管样交通管道与胰管相通，胰管可有扩张。囊的大小为11～40 mm（平均直径20 mm），囊腔相互独立，内含液体、黏蛋白和肿瘤细胞。

分支胰管和主胰管病变可以独立存在或共存。

（六）**影像学表现**　由于轻度胰腺炎，MD-IPMN常有症状。BD-IPMN常无症状，被偶然发现。

1. CT　在MDCT上，MD-IPMN表现为主胰管弥漫性或节段性扩张，通常可达十二指肠乳头区，无移行区，胰腺成比例萎缩（图47-10）。十二指肠乳头隆起。BD-IPMN表现为单个或多房的囊性病变。

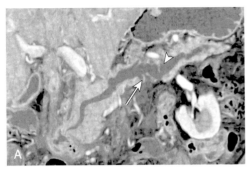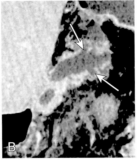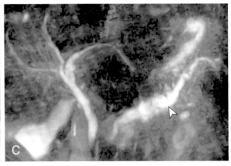

**图47-10** 主胰管型导管内乳头状黏液性肿瘤（MD-IPMN）在MDCT胰腺成像（A）、MDCT MinIP（B）及相应的 2D MRCP（C）图像，可见胰体、尾部主胰管的节段性浸润（三角处，图A和图C），伴分支扩张（箭头处，图A和图B）及胰腺实质成比例萎缩

病变通过导管与胰管相通是诊断特征，MDCT扫描胰腺重建可以显示（图47-11）。

某些影像特征的出现强烈提示病变为恶性，包括主胰管直径超过10 mm、出现结节及侵袭性改变。提示病变为恶性的一般性特征包括分支IPMN病灶大于4 cm、间隔较厚及囊壁不规则（图47-12）。

2. MRI MRI和MRCP除了能提供MDCT所提供的信息外，还具有较高的软组织分辨率和对比度分辨率。因此，在显示间隔、评价肿瘤附壁结节，以及与附壁结节与黏稠的黏蛋白或钙化相鉴别方面特别有效。事实上，尽管它们平扫均表现为T2WI低信号，但增强后只有肿瘤附壁结节有强化（图47-12和图47-13）。

MRCP和ERCP都能很好地显示内部细节，但由于黏液阻塞，ERCP可能无法显示BD-IPMN和胰管之间的通道（图47-14）。因此MRCP是评价IPMN的首选方法。

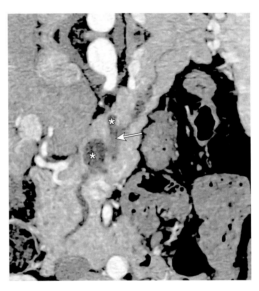

**图47-11** MDCT胰腺成像清晰显示了多发性分支胰管型导管内乳头状黏液性肿瘤（BD-IPMN），可见胰腺囊性病变（星号处）通过通道状导管与主胰管相通（箭头处）

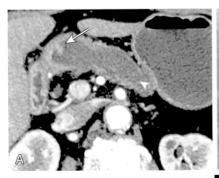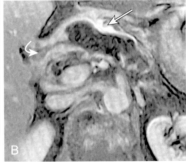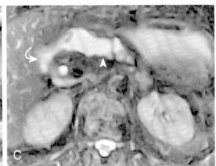

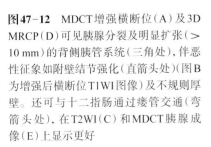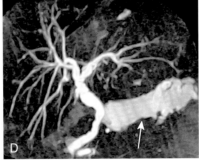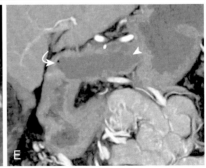

**图47-12** MDCT增强横断位（A）及3D MRCP（D）可见胰腺分裂及明显扩张（＞10 mm）的背侧胰管系统（三角处），伴恶性征象如附壁结节强化（直箭头处）（图B为增强后横断位T1WI图像）及不规则厚壁。还可与十二指肠通过瘘管交通（弯箭头处），在T2WI（C）和MDCT胰腺成像（E）上显示更好

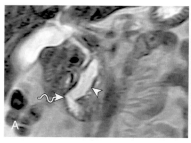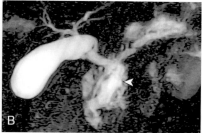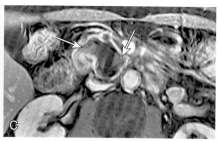

**图47-13** 冠状位T2WI（A）、2D MRCP（B）和横断位T1WI增强图像（C）可见主胰管直径＞10 mm（三角处）及强化的实性部分（箭头处），大乳头隆起突向十二指肠（波浪箭头处，图A）。这些特征提示为恶性主胰管型导管内乳头状黏液性肿瘤（MD-IPMN）

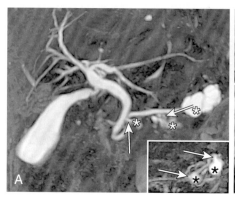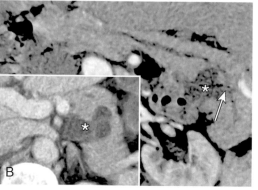

**图47-14** 3D MRCP（A）及MDCT后处理图像（B）可见典型的分支胰管型导管内乳头状黏液性肿瘤（BD-IPMN）（星号处）：表现为病变与主胰管相通（箭头处），在重建图像上显示更清晰，见左右角小图

3. 超声　仅凭超声来评价BD-IPMN和MD-IPMN是不够的。超声在鉴别MD-IPMN与其他原因所致胰管扩张，或鉴别BD-IPMN与其他胰腺囊性病变方面比较困难。同样，十二指肠乳头隆起和附壁结节也很难发现。

对于黏蛋白含量较多的病例，胰管内可有回声，与周围胰腺组织难以区分，因此扩张的胰管难以检出。

BD-IPMN在超声上呈明显低回声，因此可以显示其囊性结构，但难以显示病灶和主胰管的交通。

4. PET-CT　目前，关于PET-CT在IPMN诊断中的价值研究还不充分。笔者的经验表明，恶性IPMN比良性更易摄取FDG，这在部分病变的诊断中有一定作用。

5. 影像检查选择　影像检查选择见图47-1和表47-8。

（七）鉴别诊断　性别为男性有助于BD-IPMN与MCN鉴别。在BD-IPMN的诊断中，患者既往没有明显的急性胰腺炎病史有助于排除炎症后假性囊肿。在MD-IPMN的诊断中，无酗酒及营养不良史有助于排除慢性胰腺炎。

胰管扩张、无狭窄区有助于除外胰腺癌，支持MD-IPMN的诊断。无胰腺实质钙化及成比例萎缩提示为MD-IPMN，并有助于与慢性胰腺炎鉴别

---

**胰腺导管内乳头状黏液性肿瘤的典型征象**

**MD-IPMN**
- 胰管节段性或弥漫性扩张，无狭窄区。
- 导管内壁结节。
- 胰腺实质成比例萎缩。
- 分支胰管扩张。
- 弥漫性IPMN或胰头、钩突IPMN可见十二指肠乳头隆起。

**BD-IPMN**
- 葡萄串样囊性结构。
- 与胰管有交通。
- 病变位于胰腺实质内，常见于胰头和钩突。

（表47-2）。

病变与主胰管相通是BD-IPMN区别于其他胰腺囊性病变（包括MCN和SCN）的最重要特征（表47-5、表47-6、表47-9和图47-15）。

（八）治疗

**外科治疗**　由于MD-IPMN和BD-IPMN存在的癌变风险不同，而BD-IPMN一般没有症状，因此两者的治疗方案完全不同。

MD-IPMN恶变风险高（57%～92%），约50%的病例表现出侵袭性。但是，患者的五年生存率很高

表47-8 胰腺导管内乳头状黏液性肿瘤影像学方法的准确性、局限性和缺点

| 检查方法 | 准确性 | 局限性 | 缺点 |
|---|---|---|---|
| X线摄影 | 差 | 不敏感<br>非特异性 | 不能直接观察胰腺内软组织肿块 |
| CT | 90%鉴别SCN和IPMN<br>69.8%～81.1%鉴别IPMN和其他病变 | 电离辐射 | 表征小囊肿较困难<br>细分隔和小的壁结节不易发现<br>难以区分原位癌、交界性肿瘤和良性病变 |
| MRI | 与CT相似,在鉴别IPMN与其他病变时准确性比CT高(86.8%～94.3%)<br>在显示囊内分隔、小的壁结节和与胰管交通支方面比CT准确性高 | 需要患者配合<br>费用昂贵 | 钙化显示不清<br>肿瘤可显示为结节样病灶 |
| 超声 | 目前没有准确性数据 | 肥胖和肠气过多时显像差<br>受操作者主观因素影响大<br>综合影像评价困难 | IPMN病灶与主胰管的交通支难以显示 |
| 核医学 | 目前没有准确性数据,基本不用于诊断 | 空间分辨率差 | |
| PET-CT | 提供形态学和功能性的信息,但资料有限,需要更大样本量的研究 | 电离辐射<br>费用昂贵 | 难以鉴别良性和交界性肿瘤 |

表47-9 慢性胰腺炎、MD-IPMN和胰腺癌的鉴别要点

| 因素 | 慢性胰腺炎 | MD-IPMN | 胰腺癌 |
|---|---|---|---|
| 性别 | 男性(83%)>女性(17%) | 男性(60%)>女性(40%) | 男性(57%)>女性(43%) |
| 年龄 | 40～70岁 | 60～70岁 | 50～70岁 |
| 好发部位 | 弥漫性 | 体部、尾部多于头部 | 头部多于体部、尾部 |
| 胰管扩张 | 弥漫性 | 节段性:平滑过渡至正常管径<br>弥漫性:胰管全程扩张直到十二指肠乳头 | 移行点上段扩张 |
| 阻塞性肿块和局限性狭窄 | 无 | 无<br>如有肿块,肿块小,不引起阻塞 | 存在于移行点处 |
| 导管内病变 | 无 | 有 | 无 |
| 十二指肠乳头 | 不隆起 | 隆起 | 不隆起 |
| 钙化 | 实质钙化<br>导管钙化 | 无(合并慢性胰腺炎除外) | 无 |
| 胰腺实质萎缩 | 明显 | 成比例萎缩 | 轻度,病程较长者除外 |

(80%),因此常主张手术治疗。

BD-IPMN恶变风险低,病变＜3 cm者恶变率约6%～46%。如果没有壁结节,约85%的BD-IPMN不随时间而增大。因此,如果BD-IPMN无临床症状,临床和影像上无恶性征象,可以密切随访观察。

混合型IPMN与MD-IPMN的处理方法相同(图47-16)。

## 医师须知(胰腺导管内乳头状黏液性肿瘤)

- MD-IPMN恶变风险高,应选择手术治疗。
- BD-IPMN在无症状及恶变征象时,应密切随访。
- 混合型IPMN与MD-IPMN的处理方法相同。

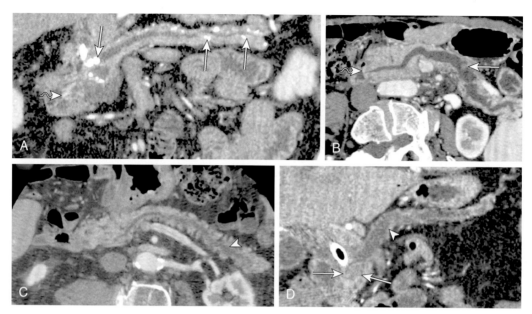

**图47-15**　在MDCT多平面重建图像上鉴别胰管扩张。A. 慢性胰腺炎所致的胰管扩张，常伴有胰腺萎缩（与胰管扩张不成比例）、胰管钙化（箭头处），无乳头状突出（波浪箭头处）。无论是弥漫型（B）还是局限型（C）导管内乳头状黏液性肿瘤（IPMN），胰管扩张常伴有成比例的胰腺萎缩，无胰管狭窄截断征象。弥漫型还可见乳头状突出（波浪箭头处，图B）。D. 胰腺癌的胰管扩张呈突然截断征象，伴局限性狭窄（三角处）及阻塞性肿块（箭头处）

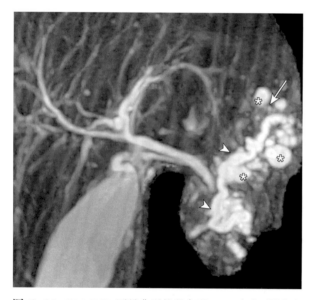

**图47-16**　3D MRCP可见典型的混合型IPMN病变：既有主胰管型导管内乳头状黏液性肿瘤（MD-IPMN）的弥漫性主胰管扩张征象（三角处），又有分支胰管型导管内乳头状黏液性肿瘤（BD-IPMN）的多发囊性病变（星号处）。BD-IPMN病灶与主胰管之间可见管道交通（箭头处）

### 四、实性假乳头状瘤

**（一）病因**　几乎所有胰腺实性假乳头状瘤（SPEN）均有β-catenin基因第3外显子突变，故病因可能与干扰泛素蛋白介导的β-连环蛋白降解有关。

**（二）患病率和流行病学**　SPEN占胰腺囊性肿瘤的9%。其恶变风险低，但会局部侵袭性生长。转

> **要点（胰腺导管内乳头状黏液性肿瘤）**
>
> MD-IPMN：
> ■ 恶变风险高。
> ■ 胰管弥漫性扩张，无狭窄区。
> BD-IPMN：
> ■ 多为良性。
> ■ 囊腔与主胰管通过管道相通。
> 混合型IPMN：
> ■ 处理同MD-IPMN。
> 恶性征象：
> ■ 主胰管直径＞9 mm、结节及侵袭性改变。

移少见，可见关于肝转移和区域淋巴结转移的报道。好发于有色人种、年轻女性（平均年龄27岁，78%）。

**（三）临床表现**　患者常表现为腹痛、腹部不适，以及与肿瘤压迫有关的其他症状。

**（四）病理生理学**　SPEN好发于胰腺体部和尾部。

**（五）病理**　在大体病理上，SPEN表现为单个较大（平均直径5～9 cm）、边缘清晰的肿块。切片上表现为实质、囊性和乳头成分的混合体，伴有出血及坏死区。组织学上可以观察到假乳头状结构。

**（六）影像学表现**　SPEN常有症状，主要是由于肿块较大而引起占位效应。

**1. CT**　由于肿块的囊、实性成分比例不同，SPEN

在MDCT上的表现差别很大,可以从全实性肿块到近乎全囊性病灶。实性和囊性成分的比例决定了SPEN在MDCT上的影像特征。

尽管在组织病理学检查上1/3的病例可见边缘钙化,但在影像上很少见(图47-17)。

侵袭性病变边界不清,肝脏转移灶与原发病灶的大体形态相似。

2. MRI SPEN的MRI表现与MDCT类似,但MRI显示实性成分的强化及出血更清楚。如有出血,在T1WI和T2WI上均为高信号,病变内部坏死出现的信号分层改变也有诊断提示意义,但并不具有特异性。

3. PET-CT 由于该病罕见,且PET-CT在临床的应用时间较短,PET-CT在SPEN中的作用还不清楚。根据笔者的经验和一些病例报道,无论SPEN的生物学行为如何,均可见明显的FDG摄取。

4. 影像检查选择 影像检查选择见图47-1和表47-10。

### 胰腺实性假乳头状瘤的典型征象

- 年轻女性(<30岁)。
- 好发于胰腺体部和尾部。
- 病变较大。
- 病灶内含实性和囊性成分。

(七)鉴别诊断 患者为年轻女性时提示为SPEN可能。液-液分层和血代谢产物是SPEN的典型特征,但并不是每个病例都会出现。囊性胰腺内分泌肿瘤、转移瘤、胰腺癌等均需与SPEN相鉴别(图47-18和表47-11)。

(八)治疗

1. 内科治疗 内科治疗仅用于晚期、已转移的SPEN。

2. 外科治疗 由于SPEN容易局部浸润和远处转移、发病年龄较年轻、五年生存率达95%,因此所有患者均需手术治疗,包括有转移的病例。

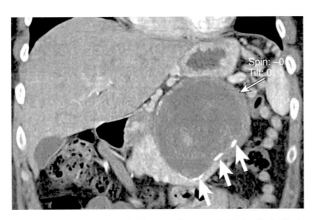

图47-17 MDCT重建图像可见典型的实性假乳头状瘤(SPEN)病灶(细箭头处):位于胰体尾部,呈巨大、卵圆形、囊性为主的病变。病变不均质,内有实性、囊性及出血成分。1/3以上病例可见囊壁钙化(粗箭头处)

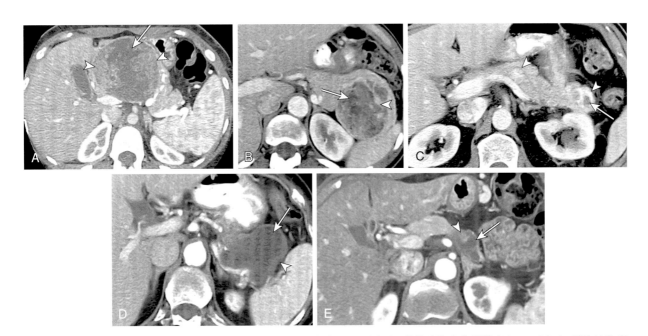

图47-18 鉴别诊断,增强MDCT横断位图像:实性假乳头状瘤(SPEN)(A)、囊性胰腺内分泌肿瘤(CPEN)(B)、囊性转移瘤(C)、嗜酸细胞腺癌(D)和囊腺癌(E)。这些肿瘤的影像表现十分相似,呈囊(箭头处)、实性(三角处)混合灶。结合年龄、性别、临床特点、大体形态改变及胰管改变,有助于缩小鉴别诊断范围。通常需要活检证实

**表47-10　胰腺实性假乳头状瘤影像学方法的准确性、局限性和缺点**

| 检查方法 | 准确性 | 局限性 | 缺点 |
|---|---|---|---|
| X线摄影 | 差 | 不敏感<br>非特异性 | 不能直接观察胰腺内软组织肿块 |
| CT | 目前没有准确性数据 | 电离辐射 | 表征小囊肿较困难<br>细分隔和小的壁结节不容易发现 |
| MRI | 目前没有准确性数据 | 需要患者配合<br>费用昂贵 | 钙化显示不清<br>肿瘤可显示为结节样病灶 |
| 超声 | 目前没有准确性数据 | 肥胖和肠气过多时显像差<br>受操作者主观因素影响大<br>综合影像评价困难 | 小病变可能不被发现 |
| 核医学 | 目前没有准确性数据 | 空间分辨率差 | |
| PET-CT | 提供形态学和功能性的信息，但资料有限，需要更大样本量的研究 | 电离辐射<br>费用昂贵 | 难以鉴别良性和交界性肿瘤 |

**表47-11　SPEN、PEN、转移瘤和胰腺癌的鉴别要点**

| 因素 | SPEN | PEN | 转移瘤（肾、乳腺） | 胰腺癌 |
|---|---|---|---|---|
| 性别 | 女性（78%）＞男性（22%） | 男性＝女性 | 男性33%～85%<br>女性15%～67% | 男性（57%）＞女性（43%） |
| 年龄 | 20～30岁 | 50～60岁 | 50～70岁 | 50～70岁 |
| 形态 | 实性伴坏死囊变 | 坏死少见<br>可有分隔<br>厚壁 | 坏死少见<br>厚壁 | 实性、可有中心坏死<br>如含胶质则以囊性为主 |
| 主胰管改变 | 一般无 | 通常无 | 无或轻度 | 扩张至梗阻点 |
| 囊液成分 | 出血和碎屑<br>（液-液平面，T1W高信号） | 坏死性 | 坏死性 | 坏死性 |
| 强化表现 | 中度 | 显著强化 | 显著或中度 | 差 |
| 内分泌异常 | 无 | 无功能性肿瘤占70%<br>功能性肿瘤占30% | 无 | 无 |
| 恶性肿瘤既往史 | 阴性 | 阴性或阳性（多发性内分泌腺瘤综合征） | 阳性 | 阴性 |

---

**医师须知（胰腺实性假乳头状瘤）**

- 年轻女性好发（一般年龄＜30岁）。
- 即使是有转移或局部有进展的病例也应手术。

**要点（胰腺实性假乳头状瘤）**

- 年轻女性（一般年龄＜30岁）。
- 肿瘤不均质。
- 囊、实性成分比例不同，其影像学表现不同。
- 出血时会有液-液分层。
- 有出血后产物。

## 五、囊性胰腺内分泌肿瘤

**（一）病因**　据报道，胰腺内分泌肿瘤（PEN）可有多种染色体缺失，其中一些与更具侵袭性的生物学行为有关。通常大的PEN比小病变的遗传变异要多。

**（二）患病率和流行病学**　PEN在血供不足的情况下，会出现坏死、出血和囊变，从而导致囊性PEN（CPEN），占所有胰腺囊性病变的2%。

CPEN男女发病率一样，平均发病年龄55岁。可以单发或多发，也可与实性PEN共存。该病可以是多发性内分泌腺瘤综合征（MEN）的一部分。

**（三）临床表现**　如果激素水平过高，肿瘤可能为功能性的，但非功能性肿瘤更多。实际上有30%

的非功能性内分泌肿瘤存在囊变。

（四）**病理生理学** 病变好发于胰腺体部和尾部。

（五）**病理** CPEN表现为实性肿瘤伴囊变或厚壁囊肿，直径为2～10 cm（中值3.7 cm）。囊实性成分的比例与肿瘤生物学行为无关。在组织学上它们与非囊性PEN表现一致。

（六）**影像学表现** 功能性CPEN在早期、瘤体较小时就可能因为激素相关症状而被临床发现；无功能型则通常无症状。后者常为偶然发现或更多时候是由于肿瘤过大出现压迫症状而被发现。

1. **CT** 在MDCT上，CPEN表现为囊实性混合块（图47-18～图47-20）或者边界清晰的单房性厚壁囊肿。如有囊内分隔常为厚间隔。囊性病变的实性部分（囊壁、实性结节、分隔）出现明显强化为鉴别的要点。但是并非所有病例都会出现该表现。

2. **MRI** MRI的表现和MDCT相似，但软组织分辨率和对比度分辨率更高。

3. **超声** 当经腹超声检查的质量足够时，CPEN表现为厚壁囊肿或实性病变伴囊变。超声增强检查示实性成分明显强化。

4. **核医学** 核医学采用特定的放射性药物，在功能性胰腺囊性肿瘤的评价中有一定的作用。

5. **PET-CT** 高分化神经内分泌肿瘤FDG的摄取很低，而低分化肿瘤、增殖活性高的病变以及转移瘤则摄取升高。新的放射性药物，如[11]C标记的5-羟色氨酸（[11]C-labeled 5-HTP）和左旋多巴（L-DOPA），有望对原发性和转移性PEN进行鉴别。

6. **影像检查选择** 影像检查选择见图47-1和表47-12。

### 囊性胰腺内分泌肿瘤的典型征象

■ 囊实性成分，厚壁。
■ 实性成分明显强化。

（七）**鉴别诊断** 对于功能性肿瘤，临床和实验室检查有助于诊断。虽然不常出现，动脉期病灶边缘和实性部分出现明显强化提示为CPEN（表47-11）。

（八）**治疗**

1. **内科治疗** 肿瘤晚期不适合手术治疗者，可以化疗。

2. **外科治疗** 尽管80%的CPEN是非恶性和无功能性的，它们依然可以发生局部浸润、肝转移和局部淋巴结转移。因此，应该选择手术治疗。五年生存率为96%。

### 医师须知（囊性胰腺内分泌肿瘤）

■ 应手术治疗。
■ 可见囊实性成分。

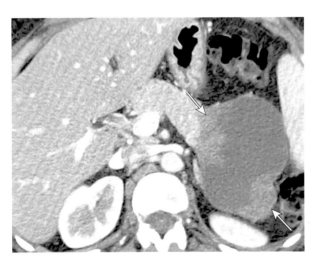

**图47-19** MDCT图像上囊性胰腺内分泌肿瘤（CPEN）的典型特征：CPEN可呈大囊伴实性成分（箭头处），动脉期强化

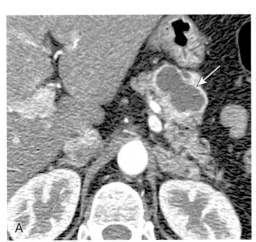
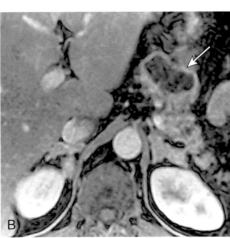

**图47-20** 囊性胰腺内分泌肿瘤（CPEN）的典型特征：CPEN（箭头处）表现为囊性灶，伴厚壁和（或）实性成分，在MDCT（A）和MR（B）图像上表现为动脉期明显强化

表47-12　囊性胰腺内分泌肿瘤影像学方法的准确性、局限性和缺点

| 检查方法 | 准 确 性 | 局 限 性 | 缺 点 |
| --- | --- | --- | --- |
| X线摄影 | 差 | 不敏感<br>非特异性 | 不能直接观察胰腺内软组织肿块 |
| CT | 目前没有准确性数据 | 电离辐射 | 表征小囊肿较困难<br>细分隔和小的壁结节不易发现<br>难以区分原位癌、交界性肿瘤和良性病变 |
| MRI | 目前没有准确性数据 | 需要患者配合<br>费用昂贵 | 钙化显示不清<br>肿瘤可显示为结节样病灶 |
| 超声 | 目前没有准确性数据 | 肥胖和肠气过多时显像差<br>受操作者主观因素影响大<br>综合影像评价困难 | 小病变可能不被发现 |
| 核医学 | 目前没有准确性数据<br>可用于功能性CPEN的诊断 | 空间分辨率差 | |
| PET-CT | 目前没有准确性数据 | 电离辐射<br>费用昂贵 | 难以鉴别良性和交界性肿瘤 |

## 要点（囊性胰腺内分泌肿瘤）

- 中年发病（通常＜50岁）。
- 70%为无功能性肿瘤。
- 囊实性成分。
- 动脉期实性成分和（或）周边强化。

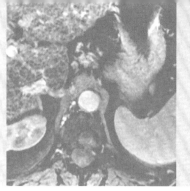
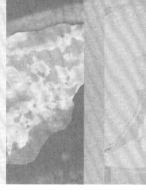

# 第48章

# 急性胰腺炎的影像学表现

Anuradha S. Rebello, Melissa Price and Dushyant V. Sahani

（一）病因　急性胰腺炎是一种由多种原因引起的胰腺急性炎性改变（提要48-1）。最常见的病因是长期饮酒及胆总管结石。约20%的急性胰腺炎无明显诱因。

---

**提要48-1　急性胰腺炎病因**

- 胆石症（45%）
- 酒精性（35%）
- 其他原因（10%）
- 药物原因
- 高钙血症
- 高甘油三酯血症
- 胆管梗阻（如肿瘤等）
- ERCP后改变
- 遗传性
- 创伤
- 病毒性
- 心脏搭桥后改变
- 特发性（10%～20%）

---

（二）发病率及流行病学　在美国，每年约有21万患者由于急性胰腺炎而入院治疗。急性胰腺炎严重程度从轻症到重症甚至致死性不等。

1992年在美国佐治亚州亚特兰大市的急性胰腺炎的国际专题研讨会上，确定了以临床表现为基础的分类方法，并定义了急性胰腺炎相关的专门术语。急性胰腺炎根据局部并发症和器官衰竭情况可分为轻症和重症两种。这种分类方法可以区分出那些病情较重的、需要在重症监护病房密切观察的患者。轻症胰腺炎的病死率低于1%，而重症胰腺炎的病死率却明显高很多：胰腺无菌性坏死的病死率约10%，而感染性坏死的病死率约30%。

（三）临床表现　急性胰腺炎的典型症状为急性发作的持续性上腹痛，常伴恶心呕吐。疼痛常放射至后背、胸部、胁腹部及下腹部。体格检查有发热、低血压、明显腹部压痛、肌抵抗、呼吸窘迫、腹胀。

（四）病理生理学　急性胰腺炎的炎症过程是由于胰酶的过早激活引起胰腺实质的自体消化而触发。炎症可能局限在胰腺内，也可能蔓延到邻近组织，甚至累及远处器官系统，引起多器官衰竭甚至死亡。

轻症胰腺炎（也被称为间质性或者水肿性胰腺炎）较常见，是自限性疾病，较少引起器官功能障碍，能平稳恢复。病理上，轻症胰腺炎主要表现为间质水肿，胰腺实质坏死较少见。

重症胰腺炎（也被称为坏死性胰腺炎）在胰腺炎中的发生率为20%～30%，常伴随器官衰竭和（或）局部并发症，比如坏死、脓肿或者假性囊肿。

（五）病理　病理表现为肉眼可见的局限性或者弥漫性胰腺实质坏死，脂肪坏死，胰腺及胰腺周围组织的出血。

（六）影像学表现　CT和腹部超声是明确急性腹痛病因的常规检查。CT检查能够帮助我们明确急性胰腺炎的诊断并且排除其他原因引起的腹痛，比如胃肠道穿孔、急性胆囊炎、急性主动脉夹层以及肠系膜动脉闭塞，这些病变的临床表现可与急性胰腺炎相似。在已确诊的急性胰腺炎病例中，增强CT被认为是评价急性胰腺炎形态学改变的金标准，尤其是对于胰腺实质坏死的评价。对于已知的急性胰腺炎患者来说，MRI、MRCP、ERCP、超声内镜检查和血管造影均有其特定的适应证。

1. X线平片　急性胰腺炎患者的腹部平片常为正常。在急性胰腺炎患者的平片中,有时可见十二指肠袢内有空气、"岗哨肠袢"（左上象限的局限性扩张的空肠肠袢）或"结肠截断征"（结肠充气扩张至横结肠,而结肠脾区远端无气体）。但是这些改变都没有特异性,不能明确急性胰腺炎的诊断。

2. CT

（1）CT在急性胰腺炎中的作用: CT能够明确急性胰腺炎的诊断；有助于确定急性胰腺炎的潜在病因（识别胆总管结石和与胆源性胰腺炎相关的胆管扩张）；能对病变严重程度进行分级并发现相关的并发症,如胰腺坏死、脓肿或假性囊肿。

（2）CT检查的最佳时机: 在诊断为重症急性胰腺炎后,增强CT能够对疾病的严重程度分级并确定胰腺组织的坏死范围。由于在出现症状2～3 d后胰腺实质坏死才更明显,所以在急性发病后48～72 h行增强CT可提供更可靠的信息。如果在最初12 h内行CT检查,CT结果可能并不明确。

（3）扫描技术: 多排螺旋CT扫描能够在较短时间内对胰腺组织进行高分辨率多期成像。笔者所在机构的CT扫描参数见表48-1。通常确诊急性胰腺炎及评价其相关并发症,仅行门静脉期的单期CT增强检查（大约在增强后70 s）即可。在注射对比剂后,正常的胰腺组织表现为均匀强化,CT值约100～150 HU。如胰腺部分组织或整个胰腺不强化或强化小于30 HU则提示为血流灌注降低或坏死。如无胰腺坏

**表48-1　CT参数**

| 参　数 | 动脉期<br>（40～45 s） | 门静脉期<br>（65～70 s） |
|---|---|---|
| 静脉注射对比剂（cm³/s） | 4～5 | 3 |
| 扫描范围 | 整个胰腺 | 膈顶至耻骨联合 |
| 自动团注追踪技术 | 设定腹腔动脉水平主动脉内150 HU为阈值,8～10 s诊断性延迟 | 设定门脉右支水平肝右叶55 HU为阈值 |
| 层厚（mm） | 1～3 | 5 |
| 间隔（mm） | 1～3 | 5 |
| 峰值电压（kV） | 120～140 | 120～140 |
| 管电流（mA） | 240～280 | 240～280 |
| 扫描时间（s） | 0.5～0.8 | 0.5～0.8 |
| 扫描野（FOV） | 28 | 由患者体型决定 |

死,胰腺和脾脏在门静脉期时的CT值相似。当怀疑出现血管并发症时,应加扫动脉期,大约在注射对比剂后45 s左右。也可以使用自动团注追踪技术（automated bolus tracking）来决定最佳扫描时间。当临床高度怀疑有出血时,要行CT平扫进行鉴别诊断。

（4）影像学表现: 如上所述,轻症、自限性胰腺炎不需CT检查。在这些病例中,胰腺可正常,也可肿胀或呈低密度,提示间质性水肿（图48-1,A）。CT主要用于急性重症胰腺炎,用来评价胰腺的坏死程度及发现并发症（比如假性囊肿和脓肿形成）。本章节主要讨论急性胰腺炎所致不同类型积液的定义、发病机制以及影像学表现。这些专有名词已在1992年急性胰腺炎国际研讨会上标准化,应当在影像学报告中采用。

1）急性积液: 急性积液经常发生在急性胰腺炎的早期（48 h以内）。积液中包括了富含酶的胰液,缺乏纤维组织和（或）肉芽组织形成的壁。常出现在胰腺内或胰周,也可位于小网膜囊、肾旁前间隙（通常在左侧）、横结肠系膜及肠系膜根部（图48-1,B）。30%～50%的患者可见急性积液,约50%的患者积液会自行吸收。其余患者的积液被包裹并形成假性囊肿或脓肿。

2）急性假性囊肿: 假性囊肿定义为被纤维组织或肉芽组织包裹的胰液。假性囊肿在急性胰腺炎发病约4周后形成。在CT上,假性囊肿表现为边界清楚的低密度区,通常出现在胰腺附近（图48-2）。少数出现在不常见的部位,如纵隔和腹股沟（图48-3）。典型的假性囊肿是无菌性的。如果假性囊肿内是脓液,则被称为胰腺脓肿。

3）胰腺脓肿: 胰腺脓肿是由局限在腹腔内的脓液聚集而形成,通常在胰腺周围发生,并且有很少或者没有胰腺坏死组织。和假性囊肿相仿,胰腺脓肿在重症急性胰腺炎发病后4周或更长时间出现。增强CT上如囊壁较厚且不规则,胰腺脓肿可能性较大；如果囊壁薄并边界清楚,则可能为胰腺假性囊肿（图48-4）。

4）胰腺坏死: 胰腺坏死的定义是局灶性或弥漫性无活性的胰腺实质,通常与胰周脂肪坏死有关。CT增强上胰腺坏死表现为胰腺实质内的一个或多个无强化区（图48-5）。胰腺坏死通常由于小静脉渗漏而出血,CT上表现为高密度（图48-6）。腹膜后脂肪坏死总是在胰腺坏死的患者中出现,但胰腺坏死的患者不一定会出现腹膜后脂肪坏死。由于CT不能可靠地诊断腹膜后脂肪坏死,故除非已确诊不是脂肪坏

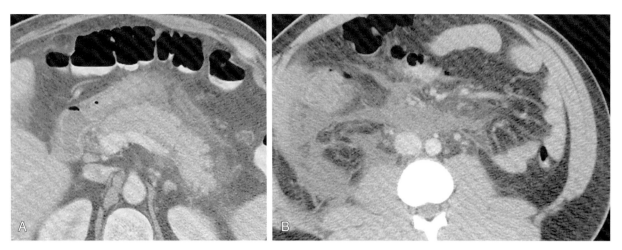

**图48-1** 急性水肿型胰腺炎。A. 横断位增强CT显示胰腺弥漫性增大，胰腺周围脂肪炎性反应。B. 另一轻症胰腺炎的患者横断位图像显示胰腺下方急性积液。请注意，和假性囊肿不同，急性积液没有边界清晰的壁

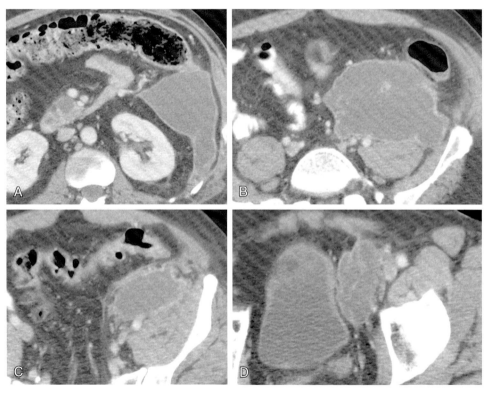

**图48-2** 胰腺假性囊肿。A～D. 横断位增强CT显示一巨大假性囊肿从左肾旁间隙向下延伸进入骨盆和左侧腹股沟

死，否则所有的胰周不匀质的组织均应诊断为脂肪坏死区（图48-7）。胰腺内脂肪浸润，水肿性胰腺炎或间质性胰腺炎患者，增强后强化减弱不应误诊为胰腺坏死。另外，小的局灶性胰腺内积液，在急性胰腺炎中看到也不应误诊为局灶性坏死。然而，如果没有之前的影像学随访，鉴别局灶性积液和坏死还是较困难的。

（5）影像学检查区分无菌性坏死和感染性坏死：由于胰腺组织坏死伴感染必须行坏死组织清除术，所以区分是无菌性坏死还是伴感染的胰腺坏死很重要。

无菌性坏死的病死率为10%，而坏死伴感染的病死率可以增加到30%。仅仅依靠影像学检查基本无法准确区分无菌性坏死和感染性坏死，然而积液里出现气体能够提示有感染（图48-8）。CT或者B超引导下经皮穿刺有助于鉴别是否存在感染。

（6）CT严重指数：Balthazar和同事们根据CT表现对急性胰腺炎的严重程度进行分级，并描述了术语-CT严重指数（CT severity index, CTSI）。急性胰腺炎CT分级表见表48-2。这些研究者报道了在CT检查中坏死部分少于30%的患者病死率为0%，发病

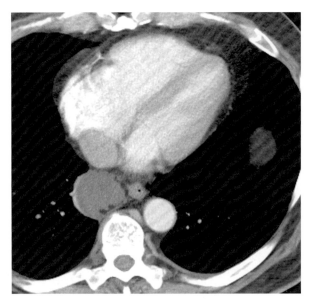

图 48-3　纵隔假性囊肿。横断位增强 CT 显示一不典型部位的胰腺假性囊肿,位于后纵隔

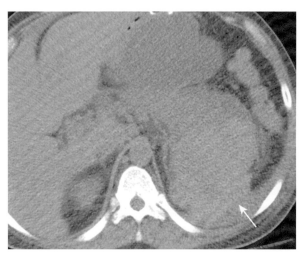

图 48-6　重症坏死性胰腺炎。重症坏死性胰腺炎患者的横断位 CT 平扫显示 CT 值升高至 50～60 HU 的区域提示出血(箭头处)

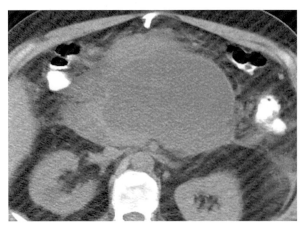

图 48-4　胰腺脓肿。横断位 CT 显示一重症胰腺炎伴高热患者胰腺旁巨大、厚壁液性影。经皮穿刺该组织抽取出脓液

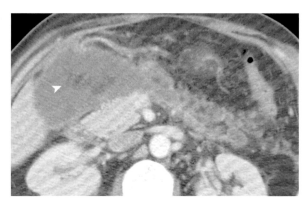

图 48-7　急性胰腺炎周围脂肪坏死。胰周积液中包括少量脂肪岛(三角处)提示脂肪坏死

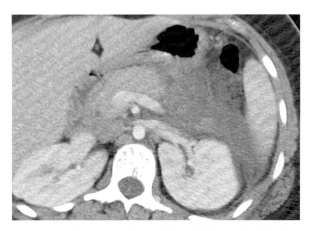

图 48-5　急性坏死性胰腺炎。横断位增强 CT 显示胰腺体部远端及胰尾部不强化区,提示坏死。请注意胰头区及胰腺体部近端为正常强化

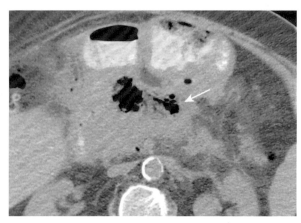

图 48-8　已知坏死性胰腺炎的患者横断位 CT 平扫图像。住院期间,患者的病情恶化并出现败血症。CT 扫描显示胰床的空气(箭头处)能够明确坏死组织感染的诊断

表48-2 Balthazar评分系统 和CT严重指数

| 分 级 | 描 述 |
| --- | --- |
| A | 正常胰腺 |
| B | 胰腺局限性或弥漫性增大 |
| C | 胰腺异常伴有轻度胰周炎性改变 |
| D | 一个部位出现积液 |
| E | 胰腺周围两个或两个以上部位出现积液；胰腺周围或者胰腺内出现气体 |

| CT 分级 | 分 数 | 坏死（%） | 分 数 |
| --- | --- | --- | --- |
| A | 0 | 0 | 0 |
| B | 1 | <30 | 2 |
| C | 2 | 30~50 | 4 |
| D | 3 | >50 | 6 |
| E | 4 | | |

注：CT严重指数（最高值10）=CT分级分数（0~4）+坏死分数（0~6）。

率为48%。大面积的坏死（30%~50%和>50%）发病率为75%~100%，而病死率达到11%~25%。此外，CTSI分级0~3级的患者病死率为3%，发病率为8%；而CTSI分级为7~10级的患者，病死率和发病率分别为17%和92%。

（7）急性胰腺炎的胰腺外表现：胰腺炎的炎症过程可以蔓延到脾脏，形成脾内假性囊肿或脓肿（图48-9）。脾脏血管受压可导致脾梗死。脾脏内小血管受侵可引起脾实质出血，导致脾脏包膜下血肿。炎症如果蔓延到肝脏和胆囊周围，可使肝脏出现一过性强化，部位通常靠近胆囊窝及肝左叶。同样，炎症可累及肾周间隙，导致肾包膜下及肾周发生积液和假性囊肿（图48-10）。广泛的肾血管周围炎症可引起肾静脉受压与血栓形成。炎性渗出可以压迫肾动脉引起双肾实质不均匀强化。很少情况下，炎症的直接蔓延或假性囊肿可引起大肠炎症或侵蚀大肠，导致肠瘘形成和肠腔进行性狭窄（图48-11）。大肠的累及一般是在急性胰腺炎发作的数周或数月后发生。

（8）血管并发症：急性胰腺炎的动脉并发症是由于胰酶的蛋白水解作用引起的血管侵蚀，这常常导致假性动脉瘤形成或从侵蚀部位游离出血。最常受累的是脾动脉，其次是胰十二指肠动脉和胃十二指肠动脉。胃左动脉、肝动脉和胰腺内小动脉较少累及。动脉出血是最致命的并发症之一。假性动脉瘤在影像上被认为是一种完全性或部分性的血管性囊性肿块（图48-12）。

除了动脉并发症，在门静脉-肠系膜循环系统还可以发生静脉血栓。根据其发生频率，脾静脉受累最常见，其次是门静脉和肠系膜上静脉（图48-13）。

3. 血管造影 如果增强CT或者超声上怀疑或者已经诊断是急性出血或者假性动脉瘤，应行腹腔干

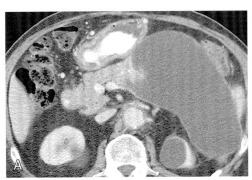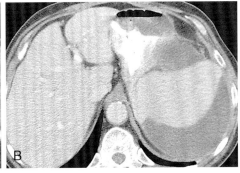

图48-9 A, B. 累及胰腺体尾部的坏死性胰腺炎患者横断位图像。由于胰尾部和脾脏密切相邻，炎性反应蔓延至脾脏周围组织

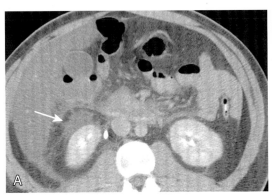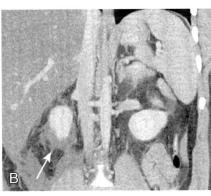

图48-10 急性胰腺炎患者横断位（A）及冠状位（B）增强CT显示炎性反应蔓延至右肾周间隙（箭头处）

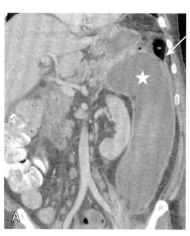
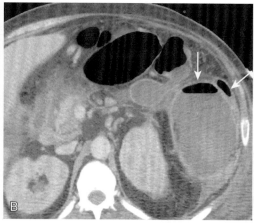
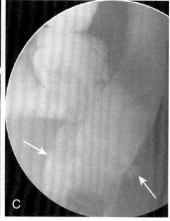

**图48-11**　A. 冠状位CT图像显示一重症胰腺炎患者左肾旁间隙的巨大假性囊肿（星号处），紧邻结肠（箭头处）。B. 同一患者10 d后横断位CT图像显示在假性囊肿内新见气体影，提示感染或者肠瘘。C. 水溶性对比剂灌肠后第二天，显示对比剂从降结肠漏入假性囊肿（箭头处），提示假性囊肿侵蚀大肠壁

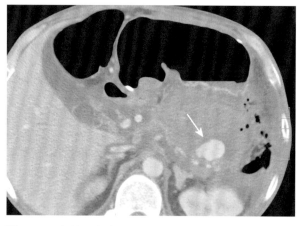

**图48-12**　急性重症胰腺炎发作后一段时间出现脾动脉假性动脉瘤。横断位增强CT图像显示胰床内一个与主动脉强化相仿的异常增强结构（箭头处），提示假性动脉瘤

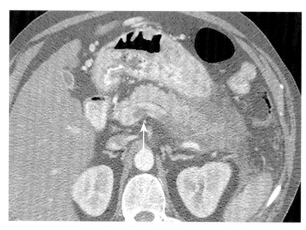

**图48-13**　横断位增强CT显示胰腺体尾部及胰腺周围组织炎症伴脾静脉血栓形成（箭头处）

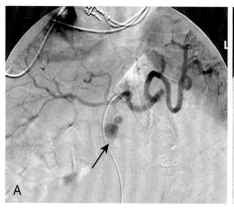
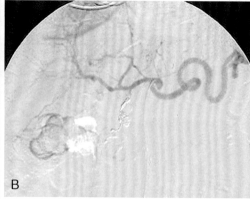

**图48-14**　A. 在急性重症胰腺炎伴上消化道出血的患者，腹腔动脉血管造影显示胃十二指肠动脉假性动脉瘤（箭头处）。B. 放置弹簧圈后假性动脉瘤完全闭塞

或者肠系膜上动脉血管造影来明确评价血管累及范围（图48-14）。一旦明确假性动脉瘤的位置或者出血的部位，可以用Gelfoam栓塞，或者不同的弹簧圈闭合，或者用组织黏合剂（比如丁氰酯）来治疗。

腹腔干或者肠系膜上动脉血管造影和栓塞的并发症包括：血栓形成、动脉夹层或血管破裂、远端栓塞、内脏如脾脏和肠道等缺血、弹簧圈移位和再出血等。

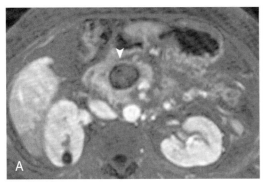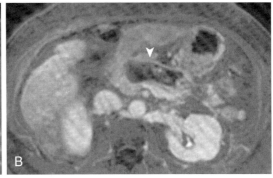

**图48-15** A,B. 钆对比剂增强的梯度回波T1WI图像显示胰腺头部和体部(三角处)无强化区,提示胰腺坏死。增强MRI和CT在评价胰腺坏死时作用相仿

4. MRI MRI显示急性胰腺炎相关的形态学变化与CT相仿,包括胰腺坏死和胰周积液的程度(图48-15)。1.5 T磁共振扫描仪和相控阵线圈最适合显示胰腺组织。笔者所在机构内胰腺MRI扫描的相关参数见表48-3和表48-4。

T2WI序列能准确显示积液、假性囊肿和出血。由于T2W图像比CT显示积液更加敏感,因此能评价积液的流动性。T1W图像能够评价胰腺及胰周水肿。动态增强MRI能够区分可存活胰腺组织和不可存活胰腺组织,对显示血管并发症也很有价值。

MRCP对于胆总管结石的诊断具有高度敏感性和特异性,因此能明确急性胰腺炎的病因(图48-16)。此外,MRCP能很好地显示胰腺导管的异常,如扩张、断裂或渗漏,以及与胰腺假性囊肿相通。MRCP可显示胰腺结构异常,如胰腺分裂和异常胰胆管连接,该连接存在异常长的共同通道,可导致胰腺炎反复发作。

促胰液素增强的MRCP有益于胰管系统的显示。外源性促胰液素刺激胰液分泌,特别是液体和碳酸氢盐,因此导致胰管短暂的扩张。促胰液素增强MRCP提高了MRI对胰腺结构异常(如胰腺分裂)的诊断敏感性,并能早期诊断胰管断裂。

**表48-4 MRCP参数**

| 参 数 | 2D SSFSE | | 3D FRFSE |
|---|---|---|---|
| | 薄层 | 厚层 | |
| 成像平面 | 冠状位 | 冠状位 | 冠状位 |
| TR(ms) | 最小值 | 4 849 | 1 717 |
| TE(ms) | 180 | 874 | 500~600 |
| 带宽 | 62.5 | 31.25 | 19 |
| FOV | 48 | 35 | 36 |
| 矩阵 | 160×384 | 256×256 | 256×256 |
| 层厚(mm) | 5 | 40 | 3 |
| 钆对比剂 | ± | ± | ± |

注:SSFSE,单次激发快速自旋回波序列;FRFSE,快速恢复快速自旋回波序列。

**表48-3 MRI参数**

| 参 数 | 脂肪抑制快速自旋回波序列 | 快速自旋回波序列(无抑脂) | T1梯度回波序列(扰相梯度回波) | 3D动态平扫加增强 |
|---|---|---|---|---|
| 成像平面 | 横断位 | 横断位 | 横断位 | 横断位 |
| TR(ms) | 4 000~4 500 | 2 100 | 200 | 150 |
| TE(ms) | 68 | 60 | 最小值 | 2.4 |
| 翻转角度 | 90° | 90° | 80° | 15° |
| FOV | 36 | 36 | 36 | 36 |
| 矩阵 | 128×256 | 128×256 | 256×512 | 160×256 |
| 层厚(mm) | 3 | 3 | 4 | 4 |
| 间隔(mm) | 0 | 0 | 0 | 不适用 |
| 呼吸 | 触发 | 屏气 | 屏气 | 屏气(分3次采集) |

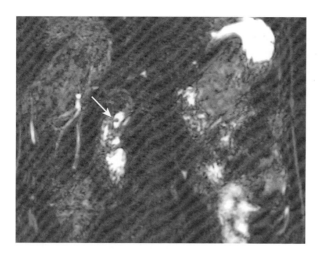

**图48-16** 急性胰腺炎患者MRCP检查显示胆总管内结石而造成的充盈缺损（箭头处）

5. 超声 如果一个患者怀疑是胆源性胰腺炎，那么超声有助于评价胆管扩张程度、胆囊及胆总管内有无结石。

由于继发性肠胀气和相关的麻痹性肠梗阻，超声对胰腺的诊断较局限。急性胰腺炎的超声检查结果可分为正常胰腺、胰腺弥漫性肿大呈低回声、胰腺内或胰周积液（尤其是在小网膜囊和肾旁前间隙）三种（图48-17）。

超声内镜检查在日常工作中对急性胰腺炎应用很有限。有报道表明它能准确诊断胆总管结石和胰腺坏死。在行假性囊肿的胰囊肿胃吻合术等内镜治疗之前，超声内镜诊断是有帮助的。

6. ERCP ERCP用于内镜括约肌切开术取出重症胆源性胰腺炎患者嵌顿性的结石，而不是用来确诊急性胰腺炎。早期选择性使用ERCP术能够降低急性胰腺炎的发病率和病死率。ERCP适应证为胆源性脓毒症、胆管炎、胆管梗阻、胆红素升高和恶化及持续性黄疸等高风险患者。

7. 影像检查选择 影像检查选择见图48-18和表48-5。

---

**典型征象**

■ 增强后不强化或者强化＜30 HU提示胰腺坏死。

■ 如果胰腺囊性占位出现一过性血管性强化，应怀疑假性动脉瘤。

---

（七）鉴别诊断 临床根据腹痛（常放射至背部，并伴恶心、呕吐）诊断患者为急性胰腺炎。实验室检查血淀粉酶和脂肪酶升高至正常值的上限3倍以上，可以确诊急性胰腺炎。血淀粉酶和不常见的血脂肪酶在其他一些非胰腺疾病中也可升高（表48-6）。因此，在一些不确定的病例中，影像学检查能够明确急性胰腺炎的诊断。

CT和超声能够确诊急性胰腺炎的诊断，并且能够排除其他原因而引起的腹痛（提要48-2）。

---

**提要48-2 临床上和急性胰腺炎症状相仿的疾病**

● 胃炎和胃溃疡
● 食管痉挛
● 内脏穿孔 *
● 肠梗阻 *
● 急性胆囊炎 *
● 腹主动脉瘤破裂或急性主动脉夹层 *
● 肠系膜缺血 *

注: *影像学检查，特别是CT，有助于明确诊断。

---

（八）治疗

1. 内科治疗 根据炎症及器官衰竭的情况，临床可采用不同的评分系统评价胰腺炎的严重程度。常用的Ranson评分系统包括入院时测定的5个临床

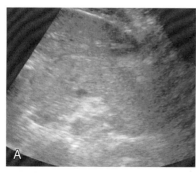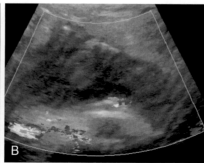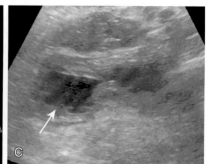

**图48-17** A. 急性水肿性胰腺炎患者横切面超声图像显示胰腺增大，呈低回声。B. 血淀粉酶和脂肪酶升高的患者横切面超声图像显示上腹部积液形态同胰腺形态相仿。几天后增强CT显示该患者有广泛的胰腺坏死。超声在鉴别急性胰腺炎患者胰腺坏死和积液上并不可靠。C. 已确诊急性胰腺炎患者横切面超声图像显示胰腺、胰周假性囊肿（箭头处）

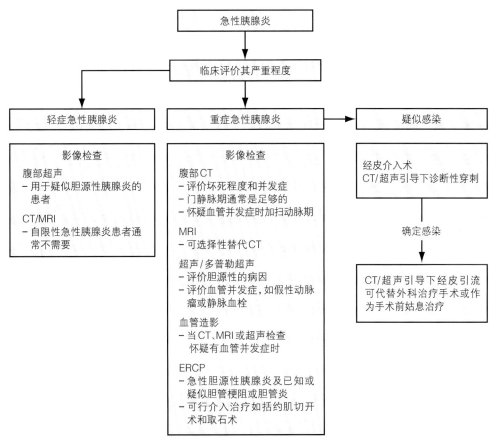

**图48-18** 急性胰腺炎的影像检查流程

| 表48-5 急性胰腺炎影像学检查的准确性和局限性 | | |
| --- | --- | --- |
| **检查方法** | **准 确 性** | **局 限 性** |
| X线摄影 | 用途不大 | |
| CT | 明确诊断 | 不能准确区分无菌性坏死和感染性坏死 |
| | 明确病因 | |
| | 评价严重程度及并发症 | |
| | 引导经皮介入治疗 | |
| MRI | 在评价胰腺坏死及并发症方面与CT相仿 | 扫描时间较长不适用于重症患者 |
| | 在评价积液的成分方面优于CT,因此能更好预测 | |
| | 通过经皮介入技术的引流积液能力 | |
| | MRCP可用于评价胆总管结石和胰腺导管异常 | |
| 超声检查 | 在确定急性胰腺炎病因时有用,尤其适用于胆总管 | 在评价胰腺炎的严重程度方面有局限性 |
| | 结石和胆管系统扩张 | |
| | 设备的便携性有助于对危重患者进行简单的诊断 | |
| | 性穿刺活检 | |

指标及48 h后测量的6个临床指标。APACHE Ⅱ监测系统公认更可靠,对入院的重症胰腺炎严重程度的评价准确性达到75%。

轻症胰腺炎可以通过液体复苏和解痉止痛进行保守治疗。右上腹部超声检查明确是否有胆囊结石和胆管扩张从而确定护理标准。

2. 外科治疗 急性胰腺炎的外科手术适应证为胰腺坏死组织感染和胆石性胰腺炎。外科手术,包括出现坏死感染的所有的失活胰腺和周围组织清除术;外科手术对于切除无菌性坏死是否有益尚存在争议。最近的研究表明,延迟行坏死组织切除术可以改善预后。

（1）内镜介入治疗：在胆石性胰腺炎急性期，如果提示出现胆管梗阻、胆源性脓毒症或胆管炎等症状，则需行内镜括约肌切开术、胆管取石和胆总管引流术。最后，所有胆源性胰腺炎患者建议行胆囊切除术，以防止复发。

（2）影像引导下经皮介入治疗：急性胰腺炎患者经常会进行经皮诊断性介入和经皮治疗性介入。当临床怀疑有感染时，需对积液、假性囊肿或者胰腺坏死组织进行诊断性穿刺并进行革兰染色和细菌培养（图48-19）。虽然大多数的假性囊肿会自行消退，但是大于5 cm，超过6周尚未吸收，或症状性假性囊肿（包括疼痛、胃流出道梗阻或胆管梗阻）需要引流，均可以通过经皮穿刺或者内镜技术完成。胰腺脓肿和感染性坏死常常需要多导管引流，可以作为确定性治疗，也可以作为手术前姑息治疗（图48-20）。CT常用于引导经皮介入。可显示积液的大小、位置和邻近血管以及重要器官的关系。

一旦引流手术完成，CT随访是评价手术成功的关键。引流持续数月则提示可能存在胰腺导管交通。

| 表48-6　除胰腺原因外引起的淀粉酶和脂肪酶水平升高 | | |
| --- | --- | --- |
| 病　　因 | 淀粉酶 | 脂肪酶 |
| 胆管系统疾病 | 升高 | 升高 |
| 　胆总管梗阻 | | |
| 　急性胆囊炎 | | |
| 肠缺血、梗阻、穿孔 | 升高 | 升高 |
| 急性阑尾炎 | 升高 | 升高 |
| 妇科疾病 | 升高 | 正常 |
| 　异位妊娠 | | |
| 　急性输卵管炎 | | |
| 　卵巢囊肿和恶性肿瘤 | | |
| 肾功能不全 | 升高 | 升高 |
| 唾液腺疾病，包括流行性腮腺炎 | 升高 | 正常 |

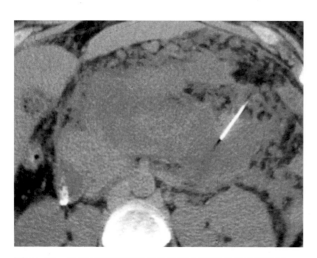

**图48-19** 已知坏死性胰腺炎后发展为高热的患者横断位CT图像。用20 G千叶针在CT引导下行经皮穿刺出的坏死物质为脓液。CT无法可靠区分无菌性胰腺坏死和感染性胰腺坏死，当临床高度怀疑感染时应行经皮穿刺

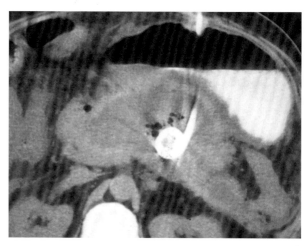

**图48-20** CT横断位图像显示14 G导管常用于引流广泛的胰腺坏死。置管引流可作为胰腺坏死术前的一种姑息治疗。如果尝试引流胰腺坏死组织需使用大口径导管

**医师须知**

■ 当临床表现和实验室检查不明确时，腹部CT有助于明确急性胰腺炎的诊断，并可以排除和急性胰腺炎症状相似的其他病因。

■ 轻症、可自愈的急性胰腺炎不需要CT检查。

■ 增强CT是评价胰腺坏死和其他急性胰腺炎并发症的金标准。

■ 单凭影像学检查分辨坏死组织是否存在感染不可靠。当怀疑感染时，影像引导下经皮介入检查有助于明确是否存在感染。

■ 超声有助于评价胆囊结石和胆管扩张。

■ 钆对比剂增强MRI可用作CT替代方案，用于评价胰腺坏死和急性胰腺炎的并发症。

■ MRCP可用作ERCP的非侵入性替代方案，用于评价胆总管结石和胰腺导管异常。

## 要点

■ 慢性酒精中毒和胆石症是急性胰腺炎的主要病因。大约20%的病因尚不明。

■ 临床上血淀粉酶和脂肪酶超过正常上限3倍以上可诊断为急性胰腺炎。

■ 当描述胰腺炎时发生的不同"积液"时，放射科报告中应使用适当的术语。

■ 轻症、自限性急性胰腺炎不要求行增强CT。

■ 增强CT是评价胰腺坏死和其他急性胰腺炎并发症的金标准。

■ 超声在急性胰腺炎的应用上局限于评价胆囊结石和胆管扩张。对于评价胰腺坏死超声作用不大。

■ 特别是如果在辐射暴露的风险中的年轻患者，MRI可取代CT评价胰腺坏死组织和急性胰腺炎的并发症。

■ 影像学检查不能准确区分坏死组织是否存在感染。经皮CT或者超声引导下诊断性穿刺有助于明确是否存在感染。

■ MRCP是评价胆管结石和胰管异常的一种有效的非侵入性方法。

■ 胆源性胰腺炎出现胆管炎或者胆管阻塞的症状时，推荐急诊ERCP行括约肌切开并胆管取石术。

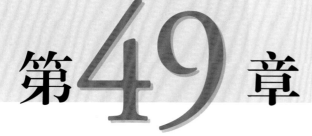
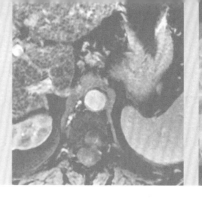

# 第49章

# 慢性胰腺炎的影像学表现

Hemali Desai, Melissa Price and Naveen M. Kulkarni

（一）病因 慢性胰腺炎是一种持续的长时间的炎症性疾病，其特点是胰腺组织出现进行性、不可逆的改变，导致胰腺内、外分泌功能的永久性丧失。1983年的剑桥分类法（the Cambridge classification）认为典型的慢性胰腺炎常有腹痛，并且有可能复发，但有时也可以没有腹痛。根据1984年马赛研讨会上修订后的胰腺炎分类，急性胰腺炎和慢性胰腺炎是明显不同的两种疾病，急性胰腺炎也很少转变为慢性胰腺炎。

在美国，慢性胰腺炎最常见的病因为长期酗酒（占70%）。其他原因还有如家族性高脂血症、甲状旁腺功能亢进、囊性纤维化、创伤、胆石症和胰腺分裂症等。遗传性胰腺炎有家族史，是有可变外显子的常染色体显性遗传病。

30%～40%的慢性胰腺炎病因不明，称为特发性慢性胰腺炎。

特发性慢性胰腺炎常见于年轻人（发病高峰在15～30岁）和老年人（发病高峰在50～70岁）。自身免疫性慢性胰腺炎常与其他一些自身免疫性疾病并存，如干燥综合征和原发性硬化性胆管炎。有些流行病学研究已将吸烟作为慢性胰腺炎的独立危险因素。在一些发展中国家如非洲、印度及南美洲的某些地区，儿童和青少年中还可见到一种特殊类型的慢性胰腺炎，可能是由于饮食中含毒素和微量元素缺乏导致热带性胰腺炎在该地区流行所致（表49-1）。

（二）患病率和流行病学 由于慢性胰腺炎临床表现多样及近年来酒精消耗增加和诊断检查灵敏度的提高，该病的真实患病率很难得知，但估计范围在0.04%～5%。哥本哈根、美国及墨西哥对慢性胰腺炎发病率的一些早期报道结果也基本相同，为4例/（年·10万人）。一些回顾性研究报道的年发病率为3～9例/（年·10万人）。

（三）临床表现 慢性酒精性胰腺炎患者常表现为慢性腹痛，常位于上腹部，可为左或右上腹，常向背部放射。疼痛慢性、深在并有穿透性，可通过弯腰蜷曲位缓解为其特点。部分患者疼痛随器官衰竭自行缓解。

疼痛加剧可能与恶心、呕吐有关。慢性胰腺炎的疼痛分两种。

A型：短期反复疼痛，两次发作之间有间隙，持续几天到几周。

B型：长时间的持续性剧痛。

随着疾病的进展，约1/5的患者表现为没有腹痛，但是有胰腺外分泌功能衰退（脂肪和维生素吸收不良）或内分泌功能衰退，表现为脂肪泻、糖尿病或体重减轻。

慢性胰腺炎常见的并发症有胰腺假性囊肿及胰头部位胆总管狭窄。少见并发症有门静脉、脾静脉血栓形成并胃底食管静脉曲张、假性动脉瘤形成、胰腺脓肿、腹水及十二指肠梗阻。

（四）病理生理学及病理学改变 慢性胰腺炎的病理生理学改变包括慢性炎症，胰腺腺泡细胞及导管上皮细胞的不规则、片状缺失，腺体萎缩，胰管改变及纤维化。慢性胰腺炎的发病机制还不清楚。对酒精性胰腺炎已有几种理论解释：

（1）胆管结石和梗阻：影响胰腺腺泡和导管上皮细胞，形成胰管内蛋白栓、结石、胆管梗阻，最后形成炎症及纤维化。

表49-1　慢性胰腺炎分类

| 分　类 | 致 病 因 素 | 备　注 |
|---|---|---|
| 毒物代谢性（70%） | 饮酒 | |
| | 吸烟 | |
| | 高钙血症 | 与甲状旁腺功能亢进相关 |
| | 高脂血症 | |
| | 慢性肾功能衰竭 | |
| | 药物 | 如滥用非那西丁 |
| | 毒素 | 如有机锡化合物 |
| 特发性（20%） | 早发型 | |
| | 晚发型 | |
| | 热带性 | 热带胰腺钙化和纤维结石性糖尿病 |
| | 其他 | |
| 其他（10%） | | |
| 遗传性 | 常染色体显性遗传 | 阳离子胰蛋白酶原基因 |
| | 常染色体隐性遗传、基因修饰 | CFTR突变，SPINK1突变，阳离子胰蛋白酶原，$\alpha_1$抗胰蛋白酶缺乏症（可能） |
| 自身免疫性 | 孤立性自身免疫性慢性胰腺炎 | |
| | 症状性 | 干燥综合征，炎症性肠病，原发性胆汁性肝硬化，硬化性胆管炎 |
| 复发性和重症急性胰腺炎 | 坏死后 | 重症急性胰腺炎 |
| | 复发性急性胰腺炎 | |
| | 血管性病变、缺血 | |
| | 放射性损伤 | |
| 梗阻性 | 胰腺分裂 | |
| | Oddi括约肌功能失调 | 并不是被普遍接受的病因 |
| | 胆管梗阻 | 如肿瘤 |
| | 壶腹周围病变 | |
| | 十二指肠壁囊肿 | |
| | 创伤后 | |
| | 胰管瘢痕 | |

（2）毒物代谢理论：导致早期和晚期炎症反应和促纤维化细胞生成，包括星状细胞、进行性脂质沉积、腺泡间纤维化、炎症及纤维化改变。

（3）氧化应激理论：过剩的自由基最终导致腺泡细胞膜的脂质过氧化，导致肥大细胞脱颗粒、血小板活化和炎症反应。

（4）坏死纤维化理论：导管上皮细胞与结石长期慢性接触，出现溃疡和瘢痕。腺泡慢性阻塞最终会导致胰腺萎缩和纤维化。坏死纤维化理论强调急性和慢性胰腺炎是一个疾病谱。关于遗传性胰腺炎的新的研究发现支持坏死纤维化理论。

**（五）影像学表现**

1. X线平片　30%～70%的患者在腹部平片上可见钙化，该征象提示有95%诊断准确性。胰腺钙化在诊断慢性胰腺炎中的特异性为10%，但敏感性不高（30%～70%）。酒精性胰腺炎钙化的出现要比特发性胰腺炎早。如何将胰腺实质或导管钙化与胰腺囊肿钙化、胰周血管钙化区分开来十分重要（图49-1）。

2. 超声检查　经腹超声检查是一种无创、简单易行的胰腺检查方法。但受肠气和患者体型影响较大，而且检查结果受操作者主观因素影响，因此对胰

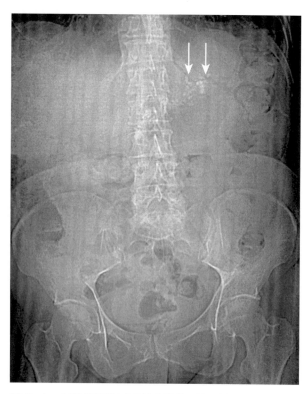

**图49-1** 上腹部胰腺区可见弥漫性不规则粗大钙化（箭头处），提示慢性胰腺炎

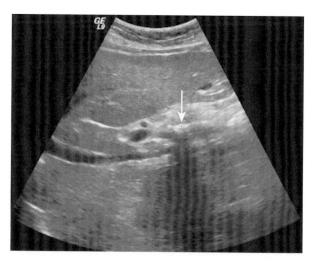

**图49-2** 腹部超声可见在胰体区致密钙化影（箭头处），伴后方声影,提示慢性钙化性胰腺炎

腺周围组织评价困难。多数超声表现对诊断慢性胰腺炎敏感性或特异性不高。慢性胰腺炎早期诊断困难。胰腺大小可以正常、增大或缩小，这取决于胰腺内炎性反应和纤维化的程度。其他的超声表现为腺体回声改变、胰腺实质和导管钙化、胰管扩张和不规则、胆管扩张，有时可见假性囊肿。

慢性胰腺炎的典型超声表现为胰腺钙化，约占病例的40%，呈多发点状、强回声灶，可为局灶性或弥漫性（图49-2）。胰腺钙化是超声诊断慢性胰腺炎的最特异性表现。随着疾病的进展，胰腺实质回声变得不均匀，呈高低混杂回声区。高回声区为纤维化和钙化区，而低回声区为炎性区。根据纤维化及活动性炎症的程度，胰腺大小可正常、增大或萎缩。一般来说，随着疾病进展，腺体萎缩。超声可用于检测慢性胰腺炎有无并发症存在，对于大于3 cm的假性囊肿其敏感性为97%。25%～40%的慢性胰腺炎病例合并胰腺假性囊肿。多普勒超声检查有助于检测血管并发症，如门静脉和脾静脉血栓形成、静脉曲张及脾动脉假性动脉瘤。

3. 超声内镜检查 超声内镜检查（EUS）在20世纪80年代初应用于临床，随着技术的进步，它已成为检测早期慢性胰腺炎的一线诊断工具。由于胰腺与胃和十二指肠毗邻，因此超声内镜检查可以获得高分辨率的影像，从而克服了经腹超声检查受肠气和患者体型影响的局限性。正常胰腺回声均匀、细颗粒状或网状，较肝脏回声强，边缘光滑，无胰管侧支扩张。胰管直径平均为1.9 mm,32%的患者可见正常侧支。

胰腺实质在超声内镜下呈不均匀强回声，表现为高回声的突出的小叶间隔线（继发于纤维化）、实质小囊性变引起的低回声病灶（1～3 mm）、腺体边缘分叶状及大的低回声腔（＞5 mm）。导管异常表现为主胰管扩张大于3 mm、管腔不规则、管腔内异常回声灶、胰管边缘高回声、胰管侧支扩张及胰管结石（表49-2）。

**表49-2 慢性胰腺炎的超声内镜特征**

| 胰腺实质特征 | 胰管特征 |
| --- | --- |
| 腺体萎缩 | 狭窄 |
| 强回声灶 | 扩张 |
| 高回声的胰周条带状浸润 | 不规则 |
| 囊肿 | 钙化 |
| 分叶 | 侧支扩张 |
| | 管壁高回声 |

注：摘自Stevens T, Conwell DL: Chronic pancreatitis. In Ginsberg GG, Ahmad NA, editors: The clinician's guide to pancreaticobiliary disorders, Thorofare, NJ, 2006, Slack, p 195.

4. CT 腹部增强CT是诊断慢性胰腺炎的首要检查方法。慢性胰腺炎的特征性CT表现为胰腺实质内散在粗大钙化、导管内钙化、胰管扩张及胰腺萎缩。Luetmer等的回顾性研究显示，68%的病例可见胰管扩张，54%的病例可见胰腺萎缩，50%的病例可见胰腺钙化。

主胰管及胰管侧支扩张是慢性胰腺炎最常见的特征。扩张的导管可以光滑、串珠状或不规则，三者出现率没有明显差异，多数混合出现。单纯出现导管扩张没有特异性，因为胆总管远端胆管癌、胰腺癌及壶腹癌也可出现导管扩张。

慢性胰腺炎的另一特征性改变为胰腺体积改变。Luetmer等的回顾性研究认为胰腺萎缩的发生率为54%。胰腺萎缩常伴有胰管扩张。大多数胰腺外分泌功能不全的患者有实质性萎缩或导管扩张。但是老年人由于正常胰腺也会萎缩，因此该征象对老年人敏感性不高。有时，胰腺还会出现局灶性或弥漫性增大。

慢性胰腺炎的最可靠、最特异性的改变为胰腺钙化。胰管内钙化引起胰管梗阻、扩张与导管周围纤维化。胰管钙化小的只能镜下可见，大的可达1 cm。慢性胰腺炎时，胰管内胰液浓缩，碳酸钙沉积在胰管的蛋白栓上，形成结石。胰腺实质钙化的大小不一，可为细颗粒状或较粗大，可呈局灶性分布，只位于腺体的一部分，也可弥漫分布在整个腺体，胰头比胰尾更常见。胰腺钙化的出现，肯定是病理性的，而且可以作为慢性胰腺炎的诊断依据，一般是进展期或晚期慢性胰腺炎。但是，遗传性胰腺炎时胰腺钙化可在病变早期出现，钙化粗大、圆形，呈条形排列在扩张的主胰管内。

CT还可以用来检查慢性胰腺炎的并发症。30%的病例可见积液，常位于胰腺内或胰腺周围。积液可位于腹膜后，很少见于远处部位。胰周积液多见于小网膜囊或肾旁前间隙内。慢性胰腺炎的积液有25%为包膜完整的假性囊肿。胰管扩张及钙化是慢性胰腺炎的潜在病因。未包裹积液仅见于急性胰腺炎。大多数的假性囊肿可自行消失，但也可并发出血、反复感染和囊肿破裂。

慢性胰腺炎也常伴有主胰管扩张，扩张的胰管壁平滑，管腔逐渐变细，胰头区常见炎性肿块。而恶性肿瘤的主胰管扩张常呈突然截断改变。两者区分明显。

假性动脉瘤（胰十二指肠动脉、脾动脉）和脾静脉血栓形成是最常见的血管并发症，常位于胰头及脾门附近，这是由于胰腺炎症破坏血管壁引起，呈圆形，与血管密度相同。该并发症还可采用MRI或脉冲多普勒超声来诊断，而无需静脉注射对比剂。假性动脉瘤在平扫CT上与血肿密度相似。65%的慢性胰腺炎还可见脾静脉、门静脉和肠系膜上静脉血栓形成，表现为静脉内的充盈缺损改变。静脉血栓形成可导致肝前性门静脉高压并侧支形成，以及胃底静脉曲张。

慢性酒精性胰腺炎还可见胰管胸膜瘘，患者常表现为胸部症状，而不是腹部症状。这主要是由于胰管破裂，胰液外漏，通过主动脉裂孔、食管裂孔以及横膈进入胸膜腔和纵隔所致。CT、MRI和磁共振胰胆管造影（MRCP）可以显示这些瘘以及导管的解剖。内镜逆行胰胆管造影（ERCP）联合CT可以明确复发性胸腔积液和罕见的胰气管瘘的原因（图49-3～图49-8）。

5. 内镜逆行胰胆管造影（ERCP） ERCP是在内镜下插管至壶腹部并注入对比剂，从而逆行显示胰胆管的造影技术。ERCP可见显示整个胰管系统及其侧支，是公认的早期诊断胰胆管疾病的金标准。

正常的主胰管长度为25～95 mm，胰头部最粗，向尾部逐渐变细。正常胰管直径在胰头部为3～4 mm，胰体部2～3 mm，胰尾部1～2 mm。随着年龄增大，胰腺萎缩，其直径逐渐增加。主胰管常有两个生理性狭窄，一个是胰头部主胰管和副胰管的汇接处，另一个是胰腺中部胰腺穿过肠系膜血管和脊柱处。小胰管有20～30条，在胰管上、下方呈直角交替

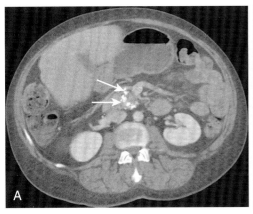
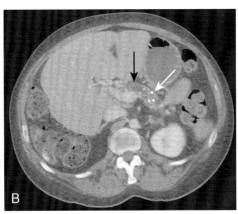

图49-3 慢性胰腺炎。A、B. CT显示整个胰腺内散在粗大钙化（白色箭头处），主胰管扩张（黑色箭头处）

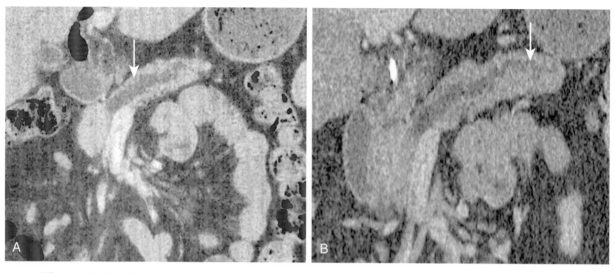

**图49-4** 有囊性纤维化病史。A、B. CT显示慢性胰腺炎改变及胰管扩张（图A中箭头处）和狭窄（图B中箭头处）

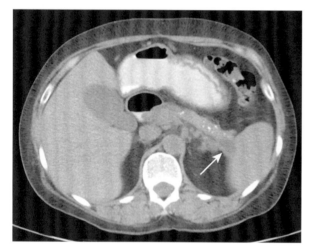

**图49-5** CT显示慢性胰腺炎的改变，胰尾部有假性囊肿（箭头处）

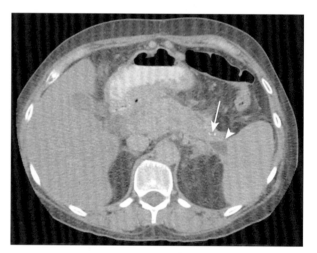

**图49-6** CT可见胰尾部钙化（箭头处）和小的假性囊肿（三角处），这是慢性胰腺炎急性发作的特征性改变

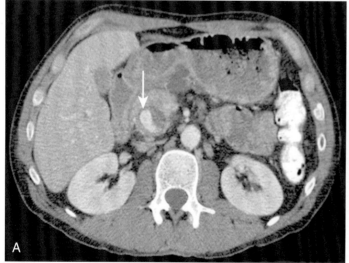

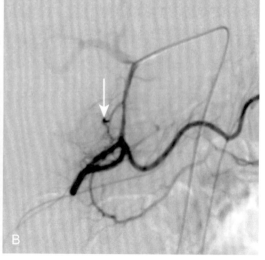

**图49-7** 胃十二指肠动脉假性动脉瘤。中年男性，有慢性胰腺炎和上消化道出血病史。A. 增强CTA显示假性动脉瘤（箭头处），可能起源于胃十二指肠动脉。B. 胃十二指肠动脉血管造影显示假性动脉瘤（箭头处），起源于胃十二指肠动脉

汇入主胰管。胰体部的分支要比胰头和胰尾部少,各分支以胰管为中心向胰腺周围辐射。ERCP首先显示的是胰管侧支的变化,然后才显示主胰管。慢性胰腺炎的ERCP特点包括胰管侧支的扩张、不规则、杵状和狭窄,以及小管腔的磨玻璃样变。主胰管表现为弥漫性管腔扩张、管壁不规则、正常的逐渐变细改变消失及多节段的狭窄和扩张。ERCP还可显示假性

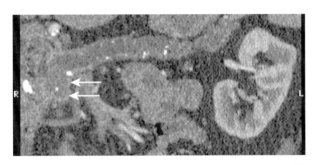

**图49-8** 曲面重建显示慢性胰腺炎改变,胰头部可见肿块(箭头处)

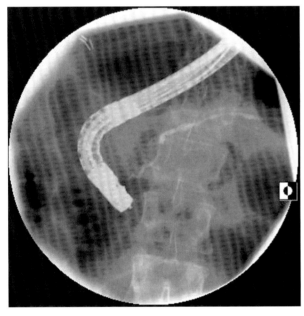

**图49-9** ERCP可见慢性胰腺炎所致的弥漫性不规则主胰管扩张

| 表49-3 | ERCP病变严重程度分级 | |
| --- | --- | --- |
| 症 状 | 主胰管 | 侧 支 胰 管 |
| 不确切 | 正常 | <3个分支异常 |
| 轻度 | 正常 | ≥3个分支异常 |
| 中度 | 异常 | >3个分支异常 |
| 重度 | 异常 | 中度疾病并有下列之一:大的空腔形成,导管阻塞,充盈缺损,重度扩张,或不规则 |

囊肿与主导管连通,胆总管远端均匀受压变细长。由假性囊肿引起的主胰管孤立性狭窄常较短、边缘光滑,并逐渐变细(表49-3和图49-9)。

6. MRI 近年来MRI技术的创新,使医师可以对胰腺进行高分辨率、无创性的MRI增强前后评价,也可在注射促胰液素前后采用MRCP对胰管进行评价,可通过注射促胰液素后,测量十二指肠液量来评价胰腺的外分泌功能。

静脉注射钆对比剂后,正常胰腺在动脉期显示最大增强。在门静脉期和延迟期,当相对肝脏表现出等信号强度时,会有快速的廓清。

MRI具有良好的软组织分辨率,可在慢性胰腺炎早期、出现形态学变化之前就能检测到其信号异常及强化改变。

慢性胰腺炎的早期MRI表现为,在T1WI脂肪抑制序列上呈低信号,这是由于慢性炎症和纤维化导致胰腺内蛋白质液含量减少所致。还可发现在动脉期胰腺的不均匀强化消失,在延迟期呈渐进性强化。胰管侧支可见扩张。但是,即便是在慢性胰腺炎的晚期,CT仍可能提示为正常的形态和强化方式。

疾病晚期可见胰腺萎缩、假性囊肿、主胰管扩张、主胰管不规则及串珠状、胰腺实质及胰管钙化。

7. MRCP MRCP是一种良好、无创性的影像检查技术,它利用重T2WI序列选择性地显示静态或缓慢流动的流体,将其以高信号显示出来。

3D MRCP序列采用屏气或呼吸门控技术,利用快速恢复序列或稳态自由进动序列进行检查。3D MRCP采集获得近似各向同性容积数据,采用最大密度投影(MIP)或容积再现技术(VR)进行处理,来显示胰管和胆管树(表49-4和图49-10)。

MRCP可以显示胰管侧支异常,主胰管扩张、不规则,狭窄及假性囊肿。胰管内钙化表现为充盈缺损。MRCP可清晰地显示主胰管梗阻部位和远端扩张,对胰腺分裂症的诊断也非常准确。在病变晚期,主胰管呈串珠状,侧支扩张,呈现"湖泊链征"。

MRCP还可以显示胰管的一些其他异常,如胰管呈杵状、囊状、侧支扩张、狭窄、阻塞以及假性囊肿和瘘管形成。MRCP的优势在于其还可以显示由于炎性狭窄或胆管受压后,继发性的胆管扩张。

MRCP在诊断充盈缺损方面的敏感性为60%～80%,特异性较高,为95.5%～100%。可以通过工作站将MRCP图像重建为旋转MIP图像来进行诊断,鉴别充盈缺损是扩张胰管内的占位还是部分容积效应。

表49-4　2D和3D MRCP常用参数

| 成像技术 | TE(ms) | TR(ms) | 层厚(mm) |
|---|---|---|---|
| 2D MRCP | | | |
| 径向斜位 SSFSE T2WI(14层) | 500 | 最小值 | 40 |
| 右前斜位 SSFSE T2WI | 160 | 最小值 | 5 |
| 左前斜位 SSFSE T2WI | 160 | 最小值 | 5 |
| 3D MRCP | | | |
| 脂肪抑制3D MRCP | 500～600 | 4 000 | 1.4 |

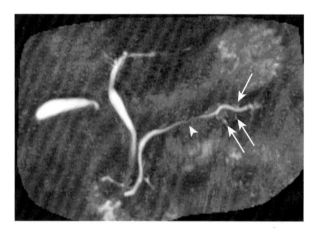

图49-10　中年患者复发性胰腺炎病例。MRCP可见侧导管分支（箭头处）轻度扩张，长节段导管的内径变窄（三角处），提示为慢性胰腺炎

8. 注射促胰液素后行功能性MRCP　新药物促胰液素的应用，使得我们可以采用MRCP对胰腺进行功能性MRCP检查及胰腺外分泌功能评价。

每10 kg体重静脉注射1 mL促胰液素后，进行冠状面厚层MRCP检查，每15～30 s重复1次，持续10～15 min。静脉给药后促胰液素立即起效，2～6 min后可见主胰管扩张，给药后大概10 min后主胰管直径恢复至基线值，胰液通过十二指肠乳头流出至十二指肠。慢性胰腺炎注射促胰液素后，在MRCP上可见胰管内径增大。在重度慢性胰腺炎病例中，正常胰管从胰头至胰尾逐渐变细的形态消失，而促胰液素有助于显示胰管的这种形态改变。慢性胰腺炎从注射促胰液素至胰管直径达到最大值的时间间隔较正常人长。常用"腺泡充盈"（acinar filling）来描述胰腺实质信号逐渐增加，其可能是早期慢性胰腺炎的征象之一。

有报道认为静脉注射促胰液素后可以更好地显示胰管。此外，注射促胰液素后MRCP通过对十二指肠储存的胰液进行定量，来对胰腺外分泌功能进行评价，与降低慢性胰腺炎的发病率相关（图49-11～图49-14）。

9. PET-CT　氟-18-氟脱氧葡萄糖（18F-FDG）标记的PET与CT结合，已被越来越多地用于鉴别病变的良恶性。Maldonado等认为，在检查胰腺病变方面，18F-FDG PET-CT的敏感度为100%，特异度为91%，阴性预测值为100%，阳性预测值为96%。18F-FDG PET-CT还可用来区分胰腺癌和胰腺局灶性炎性肿块（表49-5）。

表49-5　不同影像学检查的敏感度和特异度

| 检查方法 | 敏感度 | 特异度 |
|---|---|---|
| 平片 | 30%～70% | 100% |
| 超声检查 | 60%～70% | 80%～90% |
| 超声内镜检查 | 97% | 60% |
| 增强CT | 75%～90% | 84%～100% |
| MRI或MRCP | 85% | 100% |
| ERCP | 71%～93% | 89%～100% |

10. 影像检查选择　影像检查选择见图49-15及表49-6。

**典型征象**

- 粗大钙化，呈局限性或弥漫性。
- 胰管扩张。
- 胰腺萎缩。
- 假性囊肿。

（六）鉴别诊断　常见的上腹部病变包括急性胰腺炎、急性胆囊炎、胆总管结石、胰腺肿瘤及消化道溃疡。平片和CT发现胰腺钙化时，高度提示慢性胰腺炎。慢性胰腺炎的主要CT表现包括主胰管扩张、钙化、胰腺萎缩。CT还可发现假性囊肿、静脉血栓形成和假性动脉瘤。

增强MRI及MRCP除了对胰管及胰腺实质进行评价外，还可对胰腺炎性及肿瘤性病变进行鉴别。超声内镜检查已成为评价早期慢性胰腺炎及囊性或实性病变的一线检查方法。

（七）治疗

1. 内科治疗　慢性胰腺炎的治疗包括对腹痛

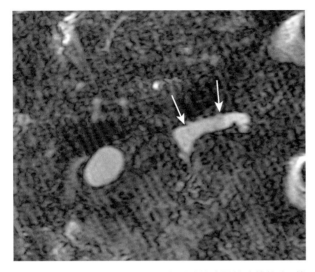

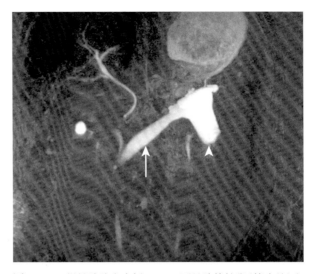

**图49-11** MRCP可见慢性胰腺炎所致的弥漫性胰管扩张,管腔内可见多发充盈缺损影(箭头处),提示胰管内有结石

**图49-12** 慢性胰腺炎病例,MRCP可见胰管扩张(箭头处)和假性囊肿(三角处),假性囊肿与胰管形成瘘管

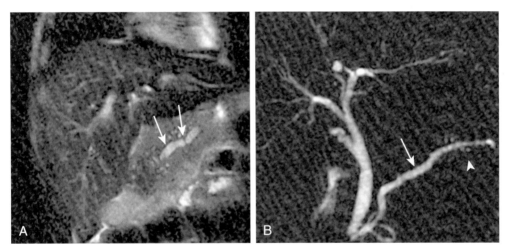

**图49-13** 注射促胰液素后MRCP。A. 可见扩张的不规则胰管呈狭窄及扩张交替出现(箭头处)。B. 为另一例病例,显示早期的侧支扩张(箭头处和三角处),为慢性胰腺炎的继发改变

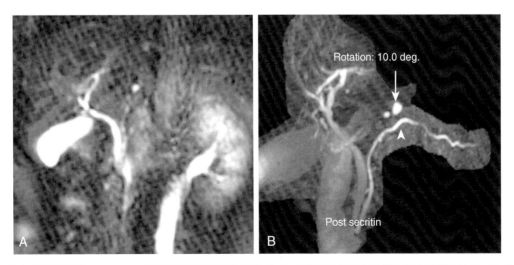

**图49-14** 注射促胰液素后MRCP。A. 为注射促胰液素前MRCP检查,未能充分显示假性囊肿与主胰管的关系。B. 为注射促胰液素后MRCP检查,充分显示了胰管(三角处)和假性囊肿(箭头处)的关系,两者之间没有交通

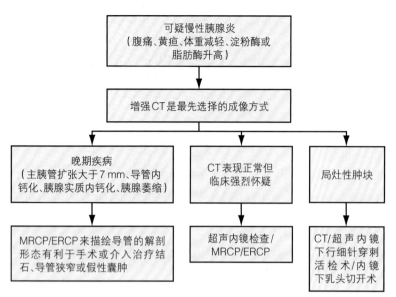

**图49-15** 慢性胰腺炎的影像诊断流程

| 表49-6 | 慢性胰腺炎影像学检查的准确性、局限性及缺点 | | |
|---|---|---|---|
| 检查方法 | 准确度 | 局 限 性 | 缺 点 |
| 平片 | 差 | 不敏感 | |
| CT | | 电离辐射 | |
| MRI | | 幽闭恐惧症患者 患者运动 费用昂贵 | 很难显示钙化 |
| 超声检查 | | 受限于肠道气体和肥胖体型 受操作者主观因素的影响 | 很难对小的占位灶和小囊肿进行鉴别 |
| 核医学检查 | 不适用 | 不适用 | |
| PET-CT | 不适用 | 电离辐射 费用昂贵 | |

的治疗和并发症治疗,包括:① 镇痛剂,② 戒酒戒烟,③ 神经阻滞剂,④ 胰酶制剂,联合质子泵抑制剂或$H_2$受体阻滞剂,⑤ 胰岛素,⑥ 自身免疫性胰腺炎采用糖皮质激素治疗,⑦ 补充维生素(A、D、E、K和$B_{12}$),⑧ 对于非内脏痛,采用抗抑郁药或心理咨询。

2. 外科治疗

(1)内镜治疗:内镜胆管减压术包括胰腺括约肌切开术、导管内结石去除和支架放置。还可采用内镜行经壶腹或经胃假性囊肿引流术。

(2)外科减压术:较大或有症状的假性囊肿,可通过囊肿肠管造口术进行引流。胰管空肠侧方吻合术可能是主胰管扩张病例的必要方法,有时还需要采用括约肌切开术或括约肌成形术。

(3)外科切除术:如果病变局限于胰尾可采用胰腺远端切除术,其他则采用全胰腺切除术。也可以采用Whipple手术。

**医师须知**

■ 增强CT是最先选择的成像方式。

■ 超声内镜检查是评价早期慢性胰腺炎及囊性或实性病变的一线检查方法。

■ 增强MRI和MRCP可对胰腺实质、胰管系统及慢性胰腺炎的并发症进行无创性评价。

■ 慢性胰腺炎可表现为局灶性炎性肿块,类似胰腺癌。

**要点**

■ 长期酗酒会导致胰腺钙化、导管扩张、胰腺萎缩及局灶性占位,有时可见胰腺癌。

■ 有用的检查方法包括增强CT、超声内镜检查、MRI及注射促胰液素后行MRCP。

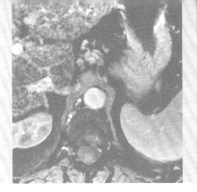
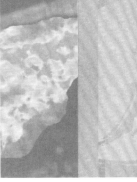

# 第50章

# 其他胰腺炎

Hansol Kim and Nisha I. Sainani

## 一、自身免疫性胰腺炎

**（一）病因** 自身免疫性胰腺炎（Autoimmune pancreatitis，AIP）一种特殊形式的慢性胰腺炎，其特点为累及多个器官的纤维炎症过程、具有特征性的病理学及血清学特征、常合并其他自身免疫性疾病以及对糖皮质激素治疗（CST）有效。最近，疾病的两种亚型被提出来：Ⅰ型，也称为淋巴浆细胞硬化性胰腺炎，认为是免疫球蛋白G4（IgG4）相关的系统性疾病，代表美国、日本和韩国的主要形式，具有血清阳性的特征；而Ⅱ型，也被称为特发性导管中心型胰腺炎，在欧洲更为常见，以血清阴性为特征。AIP的发病机制及病理结果与其他自身免疫性疾病一样（提要50-1），都是由免疫介导的，可能发生在遗传易感患者中。例如，16%～30%的Ⅱ型AIP患者携带或将被诊断为炎症性肠病（IBD）。该型胰腺炎的显著特点为无急性胰腺炎病史及酗酒史。AIP虽然是一种良性病变，但无论其临床表现，还是影像学特点都与胰腺恶性肿瘤相似。

---

**提要50-1　AIP伴发的自身免疫疾病**

- 糖尿病
- 特发性血小板减少性紫癜
- 炎症性肠病
- 类风湿性关节炎
- 原发性硬化性胆管炎
- 原发性胆汁性肝硬化
- 干燥综合征
- 系统性红斑狼疮

---

**（二）患病率及流行病学** 自1961年首次报道AIP以来，虽然AIP的诊断呈上升趋势，但这种趋势被认为是由于人们对疾病过程认识的不断提高所致，AIP确切的患病率尚不清楚。对该病在西方和日本人群中的研究表明，两者存在显著差别。Ⅰ型主要发生在50岁以上的男性中，典型发病年龄为60～80岁，而Ⅱ型主要发生在稍微年轻的50岁人群中，没有性别差异。AIP发病年龄段广，有发生于儿童的个案病例报道。

**（三）临床表现** AIP的临床表现无特异性，胰腺受累时症状表现为上腹隐痛、黄疸、恶心、呕吐、消瘦、脂肪泻、背痛及AIP发病前后出现的2型糖尿病的内分泌和外分泌功能障碍。患者可能出现急性胰腺炎表现，Ⅱ型比Ⅰ型更常发生，阻塞性黄疸是较常见的表现。通常，高达75%的老年患者会出现阻塞性黄疸，与胰腺恶性肿瘤难以鉴别。大多数患者因其症状的非特异性或症状轻微被忽视，导致延误诊断，部分患者可能会在出现慢性疾病改变如萎缩、狭窄时才被确诊。60%的患者是在发现胆管、肝脏、肾脏、后腹膜、肠道、肺、淋巴结、眼眶及唾液腺等胰腺外症状时，意外发现胰腺病变的。除了已知与IBD有关外，胰腺外症状在Ⅱ型AIP中罕见，在Ⅰ型AIP中较常见。

根据亚型不同，该病在确诊前可反复发作，也可伴有轻微症状的长时间存在。Ⅰ型AIP复发率高达59%，大部分发生在前3年，而Ⅱ型AIP几乎不会复发。

**（四）病理生理学** 虽然该病的病理生理机制还不十分清楚，但认为其存在一种对自身抗原的异常反应，诱导细胞和体液的反应，并由补体级联和IgG4维持，从而导致慢性炎症。接近半数的患者表现为典型过敏反应所出现的IgG4水平和嗜酸性粒细胞的升高，过敏级联与AIP的发病是否有关还不清楚。

### （五）病理

1. **实验室检查** 由胰腺炎引起的阻塞性黄疸可致胆红素和其他胆汁酶水平的升高。血清淀粉酶和脂肪酶可轻微异常。胰腺肿瘤标志物CA19-9可升高，可能与胆汁淤积有关。胰腺腺泡、β和α细胞的炎症反应，会引起胰腺外分泌和内分泌功能障碍，导致胰腺分泌液的量及酶种类减少，而碳酸氢盐含量正常，胰岛素和胰高血糖素分泌减少。糖皮质激素治疗可以缓解炎症，而不减少β细胞数量，从而避免残留功能障碍。

2. **血清学检查** 血清IgG4升高，是Ⅰ型AIP的特征。各种抗体滴度升高，如抗核抗体、类风湿因子、抗碳酸酐酶抗体、核周型抗中性粒细胞胞质抗体（pANCA）、抗平滑肌抗体、抗线粒体或乳铁蛋白抗体和胰蛋白酶原、胰蛋白酶抑制剂的可变抗体增高等均有报道，但没有一种恒定表现为阳性。目前尚不清楚这些抗体的产生是炎症改变的原发结果还是继发改变。在诊断AIP方面，血清IgG4的敏感性要高于总IgG，但它不具有诊断特异性，因为在其他的急性和慢性胰腺炎、胰腺癌以及无胰腺病变的人群（3%~10%）也可见IgG4升高。另外，在西方人群中有时IgG4水平不升高。采用更高的IgG4阈值（280 mg/dL，正常上限值的2倍）来区别AIP与胰腺癌，可以获得较高的敏感性和特异度（>95%）。尽管IgG4的阳性预测值很低（约36%），但由于该病的发病率较低（与其他IgG4升高的疾病比较），因此其阴性预测值非常高（99%）。IgG4的升高程度是监测疾病活动性的有效指标。另一方面，较高的CA19-9水平（>100 U/mL）提示为胰腺癌。对于血清IgG4较低的患者，如典型的Ⅱ型AIP，可以结合患者的临床表现、胰腺外受累情况及影像学特征进行诊断，明确诊断可以通过胰腺活检。

3. **大体病理** 由于AIP所致的低热、胰周感染和纤维化，导致外科手术区变形、剥离困难，从而导致出血量增多、手术时间延长，因此对AIP患者进行胰腺切除非常困难。肉眼观察腺体无明显特殊，但触诊时腺体较硬。无明显占位或边界清楚的结节。

4. **组织病理学** 组织学上根据病变受累部位不同，将AIP分为Ⅰ型和Ⅱ型两个亚型。小叶和导管受累常相互连成片状，这妨碍了穿刺活检的明确诊断。两组之间的区别见表50-1。

Ⅰ型AIP的特征是胰腺实质被致密的淋巴浆细胞浸润，并继发小叶内、小叶间纤维化。常表现为螺旋型纤维化，称为层状纤维化。闭塞性静脉内膜炎很常见。浆细胞均是IgG4阳性的，这种炎性反应侵及胰周软组织时，会出现特征性的影像表现。

Ⅱ型AIP的特点是导管上皮粒细胞浸润伴中性粒细胞微脓肿和溃疡，导致导管损伤和闭塞。通常不会对IgG4或IgG4阳性浆细胞染色，闭塞性静脉内膜炎也不常见。炎性反应浸润并压迫胰管和胆总管（CBD），导致管壁增厚、管腔变窄。如果不及时治疗，病程会转为慢性，导致进行性纤维化及狭窄。

与Ⅰ型AIP类似，胰腺外病变也可见淋巴浆细胞浸润、纤维化、IgG4阳性的浆细胞及闭塞性静脉炎，有助于AIP相关的硬化性胆管炎与原发性硬化性胆管炎的鉴别。肾脏病变表现为肾小管间质性肾炎及淋巴浆细胞浸润和纤维化。

5. **IgG4免疫组化** Ⅰ型AIP甚至在血清IgG4不高的情况下，受累器官免疫组化可见大量IgG4阳性的淋巴浆细胞。在AIP时，胰腺内IgG4阳性的浆细胞浸润明显增多，这一点与胰腺癌和慢性胰腺炎

**表50-1 自身免疫性胰腺炎两个组织学亚型的鉴别**

| 特征 | Ⅰ型：淋巴浆细胞性硬化性胰腺炎 | Ⅱ型：特发性导管中心型胰腺炎 |
| --- | --- | --- |
| 性别 | 主要为男性 | 没有性别优势 |
| 年龄 | >50岁（平均70岁） | 一般比Ⅰ型年轻，50岁 |
| 人群分布 | 主要在亚洲和北美 | 欧洲更常见 |
| 病理 | 主要累及小叶及小叶间隔<br>淋巴浆细胞浸润<br>纤维化<br>闭塞性静脉内膜炎常见 | 主要在导管中心<br>导管上皮粒细胞浸润<br>导致导管狭窄<br>中性粒细胞微脓肿和溃疡<br>闭塞性静脉内膜炎罕见 |
| IgG4 | 升高 | 正常 |
| 复发 | 常见（高达59%） | 极为罕见 |
| 常见的胰腺外表现 | 唾液腺、肝脏、肾脏和后腹膜 | 与炎症性肠病有关 |

不同,但是两者有重叠,因此不能将该免疫标记法作为两者鉴别的一个绝对手段,特别是对活检标本进行鉴别时尤为如此。然而,受累器官中IgG4与IgG的比值大于40%更有可能代表AIP。虽然曾认为大量IgG4阳性浆细胞的存在可支持AIP的诊断,但Ⅱ型AIP通常不会显示淋巴细胞浸润或IgG4升高。

6. 免疫学 Ⅰ型AIP表现为某些特定的人类白细胞相关抗原单倍体增加,例如包括DRB1*0405、DQB1*0401和DRB1*0410,天冬氨酸在DQbeta157取代非天冬氨酸,细胞毒性T淋巴细胞相关蛋白4和Fc受体样基因3。其中一些变化与高复发率有关,这也许可以作为将来的预后指标。

(六)影像学表现 多种诊断标准目前正在使用,例如日本胰腺学会(Revised proposal, 2006)、Mayo Clinic的HISORt(组织学、影像学、血清学、其他器官受累以及治疗反应)标准、韩国标准以及国际共识诊断标准,结合影像学改变、实验室检查、血清学特点、病理结果与胰腺外表现、相关的疾病以及对糖皮质激素的反应。

1. CT CT可用于评价AIP的胰腺和胰腺外表现。胰腺呈局限性、多中心性或弥漫性(更常见)肿胀是两种亚型AIP最常见的影像学特征。虽然CT不能区分这两种亚型,但Ⅰ型多表现为弥漫性肿胀,而Ⅱ型多表现为局限性肿胀。典型表现为胰腺弥漫性肿大,呈均匀低密度,腊肠状,边缘锐利,缺乏正常的胰腺裂(无特征性)。虽然增强模式因炎症和纤维化表现不一,但纤维化常表现为中度不均匀的延迟强化。胰腺实质周围可见光滑、边界清晰的低密度带,呈晕征,是液体、蜂窝织炎或炎性渗出物、纤维组织

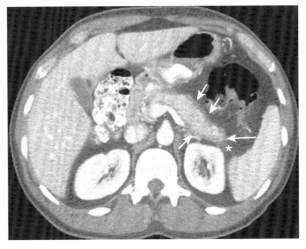

图50-1 自身免疫性胰腺炎。横断位CT图像可见胰腺弥漫性肿胀,失去正常分叶状外形。胰管呈低密度(不可见),胰尾回缩(长箭头处)。胰周可见光滑的低密度区,即"晕征"(短箭头处)。可见胰周脂肪少许条带状影(星号处)

及少量残留胰周脂肪的表现(图50-1)。极少数的时候,该晕征在延迟增强扫描期呈包膜样强化。在Ⅱ型AIP中,多达40%的患者导管损伤导致胰腺萎缩,并导致胰尾回缩("胰尾截断"征)(图50-1和图50-2)。还可见胰腺多部位同时肿大或先后肿大(图50-2)。

随着疾病的进展,可出现局灶性瘤样肿胀(图50-2和图50-3),在Ⅱ型AIP中更为常见。常见于西方人群中,被称为假瘤性胰腺炎或胰腺炎性肿块。在日本,它被称为肿瘤样胰腺炎。这些瘤样肿胀常被误诊为慢性酒精性胰腺炎(可通过坏死、脓肿、结石和修复性肉芽组织与AIP鉴别)和胰腺癌并接受手术治疗。在CT上表现为延迟期均匀强化。胰腺癌与AIP的鉴别特征见表50-2。

| 鉴别因素 | 自身免疫性胰腺炎 | 胰 腺 癌 |
| --- | --- | --- |
| 血清学 | IgG4升高 | CA 19-9升高 |
| 影像特征 | 胰周晕征 | 低密度肿块 |
| | 延迟增强 | 区域或转移性播散 |
| | 胰腺外疾病 | 上游胰腺萎缩 |
| 导管的特征 | 长节段或多灶性胰管狭窄 | 短节段性胰管狭窄 |
| | 无上游胰管扩张 | 上游胰管扩张 |
| | | 胰管截断 |
| 组织病理学 | 淋巴浆细胞浸润 | 肿瘤细胞 |
| | 纤维化 | |
| | 闭塞性静脉内膜炎 | |
| | 导管上皮粒细胞浸润 | |
| 治疗 | 激素有效 | 手术切除、化疗 |

表50-2 自身免疫性胰腺炎与胰腺恶性肿瘤的鉴别

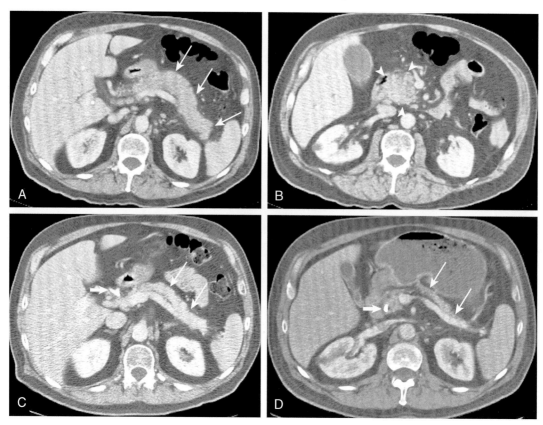

**图50-2** 自身免疫性胰腺炎。同一患者不同时间点的胰腺横断位CT。A. 胰腺呈弥漫性肿胀，失去正常分叶状外形(呈腊肠样)(箭头处)，胰管密度降低(不可见)。B. 胰头可见局灶状突出(三角处)，导致胆总管梗阻，需行胆管引流。患者开始接受糖皮质激素治疗。C. 治疗后2个月CT可见胰腺局灶性及弥漫性肿胀明显好转(细箭头处)。胆管支架位置正常(粗箭头处)。D. 发现病变后5个月，CT显示胰腺萎缩(细箭头处)。胆管支架位置正常(粗箭头处)，后来支架被取出

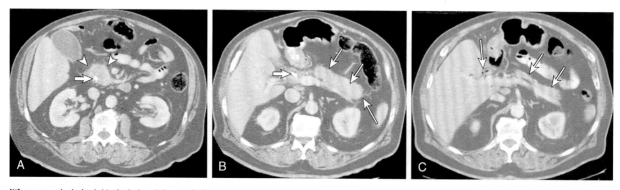

**图50-3** 自身免疫性胰腺炎。同一患者病变不同时间点的横断位CT。A. 胰头部可见局灶性肿胀(三角处)，为减轻梗阻而放置的胆管支架位置正常(粗箭头处)。B. 胰体和胰尾呈腊肠状肿胀(短细箭头处)，胰尾呈截断征象(长箭头处)。胆管支架位置正常(粗箭头处)。由于症状持续，而且考虑到有恶性病变的可能，因此将局灶性肿胀的胰头进行了切除(Whipple手术)。组织病理学诊断为AIP，随后对患者进行了糖皮质激素治疗。C. 3个月后复查CT，胰体和胰尾肿胀几乎完全消失(短箭头处)。胆管系统可见气体(手术所致)(长细箭头处)

周围炎症的压迫使得胰管呈节段性或弥漫性不规则并狭窄，可有或无管壁增厚及强化。胆总管远端逐渐狭窄，这是由于邻近的胰腺受浸润并压迫所致，也可能是由于病变直接侵犯到胆总管所致。受累导管可见强化。胆总管受累常导致胆管梗阻，往往需要胆汁引流(图50-2和图50-3)。

多数患者特别是在病变早期使用糖皮质激素治疗后，胰腺肿大、胰周改变和胰管不规则狭窄的症状会有所改善。糖皮质激素治疗也可改善胆管狭窄，并最终拔掉胆管引流管。未及时进行糖皮质激素治疗或病变长期刺激，使得胰管狭窄进一步发展，导致狭窄以远胰管不规则扩张。

虽然肿块占位效应影响到血管并且压迫胰周静脉,但无血管包绕征象。23%的患者报道有血管并发症,如受压和血栓形成。

有时还可见胰腺囊肿,不管是否治疗,这些改变均会自行消失且不留后遗症。AIP与结石形成关系不大,特别是复发病例更是如此。无胰腺钙化和腹水。如病变长期、迁延不愈,往往导致腺体萎缩(图50-2)。

胰腺外表现可与胰腺改变同时发生,也可早于或晚于胰腺改变,见提要50-2。在一些诊断困难的病例中,胰腺外表现可有助于诊断。

---

**提要50-2 自身免疫性胰腺炎的胰腺外表现**

- 腹部、颈部、肺门淋巴结肿大
- 胃、十二指肠或结肠浸润
- 间质性肺炎
- 眶内炎性假瘤
- 肾脏病变(35%)
- 腹膜后纤维化(3%~8%)
- 硬化性胆管炎(68%~88%)
- 涎腺炎(12%~16%)

---

肾脏病变常位于肾实质,主要累及肾皮质,多发、增强后无强化。肾周组织、肾窦、肾盂壁也可能受累。增强图像上病变可为楔形、边界不清的圆形或结节样病灶、或弥漫性斑片状病变(图50-4,A)。该病变

需与肾盂肾炎、血管损伤、淋巴瘤、肾癌或者韦格纳(Wegener)肉芽肿鉴别。与AIP相关的肾盂软组织肿块可以类似尿路上皮肿瘤和淋巴瘤。肾周软组织影及肾盂壁增厚提示为AIP。肾脏病变早期不会影响肾功能;糖皮质激素治疗使用与否,对肾功能的长期影响还未知。但是,病变晚期的纤维化会导致肾皮质的缺失。

腹膜后纤维化为包绕主动脉及其他腹膜后结构的占位灶,在大体形态学上很难与其他原因导致的腹膜后纤维化相鉴别(图50-4,B)。如果不进行治疗,腹膜后纤维化也会引起肾积水。

AIP相关的溃疡性结肠炎常见于西方年轻人群,通常是Ⅱ型AIP。典型的CT表现为急性、亚急性或慢性结肠炎症改变。

AIP相关的涎腺炎的发病率在日本人群中较高。这种与AIP并发的涎腺炎通常抗SSA和抗SSB抗体都是阴性,表现为组织内血清IgG4水平增高和IgG4阳性浆细胞浸润,与干燥综合征(Sjogren综合征,SS)不同。受累涎腺(腮腺或颌下腺)肿大,可通过闪烁扫描法确诊。

AIP还可出现腹部、颈部和肺门的淋巴结肿大,对糖皮质激素治疗有效(图50-4,C)。与胰腺的晕征相似,肿大的淋巴结也可出现晕征。

肺组织受累表现为孤立性或弥漫性结节或浸润(图50-4,D)。

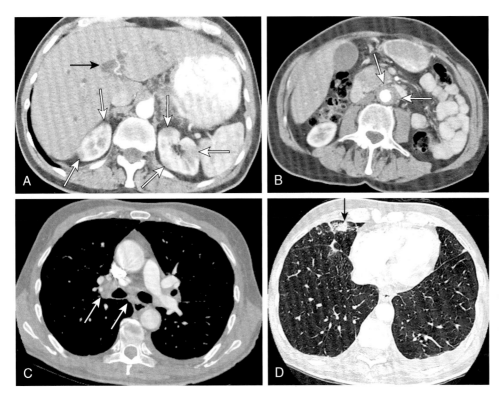

图50-4 自身免疫性胰腺炎。同一AIP患者,横断位CT图像可见胰外改变。A. 肾皮质内可见多发、无强化的楔形和结节状病灶(白箭头处)。胰头肿胀累及胆总管远端,导致胆管系统明显扩张(黑箭头处)。B. 腹膜后呈幔状,围绕主动脉周围(箭头处)。C.纵隔和肺门可见多发淋巴结影(箭头处)。D. 可见肺实质病变(黑箭头处)

2. MRI和MRCP　虽然MRI对AIP的评价更为敏感，可在高达22%的临床和生化上无症状患者中发现复发性疾病，但MRI在评价AIP方面没有特定的适应证。MRCP作为一项无创性检查，可以替代ERCP来对导管变化进行评价并用于随访。

当以炎症为主时，受累胰腺在T1WI上表现为低信号，在T2WI上表现为高信号；当以纤维化为主时在T2WI上表现为低信号（图50-5）。静脉注射钆对比剂增强后呈延迟强化。"晕征"在T1WI和T2WI均表现为低信号。"晕征"的延迟强化在增强T1WI脂肪抑制图像上较CT清楚。胆总管胰腺段可见管壁的延迟强化。有时，局灶性或弥漫性AIP导致的胰管阻塞很难与胰腺癌鉴别。最近的研究表明，ADC值可用于区分AIP与慢性胰腺炎和胰腺癌，大多数研究认为AIP中的ADC值低于慢性酒精性胰腺炎或胰腺癌。肾实质和肾窦病变在T1WI、T2WI上均表现为低信号。

MRCP上表现与ERCP类似，如严重或晚期患者主胰管长节段或多节段性狭窄，主支或分支胰管近段导管扩张。虽然MRCP倾向于过高估计导管狭窄，但它可能是ERCP监测治疗反应的一种可行的替代方案。

3. 内镜逆行胰胆管造影（ERCP）　ERCP在评价胰腺导管的术前或术后改变起着重要的作用，而且，由于其可以同步进行胆管引流和ERCP引导下活检，因此比MRCP的价值更大。壶腹部活检和IgG4染色对其他影像学及临床表现不明确的病例的诊断有帮助。

主胰管通常表现为局灶性或弥漫性不规则并狭窄，无上游胰管扩张（图50-6）。如胰腺局灶性受累并胰管节段性狭窄时，类似胰腺癌。常见胆总管远端狭窄，而近端不同程度扩张（图50-7）。AIP并发的硬化性胆管炎，仅靠ERCP上的形态学特征，很难与原发性硬化性胆管炎和肿瘤相鉴别（图50-8）。

4. 超声检查　经腹胰腺超声检查很少用于诊断AIP。而且，其在超声上的表现与其他形式的胰腺炎类似。腺体肿胀的部分呈低回声。在超声内镜（EUS）上小叶间隔回声清晰，受累胰腺的弥漫性回声改变显示更好，特别是在CT上表现为正常或模棱两可的病例。这是因为EUS有更好的灵敏度而且更靠近胰腺组织。但是，局灶性肿瘤样肿胀与胰腺癌很相似。经超声内镜引导下的细针穿刺活检作为一项微创技术，与经皮引导下活检相比，可以进一步对这些局灶性肿块进行评价（图50-9）。EUS还可清晰显示

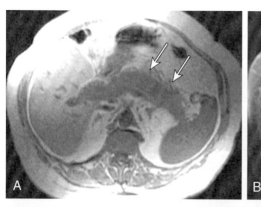
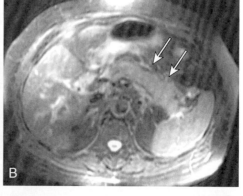

图50-5　自身免疫性胰腺炎。A. MRI 横断位T1WI可见胰体和胰尾肿胀，呈低信号。可见胰周脂肪少许条带状影（箭头处）。B. 横断位脂肪抑制T2WI可见胰腺呈稍高信号，伴胰周脂肪条带状影（箭头处）

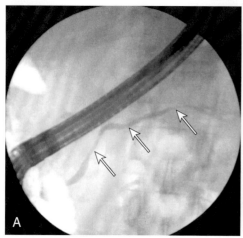
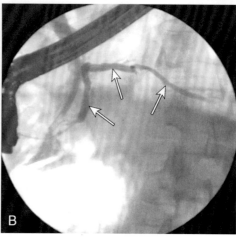

图50-6　自身免疫性胰腺炎。A. ERCP示胰管不规则，可见多节段狭窄（箭头处）。B. 糖皮质激素治疗后2个月，ERCP示胰管不规则及狭窄均有明显改善（箭头处）

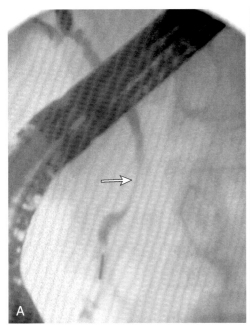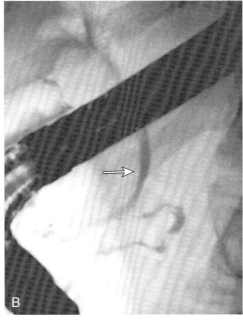

**图50-7** 自身免疫性胰腺炎。A. ERCP可见胆总管远端长节段的狭窄，伴近端轻度扩张。B. 糖皮质激素治疗后1个月，ERCP示胆总管狭窄消失（箭头处）

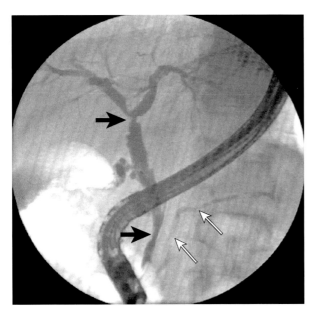

**图50-8** 自身免疫性胰腺炎与硬化性胆管炎表现相似。ERCP可见胆总管远端及肝门区的节段性狭窄（黑箭头处），胰管亦见多节段的不规则狭窄（白箭头处）

远端胆总管同心圆样增厚，这有助于与胆管癌的特征相鉴别，胆管癌表现为管壁偏心性增厚，管腔表面不规则。

5. 核医学检查 镓-67($^{67}$Ga)闪烁扫描法可发现AIP相关涎腺组织的肿大，尽管很难确定是否对称性肿大。AIP相关的肺门淋巴结肿大表现为$^{67}$Ga高摄取，可在糖皮质激素治疗后消失。

6. PET-CT 据报道，在AIP的炎性阶段，受累胰腺及其他受累器官的FDG摄取升高达100%，而在

慢性胰腺炎患者中这一比例为13%。FDG-PET可用于评价病变的活动性及发现其他胰腺外高代谢病变，如唾液腺、后腹膜和肾脏。如果病变对糖皮质激素治疗敏感，可导致标准摄取值降低。

7. 影像检查选择 影像检查选择见图50-10。

> **自身免疫性胰腺炎的典型征象**
>
> ■ 弥漫性胰腺肿胀：腊肠样胰腺。
> ■ 胰周晕征。
> ■ 胰周浸润少。
> ■ 胰管弥漫性不规则。
> ■ 局灶性肿瘤样肿胀，无胰周血管包绕或浸润。
> ■ 胰腺外表现。
> ■ 糖皮质激素治疗后消失。

**（七）鉴别诊断** 由于AIP的相关改变在糖皮质激素治疗后可恢复，因此应与其他胰腺疾病相鉴别。

局灶性的AIP，特别是涉及胰头、钩突的，类似于胰腺癌。与正常胰腺一样，AIP所致的局灶性结节样肿胀，在增强实质期明显强化，而胰腺癌呈低密度，因此两者可以鉴别。但是不能仅仅依靠这一表现来鉴别AIP与肿瘤，因为也有报道AIP为低密度而胰腺癌呈等密度的病例（表50-2）。目前还没有区分局灶性AIP和胰腺癌的影像学标准，对于那些可疑的、对激素不敏感的、症状持久顽固的，可进行组织病理学检查。

弥漫性肿大的胰腺在形态上可类似于其他弥漫

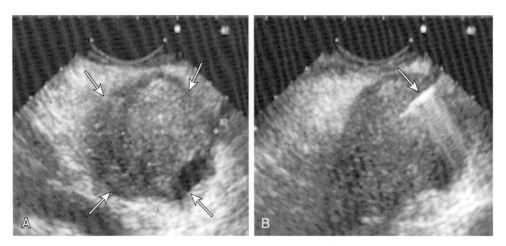

**图50-9** 自身免疫性胰腺炎。A.超声内镜示胰头部局灶性肿块状（炎性假瘤）低回声区（箭头处）。B.超声内镜引导下细针穿刺活检有助于获得组织标本，对病变进一步评价。可见穿刺针（箭头处）

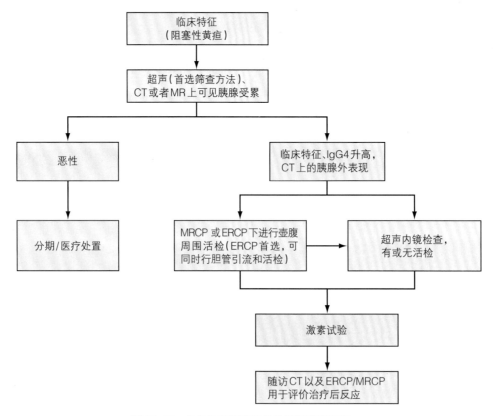

**图50-10** 自身免疫性胰腺炎的影像诊断流程

性疾病，如淋巴瘤、转移或浸润过程。

**（八）治疗**

1. 内科治疗　现在，AIP的标准治疗方法是糖皮质激素治疗。继发于炎症的胰腺、胰管及胰腺外改变，相关的临床症状，实验室检查（包括内分泌和外分泌功能）结果均对糖皮质激素治疗敏感。然而，由于AIP常有纤维化，因此许多影像学改变（导管改变、局灶性结节样肿胀、腹膜后纤维化）在治疗后可能只

有部分改善，也可能没有改善。由于病变内缺少可逆性的正常结构和功能，尤其是在糖皮质激素治疗不及时更明显。糖皮质激素治疗应谨慎使用，并客观评价其反应；糖皮质激素治疗不应该作为其他治疗的替代方案。2～3周后可以观察到影像学上的改变。4～6周后影像学检查显示正常。如果有胆管支架，可在糖皮质激素治疗6～8周后取出支架。

尽管维持量的持续时间和对疾病自然进展的影

响尚不确定,但是可根据病情改善情况,在治疗后6~12个月停药。在糖皮质激素减量阶段或维持量治疗阶段,病变复发概率为6%~26%(平均17%),这些患者可能需要采取更高剂量或维持量更长治疗时间或增加免疫调节剂,如麦考酚酸酯或硫唑嘌呤的二次治疗。使用免疫调节剂作为维持治疗对于糖皮质激素治疗后复发病例有益。常规的临床和实验室随访可以帮助发现任何复发情况。大多数建议对肝功能进行常规监测,以评价胆管复发情况,并在有疾病证据的情况下使用激素,而不是终生使用激素。

外分泌和内分泌功能障碍应尽可能单独处理,如2型糖尿病。

虽然已知会出现急性疾病表现的自发消退,但仍需使用糖皮质激素治疗,因为它会加速患者的临床表现和影像学改变的消退,并可能会阻止纤维化的进程及相应并发症的出现。如果糖皮质激素治疗后无法得到预期的疗效时,如持续性局灶性结节样肿胀,就应采用另外一些诊断方法来对病变进行再评价,排除恶性肿瘤的可能。

到目前为止,Ⅰ型或Ⅱ型AIP患者的长期生存率似乎没有显著差异。这种疾病与胰腺癌的潜在联系尚不清楚;到目前为止还没有研究表明AIP是癌症的易感因素,尽管理论上在慢性炎症和纤维化中存在风险增加。

2. 外科治疗　对于有胆管梗阻的患者,可采取短期胆管引流。过去,手术是治疗AIP的主要方法,随着对疾病过程认识的提高,其治疗策略也在改变。目前手术仅用于病变后期的局灶性肿块样肿胀或胆管狭窄,这是由于两者对药物治疗不敏感。

### 医师须知(自身免疫性胰腺炎)

- 熟悉AIP的概念及其不同临床表现。
- 影像表现结合临床及血清学检查,有助于临床医师诊断。
- 影像学是重要的诊断因素,因为实验室检查和组织病理学检查经常不够充分而且没有特异性。
- AIP无论是临床表现还是影像学检查,均与胰腺癌类似。
- AIP通过及时的药物治疗,通常是可逆的。
- 长期预后比其他慢性胰腺炎要好。

## 二、肿瘤溶解后胰腺炎

肿瘤溶解综合征发生在恶性淋巴增生病变患者接受放化疗或糖皮质激素治疗时,也有自发性病例的报道。据报道,如并发胰腺病变时与其他原因所致的急性胰腺炎很难区分。

## 三、嗜酸性胰腺炎

嗜酸性胰腺炎是一种以嗜酸性粒细胞浸润胰腺、血清IgE升高为特点的慢性胰腺炎症,嗜酸性粒细胞也可浸润其他器官。影像学上可见胰腺弥漫性浸润,在组织病理学上可见弥漫性胰管、腺泡和间质嗜酸性粒细胞浸润伴发嗜酸性动静脉炎。也可发生胰腺局灶性浸润及假性囊肿形成。该病变在影像学上很难与其他原因所致的胰腺炎区分;临床表现、实验室检查以及影像学上有无其他器官受累有助于改变的诊断。

## 四、放化疗诱发的胰腺炎

特定的化疗药物如治疗急性白血病的帕唑帕尼、舒尼替尼、索拉非尼和左旋门冬酰胺酶,少数时候放射治疗,与放化疗引起的胰腺炎有关。这些形式的胰腺炎与其他形式的胰腺炎在本质上从影像学上很难鉴别,并且经常基于典型的临床表现和脂肪酶的升高,以及停止化疗药物后症状明显减轻。极少数情况下,放射治疗会导致慢性胰腺炎外分泌和内分泌功能障碍所致的吸收不良。

## 五、药物诱发的胰腺炎

多种药物可以导致胰腺炎的发生,其影像表现、临床表现和淀粉酶的升高与其他胰腺炎鉴别困难。药物诱发的胰腺炎举例如表50-3。

表50-3 与胰腺炎有关的药物

| | |
|---|---|
| 抗生素、抗病毒药物、抗真菌药 | 异烟肼、甲硝唑、奈非那韦、复方磺胺甲噁唑、环孢霉素、氨苄西林 |
| 镇痛药 | 对乙酰氨基酚、可待因 |
| 降压药 | 卡托普利、厄贝沙坦、赖诺普利、呋塞米 |
| 胃肠道药物 | 奥美拉唑、雷尼替丁 |
| 激素 | 雌激素 |
| 违禁药物 | 大麻 |
| 降脂剂 | 普伐他汀、辛伐他汀、阿托伐他汀 |
| 镇静剂 | 异丙酚 |
| 类固醇 | 泼尼松、泼尼松龙 |

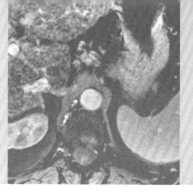
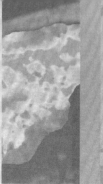

# 第51章

# 胰腺弥漫性病变

Hansol Kim and Nisha I. Sainani

## 总 论

各种炎症、感染、浸润性或肿瘤性病变均可引起胰腺弥漫性受累。实际上,任何胰腺的局灶性病理改变均可导致其弥漫性受累(提要51-1)。引起胰腺弥漫性病变的常见病因(如胰腺炎)在前面的章节已经讨论过,本章主要探讨胰腺弥漫性病变不常见的病因及鉴别诊断。

(一)**影像学表现** 影像检查能够评价胰腺病变的类型及范围,以及其他一些提示或辅助诊断的相关表现。某些疾病的影像表现会有重叠,疾病之间的鉴别诊断对于治疗方案来讲至关重要。胰腺弥漫性病变的影像诊断流程请参照图51-1。

(二)**鉴别诊断** 由于各种胰腺疾病的影像表现具有重叠性,因此需结合临床以及实验室检查进行进一步诊断。对于可疑病例,可在影像引导下进行活检、细针穿刺等侵入性检查来进一步确诊,并指导临床制订治疗计划。影像检查对于胰腺弥漫性疾病的筛查及治疗后随访是否痊愈或复发起着至关重要的作用(表51-1、图51-2~图51-5)。

(三)**治疗** 内科治疗方案的选择取决于原发疾病对胰腺侵犯的程度,本章将对引起胰腺弥漫性病变的每一个疾病进行详细讨论。弥漫性胰腺疾病一般不推荐手术治疗,但可作为部分病例的姑息治疗措施。

---

**提要51-1 胰腺弥漫性病变**

**炎性**
- 急性胰腺炎
- 慢性胰腺炎
  - 慢性钙化性胰腺炎
  - 慢性阻塞性胰腺炎
  - 自身免疫性胰腺炎

**浸润性**
- 囊性纤维化
- 胰腺脂肪替代
- 淀粉样变性
- 血色素沉着病

**感染性**
- 结核
- 获得性免疫缺陷综合征(AIDS)

**肿瘤性**
- 淋巴瘤
- 白血病
- 胰腺癌
- 转移瘤

**其他**
- 胰岛细胞增生症(持续性婴幼儿高胰岛素低血糖症,先天性高胰岛素血症)
- Von Hippel-Lindau病

---

### 医师须知(胰腺弥漫性病变总论)

- 胰腺弥漫性病变的影像学特征具有一定重叠性。
- 需结合临床、实验室检查、影像检查,进一步缩小鉴别诊断范围,避免一些可内科治疗的疾病采用了外科手术进行诊断和治疗。
- 在进行合理的药物治疗或手术治疗前,获得组织学诊断非常重要。
- 可通过从胰腺病灶或其他受累器官取得组织病理来进一步确诊。

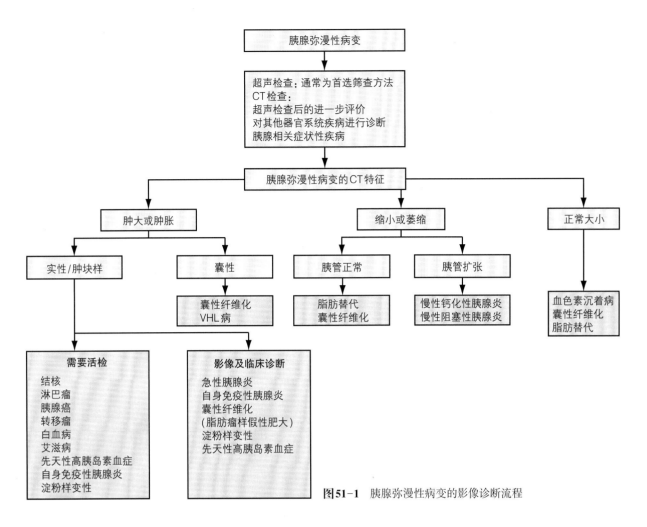

图51-1 胰腺弥漫性病变的影像诊断流程

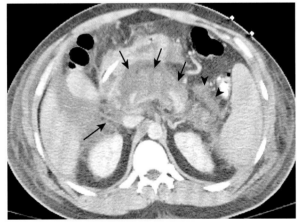

图51-2 急性胰腺炎。横断位CT可见胰头及胰体水肿、肿胀（短黑箭头处），胰腺周围脂肪条带状影（左下方的长黑箭头处）及胰周积液（三角处）

## 浸润性疾病

### 一、囊性纤维化

**（一）病因** 囊性纤维化（Cystic fibrosis, CF）是由第7号染色体上囊性纤维化跨膜传导调节因子（CFTR）基因突变引起的一种威胁生命的疾病。

**（二）患病率和流行病学** 囊性纤维化是一种常染色体隐性遗传疾病，多见于白种人，发病率约1/2 500。

**（三）临床表现** 慢性阻塞性肺病和胰腺功能不全是囊性纤维化的特征性临床表现，实际上，囊性纤维化是一组多器官受累疾病，可累及肝脏、胆囊、胆管、胃肠道以及生殖系统。在所有年龄组中，由于病变的严重程度及持续时间不同，其相应临床症状及影像表现也各不相同。接近85%～90%的患者在一年内出现相应的临床症状，胰腺外分泌细胞大量流失，临床出现典型的胰腺功能不全症状，如脂肪泻、脂肪不耐受、生长迟缓、肿胀、胃肠胀气以及腹痛。约有10%～15%的患者保留了胰腺功能，由于残留的胰腺外分泌功能，患者可发生急性胰腺炎。内分泌功能一般很少受累。

**（四）病理生理学** 囊性纤维化时，由于跨膜离子转运缺失，胰腺黏稠分泌物积聚在胰管内，导致胰管扩张和腺泡萎缩，长期严重的病变可能出现炎症反应、进行性脂肪替代、纤维化、钙化以及胰腺广泛萎缩。黏稠分泌物阻塞较小的胰管，可形成囊肿。

**表51-1　胰腺弥漫性慢性病变的鉴别诊断特征**

| 疾病 | 临床资料 | 特异性实验室检查 | 影像学检查 | | | | | |
|---|---|---|---|---|---|---|---|---|
| | | | X线平片 | 超声 | CT | MRI | ERCP | 影像学相似病变 |
| 急性胰腺炎 (图51-2) | 急性起病,有或无胆结石病史,和(或)酗酒 | 血清脂肪酶和淀粉酶升高 | 小肠梗阻 | 胰腺肿大低回声 | 胰腺肿大,密度减低,胰周脂肪条带状,胰周积液 | 胰腺肿大,T1低信号,T2高信号 | — | 淋巴瘤 |
| 慢性钙化性胰腺炎 (图51-3) | 慢性过程,胆结石病史,酗酒,有或无胰腺内、外分泌功能不全 | — | 椎体前方钙化灶 | 胰腺体积缩小或胰腺萎缩,胰管不规则扩张,伴或不伴钙化 | 胰腺体积缩小或胰腺萎缩,胰管不规则扩张,有或不伴钙化 | 胰腺体积缩小或胰腺萎缩,胰管不规则扩张,伴或不伴钙化,MRCP显示胰管串珠状扩张 | 胰管不规则则串珠状扩张 | 当出现局灶性肿块时,影像表现与胰腺癌类似 |
| 慢性阻塞性胰腺炎 (图51-4) | 慢性过程,胰腺癌或IPMN病史 | — | — | CA:病灶呈低回声,胰腺体积缩小或胰腺萎缩,上游胰管不规则扩张,伴或不伴钙化。MD IPMN:胰管弥漫性扩张 | CA:静脉内注射对比剂后实质期增强可见病灶呈低密度,上游胰管不规则扩张,有或不伴钙化,无浸润及转移。MD IPMN:胰管弥漫性扩张,有或无乳头状突起 | CA:静脉期增强可见病灶呈低信号,上游胰管不规则扩张,有或无浸润及转移。MD IPMN:胰管弥漫性扩张,有或无乳头状突起 | MD IPMN时主胰管内乳头状突起,胰管扩张 | 以肿块样表现为主的慢性胰腺炎 |
| 自身免疫性胰腺炎 (图51-5) | 常见于男性,胰腺受累的非特异性症状 | 血清IgG4升高 | — | 胰腺肿大低回声 | 胰腺肿大,脂肠腊肠状,胰周晕征,胰周脂肪条带状,胰管变细或不规则,伴或不伴胆总管受累,局灶性肿块样胰腺 | T1低信号,T2高信号,腊肠状外观,胰周晕征,胰周脂肪条带状,胰管变细或不规则,伴胆总管受累,局灶性肿块样胰腺 | 胰管变细或不规则 | 急性胰腺炎,当出现局灶性肿块时,影像表现与胰腺癌类似 |
| 结核 (图51-13) | 移民,免疫功能低下的HIV患者,原发症状,与胰腺或其他器官受累的相关症状 | — | 慢性或治疗后病例可见钙化 | 胰腺肿大,低回声,出现脓肿或钙化时实质回声不均 | 胰腺肿大,低密度,出现脓肿,钙化或坏死时,实质密度不均,增强后不均匀强化,胰周水肿,胰周、肠系膜及门静脉周围淋巴结肿大,瘘管形成 | 胰腺肿大,T1低信号,T2高信号,增强后不均匀强化 | 胰管正常,受压,移位或狭窄 | 胰腺癌,淋巴瘤,AIDS |
| AIDS (图51-14) | 高风险行为,静脉内药物滥用 | — | — | 胰腺肿大,呈低回声 | 胰腺肿大,密度减低,伴有单纯疱疹病毒感染时可有出血坏死 | 胰腺肿大,T1低信号,T2高信号,不均匀强化 | — | 结核,胰腺癌,淋巴瘤 |

（续表）

| 疾病 | 临床资料 | 特异性实验室检查 | 影像学检查 | | | | | 影像学相似病变 |
|---|---|---|---|---|---|---|---|---|
| | | | X线平片 | 超声 | CT | MRI | ERCP | |
| 淋巴瘤（图51-15） | 全身症状，黄疸少见 | — | 治疗后病例可出现钙化 | 胰腺肿大，低回声，肠系膜及腹膜后淋巴结肿大 | 胰腺肿大、低密度，胰周浸润，轻度均匀强化，胰管扩张无特征性，肾静脉水平以下肠系膜及腹膜后淋巴结肿大，其他器官受侵、血管包埋，协助临床分期 | 胰腺肿大，T1低信号，T2高信号，轻度均匀强化，胰管扩张无特征性，肾静脉水平以下肠系膜及腹膜后淋巴结肿大，其他器官受侵、血管包埋 | 胰管正常，移位或狭窄 | 结核 胰腺癌 白血病 AIDS |
| 白血病 | 全身症状，黄疸无特征性 | — | — | 胰腺肿大，低回声，其他器官受累 | 胰腺肿大、低密度，轻度强化，淋巴结肿大，其他器官受累 | 胰腺肿大，T1低信号，T2高信号，淋巴结肿大，其他器官受累 | — | 淋巴瘤 胰腺癌 结核 AIDS |
| 胰腺癌（图51-16） | 中老年发病，全身症状，无痛性黄疸 | 随访 CA19-9 | — | 胰腺肿大，低回声，淋巴结肿大，血管受侵、转移 | 胰腺肿大、低密度，伴坏死及钙化时密度不均，淋巴结肿大，血管被包绕或包埋侵犯、转移 | 胰腺肿大，T1低信号，T2高信号，伴坏死及钙化时信号不均，淋巴结肿大，血管被包绕或侵犯、转移 | 胰管不规则或狭窄 | 淋巴瘤 结核 AIDS |
| 转移瘤 | 已知原发肿瘤，出现全身或局部症状 | — | — | 胰腺肿大，呈低回声，淋巴结肿大，其他器官受累 | 胰腺肿大、低密度，偶见坏死，淋巴结肿大，其他器官受累 | 胰腺肿大，T1低信号，T2高信号，淋巴结肿大，其他器官受累 | 胰管不规则或狭窄 | 淋巴瘤 胰腺癌 结核 |
| 囊性纤维化（图51-6～图51-10） | AR，白种人，家族史，胰腺内、外分泌功能障碍 | 汗液氯化物检测 | — | 均匀或不均匀回声，伴多发囊样低回声 | 胰腺体积正常或萎缩，脂肪或纤维成分呈低密度，伴或不伴钙化，低密度囊性灶，不伴有实性成分 | 脂肪：T1和T2呈高信号；纤维化：T1和T2呈低信号；囊肿：T1呈低信号，T2呈高信号 | — | 脂肪替代 VHL病 |
| 脂肪替代（图51-11） | 老龄，糖尿病，代谢症状，库欣综合征，长期使用糖皮质激素，慢性胰腺炎 | — | — | 高回声 | 低密度，明显分叶状改变 | T1及T2呈高信号，明显分叶状改变 | — | 囊性纤维化 |

（续表）

| 疾病 | 临床资料 | 特异性实验室检查 | 影像学检查 | | | | | |
|---|---|---|---|---|---|---|---|---|
| | | | X线平片 | 超声 | CT | MRI | ERCP | 影像学相似病变 |
| 淀粉样变性 | 慢性或全身血液系统疾病 | — | — | 低回声 | 低密度 | T1低或高信号，T2高信号 | — | 脂肪替代 |
| 血色素沉着病（图51-12） | AD，家族史，全身症状，胰腺内外分泌功能障碍 | 血清铁，TIBC，转铁蛋白饱和度 | — | 胰腺外观正常 | 胰腺密度增高，胰周淋巴结肿大 | 胰腺及肝脏在T2低信号 | — | — |
| 胰岛细胞增生症（婴幼儿先天性高胰岛素血症） | 婴幼儿反复发作性低血糖 | 胰岛素和C肽 | — | 胰腺肿大，低回声 | 胰腺肿大，低密度 | T1低信号，T2高信号 | — | — |
| VHL病（图51-17和图51-18） | 家族史，CNS症状，胰腺严重受累伴内、外分泌功能障碍 | 基因检测 | — | 多发低回声囊肿，有时由于多个回声界面影响呈现实性外观，可伴或不伴浆液性囊腺瘤 | 多发低密度薄壁囊肿，伴或不伴胰腺钙化及浆液性囊腺瘤 | 多发囊肿，T1低信号，T2高信号，伴或不伴浆液性囊腺瘤 | — | 囊性纤维化 |

注：1. AD，常染色体显性遗传；AR，常染色体隐性遗传；AIDS，获得性免疫缺陷综合征；CA，胰腺癌；CNS，中枢神经系统；ERCP，内镜逆行胰胆管造影；HIV，人类免疫缺陷病毒；IgG4，免疫球蛋白G4；IPMN，导管内乳头状黏液性肿瘤；MD，主胰管；MRCP，磁共振胰胆管造影；PD，胰管；TIBC，总铁结合力；VHL，von Hippel-Lindau病。

2. —，不可用或不相关。

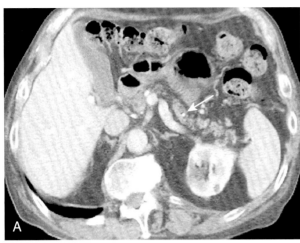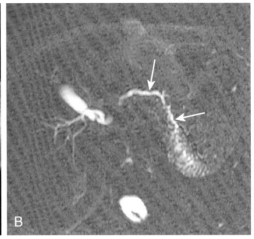

**图51-3** 慢性钙化性胰腺炎。A. 横断位CT显示胰腺萎缩,体积缩小。胰体部胰管扩张伴管腔内钙化(箭头处)。B. 另一患者的横断位2D MRCP显示胰管呈不规则串珠状改变(箭头处)

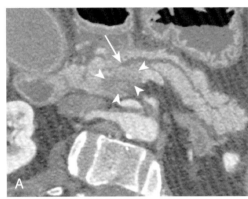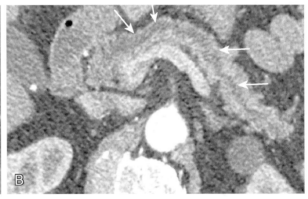

**图51-4** 慢性阻塞性胰腺炎。两位患者的曲面重建图像。A. 胰头及钩突区可见低密度占位(胰腺癌)(三角处),胰管呈截断征象(箭头处),上游扩张。胰腺实质轻度萎缩。B. 胰管弥漫性扩张(箭头处)伴胰腺实质轻度萎缩,未见明显肿块影,本例手术证实为主胰管的导管内乳头状黏液性肿瘤

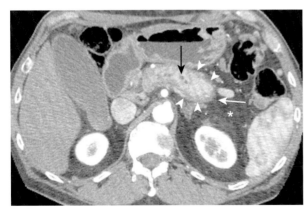

**图51-5** 自身免疫性胰腺炎。横断位CT显示胰腺肿胀,胰周低密度渗出影(晕征)(三角处),胰周少许脂肪条带影(星号处),胰管形态不规则(垂直黑箭头处),胰尾回缩(白箭头处)

**(五)影像学表现** 胰腺囊性纤维化的改变包括:① 部分性纤维脂肪替代,② 完全性纤维脂肪替代伴胰腺体积增大(脂肪瘤样假性肥大),③ 非脂肪替代性胰腺萎缩,④ 胰腺弥漫性纤维化,⑤ 胰腺囊肿样变。胰腺囊肿样变时,囊肿呈多房性,单个囊肿直径一般为0.5~12 cm。胰腺完全性脂肪替代比较常见,正常胰腺组织被脂肪替代而胰腺外形保持不变,这一大体形态学改变在老年患者中比较明显,代表疾病的晚期阶段,但在疾病早期也可以出现更重的病变。

1. X线检查 胰腺囊性纤维化晚期可以出现钙化。

2. 超声检查 胰腺囊性纤维化超声检查可见胰腺内均匀或不均匀的强回声(图51-6,A),胰腺体积正常或缩小,胰腺内典型的小叶样回声逐渐消失。胰腺囊肿样变超声可见胰腺内多发的薄壁、多房无回声区,其间少许胰腺实质呈高回声(图51-6,B)。超声检查对于发现胰腺弥漫性病变并评价其浸润范围方面不敏感。

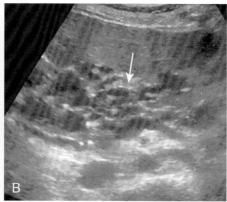

图51-6 囊性纤维化。超声可见胰腺实质呈强回声（图A箭头处），胰腺呈弥漫性囊肿样变，其间少许胰腺实质回声（图B箭头处）

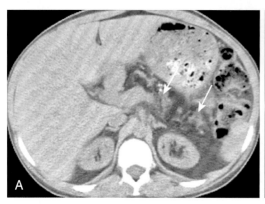
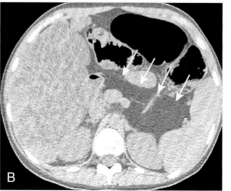

图51-7 囊性纤维化。横断位CT可见胰腺内脂肪替代，少许散在的胰腺实质残存（图A箭头处），也可为胰腺完全性脂肪替代（图B箭头处）

3. CT　胰腺脂肪替代（图51-7）及胰腺纤维化在CT图像中均表现为低密度影，可通过测量病变的CT值来区分。CT检查可以发现较小范围的胰腺萎缩（图51-8）。CT可以很清晰地显示胰腺病灶内的钙化。胰腺囊性病变CT表现为边界清楚的低密度影，不伴有实性成分或壁结节（图51-9）。

4. MRI及MRCP　在MRI图像T1WI及T2WI序列，脂肪成分呈高信号（图51-10），而纤维组织呈

低信号。囊肿在T1WI呈低信号，T2WI呈高信号。MRI可以更敏感地诊断CT及超声不能发现的小囊肿，但是并不能为临床提供更多的信息。MRI不能诊断胰腺外分泌功能紊乱，其MRI图像胰腺可无异常表现。MRCP能够清晰显示胰管的串珠状改变、狭窄及狭窄后扩张、胰管阻塞等病变。

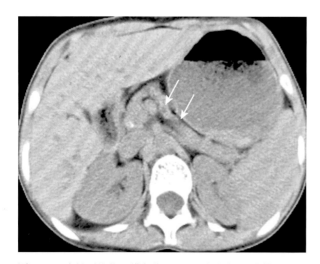

图51-8 囊性纤维化。横断位CT可见胰腺萎缩，胰体部近端少许囊性病灶（箭头处）

**胰腺囊性纤维化的典型征象**

- 脂肪替代。
- 囊性变。
- 钙化。
- 纤维化。
- 胰腺萎缩。
- 胰管狭窄及串珠状改变。

（六）鉴别诊断　胰腺囊性纤维化的鉴别诊断包括胰腺囊性肿瘤、多囊肾病以及 von Hippel-Lindau 综合征。胰腺弥漫性脂肪替代与脂肪过多症难以鉴别，临床上表现为老年患者、出现反复呼吸道感染、胰腺外分泌或内分泌功能不全、家族史、汗液氯化物检测阳性有助于鉴别。

（七）治疗

1. 内科治疗　胰腺外分泌及内分泌功能不全患

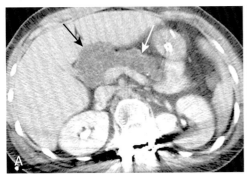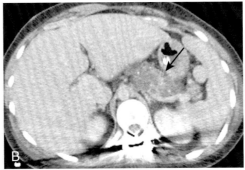

图51-9 囊性纤维化。横断位CT可见胰腺弥漫性囊肿样变,累及胰头、胰颈、胰体(图A黑白箭头处)以及胰尾(图B黑箭头处)

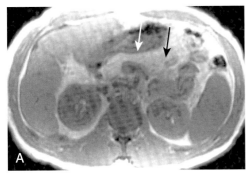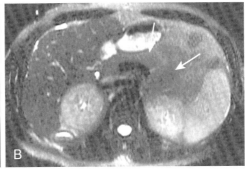

图51-10 囊性纤维化。MRI横断位T1WI(A)及脂肪抑制T2WI(B)可见胰腺组织几乎完全被脂肪替代(箭头处),与腹膜后脂肪信号一致

者的治疗主要采用终生胰酶替代疗法及胰岛素疗法。

2. 外科治疗 胰腺囊性纤维化终末期肺部病变可选择双肺移植来治疗,但已有治疗后出现原发消化道恶性肿瘤的报道。囊性纤维化患者肺移植后使用免疫抑制剂及外源性生长激素可诱发胰腺恶性肿瘤,需要手术治疗。

---

**医师须知(胰腺囊性纤维化)**

- 基因检测有助于早期诊断和治疗。
- 对于保留外分泌功能的患者,也可偶发胰腺炎。
- 超声可发现无明显临床症状的囊性纤维化。
- 胰腺外分泌功能障碍患者直到98%~99%的胰腺实质受到破坏后才会出现相应临床症状。
- 胰腺功能不全早期即可引起呼吸道假单胞菌感染。
- 无创性影像检查可在患者出现明显临床症状之前,对胰腺的形态进行定量评价并对疾病进展进行跟踪随访。

---

## 二、胰腺脂肪替代(脂肪过多症)

(一)病因 胰腺脂肪替代常见于肥胖者和老年人,属于代谢综合征,与某些疾病相关,如肥胖、血脂异常、葡萄糖耐受不良、高血压、炎症或血栓前状态等。其他病因包括库欣综合征、成人型糖尿病、慢性胰腺炎、遗传性胰腺炎、酒精性肝炎、营养不良、Shwachman-Diamond综合征,以及长期使用糖皮质激素。

(二)临床表现 胰腺脂肪替代一般不引起临床症状,临床表现通常与原发疾病相关。

(三)病理 胰腺实质被成熟的脂肪细胞及纤维组织替代,保留了腺泡及胰岛细胞。

(四)影像学表现

1. 超声检查 可见胰腺腺体回声。

2. CT CT能够很好地诊断完全性或部分性胰腺脂肪替代,胰腺实质内可见胰腺小叶间散在脂肪密度影。部分性脂肪替代时,周围正常组织常被误诊为假性肿瘤。老年患者同时可伴有不同程度胰腺萎缩(图51-11)。由于脂肪替代引起的胰腺体积增大称为脂肪瘤样假性肥大。

3. MRI 胰腺脂肪替代在T1WI及T2WI序列呈高信号,脂肪抑制序列呈低信号,MRI有助于鉴别残余正常胰腺组织内的部分性脂肪浸润和假性肿瘤,胰腺癌一般很少出现脂肪组织。

---

**胰腺脂肪替代(脂肪过多症)的典型征象**

- 脂肪替代。
- 小叶突出。

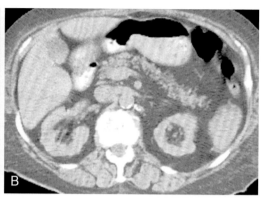

**图51-11** 胰腺脂肪替代。A、B. 两位75岁和84岁老年患者CT横断位图像,可见不同程度脂肪替代,胰腺轻度萎缩,呈明显分叶状

（五）鉴别诊断　临床诊断结合影像学检查可以明确胰腺脂肪替代病因,不需要进行其他鉴别诊断。

（六）治疗　胰腺脂肪替代无须采用药物治疗。当胰腺脂肪瘤样假性肥大被误诊为胰腺肿瘤时可能会采取外科手术切除。肥胖患者减重后、库欣综合征治疗后以及停用糖皮质激素后胰腺脂肪替代可以恢复正常。

---

**医师须知（胰腺脂肪替代）**

■ 熟悉并认识本病,以防将这一良性病变误诊为需要干预治疗的其他疾病。

---

### 三、淀粉样变性

（一）病因　淀粉样变性是一种全身性疾病,其特点为异常蛋白质折叠,不溶性纤维蛋白于细胞外沉积。有三种类型:第一种是继发于浆细胞病免疫球蛋白轻链原形沉积;第二种是继发于某些慢性疾病如类风湿、肉瘤、糖尿病等;第三种是家族性常染色体显性遗传蛋白质结构异常。

（二）临床表现　临床可有内外分泌功能障碍及腹痛症状,以及相关的全身性疾病的症状和体征。

（三）病理　胰腺可出现原发性淀粉样变性改变,更常见为继发于慢性全身性疾病淀粉样变性的一部分,在偏光显微镜下呈现所有淀粉样变性特征性的刚果红和苹果绿双折射改变。

（四）影像学表现　文献对胰腺淀粉样变性的典型影像表现报道较少,淀粉样变性时胰腺可局灶性或弥漫性受累。

1. 超声检查　胰腺弥漫性受累时超声表现为胰腺体积增大,呈低回声,常伴强回声钙化沉积及点状钙化影。

2. CT　胰腺弥漫性受累时CT表现为胰腺体积增大,呈低密度,同样可伴点状钙化灶。

3. MRI　受累腺体在T1WI呈低信号或高信号,在T2WI呈高信号,增强后可见弥漫性不均匀强化。

（五）鉴别诊断　淀粉样变性胰腺弥漫性受累时,需与自身免疫性胰腺炎、淋巴瘤、急性胰腺炎相鉴别。同时有其他系统器官受累可提示继发性淀粉样变性。与临床其他疾病鉴别需要组织病理学诊断包括刚果红染色及免疫组化。

（六）治疗　采用内科治疗,主要针对引起继发性淀粉样变性的全身性疾病进行治疗。

---

**医师须知（淀粉样变性）**

■ 虽然淀粉样变性是引起胰腺弥漫性疾病罕见的原因,当同时存在慢性病或血液系统疾病时需考虑到本病可能。

---

### 四、血色素沉着病

（一）病因　血色素沉着病是由于铁沉积过多引起的一种疾病。

（二）患病率和流行病学　遗传性血色素沉着病常见于北欧人,在黑人、西班牙裔、亚裔美国人中不多见。男性发病率是女性的5倍,年纪很轻即可出现症状。由于女性经期及怀孕均可出现铁质流失,因此体内储存的铁少于男性。在女性绝经或子宫切除后,发病率与男性相同。

（三）临床表现　血色素沉着病胰腺受累时表现为腹痛,同时会出现心脏、皮肤、肝脏、甲状腺、关节等其他系统器官受累时相应的表现。患者会出现典型的腹痛、乏力、关节痛、性欲减低,以及其他器官铁沉积相关症状。

（四）病理生理学　血色素沉着病可以是原发性（遗传性）,也可以是继发性。遗传性血色素沉着病是由于铁过量吸收所致的常染色体显性遗传疾病。继发血色素沉着病是由于铁过量摄取或输血过多所致。遗传性血色素沉着病主要由于HFE基因缺失所致,后者负责调节食物中铁的吸收量。HFE基因常见的突变有两种,C282Y基因突变和H63D基因突变。另外两种形式包括青少年和新生儿血色素沉着病,是由铁调素调节蛋白基因突变引起。

### （五）影像学表现

1. **X线检查** X线平片在诊断血色素沉着病胰腺受累时没有任何价值,关节受累时可以摄片进行评价。

2. **超声检查** 超声对于血色素沉着病胰腺受累没有诊断价值,当肝脏受累时可提示回声异常或肝脏质地不均。

3. **CT** CT可见胰腺密度增加,胰周淋巴结肿大,目前未发现胰腺密度增加与胰腺功能障碍或缺失之间存在关联性。未显影的血管易被误认为胰腺低密度肿块,可以通过增强检查来明确。

4. **MRI** 血素色沉着病常伴肝硬化改变,T2WI梯度回波序列可见肝脏和胰腺的信号强度较骨骼肌信号强度明显减低(图51-12)。SE T2WI也可见到信号减低,这一序列敏感性稍差。原发性血色素沉着病时脾脏信号正常。当存在胞质内脂肪时,化学位移同相和异相信号出现逆转,铁沉积时位移同相显示信号减低。可采用T2WI梯度回波序列定量评价肝内铁含量,通过计算肝脏与脂肪信号强度比来动态监测铁超负荷改变。

---

### 血色素沉着病的典型征象

- 胰腺和胰周淋巴结CT呈高密度。
- MRI T2WI梯度回波序列呈低信号。

---

（六）**鉴别诊断** 影像学检查发现全身器官如心脏、皮肤、肝脏、关节、甲状腺以及其他器官受累,支持血色素沉着病诊断,血清铁浓度、总铁结合力和转铁蛋白饱和度升高具有特征性,肝活检是确诊金标准。

### （七）治疗

1. **内科治疗** 定期行静脉切开术有助于去除体内过量的铁。

2. **外科治疗** 本病一般不推荐外科治疗,但当血色素沉着病继发肝硬化时,罹患肝癌风险增加,需手术切除。

---

### 医师须知（血色素沉着病）

- 早期诊断和对症治疗可以防止不可逆性胰腺功能不全以及肝硬化。
- 基因检测有助于早期诊断。
- 原发性血色素沉着病脾脏可无异常。
- 继发性血色素沉着病,网状内皮系统(骨髓、脾脏、肝脏)铁沉积达到饱和时出现胰腺受累。
- 影像学检查用于评价器官受累情况,监测治疗反应,诊断和处理相关并发症如肝硬化及肝癌。

---

## 感　染

### 一、胰腺结核

（一）**病因** 胰腺结核比较罕见,由结核杆菌引起。

（二）**患病率和流行病学** 由于移民、HIV感染以及免疫功能低下,世界范围内结核病卷土重来,发达国家结核发病率呈上升趋势。散发病例还可见于营养不良、流浪者或居住环境拥挤的人群。

（三）**临床表现** 由于结核病常常多器官受累,因此临床表现也各不相同。胰腺受累可引起中等程度间歇性或持续性上腹钝痛、梗阻性黄疸、门静脉阻塞、急慢性胰腺炎、胃肠道出血、腹壁瘘、淋巴结肿大等。很大一部分患者仅表现为腹腔结核,不合并其他部位结核,临床上可有结核病典型的症状和体征,伴或不

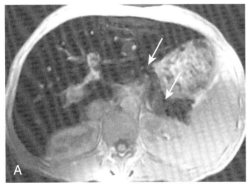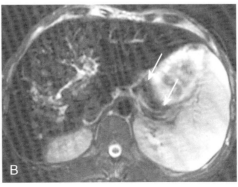

**图51-12** 血色素沉着病。MRI横断位T1WI(A)和脂肪抑制GRE T2WI(B)可见与肌肉组织相比,由于继发性铁沉积,胰腺及肝脏信号弥漫性减低(箭头处),脾脏信号正常

伴肺结核、颅内结核等其他部位疾病的症状和体征。

**（四）病理生理学** 腹腔结核常见受累部位为肠系膜、小肠、腹膜、肝脏及脾脏。胰腺结核常为粟粒性肺结核及免疫缺陷的并发症，胰腺孤立性或原发性结核非常罕见。胰腺结核的罕见原因还包括胰腺的抗菌胰腺因子。相关临床病史或存在其他部位结核有助于胰腺结核的临床诊断。

**（五）病理** 理论上，胰腺结核感染途径包括邻近器官结核的淋巴道播散、血行播散及直接侵犯。胰腺结核时，干酪样肉芽肿或肉芽肿伴感染使得胰腺弥漫性受侵，肿大的淋巴结压迫胆管或胆管本身直接受累可导致胆管系统梗阻。HIV感染的患者常常在晚期免疫功能低下前罹患结核，形成较为规则的干酪样肉芽肿。

**（六）影像学表现** 胰腺局灶性受累较常见，也有胰腺弥漫性受累的报道。

1. X线检查 胸片可发现肺结核，腹部X线平片可见腹腔器官慢性或治疗后的结核性肉芽肿内的钙化灶。

2. 超声检查 胰腺弥漫性受累表现为胰腺肿大、回声减低。出现坏死、脓肿及钙化时引起胰腺回声不均，很难与胰腺癌相鉴别。

3. CT CT平扫可见受累胰腺体积增大，呈低密度，有时易与胰腺恶性肿瘤相混淆，可见局灶性坏死或钙化导致胰腺密度不均（图51-13）。CT增强检查可见病灶周围强化伴中央坏死区无强化，中央强化的病灶可能为多灶性病变，可伴胰周水肿或积液。CT能够很好地发现胰腺周围、肠系膜和门静脉周围淋巴结肿大，肿大的淋巴结密度均匀或伴有坏死，CT也可以很清晰地显示肠瘘或肠管与皮肤之间瘘管。

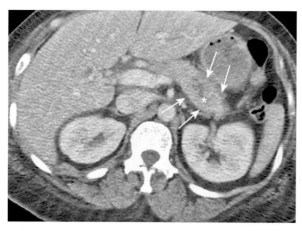

**图51-13** 胰腺结核。横断位CT图像，胰腺层面可见胰腺体尾部弥漫性肿大，受累胰腺边缘轻度强化（箭头处），中央低密度无强化坏死区（星号处）

4. MRI 胰腺结核在MRI T1WI上呈低信号，在T2WI上呈高或不均匀信号，静脉注射对比剂后呈不均匀强化。

5. PET-CT PET-CT显示氟脱氧葡萄糖（FDG）摄取增加，易误诊为恶性肿瘤。PET-CT有助于CT引导下针吸活检，提高诊断敏感性。PET-CT可用于对持续存在或体积增大的结核病灶进行治疗后评价，持续性FDG摄取增加，意味着疾病对治疗无反应，可能需要改变治疗方案。

6. ERCP 内镜下逆行胰胆管造影（ERCP）可见胰管正常，也可能受压、移位或狭窄。

---

**胰腺结核的典型征象**

- 坏死及脓肿形成。
- 胰周、肠系膜和门静脉周围淋巴结肿大。
- 不均匀强化。
- 肠道受累。
- 瘘管形成。

---

**（七）鉴别诊断** 胰腺结核的影像表现与其他炎症或肿瘤性病变相似，无特异性，仔细观察相关的影像学改变包括有无回盲部肠壁增厚、胰周组织及肠系膜淋巴结肿大，结合局部及特征性的症状体征，有助于排除可疑疾病，明确临床诊断。采用正确的药物治疗之前进行组织学诊断至关重要，可以在CT或超声引导下对胰腺病灶或胰周淋巴结进行经皮穿刺或切除活检，通过组织病理学来明确诊断。

穿刺抽吸组织需要进行抗酸杆菌染色和结核杆菌培养。影像引导下经皮穿刺抽吸活检对胰腺结核诊断的敏感性小于50%，因此手术切除活检很有必要，尤其是当影像引导下穿刺活检结果阴性而临床及影像学改变高度怀疑胰腺结核时。对组织标本进行快速抗酸染色，20%～40%的病例可见到抗酸杆菌，组织培养的敏感性可达77%，聚合酶链反应（PCR）有助于检测病变组织内的结核杆菌，但不能提供药物敏感性相关信息，因此常与组织培养联合使用。

一些学者已经成功采用超声内镜引导下细针穿刺活检对胰腺结核进行明确的组织学和细菌学诊断。一项研究表明，诊断敏感性可达76%。这一技术与PCR联合应用，有望成为提高胰腺结核诊断准确性的微创技术。

**（八）治疗**

1. 内科治疗 胰腺结核患者对常规抗结核药物如利福平、异烟肼、乙胺丁醇以及吡嗪酰胺等治疗反应良好。合并脓肿特别是大脓肿时,需要采用穿刺抽吸来帮助提高疗效,对于合并HIV感染的病例,常常预后不良。

2. 外科治疗 合并胆管梗阻的患者,尽管采用抗结核治疗,但管腔狭窄持续存在,因此需要采用内镜或外科手术来解除梗阻。可采用超声或CT检查来评价胰腺结核患者对治疗的反应。

---

### 医师须知(胰腺结核)

- 胰腺结核可采用抗结核治疗,效果良好。
- 有时易与胰腺恶性肿瘤相混淆。
- 胰腺结核早期诊断非常重要,可以避免其他不必要的诊断和治疗处理。
- 影像学对于胰腺结核的无创检查、指导活检、评价治疗疗效起着非常重要的作用。

---

## 二、获得性免疫缺陷综合征

**(一)病因** 除了普通人群中引起胰腺病变的病因,在AIDS患者中,机会性感染(提要51-2)、药物诱导的炎症或肿瘤性病变均可累及胰腺。许多抗病毒药物如齐多夫定、依法韦仑、地达诺新以及某些蛋白酶抑制剂均可引起急性或慢性胰腺炎,有时导致高脂血症。

---

### 提要51-2 引起AIDS患者胰腺受累的机会性感染

**细菌**
- 结核杆菌
- 鸟-胞内分枝杆菌复合体(MAC)

**真菌**
- 新型隐球菌
- 念珠菌
- 荚膜组织胞质菌
- 曲霉菌

**原虫**
- 弓形虫
- 耶氏肺孢子虫
- 隐孢子虫
- 微孢子虫
- 利什曼原虫

**病毒**
- 巨细胞病毒
- 单纯疱疹病毒
- 带状疱疹病毒

---

**(二)临床表现** AIDS患者除了全身症状外,合并胰腺受累时很难与其他疾病引起的胰腺炎的症状

体征相鉴别。尽管目前还不太清楚HIV血清反应阳性的患者罹患急性胰腺炎是否与营养不良或HIV感染相关,HIV感染者急性胰腺炎的发生率确实高于普通人群。

**(三)病理** AIDS患者常全身多器官受累,胰腺受累时症状各不相同,可以无任何症状,也可以发展成暴发性胰腺炎,胰腺病变常为AIDS播散性疾病进程的一部分。

**(四)影像学表现** AIDS胰腺受累多呈弥漫性(图51-14)。一项研究发现,约25%的病例超声提示异常,33%的病例CT提示异常,包括局灶性或弥漫性胰腺肿大、胰管扩张、假性囊肿或脓肿形成。巨细胞病毒感染时,超声或CT可见胰腺肿大或表面凹凸不平改变。单纯疱疹性胰腺炎可有出血坏死。

1. 超声和CT检查 AIDS胰腺炎与其他原因所致胰腺炎很难区分,可见到胰管扩张以及脓肿或假性囊肿形成。

2. MRI AIDS胰腺受累时,T1WI呈低信号,T2WI呈高信号,很难与其他原因所致胰腺炎相鉴别。

---

### AIDS的典型征象

- 巨细胞病毒感染时,超声或CT可见胰腺肿大或表面凹凸不平。
- 单纯疱疹病毒感染可有出血坏死。

---

**(五)鉴别诊断** AIDS的临床诊断非常重要,有助于临床医师判断胰腺病变是否为AIDS引起,同时需观察有无合并胰腺外其他器官受累。某些器官病变的特异性诊断还需组织病理学检查,组织活检后针对分枝杆菌、真菌以及病毒包涵体等进行特殊染色以及血清学检测,进一步证实临床诊断。

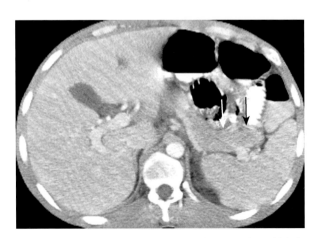

**图51-14** AIDS。横断位CT可见胰腺弥漫性肿胀,呈低密度(箭头处),胰腺穿刺抽取标本培养出牛型结核分枝杆菌

**（六）治疗** 内科治疗包括支持疗法以及针对基础疾病及相关病因的治疗。

---

**医师须知（AIDS）**

■ 认识AIDS胰腺受累对于治疗很重要。

■ 抗逆转录病毒治疗可能引起胰腺炎。

■ AIDS胰腺炎很难与其他原因所致胰腺炎相区分。

---

# 肿 瘤

## 一、胰腺淋巴瘤

**（一）病因** 胰腺淋巴瘤可为原发性，也可为继发性。

**（二）患病率和流行病学** 胰腺原发性淋巴瘤是非霍奇金淋巴瘤（NHL）的一种较为少见的淋巴结外病变。相对于原发性NHL，胰腺继发性淋巴瘤较为常见，但是两者都被认为是非常罕见的，仅有0.2%～2%的NHL患者胰腺受累。胰腺外的原发性和继发性淋巴瘤很难区分。AIDS患者NHL的发生率稍高一些，约为5%。霍奇金淋巴瘤罕见胰腺受累。由于没有包膜，胰腺邻近的淋巴结受累很难与胰腺浸润区分。

**（三）临床表现** 胰腺淋巴瘤的临床症状不具有特异性，一般包括腹痛、腹部肿块、体重减轻、恶心、呕吐、黄疸以及急性胰腺炎症状。胰腺淋巴瘤常表现为腹痛伴胰腺肿块，无黄疸，这一点有助于与胰腺癌鉴别，至少可怀疑为不常见的肿瘤性病变。

**（四）病理生理学** 绝大多数胰腺淋巴瘤为B细胞淋巴瘤，也有日本学者报道过胰腺T细胞淋巴瘤。胰腺淋巴瘤多为中高级别NHL，主要组织学分型为弥漫性大细胞淋巴瘤。原发性胰腺淋巴瘤诊断标准包括：明显的胰腺肿块，仅有胰周淋巴结肿大，不伴有肝脏及脾脏受累，无浅表淋巴结或纵隔淋巴结肿大，白细胞计数正常。继发性胰腺淋巴瘤时，胰周淋巴结肿大，累及邻近胃肠道。

**（五）影像学表现** 胰腺淋巴瘤在影像学上主要表现为局限性、边界清楚的肿块，或表现为胰腺弥漫性肿大。胰腺原发性淋巴瘤有时很难与原发性胰腺癌相鉴别，进一步确诊需要进行组织学活检。

1. X线检查 胰腺淋巴瘤治疗后病例X线平片可见钙化。

2. 超声 胰腺淋巴瘤无论是局灶性还是弥漫性，超声均表现为低回声，胰周肿大淋巴结与胰腺病灶回声一致。胰周血管通常被淋巴结包绕，可采用彩色多普勒成像评价其通畅性。超声内镜下，胆总管壁呈现强回声，与邻近的胰腺实质低回声形成对比。

3. CT CT是目前最常用的诊断胰腺淋巴瘤的影像检查方法，并可以进行淋巴瘤分期。与肌肉相比淋巴瘤病变通常呈均匀低密度影，有时也表现为密度不均（图51-15），可见到胰周脂肪浸润及脂肪条带状影。淋巴瘤病灶在CT增强检查时多表现为均匀强化，偶见不均匀强化。胰腺淋巴瘤弥漫性病变CT可见类似急性胰腺炎影像改变，表现为胰腺体积增大，胰周脂肪不规则浸润，但是淋巴瘤的临床表现与急性胰腺炎完全不同，胰腺的受累范围不一致，实验室检查结果也不同，胰管受侵时扩张不明显。可见腹膜后、上腹部脏器、胃肠道受累，肠系膜或肾静脉水平以下腹膜后淋巴结肿大支持淋巴瘤诊断。未治疗的病例中出现钙化及坏死，不支持淋巴瘤诊断。CTA可见胰周血管被包绕而不是狭窄或闭塞，这是淋巴瘤区别于胰腺癌的特征，少数病例可见到肠系膜上静脉、脾静脉或门静脉的狭窄或闭塞。

4. MRI MRI也是诊断淋巴瘤常用影像检查，胰腺弥漫性受累在T1WI呈低信号，T2WI呈高信号，增强后呈轻、中度均匀强化。胰周淋巴结信号与胰腺病变信号类似，MRCP可用于评价胰管受累情况，MRA可以评价胰周血管受累情况。

5. ERCP 胰腺淋巴瘤时，ERCP主胰管可无异常改变，也可表现为移位或狭窄。而胰腺癌时，胰管狭窄同时伴上游胰管中、重度扩张。胰腺淋巴瘤时可有胆管梗阻，少数患者会出现黄疸。

6. PET-CT 胰腺淋巴瘤时可见FDG摄取明显增加，PET-CT对于疾病的分期及治疗后随访有重要意义。

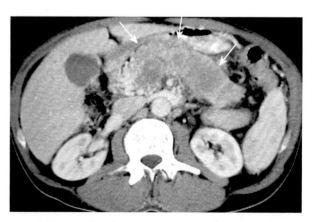

图51-15 胰腺淋巴瘤。横断位CT可见胰腺弥漫性肿大，主要呈低密度（箭头处），增强后呈轻度不均匀强化

### 胰腺淋巴瘤的典型征象

- 腹痛伴腹部肿块,不伴有黄疸。
- 质地均匀。
- 胰周脂肪浸润。
- 胰管无扩张。
- 未治疗的病例不会出现钙化及坏死。
- 肾静脉水平以下腹膜后淋巴结肿大。
- 血管被包绕而不是狭窄。

（六）**鉴别诊断** 胰腺淋巴瘤的临床表现与其他胰腺肿瘤具有重叠性,但不出现黄疸,这一点是胰腺淋巴瘤与胰腺癌鉴别诊断的重要线索,胰腺淋巴瘤可表现为与急性胰腺炎相似的胰腺弥漫性肿大伴胰周脂肪条带状改变,但临床症状不支持胰腺炎诊断。

影像学检查在胰腺淋巴瘤的诊断和分期中具有重要意义,胰腺淋巴瘤主要的鉴别诊断是胰腺癌,两者的治疗和预后明显不同。CT或超声引导下胰腺病变活检,进行组织病理学评价,是区分胰腺淋巴瘤与胰腺癌的金标准。微创检查仍无法确诊时才考虑手术处理。

（七）**治疗**

1. 内科治疗 首选CHOP（环磷酰胺、羟基柔红霉素、长春新碱和泼尼松）化疗方案,进展期病例还需辅以放疗及免疫治疗（如利妥昔单抗）。

2. 外科治疗 胆管梗阻可采用内镜或经皮支架置入来缓解症状,也可以采用外科手术处理如胆肠吻合术、肿瘤减量术或姑息惠普尔手术,但姑息惠普尔手术目前不再用于该适应证。

### 医师须知（胰腺淋巴瘤）

- 胰腺淋巴瘤的预后较胰腺癌要好很多。
- 大多淋巴瘤对化疗反应效果好。
- 影像检查对于淋巴瘤的诊断和分期尤为重要。

### 二、白血病

（一）**病因** 髓外白血病分为淋巴系统白血病和髓系白血病。髓外髓系白血病较为常见,也叫粒细胞肉瘤,可发生于任何器官,好发于软组织、骨骼、皮肤、淋巴结以及骨膜。胰腺粒细胞肉瘤比较罕见,常容易复发。

（二）**患病率和流行病学** 胰腺白血病可发生于先前就存在血液系统疾病的患者,这一点可以协助诊断,有时胰腺可能成为白血病主要的受累器官。

（三）**临床表现** 胰腺白血病的临床表现与其他胰腺肿瘤相似,可伴有全身症状。胰腺白血病患者可无症状,也可出现胆汁淤积性黄疸以及胰腺炎。

（四）**病理** 除了胰腺受累,淋巴结、骨骼、骨膜、皮肤、软组织、肾脏、肝脏、中枢神经系统、纵隔、睾丸以及其他系统器官均可受累。

（五）**影像学表现** 胰腺白血病包括三种形态学类型：① 局灶型,边界清楚或模糊；② 弥漫浸润型；③ 结节伴弥漫浸润型。总的来说,单单依靠影像学检查很难区分胰腺白血病和淋巴瘤。与胰腺淋巴瘤一样,胰腺白血病时胰管并不扩张,胆总管可能受累,但一般无黄疸,可伴或不伴有淋巴结肿大。

1. X线平片 X线平片可为白血病骨骼系统受累提供诊断线索。

2. 超声和CT 胰腺白血病时超声可见病灶呈低回声,CT上呈低密度影,轻度强化。

3. MRI 胰腺白血病病灶在MRI T1WI呈低信号,T2WI呈高信号。

### 胰腺白血病的典型征象

- 与胰腺淋巴瘤的特征相似。
- 一般不出现胰周淋巴结肿大。

（六）**鉴别诊断** 依据临床特征及全身表现可以为胰腺白血病提供诊断线索,可有髓外多器官受累,联合组织病理学检测有助于病变确诊。

（七）**治疗** 针对白血病的治疗对胰腺白血病同样有效。

### 医师须知（胰腺白血病）

- 由于髓外白血病对系统性抗白血病治疗非常敏感,因此诊断时要考虑到胰腺白血病这一罕见类型,这一点对疾病治疗很重要,也可避免不必要的外科手术。
- 尽管胰腺白血病很罕见,白血病患者可出现胰腺复发病灶,表现为胰腺弥漫性肿大、梗阻性黄疸以及胰腺炎。

### 三、胰腺癌

（一）**病因** 胰腺癌胰腺弥漫性受累比较罕见,病因与胰腺局灶性肿瘤相同。

（二）**患病率和流行病学** 胰腺癌常表现为胰腺局灶性肿块,最常见于胰头受累,约有21%的病例出现胰腺弥漫性受侵。

（三）**临床表现** 弥漫性胰腺癌临床表现与局灶性病变相似（见胰腺癌相关章节）。

（四）**病理**　弥漫性胰腺癌多可见到胰腺两处或两处以上（胰头、胰颈、胰体和胰尾），或整个胰腺受累，病理学特征与局灶性胰腺癌相似。

（五）**影像学表现**

1. **超声**　胰腺弥漫性受累，表现为均匀低回声，存在坏死或钙化时回声不均。

2. **CT**　在CT上，病变区与正常胰腺的CT值无明显差别，病灶内部可见局限性低密度影，与病灶坏死或胰管阻塞性扩张有关（图51-16），病灶内钙化呈高密度。静脉内注射对比剂后，正常胰腺实质明显强化，病变区呈相对低密度。CT可同时发现肝脏、胰周及主动脉旁淋巴结等远处转移灶以及血管受侵，有助于胰腺癌与其他病变相鉴别。胰腺淋巴瘤一般对血管是包绕，而胰腺癌直接侵犯血管。胰腺后部脂肪间隙广泛模糊，提示胰腺炎改变而不是弥漫性胰腺癌。

3. **MRI**　胰腺弥漫性受累表现为均匀或不均匀的T1WI低信号，T2WI高信号，MRI显示钙化不佳。静脉内注射钆对比剂后可见病灶不均匀强化。MRCP可见胰管不规则狭窄，而胰腺淋巴瘤极少出现此征。

4. **PET-CT**　PET-CT在弥漫性胰腺癌病变的分期及治疗后随访中起着重要作用。

---

**弥漫性胰腺癌的典型征象**

■ 病变质地不均。
■ 可有坏死及钙化。
■ 胰管不规则扩张。
■ 可出现转移。
■ 淋巴结肿大。
■ 血管受侵。

---

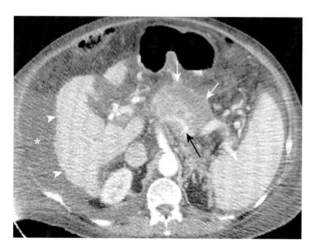

**图51-16**　胰腺癌。横断位CT可见胰腺弥漫性占位灶，不均匀强化（白箭头处），脾静脉受侵（黑箭头处），该患者同时伴有肝硬化，肝实质萎缩（三角处）伴腹水（星号处）

（六）**鉴别诊断**　弥漫性胰腺癌临床表现与胰腺其他肿瘤性及非肿瘤性病变相似，尤其中老年患者如有黄疸、体重减轻、伴或不伴腹痛及腹部肿块时，临床应高度怀疑本病。相关生物标记物CA19-9升高有助于诊断。可采取影像引导下经皮穿刺活检进行组织病理学诊断来确诊，需要针对病变部位多次采样以提高诊断准确性，避免由于肿瘤细胞散在分布、相关炎症以及纤维化导致结果假阴性。

（七）**治疗**

1. **内科治疗**　采用姑息治疗。

2. **外科治疗**　弥漫性胰腺癌不推荐外科手术治疗，可进行姑息处理以缓解胰管梗阻。

---

**医师须知（弥漫性胰腺癌）**

■ 胰腺癌预后不良。
■ 影像表现与其他胰腺肿瘤如淋巴瘤相似，后者预后相对较好。
■ 与淋巴瘤相比，胰管受累更常见。
■ 需结合影像学检查及组织学检测，对疾病进行正确诊断及分期。

---

## 四、胰腺转移瘤

（一）**病因**　胰腺转移瘤并不像之前认为的那样罕见，即使在原发恶性肿瘤治疗数年后，在胰腺肿瘤的鉴别诊断中也必须考虑到本病可能。

（二）**患病率和流行病学**　许多原发性肿瘤可以转移至胰腺，包括肺癌、乳腺癌、肾癌、肝胆管癌、胃肠癌、前列腺癌、恶性黑色素瘤等，罕见骨肉瘤以及尤因肉瘤。偶尔，胰腺转移瘤可作为恶性肿瘤的首发症状，常常为血行转移。

（三）**临床表现**　胰腺转移瘤的临床表现包括腹痛、后背痛、体重减轻、梗阻性黄疸、胃肠道梗阻、上消化道出血、黑便以及急性胰腺炎等，也可无任何临床症状，于CT检查中偶然发现。

（四）**病理**　应积极寻找原发灶及其他器官转移灶，一般情况下，胰腺转移瘤病理改变与原发肿瘤类似。

（五）**影像学表现**　影像学上，胰腺转移瘤可表现为局灶性、多发结节状改变或胰腺弥漫性肿大。胰腺弥漫性转移瘤在影像学上很难与其他胰腺原发弥漫性肿瘤相鉴别，在ERCP上也没有特征性影像表现。有时，胰腺转移瘤会引起重症胰腺炎伴坏死，很难与出血坏死性胰腺炎相鉴别。

1. X线平片　X线平片可发现伴发的骨转移。

2. 超声和CT　很难与其他胰腺肿瘤相区分。

3. MRI　病灶在T1WI上呈低信号,T2WI呈高信号。

4. PET-CT　胰腺转移瘤FDG摄取增加,PET-CT有助于了解病变累及范围。

### 胰腺转移瘤的典型征象

- 影像学上与胰腺其他肿瘤很难区分。
- 有时与暴发性胰腺炎表现相似。

（六）鉴别诊断　临床表现有助于诊断,但作用有限。临床怀疑胰腺转移瘤或者病变本身没有任何特征性表现,可通过活检来确诊。虽然CT引导下穿刺活检是比较常用的检查方法,但其准确率仅为43%,低于单纯依靠CT诊断的准确率(76%),而且,穿刺活检时,恶性肿瘤细胞有可能沿针道发生种植转移,因此其安全性仍值得怀疑。超声内镜引导下穿刺活检创伤较小,是一种有应用价值的技术,诊断敏感性可达80%。

（七）治疗

1. 内科治疗　建议姑息治疗。

2. 外科治疗　胰腺弥漫性转移不推荐外科治疗,可采用姑息处理来缓解胰管梗阻。

### 医师须知（胰腺转移瘤）

- 尽管胰腺弥漫性转移很少见,临床需考虑到本病可能,以避免不必要的根治性切除手术。
- 姑息治疗前,需了解原发灶及其他器官转移灶情况。
- 胰腺孤立性转移灶比较罕见,在未发现其他转移灶以及之前没有进行原发灶治疗时,应考虑本病可能。

## 其 他 疾 病

### 一、婴幼儿先天性高胰岛素血症（胰岛细胞增生症）

（一）病因　高胰岛素血症是引起婴幼儿反复发作性低血糖的常见原因,由于胰岛功能异常亢进引起,可导致永久性脑损害。

（二）患病率和流行病学　多数病例为散发,也

有家族遗传性病例的报道。

（三）临床表现　70%的病例在一岁内出现低血糖症状,如出汗、抽搐、面色苍白、运动异常以及巨大儿。本病常见于婴幼儿,成人也可发生,多见于肥胖者减肥术后。

（四）病理生理学　遗传研究表明,患者胰岛B细胞膜上的ATP敏感性钾通道存在基因编码突变,说明该病的发生有其功能性基础,而不仅仅是胰岛B细胞数量的增加,症状的严重程度取决于基因突变的类型。胰腺弥漫性病变引起形态异常,B细胞体积增大,细胞核大而深染,可见胰岛复合体。而在局灶性病变中,病变周围胰岛细胞正常。

（五）影像学表现　婴幼儿高胰岛素血症大体上分为局灶型(40%)和弥漫型(50%),弥漫型病变在影像学上可见胰腺弥漫性增大。通过临床表现及生化检查来鉴别本病比较难,可选择组织学检测。采用$^{18}$F-DOPA PET检测来鉴别两种类型病变,诊断准确性为96%及定位准确性可达100%。

1. 超声检查　胰腺弥漫性病变呈低回声。

2. CT　胰腺弥漫性增大,呈均匀低密度影,与其他胰腺弥漫性病变表现相似。

3. MRI　胰腺弥漫性病变在MRI T1WI呈低信号,T2WI呈高信号。

4. 核医学　有资料报道,使用$^{111}$In-喷曲肽对生长激素抑制素受体显像定位标记,以区分胰岛素瘤和胰岛细胞增生症,否则患者很有可能进行外科切除手术治疗。

5. PET-CT　F-DOPA PET-CT目前在术前鉴别高胰岛素血症是局灶性还是弥漫性病变很有价值,已经成为胰腺静脉导管插入术的替代及补充检查,胰腺静脉导管插入术以前曾是两者之间鉴别的唯一检查手段。

### 婴幼儿先天性高胰岛素血症（胰岛细胞增生症）的典型征象

- 局灶型或弥漫型:胰腺体积均匀增大。
- 有时胰岛细胞增生症与胰岛细胞瘤表现类似,$^{111}$In-喷曲肽摄取阳性。

（六）鉴别诊断　在好发年龄段的患者出现低血糖应高度怀疑本病,确诊需要组织学检查,目前可使用F-DOPA PET-CT来协助制订诊疗计划。

（七）治疗　内科治疗可选择二氮嗪、奥曲肽、钙

拮抗剂以及糖皮质激素。也可选择外科治疗,弥漫性高胰岛素血症需进行全胰腺切除,局灶性病变可选择胰腺部分切除。

---

**医师须知（婴幼儿先天性高胰岛素血症）**

- 对于有特征性临床表现的新生儿,不需要与其他疾病鉴别,而是需要明确高胰岛素血症是局限型还是弥漫型。
- 组织学检测虽然是确诊金标准,但属于有创检查。
- F-18 DOPA-PET-CT 可作为无创检查手段来鉴别局限型和弥漫型高胰岛素血症。

---

## 二、Von Hippel-Lindau 病

**（一）病因** Von Hippel-Lindau disease（VHL）是由VHL肿瘤抑制基因突变所引起的常染色体显性遗传疾病,常累及多个器官。

**（二）患病率和流行病学** 大约17%～77%的VHL病出现胰腺受累,7.6%的病例只累及胰腺。

**（三）临床表现** VHL病发病年龄不一,取决于该病在个体及家族中的表达以及病变的严重程度,依据这一点可以发现某些无症状的病例。VHL病常由于累及中枢神经系统出现相应的症状而被诊断,胰腺受累很少出现临床症状。胰腺囊肿通常是在体检或者诊断其他疾病时偶然发现。当发现胰腺多发囊肿合并多发肾囊肿,而之前并无胰腺炎病史,应当怀疑VHL病可能,并进行VHL相关基因检测,而不是采取其他有创性检查。VHL病胰腺广泛受累时,会引起胰腺内外分泌功能障碍。

**（四）病理** VHL病是一种多系统疾病,常常累及胰腺、肾脏、肾上腺、附睾以及中枢神经系统。VHL病胰腺受累最常见为胰腺单发或多发囊肿（90%）,其他少见病变如无功能性神经内分泌瘤、腺癌、浆液性囊腺瘤等。病变早期可见胰腺内散在囊肿,伴或不伴钙化,随后囊肿数量不断增加,整个胰腺实质被取代,导致胰腺功能不全,严重病例无法辨清胰腺实质。胰腺实性病变（无功能性神经内分泌瘤或胰腺癌）常伴有明显的囊性灶,多位于胰腺头部。病变累及多个系统,包括中枢神经系统恶性肿瘤（视网膜和脑脊髓血管母细胞瘤、内淋巴囊瘤）、嗜铬细胞瘤、良性囊肿,以及胰腺、肾脏和附睾肿瘤。中枢神经系统病变和肾细胞癌是主要的致死原因。典型的神经内分泌肿瘤常常容易发生转移,VHL病胰腺内分泌肿瘤生长缓慢,当肿瘤大小大于3 cm时,约有不到10%的病例会出现转移。

**（五）影像学表现**

1. **超声检查** 超声可见多发囊性病灶呈边界清楚的薄壁低回声,重症病例可见整个胰腺实质完全被囊肿替代。伴有浆液性囊腺瘤时可显示多个为微囊,有时呈实性回声,这是由于多发微囊形成的声学界面所致。浆液性囊腺瘤与多发囊肿很难鉴别,这一点不具有临床意义,除非引起相应的症状。

2. **CT** CT上可见囊性灶呈多发薄壁低密度影,囊壁轻度强化或无强化（图51-17）。胰腺弥漫性囊肿易被误诊为肿瘤,钙化可遍布整个胰腺,CT上很容易发现。CT诊断浆液性囊腺瘤相对容易,表现为胰腺局灶性肿大伴微囊改变,中央伴或不伴瘢痕及钙化。胰腺神经内分泌肿瘤一般边界清楚,小于3.0 cm,低密度,富血供,均匀强化,好发于胰腺头部。

3. **MRI** MRI除了能发现多一些囊性病灶并更好地显示其特征外,并无其他特殊优势（图51-18）。典型的胰腺神经内分泌瘤相对于胰腺实质呈T1WI

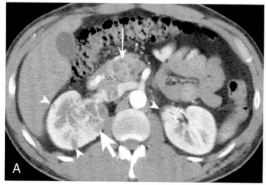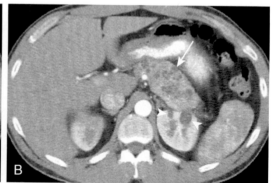

**图51-17** VHL病。横断位CT可见胰头（A）和胰腺体尾部（B）（箭头处）及肾脏（三角处）多发薄壁囊肿,同时注意到右肾复杂囊性病灶（图A粗箭头处）,活检病理证实为肾细胞癌

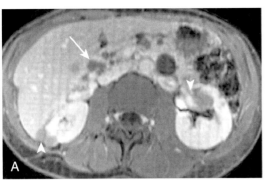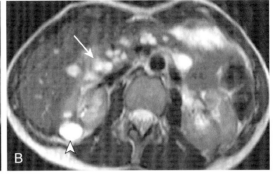

**图51-18** VHL病。横断位T1WI增强（A）及脂肪抑制GRE T2WI（B）可见胰腺（箭头处）和肾脏（三角处）多发囊性灶

低信号，T2WI稍高信号，富血供，均匀强化，可伴坏死或钙化。如果没有看到典型特征，病灶出现增长迅速、不均匀强化、直径大于3.0 cm，则需要进行积极治疗以防止发生转移。

### VHL病的典型征象

- 胰腺及肾脏多发囊肿。
- 胰腺和肾脏实性病灶。

**（六）鉴别诊断** 早期正确诊断VHL病对于患者的治疗及无症状亲属的筛查非常重要，对患有VHL病的家庭筛查，及时进行遗传咨询，早期发现潜在的威胁生命的后遗症。筛查方案应至少包括对眼睛、中枢神经系统以及腹部病变的评价。在幼年或青少年时期即开始对中枢神经系统及腹部进行精准无创的影像学检查。腹部超声价格低廉无电离辐射，是一种

较好的检查方法，但是对胰腺孤立性囊肿以及胰腺和肾脏的小肿瘤不敏感。腹部CT增强是诊断胰腺病变首选的检查方法。对有VHL风险的年幼患者（小于16岁）跟踪随访应选择超声检查。MRI价格昂贵，对VHL的筛查价值有限。

**（七）治疗** 胰腺和肾脏的实性肿块，尤其是恶性肿瘤性病变，需要外科手术切除，有症状的浆液性囊腺瘤也需要外科切除。

### 医师须知（VHL病）

- 早期筛查能够及时发现威胁生命的症状。
- VHL病时胰腺神经内分泌肿瘤常发生于胰头，直径小于3.0 cm，生长非常缓慢，富血供。如果实性病灶出现生长迅速，直径大于3.0 cm，不均匀强化，应考虑积极治疗。

第 **6** 部分

胆囊、胆管和
脾脏

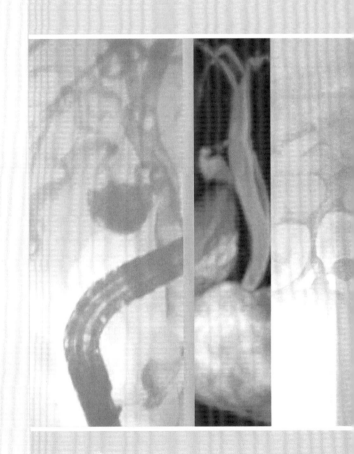

第 **14** 篇

胆囊和胆管

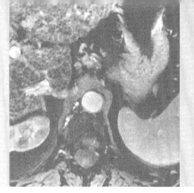
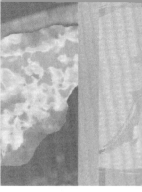

# 第52章

# 胆管扩张

Michael Chew, Surabhi Bajpai and Peter F. Hahn

（一）病因 胆囊切除术后或Oddi括约肌异常导致胆管功能状态改变以及少见的胆总管发育异常性疾病胆总管囊肿常引起胆管梗阻，进而导致胆管扩张。影像学能确定有无梗阻、梗阻水平及梗阻的原因。梗阻可能为胆管腔内、胆管壁及胆管壁外的原因（图52-1）。胆管造影和横断面图像可提供互补信息，两者结合对于研究胆管扩张是必需的。

胆管扩张的形态取决于胆管扩张的原因以及胆管异常的部位，累及的胆管可以是弥漫性或局灶性的，也可以是多灶性扩张。胰头癌以及胆总管远端结石可导致梗阻水平以上广泛的肝内、外胆管扩张。而胆管周围癌可导致肝内胆管节段性扩张。硬化性胆管炎和Caroli病通常引起肝内胆管多灶性扩张。

良性和恶性胆管扩张有诸多原因。

1. 良性胆管扩张的原因

（1）胆总管结石：胆管或胆囊管结石（Mirizzi综合征）。

（2）良性狭窄主要原因

1）既往手术史（如胆囊切除术）、创伤、器械或放射性损伤。

2）炎症：原发性硬化性胆管炎（PSC）、胰腺炎、以往罹患结石的管道、以往穿孔的十二指肠溃疡及感染。

3）其他：克罗恩病相关病变、累及肝脏的囊性纤维化、嗜酸性胆囊炎。

（3）外源性压迫：肝囊肿、动脉瘤（图52-2）。

（4）良性肿瘤：胆管囊腺瘤（图52-3）、壶腹部腺瘤、胆管内乳头状黏液腺瘤。

（5）先天性发育异常：先天性胆总管囊肿（图52-4）、Caroli病。

2. 恶性胆管扩张的原因 包括① 胰头癌，② 胆管癌，③ 壶腹癌，④ 胆囊癌，⑤ 肝细胞癌，⑥ 胰腺或胆管恶性黏液性肿瘤，⑦ 淋巴瘤（图52-5），⑧ 转移性疾病。

本章主要讨论胆管扩张原因的各种检查方法，强调了良性和恶性原因的鉴别特征。描述了胆管扩张

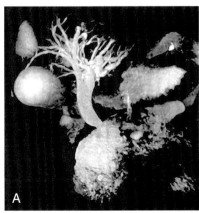
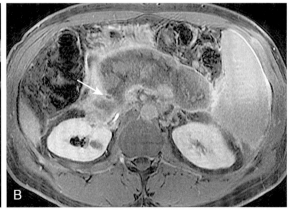

图52-1 坏死性胰腺炎。A. MRCP（MIP）图像显示肝内、外胆管明显扩张至胰腺水平，在T2WI图像上表现为形态不规则的高信号影。B. 增强扫描T1WI轴位图像显示胰腺内无强化的坏死肿块，取代了大部分胰腺组织，并压迫胆总管（箭头处）

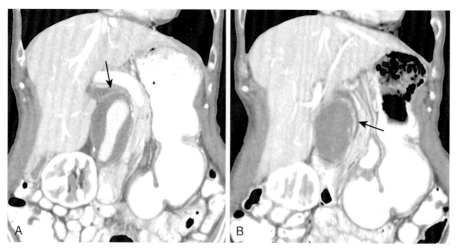

图52-2 由腹主动脉瘤外源性压迫胆总管所致的轻度胆管扩张。女性患者,66岁,表现为体重减轻,碱性磷酸酶水平升高。图A和图B显示:CT冠状位重建图像显示一直径为4.8 cm的肾下腹主动脉瘤轻度压迫胆管(箭头处)

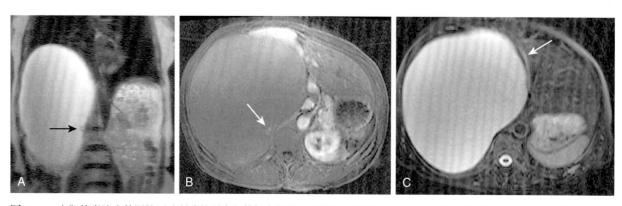

图52-3 由胆管囊腺瘤外源性压迫所致的肝内胆管轻度扩张。磁共振冠状位SSFSE(A),增强后轴位FAME(B),轴位T2W FSE(C)图像显示一巨大的囊性病变,增强扫描可见乳头状强化(图A和图B箭头处),导致肝内胆管轻度扩张(图C箭头处)

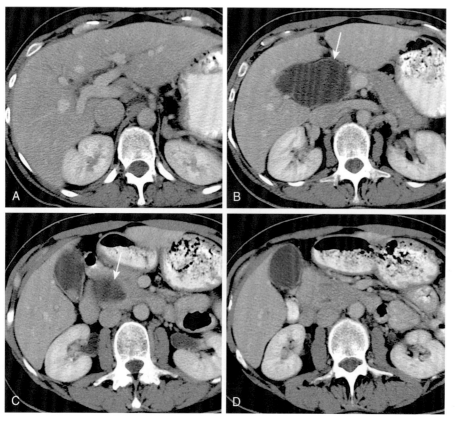

图52-4 A~D. 腹部CT增强扫描轴位图像显示 I 型胆总管囊肿(箭头处),胆囊内可见结石

的一些常见良性原因。分别讨论了可能引起胆管扩张和胆总管囊肿的恶性和良性肿瘤。

（二）患病率及流行病学　肝内胆管直径超过3 mm、胆总管直径超过6 mm则考虑胆管扩张（图52-6）；随着年龄的增长，正常肝外胆管直径也稍有增加。

胆管良性扩张最常见的原因为胆总管结石。在西方国家，胆固醇结石是最常见的类型，而在东南亚，胆色素结石则比较常见。胆管的寄生虫感染流行于东南亚，这促发了肝内胆管结石形成，并可伴有反复发作的化脓性胆管炎。

医源性胆管狭窄的确切患病率尚不清楚。腹腔镜胆囊切除术胆管损伤的并发症发生率为3/1 000～7/1 000。胆管狭窄是肝胆手术最常见的晚期并发症。

胰腺癌是胆管扩张最常见的恶性肿瘤，其次为胆管癌。胰腺癌70%会累及胰头部，除了胰管扩张外，可引起胆总管的扩张。胰腺癌的发病率至少是胆管癌发病率的4倍，后者可并发几种胆管的良性疾病，包括胆总管囊肿、原发性硬化性胆管炎及肝内寄生虫感染。因此胆管的良、恶性扩张的原因可共存，且难以区分。

（三）临床表现　当梗阻到一定程度，所有引起

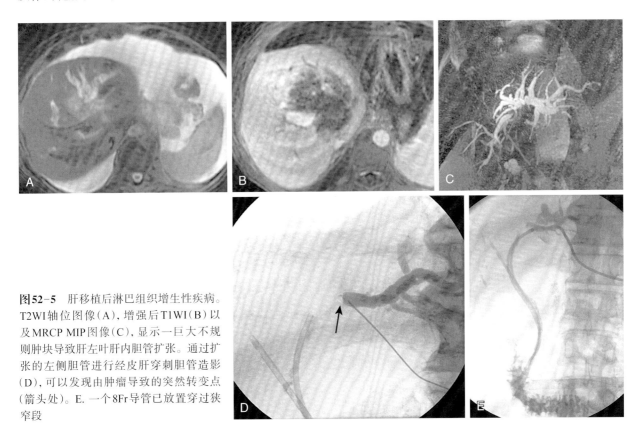

图52-5　肝移植后淋巴组织增生性疾病。T2WI轴位图像（A），增强后T1WI（B）以及MRCP MIP图像（C），显示一巨大不规则肿块导致肝左叶肝内胆管扩张。通过扩张的左侧胆管进行经皮肝穿刺胆管造影（D），可以发现由肿瘤导致的突然转变点（箭头处）。E. 一个8Fr导管已放置穿过狭窄段

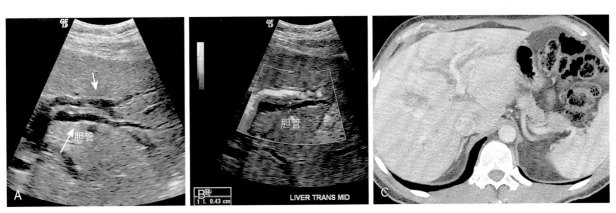

图52-6　肝内胆管扩张。A. 横断位超声图像显示肝左叶内位于门静脉分支（短箭头处）后方的扩张的胆管（长箭头处）。B. 彩色多普勒超声图像显示门静脉分支内血流。C. 相同层面的CT轴位图像

胆管扩张的原因都会导致胆汁淤积症状。典型症状和体征为黄疸、皮肤瘙痒、大便灰白、尿色变深。胆总管结石常出现急性间歇性右上腹痛和一过性黄疸。恶性胆总管梗阻,如胰头癌,早期无症状或表现为钝痛,黄疸呈渐进性加重。偶然情况下,胆管狭窄的患者可发展为慢性胆汁淤积的症状:如黄色瘤、厌食、恶心、呕吐、体重减轻及钙和脂溶性维生素缺乏的症状。

胆管梗阻的患者常有血清碱性磷酸酶和γ-谷氨酰胺酶增高。与血清转氨酶相比,这些酶不成比例升高。在更严重的胆管梗阻病例中,总胆红素值和结合胆红素值升高。

碱性磷酸酶水平升高和直接性高胆红素血症但无胆管扩张的患者由于肝细胞肿胀导致胆管毛细血管阻塞而出现肝内胆汁淤积。

胆管完全或部分性梗阻导致胆汁淤积,可由逆行性胆管炎及结石所致。逆行性胆管炎可反复发作并危及生命:典型的临床表现为发热和寒战、黄疸和右上腹疼痛(Charcot 三联征,即夏科三联征),患者也可能有精神状态改变和低血压(Reynold 五联征,即雷诺五联征)。胆管良性梗阻比恶性梗阻更易引起逆行性胆管炎。

**(四)病理生理学** 某些胆管解剖的变异,特别是胆囊窝周围的变异,可能会导致胆管的意外损伤进而引起胆管扩张。肝右后叶胆管迷走较常见。肝右后叶胆管可通过胆囊管引流胆汁,胆囊手术切除中如未能识别此结构,术后常常发生胆漏和胆管梗阻。

胆总管远端和主胰管汇合处有轻微的变异。60%的病例胆管和胰管在壶腹部有共同的开口,38%的病例呈"双管"并共同开口十二指肠乳头尖部,2%的病例胆总管与胰管完全分开,分别开口于十二指肠的不同部位。引起胆总管和胰管同时扩张的疾病或者侵犯共同的管道(如壶腹部癌)或大到足以侵犯两个管道(如胰腺癌)。源自胆管壁的病变(例如胆管癌)或偏心于共同管道的病变(如十二指肠癌),更可能表现为胆管扩张而无胰管扩张。胰腺分裂或副胰管到小乳头的残留可使胰管保持正常,而使胰管免受壶腹周围疾病所致扩张的影响。

**(五)病理** 胆总管扩张的病理基础有所差异。胆总管结石通常是由于胆汁淤积和胆汁成分之一过饱和所致。良性胆管狭窄常由损伤因子致炎反应产生的胶原沉积和纤维化所致。缺血是一些胆管狭窄的主要原因(如肝移植后,图52-7),还有特发性狭窄(如原发性硬化性胆管炎)。

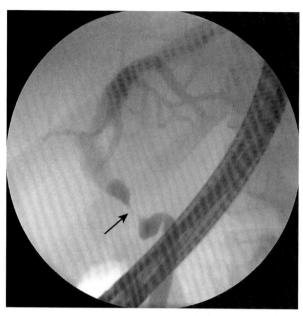

**图52-7** ERCP显示肝脏移植以及端端胆管吻合术后2个月出现的良性术后狭窄(箭头处)

胆管壁局部薄弱导致胆总管囊肿发生。Caroli病是一种常染色体隐性遗传性疾病,其中胆管在胚胎期发育异常。

**(六)影像学表现** 影像学的作用主要是确定有无胆管梗阻、梗阻水平及梗阻的原因,并观察胰管及胆囊的扩张以及结石、肿瘤、狭窄和并发症(胆管炎、胰腺炎、结石、肝硬化、肝脓肿和胆管癌)。如果发现是恶性病变,则需对病变进行分期及可切除性评价。

1. X线摄影 在所有影像检查方法中,内镜逆行胆管造影(ERC)和经皮肝穿刺胆管造影(PTC)空间分辨率最高,因此ERC及PTC被认为是检查胆管结石、评价胆管狭窄及确定胆漏部位的金标准。当胆管梗阻时,越是接近注射对比剂部位的胆管显示越清楚。ERC能最佳地评价胰胆管结合部及远端胆管,PTC能最佳地评价近端肝内胆管(图52-5)。ERC可直接观察壶腹部并进行测压。ERC的潜在缺陷是不能识别叶或节段胆管的完全性梗阻。在这种情况下,胆管造影不能显示梗阻的胆管,因为未显影。而且,这种不显影很难察觉,因为残留胆管看起来是完整的。

ERC及PTC均具有诊断及治疗作用。ERC可进行取石及括约肌切开术,PTC可进行外部的或内外部引流管行胆汁引流,胆管支架置入及胆管扩张可通过两种方法共同完成。

内镜逆行胰胆管造影术(ERCP)并发症发生率为1%~5%,0.7%的患者发生中、重度胰腺炎,与此检查相关的病死率约为0.2%。

PTC的并发症主要包括胆管炎、败血症、胆管出血、出血、胆漏,报道的发生率约为2%。当进行经皮胆管引流时,并发症发生率上升至5%～7%,增加并发症的因素包括:患者术前状况差、凝血功能障碍、胆管炎、结石、恶性梗阻,近端及多管道的梗阻。

胆管造影术对于胆管结石及胆管狭窄的检测灵敏度较高。结石常表现为光滑的充盈缺损,其他不常见的腔内充盈缺损包括肿瘤、出血、泥沙样结石及感染的碎屑(图52-8)。肿瘤表现为乳头状、不规则形或光滑的充盈缺损附着在胆管壁。

胆管狭窄可由胆管壁本身病变和(或)胆管周围病变引起。胆管造影需结合横断面图像进行诊断,因为横断面图像提供了补充信息,有助于肿瘤识别。

恶性狭窄的典型胆管造影特征为胆管轮廓不规则,突然变窄(>1 cm),肩胛样边缘、不对称、边缘不规则以及乳头样充盈缺损(图52-9)。良性狭窄通常具有较长的过渡部分,边缘光滑呈渐进性、向心性变窄改变(图52-10)。但胆管的狭窄典型改变较少,并且胆管造影鉴别良、恶性狭窄特异性较差。

2. CT 多排螺旋CT结合增强多期扫描可提供高空间分辨率的图像,能准确诊断胆管扩张及梗阻性的肿块。CT及MRI胰腺期扫描可明显提高胰腺癌的诊断敏感性。胰腺期可提高肿瘤的显示率、最大化肿瘤与胰腺的对比差异,并提供足够的动脉及肠系膜静脉的显影来表征血管侵犯。CT的高空间分辨率对恶性肿瘤如胰腺癌和胆管癌的局部分期非常有价值

(图52-11)。根据CT与MRI图像特征可评价肿瘤的可切除性,例如胆管癌可判断肝实质局部浸润情况、二级胆管分支在肝脏左右两叶受累情况、血管侵犯(肝固有动脉的包绕,左、右肝动脉及门静脉主干侵犯)、广泛的区域淋巴结肿大和远处转移。

无胆管造影的CT对胆总管结石的诊断敏感性低于MRI。CT胆管造影通过静脉注射碘沙葡胺经肝脏吸收并分泌进入胆管诊断胆总管结石相对准确。研究表明,CT胆管造影诊断胆总管结石的敏感性和特异性分别为87%、96%,而MRCP的敏感性和特异性分别为80%、88%。然而CT胆管对比剂的应用有一定限制:胆红素升高或肝功能不全的患者胆汁分泌较差,对比剂会加重肾功能的损害,且较其他含碘对比剂不良反应发生率高。

双能量CT(DECT)是一项新技术,不同能量级的X线束可同时扫描以提高胰腺癌的检出和定性。经DECT获得的虚拟单能量CT图像和碘特异性图像可提高等密度胰腺肿瘤及在单能CT影像(120 kVp)难以发现的小肿瘤的检出率。

3. MRI/MRCP MRI结合MRCP确定胆管梗阻及梗阻水平非常准确,诊断结石的敏感性为92%,恶性梗阻的敏感性为88%,而特异性均在90%以上。

MRCP无需外源性对比剂,可应用重T2WI序列对导管内的胰腺分泌液及胆汁进行成像。胆管成像最常采用呼吸触发三维快速自旋回波序列和半傅立叶弛豫增强快速采集(RARE)技术,后处理为最大密

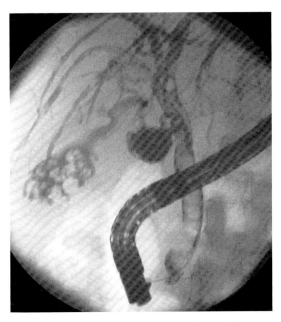

**图52-8** ERCP显示胆总管内多发充盈缺损影,为结石以及出血所致。胆囊内可见多发结石

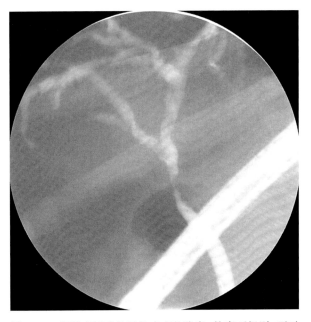

**图52-9** 胆管癌导致的恶性表现的狭窄,轮廓不规则,不对称,并且具有一个突然的移行带

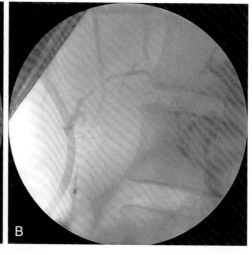

**图52-10** 自身免疫性胰腺炎导致的炎性胆管狭窄，表现为胆总管受累的长度较长，边缘光滑的良性狭窄(A)，合并多处胰管狭窄(B)。在使用糖皮质激素、球囊扩张以及胆总管狭窄支架置入治疗3周后(未显示)出现显著改善

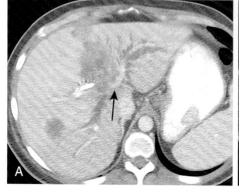
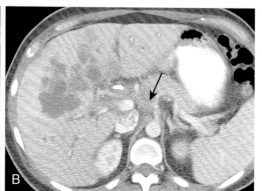

**图52-11** 晚期肝门部胆管癌(Klatskin瘤)合并肝内转移的腹部CT增强轴位图像。肿瘤侵犯肝实质，门静脉(图A箭头处)及腹腔干(图B箭头处)

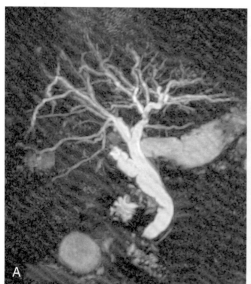
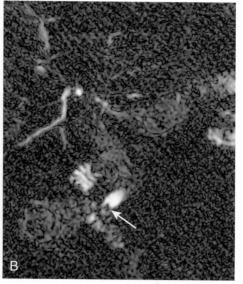

**图52-12** 胆总管结石MRCP图。A. MIP图显示肝内和肝外胆管扩张，并提示狭窄处位于壶腹部。B. 原始图像表明，事实上，位于胆总管远端的一枚小结石(箭头处)是导致胆管扩张的原因

度投影(MIP)，多平面重建。这种后处理技术可显示胆管系统的全貌，但也会掩盖薄层图像能显示的小充盈缺损(图52-12)。因此，原始图像及后处理图像均应仔细观察。此外肠道内液体也会掩盖MIP及厚层图像中病变，但在薄层原始图像上很少发生这类问题。

MRCP可以观察梗阻点上、下方的胆管，明显优于使用对比剂的ERC及PTC。MRI是诊断肿瘤致胆管梗阻最敏感的检查方法，主要是因为有非常好的对比度及时间分辨率。例如胰腺癌在T1WI上呈低信号，T1WI脂肪饱和抑制技术明显提高肿瘤的显示，增强扫描胰腺期胰腺癌往往呈清晰可见的低信号肿块，因为胰腺癌组织较正常胰腺组织血管少并且此

期提供了优越的肿瘤与腺体的对比差异(图52-13)。胆管癌在T1WI上也可呈低信号,但由于肿瘤内有纤维组织,CT和MRI往往呈延迟强化,延迟时间为1～5 min(图52-14)。

对于胆管狭窄轮廓的显示MRCP不如ERCP,主要是MRCP空间分辨率较差。

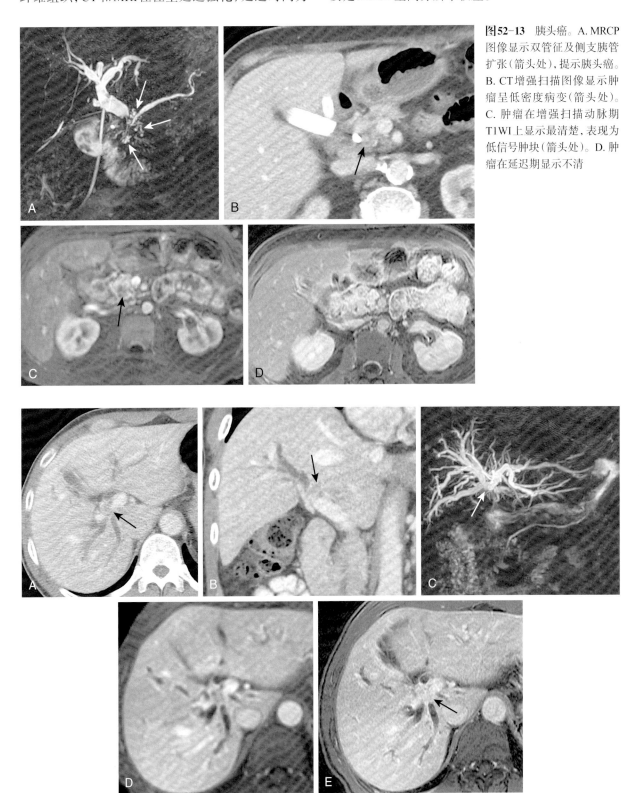

**图52-13** 胰头癌。A. MRCP图像显示双管征及侧支胰管扩张(箭头处),提示胰头癌。B. CT增强扫描图像显示肿瘤呈低密度病变(箭头处)。C. 肿瘤在增强扫描动脉期T1WI上显示最清楚,表现为低信号肿块(箭头处)。D. 肿瘤在延迟期显示不清

**图52-14** 肝门部胆管癌。CT扫描轴位(A)和冠状位(B)增强图像显示位于肝左、右胆管汇合处的低密度肿瘤,提示胆管癌(Klatskin瘤)。MRCP MIP(C),MRI动脉早期(D)以及高分辨率延迟期图像(E),显示位于肝左、右胆管汇合处胆管内径突然改变(图C箭头处),胆管癌表现为特征性延迟性强化(图E箭头处)

邻近肠腔气体的干扰、十二指肠憩室、十二指肠壁的收缩、未扩张的十二指肠腔导致MRCP对于壶腹部病变判断困难。而ERCP及超声内镜对胆总管远端具有更好的分辨率及准确度。

4. 超声 经腹超声通常是临床怀疑胆管梗阻的初步影像学检查,检查方便且对胆管扩张、胆囊结石及胆囊炎较敏感,无需对比剂也不限制患者移动(图52-15)。超声对确定病因及胆管梗阻的水平没有其他检查方法可靠,主要的技术限制是肠腔内的气体影响了对胆总管远端的观察(图52-16)。

超声对肝门部胆管癌(Klatskin瘤)诊断的敏感性变化较大,敏感性为21%～96%,主要是超声检查很大程度上依赖于操作者的经验及专业水平。据报道,与常规超声相比,静脉注射微泡对比剂有助于提高肝门部恶性胆管癌的检出及病变的分期。

超声内镜细针穿刺细胞学检查对于胰胆管汇合处及胰头部胆管病变良恶性的鉴别有一定的帮助。

5. 核医学 肝脏亚氨基二乙酸扫描(HIDA)可帮助确定狭窄或手术吻合处的胆汁清除率,从而对胆管狭窄与上游扩张的严重程度进行功能评价。如果小肠60 min内未见显示,提示胆管完全性梗阻,但HIDA不能显示胆管扩张或胆管梗阻的部位和原因。

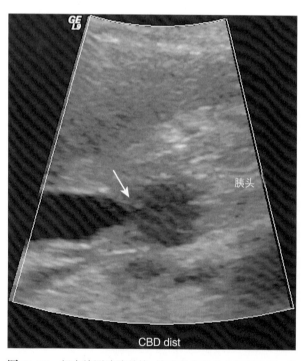

**图52-15** 超声检测胰腺肿块,该患者患有非小细胞肺癌,并出现胆管扩张。胆总管纵切面超声表现为继发于低回声胰头肿块的胆管扩张突然终止(箭头处),该肿块可能是肺转移或原发性胰腺癌。该患者对碘对比剂过敏,而这个病灶在CT平扫图像上无法观察到

6. PET-CT PET-CT在胆管梗阻患者中的作用依然在扩展,它以不同肿瘤浓聚作为诊断正确的依据。

PET-CT可对恶性梗阻患者进行分期。PET-CT诊断胆管癌区域淋巴结及远处转移较CT准确。但PET-CT对于原发肿瘤的诊断并没有显示比CT及MRI、MRCP准确。

目前尚不清楚是否有特定类型的胆管癌PET不能显示;一些研究表明PET诊断浸润型胆管癌没有优势。另一些研究发现PET对于肿块形成、胆管周围浸润及胆管内病灶的检测没有显著差别。对于胆管癌PET显示阳性,PET-CT对于检测转移、复发以及评价疗效有帮助。

在合并有原发性硬化性胆管炎(PSC)的情况下,PET-CT能区别胆管狭窄的良恶性。

7. 影像检查流程 由于超声检查简单、费用低、无电离辐射、对胆总管扩张检查的敏感性高,因此超声可作为梗阻性黄疸患者的首选检查(表52-1)。如有胆管扩张并且胆总管结石被检测到,患者常可行ERCP明确诊断及取石术。如果胆管扩张无明确的原因,或有肿瘤或狭窄,则患者需进行CT检查,最好进行MRI、MRCP检查。继而,行ERCP将结石取出,进一步评价胆管狭窄,在狭窄的胆管内放置支架。ERCP检查失败后常进行PTC检查。

## 胆管扩张的典型征象

- **轨道征**:超声检查时肝内胆管扩张,表现为扩张的胆管与邻近门静脉分支的强回声并行。
- **双管征**:是指胆总管及主胰管扩张。62%的胰腺癌、52%的壶腹部癌以及部分慢性胰腺炎出现这种典型的征象。
- **靶征**:是指扩张胆管内结石,高密度结石被低密度胆汁包绕,部分偏心性结石呈新月形改变。
- **Caroli病中心点征**:局灶扩张的肝内胆管囊肿包绕含有门静脉的中央增强的纤维血管束。

(七)鉴别诊断 良恶性病变引起的胆管梗阻性黄疸症状有相当大的重叠。体重减轻的老年患者渐进性无痛性黄疸往往提示恶性病变。可触及增大的胆囊伴有黄疸常常不是由结石引起(Courvoisier征)并且也提示恶性(图52-17)。年轻患者间歇性剧痛往往是良性病变引起的胆管扩张。

胆管扩张的鉴别诊断主要依靠胆管梗阻的水平、单发还是多发、是否伴有结石、胆管狭窄部位以及有无肿块。

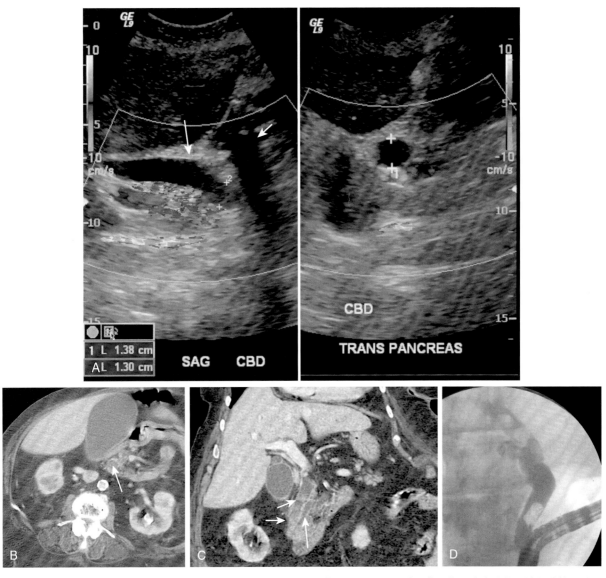

**图52-16** A. 超声图像显示肝外胆管扩张（长箭头处）。由于肠内气体（短箭头处）所致的伪影位于胰头处的远端胆总管显示不清。CT 显示胆管扩张的原因为胆总管结石。B. CT 增强扫描轴位图像显示结石（箭头处），比胆汁密度稍高，位于胰头处的肝外胆管内。周围低密度胆汁的边缘形成"靶征"。C. 冠状位重建图像显示远端胆总管内多发结石（短箭头处）及胰管扩张（长箭头处）。D. ERCP 显示胆总管内多发结石

胆管扩张至壶腹部水平需鉴别的疾病较多，如果未发现肿瘤，主要病因包括壶腹癌或腺瘤、壶腹部炎性或纤维性狭窄、Oddi 括约肌功能障碍以及最近有结石排出。肿块发生提示在壶腹周围的肿瘤有：壶腹癌、胰腺癌、胆管癌以及十二指肠癌。MRI 及MRCP 对于壶腹部梗阻的诊断最有帮助。MRI 可检测到非常小的肿瘤，并显示其与胰管及胆管之间的关系。如果副胰管扩张出现"双管征"则高度怀疑胰腺癌。对于不确定意义的胆管扩张的患者，可在使用促胰液素药物刺激胰腺后，行动态、时间分辨的 MRCP 检查明确病变。这种办法对壶腹部明显梗阻导致胰管显著的长期扩张提供了功能性评价。而 ERCP 可直接显示壶腹部病灶并进行病变活检、测压以及超声内镜检查。

另一种胆管扩张的形式为肝内胆管节段性扩张，则鉴别诊断大不相同。这很有可能由外周胆管癌引起，常伴有胆管不规则、扭曲，并轻度扩张。肝内胆管多发囊状、梭形明显扩张（图52-18）可见于 Caroli 病。Caroli 病与化脓性胆管炎可有一些共同的特征，如显著胆管扩张、狭窄、结石、合并胆管癌。然而，反复发作的化脓性胆管炎的胆管扩张很少呈囊状改变（图52-19）。肝内胆管节段性扩张也可见于原发性硬化性胆管炎。然而，原发性硬化性胆管炎的扩张可呈轻度、梭形，而其主要特征为胆管狭窄（图52-20）。

表 52-1　胆管扩张各种影像检查方法的准确性、局限性及缺点

| 检查方法 | 准 确 性 | 局 限 性 | 缺 点 |
|---|---|---|---|
| X 线摄影 (ERC 和 PTC) | 高空间分辨率<br>诊断胆总管结石及狭窄的金标准<br>可以在 ERC 期间进行细胞学采样<br>潜在的治疗手段 (如支架置入术) | 电离辐射<br>侵入性<br>潜在并发症：胰腺炎、胆管炎、胆管漏、出血<br>可能无法观察梗阻点近端的胆管 | 不能辨认出叶或段的胆管完全性梗阻 |
| CT | 检查结石、肿块及恶性肿瘤分期的准确性适中<br>胆总管结石：<br>平扫 CT：敏感性 70%<br>CT 胆管造影：敏感性 90%，特异性大于 90%<br>评价胆管癌可切除性为 60%～75% | 胆管对比剂可加重肾功能损害及引起不良反应<br>胆汁分泌减少伴随胆红素水平升高及肝功能不全<br>纤维化与炎症可能难与恶性肿瘤区分 | 难以检查与周围胆汁或组织密度相似的结石<br>无法将肿瘤与纤维化或炎症区分开来，造成恶性肿瘤的分期不准确 |
| MRI/MRCP | 仅次于 ERC，MRI/MRCP 是检查结石和狭窄最准确的方式，胆总管结石：敏感性，特异性均大于 90%<br>检测肿瘤最准确的方式<br>检测恶性梗阻：敏感性大于 80%，特异性大于 90% | 不易获得<br>幽闭恐惧症<br>与传统的胆管造影相比空间分辨率较低 | 手术材料 (例如金属夹和支架) 和胆管气体 (例如胆肠吻合术后) 可产生伪影，造成解释困难<br>导管内的气体在冠状位上可能会被误认为结石，而轴位扫描显示非体位依赖性的气体 |
| 经腹超声<br>核医学 | 胆总管结石：敏感性 22%～75%<br>肝脏亚氨基二乙酸扫描 (HIDA) 可以提供胆管狭窄严重程度的功能评价 | 肠管内气体经常会掩盖远端胆总管<br>不能提示胆管梗阻的部位或原因 | |
| PET-CT | 不断发展的作用：提供恶性胆管梗阻的分期<br>在胆管癌病例中，诊断区域淋巴结及远处转移比单独使用 CT 准确性高 | 胆管癌：尚不清楚 PET-CT 诊断原发性肿瘤的准确性是否高于 CT 或 MRI/MRCP | |

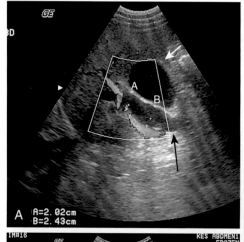

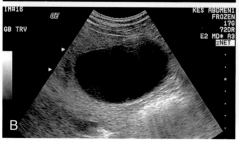

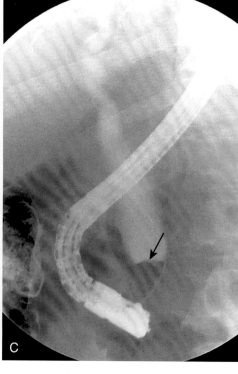

图 52-17　壶腹腺癌。A、B. 超声检查显示胆管 (长黑箭头处) 及胆囊 (短白箭头处) 扩张，远端胆总管显示欠清晰。该患者出现黄疸，胆囊可触及，Courvoisier 征提示该患者病因非胆结石性。C. ERCP 显示壶腹部可见偏心性病灶 (箭头处)，胆总管在此突然截断，该肿块被证实为壶腹癌

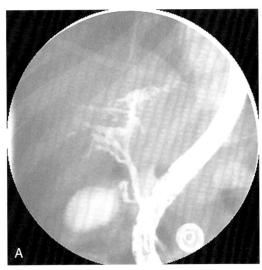
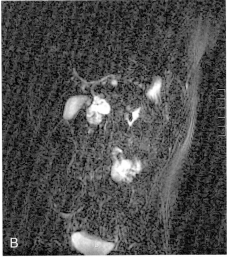

图52-18 Caroli病,出现多处肝内胆管局限性扩张。A. ERCP,B. MRCP

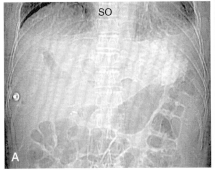
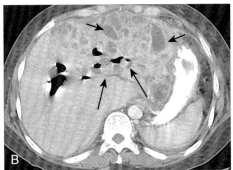
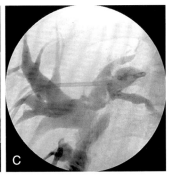

**图52-19** 复发性化脓性胆管炎。A. 定位像显示肝内胆管积气,呈显著的梭形扩张。B. 腹部CT增强扫描图像显示肝内胆管结石(长箭头处),并形成脓肿(短箭头处)。C. 在脓肿内放置引流导管,5年后显示肝脓肿与明显扩张的胆管之间形成通道。肝左管内可见碎屑。此时胆肠吻合口未见明显狭窄

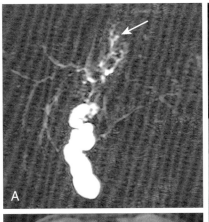
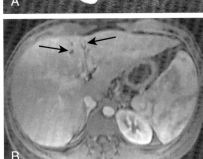
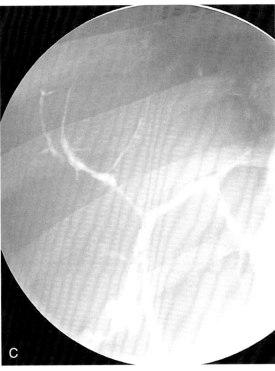

图52-20 硬化性胆管炎,合并第4段胆管狭窄及节段性扩张(箭头处)。A. MRCP。B. 增强扫描T1WI。C. 狭窄处在ERCP上显示最佳,但ERCP不能良好显示扩张的胆管

**（八）治疗** 治疗方案的选择、肿瘤的预后及胆管囊肿将在其他章节叙述。通常，手术切缘阴性的根治性手术切除是胰腺癌及胆管癌唯一的根治方法。辅助放化疗不能提高胆管癌患者的生存率。姑息治疗包括胆管引流术、放疗、化疗及光动力学治疗。

---

**医师须知（胆管扩张）**

- 是否存在胆管扩张？
- 胆管扩张是否因梗阻而引起？梗阻的水平及原因？是否有结石、狭窄及肿瘤？
- 是否有胆管梗阻的并发症（例如肝脓肿、胆汁瘤、逆行性胆管炎及胆管癌）？
- 如果发现恶性病变应该进行分期，以确定患者是进行手术切除还是内科治疗。

---

# 具 体 病 变

## 一、胆总管结石

**（一）病因** 胆结石的形成主要是由于胆汁淤积以及溶质过饱和，如胆固醇及胆红素浓度过高引起。

**（二）流行病学和定义** 胆总管结石可在胆管内形成（原发性）或在胆囊内形成，随后移行到胆管内（继发性）。原发性胆总管结石往往继发于胆管异常，如胆管狭窄或胆总管囊肿。在发达国家，大部分胆结石为胆固醇结石，较常见于女性及饮食脂肪摄入增加的患者。在东南亚欠发达地区，棕色色素结石是比较常见的，这些结石一般发生在胆管慢性感染患者。

**（三）临床表现** 胆总管结石可表现为胆管梗阻的症状，胆绞痛、胆管炎及胰腺炎。胆囊结石可无明显症状。Mirizzi综合征多指由于胆囊颈部或胆囊管结石嵌顿造成肝总管压力增高，通常表现胆管炎、梗阻性黄疸为特征（图52-21）。炎症反复发作可形成狭窄（Ⅰ型），压迫性坏死可形成胆囊胆管瘘（Ⅱ型）。

**（四）病理生理学** 胆结石可分为胆固醇结石和胆色素结石。胆色素结石又可分为棕色结石和黑色结石。纯胆固醇结石是非常罕见的，大部分胆固醇结石在巢内含有钙盐。胆固醇结石通常于胆囊内形成。其发病包括以下几个过程：胆汁中胆固醇浓度过饱和，晶体核的形成，胆囊运动障碍，胆囊吸收功能改变。溶血与肝硬化易生成黑色胆色素结石，溶血状态下，红细胞的降解产物未结合胆红素升高导致胆汁过饱和，这些结石往往在胆囊内产生，与胆汁感染无关。

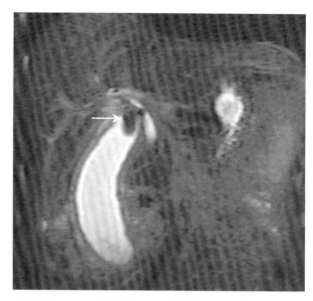

图52-21 Mirizzi综合征。MRI冠状位T2W脂肪饱和图像显示位于胆囊颈部的嵌顿的结石（箭头处）外源性压迫肝总管，导致胆囊扩张，轻度胆管扩张［后者在MRCP厚层图像上显示更佳（未显示）］，从而引起急性胆囊炎

棕色胆色素结石多见于胆管感染的患者，细菌的葡萄糖醛酸酶将可溶性结合胆红素转化成游离胆红素，导致钙盐的析出形成结石。

**（五）影像学表现** 胆管造影被认为是胆管结石检查的金标准。胆管造影结石表现为光滑的充盈缺损，偶尔胆管结石将胆管分支完全阻塞，则影像学难以显示这种异常（图52-22）。

1. CT CT对结石诊断的敏感性为70%～80%，结石的显示依赖于其与胆汁及软组织之间的密度差异。结石往往比胆汁及壶腹部周围软组织密度高，特别是有钙化时密度会更高（图52-23）。检查结石理想的技术为斜冠状面重建图像，使用薄层（2.5～5.0 mm）、调整窗位至中度窄窗（约150 HU）直至适合显示周围胆汁密度及放大图像。如果结石是等密度的，则CT很难检测到。静脉内注射对比剂能显示轻度的胆管扩张，有助于显示结石。相反，如果胆管黏膜强化的密度与结石相似，将会掩盖结石的显示。口服胆管对比剂可掩盖壶腹部的小结石。因此如果临床怀疑胆总管结石，检查时尽可能用水及其他中性密度对比剂而不能应用钡剂等阳性对比剂。

2. MRI/MRCP 结石在MRCP上表现为高信号胆管内信号缺失。MRI检查胆结石的敏感性及特异性均超过90%，MRCP对于非常小的结石很难发现，有研究表明，结石大于3 mm及小于3 mm其检查敏感性从100%降低到64%。MRI是非侵入性且较准确的检查，能够避免更多侵入性检查如ERC。

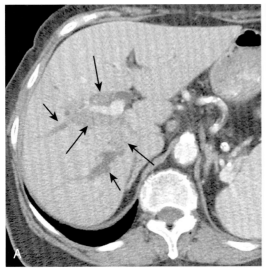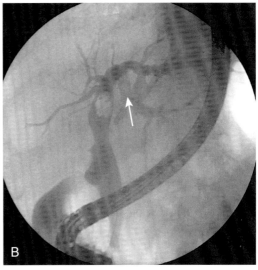

**图52-22** 复发性化脓性胆管炎合并多发肝右叶肝内胆管结石(图A长箭头处)在CT图像上很容易观察,但在ERCP上却很难观察到,因为它们会导致分支胆管的完全性梗阻。梗阻胆管可以在CT上显示,但无法在ERCP上显示(图A短箭头处)。ERCP显示左肝内胆管的小结石(图B白箭头处),正在进行气囊取石

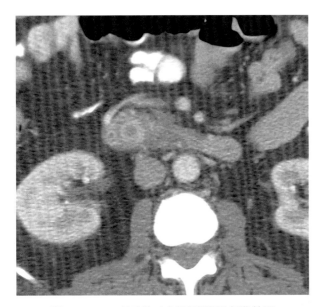

**图52-23** CT显示位于壶腹部周围的钙化结石

3. 超声 经腹超声对胆总管结石的敏感性为22%～75%,主要取决操作者的经验及结石的位置,远端胆总管因十二指肠及结肠积气受到影响,采取右侧卧位及直立右后斜位可以改善对远端胆总管的显示,此法旨在减少胃窦和十二指肠的空气量。结石超声表现为强回声,伴或不伴声影。不伴声影的结石需与软组织及泥沙样结石鉴别,超声内镜对胆总管结石诊断更准确,但具有侵入性。

(六)鉴别诊断 扩张胆管内的充盈缺损鉴别诊断主要包括:肿瘤(胆管腺瘤、乳头状瘤、乳头状黏液性瘤、胆管癌、乳头型)、泥沙样结石、血块、寄生虫(图52-24)及气体。

(七)治疗

1. 内科治疗 ERCP检查时可经乳头括约肌球囊导管扩张术、内镜下乳头括约肌切开及取石网

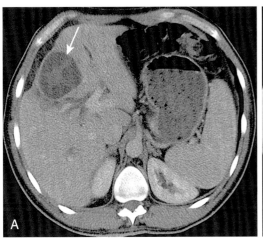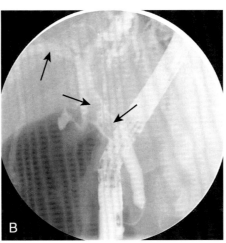

**图52-24** A. 肝包虫囊肿(箭头处),伴胆管破裂。B. 肝内和肝外胆管可见充盈缺损影(感染物质)(箭头处),并造成胆管扩张

篮将结石取出。胆总管远端结石取出的成功率为85%～95%。如结石较多、较大、嵌顿或位于肝内，内镜则不能取出。手术后解剖结构改变、胆管狭窄以及十二指肠憩室将使得ERCP取石变得非常困难。ERCP取石的并发症主要为胆管炎、胰腺炎、穿孔和出血，其发生率为5%～8%。

2. 手术治疗　胆总管结石因原发性及继发性分类不同，治疗方法也不同。原发性胆总管结石除取石外还涉及胆汁引流的手术，如胆总管小肠吻合术或括约肌成形术。继发性胆总管结石可以通过取石和胆囊切除术来治疗。腹腔镜探查清除胆总管远端所有结石的成功率为75%～95%。腹腔镜可经胆总管及胆囊管探查胆管。经胆囊管探查适应证为：结石少于6～8个、在胆总管内（低于胆囊管）、结石直径小于9 mm。肝管或肝内胆管结石超过6～8个或大于1 cm需胆总管切开进行取石。胆总管切开术禁忌证为共同管道小于6 mm，因为有术后狭窄的潜在风险。如其他方法取石失败，则需行开放性胆总管探查术。

---

**医师须知（胆总管结石）**

- ERCP是检测胆总管结石最准确的方法，结石也可经ERCP取出。
- MRI/MRCP是无创的，检测胆总管结石的敏感性及特异性均超过90%。
- 胆管内结石的数目、大小、位置以及胆总管的直径对于制定外科取石治疗方案非常重要。
- 结石易患因素如胆管狭窄的识别诊断也非常重要，因为胆管狭窄需得到修复才能防止结石的再次发生。

---

## 二、术后胆管狭窄

**（一）病因**　大多数良性胆管狭窄发生于上腹部手术之后，最常见的为胆囊切除术和胆总管探查术。狭窄也可以发生于肝切除术后、胃切除术后及胆肠或胆管端端吻合术后。

**（二）患病率和流行病学**　术后胆管损伤的确切发病率尚不明确。腹腔镜下胆囊切除术后胆管的损伤率（3/1 000～7/1 000）要高于开腹胆囊切除术（1/1 000～2/1 000）。

**（三）临床表现**　大多数病例发生于术后早期。然而，30%的病例发生于术后6个月之后，甚至数年之后。在术后早期出现胆管损伤的病例中，患者可能出现胆红素和碱性磷酸酶不断升高，或出现胆漏的症状。在术后数月或数年发生胆管狭窄的患者常常会出现轻度或反复发作的胆管炎症状，同时肝功能检查提示胆汁淤积。少数患者会出现无痛性黄疸或重度胆汁性肝硬化。

**（四）病理生理学**　如果术中未能正确分辨出汇入胆囊管的迷走肝右管，则可能导致在胆囊切除术中损伤迷走的肝管（图52-25）。胆囊切除术中由于术野暴露不充分或者手术医师认识错误，尤其是在腹腔镜手术中，可能会把胆总管与胆囊管混淆从而错误地夹闭。胆管损伤或狭窄的确切位置，特别是它与肝管汇合处的关系，对手术治疗至关重要。

**（五）病理**　缺血在部分胆管狭窄的形成中起了重要作用。在胆囊切除术或胆管吻合术中，沿着胆管周围分离组织时可能会破坏胆管的血供（图52-26）。缺血、胆漏、感染以及直接机械性损伤可导致炎症，及随后的纤维化以及瘢痕的形成。

**（六）影像学表现**

1. X线摄影　PTC比ERCP更有用，因为它可以提供胆管重建术所需的近端胆管树的信息。在完全性梗阻的病例中，ERCP并不能显示近端扩张的胆管（图52-27）。PTC完成之后可以进行经皮肝穿刺胆管梗阻引流术。

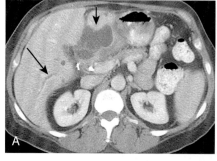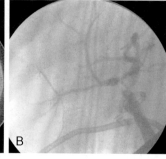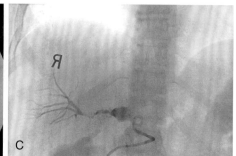

**图52-25**　A. 腹腔镜胆囊切除术后胆管损伤，合并胆汁瘤形成（短箭头处）及节段性胆管扩张（累及肝右后叶）（长箭头处）。B. ERCP未见胆汁漏或胆管扩张（已在胆汁瘤中放置引流管，导管穿过胆总管）。C. 经引流导管注射，可见其与扩张的肝右后叶胆管相通，提示损伤了以前经胆囊管引流的迷走胆管

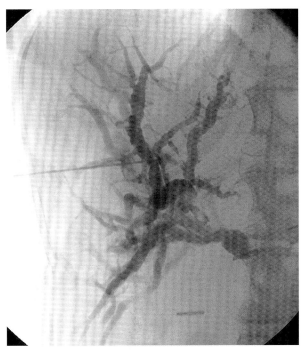

**图52-26** PTC显示胆肠吻合术形成的良性光滑的狭窄（Whipple术之后）

2. CT 在术后早期,CT是理想的检查方法。它可以识别出胆漏或腹腔积液,显示胆管扩张以及梗阻的水平。

3. MRI/MRCP MRI/MRCP可以准确且非侵入性地显示梗阻部位以上及以下的胆管,可以明确胆管狭窄或损伤的位置及长度。肝胆特异性对比剂可以在MRCP检查中对是否存在胆漏进行检测并对渗漏部位进行定位。如果胆管中放置了支架或者术区存在手术夹时,则评价的可靠性较差。此外,如果已经对胆管树进行了减压治疗,例如对胆漏患者进行了经皮腹腔置管引流治疗,此时更难对胆管损伤进行评价,损伤的长度可能会被过高评估。

4. 核医学 放射性核素胆管扫描($^{99m}$Tc-亚氨基二乙酸肝胆显像)可以用来确定相关的胆漏。

**（七）治疗**

1. 内科治疗 在球囊扩张或手术修复之前应该先行胆管造影以确定胆管损伤或狭窄的确切性质。

经皮以及内镜下球囊扩张术治疗胆管狭窄是可以替代手术修复的方法。球囊扩张术是治疗狭窄段较短的胆总管狭窄的最有效的方法。狭窄通常需要反复治疗(通常2～4次)。经皮球囊扩张术随访2～6年的成功率为70%～90%,与外科手术治疗效果相似。它的并发症包括胆管出血、胆管炎及胆漏(20%)。内镜下球囊扩张术治疗术后胆管狭窄的成功率也与外科手术相似,随访4年的成功率约为80%。

2. 手术治疗 手术治疗的最终目的是恢复足够的胆汁流入上消化道,通常是通过无张力吻合术。外科手术包括端端吻合术,胆管空肠Roux-en-Y吻合术以及胆总管空肠吻合术。如果胆管损伤或狭窄的长度大于1 cm,或者距离肝管汇合处较近时,一般不采用端端吻合术。长期随访4～10年的成功率为70%～90%。手术治疗后或者球囊扩张术后长期随访是必需的,因为狭窄可以在数年之后复发。

**医师须知（术后胆管狭窄）**

- 有无胆管扩张? 梗阻的水平?
- 恶性肿瘤治疗后的患者,目前的狭窄为良性的还是提示复发?
- 胆管狭窄的程度及位置? 是否影响肝管汇合处?
- 有无迷走胆管引流模式?
- 有无积液、胆漏或胆汁瘤?

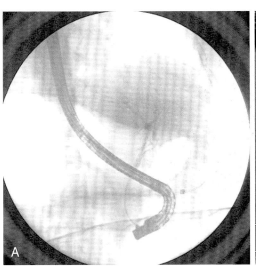
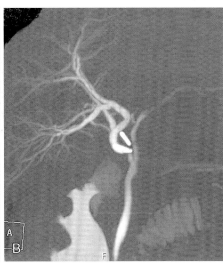

**图52-27** A. 胆囊切除术中不慎夹闭肝右管后行ERCP检查,仅少数胆管显影,因为右侧胆管完全未显影。B. CT胆管造影显示右侧肝内胆管扩张

### 三、原发性硬化性胆管炎（PSC）

**（一）病因、患病率和流行病学** PSC是一种病因不明的慢性胆汁淤积性疾病，其特征为肝内、外胆管炎症，纤维化和破坏。其病因尚不明确，可能与遗传和免疫因素有关。PSC多见于男性，男女发病率为2：1。50%～70%的病例与溃疡性结肠炎有关。反之，患有溃疡性结肠炎的患者中3.0%～7.5%的病例会发展为原发性硬化性胆管炎。少数情况，PSC与胰腺炎、糖尿病、自身免疫性疾病，如腹膜后纤维化、Riedel甲状腺炎和克罗恩病有关。

**（二）临床表现** PSC发病通常在40～50岁出现黄疸。可伴有右上腹痛、瘙痒、发热、体重减轻以及疲劳。症状具有周期性特征，但随着时间的流逝，疾病会逐渐发展。胆汁淤积性肝功能试验可发现，碱性磷酸酶增高和血清胆红素的增高不成比例（其波动往往与临床症状相符）。PSC可以合并胆汁性肝硬化（50%）和胆管癌（10%）。PSC患者的5年生存率为88%，自明确诊断后，平均生存时间为11.9年。

**（三）病理生理学** PSC可以分为大胆管型和小胆管型PSC，这些可通过胆管造影和显微镜进行观察。大胆管型PSC最常发生于肝左、右管及肝总管的汇合处（98%～99%）。80%的病例出现其余部分的肝外胆管受累。几乎所有病例都出现肝内胆管受累。约15%的患者出现胆囊壁受累。

**（四）病理** PSC的特征为胆管的炎症和纤维化，常发生于肝内和肝外胆管。PSC的典型表现为肝内胆管的纤维性闭塞合并相关胆管扩张。胆管破坏是片状，非化脓性及非肉芽肿性疾病。由于大胆管梗阻，可能会导致门静脉周围水肿及胆管增生。慢性肝炎和胆管梗阻会引起肝脏损伤，损伤程度可以为轻度的肝门区肝炎至肝硬化。由于病变典型为斑片状，因此活检标本通常无法诊断PSC。

**（五）影像学表现** 胆管造影可以诊断PSC。横断面图像可以用来观察胆管扩张的情况，有时还可以观察到管壁增厚以及相关并发症，例如胆管癌及肝硬化。

1. **X线摄影** ERC常可以用来诊断PSC，表现为肝内和肝外胆管多处交替出现的狭窄和扩张（图52-28）。通常以胆管狭窄为主，胆管扩张为轻度的，而且没有胆管狭窄的程度严重。因此，有时候可能无法进行PTC。ERC和肝脏活检可以用来观察疾病的进展情况。狭窄的长度可以为1 mm（带状狭窄）至数厘米不等。如果周边肝内胆管闭塞，胆管树可以呈现为"树枝修剪征"表现。这通常表明肝硬化程度进展。偶尔，可以看到胆管憩室膨出，这具有较高的特异性提示PSC。胆管壁往往是不规则的。

2. **CT和MRI** CT和MRI可以看到节段性胆管扩张、管壁增厚及强化。此外，有时还可以出现肝门区非特异性的T2WI信号增高，这是由于肝门部胆管炎症、纤维化及肝硬化所致。

3. **超声** 超声可以发现胆管扩张，胆总管壁增厚的区域。肝内胆管壁增厚有时不明显，但是经验丰富的超声科医师可以观察得到。

> **原发性硬化性胆管炎的典型征象**
>
> ■ "串珠样"：狭窄和扩张交替。
> ■ "树枝修剪征"：周边胆管闭塞。
> ■ 胆管憩室膨出。
> ■ 带状狭窄。

**（六）鉴别诊断** PSC最主要的鉴别诊断为胆管癌。多中心性或转移性胆管癌可以与PSC有类似的胆管表现。而且，15%的PSC患者合并胆管癌，在早期很难发现此并发症。以下征象更提示胆管癌而非PSC，包括：① 更显著的胆管扩张；② 在PSC的背景上出现明显或渐进性狭窄，尤其出现相关的临床症状

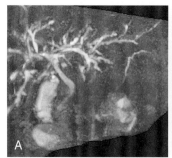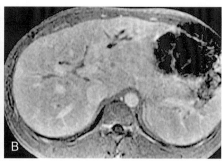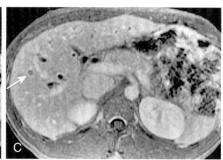

**图52-28** 原发性硬化性胆管炎。磁共振3D MIP图（A），增强扫描门静脉期T1WI（B，C）显示硬化性胆管炎的特点，多发不规则的肝内胆管扩张、狭窄，以及胆管强化（图C箭头处）

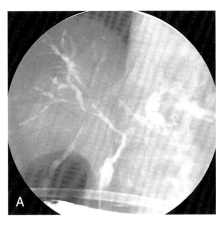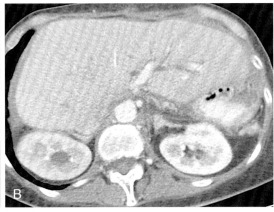

**图52-29** 与硬化性胆管炎类似的图像。乳腺癌转移化疗中的患者，ERCP（A）显示多发的胆管狭窄以及多节段局限性扩张。CT图像（B）上未见明确转移

恶化表现；③ 出现腔内或腔外的肿块；④ 肝外胆管壁增厚大于5 mm；⑤ 肝门区狭窄部位PET-CT FDG摄取增高（标准摄取值＞3.6）。如果临床上或胆管造影怀疑胆管癌，应进行横断位扫描，由此可以证实50%～80%的肿瘤病例。通过肿瘤活检或者内镜下细胞学检查可以对可疑狭窄区做出诊断，尽管后者的敏感度仅有50%。与PSC具有相似的X线表现的疾病还包括继发于动脉内化疗的胆管炎（5-氟尿嘧啶），AIDS相关性胆管病变以及自身免疫性肝炎或胰腺炎（图52-29）。动脉注射5-氟尿嘧啶用于治疗结直肠癌肝转移，可并发节段性胆管狭窄，狭窄长度各异，伴其近段胆管轻度扩张。肝门区首先受累，而胆总管远端及外周肝内胆管相对不累及。胆囊及胆囊管受累较PSC常见。据报道，在病理上表现为胆管及周围肝实质致密性纤维化。然而，一些狭窄在治疗停止之后是可逆的。AIDS相关性胆管炎有时与PSC难以鉴别，多处肝内及肝外胆管狭窄是其最主要的特征。其他特征包括由息肉样组织造成的胆管内充盈缺损影（25%），胆管及胆囊壁增厚，以及相关的乳头狭窄。临床资料是诊断的关键，AIDS患者由于机会性感染隐孢子虫、巨细胞病毒或两者同时感染而出现一些罕见的表现。除了胆管炎的症状，患者还可能由于隐孢子虫肠炎而出现腹痛、腹泻。自身免疫性胰腺炎能引起较长的胆管狭窄（图52-10），从而导致比PSC更明显的近段胆管扩张。通常情况下，糖皮质激素对自身免疫性胰腺炎引起的狭窄有一定的治疗作用，但对PSC作用很小。

**（七）治疗**

1. 内科治疗　目前尚无药物能有效改善PSC患者的预后。内镜下或经皮对主要狭窄部位进行扩张是常用的治疗方法。

2. 手术治疗　外科手术方式包括切除受累的肝外胆管并长期放置支架以及肝移植术。对于出现胆汁性肝硬化或严重的肝内胆管狭窄症状的患者建议进行肝移植。肝移植降低了胆管癌的发生风险，并提高了期望寿命。五年生存率和移植物存活率分别为85%和72%。术前检查出胆管癌会导致肝移植的预后明显变差。

---

### 医师须知（原发性硬化性胆管炎）

- 胆管造影对PSC的诊断以及检查疾病进展起关键作用。
- 胆管癌和胆汁性肝硬化是PSC主要的长期并发症。
- 提示PSC患者发展为胆管癌的特征包括：临床恶化，显著性或渐进性狭窄，显著的胆管扩张，肿块，胆总管壁增厚大于5 mm以及PET-CT FDG摄取增高。

---

### 要点

- 患者出现腹痛、发热和黄疸（Charcot三联征），应怀疑逆行性胆管炎，直到能证明是其他疾病。
- 患者出现胆管扩张及逆行性胆管炎，需要迅速地进行胆管减压以及静脉注射抗生素。
- 胆汁淤积的患者经处理后，应进行影像学检查，观察有无胆管扩张，检查胆管梗阻的部位、原因以及并发症。
- 横断面成像，尤其是MRI，是观察梗阻性肿块的最好方法。
- 胆管造影（ERC、PTC及MRCP）是评价胆管结石及狭窄的最佳方法。

# 第53章

# 胆囊肿瘤

Anup Shetty, Richard Tsai and Vamsi R. Narra

（一）病因　胆囊癌的确切病因未明，但胆石症和胰胆管畸形是主要的危险因素。胆囊结石以及逆流的胆汁或胰酶的反复刺激被认为导致胆囊黏膜的慢性炎症，若干年后，这些异常的黏膜可发生恶性转化引起侵袭性癌。

（二）患病率和流行病学　胆囊癌是最常见的原发性胆管肿瘤，患病率居胃肠道恶性肿瘤的第六位。好发于老年患者（＞65岁），以女性和美国土著或西班牙裔为主。相关疾病包括：慢性胆石症、较大的（＞3 cm）或胆固醇型胆囊结石、胆囊壁钙化（瓷化胆囊）、大的胆囊息肉（＞1 cm）、肥胖、胆胰管结合部异常和胆囊管的疾病、沙门菌或螺杆菌所致的慢性胆管感染、炎性肠病和家族性腺瘤性息肉病，吸烟、雌激素、异烟肼或甲多巴等药物的使用，橡胶、石油、重金属、氡等引起的职业暴露等。

（三）临床表现　胆囊癌的体征及症状无特异性。在早期，患者可出现类似胆囊结石或胆囊炎引起的右上腹部的疼痛。晚期患者可出现明显的胆管梗阻，从而引起体重减轻、肝肿大、黄疸和腹水。还可出现肠梗阻引起的胃肠道症状。

大部分病例诊断时已为晚期，少数患者为手术后证实。肿瘤对周围的侵犯或远处转移常提示预后不良。对于早期发现的肿瘤，外科手术切除是有效的治愈手段。

体格检查常可于患者右上腹部触及无痛性肿大的胆囊（Courvoisier征）。有时在脐周（Sister Mary Joseph结节）或左侧锁骨上区（Virchow结节）可触及肿大的淋巴结。直肠指检可发现盆腔内种植灶（Blumer's shelf）。

（四）病理生理学　胆囊是位于肝左、右叶之间，Ⅳ、Ⅴ段肝叶下方的囊状器官。约60%的胆囊癌发生于胆囊底部，30%位于体部，约10%位于颈部（图53-1）。肿瘤可经淋巴道转移，引起肝门部、胰腺周围和腹膜后淋巴结肿大，亦可通过血流播散转移至肺、肝及骨。此外，肿瘤可通过局部直接侵犯引起腹膜种植或邻近组织的浸润。肿瘤分期最常采用美国癌症联合委员会（The American Joint Committee on Cancer, AJCC）公布的TNM分期标准（图53-2）。

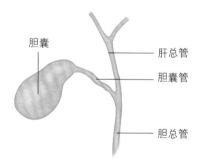

图53-1　胆囊的解剖结构

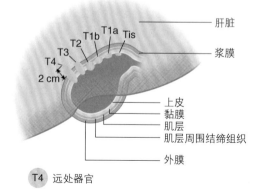

T4　远处器官

图53-2　胆囊癌的肿瘤分期（T）

（五）**病理** 胆囊壁包括三层镜下结构：黏膜层、肌层、外膜或浆膜层。浆膜位于胆囊的游离面，而外膜则位于胆囊与肝脏的接触面。肌层由有收缩性的平滑肌细胞组成，周围是结缔组织鞘。黏膜层由排列在胆囊内腔表面的单层柱状上皮和薄的固有层构成。两者之间缺乏黏膜肌层或黏膜下层结构，导致肿瘤较容易向邻近肝脏及腹膜播散。

90%胆囊癌是腺癌，起源于胆囊内壁腺细胞。亚型包括乳头状腺癌及黏液性腺癌。乳头状癌侵袭性最小，预后最好。其他组织学分型包括鳞状细胞癌、腺鳞癌、小细胞癌、神经内分泌癌及肉瘤样癌。偶尔地，黑色素瘤、肾癌和乳腺癌的转移可累及胆囊。胆囊癌的预后与组织学分期有关，分化越差的肿瘤预后越差。

胆囊良性肿瘤包括腺瘤、绒毛状乳头状瘤、副神经节瘤、颗粒细胞瘤。胆囊腺瘤不常见，源于慢性炎症和（或）胆囊结石。

（六）**影像学表现** 胆囊癌可表现为腔内息肉状或无蒂的肿块、囊壁增厚或腔外较大的肿块对周围器官的侵犯。大多数肿瘤发生于胆囊底部或体部，少数发生于胆囊颈部或胆囊管。不规则的囊壁增厚以及胆囊结石也可出现。

1. X线摄影 X线平片在胆囊癌的诊断价值有限。腹部平片通常能够显示瓷化胆囊、钙化的胆囊结石、肿瘤内模糊的或点状钙化，以及偶然发生的由胆肠瘘引起的胆管积气（图53-3）。一些侵入性检查，例如内镜逆行胰胆管造影（ERCP），经皮肝穿刺胆管造影（PTC），能够显示胆管的狭窄和（或）梗阻引起的胆囊不显影（图53-4）。胆总管中段的恶性狭窄要怀疑胆囊癌。

2. CT CT能够显示胆囊的肿块以及囊壁的增厚。肿瘤通常表现为不均质强化的低密度肿块，有时肿块会充填全部胆囊腔（the "jam-packed gallbladder"，"填塞胆囊"）。胆囊壁可局限性或弥漫性增厚，增强后常常表现为异常明显或持续性的强化。有时可合并瓷化胆囊、钙化的胆囊结石和（或）胆管扩张。进展期肿瘤可表现为肝十二指肠韧带区的淋巴结肿大，以及对肝脏、胆管、十二指肠、胃、胰腺和（或）肾脏的侵犯。有时可发生远处器官的转移（图53-5）。

3. MRI 胆囊肿瘤的MRI表现与CT表现相类似，由于其更高的软组织对比度，可以更好地显示肿瘤的范围及肿瘤组织的构成。通常肿瘤组织在T2加权像上表现为高信号，T1加权像上表现为等或低信号。当使用钆对比剂后，肿瘤常表现为边缘不均匀强化（图53-6）。磁共振胰胆管造影（MRCP）能够清晰地显示胆管系统，评价胆管梗阻（图53-7）。高分辨率三维T1WI增强梯度回波成像能够对血管细节很好地显示，从而为外科制定手术计划提供帮助。最近，肝胆特异性对比剂已被用于提高肝脏侵袭性疾病的检测。

4. 超声 经腹部超声检查由于其无创、经济、容易获得等优势而成为胆囊癌最常用的影像检查手段。

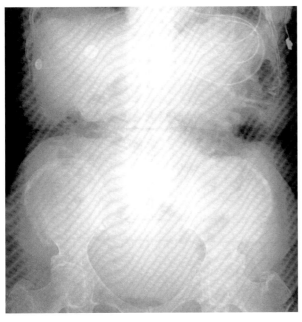

**图53-3** 胆囊癌的腹部平片显示，右上腹呈现厚环状的钙化，与瓷化胆囊相符，这是发展为胆囊癌的一个重要危险因素

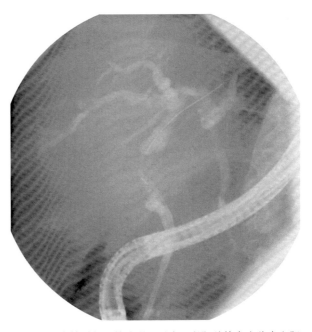

**图53-4** 内镜逆行胆管造影显示中上段胆总管高度狭窄和胆囊未显影，高度提示胆囊癌

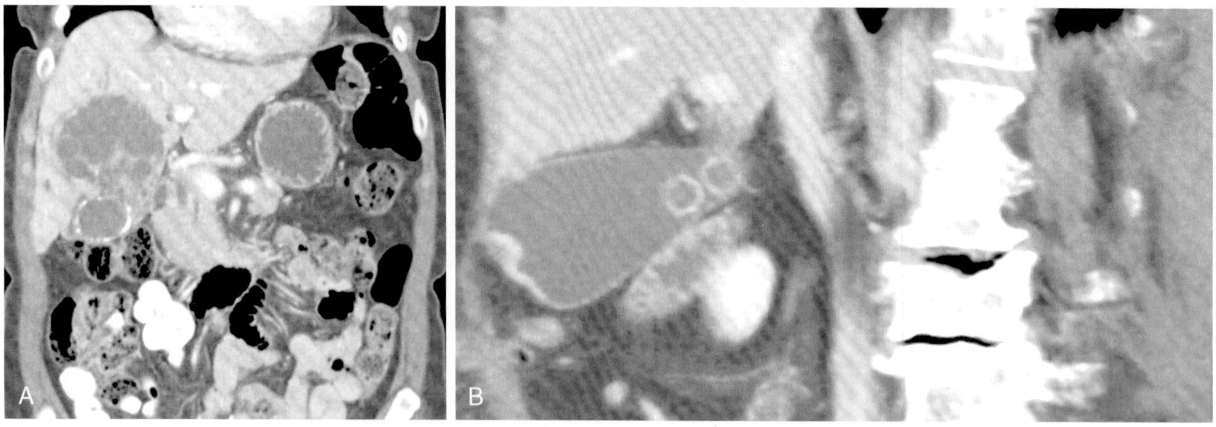

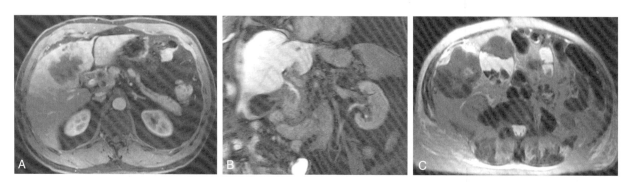

**图53-5** CT扫描可以显示胆囊肿块、结石、胆管扩张、局部浸润及远处转移。冠状位增强CT（A）可以看到瓷化胆囊和胆囊肿块直接侵犯肝脏。另一位患者的冠状位增强CT（B）显示一明显强化的肿块沿胆囊底部生长并见两枚钙化的结石

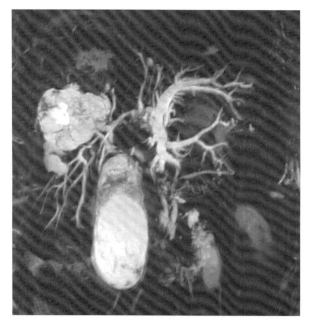

**图53-6** MRI成像提供更高的软组织对比度，并有助于评价胆囊肿块、相关胆管扩张、胆结石、肝脏侵犯及局部淋巴结播散。轴位增强T1WI（A）显示一边缘强化、中心性坏死的肿块从胆囊侵犯肝脏，并伴有肝门淋巴结肿大坏死。另一位患者冠状位肝胆特异性对比剂增强T1WI图像（B）可更好地显示胆囊底部肿块对邻近肝脏的局部轻微侵袭。轴位T2WI（C）显示胆囊底部肿块及胆结石

**图53-7** 磁共振胰胆管成像（MRCP）显示大的胆囊肿块及坏死性肝转移所致的胆管梗阻

在胆囊结石检测及评价胆管扩张方面，超声检查较CT更为敏感。由于受到胃十二指肠气体的干扰，超声检查在胆总管远端的显示方面具有一定的局限性。此外，超声对淋巴结、腹腔内病变以及远处转移等病变的显示具有一定的局限性，因此不能可靠地用于肿瘤分期。胆囊癌的超声表现无明显特异性，包括胆囊壁的增厚、腔内或腔外的肿块以及大的息肉。早期病变表现为小的均匀回声，进展期病变因病灶内的坏死和混杂的回声而表现多样。彩色多普勒成像常常可以显示肿瘤血供增加的区域。胆囊结石、胆囊壁钙化以及淤泥球（tumefactive sludge）常常出现，且小肿瘤因这些出现而显示不清。超声对胆囊腺肌症的鉴别很有帮助。肝脏内有时可见到转移灶及胆管扩张。超声内镜检查可以更好地显示胆囊壁、胆管及局部的淋巴结肿大，但是具有一定的侵入性（图53-8）。

5. 核医学 基于放射性核素$^{99m}$Tc标记的可被肝胆摄取排泄的二乙基亚氨二醋酸（$^{99m}$Tc-HIDA）的

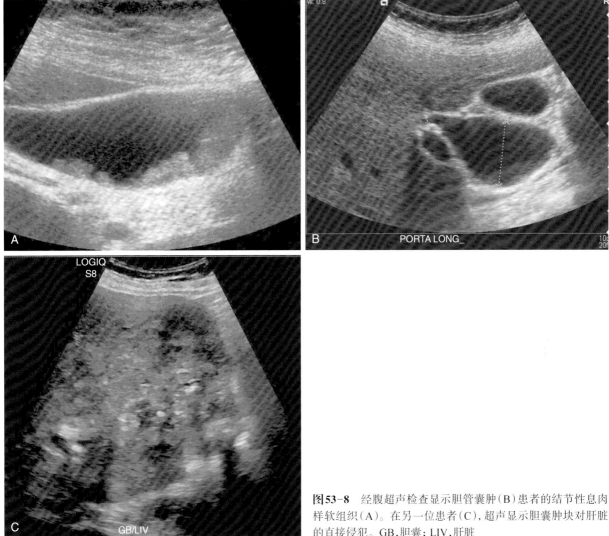

**图53-8**　经腹超声检查显示胆管囊肿（B）患者的结节性息肉样软组织（A）。在另一位患者（C），超声显示胆囊肿块对肝脏的直接侵犯。GB，胆囊；LIV，肝脏

胆管闪烁成像，可应用于肝脏、胆囊以及胆管的成像。胆囊不显影是胆囊管梗阻的非特异性征象，多见于急性胆囊炎。亦可见于胆囊癌的患者。

6. PET-CT　基于 $^{18}$F-氟脱氧葡萄糖（FDG）的PET-CT检查可显示胆囊壁或胆囊底局灶摄取增加（标准摄取值，SUV > 2.5）（图53-9）。全身扫描可用于发现远处转移的病灶。

7. 影像检查流程　当患者出现右上腹部疼痛症状时，应首先选择行超声检查（表53-1）。进展期的体征如肝肿大、黄疸、腹水等出现时应警惕恶性病变的可能，迅速行进一步影像检查。CT和MRI都可应用于胆囊肿瘤的定性诊断。CT在显示钙化及发现远处转移方面具有优势，而MRI比较适用于识别肿瘤组织的构成，检测纤维化或出血，以及显示局部软组

**表53-1**　胆囊肿瘤影像学检查方法的准确性、局限性和缺点

| 检查方法 | 准确性 | 局限性 | 缺点 |
|---|---|---|---|
| X线摄影 | 有限 | 低灵敏度 | 其他肝胆疾病 |
| CT | 好 | 小肿瘤 | 胆囊炎，良性病变 |
| MRI | 优越 | 运动伪影 | 炎症，血肿 |
| 超声 | 一般 | 空间分辨率低，视野小，操作者依赖性 | 胆囊炎，胆囊腺肌症，良性病变 |
| 核医学 | 差 | 非特异性 | 胆管阻塞的其他原因 |
| PET-CT | 同CT | 惰性肿瘤和类癌 | 炎症，代谢紊乱 |

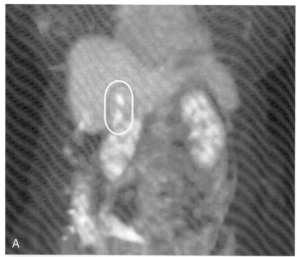

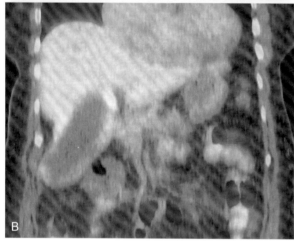

**图53-9** 全身PET-CT可显示胆囊壁的局灶氟脱氧葡萄糖摄取明显增加

织的侵犯。MRCP常常作为一种非侵入性的检查方法应用于评价胆管情况。全身PET-CT检查则可用于评价疑似肿瘤及转移灶的代谢活性。

**典型征象**

- "瓷化胆囊"选择腹部X线检查，超声检查以及CT。
- "填塞胆囊"选择CT和MRI。

**（七）鉴别诊断** 胆囊癌的临床症状常常与其他肝胆管的综合征相重叠。鉴别诊断主要包括胆囊的异常，如胆囊结石、胆囊炎、胆囊黏液囊肿以及胆囊扭转；胆管的疾病，如胆管炎、胆总管结石、胆总管囊肿、胆管癌；肝脏的疾病，如肝硬化、原发性肝癌、肝脏转移瘤；胰腺疾病，如胰腺炎或肿瘤等。

CA19-9、癌胚抗原、碱性磷酸酶以及胆红素等实验室相关非特异性检查指标可用于胆囊恶性肿瘤以及肝胆管疾病的诊断。

非特异性征象可与胆囊癌的影像学相混淆。各种肝胆和胃肠道疾病在X线平片上可出现钙化和胆管积气征象。胆囊炎症、放射性损伤以及某些良性病变具有与肿瘤相似的CT和MRI表现。黄色肉芽肿性胆囊炎与胆囊癌的鉴别诊断尤其困难，因为它们有类似的影像学特征，如胆囊壁增厚及纤维化、局部淋巴结肿大以及对周围软组织的侵犯。淋巴瘤及胃肠道的恶性肿瘤常常出现肝十二指肠区淋巴结的肿大，而胆囊窝的侵犯则可见于肝脏肿瘤及黑色素瘤。

胆囊腺肌症在超声检查上表现为局限性胆囊壁增厚（体部中间壁增厚时又称"沙漏胆囊"）以及由壁内胆固醇沉积所引起的"彗星尾"状回声伪影。弥漫性胆囊壁增厚也可见于胆囊炎、肝炎或肝硬化、低蛋白血症及心衰。淤泥球、良性息肉样病变、肝门部结节以及转移瘤也可有与原发性胆囊癌相类似的表现。

任何原因引起的胆管梗阻都可以造成胆管闪烁成像的结果异常。胆囊炎性病变和转移瘤，在PET-CT检查上均可表现为FDG摄取的增加，从而难以与原发性胆囊癌鉴别。

**（八）治疗**

**1. 内科治疗** 胆囊癌的内科治疗效果不明确。化学治疗（5-氟尿嘧啶、吉西他滨、顺铂、卡培他滨）和（或）放射治疗的应用可以在手术前降低肿瘤的临床分期，或两者结合疗法对手术后肿瘤的控制以及晚期肿瘤姑息治疗有一定作用。

**2. 手术治疗** 手术切除术是胆囊癌根治性治疗的唯一方法。外科手术的应用虽可减轻胆管内的压力，但当肿瘤发生局部晚期侵犯及远处转移时，因手术具有较高的风险故为相对禁忌。姑息性胆管减压对不适合手术的患者可考虑采用。

肿瘤的侵犯程度决定了手术方法的选择。肿瘤早期，选择开腹胆囊切除术，以避免腹膜种植转移的发生。更晚期的肿瘤病变，则需行扩大的胆囊切除术，包括部分肝叶切除及区域性淋巴结清扫。当出现黄疸时，则需行胆管切除术。当发生周围器官侵犯时，应行更彻底的根治术。如果使用腹腔镜手术时发现切缘阳性，应行切口切除术以防止管道种植及微小转移的发生。

瓷化胆囊、胆结石（>3.0 cm）及胆囊息肉（>1.0 cm、有增大趋势或有症状、合并胆管相关疾病）推荐行预防性胆囊切除术。胆总管囊肿与胰胆管结合部异常有引起胆囊癌发生的风险，推荐行局部切除术。

## 医师须知

- 由于胆囊癌的临床症状和体征不具有特异性,因此常常造成诊断的延误及较差的预后。
- 影像学检查对胆囊癌的检出较为敏感且定性准确,因而有助于肿瘤的早期诊断及干预。
- 多种放射学检查手段可被用于外科手术前计划的制定,以及胆囊疾病术后的疗效监测。

## 要点

- 胆囊癌的发生主要与慢性胆石症、瓷化胆囊、胆囊息肉、胆管疾病,以及各种环境暴露有关。
- 胆囊癌的临床症状与体征不具有特异性,可广泛出现于肝胆管的疾病中。
- 胆囊癌可表现为腔内息肉样病变或腔外侵袭性肿块,常伴有胆囊壁不规则增厚。常常可见胆囊结石、淤泥球、胆囊壁钙化、胆管梗阻或扩张征象。
- X线平片、胆管造影术以及胆管闪烁成像在胆囊癌的诊断应用中具有一定的局限性。
- 超声检查是诊断胆囊癌最常用的影像学方法,缺点是空间分辨率低、成像野小。
- 总的来说,CT和MRI是定性诊断胆囊癌最准确的影像学方法。CT最适合显示钙化灶及发现远处转移,而MRI在显示肿瘤组织的构成、发现纤维化或出血、反映局部软组织受侵程度方面更具优势。
- 全身PET-CT检查能够显示胆囊局灶摄取增高,并能发现远处转移。
- 手术是胆囊癌最确定的治疗手段,但对晚期病变禁忌。预防性胆囊切除术在具有胆囊癌发生倾向的患者中推荐使用。

# 第54章

# 肝内胆管肿瘤

Anup Shetty, Richard Tsai and Vamsi R. Narra

（一）**病因**　胆管细胞癌的发病机制尚未明确，其诱发因素包括慢性炎症、寄生虫感染、毒素及药物暴露和基因异常。反复感染导致的慢性胆管损伤可形成癌前病变。此外，基因突变引起的DNA继发改变、胆盐沉积或其他致癌物质可诱发胆管上皮增生，继而导致肿瘤发生。慢性肝病的实验研究表明，肝内胆管细胞癌和原发性肝细胞癌可能源于共同的祖细胞。

（二）**患病率和流行病学**　肝内胆管细胞癌是仅次于肝细胞癌的第二常见原发性肝癌。患者通常年龄较大（50～60岁），男性稍多。生存率初期较高（一年生存率约50%），但很快下降（五年生存率约5%～15%），这与早期转移有关。与胆管细胞癌相关的危险因素包括肝纤维化家族史或胆管囊肿、寄生虫感染（华支睾吸虫）、胆管结石、胆管炎、炎性肠道疾病和慢性胰腺炎，二氧化钍暴露和某些药物。肝内胆管细胞癌易患因素包括慢性丙型肝炎病毒感染、非酒精性肝病、吸烟和肥胖。

（三）**临床表现**　胆管癌的症状由胆管梗阻引起。因此疾病发展过程中临床表现较晚。患者出现黄疸和皮肤瘙痒，可见无胆汁便（陶土色）及胆红素尿（尿色加深）。其他症状源于肝功能不良所致出现的症状。

长期胆管梗阻与胆管炎、肝硬化、肾功能不全和进行性营养不良有关。

肝内胆管癌早期即可转移，预后差，早期外科切除是根治性治疗的唯一方法。

（四）**病理生理学**　胆汁由肝细胞分泌并排入毛细胆管，多个毛细胆管汇合形成肝小管，多个肝小管汇合并形成肝内肝左、右管，在肝外汇合形成肝总管（图54-1）。

胆管肿瘤分为肝外（87%～92%）或肝内（8%～13%）。肝内胆管肿瘤发生于肝内小胆管的分支。在形态学上，肝内胆管癌可表现为肿块（最常见）、胆管内生长、胆管周围浸润或混合性生长模式。

大多数肝内胆管癌表现为孤立、边界清楚的肿瘤。肿瘤可位于外周或中央位置。单个肝总管原发占8%～13%。约65%的患者可见主病灶周围卫星结节。10%的肿瘤呈弥漫性多中心分布，没有明显的肿块。

在15%的患者中，胆管癌最常见是通过神经周围浸润和经累及胆囊管及胆总管淋巴结的淋巴管播散。血行播散极其少见。肿瘤也能直接侵犯邻近肝脏或引起腹膜种植。

肝内胆管癌分期采用美国癌症联合委员会肿瘤分期的TNM分期系统（表54-1）。

（五）**病理**　与胆管癌相比，良性胆管肿瘤如腺瘤、错构瘤、囊腺瘤和乳头状瘤较为罕见。

组织学上，大多数恶性肿瘤（95%）是有不同分化水平的分泌黏蛋白的腺癌。病理类型包括硬癌、结节样癌、乳头状癌。硬癌主要表现为纤维性环形增厚，细胞含量较少，通常见于近端胆管和肝门。

显微镜下发现病理性核大小的异质性和胞质内管腔扩张可支持胆管癌的诊断。免疫组化染色检测癌胚抗原（CEA）、糖类抗原（CA50和CA19-9）和黏蛋白可有助于诊断。胆管癌和未知起源的转移性腺癌的病理表现尤其难以鉴别。细胞角蛋白7（CK7）提示原发性胃或结直肠癌，CK20提示胆管癌。肝内及肝门肿瘤存在KRAS肿瘤基因突变。研究还发现

胆管系统

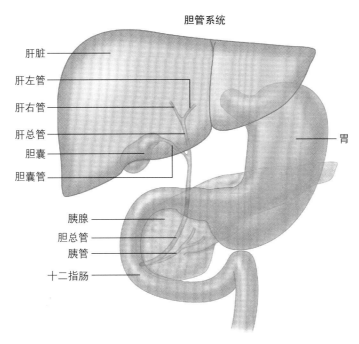

- 肝脏
- 肝左管
- 肝右管
- 肝总管
- 胆囊
- 胆囊管
- 胃
- 胰腺
- 胆总管
- 胰管
- 十二指肠

**图54-1** 肝胆系统解剖

| TABLE 54-1 | American Joint Committee on Cancer Staging Tumor, Node, Metastasis Classification, and Staging for Intrahepatic Bile Duct Cancers | |
| --- | --- | --- |
| **TNM Definition** | **Tumor Location** | |
| TX | Primary tumor cannot be assessed | |
| T0 | No evidence of primary tumor | |
| Tis | Intramucosal carcinoma (intraductal tumor) | |
| T1 | Solitary tumor without vascular invasion | |
| T2a | Solitary tumor with vascular invasion | |
| T2b | Multiple tumors, with or without vascular invasion | |
| T3 | Tumor perforating the visceral peritoneum or involving the local extrahepatic structures by direct invasion | |
| T4 | Tumor with periductal invasion | |
| NX | Regional lymph nodes cannot be assessed | |
| N0 | No regional lymph node metastasis | |
| N1 | Regional lymph node metastasis present | |
| M0 | No distant metastasis | |
| M1 | Distant metastasis | |

*From Edge SB, Byrd DR, Compton CC, et al: American Joint Committee on Cancer (AJCC) cancer staging manual, ed 7, New York, 2010, Springer, p 207.*
*TNM, Tumor, node, metastasis.*

*TP53*肿瘤抑制基因,*CERB*致癌基因,染色体5和染色体17,表皮生长因子和核抗原等的基因突变。

**(六)影像学表现** 胆管肿瘤的位置和形态多变,需要多种成像方式才能完全表征。一般情况下,肝内肿瘤大于肝外肿瘤,因此影像较易识别。影像也可用于评价血管和胆管解剖,梗阻继发性征象及转移。

**1. X线摄影** 常规X线摄影对胆管细胞癌作用有限。肝内肿瘤可含有大的钙化或产生胆管积气。数字减影血管造影(DSA)不常用于评价肝内血管情况。胆管造影可用于胆管疾病的评价,并且可通过肝内或内镜的方法进行。内镜逆行胰胆管造影(ERCP)用于显示梗阻远端肿瘤,而经皮肝穿刺胆管造影(PTC)用于评价梗阻近端病变(图54-2)。

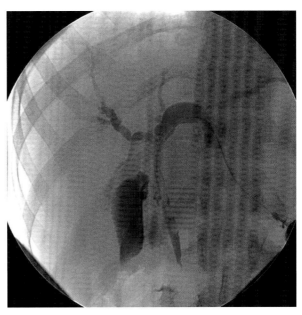

**图54-2** 经皮肝穿刺胆管造影(PTC)显示左中肝管部分阻塞性狭窄,与明显扩张的近端左下肝管形成对比。置入支架以缓解梗阻

2. CT　CT较易发现大的外生性肿瘤，但小肿瘤或弥漫性肿瘤难以被发现。腔内息肉状肿瘤和外生性肿瘤表现为分叶状、低密度肿块，不同程度强化。浸润性肿瘤可呈高密度，沿整个胆管分布。继发于肝内梗阻时，可见外周胆管扩张。也可评价肝包膜回缩及腹腔淋巴结肿大。CT血管造影（CTA）可用于评价肝血管（图54-3）。

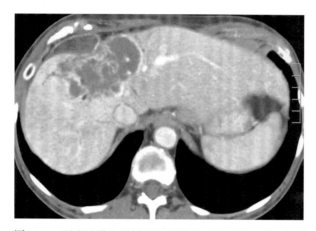

**图54-3**　肝右叶外生性周围型胆管癌CT表现为大的、分叶状、低密度肿块，内部密度不均匀和边缘强化。相比之下，在无胆管梗阻时，腔内息肉样或弥漫浸润性肿瘤很难被发现。延迟期的对比增强成像可能有助于发现不规则胆管壁增厚和（或）强化

3. MRI　MRI比CT能更准确地评价肝内和周围胆管肿瘤。肿瘤表现为T1WI图像等、低信号，可见持续边缘强化及进行性向心性强化。T2WI图像呈高信号，中央纤维化表现为低信号及延迟强化（图54-4）。多期三维增强后影像能准确显示肿瘤范围和血管受累情况。MRCP可用于检测原发肿瘤和胆管增厚引起的肝内胆管扩张。良性胆管增厚显示胆管常均匀狭窄，边缘光滑，恶性病变往往表现为偏心性狭窄及边缘结节状改变（图54-5）。MRI可帮助鉴别肝内胆管癌及未明起源的转移性腺癌。

4. 超声　相比于周围胆管浸润或外生性肿瘤，经腹超声检查更易显示腔内生长的肿瘤。肿块常表现为强回声，也会呈现低回声或不均匀回声。肝内梗阻可继发周围胆管扩张。多普勒成像可以显示血管包绕情况或血栓形成（图54-6）。超声增强检查晚期对比剂的廓清为较准确的特异性征象。

超声内镜及导管内超声技术比经腹超声检查更为准确。但两者都为侵入性技术，且视野局限。

5. 核医学　胆管癌细胞具有抑制肿瘤生长的生长抑素受体。镓扫描可观察到摄取。采用⁹⁹ᵐTc-二异丙基亚氨基二乙酸，又称肝胆亚氨基二乙酸（HIDA）进行胆囊显像，可显示胆管梗阻部位。硫胶体扫描，

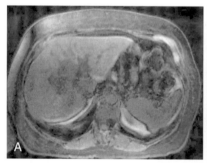
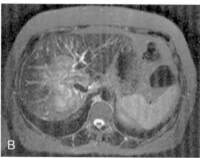
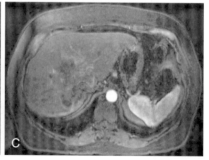

**图54-4**　A～C. MRI T1加权图像上，肿瘤呈等至低信号。可见延迟期强化，但并非特异性征象；MRI T2加权图像上常表现为高信号，肿瘤中央的低信号反映纤维化

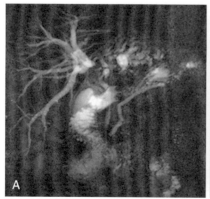
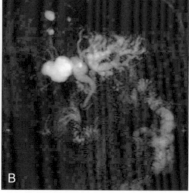
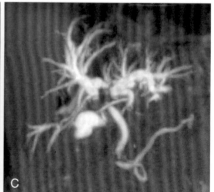

**图54-5**　A～C. MR胰胆管造影（MRCP）常用于肝内胆管狭窄的检查

因肝细胞摄取功能失调,肝内胆管癌可呈现肝脏冷区病灶。

6. PET-CT PET-CT检查有助于评价并发其他胆管情况的胆管癌。PET显示18F-氟脱氧葡萄糖(FDG)的摄取增加,标准摄取值(SUV)恶性较良性

病变高(SUV > 3.6 vs. 2.5)。全身扫描适用于识别远处转移(图54-7)。

7. 影像检查流程 患者表现为黄疸或右上腹疼痛时采用经腹超声进行初步检查(表54-2)。超声可发现肝内肿瘤,而CT和MRI常用于准确分期及评价

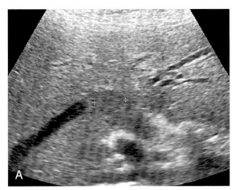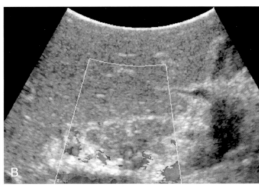

图54-6 A. 在超声检查上,肿块一般为高回声,但也可表现为低回声或不均匀回声,腔内息肉状肿瘤比弥漫性硬化性或外生型肿瘤更容易被发现。B. 多普勒成像可显示血管包绕或血栓形成

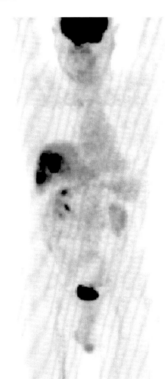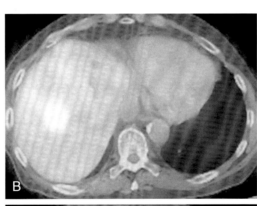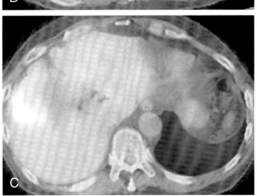

图54-7 A～C. 全身PET-CT可以评价其他胆管疾病基础上发生的胆管癌和远处转移(图片由Jerome Wallis, Mallinckrodt Institute of Radiology, St. Louis, MO提供)

表54-2 各种影像检查方法诊断肝内胆管肿瘤的准确性、局限性和缺点

| 检查方法 | 准确性 | 局限性 | 缺点 |
|---|---|---|---|
| X线摄影 | 有限 | 敏感性低 | 其他肝胆疾病 |
| CT | 一般 | 弥漫性和管腔内肿瘤 | 肝细胞癌,转移性腺癌,良性病变 |
| MRI | 好 | 弥漫性和管腔内肿瘤 | 转移性腺癌,良性病变,胆管增厚 |
| 超声检查 | 一般 | 空间分辨率低,视野小,操作者依赖性 | 良性肿瘤,胆管炎 |
| 核医学 | 差 | 非特异性,空间分辨率低 | 良性疾病,创伤,脓肿,胆总管结石 |
| PET-CT | 一般 | 肿瘤检测有限,图像配准错误,不能为手术切除进行肿瘤分期 | 炎症,代谢紊乱 |

肝外病变。PTC、ERCP或MRCP可用于鉴别遍及胆管分布弥漫性硬化性肿瘤。DSA、CTA和MRI可显示肿瘤与周围血管的关系。PET-CT有助了解已有胆管疾病基础上发生的胆管癌，并发现远处转移。

**（七）鉴别诊断**　胆管癌的临床症状与许多其他肝胆综合征相重叠。鉴别诊断包括其他胆管疾病、胆囊疾病、肝脏功能不良、原发性肝癌或肝转移瘤及胰腺疾病。

实验室检查如CA19-9和CEA是恶性肿瘤的非特异性指标。然而，高水平的CA19-9预示着手术切除后的生存率低。胆红素、碱性磷酸酶、谷氨酰胺水平升高反映了胆管梗阻的发生。发生肝内胆汁淤积时，碱性磷酸酶水平通常小于正常值上限的3倍。

在B超、CT和MRI检查中，胆管良性肿瘤和狭窄可与胆管癌表现相似。原发性硬化性胆管炎与弥漫性浸润性胆管癌难以区分。原发性硬化性胆管炎典型表现为肝内、外胆管交替狭窄、扩张，呈"串珠"样。胆管狭窄表现为渐进性锥形狭窄，而恶性肿瘤所致胆管狭窄呈突然截断改变。相比之下，肝内胆管细胞癌是起源于外周胆管或中央胆管内（肝门部胆管癌）的肿块，可导致近端胆管梗阻，肝内胆管扩张和正常的肝外胆管。在西方国家，胆管癌最常见继发于原发性硬化性胆管炎。如果有影像学证据显示胆管壁不对称性增厚伴胆管扩张、软组织肿块增长迅速、富血供或坏死、包绕生长、浸润和淋巴结肿大，应怀疑恶变。当存在血管受累时，增强CT和MRI可显示一过性肝脏密度/信号的差异，而原发性硬化性胆管炎不常有此表现。

对放射科医师及病理医师而言，鉴别肝内胆管癌与转移性腺癌很具挑战性。CK20和CK7的免疫组化实验可提高准确性，但病理医师仍然依赖影像征象。幸运的是，发现包膜回缩、进行性病灶增强的弥漫性不均匀性强化及肝门淋巴结增大的MRI征象提示胆管癌。环形强化（不要误认为肿瘤边缘强化）及更多数量的病灶提示转移性腺癌。鉴别两者很重要，因为胆管癌需要手术切除，而转移性腺癌则需化疗。病理检查常需要鉴别两者。

混合型肝细胞-胆管细胞癌具有肝细胞癌及胆管细胞癌重叠的病理及影像特征。当肿瘤的影像特征重叠时，要考虑这些双表型肿瘤。例如，一个肿块有动脉期明显强化，肿瘤强化廓清并有包膜回缩及伴随肝内胆管扩张时，影像医师应怀疑双表型肿瘤。

包括良性肿瘤和胆总管结石导致的任何原因的胆管梗阻，都可导致HIDA扫描异常。PET-CT检查对炎症性病变和转移可显示FDG摄取均增高，难以与原发性胆管癌区分。

**（八）治疗**

**1. 内科治疗**　手术风险高和（或）肿瘤无法切除的患者采用非手术治疗。介入治疗可采用内窥镜或经皮肝穿刺胆管引流。内窥镜用于胆管远端肿瘤，而胆管近端肿瘤宜行经皮肝穿刺术。缓解胆管梗阻的策略包括内-外引流，内置支撑管，内置金属支架，球囊扩张术和Oddi括约肌切开术。这些方法为不可切除或转移性肿瘤患者提供姑息性治疗。

放射治疗包括腔内近距离放射治疗、外照射、放射免疫治疗或带电粒子照射。化疗包括系统性给药、经动脉给药肿瘤化疗栓塞或经皮注射给药。光动力疗法，利用激光激活光敏药物，通常是有效的。用酒精或硬化剂进行化学交感神经切除术可缓解疼痛。

**2. 手术治疗**　手术是治疗胆管癌的唯一根治性方法。肝内肿瘤手术切除率约20%。弥漫性瘤病、远处转移、邻近器官或血管侵犯为手术禁忌证。

肝内肿瘤通常行局部或肝叶切除。肿瘤较大时，如有必要可将手术范围扩至肝右/左叶切除或中央肝叶切除。剩余的肝实质必须包含有功能的门静脉、肝动脉及肝内胆管。弥漫性肝内肿瘤可以考虑原位肝移植。然而术后复发很常见。

---

**医师须知**

- 胆管癌的临床症状和体征多为非特异性，因此必须建立高度可疑的诊断指标。
- 影像学检查灵敏度高且定性准确，便于早期诊断和干预。
- 各种影像学检查可用于术前手术方案制定和术后监测胆管疾病。

---

**要点**

- 胆管癌相关因素为先天性肝纤维化或肝内胆管多发囊肿、寄生虫感染、肝胆炎症和结石、炎症性肠道疾病、慢性胰腺炎、代谢和遗传性疾病、职业暴露史、某些毒素和药物。肝内胆管细胞癌的高危因素包括慢性丙肝病毒感染、非酒精性肝病、吸烟和肥胖。

## 要点

- 胆管癌的临床症状和体征无特异性,可在很多肝胆疾病中看到。
- 肝内胆管细胞癌可表现为肿块、胆管内肿块生长,或胆管周围浸润。可以看到胆管梗阻、扩张或两者并存和肿瘤钙化。
- X线平片和核医学在胆管癌中的应用有限。
- 超声、CT和MRI是结节性胆管癌适宜的影像学检查。超声主要适用于肝内胆管癌,而CT和MRI主要适用于肿瘤分期及进一步定性肝外病变。
- 侵入性和MR胆管造影用于识别遍及胆管的弥漫性硬化性肿瘤。
- 全身PET-CT检查可评价并发其他胆管疾病的胆管癌,并能识别远处转移。
- 手术治疗可根治胆管癌,但禁用于晚期患者。手术治疗的成功取决于肿瘤的部位和范围,肝内胆管癌预后较差。

# 第**55**章

# 肝外胆管肿瘤

Anup Shetty, Richard Tsai and Vamsi R. Narra

（一）**病因** 虽然胆管细胞癌的确切发病机制尚未阐明，诱发因素与那些引起肝内胆管肿瘤的因素相似。据认为，长期炎症刺激导致组织化生，最终导致癌症形成。

（二）**患病率和流行病学** 尸检发现，胆管肿瘤占所有癌症的2%。大多数胆管肿瘤为肝外胆管肿瘤（87%～92%）。患者通常年龄要大于肝内胆管肿瘤的患者（60～70岁 vs. 50～60岁），且男性较女性稍多。生存率高（1年50%，5年39%），反映了疾病病程的缓慢。由于转移发生更晚，故肝外胆管肿瘤的预后要好于肝内胆管肿瘤。胆管癌发生的危险因素与肝内胆管肿瘤的危险因素相似，包括胆管囊肿、寄生虫感染、肝内胆管结石、炎症性肠病；遗传性疾病如α1-抗胰蛋白酶缺乏，毒素暴露如二氧化钍和某些药物（如异烟肼）。

（三）**临床表现** 一般情况下，胆管癌生长缓慢，常局部浸润，转移发生晚。与肝内肿瘤相比，肝外和肝门周围肿瘤有更缓慢发展的临床过程，且完全切除后预后较好。

胆管癌的症状是由胆管梗阻所致的胆汁淤积和高胆红素血症引起。因此，肝外和肝门周围肿瘤临床症状在疾病病程中出现较早。患者出现黄疸和皮肤瘙痒，也可能会出现无胆汁大便（陶土色）和胆红素尿（尿色加深）。

其他症状包括出血和瘀斑增加，右上腹部或上腹部疼痛和腹泻。长期胆管梗阻会产生一些并发症，如胆管炎、肝硬化、肾功能不全和进行性营养不良。体格检查时，可能存在肝脏肿大。随着肿瘤远端的胆囊管梗阻的出现，可出现无痛性胆囊增大（Courvoisier征）。

（四）**病理生理学** 肝脏由胆汁分泌型肝细胞构成，排泄胆汁进入胆小管，这些合并成肝小管形成胆管树。右、左主肝管引流各自的肝叶的胆汁，在肝脏外汇合形成肝总管。肝总管汇入胆囊管形成胆总管。胆总管持续下行，在壶腹部与胰管汇合并排入十二指肠第二部（图55-1）。

胆管肿瘤被分类为肝外（87%～92%）或肝内（8%～13%）。肝外胆管肿瘤多发生在大的胆管，而肝内胆管肿瘤主要发生在较小胆管分支。肿瘤位于肝管分叉部是最不常见的，被称为肝门周围或肝门部胆管肿瘤（Klatskin瘤）。形态上，肿瘤可能会出现外生性、息肉样、浸润性或混合性的生长模式。

肝外胆管系统被分为近端、中间和远侧区，解剖分区在胆囊管和十二指肠上部水平。50%～75%胆管肿瘤集中在上1/3，10%～25%的位于中间1/3，10%～20%的肿瘤位于下1/3。近端肝外胆管肿瘤中

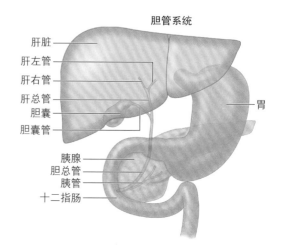

**胆管系统**

肝脏
肝左管
肝右管
肝总管
胆囊
胆囊管
胃
胰腺
胆总管
胰管
十二指肠

**图55-1** 正常肝胆系统解剖

10%～26%发生在胆管汇合处（肝门部胆管肿瘤）。远端胆管肿瘤，肝总管累及占14%～37%，胆囊管占6%，肝胰管壶腹部占0.2%。

胆管癌通过淋巴系统播散最常见。肝外肿瘤扩散到胆囊及胆总管淋巴结占32%，腹腔淋巴结占16%，极少数情况下扩散到胰周和肠系膜上淋巴结。血行播散至肝脏、腹膜和肺是极为罕见的。肿瘤直接蔓延导致邻近肝脏浸润占23%、腹膜种植占9%。

肝外胆管癌采用美国癌症分期联合委员会的TNM系统进行分期（表55-1）。Klatskin瘤分类采用Bismuth分类法（表55-2和图55-2）。

**（五）病理** 肝外胆管肿瘤表现为良性腺瘤、错构瘤、囊腺瘤和乳头状瘤极为罕见，大多数为恶性胆管癌。受反复的胆管梗阻和炎症引起胆汁淤积的刺激，病变被认为是通过腺瘤-癌机制发展的。

组织学上，大多数（95%）恶性肿瘤具有如肝内胆管肿瘤样的不同分化水平的黏蛋白分泌型腺癌。

| TABLE 55-1 | American Joint Committee on Cancer Staging Tumor, Node, Metastasis Classification and Staging for Extrahepatic Bile Duct Cancers |
|---|---|

**A: STAGING FOR PERIHILAR BILE DUCT TUMORS**

| TNM Definition | Tumor Location |
|---|---|
| TX | Primary tumor cannot be assessed |
| T0 | No evidence of primary tumor |
| Tis | Carcinoma in situ |
| T1 | Tumor confined to the bile duct, with extension up to the muscle layer or fibrous tissue |
| T2a | Tumor invades beyond wall of the bile duct to surrounding adipose tissue |
| T2b | Tumor invades adjacent hepatic parenchyma |
| T3 | Tumor invades unilateral branches of the portal vein or hepatic artery |
| T4 | Tumor invades main portal vein or its branches bilaterally; or the common hepatic artery; or the second-order biliary radicals bilaterally; or unilateral second-order biliary radicals with contralateral portal vein or hepatic artery involvement |
| NX | Regional lymph nodes cannot be assessed |
| N0 | No regional lymph node metastasis |
| N1 | Regional lymph node metastasis (including nodes along the cystic duct, common bile duct, hepatic artery, and portal vein) |
| N2 | Metastasis to periaortic, pericaval, superior mesentery artery, and/or celiac artery lymph nodes |
| M0 | No distant metastasis |
| M1 | Distant metastasis |

*From Edge SB, Byrd DR, Compton CC, et al: American Joint Committee on Cancer (AJCC) Cancer Staging Manual, ed 7, New York, 2010, Springer, pp 223, 231.*
*TNM, Tumor, node, metastasis.*

**表55-2　肝胆管分叉处肿瘤的Bismuth分类**

| 类　型 | 累　　及 |
|---|---|
| I | 肝总管 |
| II | 分叉处无次级肝内胆管 |
| III A | 右次级肝内胆管 |
| III B | 左次级肝内胆管 |
| IV | 双侧次级肝内胆管 |
| V | 胆总管及胆囊管汇合处 |

肝门区非分泌APUD瘤（apudoma）偶尔有过报道。

病理类型包括硬癌、结节状癌、乳头状癌。肝外硬癌可见于肝门区。结节形成各种不规则的管腔狭窄，最常见于远端胆管及壶腹部。乳头状瘤通常是腔内的，富血管和松散的，最常出现在肝内胆管。

肝外胆管癌的镜下表现与肝内胆管癌相似，核仁大小不一和扩张的胞质内腔支持胆管癌的诊断。组织学未分化的肿瘤预后较差。免疫组化染色癌胚抗原（CEA）、糖类抗原标志物（CA19-9）可有助于诊断。实验研究也确定在TP53肿瘤抑制基因、*C-ERB*致癌基因、染色体5和染色体17、表皮生长因子和核抗原存在突变。

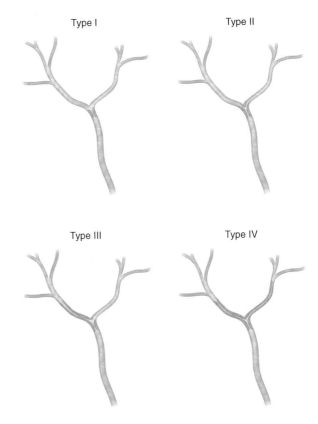

Type I　　Type II

Type III　　Type IV

**图55-2**　胆管分叉处肿瘤的Bismuth分类

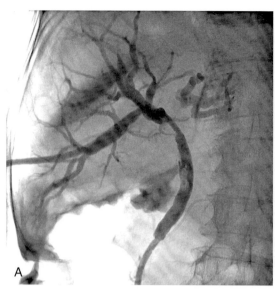

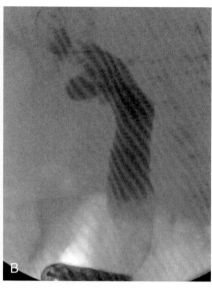

图55-3　A. ERCP可见左下肝管及胆总管上段高度狭窄，该征象与多灶性胆管癌表现一致；胆管环形狭窄提示病灶向周围浸润性生长。B. 另一患者ERCP图像上可见胆总管上段内结节样的充盈缺损，与腔内息肉样胆管癌相符

位于胆囊管和胰管远端的肿瘤也可能分别破坏胆囊和胰腺的功能。

**（六）影像学表现**　胆管肿瘤的位置和形态是高度可变的，要了解其全部的特征可能需多种影像检查。一般情况下，肝外肿瘤比肝内肿瘤要小，因此更难从影像方面识别。影像也可用于评价血管和胆管解剖、梗阻继发征象和转移性疾病。

1. X线摄影　常规X线摄影对胆管细胞癌的评价作用有限。上消化道钡餐检查可检出肝外肿瘤对胃和（或）十二指肠的外源性压迫。胆管造影可用于胆管疾病的评价，并且可以通过肝穿刺或内镜的方法进行。经皮肝穿刺胆管造影（PTC）用于近端病变的评价，而内镜逆行胰胆管造影（ERCP）可显示远端肿瘤。环形胆总管病变时可以看到胆管呈"苹果核"样狭窄。壶腹部肿瘤时，胆总管和胰管扩张可见"双管"征（图55-3，图55-8）。

2. CT　CT对结节性肿块样肿瘤最有用，而弥漫性硬化性肿瘤却更难识别。结节性肿瘤表现为分叶状、低密度肿块，增强后呈不同程度强化。浸润性肿瘤沿胆管生长，并可能呈高密度。

梗阻继发征象经常出现，包括近端胆管扩张、肿瘤远端胆管塌陷、叶或段萎缩。胆囊收缩见于近端胆管肿瘤，而胆囊扩张提示远端胆管病变。血管受累及腹内淋巴结肿大也可评价。CT血管造影（CTA）对肠系膜血管的评价是有价值的（图55-4）。

3. MRI　MRI与CT相比能更准确地评价胆管周围和肝门区肿瘤。肿瘤在T1加权图像上呈等至低信号。延迟强化可见，但是一种非特异性的征象。T2加权图像上病变常呈高信号，中央低信号区为反

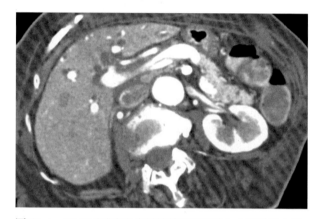

图55-4　CT显示腔内息肉样胆管细胞癌发生在胆总管上段，在增强早期，病变呈低密度影，肝内胆管的扩张为继发于梗阻。病变转移至肝脏、门静脉及下腔静脉

应性纤维化（图55-5和图55-6）。磁共振血管造影（MRA）能有效显示肠系膜循环。磁共振胰胆管成像（MRCP）对胆管狭窄的检查非常有用。良性胆管增厚表现为环形且边缘光滑，而恶性病变往往是偏心性和结节性（图55-7）。

4. 超声　经腹超声检查显示结节性肿瘤比弥漫硬化性肿瘤更容易。肿瘤表现多样，最常见是强回声。可显示梗阻继发征象，如肝内胆管扩张、肝外胆管塌陷、叶或段萎缩。多普勒成像可以显示血管包绕或血栓形成。

在肝门部胆管癌（Klatskin瘤），可以观察到胆管节段性扩张和肝左、右管未汇合。由于肠道气体和皮下脂肪的影响，远端肿瘤显示困难（图55-8）。

超声内镜（EUS）和胆管腔内超声（IDUS）与经腹超声相比，可以提供更精确的局部评价。然而，两者均为侵入性检查且观察视野局限。

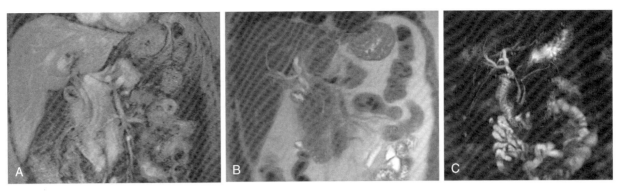

图55-5 在MRI上,冠状位T1加权脂肪饱和图像(A),T2加权脂肪饱和图像(B)和MRCP MIP图像(C)显示一强化、T2WI上呈低信号的肝外肿块环绕中至下段胆总管生长并侵犯胰头周围及十二指肠

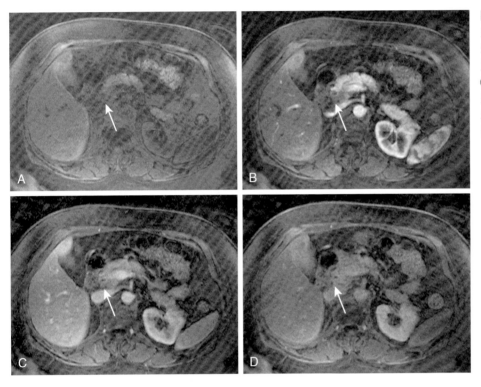

图55-6 与图55-5为同一患者,轴位MRI显示肝内、外近端肝胆管扩张。T1加权脂肪饱和平扫(A),动脉期(B),门脉期(C)和5 min延迟图像(D),肝外胆管癌肿块(箭头处)显示延迟期图像渐进性强化

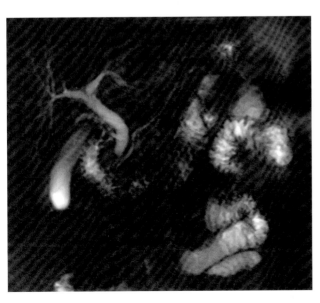

图55-7 MRCP可用于检测肝外胆管狭窄

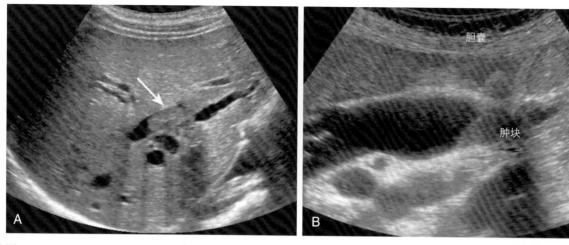

**图55-8** A、B.超声检查,肿块一般都是强回声,但也可能会出现低回声或混杂回声(箭头处)。结节性、近端肿瘤较浸润性、远端肿瘤更容易显示

5. 核医学 胆管癌细胞有特异性的生长抑素受体,用于抑制肿瘤生长。用奥曲肽,一种生长抑素类似物进行放射性核素扫描,能够检出大多数的胆管癌。摄取还可以用镓扫描观察。胆管闪烁显像用锝-99 m ($^{99m}$Tc)-二异丙基亚氨基二乙酸,又称肝胆亚氨基二乙酸(HIDA)扫描,可以显示胆管梗阻部位。

6. PET-CT PET-CT检查有助于评价发生在其他胆管疾病基础上的胆管癌。PET显示恶性病灶 $^{18}$F-氟脱氧葡萄糖(FDG)的摄取增加,其标准摄取值(SUV)较良性病变高(SUV > 3.6 vs. 2.5)。全身扫描适用于识别远处转移。

7. 影像检查流程 经腹超声检查是黄疸或右上腹部疼痛的患者首选的影像学检查方法(表55-3)。超声检查可以显示大部分肝内肿瘤,而CT和MRI多用来显示肝外病变。PTC、ERCP或MRCP用于鉴别遍及胆管分布的弥漫性硬化性肿瘤。DSA、CTA、MRA可以显示肿瘤与周围血管之间的关系。PET-CT和PET-MR有助于检测胆管癌转移。

### 典型征象

- 在ERCP和MRCP上出现"苹果核"样狭窄。
- 在CT、MR、ERCP和MRCP 出现"双管"征(图55-9)。

**(七)鉴别诊断** 胆管癌的临床症状与许多其他肝胆综合征相重叠。鉴别诊断包括其他胆管疾病,如原发性硬化性胆管炎和胆石症、胆囊肿瘤、肝脏疾病,如原发性肝癌或转移癌;胰腺疾病,如脓肿或肿瘤。恶性胆管狭窄的部位可提供鉴别诊断(表55-4)。

**表55-4 恶性胆管狭窄的鉴别诊断**

| 位　置 | 鉴　别　诊　断 |
|---|---|
| 近端胆管 | 肝门部胆管癌(Klatskin瘤) |
| 中段胆管 | 胆囊肿瘤 |
| 胆总管远端 | 胰腺肿瘤或壶腹部肿瘤 |

**表55-3 各种影像检查方法诊断肝外胆管肿瘤的准确性、局限性及缺点**

| 检查方法 | 准确性 | 局　限　性 | 缺　点 |
|---|---|---|---|
| X线摄影 | 有限 | 敏感性低 | 其他肝胆疾病 |
| CT | 好 | 胆管弥漫性病变及腔内肿瘤 | 良性病变 |
| MRI | 优越 | 远处转移 | 良性病变,胆管增厚 |
| 超声 | 一般 | 空间分辨率低,视野小,操作者依赖性 | 良性肿瘤,胆管炎 |
| 核医学 | 差 | 非特异性,空间分辨率低 | 良性病变,创伤及脓肿,胆总管结石 |
| PET-CT | 好 | 肿瘤检测有限,图像配准错误 | 炎症,代谢紊乱 |

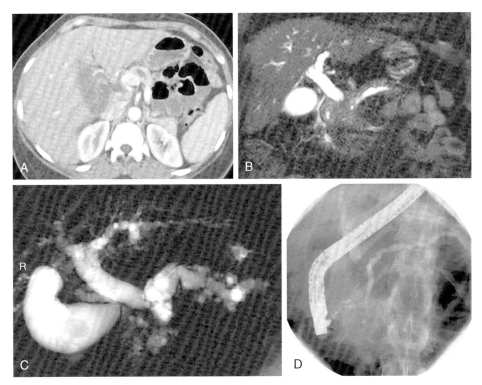

图55-9 显示壶腹部肿瘤,因胆总管及胰管扩张在CT(A)、MRI(B)、MRCP(C)和ERCP(D)上均可见"双管征"(鸣谢: Christine Menias, Mayo Institute, Scottsdale, AZ)

实验室检查如CA19-9和CEA是恶性肿瘤的非特异性指标。血液常规异常是非特异性的,可以见于胆管肿瘤。肝功能检测指标升高反映胆管梗阻。肝外胆汁淤积时,碱性磷酸酶水平通常大于正常上限值的3倍,但丙氨酸和谷草转氨酶值不会增加。

在超声、CT和MRI检查中,良性肿瘤和狭窄可有类似胆管癌的表现。尤其是原发性硬化性胆管炎引起肝外胆管交替狭窄和扩张,可与肝外胆管癌难以区分。良性狭窄具有逐渐变细的形态,与恶性病变的突然变窄特征相反。虽然胆管壁不规则增厚可能存在,但是无明显肿块。而肝外胆管癌则呈现肿瘤肿块累及肝总管或胆总管。流出道梗阻会产生弥漫性肝内和近端肝外胆管扩张,无类似原发性硬化性胆管炎中跳跃性病变出现。此外,病变阻塞处远端胆总管不扩张。转移可扩散到淋巴结和胆管外器官。胆管癌也可以出现在原发性硬化性胆管炎的区域,如果有影像学证据显示生长迅速的软组织肿块、血供丰富或坏死,包绕、侵袭或阻塞血管和胆管,淋巴结肿大和(或)远处转移都应怀疑是恶变。血管和实质受累可以在CT和MRI上出现不均匀的强化。

任何来源的胆管梗阻,可以HIDA扫描上呈现异常。PET-CT检查,炎症性病变和转移可以显示FDG摄取增高,难以与原发性胆管癌区分。

**(八)治疗**

**1. 内科治疗** 非手术治疗应用于手术风险高和(或)无法切除的肿瘤的患者。

如肝内胆管肿瘤章节所述,介入性胆管手术可用于缓解阻塞性症状。解除胆管梗阻的策略包括内-外引流、胆管内镜置管、金属支架、球囊扩张和经内镜或经皮括约肌切开术。

放射治疗可通过腔内近距离放射治疗、外照射、放射免疫治疗,或带电粒子辐照照射。化疗可以通过全身给药、经动脉化学栓塞或经皮注射给药。

光动力疗法利用激光活化光敏感药,常常是有效的。激素疗法,包括生长抑素类似物、胆囊收缩素、胆囊收缩素拮抗剂,目前正在研究中。使用酒精或硬化剂进行化学交感神经切除术可缓解疼痛。

**2. 手术治疗** 手术切除是胆管癌最佳的治疗方法,使预后和生存率都得到提高。对于无法手术切除的患者,肝脏移植也可提供一个治愈方法。手术切除率是肝外约60%、肝门约40%。弥漫性癌病、转移、器官/血管浸润是手术的禁忌证。

肝外肿瘤通过胆管切除和再吻合术治疗。胆管中段肿瘤通过Roux-en-Y肝-空肠吻合术治疗,而远端胆管肿瘤通过Whipple手术切除或保留幽门的胰十二指肠切除术治疗。

肝门部胆管癌是通过局部或大叶性肝切除治疗。对于较大的肿瘤,扩大的右/左肝切除或中央肝切除术是必要的。剩余的肝实质必须包含一个有功能的门静脉、肝动脉、胆管。然而,切除后复发很常见,其至良性肿瘤可发生恶变。

对于在手术探查中发现无法手术切除病变或有转移灶的患者,应进行预防性或姑息性外科旁路术。选择包括胆管支架置入术、胆管吻合术和胆囊移植物。

---

**医师须知**

■ 胆管癌的临床症状和体征都是非特异性的,因此必须建立高度可疑的诊断指标。

■ 影像学检查敏感性高且定性准确,便于早期诊断和干预。

■ 各种影像学检查可用于术前手术方案制定和术后监测胆管疾病。

---

**要点**

■ 胆管癌与先天性肝纤维化或囊肿、寄生虫感染、肝胆炎症和结石、炎症性肠道疾病、慢性胰腺炎、代谢和遗传性疾病、职业接触史以及某些毒素和药物有关。

■ 胆管癌的临床症状和体征都是非特异性的,可以在任何阻塞性胆管病变中看到。

■ 肝外胆管癌可表现为结节性肿块或弥漫性硬化性肿瘤。可以看到胆管扩张、塌陷和肝萎缩。

■ 恶性胆管狭窄的部位可提供鉴别诊断。

■ 超声、CT 和 MRI 是结节性胆管癌适宜的影像学检查方法。超声可鉴别肝内肿瘤,而 CT 和 MRI 用于诊断肝外病变。

■ 侵入性和 MR 胆管造影用于鉴别胆管弥漫性硬化性肿瘤。

■ 全身 PET-CT 检查能评价胆管癌并能发现远处转移。

■ 手术治疗是胆管癌的确定性治疗,但晚期患者禁用。手术治疗的成功取决于肿瘤的部位和范围,肝外肿瘤具有较好的预后。

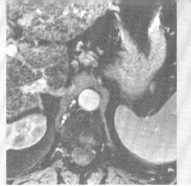
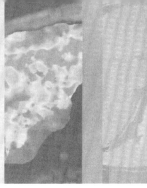

# 第56章

# 弥漫性胆囊壁增厚

Avinash Kambadakone and Dushyant V. Sahani

弥漫性胆囊壁增厚在影像诊断报告中常会出现。超声、CT及MRI可以直观地观察胆囊壁的增厚，明确这种改变的重要性。可疑胆囊病变的首选影像学检查方法一般为超声。对于超声不能确定诊断的病灶，CT是解决问题的很好的工具，CT还能够对疾病进行分期，并且作为急腹症患者的首选检查手段。MRI在评价患者的腹部疼痛、黄疸及胆囊肿块方面已经成为越来越重要的可选择的影像学检查手段。目前，腹部CT和MRI已广泛用于检查胆囊壁增厚的原因。

弥漫性胆囊壁增厚是一个非特异性征象，最常出现于急性胆囊结石及慢性胆囊炎。尽管胆囊壁增厚是急性胆囊炎的特征性改变，但是却可以由多种疾病引发。这些疾病进程可与胆囊疾病有关或者无关。胆囊壁增厚可见于胆囊癌及胆囊外的一些良性病变，如肝炎、心衰、低白蛋白血症及严重的急性肾盂肾炎。所以这种情况经常造成诊断困难，因为在有症状及无症状的患者身上都可以出现胆囊壁增厚的情况。

## 正常的胆囊壁

正常的胆囊壁的组成主要分四层：黏膜层、固有层、不规则的肌层和由疏松结缔组织构成的浆膜层。

超声上，正常的胆囊壁显示为笔尖样细的线性回声。超声检测胆囊壁增厚的判断受胆囊扩张程度的影响，假性的胆囊壁增厚多出现于餐后。增厚的胆囊壁测量时超过3 mm并且出现分层表现。

在CT上，正常的胆囊壁显示为一个薄壁软组织结构，注射对比剂后可出现强化。增厚的胆囊壁因为

浆膜下水肿，在CT上常表现为类似于胆囊周围积液样的低密度带。

在MRI上，正常的胆囊壁在高分辨率T2WI图像表现为内层为低信号的黏膜层及肌层，外层为高信号的浆膜层。然而未增厚的正常胆囊壁不会在HASTE序列上出现这些分层。部分贴近肝脏的胆囊壁因为在T2WI图像上显示为低信号，而不能显示为单独的结构而被识别。在T1WI图像上，胆囊壁呈中等信号强度，增强后均匀强化。因为增强后胆囊壁和肝脏实质的强化程度大致相仿，所以邻近肝脏的胆囊壁部分很难鉴别。

## 增厚的胆囊壁

尽管胆囊壁的厚度受胆囊扩张程度的影响，3 mm被认为是正常胆囊壁厚度的上限。胆囊壁横断面测量厚度为4 mm及以上定义为胆囊壁增厚。

在CT上增厚的胆囊壁呈软组织密度，有时可以出现分层，呈"三明治样"改变，内层强化的为黏膜层，外层强化的为浆膜层，中间的低密度结构为浆膜下水肿，抑或是因为浆膜下水肿，在增强的黏膜周围出现低密度晕征。偶尔，增厚胆囊壁的强化的黏膜层像一个环形钙化的结石或者胆囊壁像被胆囊周围积液包围。胆囊壁水肿形成的晕环和胆囊周围积液的鉴别在CT上是可以区分的，胆囊壁水肿表现为低密度水肿壁内点状强化。局限性的胆囊周围积液也需要与弥漫性增厚的胆囊壁鉴别，超声有时候有助于以上征象的鉴别。

基于胆囊壁的分层，MRI表现为四种不同的胆囊

壁增厚形式。① 1型：胆囊壁增厚呈境界分明的两层，内层是薄而均匀的低信号结构，外层是增厚的高信号。② 2型：增厚的胆囊壁为分层不清的两层结构，内层增宽或者中断，外层是不均质结构，表现为中等信号强度。③ 3型：典型表现是增厚的胆囊壁内出现多发高信号的囊性结构，有分层或分层不明显。④ 4型：胆囊壁为弥漫性结节样增厚，呈均质的低信号强度，不出现分层。

多种原因可导致弥漫性胆囊壁的增厚。由于胆囊本身的病变导致的胆囊壁增厚是原发性，与胆囊病变不相关的其他病变是继发性导致胆囊壁增厚（提要56-1，图56-1）。

---

**提要56-1　各种原因所致弥漫性胆囊壁增厚**

**原发性因素**
- 急性胆囊炎
  - 急性结石性胆囊炎
  - 急性非结石性胆囊炎
  - 坏疽性胆囊炎
  - 气肿性胆囊炎
- 慢性胆囊炎
- 胆囊腺肌瘤病
- 黄色肉芽肿性胆囊炎
- 胆囊癌

**继发性因素**
- 全身性疾病
  - 肝功能不全
  - 充血性心力衰竭
  - 肾衰
  - 低白蛋白血症
- 胆囊周围的炎性改变
  - 急性肝炎
  - 腹膜炎
  - 急性胰腺炎
  - 急性肾盂肾炎
- 其他
  - 消化性溃疡
  - 传染性单核细胞增多症，伤寒型
  - AIDS相关的胆管疾病
  - 怀孕
  - 全肠外营养

---

# 原发性胆囊壁增厚

## 一、急性胆囊炎

### （一）病因

1. 急性结石性胆囊炎　胆囊管的机械性梗阻多由结石（90%）引发，偶尔罕见原因是因为蠕虫（蛔虫、华支睾吸虫）。危险因素包括女性，肥胖或快速的体重减轻，某些药物，怀孕以及年龄的增加。

2. 急性非结石性胆囊炎　急性非结石性胆囊炎多发生于创伤、败血症或烧伤后的重症患者，原因可能是因为禁食以及药物治疗使得胆汁黏度增高从而引发胆囊炎。其他危险因素包括血管性疾病、系统性血管炎、人类免疫缺陷病毒感染、糖尿病、急性肾衰、免疫抑制、持续性禁食以及全肠道外营养。

### （二）发病率和流行病学　急性胆囊炎定义为胆囊的急性炎症，是医院收治的腹部急症中第四大常见原因，急性非结石性胆囊炎占急性胆囊炎的2%～12%。

### （三）临床表现

1. 急性结石性胆囊炎　右上腹出现逐渐频繁并加剧的腹痛，疼痛会辐射到肩胛间区或肩膀，并在深吸气时疼痛加重。这种疼痛经常伴随恶心、呕吐、厌食，也可以出现发热伴随寒战和肢体僵硬。体格检查右上腹有压痛和肌紧张。"墨菲征"（Murphy's sign）是这类结石性胆囊炎患者中最为典型的症状，敏感性（97%）和特异性（93%）均高。墨菲征是指在吸气中期时右上腹触诊引出的疼痛。

2. 急性非结石性胆囊炎　急性非结石性胆囊炎多发生于长时间的禁食或者长期行动不便以及血流动力学不稳定的人群。发热可能是唯一的临床症状，超过75%的患者右上腹部没有任何症状。这种情况还可以见于AIDS相关性胆管病变，经常由隐孢子虫及微孢子虫，如肠孢子虫等病原菌引起。

### （四）病理生理学

1. 急性结石性胆囊炎　急性结石性胆囊炎的最初原因是由于胆囊管被结石阻塞。这些不能正常排出的胆汁浓缩后对胆囊壁有刺激效应，造成更多的胆汁分泌物，从而导致一系列变化，使腔内压力增高，胆囊扩张，胆囊壁水肿，进一步导致静脉血管及淋巴回流受阻，局部缺血甚至坏死。细菌繁殖、穿孔以及脓肿形成也会接连发生。胆汁在早期是无菌的，感染是继发的。胆汁培养阳性只见于20%～75%的患者，培养出的微生物多为肠道细菌，包括大肠杆菌、克雷伯菌属以及肠球菌。急性胆囊炎如果不进行治疗，就会出现出血、坏死、积脓和穿孔。2%～38%的急性胆囊炎患者合并坏疽性胆囊炎，这类患者胆囊穿孔及继发性腹膜炎等并发症的发生率也随之提高。胆囊穿孔的发生率约为3%～10%。气肿性胆囊炎罕见，通常见于老年、男性糖尿病患者，常继发于胆囊壁被产气

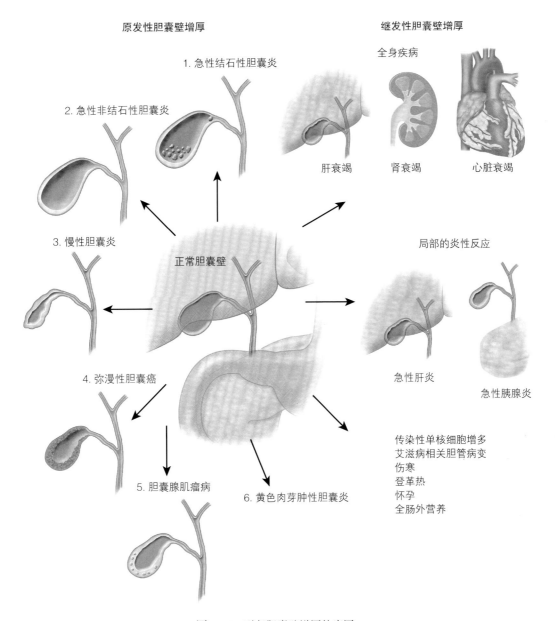

原发性胆囊壁增厚

1. 急性结石性胆囊炎

2. 急性非结石性胆囊炎

3. 慢性胆囊炎

正常胆囊壁

4. 弥漫性胆囊癌

5. 胆囊腺肌瘤病

6. 黄色肉芽肿性胆囊炎

继发性胆囊壁增厚

全身疾病

肝衰竭　　肾衰竭　　心脏衰竭

局部的炎性反应

急性肝炎

急性胰腺炎

传染性单核细胞增多
艾滋病相关胆管病变
伤寒
登革热
怀孕
全肠外营养

**图56-1**　引起胆囊壁增厚的病因

菌感染,如魏氏梭菌及大肠埃希菌。

2. 急性非结石性胆囊炎　非结石性胆囊炎由胆囊多种病理状态引起,如胆囊的血液淤滞,局部麻痹以及局部缺血起着重要的作用。因为胆汁的淤滞和浓缩引起胆囊壁血流灌注降低,使得胆囊上皮细胞出现化学及缺血性损伤,从而导致胆囊炎。从手术摘除的胆囊样本来看,胆囊的微循环受损可能是由于内脏的血管收缩及血管内凝血所致。缺血性损伤常继发的并发症就是感染。

(五)影像学表现　临床上同时出现逐渐延长并加剧的右上腹疼痛和压痛伴有发热,高度提示急性胆囊炎。白细胞增多、中性粒细胞增多和带状核型白细胞增多也常出现。偶然肝脏转氨酶及胆红素也可出现升高。

1. X线摄影　传统的X线摄影在诊断急性胆囊炎的作用有限(表56-1)。急性结石性胆囊炎偶尔可以发现胆囊内结石、气肿性胆囊炎,胆囊腔内及胆囊壁内的气体有时也可以发现。气肿性胆囊炎X线表现的分级如下:① 1级:气体位于胆囊腔内,② 2级:气体位于胆囊壁内,③ 3级:气体位于胆囊周围组织内。

2. CT　CT用于评价那些急性右上腹部疼痛但超声检查没有明确结果的患者,或者用于比较复杂的临床症状的患者,而急性胆囊炎并不是第一诊断。

(1)急性结石性胆囊炎:急性胆囊炎患者最常见的CT征象是胆囊壁增厚和胆囊结石,见于75%的患

表56-1　诊断急性胆囊炎各种影像学检查方法的准确性、局限性及缺点

| 检查方法 | 准确性 | 局限性 | 缺点 |
| --- | --- | --- | --- |
| X线摄影 | 无准确性数据 | 不敏感<br>非特异 | 无法直观地显示胆囊的软组织 |
| CT | 准确性：94% | 辐射暴露<br>用于怀孕患者不理想<br>墨菲征不能像超声一样在检查中引出 | 20%的结石CT漏诊，因为有些结石的密度与胆汁的密度相似 |
| MRI | 敏感性：95% | 危重患者不适宜 | |
| 超声 | 敏感性：48%～100%<br>特异性：64%～100% | 对胆管显示不佳<br>对胆总管结石的敏感性较差<br>胆囊壁内积气可误诊为钙化 | 急性结石性胆囊炎患者的泥沙样结石可误诊为胆囊癌 |
| 核医学 | 准确性：92%，是诊断急性胆囊炎的金标准 | 对于肝损害、肠外营养及禁食的患者特异性较差<br>对于非梗阻性胆囊炎不能提供信息，不能显示其他病理改变 | 出现假阳性及假阴性的结果 |
| PET-CT | 无准确性数据 | 对糖尿病患者敏感性差 | 与胆囊癌经常难以区分 |

者（图56-2）。胆囊壁与相邻肝脏交界面分界不清应高度怀疑急性胆囊炎。胆囊周围的索条状影是另外一个急性胆囊炎的CT特殊征象，主要是由于胆囊周围脂肪内的炎性反应所致。广泛的胆囊病变可导致相邻的结肠及十二指肠壁的反应性增厚及水肿（图56-2）。在胆囊毗邻的肝实质内出现局限性一过性的高密度可能是由于肝脏动脉充血。增厚的胆囊壁可类似胆囊周围的液体，尤其是胆囊与图像的横轴面呈斜行走向时。诊断急性结石性胆囊炎的主要标准为胆囊内结石、增厚的胆囊壁、胆囊周围积液和浆膜下水肿。次要的诊断标准为胆囊的扩张以及胆囊内泥沙样结石。出现一项主要的诊断标准和两项次要的诊断标准可以帮助做出诊断。

（2）急性非结石性胆囊炎：急性非结石性胆囊炎主要的CT诊断标准包括胆囊壁增厚（≥4mm），胆囊周围积液，在无腹水的情况下出现浆膜下水肿，胆囊壁内出现气体，或者胆囊黏膜出现剥脱。次要诊断标准包括胆囊扩张和高密度胆汁。出现两项主要诊断标准，或者一项主要诊断标准与两项次要诊断标准时提示该诊断。

（3）坏疽性胆囊炎：增强扫描时胆囊壁无强化，胆囊显著扩张及胆囊壁增厚是坏疽性胆囊炎的典型表现（图56-3）。不连续或不规则的胆囊黏膜强化也有过报道。胆囊周围脓肿是胆囊壁坏死的另一个特异性征象，也可提示坏疽性胆囊炎，是一种严重的急性胆囊炎的表现。平扫CT上显示密度增高的胆囊壁

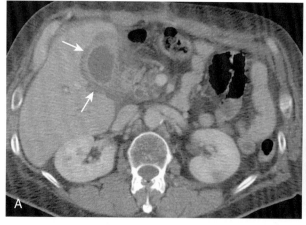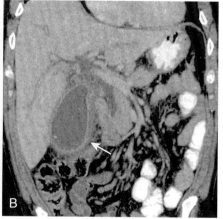

图56-2　急性结石性胆囊炎，横轴位（A）和冠状位（B）增强CT。45岁女性，发热，右上腹疼痛。增强CT显示弥漫性胆囊壁增厚及强化并伴随明显的胆囊增大（图A箭头处）。冠状位图像显示胆囊周围的索条状影伴相邻横结肠轻度肠壁增厚（箭头处）

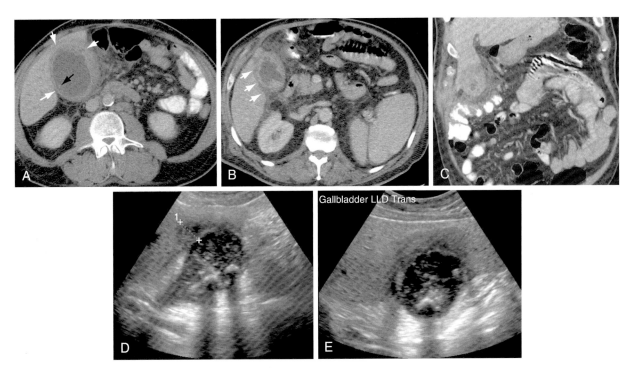

**图56-3** 三例急性坏疽性胆囊炎。A. 74岁男性,轴位增强CT,显示胆囊扩张并胆囊壁不规则增厚,部分区域胆囊壁不强化(细白箭头处)。小而不规则无强化区提示坏死(短白箭头处),另外可见一条细长的管腔内膜显示(黑箭头处)。B. 56岁女性,轴位增强CT,显示不规则的胆囊壁不均匀强化,黏膜线不连续(箭头处)。C. 相同患者的冠状位重建图像显示明显不规则的胆囊壁伴胆囊周围索条状影,相邻的肝曲结肠壁明显增厚,同时也可以观察到相邻的侧腹壁肌层增厚,边界缺失。63岁女性,横切(D)和矢状面(E)的超声图像,显示胆囊壁不规则增厚(图D标尺示)、胆囊腔内沉淀物、膜状物和胆囊结石

可以视为急性坏疽性胆囊炎的一个征象。由于胆囊黏膜容易出现局部缺血、黏膜坏死及出血,导致CT显示高密度征象。其他征象包括胆囊腔内膜状结构及不规则的胆囊壁。

(4)气肿性胆囊炎:胆囊壁内出现气体是另一种急性胆囊炎,称为气肿性胆囊炎(图56-4)。气体也可出现在胆囊腔内和胆囊周围组织内。CT显示胆囊壁积气很重要,因为在超声上气体与钙化或者胆固醇沉积不易鉴别。CT是显示胆囊腔内或胆囊壁内积气最为敏感和最具特异性的影像技术。气腹的出现考虑穿孔,需要急诊外科手术干预治疗。

3. MRI MRI诊断和鉴别急性胆囊炎的敏感性为95%。常见的MRI征象包括胆囊壁增厚(≥4 mm),胆囊增大(长轴直径>8 cm,及短轴直径>4 cm)(图56-5)。胆囊壁增厚的2型分层方式可以观察到。其他征象包括胆囊壁不规则或者局部缺损,胆囊腔内不规则膜状结构或者线样软组织信号影。增强扫描后可显示增厚的胆囊壁强化,胆囊邻近的肝脏组织受炎症累及也可出现一过性强化,尤其见于肝动脉期,在肝脏静脉期和实质期受累肝脏组织呈等信号。胆囊壁有时可以观察到不同的条纹状信号,代表胆囊壁不同的分层类型。胆囊邻近的肝脏出现一过性强化具

有特异性,可以帮助区分慢性胆囊炎。胆囊周围脂肪信号强度改变主要表现为T1WI信号降低,T2WI信号增高。胆囊周围积液主要表现为T2WI高信号。胆囊壁内或腔内积气在T1WI以及T2WI上可以看到在胆囊壁内或者腔内气泡样信号缺失,有时候可以看到胆囊腔内气液平面。

4. 超声

(1)急性结石性胆囊炎:可见弥漫性胆囊壁增厚(≥4 mm)和胆囊增大(长轴直径>8 cm,及短轴直径>4 cm)(图56-6)。胆囊结石的显示是最常见、最具敏感性的征象,特别是存在于胆囊颈部或胆囊管的结石。在超声诊断中,墨菲征阳性主要是指吸气时最大的压痛点是由压迫胆囊部位的超声检查引出的。次要的征象有胆囊周围脂肪炎症和(或)积液。彩色多普勒能够显示胆囊壁的充血,提高了超声在诊断急性胆囊炎时的准确性。

(2)急性非结石性胆囊炎:除了没有胆囊结石和胆囊泥沙样沉淀物外,急性非结石性胆囊炎的超声成像特征和急性结石性胆囊炎相似(图56-7)。

(3)坏疽性胆囊炎:是以不对称的胆囊壁增厚或胆囊腔内的膜状物的存在为特点(图56-3)。由于胆囊壁去神经支配,坏疽性胆囊炎显示墨菲征阴性的病

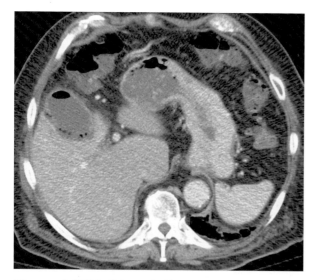

图56-4　气肿性胆囊炎，48岁，糖尿病患者。增强CT显示多发胆囊壁内气体以及胆囊腔内气-液平面，也可以观察到轻度的胆囊周围脂肪索条状影

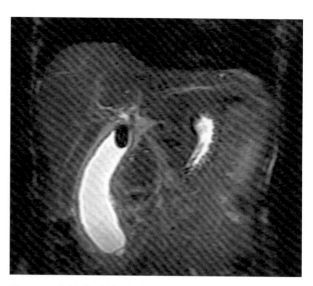

图56-5　急性结石性胆囊炎，47岁女性，T2WI冠状位抑脂序列MRI显示胆囊增大，胆囊壁弥漫性增厚，胆囊颈部可见一个圆形的低信号结石嵌顿

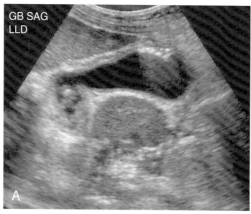
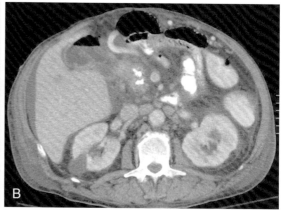

图56-6　急性结石性胆囊炎伴气肿性胆囊炎的表现。A. 42岁男性，右上腹痛，矢状面腹部超声显示胆囊增大，壁增厚，胆囊颈部可见一个胆囊结石；在胆囊中可以见到多个微小回声灶提示为气泡，沿着胆囊壁的非附着部分分布，呈现出"彗星尾征"。B. 轴位增强CT证实了胆囊内气体的存在，胆囊周围可见明显的脂肪索条状影和积液

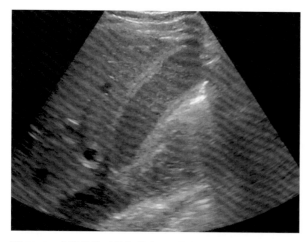

图56-7　急性非结石性胆囊炎，45岁女性，败血症患者，增大的胆囊内显示类似淤泥回声，胆囊壁弥漫性增厚，没有发现明确的胆囊结石

例高达66%。

（4）气肿性胆囊炎：超声可以观察到胆囊腔内高回声反射伴后方低水平的声影和絮状伪影（"脏的声影"）（图56-6）。"香槟征"是指在胆囊腔附着部分聚集形成的小而无声影的回波灶，类似于一杯香槟中冒出的气泡。

5. 核医学　胆管显像是诊断急性胆囊炎造成的胆囊管梗阻的金标准。胆管闪烁显像用锝99m（99mTc）-二异丙基二乙酸，也被称为肝胆的亚氨基二乙酸（HIDA）扫描，诊断急性胆囊炎的敏感性为86%～100%，特异性94%～100%，准确性为92%。HIDA对急性胆囊炎的扫描标准是施用了放射性示踪剂3 h后或者增加硫酸吗啡注射30 min后胆囊仍然持续不显影。胆囊在60 min内显影属于假阴性结

果。注射吗啡之后假阴性率降低。假阳性结果是指没有胆管梗阻的情况下胆囊不显影,这可能发生在禁食、接受肠道外营养或者有严重肝脏疾病的患者。HIDA扫描诊断急性非结石性胆囊炎是有争议的。气肿性胆囊炎胆囊不显影,但会显示邻近胆囊窝区域的肝脏摄取活性的增加("边缘征")。

6. PET-CT　在PET检查中,急性胆囊炎显示为在胆囊区域有环状放射性示踪剂摄取的高代谢病变。

### 急性胆囊炎的典型征象

- 伴有胆结石的弥漫性胆囊壁增厚(≥4 mm)。
- 超声检查墨菲征阳性。
- 胆囊周围脂肪条纹及积液征。
- 胆囊壁不规则增厚伴胆囊腔内黏膜不连续性强化或不强化(提示坏疽性胆囊炎)。
- 胆囊壁或腔内的气体。
- 超声显示气肿性胆囊炎的香槟征。
- 肝胆闪烁显像注射示踪剂后3 h胆囊持续性不显影。

（六）鉴别诊断　鉴别诊断包括胆总管结石、胰腺炎、消化性溃疡、急性肝炎、肝脓肿、肝肿瘤伴并发症、肺炎和心脏病。交感神经源性的胆囊壁增厚继发于右上腹部的急性炎症过程,包括急性胰腺炎、十二指肠溃疡穿孔、肝炎、位于右侧腹部的憩室炎,甚至急性右侧肾盂肾炎可能导致与急性胆囊炎混淆。

（七）治疗

1. 内科治疗　内科治疗包括口服摄入的限制,静脉内注射、电解质复苏以及肠道外(镇静剂)止痛,吲哚美辛和双氯芬酸有报道称会减低急性胆囊炎进展的概率。静脉内注射抗生素也经常使用。

2. 手术治疗

（1）急性结石性胆囊炎:治疗方法有开腹或腹腔镜胆囊切除术。

（2）急性非结石性胆囊炎:开腹胆囊切除术是治疗非结石性胆囊炎的一种常用的手术方法。经皮胆囊造口术适合于危重病例或者老年患者,既是一种诊断方式又是一种治疗方法。

## 二、慢性胆囊炎

（一）病因　慢性胆囊炎多与胆石症有关。它是因短暂性胆结石的阻塞继发的胆囊炎反复刺激胆囊壁所致。

（二）发病率和流行病学　慢性胆囊炎是最常见的胆囊疾病,主要是由胆囊的慢性轻微炎症造成,女性患者常多于男性,50～60岁好发。

长期存在的慢性胆囊炎可导致胆囊壁钙化,被称为"瓷样胆囊"。在所有胆囊切除的样本中,瓷样胆囊的发生率为0.06%～0.8%。慢性胆囊炎与胆囊癌的发生密切相关,癌变发生率在12%～61%。

（三）临床表现　间歇或持续的右上腹疼痛是最有特异性的症状,在发病时是一种突然性的疼痛。这种疼痛多由胆囊管阻塞所造成胆囊壁的张力增加引起。疼痛一开始出现于上腹部和右上腹部,也可以放射到肩部或者背部。疼痛持续约30～60 min,极少数的患者持续数小时。疼痛的发生多是由于饱餐或者是油腻食物引起。很多患者出现急性腹痛并伴随恶心。其他非特异性的症状包括嗳气、腹部胀气或者是上腹部的饱胀感。

（四）病理生理学　慢性胆囊炎特征性的表现是纤维化,它可导致胆囊的缩小,收缩性胆囊。胆囊的黏膜层一般是完整的。

组织学检查,胆囊壁可见单核细胞浸润并伴随浆膜下层的纤维化以及水肿。瓷样胆囊用于描述胆囊壁广泛钙化而引起的胆囊变脆及蓝色样变的病理改变。

（五）影像学表现

1. X线摄影　15%～20%的胆囊结石患者由于含有足够钙质,在X线检查上可以显影(表56-2)。瓷样胆囊呈圆形,非透明,边缘呈环形钙化或结石内部出现不规则的钙质沉积。

2. CT　CT表现为胆囊缩小,胆囊壁呈软组织密度增厚和胆囊结石(图56-8)。慢性胆囊炎与胆囊癌的鉴别诊断至关重要。在动态CT扫描上,薄的胆囊壁与相邻的肝组织在动脉期及静脉期呈相对等密度。胆囊癌患者的胆囊内壁更厚,动脉期出现强化,门静脉期呈相对等密度。瓷样胆囊的特征是胆囊内壁有一层厚的不匀质的钙化(图56-9)。

3. MRI　胆囊体积缩小并且胆囊壁不规则增厚。MRI可显示1型胆囊壁增厚方式。胆囊结石可以观察到。增强后,胆囊壁的强化比急性胆囊炎程度轻。强化特点为轻、慢、延迟时间长。1型胆囊壁增厚在MRI上可以观察到明显分界的两层,内层为薄而均匀的低信号带,外层为厚的高信号带。其他表现包括胆囊壁索条状影、胆囊体积增大、胆囊周围积液及胆囊周围脂肪信号改变。

4. 超声　超声表现为胆囊体积缩小、胆囊壁增厚及胆囊腔内结石。胆囊不出现扩大,不出现墨菲征

表56-2　诊断慢性胆囊炎各种影像学检查方法的准确性、局限性及缺点

| 检查方法 | 准确性 | 局 限 性 | 缺 点 |
|---|---|---|---|
| X线摄影 | 无准确性数据 | 不敏感,非特异 | 无法直观地显示胆囊的软组织 |
| CT | 无资料 | 电离辐射 | 20%的胆囊结石未显示 |
| MRI | 无资料 | 显示胆囊结石不准确 | |
| 超声 | 94% | 鉴别钙化(胆囊结石和瓷样胆囊)和气体不可靠。肥胖患者检查受限 | 胆囊内淤滞的胆汁有时与胆囊癌相似 |
| 核医学 | 准确性:73% | 肝损害、禁食及肠外营养的患者特异性减低。不能诊断非阻塞性胆石症患者,不能显示其他病理过程 | |
| PET-CT | 无资料 | 糖尿病患者的敏感性降低 | 不易与胆囊癌鉴别 |

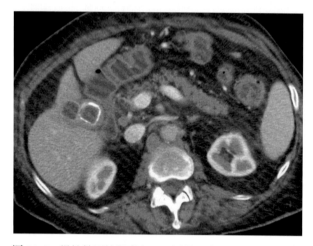

图56-8　慢性结石性胆囊炎,86岁男性,复发性右上腹疼痛,消化不良。轴位增强CT显示胆囊缩小,胆囊壁增厚,胆囊腔内有两枚大结石

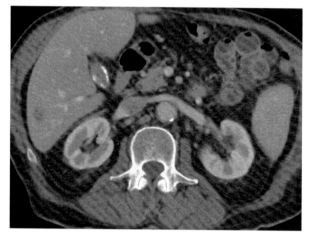

图56-9　瓷样胆囊,78岁女性,轴位增强CT显示在胆囊腔内见沿胆囊壁排列的线样增厚的高密度钙化,胆囊腔内胆汁密度增高

和胆囊充血。

5. 核医学　28%～90%的慢性胆囊炎患者肝胆核素显像为正常,尤其是那些无症状患者。有症状的慢性胆囊炎患者,由于胆囊(主要在胆囊管)内胆汁浓缩,可使胆囊不显影。在检查第一个小时内,在胆囊显影前肠道显影考虑患者为慢性胆囊炎。当与临床以及其他影像学结合时,核医学检查提高了胆囊炎诊断的准确性。

6. PET-CT　PET显示胆囊区摄取增加,肝脏边缘摄取增加,肝脏区呈中央摄取低而边缘摄取高的环形征象。

**慢性胆囊炎的典型征象**

- 胆囊壁增厚。
- 胆囊体积缩小。
- 胆囊结石。
- 瓷样胆囊。
- 在肝胆核素显像中肠道显影早于胆囊。

(六)鉴别诊断　其他病因导致的急性上腹部疼痛应该包括在鉴别诊断中,包括胃食管反流性疾病、急性胰腺炎、消化性溃疡或者肠易激综合征。其他可导致胆囊壁增厚的疾病也需要考虑,慢性胆囊炎的诊断要基于胆囊壁增厚、胆囊结石及胆囊缩小等征象来共同判断。

(七)治疗

1. 内科治疗　内科治疗旨在溶解胆结石。包括:① 口服溶解剂熊去氧胆酸及鹅去氧胆酸片,② 体外冲击波碎石术伴口服溶解剂,③ 甲基叔丁基醚接触溶解(MTBE)。

饮食疗法主要强调食用低脂饮食,适合于胆囊炎复发的患者。

2. 手术治疗

(1) 慢性胆囊炎:慢性胆囊炎的外科治疗方法主

要是腹腔镜及开腹胆囊切除术。

（2）瓷样胆囊：由于瓷样胆囊患者胆囊癌发病率高，建议行预防性胆囊切除术。

### 三、黄色肉芽肿性胆囊炎

（一）**病因** 与胆囊结石及胆囊流出道阻塞密切相关的慢性胆囊感染是黄色肉芽肿性胆囊炎的主要病因。主要表现为胆囊壁增厚，并倾向于与周围器官粘连，甚至导致瘘管形成。

（二）**发病率和流行病学** 黄色肉芽肿性胆囊炎是慢性胆囊炎的少见形式，病理特征是胆囊壁内由于巨噬细胞吞噬脂质而出现浅灰黄色结节或条纹。非特征性的表现包括增厚的胆囊壁及钙化，在影像上与胆囊癌相鉴别有一定困难。

黄色肉芽肿性胆囊炎是一种与黄色肉芽肿性肾盂肾炎相似的少见的慢性胆囊炎的形式，发生率约占胆囊疾病的0.7%～13.2%，40～70岁女性更易发生。该病与胆囊癌的发生关系密切，发生率约为20%，也有并发胆管癌的报道。

（三）**临床表现** 黄色肉芽肿性胆囊炎的临床表现与急性或慢性胆囊炎的临床表现相似。常见表现为呕吐、右上腹疼痛，超声检查时墨菲征阳性及白细胞增多。也常出现反复的胆绞痛或者胰腺炎的症状。体格检查及实验室检查无特异性发现，对于与其他疾病的鉴别诊断也无帮助。并发症包括胆囊穿孔、脓肿形成或胆肠瘘。

（四）**病理生理学** 黄色肉芽肿性胆囊炎多是由于慢性感染和由于胆汁淤滞所致的结石引起。反复的炎性改变和结石会刺激胆囊壁发生变性和坏死，随后可引起胆囊壁内脓肿形成，并最终由黄色肉芽肿组织代替。在罗-阿窦内的胆汁和黏蛋白的浓缩会导致罗-阿窦的进一步的破裂和炎症。

慢性阶段的特征是炎性反应过后的纤维化反应、瘢痕改变和出现含有黄棕色蜡样色素的组织细胞。

（五）**病理** 胆囊的慢性炎症导致持续胆囊壁增厚和与相邻组织及器官的粘连。大体形态通常表现为或大或小的与胆石症和不规则增厚的胆囊壁相关的缩小的胆囊，沿着胆囊壁肌外层分布软硬不一、大小不一的黄色或灰黄色结节，分界不清，胆囊黏膜表面溃疡形成。

显微镜下可观察到结节状或者分界不清的泡沫组织细胞，伴随慢性炎性细胞出现的异物巨细胞。周围血管的成纤维反应也可以观察到。

急性胆囊炎患者在胆汁培养后多为阳性，多为大肠杆菌、肠球菌、克雷伯菌属及葡萄球菌。

（六）**影像学表现** 影像学的征象，在急慢性胆囊炎、胆囊癌以及黄色肉芽肿性胆囊炎之间有显著的重叠。

1. X线摄影 传统的影像学检查方法在黄色肉芽肿性胆囊炎的诊断上具有一定局限性（表56-3）。

2. CT 黄色肉芽肿性胆囊炎通常显示胆石症的CT表现。弥漫性不均匀增厚的胆囊壁是最常见的征象（图56-10）。偶尔可观察到增厚的胆囊壁周围环形低密度带。有时候可观察到胆囊壁内钙化与瓷样胆囊相似。胆囊壁内可见局灶或者是弥漫性的低密度灶。增强扫描后胆囊可见黏膜线的持续性强化，此点对应于胆囊的黏膜层和肌层的强化，这一征象很好地对应了上皮层的存在。局限性的黏膜线的破坏也可以看到，虽然这点与胆囊癌患者相比出现得少。一般来说，相对于胆囊癌而言，黄色肉芽肿性胆囊炎的强化更为弥漫而且更欠均匀。胆囊周围的脂肪浸润也有报道。炎性病变扩散浸润肝脏的情况也

表56-3　诊断黄色肉芽肿性胆囊炎各种影像学检查方法的准确性、局限性及缺点

| 检查方法 | 准确性 | 局限性 | 缺点 |
|---|---|---|---|
| X线摄影 | 无资料 | 不敏感，非特异 | 无法直观地显示胆囊的软组织 |
| CT | 与胆囊癌鉴别，敏感性：78%～83%，特异性：82%～100%，准确性：69%～91% | CT软组织分辨率低，无法发现小的胆囊壁内低密度区 | 黄色肉芽肿性胆囊炎与胆囊癌的CT表现明显重叠 |
| MRI | 无资料 | | 黄色肉芽肿性胆囊炎与胆囊癌的MRI表现明显重叠 |
| 超声 | 无资料 | 对于观察胆囊周围炎性改变及邻近器官受侵犯作用有限 | |
| 核医学 | 无资料 | 无法做出特异性诊断 | |
| PET-CT | 无资料 | 糖尿病患者的敏感性降低 | 假阳性结果类似于恶性肿瘤 |

常出现,表现为边界不清楚的肝脏低密度肿块或者是异常的肝实质强化区。胆管树的梗阻也有发生,主要是由于胆总管结石或者是伴发的胆管癌而致的胆管梗阻。常可见轻度肿大的淋巴结位于门腔静脉间隙和沿着十二指肠韧带分布。Goshima和同事们发现5个CT征象可显著区别黄色肉芽肿性胆囊炎及胆囊癌,包括弥漫性胆囊壁增厚、连续的黏膜线、增厚的黏膜壁内低密度结节、无肉眼肝脏浸润、无肝内胆管扩张。应用5个征象中的3个征象的组合鉴别黄色肉芽肿性胆囊炎及胆囊癌可得到高的敏感性(83%)、特异性(100%)及准确性(91%)。

3. MRI　增强扫描后可观察到弥漫性的胆囊壁增厚,可见不均匀强化(图56-10)。胆囊壁在T1WI上呈低信号,在T2WI上呈中高信号。小的胆囊壁内脓肿可显示,T2WI显示的多发胆囊壁高信号灶在T1WI增强后并无强化。组织病理学检查认为这些区域为坏死或脓肿形成。在MRI上,黄色肉芽肿性胆囊炎另一个显著的特征为T1WI胆囊壁内的低信号结节,病灶在同相位图像表现比去相位像的信号高,提示脂肪成分的存在。早期的报道显示弥散图像有鉴别黄色肉芽肿性胆囊炎及胆囊癌的作用。少数在T2WI上呈高信号的区域,在T1WI增强扫描延迟期上有非常明显的强化,这些区域是由大量增生的泡沫细胞组成的。胆囊与肝脏之间的脂肪间隙消失。动态增强研究发现在肝床部位出现肝实质的早期强化,这种肝实质的早期强化不仅是由胆囊静脉的引流增加所致,也是由毗邻肝实质的炎性病变所致。

4. 超声　弥漫性的胆囊壁增厚是诊断依据。典型的胆囊壁是高回声的,但可以使超声透过(或呈等回声),极少出现低回声。最为典型的特征是在胆囊壁内出现卵圆形或是扁平的低回声结节或低回声带。低回声结节代表了富含脂质的黄色肉芽肿。胆囊壁

内出现曲线样低信号晕环也有报道。相关的特征性表现诸如胆结石或胆泥也常出现。胆囊壁与肝实质的软组织界面应存在,但是如果该界面消失,与胆囊癌的鉴别将有难度。

5. PET-CT　黄色肉芽肿性胆囊炎在$^{18}$F-脱氧葡萄糖标记的PET(FDG-PET)上呈现摄取增加,与恶性肿瘤相似,易于出现假阳性结果。

## 黄色肉芽肿性胆囊炎的典型征象

- 胆囊壁增厚伴随周围低回声/低密度带。
- 多发的胆囊壁内低密度结节灶,T2WI时结节灶呈高信号。
- 胆囊壁连续的黏膜强化线伴随邻近肝实质的早期强化。
- 胆囊内泥沙沉积或者结石。

**（七）鉴别诊断**　主要是与急、慢性胆囊炎及胆囊癌相鉴别。

**（八）治疗**

1. 药物治疗　不推荐药物治疗。

2. 手术治疗　开腹胆囊切除术是黄色肉芽肿性胆囊炎的治疗方式。胆囊大部分切除术适用于病变与周围组织粘连广泛的患者或炎症周围粘连严重的患者。由于此种疾病广泛粘连的存在和易浸润扩散的特点,腹腔镜胆囊切除术不是有效的治疗方法。当病变浸润周围肝组织或其他器官时,需要扩大的手术切除,包括肝脏切除或胰十二指肠切除。这种情况应用的胆囊切除术更为复杂。黄色肉芽肿性胆囊炎患者平均住院时间更长,并发症更为复杂,包括胆汁漏、胆汁性腹膜炎、胆囊出血、肝脓肿、切口感染及胆管狭窄。这些并发症主要是因为胆囊难以分离,手术的方式以及患者的自身情况等引起。

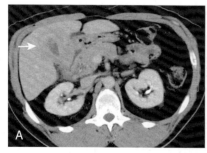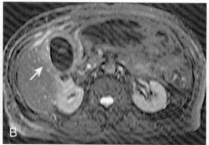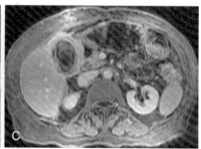

**图56-10**　黄色肉芽肿性胆囊炎。A. 64岁男性,右上腹痛和压痛4个月。轴位增强CT显示弥漫性不规则的胆囊壁增厚,周围有边界不清的低密度带(箭头处)。炎性反应已经穿透浆膜层,侵犯胆囊周围间隙,胆囊与肝脏的边界不清。B. 63岁女性,轴位T2WI MRI显示不对称性的胆囊壁增厚,胆囊壁内有高信号区域,胆囊与肝脏的边界不清(箭头处)。C. 与图B是同一个患者。T1WI增强MRI显示胆囊壁不均匀强化,与图B相对应的高信号区增强后未强化,这些区域与胆囊壁内坏死/脓肿相对应

### 四、胆囊恶性肿瘤

#### （一）病因

1. 胆囊癌 胆石症是已经确定的胆囊癌发生的危险因素，70%～90%的胆囊癌患者有胆结石病史。10%～25%的胆囊癌患者出现瓷样胆囊。其他的危险因素包括女性、老龄、绝经后、吸烟、慢性沙门菌感染，曾经暴露于橡胶和金属制造业等化学制品的患者，以及胆管异常如先天性胆总管囊肿和原发性硬化性胆管炎。

2. 胆囊淋巴瘤 胆囊淋巴瘤非常罕见，表现为原发于黏膜相关淋巴组织的非霍奇金淋巴瘤或者是继发于全身系统性疾病。

#### （二）发病率和流行病学

原发性胆囊癌是少见的恶性肿瘤，有着独特的人口和地理分布，发病率继结肠癌、胰腺癌、胃癌、肝癌及食管癌之后，是发生于胃肠道的第六大恶性肿瘤。

从胆囊切除标本来看，1%～3%的胆囊恶性肿瘤为手术时偶然发现。胆囊肿瘤发现时多为晚期，因为缺乏早期或特异性的症状。

女性更常见，是男性发病率的3倍，好发于老年人，发病高峰在80岁，最常见于72岁左右。

#### （三）临床表现

最常见的临床症状是右上腹疼痛，其他表现包括黄疸、右上腹可触及的肿块、恶心、厌食及体重减轻。

胆囊癌的临床表现可以用五种不同的临床综合征来描述：

1. 慢性胆囊炎（40%～45%） 餐后右上腹疼痛，并近期出现疼痛性质和频率的改变。

2. 急性胆囊炎（15%～20%） 伴随呕吐发热及局部压痛而出现的短时间的疼痛。

3. 恶性梗阻性黄疸（30%～35%） 黄疸、体重减轻及右上腹疼痛。

4. 非胆源性恶性肿瘤（25%～30%） 没有黄疸的情况下出现厌食和体重减轻。

5. 其他胃肠道问题（<5%） 胃肠道出血或者梗阻。

#### （四）病理生理学

胆结石引起胆囊慢性刺激以及炎症改变，进一步导致胆囊黏膜的发育不良和继发癌变。

胆囊腺癌占75%～85%，其他组织学类型包括腺鳞癌、鳞癌、小细胞癌和胆囊类癌。最常见的类型是浸润性腺癌，其特点是形态学上有30%的病例呈低分化，其中12%为乳头状癌，12%为黏液性肿瘤，7%是腺鳞癌或鳞癌。

弥漫性的胆囊壁增厚较少出现，70%的病例侵犯到邻近肝实质。

静脉转移常发生于肝脏第Ⅳ段。直接侵犯常发生于肝脏Ⅳ和Ⅴ段、胃、十二指肠、结肠、前腹壁和肝总管。胆管内或神经周围扩散也是可能的。腹膜表面种植转移可以导致腹腔内癌变、腹水及侵犯邻近的空腔脏器，引起胆肠瘘。

胆囊癌沿淋巴道转移扩散到胆囊管、胆总管和胰十二指肠区域周围的淋巴结，继之转移到主动脉旁区。它发生在疾病过程的早期，大约50%的患者诊断时已经发生转移。更远的部位的扩散也常发生，可以转移到包括纵隔、支气管周围或锁骨上淋巴结。

#### （五）TNM分期

有关胆囊癌分期的TNM分期见表56-4。

**表56-4 美国癌症联合委员会肿瘤分期中有关胆囊癌的TNM分期**

| 分期 | 描　述 |
| --- | --- |
| T1 | 肿瘤局限在肌层 |
| T2 | 肿瘤突破肌层侵犯肌层周围结缔组织 |
| T3 | 肿瘤侵犯肝脏＜2 cm和（或）一个其他邻近脏器，如胃、十二指肠、结肠或者胰腺 |
| T4 | 肿瘤侵犯肝脏＞2 cm，或者侵犯门静脉主干或肝动脉，或侵犯除肝脏外的一个以上的其他器官或结构 |
| N1 | 胆囊或者胆总管周围淋巴结转移 |
| N2 | 胰十二指肠后、门静脉后及腹腔淋巴结转移 |
| M1 | 远处转移和累及腔静脉周围淋巴结 |

注：摘自美国癌症联合委员会肿瘤分期中有关胆囊癌的TNM分期。

#### （六）影像学表现

异常实验室指标包括高胆红素血症和血清碱性磷酸酶水平升高。肿瘤标志物包括血清癌胚抗原（CEA）或者糖抗原19-9（CA19-9）升高。

1. X线摄影 X线可以观察到钙质胆结石或瓷样胆囊。很少情况下胆囊腺体组织内的黏液钙化沉淀也可以观察到（表56-5）。肿瘤侵犯邻近肠管并且肠瘘形成时也可观察到右上腹出现异常气体聚集。

2. CT 继发于肿瘤浸润的弥漫性胆囊壁增厚和炎性改变常见于晚期进展性胆囊。20%～30%的胆囊癌病例表现为弥漫性的或局灶性的胆囊壁增厚，最常见的表现是胆囊区肿块取代了胆囊，占40%～65%的病例。胆囊腔内息肉样肿块见于15%～25%的病例。胆囊壁增厚是最具有诊断挑战性的影像学征象，因为它类似于其他常见的急、慢性胆囊炎症改变；显著的胆囊壁增厚（＞1cm）伴胆囊壁不规则和明显不对称时考虑是恶性（图56-11）。相关的征象包括胆管

| TABLE 56-5 | Accuracy, Limitations, and Pitfalls of the Modalities Used in Imaging of Gallbladder Malignancy | | |
|---|---|---|---|
| **Modality** | **Accuracy** | **Limitations** | **Pitfalls** |
| Radiography | Data not available to specify accuracy | Insensitive Nonspecific | Unable to directly visualize the soft tissues of gallbladder |
| CT | 68%-84%[42,47] | Not reliable in accurate detection and characterization lymph nodes Not sensitive in detection of small peritoneal implants Not accurate in detection of recurrence | Significant overlap of CT features of XGC and gallbladder cancer |
| MRI | Data not available to specify accuracy | Not sensitive for detection of direct ductal invasion Reliable identification of gallstones and porcelain gallbladder not possible | Significant overlap of CT features of XGC and gallbladder cancer |
| Ultrasonography | Data not available to specify accuracy | Operator dependent Poor gallbladder distention precludes accurate evaluation Not accurate for evaluation of nodal metastases | |
| Nuclear medicine | Data not available to specify accuracy | Not the preferred modality for diagnosis | |
| PET/CT | 81% | Decreased sensitivity in patients with diabetes | False-positive results with XGC |

*CT, Computed tomography; MRI, magnetic resonance imaging; PET, positron emission tomography; XGC, xanthogranulomatous cholecystitis.*
*From Edge SB, et al: American Joint Committee on Cancer (AJCC) Cancer Staging Manual, ed 7, New York, 2010, Springer.*

扩张、浸润邻近结构，肝脏和淋巴结转移可以帮助提高诊断准确性，与慢性胆囊炎性病变相区分。CT图像上最常显示在网膜孔（Winslow孔）、胰十二指肠上区及胰十二指肠后区的淋巴结转移。在胆总管远端和胰头周围的结节状肿块改变与胰头癌相似。胆囊淋巴瘤可表现为弥漫性的胆囊壁增厚和肝门淋巴结肿大。

3. MRI　MRI表现为弥漫性结节样的胆囊壁增厚，无分层，胆囊壁呈均匀低信号改变（4型）。当胆囊壁增厚大于1cm，并呈不对称性增厚时应高度怀疑胆囊癌。肝脏内肿瘤会出现不均质的T2高信号，在T1WI上呈相对等、低信号灶。所有胆囊癌增强后都会出现强化。在动态对比增强后肿瘤外缘的强化是不规则的，这有助于与慢性胆囊炎的区分，慢性胆囊炎的外缘强化是光整的。病变在强化的延迟期表现缺乏特异性。胆囊癌最常见的征象是胆囊窝区大的肿块取代了胆囊，并延伸到肝脏及邻近器官。肿块表现为T2WI不均质高信号，增强后出现早期及延迟强化。钆剂增强的脂肪抑制T1WI对于诊断肿瘤范围，肿瘤直接侵犯周围器官，肝转移和累及重要血管结构如门静脉和肝动脉等有重要作用。小的腹膜转移灶在延迟期脂肪抑制T1WI增强图像显示良好。胆囊淋巴瘤表现为胆囊壁增厚，肿瘤病灶在T1WI上为低信号，在T2WI上为高信号。

4. 超声　弥漫性胆囊壁增厚，外缘不规则和回声欠均匀。可以看到回声及声影时提示同时存在的胆囊结石、胆囊壁钙化或者是肿瘤钙化。特殊性的胆囊壁回声形式，如黏膜下层的低回声区、回声分层、胆囊壁水肿和胆囊壁内低回声区都对排除胆囊癌所致的胆囊壁增厚有帮助。有助于胆囊恶性肿瘤与急性或黄色肉芽肿性胆囊炎鉴别的征象包括邻近器官的

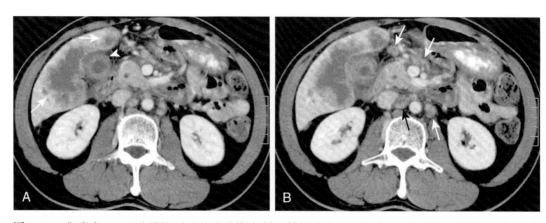

**图56-11**　胆囊癌。A. 78岁男性，右上腹痛并体重减轻，轴位增强CT显示弥漫性不规则增厚的胆囊壁（三角处），坏死性的肝脏转移灶（箭头处）。B. 轴位图像也显示了肝周、胰腺周围及腹主动脉周围多发肿大的淋巴结，呈不均匀强化（箭头处）

侵犯、近端胆管的扩张和肝脏或淋巴结转移。

5. **核医学** 胆管闪烁显像术在评价胆囊癌方面不起作用。

6. **PET-CT** 胆囊癌显示局灶性的FDG摄取增高病灶,比肝脏的摄取更强。延迟期的FDG-PET比早期的FDG-PET图像在评价恶性病变上更有效。

> ### 胆囊癌的典型征象
> ■ 弥漫性不规则结节状胆囊壁增厚(＞1 cm)。
> ■ 淋巴结转移,胆管扩张,及邻近器官浸润。
> ■ 胆囊结石。

**（七）鉴别诊断** 鉴别诊断包括急性或慢性胆囊炎、黄色肉芽肿性胆囊炎和由于非炎症性病变导致的弥漫性的胆囊壁增厚,如包括心力衰竭、肝硬化、肝炎、低白蛋白血症、肾功能衰竭和胆囊炎。胆囊癌表现为胆囊壁不规则增厚、淋巴结肿大、肝转移和胆管阻塞的征象,有助于与上述疾病鉴别。当出现明显增厚且不规则的胆囊壁时,更倾向于胆囊癌而不是慢性胆囊炎的诊断。

黄色肉芽肿性胆囊炎(表56-6)与胆囊癌在影像学及临床上都有较多重叠表现。连续黏膜线的存在和胆囊壁内低密度结节的出现更有助于前者的诊断。

胆囊腺肌瘤病在超声上表现为规则的胆囊壁增厚伴有壁内局灶性无回声或回声灶,这点有助于与胆囊癌鉴别。

**（八）治疗** 大多数胆囊癌患者的预后很差,局限于胆囊壁的肿瘤有着更好的预后。

对于可切除的肿瘤来说,手术是唯一可能治愈的方式。晚期癌症患者或者有明显的并发症的患者适合做胆肠旁路手术,或经内窥镜或经皮穿刺引流术用来减轻梗阻症状。

T1期的肿瘤治疗方式为胆囊切除术。侵袭性胆囊癌(Ⅱ和Ⅲ期)可能伴随区域内淋巴结转移的发生率增高,应该采取扩大的胆囊切除术,范围包括肝脏可触及或者是超声探测到的病变之外再切除周围正常肝脏至少2 cm的组织。

肿瘤晚期广泛生长时的治疗包括:① 经内窥镜放置或经由皮肤穿刺放置胆管支架,以缓解梗阻性黄疸;② 经皮腹腔神经节阻滞以减轻疼痛;③ 药物化疗、外照射放疗或者术中放疗。

### 五、胆囊腺肌瘤病

**（一）病因** 胆囊腺肌瘤病是一种获得性、良性以及胆囊退化性的疾病,多发于成年人。特点是上皮增生、肌肥大以及胆囊壁内憩室(罗-阿窦),可以是部分性或弥漫性分布。

**（二）发病率和流行病学** 胆囊腺肌瘤病相对常见,发病率为2.8%～5%。在胆囊切除术的标本中发现有2%～9%的腺肌瘤病。胆囊腺肌瘤病女性更常见。

**（三）临床症状** 大多数胆囊腺肌瘤病的患者无症状,诊断通常是通过影像学检查或外科胆囊切除标本的组织病理学检查偶然发现的。有症状的患者多表现为持续性的右上腹部疼痛,90%的患者同时合并胆结石。

**（四）病理** 胆囊上皮细胞的增殖,向下延伸至隐窝、增厚的肌层,或者超出了最外层的结缔组织。也有相关的肌肥大导致胆囊壁增厚,可以是弥漫性、部分性或局灶性的分布(图56-12)。

在胆囊壁增厚的肌层出现罗-阿窦是胆囊腺肌瘤病的特征性改变。显微镜检查显示上皮层延伸突入肌层导致黏膜内陷。这种内陷是由单层高柱状上

**表56-6 黄色肉芽肿性胆囊炎、胆囊癌和胆囊腺肌瘤病的鉴别诊断**

| 鉴别特征 | 黄色肉芽肿性胆囊炎 | 胆囊癌 | 胆囊腺肌瘤病 |
| --- | --- | --- | --- |
| 胆囊腔表面强化 | 有 | 无 | 可能显示 |
| 黏膜线 | 连续 | 不连续 | |
| 壁内低密度结节 | 有 | 无 | ±(囊性区域) |
| 结节状和带状低回声 | 有 | 无 | 无 |
| T2WI非常高的信号灶 | 有 | 无 | 有 |
| MRCP呈"珍珠项链"征 | 无 | 无 | 特异性征象 |
| 肝转移 | 无 | 有 | 无 |
| 淋巴结肿大 | 少见 | 多见 | 无 |
| 胆囊壁内憩室 | 无 | 无 | 有 |

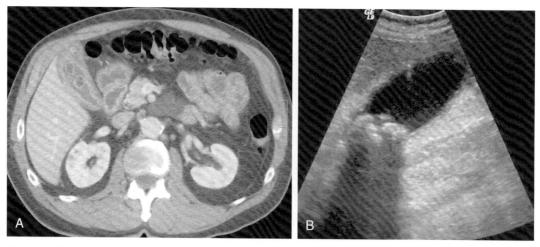

**图56-12** 胆囊腺肌瘤病。A. 73岁男性，消化不良，轴位增强CT显示弥漫性增厚的胆囊壁，边界不清的壁内低密度灶及腔内结石。B. 67岁男性，矢状位超声显示胆囊壁增厚及胆囊结石，胆囊壁内可见少许强回声区与腔内气体相似，组织病理学诊断腺肌瘤病。这些强回声区与罗-阿窦内的结石相对应

皮细胞组成，类似于覆盖在表层的上皮。在胆囊壁内的囊性间隙可以肉眼看到，其中可能存在结石。

**（五）影像学表现**

1. X线摄影　经静脉胆囊造影术可以显示罗-阿窦呈占位性病变，特别是弥漫性的胆囊腺肌瘤病容易显示，称为"珍珠项链"征。

2. CT　CT常见表现为弥漫性胆囊壁增厚伴增强后强化明显。CT平扫显示胆囊腔内胆泥和结石呈高密度，胆囊壁内的水样密度和未强化的区域考虑为罗-阿窦。CT由于没有足够的空间分辨率和对比度分辨率显示罗-阿窦的能力有限（表56-7）。

3. MRI　MRI表现为弥漫性的胆囊壁增厚伴胆囊壁强化。胆囊壁增厚的方式为3型，在胆囊壁内可见多发囊性高信号影，增厚的胆囊壁分层或不分层。MRI特征性征象是胆囊壁内多发的囊性灶，部分囊性区由于结石的存在表现为信号缺失。囊性灶的特点在T2WI上为高信号，T1WI上为低信号，增强后无强化。"珍珠项链"征用于磁共振胰胆管成像（MRCP）的描述中，是指沿曲线排列的多个小圆形高信号强度的病灶，代表增厚胆囊壁内的罗-阿窦。这个征象是胆囊腺肌瘤病特有，并且有助于与胆囊癌的鉴别。

4. 超声　超声表现为弥漫性胆囊壁增厚和无回声的或强回声伴有声影或反射伪影的肌壁内憩室。含有胆汁的肌壁内憩室为无回声，而憩室内包含有沉积物、结石或乳头状突起时表现为声影或反射伪影。憩室内具有多种声阻抗界面的羊齿状黏膜突起，可能是造成反射伪影和"彗星尾"的原因，当累及整个腺体时管腔可能塌陷。

5. 核医学　肝胆管闪烁显像术对胆囊腺肌瘤病的诊断无作用。

6. PET-CT　在FDG-PET中胆囊腺肌瘤病会由于炎症反应而显示出摄取增加。

**表56-7　诊断胆囊腺肌瘤病各种影像学检查方法的准确性、局限性及缺点**

| 检查方法 | 准确性 | 局 限 性 | 缺 点 |
|---|---|---|---|
| X线摄影 | 无资料 | 不敏感<br>非特异 | 无法直观地显示胆囊的软组织 |
| CT | 75% | 由于没有足够的对比度和空间分辨率，对于罗-阿窦的显示敏感性降低 | |
| MRI | 93% | 对于稠厚的胆汁或者是结石的评价有局限性 | 对于腺肌瘤病非常稠厚的胆汁MRI可能显示为假性病灶 |
| 超声 | 66% | 肠气及胆囊结石可能影响对病变的观察 | |
| 核医学 | 无资料 | | |
| PET-CT | 无资料 | 糖尿病患者敏感性减低 | |

### 胆囊腺肌瘤病的典型征象

■ 弥漫性胆囊壁增厚伴壁内囊性占位。
■ MRCP珍珠项链征。

**（六）鉴别诊断** 患者通常无症状。然而，出现症状的时候与其他胆囊疾病类似。

气肿性胆囊炎常需要鉴别的征象是"彗星尾征"反射伪影。气肿性胆囊炎壁内的积气可以产生类似的伪影；然而气肿性胆囊炎的患者通常比胆囊腺肌瘤病的临床表现重。

**（七）治疗**

1. 药物治疗 这是一种良性病变，不需要特定的治疗。

2. 手术治疗 胆囊切除术适用于没有胆结石的有症状的胆囊腺肌瘤病患者。对于无症状病例的治疗没有肯定的作用。尽管如此，考虑到疾病的演变、发病性质的不确定性和与恶性胆囊病变鉴别的难度，预防性的腹腔镜胆囊切除术可能是合理的。

## 继发性胆囊壁增厚

**（一）病因** 全身性的原因包括肝功能障碍（肝硬化）、充血性心脏衰竭、低白蛋白血症状态和（或）肾功能衰竭。胆囊以外的炎症过程，例如急性肝炎、腹膜炎、急性胰腺炎、急性肾盂肾炎都可能引起胆囊壁增厚。其他原因还包括发生于AIDS患者和创伤患者的传染性单核细胞增多症、机会性感染或继发肿瘤浸润（卡波西肉瘤和原发性淋巴瘤）。

**（二）发病率和流行病学** 继发性胆囊壁增厚的患者行胆囊切除术是无理由的，在其外在原因纠正后胆囊壁增厚通常会恢复正常。

**（三）临床表现** 临床表现与引起继发胆囊病变的原发疾病状态有关。通常，症状不会仅局限于右上腹部。

**（四）病理生理学** 全身性疾病，如肝功能障碍（肝硬化）、心脏衰竭或肾功能衰竭可导致弥漫性胆囊壁增厚。确切的病理生理机制导致的胆囊壁在不同状态下的水肿还不确定。据推测，门静脉压力升高，全身静脉压力升高，血管内渗透压降低或综合因素可能会导致胆囊壁增厚。肝硬化、肝炎和充血性右心衰竭是相对常见的原因。导致胆囊壁增厚的肝硬化因素包括腹水、全身血管阻力降低和门静脉压力升高。

胆囊以外的炎症可继发性累及胆囊，多数情况下胆囊壁增厚是由于炎症的直接蔓延，少数是由于免疫反应。胆囊壁增厚可以是任何蔓延到胆囊区域的炎症引起，但只有少数是经常发生的，包括肝炎、胰腺炎和肾盂肾炎。

**（五）影像学表现** 影像学上显示的胆囊壁增厚常较临床表现的更严重。

1. X线摄影 常规X线检查在评价患者有无继发性胆囊壁增厚方面无作用。

2. CT 常规CT表现为弥漫性胆囊壁增厚。其他的血管外容积超负荷的CT表现也可显示，如胸腔积液或心包积液、腹水、皮下水肿和下腔静脉扩张。充血性心力衰竭的患者可表现为肺底部淤血。

当胆囊壁增厚发生继发性炎症蔓延时，CT有助于发现原发炎性病变，如胰腺炎、阑尾炎和肾盂肾炎。

胆囊外伤性穿孔CT会表现有胆囊壁增厚，胆囊内高密度影提示胆管出血和沿外伤通道形成的胆囊周围索条影。

3. MRI 表现为弥漫性胆囊壁增厚。

4. 超声 表现为弥漫性胆囊壁增厚（图56-13）。

5. 核医学 肝胆闪烁显像作用有限，但可用来排除急性胆囊炎。

**（六）鉴别诊断** 鉴别诊断包括全身性疾病和可导致胆囊壁增厚的局部的炎症过程，急慢性胆囊炎和黄色肉芽肿性胆囊炎。

**（七）治疗** 除了原发病因的治疗外，目前尚无继发性胆囊壁增厚的治疗措施。

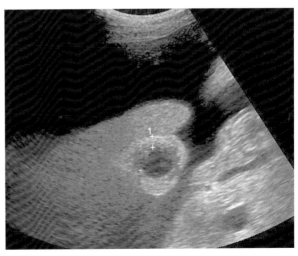

**图56-13** 68岁男性，肝硬化伴弥漫性胆囊壁增厚。矢状位超声图像显示弥漫性规则性胆囊壁增厚和大量腹水

## 医师须知

### 急性胆囊炎
- 超声检查是疑似急性胆囊炎患者的初步影像学检查。
- CT是疑似急性胆囊炎患者的第二最佳选择。
- 肝胆闪烁显像诊断急性胆囊炎具有较高的准确性，B超和CT不能明确诊断的急性胆囊炎可以选择肝胆闪烁显像。
- 当影像诊断提示有穿孔、坏死、脓肿形成和气肿性胆囊炎等一系列急性胆囊炎改变时需要紧急行胆囊切除术。

### 慢性胆囊炎
- 胆囊结石、胆囊壁轻度增厚与临床病史相结合很重要。
- 瓷样胆囊在胆囊癌中有较高发病率，建议行预防性胆囊切除术。
- 慢性胆囊炎与胆囊癌有相似的影像学表现。

### 黄色肉芽肿性胆囊炎
- 术前确诊黄色肉芽肿性胆囊炎并与胆囊癌鉴别对正确的外科手术方案是必不可少的。
- 由于存在广泛粘连及胆囊周围的累及，行开腹胆囊切除术优于腹腔镜方法。
- 有20%的病例伴有胆囊癌，并且有时两者之间的影像学鉴别很困难。
- 黄色肉芽肿性胆囊炎可以显示FDG-PET摄取增加，导致胆囊癌的假阳性结果。

### 胆囊恶性肿瘤
- 20%～30%的胆囊癌患者表现为不规则弥漫性胆囊壁增厚，在影像学方面可能与其他急、慢性胆囊炎症性疾病类似。
- CT是胆囊癌诊断和分期的首选检查手段。

### 胆囊腺肌瘤病
- 胆囊腺肌瘤病常是影像学检查的偶然发现。
- 胆囊腺肌瘤病的独特的影像学表现很容易诊断，然而胆囊壁增厚和强化不具有特异性。

### 继发性胆囊壁增厚
- 胆囊壁增厚可发生在很多没有直接累及胆囊的全身性和炎症性疾病。
- 与临床表现结合考虑是非常重要的，以排除原发于胆囊的病变和防止不必要的干预措施。

## 要点

### 急性胆囊炎
- 四个Fs：肥胖、女性、40岁和多育（fat，female，forty and fertile）。
- 急性非结石性胆囊炎主要发生在长期禁食、行动不便及血流动力学不稳定的危重患者中。
- 急性结石性胆囊炎表现为弥漫性胆囊壁增厚、张力性胆囊扩张和胆囊颈或胆囊管结石嵌顿。
- 在放射性核素示踪剂注射3 h后胆管闪烁显像胆囊仍无显影时，高度提示急性胆囊炎。
- 坏疽性胆囊炎的特点是胆囊壁不规则增厚，胆囊壁局灶性不强化和胆囊腔内出现膜状结构。
- 气肿性胆囊炎的特点是胆囊腔或胆囊壁内有积气。

### 慢性胆囊炎
- 慢性胆囊炎是最常见的胆囊疾病，是指慢性低度的胆囊炎症。
- 表现为弥漫性胆囊壁增厚伴有胆结石。
- 瓷样胆囊的特点是钙化的慢性胆囊炎，与胆囊癌的发生密切相关。

### 黄色肉芽肿性胆囊炎
- 黄色肉芽肿性胆囊炎是一种少见类型的慢性胆囊炎，病理特点是出现了载脂巨噬细胞。

## 要点

- 好发于40～70岁的女性。
- CT表现为弥漫性胆囊壁增厚并伴有胆囊壁内弥漫性或局灶性低密度区。
- 胆囊壁弥漫性不均匀强化伴有持续强化的黏膜线。

### 胆囊恶性肿瘤

- 胆囊癌是一种不常见的胃肠道恶性肿瘤,好发于80岁左右的女性。
- 胆结石和瓷样胆囊是明确的导致胆囊癌的危险因素。
- 胆囊癌的影像学表现包括局灶性或弥漫性胆囊壁增厚,息肉状胆囊腔内病灶或浸润性肿块替代了正常胆囊。
- 邻近器官侵犯和肝转移或淋巴结转移有助于与其类似的其他炎症性疾病的鉴别。

### 胆囊腺肌瘤病

- 胆囊腺肌瘤病是一种后天性的、良性的和退化性的胆囊疾病,多见于成年人。
- 它的特征是胆囊腔内上皮细胞增殖、胆囊壁肌肥大和壁内憩室。
- 影像学表现为弥漫性胆囊壁增厚,伴有胆囊壁间的囊状病变,其中偶尔会充满结石。
- T2WI或MRCP可见特征性的"珍珠项链"征,是指增厚的胆囊壁内沿曲线排列的多个小圆形高信号强度的病灶。

### 继发性胆囊壁增厚

- 表现为弥漫性胆囊壁增厚,在没有胆结石或右上腹症状的情况下也可发生。

# 第**57**章

# 胆囊壁局灶性增厚

Avinash Kambadakone and Dushyant V. Sahani

胆囊壁局灶性增厚通常是一种影像学诊断，它包含许多鉴别诊断。在胆囊壁局灶性增厚的鉴别诊断中胆囊息肉样病变成为一组重要的疾病群（图57-1）。胆囊息肉样病变分为肿瘤性的和非肿瘤性的两类。肿瘤性的病变包括腺瘤、平滑肌瘤、神经纤维瘤和胆囊癌。非肿瘤性病变有胆固醇性息肉、炎性息肉、腺肌瘤和局灶性黄色肉芽肿性胆囊炎（提要57-1）。

**一、胆囊腺瘤**

（一）**病因**　大多数胆囊腺瘤伴发胆囊结石（50%～65%）。胆囊腺瘤和胆管腺瘤在家族性腺瘤样息肉和Peutz-Jeghers综合征（即黑斑息肉病）中的发病率呈上升趋势。

（二）**发病率及流行病学**　胆囊腺瘤不常见，它见于0.5%的胆囊切除标本中。少数胆囊腺瘤可进展为胆囊癌，其中大约10%为多发。

（三）**临床表现**　胆囊腺瘤常无症状，一般为偶然发现。体积大的腺瘤或有时小的腺瘤可阻塞胆囊管并引起上腹部疼痛。

（四）**病理生理学**　最常见的类型为管状腺瘤，表现为突入胆囊腔内的息肉样结构，可无蒂或有蒂，一般小于2 cm。

胆囊壁局灶性增厚

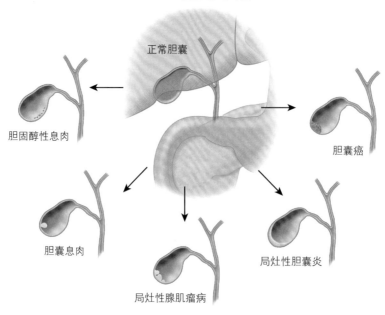

正常胆囊

胆固醇性息肉

胆囊癌

胆囊息肉

局灶性胆囊炎

局灶性腺肌瘤病

**图57-1**　胆囊壁局灶性增厚的各种病因

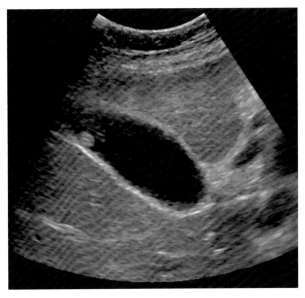

**提要57-1 导致胆囊壁局灶性增厚的疾病**

**肿瘤性病变**
- 良性
- 腺瘤
- 平滑肌瘤
- 神经纤维瘤
- 恶性
- 胆囊癌
- 转移瘤

**非肿瘤性病变**
- 胆固醇性息肉
- 急性胆囊炎
- 黄色肉芽肿性胆囊炎
- 腺肌瘤病
- 胃和胰腺残余

**图57-2** 胆囊管状腺瘤,56岁女性,上腹部不适。超声横断位图像显示一枚圆形高回声息肉附着于胆囊壁

**（五）影像学表现** 有蒂且直径小于10 mm的胆囊息肉主要为良性。无蒂且直径大于10 mm的胆囊息肉有更高的恶变潜能,因此常为选择性胆囊切除术的适应证。腺瘤阻塞胆囊管可导致胆囊水肿或胆囊炎。

1. CT 胆囊腺瘤表现为腔内软组织肿块,在增强CT上与肝脏相比呈等密度或低密度（表57-1）。这些腔内肿块在CT上难以与非钙化性胆囊结石鉴别,超声往往有助于确定软组织肿块是息肉还是结石。

2. MRI 息肉在T1WI和T2WI上常表现为均匀的低到中等信号强度。延迟期增强图像上可见强化。

3. 超声 病灶表现为边缘光滑的腔内息肉样肿块,偶呈分叶状或菜花样（图57-2）。腺瘤呈均匀高回声,但回声随病灶的增大而减低,且大的腺瘤可呈不均匀回声表现。

病灶相邻的胆囊壁正常厚度通常小于3 mm。邻近息肉样肿块的胆囊壁局限性增厚则增加恶变的可能性。

胆结石在胆囊腺瘤的患者中常见。

4. PET-CT PET一般不适于腺瘤的诊断。然而,它具有潜在的应用以排除胆囊息肉的恶性变。

**胆囊腺瘤的典型征象**

- 边缘光滑的息肉样病变,有蒂或无蒂突向胆囊腔内。
- 胆囊结石是常见的伴发症。

**（六）鉴别诊断** 胆囊腺瘤一般无症状且偶然检出。当腺瘤阻塞胆囊管时可出现急性胆囊炎的症状

**表57-1 诊断胆囊腺瘤的各种影像学检查方法的准确性、局限性及缺点**

| 检查方法 | 准 确 性 | 局 限 性 | 缺 点 |
|---|---|---|---|
| X线摄影 | 无资料 | 不敏感,非特异 | 不能直接显示胆囊软组织 |
| CT | 无资料 | 电离辐射<br>对怀孕患者不理想 | CT不易鉴别非钙化性胆囊结石与腺瘤 |
| MRI | 无资料 | 费用昂贵 | |
| 超声 | 无资料 | 操作者依赖 | 有时鉴别黏附于胆囊壁的胆结石困难 |
| 核医学 | 无资料<br>对腺瘤诊断无作用 | | |
| PET-CT | 无资料 | 糖尿病患者敏感性降低 | 有时与胆囊癌的鉴别不易 |

（见第 56 章）。与胆囊结石的鉴别主要根据病灶的活动性和是否附着于胆囊壁。胆囊癌表现为内部结构不均匀伴黏膜不规则、邻近的肝实质侵犯、胆管扩张、转移瘤和淋巴结肿大。

（七）治疗　由于本病的恶性潜能，直径大于 10 mm 的胆囊腺瘤建议行胆囊切除术。

### 二、胆囊胆固醇性息肉

（一）病因　这些良性胆固醇性息肉病变与胆囊结石和胆固醇储积病无密切相关。

（二）发病率及流行病学　胆固醇性息肉为良性病变，无恶变潜能，约占胆囊息肉样病变的 50%。本病主要发生于 50～60 岁的女性。

（三）临床表现　胆固醇性息肉一般无症状，多数是因上腹部不适和右上腹痛进行影像检查时发现。

（四）病理　胆固醇性息肉由充满脂质的巨噬细胞组成，表面覆盖正常胆囊上皮，上皮可以内陷并形成腺样结构。病变呈单发或多发，直径一般小于 10 mm。

（五）影像学表现　胆固醇性息肉是在影像学检查上是偶然发现（表 57-2）。

1. CT　在平扫 CT 时，胆固醇性息肉因与胆汁的密度相仿往往不能显示。增强 CT 上息肉有强化，由于息肉的细柄在 CT 上往往不能检测到，多数表现为悬浮于胆囊腔内的病变，因此易被误认为非钙化性结石或肿块样的泥沙结石。

2. 超声　小的息肉表现为附着于胆囊壁的圆形或轻度分叶状的显著强回声肿块，后方不伴声影（图 57-3）。

大的息肉呈较低回声，其特点为病灶内强回声灶聚集。这种大的息肉内出现的强回声聚集征象有助于与良性腺瘤和恶性肿瘤相鉴别。大的胆固醇性息肉的超声表现可与胆囊癌相仿。

（六）鉴别诊断　胆固醇性息肉一般无症状。附着于胆囊壁的胆结石呈强回声伴后方声影，常被误认为胆固醇性息肉。肿块样的泥沙样结石是另一个需要鉴别的病变，但能通过变换患者体位显示的病灶形态改变而识别。

腺瘤呈边缘光滑的分叶状或圆形肿块，回声质地均匀，且带蒂息肉可见明确的蒂柄。胆囊癌的鉴别诊断征象为肿块内不均匀的内部结构和黏膜不规则、邻近肝实质侵犯、胆管扩张、转移瘤和淋巴结肿大。

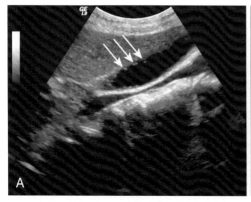 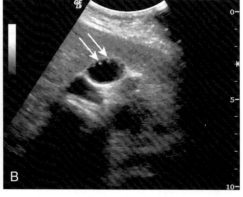

图 57-3　胆固醇性息肉的超声表现。48 岁女性，右上腹痛。胆囊的纵向（A）和横断面（B）超声图像显示多发小的强回声胆固醇性息肉（箭头处）附着于胆囊壁

表 57-2　胆固醇性息肉的各种影像学检查方法的准确性、局限性及缺点

| 检查方法 | 准确性 | 局限性 | 缺点 |
| --- | --- | --- | --- |
| X 线摄影 | 无资料 | 不敏感，非特异 | 不能直接显示胆囊软组织 |
| CT | 无资料 | 电离辐射<br>对怀孕患者不理想 | 由于息肉与胆汁密度相仿不易显示<br>与漂浮的胆结石与肿块状泥沙样结石鉴别困难 |
| MRI | 无资料 | 费用昂贵 | |
| 超声 | 无资料 | 操作者依赖 | |
| 核医学 | 无资料<br>对胆固醇性息肉诊断无作用 | | |
| PET-CT | 无资料 | 糖尿病患者敏感性降低 | |

胆囊胆固醇性息肉的典型征象

- 胆固醇性息肉的超声表现为附着于胆囊壁的单发或多发结节状强回声肿块。
- 后方不伴声影。
- 胆固醇性息肉CT增强后有强化且漂浮于胆囊腔内。

（七）治疗 小的胆固醇性息肉保守治疗并随访。类似胆囊癌的大的息肉需要行胆囊切除术以除外恶性。

### 三、局灶性黄色肉芽肿性胆囊炎

（一）病因、发病率及流行病学、临床表现、病理生理学及病理 见第56章弥漫性胆囊壁增厚。

（二）影像学表现 除了非特异性临床表现外还可出现白细胞增多。

1. X线摄影 X线摄影诊断黄色肉芽肿性胆囊炎的作用有限。

2. CT 在横断位CT上，胆囊壁局灶性或弥漫性增厚是黄色肉芽肿性胆囊炎的特点。胆囊壁增厚常达3～25 mm，其边缘可清晰或不清（图57-4）。

增厚的胆囊壁内可见低密度带或小结节，代表黄色肉芽肿性炎症的脓肿灶。局灶性病变的强化特点与弥漫性黄色肉芽肿性胆囊炎相仿。

胆囊壁的边缘与肝脏分界不清，炎性病变蔓延至肝脏内可形成肿块样表现。CT较超声能更好地显示局灶性肿块浸润至邻近软组织和脂肪层内。有时可

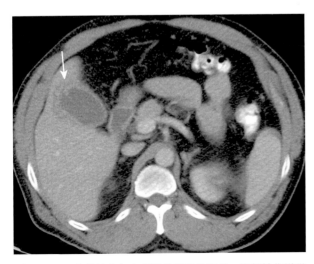

图57-4 56岁男性黄色肉芽肿性胆囊炎患者。腹部轴位增强CT显示胆囊底部的壁不规则增厚伴黏膜不规则，并累及邻近肝实质（箭头处）

见局灶性胆囊周围脂肪浸润征象。

如果显示胆管扩张，一般提示继发于胆管内结石、肝十二指肠韧带淋巴结肿大或与胆囊/胆管的恶性肿瘤共存。

3. MRI 局灶性黄色肉芽肿性胆囊炎的MRI表现与弥漫性黄色肉芽肿性胆囊炎相仿，病变局限于胆囊壁的某一个部分。

4. 超声 局灶性增厚的胆囊壁内见低回声带或小结节。低回声小结节代表脓肿或黄色肉芽肿性炎症病灶。炎症性病变蔓延至邻近肝脏时导致肝脏与胆囊之间清晰的脂肪层的消失。其他超声表现有胆囊黏膜线的中断、胆囊周围积液、结石和肝内胆管扩张。

5. PET-CT 黄色肉芽肿性胆囊炎表现为在$^{18}$F-氟脱氧葡萄糖标记的PET（FDG-PET）上活性增加，与恶性肿瘤相似，导致假阳性结果。

（三）鉴别诊断 鉴别诊断包括急性胆囊炎、慢性胆囊炎和胆囊癌（见第56章）。

（四）治疗 见第56章，弥漫性胆囊壁增厚。

### 四、胆囊腺肌瘤

（一）病因 见第56章，弥漫性胆囊壁增厚。

（二）发病率及流行病学 见第56章弥漫性胆囊壁增厚。胆囊腺肌瘤样增生有三种类型：局限性（或底部）、节段性和弥漫性。局限性腺肌瘤样增生是最常见的类型，亦称为腺肌瘤。

（三）临床表现 见第56章弥漫性胆囊壁增厚。

（四）病理 胆囊腺肌瘤的病理特征大体表现为胆囊底部形态规整的半圆形或新月形肿块。节段性腺肌瘤样增生特点为胆囊壁局灶性环周增厚，典型部位位于胆囊体部，大体形态呈沙漏形。

胆囊腺肌瘤的恶变风险与结石、慢性炎症和化生性改变的存在相关，而与腺肌瘤样增生不相关。

（五）影像学表现

1. X线摄影 罗-阿窦内的胆囊壁内泥沙样钙化、胆固醇或结石可发生于长期的腺肌瘤病患者中。腹部平片上这些钙化表现为右上腹孤立的高密度钙化灶。

2. CT 局限性或局灶性腺肌瘤样增生表现为局灶性胆囊壁增厚或胆囊底部软组织密度肿块（图57-5）。罗-阿窦表现为增厚的胆囊壁内小的囊性水样密度的结构，窦内小的钙化密度也可以显示。

3. MRI 局灶性的胆囊壁增厚或局灶性肿块的表现与弥漫性腺肌瘤病相仿。局灶性肿块内的多发

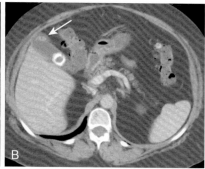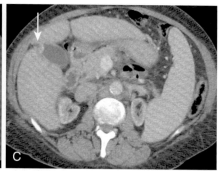

**图57-5** 三位胆囊腺肌瘤患者。A～C. 轴位增强腹部CT显示胆囊底部的胆囊壁局灶性增厚（箭头处）。图B和图C清晰地显示了局灶性增厚的胆囊壁内小的水样密度囊性区，代表罗-阿窦内充满胆汁

胆囊壁内囊性间隙在T1WI上呈低信号，在T2WI上呈高信号。当囊性间隙内出现结石时呈信号缺失，当这些窦腔内充填黏稠的胆汁凝固物或碎片时可在T2WI上呈高信号。据报道T2WI MRI显示罗-阿窦有助于胆囊腺肌瘤样增生与胆囊癌的鉴别。

注入钆剂后局灶性肿块显示强化，而囊性间隙不强化。由于T2WI上高信号囊性结构环状分布于胆囊壁周围，使其在横断位上呈"钻戒"表现。

4. 超声　胆囊局灶性腺肌瘤表现为胆囊壁局灶性增厚伴无回声或含强回声灶的壁内憩室。

胆囊腺肌瘤样增生的超声标志性征象为位于胆囊壁内强回声灶的V形或"彗星尾"征样混杂伪影。与胆囊癌进行鉴别时，腺肌瘤样增生的这种彗星尾伪影是很有帮助的鉴别点。偶尔这种伪影会被误认为是有类似表现的胆囊腔或壁内积气（气肿性胆囊炎）。但这种积气的回声多呈线形的"脏声影"，而腺肌瘤的混杂伪影呈V形。

5. 核医学　肝胆核素显像对于评价胆囊腺肌瘤病无作用。

6. PET-CT　胆囊腺肌瘤病在FDG-PET上通常显示活性不高，有时伴发炎性反应时可表现为FDG-PET活性增高。

---

**胆囊腺肌瘤的典型征象**

- 局灶性胆囊壁增厚或肿块伴壁内囊性间隙。
- 源于胆囊壁内囊性间隙的混杂伪影或"彗星尾"伪影是超声诊断的重要征象。

---

**（六）鉴别诊断**　患者常无症状。若有症状时，临床表现与其他任何发生于胆囊的疾病类似。更多细节的讨论见第56章弥漫性胆囊壁增厚。

**（七）治疗**　胆囊腺肌瘤是一种良性病变，不需要特殊治疗。见第56章弥漫性胆囊壁增厚。

## 五、胆囊癌

**（一）病因、发病率及流行病学、临床表现**　见第56章弥漫性胆囊壁增厚。

**（二）病理**　胆囊癌是上皮来源的，90%为腺癌。30%～40%的胆囊癌表现为腔内息肉样病变。腺癌在突入胆囊腔内后常形成胆囊壁局限性的增厚。乳头状腺癌一般无蒂，呈菜花样表现。

浸润性癌伴黏膜下扩散表现为胆囊壁局灶性增厚伴结节灶和胆囊壁僵硬。60%的肿瘤源于胆囊底部，30%源于体部，10%源于颈部。

**（三）影像学表现**　胆囊壁局灶性增厚可代表早期胆囊癌的征象。影像学上胆囊壁局灶性增厚与慢性胆囊炎伴发的纤维化或腺瘤样增生难以鉴别。此外，胆囊壁局灶性增厚容易被重叠的结石影掩盖或由于体积小而漏诊。

表现为腔内肿块的胆囊癌与良性肿瘤、息肉（胆固醇性或炎性）、肿块样泥沙结石和血凝块有类似的影像表现。详细的讨论见第56章弥漫性胆囊壁增厚。

1. X线摄影　见第56章弥漫性胆囊壁增厚。

2. CT　胆囊癌的局灶性胆囊壁增厚易与临床更常见的胆囊炎性病变的表现混淆，但如果胆囊壁增厚明显（>1 cm）伴黏膜不规则时提示恶性可能。

息肉样胆囊癌CT表现为边界清晰的圆形或卵圆形，低密度或等密度肿块。增强后息肉样肿块强化均匀，邻近的胆囊壁显示增厚，静脉期可见强化。CT对于轻微的胆囊壁外肿瘤侵犯容易显示。

其他提示恶性肿瘤的征象包括淋巴结肿大、肝实质侵犯、胆管扩张和出现肝转移，在胆囊癌早期并不常见（图57-6）。

3. MRI　MRI常规用于鉴别胆囊癌与炎性病变所致胆囊壁增厚。胆囊癌表现为胆囊壁局灶性结节性增厚伴黏膜不规则。与肝实质比较，肿瘤在T1WI

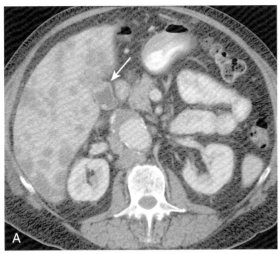
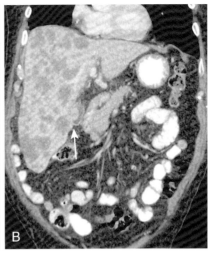

**图57-6** 69岁女性胆囊癌患者。轴位增强腹部CT（A）及冠状位重建图像（B）显示局灶性胆囊癌（箭头处）邻近胆囊窝，侵入邻近肝实质并伴肝脏实质广泛转移

上呈低信号，T2WI上呈高信号。动态增强时胆囊癌表现为边界不清的早期强化。直径大于1 cm的恶性息肉样病变呈早期强化和延迟性强化，而良性病变呈早期强化并迅速廓清。

4. **超声** 超声表现为胆囊壁局灶性增厚或局灶性息肉样肿块，伴有覆盖的黏膜呈不规则状和回声质地不均匀。根据病变随患者体位改变的变化情况，有可能鉴别胆囊癌与泥沙样沉积物、不伴声影的钙化和血凝块。

5. **PET-CT** 胆囊癌PET显示FDG摄取增加，该点有助于与良性病变鉴别。FDG-PET检测胆囊癌的敏感性为75%，特异性为87.5%，准确性为81.3%。

**（四）鉴别诊断** 其他恶性病变表现为局灶性肿块或胆囊壁增厚的有淋巴瘤和转移瘤。淋巴瘤可表现为胆囊壁局灶性增厚或肿块。胆囊壁的转移瘤可源自黑色素瘤、乳腺癌、胃癌、肾细胞癌、肝细胞癌和

**胆囊癌的典型征象**

- 胆囊壁局灶性增厚伴表面结节状和黏膜不规则。
- 可发生淋巴结转移、胆管扩张和邻近肝实质受侵犯。
- 可出现胆结石。

肺癌。胆囊转移可表现为息肉样病灶或浸润性胆囊壁增厚。然而腺癌转移至胆囊表现为侵袭性胆囊壁增厚，非腺癌转移表现为息肉样病变。黑色素瘤是最常见的病因，约占所有报道病例的50%~60%。黑色素瘤转移瘤的超声表现为直径大于1 cm且附着于胆囊壁的单发或多发高回声肿块。病变在增强CT上出现强化（图57-7）。特异性的MR特征有助于确诊，黑色素瘤的转移瘤在T1WI上呈高信号。

**（五）治疗** 见第56章弥漫性胆囊壁增厚。

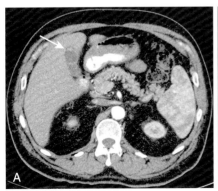
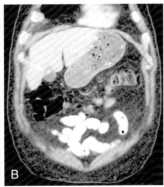
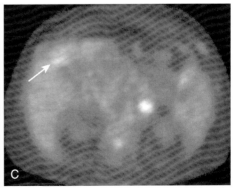

**图57-7** 51岁男性，黑色素瘤转移至胆囊壁。轴位增强腹部CT（A）及冠状位重建图像（B）显示胆囊转移瘤（箭头处）为胆囊底部局灶性强化的肿块并突入胆囊腔。C. 横轴位FDG-PET成像显示局灶性强化的肿块内FDG摄取增加（箭头处）

## 医师须知

### 胆囊腺瘤

■ 胆囊腺瘤为影像学检查时偶然发现。

■ 腺瘤阻塞胆囊管时可以表现为急性胆囊炎。

■ 腺瘤具有恶性潜能并可能含有腺癌成分。

■ 对无蒂胆囊腺瘤和直径大于10 mm的腺瘤应警惕恶性并予以胆囊切除手术。

■ 直径小于10 mm的息肉样病变应定期超声随访有无恶性肿瘤的征象,如病灶增大、胆囊壁增厚和结节状、出现肝实质受侵犯、淋巴结肿大和胆管扩张。

■ 胆囊腺瘤恶变的其他危险因素有老龄(＞60岁)和胆石症。

### 胆囊胆固醇性息肉

■ 良性,无症状,影像学检查时偶然发现。

■ 超声是发现和确诊胆囊胆固醇性息肉最敏感的影像学工具。

### 胆囊腺肌瘤

■ 胆囊腺肌瘤病为影像学检查时偶然发现。

■ 腺肌瘤病独特的影像学特征可以有助于确定诊断,但胆囊壁增厚和强化的表现是非特异性的。

### 胆囊癌

■ 胆囊壁局灶性增厚或局灶性肿块是胆囊癌最常见的表现之一。

■ CT是胆囊癌诊断和分期的首选影像学检查方法。


## 要点

### 胆囊腺瘤

■ 胆囊腺瘤为偶然发现。

■ 常伴发胆结石。

■ 胆囊管阻塞可导致胆囊积水或急性胆囊炎。

■ 腺瘤表现为边缘光滑的、有蒂或无蒂,突向胆囊腔内的息肉样病变。

■ 无蒂腺瘤和直径大于10 mm者有更高的恶性潜能。

### 胆囊胆固醇性息肉

■ 无症状,偶然发现,占胆囊息肉样病变的50%。

■ 超声表现为附着于胆囊壁且无后方声影的单发或多发的结节状高回声。

### 局灶性黄色肉芽肿性胆囊炎

■ 局灶性黄色肉芽肿性胆囊炎是慢性胆囊炎的一种类型,病理特点为出现充满脂质的巨噬细胞。

■ CT表现为局灶性胆囊壁增厚伴胆囊壁内局灶性低密度带或结节。

■ 可以显示胆囊壁呈局灶性不均匀强化伴黏膜线持续性强化。

### 胆囊腺肌瘤

■ 胆囊腺肌瘤病是一种最常见于成人的良性获得性胆囊退行性病变。

■ 特点为上皮样增生、肌肥大和壁内憩室。

■ 胆囊腺肌瘤病可呈局灶性、弥漫性和节段性。

■ 影像学检查可见胆囊壁局灶性增厚或肿块伴壁内囊性间隙,间隙内偶尔有结石充填。

■ 源于局灶性肿块或增厚胆囊壁的混杂伪影或"彗星尾"伪影是超声的特异性征象。

### 胆囊癌

■ 胆囊癌的影像学表现包括胆囊局灶性或弥漫性增厚、腔内息肉样病变或取代胆囊位置的浸润性肿块。

■ 邻近脏器受侵犯、肝或淋巴结转移有助于胆囊癌与其他类似表现的炎性病变相鉴别。

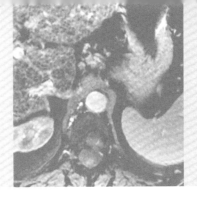
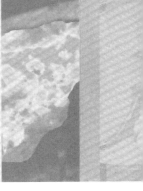

# 第58章

# 胆囊和胆管功能成像

Giuseppe Petralia, Surabhi Bajpai and Giovanni Morana

## 一、技术方法

胆囊和胆管功能成像是有价值的工具,为胆管系统的状况评价提供了关键信息。现代检查技术的无创伤性使功能成像诊断的优势进一步发挥,可以适用于范围更广的人群,还可以提供更好和更早期的疾病征象,从而有利于给予患者恰当的治疗。

超声检查便捷、经济、无创,经常作为评价胆管系统病变的首选,对于胆囊病变的诊断是一项敏感性很高的检查技术,但是在没有胆管扩张的情况下,超声对肝外胆管和肝内胆管的评价的敏感性低。

T2加权的磁共振胰胆管造影(MRCP)是非侵入性的检查方法,无需对比剂,应用快速重T2WI序列将含液体的胆管系统最佳显示出来。然而胆管系统的功能评价仅能通过相应形态学的改变,包括胆管扩张、狭窄和充盈缺损来完成,部分性或完全性的胆管梗阻不能被客观地诊断。

口服胆囊造影(oral cholecystography)或胆管闪烁成像(cholescintigraphy)可对胆囊和胆管树进行无创性功能评价(见后续章节)。然而,两者已逐渐被功能性MR胆管造影术(functional MR cholangiography, fMRC)所替代,还有CT胆管造影术(CT cholangiography)也应用于胆管的评价。后两者均是基于注射对比剂后胆管显影,再经胆管排出,从而从功能和解剖方面对胆囊和胆管进行全面评价。

**(一)功能性MR胆管成像(fMRC)** fMRC是应用肝胆特异性对比剂成像的一种MR技术。对比剂被肝脏特异性摄取,主要用于增加MRI检查和显示肝脏局灶性病灶特征的准确性,并且这些对比剂经胆管排泄可以用于提供功能信息。

当缓慢注射对比剂后,对比剂特异性地分布于肝细胞,在肝细胞内蓄积并引起质子弛豫率的增加。锰福地吡三钠(Mn-DPDP, Teslascan, GE Health, Milwaukee, WI)是肝胆特异性MR对比剂,由金属锰和DPDP(dipyridoxyl diphosphate)耦联构成,由于它的5个不成对电子,导致锰的中等度顺磁性,使T1加权图像产生高信号。DPDP的化学结构与维生素B$_6$相似,静脉注射Mn-DPDP后,Mn-DPDP经维生素B$_6$受体被功能性的肝细胞摄取,锰离子在血液循环中从配体分离后,对比剂可被肝外组织摄取。注射对比剂后,Mn-DPDP中的锰逐渐被锌置换并脱离DPDP螯合物进入血液,锌作为螯合剂的亲和力比锰大数百倍。然后,游离的锰可以被脏器的实质细胞摄取,特别是肝脏、胰腺、肾脏和肾上腺,再通过非特异转运机制进行代谢。

在欧洲国家,Mn-DPDP的注射速率缓慢:2～3 mL/min,输注时间10～20 min,剂量5～10 μmol/kg。而美国输注得较快(约1 min)。组织强化的峰值在注射完对比剂后约20 min后出现,并持续约4 h,肝实质明显强化,而非肝细胞来源的肿瘤则轻度强化或无强化,使病灶对比鲜明(图58-1)。一些研究认为注射Mn-DPDP后比平扫可提高病灶的检出率;另一方面,很多肝细胞性病灶摄取Mn-DPDP表现为团块样强化,降低了肿瘤-肝脏的对比噪声比(contrast to noise ratio, CNR)(图58-2)。肝细胞性肿瘤不管良恶性都会摄取Mn-DPDP而强化,因此限制了良恶性肿瘤的鉴别诊断,这也是该对比剂的主要缺点。该对比剂的主要优点在于通过胆管排泄,注射对比剂后在肝实质强化的同一时间窗也可得到胆管排泄影像。

这种胆管排泄的影像可反映肝细胞的功能情况，在T1WI序列胆管为高信号。这种因对比剂分泌造成的胆管系统的高信号与背景的肝实质和低信号的肝内血管形成良好的对比，因此用3D T1WI梯度回波序列可以高分辨率显示胆管系统成像。经过分析处理3D数据的原始图像资料，生成最大密度投影（MIP）图像。2004年3月，美国GE医疗暂停了锰剂的生产但是有望再度开始生产，而在其他国家锰剂一直处于生产状态。

其他MRI对比剂具有结合灌注和肝细胞特异性摄取的特点。与常规的细胞外对比剂一样，这种化合物首先分布于血管内间隙，随后一部分的注射剂量被肝细胞摄取导致肝实质信号增加。这类对比剂包括钆贝葡胺（Gd-BOPTA）和钆塞酸（Gd-EOB-DTPA）。

Gd-BOPTA是钆和BOPTA的螯合物，美国在2004年12月批准应用，欧洲已应用多年。Gd-BOPTA是第二代钆螯合物，它将常规细胞外间隙钆螯合物的特点和肝细胞靶向特异性的摄取特点结合起来。有两个特性使Gd-BOPTA区别于常规的钆螯合物，其一，Gd-BOPTA与血浆球蛋白有较弱的、一过性的结合作用；其二，约96%的注射剂量经肾小球滤过并排泄，剩余的2%～4%的剂量被功能性肝细胞摄取并经肝内胆管系统排泄到胆汁。前一个特性赋予Gd-BOPTA在人体有2倍于其他钆类螯合物的T1弛豫率，后者使得正常肝实质的强化保持显著和长时间的高信号，并获得额外的、延迟期的成像时间窗，注射Gd-BOPTA 40 min后开始采集信号。研究表明，尽管Gd-BOPTA与常规钆剂在动态增强时作用相似，但延迟期提高了对肝脏局灶性病变的检出，并且对病灶特点的显示也有改善，特别是对于那些在动态增强时显示不典型增强的病灶（图58-3）。

钆塞酸（Gd-EOB-DTPA）通过肝细胞摄取胆红素的载体而发挥作用。与Gd-BOPTA相似，注射入体内后最初分布于血管间隙，然后约50%的Gd-EOB-DTPA注射剂量被肝细胞摄取并于约60 min后经肝胆途径代谢，而Gd-BOPTA仅有2%～4%进入肝胆途径。肝实质强化峰值在注射对比剂后约20 min出现，并持续约2 h。在动态灌注增强时与注射Gd-BOPTA的增强表现相似，而肝胆期时对于转移瘤、肝细胞性肝癌和血管瘤检出率的统计结果显示较平扫和Gd-DTPA增强有明显改善。

同样，应用以上对比剂使分析胆汁的排泄功能成为可能（也像肝脏实质的强化一样，用同样的注

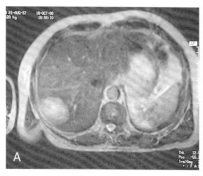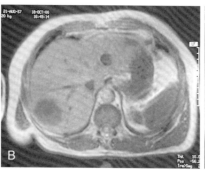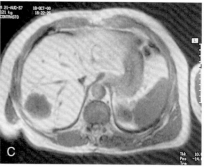

图58-1 结肠癌肝转移。T2WI MR自旋回波序列（A）显示高信号病灶伴中心坏死。T1WI梯度回波序列分别为Mn-DPDP注射前（B）和注射后（C），注射Mn-DPDP对比剂后，病灶不摄取对比剂，因此对比度增高

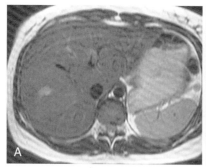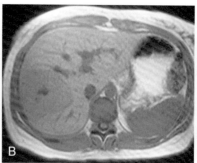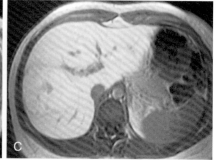

图58-2 肝脏局灶性结节增生（FNH）。T2WI MR自旋回波序列（A）呈高信号病灶伴中心瘢痕。T1WI梯度回波序列分别为Mn-DPDP注射前（B）和注射后（C），注射Mn-DPDP对比剂后，病灶摄取对比剂，对比度降低

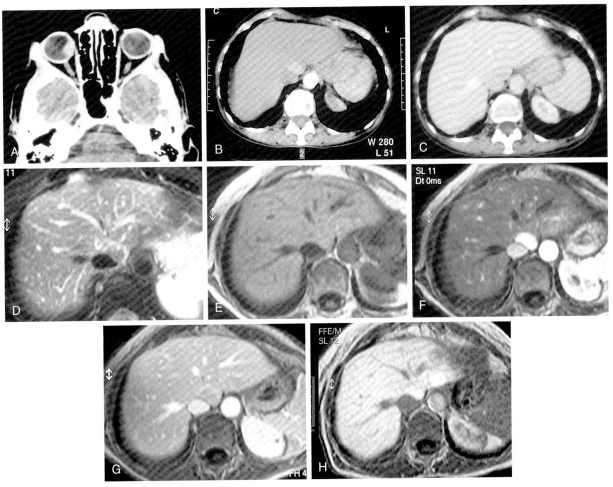

**图58-3** 黑色素瘤患者伴肝内不典型FNH。A. CT显示右眼黑色素瘤。肝脏增强CT动脉期（B）和门脉期（C）图像，显示尾状叶富血供病灶在门脉期快速廓清，考虑为黑色素瘤肝内转移。图D～图H为MRI图像，病灶在T2WI（D）和平扫T1WI梯度回波序列（E）均呈等信号，注射Gd-BOPTA后动态增强，动脉期（F）病灶明显强化，门脉期（G）强化快速廓清。肝胆期（H）即注射对比剂2 h后，由于对比剂的摄取肝脏及病灶均呈高信号

射对比剂后的时间窗成像），也使用3D T1W梯度回波序列成像。也可以分析胆汁的排泄（同时肝实质强化）。虽然Gd-EOB-DTPA对比剂经胆管排泄的比率更大，理应得到胆管系统的对比度更好，目前还没有数据对比这两种对比剂的胆汁排泄情况，相反在实际工作中，肝功能正常的患者中两种对比剂的成像效果无明显差异，但在肝功能受损的患者中Gd-BOPTA的胆管排泄量更低。

与Mn-DPDP相比，这类对比剂的主要优势在于可对肝脏进行动态成像，所以除了在肝动脉期和门脉期对肝脏病变进行检测和定性外，也同样可评价肝动脉和门静脉的状况。血管评价与肝实质和胆管功能成像相结合为肝脏疾病提供了全面的评价（"一站式技术"，图58-4）。

若需要一次同时完成T2W MRC和fMRC检查，则建议T2W MRC后再行fMRC序列检查，这是为了避免与胆管系统中肝胆特异性对比剂排泄相关的T2缩短效应影响。

**（二）CT 胆管造影** CT 胆管造影是通过静脉输注胆管对比剂，后者经胆管系统排泄使得胆囊和胆管树在对比剂注射至少15～20 min后显影，应用高分辨率CT薄层（1～2 mm）扫描，获得高分辨率的多平面重建（MPR）图像和3D后处理图像。

CT胆管造影可显示胆管树的解剖结构。有学者对潜在的活体供体进行研究认为，CT胆管造影比T2W MRC和（或）fMRC，单独或两者结合能更好地显示胆管结构，因为CT胆管造影可以更清晰地显示二级胆管，另外比较经济，比fMRC技术应用更普及，但是CT胆管造影与fMRC相比，以我们的观点，也有很多缺点限制了它的常规临床应用。

与fMRC检查需要应用肝胆特异性对比剂的患者相比，用于CT胆管造影对比剂的患者不良反应率

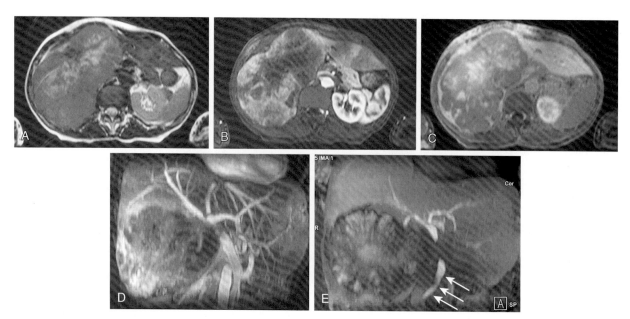

**图58-4** 纤维板层型肝细胞癌。A. T2WI自旋回波图像上可见肝右叶巨大高信号灶伴中央坏死。图B和图C为注射Gd-BOPTA后，病灶动脉期富血供(B)，门脉期快速廓清(C)。对门脉期图像数据进行最大密度投影(MIP)重建(D)，显示门脉主干受累。在注射对比剂2 h后肝胆期(E)对比剂进入胆管，MIP图像示胆管内的高信号对比剂，胆总管段由于病灶累及在病灶水平无显示，而其远段胆管通畅(箭头处)

高，并建议所有患者检查前服用抗过敏药物。如果要得到高质量的MPR重建图像以更好地显示胆管结构和得到更好的影像诊断，则需要高分辨率薄层CT扫描，并需要各向同性或近似各向同性，这就导致辐射剂量比常规的上腹部CT扫描剂量高。另外过去CT较MR的一大优势是胆管树成像的空间分辨高，而今与目前最新的MRI相比已经不具优势。

尽管CT胆管造影已进行过研究评价，并且在亚洲和欧洲具有临床应用，但作为临床常规检查手段仍然受限。CT胆管造影在常规临床评价中仅限于特定病例，并且该技术的应用经验少于其他功能成像技术。

## 二、优缺点

见表58-1。

## 三、正常解剖结构

胆囊和胆管发生于原始肝管的尾端盲囊，妊娠3个月内，胆管系统与胆囊贯通形成连续的管腔。两个相邻肝细胞间的毛细胆管和胆小管相连通，环状走行于肝小叶周围并开口于小叶间胆管，小叶间胆管汇合形成左叶和右叶的肝段(前段和后段)胆管，再分别汇合成肝左、右管。

肝左、右管正常情况下交汇并形成肝总管，后者穿过约4 cm厚的小网膜层后与胆囊管呈锐角汇合形

| 检查方法 | 优点 | 缺点 |
|---|---|---|
| | **表58-1 fMRC和CT胆管造影对胆囊和胆管功能成像的优缺点比较** | |
| fMRC | 无创性 | 较CT胆管造影费用昂贵 |
| | 无电离辐射暴露 | 最新的MR设备未广泛应用 |
| | 胆管树的解剖结构显示清晰 | |
| | 能够进行3D后处理 | |
| | 能够进行功能评价 | |
| | 较CT胆管造影的经验丰富 | |
| CT胆管造影 | 无创性 | 有发生胆管对比剂不良反应的风险 |
| | 胆管树的解剖结构显示清晰 | 电离辐射剂量高 |
| | 能够进行功能评价 | 需要胆管对比剂 |
| | 能够进行MPR和3D后处理 | 经验有限 |

成胆总管(CBD)。胆总管由十二指肠上段、十二指肠后段、胰腺段和十二指肠壁内段组成;其末端,胰管末端和两者的共同通道周围被肌肉结构环绕,即Oddi括约肌。

胆囊是一个薄壁的肌性和膜性囊腔,一般情况下容积20～30 mL,长度7～10 cm,宽度3 cm,位于肝右叶下面的陷窝内。分为底、体、颈,颈部连胆囊管,胆囊底超出肝脏前缘。

胆汁是胆管系统内流动的液体,主要由三种成分构成:胆固醇、胆盐和胆红素。胆汁由肝脏持续地产生,但其流入十二指肠是由Oddi括约肌周期性松弛来控制的,当Oddi括约肌收缩时则胆汁蓄积在肝管和胆总管。当胆总管压力增加至50～70 mmH$_2$O(毫米水柱)时,胆汁流入胆囊管并蓄积在胆囊内。在胆囊内由于水分的再吸收使胆汁浓缩,胆囊壁分泌黏蛋白使胆汁黏度增加,比肝胆汁黏稠。胆囊的排空主要靠激素调节,当胃内容物进入十二指肠,十二指肠壁分泌胆囊收缩素(CCK)使胆囊收缩,Oddi括约肌松弛,导致胆囊排空。另外,CCK有时也会促使胆囊管和胆总管收缩。胆囊和Oddi括约肌的协同作用也可以受到神经束的调节,该神经束是通过胆囊管连接胆囊和Oddi括约肌的。

### 四、病理生理学和病理学

有很多的病理状况直接或间接地影响着成年人的胆管树和胆囊,新生儿或青年人也一样,其临床转归也各不相同。有的病理状态不但会导致胆管树和胆囊的生理改变,而且还会导致胆汁的生理改变。以下阐述了功能成像,特别是fMRC在一系列的病理状况下对胆囊和胆管树的影响。

(一)胆管系统的解剖 胆管树的解剖变异发生率很高,24%～57%的个体有不同变异类型的胆管。对胆管树准确的术前评价非常重要,以识别各种变异的出现,特别是针对近年逐渐增多的成人-成人肝脏移植的患者,需要将活体供肝者的右半肝移植到受体。发生于肝右管,主要是右后叶肝管引流的胆管树解剖变异是有相关性的。一般来说,右前叶肝管(Ⅴ段和Ⅷ段)和后叶肝管(Ⅵ段和Ⅷ段)汇合形成肝右管(RHD),再与肝左管(LHD)汇合形成肝总管(CHD),后者由胆囊管汇入后变成胆总管(CBD)。几乎所有的变异都发生在肝右管,典型的变异包括右后叶肝管(引流Ⅵ段和Ⅶ段)迷走性汇入LHD、CHD或者CBD。在活体成人-成人肝移植的病例,胆管解剖结构的变异可能会增加术后并发症

的风险,如胆汁漏、胆管狭窄,在供体和受体均可发生,所以术前可靠地评价任何发生在胆管树的解剖变异对供体的安全和筛选更适合做供体的对象都非常重要。

传统的术中胆管造影术用于移植术中胆管解剖的显示,增加了手术时间。内镜逆行胰胆管造影术(ERCP)是一项侵入性的检查手段,出现并发症的概率高达1.4%～3.2%。T2W MRC可以准确显示胆管的异常及肝外胆管解剖的变异,但是评价正常不扩张的胆管作用有限。fMRC成像是基于注射肝胆特异性对比剂,采用3D T1W梯度回波序列和近似于各向同性的体素,可以最佳显示胆管树的解剖结构。因为fMRC T1W成像的分辨率和对比度高,可以应用容积成像(VR)算法的MPR重建,以方便地显示复杂的胆管间的交叉关联,对于鉴别是三分叉(单纯的胆管-胆管吻合仍然可以完成,外科医师更倾向于操作)还是右后叶肝管汇入肝左管(不能进行单纯胆管-胆管吻合)很重要(图58-5)。

Lee等对108例患者的研究发现,Mn-DPDP增强后的容积MRC较常规T2W MRC明显提高胆管解剖变异的检出率,特别是肝右管的变异,这对活体成人-成人右半肝移植非常重要。然而,新的基于自由呼吸和导航技术的T2W序列成像的分辨率与fMRC同样高,尽管缺少功能信息。

(二)胆汁漏 过去几年中不断增加的肝胆外科手术,如腹腔镜胆囊切除术、肝移植,与术后胆管并发症数量的增加有关,后者是发病率和病死率的主要因素。胆囊切除后的损伤通常包括胆囊管或胆囊床部位的胆汁漏,也可能表现为副胆囊管的胆汁漏或主要

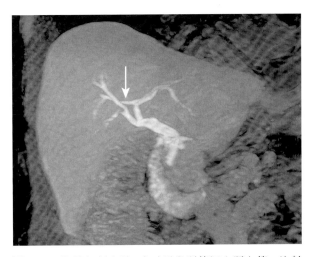

**图58-5** 胆管解剖变异:右叶后段肝管汇入肝左管。注射Gd-BOPTA 2 h后3D T1W梯度回波序列成像得到MIP图像,显示右叶后段肝管汇入肝左管(箭头处)

胆管的撕裂。肝脏手术后的损伤可能包括胆管吻合口部位的胆汁漏，外引流管移动或拔出部位的胆汁漏，或手术、创伤造成的胆管损伤部位的胆汁漏；这是肝移植术后几周内最常见的急性胆管并发症。对这类患者处理的关键是明确诊断，但是往往进行了多种检查（超声、CT、肝胆显像和ERCP）而总是推迟了诊断时间。肝胆闪烁显像是一种敏感度和特异性均高的功能成像方法，但是81%的患者不能定位胆汁漏的部位。

T2W MRC 无法提供功能相关的信息，仅能间接说明胆汁漏（如腹腔积液或局限性积液），不能直接显示漏口部位。并且在一些病例中，该技术无法鉴别胆汁漏和术后常见的其他征象，如腹水、肝周积液和软组织水肿。

fMRC 可同时显示胆管树的解剖学和功能学信息。当出现胆汁漏时，延迟期T1WI可见游离的肝胆特异性对比剂，所以，fMRC 可以观察到胆汁漏的直接征象及漏口部位（图58-6），识别术后（图58-7）或创伤后（图58-8和图58-9）形成的胆汁瘤。

另外，fMRC 还可以发现与中心胆管树不相连通的胆汁漏，而这在ERCP上无法发现（如Luschka胆管、胆管狭窄、结石），因为fMRC是顺行的技术。当临床怀疑胆汁漏但在T2W MRC或ERCP的发现中阴性时，强烈建议将fMRC与肝胆特异性对比剂配合使用。

**（三）胆汁引流** T2W MRC因其能够成功地显示解剖细节被广泛用于评价胆囊和胆管树，但缺点是在评价胆汁引流方面不可靠。许多研究报道了T2W MRC在胆囊收缩素刺激或脂肪餐后和用铁剂抑制十二指肠内的液体信号的条件下的应用。在后者的研究中，采用T2W MRC厚层块成像技术对同一容积反复进行信号采集，时间间隔30 s，共持续40 min，随时间延长胆汁引流进入十二指肠的信号强度不断增加，从而可以评价胆汁的引流情况。

由于肝胆特异性对比剂能够经胆汁排泄，所以fMRC可以通过直接观察T1WI序列上显示高信号的胆汁来评价胆汁引流进入十二指肠的情况。通过观察肝胆特异性对比剂在胆管树和十二指肠的排泄，可更容易地解释关于胆汁引流和胆汁排泄速率的功能信息。尽管还没有肝胆特异性对比剂排泄速率的既定标准，但是fMRC在伴或不伴手术造成的胆管旁路患者的胆汁引流评价中极有价值。

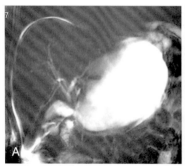
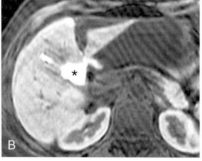
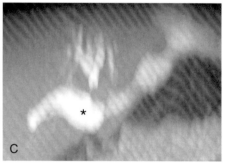

**图58-6** 胆管吻合口胆汁漏。A. T2W HASTE序列。胆汁漏的显示受胃内液体的干扰。B. T1W梯度回波序列成像。注射Mn-DPDP后，胆管吻合口处大量胆汁积聚（星号），其与胆管的关系在MIP图像上显示更好（图C星号）（鸣谢：Alfonso Ragozzino, MD, Radiological Department, Pozzuoli, Italy）

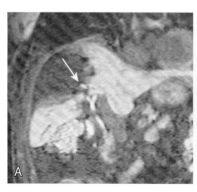
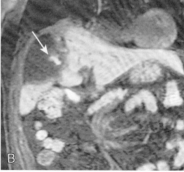
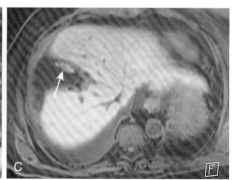

**图58-7** 部分肝切除后胆汁瘤。A～C. 注射Mn-DPDP后T1W梯度回波序列图像。在肝切除区域因对比剂的衬托可见小的高信号的胆汁聚集（箭头处）

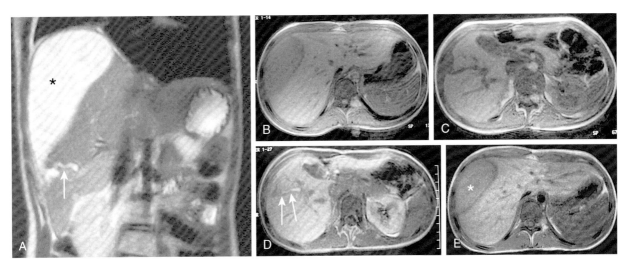

**图58-8** 创伤后胆汁瘤。A. 冠状位T2WI MR序列。年轻女性，肝右叶见一小病灶（箭头处）及包膜下大量积液（星号处）。B～E. 轴位T1WI梯度回波序列图像。Gd-BOPTA注射前（B, C）和注射后（D, E）。增强后由于局部胆汁漏可见肝右叶病灶呈高信号（图D箭头处），而胆汁瘤（图E星号）因为与漏出的胆汁相通亦呈高信号（鸣谢：Luigi Grazioli, MD, Radiological Department, Brescia, Italy）

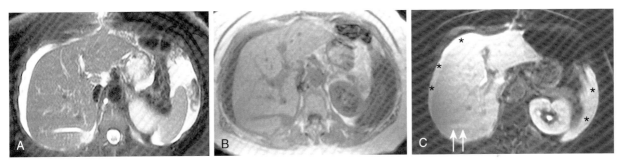

**图58-9** 创伤后胆汁性腹水。A. 轴位T2WI图像。59岁女性，肝右叶见一小病灶及腹腔内积液。Gd-BOPTA注射前（B）和注射后（C）的轴位T1WI梯度回波序列图像显示，增强后因为胆汁漏肝右叶小病灶呈高信号（图C箭头处），因为与漏出的胆汁相通，腹水在增强后亦呈高信号（图C星号）

**（四）Oddi括约肌功能障碍** Oddi括约肌功能障碍是一个术语，指由括约肌运动障碍或狭窄导致的一组多样化的临床疼痛综合征，从而导致胆汁或胰液经Oddi括约肌排出量减少。Oddi括约肌功能障碍的诊断是基于临床症状（肝功能受损）、影像学征象（肝外胆管直径＞12 mm）和功能异常（ERCP后对比剂排空延迟超过45 min）。压力检测虽然仍是诊断的金标准，但为侵入性检查。T2W MRC为非侵入性检查技术，能够可靠地评价与Oddi括约肌功能障碍相关的影像学表现；能够最佳地显示胆管树的扩张，这是胆汁引流改变的间接征象。然而，T2W MRC不能提供与Oddi括约肌功能障碍相关的功能性信息，如胆汁引流时间延迟，所以降低了该检查特异性和敏感度。有证据表明，促胰液素刺激后的T2W MRC可以提高标准T2W MRC成像对怀疑Oddi括约肌功能障碍患者的评价性能，因为可以筛选出哪些患者更适合于内镜介入治疗。

fMRC能够最佳显示Oddi括约肌功能障碍的影像学征象，如胆管树扩张，这归功于3D T1W成像的高空间分辨率和高对比度分辨率。此外，fMRC能够可靠显示任何延迟的肝胆特异性对比剂的引流，从而客观评价胆汁引流情况（图58-10）。

**（五）完全性胆管梗阻的诊断** T2W MRC能够通过最佳地显示扩张的胆管来诊断梗阻，然而由于fMRC所使用的肝胆特异性对比剂的生理学特点，fMRC比单独的T2W MRC可以更准确地诊断完全性胆管梗阻。Fayad 等认为fMRC比常规单独的MRC诊断胆总管梗阻的平均准确率高。在梗阻早期，胆管可能仍保持正常管径，T2W MRC可能漏诊。如果原梗阻解除，胆管可能仍然扩张，而T2W MRC可能会误诊为新的或复发性梗阻。

**（六）支架通畅** T2W MRC只能通过观察近端胆管正常或扩张而间接提示支架通畅或梗阻，但由于不同支架类型产生的磁敏感伪影难以直接观察内部

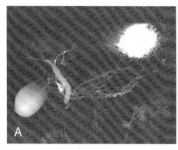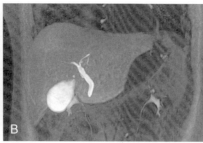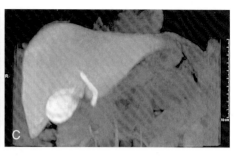

**图58-10** Oddi括约肌功能障碍。年轻男性，轻度胆汁淤积和阵发性胃痛。A. T2WI MRC 显示正常，动态采集不能完整地显示 Oddi括约肌区域的胆管。图B和图C是注射 Gd-EOB-DTPA 后30 min（B）和45 min（C）的成像，胆管和胆囊充盈并显示正常，但十二指肠内未见对比剂显示（鸣谢：Celso Matos, MD, Radiological Dept, Hopital Erasme, Brussels, Belgium）

管腔。相比之下，fMRC 可以直接显示塑料支架内的胆管，提供支架通畅的令人信服的证据。

（七）狭窄　T2W MRC 应用重 T2W 序列中胆汁的高信号，可以显示胆管的解剖结构。所以当胆管内充满胆汁时图像显示最佳，特别是扩张的胆管，但是如果胆管内胆汁未充满，胆管显示欠佳。T2W MRC 难以鉴别狭窄胆管和非扩张的胆管，需要提供额外的检查进一步进行功能评价。

ERCP 能够对 T2W MRC 不能确定的胆管征象进行确诊，它的优势在于可以用对比剂去扩张可疑狭窄的胆管。然而 ERCP 是侵入性检查，据报道可能产生与检查相关的并发症。

胆管闪烁显像能够提供胆管的功能评价，但是胆管狭窄和近50%的部分性梗阻用此方法难以发现。

fMRC 是利用肝胆特异性对比剂经胆管排泄进行胆管功能评价的，因此在可疑狭窄的胆管内有或无对比剂可以客观地、分别解释胆管是否狭窄。fMRC 图像的高对比度和高空间分辨率能够克服 T2W MRC 成像的伪影干扰，这些伪影的产生与液体流动和血管假性病变有关，并类似充盈缺损和狭窄。

对于怀疑有胆管狭窄的患者，可在注射肝胆特异性对比剂进行 fMRC 检查后增加 T2W MRC 序列以提高诊断率（图58-11）。Fayad等发现 fMRC 与 T2W MRC 结合比仅用 fMRC 诊断胆管狭窄的敏感度高：因为 fMRC 的主要作用是显示功能性狭窄而非形态学的狭窄，fMRC 结合 T2W MRC 则可以从解剖结构

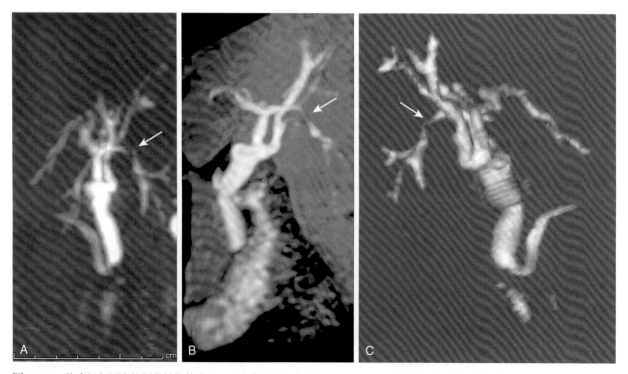

**图58-11** 临床疑似原发性硬化性胆管炎（PSC）患者。图A和图B T2WI MRC，肝右叶后支胆管狭窄（箭头处）。图C为 fMRC 客观证实了肝右后叶胆管狭窄，该患者诊断为早期 PSC

和功能学方面全面评价胆管狭窄。

**（八）急性胆囊炎** T2W MRC成像诊断急性胆囊炎的主要依据是显示嵌入胆囊管或胆囊颈的结石，这是诱发急性胆囊炎的最重要原因，但是结石以外的其他征象T2W MRC不易显示。

fMRC较T2W MRC潜在的优势在于可以进行胆汁动态变化的功能评价。

当临床高度怀疑胆囊管梗阻且在T2W MRC表现不明确或无梗阻表现时，fMRC成像在延迟扫描（达60 min）若发现胆囊内仍无对比剂，而胆总管和肠道显影，可提供明确胆囊管梗阻诊断（图58-12）。

Fayad等还发现单独应用fMRC或fMRC结合T2W MRC诊断急性和慢性胆囊炎比单独使用T2W MRC的诊断可靠性高。

Kim等在临床和超声诊断为急性胆囊炎并手术的患者中，比较了T2W MRC、Mn-DPDP增强后fMRC和肝胆闪烁显像三种方法的优劣。他们注意到fMRC和肝胆闪烁显像对所有患者胆管动力学描述完全一致。结论认为，当fMRC结合T2W MRC时不仅提供了形态学信息，而且提供了可靠的功能学信息。

**（九）胆管结石** 传统观念认为ERCP是诊断胆管结石的金标准，ERCP兼具影像诊断和可以快速切换的介入治疗的突出优势。但是作为一项侵入性检查，其出现并发症的概率为1%～7%，而致死率为0.1%～0.2%，该检查需要熟练的操作者，因为4%的患者因技术操作因素导致失败。

过去几年中，T2W MRC因为其无创的优势，作为ERCP的替代检查技术应用逐渐增多。研究发现T2W MRC诊断胆总管结石的准确性与ERCP相当，诊断肝内胆管结石的准确性高于ERCP。但是T2W MRC在显示胆管结石时也存在问题，因为在高信号胆汁背景中结石可能仅表现出部分轮廓或根本无法显示。

一些研究中把fMRC作为T2W MRC发现胆管结石的补充检查手段，但结果存在争议。

Sheppard等认为T2W MRC在诊断胆管结石方面比fMRC更可信，这是由于两种MR序列的时间分辨率不同而造成表现的不同。T2W MRC序列较少出现患者的呼吸伪影，因为采集时间短（T2W快速自旋回波厚层块采集时间为3～4 s，薄层HASTE序列为1 s/层），应用呼吸触发导航技术。3D T1W fMRC序列需要15～25 s，并且更容易产生呼吸错误配准伪影，导致病变的漏诊，另外胆汁和对比剂混合不均会导致充盈缺损假象而误诊为结石。Fayad等也报道了fMRC显示胆管充盈缺损的敏感度（82%）低于T2W MRC（91%）或两种技术结合（91%）的敏感度。

相反，Kim等认为T2W MRC和fMRC在诊断胆总管结石方面无明显差别，但两者结合比单独使用T2W MRC的诊断准确性和敏感度高。另外胆管树的复杂结构（小管径胆管和多分支胆管）和邻近血管（低信号）可能会在T2W MRC图像上产生类似胆管结石的假象。对于fMRC诊断胆管结石的附加作用还需要更多的研究证实。但是当T2W MRC的诊断存在争议时（图58-13）建议进一步进行fMRC检查，因为后者可提供有利于胆管结石诊断的额外信息。

**（十）胆管闭锁** 胆管闭锁是发生于新生儿的渐进性的胆管闭塞。产前或围产期"胆管树"损伤可能会导致肝外胆管完全闭塞和肝内胆管硬化。胆汁排出受阻导致胆汁淤积、纤维化和肝硬化，2年内导致肝衰竭，可能需要进行儿童肝移植。若能早期发现并进行肝门肠吻合术会使胆管闭锁的自然进程得到改善。

胆管闭锁的诊断依赖于剖腹探查或术中胆管造影术发现肝外胆管纤维化，但是当新生儿被怀疑胆汁淤积时目前尚没有一种无创影像学检查可排除胆管闭锁。

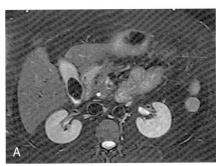
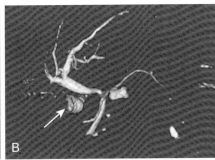
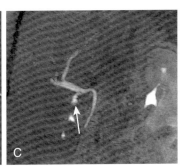

**图58-12** 临床怀疑为胆囊炎的患者显示胆囊颈部结石。A. T2WI显示胆囊底和胆囊颈部为高信号的胆汁，胆囊功能无法评价。图B和图C为注射肝胆特异性对比剂Gd-BOPTA后T1WI延迟扫描图像，图示胆囊底和胆囊体部未见显示，而胆囊颈部、胆囊管和胆总管显示正常，并可客观评价胆囊功能状态，即证实胆囊颈部梗阻（箭头处）

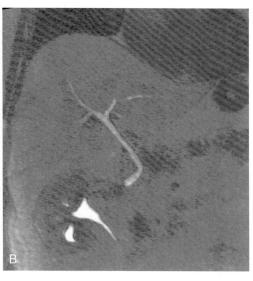

**图58-13** 胆总管（CBD）假性充盈缺损。年轻女性，轻度胆汁淤积。A. T2WI MRC图显示胆总管两处小充盈缺损，怀疑结石；B. 注射Gd-BOPTA 2 h后肝胆期MIP冠状位T1WI梯度回波序列成像，胆总管内未见充盈缺损。若不行fMRC检查，仅凭T2WI MRC的胆总管内充盈缺损会误诊为结石

超声发现位于门静脉分叉前方的三角形索带征（triangular cord sign）是早期诊断胆管闭锁的简单有用的征象。但是若没有该征象并不能排除胆管闭锁，并且超声对胆管系统解剖的观察能力有限。

肝胆闪烁显像诊断胆管闭锁的敏感性高（100%），但特异性低（75%），若肠道内无放射性活性的患者其灰白色大便中仅含少量胆色素或无胆色素，可以诊断胆管闭锁，但是仅肠道内无放射活性不能排除胆管闭锁。

T2W MRC在显示新生儿和婴幼儿小胆管解剖结构方面很可靠，可以用于描述主要胆管结构，从而排除胆管闭锁导致的新生儿胆汁淤积。然而，Norton等发现T2W MRC存在假阳性和假阴性，诊断准确率仅82%。因其他严重胆汁淤积性疾病导致的胆汁分泌不足和呼吸运动伪影影响（婴儿不能屏住呼吸）是产生假阳性或假阴性的主要原因。

fMRC可以作为胆管闭锁"一站式"的影像检查手段，既提供了类似于肝胆闪烁显像的功能信息，也提供了类似于T2W MRC、CT和超声的形态学信息。另外，胆管（充盈肝胆特异性对比剂）和背景的高对比显示和高空间分辨率，较T2W MRC能获得更优质的多平面重建图像。

Ryeom等的研究发现，Mn-DPDP增强的fMRC用于新生儿胆汁淤积的检查，19例无胆管闭锁的患者fMRC检查无一例假阳性，4例胆管闭锁患者fMRC无一例假阴性。

---

**要点**

- ■ fMRC和CT胆管造影可对胆囊和胆管树的解剖和功能进行全面评价。
- ■ 两者均需要注射对比剂，经胆管排泄。
- ■ fMRC肝胆特异性对比剂有两类：一类被肝细胞特异性摄取（如Mn-DPDP），一类可结合肝实质的灌注信息和肝细胞特异性摄取的属性（Gd-BOPTA和Gd-EOB-DTPA）。
- ■ CT胆管造影的胆管对比剂与传统CT对比剂或fMRC肝胆特异性对比剂相比，发生不良反应的危险性高。
- ■ 高分辨率MPR和3D后处理图像常用于fMRC和CT胆管造影评价。
- ■ fMRC和CT胆管造影在评价胆管系统结构时作用相仿，两者都可用于评价胆管功能，但CT胆管造影存在一定的缺点限制了其临床应用。
- ■ 近来，随着成人-成人肝移植手术的增加，术前对胆管系统的精确评价也得到重视，识别出现胆管解剖结构的变异对手术十分重要。
- ■ 许多疾病可影响胆管系统和胆囊，改变两者及胆汁生理学，功能成像可发现这些疾病，包括胆汁漏、胆汁异位引流、Oddi括约肌功能障碍、胆管及支架梗阻、胆管狭窄、急性胆囊炎、胆管结石和胆管闭锁。

# 第 15 篇

脾脏疾病

# 第59章

# 脾脏局灶性病变

Min Ju Kim and Kyoung Won Kim

## 脾囊肿

### 非肿瘤性和非寄生虫性脾囊肿

（一）病因　非肿瘤性和非寄生虫性脾囊肿可根据囊壁内层是否有上皮被覆分为原发性（即上皮性，真性）和继发性（即假性）囊肿。原发性或上皮性囊肿考虑为先天或发育来源的。假性囊肿或继发性囊肿最可能的病因是外伤，其他病因有梗死、感染和胰腺炎。

（二）发病率及流行病学　脾囊肿不常见，一般在影像学检查时偶然发现。系列研究发现其尸检的发病率为7.6/万人。上皮样囊肿少见，主要见于儿童或青壮年（图59-1和图59-2）。假性囊肿占脾囊肿的75%～80%（图59-3和图59-4）。

（三）临床表现　大多数脾囊肿无症状，但大囊肿可出现非特异性症状如轻度疼痛、饱胀感或左上腹不适，呼吸困难，厌食，恶心和呕吐。急性并发症的表现尽管不常见，但可出现如出血、破裂或感染等表现。体检可正常或发现左上腹肿块，伴或不伴压痛。常规实验室检查的结果一般都正常。

（四）病理生理学　脾囊肿一般为孤立性病变，但可多发。65%的脾囊肿位于包膜下，且80%为单房。副脾中也见脾囊肿报道。

（五）病理　原发性脾囊肿有内衬上皮，可进一步分为间皮囊肿、表皮囊肿和皮样囊肿。间皮囊肿被认为是胚胎发育时期来源于腹膜间皮的内折或陷于脾沟内的腹膜间皮细胞的聚集。表皮样囊肿被覆鳞状上皮细胞，被认为是间皮囊肿内化生而成。这些复层上皮细胞被覆的囊肿对癌胚抗原和CA19-9有免疫反应，这些标记物在血清中也会升高。皮样囊肿极为罕见，仅有少量病例报道，囊肿内含有皮肤附件和鳞状上皮细胞。大体病理检查囊肿表现为内表面光滑伴明显小梁间隔形成（图59-1和图59-2）。假性囊肿的囊壁由致密纤维组织组成，常有钙化，无上皮细胞被覆。囊肿内为含有血液和坏死碎片的混合物。

（六）影像学表现　假性囊肿体积更小、囊内有碎片和纤维囊壁，可以伴有钙化，这是与真性囊肿进行鉴别最有帮助的影像学特征，然而真性囊肿和假性囊肿两者都可有囊壁钙化、小梁、外周分隔和碎片（如胆固醇晶体或出血后的降解产物）（表59-1和表59-2）。

1. X线摄影　脾囊肿需要足够大时才能够引起脾肿大和邻近脏器移位。平片上囊肿壁的钙化呈曲线形或斑块状，见于5%的真性囊肿和38%的假性囊肿（图59-3）。

2. CT　典型的脾囊肿CT表现为圆形边界清晰、边缘光滑的水样密度病变，薄壁或无明显囊壁（图59-1和图59-2）。囊内分隔有时可见，边缘钙化见于14%的真性囊肿和50%的假性囊肿（图59-3和图59-4）。增强CT典型表现为无边缘强化。上皮囊肿发生于胰腺内副脾往往误诊为胰腺囊性肿瘤。在囊肿周围出现薄层受压脾实质可提示正确诊断（图59-2）。

3. MRI　尽管典型的脾囊肿在MR的T1WI和T2WI上均呈水样信号强度，但T1WI上的信号强度可根据囊液成分不同而升高，而T2WI上仍保持高信号（图59-2）。环状低信号可由囊壁钙化或含铁血黄素沉积所致（图59-3）。

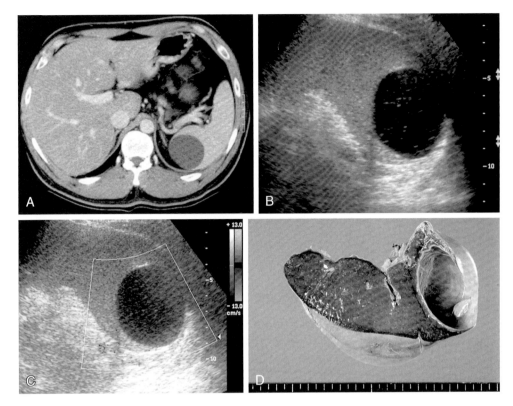

**图59-1** 上皮（间皮）源性脾脏囊肿。A. 轴位增强CT扫描显示一球形边界清晰且边缘光滑的水样密度病灶，其囊壁不明显。病灶未见边缘强化。B. 斜轴位超声图像显示为圆形的均匀无回声病灶伴明显的后方回声增强。C. 彩色多普勒超声显示病灶无血供。D. 患者已行脾切除术。大体标本切面显示边缘光滑的单房薄壁脾囊肿。组织病理学诊断为间皮囊肿

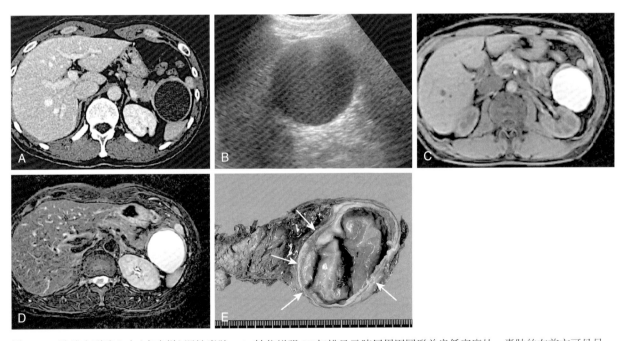

**图59-2** 胰腺内副脾上皮（表皮样）源性囊肿。A. 轴位增强CT扫描显示胰尾周围圆形单房低密度灶。囊肿的左前方可见另一枚副脾。B. 斜冠状位超声图像显示囊肿内容物呈细颗粒样回声伴后方回声增强。C. MR轴位抑脂T1WI显示囊肿内容物呈高信号。D. 轴位抑脂T2WI显示囊肿内容物高信号伴液-液平。E. 患者已行脾切除术。大体标本显示囊性肿块（箭头处）伴发亮的内表面和一些小梁结构。组织病理学诊断为胰腺内副脾表皮样囊肿

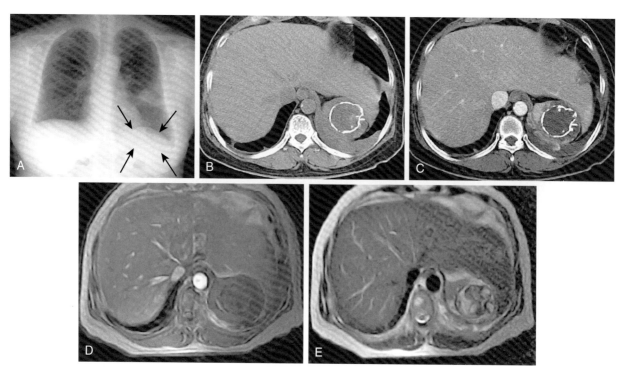

**图59-3** 脾脏假性囊肿。A. 胸片显示左上腹粗大的蛋壳样钙化（箭头处）。B. 平扫CT显示脾脏上极有一致密不规则且不连续的环状钙化灶。C. 轴位增强CT扫描显示为低密度肿块，边缘不规则和内壁致密环状钙化。注意肝左外叶偶然发现的血管瘤。D, E. 囊性病变在MR T1WI上（D）呈极低信号，而T2WI（E）上呈不均匀高信号。注意：病灶内由钙化所形成黑色信号环

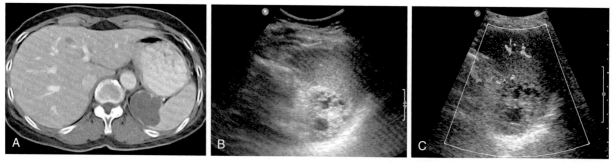

**图59-4** 脾脏假性囊肿。A. 轴位增强CT扫描显示边界清晰的球形低密度肿块。注意边缘曲线形钙化。B. 斜冠状位超声图像显示一枚圆形混杂回声病灶伴明显的后方回声增强。囊肿内容物的内部碎片或出血表现为不均匀回声。C. 彩色多普勒超声显示病灶无血供

**表59-1 脾脏局灶性病变各种影像学检查技术的准确性、局限性及缺点**

| 检查方法 | 准 确 性 | 局 限 性 | 缺 点 |
|---|---|---|---|
| X线摄影 | 差 | 不敏感, 非特异性 | 不能直接显示脾脏异常 |
| CT | 现有文献的局限性不能评价各种影像学技术的特异性和对比的准确性 | 电离辐射暴露<br>对比剂不良反应 | 平扫与增强CT脾脏病变的表现均有重叠 |
| MRI | | 费用高昂<br>依赖患者合作程度 | 脾脏病变的MR表现重叠 |
| 超声 | | 操作者依赖 | 脾脏病变的超声表现重叠 |
| 核医学 | | 空间分辨率差 | 无特异性 |
| PET-CT | 鉴别良恶性病变很有帮助（需要更大规模的研究） | 辐射暴露<br>费用高昂 | 假阴性见于无FDG浓聚的脾脏转移瘤<br>假阳性见于脾脏肉芽肿性病变如结节病和结核 |

**表 59-2　脾脏局灶性病变的临床和影像学特征总结**

| 病　变 | 一 般 特 点 | CT | MRI | 超　声 | 临床特征 | 影像学特征 |
|---|---|---|---|---|---|---|
| 囊肿 | 部位：下极，包膜下，大多数为单房<br>年龄：真性囊肿-儿童或青壮年；假性囊肿-40岁以下 | 增强：圆形水样密度病灶，无边缘强化<br>边缘钙化：14%的真性囊肿和50%的假性囊肿 | T1WI低信号，T2WI高信号 | 圆形均匀无回声病变伴明显后方回声增强 | 无既往恶性肿瘤或胰腺炎和（或）最近旅行或居住于棘球蚴疫区的病史<br>有较久的左上腹创伤病史 | 非特异性囊性病变 |
| 血管瘤 | 无症状<br><2 cm<br>常为实性<br>年龄：35～55岁 | 平扫CT：点状或边缘曲线形钙化<br>增强CT：表现多样 | T1WI低或等信号，T2WI高信号 | 边缘清晰高回声实性或复杂性囊性肿块 | 无特异性 | 无特异性 |
| 错构瘤 | 部位：中部<br>常为孤立性 | 相对于正常脾脏呈等密度<br>不均匀强化 | T1WI低或等信号，T2WI等或高信号<br>早期：弥漫性不均匀强化<br>延迟期：更均匀一致的强化 | 实性均匀回声病变<br>彩色多普勒成像：富血供 | 无特异性 | 与正常脾脏表现相似<br>动态增强检查延迟期：更均匀一致<br>彩色多普勒成像：富血供 |
| 淋巴管瘤 | 部位：包膜下<br>年龄：儿童 | 单发或多发薄壁等密度肿块，边缘锐利 | T1WI低或高信号（出血，蛋白样成分），T2WI高信号，分隔强化 | 边界清晰的无回声囊性病变 | 无特异性 | 无特异性囊性病变 |
| 窦岸细胞血管瘤 | 脾功能亢进患者多发脾脏病变罕见 | 多发、大小相似的病变，延迟期均匀强化 | T1WI低或等信号，T2WI高信号，动脉期轻度不均匀强化，延迟期均匀强化 | 回声多样，包括斑点状回声，无散在病灶 | 脾功能亢进 | 延迟期：均匀等密度病变<br>多发<br>脾肿大 |
| 血管肉瘤 | 非常罕见<br>预后差别大<br>弥漫性受累常见<br>老年患者 | 平扫CT：由出血和钙化形成的高密度区<br>增强CT：不均匀强化 | T1WI、T2WI：由于血液产物和坏死物导致信号多样 | 复杂肿块伴不均匀回声质地 | 巨脾<br>由于自发性破裂致腹腔积血（30%） | 巨脾伴不均匀强化<br>腹腔积血 |
| 淋巴瘤 | 最常见的脾脏恶性肿瘤<br>脾肿大不总是脾脏受累的可靠征象 | 多样性：脾肿大不伴肿块，实性肿块，多灶性病变，或弥漫性粟粒性结节浸润 | 动态增强（30 s时低信号，2 min时等信号）及超顺磁性颗粒（高信号）和DWI（高信号）可改善淋巴瘤脾累及的评价 | 回声多样 | 无特异性 | 无特异性 |
| 转移瘤 | 转移瘤不常见<br>预后差<br>孤立性或多发（最常见）结节性病变或弥漫性浸润性病变 | 多发低密度肿块，有时单发 | T1WI低信号，T2WI高信号 | 回声多样 | 既往恶性肿瘤病史<br>无发热表现 | 无特异性 |

4. 超声　典型的脾囊肿表现为一边缘光滑的圆形、薄壁、均匀无回声病变伴后方回声明显增强（图59-1和图59-2）。然而，有时脾囊肿可因薄的分隔、不规则囊壁、内部碎片或出血（图59-4）和高回声囊壁钙化伴后方声影而表现为更复杂的声像图。

5. 核医学　$^{99m}Tc$-SC-硫胶体核素显像显示为充盈缺损影，其边缘出现薄壁环状摄取。

（七）鉴别诊断　影像学表现为脾脏囊性病变的疾病很多。原发性囊肿与继发性囊肿的鉴别、囊肿与囊性肿瘤、棘球蚴囊肿（详见本章后文）和脓肿的鉴别，因放射学表现常有重叠而难以区分。临床表现若有既往恶性肿瘤病史、胰腺炎和（或）最近旅行或居住于棘球蚴疫区的病史可有助于缩小鉴别诊断范围。有较长时间以前的左上腹外伤史往往可以确诊。

子囊或其他脏器出现类似的囊性病变的证据，诸如肝、肺、脑和骨骼肌肉系统，可诊断为棘球蚴囊肿。因此，在疑似病例中这些脏器的影像学检查有助于诊断。由于转移至脾脏的囊性转移瘤常来自乳腺癌和卵巢癌，其次为黑色素瘤，用放射学技术检查这些脏器、寻找可能的原发病灶有助于诊断。

（八）治疗

1. 内科治疗　继发性囊肿特别是那些与胰腺炎相关的囊肿可自行消退。而有些囊肿需要经皮穿刺或手术引流。

2. 手术治疗　手术是有症状的大囊肿，大多数是原发性囊肿病例的适应证。保脾手术在一些病例中（如源于副脾的表皮样囊肿）是可能的。

---

**医师须知（脾囊肿）**

■ 脾脏囊性病变包括多种异常，如肿瘤（包括囊性转移瘤）、脓肿和非肿瘤性和非寄生虫性囊肿。

■ 临床表现和病史可有助于缩小鉴别诊断范围。

---

## 脾脏良性肿瘤

原发性良恶性肿瘤在脾脏都非常罕见。在良性肿瘤中，血管瘤是最常见的原发性良性肿瘤。其他相对少见的良性肿瘤有错构瘤、淋巴管瘤、窦岸细胞血管瘤、血管内皮细胞瘤和血管外皮细胞瘤（表59-1和表59-2）。

### 一、血管瘤

（一）病因　脾脏血管瘤被认为是先天来源的病变，起源于窦状上皮细胞。

（二）发病率及流行病学　尽管罕见，但血管瘤是脾脏最常见的原发性良性肿瘤（图59-5～图59-8），其尸检的患病率为0.3%～14%。最常见于35～55岁成人，且无性别差异。脾脏弥漫性血管瘤病是一种罕见的良性血管性疾病，它被视为全身性血管病的一种表现。与血管骨肥大综合征（Klippel-Trenaunay-Weber syndrome）、特纳综合征（Turner syndrome）、血管瘤-血小板细胞减少综合征（Kasabach-Merritt-like syndrome）和脐膨出-内脏肥大-巨舌综合征（Beckwith-Wiedemann syndrome）伴发已有报道。

（三）临床表现　血管瘤患者一般无症状，且预后好。然而，大血管瘤偶尔表现为左上腹肿块、疼痛和脾肿大。报道发现25%的病例发生自发性破裂。贫血、血小板细胞减少、凝血病（Kasabach-Merritt syndrome）和高输出性充血性心力衰竭罕见于伴发高血流量的巨大血管瘤。凝血病可由于血管瘤中红细胞和血小板细胞隔离及凝血因子消耗所致。

（四）病理生理学　大多数无症状性血管瘤都小于2 cm，但有时也可很大。脾脏血管瘤常单发，但可多发，当作为全身性血管瘤病的一部分时也可呈弥漫性。

（五）病理　脾脏血管瘤的组织病理学为无包膜的血管通道的增殖、单层内皮细胞被覆和血液充填。这些充填血液的腔隙被细纤维间隔或脾髓组织分隔。脾脏血管瘤的血管腔隙大小不等，范围从毛细血管型到最常见的海绵状。弥漫性血管瘤病的肿瘤性血管通道可取代整个脾脏。脾脏血管瘤的大体标本可表现为脾内蓝红色、海绵状结节（图59-5）。小血管瘤，包括毛细血管型和海绵状血管瘤倾向为实性结节，而大的海绵状血管瘤可出现血栓形成、梗死、纤维化和坏死引起的假性囊性退变。钙质沉积可出现在肿块的纤维化区或瘤内囊性腔隙的周围。

（六）影像学表现　血管瘤的影像学表现根据大体形态呈实性或囊性。典型的海绵状血管瘤有囊性和实性混合成分（图59-6）。

1. X线摄影　大血管瘤的X线表现为左上腹肿块或脾肿大。当多发小斑点状钙化或外周曲线形钙化出现时，在X线片上可见。

2. CT　血管瘤的平扫CT表现为边界清晰的低密度或等密度肿块，有时有斑点状或外周曲线形钙化。增强扫描表现多样化：尽管注射对比剂后立即呈明显均匀强化（图59-7），但与脾脏的明显强化相比仅呈轻度强化（图59-5和图59-6）。退变区相对于正常脾脏始终呈低密度直到延迟期为止。

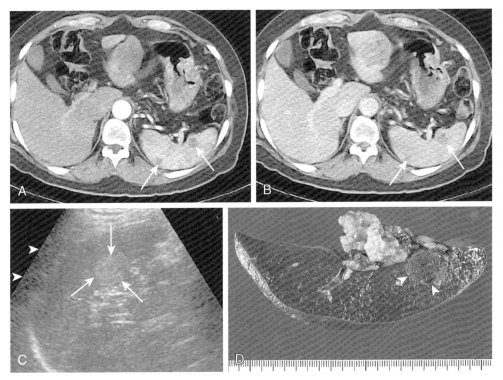

图59-5 脾脏血管瘤。A. 轴位增强CT扫描动脉期显示脾内多发低密度结节(箭头处)。B. CT门静脉期显示病变呈轻度弥漫性强化(箭头处)。C. 斜冠状位超声图像显示其中一个病灶呈高回声(箭头处)。D. 患者进行了脾切除术。大体标本切面显示界限清晰的紫红色肿块(箭头处)。组织病理学诊断为脾脏海绵状血管瘤

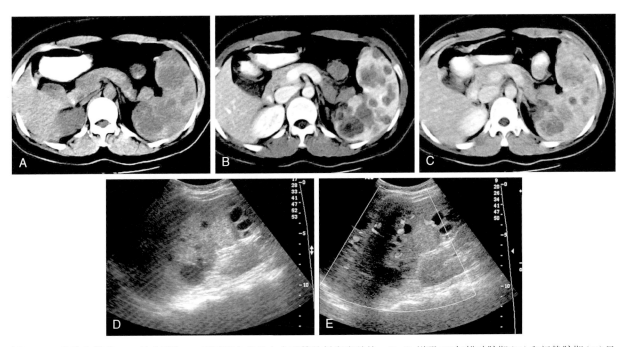

图59-6 脾脏血管瘤。A. 轴位平扫CT显示脾内多发大小不等的低密度肿块。B、C. 增强CT扫描动脉期(B)和门静脉期(C)显示病灶呈轻度及渐进性强化。D. 斜冠状位超声显示病灶呈高回声和无回声的囊实性表现。E. 彩色多普勒超声显示脾脏肿块的实性部分呈富血供表现

3. MRI 脾脏血管瘤T1WI上呈轻度低信号至等信号,T2WI上呈轻度到中等度高信号。增强的强化模式与CT相仿。与肝血管瘤相比,脾血管瘤一般在早期强化图像上不呈边界清晰的外周小结节(图59-8)。这种特征被认为是反映背景脏器(脾和肝)的血供差异而非脾血管瘤与肝血管瘤的内在差异。

4. 超声 血管瘤的超声表现为一边界清晰的脾内或带蒂的高回声实性或囊实性混合肿块(图59-6)。然而,它也可表现为低回声病变(图59-7)。可有高回声钙化伴声影。

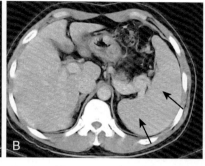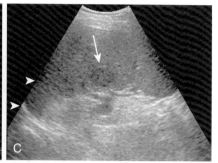

图59-7　脾脏血管瘤。A.轴位增强CT扫描动脉期显示两枚结节状病变（箭头处）呈均匀显著强化。B.延迟期CT显示肿瘤与周围脾实质几乎呈等密度。C.斜冠状位超声图像病灶为低回声（箭头处）。该患者已行脾切除术。组织病理学诊断为脾脏血管瘤

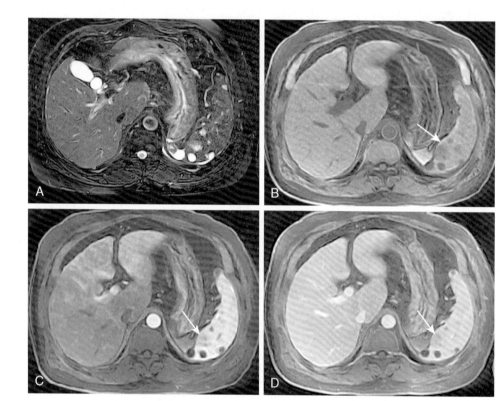

图59-8　脾脏血管瘤。脾内多发结节（图B箭头处）在T2WI MR图像上（A）呈高信号，T1WI（B）呈低信号。钆剂增强T1WI MR图像动脉期（C）和门静脉期（D）显示其中一个病灶（箭头处）呈轻度及延迟强化。该患者已行脾切除术。组织病理学诊断为脾脏血管瘤

　　5. 核医学　一般认为血管瘤的 $^{99m}$Tc-标记的红细胞扫描表现为早期和延迟血池图像病灶显示灌注缺损且持续性充填。核医学评价脾血管瘤的临床作用很小。

　　6. PET-CT　大多数脾脏良性肿瘤如血管瘤和错构瘤呈无FDG浓聚的脾脏病变。

## 二、错构瘤

　　（一）病因　脾脏错构瘤被认为是先天性来源，它反映的是脾脏内一个局灶性的发育性紊乱。然而，它也被认为是肿瘤或可能是创伤后病变。

　　（二）发病率及流行病学　错构瘤是罕见的良性病变，无年龄和性别差异。英文文献大约可见120例脾脏错构瘤的报道。尸检系列综述显示脾脏错构瘤

的患病率小于1%。

　　（三）临床表现　大多数脾脏错构瘤的患者无症状，且这些病变一般在筛查或因其他目的行放射学检查时偶然发现。大的病变可表现为可触及的肿块、脾肿大，或罕见破裂。血小板细胞减少症和贫血可因脾内错构瘤增多的血管通道破坏血细胞而导致。

　　脾脏错构瘤可以伴发体部其他部位的错构瘤，已有报道发生于结节性硬化和湿疹血小板减少伴免疫缺陷综合征（Wiskott-Aldrich-like syndrome）的病例。脾脏错构瘤伴发于结节性硬化可支持后者的错构瘤性质。此外，脾脏错构瘤伴发于恶性肿瘤已有报道。

　　（四）病理生理学　错构瘤最可能发生于脾脏中部，源于脾脏前或后面的隆凸表面（图59-9～图59-11）。单发常见，也可表现为多发小结节灶，病灶

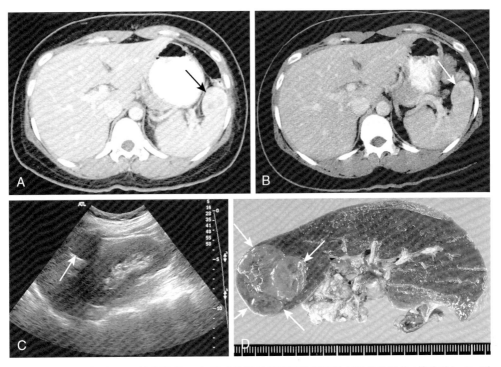

**图59-9** 脾脏错构瘤。A. 轴位增强CT扫描动脉期显示脾脏前极不均匀强化的肿块（箭头处）。B. 延迟期该病灶（箭头处）呈等密度至稍高密度肿块。C. 斜冠状位超声图像显示该病灶呈低回声肿块（箭头处）。D. 该患者已行脾切除术。标本切面显示界限清晰的暗红色实性结节状病灶（箭头处）。组织病理学诊断为脾脏海绵状错构瘤

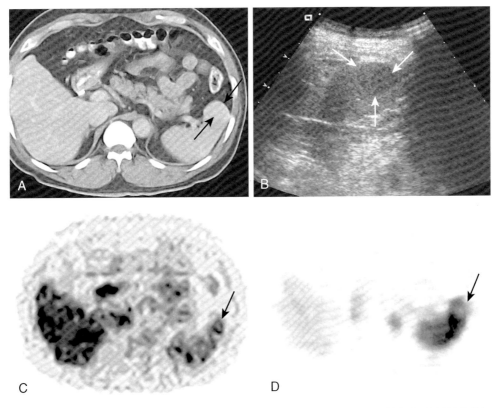

**图59-10** 脾脏错构瘤。A. 轴位增强CT扫描显示脾内与周围脾脏不能区分的等密度肿块（箭头处），轻度凸出的轮廓可提示脾脏异常。B. 超声显示病灶呈边缘清晰的低回声实性肿块（箭头处）。C. $^{99m}$Tc核素显像显示相应病灶内（箭头处）可见放射性稀疏区。D. FDG-PET显示病灶无FDG浓聚（箭头处）

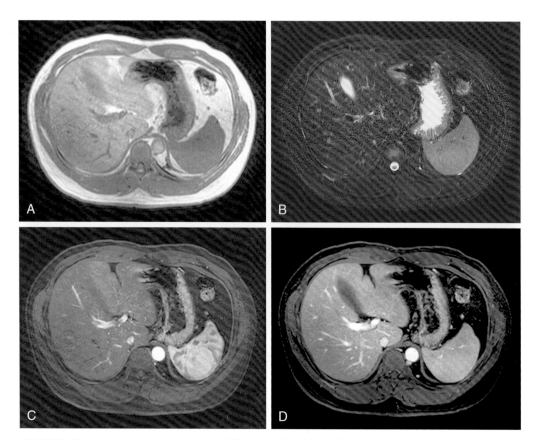

**图59-11**　脾脏错构瘤。轴位T1WI（A）、T2WI（B）、早期对比增强（C）和晚期对比增强（D）MRI图像显示圆形脾脏病变，在T1WI和T2WI图像上呈等信号至稍低信号（图A和图B），异质性，动脉期图像（C）明显增强，门静脉期图像（D）增强更均匀。患者接受了超声引导下的活检。组织病理学诊断为脾脏错构瘤（鸣谢：Yang DM, Kim SW, Kim MJ: Spleen. In Lim JH, Kim PN, Han JG, editors: Abdominal radiology, Seoul, 2015, Ilchokak, 2015, p 665, Figure 9-29 . The Korean Society of Abdominal Radiology）

达19 cm大者亦见报道。

（五）**病理**　脾脏错构瘤的组织病理学由衬以内皮细胞的紊乱的血管通道混合物和脾脏红髓为主伴或不伴（淋巴样）白髓的纤维索包绕而组成。脾脏错构瘤的大体表现一般为边缘光滑的实性膨胀性结节状病变，趋于压迫邻近实质，呈典型的暗红色到浅灰白色（图59-9）。尽管大体检查边界清晰，但是错构瘤的镜下分析显示边界不清晰，膨胀性生长常压迫邻近红髓。

（六）**影像学表现**

1. X线摄影　当脾脏错构瘤足够大时，脾肿大是平片上的唯一表现。

2. CT　尽管脾脏错构瘤在增强CT扫描上可表现为不均匀强化（图59-9），但病变在平扫或增强往往表现为与正常脾脏相比几乎呈等密度（图59-10），因此难以检出，对于这种病例，轮廓的异常可能是唯一的表现。错构瘤亦可表现为低密度病灶。

3. MRI　脾脏错构瘤在T1WI和T2WI上一般呈轻度低、等信号和中等高信号，但它常因病灶内囊性腔隙的大小不等而表现为部分不均匀信号强度。如果纤维组织的量大，那么错构瘤在T2WI上就有低信号区。强化模式与CT表现相仿（图59-11）。

4. 超声　据报道，超声检测脾脏错构瘤较CT更敏感。其典型表现为相对邻近正常脾实质呈均匀高回声的实性病变，但有些病灶可表现为等回声或低回声（图59-9和图59-10）。彩色多普勒成像可见病灶富血供。

5. 血管造影　尽管错构瘤内的红髓成分具有典型的富血供，造成多种血管造影表现，如肿瘤血管伴动脉瘤样扩张、动静脉分流、血管湖和肿瘤染色，但由于非侵入性影像技术的进展，目前很少用于诊断目的检查。

6. PET-CT　大多数脾脏良性肿瘤如错构瘤应该为无FDG浓聚的脾脏病变（图59-10）。

**三、淋巴管瘤**

（一）**病因**　脾脏淋巴管瘤准确的起源是源于错构瘤性病变还是肿瘤性病变仍无确定的共识。有人提出淋巴管瘤和囊状水瘤都属于先天性发育缺陷。

**（二）发病率及流行病学** 脾脏淋巴管瘤是一种相对罕见的良性肿瘤，临床表现变化很大，从无症状偶发病变到需要手术的有症状的大肿块。多数发生于儿童，成人病例报道较少。淋巴管瘤病是一种累及多脏器的综合征，如纵隔、腹膜后、腋窝和颈部。淋巴管瘤可单发或多发，或在特殊的淋巴管瘤病的情况下病灶可分布于整个脾脏。因此，脾脏淋巴管瘤的年轻患者，诊断评价应该扩展至脾外脏器。

**（三）临床表现** 对于脾脏淋巴管瘤的患者，症状的发生与病灶的大小之间关系密切。大的病灶可导致诸如左上腹痛、恶心和腹胀之类的症状。更广泛的或更大的脾脏淋巴管瘤可并发出血、消耗性凝血病、脾功能亢进和门静脉高压。

**（四）病理生理学** 脾脏淋巴管瘤覆盖广泛的疾病谱，包括单发性病变（图59-12）、多发性病变和弥漫性淋巴管瘤病（图59-13）。脾脏的包膜和小梁常受累及，该处为淋巴正常的聚集区，这点不同于脾脏血管瘤在脾内的随机分布。在单发包膜下局灶性病变中，如果局灶性脾梗死被排除，则淋巴管瘤是最常见的。肿瘤更大并多灶性分布时，病变被清晰的残存脾组织分隔。淋巴管瘤根据病灶血管管径的大小分成三种类型：毛细血管型淋巴管瘤、海绵状淋巴管瘤

和囊性淋巴管瘤。

**（五）病理** 大体上脾脏淋巴管瘤可见厚纤维壁，内部被纤维小梁分隔为特征（图59-12）。可见纤维结缔组织的透明样变性和钙化。显微镜下像血管瘤内所见一样，肿瘤由一单层扁平内皮细胞被覆的许多腔隙组成，这些腔隙充填嗜酸性蛋白质样物质，而不像血管瘤充填血液。当组织学特点不明确时，囊肿的内皮来源可以通过免疫组化技术来确立，表现为第八因子的活性。

**（六）影像学表现** 脾脏淋巴管瘤典型的横断面成像呈囊样表现（表59-2）。

1. X线摄影 当脾脏淋巴管瘤足够大时，脾肿大是它在平片上的唯一表现。

2. CT 淋巴管瘤的CT表现为单发或多发边缘锐利的薄壁低密度肿块，典型部位位于包膜下。通常无明显强化（图59-12）。有时可见曲线形囊壁钙化。

3. MRI 在MR T1WI和T2WI图像上囊性病变呈典型的低信号和高信号，囊腔的大小不一与扩张的淋巴管腔大小相对应，内部出血或出现大量的囊内蛋白质样内容物可以造成T1WI信号强度增高。中间分隔在T1WI和T2WI图像上均呈低信号带，对应于纤维结缔组织，增强MR延迟期呈中等到明显强化。

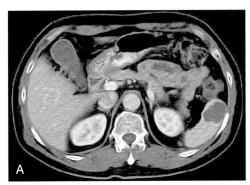
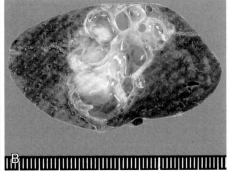

图59-12 脾脏淋巴管瘤。A. 轴位增强CT扫描显示脾脏前极一边缘清晰锐利的薄壁多房性囊性肿块。B. 该患者已行脾切除术。大体标本切面显示一多房性囊性肿块伴厚纤维壁及小梁。组织病理学诊断为脾脏淋巴管瘤

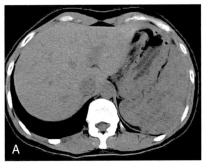
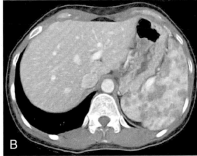
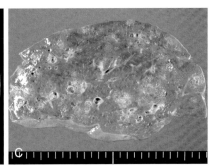

图59-13 脾脏淋巴管瘤病。A. 平扫CT扫描显示脾内一中等增大的脾脏和多发低密度肿块。B. 轴位增强CT扫描门静脉期显示多发边缘清晰的低密度小结节弥散分布至整个脾脏。C. 该患者已行脾切除术。大体标本切面显示无数淋巴管瘤病的小病灶散布至整个脾脏。组织病理学诊断为脾脏淋巴管瘤

4. 超声 脾脏淋巴管瘤的超声表现为边缘清晰的无回声囊性病变伴偶尔显示的内部分隔和囊内高回声碎片。可见细小高回声钙化。彩色多普勒超声可见沿囊壁走行的血管结构。

5. 核医学 目前，核医学对评价脾脏淋巴管瘤没有作用。

6. PET-CT 脾脏淋巴管瘤为无FDG浓聚的病变。

## 四、窦岸细胞血管瘤

（一）**病因** 脾脏窦岸细胞血管瘤是一种源于被覆红髓脾窦的窦岸细胞的罕见血管性肿瘤。

（二）**发病率及流行病学** 窦岸细胞血管瘤可发生于任何年龄，无性别差异。尽管它最初被认为是良性肿瘤，但是由于有多篇报道显示窦岸细胞血管瘤具有恶性特征，其生物学行为并没有确定。窦岸细胞血管瘤与其他恶性肿瘤相关已有报道，包括结直肠癌、肾癌和胰腺癌及脑膜瘤。

（三）**临床表现** 窦岸细胞血管瘤患者典型的表现为贫血或血小板细胞减少。其他全身性症状如发热、寒战、全身不适、乏力和疼痛已有报道。体格检查可见脾肿大。大多数患者由于出现有症状的血液学问题且影像学表现无特异性而行脾脏切除手术。

（四）**病理生理学** 窦岸细胞血管瘤大小从微小病灶到几乎完全取代脾脏组织的大结节不等。

（五）**病理** 窦岸细胞血管瘤是一种具有能与其他脾脏血管性肿瘤区分的、特有形态学和免疫表型特征的肿瘤。在显微镜下，它由类似于红髓脾窦的吻合血管通道组成。肿瘤细胞的免疫组化既表达内皮细胞（凝血因子Ⅷ），也表达组织细胞（KP-1，溶菌酶）的标记物。

（六）**影像学表现** 窦岸细胞血管瘤的临床特点与影像学表现呈明显一致性，且窦岸细胞血管瘤伴脾功能亢进的患者一般表现为脾脏多发病变。所有的影像技术，包括超声、CT和MRI都表现为脾肿大和相似大小及表现的多发病灶（表59-2）。

1. X线摄影 脾脏窦岸细胞血管瘤在X线平片上可见脾肿大。

2. CT 窦岸细胞血管瘤的典型CT表现为多发低密度灶，但这种表现的病灶有很多疾病需要鉴别，包括其他原发性脾肿瘤、淋巴瘤、感染和诸如结节病的全身性疾病。然而，增强CT延迟期窦岸细胞血管瘤呈均匀强化，且相对剩余脾实质呈等密度，这种表现有助于缩小鉴别诊断范围。CT表现无包膜钙化或

伴发组织学上与结节状病灶相关的微小囊状腔隙。窦岸细胞血管瘤患者没有明显的腹部淋巴结肿大，而脾脏转移瘤和淋巴瘤患者则常见。

3. MRI MRI显示肿瘤多发，边缘清晰规则，肿瘤在T1WI上呈稍低信号至等信号，在T2WI上呈中高信号，在动脉期呈轻度不均匀强化，而在延迟期呈均匀强化。

4. 超声 窦岸细胞血管瘤的超声表现多样。

5. PET-CT 进一步FDG-PET-CT检查有助于鉴别脾脏窦岸细胞血管瘤与其他脾脏恶性肿瘤。

## 五、炎性假瘤/肌纤维母细胞瘤

（一）**病因** 炎性假瘤的病因不明确。据推测，可能是继发于感染性或自主免疫性疾病的一种反应性肿瘤样疾病。然而，现在该病变一般被认为是肿瘤性的，且被重新归为肌纤维母细胞瘤。

（二）**发病率及流行病学** 肌纤维母细胞瘤的确切性质暂不明确。尽管它很罕见且一般认为是良性的，但它是一种潜在的局灶性侵袭性病变。大多数患者为成人。

（三）**临床表现** 无症状或不明确的全身性发热和不适症状伴肿块。

（四）**病理生理学** 肌纤维母细胞瘤一般为单发，但也可多发。

（五）**病理** 大体检查可见病变边缘清晰，大小差别很大，从几厘米到12 cm不等（图59-14）。显微镜下，该病变由炎性细胞（淋巴细胞、浆细胞、嗜酸性细胞和组织细胞）和梭形细胞组成，伴随数量不等的肉芽肿性反应、纤维化和坏死。梭形细胞有一种免疫表型被解释为肌纤维母细胞性的。主要的生长方式有硬化性、黄色肉芽肿性和浆细胞肉芽肿三种类型。中心性凝固性坏死伴中性粒细胞浸润常见。

（六）**影像学表现**

1. X线摄影 大的病变X线平片可见邻近脏器推移征象。

2. CT 肌纤维母细胞瘤的平扫CT一般表现为不均匀低密度病灶。外周点状钙化也有报道。增强CT表现为病灶轻度到中度强化及延迟强化，较正常脾脏仍呈相对低密度或等密度（图59-14）。

3. MRI 肌纤维母细胞瘤的MRI表现为与脾脏背景相比，病灶在T1WI和T2WI上呈轻度低信号和轻度高信号。

4. 超声 肌纤维母细胞瘤的超声表现为低回声肿块。

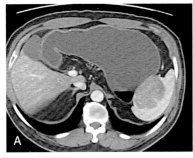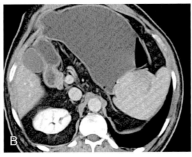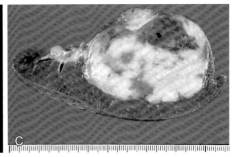

**图 59-14** 脾脏肌纤维母细胞瘤。A. 轴位增强 CT 扫描动脉期显示脾内一个相对边缘清晰、呈不均匀低密度的孤立性肿块。B. 延迟期显示该肿块相对正常脾脏更接近等密度。C. 该患者已行脾切除术。大体标本切面显示一个边界清晰的孤立性肿块具有不均匀的内部分隔，其内有纤维灶和出血灶。组织病理学诊断为脾脏肌纤维母细胞瘤

5. PET-CT 肌纤维母细胞瘤的 PET-CT 表现为由巨噬细胞活跃所致的 FDG 摄取增加。

**（七）鉴别诊断** 许多脾脏良性肿瘤为无症状或无特异性症状的患者在影像学检查时偶然发现。由于诊断脾脏良性肿瘤最重要的是将其与恶性病变如淋巴瘤和转移瘤进行鉴别，因此需要详细的体检，以发现腹部或其他区域可触及的肿大淋巴结，既往的恶性肿瘤病史或目前的表现也应该一并评价。

脾脏良性肿瘤在多种不同的放射学检查上有典型的表现时可明确诊断。然而，当放射学诊断不明确时，建议患者行 FDG-PET 检查，因为除了肌纤维母细胞瘤外，大多数脾脏良性肿瘤都应该为无 FDG 浓聚的病变。

**（八）治疗**

1. 内科治疗 当无症状患者的脾脏良性肿瘤经非侵入性诊断确定后可安全地随访观察，无须治疗。然而，如果脾脏肿块的良性不能确定时，可进行经皮穿刺活检。由于其并发症的高发病率，该操作仅在仔细评价患者的凝血功能后才能进行。

2. 手术治疗 当诊断不明确且其他脾脏恶性病变不能排除时，当病变的生物学行为不确定时，以及当患者有症状时，脾切除术适用于治疗脾脏良性肿瘤。这类患者在脾切除术后的进展一般都是良性的。

**医师须知（脾脏良性肿瘤）**

■ 当多种影像学检查都具有典型表现且与临床表现一致时，脾脏良性肿瘤可非侵入性地确诊。

■ 当通过放射学检查和 FDG-PET 不能确定脾脏肿块的良恶性时，经皮穿刺活检可有助于无凝血病的患者确诊。

## 脾脏恶性肿瘤

### 一、血管肉瘤

**（一）病因** 与肝脏血管肉瘤不同，脾脏血管肉瘤没有发现暴露于致癌物质如二氧化钍、氯乙烯和砷的易感性。有报道脾脏血管肉瘤伴发于淋巴瘤化疗史和乳腺癌放疗史者。

**（二）发病率及流行病学** 原发性脾脏血管肉瘤非常罕见，但它是脾脏最常见的非淋巴造血系统的恶性肿瘤。更常见于老年患者。无明显的性别差异。

**（三）临床表现** 最常见的症状和体征有腹痛（83%）、发热（10%）、脾肿大、全身不适和体重减轻。临床表现多伴有血液系统异常，如贫血、血小板细胞减少和其他凝血病，这些推测与肿瘤血管破坏血液成分有关。脾脏血管肉瘤患者也可出现由自发性破裂所致血腹的症状和体征，据报道高达 30% 的患者发生这种自发性破裂。转移性疾病在就诊时常见，典型累及肝（70%）、肺、骨、骨髓和淋巴系统。预后差，且大多数脾脏血管肉瘤患者在确诊后 1 年内死亡。

**（四）病理生理学** 脾脏血管肉瘤患者通常为巨脾。脾脏弥漫性受累常见，在这种病例中肿瘤组织可取代整个脾实质。肿瘤可表现为孤立性肿块，但少见表现。组织学上脾脏血管肉瘤似乎源自脾窦内皮细胞，这一假说得到免疫组化检查的支持。

**（五）病理** 大体标本切面上，肿瘤一般显示为边缘不清的紫色或红色结节状肿块（图 59-15）。常有明显的瘤内出血和坏死区。脾脏血管肉瘤的组织学特征与其他部位的血管肉瘤相似。显微镜下，肿瘤由杂乱无章的、被覆核分裂率高的不典型内皮细胞的吻合血管通道组成。有时，肿瘤细胞有上皮样表现。肿瘤细胞的免疫组化可显示内皮特异性标记物以及组织细胞标记物。

**（六）影像学表现** 血管肉瘤的横断面影像学检

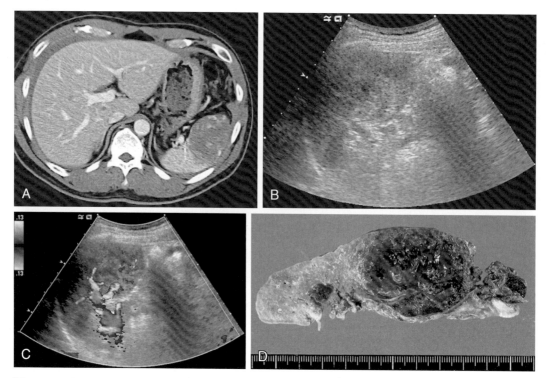

**图 59-15** 脾脏血管肉瘤。A. 轴位增强 CT 扫描表现为脾内大的轮廓膨出的肿块。肿块表现为明显的低密度，多发显著强化的小灶在病灶内散在分布。脾周区域高密度腹水提示有病灶局部破裂的可能性。B. 斜冠状位超声显示复杂不均匀高回声肿块。C. 彩色多普勒超声显示肿块呈富血供表现。D. 该患者已行脾切除术。大体标本切面显示一个边界不清的结节状紫色肿块。组织病理学诊断为脾脏血管肉瘤

查表现为增大的脾脏内单发或多发结节状肿块，由不均质成分，包括出血或坏死退变区组成（表 59-2）。

1. **X线摄影** 脾脏血管肉瘤在 X 线平片上可以表现为脾肿大。

2. **CT** 由于出血和营养不良性钙化沉积，血管肉瘤在平扫 CT 上可有高密度区。自发性破裂时，平扫 CT 腹腔内出血表现为脾内、包膜下或脾周区域呈高密度。增强 CT 显示肿瘤内不均匀强化（图 59-15）。当 CT 检查有大量活动性出血时，增强扫描可见静脉注射对比剂的外渗，这种表现需要急诊手术。CT 在评价肝内富血供转移瘤，以及肺、骨和淋巴系统转移时亦起到重要作用。

3. **MRI** 脾脏血管肉瘤的 MRI 表现反映肿瘤的出血性质。T1WI 和 T2WI 可以均呈信号增高和减低区，这是血液产物和坏死引起。MR 图像亦可显示代表含铁血黄素沉积的低信号区。增强 MRI 显示肿瘤内不均匀强化。

4. **超声** 脾脏血管肉瘤的超声最常见的表现为一复杂的不均匀回声质地的肿块。肿块内常可见无回声区，反映为坏死和出血区。彩色多普勒血流的增加见于肿瘤高回声实性部分（图 59-15）。

5. **核医学** 核医学对评价脾脏血管肉瘤无作用。

6. **PET-CT** 虽然发生于胸膜和胸壁的血管肉瘤可见 FDG 摄取增加，但脾脏血管肉瘤需要进一步的经验来评价 FDG 的摄取。

## 二、淋巴瘤

**（一）病因** 尽管绝大多数淋巴瘤的病因未知，但基因异常已被假定。许多病毒（如 EB 病毒）可引起淋巴瘤。

**（二）发病率及流行病学** 淋巴瘤是脾脏目前最常见的恶性肿瘤，脾脏淋巴瘤可分成原发性淋巴瘤和继发性淋巴瘤两类。大多数脾脏淋巴瘤是继发性受累，对肿瘤科医师和放射科医师来说，评价淋巴瘤患者是否有脾脏继发性受累非常具有挑战性，以便下一步决定治疗实施的类型。分期性剖腹探查术伴脾切除术的数据显示，39% 的霍奇金病患者脾脏受累。同样，30%～40% 的非霍奇金淋巴瘤患者在初次就诊时有脾脏受累。没有淋巴结病的原发性脾脏淋巴瘤很罕见，仅发生于 1% 的非霍奇金淋巴瘤病例中。

**（三）临床表现** 原发性脾脏淋巴瘤和淋巴瘤累及脾脏的患者常出现非特异性全身性症状，包括发热、体重减轻、夜间盗汗和全身不适。腹痛、左上腹肿块和脾肿大也可出现，但这些是非特异性表现。

84%的原发性脾脏淋巴瘤患者出现脾脏肿大,临床和体格检查均类似于脾脓肿。脾脏淋巴瘤有时会继发性感染导致脓肿形成。继发性脾脏受累的患者倾向于弥漫性、结节性增大。这些结节体格检查时往往可扪及。脾脏淋巴瘤并发无外伤性的脾破裂罕见。

（四）病理 淋巴瘤脾脏受累有四种不同的大体病理分类：① 均匀增大、无肿块；② 粟粒性小结节（直径<5 mm）（图59-16）；③ 多发大小不等的肿块（1~10 cm）；④ 单发大肿块（>5 cm）。高度恶性非霍奇金淋巴瘤（如大细胞淋巴瘤），特别是在进展期和霍奇金病进展期或晚期更可能表现为后两种病理模式。原发性脾脏淋巴瘤一般表现为单个肿块或多发肿块,而非单纯的脾肿大。然而,脾脏大体病理检查可能显示正常,仅显微镜下可见肿瘤细胞。原发性淋巴瘤和继发性淋巴瘤一般都首先累及脾脏白髓。典型的原发性脾脏淋巴瘤表现为B细胞来源的非霍奇金淋巴瘤。

（五）影像学表现 目前分期性剖腹探查术伴脾切除术已基本上被淘汰。CT是淋巴瘤诊断、分期以及评价肿瘤体积和监测治疗效果的首选影像学技术。

PET-CT在以上方面优于CT,而大样本的比较研究进一步验证了这一结论。另一方面,CT提供的横断面图像有助于制订放疗计划（表59-2）。

1. X线摄影 轻到中度的脾肿大表现为对邻近脏器有或无占位效应。脾脏的大小与淋巴瘤累及脾的风险相关：在大部分病例中,霍奇金病或非霍奇金淋巴瘤患者有巨大的脾肿大意味着脾脏受累的可能性大。然而,脾肿大并不总是淋巴瘤累及的一个可靠征象,因为明显增大的脾脏可发生于无淋巴瘤受累时,且1/3的脾脏霍奇金病的患者脾脏大小正常。

2. CT 脾脏淋巴瘤的CT表现反映了其病理表现,分为：① 无明确肿块的脾肿大；② 单发肿块（图59-17）；③ 多发病变（图59-18）；④ 弥漫性粟粒性结节浸润（图59-16）。然而,虽然CT是淋巴瘤诊断和分期的首选影像学技术,但并不是检查脾脏淋巴瘤的完美方法,因为尽管有淋巴瘤累及CT仍可显示正常的脾脏表现。脾门淋巴结肿大诊断脾脏淋巴瘤具有更高的准确性。淋巴瘤内部大量坏死时可以呈囊状。当出现坏死时,其密度与水相似,以至于难以与其他囊性病变如脓肿进行鉴别。

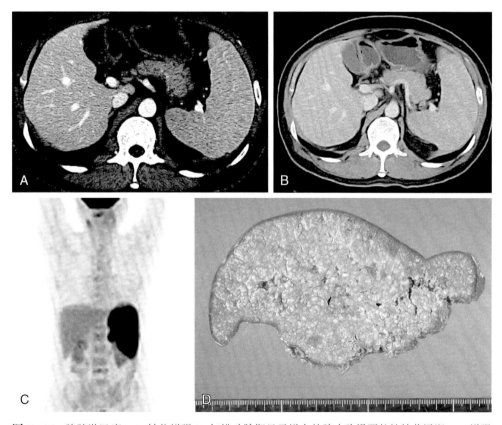

**图59-16** 脾脏淋巴瘤。A. 轴位增强CT扫描动脉期显示增大的脾内弥漫粟粒性结节浸润。B. 增强CT扫描门静脉期显示脾脏强化均匀,且动脉期显示的粟粒性病变不能分辨。C. PET-CT显示脾脏的葡萄糖代谢明显增加。D. 该患者已行脾切除术。大体标本切面显示整个脾脏弥漫粟粒性结节浸润。组织病理学诊断为弥漫性大B细胞淋巴瘤

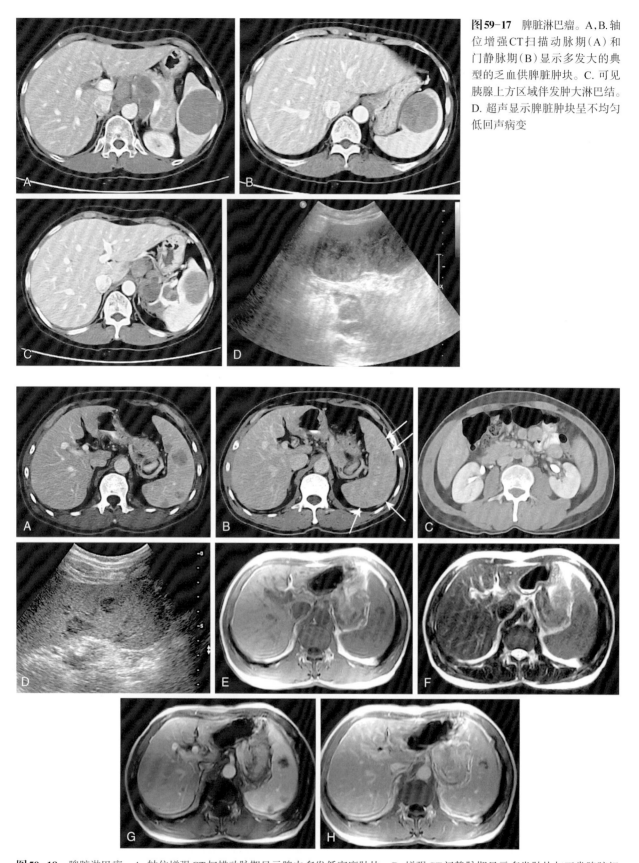

图59-17 脾脏淋巴瘤。A，B.轴位增强CT扫描动脉期（A）和门静脉期（B）显示多发大的典型的乏血供脾脏肿块。C.可见胰腺上方区域伴发肿大淋巴结。D.超声显示脾脏肿块呈不均匀低回声病变

图59-18 脾脏淋巴瘤。A.轴位增强CT扫描动脉期显示脾内多发低密度肿块。B.增强CT门静脉期显示多发肿块与正常脾脏相比呈趋向于等密度病灶（箭头处）。在动脉期图像上比在门静脉期图像上更容易发现淋巴瘤结节。C.在腹主动脉-下腔静脉间隙和肠系膜可见多发肿大淋巴结。D.超声显示脾脏病变几乎呈无回声分隔样结构。脾脏淋巴瘤小结节在MR T1W（E）和T2W（F）图像上均呈特征性的低信号。在注射钆剂后MR T1W动脉期（G）亦见多发低信号肿块，而门静脉期（H）显示病变的清晰度下降

3. MRI 常规MRI平扫在淋巴瘤累及脾脏成像时价值有限,因为正常脾脏和淋巴瘤组织具有类似的T1和T2弛豫时间。淋巴瘤内的坏死区和陈旧性出血因T2值明显升高而易于检出。然而,在某种情况下,局灶性淋巴瘤组织表现为在T2WI与背景脾脏相比呈低信号(图59-18),这个特征有助于与一般呈等信号或高信号的其他局灶性脾脏病变进行鉴别。增强MRI评价淋巴瘤累及脾脏优于CT。淋巴瘤累及的病灶在拱状强化或均匀强化背景的脾脏内呈局灶性低信号病变。有报道认为在注射对比剂后的前30 s内获取增强图像非常重要,因为淋巴瘤病灶平衡期很早,在2 min内就变成与正常脾组织相比呈等信号。超顺磁性颗粒能改善淋巴瘤累及脾脏的评价。虽然这些颗粒是被网状内皮系统的细胞选择性地摄取并均匀降低脾实质的信号强度,但肿瘤细胞不摄取超顺磁性颗粒。因此它可增加肿瘤与脾脏之间的对比度分辨率,脾脏淋巴瘤与正常脾脏相比仍呈高信号。近来,一些研究者提出,尽管正常大小的脾脏弥漫性淋巴瘤浸润仍存在诊断挑战,但使用弥散加权MR成像(DWI)可精确检测淋巴瘤的脾脏累及。

4. 超声 脾脏淋巴瘤典型的超声表现呈弥漫性或局灶性低回声(图59-17)。异常的超声回声可见于4%～15%的霍奇金病和非霍奇金淋巴瘤患者。低度恶性霍奇金病和非霍奇金淋巴瘤的患者倾向于脾实质有弥漫性小结节浸润。高度恶性非霍奇金淋巴瘤一般呈直径大于3 cm局灶性病变。病灶偶尔几乎无回声(图59-18)伴胀肿样的明显的分隔样结构。低回声病变内散在高回声灶是淋巴瘤少见的表现,而高回声灶则罕见。

5. 核医学 $^{99m}$Tc-硫胶体($^{99m}$Tc-SC)核素显像诊断淋巴瘤的准确率为54%～64%,典型的表现为脾内一个或多个示踪剂摄取减低区。然而,这种表现显然是非特异性的。由于有限的空间分辨率,无法成功检出小病灶。

6. PET-CT FDG-PET在脾脏淋巴瘤首次分期评价中要优于CT(图59-16)。FDG-PET检出淋巴瘤累及脾脏是根据肿瘤细胞葡萄糖代谢升高而确定的。不管脾脏是否出现明显的形态学改变,当有弥漫性或局灶性肿瘤浸润时就会有明显的代谢改变。

(六)艾滋病相关性淋巴瘤 艾滋病相关性淋巴瘤是具有高度侵袭性的肿瘤,有着相对未分化组织学亚型,同时包括非霍奇金淋巴瘤和霍奇金病。患者就诊时多是晚期,由于同时具有淋巴瘤和艾滋病的其他表现,预后差。艾滋病相关性淋巴瘤比非艾滋病的淋巴瘤更常趋于表现为脾脏局灶性病变。CT表现为脾脏局灶性受累见于10%的艾滋病相关性霍奇金病的病例和26%的艾滋病相关性非霍奇金淋巴瘤病例。脾肿大和淋巴结肿大更常见于艾滋病相关性淋巴瘤患者,但由于亦可见于卡波西肉瘤、分枝杆菌或真菌感染及反应性增生,因此它们并非淋巴瘤的特有征象。影像引导下的细针抽吸活检可作为一种特异性诊断方式。

### 三、转移瘤

(一)病因 转移至脾脏的常见原发性肿瘤有乳腺癌、肺癌、卵巢癌、胃癌、胰腺癌、肝癌、结肠癌和黑色素瘤。一项大样本的研究,根据每个肿瘤转移至脾脏的百分比,认为黑色素瘤是最常见的转移至脾脏的原发性肿瘤,随后为乳腺癌、卵巢癌和肺癌。

(二)发病率及流行病学 尽管脾脏是富血供的脏器,但转移性肿块并不常见。这种现象有以下几种理论,包括脾脏的自然有节奏性的收缩将肿瘤栓子挤出、富淋巴的脾实质具有抗肿瘤的特性和缺乏输入淋巴管将转移性肿瘤带入。脾脏转移瘤一般发生于有广泛转移性病变的患者,提示预后差。然而,一项大样本研究报道认为52%的有脾脏转移瘤的患者是单发脾脏病变(图59-19和图59-20)。这些转移瘤被认为是通过脾动脉血流来源的血行播散。更少见的是,转移瘤能以一种逆行的方式在门静脉高压的患者通过脾静脉或淋巴管蔓延至脾脏。

(三)临床表现 由于脾转移一般发生于病程晚期其他脏器广泛受累时,临床都是进展期恶性肿瘤的表现而无独特的脾脏转移的临床特征。单发脾转移瘤的患者,当脾脏增大以及被肿瘤取代时出现的症状为左上腹肿块或疼痛。破裂罕见但可突发急腹症。

(四)病理生理学 1/3的脾内转移瘤尸检时为镜下小结节,而另外2/3大体标本可见。脾转移瘤可为单发结节性病变(30%～40%)、多发结节性病变(50%～60%)或弥漫浸润性病变(8%～10%)。

(五)病理 脾脏大体标本一般可见正常大小伴多发散在小结节或一个单发的大肿块(图59-19)。转移瘤的镜下表现可随肿瘤来源不同而不同。许多脾脏转移瘤是囊性的,这种囊肿继发于因脾脏自发性梗死、内部坏死或两者皆有的快速生长。

(六)影像学表现

1. X线摄影 轻到中度的脾肿大可有或无对邻近脏器的占位效应。

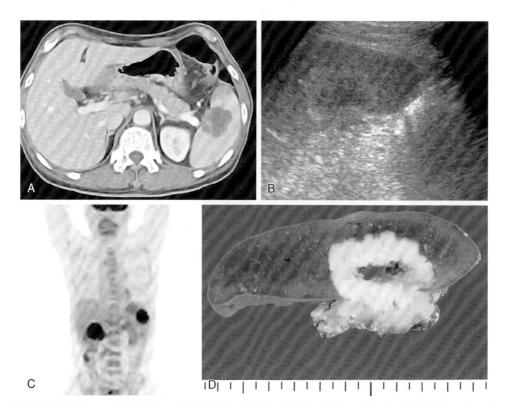

**图59-19** 结肠癌脾转移瘤。A. 轴位增强CT显示脾内分叶状低密度肿块。注意脾脏包膜下楔形低密度病灶，提示脾梗死。B. 斜轴位超声显示病变回声不均匀，中心呈低回声，外周呈高回声。C. FDG-PET-CT显示脾脏和原发部位结肠肝区均呈葡萄糖代谢明显增加。D. 该患者已行脾切除术和右半结肠切除术。大体标本切面显示一个白色、边缘浸润的脾脏肿块。组织病理学诊断为结肠癌孤立性脾转移瘤

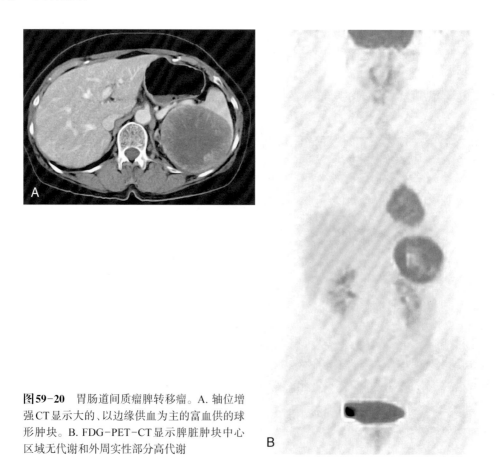

**图59-20** 胃肠道间质瘤脾转移瘤。A. 轴位增强CT显示大的、以边缘供血为主的富血供的球形肿块。B. FDG-PET-CT显示脾脏肿块中心区域无代谢和外周实性部分高代谢

2. CT 典型的脾脏转移瘤呈与正常脾脏相比低密度的多发肿块,有时可单发(图59-19和图59-20;表59-2)。它们可呈实性,或偶尔呈囊性。其他病变可呈浸润性,有较正常脾组织更低的密度,类似淋巴瘤。CT有助于显示支持恶性肿瘤诊断的任何强化成分(图59-21)。囊性肿块可见外周或分隔强化。转移瘤的钙化罕见,除非原发性肿瘤是黏液样腺癌。常见的易形成囊性脾转移瘤的原发性肿瘤有黑色素瘤、卵巢癌、乳腺癌和子宫内膜癌。

3. MRI 典型的脾转移瘤在T1WI和T2WI图像上分别呈低信号和高信号。出血后血液产物和其他顺磁性物质的出现,如黑色素瘤的黑色素可形成T1WI图像高信号。有些情况下,转移瘤有与正常脾脏相似的信号强度,常规MRI平扫对于这种转移瘤的检出和大小评价价值有限。增强MRI可通过获取早期强化图像来提高病变的检出率。进一步应用超顺磁性氧

化铁可提高脾转移瘤的检出,因为脾实质的信号减低可以导致转移瘤与脾脏间的对比度分辨率增加。同样,输血相关的铁过载患者的转移瘤与周围脾脏铁沉积的严重低信号相比在T2WI上呈更显著的高信号。

4. 超声 脾转移瘤的超声表现从低回声至高回声不等。虽然转移瘤的放射学表现与原发性肿瘤的类型不相关,但是大病变较小病变的表现更趋于复杂(图59-19)。相对于肝转移瘤,有一低回声晕的靶征并不是脾转移瘤的一个常见类型(约占10%)。

5. 核医学 $^{99m}$Tc-SC核素显像目前对于检查脾转移瘤没有作用,因为其敏感性和特异性很低。

6. PET-CT PET-CT在鉴别脾脏良恶性病变(图59-19和图59-20)时优于放射学检查,如CT和MRI。以此为目的最近的一项报道称其有100%的准确性。然而,虽然一般都认为PET-CT对恶性肿瘤有高阴性预测值,但要记住无FDG浓聚的脾脏转移瘤如某些肾癌或甲状腺癌可导致假阴性表现。脾肉芽肿性疾病(如结节病、结核和布鲁菌)也可表现为FDG浓聚的、类似恶性肿瘤的脾脏病变。

**(七)脾脏直接侵犯** 脾脏邻近恶性肿瘤直接侵犯不常见,但按发病频率递减依次可见于大的胃癌或结肠癌、胰尾癌(图59-22)、左侧肾细胞癌和左肾上腺来源的恶性肿瘤。来自各种肿瘤的胰周或脾门淋巴结转移瘤亦可继发性侵犯脾脏。

**(八)脾脏表面腹膜种植瘤** 脾脏浆膜种植瘤可来源于卵巢癌、胃肠道腺癌和胰腺癌患者的腹膜播散性肿瘤。典型CT表现为脾脏表面呈扇贝形伴囊实性成分(图59-23)。沙粒样或致密钙化可见于黏液样腺癌病例。浆膜种植瘤可偶尔内陷入脾实质,类似脾内肿块。

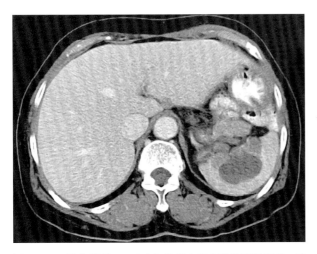

**图59-21** 轴位增强CT显示卵巢癌来源的脾脏囊性转移,病灶呈囊实性不均质肿块

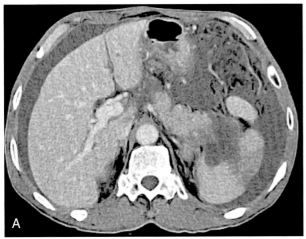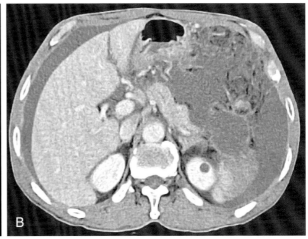

**图59-22** 胰尾癌直接侵犯脾脏。A、B.轴位增强CT扫描显示胰尾处邻近脾门的分叶状低密度肿块

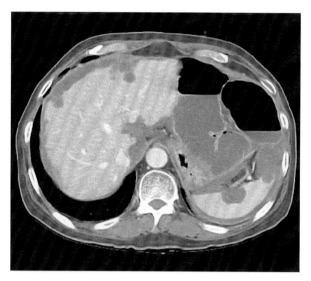

**图59-23** 轴位增强CT扫描腹膜假性黏液瘤患者,显示肝脾表面的浆膜种植瘤多发呈扇贝形,且形成脏器实质的凹陷

### (九) 治疗

1. **内科治疗** 由于脾转移瘤一般发生于病程晚期,因此大多数患者仅适合保守性和姑息性内科治疗。

2. **外科治疗** 手术偶尔适合于单发性脾脏转移瘤患者。

### 四、其他脾脏恶性肿瘤

间质来源的其他脾脏恶性肿瘤,如纤维肉瘤、平滑肌肉瘤、恶性畸胎瘤和恶性纤维组织细胞瘤罕见。由于这些病变罕见,文献报道的放射学表现也很罕见。有发生于脾脏的恶性纤维组织细胞瘤的报道,表现为巨大肿块伴有广泛坏死区。

---

**医师须知 (脾脏恶性肿瘤)**

- 虽然良恶性病变两者间的影像学表现有许多重叠,但有时放射学检查可确诊脾脏恶性肿瘤,实际上不需要做进一步检查。
- 由于FDG-PET在诊断脾脏良恶性病变时准确性高,因此有助于对疑难病例的诊断。
- 由于FDG-PET亦可导致假阳性和假阴性诊断,因此综合应用多种成像方法和FDG-PET-CT可帮助正确诊断。

---

**要点**

**脾囊肿**
- 边界清晰且边缘光滑。
- 囊壁几乎不可见且无血供。
- 如果是非复杂性囊肿,内容物呈水样密度、信号和回声。

**脾脏良性肿瘤**
- 血管瘤:边界清晰的单发或多发肿块伴囊实性表现和增强检查呈多种强化模式。
- 错构瘤:边界清晰的实性富血供肿块,增强检查呈不均匀强化病变或与背景脾脏相比延迟期呈等密度病变。
- 淋巴管瘤:边缘锐利的单发或多发囊性病变,仅囊壁和分隔有稀疏血供,典型病变位于包膜下。
- 窦岸细胞血管瘤:见于脾肿大且脾功能亢进的患者,呈典型多发、相似大小和相似表现的结节状病变。
- 炎性假瘤/肌纤维母细胞瘤:不均匀低密度肿块伴轻到中度和延迟强化及FDG摄取增加。

**脾脏恶性肿瘤**
- 血管肉瘤:单发或多发结节状的富血供肿块,由不均质成分组成,包括出血或坏死退变区,有时破裂。
- 淋巴瘤:多样化的放射学表现如① 单纯脾肿大,无孤立性肿块;② 单发乏血供肿块;③ 多灶性病变;④ 弥漫粟粒性结节状浸润;T2WI图像病变偶呈低信号;PET始终可见FDG摄取增加。
- 转移瘤:病程晚期,伴随广泛转移瘤或有时单发转移瘤至脾脏,典型呈多发,有时单发;与正常脾脏相比呈实性乏血供病变;可囊变;PET始终可见FDG摄取增加。

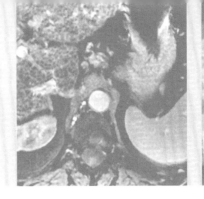
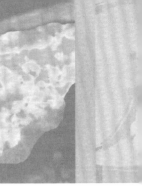

# 第**60**章

# 脾脏弥漫性病变

Min Ju Kim and Kyoung Won Kim

## 正常变异和先天性异常

当胚胎发育的第五周,间质细胞增殖,在胃背系膜的两叶之间形成一个分叶状胚胎脾,脾脏开始形成。胃的旋转和胃背系膜的生长将脾脏从中线转位至腹腔左侧。胃背系膜的左侧与左肾上方的腹膜融合。然后,胃背系膜旋转、在脾与左肾之间形成一个肠系膜连接(即脾肾韧带)。脾胃韧带是脾胃之间上肠系膜部分。

胎儿脾脏正常呈分叶状。尽管这种分叶一般在出生前会消失,但是它们也可沿脾脏的内侧持续存在。成人脾脏上缘的切迹或裂是最初胎儿脾脏分叶浅沟的残余。这些脾裂可很锐利,偶尔可深达2～3 cm,这在腹部外伤的患者可能会错误地诊断为脾破裂。鉴别点是一些辅助征象,如包膜下血肿、腹腔积血或脾脏实质缺损处的锯齿形线性区。

### 一、副脾

(一)病因 在胚胎发育过程中,胚胎脾芽在胃背系膜内未能融合,脾脏的一个边缘叶与脾组织离断形成副脾。

(二)发病率及流行病学 副脾是指与主脾体分离的异位的健康脾组织的先天性异常。它是最常见的先天性脾脏变异,10%～30%的患者尸检和大约16%的CT检查可检测到副脾。

(三)临床表现 绝大多数副脾是偶然发现,无临床意义,但认识它们很重要,以免将其误诊为淋巴结肿大或源自邻近器官的肿瘤。在血液系统和自主免疫性疾病的患者中,在计划脾切除术前应注意副脾

的存在,以指导外科医师手术时切除所有功能性脾组织,因为术后一个残余的副脾可引起疾病的复发。在主脾破裂的病例中,副脾可意味着是一种"有储备的"脾组织来源。

(四)病理生理学 副脾常位于脾门或胰尾附近(图60-1),也可出现在脾血管旁、脾胃韧带或脾肾韧带内、胰尾、胃壁、大网膜或肠系膜内,甚至出现在盆腔或阴囊内。

副脾直径一般约1 cm(图60-1),但也可表现为从CT上不可见、仅显微镜下可见的脾组织到直径4 cm以上不等,有与正常脾脏相同的大体表现和显微镜下表现。

(五)影像学表现 当一个小的副脾位于脾门的典型位置时,横断面成像不会混淆。但是,副脾位置不典型时,可因部位不同而误诊为各种疾病。与正常脾脏对比,它们的影像特征是非常有价值的,因为副脾在各种影像技术上都不变地表现为与正常脾脏相同的特点(表60-1和表60-2,图60-1和图60-2)。在脾切除术后,残余副脾可过度增大,有时类似于淋巴结肿大或其他肿块(图60-3)。对于所有疑难的病例,锝-99 m硫胶体($^{99m}$Tc-SC)核素显像是很有用的,因为它能显示脾组织的功能性活性。

1. X线摄影 常规的X线摄影检查常不能检出副脾。

2. CT 副脾的CT表现非常有特点,呈边缘光整的圆形或卵圆形肿块,典型部位靠近脾门或胰尾。平扫和增强CT上,副脾具有与正常脾脏相似的密度和强化模式(图60-1)。

3. MRI MR的各种序列上,副脾具有与正常脾

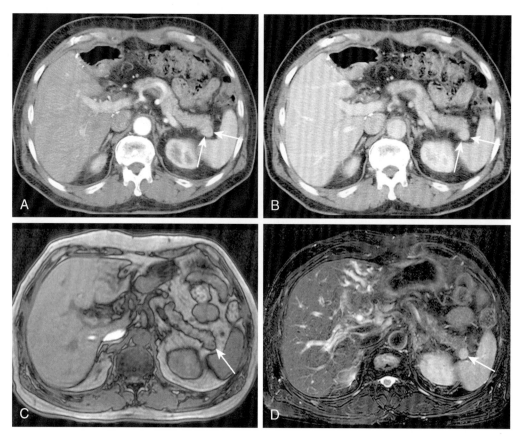

**图60-1** 副脾。轴位增强CT扫描动脉期（A）和门静脉期（B）显示胰尾旁一副脾（箭头处），呈一边缘光滑的结节，强化模式与脾脏相同。在MRI上，副脾（箭头处）在T1WI（C）和T2WI（D）图像上的信号强度与正常脾脏相同

表60-1　诊断脾脏弥漫性病变的各种影像学检查技术的准确性、优势、局限性及缺点

| 影像技术 | 准确性 | 优势 | 局限性 | 缺点 |
|---|---|---|---|---|
| X线摄影 | 差 | 有限 | 不敏感，非特异性 | 不能直接显示脾脏异常 |
| CT | 在外伤性病变中准确性达95%<br>其他疾病无资料 | 绝大多数脾脏异常的首选影像技术，特别是外伤性病变 | 电离辐射<br>对比剂不良反应 | 多发、微小、弥漫散在分布的小结节不易被检出 |
| MRI | 特异性和比较不同成像方式评价脾脏异常的准确性无数据 | 在复杂病例的鉴别诊断中可提供额外线索 | 不适合血流动力学不稳定的患者<br>费用昂贵<br>受患者配合程度限制 | 可能无法检测到小病变 |
| 超声 |  | 在复杂病例的鉴别诊断中可提供额外线索<br>脾外伤有效的筛查方法，特别是血流动力学不稳定的患者和儿科患者 | 操作者依赖 | 可能无法检测到小病变 |
| 核医学 |  | 有助于确定可疑病变的脾功能活性，如脾种植、副脾和游走脾 | 空间分辨率差 | 无特异性 |
| PET-CT |  |  | 辐射暴露<br>费用昂贵 | 无特异性 |

**表60-2 脾脏弥漫性病变的临床和影像学特征**

| 病变 | 特点 | CT | MRI | 超声 | 特异性临床特征 | 特异性影像学表现 |
|---|---|---|---|---|---|---|
| 副脾 | 最常见：先天性异常；大小：1 cm；位置：脾门，胰尾附近 | 相似密度/信号强度（T1低信号，T2高信号）/回声，平扫和增强后强化模式与正常脾脏相同 | | | 潜在恶性肿瘤病史（-）；脾脏外伤或脾切除病史（-）；正常内脏位置 | 典型表现：直接肯定诊断 |
| 游走脾 | 正常位置脾脏缺如，而其他部位出现与脾脏相似的软组织肿块；部位：左中腹部；年龄：20~40岁；性别：女性＞男性 | 左膈下区域无脾脏；其他部位逗点状脾脏样肿块；脾扭转：密度较肝脏更低，有"边缘"征 | MRI 有一些附加价值 | 脾梗死：回声减低；彩色多普勒：缺乏血流 | 无特异性 | 正常位置脾脏缺如，而在腹盆部或逗点状肿块出现 |
| 多脾症 | 多发脾脏或多叶脾脏；中断的下腔静脉与奇静脉相延续；肝脏：居中线；胆囊：中央位置；门静脉和胆管树分支异常；截断胰腺；肠旋转异常；年龄：儿童早期，因为各种心脏异常；性别：女性＞男性 | | | | 与心脏相关；年轻患者 | 多发脾脏或多叶脾脏；中断的下腔静脉与奇静脉相延续 |
| 无脾症 | 超声/CT/脾扫描均显示脾组织缺如；下腔静脉/肝静脉和主动脉位于同侧；肝脏：居中线；胆囊：中央位置；门静脉和胆管树分支异常；截断胰腺；肠旋转异常；1岁内因严重的先天性心脏病病死率非常高＞95%；性别：男性＞女性 | | | | 脾切除和外伤（-），胸腹腔脏器位置异常；与心脏病相关 | 超声/CT/脾扫描上脾组织缺如；下腔静脉/肝静脉和主动脉位于同侧 |
| **感染性和炎症性病变** | | | | | | |
| 细菌性感染 | 病因：血行性、外伤、梗死；微生物：有氧菌（60%） | 病灶中心呈低密度，并被不规则致密厚壁边缘包绕 | 很少行MRI检查 | 边界不清的低回声或无回声病变伴不规则边界 | 发热、寒战和白细胞增多的表现有助于诊断 | 病灶内含气体：特异性表现，但罕见 |
| 真菌性感染 | 最常见病因：念珠菌，曲霉菌；大小：5~10 mm；分布：弥漫散在 | 多发圆形低密度小病灶伴环形强化 | MR优于CT；多发小结节；T1低或等信号，T2高信号 | "牛眼"征：典型的脾脏念珠菌病 | 免疫功能减低患者；发热和脾肿大；有时非特异性 | 弥漫性散在分布小结节：无特异性；鉴别诊断：结核、结节病、淋巴瘤和转移 |

（续表）

| 病变 | 特　点 | CT | MRI | 超　声 | 特异性临床特征 | 特异性影像学表现 |
|---|---|---|---|---|---|---|
| 分枝杆菌感染 | 血行性或淋巴管播散，常来源于肺 粟粒性，常见 | 粟粒性或多发低密度小结节 腹部淋巴结肿大或腹膜炎 | 报道很少 | 结核瘤：回声减低或混合回声 | 波状热，免疫活性，恶性肿瘤病史（一）和肺部病变 | 弥漫性散在分布小结节：无特异性 |
| 棘球蚴病（包虫病） | 细粒棘球蚴 由破裂的肝囊肿播散至全身和腹腔内 | 边界清晰的球形水样密度病灶 | 边界清晰的球形肿块和水样信号强度，T2WI（T1WI低信号，T2WI高信号） | 圆形的无回声或混合回声病灶 | 疫区患者，血清学检查阳性 | 子囊 |
| 结节病 | 多系统疾病 纵隔和肺门淋巴结肿大 脾肿大或脾脏多发小病灶 | 脾脏正常或增大 多发低密度小结节（1 mm～3 cm） | T1WI低信号，T2WI低信号 | 脾脏回声弥漫性增高以及脾肿大 | 腹外器官结节病和血管紧张素转换酶水平升高 | T2WI低信号 |
| **血管性病变** | | | | | | |
| 脾梗死 | 最常见病因：心血管疾病来源的栓子栓塞（常为老年患者）和血液系统疾病来源的局部血栓形成（年龄<40岁） | 脾外周边界清晰的楔形低密度区 | 根据脾梗死的时间长短不同而呈现多种信号强度 | 彩色多普勒成像：无血流回声 | 高热（一） 外伤史（一） | 脾外周边界清晰的楔形区 鉴别诊断：脾脓肿，肿瘤，脾挫裂伤和囊肿 |
| 脾静脉栓塞形成 | 最常见病因：胰腺炎 | 平扫CT：高密度病变 增强CT：静脉腔内附壁、低密度充盈缺损，胃肠道静脉曲张和脾肿大 | 急性血栓：T1WI高信号，T2WI高信号 | 急性血栓：高回声 彩色多普勒超声：完全阻塞时无血流 | 腹腺疼和静脉曲张破裂出血 病史 | 影像学表现几乎都平淡无奇 典型，能确诊断 |
| 脾动脉瘤 | 大多数偶然发现 脾动脉瘤破裂罕见，但危及生命 性别：女性>男性 | 圆形、囊状或梭形脾动脉局部扩张，伴或不伴管壁钙化，有时有附壁血栓 | 根据血流改变和附壁血栓范围的不同呈现多种信号强度 | 无回声肿块或伴有不伴外周钙化 彩色多普勒成像证实为血管性病变 | 常无症状 | 影像学表现几乎都平淡无奇 典型，能准确诊断 |
| 外伤性病变 | 钝挫伤最常见的受累及器官 | 筛查脾外伤最佳的影像技术 准确性>95% 对急性血肿、挫裂伤、活动性出血、假性动脉瘤、动静脉瘘和外伤后脾梗死有价值 | 由于扫描时间太长，对脾外伤的作用小 | 对筛查脾外伤有用，特别是在血流动力学不稳定的患者和儿科患者 | 外伤病史：重要的临床资料 | 脾裂伤类似脾挫裂伤；脾挫裂伤大多数，位于脾脏的外侧面，动态增强检查显示由外周开始充填强化 |
| 脾种植 | 异质性脾种植可至任何位置 多发 大小：多样性 | 超声、CT和MRI上与正常脾脏的回声、密度和信号强度相同 动态增强检查显示具有与正常脾脏相似的强化模式 | | | 脾外伤或脾切除史是重要线索 潜在恶性肿瘤病史（一） | 99mTc-SC核素显像对确定可疑病变的脾功能有价值 |
| 脾肿大 | 最常见病因：门静脉高压 | 头尾径13～14 cm | | | 临床表现：多种多样 | 粗略测量大小 |

注：（一）病史阴性。

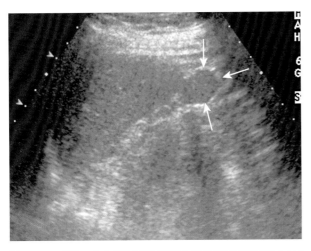

**图60-2** 副脾。左上腹斜冠状面超声图像显示副脾（箭头处）与主脾具有相同回声，位于主脾体的下方

脏相同的信号强度，T1WI呈低信号，T2WI呈高信号（图60-1）。

4. 超声 副脾在超声图像上具有与主脾体相同的回声性和回声质地（图60-2）。

5. 核医学 脾组织不在正常解剖位置时最好采用$^{99m}$Tc-SC核素显像来诊断，因为核素显像对脾组织和肝组织具有高的敏感性和特异性。

### 副脾的典型征象

- 典型的位置：近脾门或胰尾附近。
- 在多种影像技术中均表现为与正常脾脏相同的特征和强化方式。

**（六）鉴别诊断** 副脾的鉴别诊断有脾种植、多脾症、腹腔转移种植、淋巴结肿大和邻近器官来源的肿瘤。脾外伤病史或脾切除术史可将脾种植与其他病变区分开来。具有双"左侧"腹部内脏和心血管异常时有助于鉴别多脾症。既往潜在的恶性肿瘤如卵巢癌或胰腺癌的病史有助于将腹腔转移瘤、淋巴结肿大和邻近器官来源的恶性肿瘤与副脾鉴别。

CT、MRI和超声对比增强时，病灶强化特点与脾脏相似，核素显像上副脾对示踪剂的高度摄取可与其他疾病相鉴别。副脾最常见的位置是脾门和胰尾周围，而脾种植可见于任何部位，包括腹部、盆腔及胸部。当副脾位于胰尾时，其与表现为富血供的小的胰腺神经内分泌肿瘤相鉴别是很重要的。MR弥散加权成像有助于胰腺实质性肿瘤与胰腺内副脾的鉴别诊断，因为脾脏组织在高b值的弥散加权成像上通常表现为高信号。

**（七）治疗** 副脾是正常变异，不需要治疗。

## 二、游走脾

**（一）病因** 游走脾或异位脾是指脾脏因支持韧带（胃脾韧带和脾肾韧带）松弛或发育不良，而从左上腹的正常位置迁移至腹腔更尾侧的位置。先天性游走脾的特点为这两根支持韧带中的一根或两根缺如或发育不良，形成一个包含脾血管的长蒂，胰尾也经常包含其中。后天性的游走脾是由于怀孕后因激素作用使支持韧带变弱，腹壁松弛和其他原因，如脾肿大而发生。长蒂使得脾活动过度而易于扭转。游走脾也更容易受创伤。

**（二）发病率及流行病学** 游走脾这种异常非常罕见，在脾切除手术的几大系列统计中，其发病率小于0.5%。好发于20～40岁，女性患者更常见。儿童占所有病例的1/3，10岁以下的患者无性别差异，先天性缺陷是这个年龄群的可能病因。

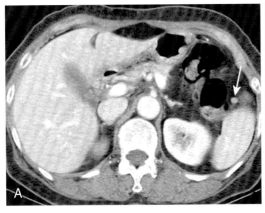
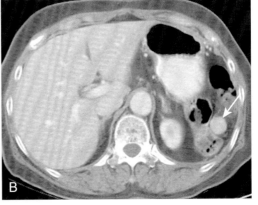

**图60-3** 副脾肥大。A. 轴位增强CT显示在主脾体前方有一枚小副脾（箭头处）。B. 患者远端胰腺切除术和脾脏切除术治疗胰腺囊性肿瘤（黏液性囊腺瘤，未显示）。脾切除术后3年随访CT，残余副脾肥大至约2 cm。典型的位置，光滑的边缘，均匀的质地和明显的强化都支持副脾的诊断，而不应该被误诊为淋巴结转移或来自恶性肿瘤和硬纤维瘤的腹腔种植结节

（三）临床表现　成人游走脾患者常表现非特异性的腹痛伴一个可触及的腹部肿块。儿童最常见表现为急性腹痛，推测疼痛可能发生在脾血管蒂压力增高或扭转时。

大于180°的持续扭转可导致脾梗死和急腹症。间断性和慢性扭转可能与脾静脉淤血相关，导致脾肿大，脾功能亢进，胃底静脉曲张，甚至急性胃肠道出血。

（四）病理　游走脾表现为左腹部（图60-4）或中腹部一个可移动的肿块。它最常位于左肾前方，左肾可以向上移位。结肠脾区可移位于其正常位置的内侧或前方，或者间位于膈肌和脾脏之间。胃可移位至脾窝而呈反转样改变。

（五）影像学表现　游走脾最特征性的放射学表现是正常位置脾缺如，而一个类似脾脏的软组织肿块位于腹部的其他部位。游走脾最常见的部位是左中腹部（图60-4）。

1. X线摄影　游走脾的患者，平片可显示在左腹部或中腹部有一个可移动的肿块样轮廓，并可随仰卧位和直立位出现位置改变。

2. CT　游走脾在CT上很容易诊断，表现为左膈下无脾脏，而在腹部其他部位可见一典型的逗点状脾脏样的肿块（图60-4）。此外，CT对于诊断脾扭转是很有价值的。扭转的脾蒂包含脾血管、周围脂肪，有时有胰尾，可形成脾扭转的"漩涡"征。在这种病例中，充血或梗死的脾实质密度明显低于肝脏，差别大于正常情况的10 HU。梗死区在增强CT上呈明显的灌注缺损。"边缘"征是指相对于脾实质呈高密度的脾包膜，它是脾梗死的另一个CT表现，在平扫和增强

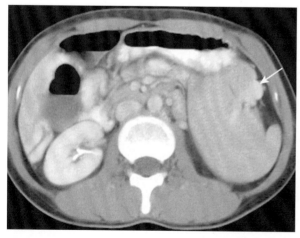

图60-4　游走脾。轴位增强CT显示左中腹部脾脏位置不良，这是游走脾最常见的位置。游走脾呈典型的脾脏逗点状表现，同时可见正常脾血管（箭头处）出入脾门，该脾门朝外前方

扫描上均可见。这种表现可能是因为胃短动脉和胰动脉，和（或）胃短静脉和胃左静脉之间的侧支循环形成所致。

3. MRI　MRI也显示左膈下脾脏缺如而其他部位有一个脾脏样的肿块。尽管到目前为止，有关MRI诊断游走脾和脾扭转时的额外价值只有少数报道，但这种检查因为其优越的组织对比度和无电离辐射的特点，将来比CT更有优势。

4. 超声　超声可以显示异位的脾脏。脾梗死可导致脾脏回声较正常减低。彩色多普勒超声可见脾脏血流缺失，且在游走脾蒂扭转的病例中脾动脉阻力指数升高。

5. 核医学　$^{99m}$Tc-SC核素显像是诊断游走脾确立已久的方法。它可通过不同的序列显示脾脏迁移的异常位置。增加侧卧位采集可用来显示脾脏的移动。在显示的游走脾部位未见示踪剂摄取提示脾扭转诊断。

**游走脾的典型征象**

- 在正常的位置脾脏缺如。
- 腹盆腔出现逗点形状的肿块。

（六）鉴别诊断　当游走脾的患者出现急性脾扭转时体格检查往往困难，因为急性疼痛和临床体征常类似急性胰腺炎。初始诊断也常可能为卵巢囊肿扭转、阑尾炎或胆囊炎。

当腹盆腔有一个典型的逗点状肿块而正常位置的脾脏缺如时，横断位影像学检查可直接诊断游走脾。然而伴脾扭转的病例应进一步进行影像学检查以评价脾脏灌注和存活度，因为这些信息对外科医师很重要，对治疗选择究竟是脾固定术还是脾切除术起着决定作用。游走脾和占位性病变的鉴别诊断有困难者罕见，$^{99m}$Tc-SC核素显像有助于鉴别两者。

（七）治疗　无脾扭转症状的游走脾患者不建议外科手术。伴脾扭转患者，可以选择性进行保守治疗但不推荐。

游走脾的治疗，特别是年幼的儿童是固定脾脏（脾固定术）。出现脾梗死时需要脾切除术。

**三、多脾和无脾综合征**

（一）病因　多脾和无脾综合征代表着两大类内脏异位的解剖异常疾病谱。胚胎学上，胚胎体部曲度发育时间的改变被视为这些内脏窦异常的原因：加速的曲度导致多脾综合征，而延迟的曲度则导致无脾

综合征。

某些基因的突变,作为胚胎异常的一种原因,最近在内脏异位的患者中已有报道。环境因素也可促成内脏异位。

**(二)发病率及流行病学** 多脾综合征是一种多系统的先天性异常,它以多发、小的脾脏肿块和左侧异构表现为特点。相反,无脾综合征是指先天性脾脏缺如和右侧异构。

多脾综合征常在儿童早期诊断,因为伴有各种心脏异常(通常是严重的心脏异常)。好发于女性。大多数多脾综合征伴有严重的心脏异常,到5岁时死亡。然而,若多脾综合征患者心脏正常或仅有小的心脏缺损时,到成人时仍可无症状且无并发症,而这种异常可在影像学检查时偶然发现。因此,这种疾病真正的发生率和死亡率仍不确定。

无脾综合征占活胎出生的1/40 000,好发于男性。并发先天性心脏病者占99%～100%,因此病死率很高,在1岁内病死者高达95%。

**(三)临床表现** 多脾和无脾综合征临床表现的方式往往与其相关的心脏病变有关。多脾综合征的儿童或成人病例在不伴或伴有轻微的心脏异常时,腹部内脏异常一般不产生任何症状,但是肠旋转不良者会因为梗死造成肠梗阻和疼痛。

**(四)病理** 多脾和无脾综合征有一系列的腹部内脏异常和心肺异常的改变。

1. **脾脏** 在多脾综合征中,多发、散在分布的脾脏是本病的标志(图60-5)。然而,脾脏肿块的数目各异,从许多非常小的脾脏到一个多分叶的脾脏伴多发微小副脾。这些脾脏既可以在左侧腹部,也可以在右侧腹部,而且总是沿胃大弯分布在胃的同一侧。多脾中的个别脾块并发扭转继而梗死罕见。在无脾综合征中,脾脏缺如或罕见残存(图60-6)。

2. **肝脏、胆囊和胆管** 在多脾和无脾综合征中,肝脏大多数位于腹部中央,并对称性地延伸至上腹两侧。当肝脏位于中线时胆囊也位居中央位置,变异也会影响到门静脉(图60-5)和胆管树分支的模式,也

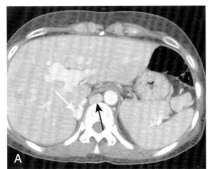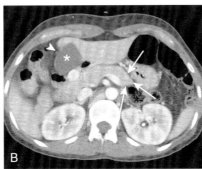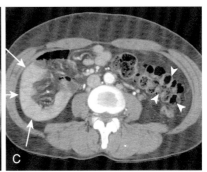

**图60-5** 多脾综合征。A. 轴位增强CT显示左上腹多个脾脏。由于下腔静脉的中断,肝裸区后面可见一迷走的侧支血管(白箭头处)和增粗的奇静脉(黑箭头处)。还值得注意的是门静脉的变异,该变异是发自右侧脐段的肝内门脉分支的主干。B. CT图像显示胰腺截断,仅有胰头和小的体部并突然中断,无胰尾部(箭头处)。亦见与圆韧带裂(三角处)相比稍偏左的胆囊(星号)。C. 肠旋转不良,小肠位于右侧(箭头处),结肠位于左侧(三角处)

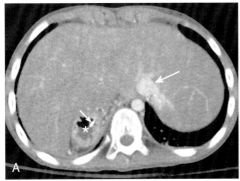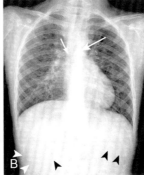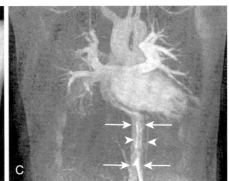

**图60-6** 无脾综合征。A. 轴位增强CT显示脾脏缺如、右侧胃(星号)和中线位置的大的肝脏。一根胃管(小箭头处)置入胃内。亦见并列于主动脉左侧的异位下腔静脉(大箭头处)。B. 胸部平片显示双侧对称性支气管树和右侧异构。左主支气管(长箭头处)如右主支气管(短箭头处)一样短。肝脏影(三角处)位于上腹部的两侧。C. MR血管造影显示左侧异构位置的主动脉(箭头处)和下腔静脉(三角处)。该患者因复杂的先天性心脏病以及肺动脉狭窄行Fontan手术

可伴发胆管闭锁。

3. 胰腺　多脾和无脾综合征可伴随胰腺截断（图60-5），也系指短胰腺。横断位图像仅仅显示胰头或胰头和一个小的胰体。

4. 胃肠道　在多脾和无脾综合征中，胃可在右侧或左侧，可出现肠旋转异常，小肠位于右侧，而结肠位于左侧（图60-5）。肠系膜上动脉和肠系膜上静脉关系上的翻转也很常见。

5. 静脉系统　多脾综合征最常见的静脉异常是下腔静脉（IVC）中断，并与奇静脉或半奇静脉相交通，占65%～80%的多脾症患者（图60-5）。在下腔静脉中断的远心端，下腔静脉可出现在主动脉的右侧或左侧，或者重复畸形。下腔静脉肝段常缺如，而肝静脉直接引流至右心房。门静脉位于十二指肠前方是另一种常见的静脉异常。在无脾综合征中，下腔静脉中断并与奇静脉或副奇静脉形成侧支循环也可发生，但很罕见。主动脉和下腔静脉位于同侧在无脾症中为常见表现，然而，这种表现并不总是出现在所有患者中。腹主动脉可位于中线稍偏右侧，而下腔静脉位于中线稍偏左侧与之并行（图60-6）。

6. 心肺系统　大多数多脾和无脾综合征患者都有心脏异常。相比无脾综合征，严重的心脏畸形少见于多脾综合征患者。多脾综合征患者好发双侧两叶肺和双侧动脉下支气管（肺动脉经过同侧支气管上方）。在大多数无脾综合征患者中，两肺呈双侧三叶肺而支气管均位于同侧肺动脉的上方（动脉上支气管）。

（五）影像学表现

1. X线摄影　无脾综合征的心脏大小在胸片上一般正常或偏小。心影增大通常提示心脏瓣膜病。对称的肝影（图60-6）和异位的胃泡亦可见。右侧支气管异构（图60-6）和水平裂可双侧出现，双侧肺动脉在侧位胸片上投影至气管前方，双侧上腔静脉可形成上纵隔增宽。多脾综合征患者的X线表现取决于心脏缺损的类型。如果下腔静脉中断，那么在侧位胸片上无该血管影，而在正位胸片上通过扩张奇静脉的延伸可形成纵隔增宽。在多脾综合征患者中，可见双侧对称的双叶肺伴有双侧动脉下支气管。

2. CT　在增强CT上，分析心脏、肝脏、胆囊、肠道和脾的形态和位置有助于确定位置异常。

3. MRI　与CT相似，腹部MRI可有助于评价腹部脏器位置异常。此外，对于多脾综合征，特别是无脾综合征者，MRI是诊断心血管异常有用的诊断工具。

4. 超声　尽管受操作者依赖的限制，超声仍可显示腹部脏器位置异常且无电离辐射危害和无需静脉内使用对比剂，甚至可应用于危重病患者。

5. 核医学　脾扫描应用各种对比剂包括$^{99m}Tc$-SC和标记的红细胞用于检测脾组织。然而，随着横断位放射学检查的进展，这些放射性同位素检查较以前应用越来越少。而且在多脾综合征患者出现多脾时，脾功能也可能不正常，这就限制了放射性同位素检查的价值。

（六）鉴别诊断　多脾综合征或无脾综合征与脾切除术后改变和脾种植的鉴别点在于有无脾切除术史和腹部外伤后脾破裂史。

（七）治疗　治疗计划根据多脾和无脾综合征的广泛病变谱而不同。相对于多脾综合征来说，无脾综合征患者需要预防性应用抗生素。心脏畸形需要外科手术矫正。

# 感染性和炎性病变

## 一、细菌性感染

（一）病因　化脓性脾脓肿最常见是由感染灶血行性播散引起（75%），随后是贯通性外伤（15%）和脾梗死史（10%）。约60%的化脓性脾脓肿是由需氧微生物引起，如葡萄球菌、链球菌、大肠杆菌和沙门菌。厌氧微生物可见于6%～18%的病例中，其中类杆菌最常见。

（二）发病率及流行病学　尽管曾经认为很罕见，但是在过去的几十年里，因积极化疗、骨髓或器官移植和艾滋病导致免疫抑制患者数量的增加，使得脾脓肿的发病率也有增长。24%～34%的免疫抑制患者伴有脾脓肿形成。

（三）临床表现　不到一半的脾脓肿患者表现为典型的发热和寒战、左上腹疼痛和压痛以及脾肿大。左侧胸腔积液和肺实变见于1/3的患者。实验室检查无特异性，其中白细胞升高最常见。延误诊断可导致脓肿破裂，继之形成膈下脓肿和腹膜炎的并发症，病死率高。

（四）病理　脾脓肿无好发部位，但多发病灶呈典型的中央分布。脾脓肿表现为单发单房（65%）、单发多房（8%）或多发（27%）。

在大体上，脾脓肿可见不规则边缘，无包膜或有假包膜。显微镜下根据形成时间不同，脓肿内可见化脓性改变或液性坏死。

（五）影像学表现

1. X线摄影　脾脓肿患者最常见的平片表现是

左侧胸腔积液。左上腹斑点状气体和腔外气-液平亦可见,但这些表现很少见到。

2. CT CT在脾脓肿无创性诊断中有很高的敏感性(96%)。在CT上,化脓性脾脓肿表现为低密度中心(液体、坏死组织或脓液)被不规则致密厚壁包绕(图60-7)。尽管脾内积液伴气体在CT上可以诊断,但是气体仅出现于少数脓肿(图60-8)。脾脓肿也可有间隔,其厚度1～10 mm不等。楔形脓肿可见于心内膜炎和伴有感染性栓子的患者。

3. MRI 由于CT的敏感性高,MRI很少用于检查疑似脾脓肿的患者,而且许多患者的病情在临床上并不稳定。MRI显示脓肿为液性信号强度的病变,T1WI呈低信号,T2WI呈高信号。

4. 超声 尽管超声作为一种筛查检查,对于卧床或呼吸困难的脾脓肿患者很有用,但是因肠梗阻、覆盖的肋骨和脾周积液的影响使技术操作困难。大多数脾脓肿表现为边缘模糊的低回声或无回声病变伴不规则边缘(图60-7)。如出现气体,则表现为高回声伴"脏声影"。脓肿在彩色多普勒成像上呈典型的无血供表现。

5. 核医学 如果脓肿的直径≥2 cm,$^{99m}$Tc-SC核素显像上显示为一个非特异性脾内充盈缺损。

6. PET-CT 大多数脾脓肿显示为氟脱氧葡萄糖(FDG)的摄取异常,因为激活的白细胞显示葡萄糖摄取增加。

**(六)鉴别诊断** 当脾脓肿与其他局灶性病灶鉴别困难时,发热、寒战和白细胞增多的临床表现有助于诊断。

脾脏局灶性低密度和低回声病灶的鉴别诊断很广泛,包括脾脏的梗死、囊肿、肿瘤和血肿。脾梗死表现为脾外周的楔形病变,静脉注射对比剂后病灶无强化。脾血肿有腹部外伤史和腹腔积血。脾肿瘤如淋巴瘤有与脾脓肿相似的表现。如果脾内低密度病灶含气体,即可诊断为脾脓肿。

**(七)治疗** 化脓性脾脓肿患者应该用适当的抗生素治疗。当有持续性的菌血症和内科治疗无效时,脾切除术是适应证。近年来,影像引导下经皮引流脓肿成为治疗的标准。

## 二、真菌感染

**(一)病因** 最常见的累及脾脏的真菌为念珠菌、曲霉菌和隐球菌。

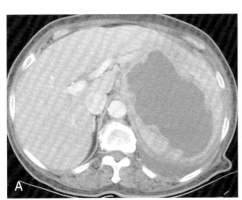
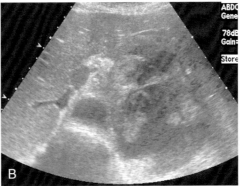

图60-7 化脓性脾脓肿。A. 轴位增强CT扫描显示脾内大的肿块样病变,中心呈低密度,周围呈不规则厚壁边缘。B. 横切面腹部超声图像显示病变呈大的边界不清的肿块,伴内部混杂信号和不规则边缘。经皮穿刺抽吸获取标本显微镜下诊断为化脓性脾脓肿:分离出粪肠球菌

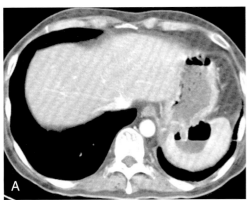
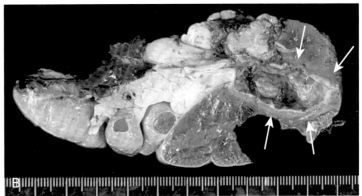

图60-8 化脓性脾脓肿。A. 轴位增强CT扫描显示化脓性脾脓肿伴气-液平。B. 患者脾切除术后。大体标本显示一个脾脓肿灶(箭头处)伴不规则厚壁

（二）发病率及流行病学　真菌可见于26%的脾脓肿患者，且基本见于免疫抑制的患者。比如，真菌感染见于40%的造血系统恶性肿瘤，如白血病患者。免疫抑制剂被积极地应用于许多疾病中，使得真菌感染的风险明显增加。

（三）临床表现　由于真菌性感染的患者出现症状，如发热和脾肿大与原发性病变相似，临床诊断常比较困难。尽管真菌性感染的确诊需要微生物学证据，但在血培养结果中50%的患者可呈阴性。因此，当临床高度怀疑时，阴性血培养结果并不能排除真菌性感染的诊断。播散性真菌感染有较高的致残率和病死率。感染若未及时治疗常可致命。

（四）病理　大多数脾真菌感染在脾内呈弥漫性播散。典型的真菌性微脓肿为5～10 mm（图60-9），而很少大于2 cm。

大体检查，脾真菌感染显示整个脾脏内有无数个小真菌病灶（直径＜5 mm）（图60-9和图60-10）。低倍镜下可见同心环中央的坏死菌丝，这些环被活菌丝及其外周炎症边缘所包绕。

念珠菌是最常见的真菌性微生物。脾念珠菌病可因中性粒细胞减少和黏膜破坏后胃肠道菌群局部播散所致。除了脾脏，多器官受累也很常见。胃肠道几乎总是受累，食管念珠菌病尤其常见。肾脏受累不常见。

（五）影像学表现　免疫抑制患者不能解释的临床症状恶化，应该立即行横断位影像检查寻找微脓肿，因为临床诊断脾脏真菌性感染常比较困难。影像学检查应该包括CT和超声，以最大限度地提高敏感性。应用高频探头有助于检出和监测可疑真菌感染患者脾脏内的小病灶，特别是儿童患者（图60-9和图60-10）。

1. X线摄影　平片上急性脾肿大可以是脾真菌性感染的征象。

2. CT　CT上最常见的表现是多发圆形低密度（图60-9和图60-10）或钙化区。增强后呈环状强化可使许多病变更加明显。

3. MRI　在检测真菌性微脓肿方面，MRI被认为要优于CT。这些病变呈小而多发，在T1WI上呈低或中等信号，T2WI上呈高信号。

4. 超声　脾脏真菌性脓肿有四种声像图表现：① "环中环" 征；② "牛眼" 征（图60-9）；③ 低回声病变（图60-10）；④ 高回声灶伴可变的后方声影。

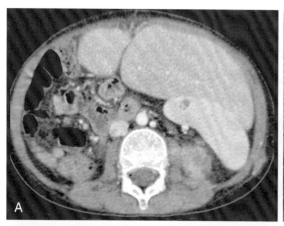
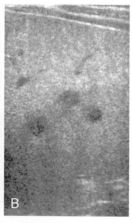

图60-9　脾脏念珠菌病。A. 增强CT显示脾脏内小的（通常5～10 mm）低密度结节。B. 应用高频线性探头的斜冠状面超声显示多发、以中心高回声区被一条低回声带所包绕为特征的"牛眼"样病灶。这在应用低频曲线探头（未显示）的超声上不能检出。使用高频探头有助于检出脾脏真菌性感染，特别是儿科患者

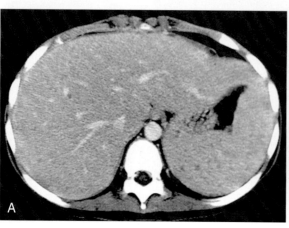
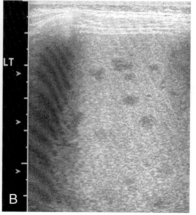

图60-10　脾脏念珠菌病。轴位增强CT（A）和应用高频探头的斜冠状面超声（B）显示脾脏内弥漫性散在分布多发圆形小结节灶。患者的血培养显示念珠菌血症，且念珠菌病血行播散亦累及肝脏

"环中环"征见于病变早期,它由中央低回声巢、内层高回声区和外层低回声区组成,其病理分别对应为中央坏死、周围炎症和纤维环。脾脏念珠菌病最典型和最特异的超声表现是"牛眼"征(图60-9)。另外两种声像表现无特异性。

5. 核医学 在 $^{99m}$Tc-SC 核素显像上,许多微脓肿病例常呈假阴性。

6. PET-CT 许多脾脏侵袭性念珠菌病和隐球菌病病例的PET报道显示多发局灶性区域氟脱氧葡萄糖(FDG)的摄取活性增加。研究人员称,尽管PET不是首选检查方法,但FDG-PET在疑难病例中应考虑用来进行更准确的感染分期和治疗监测。

(六)鉴别诊断 由于患者出现的症状,如发热和脾肿大无特异性且相似,临床上难以将脾脏真菌性感染与原发性疾病,如白血病的病情加重或复发进行鉴别。

在放射学上,脾脏真菌性微脓肿应与转移瘤、淋巴瘤和播散性分枝杆菌感染进行鉴别。但是,发热和中性粒细胞减少这种典型临床表现,化疗史和应用广谱抗生素的病史可提示真菌性微脓肿的诊断。

(七)治疗 尽管在治疗前能够确定脾脏真菌性感染的微生物学证据是最为理想的,但并不总是可能。因此,有些研究人员认为,当影像学表现有真菌感染的可能时,经验性抗真菌治疗应该应用于所有的中性粒细胞减少患者。两性霉素B是一种传统的抗真菌药,而氟康唑和各种新的唑类抗真菌药物也可用于全身性真菌感染。

抗真菌性治疗无效是脾切除术的适应证。

## 三、分枝杆菌感染

(一)病因 结核分枝杆菌的腹部感染往往是由远处病灶,通常是肺部通过血行性或淋巴管播散而形成。

(二)发病率及流行病学 尸检发现80%~100%的播散性粟粒型肺结核病例出现脾脏结核性受累。免疫缺陷伴酗酒、静脉注射吸毒、糖尿病、癌症、激素治疗或艾滋病是发病的危险因素。由于未治疗的腹部结核有50%的病死率,因此必须早期诊断和治疗。

(三)临床表现 脾脏结核有不同临床表现,包括发热、肝脾肿大、腹水,罕见脾功能亢进。尽管肺结核病史或放射学证据可以提示诊断,但是近1/5的腹部结核患者没有腹外结核的证据。

(四)病理 脾脏结核性分枝杆菌的感染常为粟粒型结核。对结核杆菌的第一反应是在淋巴组织丰富的部位出现局部的急性炎症,2~3周后形成小结节。小结节由许多上皮样细胞组成并被许多淋巴细胞围绕(粟粒型)。小结节的干酪样坏死开始于2~4周后,随后可形成纤维瘢痕(结核瘤)。但是对于艾滋病患者,无肉芽肿形成时也不能除外结核,因为干酪性肉芽肿的形成很少发生。存活的结核分枝杆菌进入壁内淋巴系统并到达局部淋巴管和淋巴结,然后在这里继续形成结核瘤。

(五)影像学表现

1. X线摄影 平片检查的常见表现有轻度脾肿大、肝肿大和胸腔积液。

2. CT 脾脏结核表现为粟粒型或多发低密度小结节(图60-11)。在活动性结核感染时,CT也可显示腹部淋巴结肿大,其中央常呈低密度(图60-12),也可见高密度的腹水伴结节性腹膜增厚和肝脏受累,多表现为肝脏肿大或肝脏内局灶性病变。治疗后的脾脏结核显示钙质沉着,代表痊愈的、钙化的肉芽肿(图60-13),表现为正常大小的脾脏内散在分布的小钙化灶。

3. MRI 英文文献未曾报道过单纯性脾脏结核的MRI表现。

4. 超声 超声上,结核瘤有减低或混杂回声(图60-11)。痊愈的钙化性肉芽肿显示为散在高回声灶

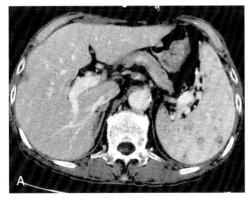

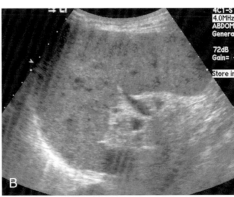

图60-11 脾结核。A.轴位增强CT扫描显示脾内多发低密度小结节呈弥漫性散在分布。B.斜冠状面超声图像也显示脾内散在多发低回声小结节

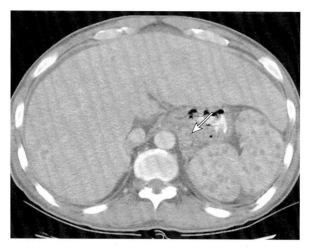

**图60-12** 脾结核。在增强CT上，轻度增大的脾脏内可见散在多发低密度小结节灶。也可见肝肿大、肝内结节呈边界不清的环形强化和胃周围淋巴结肿大（箭头处）

伴声影（图60-13）。

5. 核医学 核医学诊断脾结核的作用很小。

6. PET-CT 大多数脾肉芽肿性病变显示异常摄取PDG，因为激活的白细胞显示葡萄糖摄取增加。在常规临床工作中，肉芽肿性病变如结核性的，由于多部位受累建议前瞻性地行整个体部成像检查。

---

**分枝杆菌感染的典型征象**

- 脾脏多发局灶性低密度小结节。
- 脾外病变：腹部淋巴结肿大伴中心性低密度、腹膜炎、肺结核或胸腔积液。

---

（六）鉴别诊断 脾结核的鉴别诊断有结节病、真菌性感染、淋巴瘤和转移瘤。慢性发热、免疫力正常、无恶性肿瘤既往史或现病史，肺部有异常者可提示本病。

脾结核的放射学表现与多种疾病相仿，在某些情

况下需要活检。

（七）治疗 脾结核患者应该抗结核治疗。尽管对难以控制的病例，外科手术是适应证，但很少手术。

（八）艾滋病伴细胞内-鸟型结核分枝杆菌感染 细胞内-鸟型分枝杆菌（mycobacterium avium-intracellulare, MAI）是一种土壤、水、房屋灰尘和干枯植物中常见的环境微生物。人类免疫缺陷病毒感染提高了伴发型MAI的发病率。MAI在艾滋病患者中最初进入的部位可能是胃肠道，这种细菌从胃肠道播散至肠系膜和腹膜后淋巴结及腹部脏器。MAI感染在艾滋病患者中发生较晚，这些患者非常虚弱且有许多其他的机会性感染。脾内局灶性小病灶发生于大约7%的这类患者中。

病理学上，MAI是一种细胞内抗酸性杆菌，存在于产生不成形肉芽肿的泡沫状组织细胞中。

CT上，MAI感染病变表现为局灶性低密度或不均匀强化的小病变。在艾滋病患者中，需要与可表现为脾内多发低密度灶的许多病变进行鉴别，如淋巴瘤、播散型卡波西肉瘤、结核、真菌性感染和肺囊虫感染。临床上区分MAI和结核分枝杆菌非常重要，显著的脾肿大发生于20%的MAI感染患者，而这在结核病并不常见。显著的肝脾肿大、弥漫性空肠壁增厚和肿大的淋巴结提示播散型MAI感染，而局灶性内脏病变、中央低密度的淋巴结和节段性回盲肠壁增厚则诊断为播散型结核病。

## 四、寄生虫感染：棘球蚴病（包虫病）

（一）病因 棘球蚴囊肿通常由细粒棘球蚴所致。脾脏棘球蚴病的两种主要来源是全身性播散和肝囊肿破裂引起的腹腔内播散。单纯的脾受累很罕见。

（二）发病率及流行病学 脾脏的包虫病不如肝、肺、脑和肌肉骨骼系统好发，所有患者中出现脾受

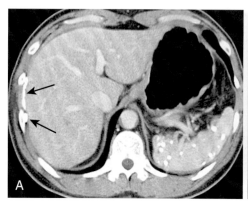

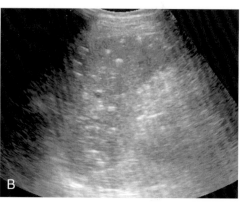

**图60-13** 脾结核治愈。A. 轴位增强CT扫描显示脾内弥漫散在分布多发小结节钙质沉积。右侧胸廓也可见曲线型胸膜钙化（箭头处）。B. 在斜冠状面超声上脾内多发散在高回声灶，提示结核痊愈的钙化肉芽肿

累者低于2%。疫区有中东、南美、澳大利亚、新西兰、中欧、南非及美国的某些地区。脾脏棘球蚴囊肿的发病率在疫区是非寄生虫性囊肿的2倍。然而在疫区以外的地区很罕见，除非患者曾去过疫区。

**（三）临床表现** 脾脏棘球蚴病的临床表现是非特异性的，常有腹痛、发热和脾肿大。可发生继发性感染、囊肿破裂和过敏性休克。

**（四）病理** 棘球蚴囊肿是有细胞内衬的真性囊肿。大体检查囊肿可呈单房或多房。由于生发层内陷，在外周形成小囊腔，导致子囊形成。镜下检查见包虫囊肿壁由内层的生发层和外层的板状膜组成。这些壁层被一层囊周的纤维性细带包绕，并压迫脾脏。生发层的头节和碎片构成了所谓的包虫囊肿内的棘球蚴砂。

**（五）影像学表现**

1. **X线摄影** X线检查可显示脾肿大或来源于脾脏的占位效应。

2. **CT** 在CT上，棘球蚴囊肿呈边缘光滑的、球形、水样密度、薄壁病灶，且常无边缘强化。在平扫CT上，环状钙化可见于囊周内的外周部分。这些囊肿由于碎片（即棘球蚴砂）或炎症也有一些更高密度区。

3. **MRI** 棘球蚴囊肿常为孤立性病变，其影像学特征为一边缘光滑的圆形肿块，信号强度在T1WI和T2WI图像上均与水相同。然而，T1WI和T2WI图像上的信号强度可根据囊肿内容物的不同而变化。囊壁的钙化亦可见。

4. **超声** 棘球蚴囊肿表现为无回声或混合回声的圆形病灶。囊肿膜的分离形成"浮萍"征（water lily sign），一个大囊肿内可出现多个小囊，即"子囊"。

**（六）鉴别诊断** 来自疫区的患者出现伴或不伴囊壁钙化的脾囊肿，伴有血清学检查阳性者更可能提示棘球蚴囊肿。

脾内圆形囊肿的鉴别诊断有外伤后或感染后假性囊肿、原发性上皮样囊肿和囊性肿瘤。子囊的出现有助于确诊棘球蚴囊肿。

**（七）治疗** 外科手术仍为治疗棘球蚴囊肿的一个选择，但是棘球蚴病的经皮穿刺引流的应用变得更为普及。药物治疗诸如阿苯哒唑、甲苯咪唑和吡喹酮等多种药物有大约30%的治愈率。

## 五、卡氏肺囊虫感染

卡氏肺囊虫感染是艾滋病患者发病和死亡的主要原因之一，影响80%的艾滋病患者。最常累及的部位是肺。肺外累及罕见，可发生于淋巴结、脾脏、骨髓和肝的网状内皮系统，也可见于肾脏、胰腺和胃肠道等部位。在组织学上，脾脏卡氏肺囊虫感染可导致坏死性肉芽肿并最终形成营养不良性钙化。

脾内卡氏肺囊虫感染常偶见于因不明原因发热行CT检查的艾滋病患者。腹部症状无特异性，有疼痛、体重减轻、脾肿大和腹水。卡氏肺囊虫感染引起的坏死性肉芽肿CT表现为肿大的脾脏内多发低密度小病灶。局灶性病变进展可能会钙化。超声上这些病变表现为多发、中心呈高回声的小病灶。

## 六、病毒感染

病毒感染可导致脾肿大。EB病毒、水痘病毒和巨细胞病毒是最常见的三种累及脾脏的病毒。

## 七、结节病

**（一）病因** 结节病的病因不明。

**（二）发病率及流行病学** 结节病是一种多系统疾病，常累及肺、纵隔和肺门淋巴结（图60-14）。腹部结节病也很常见，据报道29%～59%的患者显微镜下可见脾脏受累。

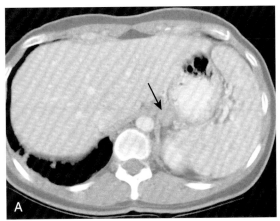
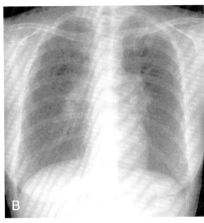

图60-14 结节病。A.轴位增强CT显示脾肿大伴散在多发低密度小结节灶。亦见胃左淋巴结肿大（箭头处）。B.胸部平片显示纵隔增宽伴双侧肺门和右侧气管旁淋巴结增大。该患者无肺累及的证据

（三）临床表现 结节病的腹部受累与患者的临床状况和血管紧张素转化酶水平相关，但与肺部疾病无关。患者常无症状，但偶尔可出现腹痛。11%～42%的患者可见脾肿大。

（四）病理 不管受累及的是何器官或组织，结节病的组织学特征是在无微生物或微粒存在的情况下出现多发非干酪性上皮样肉芽肿。

（五）影像学表现

1. X线摄影 X线平片可显示脾肿大。

2. CT CT最常见征象是脾脏无异常，或显示脾肿大和腹膜后淋巴结肿大。然而，15%的脾结节病病例可见多发1～3 mm大小的局灶性低密度病灶（图60-14）。随着结节增大，CT可表现为更低密度的结节。

3. MRI 脾结节病的病灶在T1WI和T2WI图像上均呈典型的低信号。T2WI图像上的低信号具有特征性，可将其与急性感染相鉴别。这些病灶表现为轻微的延迟强化。

4. 超声 结节病常见的超声表现为脾脏弥漫性强回声，回声质地均匀或不均匀，脾肿大。偶尔，局灶性病变表现为分散的低回声结节。

5. PET-CT 大多数脾脏肉芽肿性病变，如结节病显示FDG的异常摄取。由于结节病可累及多个脏器，PET-CT可用于整个体部成像。

（六）鉴别诊断 腹外结节病的临床病史和血管紧张素转化酶升高有助于脾结节病的诊断。

脾结节病的放射学表现无特异性，因此很难将其与淋巴瘤或转移瘤鉴别。据报道，与淋巴瘤相比，结节病的膈脚后淋巴结肿大少见且淋巴结更小。

（七）治疗 大多数结节病患者不需要治疗。目前很少有理想的对照性研究对于使用任何药物治疗结节病，如皮质醇激素、免疫抑制剂和细胞毒性药物。

罕见结节病患者行肺、心、肝移植手术，但外科手术治疗一般不是脾受累的适应证。

# 血管性病变

（一）病因 脾梗死是脾动脉或其某个分支阻塞所致。最常见的两种原因是心血管疾病引起的栓子阻塞和血液系统疾病引起的局部血栓形成。脾梗死的其他原因有胰腺病变伴血管受累、脾动脉瘤、血管炎、动脉粥样硬化、血液高凝状态、脾扭转、游走脾和门静脉高压。

脾静脉血栓形成也有各种原因。最常见病因是胰腺炎，其可能的机制是假性囊肿压迫侵蚀和纤维化。其他原因有胰腺癌、血液高凝状态、创伤、淋巴瘤、肝硬化、肝移植、脾切除术和腹膜后纤维化。

脾动脉瘤继发于许多原因，如门静脉高压、怀孕、多胎、胰腺炎、穿透性胃溃疡、霉菌性病因、动脉粥样硬化、创伤、血管炎、纤维肌性发育不良和埃莱尔-当洛综合征（Ehlers-Danlos syndrome，即先天性结缔组织发育不全综合征）。动静脉瘘和动静脉畸形由先天性畸形、创伤、脾切除术、脾动脉瘤破裂、胰腺炎和医源性损伤造成。

（二）发病率及流行病学 尽管脾梗死不常见，但对于急性左上腹痛的患者仍是常见的临床怀疑的病变。患者年龄2～87岁，平均54岁，无性别差异。老年患者中栓塞事件是最常见的病因，而在40岁以下的患者中血液系统疾病是最常见的病因。

脾静脉血栓形成相对常见，见于大约20%的慢性胰腺炎患者。

脾动脉瘤在内脏动脉瘤中最常见，其中20%的病例为多发。尸检病例发生率为0.07%～10%，其中女性占85%。

脾静脉瘤和脾动静脉瘘罕见。

（三）临床表现 脾梗死患者常无症状或表现为左上腹痛急性发作。有栓塞性梗死的患者亦可有发热。实验室检查可见贫血和白细胞增多，有时脾功能异常可导致血小板计数升高。7%～20%的患者可发生如脓肿和出血等并发症。

脾静脉栓塞常见的症状有慢性腹痛、体重减轻和源于胃冠状静脉、食管旁静脉、食管静脉或胃短静脉的内脏出血。

大多数脾动脉瘤和脾静脉瘤是在无症状患者中偶尔检出的。大的脾动脉瘤可触及搏动性肿块，而且可形成杂音。脾动脉瘤破裂罕见但可危及生命，其总的病死率为25%，而怀孕期间病死率甚至可上升至75%以上。脾动脉瘤破裂出血可进入腹腔、胃肠道、胰管或脾静脉，分别表现为血腹、呕血或便血/黑便、胰管出血性胰腺炎和动静脉瘘。

脾动静脉瘘的患者可表现为食管静脉曲张引起的上消化道出血和（或）门静脉高压导致的腹水。体格检查时，机械样杂音是最特异性的征象。

（四）病理 脾梗死呈灰白色、楔形，其基底部位于外周，该区域的包膜由纤维蛋白覆盖。在愈合期，梗死的脾实质因瘢痕形成和纤维化发生收缩。当栓子含有细菌时，梗死的脾实质变软并由脓液充填。

**（五）影像学表现**

1. X线摄影 急性脾梗死的胸部平片可显示左侧胸腔积液。脾动脉瘤可显示左上腹部一个环形或弧形钙化。平片由于缺乏空间分辨率，其他脾血管性病变不能被检出。

2. CT 在平扫CT上，脾梗死一般表现为低密度灶或显示不清。散在的高密度区可见于出血性梗死。增强CT上，典型的脾梗死表现为位于外周的、楔形、边界清晰的低密度区（图60-15）。然而这种表现在急性脾梗死患者不到一半。CT表现各不相同，可呈圆形、多结节型、边缘模糊和密度不均匀。当血栓栓子位于足够大的血管时即可显示。整个脾梗死呈脾脏无强化，伴或不伴"皮质边缘"征（cortical rim sign），指脾外周薄层线性强化的结构，代表残存的脾包膜血流。慢性期脾梗死灶会缩小或消失（图60-16）。血红蛋白病的患者当脾梗死反复发生时可见钙化。

平扫CT脾静脉血栓形成可表现为高密度灶，而增强CT表现为腔内附壁的低密度充盈缺损（图60-17）。其他辅助表现有胃、食管和结肠静脉曲张及脾肿大（图60-18）。CT亦可直接显示潜在病因信息（如胰腺炎的假性囊肿、胰腺癌或腹膜后肿块）。

脾动脉瘤或脾静脉瘤表现为脾动脉或脾静脉的圆形、囊状或梭形扩张，有时有附壁血栓。在平扫CT上可见钙化（图60-19）。在动脉瘤破裂或假性动脉瘤的病例中，可见对比剂外渗和周围的急性血肿（图60-20）。

脾实质增强前脾静脉扩张和静脉内提前充盈对比剂时，CT即可诊断动静脉瘘（图60-21）。

3. MRI 常规MRI上脾梗死的信号强度取决于梗死的时间、出血坏死的程度和梗死灶内不同血液分解产物的量。新近出血区在T1WI图像上呈低信号。慢性梗死灶在所有的序列上均呈低信号。

脾静脉的急性栓子在T1WI和T2WI图像上均呈高信号。

脾动脉瘤的信号强度取决于血流方向和附壁栓子的范围。开放的血管腔由于血流速度快而在常规的脉冲序列上呈低信号，而血凝块则表现为高信号病灶。

各种血管性病变的增强MRI表现与CT相似。

4. 超声 急性脾梗死的超声表现为边界清晰的楔形低回声病灶，而其他共存的病理过程如水肿、出血或坏死可有多种表现。彩色多普勒成像表现为梗死区无血流。在慢性期，梗死灶表现为高回声区伴体积缩小。

脾静脉血栓形成的超声表现一般为低回声的病

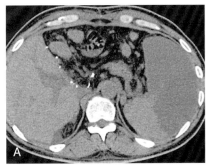
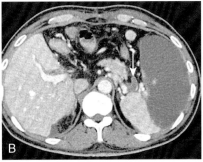
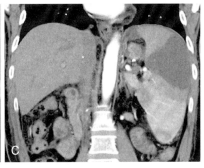

**图60-15** 脾梗死。该患者行右叶活体肝移植术治疗肝硬化。术中，脾动脉被结扎以增加肝动脉血流。A. 轴位平扫CT显示大范围脾梗死灶，表现为明显增大的脾内边缘清晰的楔形低密度区。B. 在轴位增强CT，梗死区表现为灌注缺损。脾动脉内可见急性栓子充填（箭头处）。C. 冠状位CT重建图像更好地显示了典型的楔形低密度区和与之对应的结扎脾动脉的供血区域

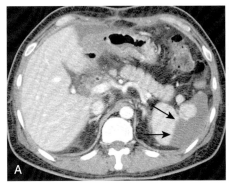
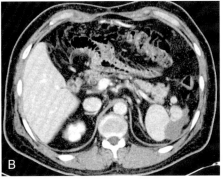

**图60-16** 脾梗死。A. 轴位增强CT显示部分脾梗死，表现为边缘清晰的、呈直边（箭头处）的灌注缺损病灶。B. 8个月后随访CT显示梗死区缩小且无并发症

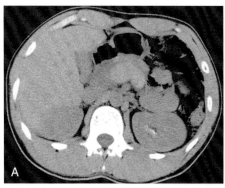
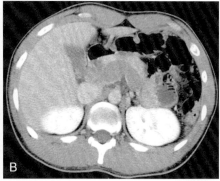

**图60-17** 脾静脉血栓形成。A.平扫CT显示脾静脉内代表急性血栓的高密度病灶。B.轴位增强CT显示脾静脉血栓表现为低密度充盈缺损

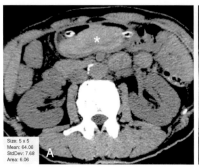
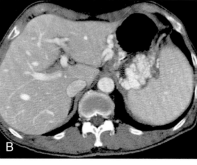
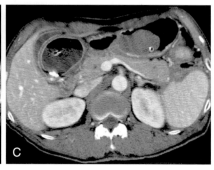

**图60-18** 脾静脉血栓形成。患者出现呕血。A.平扫CT显示胃腔内急性血肿（星号）表现为不均匀高密度，平均CT值60 HU。B.轴位增强CT显示胃底静脉曲张。无肝硬化表现，但脾脏中等度增大。C.尽管脾静脉血管腔内未见急性栓子，但脾静脉呈渐进性变窄且在胰尾周围消失

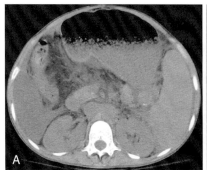
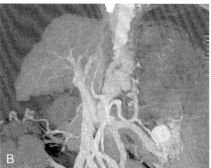
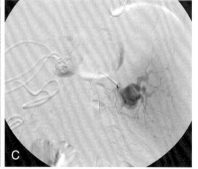

**图60-19** 脾动脉瘤。A.平扫CT显示囊状扩张的脾动脉壁钙化。注意脾肿大和腹水。B.CT厚层斜冠状位MIP重建图像显示脾动脉囊状扩张。注意肝硬化和冠状静脉曲张。C.选择性脾动脉造影显示一源自脾动脉的囊状动脉瘤

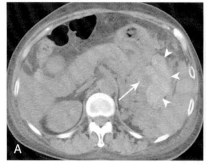
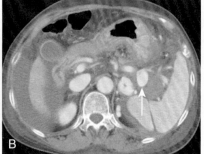
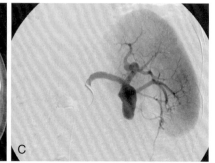

**图60-20** 脾动脉假性动脉瘤。A.平扫CT显示脾门处一边界清晰的圆形低密度病灶（箭头处），被均匀的相对高密度病灶所包绕（三角处），后者提示急性血肿。B.轴位增强CT图像显示一源自脾动脉远端的显著均匀强化的病灶（箭头处），提示脾动脉假性动脉瘤。亦可见肝脏因硬化而体积缩小、脾肿大和腹水。C.选择性脾动脉造影显示一源自脾动脉的囊状假性动脉瘤

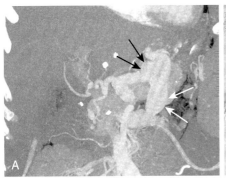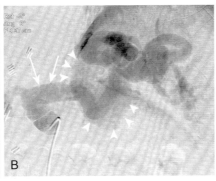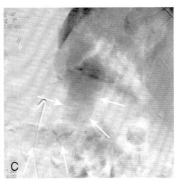

**图60-21** 脾动静脉瘘。A. CT厚层斜冠状位MIP重建图像显示迂曲扩张的脾动脉和部分早期强化的脾静脉(黑箭头处),亦见早期显影的脾肾分流静脉(白箭头处)。B. 选择性腹腔干动脉造影显示显著扩张的脾动脉(箭头处)和在脾实质强化之前早期充盈的部分脾静脉(三角处),提示动静脉瘘。C.选择性腹腔干动脉造影延迟期显示脾肾分流(箭头处)

灶。彩色多普勒超声表现为完全阻塞的病例无彩色血流,不完全阻塞的脾静脉可见残存血流。

脾动脉瘤的超声表现为沿脾动脉走行区一个边缘伴或不伴钙化的无回声肿块。彩色多普勒成像证实为血管性病变且常伴湍流。

动静脉瘘在超声上难以诊断,但多普勒成像脾静脉内出现动脉波形的高速逆流时可诊断该病。

5. 血管造影 脾动脉造影显示大多数脾动脉瘤呈囊状扩张,尤其在动脉凸面(图60-19)。血管造影直接显示动静脉瘘、迂曲扩张的脾静脉和早于脾实质的脾静脉强化(图60-21)。尽管以诊断为目的的常规血管造影已被MR和CT血管造影超越,但是它在诸如经动脉栓塞的介入操作中有重要作用。

6. 核医学 脾梗死的脾脏核素显像表现为活性减低的局灶性病灶,但无特异性。此外,核医学在评价其他脾血管性病变时无作用。

7. PET-CT PET-CT评价脾血管性病变时几乎无作用。

(六)鉴别诊断 脾梗死患者无高热对于排除脾脓肿很有用,但是栓塞性梗死或重叠感染可引起发热。无外伤时有助于排除脾挫裂伤。

在影像学上脾梗死应该与脾脓肿、肿瘤、挫裂伤和囊肿鉴别。病变内部分隔、气体和占位效应更支持脾脓肿的诊断,而非脾梗死。血腹、脾周血肿和增强CT出现对比剂外渗都是支持脾挫裂伤诊断的影像学表现。脾梗死与肿瘤的鉴别有时很困难,这是因为两种疾病的影像学表现均多种多样。脾囊肿可继发于脾梗死。

脾动脉瘤、脾静脉瘤和动静脉瘘的影像学表现几乎总是很典型,影像学检查可确诊。

(七)治疗 大多数无症状的脾梗死患者不需

要任何治疗。脾静脉血栓形成的内科治疗取决于潜在的病因,且抗凝剂适用于高凝血状态的患者。对于其他脾血管性疾病的病例,内科治疗一般都非适应证。

脾切除术适合于因脾静脉血栓形成致上消化道出血的患者,因为脾脏切除可消除静脉侧支血流从而使周围的静脉曲张减压。还可同时治疗潜在的胰腺病变。尽管食管静脉曲张出血硬化剂治疗是一种有效方法,但有很高的再出血率。

治疗脾动脉瘤或假性动脉瘤的适应证包括有症状的病变、育龄期女性患者、门静脉高压、肝移植受体、任何大小的假性动脉瘤和直径大于2.5 cm的动脉瘤。紧急手术适用于因脾动脉瘤破裂所致心血管循环不稳定的患者。经动脉栓塞术比外科手术有显著低的发病率和病死率。血管内介入的并发症不常见,可包括栓塞后综合征,胰酶升高,脾脏的梗死、感染、脓肿和破裂。

## 创伤相关性病变

(一)病因 很多类型的损伤,如钝性外伤、贯通性损伤和医源性损伤,包括术中意外都可损伤脾脏。

(二)发病率及流行病学 脾脏损伤的发生率因受调查的患者群体而异。脾脏是钝性外伤后最常受伤的器官,在所有腹部实质脏器损伤中占25%;机动车事故是最常见病因,其次是直接打击和坠落。脾肿大患者更易受到创伤。

胸腹部贯通性创伤可损伤脾脏。医源性贯通性脾损伤发生于左上腹经皮介入操作的过程中。术中脾损伤占所有脾切除术的15%~20%,且大多数病例因牵引、应用牵引器和韧带附着点断裂所致。

**（三）临床表现**  钝性外伤后轻微脾损伤的诊断仅根据症状和体格检查很困难。临床表现有左上腹痛或左肩牵涉痛。实验室检查结果（如血细胞比容）不总是能反映脾损伤的程度。然而，由于脾脏是体部最富血供的脏器，源自脾损伤的腹腔出血可能是致命的。低血压休克发生于30%～40%的脾损伤患者。

**（四）病理生理学**  钝性伤后脾脏特别易于受伤，这是由于其复杂的韧带附着和海绵状的脾脏实质所致。脾脏通过脾肾韧带和膈脾韧带紧密地附着于后腹膜和膈肌，脾门固定于胰尾，脾脏还通过胃脾韧带和结肠脾韧带附着于可移动的胃和结肠。

钝性创伤可通过突然的压迫或快速减速过程中的对冲机制而损伤脾脏，前者发生于直接打击或传导性冲击波，常造成实质损伤和静脉性出血。贯通性脾损伤的程度取决于受伤的器具及其过程。由于贯通性脾创伤不依从段性解剖，它可造成更多的血管性断裂。

**（五）影像学表现**

1. CT  CT是筛查脾损伤的首选影像学技术。CT检测脾损伤的准确性超过95%，近年来扫描设备的进展可提供快速的图像采集，这对创伤性患者是必不可少的。然而，关注扫描细节是正确诊断所必需的，比如说应该避免患者手臂的条状伪影，因为它可能遮蔽脾损伤。动脉期成像可更好地评价动脉活动性出血，表现为对比剂外渗，但门静脉期成像对评价脾实质很重要，因为动脉早期脾实质的不均匀强化可类似损伤。

（1）急性血肿：急性包膜下和实质内血肿，在平扫CT上呈典型的高密度，而在增强CT上表现为一个低密度区，位于脾包膜和强化脾实质之间或脾实质内（图60-22）。

（2）脾挫裂伤：急性脾挫裂伤在增强CT上呈线性或分枝状低密度区（图60-23）。这种挫裂伤随着时间的推移，其大小和数目均会减少（图60-24）。严重的脾实质断裂可形成一个"破碎"脾（图60-25）。血管蒂损伤常导致严重的出血和心血管系统不稳定。

（3）活动性出血：静脉内注射对比剂后外渗提示损伤血管有活动性出血，表现为不规则形或线形高密度区（85～350 HU）。随着损伤血管的持续出血，在延迟期图像上，活动性外渗区仍呈高密度且病灶范围有增大。这种表现为急诊手术或介入治疗提供了有价值的征象。

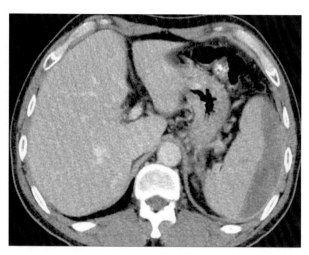

**图60-22**  包膜下血肿。轴位增强CT图像显示脾包膜下血肿呈不均匀低密度，位于脾包膜和强化的脾实质之间。该患者未行平扫CT检查

（4）血管性损伤：创伤后脾血管损伤有假性动脉瘤和动静脉瘘。假性动脉瘤的破裂是非手术治疗失败的结果。在增强CT上，假性动脉瘤表现为边缘光滑的局灶性强化区，其高密度与动脉一致，并被一低密度血肿区包绕。在延迟期图像上，该区域与正常脾脏相比呈轻微高密度或等密度，但体积未变大，不同于活动性出血区。

（5）创伤后脾梗死：节段性脾梗死罕见，见于1.4%的钝性脾损伤患者。在创伤过程中，脾脏急剧的机械性伸展致使局灶性内膜撕裂而导致血栓形成。脾梗死多数痊愈而无并发症。

2. MRI  MRI诊断脾血肿的敏感性很高，T1WI和T2WI图像上均呈高信号。然而，由于扫描时间因素，MRI对于脾创伤患者似乎作用很小，特别是对血流动力学不稳定的患者是不适合的，而CT比MRI要快得多。

3. 超声  超声对筛查脾损伤很有用，特别是对血流动力学不稳定的患者或儿童。然而，这种检查常受肋骨骨折、胸部插管、衣服和对其他检查部位不敏感的限制。急性挫裂伤和血肿表现为高回声，但新鲜出血和慢性出血均呈低回声。至少有四个区域应该观察以确定有无血腹：心包腔、右上腹、左上腹和盆腔。

4. 核医学  $^{99m}$Tc-SC扫描的敏感性好，但无特异性。核素显像不能用来评价肠道或检测血腹。现在核素显像因为检查时间长已经不用于评价创伤患者，而CT具有高分辨率和成像速度快的优势。

5. 血管造影  血管造影已不再作为一种筛查脾损伤的方法，但它仍用于脾血管的治疗性栓塞。

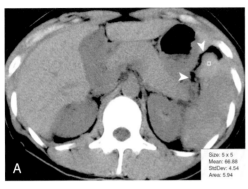
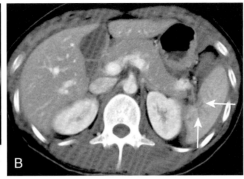

图60-23 脾挫裂伤。A. 轴位平扫CT显示脾脏周围急性血肿,呈高密度,平扫CT值67 HU,还可见腹腔积气(三角处),提示肠穿孔。B. 增强CT显示脾撕裂(箭头处),呈线状或分支状低密度,位于脾脏内表面少见

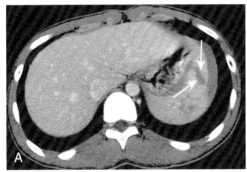
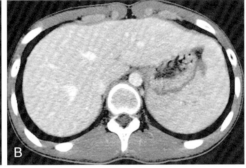

图60-24 脾挫裂伤。A. 轴位增强CT显示脾撕裂(箭头处),呈低密度横行于脾脏内,脾脏周边可见血性液体。B. 患者状态稳定,因此采取了保守治疗。2周后随访CT显示脾挫裂伤部分改善

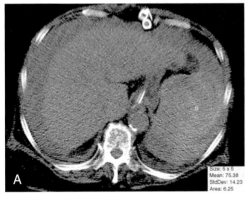
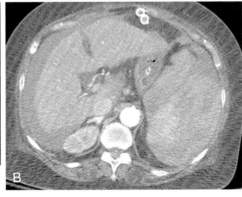

图60-25 脾破裂。A. 轴位平扫CT显示左膈下急性血肿,呈高密度,CT值为75 HU。B. 增强CT显示脾脏轮廓不清,其周围环绕着急性血肿,提示脾破裂或"破碎的脾脏"

---

### 创伤相关性病变的典型征象

- 急性脾血肿:平扫CT呈高密度;增强CT呈低密度区,位于脾包膜与脾实质之间。
- 脾挫裂伤:线形或分枝状低密度区。
- 血管性损伤:假性动脉瘤和动静脉瘘。
- 创伤后脾梗死。

**(六)鉴别诊断** 创伤性事件是创伤性脾病变与先天性脾裂,或其他脾病变如梗死和脓肿进行鉴别的重要临床因素。脾裂与脾挫裂伤相仿,典型的脾裂边缘光整或浑圆且常见于脾内侧缘,而脾挫裂伤大多数位于脾脏的外侧面。脾裂在延迟期图像上无变化,而脾挫裂伤显示对比剂会从外周开始充填,最终变得不可见。

**(七)治疗** 尽管过去脾切除术被认为是治疗脾创伤的选择,但是对于血流动力学稳定的患者来说,钝性创伤的非手术治疗目前是处理的标准。

为了计划非手术或手术治疗脾损伤,需要一个合理的分级评分系统。最常用的传统的美国脾损伤分级标准是基于腹腔镜手术时脾脏损伤程度(表60-3)。最近,有多个基于CT的有关脾损伤的分类法已用于钝性脾创伤患者的分类,最常用的是由Mirvis等设计的分级系统(表60-4)。

对于脾损伤成功的非手术治疗应该考虑以下因素:损伤的分级、血腹的量、持续的出血、血管性损伤的出现、血压和漏诊需要手术的脾损伤的可能性。

近来,为了增加非手术治疗患者的数量,当CT有活动性出血的证据时脾动脉栓塞术作为一项有效的

表60-3　脾损伤外科标准

| 级　别* | | 损　伤　的　描　述 |
|---|---|---|
| I | 血肿 | 包膜下，＜10%的表面积 |
| | 挫裂伤 | 包膜撕裂，＜1 cm的实质深度 |
| II | 血肿 | 包膜下，10%～50%的表面积；实质内，直径＜5 cm |
| | 挫裂伤 | 1～3 cm的实质深度，未累及小梁血管 |
| III | 血肿 | 包膜下，＞50%的表面积或扩大；破裂的包膜下或实质内血肿 |
| | | 实质内血肿，直径＞5 cm或扩大 |
| | 挫裂伤 | ＞3 cm的实质深度或累及小梁血管 |
| IV | 挫裂伤 | 挫裂伤累及节段性或脾门血管形成主要的血供阻断（＞25%的脾） |
| V | 挫裂伤 | 脾完全破碎 |
| | 血管性 | 脾门血管损伤使脾血供阻断 |

注：*多发性损伤增加1级，达III级
引自Moore EE, Cogbill TH, Jurkovich GJ, et al: Organ injury scaling: spleen and liver (1994 revision). J Trauma 38: 323, 1995.

| TABLE 60-4 | Computed Tomography Grading System of Splenic Injury |
|---|---|
| **Grade** | **Description of Injury** |
| CT grade 1 | Capsular avulsion, superficial laceration(s), or subcapsular hematoma <1 cm in diameter |
| CT grade 2 | Laceration(s) 1-3 cm deep, central/subcapsular hematoma(s) 1-3 cm in diameter |
| CT grade 3 | Laceration(s) >3 cm deep, central/subcapsular hematoma(s) >3 cm in diameter |
| CT grade 4 | Fragmentation of three or more sections, devascularized (nonenhanced) spleen |

*From Mirvis SE, Whitley NO, Gens DR: Blunt splenic trauma in adults: CT-based classification and correlation with prognosis and treatment. Radiology 171:34, 1989.*
*CT, Computed tomography.*

辅助方法被采用。与脾切除术相比，脾动脉栓塞术有一项优势，即脾实质活性通过丰富的侧支血管网被保留下来。然而，脾动脉栓塞术后的并发症可见于32%的患者，并发症包括出血、梗死、脓肿形成、漏诊的脾脏损伤、医源性血管损伤和钢圈移位。大多数患者有低热和左上腹痛。

血流动力学不稳定的患者或者经非手术治疗失败的患者都需要手术。脾切除术后患者主要关注的是脾功能丧失和脾切除术后败血症的风险，败血症病死率据报道达50%～80%。脾切除术的替代方法为保脾手术或简单修补。

# 脾 种 植

异位性脾植入即所谓的脾种植，可以在脾创伤或脾切除术后发生于腹腔。这种植入可发生于腹腔的任何部位。它们常多发且大小由数毫米到几厘米不等，在超声、CT和MRI上的回声、密度和信号强度与正常脾脏相同。动态CT和MRI上亦表现为与正常脾脏相似的强化模式。然而，由于脾种植最常见的表现为腹腔内边缘光整的实性结节，需要与腹腔肿瘤种植或淋巴结肿大进行鉴别。当诊断脾种植时，脾创伤史或脾切除术史是重要的线索。$^{99m}$Tc-SC核素显像有助于确定可疑病变的脾功能活性（图60-26）。

# 其 他 病 变

## 一、非肿瘤性和非感染性脾肿大

**（一）病因**　非肿瘤性和非感染性脾肿大最常见的病因是门静脉高压（图60-27和图60-28），其次是各种血液系统疾病（图60-29）和贮积性疾病（图60-30和图60-31）。非肿瘤性和非感染性脾肿大的病因见提要60-1。

提要60-1　非肿瘤性和非感染性脾肿大的病因

- 充血性脾肿大
- 门静脉高压（即肝硬化）
- 脾静脉阻塞
- 心衰
- 血液病
- 血红蛋白病
- 遗传性球形红细胞增多症
- 特发性血小板减少性紫癜
- 血栓性血小板减少性紫癜
- 原发性中性粒细胞减少
- 骨髓纤维化
- 真性红细胞增多症
- 贮积病
- 戈谢病
- 淀粉样变性
- 血色素沉着症
- 组织细胞增多症
- 结缔组织病
- Felty综合征
- 系统性红斑狼疮
- 幼年型类风湿性关节炎

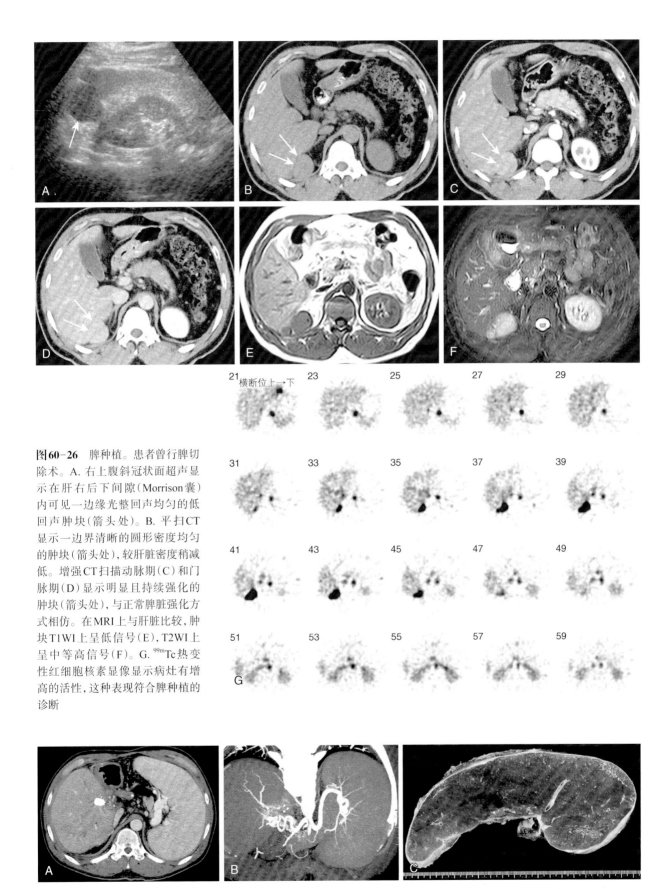

**图60-26** 脾种植。患者曾行脾切除术。A. 右上腹斜冠状面超声显示在肝右后下间隙（Morrison囊）内可见一边缘光整回声均匀的低回声肿块（箭头处）。B. 平扫CT显示一边界清晰的圆形密度均匀的肿块（箭头处），较肝脏密度稍减低。增强CT扫描动脉期（C）和门脉期（D）显示明显且持续强化的肿块（箭头处），与正常脾脏强化方式相仿。在MRI上与脾脏比较，肿块T1WI上呈低信号（E），T2WI上呈中等高信号（F）。G. $^{99m}$Tc热变性红细胞核素显像显示病灶有增高的活性，这种表现符合脾种植的诊断

**图60-27** 充血性脾肿大患者曾行肝移植治疗肝硬化，为增加门静脉血流，患者曾行脾切除术。增强CT（A）和CT厚层斜轴位MIP图像（B）显示脾肿大。C. 大体病理显示脾脏增大达19 cm，呈暗红色，表现为充血

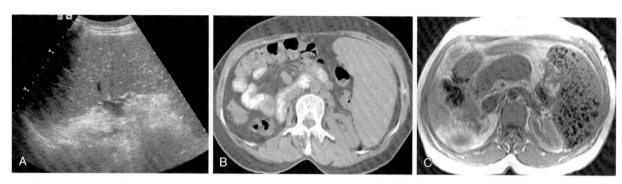

**图60-28** 肝硬化及门静脉高压患者Gamna-Gandy体。A. 斜冠状面超声显示明显的脾肿大和多发小的高回声点伴几乎察觉不到的声影。B. 平扫CT扫描显示脾肿大伴多发弥漫散在的点状高密度灶。C. 在梯度回波T1WI上这些小结节呈低信号，且单个病灶的大小明显大于超声或CT所见；这种现象即所谓的晕状伪影，是由含铁血黄素的顺磁性效应引起，且几乎就是Gamna-Gandy体的特异性表现

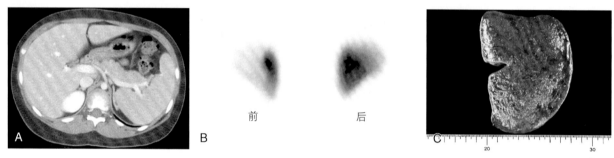

**图60-29** 特发性血小板减少性紫癜。A. 增强CT扫描显示8岁男孩脾脏轻度增大。B. $^{99m}$Tc-SC显像显示仅有主脾，无副脾。由于手术后残存副脾可引起本病的复发，因此应该完整地评价副脾存在与否。C. 大体病理标本显示轻度脾肿大伴充血

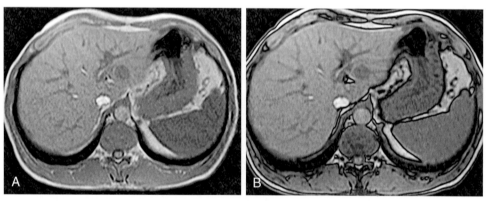

**图60-30** 由于铁的存在，含铁血黄素沉着症常表现为脾脏的信号在正相位T1WI梯度回波像（A）上较反相位图像（B）上减低

**（二）发病率及流行病学** 脾肿大的发病率与流行病学取决于其潜在的病因。脾肿大这个词有点主观且往往不准确。脾脏的大小随年龄的增长而变小，随体重的增加而变大，且在女性要略小一些。脾脏的大小亦根据不同情形（如减肥、怀孕）而变化。脾脏大小的这种个体化和条件性的差异对于确定是否有脾肿大是成问题的。

9%～12%因门静脉高压致充血性脾肿大的患者，其脾内的小出血区域可形成含铁血黄素沉着灶，即所谓Gamna-Gandy体，偶尔可见于接受输血的患者。

**（三）临床表现** 脾肿大的临床表现为从无症状至脾功能亢进不等。脾功能亢进是专业名词，是指脾脏达到一种病理程度而去除造血成分从而造成全血细胞减少的一种综合征。这种状况是由脾索增宽伴巨噬细胞或结缔组织纤维增加和正常血细胞过早破坏所致。因此，脾功能亢进可见于充血性脾肿大、戈谢病、恶性淋巴瘤、白血病、血管肉瘤和几乎任何可弥漫性累及脾实质的病变。

**（四）病理** 肿大的脾脏往往向前延伸。脾尖延

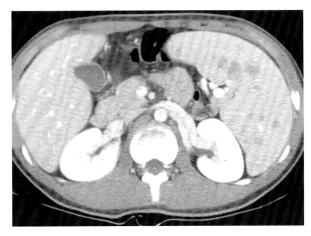

**图60-31** 戈谢病。轴位增强CT图像显示增大脾脏内多发边界清晰的散在的小结节

伸到低于肝右叶下缘。

脾肿大的大体和显微镜下特征根据潜在的病因不同而不同。充血性脾肿大的脾脏大、坚硬和呈暗色,脾包膜纤维性增厚常见。有明显的静脉和血窦扩张以及红髓纤维化。

Gamna-Gandy体是脾内含铁血黄素沉着灶,它包含了数量不等的纤维组织和钙质。病变的大小不等但常小于1 cm。

**(五)影像学表现** 有许多方法可测量活体的脾脏体积。CT脾脏体积测量可通过整合连续扫描层面的面积。CT、MRI或超声可通过计算脾脏的长度、宽度和厚度(脾指数)来测量。然而,这些方法耗时长且很复杂。大多数放射科医师采用一个更简单但没那么准确的方法,用13~14 cm的头尾方向径线测量方法。除了脾脏大小,影像学表现可根据潜在的疾病而变化。

1. X线摄影 脾肿大在大多数病例中可通过平片评价,脾脏下缘的轮廓可见低于第12肋。增大的脾脏向内推移胃和结肠脾区,向下推移左肾。

2. CT 与平片相比,CT能更可靠地评价脾肿大。CT还可显示脾脏疾病或脾肿大的病因(图60-27)。Gamna-Gandy体在CT上亦可更清晰地显示。钙化灶在平扫CT上呈高密度病变(图60-28),而非钙化病灶在增强CT上呈多发点状低密度区。

3. MRI MRI在显示脾脏铁沉积和Gamna-Gandy体时特别有用(图60-28),在所有的序列上均呈低信号。在梯度回波序列上晕状伪影因含铁血黄素的超顺磁性效应而显示。这种伪影对于Gamna-Gandy体是特异性的(图60-28)。

4. 超声 超声只用于测量脾脏大小,但无电离辐射危险。Gamna-Gandy体表现为弥漫高回声斑点,如果病变含钙可偶见声影(图60-28)。

5. 核医学 $^{99m}$Tc-SC扫描可用来检测脾功能活性,对于脾功能亢进的患者特别有用,当对顽固性脾功能亢进的患者进行脾切除术规划时,可通过$^{99m}$Tc-SC扫描定位副脾组织(图60-29)。然而,空间分辨率差限制了这种检查的价值。

6. PET-CT PET-CT对于脾肿大的患者很有用,它可提示或排除淋巴造血系统的恶性肿瘤弥漫性累及脾脏的可能性。在非肿瘤性和非感染性脾肿大的病例中,这种检查的作用很小。

**(六)治疗** 治疗根据潜在病因的不同而改变。由门静脉高压所致充血性脾肿大的患者,可尝试药物治疗降低门静脉压力,但除非有并发症(如伴发的脾动脉瘤破裂),否则很少行脾切除术。相反,脾切除术往往是血液系统疾病相关脾肿大患者的适应证,如溶血性贫血和血小板减少性紫癜造成难治性全血细胞减少时。

## 二、含铁血黄素沉着症

在输血或横纹肌溶解症发生后,铁可沉积于脾脏和骨髓的网状内皮细胞和肝脏的枯否细胞内。这种继发性铁沉积应该与原发性含铁血黄素沉着症相鉴别。后者是一种罕见的遗传性常染色体隐性遗传疾病,主要累及肝脏。

细胞内铁沉积具有特征性的MRI表现。脾、肝和骨髓在T2WI上呈低信号。铁沉积在正相位T1WI梯度回波图像上较反相位图像(脂肪的相对化学位移图像)上的表现呈更低信号(图60-30)。在平扫CT上,铁过载的患者也可见肝脾弥漫性密度增高。

## 三、戈谢病

戈谢病是一种常染色体隐性溶酶体疾病,它因葡萄糖脑苷脂酶缺乏至致葡萄糖脑苷脂异常积聚于网状内皮系统内。本病的临床病理特点为肝脾肿大、贫血、血小板减少和长骨骨内膜侵蚀。戈谢病患者常因脾功能亢进和腹部不适行脾切除术。超声、CT和MRI常显示显著的脾肿大且对邻近的脏器有占位效应。多发分散的小结节代表脾内葡萄糖脑苷脂聚集,表现为超声上低回声病变、CT上低密度小结节(图60-31)和T1WI上呈高信号小结节,T2WI上呈中等信号。

## 四、淀粉样变性

脾脏的淀粉样变性有两种类型:结节型和弥漫

型。在 CT 上，每种类型可为脾内散在分布的低密度肿块和弥漫性低密度脾实质，增强后强化不明显。脾肿大不常见，其发生率为 4%～13%。

### 五、镰状细胞性贫血

镰状细胞性贫血常见于黑人，患病率为 0.2%（纯合子型）和 8%～10%（杂合子型）。脾脏是镰状细胞性贫血最常见累及的脏器。脾肿大发生于 1 岁以内，且脾功能因为微梗死灶而下降。脾梗死导致功能丧失、体积逐渐变小，最终出现纤维化和钙化。反复输血所致过量的铁沉积致使脾脏在 MRI 上几乎呈信号缺失区。

---

**医师须知**

---

**副脾**

- 如果血液系统和自主免疫系统疾病患者需要脾切除术，那么应该通过多种影像学检查完整地评价是否存在副脾。
- 术后残存的副脾可引起疾病的复发。

**游走脾**

- 如果在正常部位无脾脏而发现腹腔或盆腔内逗点状肿块，诊断游走脾很明确。
- 手术是有症状患者的治疗选择。

**细菌性感染**

- 脾脓肿的早期诊断和采用革兰染色、培养和药敏实验确定微生物可改善脾脓肿患者的预后。
- 影像技术介导的经皮穿刺针吸可有助于发热患者鉴别脓肿和其他局灶性病变。

**真菌性感染**

- 脾念珠菌病的诊断往往因无特异性临床表现而比较困难。
- 免疫功能低下的患者出现对抗生素无效的不可解释的发热，应该提示侵袭性真菌性感染。

**分枝杆菌感染**

- 常见的放射学表现有轻度脾肿大和腹部淋巴结肿大伴中心低密度、高密度腹水伴结节性腹膜增厚、肝肿大和胸腔积液。
- 脾结核的放射学表现与其他疾病相似，因此临床资料在鉴别诊断时很重要。

**寄生虫感染：棘球蚴病**

- 疫区患者表现有囊性病变伴囊壁钙化和子囊，应考虑棘球蚴囊肿感染。

**结节病**

- 如果患者有多发肝脾小结节灶或脾肿大，亦有肺部异常和纵隔/肺门淋巴结肿大，应该考虑结节病。

**血管性病变**

- 脾梗死：尽管大多数脾梗死患者无症状，不需要治疗，但是那些疼痛逐渐加重或脾破裂者需要手术。
- 脾静脉血栓形成：脾静脉血栓形成的常见病因为胰腺炎及其伴发的假性囊肿。门-门和门-体系统侧支循环的表现有助于评价曾有胰腺疾病的患者出现上消化道出血的病情。
- 脾动脉瘤：对于有症状、女性或门静脉高压患者，脾动脉瘤经动脉栓塞术是必要的。

**创伤相关性病变**

- CT 是筛查创伤患者脾损伤的首选影像学技术，能进行快速图像采集，诊断准确率高。
- 超声是血流动力学不稳定患者或儿童的替代检查方法。
- 钝性创伤的非手术治疗目前是血流动力学稳定患者的标准治疗方法。
- 脾损伤的 CT 分类法有助于对钝性脾创伤患者进行分类。

**非肿瘤性和非感染性脾肿大**

- 脾肿大最常见的病因是门静脉高压。

## 要点

**无脾综合征**

■ 超声/CT/核素脾扫描显示无脾组织。

■ 下腔静脉/肝静脉和主动脉位居同侧。

■ 复杂性先天性心脏病。

**多脾综合征**

■ 超声/CT/核素脾扫描显示多发脾脏或一个多分叶脾脏。

■ 中断的下腔静脉与奇静脉相交通。

■ 先天性心脏病。

**细菌性感染**

■ 发热患者的脾内有圆形肿块样病变伴厚壁不规则包绕组织。

**真菌性感染**

■ 有发热、中性粒细胞减少和广谱抗生素治疗史的患者出现脾内多发、低密度、无强化的小病灶。

**分枝杆菌感染**

■ 脾内多发性局灶性小病灶,以及伴中心性坏死的腹部肿大淋巴结。

**寄生虫性感染:棘球蚴病**

■ 囊性病灶伴囊壁钙化和子囊。

■ 疫区。

**结节病**

■ 多脏器受累。

■ 脾肿大或多发小病灶。

■ 腹膜后淋巴结肿大。

■ 肺、纵隔和肺门淋巴结或肝脏受累。

**血管性病变**

■ 脾梗死:外周、楔形、灌注缺损,伴或不伴"皮质边缘"征。

■ 脾静脉血栓形成:最常见伴发胰腺炎,潜在引起胃肠道静脉曲张。

■ 脾动脉瘤:早期显著强化的圆形病灶伴或不伴外周钙化。

■ 脾静脉瘤:脾静脉囊状扩张。

■ 动静脉瘘:迂曲扩张的脾静脉和早于脾实质的提前强化。

**创伤相关性病变**

■ 对比剂外渗和血管性损伤如假性动脉瘤或动静脉瘘,提示需要紧急手术或介入治疗。

**非肿瘤性和非感染性脾肿大**

■ 脾肿大的病因很多。

■ 脾大小的测量可能是主观的。

■ 脾肿大常由全身性疾病引起,而非原发性病理过程。

# 第 **7** 部分

## 腹部及盆腔
## 淋巴结

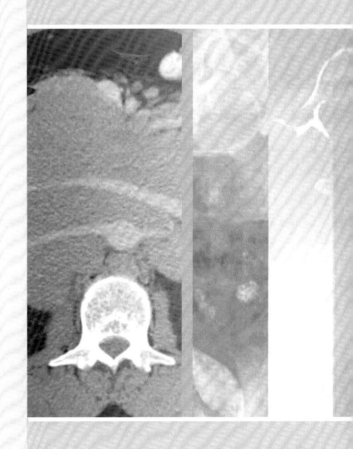

第 *16* 篇

腹部及盆腔淋巴结

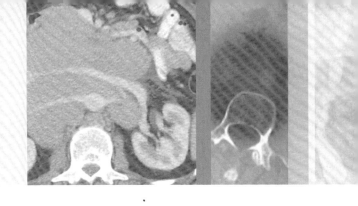

# 第61章

# 淋巴结成像技术和临床作用

Avinash Kambadakone, Joseph R. Grajo and Dushyant V. Sahani

## 一、淋巴结的成像技术

淋巴结影像评价是恶性肿瘤（包括淋巴瘤）分期的重要组成部分，也有助于对某些腹部感染性和炎症性疾病的评价。由于腹部淋巴系统在临床体格检查或组织取样活检时都不易被检查到，所以该区域的淋巴结成像尤为重要。因此，腹盆部淋巴结的准确识别和定性对于正确诊断和治疗计划的制定十分重要。大范围成像技术有利于对腹盆部淋巴结的评价。淋巴管造影曾经被认为是诊断淋巴结病变首选的影像技术，然而，随着CT、MR、PET和PET-CT影像技术的进展，淋巴管造影术的作用渐退，仅有少量的适应证。具有优越软组织分辨率的CT和MRI提高了对淋巴结，甚至很小的淋巴结的检测和诊断能力。然而，仅依赖于淋巴结大小和形态对恶性肿瘤的淋巴结分期的精确度有限。氟脱氧葡萄糖（FDG）标记的PET通过基于FDG摄取来识别良性和恶性淋巴结，从而进一步改变了肿瘤影像学。实验性的淋巴特异性纳米微粒的研究为MRI在诊断转移性淋巴结的领域提供了新的方向。本章我们将讨论不同影像技术及其在腹盆部淋巴结成像中的作用。此外，腹盆部淋巴结肿大的不同临床表现将分别讨论。

**（一）正常解剖** 淋巴系统是由淋巴结及与之连接的毛细淋巴管和淋巴管构成的复杂网络，在免疫系统中发挥重要作用。淋巴系统可通过一系列反应来抵御病原微生物、微粒物质和肿瘤细胞，包括巨噬细胞的吞噬作用、细胞和抗体介导的免疫复合物、B淋巴细胞和T淋巴细胞产物和产生抗体的浆细胞。腹盆部大约有230个淋巴结，全身则大约有400～500个淋巴结。

腹部淋巴系统分为腹壁和内脏淋巴系统，分别由引流腹壁和腹腔内容物的淋巴管和淋巴结构成。腹壁淋巴系统由引流皮肤和皮下组织的浅表部分及引流腹壁肌肉筋膜的深层部分构成。内脏淋巴系统最初将淋巴液引流入脏器周围淋巴结，然后汇入沿脏器周围韧带和肠系膜分布的中间淋巴结，最后分组汇入腹主动脉分支淋巴结。淋巴管沿着腹主动脉壁支和内脏分支走行，最终经胸导管汇入静脉系统。胸导管是整个盆腔、腹膜后腔和腹腔淋巴引流的最后通路。

腹部淋巴结可大致分为与腹腔脏器相关的淋巴结和腹膜后淋巴结（图61-1～图61-3）。与腹腔脏器相关的淋巴结沿腹腔干、肠系膜上动脉和肠系膜下动脉分布，腹腔脏器的淋巴结最终汇入腹膜后和乳糜池。腹膜后淋巴结的命名和分组是依据它们与下腔静脉和腹主动脉的关系：腔静脉旁、腔静脉前、腔静脉后、主动脉-腔静脉间、主动脉前及主动脉旁组。主动脉前组淋巴结包括腹腔干、肠系膜上动脉和肠系膜下动脉淋巴结，引流肠道淋巴系统。主动脉旁、腔静脉周围和主动脉-腔静脉间淋巴结构成了主动脉侧组淋巴结，是所有的腹腔和盆腔泌尿生殖系统器官淋巴引流的主要终端站。腹膜后淋巴结最终引流入乳糜池，再经此排入胸导管。

盆腔淋巴引流也分为盆壁和内脏淋巴通道（图61-4和图61-5）。盆壁淋巴通道引流皮肤和皮下浅筋膜的淋巴，而内脏淋巴通道引流尿道、生殖器官、直肠、会阴和外生殖器的淋巴。盆部淋巴引流首先是由沿盆壁分布的淋巴结完成：髂总、髂外（包括闭孔神经）、髂内、下腹部（沿髂内血管分布）和骶前淋巴结。髂外淋巴结接受来自腹股沟和闭孔的淋巴引流，髂内

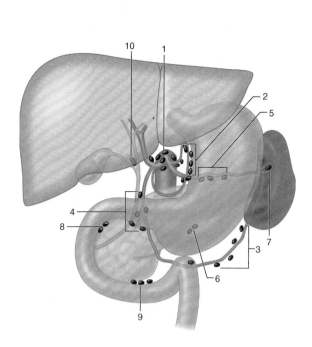

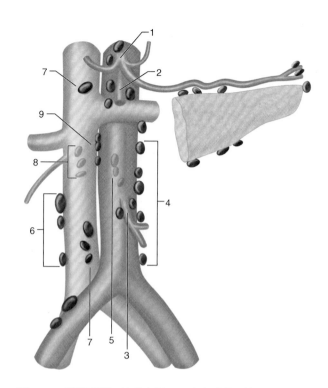

图61-1 上消化道（胃、肝、胆囊、胰腺、脾脏）淋巴结示意图。1.腹腔干淋巴结；2.胃淋巴结（右和左）；3.胃网膜淋巴结（右和左）；4.幽门淋巴结；5.胰腺上淋巴结；6.胰腺下淋巴结；7.脾周淋巴结；8.胰十二指肠上淋巴结；9.胰十二指肠下淋巴结；10.胆囊淋巴结

图61-2 腹膜后淋巴结示意图。1.腹腔干淋巴结；2.肠系膜上淋巴结；3.肠系膜下淋巴结；4.主动脉旁淋巴结；5.主动脉后淋巴结；6.腔静脉旁淋巴结；7.腔静脉前淋巴结；8.腔静脉后淋巴结；9.主动脉腔静脉间淋巴结

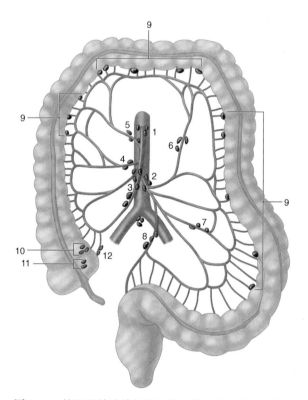

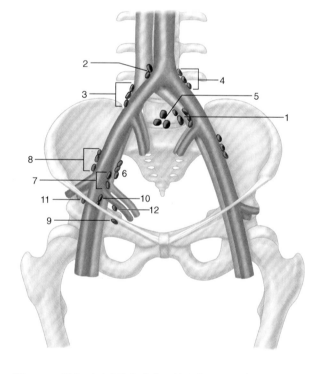

图61-3 结肠及其动脉解剖及结肠淋巴结系统示意图。1.肠系膜上淋巴结；2.肠系膜下淋巴结；3.回结肠淋巴结；4.右半结肠淋巴结；5.中结肠淋巴结；6.左半结肠淋巴结；7.乙状结肠淋巴结；8.直肠上淋巴结；9.结肠周围淋巴结；10.盲肠前淋巴结；11.盲肠后淋巴结；12.阑尾淋巴结

图61-4 骨盆正面观的盆腔淋巴结示意图。1.髂总内侧组；2.髂总中间组；3.髂总外侧组；4.主动脉下髂总淋巴结；5.髂总岬部淋巴结；6.髂外内侧组；7.髂外中间组；8.髂外外侧组；9.股内侧组；10.股中间组；11.股外侧组；12.闭孔淋巴结

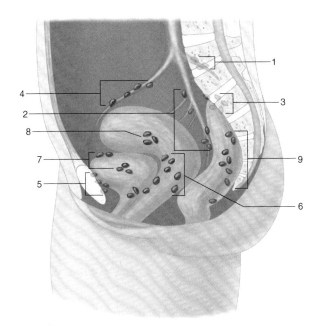

**图61-5** 骨盆侧面观的盆腔淋巴结示意图。1. 臀上淋巴结；2. 髂内血管分支淋巴结；3. 骶骨淋巴结；4. 髂外淋巴结；5. 膀胱前淋巴结；6. 阴道旁淋巴结；7. 膀胱外侧淋巴结；8. 子宫旁淋巴结；9. 直肠旁淋巴结

淋巴结接受盆内脏器的淋巴引流，两者再汇入髂总淋巴结，最终汇入沿腹主动脉和下腔静脉分布的腹膜后腹主动脉旁淋巴结。髂内与髂外血管连接处的淋巴结称为结合淋巴结。此外，盆内脏器淋巴结也可以引流入外部的腹股沟淋巴结。盆腔淋巴结链直接汇入腹膜后淋巴系统，与大量的腹腔和肠系膜淋巴系统相互吻合连接。

1. **膈脚后间隙淋巴结** 膈脚后间隙淋巴结位于膈脚后区，该区连接后纵隔和腹膜后腔，包括主动脉、胸导管、奇静脉、半奇静脉和膈脚后间隙淋巴结（图61-6A）。横膈、后纵隔和上肢的淋巴引流入膈脚后间隙淋巴结。膈脚后区为疾病向膈上或膈下蔓延的通道。当该区淋巴结大于6 mm时即认为淋巴结肿大。

2. **胃淋巴结** 胃淋巴结有多组，沿胃大弯和胃小弯分布（图61-6B）。包括胃右淋巴结和胃左淋巴结，位于沿胃小弯的小网膜囊以及位于胃大弯下部的大网膜囊内的左右胃网膜淋巴结。还包括幽门淋巴结，引流右侧胃网膜、十二指肠球部和胃头区淋巴结。幽门淋巴结最终汇入腹腔干淋巴结。

3. **肝胃韧带淋巴结** 肝胃韧带（图61-6C）将胃连接于肝上，构成小网膜的上部。该韧带内走行胃左动脉和冠状静脉，终于静脉韧带裂，后者为CT上的识别标志。肝胃韧带淋巴结大小超过8 mm时为肿大。

该区域胰腺和横结肠上缘的冠状静脉曲张类似轻度肿大淋巴结，容易误诊。

4. **肝门淋巴结** 肝门淋巴结，正像它的名字一样位于肝门，并沿肝十二指肠韧带向下分布，因此与肝胃韧带淋巴结相互连接（图61-6D）。这些淋巴结引流入腹腔干淋巴结。其中一个肝门周围淋巴结位于胆囊管和胆总管汇合处，并靠近胆囊颈部，曾命名为Quenu囊性淋巴结。该淋巴结位于门脉周围，当其增大时可完全包绕甚至压迫闭塞门脉。因此适当的增强扫描对于诊断和排除门脉受累十分重要。肝门淋巴结大于7 mm时被认为异常。

5. **胰十二指肠淋巴结** 胰十二指肠淋巴结位于十二指肠祥和胰头之间、下腔静脉前（图61-6E）。胰十二指肠淋巴结通常与肠周淋巴结和肠系膜上动脉淋巴结分类为较大的类别，称为胰周淋巴结。胰十二指肠淋巴结直径超过10 mm时被认为淋巴结肿大。

6. **脾周淋巴结** 脾周淋巴结常位于脾门周围，其引流区包括脾脏、胃大弯和胰尾。这些淋巴结经沿胰腺走行的胰脾淋巴结链最终汇入腹腔干淋巴结组。正常脾周淋巴结的最大径上限为10 mm。

7. **肠系膜淋巴结** 小肠系膜内有大量淋巴结，并与肠系膜上动静脉分支伴行（图61-6G）。这些淋巴结位于肠系膜脂肪内，并形成3个分组。最远侧组是肠管旁淋巴结，位于空回肠动脉终端之间，位置靠近小肠壁。中间组位于远侧组之间，最后一组称为肠系膜中央淋巴结，靠近系膜根部。最终淋巴向系膜基底部的肠系膜上动脉淋巴结引流，并由此向腹膜后淋巴结引流。

8. **腹腔干淋巴结、肠系膜上淋巴结、肠系膜下淋巴结** 腹腔干淋巴结、肠系膜上淋巴结与肠系膜下动脉根部淋巴结一起称为主动脉前淋巴结（图61-6H，I）。腹腔干淋巴结（位于T12椎体水平）和肠系膜上淋巴结（位于L1椎体水平）按与之相关的血管部位分组，易辨识，但肠系膜下淋巴结却难以辨识，因为该动脉在CT上不易直接观察。腹腔干和肠系膜上淋巴结是胃肠道淋巴引流的终末淋巴结。腹腔干淋巴结引流中间淋巴结，如肝胃韧带、肝门、胰十二指肠、脾周淋巴结引流胃、十二指肠和肝胆系统。肠系膜上淋巴结接受来自肠系膜、回结肠和结肠淋巴结链（包括从Treitz韧带直到结肠脾区）的淋巴引流。这些淋巴结与肝门、脾周淋巴结和腹膜后主动脉旁淋巴结相互连接。肠系膜下淋巴结（位于L3椎体水平）接受来自肠系膜下动脉、乙状结肠动脉和直肠上血管的淋巴

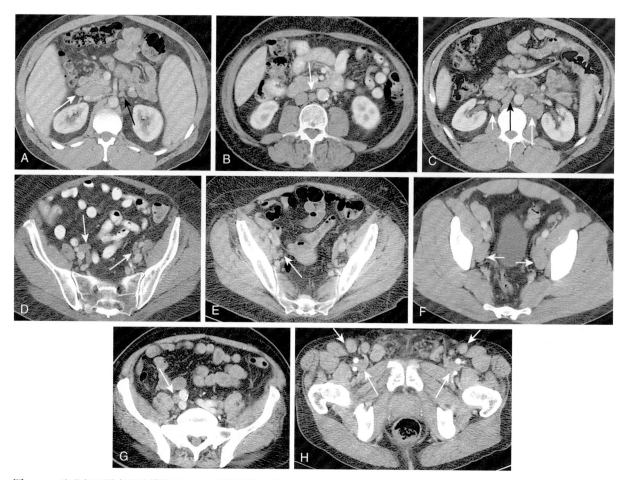

**图61-6** 腹盆部不同水平的横轴位MDCT增强图像显示淋巴结正常分区位置。A. 门腔静脉间淋巴结（白箭头处）；肠系膜上淋巴结（黑箭头处）。B. 主动脉腔静脉间淋巴结（箭头处）。C. 腔静脉旁淋巴结（白色短箭头处）；主动脉腔静脉间淋巴结（黑箭头处）；主动脉旁淋巴结（白色长箭头处）。D. 右和左髂血管分叉处淋巴结（箭头处）。E. 右侧髂外淋巴结（箭头处）。F. 右和左闭孔淋巴结（箭头处）。G. 右侧髂总淋巴结。H. 腹股沟淋巴结浅群（短箭头处）；腹股沟淋巴结深群（长箭头处）

引流。结肠淋巴结链由嵌入肠壁的结肠上淋巴结，沿结肠系膜边缘分布的结肠旁淋巴结和沿中结肠动脉和左结肠动脉分布的中间结肠淋巴结组成。

9. 腹主动脉旁淋巴结　腹主动脉旁淋巴结依据与腹主动脉和下腔静脉的关系分为8个亚组（图61-6J，K）。围绕主动脉周围有腹主动脉双侧的侧组、腹主动脉前组和腹主动脉后组。腹主动脉右侧亚组根据与下腔静脉关系又继续分为主动脉腔静脉间组，腔静脉侧、腔静脉前、腔静脉后和腔静脉旁亚组。

10. 髂外淋巴结　髂外淋巴结组由3条淋巴链组成：外侧链、中间链和内侧链。外侧链的淋巴结沿髂外动脉及其外侧分布（图61-6L），中间链是由髂外动静脉间的淋巴结构成，内侧链则由髂外静脉内侧及后方的淋巴结组成，且内侧链淋巴结因为与闭孔血管伴行常称为闭孔淋巴结（图61-6N）。

11. 髂内淋巴结　髂内淋巴结（下腹部淋巴结）分为许多组，并沿髂内动脉的内脏分支分布。由于该

区淋巴结往往密集分布，以至于在影像学上进行组间的区分困难。淋巴结的辨识是根据其伴行的髂内血管的分支来命名，如子宫动脉、膀胱下动脉、直肠中动脉、臀上动脉、臀下动脉及阴部内动脉淋巴结（图61-6M）。该区有两组特殊的淋巴结常易于辨识：髂内动脉前组和骶外侧组，前者位于脐动脉和闭孔动脉起始处的髂内动脉前方，后者位于第一、二骶孔前方的骶外侧动脉走行区。

12. 髂总淋巴结　髂总淋巴结群包括3组：内侧组、中间组、外侧组（图61-6O）。内侧组淋巴结位于髂总动脉的中央三角区，范围包括主动脉分叉部至髂内、外动脉起始部，骶岬区的淋巴结亦属于该组。中间组淋巴结群位于腰骶窝，后方以骶骨翼为界，前方为髂总动脉，两侧为腰大肌，内侧以腰骶椎为界。外侧组淋巴结位于髂总动脉的外侧，并向下延伸低至髂外外侧淋巴结链。髂总淋巴结最终汇入腹主动脉旁淋巴结。

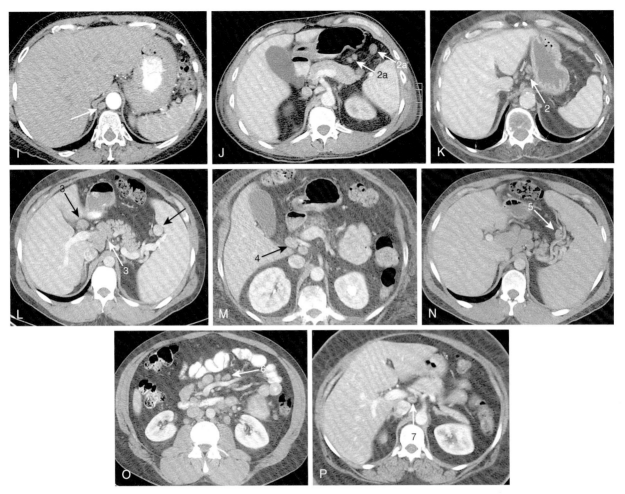

**图61-6**（续） I.膈脚后淋巴结。J.胃周淋巴结。K.肝胃韧带淋巴结。L.肝门淋巴结，可见黑箭示类似脾门淋巴结的副脾（黑箭头处）。M.胰十二指肠淋巴结。N.脾周淋巴结。O.肠系膜淋巴结。P.腹腔干淋巴结

13. 腹股沟淋巴结 腹股沟淋巴结分为浅、深两组。浅表淋巴结组（图61-6P）位于腹股沟韧带前方的皮下组织，与股浅静脉和大隐静脉伴行，其中位于隐股交界处的淋巴结为浅表腹股沟淋巴结链中的重要一组。深部淋巴结组（图61-6P）位于股血管鞘内与股血管伴行，并位于股静脉内侧。股鞘筋膜分隔深浅两组，但在CT图像上不能辨识。深组淋巴结引流入髂外淋巴结的内侧淋巴链，后者与腹股沟淋巴结深群区分的标记即腹股沟韧带和起始部的腹壁下动脉和髂动脉回旋支。

（二）CT CT是评价腹盆部淋巴结病变的首选检查方法，也是腹部淋巴结检查最常用的检查方法。因为CT可以同时观察腹腔实质器官和空腔脏器的异常。多排螺旋CT（MDCT）可得到各向同性的数据，先进的影像工作站的使用，可进行多平面重建和三维成像，从而强化了MDCT在评价腹盆部淋巴结中的作用。更薄准直和高空间分辨率MDCT的应用有助于发现小淋巴结并观察这些淋巴结的形态学特征。

1. 技术 没有特定的检查技术用于淋巴结的诊断，因为淋巴结评价已经是常规腹盆部CT检查的一部分。然而，遵守一些基本规则以保证淋巴结诊断的准确性也是十分重要的，其中最重要的是口服阳性对比剂（1%～2%稀释的钡剂或泛影葡胺）以免将肠道误认为肿大淋巴结，特别是腹膜后和肠系膜的淋巴结。而常规建议静脉注射对比剂完成CT检查，因为增强CT已经成为淋巴结评价的重要部分，有如下优点：

（1）易于将小淋巴结和迂曲的血管，尤其是胃周和盆腔血管鉴别。

（2）增强CT在评价影响腹部器官的相关病理过程中有重要价值。

（3）淋巴结增强的形态对相关病理过程能提供重要线索。

常规腹盆部扫描是在注射足量对比剂后60～75 s时进行，容积采集更理想，层厚不小于5 mm，可得到清晰的高密度血管图像，有助于将邻近的肿大淋

巴结鉴别出来。盆腔淋巴结检查需要比腹部和腹膜后淋巴结更明显的静脉强化,增强的最佳时间是静脉团注对比剂后3 min。可选择性应用丁溴东莨菪碱帮助减少肠道运动伪影。然而,须根据临床情况选择CT检查,因为CT存在一定的辐射,特别是在治疗后病情需要观察的患者。

2. 正常解剖　CT图像上,正常淋巴结为卵圆形的软组织密度影(图61-7),注射适量的对比剂增强后,正常淋巴结呈轻度到中度强化。由于高分辨率MDCT的对比明显及周围包绕脂肪的衬托,使得腹膜后和肠系膜的正常淋巴结清晰显示出来。而盆腔和内脏周围由于有许多血管分支的干扰,使得淋巴结常规显示不佳。由于正常盆腔血管的不对称性使平扫CT上诊断淋巴结容易与血管断面混淆。

(1)淋巴结大小测量:淋巴结大小的测量规定是选择淋巴结最大的短轴径线,以帮助最小化淋巴结轴线方向的误差(图61-8)。正常淋巴结的大小根据解剖位置的不同而不同。腹部正常淋巴结最大短轴径线的上限为6～10 mm。

(2)类似异常的腹部淋巴结CT表现:没有阳性对比剂充填的肠管和正常血管结构,如性腺静脉和髂

血管有时与肿大淋巴结类似。血管异常,如左下腔静脉或重复下腔静脉、门静脉高压造成的静脉曲张可类似肿大淋巴结。位于门-腔间隙的肝脏尾状叶的乳头突,或膈脚后区球根状、扇贝样的膈脚也如同肿大的淋巴结(图61-9)。另外副脾或正常卵巢有时可表现类似淋巴结(图61-6D)。

3. 病理生理学和病理学　一般认为CT图像上淋巴结肿大的标准是根据淋巴结的大小,因为CT不能发现正常大小淋巴结内的结构异常。CT也无法区别反应性增生的淋巴结和转移性肿大的淋巴结。这一缺点也是CT检查造成假阳性和假阴性结果的大多数的原因。用于判断淋巴结性质的次要标准是其形状、边缘、密度和强化特点。

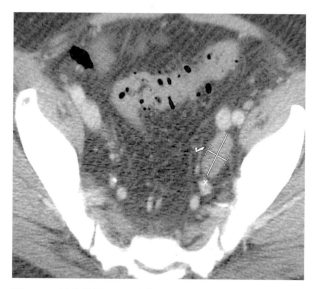

**图61-8** 轴位增强CT显示淋巴结大小的正确测量方法,淋巴结大小是由最大短轴径线获得

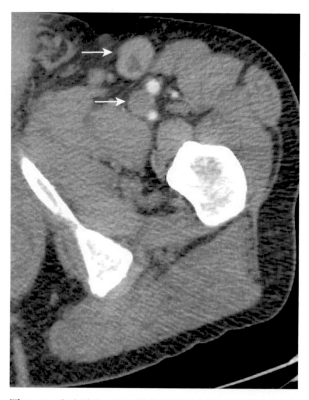

**图61-7** 盆腔增强MDCT轴位显示正常淋巴结(箭头处)表现。腹股沟淋巴结边界清晰,卵圆形,呈均匀软组织密度,脂肪性淋巴门的存在是鉴别良性淋巴结的特征,在腹股沟浅表淋巴结内清晰显示

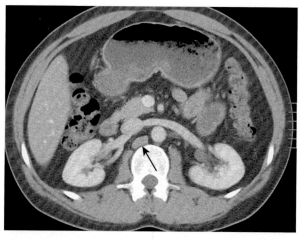

**图61-9** 中腹部轴位增强CT显示右侧膈脚(箭头处)类似腔静脉后淋巴结

（三）**超声检查** 超声检查广泛应用于腹部淋巴结异常的诊断。与其他影像检查手段比较（如CT），超声主要根据淋巴结大小诊断恶性，还可通过淋巴结内部回声特征来判断恶性浸润。腹盆部淋巴结的检测和定性可通过经腹超声或腔内超声完成。经腹超声是用标准的3.5～5 MHz凸阵探头，而内镜超声检查是用7.5 MHz和12 MHz的探头进行放射状扇形扫描完成。传统的经腹超声在诊断腹盆腔淋巴结病变中存在局限性。内镜超声能够更近距离地评价腹腔淋巴结，较常规超声检查能更可靠地显示淋巴结的内部回声结构、边缘和形态。所以，内镜超声在检测胃肠道附近的淋巴结中的应用越来越多，可用于胃肠道和胆胰恶性肿瘤的分期。内镜超声弹性成像能够有效地识别淋巴结的特征和鉴别良恶性，其敏感度、特异度和准确度均高，为常规内镜超声成像提供了补充信息。据报道，超声造影检查有助于鉴别淋巴结的良恶性，良性淋巴结强化均匀，而恶性淋巴结会有强化缺损区。

1. **正常解剖** 正常淋巴结可为等回声或高回声，形态为卵圆形或多边形（图61-10）。良性淋巴结特征性的表现就是明显脂肪回声的淋巴门结构，称为可见门征。由于肠系膜脂肪和腹部气体干扰，超声检测主动脉旁淋巴结的敏感度低。

2. **病理生理学和病理学** 淋巴结异常的征象有体积增大、变为圆形、中央门结构消失、明显低回声及淋巴结轮廓改变（图61-11）。恶性淋巴结的征象主要有内部低回声、边缘锐利、圆形、直径大于10 mm。若淋巴结直径小于10 mm，不是圆形、高回声及边界模糊则认为良性淋巴结。

（四）**MRI** MRI快速地跃居为诊断腹盆部淋巴结，特别是腹盆部恶性肿瘤分期的重要检查方法。MRI本身具有较高的软组织分辨率，改善了对淋巴结的检出，特别是直肠、膀胱、前列腺、子宫颈和子宫内膜等器官恶性肿瘤的淋巴结。高场强MRI（3.0 T）的引进进一步提高了信噪比（SNR），空间和时间分辨率也有提高，使得MRI成为检出和评价淋巴结的重要手段。尤其适合于淋巴结检查的MR序列有自旋回波或梯度回波的横断位T1WI，快速自旋回波T2WI成像和钆对比剂增强的动态梯度回波序列。屏气扫描序列被推荐用于T2WI成像序列，因为可减少信号采集过程中呼吸运动造成的伪影。T1WI成像常规用于发现上腹部腹膜后肿大淋巴结，因为在腹膜后脂肪的背景衬托下淋巴结易于显示。T2WI则用于发现下腹部和盆腔肿大淋巴结，因为该部位淋巴结与邻近的肌肉如髂腰肌对比明显，呈现较高信号。主张应用MR口服对比剂鉴别肿大淋巴结和邻近的肠道。静脉团注钆对比剂使淋巴结显示更清楚，其强化类型可进一步提示淋巴结的病理类型。

1. **弥散加权成像（DWI）** DWI被推荐用于进一步改善对腹部转移性淋巴结的显示。该技术应用脉冲序列和对水质子的微观运动很敏感的成像技术。单次激发平面回波弥散加权成像提供了非常快速的、对水分子布朗运动敏感的成像，而水分子扩散受限的区域表现为高信号。DWI可检测出常规MRI上漏诊的淋巴结，并能发现淋巴瘤和其他腹部恶性肿瘤（如卵巢癌、胰腺癌、结直肠癌和肝细胞癌）更多的转移性淋巴结。

2. **MR淋巴管造影** MR淋巴管造影有助于良

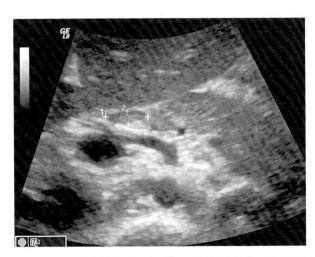

**图61-10** 腹中线横断面超声图像显示胰周良性淋巴结（光标处），该淋巴结为卵圆形，其偏心性的回声延伸区代表脂肪性淋巴结门

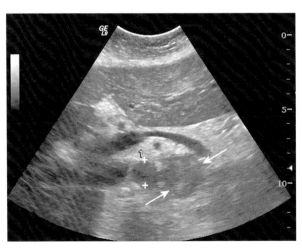

**图61-11** 腹中线横断面超声图像显示左侧主动脉旁区（主动脉在光标内）的恶性淋巴结（箭头处），淋巴结为圆形、低回声，脂肪门结构消失，提示为转移性淋巴结

恶性淋巴结的鉴别，能很准确地发现正常大小淋巴结内所含的恶性成分，如微转移灶（淋巴结内小于2 mm的癌灶）。MR淋巴管造影所用的对比剂是超微超顺磁性氧化铁颗粒（USPIOs; Ferumoxtran-10），是网状内皮系统特异性对比剂。Ferumoxtran-10构成单晶体超顺磁性氧化铁颗粒核心（大小为2～3 nm或4.3～6.0 nm），外层包被以低分子右旋糖酐。这种亲淋巴的纳米微粒经静脉注射后先进入组织间隙，再经淋巴管进入淋巴结，然后被淋巴结内的巨噬细胞吞噬。良性淋巴结中由于巨噬细胞富集而使颗粒累积，而恶性淋巴结由于巨噬细胞被破坏不能摄取铁颗粒。

该检查在增强扫描前首先进行一个基础的MR平扫，对淋巴结进行识别和定位。静脉注射对比剂后（每千克体重2.6 mg铁，在100 mL生理盐水中复原，完成注射时间20～25 min）24～36 h后扫描。扫描方式为薄层高分辨率MRI，以准确地显示和检测淋巴结内的小转移灶。最佳观察序列为T2*加权梯度回波序列。恶性淋巴结由于巨噬细胞被破坏，T2WI图像呈高信号，而正常和良性淋巴结由于巨噬细胞内氧化铁颗粒的顺磁性作用而呈低信号。把握好增强后扫描时机十分重要，过早扫描时纳米颗粒可能尚未进入淋巴结而导致假阳性，将良性淋巴结误诊为恶性。

3. 正常解剖　正常淋巴结在MRI上为圆形或卵圆形，与主动脉和下腔静脉极低的流空信号和腹膜后脂肪的高信号相比，淋巴结信号介于两者之间呈中等信号。由于淋巴结和周围脂肪之间的信号对比明显，所以T1WI和T2WI都可以很好地观察淋巴结肿大。尽管T1WI可很好地观察淋巴结，但T2WI更有价值，若T2WI淋巴结信号较T1WI信号有增高，则有助于淋巴结的定性。T1WI上淋巴结信号低于脂肪但高于肌肉（图61-12A）。T2WI上，淋巴结信号接近脂肪高于肌肉（图61-12B）。由于静脉分支很多，尤其在下腹部，所以盆部与神经血管束邻近的淋巴结难以辨别。区别血管和淋巴结主要根据血管在T1WI自旋回波序列为低信号，且在连续层面观察血管为管道结构。注射钆对比剂后正常淋巴结呈均匀强化。

在MR淋巴管造影图像上，注射USPIOs后正常淋巴结显示信号强度均匀降低，提示对比剂正常转运至淋巴结和淋巴结内巨噬细胞的活性正常。

4. 病理生理学和病理学　同CT一样，MRI诊断淋巴结病变也依据大小标准，已被广泛接受。淋巴结内信号改变也是淋巴结出现病变的征象。恶性浸润的淋巴结在T2WI上信号不均匀。转移或者感染造成的淋巴结坏死均表现为T1WI低信号和T2WI高信号。恶性肿瘤治疗后T2WI可辅助诊断恶性淋巴结内经治疗后是否仍有残留。残留的肿瘤成分表现为T2WI高信号，若经成功治疗，淋巴结出现纤维化，则表现为信号减低。然而需注意，治愈的淋巴结在长达一年的时间内也可表现为T2WI高信号，这是因为有时合并淋巴结炎性水肿造成。

注射钆对比剂后的强化方式有助于提示病因的线索。尽管均匀的强化不能充分地鉴别正常与病变的淋巴结，但若发现淋巴结不均匀强化或呈环形强化伴中心坏死则考虑为病变淋巴结。增强MRI有助于鉴别正常淋巴结与正常大小的转移性淋巴结。恶性浸润的淋巴结与未累及的淋巴结相比呈快速的强化，其强化类型与原发肿瘤类似。

DWI上，有恶性浸润的淋巴结由于水分子弥散受限表现为高信号（图61-13）。尽管该表现对淋巴结转移非常特异，但有时有炎症累及淋巴结时仍有征象的重叠。

MR淋巴管造影时恶性淋巴结表现为高信号，其信号强度在T2WI自旋回波或梯度回波序列不显示减低。淋巴结没有信号的缺失的表现（即高信号），信号可均匀或不均匀，后者淋巴结呈斑驳状（提示肿瘤细胞部分浸润淋巴结）或呈中心高信号、边缘低信号。

（五）PET　PET是快速崛起的创新性的影像技术，提供三维图像和功能成像图像。这项核医学影像

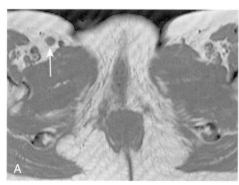
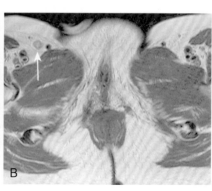

图61-12　T1WI（A）和T2WI（B）MR图像显示一枚右侧腹股沟浅表淋巴结（箭头处）。T1WI淋巴结信号低于脂肪，与肌肉信号相当，T2WI其信号与脂肪相当，高于肌肉信号

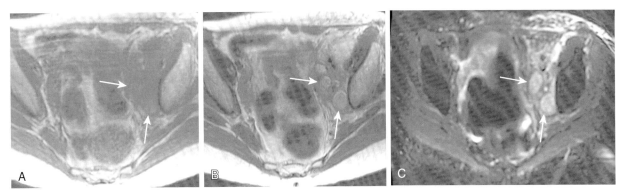

**图61-13** 女,54岁,宫颈癌转移。T1WI(A)、T2WI(B)和DWI(C)显示左侧盆壁两枚肿大的淋巴结(箭头处);转移性淋巴结在DWI上呈高亮信号,显示更明显

技术在肿瘤学,特别是恶性肿瘤的分期和疗效随访中具有重大的应用价值。PET通过静脉注射短效的放射性示踪剂,如氟与代谢活跃分子(如葡萄糖)相结合。该放射性示踪剂通过正电子发射而衰变,并被影像扫描仪量化。

肿瘤成像的分子是氟脱氧葡萄糖(FDG),是$^{18}$F和脱氧葡萄糖的结合物。FDG作为葡萄糖类似物与葡萄糖竞争细胞膜上及细胞内具有不同酶活性的转运位点。一旦FDG进入细胞,在已糖激酶作用下磷酸化为FDG磷酸盐后,FDG不能进一步代谢,只能以FDG磷酸盐形式存在于细胞内。这种FDG磷酸盐成为正电子的来源,在PET扫描仪成像时使肿瘤显示为高亮区域。恶性组织由于其糖酵解活动比正常增加,FDG聚集量高于正常组织,使得FDG成为非常适合的类似物来评价肿瘤。对于肿瘤与非肿瘤组织之间的摄取差异形成了良好的靶本底比值。因此FDG-PET根据肿瘤对葡萄糖的摄取量提供其代谢信息,为恶性肿瘤患者提供帮助。PET能够检测出淋巴结内的转移成分,并排除良性肿大淋巴结内的恶性浸润,使得其对淋巴结的诊断的准确性提高。已有文

章认为PET在检测淋巴结转移方面有很高的敏感性和特异性。

因为任何疾病相关的代谢改变都先于病变内部结构的改变,因此PET的优势是较传统影像技术如CT和MRI发现肿瘤大小改变之前,更早发现肿瘤功能的改变。PET的这一特点可用以检测肿瘤的治疗反应(化疗或放疗)及监测复发。

PET成像的主要局限性在于组织结构分辨率低,不能对糖代谢升高区域进行精确定位。但是这一问题随着PET-CT融合技术的出现,即将CT的解剖数据和PET的功能信息融合而得以很好地解决。PET-CT具有更多的优势,因为它既有CT的高空间分辨率图像的特点,又具有PET提供的功能信息。

1. 正常解剖 正常的生理性摄取区,并可能会干扰诊断的区域有:肾脏、尿道、肝脏、脾脏、胃、小肠和结肠,以上区域常显示高摄取,其中摄取率最高区域为盲肠和乙状结肠直肠段。

2. 病理生理学和病理 恶性淋巴结由于具有高于正常的葡萄糖摄取率,在PET图像上表现为亮点(图61-14)。组织或器官的代谢活性决定了PET图

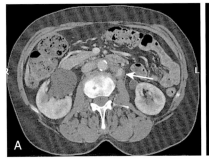
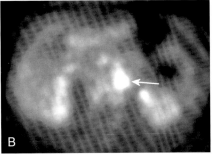
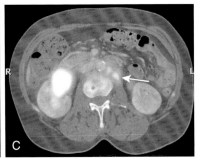

**图61-14** 男性,21岁,富T细胞的B细胞型淋巴瘤(非霍奇金淋巴瘤),主动脉旁淋巴结累及。A. 轴位增强CT显示左侧主动脉旁淋巴结轻度强化(箭头处)伴周围脂肪密度增高,但是CT不能可靠地鉴别是反应性非活动性的淋巴结肿大,还是淋巴瘤造成的活动性的恶性淋巴结。B. FDG-PET轴位图像显示腹膜后FDG高摄取区(箭头处),由于该图像没有合适的解剖标志,该高摄取区不能明确为淋巴瘤的播散。C. 轴位PET-CT图像可见FDG异常摄取区(箭头处)与A图的左侧主动脉旁淋巴结相吻合,证实其为淋巴结转移

像上的亮度。细胞代谢活性的量化标准是标准摄取值（standardized uptake value，SUV）。追踪病灶SUV值的变化是衡量肿瘤对治疗的反应的标准途径。FDG摄取量增加代表葡萄糖摄取增加，所以FDG并非肿瘤特异因子，在有些炎性病灶中其摄取也增加，包括结节病、结核、真菌感染和脓肿。

淋巴结成像的临床作用：很多的疾病过程，包括良恶性疾病都可导致腹盆腔淋巴结肿大。断层成像技术的发展，诸如MDCT和MRI技术的进展在淋巴结的检测和表征方面带来了巨大的变化。功能成像技术的出现，如PET和亲淋巴MR对比剂的发展使更准确地检出恶性淋巴结，甚至小淋巴结的恶性病灶成为可能。熟悉区域淋巴结群之间内部交通的复杂模式和掌握良恶性淋巴结肿大的常见影像表现对于放射科医师非常重要。

## 二、淋巴结的良性疾病

### （一）感染性和非感染性淋巴结炎

1. 感染性淋巴结炎

（1）化脓性淋巴结炎：化脓性淋巴结炎在腹部发生罕见。它常由累及右髂窝肠系膜淋巴结的小肠结肠炎耶尔森菌感染所致。髂窝部的化脓性淋巴结炎可继发于下肢感染，最常见的密切相关的微生物为金黄色葡萄球菌。急性细菌性心内膜炎播散所致的腹膜后播散性、金黄色葡萄球菌化脓性淋巴结炎也有报道。腹膜后脓肿常并发于未经治疗的化脓性淋巴结炎，并可导致各种腹腔内并发症。

（2）结核：11%～16%的肺外结核患者累及腹部，而淋巴结肿大是最常见的表现。55%的腹部结核患者为原发性淋巴结结核且无结外病变。腹部淋巴结结核可通过最常见的胃肠道感染途径发生，也可通过血液性播散或邻近器官的直接累及。

（3）HIV（人类免疫缺陷病毒）感染：淋巴结肿大是艾滋病患者出现感染性病变和肿瘤性病变时腹部CT最常见的表现。影像学技术，特别是CT在艾滋病患者评价可疑的机会性感染或肿瘤时有着重要的作用。在HIV阳性人群中64%的腹部淋巴结肿大的病因是感染，且较HIV相关肿瘤更常见。结核分枝杆菌（MTB）感染是HIV阳性患者淋巴结肿大最常见的感染病因，约占50%的病例。总之，MTB感染或鸟-胞内分枝杆菌复合体（MAC）在艾滋病患者淋巴结肿大的感染病因中达85%。病毒感染和原虫感染在艾滋病患者中不会形成明显的淋巴结肿大。真菌性感染，如组织胞质菌病可有腹膜后和肠系膜淋巴结肿大，这些淋巴结可呈软组织密度或低密度。在艾滋病患者中，卡波西肉瘤和非霍奇金淋巴瘤是导致淋巴结肿大最常见的恶性病变。

（4）惠普尔病：惠普尔病（肠源性脂肪代谢障碍，Whipple's disease，WD）是一种以小肠黏膜和黏膜下泡沫巨噬细胞浸润为特征的慢性全身性疾病，这种巨噬细胞含有对过碘酸-希夫（PAS）反应阳性的糖蛋白颗粒。它由Tropheryma whippelii菌造成，患者常有吸收障碍。惠普尔病常发生淋巴结受累，而抗生素治疗常对淋巴结肿大有效。

2. 非感染性淋巴结炎

（1）炎性肠病：溃疡型结肠炎和克罗恩病被统称为炎性肠病，可以累及腹部的区域性淋巴结，这些淋巴结常在横断位成像上清晰显示。

（2）弥漫性肝病：慢性弥漫性肝病，特别是肝硬化和病毒性肝炎相关性疾病可导致肝十二指肠韧带淋巴结受累（39%）。淋巴结受累最常发生于原发性胆汁性肝硬化（85%），随后为丙型肝炎（HCV）相关性肝病（42%），HCV/乙型肝炎（HBV）相关性肝病（41%）和酒精性与特发性肝病（9.5%）。单独的HBV感染累及淋巴结少于HCV感染。在HCV相关肝病中，淋巴结累及的概率与肝脏受累的严重程度相关。HBV感染和HCV感染时，肿大淋巴结的确定常提示疾病的慢性活动期。非酒精性脂肪肝（NASH）和含铁血黄素沉着症不常有淋巴结受累。

（3）巨淋巴结增生症：巨淋巴结增生症（Castleman disease，CD）也称为血管滤泡性淋巴结增生症或巨淋巴结增生症，病理上是一种以淋巴组织和小血管增生为特点的、罕见的、不明原因的良性病变。非常罕见于腹盆腔，文献报道仅见于几例个案报道。CD根据病变的范围和播散分为两种临床类型：局限型和弥漫型。在病理上分为三种类型：浆细胞型、血管型和混合型。

（4）肠系膜淋巴结空洞综合征：肠系膜淋巴结空洞综合征（cavitating mesenteric lymph node syndrome，CMLNS）是一种罕见的、对其知之甚少的乳糜泻的并发症，以局限于肠系膜淋巴结链的空洞性改变为特征，无恶性肿瘤或分枝杆菌感染的证据。受累淋巴结由于淋巴结内有空洞而呈较低的CT值。这些淋巴结在以无麸质饮食治疗乳糜泻后会消退。以上表现在疾病处理中很有帮助，因为乳糜泻与淋巴瘤的发病率有很高的相关性，而淋巴结内空洞的出现则可确定诊断。

（5）淋巴管肌瘤病：淋巴管肌瘤病（LAM）是一

种罕见的不明原因的疾病,常见于育龄期的女性,特点为进行性呼吸困难、乳糜胸和乳糜性腹水,其特征是未成熟的平滑肌细胞在胸部和腹部的轴向淋巴管中增殖。淋巴管肌瘤病患者有四种主要腹盆部病变,包括肾脏血管平滑肌脂肪瘤、腹膜后和盆腔淋巴结肿大、淋巴管瘤和乳糜性腹水。肺部疾病的严重程度与出现腹部淋巴结肿大相关。

(6)结节病:结节病是一种以受累脏器出现非干酪样坏死性肉芽肿为特征的、多脏器慢性肉芽肿性病变。这种病变最常发生于肺,偶见腹部受累。腹部淋巴结肿大是常见的表现,类似于其他全身性疾病,如淋巴瘤、弥漫性转移性病变、肉芽肿性感染和分枝杆菌感染。

3. 病理生理学与病理学

(1)化脓性淋巴结炎:CT是检出和显示化脓性淋巴结炎征象的最佳检查。受累淋巴结的典型表现为中心低密度,伴外周纤细而不规则的边缘强化。由于为急性炎性改变,可见明显的包绕淋巴结的周围软组织脂肪条带影。

(2)结核:结核累及腹部淋巴结的机制决定了其受累的部位。主动脉旁区下部的广泛累及常见于血行性播散,而非血行性播散则很少累及该区域。其他的结核累及部位如肝十二指肠韧带、门腔静脉间隙、肠系膜根部、胰腺周围区域、腹腔干周围区域、肝胃韧带、大网膜和主动脉旁区域上部可发生血行性播

散和非血行性播散。结核淋巴结肿大,尽管尺寸可以很大,但一般不会造成胆总管、血管、输尿管和胃肠道的侵犯或阻塞。增强CT上,淋巴结结核最特征性的表现为中心低密度、周围边缘强化的环形或卵圆形病变。周围强化的部分与淋巴结周围血管炎性反应或肉芽组织相对应,而中心无强化的部分则与淋巴结内的干酪样坏死或液化坏死相对应(图61-15A、B)。不均匀和均匀强化也见于受累的淋巴结内。另一个特征性表现是3个以上邻近的增大淋巴结融合所致的多房性表现。淋巴结结核直径常大于1cm,但很少大于4cm,这与结核病的自限性生长模式一致。受累淋巴结的钙化偶有发生。然而,淋巴结内的钙化不具有特异性,可发生于很多其他疾病。淋巴结在MR的T1WI上呈等信号至低信号,而在T2WI上呈高信号。T2WI高信号对应于液化坏死。然而,有时候中心区域由于活性吞噬细胞的顺磁性自由基的释放可在T2WI呈低信号。淋巴结周围脂肪消失也很常见,在T2WI上呈信号增高。对比强化主要在淋巴结的外周明显,可呈均匀性、薄壁或厚壁、完整或不完整。当受累淋巴结融合后常表现为中心和外周区域的不均匀强化(图61-15C、E)。

(3)结核与淋巴瘤:结核性淋巴结肿大容易与累及腹部淋巴结的淋巴瘤相混淆,由于在治疗处理方面的明显差异使两者的鉴别非常重要。增强CT在解剖分布、大小、密度和强化模式的不同特点有助于结核

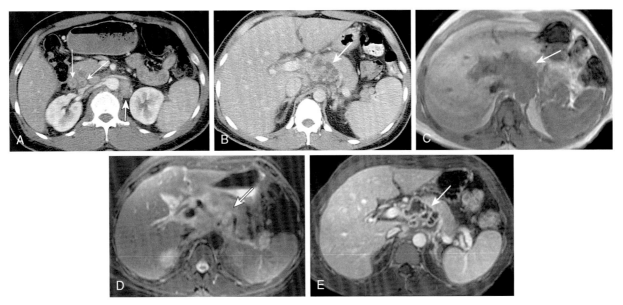

**图61-15** 42岁男性HIV感染患者伴结核性淋巴结炎。A. 腹部轴位增强CT扫描显示胰腺周围和主动脉旁区多发淋巴结。这些淋巴结的强化方式多样,有的呈均匀强化(短粗箭头处),有的伴坏死区域(长细箭头处)。B. 轴位增强CT扫描显示胰腺周围区域一组淋巴结融合(箭头处)伴中心低密度和外周强化。T1WI MRI(C)融合的淋巴结呈低信号,而T2WI MRI(D)呈高信号(箭头处)。E. 抑脂增强T1WI图像显示融合的淋巴结呈边缘强化(箭头处)

与淋巴瘤区分开来。淋巴结结核呈多房性表现伴边缘强化,而淋巴瘤淋巴结强化均匀。淋巴结结核大多数小于4 cm,而淋巴瘤淋巴结常超过4 cm。也可以根据主动脉旁区域淋巴结受累进行区别,但是这种表现仅发生在继发于非血行性播散的结核。非血行性播散性结核主要累及主动脉旁区上部,而淋巴瘤主动脉旁上下两个部分的淋巴结都累及。然而,血行性播散性结核可以累及主动脉旁区的上下两个部分,使之与淋巴瘤的区分更困难。播散性结核有其他的鉴别特征,如肺内有粟粒性小结节、肝肿大和伴不均匀密度的脾肿大。

(4)HIV感染:HIV感染所致淋巴结肿大可根据CT上淋巴结中央低密度或坏死区分源于结核分枝杆菌(MTB)和鸟-胞内分枝杆菌复合体(MAC)的病因。淋巴结中央低密度在MTB感染(93%)较MAC感染(14%)更常见,MAC的大部分淋巴结呈均匀软组织密度,因为免疫系统不能形成肉芽肿。MAC感染的淋巴结较MTB小,更常见的征象为正常大小的淋巴结的聚集。MTB的淋巴结更大且常见于肠系膜、腹膜后和脾门区域。腹膜和网膜受累导致腹膜炎和腹膜种植也是MTB一个重要的鉴别特征,不发生于MAC感染。真菌感染,如组织胞质菌病所致的腹膜后和肠系膜淋巴结肿大常既可呈软组织密度,也可呈低密度。其他征象包括大的低密度肝脾病灶和严重的免疫功能低下。卡波西肉瘤所致的淋巴结受累在增强CT上的特征性表现为淋巴结呈高密度。淋巴结最初见于腹膜后、肠系膜和腹股沟区。这些淋巴结密度高于肌肉,而强化程度与邻近血管相仿。等密度和低密度淋巴结也可见,但中心低密度的淋巴结罕见。在艾滋病患者呈高密度的淋巴结中85%为卡波西肉瘤。少见的HIV感染淋巴结CT呈高密度的病因有分枝杆菌感染(9%)、艾滋病淋巴瘤(3%)、血管免疫母细胞淋巴瘤(3%)和杆菌性血管瘤病。艾滋病相关淋巴瘤患者有广泛性腹膜后、肠系膜和盆腔淋巴结肿大者占56%。受累淋巴结体积肿大明显,大多数呈软组织密度。大量的淋巴结肿大且直径大于3 cm的艾滋病相关淋巴瘤占所有病例的90%。

(5)惠普尔病:惠普尔病最常见的影像学表现为小肠黏膜皱襞增厚而肠腔不扩张。CT的特征性表现是肠系膜和腹膜后有低密度淋巴结肿大,伴肝脾肿大和腹水。淋巴结脂肪含量高,CT值较低,为10~20 HU(图61-16)。

**(二)炎性淋巴结炎**

1. 炎性肠病 炎性肠病患者,特别是克罗恩

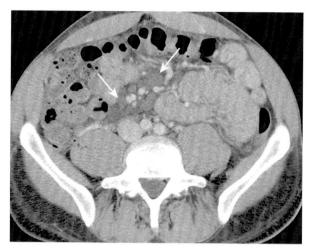

**图61-16** 惠普尔病,36岁男性。腹部CT轴位增强扫描。肠系膜内可见多发散在无强化低密度淋巴结(箭头处)

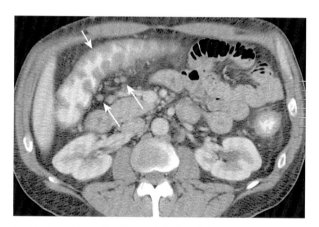

**图61-17** 溃疡性结肠炎,26岁男性。腹部CT轴位增强扫描。横结肠系膜缘可见多发、结肠周围小淋巴结(长箭头处),横结肠呈弥漫性肠壁增厚(短箭头处)

病常见肠系膜淋巴结肿大。这些淋巴结见于肠系膜根部、肠系膜外周、右下腹部和结肠周围区域(图61-17)。这些淋巴结大小为3~8 mm,呈软组织密度,且表现为均匀强化。相关的小肠或大肠内的改变常出现,但不总是出现。若淋巴结大于10 mm,必须进一步排除淋巴瘤和癌的可能性。

2. 弥漫性肝病 肝十二指肠韧带内的正常淋巴结常呈簇状围绕着肝总动脉,并被称为环链淋巴结。这些正常的淋巴结在超声上一般相对于肝脏呈等回声或轻度高回声。肝十二指肠韧带内小淋巴结(<5 mm)在无肝胆疾病的患者并不少见。然而,肝十二指肠韧带(肝门部)内更大且更明显的淋巴结(>5 mm)提示应仔细评价肝脏出现慢性肝病的可能性(图61-18)。

3. 巨淋巴结增生症(Castleman病)

(1)局限型:局限型巨淋巴结增生症最常见的

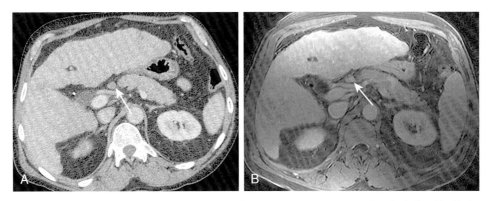

**图61-18** 肝硬化伴肝门淋巴结肿大,56岁男性。A. 腹部CT轴位增强扫描显示肝硬化患者肝门部淋巴结(箭头处)。B. 轴位增强T1WI显示肝硬化改变,肝门部淋巴结均匀强化(箭头处)

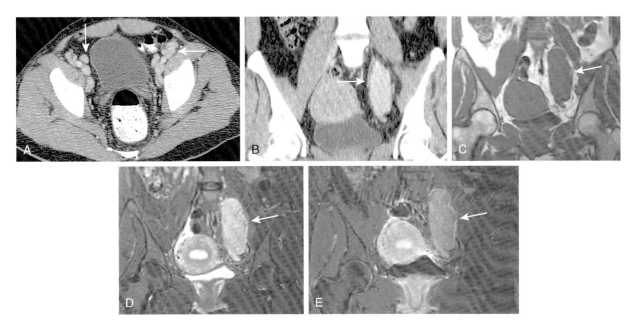

**图61-19** 两位不同的巨淋巴结增生症患者。A. 43岁无症状女性患者,盆腔CT轴位增强检查,沿髂外淋巴结链显示边缘光滑、显著强化的淋巴结肿块(箭头处)。B. 另一位患者冠状位增强CT图像显示左髂窝区边缘清晰的大肿块(箭头处)伴病灶上缘一小钙化灶。冠状位T1WI(C)和T2WI(D)MR图像显示肿块(箭头处)在T1WI上呈低信号,而在T2WI上呈高信号。E. 冠状位MR脂肪抑制增强T1WI(箭头处)显示病灶呈显著均匀强化

特征性CT表现为一个边缘光滑、密度均匀且单发的腹腔内软组织密度肿块,动态增强扫描早期呈典型的、明显均匀的强化,延迟期对比剂快速廓清(图61-19)。这些肿瘤呈圆形、卵圆形或梭形,大小为3.5~8 cm不等。在MRI上,病变在T1WI上呈低信号或等信号,T2WI上呈高信号。注射钆剂后肿瘤有明显强化。大肿块可有中心低信号区伴放射状或裂隙状无强化条带影,这些区域在T1WI和T2WI上常呈低信号。这些低密度区主要见于增强早期,且对应于大体病理的平行的纤维组织。Castleman病的另一个鉴别特点是肿瘤内无囊性坏死退变。钙化已有报道,既可为粗钙化,也可为点状钙化。多发子灶或卫星小结节可见于腹部原发性病变的周围。局限型

Castleman病的鉴别诊断有异位嗜铬细胞瘤、副脾、肠系膜结核和富血供转移性淋巴结肿大。

(2)弥漫型:弥漫型巨淋巴结增生症表现为多发肿大淋巴结,轻度到中度强化,偶有显著强化。非特异性征象,如器官肿大也可见于某些病例。弥漫型和浆细胞变异型的影像学表现不典型,术前诊断困难。常见的鉴别诊断为淋巴瘤,后者也表现为多发淋巴结肿大,边缘清晰,密度均匀和轻度到中度强化。

4. 空洞性肠系膜淋巴结综合征 空洞性肠系膜淋巴结综合征在CT上可见多发囊性肠系膜肿块,中心低密度为液体,偶尔是脂肪密度。肿块直径为2~7 cm不等。脾萎缩是一个常见而又有特征性的征象。肠系膜肿块在超声上表现为囊性病变。影像

表现的显著特点是无纵隔、腹膜后和腹股沟淋巴结肿大。在MRI上，T1WI和T2WI均可显示病灶内有脂-液平面，因反相位稳态扰相梯度回波序列上的化学位移伪影而使脂-液界面有信号丢失。

5. 淋巴管肌瘤病　淋巴管肌瘤病累及的腹膜后及盆腔淋巴结呈典型的脂肪密度。淋巴结内低的CT值可能是由于淋巴结内淋巴乳糜或脂肪积聚所致。淋巴结肿大呈广泛性分布，大小可达4 cm。

6. 肠系膜淋巴结肿大　MDCT薄准直的广泛应用使CT的空间分辨率明显改善，从而使肠系膜淋巴结在正常成人中更易检出。正常肠系膜淋巴结短轴直径达4～5 mm，见于39%的正常成人。这些淋巴结检出时常为多发，其中近一半的患者有5个或者更多。肠系膜淋巴结常见于肠系膜根部或整个肠系膜内。目前肠系膜淋巴结炎的定义为3个或以上淋巴结呈簇状伴短轴直径等于或大于5 mm（图61-20）。此定义已应用于成人患者，但在儿童价值有限，因为儿童CT检查常见短轴直径5～10 mm的肠系膜淋巴结，而肠系膜淋巴结肿大的可能性小。

肠系膜淋巴结炎分为两种：原发性和继发性。两种病变类型的鉴别非常重要，因为诊断影响着治疗的选择。原发性肠系膜淋巴结炎定义为右侧肠系膜淋巴结肿大、不伴确定的急性炎症或仅伴有末端回肠肠壁的轻度增厚（＜5 mm）。继发性肠系膜淋巴结炎定义为淋巴结肿大伴发一个可检出的腹腔内炎症病变。继发性病因有阑尾炎、克罗恩病、感染性结肠炎、溃疡性结肠炎、系统性红斑狼疮和憩室炎。原发性肠系膜淋巴结炎的发病率在儿童和成人各不相同。肠系膜淋巴结肿大通常不会发生于无症状免疫力正常的成人，而当有一个局灶性炎症时则一般能确定为肠系膜淋巴结肿大。儿童的原发性肠系膜淋巴结炎是仅次于阑尾炎的、右下腹痛的第二大常见病因。

7. 结节病　腹部结节病的患者大约30%可见淋巴结肿大。最常见的部位有肝门部、主动脉旁和腹腔干区域，而膈脚后区少见。与淋巴瘤的诊断混淆常有发生，因为两者均能表现为广泛的淋巴结肿大和脾肿大。淋巴瘤倾向于出现更大的肿大淋巴结、有融合趋势和更多膈脚后淋巴结累及有助于鉴别。

### 三、淋巴瘤

一旦通过穿刺确诊淋巴瘤，确定病变范围对合适的治疗计划和确定预后非常重要。因为放疗和化疗方案的持续改善，也使霍奇金病（HD）和非霍奇金淋巴瘤（NHL）患者的总体生存率得到改善。因此，在诊断时了解具体的受累部位可在治疗后再分期，以准确地监测治疗效果。这是对淋巴瘤进行准确诊断、分期和再分期的需要。

医学影像学已经作为恶性淋巴瘤患者的一种监测治疗效果的重要工具，并可帮助为患者确定合理的、更有效的治疗方案，如高剂量化疗。淋巴管造影，曾经是评价淋巴瘤范围的最佳选择，现在认为临床意义不大。CT由于广泛的适应证和相对低廉的价格，已成为对恶性淋巴瘤患者进行分期的最常用检查方法。除了淋巴结病变的分期，CT也有助于评价结外病变及发现其他重要疾病，如血管阻塞或肾积水。而常规MRI有更好的软组织分辨率；但常规MRI在评价淋巴瘤时作用有限，这是由于MRI检测病变是以形态学标准为基础。受累淋巴结内的功能性和代谢性活动可通过镓（Ga）核素显像和氟脱氧葡萄糖

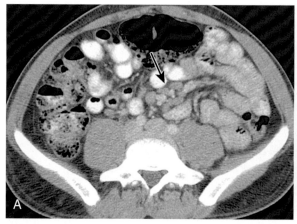
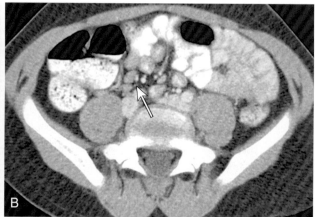

图61-20　两位原发性肠系膜淋巴结炎的儿童。A. 12岁，腹痛。腹部CT轴位增强检查，肠系膜内可见多发、散在、密度均匀的小淋巴结（箭头处）。B. 6岁。腹部CT轴位增强检查，右髂窝区肠系膜内见几枚淋巴结（箭头处）。邻近的肠袢未见并发病变

（FDG）-PET可靠地检测出。PET在评价恶性淋巴瘤患者治疗后确切效果及随访方面被证明可靠且有效。对PET表现的仔细评价，并结合临床和检查数据使假阳性率控制在5%以下。

**（一）正常解剖** 腹膜后淋巴结病变HD患者占25%～35%，而NHL患者则占55%。NHL常累及的淋巴结分组有肠系膜、肝门和脾门部淋巴结，而HD则累及腹腔干、脾门和门腔静脉淋巴结。脾门淋巴结肿大提示NHL和HD脾脏受累。肠系膜淋巴结受累NHL（45%）比HD（8%）更常见。54%的腹部淋巴瘤患者有胃肠道受累。NHL和HD累及盆腔淋巴结的概率相仿。NHL和HD在淋巴结扩散方面有明显的差异。HD累及淋巴结是相邻的，而NHL累及淋巴结是非相邻的和血行性的。由于HD是通过淋巴管从一个淋巴结组向另一个淋巴结组扩散，当有膈脚后病变时提示应密切评价腹腔干的淋巴结。因为HD的淋巴结累及是相邻的，在腹部无淋巴结病变时不需要再进行盆腔扫描。

**（二）病理生理学与病理学** HD的治疗受病变范围的影响，而NHL则受肿瘤的病理学亚型、病变体积和症状的影响。HD和NHL两种疾病重要的预后指标由病变大小和结外病变的存在决定。初始分期可为将来进行影像学评价提供一个能对比的基准线。与淋巴管造影相比，CT能够更准确地显示腹膜后病变，还可显示结外和内脏受累，而前者容易低估腹膜后病变的大小和范围。

**（三）影像学表现**

**1. CT** CT对淋巴瘤初始诊断分期的敏感性和特异性分别为87.5%和85.6%，而淋巴瘤的再分期的敏感性和特异性分别为85.7%和75.6%。淋巴瘤的重

要特征为淋巴结肿大，该征象NHL较HD更加明显。NHL的淋巴结呈显著增大伴融合成团，而HD累及淋巴结则很轻微。淋巴结的大小在HD的某些病理学亚型，如结节硬化型和淋巴结消减型可正常。肠系膜内多发、正常大小但明显的簇状淋巴结亦可见。增强CT最常见的影像表现是淋巴结的中等均匀强化。在CT平扫和增强扫描时，高级别NHL较相同大小的低级别肿瘤更趋向于异质性不均匀。腹部淋巴瘤累及淋巴结可呈孤立性、多发结节型和弥漫型肿块。

（1）孤立性肿块：一个孤立性的肿大淋巴结或一个多发肿大淋巴结融合灶可表现为一个孤立性肿块。它表现为一个巨大的圆形或分叶状、边缘清晰的均匀密度肿块伴均质强化。

（2）多发结节型：多发淋巴结可见于不同区域，每一个淋巴结均密度均匀，轻度均匀强化，边缘清晰（图61-21A）。均匀强化伴边缘强化偶可见。这些淋巴结肿块包绕血管如肠系膜血管、肾血管、腹主动脉和下腔静脉。多发结节型这种包绕可形成一种独特的影像学表现即"血管包埋"征。肿块也可包绕和压迫十二指肠形成"十二指肠包埋"征。

（3）弥漫型：弥漫型常表现为肠系膜和腹膜后区域密度均匀的肿块包绕血管（图61-21B）。与其他类型相比，HD最常见的类型为多发结节性分布（60%）。NHL则更常见表现为融合且巨大的肿块（60%）。

（4）"三明治"征："三明治"征是断层成像上由巨块状肿大的肠系膜淋巴结包绕脂肪和管状血管结构形成的特异性征象。NHL几乎总是在未移植的患者中形成这种淋巴结肿大（图61-21B）。在移植患者中，移植后淋巴增殖性病变可形成这种征象。

**2. MRI** MRI在淋巴瘤初始分期中的作用有

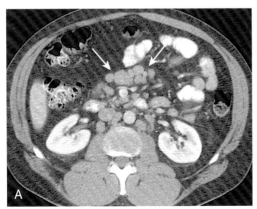
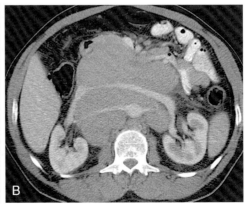

**图61-21** 两位不同的非霍奇金淋巴瘤患者。A. 32岁男性。腹部CT轴位增强检查，肠系膜内可见多发散在均匀强化的淋巴结（箭头处）。B. 45岁男性，肠系膜病变患者。轴位增强CT检查示一个巨大的均匀强化肿块包绕肠系膜脂肪和强化的血管并形成典型的"三明治"征

限。活动性、未经治疗的淋巴瘤性结节 T2WI 呈信号增高影。在成功治疗后残瘤的信号因含水量下降而减低。MRI 检测残瘤复发的敏感性为 45%～90%，而特异性为 80%～90%。敏感性低是由于坏死、不成熟纤维组织、水肿和炎症导致存活肿瘤的 T2WI 高信号。注射钆剂后，无活性的残瘤较有活性肿瘤强化差。

3. 超声　超声对评价淋巴结病变无优势。淋巴瘤性结节性肿块趋于均匀低回声且常呈分叶状。尽管超声可以很好地显示肝门和脾门淋巴结，但超声在检测主动脉旁下部和盆腔淋巴结时的敏感性更低，从而妨碍它在分期中的应用。

4. PET　FDG-PET 已经在肿瘤分期、化疗早期效果评价、治疗最终效果评价、放疗规划和随访过程中确定了其价值。FDG-PET 比常规检查分期，如 CT能检测更多病变部位和累及脏器。FDG-PET 能够诊断活动性病变，因此在肿瘤治疗完成后，FDG-PET可将无活性肿瘤的患者（完全有效）与有残余淋巴瘤的患者（无效或部分有效）鉴别开来（图 61-22），同时也有助于早期确定病变复发和及时治疗。活动性淋巴瘤因其代谢活性而表现为 FDG 摄取升高，在PET 上呈热区。FDG-PET 在检测复发或残余恶性淋巴瘤（95%）时有很高的阳性预测值。假阳性表现有时可见于炎性病变。

**（四）治疗后表现**　治疗成功后，病变的大小和范围均见减小。治疗后淋巴结密度仍均匀，但也可见不均匀强化、边缘强化、结节内坏死或钙化。放疗或化疗后淋巴瘤性淋巴结病变，通常在治疗后至少 8 个月出现钙化，占 2%～8%。钙化的形式可以是淋巴结内小点状钙化灶，坏死区周围的微小钙化，或肿大淋巴结或肿块边缘的不定形或线形钙化。在治疗前淋巴瘤的钙化罕见，但 NHL 和 HD 的大肿块可有钙化发生。

PET 和 PET-CT 在评价疾病缓解期、总生存率和检测治疗效果方面要优于 CT。

## 四、淋巴结转移

腹盆腔恶性肿瘤患者有淋巴结转移时非常影响治疗方案，包括手术选择、化疗和放疗，并提示病变进展的晚期。淋巴结转移的出现是胃癌、肾癌、结肠癌、直肠癌、前列腺癌、膀胱癌、子宫癌、宫颈癌和卵巢癌等的一个不良预后因素。淋巴结病变的出现可独立提示患者预后差，且肿瘤的复发率高。在各种恶性肿瘤中淋巴结转移检出率的敏感性和准确性各不相同，特别是由于不同的研究者诊断淋巴结转移的大小标准不同。

**（一）定义**　根据最新第六版 TNM 分期法的径线标准，将淋巴结转移分为以下 3 类：转移瘤（>2 mm）、微转移瘤（0.2～2 mm）和孤立性肿瘤细胞（<0.2 mm）。前哨淋巴结是第一个接受原发性肿瘤淋巴回流的淋巴结，因此它是淋巴结转移的初始部位。

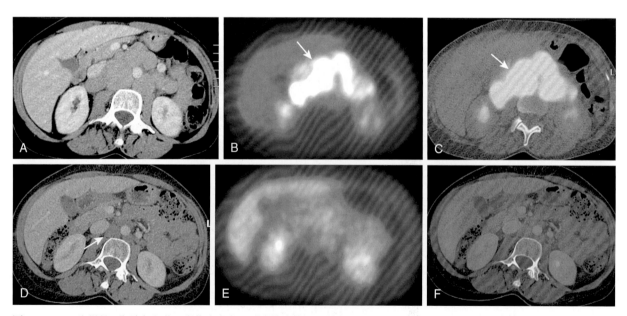

**图 61-22**　42 岁男性，非霍奇金淋巴瘤化疗患者。治疗前成像：A. 轴位 CT 增强显示广泛的腹膜后淋巴结肿大（图 B 和图 C 箭头处），对应的 PET（B）和 PET-CT（C）融合图像显示病变摄取增加。治疗后成像：D. 轴位增强 CT 显示腹膜后残存的肿大淋巴结（箭头处）。而对应的 PET（E）和 PET-CT（F）融合图像显示病变无摄取。PET 图像上无摄取提示残存肿块内无活性，提示 PET 随访淋巴瘤患者时优于 CT

**（二）CT和MRI评价淋巴结转移的标准** 在腹盆腔转移性淋巴结评价中有很多CT和MRI标准，这些标准用来鉴别转移性淋巴结与反应性淋巴结，但特异性很差。

最广为接受且常用的确定淋巴结受累的标准是大小。但是，这个标准最大的局限性是不能检测出正常大小淋巴结出现的转移。此外，淋巴结的大小不能可靠地鉴别反应性增生性淋巴结肿大与恶性淋巴结。下面是各种CT和MRI评价淋巴结转移性病变的标准的简短概述。各种指标的参数需要综合考虑，以提高检出和诊断恶性淋巴结的能力。

1. **主要标准** 大小标准广泛使用并易于重复。淋巴结大小的测量在横断位成像上使用最大短轴直径。短轴直径较长轴直径考虑更可靠，原因是沿扫描层面排列的淋巴结径线更不准确。淋巴结肿大的标准目前尚不统一。但是，由于正常淋巴结大小根据人体解剖部位不同而变化，因此已提出根据淋巴结受累区域设置正常淋巴结大小的上限。不过，最大短轴直径10 mm已经成为淋巴结异常上限的一种共识。有些学者提出10 mm作为腹部正常淋巴结的上限，而8 mm作为盆腔正常淋巴结的上限值。基于淋巴结形态的大小标准也被提出，圆形淋巴结最大短轴直径上限为8 mm，而类圆形淋巴结为10 mm。为改善MRI检出正常大小淋巴结恶性浸润的敏感性，Grubnic等提出盆腔淋巴结最大短轴直径大于6 mm和腹膜后淋巴结大于5 mm应该考虑为病理性淋巴结。淋巴结肿大的上限值不同而使检出恶性淋巴结的敏感性和特异性也不同。一般来说，淋巴结大小标准的降低可使淋巴结检出的敏感性升高和假阴性率降低，但特异性也降低。

2. **次要标准**

（1）淋巴结部位：沿原发性肿瘤扩散路径分布的淋巴结更可能发生转移。因此，淋巴结受累的部位为可能的原发性恶性肿瘤发生部位提供了线索（图61-23）。在评价腹盆部恶性肿瘤时需要密切观察有可能发生的淋巴结转移的部位，然而，跳跃性或远处转移在某些情形下可以发生，此时用连续性扩散的方法就不能解释了。在腹盆部的某些部位，经常出现正常大小淋巴结和反应性肿大淋巴结。这些部位有肝十二指肠韧带区、肠系膜区和腹股沟区。相反，在某些部位的淋巴结，如直肠周围区域，一经检出甚至在无明显增大时就具有显著意义。

（2）淋巴结数目：一簇正常表现的淋巴结群聚提示为恶性病变。然而，这种标准是非特异性的，可能导致假阳性结果。

（3）淋巴结形态学

1）形态：MDCT的容积数据采集可获得多平面重建影像数据，因此可评价淋巴结的形态或轮廓。圆形或球形淋巴结较卵圆形或细长形淋巴结更可能为恶性淋巴结（图61-24）。淋巴结的圆度通过测量短

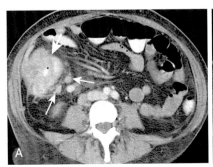
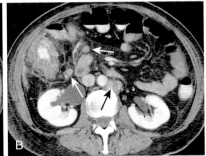
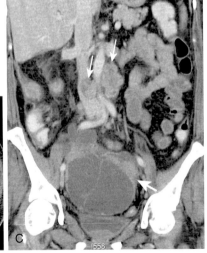

**图61-23** 56岁女性，结肠癌和卵巢癌淋巴结转移。A. 腹部CT轴位增强检查显示升结肠壁不规则结节状增厚（粗箭头处）伴结肠周围脂肪浸润和结肠周围淋巴结转移（细箭头处）。B. 更高层面轴位CT增强图像显示左侧主动脉旁淋巴结不均匀强化（黑箭头处）和右下腹肠系膜淋巴结肿大（白箭头处）。C. 同一患者冠状位重建图像显示盆腔内卵巢囊性黏液性囊腺瘤伴实性成分（粗箭头处）。左侧主动脉旁和主动脉-腔静脉淋巴结肿大（细箭头处）。以上系列图像突出了肿瘤沿淋巴结播散的模式。主动脉前组淋巴结（肠系膜上和肠系膜下）在胃肠道恶性肿瘤时会主要受累，而主动脉旁淋巴结受累常发生于泌尿生殖系统恶性肿瘤

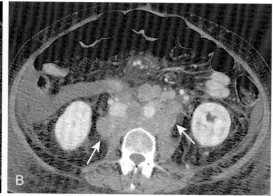

**图61-24** 67岁男性，盲肠癌淋巴结转移。A.腹部CT轴位增强检查显示腹腔干和肝门部多发、圆形、坏死性淋巴结转移（箭头处）。B.同一患者更低层面CT图像显示腹膜后多发坏死性淋巴结，形成少数淋巴结融合（箭头处）和动脉包埋。尽管有些淋巴结小于1 cm，但呈圆形、中心性坏死和淋巴结周围脂肪浸润，提示恶性病变的特征

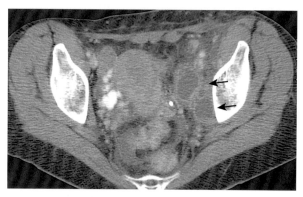

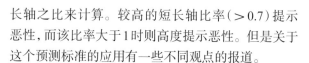

**图61-25** 56岁女性，宫颈癌。盆腔CT轴位增强检查显示左侧盆壁多发淋巴结转移，呈中心性坏死和广泛的淋巴结外浸润（箭头处），提示肿瘤的包膜外扩散

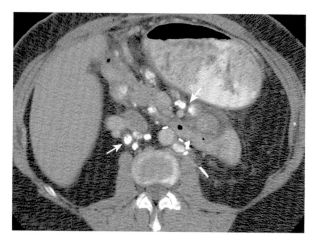

**图61-26** 45岁女性，卵巢黏液性囊腺癌。轴位平扫CT检查，腹膜后和肠系膜可见多发钙化淋巴结（箭头处）

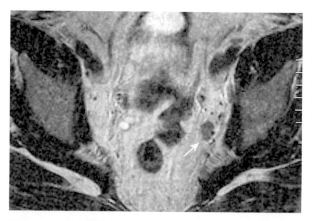

**图61-27** 56岁男性前列腺癌患者行MR FSE T2WI检查。左侧髂内淋巴结呈不均匀信号（箭头处），提示恶性浸润

长轴之比来计算。较高的短长轴比率（＞0.7）提示恶性，而该比率大于1时则高度提示恶性。但是关于这个预测标准的应用有一些不同观点的报道。

2）边缘：边缘分叶状和毛刺状是恶性浸润可靠的征象，它们可以由促结缔组织反应或肿瘤浸润至淋巴结周围脂肪而形成。恶性淋巴结也有不规则边缘，并显示与病变包膜外扩散相关的淋巴结周围脂肪浸润，且该征象被报道较淋巴结大小标准更为准确（图61-25）。肿瘤超过淋巴结边缘的扩散也伴随恶性淋巴结病变的各种其他表现，如血管包绕、输尿管包绕和胆管浸润（图61-24）。

3）密度：某些肿瘤如卵巢癌、结直肠癌、乳腺癌和膀胱癌已知可有转移性淋巴结内钙化（图61-26）。钙化亦常见于淋巴瘤和精原细胞瘤成功治疗后。但是，淋巴结钙化是诊断淋巴结转移的高度非特异性的征象，因为可见于感染性病变，特别是结核性淋巴结炎。由于坏死，肿大淋巴结在CT上常呈密度不均匀。在无淋巴结肿大时，淋巴结内出现的不均匀性可提示恶性浸润。在MRI上，尽管根据T1和T2弛豫时间不可能鉴别恶性与良性淋巴结，但T2WI上淋巴结内有不均匀信号已被发现对评价淋巴结转移有很好的特异性（图61-27）。

4）强化方式：正常淋巴结常呈均匀强化。淋巴结不均匀强化更可能提示恶性浸润。在增强MRI上，淋巴结不均匀强化是提示淋巴结转移的一个重要指标。这种不均匀强化认为是淋巴结肿瘤浸润所致，代表坏死或黏液湖。转移性淋巴结的强化方式可与原发性肿瘤的强化方式相仿，反映了原发性肿瘤的恶性程度和侵袭性。淋巴结中心性坏死是转移的一个极具特异性的征象（图61-24和图61-25）。淋巴结坏死在CT上呈中心低密度，MRI的T2WI上呈明显高信号。中心性坏死在宫颈癌的淋巴结转移中阳性预测值为100%，更常见于最大短轴直径大于2 cm的淋巴结。尽管高度提示，但是这种征象也可见于良性病变如结核、真菌感染和肠系膜淋巴结空洞综合征。

**（三）淋巴结受累的模式** 腹盆部韧带和肠系膜内的淋巴管可以使不同区域的淋巴结相互交通，并成为恶性肿瘤扩散的管道。这就解释了一旦脏器的区域性淋巴结受累则会有恶性肿瘤腹腔内广泛的淋巴结播散。对恶性肿瘤分期中淋巴结状态的全面评价需要对肿瘤扩散至淋巴结的各种途径有充分的了解。特定部位淋巴结肿大的评价和它们累及的顺序有助于淋巴扩散的确定，这对肿瘤的分期、治疗和预后非常重要。

1. 上腹部恶性肿瘤 上腹部脏器（胃、十二指肠、肝、胆囊、胆管和胰腺）恶性肿瘤的淋巴结播散常累及肝十二指肠淋巴结、胰周淋巴结和主动脉-腔静脉淋巴结，这些淋巴结在上腹部脏器病变扩散至乳糜池时充当中间淋巴结（图61-28和图61-29）。这代

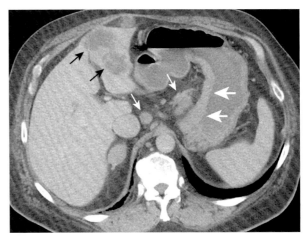

图61-28 64岁男性，胃癌淋巴结转移。腹部CT轴位增强检查显示恶性胃壁增厚（粗白箭头处）伴肿大的肝胃和腹腔干淋巴结（细白箭头处）和肝转移（细黑箭头处）

表着淋巴液在小网膜中通过淋巴管从这些脏器的区域性淋巴结流向乳糜池。这些组群的淋巴结增大，不管单个或是多个，都应对上述脏器的隐性的恶性肿瘤侵犯提高警惕。尽管如此，胰腺癌和腹膜后淋巴瘤会选择性累及胰周淋巴结和主动脉-腔静脉淋巴结。

2. 结直肠癌 结直肠癌的淋巴引流发生在以下四组淋巴结：结肠上淋巴结、结肠旁淋巴结、中间淋巴结和主淋巴结群。肿瘤按顺序扩散至多个淋巴结，最初累及靠近原发肿瘤的淋巴结，随后扩散至更远处的淋巴结（图61-23）。远处淋巴结如主要淋巴结的孤立性受累提示疾病处于晚期，且常与肝转移或腹膜转移相关。右半结肠癌沿回结肠血管和肠系膜上血

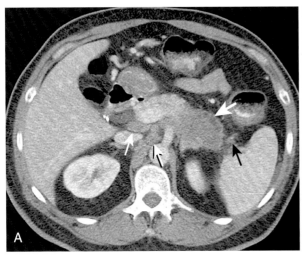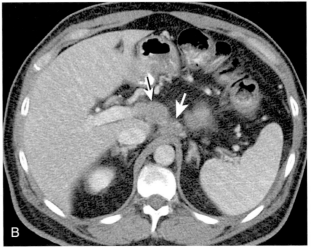

图61-29 67岁男性，胰腺导管腺癌。A. 腹部CT轴位增强检查显示胰体尾部低密度肿块（粗白箭头处）伴腹腔动脉侵犯。腹腔干（细白箭头处）和脾门区（黑箭头处）可见肿大淋巴结。B. 轴位CT增强检查显示腹腔干（粗箭头处）和肝门部（细箭头处）淋巴结肿大

管播散至淋巴结。左侧结肠直肠肿瘤则沿肠系膜下血管扩散至淋巴结。直肠癌首先播散至直肠周围淋巴结（直肠系膜淋巴结），然后沿直肠上血管累及远处淋巴结。在汇入主动脉旁淋巴结之前，直肠癌也可扩散至髂内淋巴结和闭孔淋巴结。肛门癌扩散至腹股沟浅部淋巴结、腹股沟深部淋巴结、髂外淋巴结和髂总淋巴结，并最终汇入主动脉旁淋巴结。

3. 泌尿道肿瘤　肾细胞癌的区域性淋巴结位于肾门和靠近主动脉旁的区域。肾盂和输尿管上段肿瘤累及主动脉旁淋巴结或肾门淋巴结，而位于下腹部的输尿管肿瘤累及髂总淋巴结。输尿管盆腔段的淋巴扩散至髂外或髂内淋巴结。

4. 膀胱癌　膀胱癌在累及闭孔淋巴结和髂外淋巴结之前最初扩散至精囊腺旁淋巴结（图61-30），最终引流至髂总和主动脉旁淋巴结链。偶尔下腹部和骶前淋巴结受累也可发生。

5. 前列腺癌　前列腺癌淋巴结转移累及髂总动脉分叉水平以下的盆腔淋巴结。前列腺癌具有膀胱癌类似的淋巴转移模式，淋巴在最终引流至髂总和主

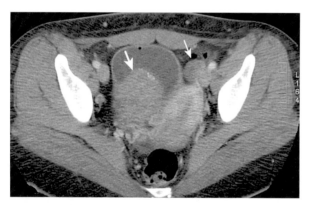

**图61-30**　43岁男性，膀胱移行细胞癌（粗箭头处）。盆腔CT轴位增强检查显示孤立性左侧髂外淋巴结转移（细箭头处）

动脉旁淋巴结之前先扩散至闭孔、骶前、下腹部和髂外淋巴结。一部分淋巴也从前列腺引流至膀胱或骶前淋巴结前的淋巴管丛。前列腺周围和精囊周围淋巴结受累很罕见。

6. 睾丸癌　睾丸癌的淋巴结播散是在精索内沿淋巴管进入腹膜后淋巴结。睾丸癌的区域性淋巴结包括睾丸静脉路径上所有的主动脉旁淋巴结（图61-31）。肿瘤最常累及同侧肾动脉和肠系膜下动脉间的主动脉旁淋巴结。右侧睾丸肿瘤扩散至右侧腹膜后淋巴结，即腔静脉前、腔静脉旁、主动脉-腔静脉和腔静脉后淋巴结。左侧睾丸肿瘤播散至左侧主动脉前和主动脉旁的腹膜后淋巴结。但是，大量淋巴管交通的出现可导致对侧主动脉旁和主动脉-腔静脉淋巴结的受累。肠系膜下动脉与主动脉分叉间的淋巴结受累不常见。盆腔和腹股沟淋巴结尽管不是最初累及，但由于手术导致淋巴通路的改变，手术后可累及。淋巴结转移也能发生于膈脚后、纵隔内和锁骨下区淋巴结（图61-31）。

7. 妇科恶性肿瘤　妇科恶性肿瘤（宫颈癌、卵巢癌和子宫内膜癌）常首先播散至闭孔淋巴结，继而进一步扩散至髂总淋巴结。沿髂内血管的下腹部淋巴结也可受累。

（1）宫颈癌：闭孔淋巴结是宫颈癌最常累及的淋巴结组，其次为髂内、髂总和子宫旁淋巴结。宫颈癌的淋巴扩散途径有三种。最重要的路径是从外侧沿闭孔、下腹部、髂外和髂总淋巴结。第二种途径是向前的通道，终止于髂外淋巴结。第三种途径是从后面引流至髂总、骶部和主动脉旁淋巴结。

（2）子宫内膜癌：子宫内膜癌的淋巴扩散与原发肿瘤的部位及其引流部位相对应。子宫体上部和底部淋巴引流至髂总和主动脉旁淋巴结，而子宫

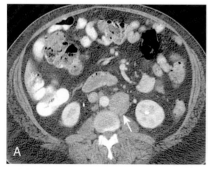
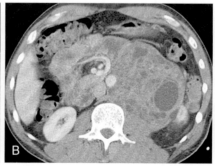
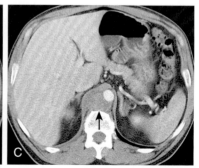

**图61-31**　不同睾丸癌患者淋巴结转移。A. 52岁男性，轴位增强CT检查显示主动脉左旁侧一个孤立性淋巴结转移（箭头处）。B. 47岁男性，睾丸混合型生殖细胞瘤，左侧睾丸切除术1年后。轴位增强CT检查显示主动脉旁和腔静脉旁大的坏死性淋巴结群伴囊实性区。对侧肿大的主动脉旁淋巴结提示两侧淋巴管有交通。C. 51岁男性，左侧睾丸精原细胞癌。轴位增强CT检查显示膈脚后一个肿大的坏死性淋巴结（箭头处）部分包绕并推移主动脉

体中下部引流至子宫旁组织、宫颈旁和闭孔淋巴结（图61-32）。淋巴沿圆韧带播散可发生腹股沟淋巴结

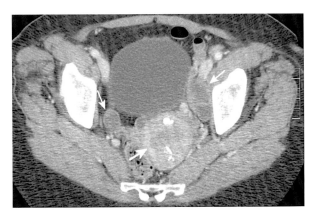

**图61-32** 65岁女性，子宫内膜癌。腹部CT轴位增强检查显示子宫体部低密度肿块（粗箭头处）及肿大、坏死的左侧闭孔和右侧髂内淋巴结（细箭头处）

受累。

（3）卵巢癌：卵巢癌的淋巴转移顺卵巢血管至髂总上部淋巴结和主动脉旁淋巴结（图61-23）。肿瘤细胞沿子宫阔韧带播散可导致髂内、闭孔和髂外淋巴结肿大。通过子宫圆韧带亦可累及腹股沟浅部和深部淋巴结。

| 要点 |
| --- |

- ■ CT和MRI根据形态学标准判断淋巴结异常。
- ■ PET根据功能活性判断淋巴结异常。
- ■ 腹部正常淋巴结的数量以分区不同而异，向尾侧方向逐渐增多。
- ■ 淋巴结引流路径的认识对腹盆部肿瘤准确分期至关重要。

第 **8** 部分

泌尿生殖影像

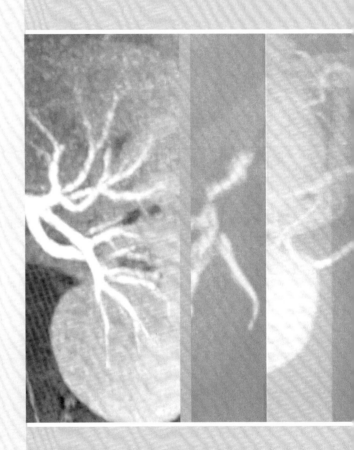

第 **17** 篇

肾脏和尿道

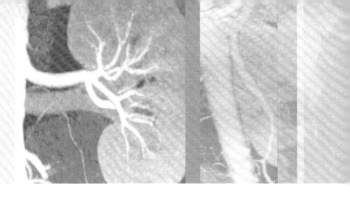

# 第62章

# 肾脏和泌尿道成像

Colin J. Mccarthy, David P. Katz, A. Nick Kurup, Michelle Udeshi, Rodolfo F. Perini, Daniel A. Pryma, and Anthony E. Samir

（一）**肾脏解剖学概述**　肾脏是腹膜后成对器官，主要功能是排泄体内的代谢废物。肾脏呈扁豆形，外侧缘为凸面，凹陷的内侧面称为肾门。

在静脉对比增强的检查中，强化的顺序依次是血管、皮质、髓质，以及集合系统。肾实质早期，也叫皮髓期，在皮质和髓质之间可见明显的差异，皮质明显强化，髓质仅轻度强化。随着肾实质进一步强化，整个肾脏表现为均匀强化。大约2 min之后，集合系统因对比剂排泄而密度升高，最后对比剂排泄入输尿管及膀胱（图62-1）。

大多数肾脏由起自腹主动脉的单一肾动脉供血。主肾动脉在肾门附近分为一支后肾段动脉和四支前肾段动脉（上部、尖部、中部、下部），这些分支动脉均经过肾窦。肾段动脉发出叶动脉，叶动脉进一步分支形成叶间动脉、弓状动脉及小叶间动脉。可出现副肾动脉，单侧副肾动脉的发生率为30%，双侧为10%。

肾脏血流通常由单一肾静脉引流，肾静脉由弓状静脉、叶间静脉、叶静脉逐级融合而成。与肾动脉相类似，肾静脉有各种解剖变异，包括多支右肾静脉（30%）、环绕主动脉的左肾静脉（17%）和主动脉后左肾静脉（3%）。

肾脏位于腰椎两侧、腹膜后肾周间隙。肾周间隙呈圆锥形，由肾前（杰氏）和肾后（楚克坎德尔）筋膜所包绕。每个集合系统由肾小盏、肾漏斗或肾大盏、肾盂组成。每个肾脏有10～25个肾小盏，每个肾小盏因肾乳头压迫而呈杯口状。

（二）**肾脏成像方式**　放射摄影术用来评价肾脏和尿路，主要包括腹部平片，以及尿路排泄造影，也就是静脉肾盂造影（IVP）。腹部X线摄影检查无法显示大多数的病理改变，但能显示大的肾脏肿块及尿路结石。IVP是早先评价上尿路的金标准，但在很大程度上被CT尿路造影取代。

超声是初步评价肾脏的重要方法，其可以检测到大部分大于1 cm的肾脏肿块。彩色多普勒超声成像

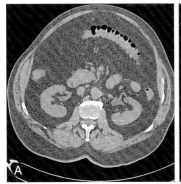
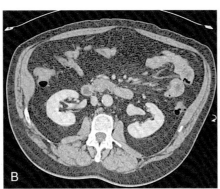
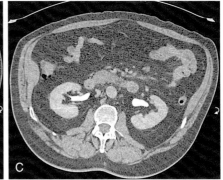

**图62-1**　肾脏正常CT表现。A. CT平扫显示肾实质在肾窦和肾周脂肪背景衬托下呈均匀密度。B. 增强扫描后的肾实质期表现。C. 肾脏排泄期或延迟期表现

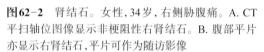

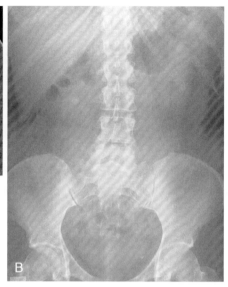

图62-2 肾结石。女性，34岁，右侧胁腹痛。A. CT平扫轴位图像显示非梗阻性右肾结石。B. 腹部平片亦显示右肾结石，平片可作为随访影像

是评价肾脏血管系统的重要方法。

在过去的十年中，肾脏和泌尿道的MRI成像的作用越来越大，通常是为了进一步定性其他成像方式发现的异常。MRI的多平面成像能力，优越的软组织对比度，以及注射非肾毒性钆剂后的强化表现，使其成为评价影响泌尿系统病变的更受关注的检查方法。PET是新兴的肾脏和泌尿系统检查方法，由于泌尿系统对氟脱氧葡萄糖（FDG）的排泄作用，导致FDG在肾脏、尿路以及膀胱呈高浓聚表现，从而限制了其应用。

核医学检查在肾脏及尿路检查中得到了进一步发展，利用MAG3、DTPA、DMSA等放射性同位素扫描，可以显示肾脏的功能信息。

**（三）X线摄影** 腹部平片或肾/输尿管/膀胱（KUB）平片在泌尿道评价中作用有限。超声、CT和MRI在泌尿道的评价方面很大程度上已取代了X线平片。CT平扫是肾结石诊断的理想检查方法，敏感性和特异性分别为95%～98%和96%～100%。平片的准确性明显偏低，其检测泌尿道结石的敏感性为70%～90%、检测输尿管结石的敏感性为59%。一旦诊断为结石，许多患者采取保守治疗，期待结石自行排出。CT检查费用高且辐射剂量高使得腹部平片成为随访结石的主要方法。结石大于5 mm或CT诊断时结石的CT值高于300 HU时，腹部平片很容易显示（图62-2）。X线平片也用于确定那些在震波碎石术中透视下可见的尿路结石。

**（四）静脉尿路造影** 几十年来，静脉尿路造影是评价上尿路的主要影像学方法，特别是在胁腹疼痛和血尿评价方面。该方法通常包括腹部初始平片，肾

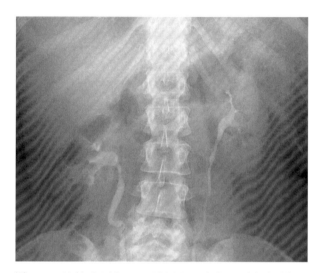

图62-3 注射对比剂5 min后摄取的X线片，此时肾实质期即将结束，对比剂开始充盈集合系统

实质期（1～3 min）摄片，接下来5 min摄片，相当于对比剂开始进入肾集合系统（图62-3）。在一些医疗中心，会应用加压相摄影（在双侧骨盆入口处压迫输尿管），集合系统的影像在对比剂注入后10 min获取（图62-4），双侧输尿管的影像则要在解除压迫后摄取，并且有时需要摄取更多的影像以使双侧输尿管完整成像（图62-5）。X线摄影应当包括对比剂膀胱排泄前和排泄后的影像。

不过，CT平扫是目前胁腹痛评价的主要方式。Smith等研究发现，CT平扫在结石的检测方面比静脉尿路造影更敏感，并且可以为评价胁腹痛的非尿路病因提供有用信息。同样，CT尿路造影已成为评价血尿的有效成像方法。不同于静脉尿路造影，CT尿路造影可同时评价肾实质和尿路上皮。

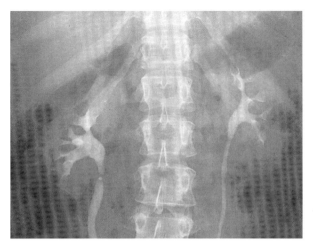

**图62-4** 压迫5 min后摄取的X线片,集合系统扩张明显

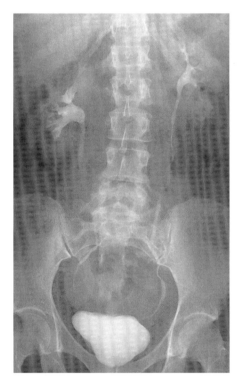

**图62-5** 压迫解除后即刻摄取的X线片,此时对比剂充盈输尿管

**(五)超声检查** 超声成像能清楚显示肾脏界限,肾脏由高回声的纤维囊、肾周脂肪所包绕。在肾门区,肾周脂肪回声一直延续到肾窦内侧。与邻近肝脏、脾脏相比,肾皮质通常呈等或稍低回声。肾盏和肾盂在肾积水和肾外肾盂患者偶尔能够显示。正常变异不应与肾积水相混淆。

1. 技术 肾脏超声检查采用频率为3～5 MHz的扇形或弧形阵列换能器。低频换能器(2.25 MHz)用于体形较大的患者,而高频换能器(7 MHz)用于体形较小的患者。通过肾上极、两极之间及下极常规进行纵向及横向连续成像,分别测量双肾的最大长径。理想情况下,超声应提供肾皮质与肝、脾回声的比较图像。完整的尿路系统超声评价还包括肾周区域、腹膜后及膀胱。膀胱成像包括横向和纵向。彩色多普勒和频谱波形分析用于血管系统评价。

2. 适应证

(1)结石:肾结石常见,12%的男性和5%的女性一生中至少发生一次。事实上,结石病是尿路成像的主要适应证之一。如前所述,CT平扫是可疑肾绞痛首选的影像学检查方法。由于结石检出的敏感性相对较低,60%～96%不等,因此超声作用有限。尽管有一定局限性,但超声检查因无电离辐射,它仍是孕期可疑肾结石评价的首选成像方法。肾结石的超声诊断标准是伴后方声影的强回声(图62-6)。在超声评价肾结石的时候,需要重点认识到一些潜在误区:如肾内气体、肾动脉钙化、钙化性肿块、肾乳头钙化等是某些疾病的病变过程,可能与肾结石相混淆。

(2)梗阻:超声检查是评价尿路梗阻有价值的筛查方法,敏感性超过90%。随着梗阻的进展,肾盏、肾盂和(或)输尿管扩张,肾窦回声区域内可见无回声区(图62-7)。梗阻根据严重程度可分为:1级(集合系统轻度分离)、2级(集合系统中度分离)和3级(集合系统明显分离)。然而,集合系统扩张(肾积水)并

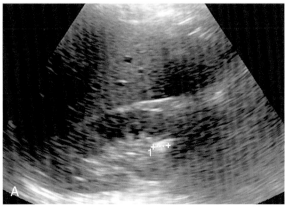

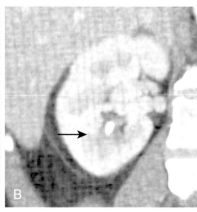

**图62-6** 女性,51岁,腹部疼痛。A.矢状面超声图像显示右肾下极非梗阻性强回声结石(1),伴后方声影(图中未显示)。B.冠状位CT图像亦显示结石(箭头处)

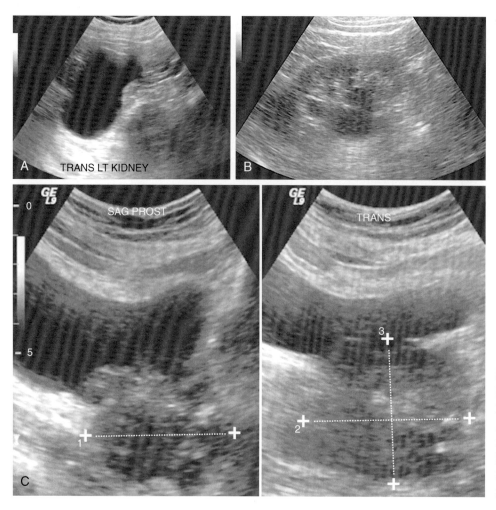

**图 62-7** 男性，88 岁，前列腺癌转移。矢状面超声图像显示左肾 (A) 重度积水和右肾 (B) 轻度积水。C. 膀胱矢状面和横断面图像显示增大的前列腺 (见卡尺测量)，并对膀胱有占位效应

不总是因梗阻引起，亦见于反流、瘢痕形成、妊娠、尿液产生过多及先天性集合系统扩张。此外，正常人当膀胱明显充盈时可显示肾盂、肾盏轻度扩张。膀胱排空后的超声表现有助于鉴别这种正常现象。

（3）感染：传统观点认为，影像学在评价无并发症的肾脏感染中发挥的作用有限。然而，影像学在肾脏感染并发症的检测和随访中发挥着重要作用。肾盂肾炎代表肾实质的细菌性感染。超声检查在急性肾盂肾炎的检测方面敏感性低于 CT 和闪烁显像。急性肾盂肾炎的超声表现包括肾脏肿大，局灶性低回声区（水肿）或强回声（出血），皮髓质分界消失，节段性低灌注或无灌注（图 62-8）。肾积脓代表化脓性物质积聚于梗阻的集合系统。及时解除梗阻和治疗感染对于避免菌血症和败血症至关重要。肾脓肿代表急性肾盂肾炎进展到肾皮质坏死。肾周脓肿源于任意一侧肾脓肿破裂或肾盂积脓扩展到肾周间隙。肾脓肿或肾积脓超声成像均可表现为低回声肿块，常伴有厚壁、组织碎片及后方回声增强（图 62-9）。

（4）肿瘤：在肾肿瘤的检测方面，超声敏感性低于 CT 和 MRI。尽管如此，常规肾脏超声检查中常常发现肾肿块。大部分肾肿块超声表现为实性肿块，回声呈多样性。应该同时进行多普勒超声检查，其可评价血管侵犯和肿瘤血供情况。特殊肾脏肿瘤的详细讨论见第 63 章。

（5）肾囊性疾病：肾囊肿是最常见的肾脏局灶性病变。当执行严格的检查标准时，超声在评价单纯性和轻度复杂性肾囊肿方面非常准确。超声检查在评价复杂性肾肿块方面亦扮演着重要角色。肾囊性病变更加详细的讨论见第 63 章。

（6）肾实质病变：肾功能衰竭的影像学评价通常始于超声检查。超声检查可明确肾衰的潜在可逆性梗阻原因，并能够显示不可逆性终末期疾病的小的高回声肾脏（<9 cm）。正常肾皮质回声等于或略低于邻近肝、脾回声。肾皮质回声超过肝脏往往考虑肾实质性疾病（图 62-10）。然而，早期肾实质疾病超声检查可能表现为正常。

（7）血管异常：多普勒和彩色多普勒超声可用于从主肾动脉到弓状动脉分支的动脉血管树成像，并能

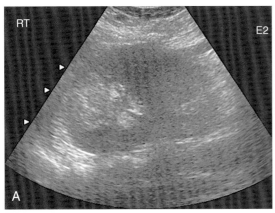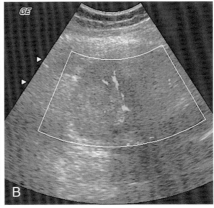

**图62-8** 女性，23岁，肾盂肾炎。A，B. 右肾矢状面超声图像显示肾上极局限性强回声区，伴低灌注区

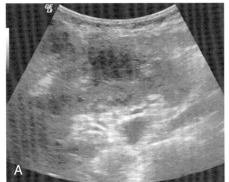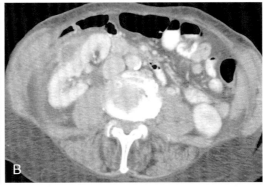

**图62-9** 女性，87岁，肾周脓肿。A. 右肾矢状面超声图像显示低回声肾周脓肿伴后方声影和内部组织碎片。B. 轴位增强CT图像明确右肾周脓肿

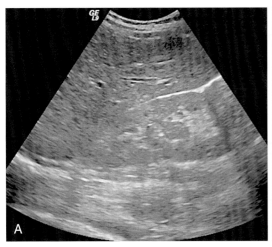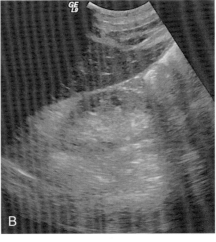

**图62-10** A. 不明原因的慢性肾功能不全（39岁，女性）和B. 糖尿病肾病（56岁，女性）矢状面超声图像。两例肾皮质回声均增强，超过邻近肝脏回声，符合肾实质性病变

够显示正常和异常的肾血管。在整个收缩期和舒张期，正常肾动脉的前向血流有一个较低的阻力模式。正常肾内血管收缩期阻力快速上升，其加速时间（开始收缩到峰值）≤0.07 s、加速度指数（初始收缩峰值的斜率）≥3 m/s²。阻力指数可用于衡量动脉阻力。尽管超声检查普及性广、廉价和无创性，但其具有检查时间长、操作者主观性强、技术困难等缺陷，导致超声检查在肾动脉狭窄筛查中的应用价值存在争议。肾动脉超声检查率达50%～90%，肾动脉狭窄的超声敏感性为0～93%。肾动脉明显狭窄的标准包括收缩期峰值流速大于100～200 cm/s阈值，肾动脉-主动脉峰值流速比大于3.5及狭窄远端出现增宽的湍流频谱（图62-11）。定量方面，肾内动脉加速时间超过0.07 s或加速指数小于3 m/s²提示明显肾动脉狭窄。肾静脉血栓形成可能与原发性肾脏病变，如膜性肾小球肾炎相关，或者继发于肾外病变，如脱水、凝血功能障碍、外源性压迫或肿瘤栓子。超声成像显示肾脏体积明显增大、肾回声减低及皮髓质分界消失。肾静脉内可见血凝块回声，但血凝块可以为等回声而不能显示。

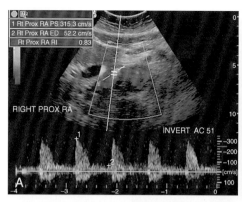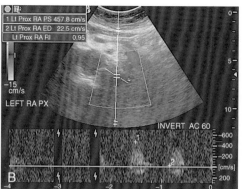

**图62-11** 伴有双侧肾动脉狭窄的难治性高血压和进展期动脉粥样硬化疾病的患者。A, B. 双肾动脉近段（RA）彩色多普勒超声和频谱波形分析显示右侧收缩期峰值流速为315.3 cm/s，左侧收缩期峰值流速为457.8 cm/s

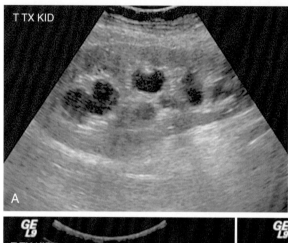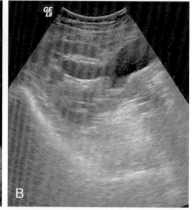

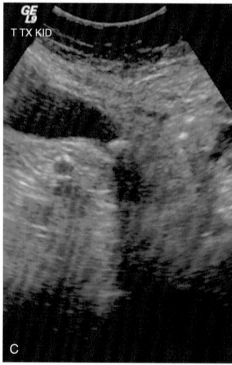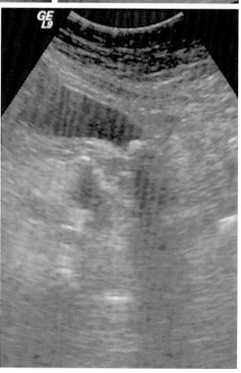

**图62-12** 64岁右下腹肾移植患者。A, B. 矢状面和横断面超声图像显示中度肾积水。C. 横断面超声图像显示右侧肾盂输尿管交界处梗阻性结石

（8）移植：肾移植已成为终末期肾脏疾病患者重要的治疗手段。移植肾通常置于左侧或右侧下腹部腹膜外间隙，端-侧吻合于髂外血管，并在膀胱顶部行输尿管膀胱再造术。肾移植并发症的评价和指导干预首选腹部右下或左下腹表浅部位超声成像。约

90%的梗阻发生于输尿管远侧1/3，约50%发生于输尿管移行入膀胱的部位。输尿管梗阻最常见的原因包括术后吻合口水肿、瘢痕、技术失误及输尿管扭结。少见原因包括结石、血凝块、真菌球、肾乳头坏死及外源性压迫（图62-12）。值得注意的是，正常情况下去

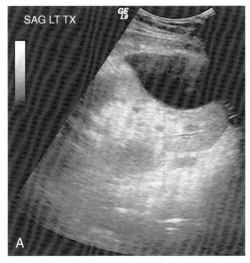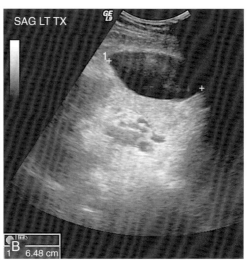

**图62-13** 48岁左下腹肾移植患者。A, B. 矢状面超声图像显示非特异性移植肾的肾周积液

神经支配的肾脏因输尿管张力降低而出现轻度肾积水,并伴有膀胱扩张。实际检查中,应该进行尿液排空后成像。移植患者肾周积液常见,约50%的肾移植患者可见(图62-13)。积液性质包括血肿、尿性囊肿、淋巴囊肿及脓肿。肾移植患者血管性并发症发生率为1%～2%,包括肾动脉狭窄、肾静脉血栓形成、肾动脉血栓形成及活检后动静脉瘘或假性动脉瘤。多普勒和彩色多普勒超声成像能够很好地评价此类并发症。

---

**要点**

- 肾静脉解剖变异包括多支右肾静脉(30%)、环主动脉左肾静脉(17%)和主动脉后左肾静脉(3%)。
- 与邻近的肝脏、肾脏相比,正常肾皮质通常呈等或稍低回声;肾回声超过肝脏常提示肾实质性病变。

---

**(六) CT** CT是评价肾脏和泌尿道大多数病理过程的主要影像学手段。现今CT扫描通常采用多排探测器扫描仪(MDCT),可实现各向同性成像,进而实现常规多平面重建,并且在需要的情况下可以获得动态增强检查的多个时间点图像。

肾脏或泌尿道CT成像的常见适应证包括疑似肾绞痛,腹部创伤,肾肿瘤的检出和定性,肾脏、输尿管或膀胱恶性肿瘤分期,肾脏移植或保留肾脏手术术前计划。

1. 技术因素 肾脏和泌尿道CT成像可采用或不采用静脉注射碘对比剂来完成。扫描参数的制定必须满足诊断需求,如调整kVP、mAs、螺距及对比剂注射后开始扫描的时间。每次检查应该与临床需求相匹配,并遵循ALARA(尽可能低的合理剂量)辐射剂量原则(即放射剂量最优化原则)。

肾脏和泌尿道完整的CT评价包括肾血管、肾实质、尿路集合系统。CT成像分别在动脉期(15～25 s)、皮髓期(30～60 s)、实质期(80～120 s)和延迟/排泄期(3～10 min)实现。

一般而言,检查因尿石症导致的肾绞痛患者无需使用对比剂。

肾脏和泌尿道的多期相、多探测器容积CT扫描评价被称为CT尿路造影。这种通过注射对比剂增强后对肾实质和尿路上皮进行独立的、多期的、全面动态的评价技术得到了广泛关注。CT尿路造影通常应用于血尿或已知尿路上皮恶性肿瘤的评价。

2. 检查技术和适应证

(1)尿石症和可疑肾绞痛:急性胁腹痛是一种常见的临床表现,是急诊CT检查的指征。在输尿管结石,包括小结石或腹部平片上透X线结石(如尿酸结石)的检出方面,CT比腹部平片和(或)IVP更敏感(图62-14和图62-15)。大多数情况下CT无需静脉注射对比剂即可对阴性结石提供一个备选的诊断检查方法。CT检测输尿管结石的敏感性为100%,而IVP为67%、腹部平片为62%。膀胱俯卧位CT成像有时有助于确定输尿管膀胱连接区域的结石是在输尿管中还是独立地位于膀胱内。如果输尿管显示困难,静脉注射碘对比剂可明确高密度核心位于集合系统内部或外部。尿路钙化的密度测量被用于判断结石的成分,不过在体内检测结果的成功率低于离体。双能量CT的应用已经改善了对在体肾结石成分的检测。

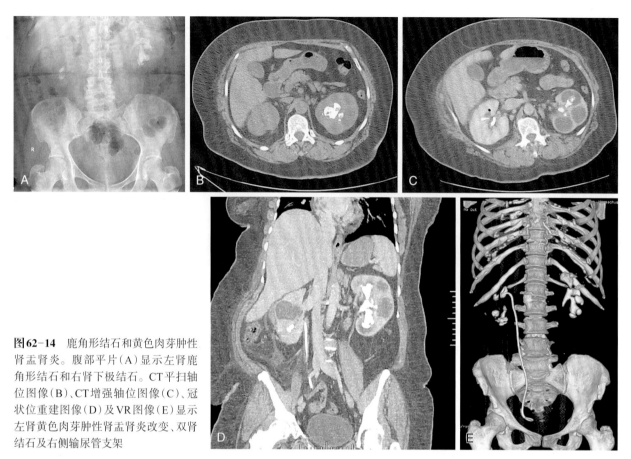

**图62-14** 鹿角形结石和黄色肉芽肿性肾盂肾炎。腹部平片（A）显示左肾鹿角形结石和右肾下极结石。CT平扫轴位图像（B）、CT增强轴位图像（C）、冠状位重建图像（D）及VR图像（E）显示左肾黄色肉芽肿性肾盂肾炎改变、双肾结石及右侧输尿管支架

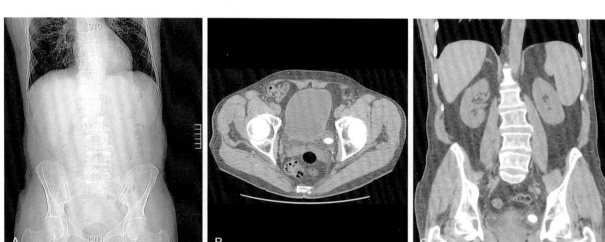

**图62-15** 定位像（A）显示尿酸盐膀胱结石，呈轻度不透射线表现。CT平扫轴位图像（B）和冠状位重建图像（C）显示膀胱左外后侧壁憩室内大小约17 mm×12 mm的结石，CT值400 HU

（2）肾脏肿块的定性：CT薄层平扫和动态增强是肾脏肿块定性的理想技术（图62-16）。CT平扫能够检测钙化，并提供密度测量基线以利于病灶强化程度和模式的评价。皮髓期能理想评价病灶的血供、血管侵犯及血管解剖变异。某些病变，尤其较小肿瘤或乳头状肾细胞癌（RCC）在皮髓期较难与正常肾髓质鉴别，需要结合延迟期图像来评价。肾实质期图像对小病灶检测最敏感。排泄期图像用于评价肿瘤是否侵犯肾集合系统。对肾肿块内感兴趣区的密度测量可以明确定性某些病变。例如，边缘清楚的水样密度肿块（HU≈0）、无强化是单纯性囊肿的特征。CT能够明确病灶是否多发，并能够发现其他异常，如淋巴结肿大或静脉血栓。总的来说，大部分肾细胞癌（RCCs）是透明细胞亚型，密度不均，部分区

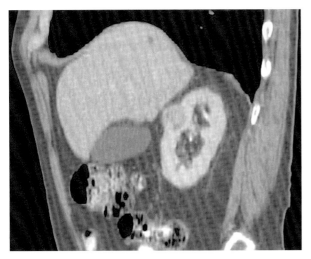

图62-16 增强CT矢状位重建图像显示界限清楚的球形肾肿块。病理证实为肾细胞癌

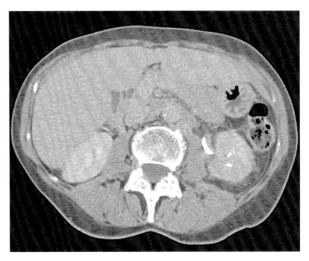

图62-17 增强CT轴位图像显示左肾中央性浸润性肿块，正常肾窦脂肪消失。病理证实为移行细胞癌

域强化，而坏死囊变区无强化。乳头型RCC典型表现为少血供、密度均匀。嫌色细胞型RCC可表现为典型的轮辐样强化，常与嗜酸细胞瘤相关联。集合管癌和肾髓样癌呈侵袭性生长，因瘤内出血、坏死及少血供而表现为密度不均（肾脏肿瘤会进一步在第63章讨论）。CT诊断RCC的准确性超过95%。CT尿路造影是尿路上皮恶性肿瘤，特别是移行细胞癌（TCC）的检测和分期的理想方法。肾脏TCC通常表现为肾窦内的中央软组织肿块，正常肾门结构消失或肾门结构、肾窦脂肪移位。肿块可很难显示或很难与正常肾实质区分，产生所谓的无脸肾（faceless kidney）（图62-17）。肾盏或肾盂内的TCC可表现为无蒂或息肉样充盈缺损，或尿路上皮弥漫性增厚。病灶可致集合系统狭窄或梗阻。肾实质浸润在肾实质期显示清楚，而局限于肾内集合系统或肾盂的病灶排泄期显示良好。CT亦能显示壁外扩散和区域淋巴结转移。

（3）血尿和尿路上皮肿瘤评价：多层螺旋CT尿路成像能够获得薄层图像，对尿路上皮病变的检测较传统CT敏感性更高。因此，CT尿路造影在血尿评价方面很大程度上取代了IVP。采用多平面重建技术可以对肾脏和尿路做出最佳的评价。

（4）术前计划（保留肾手术、供肾手术）：除了切除可疑或明确恶性肾肿瘤的保留肾手术外，供肾肾切除术在大的医疗中心渐渐普遍起来。自1995年首次报道以来，腹腔镜供肾切除术已成为降低肾脏捐赠障碍的主要手术方式，从而满足日益增多的终末期肾功能衰竭患者对肾移植的需求。鉴于腹腔镜肾切除术手术视野的限制，势必要求术前准确评价

供体的肾脏解剖。MDCT能够准确评价供体的肾动脉、静脉、集合系统及肾实质（图62-18）。单一双侧肾动脉见于70%～75%的个体，解剖变异包括多条副肾血管，见于其余的25%～30%病例。肾静脉解剖在动脉期可以显示；然而，较小的腹膜后静脉结构在静脉期或实质期显示更佳。左肾静脉通常长于右肾静脉，这是外科医师宁愿选择左肾移植的原因之一。环主动脉、主动脉后肾静脉或副肾静脉不应作为排除供肾的因素，但应该报告以便于制订详细的术前计划。

（5）CT膀胱造影：CT膀胱造影为膀胱逆行碘对比剂充盈后的CT扫描。该技术应用于钝性或穿透性腹盆腔创伤后疑似膀胱破裂的患者，典型临床表现为血尿、盆腔积液和（或）骨盆骨折（图62-19和图62-20）。传统X线透视膀胱造影是膀胱损伤评价的金标准；不过，这项技术耗时，需要从CT检查室向X线透视床转运急诊患者，且受限于骨折碎片和固定装置。一些研究已经表明CT膀胱造影和常规X线透视膀胱造影在检测膀胱破裂方面的诊断准确性相似，达到或接近100%。与传统膀胱造影相似，准确检测膀胱损伤需要用300～400 mL的稀释对比剂（通常要求2%～4%重量/体积）充盈膀胱。如果怀疑尿道损伤，应避免放置球囊导尿管。逆行尿道造影评价后进行常规膀胱造影可能更有效。在膀胱破裂的病例中，CT膀胱造影可见对比剂漏入腹膜内间隙（盆腔肠襻周围，肠系膜皱褶处，或结肠旁沟内），和（或）漏入腹膜外间隙（膀胱周围间隙或沿着腹壁筋膜弥散到腹壁、盆壁或进入阴囊），或者同时漏入腹膜内间隙和腹膜外间隙。

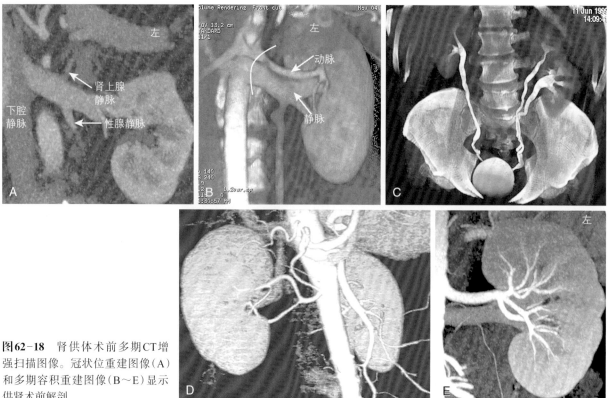

**图62-18**　肾供体术前多期CT增强扫描图像。冠状位重建图像（A）和多期容积重建图像（B～E）显示供肾术前解剖

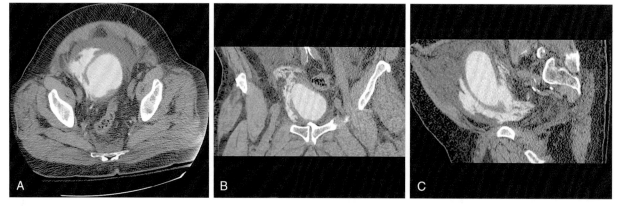

**图62-19**　CT膀胱造影轴位（A）、冠状位重建（B）及矢状位重建（C）图像显示膀胱右外后侧壁破裂，伴对比剂外渗进入腹膜外间隙

（6）创伤：CT较IVP或超声检查更敏感、更特异，因而成为肾脏钝性或穿透性创伤首选的影像检查方法。按照放射学分类或创伤手术分类系统，肾损伤可根据CT表现进行分类。大多数肾损伤轻微，包括肾挫伤、轻微挫裂伤（仅累及皮层）、包膜下血肿及小亚段肾梗死。更显著的损伤包括累及至髓质或集合系统的较大挫裂伤、伴或不伴有尿外渗，及节段性肾梗死。严重的肾损伤包括肾碎裂（多个较深的挫裂伤）或肾蒂损伤导致肾血管断裂（即主肾动脉撕裂或内膜损伤导致远端血栓形成）。最后，CT可以显示肾盂输尿管移行处撕裂或裂伤，伴有尿液外溢。

（7）感染：尿路感染是最常见的泌尿外科问题。感染通常为单纯性且局限于膀胱，通常继发于大肠杆菌感染。单纯性感染行常规临床影像没有必要。然而，怀疑细菌性肾盂肾炎且对初次抗生素治疗无效时，CT能明确排除严重并发症。在疑似肾盂肾炎时，标准的肾实质期CT扫描足以明确诊断（图62-21）。肾盂肾炎的CT表现包括肾脏体积增大、条纹状或延迟强化、延迟排泄、集合系统扩张和不显影。

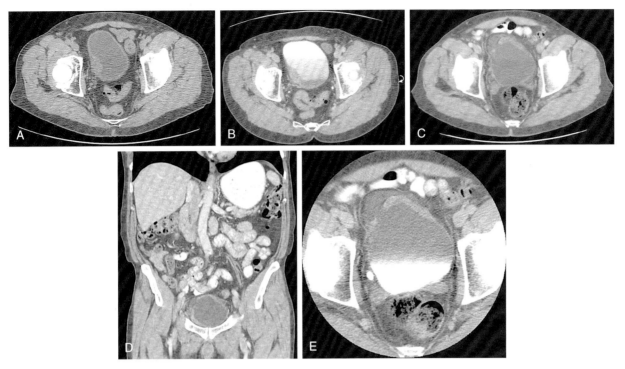

**图62-20** 仰卧位CT平扫（A）和俯卧位延迟期CT增强（B）图像显示4.0 cm×1.8 cm×3.5 cm的膀胱移行细胞癌，起源于膀胱右外上侧壁。注意膀胱内透明和不透明尿液分层。经尿道肿瘤切除和膀胱内化疗药物灌注后，患者出现膀胱炎和膀胱右前外侧壁破裂。CT增强轴位图像（C）和冠状位重建图像（D）及小视野延迟期（E）图像显示膀胱壁增厚，伴膀胱壁不连续性断裂。由于膀胱内对比剂分层，对比剂外溢未能显示。CT膀胱造影或俯卧位成像可更好地显示含对比剂尿液的腹膜外漏

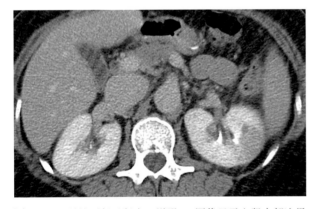

**图62-21** 局灶型肾盂肾炎。增强CT图像显示左肾中部边界不清的低密度灶。有时，局灶性肾盂肾炎会被误认为浸润性肾肿块

---

**要点**

- 肾脏肿块定性方面，平扫CT用于检出钙化。CT动态增强扫描用于评价肿瘤血供及肾肿瘤并发症，如肾静脉血栓形成或集合系统受侵犯情况。

- CT膀胱造影检测膀胱损伤的准确性接近100%，但需要使用浓度为2%～4%的碘对比剂300～400 mL充分充盈膀胱。

---

**（七）MRI**

1. 技术因素 肾脏和尿路MRI分为上尿路、输尿管、膀胱的形态学MRI和MR尿路造影，MR尿路造影应用于评价集合系统和尿路上皮。

MRI在肾癌分期的一些方面优于CT，包括肾静脉和下腔静脉肿瘤侵犯的评价，以及肿瘤与肾周脂肪、肾窦或集合系统的鉴别。

VHL综合征或结节性硬化症患者可每年行MRI随访而非CT随访，这可减少患者的电离辐射。

MRI的潜在问题是，无法屏气（如重症监护病房的患者）的患者不能作为MR检查的理想对象，由于呼吸运动伪影会影响图像质量。现代MDCT扫描仪的球管旋转时间为亚秒级，扫描时不易产生运动伪影。

体内有铁磁性植入物或体表有铁磁性物或植入心脏起搏器的患者，为MRI检查的禁忌证，但CT检查无禁忌。而且，有报道发现，肾源性系统性纤维化，亦称为肾源性纤维化皮肤病，被认为与肾功能不全患者应用钆对比剂有关，这使得MRI相对于CT在肾功能衰竭患者中的优势不明确。

（1）上尿路、输尿管和膀胱的形态学MRI：肾脏和上尿路全面的MRI评价包括肾血管、肾实质及尿

路集合系统。应用体部相控阵线圈以使信噪比最大化。屏气轴位梯度回波T1WI平扫序列常规采用同相位和反相位图像。轴位和（或）冠状位屏气脂肪抑制T2WI序列采用快速自旋回波技术。脂肪抑制梯度回波T1WI序列应用于钆对比剂注射前后的MR扫描。动态增强图像采集时相分为动脉期（15～25 s）、皮髓期（30～50 s）、肾实质期（80～120 s）及延迟/排泄期（3～5 min）。

（2）MR尿路造影（MRU）：最常用的两种技术是静态液体MR尿路造影和排泄性MR尿路造影。静态液体MR尿路造影采用T2WI序列，该序列中液体呈高信号。T2WI序列是集合系统扩张患者的理想成像技术。屏气T2WI MR尿路图像可通过厚层块单次激发快速自旋回波技术或薄层技术来获得。薄层数据集组通过3D呼吸门控序列实现，该组数据随后使用最大密度投影（MIP）法形成整个泌尿道图像。3D呼吸门控序列也可用以获得电影回放图像，其有助于显示尿路的狭窄。其局限性在于任何液体充盈的结构均可干扰尿路图像，因为T2WI序列对于尿液并无特异性。检查前静脉注射（非口服）水剂可避免这种潜在缺陷。后处理技术也应用于排除其他含有液体的结构。排泄性MR尿路造影应用静脉注射钆对比剂，在对比剂排泄期间集合系统显影。利尿剂能使输尿管充分扩张，同时能促进对比剂的稀释及在集合系统内的分布。3D T1WI梯度回波序列是成像的基本方法。脂肪抑制有利于显示输尿管。

2. 病理生理学和病理学　肾脏MRI在实性肾肿块定性、肾细胞癌分期及囊性肾肿块评价方面扮演着重要角色。

3. 实性肾脏肿块评价　实性肾脏肿块评价的两个关键特征为是否含有脂肪和是否有强化。

肉眼可见的脂肪在T1WI上呈高信号，脂肪抑制序列上见信号丢失。同相位和反相位化学位移成像是另一种确定肉眼可见脂肪的方式。反相位化学位移成像时在脂肪与液体或软组织界面出现"印度墨汁"伪影。反相位图像上信号丢失并不支持肉眼可见脂肪的存在，不过其提示细胞内或者体素内脂肪的存在。肾脏病灶内肉眼可见脂肪是血管平滑肌脂肪瘤的特征性表现。

减影技术有助于确认病灶内的强化，即减除T1WI固有的高信号或去除先前存在的T1WI高信号。这些病灶中，减影图像上存在的任何信号均提示强化（图62-22）。

由于肾细胞癌具有多种组织学特征，且有坏死、出血或瘤内脂质成分等多种改变，因而其MRI表现呈多样性。尽管肾细胞癌的表现呈多样性，但其在T1WI上典型表现为低信号或等信号，T2WI呈不均质高信号，注射对比剂后有强化。

肾细胞癌分期：与CT相比，MRI在肾细胞癌分期中的主要优势是由于对血流的敏感性和更好的组织对比度，可以更好地检测癌栓，从而可以更好地检测邻近器官的侵犯或肾周脂肪受累（图62-23）。淋巴结转移评价方面，MRI和CT作用相似（图62-24）。因周围的高信号脂肪背景，淋巴结肿大在T1WI显示更清晰。

4. 囊性肾脏肿块评价

（1）单纯性囊肿：肾囊肿是成人最常见的肾脏肿块。MRI不适用于进一步明确超声或CT已做出诊断的单纯性囊肿。单纯性囊肿T2WI呈均匀性高信号，T1WI平扫呈均匀低信号。囊肿壁菲薄、难以显示。

（2）复杂囊肿：超声或平扫CT图像上，复杂囊肿常常较难与囊性或坏死性肾细胞癌鉴别。仔细评价肿块内是否存在强化组织很重要，因为其可提示恶性病变。如果肾肿块内存在钙化，则强化在CT上显

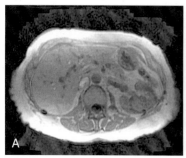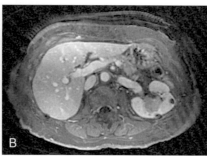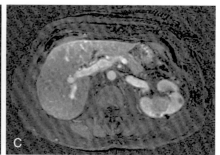

**图62-22**　A.T1WI显示左肾等－稍高信号肿块。B.钆对比剂注射后，与肾实质相比肿块呈低信号，强化显示不清楚。C.减影图像显示肿块内存在强化信号

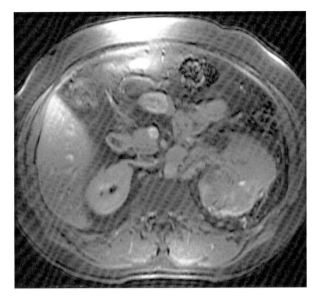

**图62-23** 左肾大的不均匀信号肿块（肾细胞癌），肿瘤栓子突入左肾静脉

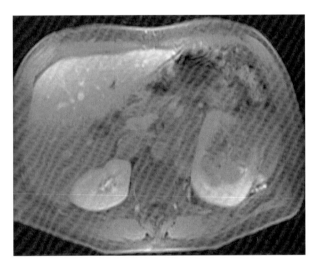

**图62-24** 左肾巨大不均质肿块（肾细胞癌）伴广泛腹膜后淋巴结肿大

示不佳。相反，MRI对钙化敏感性差，从而能消除CT图像上致密钙化及其伴随的条状伪影对强化的影响。囊肿的信号特点因蛋白质或出血而异，其可缩短T1，引起不同程度的T1WI高信号。T2WI图像上，出血性囊肿表现为较实性肾细胞癌更高的信号。肾细胞癌也可伴有出血。

**5. 应用MRU评价输尿管或尿路上皮**

（1）结石检测：T1WI和T2WI上，输尿管结石典型表现为信号丢失。MR尿路造影结石表现为充盈缺损，由于肿瘤和血凝块有类似表现，因此该征象没有特异性。T1WI平扫图像上，血凝块表现为高信号，这有助于与结石相鉴别。肿瘤通常出现强化，而结石无强化。尿路结石症的继发性表现包括尿

路梗阻征象：T2WI见肾周积液、结石近端集合系统扩张。

（2）尿路梗阻的非结石性原因：MR尿路成像对非结石性尿路梗阻较CT更具特异性和敏感性。良性原因包括炎症性狭窄、感染、放疗后或术后改变及外在压迫。良性狭窄呈光滑、渐进性狭窄改变，不伴有软组织肿块。尿路梗阻的肿瘤性病因可以为良性或恶性。当评价肿瘤性梗阻时，采用软组织评价序列和尿路成像序列非常重要。大多数肿瘤注射对比剂后有强化。大多数尿路上皮恶性肿瘤是移行细胞癌。近侧输尿管扩张伴高脚杯征（goblet sign，即输尿管远端腔内病变时对比剂的杯口状积聚）可见于输尿管移行细胞癌。移行细胞癌常常为多灶性，因此全尿路综合评价至关重要。膀胱、宫颈及前列腺癌亦是恶性输尿管梗阻常见原因。

（3）先天性畸形：MR尿路造影可用于评价先天性泌尿道异常，如重复肾、肾缺如或异位肾、输尿管肾盂交界处梗阻或输尿管异常。MR尿路造影无电离辐射使得该项技术在小儿人群应用广泛。

**6. 膀胱评价**

膀胱癌MRI：膀胱移行细胞癌是最常见的泌尿生殖系统恶性肿瘤，在美国占膀胱癌的90%以上（图62-25）。膀胱癌的其他组织学类型包括鳞状细胞癌（常见于地方性血吸虫病流行区）、腺癌，及罕见的肉瘤。膀胱转移瘤和淋巴瘤少见。膀胱移行细胞癌分期使用TNM分期系统。膀胱活检标本在T分期方面不准确，因为标本不能对膀胱肌层侵犯进行评价。T分期的关键是确定肿瘤浸润的深度。原位癌（Tis）、浅表乳头状肿瘤（Ta）及肿瘤黏膜下浸润（T1）被认为是浅表肿瘤，可经尿道切除。浅表（T2a）或深部肌层（T2b）浸润或肿瘤侵犯膀胱周围脂肪（T3）通常行根治性膀胱切除术并应用或不应用新辅助化疗。淋巴结转移或转移性肿瘤行姑息性放疗和化疗。浅表肿瘤占膀胱癌的60%～80%，其中20%～40%的患者有肌层侵犯（图62-26）。膀胱肌层浸润是膀胱移行细胞癌分期最重要的征象。膀胱逼尿肌在T1WI呈低至中等信号，T2WI呈低信号。与逼尿肌病变相比，膀胱移行细胞癌通常在T1WI呈等信号和T2WI呈高信号。逼尿肌完整的边界呈低信号，常提示浅表肿瘤，而肿瘤的高信号深入到低信号的逼尿肌是肌层浸润的征象。乳头状形态伴纤维性蒂结构、T2WI低信号是良性病变的征象，此类病变95%无肌层浸润。动态增强MR图像显示膀胱癌强化早于正常肌层或活检后炎症和肉芽组织。浅表肿瘤中，延迟期图像

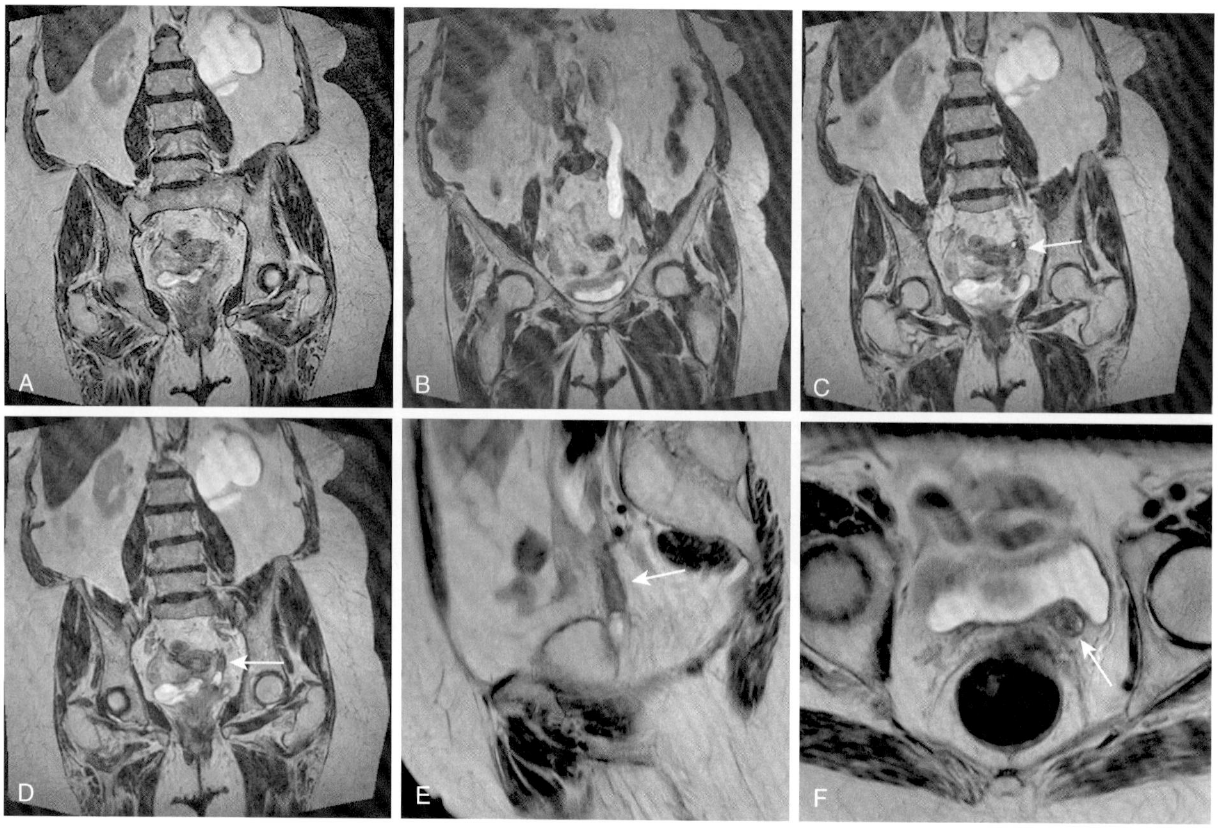

图62-25 移行细胞癌。冠状位和轴位T2WI图像显示左肾积水（A）和左输尿管积水（B），输尿管末端见T2WI低信号肿块（图C～F，箭头处）

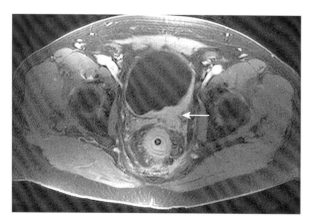

图62-26 钆对比剂注射后，脂肪抑制MR图像显示膀胱左后壁增厚，伴左侧精囊腺侵犯（箭头处）

会显示黏膜下层持续强化。7%的膀胱癌发生于憩室内，泌尿科医师通过膀胱镜检查确定这些肿瘤极具挑战性。由于黏膜长期暴露于不流动的尿液，膀胱憩室发生癌症的风险增加。

脐尿管腺癌可发生于脐尿管残留，位于膀胱顶至脐走行区。脐尿管腺癌罕见，通常为分泌黏液的腺癌，表现为T2WI高信号伴有强化。肿瘤内可见营养不良性钙化，CT显示清楚。

7. MR肾血管造影 在肾血管性高血压和缺血性肾病的评价方面，MR肾血管造影较传统肾血管造影创伤小。肾动脉狭窄是高血压的原因之一，见于1%～5%的患者。约16%的终末期肾病患者有缺血性肾病。75%的肾动脉狭窄由动脉粥样硬化引起，常影响老年人，而肌纤维发育不良占25%，常影响年轻人。

MR肾血管造影使用钆对比剂静脉团注，当对比剂流经动脉和肾脏并最终排泄时，使用4～6个屏气序列采集完成图像。肾动脉狭窄检测的敏感性和特异性分别为94%和92%。该技术的局限性包括肌纤维发育不良的诊断、肾动脉支架的磁敏感效应（信号人工缺失可被误认为狭窄）、狭窄的过度评价，肾动脉明显狭窄（导致肾血管性疾病）和肾动脉粥样硬化的鉴别。因为大多数MR血管造影技术的分辨率为1.5～2.5 mm，所以MR血管造影对轻度肌纤维发育不良或小动脉血管变化（如结节性多动脉炎）的评价不太理想；同样，评价附属小血管价值也有限。

**（八）核医学**

1. 技术现状 核医学成像的基础是利用放射性物质在靶器官的浓聚，能够在不改变内环境的条件下描述器官的生理过程。有几种放射性示踪剂以及不同的成像技术被用于评价肾脏及泌尿道，并提供独一无二的病理生理学信息。泌尿道的放射性核素成像，在测量肾功能、评价集合系统的通畅程度及功能、监测移植肾的功能及评价肾血管性高血压方面具有很大的价值。

肾脏动态显像：已有多种放射性示踪剂被用于肾脏动态显像，并且根据它们基本的排泄机制，分为两大类——肾小球性和肾小管性。锝-99 m（$^{99m}$Tc）标记的二乙烯三胺五乙酸（$^{99m}$Tc-DTPA）是最常用的肾小球性示踪剂。它可以用于评价灌注及肾小球滤过功能。现已经发现$^{99m}$Tc-DTPA测算的肾小球滤过率与菊粉清除率密切相关。该试验既可应用于肾脏成像，亦可用于测量血清标本的放射性活性，并用于个别肾功能不显像时计算肾小球滤过率。$^{99m}$Tc-DTPA成像的局限性在于肾脏对它的滤过率较低（约20%），在肾功能受损的患者中它的滤过率更低。低滤过率导致图像的对比度比肾小管性示踪剂的图像对比度要低。$^{99m}$Tc-MAG3（巯基乙酰三甘氨酸）几乎特定地只从肾小管排泄，并且是目前肾脏动态显像选用的示踪剂。与肾小球性示踪剂如$^{99m}$Tc-DTPA相比，它有较高的萃取分数（40%～50%），并且受肾功能不良的影响也更小。因此，图像具有更高靶器官-背景比以及更可靠的定量信息。成人静脉内注射$^{99m}$Tc-MAG3或者$^{99m}$Tc-DTPA的标准剂量是10 mCi（370 MBq）。在放射性示踪剂团注期间及之后，利用伽马相机获取一系列的后面观图像，视野覆盖双侧肾脏及膀胱。在评价盆腔移植肾的时候，则需要获取前面观的图像。在检查的最初阶段即血流相，以1～3 s/帧的速度获取快速（动态）的图像，持续1 min。随后的功能期和排泄期，由至少20 min的10～30 s/帧的图像组成。在每侧肾脏画出感兴趣区，生成时间-活性曲线，反映了放射性示踪剂从进入肾脏到排泄的全过程。这样可以评价血流，计算肾脏功能和排泄率。针对不同的医疗中心及区域性政策，对于注射示踪剂后给予速尿有不同给药时间。

2. 肾皮质核素成像 肾皮质核素成像通常用于评价婴幼儿和儿童的急性肾盂肾炎和肾瘢痕。尽管肾小管性示踪剂，例如$^{99m}$Tc-MAG3，可以提供关于肾皮质的信息，但$^{99m}$Tc-二巯基琥珀酸（$^{99m}$Tc-DMSA）才是肾皮质核素成像的首选示踪剂。给予的药物活性为1～5 mCi（37～85 MBq）。大约一半的示踪剂结合在近端肾小管，其余的在尿液中排出。肾小管性酸中毒可降低示踪剂与肾皮质的结合，从而导致示踪剂排泄增加。

注射示踪剂2～3 h之后，利用平行孔或者针孔（首选）准直器获取后位及后斜位的静态图像。画出每侧肾脏的感兴趣区，然后估计双肾不同的皮质摄取率。在此期间患者仍需保持静止，对于年龄较小的儿童有时需要镇静。对于肾盂积水患者，延迟扫描或者给予速尿后的检查图像可能有所帮助，因为增加的示踪剂聚集在扩张肾盂中可错误地使肾功能减低的诊断倾向肾脏积水。

3. 放射性核素膀胱造影 放射性核素膀胱造影术适用于诊断和观察膀胱输尿管反流（VUR）的患者。目前有两种不同技术：直接法（或逆行）或间接法（或顺行）。

间接法放射性核素膀胱造影优势在于无需插入导尿管。检查时，静脉注射$^{99m}$Tc-MAG3（或$^{99m}$Tc-DTPA），当患者准备排尿时，获取从排尿开始一直到排尿结束的动态后面观图像。并且可以同时得到标准的动态肾显像，提供肾灌注的相关信息及功能分数。不过，间接法放射性核素膀胱造影需要患者经过排尿训练并且只能在排尿期确定反流，这些因素限制了该技术的应用。

在直接法放射性核素膀胱造影中，通过导尿管灌注锝放射性示踪剂（$^{99m}$Tc-高锝酸盐、$^{99m}$Tc-DTPA或者$^{99m}$Tc-硫胶体）进入患者膀胱内，直到膀胱最大限度充盈。随后获得充盈期、排尿期及排尿后的后面观动态图像，可以进一步确定残尿量和反流量。

4. 临床应用

（1）肾脏动态显像：利尿性肾显影用于进一步评价偶然发现的集合系统扩张或者临床已知存在部分性尿路梗阻的患者（肾盂输尿管交界区梗阻或肾盂肿瘤的患者）。由于梗阻时功能的紊乱，利尿性肾显影是唯一适合提供这些信息的检查。

1）尿路梗阻：正常的肾脏动态显像，在腹主动脉团注示踪剂1～3 s后经肾动脉到达肾脏。肾实质能摄取血液中的示踪剂，肾实质摄取峰值在3～5 min，然后迅速下降，在这个时期计算肾功能差异，摄取50%±5%认为是肾功能正常的分界线（图62-27）。检查前及检查后的几何均数比后期图像得到的结果更准确。每一侧肾脏的时间-活性曲线都应该是对称的，都有相似的形状和斜率。轻微的不同可以视作

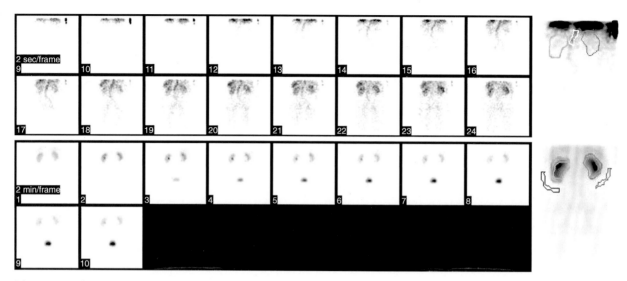

**图62-27** 正常肾功能患者动态肾闪烁（MAG3）显像。上排图像显示示踪剂迅速、对称性流入双侧肾脏。下排图像显示示踪剂正常的摄取和排泄。其功能分界线为50%/50%

是肾脏大小及深度的正常变异，或者是患者体位、感兴趣区的不同所致。

2）肾血管性高血压：血管紧张素酶抑制剂（ACEI）肾图检查可以排除肾血管性高血压，它是引起继发性高血压的原因。研究表明，血管紧张素酶抑制剂肾图对诊断有较高的阴性预测值。基于卡托普利能降低滤过压，放大肾灌注的差异，它可以提供生理状态下的信息。ACEI肾图可以用来预测肾血管性高血压患者的反应性血管增生。肾功能不全及双侧肾动脉狭窄可能产生非诊断性的血管紧张素酶抑制剂肾图。

3）肾移植评价：肾动态显像能够评价移植肾的药物和手术并发症。由于移植肾通常位于髂窝，检查时患者需仰卧位以便获得前面观图像。在正常的肾移植动态显像图上，团注的示踪剂在髂血管显示的同时可以在肾脏显像。示踪剂在4～8 min排泄入膀胱提示为正常排泄。超急性排斥反应在手术后立即发生，因供肾无灌注而无任何摄取。移植肾在分泌期和排泄期表现为灌注缺损区。急性和慢性排斥反应表现相似，为灌注和肾功能降低，不过这个过程比较轻微和缓慢。急性肾小管坏死是因取肾和移植肾所需时间延长致移植物缺血时间延长所致，发生率高（图62-28）。其发生于术后3～4 d，随后数周内逐渐恢复。急性肾小管坏死核素显像表现为正常或轻度肾灌注降低，肾实质放射性示踪剂摄取大致正常，而排

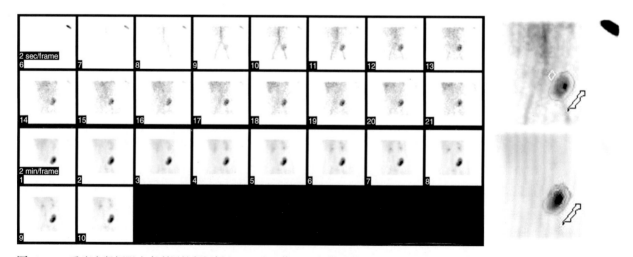

**图62-28** 重度右肾梗阻患者利尿性肾闪烁（MAG3）显像。A. 初始图像显示流入右肾的示踪剂减少。功能图像显示右侧肾脏示踪剂残留，并且右肾没有排泄。B. 注射速尿后的图像显示示踪剂持续摄取但没有排泄。右肾盂充满无放射性示踪剂的尿液，表现为中央型充盈缺损

泄显著降低或无排泄。肾动态显像亦可检测术后并发症，如尿性囊肿、肾血肿及输尿管梗阻。尿性囊肿发生于术后早期，因膀胱输尿管吻合口瘘所致。核素图像显示腹腔内存在游离放射性。移植肾输尿管梗阻的评价方法与健康肾相似，都要使用利尿剂。核素显像表现为放射性物质在集合系统积聚而对利尿药物无反应。

（2）肾皮质显像：肾皮质显像是一种具有高敏感性、可重复性的局灶性肾实质损害的检查方法。肾皮质造影使用$^{99m}$Tc-DMSA示踪剂，慢性肾瘢痕有着清晰的边缘，而急性肾盂肾炎病变边缘模糊。尿道感染治疗后6个月与慢性肾瘢痕$^{99m}$Tc-DMSA影像表现相似。SPECT检查可提高敏感性，但特异性及可重复性较低，没有证据证明能比平面成像增加临床优势。正常$^{99m}$Tc-DMSA扫描显示示踪剂均匀分布在肾皮质，肾髓质及集合系统不应出现示踪剂。

1）小儿尿路感染：美国儿科学会（AAP）现行指南认为，小于2岁的儿童首次尿路感染，除了应用抗生素预防，还要进一步进行的影像检查包括：放射性核素、超声、排泄性膀胱尿道造影（VCUG）和放射性核素膀胱造影。

2）急性肾盂肾炎和肾瘢痕：临床疑似急性肾盂肾炎的患者中，65%～92%的患者$^{99m}$Tc-DMSA扫描可见异常。膀胱输尿管反流是急性肾盂肾炎的主要危险因素。肾瘢痕，也称为反流性肾病，最终会发展为高血压。新诊断为高血压的健康儿童中，$^{99m}$Tc-DMSA扫描异常的发生率为21%。肾瘢痕也与肾衰竭的发生相关。北美小儿肾移植协作组发现反流性肾病见于5.7%的终末期肾病患者。

（3）放射性核素膀胱造影：放射性核素膀胱造影用于诊断膀胱输尿管反流。其由于检查时间较长，可以发现少量的反流，因而敏感性比排泄性膀胱尿道造影（VCUG）更高。其对盆腔器官及性腺的辐射剂量更低，约为VCUG的1/20。不过针对男孩，VCUG需要作为初始检查项目，排除后尿道瓣膜导致的反流。直接法放射性核素膀胱造影术需要膀胱插管，存在感染的风险。膀胱输尿管反流（VUR）儿童常见，成人少见。儿童发生率为5%，终末期肾病成人患者发生率为10%。放射性核素膀胱造影及排泄性膀胱尿道造影（VCUG）是诊断VUR最常用的两种检查方法。VCUG与放射性核素膀胱造影相比能提供更多的解剖学细节，并且形成了标准的国际分级系统，分为Ⅰ～Ⅴ级：① Ⅰ级：反流局限于输尿管；② Ⅱ级：尿液反流至输尿管、肾盂、肾盏，而泌尿系形态正常；③ Ⅲ级：除了反流之外，输尿管、肾盂轻度扩张，肾小盏穹窿部稍变钝；④ Ⅳ级：输尿管、肾盂中度扩张，肾小盏穹窿中度变钝；⑤ Ⅴ级：集合系统重度扩张，输尿管迂曲、肾小盏扩张。VCUG（图62-29）显示Ⅳ级VUR。与VCUG相比，直接法放射性核素膀胱造影的解剖学分辨率较低。放射性核素膀胱造影将VUR分为3级，分别对应VCUG的Ⅰ级、Ⅱ～Ⅲ级（图62-30）及Ⅳ～Ⅴ级，它比VCUG更敏感。放射性核素膀胱造影的最大优势是较高的敏感性，因为它连续成像，能避免膀胱充盈期间遗漏少量反流，还能显著降低辐射剂量，尤其是对性腺的辐射剂量。

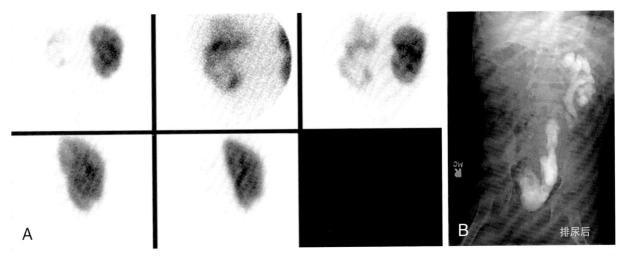

**图62-29** A. DMSA扫描显示左肾体积增大，肾皮质多发性显影缺损区。B. 同一患者的VCUG（排泄性尿路膀胱造影）显示重度膀胱输尿管反流

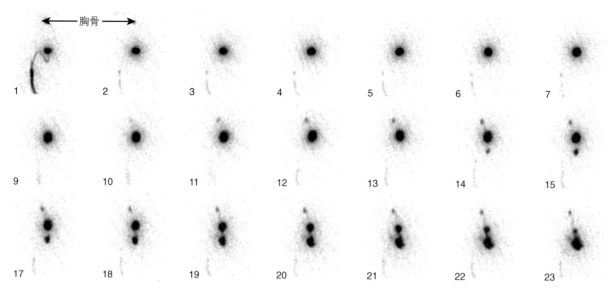

**图62-30**　直接法放射性核素膀胱造影显示中度膀胱输尿管反流。放射性示踪剂到达肾盂,但没有明显的肾盂肾盏扩张。这些表现符合输尿管膀胱反流国际分级系统的 Ⅱ～Ⅲ级

---

### 要点

- $^{99m}$Tc-DMSA扫描:用于确诊急性肾盂肾炎和评价肾瘢痕。
- 利尿性肾显像:用于检测尿路梗阻。

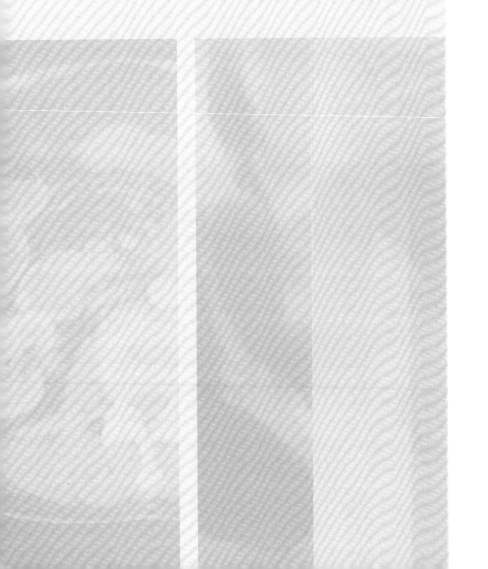

第 **18** 篇

局灶性肾疾病

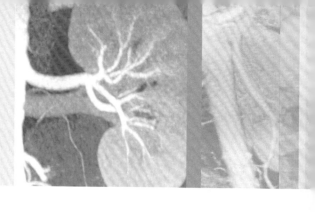

# 第63章

# 肾脏良性、恶性及囊性局灶性病变

Manish Dhyani, David P. Katz, Michelle Udeshi, A. Nick Kurup and Anthony E. Samir

本章讨论良性和恶性肾脏病灶（提要63-1），并在Bosniak分类法基础上对囊性病灶有单独的说明。

---

**提要63-1　肾脏良、恶性病变分类**

**良性病变**
- 单纯性肾囊肿
- 嗜酸性细胞腺瘤
- 血管平滑肌脂肪瘤
- 平滑肌瘤
- 中胚叶肾瘤
- 腺瘤

**恶性病变**
- 肾实质肿瘤，包括肾细胞癌亚型
- 尿路上皮癌
- 肾脏继发肿瘤
  - 淋巴瘤及白血病
- 肾脏转移瘤
- 小儿恶性肿瘤
  - 肾母细胞瘤
  - 肾母细胞瘤病
  - 透明细胞肉瘤
  - 横纹肌样瘤

---

## 肾脏良性病变

### 一、单纯性肾囊肿

**（一）病因、患病率和流行病学**　随着超声和断面成像的广泛应用，偶然发现的肾脏囊性病变在急剧增加。在50岁以上的患者人群里面，CT检查发现良性肾脏囊肿的占到27%。使用严格的诊断标准和正确的检查方法，超声、CT和MRI都可以很容易地诊

断单纯性肾脏囊肿。

**（二）影像学诊断**

1. 超声　单纯性肾囊肿的超声诊断标准包括：① 内容物无回声；② 囊壁锐利光整；③ 后方回声增强；④ 内部没有血流。

2. CT　单纯性肾囊肿在CT上表现为：① 平扫水样密度（$-20 \sim 20$ HU）；② 光整纤薄的囊壁，与周围肾实质有清晰的边界；③ 不强化。

3. MRI　单纯性肾囊肿在MRI上显示为：① 与水的信号一致；② 与周围肾实质有清晰的边界；③ 不强化。

4. 临床意义　符合任何一种影像检查诊断标准的肾脏单纯性囊肿即可确诊，不需要进行其他检查（图63-1）。

### 二、血管平滑肌脂肪瘤

**（一）病因、患病率和流行病学**　血管平滑肌脂肪瘤是一种良性肾肿瘤，它包含有血管、脂肪及平滑肌组织。80%的血管平滑肌脂肪瘤是散发的，女性比男性好发，女性与男性发病比例约4∶1。20%的患者伴发于结节性硬化，约55%～75%的结节性硬化患者同时并发血管平滑肌脂肪瘤。

**（二）临床表现**　大多数血管平滑肌脂肪瘤患者没有症状，为影像学检查偶然发现。少数患者由于病变的占位效应和肿瘤内部或肾周出血，可有胁腹痛、恶心、呕吐和发热症状。当肿瘤直径大于4 cm时，病变出血风险与大小成比例增加。

**（三）病理生理学**　孤立性肾血管平滑肌脂肪瘤通常单发，伴发于结节性硬化的血管平滑肌脂肪瘤常

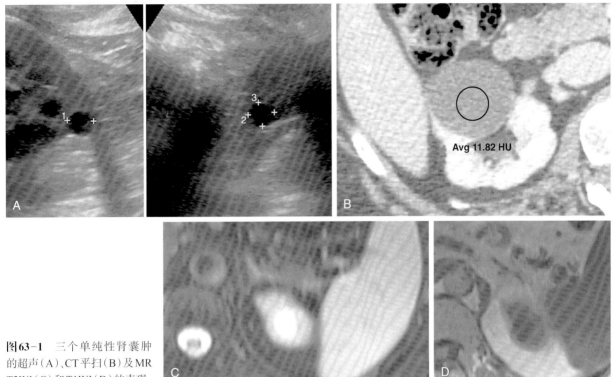

**图63-1** 三个单纯性肾囊肿的超声（A）、CT平扫（B）及MR T2WI（C）和T1WI（D）的表现

多发、巨大且双侧发病。大部分肿瘤生长在肾实质内，25%为外生性生长。

**（四）病理** 血管平滑肌脂肪瘤属于血管周围上皮细胞肿瘤（PEComas）家系，本质上是间叶细胞肿瘤。肿瘤内的畸形血管可以解释肿瘤的出血倾向。

肉眼观察，脂肪成分占优势的血管平滑肌脂肪瘤外观呈黄色均质肿块。含有不同比例脂肪、平滑肌和血管的肿瘤具有不均质病理学特征。血管平滑肌脂肪瘤界限清楚，但缺乏真正的包膜。

**（五）影像学表现** 血管平滑肌脂肪瘤的组成成分不同和合并出血导致肿瘤的影像表现多种多样。然而，如果病变内脂肪成分明显占优势时，影像表现往往具有特征性。

1. X线摄影 静脉尿路造影和腹部平片对肿瘤的诊断不敏感。

2. CT CT的价值在于确定病灶内的脂肪成分，而瘤内脂肪成分的存在几乎是血管平滑肌脂肪瘤的特征性病理征象（图63-2）。病灶内含有CT值小于−20 HU区域是血管平滑肌脂肪瘤CT平扫的典型表现。经典影像学表现是肾皮质内边界清楚伴有脂肪成分的不均质肿块。肿瘤内出血可导致病灶边缘模糊。软组织密度是由于出血、平滑肌或纤维成分所致。约5%的血管平滑肌脂肪瘤缺乏足够的脂肪组织而不能被CT所识别，从而不能与肾细胞癌鉴

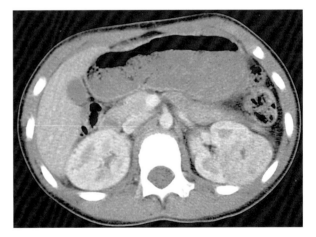

**图63-2** 血管平滑肌脂肪瘤。左肾实质性病灶，病灶中央见局灶性脂肪成分

别。瘤内无肉眼脂肪的血管平滑肌脂肪瘤出现出血时，肿瘤与邻近正常肾实质相比呈现相对高密度（图63-3）。这种肿瘤由于具有明显的平滑肌及血管成分，可以通过增强检查进一步观察。肿瘤钙化很少见，但出血后可出现。当出现明显钙化时，血管平滑肌脂肪瘤的诊断需要慎重考虑。CT是评价可能与血管平滑肌脂肪瘤有关（图63-4）的腹膜后出血有价值的检查技术。出血可能掩盖肿瘤内的脂肪成分，这种情况下不能排除肾癌的存在。

3. MRI MRI也可以发现肿瘤内肉眼可见的脂

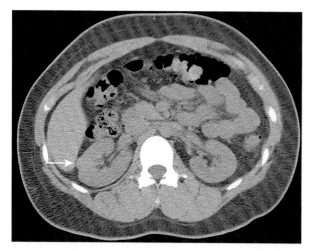

图63-3　血管平滑肌脂肪瘤。右肾(箭头处)病灶呈稍高密度,活检证实为少脂肪血管平滑肌脂肪瘤

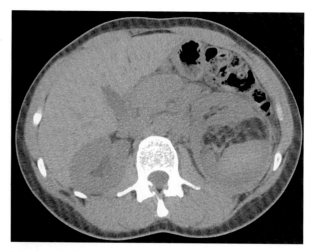

图63-4　血管平滑肌脂肪瘤。左肾后部明确显示血管平滑肌脂肪瘤。注意病灶内的出血

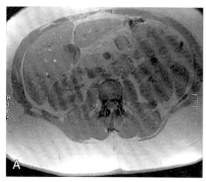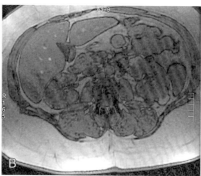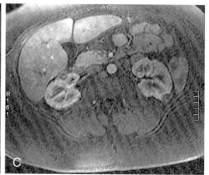

图63-5　血管平滑肌脂肪瘤。T1WI图像(A)显示左肾后部高信号病灶。反相位图像(B)显示病灶周围见印度墨汁样伪影。脂肪抑制图像(C)证实病灶内信号丢失

肪成分,T1WI、T2WI呈高信号提示脂肪组织。不过,高蛋白和出血在T1WI上也表现为高信号。在这种情况下,脂肪抑制技术非常必要。Israel等发现血管平滑肌脂肪瘤也可以通过反相位化学位移MRI来诊断,在肿瘤/肾脏界面或肿瘤内出现化学位移伪影常提示肾血管平滑肌脂肪瘤(图63-5)。肾透明细胞癌在反相位图像上也可出现信号丢失,因此,MR化学位移成像信号丢失不是血管平滑肌脂肪瘤特有的征象。

4. 超声　血管平滑肌脂肪瘤的典型超声表现为边界清楚的高回声肿块,伴有声影(图63-6)。病灶内的高回声不一定是由于脂肪成分所致,因为部分血管平滑肌脂肪瘤含有很少的脂肪或者根本不含脂肪。尽管肾细胞癌也可表现为高回声,但血管平滑肌脂肪瘤更可能出现后方声影。这些超声差异与CT信度类似,不能对肾癌与血管平滑肌脂肪瘤进行鉴别。

5. 核医学　核医学对血管平滑肌脂肪瘤的诊断价值有限。当患者需要进行外科手术时,可以用于评价肾功能。

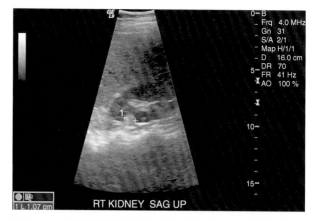

图63-6　血管平滑肌脂肪瘤。超声成像显示肾上极圆形高回声结构

6. 血管造影　血管造影典型表现为多发簇状、囊状微动脉瘤和大动脉瘤。其他血管造影表现包括富血管、漩涡状静脉湖,但动静脉瘘少见(图63-7)。

7. 影像检查选择　由于特异性的脂肪成分,薄层CT平扫是血管平滑肌脂肪瘤首选和最有效的检查

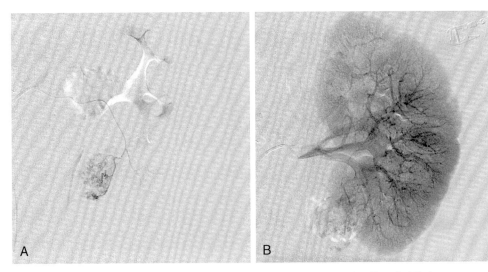

**图63-7** A、B.肾下极外生性富血供肿块,肿块内见多发异常血管及微动脉瘤

方法。尽管MRI亦可检测肿瘤内的脂肪成分,但在检测小病灶内的脂肪方面敏感性低于CT。反相位化学位移MRI被认为是检测血管平滑肌脂肪瘤有用的检查方法(表63-1)。

### 肾脏血管平滑肌脂肪瘤的典型征象

- CT或MRI表现为含脂肪的肿块。
- 超声表现为边界清楚的高回声肿块,伴后方声影。
- 肾脏病变伴发腹膜后出血(通常＞4 cm)。

**(六)鉴别诊断** 含有脂肪的罕见病变包括肾周脂肪包埋或脂肪坏死,可发生在肾癌中。其他罕见肿瘤包括肌脂瘤、脂肪肉瘤、脂肪瘤、嗜酸性细胞腺瘤及肾母细胞瘤。若血管平滑肌脂肪瘤内缺乏脂肪组织,鉴别诊断包括肾细胞癌、平滑肌肉瘤和恶性上皮样血管平滑肌脂肪瘤。

**(七)治疗** 当肿瘤较小,无症状,以及偶然发现时,无需治疗。如果病变较大存在出血风险时,可以预防性栓塞治疗。对于某些急性重症患者,在保守治疗无效后需要行肾全切术。

### 医师须知(肾脏血管平滑肌脂肪瘤)

- 多数情况下无症状患者为偶然发现。
- 病灶大于4 cm时,出血风险增高。
- 结节性硬化症患者中,血管平滑肌脂肪瘤常呈多发性、双侧性。

### 三、嗜酸性细胞腺瘤

**(一)病因、患病率和流行病学** 嗜酸性细胞腺瘤起源于肾脏集合小管或远曲小管。嗜酸性粒细胞是一种较大的转化上皮细胞,含有细颗粒状嗜酸性染色的胞质。这种细胞的数量随着年龄的增长而增加,

**表63-1** 血管平滑肌脂肪瘤影像学检查的准确性、局限性及缺陷

| 影像检查 | 准确性 | 局 限 性 | 缺 陷 |
|---|---|---|---|
| X线摄影 | 差 | 敏感性差:除非肿瘤较大;明显脂肪成分,其表现为低密度 | 外生性肿块(25%)在肾窦内不表现为占位性病变 |
| CT | 高 | 少脂肪血管平滑肌脂肪瘤;出血可掩盖瘤内脂肪 | 少脂肪血管平滑肌脂肪瘤;少数情况下,其他良、恶性病灶亦含有脂肪成分 |
| MRI | 高 | 由于容积效应,不能检出小病灶或病灶内少量脂肪;空间分辨率有限 | 同CT类似,透明细胞癌反相位成像亦出现信号丢失 |
| 超声 | | 由于高回声并非全由脂肪所致,因此不能准确评价脂肪成分的存在 | 肾细胞癌亦可呈高回声 |

可见于许多器官。

嗜酸性细胞腺瘤占肾脏肿瘤的3%～7%。发病年龄60～70岁。男性较女性多见，男女发病比例约为2:1。

（二）临床表现　约75%的嗜酸性细胞腺瘤患者无症状，为偶然发现，但患者偶尔会表现为一侧胁腹部肿块、疼痛或血尿。

（三）病理生理学　大多数嗜酸性细胞腺瘤单发。约3%病例双侧发病，5%在同侧肾脏多中心发病。肿块直径平均约7 cm，大于5 cm时常出现症状。

（四）病理　肿瘤有完整包膜，中央常出现特征性瘢痕。大体病理呈类似肾皮质的黄褐色，边缘清晰。坏死、出血和钙化少见。

（五）影像学表现

1. X线摄影　腹部平片无特异性，表现为软组织肿块，肾脏轮廓异常，肾周脂肪囊移位。钙化不常见。

2. 血管造影　典型征象包括血管呈轮辐状分布，毛细血管期肿瘤呈均质性染色，肿瘤与肾脏分界清晰锐利。不同于肾细胞癌，该肿瘤缺乏新生肿瘤血管。

3. CT　嗜酸性细胞腺瘤典型表现为边缘清楚、光滑的单发肾肿块。1/3病例可见中央星状瘢痕，但这是非特异性征象，与肾细胞癌的中央坏死很难鉴别。与正常肾实质相比，CT平扫呈等或高密度，CT增强扫描肾实质期呈低密度（图63-8）。

4. MRI　嗜酸性细胞腺瘤T1WI呈低信号，T2WI呈高信号。中央瘢痕若存在，T1WI、T2WI均呈低信号，而肾细胞癌中央坏死灶呈T1WI低信号、T2WI高信号。MR增强扫描典型表现为肿瘤均匀强化，中央瘢痕无强化（图63-9）。

5. 超声　超声检查，嗜酸性细胞腺瘤表现为边界清楚的低回声-等回声肿块（图63-10）。如果存在中央瘢痕，其可显示高回声。多普勒超声成像显示肿瘤中央放射状血管影，呈轮辐状分布。

6. 核医学　核医学不是评价肾脏肿瘤的常规方法。

7. PET-CT　PET-CT不是嗜酸性细胞腺瘤的常规检查方法。肿瘤摄取氟脱氧葡萄糖可较正常肾实质稍高。

8. 影像检查选择　CT增强扫描是肾脏实性肿瘤评价的首选影像检查技术。评价血管侵犯、淋巴结转移及病变范围等（表63-2）。

（六）鉴别诊断　嗜酸性细胞腺瘤主要与肾细胞癌鉴别。尽管CT/MRI所见的中央瘢痕和血管造影/

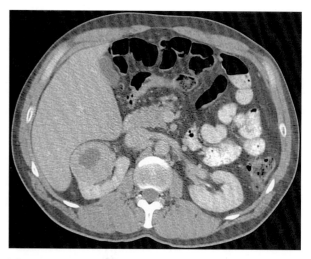

图63-8　CT增强扫描轴位图像显示右肾上极实性强化肿块，中央见低密度瘢痕

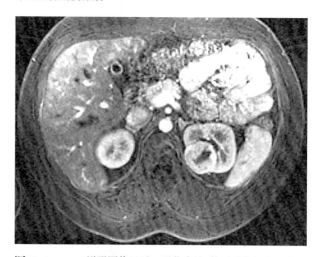

图63-9　T1WI增强图像显示一强化病灶，伴无强化的中央瘢痕

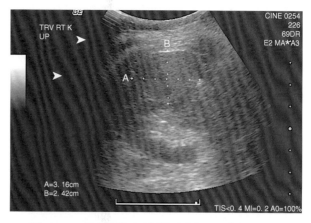

图63-10　超声成像显示界限清楚的实性等回声肿块

## 肾嗜酸性细胞腺瘤的典型征象

- CT和MRI成像显示中央瘢痕。
- 多普勒成像和血管造影显示中央瘢痕（血管）呈轮辐状分布。

表63-2 嗜酸性细胞腺瘤影像学检查的准确性、局限性及缺陷

| 影像检查 | 准 确 性 | 局 限 性 | 缺 陷 |
|---|---|---|---|
| X线摄影 | 敏感性差 | 不能与其他肾占位性病变鉴别 | |
| CT | 敏感性高、特异性差 | 不能与肾细胞癌鉴别 | 肾细胞癌的中央坏死可误认为嗜酸性细胞腺瘤的中央瘢痕 |
| MRI | 敏感性高、特异性差 | 不能与肾细胞癌鉴别 | 嗜酸性细胞腺瘤的中央瘢痕无特异性 |
| 超声 | 敏感性差 | 等回声小病灶易漏诊；较大病灶不能与其他肾肿块鉴别 | |
| 核医学 | 敏感性差 | | |
| PET-CT | 敏感性差 | | |

多普勒超声所见的中央放射状血管提示肾嗜酸性细胞腺瘤，但肾细胞癌不能排除，需要组织病理学确诊（图63-11）。

（七）治疗 如果放射学提示嗜酸性细胞腺瘤，应该考虑经皮肾穿刺活检术。嗜酸性细胞腺瘤与嗜酸性粒细胞肾细胞癌经活检鉴别的可靠性仍存在争议。因此，许多临床医师选择部分性或全肾切除进行病理取样。许多嗜酸性粒细胞肾细胞癌，包括颗粒细胞癌、嫌色细胞癌及乳头状细胞癌嗜伊红染色变异型，有低度转移潜能。要特别说明的是，病理学诊断鉴别嗜酸性细胞腺瘤和嗜酸性粒细胞肾细胞癌并不总是可靠。

**医师须知（肾嗜酸性细胞腺瘤）**

■ 统计学上，肾细胞癌较嗜酸性细胞腺瘤更常见。

■ 因嗜酸性细胞腺瘤与肾细胞癌的影像学与病理学表现部分重叠，术前诊断困难。

■ 嗜酸性细胞腺瘤的穿刺活检诊断是否可靠仍存在争议。

## 四、中胚叶肾肿瘤

（一）病因、患病率和流行病学 中胚叶肾瘤通常于出生时发现，亦称为先天性肾母细胞瘤或胎儿间叶性错构瘤。

该间质性肾肿瘤典型表现为良性，但可表现为侵袭性特征，如局部侵袭或复发。好发年龄为3个月，男性多见。中胚叶肾瘤是胎儿最常见的良性肾脏肿瘤。

（二）临床表现 最常见的临床表现为婴儿期巨大、可触及的腹部包块。少见临床表现包块血尿、高

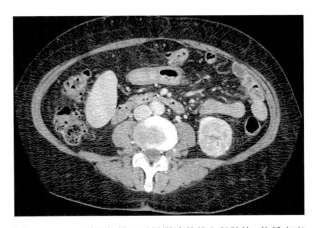

图63-11 CT增强扫描显示界限清楚的左肾肿块，伴低密度中央瘢痕，活检证实为肾细胞癌

血压、呕吐及高血钙。产前胎儿积水和羊水过多亦可见到。

（三）病理 大体病理表现为均质性、橡胶状外观。切面呈漩涡状，类似于子宫肌瘤。出血和坏死不常见。组织学上，肿瘤由层状纤维瘤细胞构成。侵袭性变异表现为分化成熟细胞伴有不成熟间充质细胞和大量活性有丝分裂象。侵袭性变异患者预后差，通常见于新生儿或3个月以上的婴幼儿。

（四）影像学表现

1. X线摄影 平片可见累及全肾的巨大肿块。钙化少见。普通放射线检查不是评价肾脏肿瘤的可靠方法。

2. CT 实性、均质性肿块代替全肾或部分肾脏。肿瘤内部见坏死区，但不常见。增强扫描强化不明显。不过，肿块内残存肾单位可引起对比剂排泄。钙化罕见。

3. MRI T1WI呈低信号，肿瘤无强化。

4. 超声 超声表现为界限清楚的均质性高回声肿块。同心圆状排列的高、低回声是有价值的影像

特征。

5. 影像检查选择　当触及腹部肿块时,胎儿或小儿超声是首选的影像技术。超声便捷、普及,而且经济、无电离辐射。CT扫描在评价复发或转移方面扮演着重要角色。

---

**中胚叶肾瘤的典型征象**

- 新生儿实性、均质性肾肿块。
- 切面类似于子宫平滑肌瘤。

---

（五）鉴别诊断　鉴别诊断包括最常导致新生儿单侧肾脏增大的肾盂积水、多囊性肾发育不全,以及肾母细胞瘤（好发年龄不同）。

（六）治疗　辅助化疗或放疗对侵袭性变异患者有益。手术切除是理想的治疗方法并能治愈。

### 五、肾球旁细胞瘤

（一）病因　肾球旁细胞瘤是分泌肾素的肾小球旁细胞肿瘤。

（二）患病率和流行病学　由 Robertson 于 1967年首次报道,又称为肾素瘤。女性多见,发病年龄早于原发性高血压患者。

（三）临床表现　患者表现为高血压,伴头痛、多饮、多尿。继发性醛固酮增多症导致低血钾症。偶尔,由于肿瘤出血引起急性胁腹痛、低血压及贫血。

（四）病理生理学　肿瘤表现为直径约3～7 cm的孤立性肿块。尽管肿瘤可能起源于肾盂附近,但肿瘤大部分位于肾包膜下。发生于肾周组织的肿瘤罕见,可能源于胚胎残余。

（五）影像学表现

1. X线摄影　由于肿瘤钙化少见,平片很难诊断。

2. CT　CT平扫肾球旁细胞瘤体积较小,与肾实质相比呈等密度。因此,CT增强扫描十分必要。尽管瘤内含丰富的小血管通道,但它是乏血供肿瘤。

3. 超声　超声检查见强回声的肿块。

（六）鉴别诊断　鉴别诊断包括肾动脉狭窄、原发性高血压及其他分泌肾素的肿瘤。另外,还应该考虑压迫肾动脉或肾实质（高血压原因之一）的肿瘤,以及肾细胞癌、肾母细胞瘤。

（七）治疗　手术切除能治愈并缓解高血压。

---

**医师须知（肾球旁细胞瘤）**

- 肿瘤罕见,是能治愈的女性高血压病因。

---

### 六、肾腺瘤

（一）病因、患病率和流行病学　肾腺瘤发生于近曲小管。病因不明。尸检发生率为7%～22%。发病年龄类似于肾细胞癌,男性多见。

（二）临床表现　肾腺瘤通常无症状。

（三）病理生理学及病理　肾腺瘤通常较小,是肾皮质高分化肿瘤。组织病理学上,肾腺瘤类似于低级别肾细胞癌。

（四）影像学表现　影像学上很难鉴别肾腺瘤与肾细胞癌。大部分病例在尸检时发现,因此临床意义不大。

（五）鉴别诊断　肾腺瘤应与肾细胞癌鉴别。

（六）治疗　由于许多学者认为肾腺瘤是一种早期肾细胞癌,尚未出现转移,故两种肿瘤治疗方式相似。

## 肾脏恶性肿瘤

### 一、肾脏实质的恶性肿瘤

包括肾细胞癌及其亚型,肾细胞癌（renal cell carcinoma, RCC）占美国恶性肿瘤的3%及癌症死亡患者的3%。肾细胞癌是目前最常见的肾脏恶性肿瘤,占所有肾脏恶性肿瘤的85%～90%。

（一）病因　大多数肾细胞癌发病是散发的。环境危险因素包括吸烟,未拮抗的雌激素的使用,肥胖（尤其是女性）,石油制品、重金属、石棉的职业暴露,高血压及其治疗。

长期血液透析所致的获得性囊性肾病也是高危因素。

遗传学因素包括von Hippel-Lindau病、结节性硬化、子宫平滑肌肉瘤/肾细胞癌综合征、Birt-Hogg-Dubé综合征,以及家族性透明细胞癌。

（二）患病率及流行病学　肾细胞癌通常在40岁以后起病,65岁左右被诊断。男性发病率大约是女性的2倍。

双侧性或多灶性肾细胞癌约占散发病灶的5%,其特点为多灶肿瘤中表现为相同的组织学亚型。

肾髓样癌是肾细胞癌中较为罕见但具有侵袭性的肿瘤亚型,发生于10～40岁（中位年龄22岁）的镰状细胞特征的患者。

（三）临床表现　常见的临床症状包括血尿、胁腹部疼痛及胁腹部包块。多数肿瘤为在影像检查中偶然发现。少数肿瘤转移的患者会出现诸如骨骼疼痛的临床症状。患者亦会出现疲乏、体重减轻、发热等恶性肿瘤的全身性症状。男性患者因肿瘤压迫同侧肾静脉或肾静脉血栓形成而出现单侧性精索静脉曲张（通常为左侧）。肾细胞癌可分泌一系列激素，如肾素、促红细胞生成素、甲状旁腺素、催乳素、促性腺激素或促肾上腺皮质激素，而导致副肿瘤综合征。由于断层影像应用的增加，多达60%的肾细胞癌被偶然发现。

**（四）病理生理学** 肾细胞癌起源于肾皮质的肾小管上皮细胞。

**（五）病理** 大体上，肾细胞癌呈球形、膨胀性生长。通常边界清楚，肾组织受压造成肾轮廓变形。少数情况下，肾细胞癌呈浸润性生长，呈现典型的泌尿道上皮肿瘤的生长特点。

根据Heidelberg分类系统，肾细胞癌分为常见型、传统型、透明细胞型（占75%）、乳头状型、易染细胞型（占10%）、嫌色细胞型（占5%）、肾集合管型（Bellini小管）肾细胞癌（占1%），和一些比较罕见的未分类的肿瘤。肾髓样癌是肾集合管肿瘤里面一种非常罕见的侵袭性肿瘤亚型，发生于镰状细胞特征的年轻患者。

这些肿瘤的亚型与疾病的预后密切相关。发生转移的肿瘤中有90%是透明细胞癌。乳头状肾细胞癌转移倾向较少，而嫌色细胞型肾细胞癌的转移倾向最小，预后最佳。乳头状及嫌色细胞型肾细胞癌的5年疾病生存率是80%～90%，明显高于透明细胞型（50%～60%）。

乳头状肾细胞癌通常是多灶而且是双侧受累的，典型的表现是体积较小的占位（≤3 cm）。

肾髓样癌的侵袭性非常强，肿瘤的转移特别是区域性淋巴结的转移很常见。这些患者手术后平均生存期只有15周。

肾细胞癌目前是以美国癌症联合委员会（AJCC）所制定的TNM分期或者Robson分期作为分期标准（表63-3）。生存率与病理分期高度相关。肾细胞癌最常转移到肺、骨骼、肝脏和大脑。

**表63-3 修改后肾细胞癌Robson分期标准**

| 分 期 | 病 变 范 围 |
|---|---|
| I | 局限于肾包膜 |
| II | 穿透肾包膜但局限于Gerota筋膜 |
| IIIa | 侵犯局部淋巴结 |
| IIIb | 侵犯肾静脉或下腔静脉 |
| IIIc | 同时侵犯局部淋巴结和肾静脉/下腔静脉 |
| IVa | 侵犯范围超出Gerota筋膜 |
| IVb | 远处转移 |

注：引自 Motzer RJ, Bander NH, Nanus DM: Renal-cell carcinoma.N Engl J Med 335: 865, 1996.

**（六）影像学表现**

1. **X线摄影** 传统的腹部平片及排泄性尿路造影对肾细胞癌的诊断作用很小。如果是很大的肾脏肿瘤，可在腹部平片偶然发现其中的钙化成分，以其分布来判断是否为膨胀性生长的肿块（图63-12）。80%的良性囊肿和20%的肾细胞癌导致边缘钙化。骨骼平片可以显示肾癌的转移灶，通常呈溶骨性、泡沫膨胀样改变。如果原发肿瘤的体积较小（<3 cm）时，胸片对于肾细胞癌的初始分期有充分的帮助。如果胸片发现异常，或者是原发肿瘤很大时，则需要进一步做胸部CT检查以排除转移灶。在许多病例中，专门的胸部CT可以完善肿瘤分期。

2. **CT** CT平扫和动态增强薄层CT扫描是评价

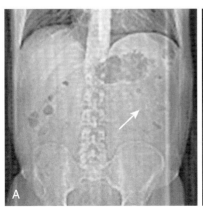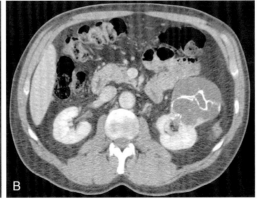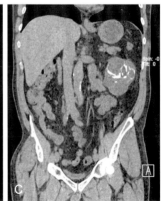

**图63-12** 钙化性囊性肾细胞癌。CT扫描定位像（A）显示左上腹钙化（箭头处）。轴位增强（B）和冠状位平扫（C）CT图像显示左肾下极前部肿瘤，内部见不规则钙化

血尿或可疑肾脏肿块的方法之一（表63-4）。CT平扫图像用于检出是否存在肾脏肿块的钙化，同时提供平扫时的初始密度值，用以评价增强检查后的增强模式和程度。肾皮髓期是评价病变血供情况、血管浸润及正常肾血管解剖的最佳期相，以制订手术计划。但是，有些病变，尤其是病灶较小或者乳头状型肾癌，肾皮髓期的肿瘤与正常未强化的肾实质难鉴别。肾实质期的图像对于检测小病灶敏感度最高。排泄期的图像可以提供肾脏集合系统受累情况的信息。肾癌在CT图像上的表现类型多样。肾细胞癌通常为球形，推压周围肾组织使正常肾形状、轮廓变形（图

63-13）。通常肿瘤都呈实性（CT值＞20 HU），增强明显（＞15 HU），至少20%的肾细胞癌呈部分囊性（图63-14）。根据病灶的大小和不同组织类型，肿瘤有相应的CT表现。体积较大的肾癌通常是透明细胞型的，密度往往不均匀。乳头状型肾癌通常是乏血供的，密度均匀。嫌色细胞肾癌通常呈轮辐状强化，与嗜酸性细胞瘤的分类有关。集合管系统来源和肾髓样癌通常呈浸润性生长，密度不均匀，与肿瘤内的出血和坏死有关。肾癌常侵犯肾静脉，癌栓可以通过血管延伸至下腔静脉。肾静脉癌栓可以是肾癌肿瘤的直接延伸，或者是单独存在的癌栓。有时需要对比增

| TABLE 63-4 | Accuracy, Limitations, and Pitfalls of Modalities Used in Imaging of Renal Cell Carcinoma | | |
|---|---|---|---|
| **Modality** | **Accuracy** | **Limitations** | **Pitfalls** |
| Radiography | Poor (calcification present in 20% of cases) | Insensitive, nonspecific Requires ionizing radiation | Only detects large renal masses that distort the renal contour |
| Excretory urography | Poor (detects 50% of masses between 2 and 3 cm) | Insensitive, nonspecific Requires ionizing radiation and intravenous contrast | Only detects large renal masses that distort the renal contour |
| Angiography | Specific data are not available to specify accuracy | Invasive, nonspecific Requires ionizing radiation and intravenous contrast | Only detects large renal masses that have visible neovascularity |
| CT | >95% sensitive detection, >90% accurate staging | Requires ionizing radiation and intravenous contrast | Difficult to determine perinephric tumor spread Pseudoenhancement of renal cysts may mimic solid masses Cannot differentiate renal cell carcinoma from benign oncocytoma or "minimal fat" angiomyolipoma |
| MRI | >95% sensitive, 90% accurate staging Often best at depicting stage accurately | Expensive Lack of availability Requires intravenous gadolinium | Calcification not well seen |
| Ultrasonography | Useful to diagnose simple cysts and to differentiate cystic versus solid lesions 79% sensitive for masses <3 cm | Limited detection in obese patients Operator dependent | Small lesions may not be detected |
| Nuclear medicine | Specific data are not available to specify accuracy. | Poor spatial resolution Requires ionizing radiation | |
| PET/CT | Variable (60% to 94% sensitive) | Requires ionizing radiation Expensive Lack of availability | Urinary excretion of fluorodeoxyglucose may obscure a primary renal tumor |

*CT*, Computed tomography; *MRI*, magnetic resonance imaging; *PET*, positron emission tomography.

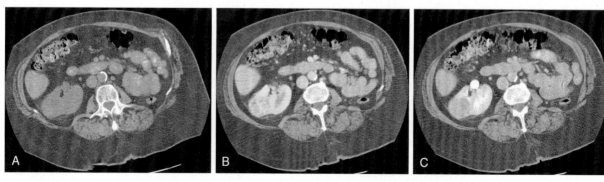

**图63-13** 肾细胞癌典型CT表现。轴位平扫（A），增强皮髓期（B）及肾实质期（C）CT图像显示右肾球形肿块。注意CT平扫图像见瘤内高密度出血

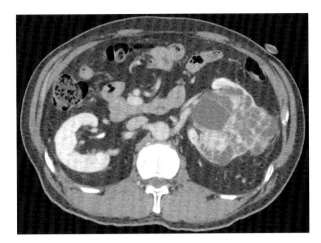

**图63-14** 巨大、部分囊性肾细胞癌的CT增强图像

强与其他病变进行鉴别,强化提示癌栓(图63-15)。CT检测肾癌的准确性达95%以上。术前CT在诊断肾癌分期中的准确性达90%以上,往往出现的诊断不符是肿瘤向周围的播散所致。CT往往难以鉴别T2和T3a期,因为外周的侵犯表现是非特异性的。66%的病例可见受压的正常肾实质和肾纤维组织的低密度、T2WI高信号的假包膜影,有助于判定肿瘤是否局限于肾包膜内。

3. MRI 虽然CT是最常应用于上尿路病变的影像检查手段,同时是作为初步评价血尿的原因或者肿瘤检测的最常用方法,但是由于MRI优异的软组织对比度,使其对肾脏肿瘤检出的敏感性尤为突出。MRI对肾癌分期方面的价值与CT相当或优于CT。

肾癌通常在T1WI上与肾组织相比呈等或稍低信号,偶然可见少许稍高信号灶,可能与某些蛋白成分或者出血有关。肾癌在T2WI上主要呈不同程度的高信号,信号与囊变或坏死的大小有关。乳头状型肾癌和集合管肾癌通常在T2WI上是低信号,嫌色细胞肾癌在T2WI上可以是低信号。动态增强扫描图像显示肿瘤呈富血供(图63-16)。肿瘤的强化改变能更确定肿瘤是否为实性。不管是对增强减影的定量还是定性评价都认为是准确的。

4. 超声 大部分肾细胞癌是实性,回声变化大。小于3 cm的小肾癌很可能呈高回声而误诊为肾错构瘤。虽然嫌色细胞肾癌体积较大,但在超声图像上呈均匀高回声(图63-17)。

5. 核素扫描 核素显像不常规用于肾脏肿块的初步诊断。但由于85%合并骨转移的肾癌患者有临床症状,骨扫描不常规应用于肾癌的最初分期。除此以外,由于很多肾癌骨转移灶很少有成骨性表现,因而有许多病例在骨扫描中没有发现有放射性示踪剂的摄取。

6. PET-CT 氟脱氧葡萄糖(FDG)标记PET显像在检测和评价肾肿瘤方面的意义还没有完全明确。经过正常泌尿系排泄的FDG可能会降低肿瘤摄取与邻近正常肾脏及集合系统的对比度,因此限制了PET在原发性肾脏肿瘤检测中的作用。良性肾脏病变,如嗜酸细胞腺瘤和炎症,据报道也有FDG的摄取。此外,研究发现,转移灶的FDG活性度比原发病灶的活

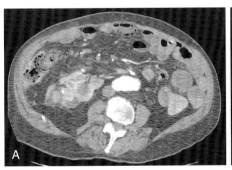
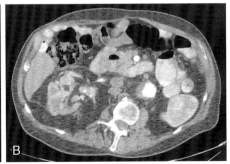

**图63-15** 异位融合肾患者右肾细胞癌瘤栓。增强CT动脉期图像显示右肾静脉(A)和下腔静脉(B)内瘤栓强化

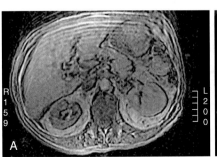
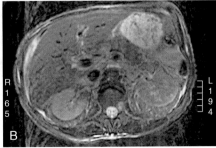
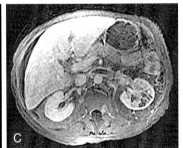

**图63-16** 左肾细胞癌轴位T1WI(A),T2WI(B)及钆增强后(C)MR图像。注意增强图像显示的左肾静脉瘤栓

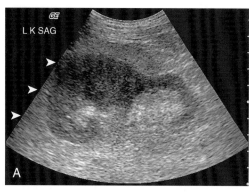
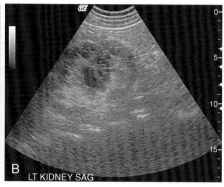

图63-17 左肾上极实性（A）和部分囊性（B）肾细胞癌矢状面超声图像（两个不同患者）

性度要明显高。因此，FDG-PET有可能对远处转移灶的评价作用更大，也可以用于鉴别肿瘤的复发与治疗后改变，以及帮助诊断某些常规影像检查未能明确的原发肿瘤。

（七）鉴别诊断　肾癌的鉴别诊断取决于它的表现。肾癌、嗜酸性细胞腺瘤、少脂性错构瘤、高密度的肾囊肿、局灶性肾盂肾炎、转移瘤以及淋巴瘤均可以表现为实性肿块。

肾癌、多房性囊性肾瘤、转移瘤、出血性复杂囊肿以及感染或炎症（包括局灶性肾盂肾炎、脓肿或者黄色肉芽肿性肾盂肾炎）均可以表现为囊性改变。

浸润性生长的肾脏病变的鉴别诊断包括尿路上皮性肿瘤［移行上皮细胞癌（TCC）或鳞状细胞癌（SCC）］、淋巴瘤、白血病、肾盂肾炎、梗死或者罕见的浸润性肾癌。

尽管肾肿块经皮穿刺活检不断发展，但如果影像学检查提示为肾脏肿瘤，则建议进行手术治疗。但是，如果怀疑继发性肾脏肿瘤，或者系统疗法需要了解肾癌的具体分型，以及要对肾癌进行消融治疗时，需要进行活检。

（八）治疗

1. 药物治疗　肾癌对放疗和化疗并不敏感，其远期生存率主要取决于是否能早期发现病变。晚期肾癌的预后非常差，即使在过去几十年的研究里面这种情况没有很大的变化。治疗转移性肾癌的一线治疗药物是细胞因子，特别是干扰素-α或白介素-2。这些治疗的中位生存期为12个月。有病例报道显示个别不治疗的肾癌有自愈倾向，不过这些病例都是非常罕见而缺乏研究的。

2. 手术治疗　手术治疗是早期肾癌明确的治疗方法，经典的手术方法为肾脏切除。保留性肾切除术适用于双侧肾脏肿瘤、孤立肾或者肾功能低下的患者。但是，为了更好地保留肾脏功能，部分肾切除术得到越来越广泛的应用。体积较小的单发肿瘤，局灶

性切除后的局部复发率为2%或者更低，类似于根治性切除术后对侧肾脏出现肾癌的概率。不适合做手术的患者可以考虑局部射频消融。

医师须知（恶性肾实质肿瘤，包括肾细胞癌及其亚型）

■ 如果原发肿瘤体积较小时，胸片对于肾癌的初步分期来说基本足够。如果胸片显示异常，或者原发肿瘤很大，需要进行胸部CT检查以除外转移。

■ 对于那些性质不太明确的肾脏肿块来说，肾脏活检可以安全地进行，以进一步明确诊断。

■ 不适合做手术的患者，影像介导下射频消融术是一个重要的替代治疗方法。

二、泌尿道上皮来源的肾脏恶性肿瘤

移行细胞肿瘤发生于集合系统的移行上皮细胞。90%的泌尿道上皮肿瘤是移行细胞癌（transitional cell carcinoma, TCC）。其余的10%大部分是鳞状细胞癌（squamous cell carcinoma, SCC）。移行细胞癌占所有上尿路肿瘤的10%，其中25%直接侵犯肾实质。

超过90%的移行细胞癌发生在膀胱，只有5%的移行细胞肿瘤发生于上尿路。后者主要位于肾盂，只有少数位于集合系统的漏斗部。发生于肾盂部的移行细胞癌，有30%是多中心性疾病。

同样，鳞状细胞癌也是常见于膀胱，少见于上尿路。

（一）病因　移行细胞癌的危险因素包括高龄、男性及吸烟史。苯胺、联苯胺、芳香胺、偶氮染料、环磷酰胺及其代谢物、大量咖啡因摄入等多种化学性致癌物与移行细胞癌的发生相关。止痛剂滥用易诱发移行细胞癌，可能与尿路功能抑制有关。其余的危险因素包括Balkan肾病、输尿管假性憩室病和遗传性非息肉病性大肠癌综合征。尿道上皮鳞状细胞癌常

发生于慢性尿路刺激的患者,这可能是与长期Foley管留置、慢性泌尿系统结石或血吸虫病有关。

(二)患病率和流行病学 移行细胞癌在50岁以下的人群罕见,常发生在60~70岁,男女比例为3:1。双侧同时发生的概率为2%~4%。

(三)临床表现 上尿路移行细胞癌患者的临床表现中,约75%患者有肉眼或镜下的血尿,约30%的患者会出现侧腹部疼痛或急性肾绞痛。体重减轻和尿频相对少见。10%~15%的患者没有症状。

50%上尿路移行细胞癌的患者可以同时并存或不同时间并存膀胱肿瘤。相反,膀胱移行细胞癌的患者只有0.7%~4%合并上尿路移行细胞癌。这些患者里面,高级别、不完全切除或多发性肿瘤是上尿路病变的危险因素。切除膀胱后发生的上尿路病变往往侵袭性较高、预后较差;因此,应该常规进行术后随访监测。

(四)病理 上尿路移行细胞癌主要有两种形态学类型:表面乳头状病变和侵袭性肿瘤。肾脏的移行细胞癌表现为肾窦中央的软组织肿块。它可以侵犯肾实质,侵蚀肾窦脂肪。肾脏的移行细胞癌和鳞状细胞癌在影像学上难以区分。

(五)影像学表现

1. X线摄影 排泄尿路造影术常规应用于检测上尿路病变并了解其性质,虽然它的敏感度只有43%~64%。移行细胞癌表现为单发或者多发充盈缺损。上尿路移行细胞癌的典型表现是明显肾盏扩张、受侵,肿瘤占据的肾盏称为肿瘤盏(oncocalyx)。充盈缺损的表面可不规则、斑驳,或叶状,这取决于肿瘤的形状。另外,移行细胞癌可引起肾盏或肾漏斗的阻塞或狭窄,呈"肾盏模糊"或"肾盏截断"的改变,

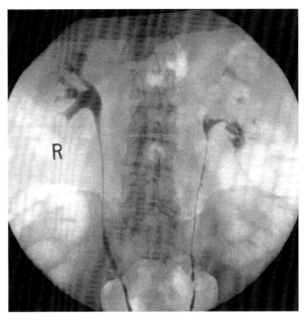

**图63-18** 逆行肾盂造影显示左侧输尿管不规则性和较大的左肾盂充盈缺损,病理证实为移行细胞癌

与肾结核相似。移行细胞癌在排泄性尿路造影的典型表现也可见于逆行性肾盂造影检查(图63-18)。除此以外,高脚杯征(goblet sign)或者香槟酒杯征是输尿管移行细胞癌在逆行性肾盂造影中描述的影像表现,用以描述远端腔内息肉样充盈缺损造成的输尿管杯样扩张。

2. CT CT尿路成像是移行细胞癌检测及分期的影像学检查方法(表63-5)。

肾脏移行细胞癌和鳞状细胞癌都表现为肾窦中央的软组织肿块。虽然有时候肿块很难观察,但可以看到肾门和肾锥体形态模糊,推移正常肾窦脂肪,形成所谓的"无脸肾"(图63-19)。移行细胞癌在肾盏

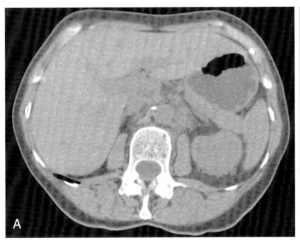

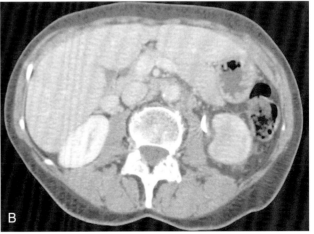

**图63-19** 无脸肾。CT图像显示移行细胞癌和其他侵袭性肾肿瘤取代正常低密度的肾窦脂肪呈软组织密度影,正如CT平扫(A)和增强(B)图像所见

表63-5　尿路上皮癌影像学方法诊断的准确性、局限性和缺陷

| 影像检查 | 准　确　性 | 局　限　性 | 缺　陷 |
| --- | --- | --- | --- |
| X线摄影 | 差 | 不敏感、非特异性、电离辐射 | 只能检出引起肾轮廓变形的较大肿块<br>会漏掉前方、后方或者浸润性生长的病变 |
| 排泄性尿路造影 | 差 | 不敏感、非特异性、电离辐射，需要静脉注射对比剂 | 只能检出引起肾轮廓变形的较大肿块 |
| 血管造影 | 差 | 侵入性、非特异性、电离辐射，需要静脉注射对比剂 | 只能检出具有可见明显新生血管的较大肿块<br>移行细胞癌及鳞状细胞癌常常不富血供 |
| CT | 91%～94%的敏感性 | 电离辐射，需要静脉注射对比剂<br>小病变难以确定性质 | 需要很好显示集合系统，因此需要足够的肾排泄功能 |
| MRI | 74%～88%的敏感性 | 价格昂贵，不易获得，需要静脉注射对比剂 | 不能观察钙化 |
| 超声 | 缺少可以确定准确性的数据 | 肥胖患者检查困难<br>与检查者经验有关 | 太小的病变可能会漏掉<br>可能只能检测到引起集合系统梗阻的肿瘤 |
| 核医学 | 缺少可以确定准确性的数据 | 空间分辨率低，电离辐射 |  |
| PET-CT | 缺少可以确定准确性的数据 | 电离辐射，价格昂贵，不易获得 | 氟脱氧葡萄糖的尿路排泄使原发的尿路上皮癌显示不清 |

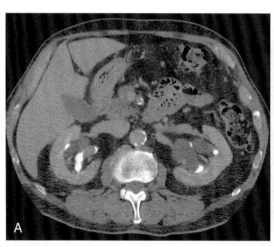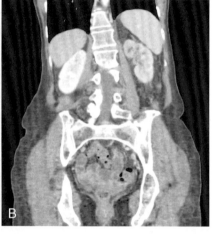

图63-20　移行细胞癌在排泄期CT图像表现为右肾盂集合系统充盈缺损（A），或在另一位患者的冠状位CT重建中显示为左肾集合系统尿路上皮弥漫性软组织增厚（B）

或肾盂内的表现为无柄的或息肉样的充盈缺损，或同时伴有弥漫性输尿管壁增厚（图63-20）。与正常肾实质比较，肾脏移行细胞癌在平扫CT上的密度是等或稍高密度。增强程度低于正常肾实质。钙化不常见，仅见于不到2%的病例。CT在肾脏移行细胞癌的分期方面优于排泄性尿路造影，因为可以观察到壁外侵犯及区域性淋巴结转移的情况。

3. MRI　与肾实质相比，肾脏的移行细胞癌显示为弱强化。T1WI图像上为等信号或稍低信号，T2WI图像上为稍高信号。重T2WI图像可以显示由于梗阻引起的肾盂积水，也可显示肿瘤所致的充盈缺损（图63-21）。MR检测尿路移行细胞癌的准确度

（74%～88%）比尿路CT略低（89%～100%），有CT检查禁忌证时可以行MRU检查。

4. 超声　超声对检测肾脏移行细胞癌敏感性不高。浸润性的中央性肿瘤表现为正常肾窦脂肪的高回声消失，可以观察到因为尿路梗阻引起的弥漫性肾盂积水或局灶性肾盏扩张（图63-22）。移行细胞癌相比正常肾组织通常呈稍高回声。

5. PET-CT　由于泌尿系统对FDG的排泄，影响了原发肿瘤对FDG的摄取，因此FDG-PET对尿路恶性肿瘤的评价效果不理想。

（六）鉴别诊断　肾盂腔内充盈缺损的鉴别诊断包括尿路上皮肿瘤、结石、血凝块、脱落的肾乳头、真

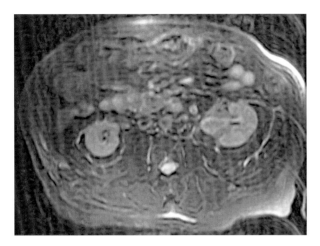

图63-21 轴位T2WI显示左肾盂等信号肿块,证实为移行细胞癌

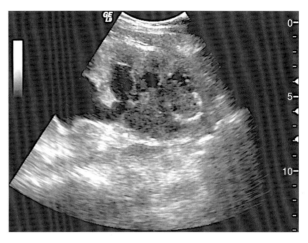

图63-22 矢状面超声图像显示左肾下极实性、不均质肿块,伴有肾盂扩张积水

菌球、气泡和坏死物。保留正常肾脏形态的浸润性肾肿瘤的鉴别诊断包括移行细胞癌、鳞状细胞癌、肾淋巴瘤、浸润性肾癌、转移和炎症,如肾盂肾炎、肾结核及腹膜后纤维化。浸润性生长的肾脏肿瘤最有可能是移行细胞癌。

与其他集合系统充盈缺损病变,包括凝血块(40~80 HU)或者结石(100 HU)比较,移行细胞癌通常呈稍低密度。

移行细胞癌不能与其他临床表现相似的病变鉴别的原因是,浸润性肾脏肿块和集合系统肿块均表现为血尿。许多患者体格检查没有阳性体征,因为移行细胞癌很少可以触及肿块。集合系统充盈缺损的衰减值也许可以区分肿瘤和其他病变。尿液细菌学的研究可能有助于区分泌尿系结核和移行细胞癌。尿液细胞学常被用来帮助诊断移行细胞癌,但灵敏度只有25%~59%。其他非侵入性的实验室肿瘤标记物尿液分析可能会提高检出率。

任何怀疑移行细胞癌的病例都需要做组织学诊断,可以在超声或者膀胱镜的引导下做经皮穿刺活检。

**(七)治疗**

1. 药物治疗 移行细胞癌部分切除术后进行局部化疗或免疫性治疗的作用尚未完全明确,但是这种治疗方法在膀胱的移行细胞癌的治疗中有一定效果并逐渐受到欢迎。目前的治疗方案为经膀胱行输尿管内放置扩张支架,灌注卡介苗、丝裂霉素-C、噻替派和阿霉素。晚期移行细胞癌的化疗使用MVAC方案[甲氨蝶呤、长春新碱、多柔比星(阿霉素)、顺铂]。据报道,其总体治疗有效率为54%,持续有效率低至5%~10%。

2. 手术治疗 单侧上尿路移行细胞癌的标准手术治疗方法是肾输尿管切除术,包括切除同侧膀胱输尿管连接部周围的膀胱三角区。这样的治疗原理在于这种肿瘤有很高的多灶性生长倾向,并且患侧再复发的机会比较大,但累及对侧的机会则较小。

**医师须知(尿路上皮癌)**

■ 患有上尿路移行细胞癌的患者同时并发或不同时间并发膀胱移行细胞癌的机会很大,因此需要给予密切的监测。

**三、继发性肾肿瘤(肾淋巴瘤、白血病和转移瘤)**

肾转移瘤不常见。因为肾组织不含有淋巴组织,发生原发性肾淋巴瘤的机会很小。

**(一)病因** 肾转移瘤最常见的来源是肺癌、乳腺癌、胃癌和黑色素瘤。

肾淋巴瘤常常是弥漫性病变的一部分,累及多发淋巴结和(或)其他实质器官。通常继发于血源性播散的淋巴瘤或者腹膜后肿大淋巴结的直接侵犯。非霍奇金淋巴瘤累及肾脏比霍奇金淋巴瘤常见。某些淋巴瘤的亚型侵犯肾脏有一定的倾向性,尤其低分化的Burkitt淋巴瘤(10%累及肾脏)和AIDS相关性淋巴瘤(11%累及肾脏)的发生率较高。医源性免疫抑制,尤其在肾脏移植的情况下,可使肾淋巴瘤发生的机会增加。

**(二)患病率和流行病学** 好几项大型尸体解剖研究发现,死于淋巴瘤的患者中,有1.5%~1.8%合并肾脏的转移。而淋巴瘤病例的尸体解剖中高达60%累及肾脏。然而,CT分期认为肾脏淋巴瘤的发生率为5%~8%。

（三）临床表现 许多患有肾脏转移瘤的患者有很多器官的肿瘤转移，肾脏的转移在临床上意义并不是很大。肾脏转移或淋巴瘤的患者可表现为肉眼血尿或镜下血尿。

（四）病理 继发性肾脏恶性病变的病理学特点反映了原发肿瘤的病理学特点。累及肾脏的淋巴瘤通常是弥漫性大细胞型。

（五）影像学表现 肾淋巴瘤在影像学上有四种表现：孤立性肾脏肿块、多发性/双侧发生的肾脏肿瘤、弥漫性肾肿大及肾周软组织肿块或增厚。此外，主动脉旁的淋巴结肿大可蔓延并累及周围的肾脏组织。有一半以上的病例为多发性肾脏肿块，这是最为常见的影像学表现。

肾白血病通常表现为双侧肾脏增大，而往往找不到明确的肾脏肿块。

肾转移瘤通常表现为孤立性或者双侧肾肿块。而肾淋巴瘤中，淋巴瘤的肾脏侵犯则是另外一种潜在表现。肺癌和黑色素瘤的患者也曾经被报道过有肾周肿块。

1. X线摄影 腹部平片和排泄性尿路造影可显示肾脏的弥漫性肿大、单发或者多发的肾脏肿块。这些表现不具有特异性。巨大的淋巴结肿大可引起主动脉旁区域及盆腔内输尿管的推压移位。

2. CT 增强CT是一种常用影像学检查方法。肾转移瘤常表现为多发、体积较小的低密度肿块（图63-23和图63-24）。肾周转移瘤（尤其是黑色素瘤或原发性肺癌）或侵袭性肾脏转移瘤也有报道。肾转移瘤在CT平扫上通常呈等或低密度（10～40 HU），轻度强化（5～15 HU）。肾周淋巴瘤在CT上容易被发现，表现为肾周或肾旁间隙软组织肿块的环形强化。

3. MRI 肾淋巴瘤在MRI上为T1等信号、T2WI高信号。在肾实质弥漫性侵犯的情况下，则表现为肾皮髓质分界不清。

肾转移瘤有多种表现，但大多数为多发、T2WI上呈高信号（图63-25）。

4. 超声 肾淋巴瘤常表现为均匀低回声，有时候可能会被误认为是囊肿。相比肾实质，肾转移瘤可以表现为高回声、等回声或低回声。淋巴结肿大引起的肾积水可见于继发性肾脏恶性肿瘤。在一项研究中超声检测肾转移瘤的敏感性为67%，而另外一项研究中为80%。

5. PET-CT 由于FDG的尿路排泄，PET对继发性肾脏肿瘤的检测并不敏感。

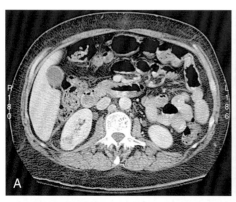

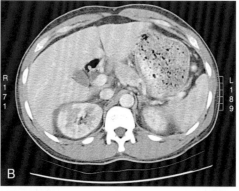

**图63-23** 肾淋巴瘤（不同患者）轴位增强CT图像显示右肾（A）后部孤立性实性肿块和多发、较小的、双侧低密度肾肿块，很像条纹肾表现（B）

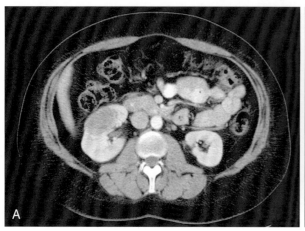

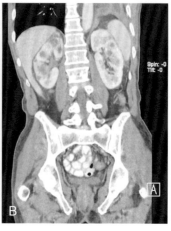

**图63-24** 轴位增强CT图像（A）显示右肾孤立性低密度肿块，证实为乳腺癌转移。增强CT冠状位重建图像（B）显示双肾多发低密度肺癌转移

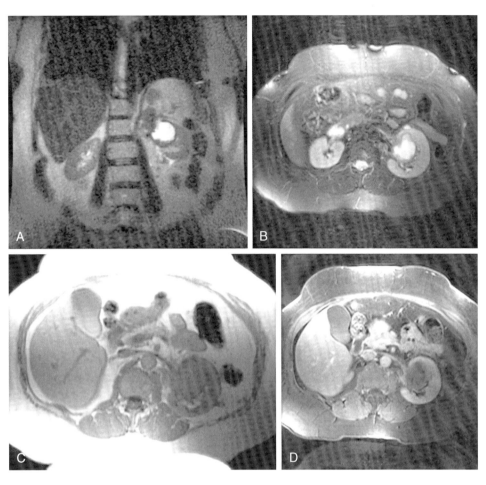

**图63-25** 肺癌的孤立性左肾转移冠状位(A)、轴位(B)T2W MR图像,轴位T1W MR图像(C)及钆增强MR图像(D)

（六）鉴别诊断 实性肾脏肿块的鉴别诊断在肾癌的章节已经讨论过了。

如果怀疑肾脏淋巴瘤,必须进行病理活检。原发性恶性肾脏肿瘤是一定要进行手术切除,而肾淋巴瘤或转移瘤则不需要做手术(表63-6)。应进行穿刺活检,以协助疾病的诊断和分类。

（七）治疗

1. 药物治疗 肾淋巴瘤、白血病和转移瘤都可以药物治疗,同时配合化疗和放疗。

2. 手术治疗 继发性肾肿瘤不进行手术治疗,除非是姑息性治疗,或者在极少数情况下如严重肾出血。

医师须知[ 继发性肾肿瘤(肾淋巴瘤、白血病和转移瘤)]

■ 继发性肾肿瘤与原发性肾脏恶性肿瘤很难区分。

■ 增强CT和MRI是能准确评价肾转移、淋巴瘤、白血病的影像技术。

■ 疑似肾转移或淋巴瘤可作为肾肿块活检的指征。

**四、儿科实性肾脏恶性肿瘤(包括肾母细胞瘤、肾母细胞瘤病、透明细胞肉瘤、横纹肌样瘤)**

在以往,许多不同类型的儿童肾脏恶性肿瘤都被合并归类为肾母细胞瘤。

（一）病因 许多小儿肾脏恶性肿瘤都是先天性的,并且每一种肿瘤都与一系列的染色体畸变有关。一种叫WT1的失活的肿瘤抑制基因,存在于大多数肾母细胞瘤以及与叶内肾源性残余物,后者的1%引起肾母细胞瘤。基因的突变也与WAGR综合征(肾母细胞瘤、虹膜缺失、泌尿生殖的异常和精神发育迟滞)、Denys-Drash综合征(男性假两性畸形、肾小球肾炎、肾母细胞瘤)、及Beckwith-Wiedemann综合征(巨舌症、脐膨出、肾上腺细胞增生症及内脏器官肥大症)有关。肾源性残余物是肾母细胞瘤的前体,存在于1%的新生儿,恶变率为1%。

（二）患病率及流行病学 肾母细胞瘤占儿童恶性肿瘤的6%,占儿童肾脏肿瘤的90%。发病高峰为3～4岁,其中80%的病例都是5岁以下。男女发病的比例相同。

肾母细胞瘤与其他先天性泌尿生殖系统畸形并

表63-6　肾脏转移瘤、淋巴瘤和白血病的比较

| 因　素 | 转　移　瘤 | 淋　巴　瘤 | 白　血　病 |
|---|---|---|---|
| 发病率/患病率 | 1.5%～1.8%的尸检率 | 高达60%的尸检率；5%～8%在CT分期检查时被发现 | |
| 疾病类型 | 肺癌、乳腺癌、胃癌、黑色素瘤、结肠癌 | 非霍奇金淋巴瘤远远多于霍奇金淋巴瘤；尤其是Burkitt's和AIDS相关性淋巴瘤 | 淋巴细胞性白血病多于粒细胞性白血病 |
| 临床表现 | 大的转移瘤 | 在病程晚期的患者出现免疫功能损害 | |
| 大体表现 | 最常见为肾脏多发的小肿块；出血常见；有时呈孤立性的大肿瘤 | 四种表现：多发肾脏肿块（>50%），孤立性肿块，弥漫性肾脏增大（10%），肾周软组织肿块 | 最常见表现为双侧肾脏弥漫性增大；出血常见 |
| 影像学检查方法 | 增强CT或MRI | 增强CT或MRI | 增强CT或MRI |
| CT表现 | 低密度 | 均匀低密度肿块；肾脏被周围软组织围绕 | 肾脏弥漫性增大 |
| MRI表现 | 表现不一；最常见的是多发的T1WI等信号、T2WI高信号的肿块 | T1WI等信号，T2WI高信号，皮髓质交界不清 | 与淋巴瘤改变相似 |
| 超声表现 | 表现不一 | 通常是低回声；有时候会与肾囊肿相混淆，但强化较弱 | 与淋巴瘤改变相似 |
| 其他诊断步骤 | 其他部位肿瘤累及明显的影像表现；血清肿瘤标志物 | 针吸活组织检查 | 针吸活组织检查；全血细胞计数 |

存，包括马蹄肾、苗勒管发育畸形、纵隔子宫或单角子宫、隐睾和尿道下裂。其他相关的畸形还有偏身肥大（2.5%）和散发性虹膜缺失。

肾母细胞瘤病是由于肾脏发育过程终止而肾母细胞持续增生所致。它并不是恶性的，但与肾母细胞瘤有关。

横纹肌样瘤在小儿的肾脏病变中非常罕见，受累患儿的中位年龄为11个月。该病与中枢神经系统肿瘤，包括星形细胞瘤、室管膜瘤和原始神经外胚层肿瘤密切相关。

小儿肾癌非常罕见，仅占儿童肾脏实质性恶性肿瘤的2%～6%。发病年龄较肾母细胞瘤稍晚，通常在9～15岁，小于4岁的患儿非常罕见。

肾透明细胞肉瘤的发病高峰在1～4岁，男童多见。

中胚叶肾瘤最常见于未满3个月的婴儿。90%的病例发生在1岁以内。男孩多见，最常见的临床表现是腹部肿块，血尿少见。影像学检查显示为实性的肾脏肿块，常累及肾窦，并可有不同程度的囊变或者出血和局部浸润。

（三）临床症状　腹部扪及包块是肾母细胞瘤最常见的临床症状。腹痛和血尿是相对少见的症状。

小儿肾癌表现为肉眼血尿、腹痛、可扪及的腹部包块以及红细胞增多症。

（四）病理生理学　肾母细胞瘤可起源于肾髓质或肾皮质。正常肾组织被巨大的肿块所挤压，会形成一个境界清晰的纤维假包膜，因此可以与正常肾实质很好地区分开来。

（五）病理　肿瘤起源于后肾原基，由胚基、基质和上皮细胞组合而成，这些成分可能会发生间变。肿瘤被发现时通常已经很大，往往是5～10 cm。5%～10%的肾母细胞瘤是双侧发生的。首次诊断后5年内会有1.5%再发的机会。

有4%～10%的肾母细胞瘤会沿着下腔静脉生长。肾母细胞瘤最常见的转移部位是肺、淋巴结和肝脏，很少转移至骨骼和脑部。

在提示疾病的预后方面，肾母细胞瘤的分期没有组织学上的分级重要（表63-7）。

表63-7　肾母细胞瘤肿瘤分期

| 分　期 | 疾　病　范　围 |
|---|---|
| I | 局限于肾脏 |
| II | 超出肾脏但完整切除 |
| III | 残余的非血源性转移性肿瘤局限于腹部 |
| IV | 血源性转移至肺、肝、骨或脑 |
| V | 双侧肾脏侵犯 |

（六）影像学表现　肾母细胞瘤常常体积较大、膨胀性生长，轮廓清晰。肿瘤压迫周围的肾脏组织及肾脏集合系统，但对肾盂的直接侵犯则很少见。肾母细胞瘤与肾上腺神经母细胞瘤的肾脏侵犯有时候难

以鉴别。

1. X线摄影 常规X线平片用以评价小儿腹部肿块的价值不大。

2. CT 肾母细胞瘤常常体积较大,密度的不均匀性与实性肿瘤内的坏死和出血有关。强化程度通常比正常肾脏组织低,通常挤压周围正常的肾脏组织。门静脉期成像通常是足够的(图63-26)。通常在最初影像检查时会发现少量的腹膜腔内游离积液,这不一定是肿瘤破裂引起的,可能与下腔静脉受压、血栓形成或腹膜的反应性改变有关。当出现腹膜腔积血或腹膜实性结节,则可以考虑肿瘤破裂。肾母细胞瘤病可以是弥漫性或者是多结节性生长。弥漫性生长的类型表现为肾脏增大、包膜下弱强化的实质结节压迫肾集合系统使之变形。

3. MRI 与CT相比,MR在评价肾母细胞瘤方面没有更明显的优势。虽然MR没有电离辐射,不需要碘对比剂,但却需要镇静和监测。肾母细胞瘤通常在T1WI上呈低信号、T2WI上呈低或等信号。肿瘤内出血、脂肪变性、坏死和囊变很见见,常表现为信号不均匀。

4. 超声 超声检查,包括彩色多普勒成像,是小儿腹部肿块理想的检查方法。肾母细胞瘤为实性、边界清晰、不均质的肾脏肿块。肿瘤内的营养不良性钙化(占9%)表现为高回声以及瘤内声影。彩色多普勒超声可以显示肾静脉以及下腔静脉内的血栓。

5. PET-CT PET很少用于肾母细胞瘤的诊断。

**(七)鉴别诊断** 儿童患者肾脏实性肿块的鉴别诊断包括肾母细胞瘤、小儿肾癌、横纹肌样瘤、淋巴瘤和转移瘤。在少数情况下,局部感染也可以表现为肿块样改变。

**(八)治疗** 在过去的30年里面,治疗的改进使肾母细胞瘤的预后得到很大的改善,现在5年无瘤生存率约90%,20年整体生存率超过80%。

1. 药物治疗 新辅助化疗在肾母细胞瘤中的作用存在争议。术前化疗有助于对肿瘤的化疗药物反应性做出评价,降低肿瘤分期(分期在手术时确定),便于进行微创手术,降低术中肿瘤破裂的风险,并可能消除手术床旁摄片的需要。组织学良好的肿瘤侧腹部放疗效果理想,而组织学不良的肿瘤则治疗效果不理想。肾母细胞瘤病的患者需要接受化疗及影像学监测。90%的复发病例是在初诊后4年内发生的。由于复发患者挽救疗法的治愈率尚可,建议为患者做常规的胸部、腹部和盆部的影像学随访。

2. 手术治疗 手术切除是肾母细胞瘤的主要治

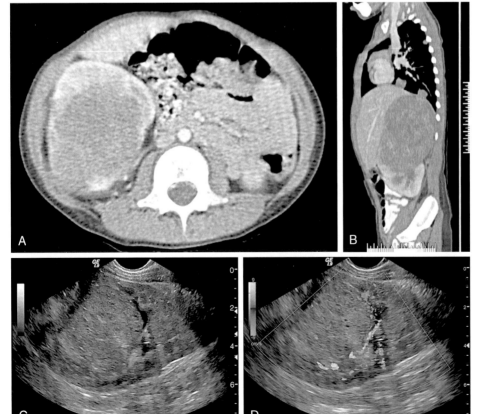

**图63-26** 肾母细胞瘤。儿童患者右肾上极界限清楚的低密度肿块的轴位增强(A)、矢状位重建(B)CT图像,同一病灶的超声(C)和彩色多普勒图像(D)

疗方法。部分低分期的肿瘤患者可能适合做肾脏保留手术；然而，这种手术方式具有争议性，因为一定程度上会增加手术切缘阳性率、肿瘤的复发率，并且有可能因为低估了肿瘤的分期而限制了淋巴结的彻底清扫。肺和肝转移瘤行楔状切除后，肿瘤可治愈。

---

**医师须知[小儿实性肾脏恶性肿瘤（肾母细胞瘤、肾母细胞瘤病、透明细胞肉瘤、横纹肌样瘤）]**

■ 肾母细胞瘤的正式分期是通过手术确定的。
■ 术前肿瘤活检是部分肾切除术的禁忌证，因此小儿肾脏肿瘤的经皮穿刺活检应慎重。

---

## 肾脏复杂囊性肿块

肾脏单纯性囊肿可以合并出血、炎症或感染，可导致形成分隔、钙化、出血、囊壁增厚、壁结节等。大约10%的肾癌表现为复杂性囊肿。复杂性良性肾囊肿和囊性肿瘤有时候有相似的病理学和影像学表现，造成诊断困难。如果肾脏囊性病变不符合单纯性囊肿的诊断标准时，就需要考虑囊性肿瘤。实际工作中，鉴别诊断包括复杂性肾囊肿和囊性肾细胞癌。

**（一）影像学表现**

1. 超声　超声是检查肾脏囊性病变首选的影像检查方法。但是，更复杂的肾脏囊性肿块则常规需要进一步的增强CT或MRI检查进行评价。

2. CT　CT是用于肾脏囊性肿块检测的主要检查方法，因为它在显示病变的形态及增强方面效果很好。通常情况下是使用多排螺旋CT进行三期增强扫描，先进行平扫，然后静脉注入150 mL碘对比剂。皮质期及延迟期分别在增强后40 s和100 s进行扫描。一般选用2.5～5.0 mm的层厚，但是在诊断需要时则需要更薄的层厚来进行图像重建，并能减少部分容积效应。最后，必须记得不同扫描时相的扫描参数都应该严格一致以确保能对增强效果进行准确的评价。

3. MRI　MRI越来越多地应用于CT、超声检查不足以确定病变性质的患者。实际上，MRI在评价肾脏囊性肿块方面的准确性和CT相似，但在显示分隔、囊壁增厚及强化方面效果更好。

MRI参数有很多种，但常用的组合至少有平扫及钆对比剂增强2D梯度回波T1WI、2D梯度回波T2WI及3D抑脂梯度回波序列。T1WI序列有助于检测出血及蛋白成分，T2WI序列有助于显示分隔和淋巴结。增强后图像可以显示强化的情况，特别是某些CT检查强化不确定的病例。

由于MR的强化变化较大且没有线性上升的灰阶信号强度，因此有时候增强效果的评价比CT要困难。

MRI另外一个缺点是检测钙化的敏感性较低。不过钙化在评价和治疗肾脏囊性病变方面的作用不大。

**（二）Bosniak分级标准**　1986年，Bosniak提出了基于CT发现诊断并且治疗肾脏囊肿的方法。经过20年，Bosniak和他的同事重新修改并优化了这个分级标准。Bosniak分级标准是应用最广的分级方法，为放射科医师和临床医师处理复杂性肾脏囊肿提供了重要手段。根据囊肿的形态和强化方式，可以将其归成五类（表63-8），每一种都有其治疗意义。Ⅰ型囊肿囊壁是单纯性良性肾囊肿（已经在前面讨论过），可以依靠超声、CT或者MRI准确诊断，不需要额外的影像学检查和治疗。Ⅱ型囊肿是轻度复杂性囊肿，这类囊肿不是单纯性囊肿，但可以较为肯定地判断是属于良性的囊肿，不需要进一步影像学检查或者治疗。ⅡF型囊肿（F指随访follow-up）也可以认为是良性的囊肿，但因为比Ⅱ型囊肿更为复杂所以需要进行随访来明确它的稳定性。Ⅲ型囊肿更为复杂，可找到恶性病变的相似征象。对这些病变建议进行手术。Ⅳ型囊肿是明显的恶性病变。Israel和Bosniak指出Bosniak ⅡF型囊肿里面恶性的机会约为5%。他们建议6个月以后重新行CT随访，5年后做其他相关检查。另外，Ⅲ型和Ⅳ型分级不确定的病变，恶性机会分别是31%～100%和67%～100%。相应的Ⅲ型和Ⅳ型囊肿应行手术或消融治疗。Bosniak分级标准主要是通过将肾脏囊肿分类为良性/不需要手术的Ⅰ型和Ⅱ型、可能为良性但需要随访的ⅡF型，以及可疑恶性/需要手术的Ⅲ型和Ⅳ型。总的来说，研究发现，Bosniak分级法对临床指导意义很大，只是在Ⅱ型和Ⅲ型的分级中会存在不同观察者的主观差异，可能会带来潜在的风险。虽然Bosniak分级法开始只用于CT诊断，但近来发现其同样适用于增强MRI和超声。当不同的检查方法所发现的病变改变不一致时，则将可观察到最多的异常作为分级及治疗的依据。

临床意义

（1）钙化：普遍认为钙化既可以出现在良性囊肿也可以出现在恶性囊肿内。然而钙化对鉴别肾囊肿的性质和选择处理方面的意义有很大的改变。现在认为钙化对肾脏囊性肿块的评价意义不大。CT比超声和MRI都更容易观察肾脏囊肿的钙化，明显钙化的病变在MRI上不强化，增强显示优于CT。囊肿伴有薄层钙化或短小、轻微的钙化可以认为是良性

**表63-8 Bosniak 肾囊肿分类法**

| 分 类 | 表 现 |
|---|---|
| I | 线样薄壁,没有分隔、钙化和实性成分。水样密度、不强化的良性囊肿 |
| II | 线样薄壁或见少许强化、囊壁和分隔,或见良性钙化或局部增厚钙化。<3 cm 高密度、边界清晰、不强化的囊肿属于这一类。不需要进一步检查 |
| IIF(F指随访 follow-up) | 多发线样分隔或囊壁及分隔轻度增厚。囊壁和分隔或见少许强化。囊壁和分隔的钙化较厚或呈结节状,但不强化。边界多清晰。>3 cm 无强化的高密度病变也属于这一类。需要进行随访以确定其性质 |
| III | 囊壁或分隔不规则或均匀增厚,伴有强化,应行手术切除,即使最后可能会确认为良性病变(例如:出血性囊肿、慢性感染性囊肿、多房性囊性肾瘤),恶性的病变有囊性肾癌、多房性囊性肾细胞癌 |
| IV | 具有III类囊肿的特征以外,同时囊壁或分隔周围有软组织成分。可以是囊性肾癌,需要进行手术切除 |

注:引自 Israel GM, Bosniak MA: An update of the bosniak renal cyst classification system. Urology 66: 484-488, 2005.

病变(II型)(图63-27)。伴有粗大的或呈结节样的钙化、不伴有组织增强的囊肿可以随访(IIF型)(图63-28)。随访过程中钙化可以有所变化,但分型不会改变。但是如果软组织成分增多或者出现相应的强化则需要对病变重新分型,要考虑为需要手术的III型或IV型。伴钙化并软组织强化的囊肿需要手术(III型或IV型)(图63-29)。

(2)分隔:单纯性囊肿合并出血、感染或者炎症时可以形成分隔。同时,囊性肾细胞癌可以显示为分隔样肿块。超声和CT在辨别肿块内部分隔方面的能力相似。另一方面,MRI比CT和超声可以显示更多的分隔,从而可能改变病变的分型。良性的囊性病变(II型)分隔很薄(≤1 mm),没有增厚、结节样改变或

强化(图63-30)。如果多于一个分隔,那么良性囊肿在数量上只能是很少几个。囊壁轻微增厚或多发分隔的囊肿,如果在随访过程中发现囊壁增厚或不规则改变,或出现强化的,应归类为IIF型(图63-31)进行随访。可是,鉴别少许与多发分隔及轻微与明显或不规则增厚之间主观性很强。III型囊肿表现为囊壁不规则增厚,或出现分隔的强化,需要进行手术治疗,与肾细胞癌的处理相同(图63-32)。

(3)高密度:如果肿块的CT值超过单纯性囊肿的CT值(-20~20 HU),就认为是高密度。肿块在MRI T1WI上的信号高于水。这类病变大多是良性囊肿,主要是由于血液或降解的成分、蛋白质、铁沉积、胶质增生、感染、一过性碘聚集等原因造成密度增

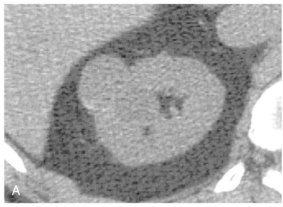

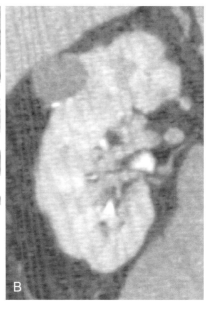

**图63-27** 轴位平扫(A)和冠状位增强(B)CT 显示在右肾囊肿中偶然发现良性钙化,钙化薄,无增厚、结节样改变,无强化

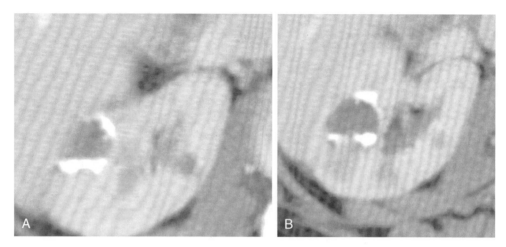

**图63-28**　56岁女性患者钙化灶的随访。A，B. 轴位增强CT发现增厚并结节样改变的钙化，没有强化。3年的随访显示钙化没有变化

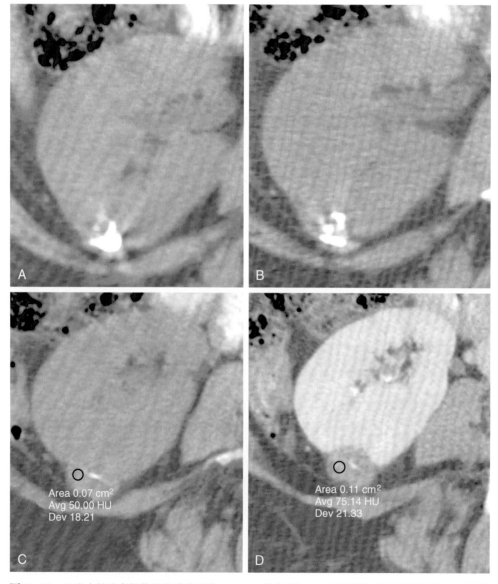

**图63-29**　59岁女性患者钙化灶的手术切除。A～C. 轴位平扫CT显示增厚、结节状的钙化。D. 轴位增强显示钙化灶周围的强化，肾切除术证实为透明细胞癌

高。但是,肾脏实性肿瘤如肾细胞癌、淋巴瘤等肿瘤由于细胞密度较高,同样可以有相似表现。平扫CT无法鉴别这些病变,可以行超声、增强CT或MRI检查以帮助进一步明确性质。Israel和Bosniak将高密度的Ⅱ型良性囊肿的诊断标准定为以下几点:① 均匀、光滑、边界清晰;② 小于3 cm;③ 超过1/4的面积突出肾轮廓以外;④ 不强化(图63-33)。近来有研究发现70 HU或以上但不强化、密度均匀的肿块影,超过99.9%的可能是一个囊肿,建议超声进一步检查;当密度低于70 HU或者密度不均匀时建议行增强扫描。大约有50%的高密度肾囊肿最终被超声诊断为单纯性囊肿,其余的囊肿内部出现回声衰减。Israel和Bosniak建议对超过3 cm或者完全位于肾脏内部的高密度肾囊肿(Ⅱ F型)进行随访。不符合上述诊断标准的高密度病变(Ⅲ型、Ⅳ型)应考虑手术治疗。特别是当病变边缘不规则、密度不均匀、伴强化,或者在超声上显示为实性病变时,应当考虑手术

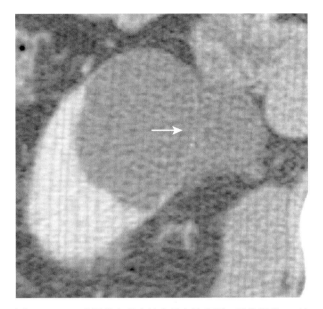

**图63-30** 65岁男性患者病灶内的良性分隔。轴位增强CT显示线样薄层分隔(箭头处),分隔没有增厚、结节样改变,没有强化

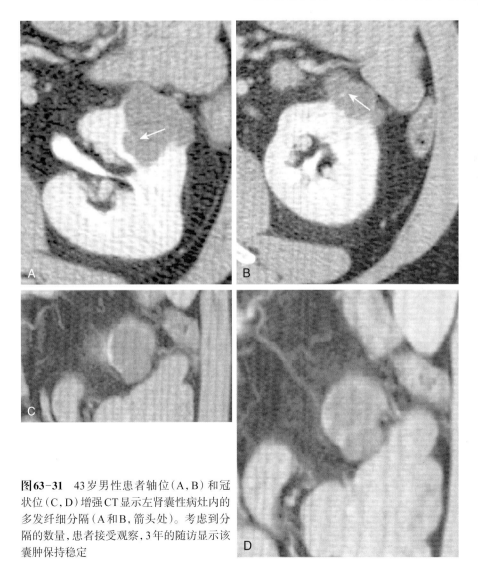

**图63-31** 43岁男性患者轴位(A,B)和冠状位(C,D)增强CT显示左肾囊性病灶内的多发纤细分隔(A和B,箭头处)。考虑到分隔的数量,患者接受观察,3年的随访显示该囊肿保持稳定

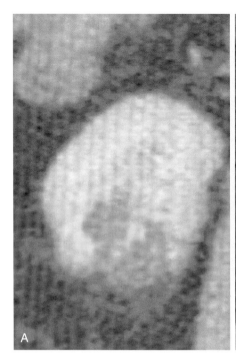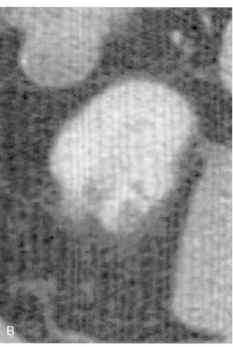

**图63-32** 73岁男性患者分隔性病灶的手术切除。A，B. 轴位增强CT显示与平扫CT（没有配图）比较，出现了强化并增厚、结节样改变的分隔。手术证实为肾细胞癌

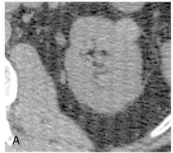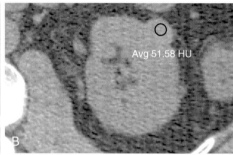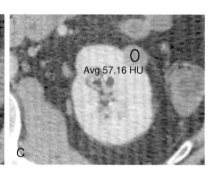

**图63-33** 51岁没有症状的男性患者的良性高密度肾囊肿。平扫（A，B）和增强（C）CT 显示部分外生性的高密度病变，密度均匀，边界清晰，直径小于3 cm，不强化

治疗（图63-34）。

（4）囊壁增厚、结节样改变：囊壁的厚度在部分外生性的囊肿里面最容易观察，单纯性囊肿的囊壁很薄。囊壁增厚可见于复杂性良性囊肿及囊性肾细胞癌。囊壁不规则增厚的囊肿不考虑为良性的囊肿，应考虑手术切除（Ⅲ型）。同样地，囊壁结节样改变也不是良性囊肿（Ⅲ型或Ⅳ型）（图63-35和图63-36）。在观察囊肿的时候，有时会因为肾实质与肿块之间的界限不清（肾实质鸟嘴样改变）而将其误认为囊壁增厚或呈结节样改变。熟悉这种情况并多运用不同方法层面的观察可以尽量地减少这种误差（图63-37）。

（5）增强：增强在帮助诊断中的作用是最大的。出现强化的病变恶性的机会明显增加。没有强化的病变是良性乏血供的。另一方面，病变出现强化证明是有血供的，可同时见于肿瘤或非肿瘤性病变。因为增强的病变不好鉴别其病因，因此所有出现强化的病变都应该视为潜在的恶性病变。高质量的CT检查是必要的。强化程度不但反映病变的血供情况，同时也与对比剂注射的量、速度及成像时间的延迟有关。不同扫描期相的技术参数应该保持一致。测量必须包括肾实质期，该期更容易检测强化程度。平扫与增强所测量的感兴趣区的大小和层面应该保持一致，在密度均匀的病变中尽量使用最大的感兴趣区。相反，密度不均匀的病变则应选择小一点的感兴趣区来检测病变的强化情况。过去认为超过10 HU的差别可以认为病变是有强化的。但是螺旋CT的使用之后，这个变化值的意义值得探讨。有一些研究显示，即使是单纯性囊肿也可以在平扫和增强序列之间出现10 HU以上的差异。这种现象被称为假性增强效应，与注射对比剂以后导致的人为的密度增加有关。线束硬化及不恰当的重建算法是导致这种假性增强的主要原因。通常出现在肾实质期强化、小于1.5 cm的

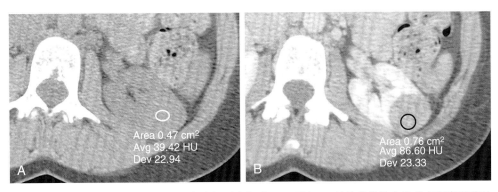

**图63-34** 41岁女性患者左肾高密度病变行手术切除。A. 平扫CT显示部分外生性的高密度肾脏肿块，CT值39 HU。B.增强CT可见强化，CT值86 HU

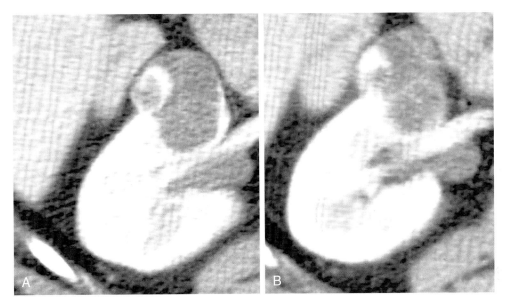

**图63-35** 55岁囊性肾细胞癌的男性患者。A，B.增强CT显示囊壁增厚并结节样改变

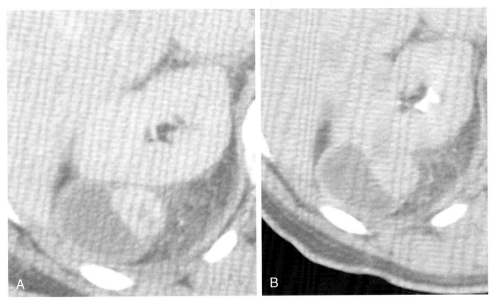

**图63-36** 69岁男性患者的肾囊肿出现囊壁增厚并结节样改变。A，B. 增强CT显示结节强化，囊壁增厚。手术证实为透明细胞癌

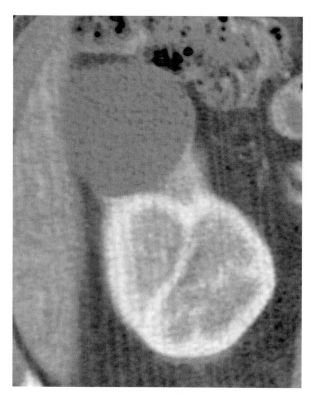

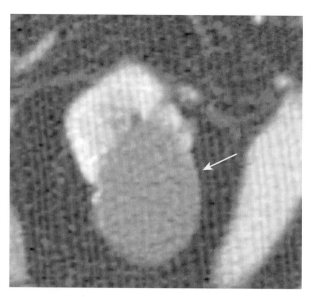

图63-38　81岁女性患者复杂性囊肿。轴位增强CT显示囊壁肉眼可见的强化（箭头处）。测量没有发现强化，由于发现增厚的钙化，因此建议随访

图63-37　67岁单纯性肾囊肿的男性患者右上腹痛。正常肾实质（肾实质鸟嘴样改变）不要误认为囊壁增厚或结节样改变

肾脏内小肿块。假性增强会导致单纯性囊肿的判断错误。目前没有公认的判断强化的增强HU值。部分学者建议把阈值定为15～20 HU。含水的结构（胆囊或单纯性囊肿）可以作为内在的参考来帮助诊断。Israel和Bosniak认为10～20 HU的CT值变化是不够准确的，在这种情况下，建议对病变进一步行CT的优化检查或者行超声、MRI。强化是判断血供的另外一种方法。肾脏肿块的CT增强检查中，增强30 HU左右的并不少见。这样的肿块可以是强化的肾肿瘤，也可以是高密度的囊肿。这时需要超声或者多期相的CT扫描，或者可以参考Macari和Bosniak，他们通过15 min的延迟增强（对比剂经过肿块后造成的密度下降）方法来观察病变去强化的表现，此时富血供的肿瘤延迟增强会出现密度减低，而没有血供的囊肿不会出现密度减低。

Ⅰ型或者Ⅱ型的良性肾脏病变及可能良性的ⅡF型病变不会出现肉眼可见的强化。但是，Israel和Bosniak却将这些类型中的分隔和囊壁的强化表现定义为"肉眼可见"。他们认为这是因为分隔内有细小的毛细血管，当对比剂通过会出现增强（图63-38）。出现明确强化的肾脏囊性病变提示其血供丰富。这类病变应归类为Ⅲ型或Ⅳ型（图63-39）。

（6）多房囊肿：多房的肾脏病变是肾脏囊肿里面的一个亚组。当囊肿内有超过3个或者4个分隔时应考虑为多房囊肿。许多病变都可以表现为多房状改变，包括肿瘤、囊肿、炎症及血管性病变。除了感染和一些囊肿、血管性病变以外，大部分多房肾脏肿块都需要手术切除。成人最常见的两类肾脏多房肿块是肾细

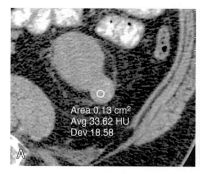

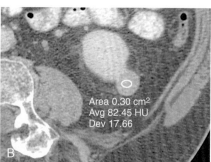

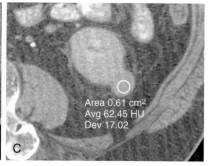

图63-39　66岁男性患者肿瘤的强化与去强化。A. 轴位平扫CT显示左肾下极高密度肿块。B. 轴位增强CT显示明显的强化，强化值50 HU。C.轴位延迟增强CT显示对比剂注射后7 min肿块去强化，去强化值20 HU。组织学分析结果为乳头状肾细胞癌

胞癌和多房性囊性肾瘤。这两种病变都表现为表面有完整的包膜,内部被分隔成多囊状改变。不同病变之间影像表现的重叠使诊断变得不那么肯定。与肾癌诊断相符的因素包括远处转移、血管浸润、肿块呈巨大实性改变、弥漫性钙化、出血及男性好发(图63-40)。而与多房性囊性肾瘤相符的因素包括女性多发、不伴出血、肾盂疝形成(图63-41)。最终需术后病理确诊。

肾脏局限性囊性肾病是原因不明的少见肾脏囊性病变,可以与多房性肾脏肿瘤很相像,多发性肾囊肿可以局部或者弥漫侵犯肾实质。提示局限性囊性肾病的表现包括囊壁不完整、囊肿与囊肿之间有正常的肾实质以及在主要病变群的周围(但不相贴)可以看到卫星囊肿。肾脏局限性囊性肾病发现后可以放心地采取观察的手段来明确其稳定性和良恶性(图63-42)。

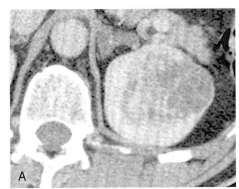
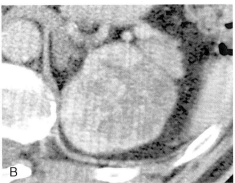

图63-40 62岁男性患者多房性肾细胞癌。A, B. 轴位增强 CT 显示左肾中极多房性囊性病变。由于病变较大且呈实性、患者性别为男性,更倾向于诊断为多房性肾细胞癌

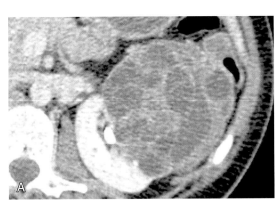
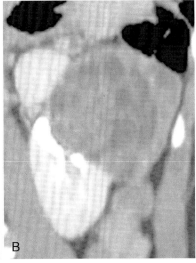

图63-41 46岁女性患者左肾多房状肿块。轴位(A)和冠状位(B)增强图像显示囊壁完整多房状囊性病变,疝入肾盂。肾盂疝及患者性别为女性,使诊断更倾向于多房性囊性肾瘤,最后被腹腔镜的肾切除术所证实

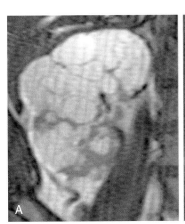
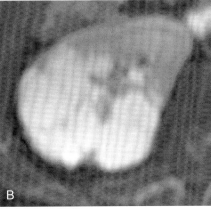
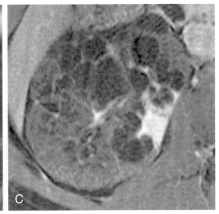

图63-42 51岁男性患者局限性囊性肾病。冠状位FIESTA(A),轴位T2W(B)和轴位梯度回波T1W 增强(C)图像显示多发肾脏囊肿,正常肾实质消失,囊壁不完整、囊肿与囊肿之间有正常的肾实质以及在主要病变群的周围(但不相贴)的卫星囊肿灶,更支持为局限性囊性肾病的诊断

（三）**活检的意义**　传统上认为肾脏囊性病变的活检或者穿刺检查对于临床怀疑的脓肿或者转移瘤作用有限。但最近有一些关于对Ⅲ型良性肾脏囊性病变的活检研究使患者避免了手术。对肾脏不明原因囊性肿块活检的意义存在分歧，有观点认为有可能在操作过程中引起并发症、针道种植转移及可能出现不肯定的阴性活检结果，故需要更多研究以进一步明确肾脏囊性病变活检的临床意义。

---

**医师须知（肾脏囊性病变）**

■ 符合所有给出的影像诊断标准，才可以将肾囊肿明确诊断为良性肾囊肿，这种情况不需要额外的评价。

■ 当一个肾脏囊性病变没有达到单纯性肾囊肿的诊断标准时，需考虑肾脏囊性肿瘤。实际工作中的鉴别诊断包括复杂性肾囊肿及囊性肾细胞癌。

■ 超声可以准确辨认单纯性和复杂程度最低的肾脏囊肿，这些病变也不需要影像随访。

■ CT是评价肾脏囊性肿瘤的首要影像学检查方法。

■ 当CT和（或）超声的诊断不是很肯定的时候，可以用MRI进一步检查，MRI的应用率越来越高。

■ Bosniak分级法将肾脏囊性肿块分类为良性/不需要手术（Ⅰ型和Ⅱ型）、可能良性但需要随访（ⅡF型）和可疑恶性/需要手术（Ⅲ型和Ⅳ型）这几种类型。

---

**要点**

**肾脏良性病变**

**血管平滑肌脂肪瘤**

■ CT显示含脂肪的病灶几乎是血管平滑肌脂肪瘤的特异性征象。

■ 仅从影像学不能鉴别少脂肪血管平滑肌脂肪瘤与肾细胞癌。

**嗜酸性细胞腺瘤**

■ 影像学显示边界清楚的肾脏实性肿块，伴中央星状瘢痕。

■ 仅从影像学不能可靠鉴别嗜酸性细胞腺瘤与肾细胞癌。

■ 活检会提示诊断。

**平滑肌瘤**

■ 位于边缘、边界清楚的病灶。

■ 罕见，影像学不能与其他实性肾肿瘤鉴别。

**中胚叶肾瘤**

■ 新生儿最常见的肾脏良性肿块。

■ 先天性，通常较大。

**肾腺瘤**

■ 腺瘤在影像上及组织学上均难与肾细胞癌鉴别。

**肾脏恶性病变**

**恶性肾实质肿瘤，包括肾细胞癌及其亚型**

■ 肾癌是最常见的肾脏恶性肿瘤，占肾脏实性肿瘤的大部分。影像学对肾细胞癌的组织学分型作用有限。

■ CT和MR的多期相动态增强扫描适合用于定性及对肾细胞癌的分期。

**尿路上皮癌**

■ CT尿路成像是尿路上皮恶性肿瘤准确分期的检查方法。

■ 尿路上皮癌可以表现为集合系统宽基底或息肉样充盈缺损，弥漫性的尿路上皮增厚或浸润性肾脏病变，导致正常肾脏结构消失，出现"无脸肾"征。

■ 尿路上皮癌诊断的假阴性结果有可能是因为集合系统的对比度不足所致，重复延迟显影或者俯卧位成像可减少假阴性结果。

## 要点

### 肾母细胞瘤

■ 肾母细胞瘤约占儿童肾脏占位的90%,5%～10%为双侧性。

■ 超声常规用于筛查。增强CT或MR都适用于肿瘤影像学分期。

### 肾脏囊性病变

### 单纯性囊肿和复杂囊性肾肿瘤

■ 由于螺旋CT的假性增强现象,单纯性肾囊肿可以有10 HU的强化改变。

■ 血管性肿瘤的不强化与无血管高密度囊肿不同,后者于延迟期扫描密度也不减低。

■ 多房的肾脏囊性肿块属于囊性肾脏病变的一个亚组,当囊肿内有超过3个或者4个分隔时应考虑为多房性囊肿。最常见的两类肾脏多房性肿块是肾细胞癌和多房性囊性肾瘤。

■ 当检查间的征象不同时,最令人担忧的征象应导引病灶分类和处理。

■ 目前钙化在肾脏囊性肿瘤中的评价价值不那么重要。

■ 在CT平扫图像上,肾脏肿块的密度高于单纯性液体时定义为高衰减或高密度。

■ 在增强检查时,如果囊壁增厚或结节样改变并有明显强化时,恶性的可能性显著增加。

■ 目前尚无公认为明确强化的CT值。

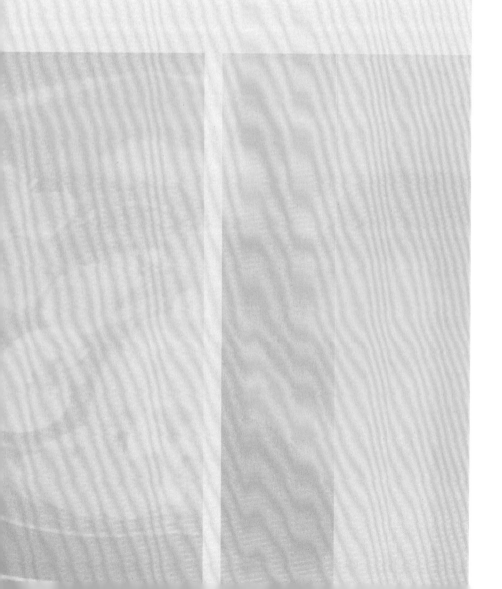

第 *19* 篇

弥漫性肾疾病

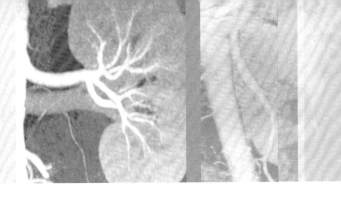

# 第64章

# 弥漫性肾实质疾病

Kedar Jambhekar, Tarun Pandey, Hemendra Shah, Colin J. Mccarthy, and Sanjaya Viswamitra

肾衰竭分为肾前性,由肾灌注压力梯度降低引起;肾性,由肾实质本身的疾病导致;肾后性,由尿液流出道异常引起。

肾前性肾衰竭可能由于肾动脉灌注或静脉引流变化引起。肾动脉狭窄导致灌注减少,肾静脉血栓引起后负荷压力增加及水肿。肾后性肾功能异常的因素主要是尿液流出道的各种阻塞,如结石、肾盂输尿管功能障碍或肿块形成。

肾实质异常可分为累及整个肾脏的(如排斥反应、肾小球肾炎、淀粉样变性、药物性)病变,和只涉及肾皮质或髓质的病变,如肾钙质沉着症。本章节主要讨论这些疾病。

## 一、影像学概述

肾小球肾炎(GN)没有特异性的影像学表现。病理及免疫学评价活检样本为主要的确诊方法。肾脏超声检查对于排除其他原因引起的肾功能障碍有帮助。超声还能发现结石及肾钙质沉着。肾脏在急性GN可以增大而慢性GN则可能会缩小。肾脏轮廓表现较光滑。膀胱造影或静脉肾盂造影(IVP)都需要使用对肾脏有潜在损害的碘对比剂,因此通常不用于对有弥漫性肾实质疾病的患者进行检查。CT平扫检查对于发现肉眼可见的结石和肾钙质沉着的分布较有用。CT增强扫描与静脉肾盂造影一样,也需要用到对肾脏有害的碘对比剂,肾功能异常时不能进行。MRI对于泌尿系结石及肾钙质沉着显示不敏感,但是显示肾血管异常较好。随着新技术如弥散和灌注加权成像的使用和应用超小超顺磁性氧化铁(USPIO)进行增强检查,可以有效提高影像学对弥漫性肾疾病评价能力,而无需进一步活检。

**(一)X线摄影** 静脉尿路造影可显示双侧光滑、增大或者缩小的肾脏。肾脏显影有时欠佳,主要取决于肾衰竭的程度。慢性肾病致肾脏弥漫性萎缩时常可见肾窦脂肪间隙明显增大(图64-1)。

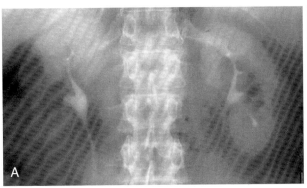
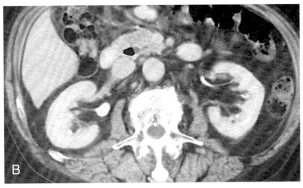

**图64-1** 双侧轻微肾实质疾病,肾窦脂肪增生。A.静脉肾盂造影图显示明显的肾窦脂肪呈低密度。B.同一患者CT扫描证实为肾窦脂肪过多

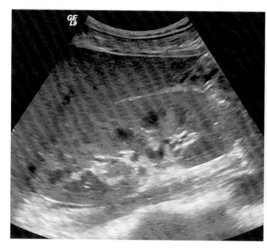
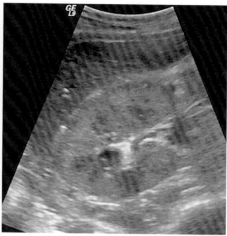

图64-2 右肾的纵向及横向超声图像显示肾脏体积增大,回声增强伴肾髓质锥体呈相对明显低回声。这是弥漫性肾实质疾病非特异性的表现(鸣谢Srinivas Prasad博士)

**（二）超声** 肾的回声通常等于相邻的肝,略低于相邻的脾。正常情况下右侧肾皮质髓质分界较左侧清晰。异常的超声影像为肾回声增强及双侧肾增大(图64-2)。超声最实用之处为评价肾盂积水和血管异常(流入或流出)等引起肾衰竭的原因。如果上述两者均排除就意味着为肾实质本身的疾病。慢性GN肾脏可表现为回声增强和形态变小或是边缘光整的皮质变薄。回声增强可能与肾窦脂肪增生有关。

超声多普勒检查虽无非特异性,却有助于各种急性肾衰竭的鉴别诊断。正常的肾动脉阻力指数(RI)是0.6～0.7。许多情况下RI可以升高,包括肾前性、肾实质性和肾后性的因素。这些因素包括肝肾综合征、肾血管炎、急性新月体增生型GN和肾小管间质病变。因此,如果没有上述诊断知识,单凭一个指标升高,仅能用以考虑肾实质异常。RI在急性原发性和继发性GN均为正常。肾超声多普勒已被用于治疗效果随访。

**（三）CT** CT平扫可以显示慢性GN肾皮质钙

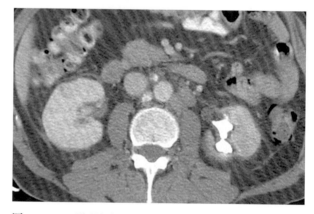

图64-3 CT增强扫描延迟图像显示一例慢性肾盂肾炎病例的单侧体积缩小的瘢痕肾,注意左肾下极的瘢痕和相应的棒状肾盏

化。肾脏在慢性GN表现为变小而边缘光滑,但在慢性肾盂肾炎则表现为瘢痕变形(图64-3)。急性GN在CT上显示为双侧肾脏正常或增大(图64-4)。

**（四）MRI** 肾脏大小的变化是非特异性的(图64-5),弥漫性肾病常可见强化。最近的文献表明

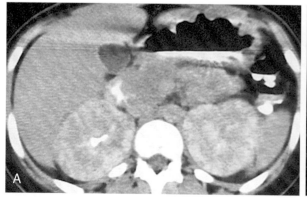
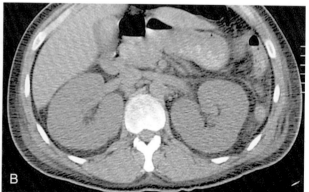

图64-4 两例不同患者的双侧肾脏增大。A.一例既往确诊有淋巴瘤病史的患者,增强CT延迟扫描图像显示双侧肾脏增大,其显著不均匀的增强表现符合淋巴瘤弥漫性肾实质浸润。B.一例人类免疫缺陷病毒感染者CT平扫显示双肾弥漫性增大,为肾实质病变的非特异性表现(鸣谢:Hemendra Shah博士)

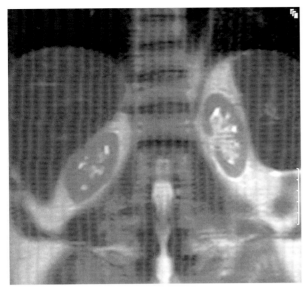

图64-5 冠状位T2WI单次激发MR图像显示一位继发于多发性骨髓瘤患者的终末期肾衰竭病例,双肾体积减小,边缘光滑

磁共振超顺磁性氧化铁(USPIO)增强较有价值。USPIO增强成像可以显示巨噬细胞的分布,对于观察肾脏排斥反应的弥漫性巨噬细胞浸润及急性肾小管坏死(ATN)的局灶性髓质浸润,监测使用免疫抑制药患者的药物反应,以及区分可逆性病变和慢性不可逆性肾异常等都有潜在的应用价值。

(五)核医学 肾功能可以通过使用锝-99m($^{99m}$Tc)标记的$^{99m}$Tc-MAG3或是$^{99m}$Tc-DTPA来测定。可以用二巯基丁二酸(DMSA)来显示皮质情况,判断瘢痕形成,如肾盂肾炎患者。卡托普利肾图对于评价肾血管疾病很有用。

(六)影像方法选择 首先使用超声去评价肾盂肾盏系统和输尿管扩张与否,确定肾衰竭是肾性还是肾后性(图64-6)。如果没有肾盂积水,就要进行多普勒成像去评价有无肾血管疾病。

所有患者都要测量肾脏的大小。不同种族和性

别的肾脏大小有较大差别。男性10~14 cm,女性9~13 cm。疾病的初期由于急性水肿可引起肾脏体积增大,接着因为纤维化导致慢性萎缩。因此,有以往超声检查作对比或多次检查明显优于单次的检查测量。当发现肾脏变小时常提示已发生慢性弥漫性肾疾病。

肾脏变小的疾病可以进一步分为轮廓光滑或不规则(图64-7)。轮廓不规则见于肾梗死、反流性肾病、晚期肾病。上述疾病中只有肾梗死不会引起潜在的肾盏异常(图64-8)。肾体积变小而边缘光滑者见于肾小管萎缩、轻度肾间质纤维化,无局灶性瘢痕或肾盏肾乳头变形。这组疾病的进一步区分存在难度,只能测定病变进程是单侧的还是双侧的(图64-7)。引起肾皮质萎缩的疾病也可以导致肾窦脂肪代偿性增生,但很少引起肾脏长轴两极的改变(图64-9)。

引起肾肿大的病变可以是局灶性的也可以是弥漫性的(图64-10)。局灶性的肾肿大最常继发于囊肿或肿瘤,而弥漫性病变很少引起局灶性肿大表现(如局灶性肾炎)。

单侧弥漫性肾肥大可能继发于肾静脉血栓形成或尿路梗阻导致的肾水肿。单侧弥漫性肾肥大也可以发生在对侧肾衰竭时的生理性代偿性肥大。双侧肾增大的病因包括浸润性病变,感染性病变和免疫异常,其中大部分由肾小球疾病构成(图64-10)。肾的大小、轮廓以及肾盂肾盏系统的一系列变化概括于图64-11。

还有几种弥漫性肾实质疾病不会引起肾大小的变化(图64-12)。这组疾病包括肾钙质沉着症和原发性肾盏、肾乳头异常,后者又包括多种原因导致的肾乳头坏死以及结核和布鲁菌导致的肉芽肿性感染(图64-12)。

(七)鉴别诊断 弥漫性肾疾病的鉴别诊断如下:
• 免疫球蛋白A(IgA)肾病(伯杰肾病)是世界范围成人肾小球肾炎(GN)最常见的类型。
• 过敏性紫癜是IgA肾病的全身性变化,可引起小血管炎,其中GN为一个特征性病变。
• 感染性GN发生于链球菌感染后(通常为皮肤感染),潜伏期约10~14天。表现为肾病综合征,抗链球菌溶血素O升高为诊断特征,常规恢复约2~3周。
• 肾小球系膜毛细血管性GN可以原发或继发于系统性红斑狼疮、病毒性肝炎或低补体血症;通常表现为肾病综合征,但可能出现肾脏不可逆的进程,最终导致终末期肾衰竭。

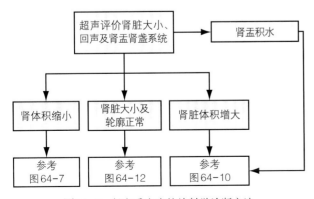

图64-6 肾实质疾病的放射学诊断方法

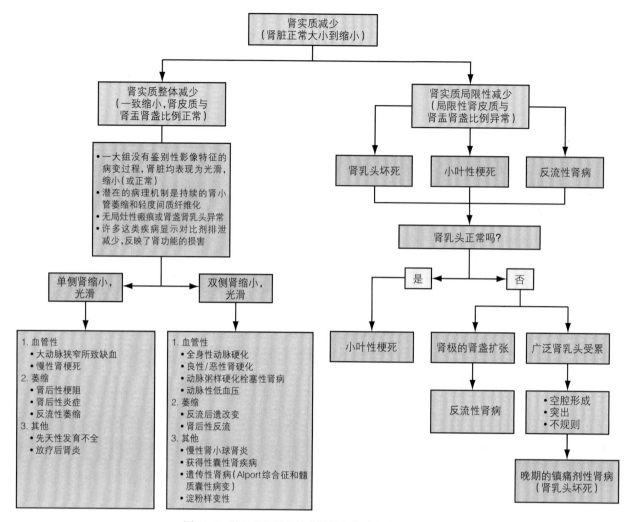

**图 64-7** 伴肾组织损害的弥漫性肾实质疾病的诊断流程

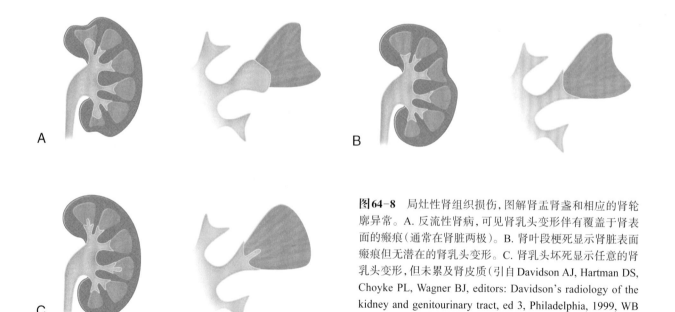

**图 64-8** 局灶性肾组织损伤，图解肾盂肾盏和相应的肾轮廓异常。A. 反流性肾病，可见肾乳头变形伴有覆盖于肾表面的瘢痕（通常在肾脏两极）。B. 肾叶段梗死显示肾脏表面瘢痕但无潜在的肾乳头变形。C. 肾乳头坏死显示任意的肾乳头变形，但未累及肾皮质（引自 Davidson AJ, Hartman DS, Choyke PL, Wagner BJ, editors: Davidson's radiology of the kidney and genitourinary tract, ed 3, Philadelphia, 1999, WB Saunders, pp 76-79.）

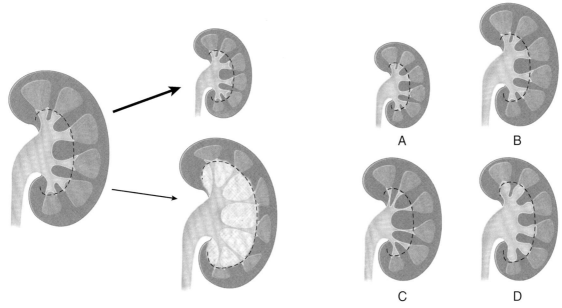

**图64-9** 肾对各种疾病的反应导致肾小球损害性肾体积变化。肾脏通常表现为体积缩小（粗箭头处）。还要注意肾脏的轮廓光滑，肾盂肾盏的正常关系仍保持。罕见地，肾窦内脂肪增殖替代了废用的肾组织（肾窦脂肪过多症）。这种情况下，肾脏长轴减少不明显（细箭头处）（引自 Davidson AJ, Hartman DS, Choyke PL, Wagner BJ, editors: Davidson's radiology of the kidney and genitourinary tract, ed 3, Philadelphia, 1999, WB Saunders, pp 76-79.）

**图64-11** 图解肾脏体积弥漫性增大病变的一系列肾脏异常表现。A. 正常的肾脏。B. 肾脏增大但肾盂肾盏系统正常。C. 肾脏增大伴肾盂肾盏系统收缩。D 继发于阻塞性肾病的肾脏增大（引自 Davidson AJ, Hartman DS, Choyke PL, Wagner BJ, editors: Davidson's radiology of the kidney and genitourinary tract, ed 3, Philadelphia, 1999, WB Saunders, pp 76-79.）

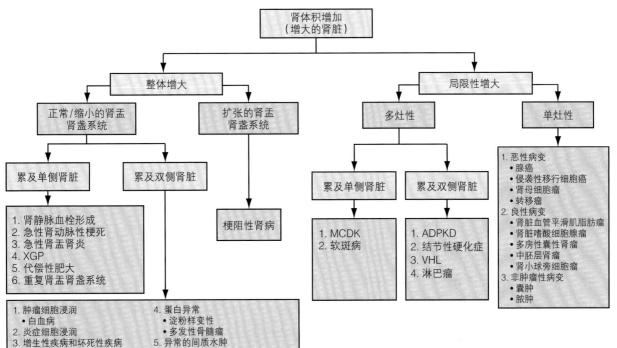

**图64-10** 肾体积增大的弥漫性肾实质病变表现。常染色体显性多囊性肾病（ADPKD），常染色体隐性多囊性肾病（ARPKD），人类免疫缺陷病毒（HIV），多囊性肾发育不良（MCDK），多房性囊性肾瘤（MLCN），系统性红斑狼疮（SLE），von Hippel-Lindau综合征（VHL），黄色肉芽肿性肾盂肾炎（XGP）

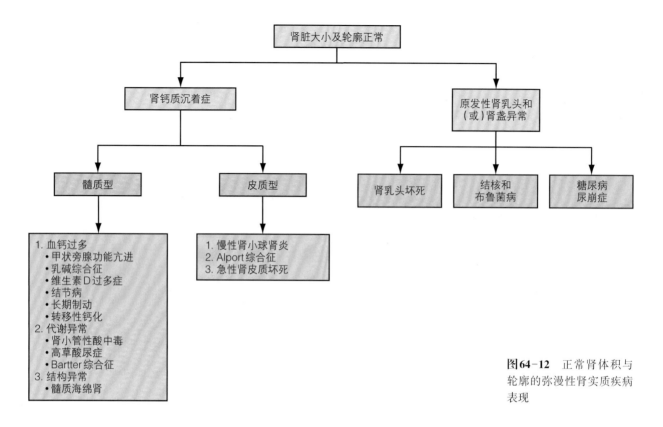

**图64-12** 正常肾体积与轮廓的弥漫性肾实质疾病表现

• 急进性GN（新月体性GN）预后较差，进展迅速，数周后即发生肾衰竭。血管炎性异常，如韦格纳肉芽肿病、多动脉炎，以及Goodpasture综合征（肺出血-肾炎综合征）等疾病均可表现为独立的急进性GN。韦格纳肉芽肿病和Goodpasture综合征患者除了发生肾衰之外还会咯血。

• 隐匿性GN可引起80%的儿童肾病综合征，而成人仅约20%。

• 局灶性节段性肾小球硬化（FSGS）可原发或继发于反流性肾病、Alport综合征（遗传性进行性肾炎）、吸食海洛因或人类免疫缺陷病毒（HIV）感染。FSGS表现为伴不同程度肾损害的肾病综合征；50%FSGS患者发展为肾衰竭。

• 膜性GN是成人肾病综合征的主要原因（35%）。它通常是特发性的，但可能会与癌症（如肺癌、肠癌）、感染（如肝炎、疟疾）、药物使用（如青霉胺）以及系统性红斑狼疮伴发。1/3的患者病情稳定，1/3的患者会进展为终末期肾衰竭。

## 二、肾小球肾炎

**（一）病因** 肾小球肾炎（GN）是一系列与免疫介导相关的复杂的肾脏疾病，以肾小球的炎症为特征，可以分为原发性与继发性两类。原发性GN是肾脏固有疾患而无其他系统表现。很多病例是免疫介导相关。最常见的类型是链球菌感染GN（PSGN）。继发性GN是与系统性疾病相关的病变，包括特定性感染（如细菌性、病毒性或寄生虫性）、药物性、系统性疾病（系统性红斑狼疮、血管炎）或癌症。

**（二）患病率和流行病学**

1. **急性肾小球肾炎** 急性GN占美国终末期肾病（ESRD）病例约25%～30%。大约有1/4的患者表现为急性肾炎。在国际上，链球菌感染GN（PSGN）多与咽喉感染有关而非皮肤感染。急性GN没有种族或人种发病倾向。PSGN在落后的社会经济环境下有高发风险，男女发病比例为2∶1。急性肾炎可发生于任何年龄。急性感染性GN通常好发于6～10岁儿童，但可以累及任何年龄组。

2. **慢性肾小球肾炎** 在美国，慢性GN是导致终末期肾病（ESRD）的第三大疾病因素，大约10%的患者需要进行透析治疗。近期注意到一些国家慢性GN有所下降，但进行透析治疗的糖尿病肾病患者却有所增加。除非能进行肾移植，否则通常的结果是ESRD和死亡。

**（三）临床表现** 患者可无临床症状，也可表现为单独的血尿、肾病或肾病综合征、急性或慢性肾衰竭。急性GN发展数天即可出现蛋白尿、血尿、高血压、水肿和少尿。急进性GN病程约为数周到数月，慢性GN病程约数月到数年。

**（四）病理** 急性病变的肾脏大体正常或增大并不伴有明显的纤维化，慢性病变的肾脏变小、瘢痕形成并伴有肾纤维化。镜下可见中性粒细胞数增多伴肾小球基底膜增厚，不定形蛋白质物质沉积所致透明样变性，以及硬化导致的肾小球闭塞。

### 三、肾盂肾炎

**（一）病因** 急性肾盂肾炎通常是指感染革兰阴性病原菌引起的肾实质和肾盂（包括肾小管及肾间质）的炎症，如大肠杆菌（＞80%）、变形杆菌、克雷白杆菌属或肠杆菌属。真菌或分枝杆菌也可是致病源。肾小球的炎性（如GN）改变通常不在此列。大部分病例都是由下尿路引起的上行性感染（图64-13），只有少部分是血行播散引起的。

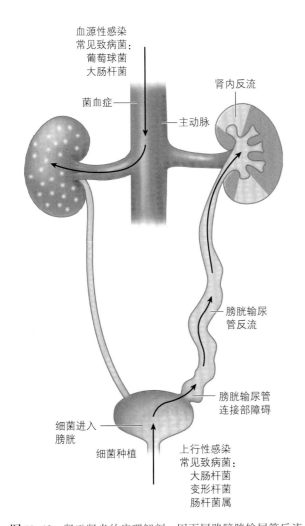

图64-13 肾盂肾炎的病理解剖。因下尿路膀胱输尿管反流导致的沿输尿管的上行性感染是肾盂肾炎最主要的发病原因。血源性感染不常见，一般由败血症、细菌性感染性心内膜炎引起（引自Kumar V, Coltran R, Robbins SL, editor: The kidney and its collecting system. In Basic pathology, ed 6, Philadelphia, 1997, WB Saunders, pp 455–458.）

气肿性肾盂肾炎是由肾实质发生坏死性感染所致，主要见于糖尿病患者。黄色肉芽肿性肾盂肾炎（XGP）通常是继发于慢性肾梗阻，可能合并有肾盂输尿管连接部综合征、先天性畸形、肿瘤、狭窄、肾盂或肾盏结石。这些患者常常合并有糖尿病、妊娠、系统性疾病或慢性肝病。

**（二）发病率及流行病学** 肾盂肾炎可分为单纯型和复杂型。单纯型肾盂肾炎是指那些没有永久性后遗症的病例。复杂型肾盂肾炎通常是指与复发性疾病、结构异常、糖尿病、妊娠、免疫抑制等相关，且病症持续时间长（＞2周）的病例。

肾盂肾炎的发病诱因包括：尿路梗阻，膀胱输尿管反流，妊娠，尿道内器械留置，既往肾脏疾病，全身性易感体质如糖尿病、免疫抑制。

急性肾盂肾炎指肾实质的急性感染，通常是由感染引起的。成人比儿童多见，且多见于年龄小于40岁的女性及大于65岁的男性。单纯型急性肾盂肾炎的一个亚型主要发生于年轻女性。

慢性肾盂肾炎是由于反复或持续性肾感染导致的肾损伤，以进展为肾瘢痕形成并可导致终末期肾病为特征。儿童最常见，是因为这组人群膀胱输尿管反流的发病率高。女性更多见。

气肿性肾盂肾炎是一种危及生命的、暴发性的、坏死性的上尿路感染（UTI），肾脏内伴有气体为特征。其为一种罕见的感染，可以影响任何年龄的成年人（平均年龄54岁）。女性感染的概率是男性的2～6倍，且常见于糖尿病患者。

黄色肉芽肿性肾盂肾炎（XGP）是一种不常见的慢性肾盂肾炎，是肾脏及其周围组织的慢性化脓性肉芽肿性感染。异常的宿主反应导致肾实质被载脂巨噬细胞破坏并替代。黄色肉芽肿性肾盂肾炎是典型的弥漫性病变；然而，在儿童中可见到罕见的局灶性病变。黄色肉芽肿性肾盂肾炎可以发生在任何年龄，但以45～65岁常见，女性患病率是男性的3倍。变形杆菌和大肠杆菌是最常见的致病微生物。

儿童组的肾盂肾炎临床表现与成人不同，可能对临床医师造成诊断难度。查体和实验室检查不容易区分上尿路感染和下尿路感染。因此，即使是单纯型或首次发作的肾盂肾炎，都要更多地考虑行影像学检查。美国儿科学会推荐行肾脏和膀胱超声检查以明确儿童尿路感染。不过，排尿性膀胱尿道造影不应作为首次发热性尿路感染后患者的常规检查。

**（三）临床表现** 患者表现发热、全身乏力、排尿困难、胁腹部痛和压痛。实验室数据可以显示红细胞沉降率升高、血白细胞计数增加和蛋白尿。儿童可能会出现生长停滞。

黄色肉芽肿性肾盂肾炎（XGP）可能被误诊为肿瘤，患者表现为厌食、可触及肿块，或体重减轻。如果有周围组织受累，则可能在皮肤上形成瘘管。气肿性肾盂肾炎可表现为有捻发音的肿块，极具提示意义。实验室检查可以显示高血糖、酸中毒、电解质紊乱和血小板减少。血、尿或抽吸物培养可为阳性。

**（四）病理** 急性肾盂肾炎的肾表面可见微小脓肿，主要分布在肾的两极，通常称为"极性脓肿"。镜检可见间质或肾小管坏死，单核细胞浸润并伴有纤维化。慢性肾盂肾炎显示为肾脏萎缩变小伴瘢痕形成和肾盏变钝。气肿性肾盂肾炎表现为明显的肾实质及肾周组织化脓性坏死性感染，并伴有多发肾皮质脓肿。黄色肉芽肿性肾盂肾炎的大体外观是伴有斑片状坏死和出血的黄色肿块，大致看上去类似肾癌。镜下特征是载脂"泡沫状"巨噬细胞伴慢性期和急性期炎症细胞浸润。可见多发局灶性脓肿。

**（五）影像学表现**

**1. 急性肾盂肾炎** 急性肾盂肾炎通常是多灶性的。临床诊断通常基于肾脏体积的增大。美国放射学会对单纯型肾盂肾炎的阐述标准是"如果患者72 h内对治疗有反应，则无需额外行影像学检查"。事实上，对于伴有典型症状和体征的成人急性单纯型肾盂肾炎，影像检查对于诊断很少有意义。当病变表现为不典型或容易混淆或者患者的情况恶化或对治疗无反应时，则可以进行影像学检查。无论是成人或儿童，如果怀疑进展性复杂性急性肾盂肾炎，首选影像检查方法是对比增强螺旋CT扫描。急性肾盂肾炎的影像诊断方法选择概括如图64-14。增强CT检查是成人首选的影像检查方法。增强CT检查比超声或排泄性尿路造影更敏感，能够更明确的识别肾实质血流灌注改变，对比剂排泄变化，肾周液体的表现以及非肾性病变。典型的表现为条纹状肾图影像（图64-15）。

超声有时可以发现急性肾盂肾炎，但阴性结果并不能排除存在病变的可能性。当婴幼儿和儿童存在隐匿性肾盂肾炎表现时，可能需要影像学检查明确诊断。对于2个月至2岁年龄组的儿童，美国儿科学会建议在首次肾盂肾炎发作后再行超声、膀胱尿道造影或放射性核素膀胱造影检查。用$^{99m}$Tc标记的二巯基丁二酸（$^{99m}$Tc-DMSA）或葡庚糖酸盐来进行的肾皮质显像，主要用以识别瘢痕的存在而非急性感染，因为两者均可表现为核素浓聚减低区。瘢痕和急性肾盂肾炎患者的90%都表现为局灶性核素摄取减低（图64-16）。膀胱输尿管反流是儿童肾盂肾炎的重要原因，并且可以通过放射性核素膀胱造影进行检测和量化。影像检查结合泌尿系统手术，包括膀胱镜检查和排泄性尿路造影，可以在随访检查中用于评价那

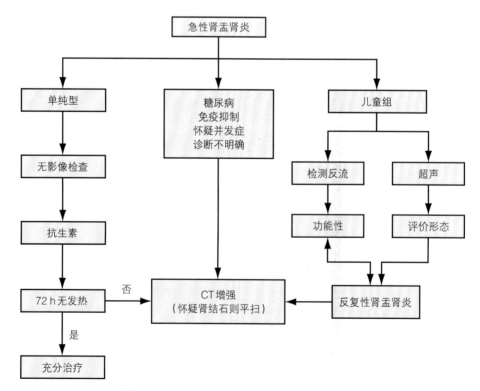

**图64-14** 评价急性肾盂肾炎的影像学检查方法

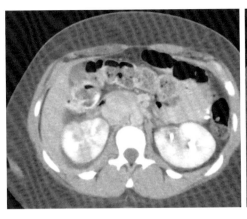
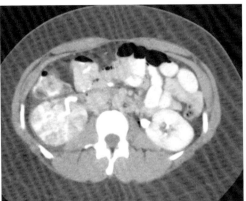

图64-15　一位怀疑阑尾炎的年轻女性CT增强扫描图像。可见右侧肾脏体积增大,内见多发楔形的不强化区域及肾周渗出,符合急性肾盂肾炎的表现

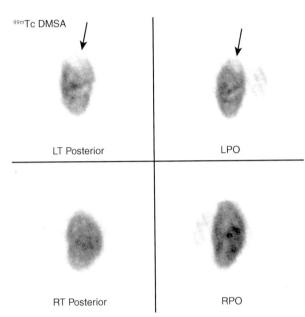

图64-16　$^{99m}$Tc-DMSA扫描显示左肾上极(上排)局灶性核素摄取减低(箭头处),并经CT扫描证实为局灶性急性肾盂肾炎。注意右肾正常肾实质的示踪剂摄取(下排)

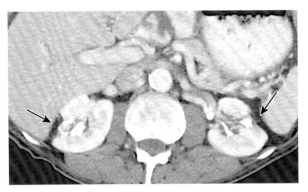

图64-17　增强CT检查显示双侧的肾皮质瘢痕(箭头处)符合慢性肾盂肾炎的表现

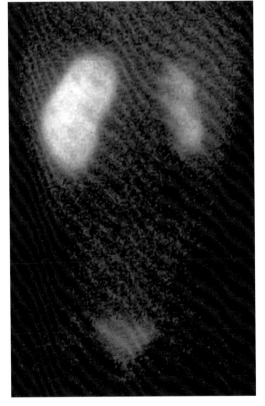

图64-18　$^{99m}$Tc-MAG3扫描显示小的功能减低的右肾,肾功能降低12%

些易发感染的泌尿系统畸形。

2. 慢性肾盂肾炎　慢性肾盂肾炎主要与解剖异常、尿路梗阻、肾结石、肾发育不良或小儿膀胱输尿管反流有关。往往有复发性或慢性感染的病史。该病可以表现为局灶性、节段性或弥漫性,单侧或双侧发生。瘢痕挛缩肾是该病的典型表现,也可以为局灶性萎缩(通常在上极)。患者可以表现为一侧肾萎缩变小而对侧肾代偿性肥大。CT是慢性肾盂肾炎辅助性诊断的首选影像检查方式。其可显示单侧或双侧肾皮质瘢痕呈局灶性、多灶性及弥漫性分布(图64-17),并可见对侧肾脏代偿性肥大。$^{99m}$Tc-DMSA放射性同位素扫描对肾瘢痕检测比排泄性尿路造影更敏感。其是儿童患者优先选择的检查方式,因为它更敏感、易操作,且接受的辐射更少(图64-18和图64-19)。

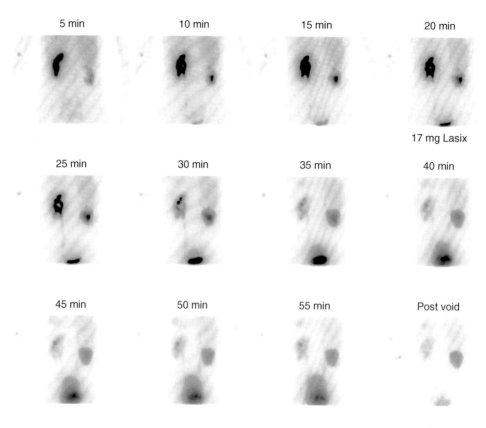

5 min    10 min    15 min    20 min

17 mg Lasix

25 min    30 min    35 min    40 min

45 min    50 min    55 min    Post void

**图64-19** 一位慢性肾盂肾炎患者DMSA扫描（后部投射）显示右肾变小，伴多发局灶性摄取减低区，符合肾皮质瘢痕

3. 气肿性肾盂肾炎  气肿性肾盂肾炎多为单侧，且左侧多于右侧。在普通X线片上，偶可见空气覆盖于肾窝上（图64-20）。排泄性尿路造影表现包括肾体积增大和对比剂排泄延迟或不排泄。CT检查有助于鉴别肾实质内的气体和积液中的气体（图64-21）。超声可见声影和环状伪影，而肾脏无显影（图64-22）。

4. 黄色肉芽肿性肾盂肾炎  黄色肉芽肿性肾盂肾炎（XGP）以单侧多见，分弥漫型（＞80%）和节段型两种类型。肾脏体积增大伴功能减低或无功能。当病变蔓延到肾周时，可以累及腰大肌，且可形成通过腹壁的瘘管。XGP在排泄性尿路造影的肾实质期可表现为弥漫性或局灶性不显影，有时可见中心性结石，在一些肾脏迅速增大的病例中，中心性结石可以碎裂。CT表现包括：肾脏体积增大，伴肾功能下降或无功能以及可能形成的中心性结石。脓腔壁可见强化（图64-23），且可见肾周组织蔓延。在MRI上，脂肪成分导致T1WI和T2WI信号升高（因为巨噬细胞内含有脂肪）；短时间反转恢复（STIR）序列和脂肪抑制技术可以用来明确XGP。

## 四、肾结核

**（一）病因**  泌尿生殖系统是肺外结核最常累及部位之一。肾结核是肺内原发感染结核分枝杆菌通过血行播散至肾脏而引起。从原发感染到泌尿生殖

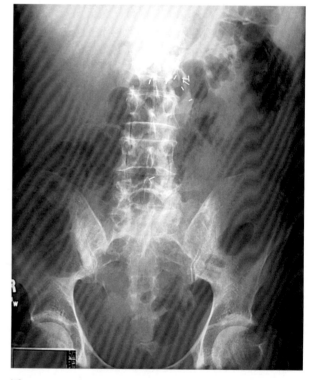

**图64-20**  尿路平片显示左侧尿路走行区的斑驳状气泡影，符合气肿性肾盂肾炎。还要注意左肾实质区界限不清的气泡影，同样符合气肿性肾盂肾炎

系统发病之间通常有较长的潜伏期（5～40年）。约4%～8%的肺结核患者进展为有显著临床表现的泌尿生殖系统疾病。

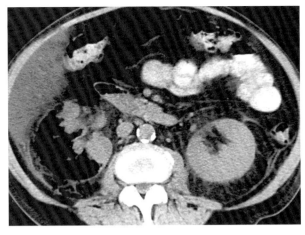

图64-21 糖尿病患者肾脏轴位CT扫描图像显示肾实质内的气体，符合气肿性肾盂肾炎

（二）患病率及流行病学 结核是全世界传染病死亡的最常见原因。超过90%的病例见于发展中国家。

（三）临床表现 最常见的症状是尿频及排尿困难。其他症状包括背痛、胁腹痛、腹痛和血尿。有时可伴有全身性症状，如体重减轻、发热和乏力。尽管该病继发于血行播散，但典型的临床发病往往局限在一侧肾脏。

（四）病理 肾小球和肾小管周围毛细血管床的高氧张力及高灌注率增加了细菌在此增殖的可能性，并形成肉芽肿。

因宿主免疫力受损，肉芽肿增大、融合，并通过集合系统播散到肾盂、输尿管、膀胱和附属生殖器官。

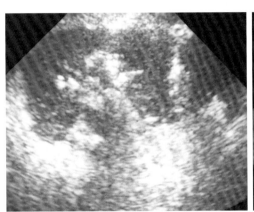
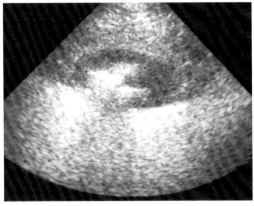

图64-22 肾脏超声图像显示强回声物质伴"脏"的声影，符合继发于气肿性肾盂肾炎的肾实质内气体

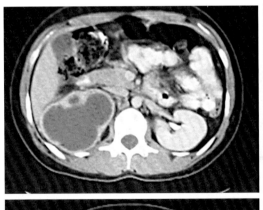
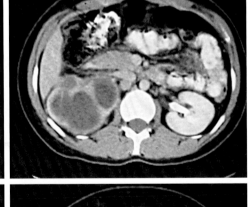
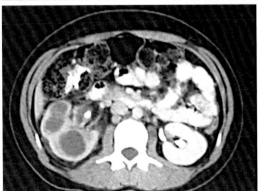
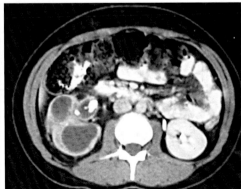

图64-23 腹部CT增强扫描显示右侧肾盂内多发结石，右肾正常的实质被多发囊性区代替，这些表现符合黄色肉芽肿性肾盂肾炎（XGP）

肉芽肿形成、干酪样坏死和空洞对应于结核感染的进程，最终破坏整个肾脏。

干酪样肉芽肿是结核感染的病理特征。显微镜下可见结核分枝杆菌或从晨尿样本中培养出来分枝杆菌。可能需要重复多次采集才能做出诊断。

**（五）影像学表现** 25%~50%的肾结核患者都有既往影像学检查的结核证据。

1. X线摄影 肾钙化是常见表现，可见于约45%的患者，常为颗粒状、不规则形、曲线形、三角形或环状。终末期肾结核的特征是肾实质广泛钙化失去功能，即"肾自截"，也被称为"油灰肾"。排泄性尿路造影表现包括：① 10%~15%患者检查正常；② 肾实质瘢痕；③ 乳头坏死；④ 漏斗部狭窄导致局部肾盏扩张或不完全的肾盏显影（肾盏虚影）；⑤ 克尔扭转：瘢痕导致肾盂扭转呈锐角。

2. CT CT可用以判定病变在肾内及肾外蔓延的程度（图64-24）。平扫CT检测肾钙化非常敏感，增强CT显示局灶性低灌注、皮质变薄、实质瘢痕，以及漏斗部、肾盂和输尿管的纤维性狭窄。

3. MRI 局灶性结核性肾盂肾炎的炎症区在T2WI上呈高信号。磁共振尿路成像（MRU）可以显示漏斗部狭窄伴肾盏扩张以及输尿管狭窄。增强T1W成像可见局灶性低灌注区。

4. 超声 局灶性结核性肾盂肾炎超声可见明显的局灶性低回声区。继发于输尿管狭窄的肾盂积水可以是局限性的，也可以是弥漫性的。在疾病晚期，超声可见缩小且钙化的肾伴声影。

5. 核医学 核素扫描可见肾脓肿部位呈现冷结节表现。疾病末期的时候可见无功能肾。

---

**肾结核的典型征象**

- 肾乳头坏死。
- 漏斗部狭窄伴有局部肾盏扩张或不全性的肾盏显影。
- 晚期肾实质病变表现为钙化的油灰肾。

---

**（六）鉴别诊断** 鉴别诊断包括慢性肾盂肾炎、其他原因导致的肾乳头坏死、髓质海绵肾、肾盏憩室、肾肿瘤和黄色肉芽肿性肾盂肾炎（XGP）。

**（七）治疗** 联合药物治疗方案包括异烟肼、利福平、吡嗪酰胺和乙胺丁醇。手术主要是用以治疗合并症，如输尿管狭窄。终末期肾结核行肾切除尚存在争议。

## 五、HIV相关性肾病

人类免疫缺陷病毒（HIV）相关的肾脏疾病可能继发于HIV肾实质感染、肾脏机会性感染或抗病毒药物治疗的副作用。最常见的体征和症状包括肾病范畴的蛋白尿、血尿，以及偶尔为脓尿。临床数据库是HIV阳性的非洲裔美国男性人群，早期即快速进展为肾功能衰竭，6个月内的病死率近100%。

在平扫CT上，髓质呈高密度。注射对比剂后，在肾实质期可见条纹影。可见与HIV相关的并发症，如真菌性脓肿，其在肝、脾、肾内呈低密度，很容易识别。MRI扫描，在T2WI序列上皮髓质分界不清。

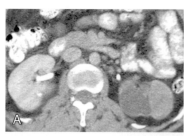

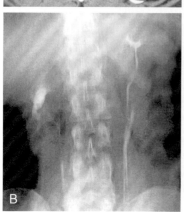

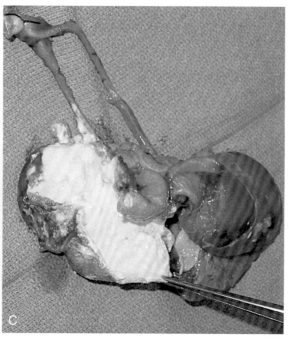

图64-24 肾结核。A. CT对比增强扫描排泄期显示累及左肾下部的明显的囊性退变。B. 静脉肾盂造影显示左侧重复肾及重复输尿管，左肾下部分泌功能减弱。C. 同一病例的大体标本显示左肾下部内典型的干酪样物质

## 要点

### 肾盂肾炎

- 肾盂肾炎是指肾盂、肾小管、肾间质的感染。
- 对于各种形式的肾盂肾炎及其并发症的诊断,CT是最全面的检查方式。
- 急性肾盂肾炎主要的鉴别诊断包括血管炎、肾梗死、多灶性肿瘤(不常见)与肾外伤。
- 应评价潜在的解剖异常,如良性前列腺增生、膀胱输尿管反流或尿路梗阻。

### HIV相关性肾病

- HIV感染与局灶节段性肾小球硬化(FSGS)相关。
- 超声图像上可见增大的强回声肾脏。
- 鉴别诊断包括医源性肾脏疾病、急性肾小管坏死及肾肺囊虫感染。

### 肾结核

- 感染初始表现为肾盂肾炎或肾乳头坏死,进而发生整个肾脏破坏。
- 鉴别诊断包括慢性肾盂肾炎、肾乳头坏死、髓质海绵肾、肾癌和黄色肉芽肿肾盂肾炎。

## 六、肾钙质沉着症

**(一)病因** 肾钙质沉着症是指钙在肾实质内的病理性沉积。其与肾梗死或干酪样肾结核引起的局灶性钙化相反,呈弥漫性分布。三种主要的钙沉积机制如下所述:

1. 转移性钙化 代谢异常导致钙沉积在形态正常的肾髓质。常见于 I 型肾小管酸中毒(远端)、甲状旁腺功能亢进症、高钙尿症及高草酸尿症等疾病。

2. 尿道梗阻 钙盐沉积在含有静态尿液的扩张的集合管内,像髓质海绵肾那样。

3. "营养不良性钙化" 钙沉积在损伤的肾组织内(如继发于肾缺血的急性皮质坏死,胎盘早剥或肾毒素)。

肾钙质沉着症分为三类:肉眼可见的、需化学检测的及显微镜下可见的。肉眼可见的肾钙质沉着症在影像检查中可以明确显示,并进一步分为皮质型和髓质型(表64-1)。

髓质型肾钙质沉着症(95%)的特征是结节状钙化呈簇状分布在每一个肾锥体。常见病因有甲状旁腺功能亢进症(40%)、I 型肾小管酸中毒(20%)及髓质海绵肾(20%)。其发病机制是高钙血症和高钙尿症。血钙过高导致局灶性钙沉积在肾小管细胞内或间隙中,尿钙过高则在肾小管管腔内沉积。

皮质型肾钙质沉着症(5%)非常罕见,其特征是肾皮质散在分布钙化灶。病因包括慢性肾小管肾炎,

**表64-1 肾钙质沉着症:临床表现和发病机制**

| 分 型 | 临 床 表 现 | 发 病 机 制 |
|---|---|---|
| 皮质型 | 急性肾皮质坏死 | 肾毒性药物(乙二醇、甲氧氟烷、两性霉素B),急性血管源性损害(休克、胎盘早剥) |
| | 慢性肾小球肾炎 | 终末期肾脏疾病伴营养不良性钙化 |
| | Alport综合征:遗传性肾炎和神经性耳聋 | 营养不良性钙化 |
| 髓质型 | 原发性或者继发性甲状腺功能亢进 | 骨钙质分解 |
| | 骨转移 | |
| | 长期制动 | |
| | 肉瘤 | 肠吸收钙质增多 |
| | 乳碱综合征 | |
| | 髓质海绵肾 | 特发性 |
| | | 如无并发症,通常无临床症状 |
| | | 扩张肾小管内尿液潴留引起钙质沉积 |
| | I 型肾小管酸中毒(远端) | 原发性或者继发于其他系统性疾病(干燥综合征、狼疮、其他) |
| | | 远端肾小管不能分泌氢离子 |
| | | 代谢性酸中毒引起尿液 pH > 5.5 |
| | | II 型(近端)肾小管酸中毒不会引起肾钙质沉着症 |
| | 高尿酸血症 | 遗传型 |
| | | 获得性:继发于小肠疾病或者肥胖症外科手术 |

家族性婴幼儿肾病综合征和Alport综合征及急性肾皮质坏死。慢性肾盂肾炎以及膀胱输尿管反流也与该病存在相关性。其他罕见病因还有肾移植、原发性高草酸尿症、滥用甲氧氟烷、常染色体隐性遗传多囊性肾病、良性结节性皮质肾钙质沉着症和肾移植慢性排斥等。

（二）发病率及流行病学　肾钙质沉着症可发生在任何年龄段，男性多于女性。

（三）临床表现　多数患者无临床症状。可能的症状和体征有肾结石、多饮多尿、高血压、蛋白尿、镜下脓尿、远端肾小管功能障碍、远端次级肾小管酸中毒以及肾功能衰竭（表64-1）。

（四）病理　大体特征与潜在发病因素有关。组织学表现包括间质内（小管内或小管之间）结晶沉积。沉积物由磷酸钙或者草酸钙构成。为了更好地观察，有时候需要特殊染色（如von Kossa染色和Pizzolato染色）。

（五）影像学表现　通常髓质型肾钙质沉着症的肾脏大小及轮廓正常。皮质型肾钙质沉着症肾脏可见多发瘢痕。两者的钙化分布及密度不尽相同。皮质型的钙质沉积在皮质或肾表面以下2 cm内（图64-25）。髓质型肾钙质沉着症不会累及皮质。

1. X线摄影　腹部平片检查，髓质型肾钙质沉着症表现为肾乳头内细小的斑点状钙化或粗糙的钙化灶（图64-26）。皮质型肾钙质沉着症呈明显的点、线状皮质钙化。疑似髓质海绵肾患者静脉肾盂造影可见"画笔"征或条纹征。

2. CT　CT可见肾实质斑点状或融合状钙化（图64-27）。因为皮髓质交界处钙沉积相对明显，可见明显的环形钙化。

3. MRI　MRI相对于其他检查方式，显示钙化的能力欠佳。因此，MRI不用于评价肾钙质沉着症。

4. 超声检查　超声检查可见肾实质内点状高回声，伴典型的后方声影。髓质型肾钙质沉着症可见肾锥体回声增强（图64-28）或沿肾锥体周围增强的回声。皮质型钙质沉着症可见皮质边缘高回声，肾脏表面可见典型的瘢痕甚至肾脏萎缩，且声影可以消失。

（六）鉴别诊断　鉴别诊断包括：

1. 肾乳头坏死　常见于止痛剂肾病，坏死肾乳

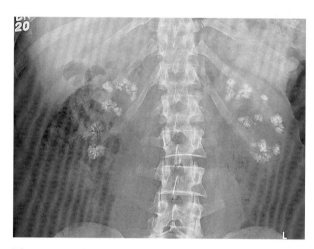

**图64-26**　一位已知髓质海绵肾患者的KUB平片，显示双侧肾髓质区多发成簇的钙化灶，符合髓质型肾钙质沉着症

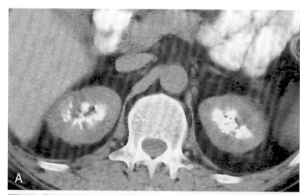

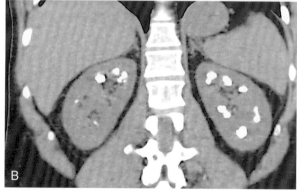

**图64-27**　两位不同患者的轴位（A）和冠状位（B）CT扫描图像，显示双侧肾髓质多发钙化，符合髓质型肾钙质沉着症

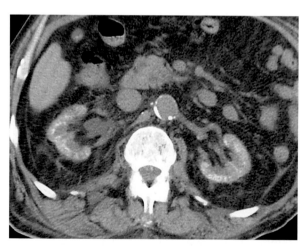

**图64-25**　一位伴发慢性肾小球肾炎患者的轴位CT平扫，显示双肾皮质弥漫性钙化，符合肾钙质沉着症

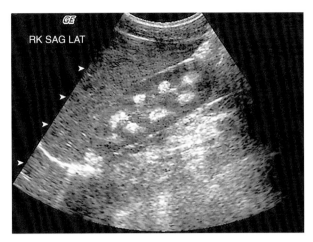

**图64-28** 肾纵向超声成像显示因钙化导致的多个边界清晰的强回声肾锥体,符合髓质型肾钙质沉着症

头内可见曲线状、环状或三角形钙化及肾锥体形态异常,有时与髓质型肾钙质沉着症不易鉴别。

2. 肾结核病 肾内干酪样坏死区可见局限性不定形钙化或者整个坏死肾脏呈弥漫性致密钙化(油灰肾)。

3. 获得性免疫缺陷综合征(AIDS)合并肺孢子虫或细胞内鸟型分枝杆菌感染 可能有皮质和髓质的斑点状钙化。

## 七、肾乳头坏死

**(一)病因** 肾乳头坏死是各种引起慢性肾小管间质性疾病的最终表现,主要影响深部的髓质。这些疾病有一个共同的潜在机制,就是肾乳头末段的血供受累损伤,从而导致肾乳头局限性或弥漫性缺血坏死。

肾乳头坏死的不同病因可通过记忆式卡片(POSTCARDS)进行记忆,分别代表肾盂肾炎(pyelonephritis,P)、梗阻(obstruction,O)、镰状细胞疾病(sickle cell disease,S)、结核病(tuberculosis,T)、肝硬化(cirrhosis,C)、镇痛剂(analgesics,A)、肾静脉血栓形成(renal vein thrombosis,R)、糖尿病(diabetes,D)和系统性血管炎(systemic vasculitis,S)。

成人肾乳头坏死最主要病因是糖尿病。这类患者通常与上尿路感染(UTI)和肾功能损害有关,但有些没有明显糖尿病性肾病的患者也可以出现肾乳头坏死。

**(二)发病率和流行病学** 年龄及性别倾向与病因相关。镇痛剂肾病主要影响中年女性。糖尿病性肾乳头坏死没有成人性别差异。梗阻性肾乳头坏死成年男性更多见。

**(三)临床表现** 主要的症状和体征包括胁腹痛、排尿困难、发热、输尿管绞痛、高血压、脓尿、血尿及急性少尿型肾衰。

实验室检查发现包括白细胞和红细胞计数增加,蛋白尿及肾功能衰竭。

**(四)病理生理学** 肾髓质和肾乳头特别容易出现缺血坏死,因为流经肾髓质和肾乳头的肾直小血管的血流缓慢且周围为高渗环境,从而导致该区域呈持续相对缺氧状态,一旦发生进一步减缓血流的病变则可以引起明显的缺血坏死。

**(五)病理** 疾病早期,髓质缺血会导致肾乳头末端坏死。中期,散在的坏死进一步进展,累及整个乳头成分,坏死组织与存活组织分界清晰。病变晚期,可见弥漫性纤维化及慢性炎细胞在肾间质内浸润。

疾病早期肾脏形态正常或轻度增大。晚期可见肾脏萎缩,表面光滑或可见瘢痕。

**(六)影像学检查** 双侧肾脏病变发生于使用镇痛剂及伴有糖尿病的患者。单侧肾脏病变则考虑由梗阻,感染或肾静脉血栓形成等所致。影像学检查可见肾锥体肿胀、不规则,形成条带状结构、空洞形成以及肾锥体塌陷。

1. X线摄影 平片检查可显示肾脏内曲线样或三角形小钙化灶,即肾锥体钙化。静脉肾盂造影的表现与病程相关(图64-29)。病变早期静脉肾盂检查可以正常,或仅有肾乳头肿胀。中、晚期检查可见典型影像表现,具体如下:① 对比剂从穹窿部开始沿肾

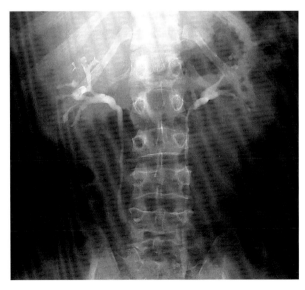

**图64-29** 静脉尿路造影加压相摄片显示的变化符合双侧肾乳头坏死表现。注意坏死的肾乳头内的对比剂聚集以及沿着穹窿部分布的对比剂

乳头长轴分布呈条纹状，提示尿路上皮被破坏。条纹影进一步进展形成典型的"龙虾爪"征，可见双侧的穿窿。当对比剂围绕彻底分离的肾乳头出现圆周形条纹时，这种现象就是非常典型的"戒指"征。② 肾乳头不同程度的坏死区可见形态和大小不一的对比剂湖。③ 上述两种改变可共存，坏死的肾乳头可表现为"印戒"征。疾病慢性期，随着病变的进程，坏死的肾乳头逐渐收缩，导致穿窿扩大或肾乳头塌陷，表现为棒状肾盏并可见肾盂或输尿管内与三角形钙化相关的充盈缺损。

2. CT　CT也可见到上述肾乳头坏死的典型影像表现。最近，多排螺旋CT被证实有助于早期肾乳头坏死的诊断。如果针对潜在病因进行有效的治疗后，有可能逆转缺血的进程。如果不能优于静脉尿路造影对肾乳头坏死作出诊断的话，CT尿路造影与常规CT扫描结果大致相当。CT检查能显示更多细节，具体如下（图64-30）：① 早期：CT可见肾锥体末端边缘模糊的强化减低区。其被认为代表早期缺血变化并且当潜在因素被消除后可能会逆转。与肾盂肾炎的病灶不同，这些病变区不会表现为边缘延迟充

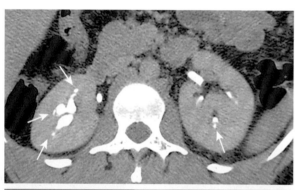

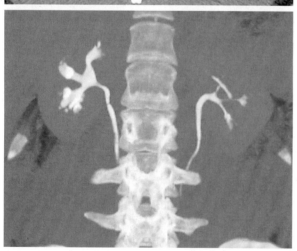

图64-30　一位因非那西汀过量使用导致的双侧肾乳头坏死患者的CT尿路造影排泄期显示塌陷的肾乳头内的对比剂聚集

血（即强化）。② 亚急性期：CT扫描可清晰显示对比剂渗入穿窿。同时可见对比剂充填肾乳头坏死形成的不同大小的死腔。肾乳头塌陷表现为充盈缺损，伴或不伴肾盂积水。③ 慢性期：与静脉肾盂造影相似，CT也显示肾乳头坏死后的棒状肾盏和肾乳头塌陷。依据这些表现进行诊断时有时候会与肾盂积水、巨肾盏、肾盂旁囊肿或肾盏憩室相混淆。

3. MRI　此检查方法通常不用于诊断肾乳头坏死。

4. 超声　早期肾乳头坏死可通过超声作出诊断。不过，超声的早期表现缺乏特异性。坏死的肾乳头可以表现为伴低回声边缘的高回声灶，该边缘为围绕坏死肾乳头的液体。疾病晚期可导致肾锥体内形成囊腔并与集合系统相通。可以出现髓质钙化。

> **典型征象：肾乳头坏死**
>
> ■ "龙虾爪征""戒指征"以及"印戒征"。
> ■ 肾乳头坏死凹陷并形成不同形态的对比剂湖。
> ■ 继发于肾乳头塌陷的棒状肾盏及肾盂或输尿管三角形充盈缺损。

## 八、肾移植并发症

（一）病因　肾移植是终末期肾病（ESRD）的公认的治疗方法。与肾透析相比，可以延长生命和提高生活质量。目前，移植尸体肾和活体肾的正常平均预期寿命分别为7～10年和15～20年。肾移植后的并发症可以为血管性、肾性、泌尿系或全身性。

（二）发病率和流行病学　肾移植患者的术后并发症发生率约为12%～20%（提要64-1和提要64-2）。血管性并发症占肾移植并发症的3%～15%，包括移植肾动脉狭窄、动静脉瘘、移植活检后的肾内假性动脉瘤、肾外假性动脉瘤及移植物血栓形成。泌尿系统并发症包括输尿管梗阻、尿渗漏和移植物周围积液（淋巴囊肿、脓肿、尿性囊肿和血肿）。肾移植术后肾实质损害包括急性肾小管坏死（ATN）、严重排斥、环孢霉素毒性反应和感染。延迟治疗任何这些并发症都可能导致移植肾功能丧失，甚至导致患者死亡。

（三）临床表现　血管并发症可能是无症状的或表现为肾功能损害或血尿。急性排斥反应通常无症状。也可能伴有发热、移植肾压痛、少尿或蛋白尿。积液可表现为疼痛、发热及肾功能恶化。

**提要64-1　肾移植并发症**

**血管类**
- 肾动、静脉血栓形成和血管闭塞
- 假性动脉瘤
- 动静脉瘘

**肾**
- 排斥
- 感染
- 急性肾小管坏死
- 药物毒性（特别是环孢霉素）

**泌尿系的并发症**
- 输尿管梗阻
- 输尿管坏死
- 结石
- 尿漏
- 肾周积液

**全身性**
- 感染
- 肾移植后淋巴组织增生异常或者其他恶性肿瘤
- 高血压

---

**提要64-2　肾移植并发症与移植手术的时间关系**

**手术中**
- 超急性期肾排斥

**第一周**
- 急性排斥
- 急性肾小管坏死
- 动脉血栓形成
- 血肿

**1周至1个月**
- 急性排斥
- 尿性囊肿
- 移植物破裂

**1个月以上**
- 慢性排斥
- 环孢霉素毒性作用
- 淋巴囊肿
- 输尿管狭窄

**（四）病理生理学**　移植肾通常放置在腹膜外盆腔，例如右侧的移植肾放在接受移植患者的左侧髂窝内；反之亦然。由于右侧髂血管平行走行，且位置较为表浅，容易进行血管吻合，所以移植肾优先放置于右侧髂窝（图64-31）。对于尿路重建，最常用的方法是输尿管膀胱吻合术，不过一些医疗机构更喜欢行输尿管-输尿管吻合术或行受体输尿管与供体肾盂的输尿管-肾盂吻合术。

**（五）病理**

1. *血管并发症*　血管的损伤可以由外科技术和解剖因素（如血管扭曲、吻合口狭窄）或血栓形成导致。

2. *肾脏并发症*　循环中抗体引起超急性排斥反应伴随肾灌注迅速降低。间质细胞介导炎症引起急性移植肾排斥伴或不伴出血、小血管炎以及动脉或小动脉内皮炎。慢性排斥由硬化性血管炎和广泛的间质纤维化引起。

3. *尿路并发症*　手术性水肿常见原因是术后短期内的尿路问题。之后水肿的原因主要是解剖和手术因素（如输尿管扭曲、吻合口渗漏、水肿或狭窄）。

4. *全身性并发症*　术后使用免疫抑制剂增加了感染和肿瘤发生的概率。

**（六）影像学表现**

1. *血管并发症（移植肾动脉狭窄）*　术后难治性高血压占肾移植后高血压1%～5%，其病因是移植肾动脉狭窄，经治疗后可治愈。难治性高血压的典型表现为急性或者隐匿性发作的急进性高血压，联合用药治疗效果差，并伴有过多使用利尿剂或者血管紧张素转化酶抑制剂治疗后引起的进行性肾功能不全。多种因素可引起移植肾动脉狭窄的表现。有关因素包括：缝合技术水平、手术过程中的损伤、移植肾动脉扭曲、移植肾排斥、动脉粥样硬化及巨细胞病毒感染。超声是评价移植肾动脉狭窄的优先检查方法，特别是移植肾位于浅表位置，更易于成像。然而，超声只在评价整个肾脏动脉的情况下才有用。心脏收缩期血流速度峰值提高（＞250 cm/s），和血流频谱增宽与移植肾动脉狭窄相关。如果移植肾动脉扭曲不利于超声检查，MRI血管造影可能会有作用，有时需要行常规血管造影。经皮经腔内血管成形术（PTA）是明显的移植肾动脉狭窄的治疗方法，通过观察血清肌酐的水平（约3～5天内降低至正常水平）作为判断标准，成功率达到85%～93%。移植肾动脉狭窄患者中，63%～83%患者血压可降至正常。5%～30%患者可发生再狭窄，并且可重复行PTA治疗或者血管内支架植入。有时需要外科手术治疗吻合口狭窄。

2. *血管并发症（组织活检引起的血管受损）*　动静脉瘘及假性动脉瘤是经皮穿刺活检引起的最常见的两种血管损伤类型，发生率占肾移植患者的1%～18%。当相邻的动脉和静脉同时被撕裂可发生动静脉瘘；如果仅有动脉撕裂则发生假性动脉瘤。动静脉瘘可引起持续性血尿或因肾内窃血现象导致移植肾功能减退。假性动脉瘤过大时容易破裂。CT

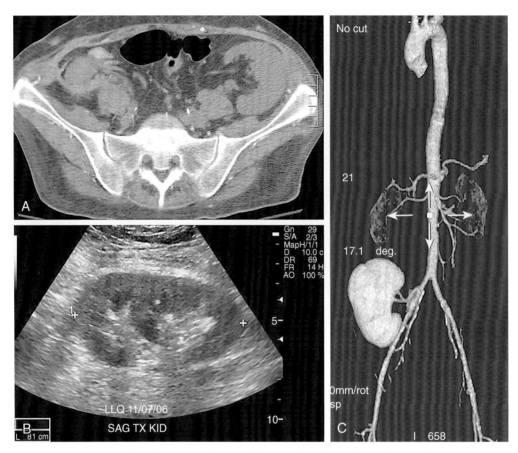

**图64-31**　轴位CT平扫(A)和纵向超声成像(B)显示移植肾的正常表现。C. 另一例肾移植的三维容积呈现血管造影显示正常的移植肾动脉解剖以及端侧动脉吻合术式。注意自身双侧缩小的肾脏

检查时, 假性动脉瘤可以异常强化和(或)肾静脉早期显影。超声检查时, 动静脉瘘表现为正常血管轮廓以外局域性杂乱血流信号。频谱多普勒分析可显示动、静脉血流速度增高伴动、静脉高速低阻现象。静脉内可显示类似动脉血流的脉冲波多普勒效应。假性动脉瘤在灰阶超声中显示为均一或者混杂低回声结构。彩色多普勒超声可显示假性动脉瘤颈部向不同方向喷射的血流信号。治疗方面, 可使用同轴导管和弹簧圈行经导管栓塞术治疗动静脉瘘和持续增大的假性动脉瘤。

3. 血管并发症(移植物内血栓形成)　移植物内血栓形成不常见, 约见于0.5%～3%肾移植病例中, 是移植后早期(一周内)移植物坏死的主要原因。动、静脉走行迂曲、扭转或成角可导致血栓形成。其他原因包括血液高凝状态以及急性排斥。肾内动脉血栓形成后, 主要动脉和肾内动脉在彩色多普勒上均无血流信号。肾内静脉血栓形成后, 彩色多普勒上显示静脉内血流信号缺失及动脉内舒张期呈平台样改变反流的异常信号。如果患者的肾功能良好允许使用碘对比剂, CT血管造影有助于评价移植肾动脉以

及肾静脉的解剖和通畅情况。常用的治疗方法是外科血栓切除术并动脉或静脉修复术。但是不少病例需要进行肾切除。肾移植术后10～14日内不建议使用导管直接溶栓, 因为血管吻合口尚未愈合, 有发生吻合口渗漏的风险。

4. 肾脏并发症　肾脏损害包括急性肾小管坏死(ATN), 急性排斥, 环孢素毒性作用以及感染, 常见于肾移植术后。通常情况下主要鉴别诊断是急性肾小管坏死(ATN)和急性排斥。因为上述两种疾病的治疗方法完全不同, 因此, 尽早和准确诊断是很有必要的。急性肾小管坏死(ATN)发生于肾移植术后早期, 原因是移植肾血管重建之前移植肾处于缺血状态, 常见于尸体肾移植病例。急性肾小管坏死(ATN)是肾移植术后的常见并发症, 10%～30%患者需要短期肾透析。该并发症具有自限性, 当肾功能在数日或者数周内恢复正常时可以自愈。急性排斥是最常见的同种异体移植物排斥, 高达40%患者可出现此并发症, 常发生于术后1～3周。慢性排斥发生于肾功能慢性恶化的患者, 进程超过数月或数年, 逐渐导致氮质血症和高血压。

（1）CT：慢性排斥可以导致肾皮质钙化（图64-32）。

（2）MRI：MR增强检查时，皮髓质交界区在皮质早期失去正常的分界，有研究者认为此为排斥反应的一个征象，且模糊程度与排斥反应的严重程度相对应。不过该结果未得到随后的临床研究证实，仅认为皮髓质交界区模糊是一种非特异性的表现。已有研究表明急性肾小管坏死（ATN）与移植肾排斥的皮质与髓质强化表现为不同模式。不过，当上述两种并发症同时出现时，难以鉴别。

（3）超声：超声检查无法鉴别急性肾小管坏死（ATN）和急性肾排斥。急性肾排斥表现为移植肾体积增大，肾锥体体积增大且回声降低，肾皮质回声减低以及皮髓质分界不清；上述征象为非特异表现，可能由血管因素或者肾实质功能障碍导致。当出现严重排斥反应时，在皮质区可见散在的回声增强的混杂回声区，反映的是多灶性出血。慢性肾排斥可见移植肾体积缩小，肾皮质变薄、回声增强以及肾内血流信号减少。肾内阻力指数升高（＞0.80）提示移植肾功能障碍，可见于急性或者慢性移植肾排斥，急性肾小管坏死（ATN）或者环孢素毒性作用。环孢素毒性作用可表现为移植肾肥大，肾皮质回声增高及肾锥体突出。

（4）核素检查：尽管移植肾急性排斥和急性肾小管坏死（ATN）都导致肾功能降低，但在急性肾小管坏死（ATN）的移植肾内尚相对保留血液灌注，是众多上述两种疾病的鉴别诊断要点。急性肾小管坏死（ATN）典型症状可以在2周内消除，如果2周之后肾功能仍持续降低和移植肾血流持续恶化，则提示合并有移植肾排斥（图64-33和图64-34）。移植肾慢性排斥典型表现是快速摄取放射性示踪剂，但总体上来说摄取浓度有所减低并且示踪剂滞留时间有所延长。

5. 泌尿系并发症 此类并发症包括尿路梗阻、尿渗漏（3%～9%）以及移植物周围积液（50%）。移植物周围积液包括尿性囊肿、淋巴囊肿、脓肿及血肿。尿路梗阻占所有接受肾移植病例的2%～10%。最常见的原因是膀胱输尿管连接部发生缺血。其他因素包括移植肾尿路扭曲，移植物周围纤维化，移植肾周积液的外在性压迫以及因水肿、狭窄、血块、钙化或肿瘤引起的自身梗阻。顺行性静脉肾盂造影可显示梗阻的部位和性质，同时也可以为尿道引流提供进入路径。逆行肾盂造影适用于输尿管-输尿管吻合术或输尿管-肾盂吻合术患者，但不适用于输尿管膀胱吻合术后的患者，因为后者插管很难通过输尿管口。1%～5%的肾移植患者出现尿渗漏（图64-35）。由于在免疫力低下的状态下存在感染的风险，因此该并发症具有潜在严重性。尿渗漏大多发生在远端输尿管（可能继发于缺血或排斥）或者输尿管膀胱吻合合口处。淋巴囊肿的形成原因是同种异体移植物床或者同种异体移植物自身淋巴液外漏，发生率0.6%～18%。这种渗漏通常比较缓慢而且典型表现出现在术后4周以后（图64-36），而血肿、尿性囊肿和血清囊肿的典型表现则是在术后即可发生。

（1）CT：CT表现包括：① 输尿管梗阻：液体积聚导致外压性梗阻。② 尿渗漏及尿性囊肿：通常表现为移植物周围无分隔的液体积聚。③ 淋巴囊肿：表现为边界清晰的低密度影伴薄分隔。④ 肾盂肾炎和脓肿：低密度病灶伴或不伴有边缘强化；脓肿内可见含气空腔（图64-37和图64-38）。⑤ 血肿：急性血肿表现为高密度的无强化区；慢性血肿表现为密度不均匀的液性积聚区。

（2）MRI：MRI表现包括：① 输尿管梗阻：液体积聚导致外压性梗阻。② 尿渗漏：移植物周围液体积聚。③ 淋巴囊肿：边界清晰液性信号积聚影伴薄分隔。④ 脓肿：无特异性表现，液体积聚伴周围边缘强化。⑤ 血肿：根据不同时期血液分解产物的不同而信号不同。

（3）超声：超声表现包括：① 尿路梗阻：可见肾盂积水。② 尿渗漏：移植物周围液体积聚。③ 淋巴囊肿：圆形无回声区，伴薄分隔。④ 脓肿：移植物周围液体无特异性表现。⑤ 血肿：急性血肿典型表现为高回声，血肿分解后表现为低回声或者无回声。

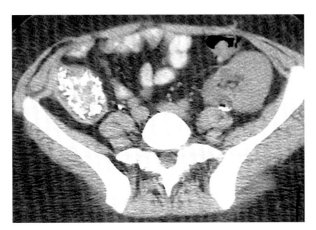

图64-32 慢性移植肾排异。盆腔CT平扫显示左下腹正常表现的移植肾，以及右下腹完全钙化的慢性排异肾

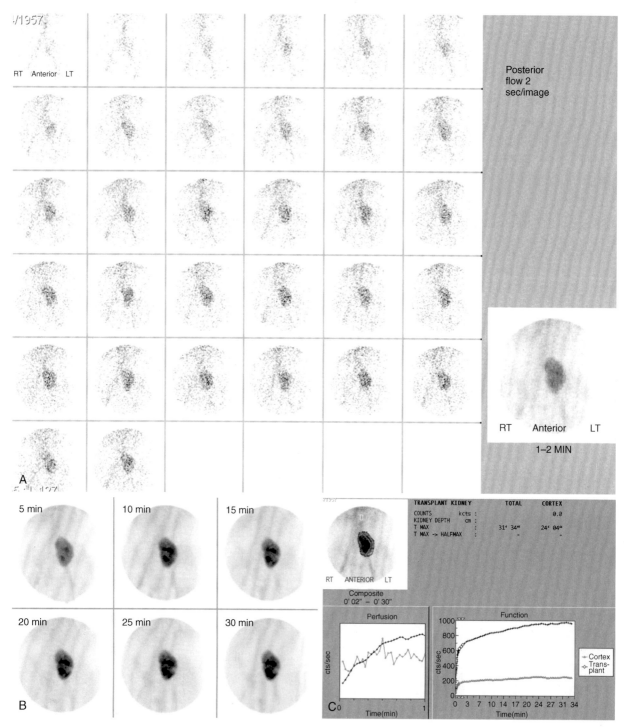

**图64-33**　A.⁹⁹ᵐTc-MAG3扫描显示左髂窝移植肾的正常血流。B. 连续的静态成像显示在第5 min移植肾的正常摄取伴活性渐进性累积，无排泄，提示可能继发于急性肾小管坏死。C.肾图活性曲线的上升斜线与血流及静态成像相一致

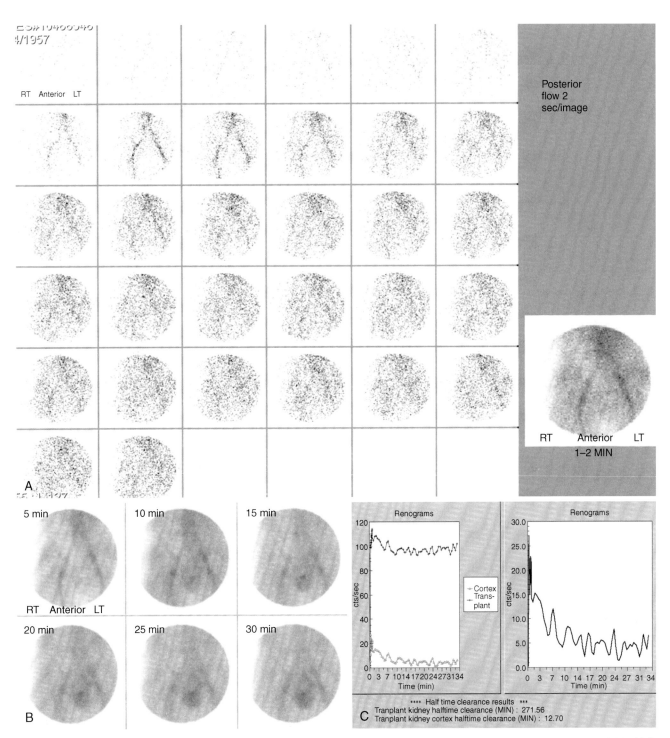

**图64-34** A. $^{99m}$Tc-MAG3扫描显示左髂窝缺乏血流的移植肾,可能由排斥导致。B. 连续静态成像显示移植肾超过30 min无摄取,符合肾排斥。C. 平坦的肾图活性曲线与血流和静态成像相一致

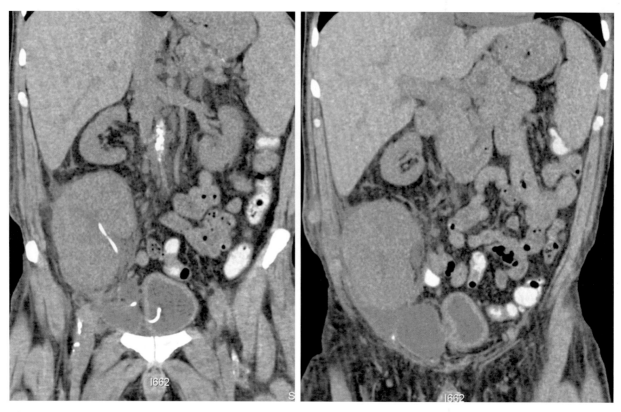

**图64-35** 肾移植并发症: 尿性囊肿。CT冠状位成像显示位于移植肾下方的低密度聚积影, 符合尿性囊肿。可见输尿管支架从右侧肾盂延伸到膀胱

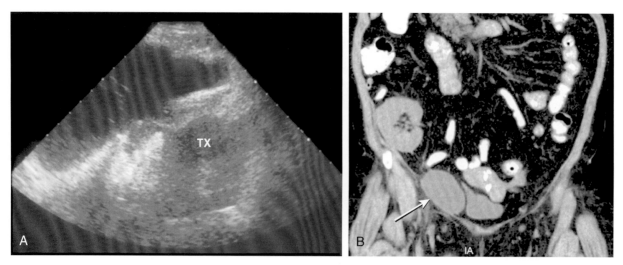

**图64-36** 肾移植并发症: 淋巴囊肿。A. 超声成像显示邻近移植肾的无回声聚积影。B. 另一例患者的CT成像显示邻近膀胱边界清晰的低密度聚积影 (箭头处)

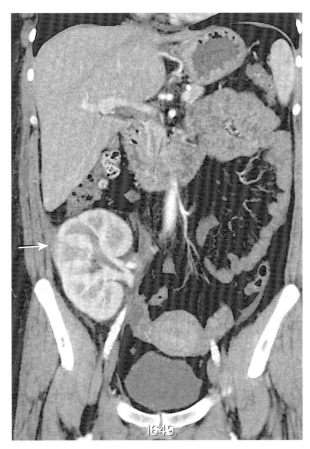

图64-37 CT冠状位成像显示移植肾皮质的局灶性低密度病灶(箭头处),符合局灶性肾盂肾炎,但并非特异性表现

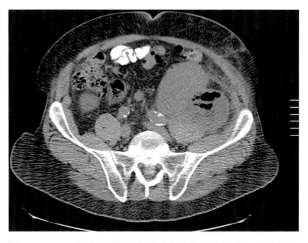

图64-38 CT轴位成像显示邻近左髂窝移植肾的一个液性聚积区,内见多发气泡,符合脓肿表现

(4)核医学:核医学表现包括:① 尿路梗阻:表现为肾积水(不过,闪烁扫描敏感性显著低于超声检查)。② 尿渗漏:放射性示踪剂不规则分布于移植肾周围。③ 淋巴囊肿、脓肿及血肿:移植物附近的放射性示踪剂稀疏区。

(5)鉴别诊断:尿渗漏及尿性囊肿的确诊可基于在超声或者CT引导下获取的液体内肌酐的水平作出诊断。淋巴囊肿内液体成分与血清成分相似。因此,化学分析有助于区别尿性囊肿、血清肿及脓肿。

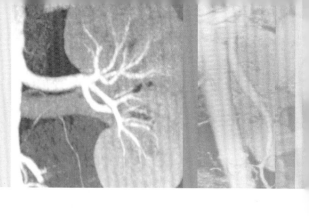

# 第65章

# 肾血管疾病

Tarun Pandey, Kedar Jambhekar, Hemendra Shah, and Sanjaya Viswamitra

## 一、肾性高血压

**（一）病因**　肾血管性高血压最常见的原因是肾动脉狭窄。肾动脉狭窄一般由常见的动脉粥样硬化（70%～90%）或相对少见的肌纤维发育不良（10%～30%）引起。肾动脉狭窄罕见的原因包括动脉炎、动脉夹层、神经纤维瘤病。

**（二）发病率及流行病学**　肾血管性高血压是指肾动脉狭窄与临床后果（即高血压和／或肾功能衰竭）之间的因果关系。在高血压患者中，1%～5%为真正的肾血管性高血压。然而，具有临床标准的肾血管疾病患者中，15%～30%受到了肾血管性高血压的影响。

**（三）临床表现**　与肾动脉狭窄有关的临床线索包括：① 高血压，早发的（<30岁）或严重的高血压（超过55岁）。② 急进性、顽固性或恶性高血压。③ 急进性或恶性高血压，发生于任何年龄。④ 高血压和不明原因的肾功能不全。⑤ 需多重药物治疗的难治性高血压。⑥ 突发性不明原因肺水肿。⑦ 上腹部或胁腹部杂音。⑧ 不明原因的充血性心衰或难治性心绞痛。⑨ 不明原因单侧肾脏体积小或双侧肾脏大小差异超过1.5 cm（图65-1）。

**（四）病理生理学**　肾动脉起自腹主动脉，经背侧外下方进入肾门。超过30%的人有一支或多支副肾动脉，临床意义在于，少数情况下，副肾动脉狭窄也可以导致肾血管性高血压。

**（五）病理**　肾动脉直径减少50%（相当于减少了75%的血管横截面积）则应考虑血流动力学意义。

动脉粥样硬化一般累及肾动脉开口和近端1/3，通常与主动脉的动脉粥样硬化相关。

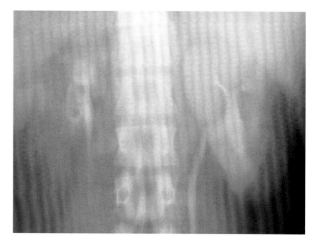

**图65-1**　静脉肾盂造影在延迟10 min后的图像显示右侧肾萎缩，其继发于肾动脉狭窄有关的慢性肾功能不全

肌纤维发育不良是一组血管疾病，引起动脉壁成分增生。根据所累及的动脉壁的不同层分成不同亚型。肾动脉是最常受累的血管。

因肌纤维性发育不良引起的肾动脉狭窄主要累及中、远段的肾动脉及肾段分支动脉。

**（六）影像学表现**

1. DSA　几十年来，数字减影血管造影（DSA）都是诊断肾动脉狭窄的首选方法。DSA可以用来测量肾血管狭窄部的压力，可以定量评价狭窄的生理效应，以及客观评价血管内介入治疗的生理效果。

不过，数字减影血管造影是侵入性的，且存在实质上的观察者间差异。随着其他影像技术的发展（多普勒超声、CT、MRI/MRA），可以进行非侵入性肾血管狭窄诊断，并且现在数字减影血管造影在血管重建术前的计划拟定和治疗中有局限。

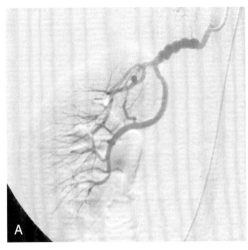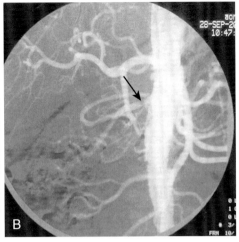

图65-2 两位不同患者的DSA。A. 肾动脉串珠样改变，符合肌纤维发育不良。B. 动脉粥样硬化引起的右侧肾动脉近端严重狭窄（箭头处）

在DSA上，动脉粥样硬化性肾动脉狭窄的征象包括肾动脉开口处或近端狭窄以及邻近主动脉的动脉粥样硬化斑块，而肌纤维性发育不良导致的"串珠"样改变是由于肌纤维增生和动脉壁变薄或动脉瘤形成区交替出现引起（图65-2）。

2. CT　多层螺旋CT血管造影的分辨率显著提高，且减少了单次屏气评价肾动脉的对比剂用量。用对比剂团注追踪技术来确保最佳的动脉显影。除了评价腹主动脉和肾动脉，检查同时还可以评价内脏动脉、肾脏大小、皮质厚度和其他肾实质异常（图65-3）。CT血管造影对于肾动脉狭窄的检测具有高灵敏度（88%～96%）和特异性（83%～99%）。

然而，CT血管造影需要使用碘对比剂，妨碍了在有明显肾功能损害的肾动脉狭窄患者中的应用。

3. MRI　磁共振血管造影（MRA）已经从流动增强（时间飞跃法）序列发展到屏气三维扰相梯度回波（SPGR）钆增强磁共振血管造影（Gd-MRA），采用团注追踪法来评价肾动脉。常规重建最大强度投影（MIP）图像观察，但狭窄的准确诊断还需要对原始图像进行评价（图65-4）。Gd-MRA对肾动脉的敏感性为88%～100%，特异性为71%～99%；而对副肾动脉检测的灵敏度高达90%。

除了Gd-DTPA，相位对比成像可以用来评价湍流，湍流代表病变区管径减少50%以上引起的血流受限改变。相位对比和稳态自由进动（SSFP）平扫技术在因肾功能损害而不能使用钆剂的患者中非常有用。

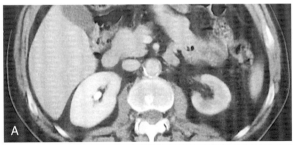
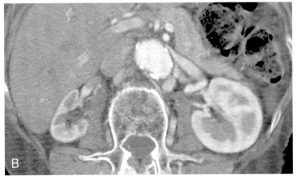

图65-3　两位伴肾动脉狭窄后遗症改变的患者的CT增强检查。A. 增强延迟扫描显示左肾缩小。B. 右肾萎缩。注意两位患者主动脉的动脉粥样硬化改变

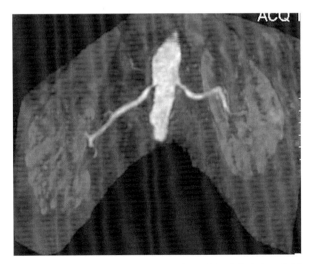

图65-4　肾动脉的3D MRA显示双侧近端肾动脉狭窄。右侧狭窄更严重

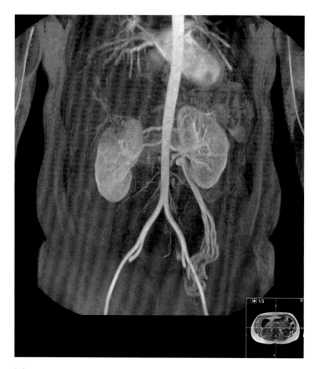

**图65-5** Three-dimensional balanced steady-state free precession noncontrast magnetic resonance angiography demonstrating normal renal arteries, two on the right and one on the left. Incidentally seen is a dilated tortuous left ovarian vein. (*From Soulez G, Olivia VL, Turpin S, et al: Imaging of renovascular hypertension: respective values of renal scintigraphy, renal Doppler US, and MR angiography.* Radiographics 20:1355–1368, 2000.)

此外，如果有需要，平扫MR血管造影可以安全地重复检查（图65-5）。最近两篇文献将非增强MRA技术——使用平衡SSFP的时空标记反转脉冲三维MR成像与DSA及CT造影进行了比较。

Parienty及其团队在研究中发现，非增强的3D MR技术与DSA相比，其敏感性为93%。特异性为88%，准确性为91%。与此类似，在肾动脉无对比剂实验（REACT）中，非增强MRA与增强CT血管造影相比较，其敏感性为74%，特异性为93%，准确性为90%。

当评估小口径血管（包括肾动脉）时，相位对比成像和血流评价也减少观察者间差异。

4. 超声　使用彩色或能量多普勒成像检查来观察和检测主肾动脉，而用频谱多普勒成像分析肾动脉血流速度。超声检查使用广泛，无创，相对便宜，且无电离辐射。

然而，超声检查也有一些缺点，如下：① 副肾动脉观察不佳。② 肾动脉超声成像的固有难度、检查者的知识水平差异以及存在观察者间差异，导致了敏感性范围宽达40%～90%。③ 有相当高比例（10%～20%）的非诊断性检查。

肾动脉显著狭窄的诊断标准包括：① 狭窄段收缩期峰值流速（PSV）≥150 cm/s（表示狭窄50%），≥180 cm/s（表示狭窄60%）。② 肾动脉与腹主动脉PSV比大于3.5（表示狭窄＞60%）。③ 狭窄后区域见湍流。④ 运用适当的检查手段，如果不能探测到肾动脉多普勒信号，提示血管闭塞。⑤ 通过评价肾内动脉可以得出间接诊断：严重狭窄，肾动脉直径减少超过75%并导致远端肾内血管发生改变——小慢（tardus-parvus）波形现象，即具有减缓的收缩期加速度和减小的阻力指数（RI）。表现包括：① 加速度小于370～470 cm/s；② 加速时间大于0.05～0.08 s；③ 双侧肾脏的RI差别大于5%。

使用这些标准时，存在观察者内和观察者间差异。影响远端波形变化的因素是复杂的，这些因素变化相对于灌注压来说顺应性的变化可能影响更大。因此，这些标准只有出现以下情况时才使用：当谱线明显时，当将狭窄量化为严重（＞75%）时，或在识别仅凭频谱多普勒超声无法识别肾段或副肾动脉的狭窄时。

最近研发的静脉微泡对比剂可以提高诊断的准确性和检查的成功率。

5. 核医学　不同于断层影像，核医学技术是评价由于肾动脉狭窄引起的肾功能改变。肾动脉狭窄引起肾素/血管紧张素/血管紧张素转换酶（ACE）反馈回路活性增高。而后出球小动脉收缩升高血压来维持肾灌注和功能。ACE抑制剂抑制小动脉收缩，降低了受累肾脏的灌注和功能。因而该检查的作用在于识别显著的生理性肾动脉狭窄，从而有助于选择出那些能受益于血管成形术的肾动脉狭窄患者。

锝-99m（$^{99m}$Tc）标记的巯基乙酰基甘氨酸（MAG-3）是肾显像的首选放射性示踪剂。方法是在ACE抑制剂给药前、后分别进行显影，当给予ACE抑制后，一侧功能减低或放射性示踪剂浓聚延迟高度提示肾动脉狭窄的可能性（＞90%）。诊断标准包括在20 min/peak的吸收率变化不小于0.15，显著延长的转换时间，或显影级别的变化。

根据显影曲线（图65-6）分级如下：

0=正常。

1=轻微的异常，但达峰时间（$T_{max}$，即到最大活性的时间）大于5 min且20 min/peak的吸收率大于0.3。

2=排泄期明显延迟排泄。

3=无排泄期的延迟排泄。

4=肾衰型，尚可测量到肾脏的摄取。

5=肾衰型，不能测量到肾脏的摄取。

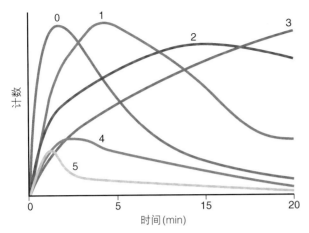

**图65-6** 肾动脉狭窄的核素分级。0=正常；1=轻微的异常，但达峰时间（达到最大活性的时间——$T_{max}$）大于5 min、且（锝-巯基乙酰三甘氨酸和碘-131正碘马尿酸闪烁图）20 min/peak的吸收比大于0.3；2=有排泄期，明显延迟排泄率；3=延迟排泄，无排泄期；4=肾衰型，尚可测量到肾脏的摄取；5=肾衰型，不能测量到肾脏的摄取（引自：Soulez G, Oliva VL, Turpin S, et al: Imaging of renovascular hypertension: respective values of renal scintigraphy, renal Doppler US, and MR angiography. Radiographics 20: 1355-1368. 2000.）

评价标准包括如下：① 正常ACE抑制剂（ACEI）显影：肾血管性高血压概率低（＜10%）。② 轻微肾功能减低（摄取＜30%）：ACE抑制剂成像峰值时间无变化和双肾皮质对称性保留，提示肾血管性高血压的概率为中等。③ 闪烁显像曲线严重异常，诸如相对吸收率减低、肾和实质通过时间延长、20 min/peak吸收率升高及达峰时间延长，这往往高度提示肾血管性高血压风险。

6. 影像检查选择 目前尚无公认的肾动脉狭窄

的诊断方法（提要65-1）。当患者肾功能正常或轻度减低时，可先行ACE抑制剂肾显影检查，如果核素检查提示中到高度怀疑生理性肾血管性高血压时应再行CTA或MRA检查。当患者有重度肾功能损伤时，应该行MRA或多普勒超声检查评价解剖结构以及进行肾显像评价肾功能（表65-1）。

一些学者认为超声是最好的筛查工具，因为如果超声显示肾脏大小正常以及肾内波形正常则不可能会是肾动脉狭窄。当患者肾功能为临界或存在损害时，MR血管造影是目前最好的替代方法。当肾小球滤过率（GFR）小于30 mg/dL，不推荐MR增强扫描，因为担心出现肾源性系统性纤维化（NSF）；或者如果患者在透析，也不推荐MR增强扫描。目前常规血管造影只在血管成形术/支架置入术前使用。

（七）治疗 经皮腔内血管成形术是肌纤维发育不良导致的肾动脉狭窄最有效的治疗方法。不过，即使在专家之间，针对肾血管性高血压的最佳治疗方法也有争论。最近的许多试验，包括肾动脉粥样硬化病

**表65-1 肾血管疾病不同影像检查方式的准确性、局限性及缺点**

| 检查方法 | 准 确 性 | 局 限 性 | 缺 点 |
| --- | --- | --- | --- |
| CT | 敏感性（88%～96%）<br>特异性（83%～99%）<br>薄层多排螺旋CT最好 | 不能进行功能评价<br>电离辐射<br>肾功能差的不能行增强扫描 | 大量钙化可能使血管腔显示不清<br>肌纤维发育不良的诊断不如DSA准确 |
| MRI | Gd-MRA：50%左右的肾动脉狭窄，敏感性＞95%，特异性＞90%<br>应用3D SSFP技术的非增强MRA得到的敏感性为73%～93%，特异性88%，准确性91% | 不能进行功能评价<br>MRI常见的禁忌证（如：起搏器、金属植入物）<br>肾功能差的限制了钆剂的使用 | 肾动脉狭窄可能被过度评价<br>对诊断肌纤维发育不良不敏感 |
| 超声 | 肾动脉狭窄的敏感性达70%或更高，达72%～90%<br>肾动脉狭窄的首选筛查手段 | 需要训练有素的医师<br>肠管过度充气或肥胖限制了对病变的评价 | 观察者间的差异 |
| 核医学 | 对肾动脉狭窄敏感性达70%或更高，达51%～96% | 双侧病变 | 患者水合作用影响结果 |

变的心血管结果（CORAL）试验，通过观察最优化药物治疗和肾支架置入术的两组人群的主要病程结果（包括心血管或肾性相关死亡、中风、心肌梗死等），没有明显的统计学差异。CORAL试验无法评价药物治疗失败的病例。另一项Meta分析比较了血管成形术和药物治疗对于动脉粥样硬化性狭窄的疗效，结果也显示血管成形术与药物治疗相比并没有提高疗效。最近发表的一份关于肾动脉介入治疗的共识声明为治疗有肾动脉血流动力学显著变化的肾动脉狭窄提供了临床方案。在这种临床方案中，支持支架置入治疗肾动脉狭窄的最强有力证据是合并有心脏功能紊乱综合征的患者，包括急性肺水肿或伴有严重高血压的急性冠状动脉综合征。其他还包括顽固性高血压，伴慢性肾病（eGFR低于45 mL/min）的缺血性肾病及整体肾缺血（孤立肾的单侧肾动脉显著狭窄或双侧肾动脉显著狭窄）（图65-7）。

### 医师须知（肾血管性高血压）

■ 肾血管性高血压的治疗存在争议，最近的随机性临床对照试验显示支架置入治疗与最优化药物治疗比较没有显著的统计学差异。

## 二、肾静脉血栓

**（一）病因** 成人肾静脉血栓形成通常是由于血液的高凝状态导致，最常见的是肾病综合征。在儿童中，其通常与败血症和脱水有关。

肾静脉血栓形成的原因包括：① 高凝状态：肾病综合征（成人最常见的原因，通常继发于肾小球肾炎）、系统性红斑狼疮、遗传性高凝状态（例如抗凝血酶Ⅲ缺乏、蛋白C缺乏症）、妊娠、恶性肿瘤。② 低血容量：脱水、败血症、失血。③ 创伤。④ 肿瘤侵及肾静脉：肾细胞癌、移行细胞癌、肾母细胞瘤，这些可能导致非脓毒性栓子或瘤栓形成。⑤ 肾静脉机械性压迫：脓肿、肿瘤、淋巴结肿大、动脉瘤。⑥ 左卵巢静脉血栓蔓延。

**（二）发病率及流行病学** 在肾病综合征患者中肾静脉血栓形成的发生率为5%～62%，尤其是膜性肾病。

**（三）临床表现** 典型的急性肾静脉血栓表现为肉眼血尿、胁腹部痛、肾功能丧失。慢性肾静脉血栓形成可能无症状。

**（四）病理** 肾静脉血栓形成常见于左侧，可能与左肾静脉较长有关。

**（五）影像学表现**

1. X线摄影 尽管过去的静脉肾盂造影可以显示患侧肾影增大，但这项技术基本上被断层影像取代。

2. CT 主要征象是能看到栓子。急性肾静脉栓塞可见肾静脉内非脓毒性栓子的充盈缺损影（图65-8）。肿瘤栓塞也可以导致充盈缺损，增强扫描栓子可能有但不会都有强化。因此，对于有局部恶性肿瘤的患者，无强化的肾静脉栓子可能是非脓毒性栓子或瘤栓。

慢性肾病患者肾静脉显影浅淡，伴有沿近、中段输尿管走行的广泛性侧支血管。血管内血块本身通常看不见。

间接征象包括患侧肾肿大、肾窦水肿、肾强化减弱和延迟。栓塞的原因可以被确定（例如肾肿瘤、腹膜后肿瘤或脓肿）。

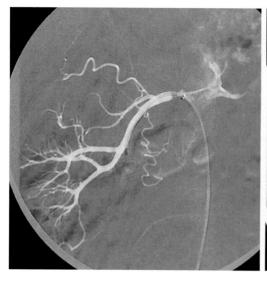
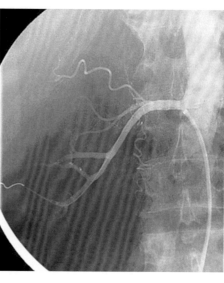

图65-7 与图65-4所示同一患者的经皮介入术，显示在近端狭窄处放置支架

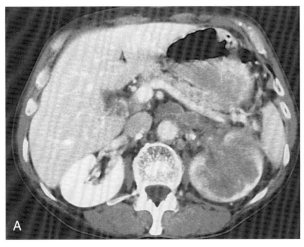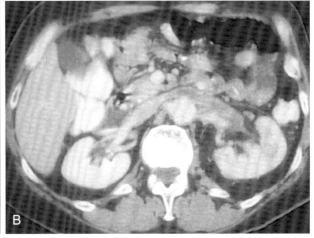

**图65-8** 肾静脉血栓。A. CT增强扫描显示一浸润性肿块扩展到左侧全肾,增宽的左肾静脉内可见一不强化的血栓。B. 继发于脱水的肾静脉血栓(鸣谢 Dr. Srinivas Prasad.)

3. MRI MRI是评价非脓毒性栓子和瘤栓的最佳检查方法。对比增强T1W 3D序列显示肾静脉内的充盈缺损。也可显示瘤栓强化。如果患者的肾功能差,可以使用血流敏感性MRI平扫序列(例如,稳态自由进动序列-SSFPS)有助于从流动的高信号静脉血中检测出低信号的栓子。

4. 超声 肾脏体积增大、肾静脉扩张且回声不均匀、多普勒检查无血流证据都提示肾静脉血栓形成。潜在的病理学改变征象(例如肾肿块)可以很明显。使用多普勒超声可探测到瘤栓内的血流。

完全性肾静脉闭塞时,肾动脉多普勒超声检查显示肾动脉高阻力波型,以及阻力指数升高。

5. 影像检查选择 如果怀疑肾静脉栓塞,通常首先做超声检查,但一般不能确诊。尽管MRI可能是未来栓塞检测的有效方法,特别是对于那些无法使用碘对比剂的患者,但目前首选的影像学检查仍然是CT。

> **肾静脉栓塞的典型征象**
>
> ■ 急性肾静脉血栓形成:扩张的肾静脉内无正常血管强化/血流信号。
>
> ■ 慢性肾静脉血栓形成:肾静脉密度减低并可见侧支血管。

### 三、其他血管疾病

**(一)血管炎** 常见的累及肾的血管炎包括:结节性多动脉炎(PAN)、系统性红斑狼疮(SLE)以及药物性血管炎。

PAN是一种累及小到中型肌性动脉的特发性血管炎,患者中90%有肾脏受累,常出现血尿,中等大小血管受累可导致肾缺血。

SLE患者中30%~50%出现肾损害,包括肾小球、肾小管和血管。具有较高的SLE相关性肾静脉血栓的风险。

静脉药物滥用相关性血管炎与PAN有相似的特点。常见药物为甲基苯丙胺,其他的违禁药品,如可卡因,也有引起血管炎的报道。

**(二)急性肾皮质坏死** 急性肾皮质坏死是只累及肾皮质而不累及肾髓质的缺血坏死。这种缺血是由于小血管痉挛、肾小球毛细血管内皮细胞的毒性损伤以及因弥散性血管内凝血所致的原发性血管内血栓形成等因素导致。原因包括败血症、休克、严重脱水、输血反应、溶血性尿毒综合征、毒蛇咬伤以及妊娠并发症,如胎盘早剥及脓毒性流产。

**(三)影像学表现**

1. 血管炎

(1)静脉肾盂造影和血管造影:肾脏体积弥漫性增大。PAN患者,选择性血管造影可显示叶间动脉及弓状动脉分叉处的小动脉瘤。

(2)CT:PAN的微血管瘤可偶尔在动态增强CT中看到。肾脏可呈分叶状,肾实质由于皮质受损而集合系统保留呈不规则变薄。由于肾动脉闭塞,肾脏内出现多发线样低密度带。偶尔微动脉瘤破裂可导致肾内、肾包膜下或肾周血肿。其他内脏动脉也需要进行评价,因为血管炎病例有近50%会累及这些器官。SLE患者,肾脏可增大或缩小,这取决于狼疮性肾炎的进展阶段。SLE患者微血管瘤和血肿罕见。较大的小叶动脉比小叶间动脉更容易受累。肾静脉血栓可在增强CT中表现为肾静脉内的充盈缺损。

（3）超声：超声检查对于血管炎的作用有限。根据疾病的不同阶段，肾脏体积可能增大或缩小。肾静脉血栓在多普勒超声可表现为无血流，或在B超上直观显示。

2. 肾梗死

（1）CT：CT表现如下：

1）增强CT显示受累肾组织无强化。

2）急性梗死：正常表现的肾实质内出现楔形密度减低区（图65-9）。可见强化的薄层肾皮质边缘覆盖在梗死区。从位置上可以分辨出梗死形成的瘢痕。肾皮质组织感染形成的瘢痕通常直接覆盖肾盏，而梗死瘢痕出现在肾盏之间的皮质组织。

3）全肾梗死：整个肾脏体积增大，但其外形仍保留。

4）慢性梗死：梗死组织收缩，留下一实质瘢痕。

（2）MRI：形态学改变与增强CT相似。

（3）超声：无特异性表现。

（4）核医学：梗死部位可见楔形放射性核素低摄取区。

3. 急性皮质坏死

（1）X线摄影：在疾病早期，肾脏弥漫性肿大和显影不良。到后期，可以看到边缘的轨道样钙化。

（2）CT：在动脉早期可见增强的叶间动脉及弓状动脉附近的不强化皮质。肾脏体积进行性缩小伴肾功能下降，肾皮质区出现单一的薄层钙化（"轨道"样钙化）。特征性表现包括髓质强化而皮质不强化，以及侧支血管所致的包膜下皮质强化。

（3）MRI：形态学改变与增强CT相似。

（4）超声：无特异性表现。

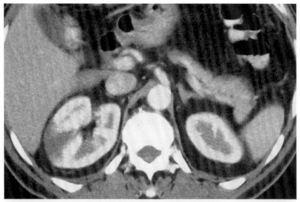

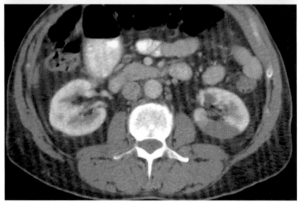

**图65-9** 两位不同的患者在CT轴位增强扫描中均显示从皮质到髓质的楔形低密度无强化区，与肾梗死相符。注意右肾皮质增强的边缘（鸣谢Dr. Srinivas Prasad.）

---

**要点**

- 肾动脉狭窄常由动脉粥样硬化引起，肌纤维发育不良引起的相对少见。
- 超声检查是最经济的诊断方法并适合筛查。
- 纤维肌发育不良的治疗方法是血管成形术。
- 成功治疗动脉粥样硬化性肾动脉狭窄的关键是选择合适的患者。

# 第 **20** 篇

# 输尿管和膀胱

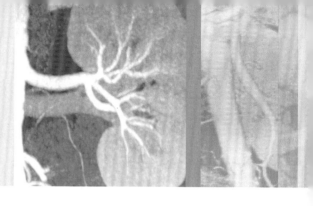

# 第66章

# 尿路梗阻

Melanie Seale and Anthony E. Samir

（一）病因　尿路梗阻（UTO）是一种综合征，可以由多种病理过程导致，其表现多样：

（1）梗阻程度：部分性或完全性。

（2）梗阻部位：单侧性或双侧性，并且可发生于由肾盏到尿道口的任一水平。

（3）病程：急性或慢性。

（4）流行病学：出生前、新生儿、儿童、年轻人和老年人群以及男、女之间的发病原因均可不同。

（5）生理学反应：可以代偿或失代偿。

（6）有或无形态学梗阻：解剖性梗阻和功能性梗阻。解剖或机械性梗阻是由于固定部位的狭窄或阻塞性病变所致。功能性梗阻没有明显的固定狭窄部位，但近端压力提高（如原发阻塞性巨输尿管症和某些形式的肾盂输尿管连接处梗阻）。

尿路梗阻的病因见表66-1。

（二）患病率、流行病学与定义　UTO是一种常见的临床和泌尿系影像诊断问题。一系列尸解报告显示肾盂积水的发病率约为3.1%，在20岁以下年轻患者中两性发病率没有差异。在20～60岁年龄段女性比男性更常见（由于产科和妇科原因），而超过60岁则男性更常见［主要原因是良性前列腺增生（BPH）］。肾盂积水是新生儿腹部肿块的最常见原

表66-1　常见的UTO病因

| 梗阻分类 | 肾/肾盂 | 输尿管 | 膀胱 | 尿道 |
|---|---|---|---|---|
| 管腔内 | 鹿角状结石 | 结石<br>移行细胞癌<br>肾乳头坏死<br>血凝块 | 结石<br>移行细胞癌 | 后尿道瓣膜 |
| 壁内 | 肾盂输尿管连接部梗阻<br>漏斗状狭窄 | 狭窄（如感染后，手术或放射治疗）<br>输尿管囊肿<br>膀胱输尿管反流 | 神经源性膀胱 | 尿道炎<br>狭窄 |
| 壁外 | | 腔静脉后输尿管<br>外源性肿瘤<br>腹膜后淋巴结肿大<br>腹膜后脓肿<br>腹膜后纤维化<br>炎症性腹主动脉瘤<br>大的腹主动脉或髂动脉瘤<br>子宫内膜异位<br>怀孕 | | 良性前列腺增生<br>前列腺癌 |

因,而UTO是儿童终末期肾功能衰竭的最常见原因。

UTO被定义为"狭窄点近端压力被动性升高以保障常规尿流量"。重要的是要理解这个定义并不是指尿道扩张。存在UTO的情况下可以没有尿路扩张(提要66-1),而有尿路扩张的情况下可以没有UTO(提要66-2),这些是导致UTO放射学检查出现假阴性和假阳性结果的潜在原因。

---

**提要66-1 尿路梗阻原因:轻度扩张/无扩张或肾盂积水**

- 腹膜后纤维化
- 腹膜后肿瘤包绕输尿管或肾盂,集合系统失去正常的扩张性
- 梗阻伴尿液外渗,造成肾盂肾盏系统压力下降
- 超急性尿路梗阻

---

**提要66-2 尿道扩张的非梗阻性原因**

- 膀胱输尿管反流
- 原发性巨输尿管
- 以往的梗阻
- 感染(肾盂肾炎、腹膜炎)
- 高流速状态(尿崩症、精神性烦渴)
- 梨状腹综合征
- 先天性巨肾盏
- 贝克威思-威德曼综合征(Beckwith-Wiedemann综合征)

---

其他重要的概念包括:

(1)肾盂积水(或肾盂肾盏扩张):是指集合系统的扩张,通常由尿路梗阻引起,但并非总是如此。

(2)梗阻性尿路疾病:是UTO的同义词,描述了存在尿流阻力增加的状态。

(3)梗阻性肾病:指的是UTO引起的肾损害。随着时间的推移,UTO导致继发于不可逆性肾单位丢失的髓质和皮质萎缩。

**(三)临床表现** UTO的临床表现随潜在病因变化而变化。急性UTO往往表现为疼痛,尿量减少,急性肾功能衰竭的症状和体征。慢性UTO的症状往往是潜伏的,患者可能会出现高血压,不可逆转的慢性肾功能衰竭、反复尿路感染,或排尿的变化。上尿路梗阻可以表现为胁腹痛、背痛或腹股沟痛,而下尿路梗阻会伴随排泄功能紊乱或耻骨上疼痛。

**(四)病理生理学** 从肾盏至尿道口任意水平尿路的病理过程均可导致UTO,由此产生的UTO病理生理学变化非常复杂化,集合系统压力和肾血流量(RBF)是重要的因素。简而言之,UTO导致梗

阻点近端的集合系统压力升高,进而导致如下变化:① 初始短暂的肾血管舒张,② RBF增加继而血管收缩,③ RBF抵抗增加,④ 舒张期血流下降,⑤ 缺血,⑥ 萎缩。

此外,UTO导致尿液浓度降低,减少尿液酸化和异常的电解质排泄。UTO导致尿停滞,诱发感染和结石。如果未经处理,UTO导致肾结构进行性并最终的不可逆改变,包括肾小管萎缩、肾小管间质纤维化,间质炎症和肾小球的损失。

如果梗阻是短暂的,缓解梗阻后肾功能可以完全性恢复,但如果完全性UTO持续24 h以上,则可能导致不可逆的肾功能损害。年龄增加、基础肾功能降低、重度和长时间梗阻是残余肾功能更大损害的相关因素。

**(五)病理** 大体上,梗阻的肾脏可以表现为轻度至显著扩大;肾髓质锥体尖端逐渐变钝,最终成为杯口状。肾实质萎缩的变化可以很明显。在梗阻晚期,可能会出现完整肾锥体闭塞,肾皮质显著变薄,及集合系统明显扩张。

早期肾显微镜下变化包括水肿和肾小管扩张。水肿增加扩大了Bowman囊,其次是肾小管基底膜增厚,进而乳头坏死、炎症细胞浸润、间质纤维化。在最后阶段出现肾小球萎陷、肾小管萎缩和结缔组织增生。

**(六)影像学表现** 在解释尿道影像学检查所见时,应该注重考虑解剖和功能因素,在描述一个单一检查方式所见时应当特别慎重解释。

1. X线摄影 90%的尿路结石是不透X射线的,因此理论上在平片上可见。影响结石可见的因素包括结石的成分和大小、患者体质、特殊的钙化物质以及肠道气体和粪便的覆盖。可透过X射线的结石(纯尿酸盐或黄嘌呤结石、基质石)可以不被发现,X线平片也不能发现非结石性阻塞。

2. 排泄性尿路造影 排泄性尿路造影术(EUG),也称为静脉肾盂造影(IVP),以前是UTO评价的金标准,其提供了解剖和功能信息。

(1)急性UTO的EUG表现:① 即时肾X线片通常正常或轻度显影减弱(反映正常RBF)。② 随着时间的推移,肾X线图像密度逐渐增高。③ 对比剂延迟排泄到集合系统。④ 阻塞点近端集合系统不同程度的扩张。

其他表现包括:① 对比剂经胆管系统的异位排泄导致胆囊显影。② 当肾盂压力足够高时出现尿液/对比剂渗出。肾盂小管渗出:对比剂反流至肾乳

头,也称为"回流",这种肾内回流见于严重的膀胱输尿管反流,感染尿液回流到肾乳头引起瘢痕和慢性肾盂肾炎。肾盂肾窦渗出:肾穹窿破裂导致对比剂进入肾窦,对比剂可以勾画出近端输尿管和腰大肌。③ 不太常见的形式是肾盂淋巴、肾盂静脉及肾盂肾包膜下渗出。

（2）慢性UTO的主要EUG表现:① 肾脏体积变小、正常或增大。② 肾脏延迟显影（RBF下降）和密度降低。③ 不同程度肾萎缩:可见肾实质变薄。④ 对比剂延迟排泄到集合系统。⑤ 阻塞点近端集合系统不同程度的扩张（图66-1）。

（3）肾盂积水EUG分级:肾盂积水分级如下:① 1级:肾穹窿轻微变钝。② 2级:穹窿明显变钝,肾盏扩大,乳头变平但可见。③ 3级:肾盏变圆,肾乳头轮廓消失。④ 4级:肾盏明显膨胀。

在评价UTO方面,EUG已经很大程度上被超声造影、CT平扫及CT和MR尿路造影所取代。不过,EUG仍然在监测结石相关的疾病中有有限的作用。

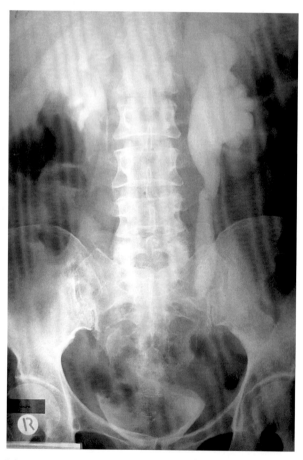

**图66-1** 慢性尿路梗阻EUG图。左肾可见3级肾盂积水和轻度肾实质变薄。左输尿管扩张到骶髂关节水平,相应部位可见不规则狭窄,符合恶性狭窄（鸣谢WK, Lee, MD, MBBS, St. Vincent's Hospital, Melbourne, Australia.）

3. 逆行肾盂造影术　逆行性肾盂造影是侵入性检查,但是很好地显示了集合系统的解剖。过敏或肾功能不全患者不能进行静脉注射对比剂检查,这时候它可以很好地发挥作用。如果UTO的原因是管腔内的,在逆行性肾盂造影检查可同时进行冲刷或活检,输尿管结石也可以取出。然而,它提供的有关管腔内或腔外阻塞原因的信息很少。

4. 顺行肾盂造影术　顺行肾盂造影需在超声引导下行经皮肾穿刺,然后注射碘对比剂进行检查。这种检查一般在肾造瘘术和（或）顺行置入支架之前进行,或其他不常见的情况如其他影像检查无法诊断梗阻点或梗阻病因时进行。

5. 数字减影血管造影（DSA）　DSA在很大程度上被多层螺旋CT（MDCT）造影取代。在使用CT血管造影之前,DSA常被用于确定血管的走行,特别在肾盂输尿管交界处阻塞的术前检查中应用。

6. CT

（1）CT平扫:1995年,Smith和他的同事首次证明了螺旋CT平扫检查在显示输尿管梗阻方面等同于EUG,而在诊断输尿管结石方面更敏感,CT已成为评价疑似输尿管绞痛患者首选的影像学方法。其对输尿管结石有95%～97%的敏感性和96%～98%的特异性（图66-2）。UTO的继发性CT征象包括输尿管扩张、肾盂积水、肾周及输尿管周围水肿,以及肾肿大。CT平扫的缺陷包括:① 结石与静脉石的区分,后者并不在输尿管走行的路径,常常有一个透X射线的中心。② 膀胱输尿管连接部（VUJ）结石。需行俯卧位扫描,以便明确结石是阻塞于VUJ或是游离于膀胱后外侧（图66-3）。③ 使用人类免疫缺陷病毒蛋白酶抑制剂茚地那韦,可能产生尿路结石,CT难以识别,因其与相邻软组织密度相似。④ CT可能难以甚至不能区分肾盂旁囊肿和肾盂积水（图66-4）。⑤ 由于电离辐射,对怀孕的胁腹痛患者为相对禁忌证。

（2）多层螺旋CT:MDCT尿路造影包括增强前后尿路CT检查,典型的是肾实质期和延迟期。其可在一次屏气的情况下获得全尿路高空间分辨率各项同性图像,可以进行多平面评价尿路上皮及周围结构。因此,MDCT尿路造影在许多中心取代了EUG。如下病变应该考虑进行该项检查:① 当胁腹痛和（或）尿路扩张行超声或平扫CT检查时,未发现结石或其他原因。② 胁腹痛和（或）怀疑UTO,但超声和平扫CT结果是阴性。梗阻的特异性征象在MDCT尿路造影术与EUG相似。在急性UTO,肾实质在肾

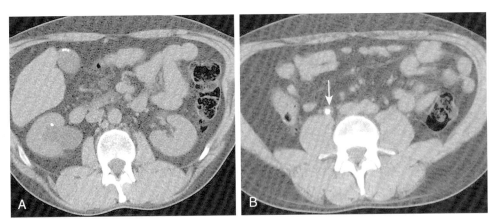

**图66-2** 一位60岁右侧胁腹痛男性患者,俯卧位轴位CT平扫图像。A. 上腹部:右肾盂中度积水和右肾非梗阻性结石。B. 中腹部:右输尿管中段结石(箭头处)

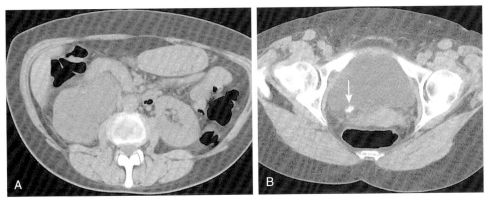

**图66-3** 一位70岁老年女性,曾有右侧肾脏结石和反复泌尿系感染史,俯卧位轴位CT平扫图像。A. 中到重度右肾盂积水明显。B. 输尿管膀胱开口小结石(箭头处)。患者在仰卧位时这种结石可能被误认为是膀胱结石,但俯卧位扫描很容易证实结石在输尿管远端

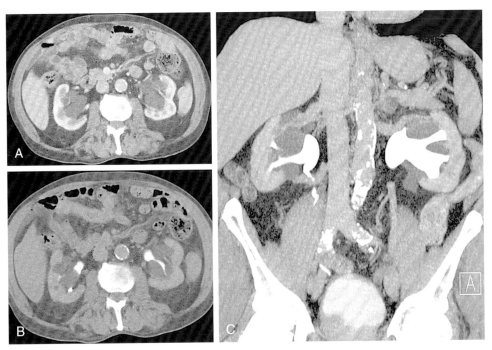

**图66-4** 一位81岁男性患者超声诊断为肾盂积水,行CT尿路造影。A. 轴位图像,肾实质期显示边界清楚、无增强的低密度区域,双侧肾窦均未见明确的边缘。轴位(B)和冠状位(C)图像(延迟期)显示集合系统内对比剂充盈并被低密度肿块压迫而轻度移位,为肾盂旁囊肿的特征表现(鸣谢 WK, Lee, MD, MBBS, St. Vincent's Hospital, Melbourne, Australia.)

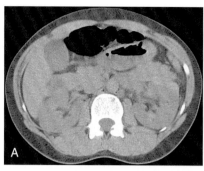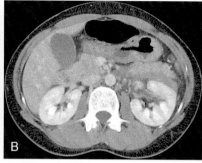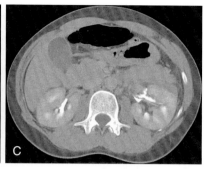

**图66-5** 一位左侧腹部外伤的31岁女性患者。A. 轴位CT平扫；B. 肾实质期；C. 延迟期。该病例尽管没有尿路梗阻，却是一个集合系统破裂外溢的典型范例。在延迟期图像上，左肾窦区域可清楚显示集合系统外渗出的对比剂。另外还要注意观察肾周前的中等密度血肿（鸣谢 WK, Lee, MD, MBBS, St. Vincent's Hospital, Melbourne, Australia.）

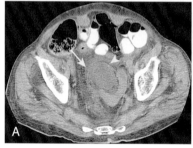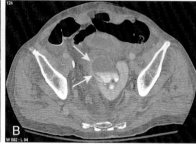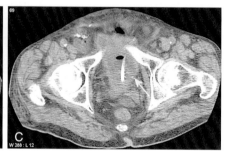

**图66-6** 一位87岁老年男性，左侧盆腔肾伴血尿和腹痛。A. 初始轴位CT平扫图像显示盆腔肾内肾盂积水，并可见与扩张肾盂（三角处）相毗邻的边界不清、不均匀密度影（箭头处）。B. CT尿路造影延迟期轴位图像显示肾盂肾窦外渗（箭头处）。C. 回顾平扫CT图像可见左膀胱输尿管连接部的小结石（箭头处）

实质期的强化保持正常或轻度下降。随着时间的推移，肾实质密度变得越来越高，对比剂排泄到集合系统延迟，通常可见高密度对比剂和低密度尿液分层，阻塞点近端集合系统有不同程度的扩张。异位排泄通常是不可见，除非进行非常延迟的扫描或有更早的检查对比研究。MDCT尿路造影术对对比剂外渗比EUG更敏感（图66-5和图66-6）。在慢性UTO，肾实质厚度变薄，并且肾脏延迟显影及强化降低可以明确识别。如下UTO的部分病因容易在CT尿路造影术上识别：① 肾盂输尿管连接部梗阻（图66-7）、腔静脉后输尿管、双尿路排泄系统（图66-8）。② 狭窄（良性或恶性）。③ 腹膜后或盆腔肿块。④ 腹膜后纤维化。⑤ 炎症性腹主动脉瘤（图66-9）。MDCT尿路造影术的缺点包括进行多时相成像检查时增加了电离辐射剂量，使用碘对比剂，以及需要后处理时间。

7. MRI　MR尿路造影，即集合系统MR成像（与肾脏MRI相反）方法有两种主要技术：静态液体MR尿路造影和排泄性MR尿路造影。

静态液体MR尿路造影利用重T2W序列显示尿路液体，类似于胆胰管MR造影使用的技术。采用屏气厚或薄层单次激发快速自旋回波序列或呼吸触发3D成像，然后行冠状平面后处理（如：最大强度投

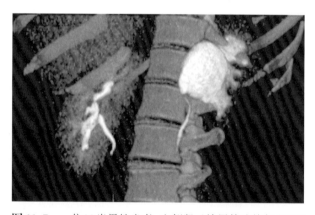

**图66-7** 一位28岁男性患者，左侧肾盂输尿管连接部（UPJ）梗阻。术前CT造影容积重建图像清楚地显示UPJ狭窄的位置与形态（鸣谢 WK, Lee, MD, MBBS, St. Vincent's Hospital, Melbourne, Australia.）

影）。这种技术特别适合显示尿路系统扩张。该技术需要在注入对比剂之前扫描，以避免尿道中对比剂排泄缩短T2。

排泄性MR尿路造影类似传统的静脉尿路造影和MDCT尿路造影。检查时需静脉注射对比剂，在对比剂排泄时行集合系统成像，典型成像时间在对比剂注射后5～8 min，在检查中采集多时相图像（如皮髓质期、实质期、延迟期）。该检查建议使用低剂量钆

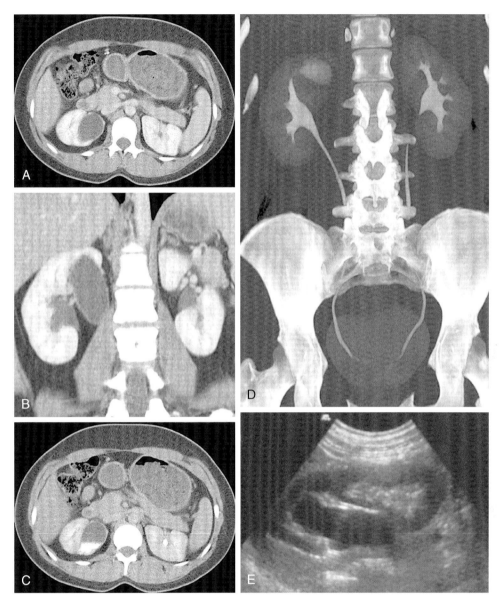

**图66-8** 一位26岁女性患者，CT尿路造影术显示右侧双集合系统并上位肾盂扩张。肾实质期图像轴位（A）和冠状位（B）以及延迟期轴位图像（C）、冠状位延迟期最大密度投影图像（D）。扩张的上位肾盂最初被超声诊断为囊肿（E）（鸣谢 WK, Lee, MD, MBBS, St. Vincent's Hospital, Melbourne, Australia.）

剂（约0.01 mmol/kg），以避免由于T2*效应导致尿液呈低信号；许多专家还建议行静脉水化和使用利尿剂（通常是呋塞米），因为增加尿流可以更好地扩张集合系统和输尿管。检查中使用3D抑脂梯度回波成像序列。

虽然尿路MR造影术对于判断梗阻点与输尿管扩张程度非常有用，但传统的T1W和T2W序列对显示潜在的病理过程还是必要的。

由于其没有电离辐射，尿路MR造影术在儿科和怀孕的患者特别有价值。对怀孕患者，静态液性尿路MR造影术通常足够满足临床需求，并且可以避免使用对胎儿发育有不确定性影响的对比剂。同样，肾功能受损的患者也应谨慎使用对比剂，因为有发生肾源性系统性纤维化的风险。特别是对具有未知肾功能损害或有降低肾功能的风险的患者，以及eGFR低于$60 \ mL/(min \cdot 173 \ m^2)$的患者，使用钆对比剂为相对禁忌。

对疑似输尿管结石的患者应行平扫CT检查而非MRI，因为MRI对钙化相对不敏感。然而，由于结石是最常见的尿路充盈缺损，因此了解其MRI特征是非常重要的。结石在MRI上表现为周围环绕高信号尿液的无信号区。在非结石性的UTO情况下，MR尿路造影术已被证明比平扫CT有更高的敏感性和特异性。常规尿路MR造影术对肾周及输尿管周围水肿

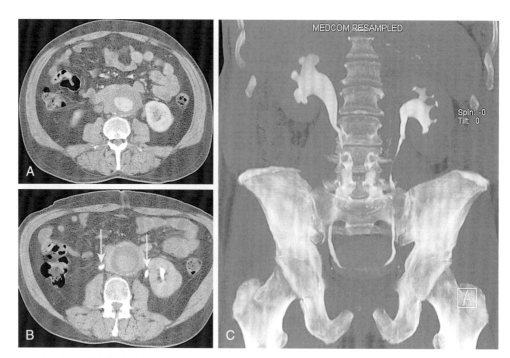

**图66-9** 一位63岁已知炎性腹主动脉瘤的老年男性患者。CT尿路造影的轴位肾实质期（A）、轴位延迟期（B）和最大密度投影（C）图像显示一个肾下型动脉瘤伴围绕其前外侧面的表面组织强化。其与输尿管紧密相邻（B，箭头处），导致左侧2度肾盂积水，右侧3度肾盂积水（鸣谢 WK, Lee, MD, MBBS, St. Vincent's Hospital, Melbourne, Australia.）

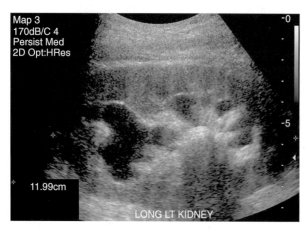

**图66-10** 一位35岁女性患者，临床诊断为左侧肾盂肾炎，抗生素治疗无效。超声显示左侧肾盂巨大结石伴中度肾盂积水

比CT更敏感。

与CT尿路造影相比，MR尿路造影的缺陷包括对结石相对不敏感，相对较高的成本，检查时间长，以及空间分辨率低。

8. 超声 超声检查经济、快捷、应用广泛、无辐射以及无需静脉注射对比剂，因而成为评价UTO的主要手段。

超声很容易显示扩张的肾盏、肾盂和上段输尿管，不过这些表现并非全由梗阻所致，需要结合临床表现病史进行评价。肾盂积水表现为肾盏和（或）肾盂的扩张，根据超声表现分级为：轻度（边界清晰的

无回声带或肾窦中央混合回声内的无回声区），中度（更大的无回声集合系统），或重度（集合系统显著扩张，往往比剩余肾脏大）（图66-10和图66-11）。轻度、中度、重度肾盂积水的超声表现分别与EUG 2、3和4级肾盂积水相对应。

慢性UTO的肾实质厚度可以变薄，因此应该测量两侧肾脏厚度并进行比较。应该尽可能自上而下观察输尿管以及膀胱（男性还应该包括前列腺），以便识别任何一个UTO的原因（图66-12和图66-13）。

多普勒技术可以额外提供更多信息。应用彩色多普勒成像可以探查尿液通过输尿管口喷射入膀胱的情况。膀胱双侧输尿管开口明显不对称喷流，或者减少或没有喷射的一侧上段输尿管扩张，应当怀疑有输尿管梗阻。评价应该至少持续1 min，因为正常蠕动也可以导致输尿管口出现间歇性喷射现象。

肾脏内血管阻力可以是评价明显梗阻的有用指标。一般使用肾皮髓质交界区血管的阻力指数（RI）。

$$RI = \frac{收缩期峰值流速 - 舒张末期流速}{收缩期峰值流速} \quad (66-1)$$

血管阻力增加引起舒张期血流比收缩期血流相对减少更多，从而引起RI升高。检查时需要优化多普勒参数设置和保证患者的合作。梗阻可以通过升高的RI体现出来。RI升高（＞0.7），肾内RI差异（至少

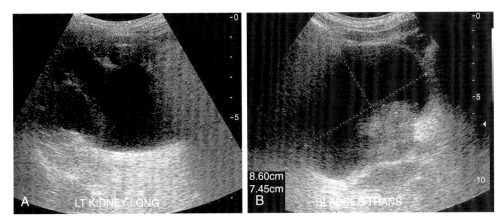

**图66-11** 一位87岁已知膀胱癌女性患者的超声图像。注意：左侧重度肾盂积水（A），其继发于膀胱肿瘤（B）对输尿管口的阻塞

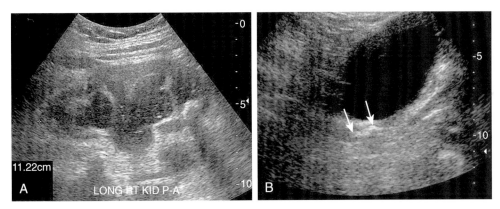

**图66-12** 与图66-3为同一例患者的超声图像（CT检查前）显示肾盂积水（A）和右侧远端输尿管内的高回声碎片（B，箭头处），与之后CT证实的结石碎块相一致

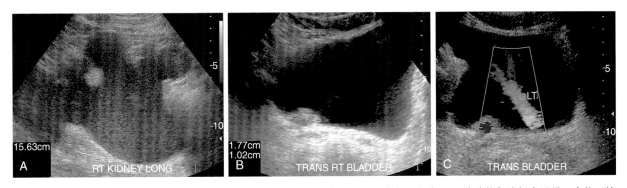

**图66-13** 一位75岁伴有血尿的老年男性患者的超声图像。A. 右肾明显的重度肾盂积水。B. 膀胱的灰阶超声显示一个位于输尿管口附近的分叶状肿块。C. 彩色多普勒超声检查显示右侧输尿管口喷射现象消失，而左侧正常

0.06～0.10），以及对利尿剂刺激的异常RI反应已经被推荐为诊断明显梗阻的标准。结果应该与灰阶超声结果相关，并且对于完全阻塞的病例是最可靠的。RI测量在部分梗阻病例的效果尚不明确。当然，正常肾内RI是不可能提示有明显生理性梗阻存在的。

超声的缺点包括依赖操作者的技术水平，患者体型和肠道气体等因素。潜在的缺陷包括缺乏肾盂积水程度与梗阻分级之间的相关性，以及假阴性和假阳性结果。

由于急性梗阻早期扩张程度很轻，因此UTO超声的假阴性结果最常见。其他原因见提要66-1。UTO超声的假阳性诊断可能发生在以下情况：① 非梗阻原因引起的尿路扩张（提要66-2）。② 存在类似于扩张的集合系统结构（如肾盂周围囊肿和肾盂旁囊肿、肾外型肾盂、肾静脉突出）。③ 由于患者未排尿致膀胱过度充盈伴轻微的上尿路扩张。④ 肾盂

充满巨大的鹿角形结石或血凝块。

9. 核医学 放射性核素成像很少用于诊断急性梗阻,因为急性梗阻通过临床和放射手段诊断更有效,尤其是超声、CT尿路造影术,以及较少使用的静脉尿路造影。然而,放射性核素成像对慢性梗阻与非梗阻性扩张的鉴别非常有用。此外,因为放射性示踪剂的摄取、转运以及排泄与每一侧肾脏的功能状态相关,因此其对慢性梗阻的预后有提示作用。计算单侧肾功能可能有助于确定长期肾梗阻患者是否需要手术治疗或肾切除(图66-14)。核素肾图也可以用来监测慢性UTO对治疗的反应。

选择 $^{99m}Tc$-MAG3作为示踪剂而非 $^{99m}Tc$-DTPA,是因为其已明确是通过肾小管分泌,肾小球滤过率减少的患者也可以显示优质图像。

检查前患者应充分水化,因为脱水可类似于梗阻(在正常人的研究中需要中等尿流率)。注入放射性示踪剂后,在30~40 min后采集图像,示踪剂的摄取和清除可以经闪烁法量化,进而描绘出每侧肾脏和集合系统的时间活性曲线。

在利尿肾图,通常在注入放射性示踪剂后20 min后使用呋塞米以提高尿流率。使用利尿剂后,在非梗阻性扩张的尿路系统中积累的放射性示踪剂会很快清除,而在梗阻性扩张的尿路系统中,放射性示踪剂会在梗阻点近端持续积累。在注入呋塞米后,半清除时间(放射性示踪剂被清除50%所用的时间)少于10 min的被认为是正常;如果该时间超过20 min,表示有梗阻;如果在10~20 min则认为可疑。

对可疑结果的患者修改检查参数可能会有用(如:示踪剂注入前15 min使用呋塞米,这样,示踪剂清除率能够符合最大利尿周期)。

利尿性肾图检查的潜在缺陷包括:① 对利尿剂刺激的反应不确定,这可以通过成像前15 min使用利尿剂而解决。② 肾功能太差,对利尿剂刺激无反应。

10. PET-CT PET-CT对癌症患者的UTO作用非常有限,可鉴别恶性肿瘤复发或治疗瘢痕引起的输尿管梗阻。

11. 影像检查选择 对可疑UTO患者,超声几乎总是首选影像检查手段,除非患者有典型的肾绞痛病史,在这种情况下需要选用螺旋CT平扫(表66-2)。

---

**UTO典型征象**

■ 肾盂积水,输尿管积水,可伴有膀胱扩张。
■ 其他征象取决于梗阻的原因。

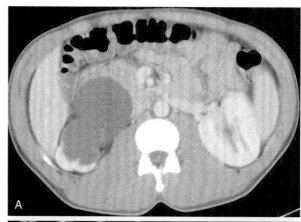

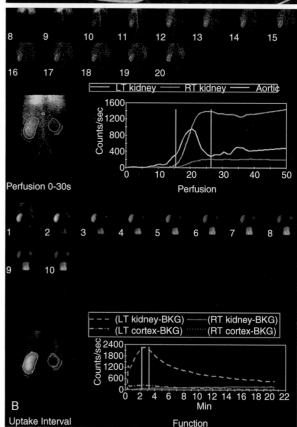

图66-14 一位25岁男性患者,已知右侧肾盂输尿管连接部梗阻,伴有持续的疼痛。A. 上腹部对比增强轴位CT图像显示右侧重度肾盂积水伴肾实质明显变薄。根据这些表现,考虑行肾切除术。B. $^{99m}Tc$-MAG3肾图显示右肾仅提供了3.65%的肾功能,几乎可以忽略不计,因此行肾切除术

**(七)鉴别诊断** UTO的鉴别诊断取决于临床表现。对新发急性肾功能衰竭或慢性肾功能衰竭患者,通常首先行影像检查排除有无UTO。如果没有UTO证据,则要考虑是其他原因引起肾衰(如肾性和肾前性原因)。

输尿管绞痛典型表现为"腰-腹股沟"疼痛,通常在临床上可以作出诊断,但偶尔可能出现疼痛的不典型分布。

**表66-2　尿路梗阻成像技术的准确性、局限性及缺点**

| 检查方法 | 准确性 | 局限性 | 缺点 |
|---|---|---|---|
| X线摄影 | 对结石一般或较差 | 界定输尿管外组织比较差<br>非特异性 | 可透过射线的结石和非钙化性梗阻的原因可能会被漏诊 |
| CT | 平扫CT：对结石有非常高的敏感性、特异性及准确性<br>CT尿路造影：有助于识别其他梗阻原因 | 肾损害使用对比剂为相对禁忌 | 评价前列腺和尿道作用有限 |
| MRI | MR对非结石性UTO的诊断比平扫CT有更高的敏感性和特异性 | 昂贵，耗时，应用不广泛<br>对比剂不能用于严重的肾损害患者，因为存在发生肾源性系统性纤维化的风险<br>来自腹部手术夹的金属伪影可使图像模糊 | 小的充盈缺损在静态液体MR尿路造影的厚层T2W序列上可能被漏诊<br>静态液体MR尿路造影可能在输尿管内发生流动伪影 |
| 超声 | 对扩张的诊断极好 | 依赖操作者；依赖患者情况（体型、肠道气体）<br>输尿管显示较差 | 可能会出现假阳性和假阴性结果（见提要66-1和提要66-2） |
| 核医学 | 评价已知集合系统扩张的梗阻是可靠的 | 对急性梗阻无作用 | 脱水可与梗阻类似 |
| PET-CT | | 应用局限 | |

一旦确诊UTO，就应分析原因。在儿童，先天性原因如肾盂输尿管连接部梗阻、异位输尿管、输尿管囊肿，以及后尿道瓣膜均应考虑。

在年轻成人中，输尿管结石是最常见的梗阻原因。妊娠可能会因继发于妊娠子宫的外在压迫而导致输尿管梗阻。

在老年男性，良性前列腺增生是UTO的最常见原因，尿路和其他恶性肿瘤也应考虑。

在老年女性，妇科恶性肿瘤是UTO的一种常见原因。

测定血清尿素、肌酐和电解质水平有助于诊断肾功能受损。影像检查是诊断UTO及其原因的主要手段，任何进一步的实验室检查结果通常需要结合影像表现来分析。

### （八）治疗

1. 药物治疗　UTO的药物治疗通常仅限于控制临床症状（如消除肾绞痛）和并发症（如继发于肾功能衰竭的急性肺水肿，尿毒症透析，梗阻后利尿引起的电解质紊乱）。

化疗和（或）放疗可以缓解肿瘤外在性压迫输尿管造成的恶性梗阻。

2. 手术治疗　外科手术和介入放射治疗是UTO的主要处理方法。在急性UTO，治疗的目的是缓解梗阻、预防肾损害和减轻疼痛。存在感染性肾脏梗阻时，紧急引流以预防败血症。

急性UTO的两个主要引流途径是经皮肾造瘘术和逆行支架置入术。尽管一些研究显示这些技术对结石性梗阻的肾脏引流同样有效，但在首选方法上存在争议。对于输尿管结石梗阻的患者，肾造瘘术置管为侵入性并可导致尿液外流，但较输尿管支架刺激性小。对于恶性病变造成的外压性输尿管梗阻，经皮肾造瘘术通常优于支架置入，主要由于支架置入有早期失败的趋势，并需要经在膀胱镜下重置。

经皮肾造瘘术治疗尿路系统梗阻的成功率约99%，最常见的失败原因是穿窿破裂导致的压力减小。在这些情况下，可能需要行逆行支架置入。

UTO的最终处理取决于病因，推荐读者阅读相关章节，了解不同病因UTO的处理细节。

### 医师须知

■ 超声通常是诊断UTO的首选技术，除非有典型的肾绞痛病史，此时应首选CT平扫。

■ CT尿路造影术和MR尿路造影术对于初始检查梗阻不明确的患者有帮助。

### 要点

■ UTO可导致肾损害，梗阻时间与损伤程度成正比。如果早诊断早治疗，可以避免永久性肾损害。

■ 超声和CT平扫是一线检查手段。

# 第67章

# 良性和恶性输尿管狭窄

Alissa Saunders, Colin J. Mccarthy, and Anthony E. Samir

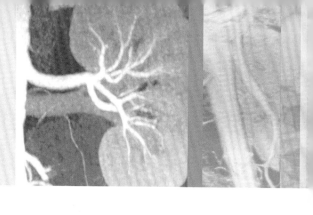

输尿管狭窄是指输尿管的渐进性狭窄并引起功能性梗阻。可由多种良性或者恶性病变所致,可分为内源性或外源性两种。输尿管狭窄的临床表现与引起狭窄的原因、严重程度,以及相应梗阻的持续时间等有关。疼痛是急性输尿管梗阻的一种常见的症状。慢性输尿管梗阻通常无症状,除非并发尿毒症或肾衰。急性和慢性输尿管梗阻均可以表现为血尿。

**(一)正常解剖** 输尿管是肌性管道,在腹膜后间隙,连接肾脏集合系统与膀胱。成人输尿管全长大约为28～34 cm。输尿管沿着腰大肌内侧面走行,经髂外动脉或髂总动脉前方进入骨盆。输尿管在骨盆外侧壁向下走行,在近盆腔中部进入膀胱。女性输尿管行经子宫阔韧带下方,经子宫颈外侧,从子宫动脉后下方绕过。男性的输尿管则经过输精管下方。输尿管进入膀胱,并在膀胱壁的黏膜下层斜行2～3 cm,于输尿管口进入膀胱。输尿管斜行的壁内段可以有效防止尿液反流入输尿管。输尿管壁内段是输尿管与膀胱连接处的一个生理性狭窄,不要误认为病理性狭窄。输尿管另外两个明显的生理性狭窄部位,分别位于肾盂输尿管连接处(UPJ)和输尿管跨越髂血管处。

输尿管由两层肌肉组织组成,内层为纵行肌,外层为环形肌。在输尿管远端管壁,靠近其进入膀胱的入口处,第三层肌肉层与膀胱逼尿肌直接延续。输尿管的黏膜为移行上皮。输尿管的外层为纤维层,即被膜,由肾被膜和膀胱被膜直接延续。输尿管壁厚度通常不超过1 mm。

输尿管腹段的血供主要由肾动脉的输尿管分支供给,以及来源于腹主动脉、腹膜后动脉、性腺动脉和髂动脉的分支。腹段输尿管的动脉分支位于输尿管内侧,而输尿管盆段,其供血动脉则从髂动脉、臀动脉、闭孔动脉、直肠动脉、膀胱动脉等动脉分出后横向到达输尿管。这些供血动脉和回流静脉在输尿管外部的筋膜层吻合形成动静脉网。大多数输尿管狭窄的患者,沿着输尿管走向都有这样的吻合血管网。

静脉和淋巴回流与动脉供血相似,也沿着输尿管形成相互吻合的网状结构。输尿管静脉回流进入肾静脉、性腺静脉、腰静脉、髂静脉和膀胱静脉。输尿管近端的淋巴回流进入肾周淋巴系统,输尿管中部的淋巴回流入主动脉周围淋巴结和髂总淋巴结,输尿管远端淋巴回流入髂总淋巴结和骶骨前淋巴结,并一起回流进入膀胱淋巴系统。

输尿管的神经支配:交感神经来自主动脉交感神经丛、腹上神经丛和腹下神经丛,包绕在输尿管外周的结缔组织中;起源于骶神经根部的盆腔神经丛构成了控制盆腔脏器的副交感神经。

**(二)影像学检查** 输尿管狭窄的影像学表现与病因有关。内在病因可导致阻塞、刺激性炎症症状、输尿管管壁的水肿,或者输尿管管壁的浸润。外源性病因则可能由于挤压、包绕、浸润等引起输尿管的渐进性狭窄。狭窄可表现为局灶性或多发性。

输尿管的充盈缺损可以发生在管腔内、黏膜或黏膜下层。管腔内充盈缺损通常可被对比剂完全包绕,黏膜或黏膜下层的充盈缺损则与输尿管壁紧密相关,可通过评价缺损与邻近输尿管壁的关系进行鉴别,黏膜充盈缺损最典型的表现为锐角,而黏膜下充盈缺损则常常表现为钝角。

浸润性病变通常引起输尿管管径的突然变化,在病变输尿管腔内出现类似苹果核的病灶,输尿管的狭窄段显示管壁环形增厚,黏膜不规则。这种表现通常由于肿瘤的浸润所致,但一些良性病变,如放射治疗、结石或医源性损伤也可引起类似的影像学表现。

包绕输尿管外周的病变通常表现为输尿管轮廓逐渐变细,而黏膜表面光滑。输尿管外部的病变也可以表现为输尿管突然变细,伴随近端输尿管扩张,而远端输尿管狭窄或者基本正常的影像学特点。这种表现在静脉肾盂造影中被称为“子弹和锥子”征,在良、恶性病变中都可以出现。

许多病变都可以引起输尿管局灶性异常,然而,偶尔也会出现多灶性病变。多灶性病变在移行细胞癌、结核病、转移瘤和淋巴结病等疾病中较其他引起狭窄的疾病中多见。

尽管相应的输尿管狭窄的影像学表现可以提示良性或恶性改变,但这些征象之间有显著的重叠,导致诊断的不确定性。通常,其他相关的影像学表现可缩小鉴别诊断范围,如狭窄的位置,局灶性或多发性,输尿管的偏移,以及是否累及肾脏、膀胱或其他组织器官等。

1. X线摄影 传统腹部平片并不能在输尿管病变成像中扮演重要角色。排泄性尿路造影在很大程度上被CT尿路造影所取代,但在一些医疗机构仍作为部分有血尿患者的上尿道病变的初步评价。排泄性尿路造影是一种无创性检查,曾一度用于对肾集合系统和输尿管评价的研究。排泄性尿路造影中,输尿管走行和管径的变化以及充盈缺损和狭窄段均可得到很好的显示。这种方法的缺点是肾功能受损患者禁用,且图像软组织对比度差。

对于因肾功能异常而无法通过静脉注射对比剂排泄的患者,可在集合系统或输尿管直接注射对比剂行顺行或逆行性肾盂造影。此方法可对集合系统和输尿管进行评价,并为在介入下行支架置入提供指导。逆行尿路造影需要利用膀胱镜对输尿管口直视下进行。

2. CT CT检查是评价输尿管的主要影像学手段。CT扫描通过识别直接与间接征象,缩小输尿管狭窄病因的鉴别诊断范围。除了能确定狭窄部位以及尿路上皮的受累程度外,CT还可清楚显示邻近组织结构,有助于区别狭窄原因是由于自身抑或是外在因素引起的。

3. MRI 磁共振尿路成像(MRU)并不常规用于输尿管疾病的评价,而是主要用于解决问题。T2加权呈高信号的尿液在平扫图像上是占有优势的,尤其是在集合系统扩张的时候。其他技术如静脉注射水化、利尿剂和钆对比剂的使用均能提高对无扩张集合系统的评价。然而,图像的质量取决于患者的配合度,同时图像的采集往往需要放射科医师进行监测。其他的限制还包括因呼吸运动和输尿管蠕动所形成的运动伪影,由于线圈尺寸的限制使视野缩小,不完全的输尿管扩张以及邻近肠管所造成的干扰,这些影响在3.0 T MRI上尤为明显。

鉴于磁共振的无辐射性,磁共振尿路成像(MRU)非常适用于评价儿童患者,特别是对于患有泌尿系先天异常的患儿、伴有集合系统扩张的孕妇以及对碘对比剂过敏的患者。

然而,MRI成像对钙化灶的显影并不敏感,MRU成像在检测尿路上皮癌的敏感性方面尚不确定。与CT相比,MRI可提供良好的软组织对比度,而CT则有更高的空间分辨率。对于肾功能不全患者来说,钆剂具有引起肾源性系统性纤维化的风险,而碘对比剂则会引起对比剂肾病。

4. 超声 超声检查通常不用于评价输尿管狭窄情况,但对尿路梗阻的诊断有一定价值。输尿管梗阻部位有时可显影,特别是儿童患者。例如,输尿管远端的结石可表现为输尿管梗阻侧的伴声影的强回声光团,或者导致肾积水的腹膜后纤维化表现为腹膜后的肿块。不过,重叠的肠管影经常会使中段输尿管显影不佳。膀胱的彩色多普勒超声可探测到尿液在输尿管口喷射的影像,如未发现喷尿现象,则有可能存在重度或完全性输尿管梗阻。

5. 核医学 放射性核素扫描一般不作为输尿管疾病的影像检查手段。放射性核素的检查可帮助评价肾功能的差异。在输尿管狭窄和梗阻方面,利尿肾图可用于鉴别尿路梗阻导致的集合系统扩张。

6. PET-CT PET-CT在评价尿路上皮病变的作用有限,因为氟脱氧葡萄糖(FDG)在正常尿液中的排泄限制了其对输尿管、膀胱及相邻组织的评价。输尿管梗阻也有可在患者因其他疾病行PET-CT检查时偶然被发现。

7. 影像检查选择 影像检查方法的选择取决于每个患者的不同临床表现。首先应关注的是其基础的肾功能情况。肾功能不全患者在排泄性尿路造影和CT尿路成像因显影不佳而难以得到很好的评价。需要放置肾盂引流管的梗阻性肾病患者,则可选择顺行性尿路造影。

当怀疑输尿管内病变时,输尿管镜检查和逆行性输尿管造影的最初评价将非常有用,因为在获取影像的同时还可进行组织标本的采集。另外,如怀疑输尿管外病变时，断层扫描成像可区分出泌尿生殖系统与邻近组织的关系。

### 典型征象

- ■ "成串气球"征：肾盂输尿管连接部（UPJ）狭窄患者可观察到典型的肾脏集合系统和近端输尿管扩张。
- ■ "子弹和锥子"征：输尿管包裹所致的局部狭窄或正常管径与扩张的输尿管之间突然转变。
- ■ 肾盂的上提或钱包链征表现：因结核患者的肾盂收缩和狭窄所造成。
- ■ 输尿管锯齿征：结核累及输尿管出现的输尿管管腔不规则狭窄/扩张的特征性表现。
- ■ 输尿管"烟斗杆征"：结核累及输尿管晚期的输尿管表现为笔直、僵硬。
- ■ 螺旋状或串珠样输尿管：输尿管结核患者治愈和纤维化改变。
- ■ 软组织边缘征：输尿管结石嵌顿处的输尿管壁水肿，导致结石周缘出现一圈软组织密度影（图67-1）。
- ■ "高脚杯"或"香槟酒杯"征：缓慢生长病灶的下端输尿管扩张的表现。尽管该征象典型见于移行细胞癌，但也见可于转移瘤和子宫内膜异位症（图67-2）。
- ■ 伯格曼征：逆行性插管过程中腔内病变远侧扩张段的输尿管腔内导管卷曲。
- ■ 点画征：对比剂斑点聚集于乳头状移行细胞癌的裂隙中所致。
- ■ 输尿管假性憩室：输尿管壁向外的小突起（＜4 mm），通常与尿路上皮肿瘤相关。

（三）治疗 输尿管狭窄的治疗取决于引起狭窄的原因。良性狭窄通常可采用球囊扩张和支架置入术成功治疗。此外，输尿管内切开术也有助于良性狭窄的治疗。良性和恶性狭窄均可用支架置入术进行治疗。在某些情况下，手术也许是唯一的选择。在没有有效治疗方案前，通常置入经皮肾盂引流管以缓解梗阻和保护肾功能。

（四）先天性疾病

1. 原发性巨输尿管症 原发性巨输尿管症是婴幼儿中梗阻性尿路疾病的发病原因之一。男童较女童更易罹患，而且原发性巨输尿管症在某些患者中可以发生在双侧。而对侧肾脏出现的有关异常包括肾脏不发育和发育不良。

当患儿输尿管扩张7 mm以上，可以考虑为巨输尿管症。巨输尿管发生的原因可为原发或继发。原发性巨输尿管的类型包括三种：梗阻型、反流型及非梗阻-非反流型。

梗阻型巨输尿管症的发生是由于输尿管的梗阻部位刚好在输尿管膀胱连接部从而造成的近端扩张性功能梗阻。反流型巨输尿管症的发生是由于缺乏输尿管膀胱段或膀胱段较短，或者是由输尿管膀胱连接部的其他异常情况造成的。新生儿中最常发生的原发性巨输尿管症是非梗阻-非反流型巨输尿管症，

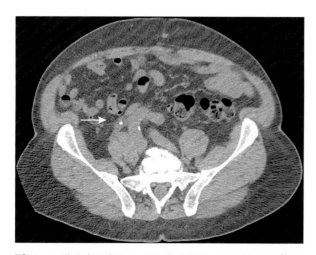

图67-1 胁腹痛患者的CT平扫轴位图像，显示输尿管结石周围增厚的软组织影（箭头处），即"软组织边缘"征

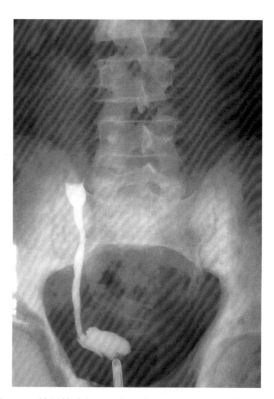

图67-2 输尿管移行细胞癌患者的逆行尿路造影，显示病灶以下的输尿管扩张，即"高脚杯"征（鸣谢Isabel Yoder, MD）

发病原因不明,临床表现为略高于膀胱上部的输尿管扩张。

（1）临床表现:先天性/原发性巨输尿管症一般可以通过产前诊断筛查。其他患儿可能出现腹痛、尿路感染(UTIs)、发热。此外,患儿还可能出现镜下血尿。

（2）病理生理学:目前还不能确定该病发生是否与神经支配、肌肉组织或远端输尿管结缔组织等的异常有关。

（3）影像学表现:肾脏和膀胱影像学首选超声检查,常常显示梗阻的存在。在原发性梗阻性巨输尿管症中,超声影像检查显示扩张的输尿管存在蠕动波,以及输尿管远段部位的持续狭窄。近年来,多普勒超声在监测和诊断可能发生的梗阻中发挥着潜在作用。在成人患者中,阻力指数(RI)超过 0.7 提示存在梗阻。虽然儿童的阻力指数稍高于正常值,但是升高的 RI 仍然作为其输尿管梗阻的一项指标。

在做出原发性巨输尿管症的诊断之前,必须排除继发性巨输尿管症。排泄性膀胱尿路造影通常用来排除反流型巨输尿管症。

一旦确定无膀胱输尿管反流,可采用利尿剂肾造影确定是否存在尿路梗阻。在原发性梗阻型巨输尿管症中,即使患者注射利尿剂,放射性示踪剂也不会被肾脏集合系统清除。排泄性尿路造影显示远侧一段接近正常蠕动和管径的扭曲、扩张的输尿管(图 67-3)。通常远段输尿管扩张程度高于近端输尿管和集合系统。

一般可通过远端输尿管的扩张程度将非反流-非梗阻型巨输尿管症与原发性梗阻型巨输尿管区分开来。非反流-非梗阻型巨输尿管症的远端输尿管管径也比正常管径有所扩张。

（4）鉴别诊断:幼儿巨输尿管症的鉴别诊断包括不同类型的原发巨输尿管症和继发性巨输尿管症。许多病因都可继发巨输尿管症,包括后尿道瓣膜、尿道狭窄、膀胱疾病和其他原因造成的膀胱输尿管反流。

（5）治疗:对反流型或非梗阻-非反流等主要类型的巨输尿管症,早期干预会使病情改善。在严重或持续的情况下,可能需要手术治疗。

2. 肾盂输尿管连接部梗阻 肾盂输尿管连接部(UPJ)梗阻是新生儿常见的一种梗阻,且多见于男性。有时成人也可出现。

（1）临床表现:UPJ 梗阻患儿可表现为间歇性腹痛、血尿或反复尿路感染或无症状。越来越多的患者是通过产前筛查而鉴定出来。成年患者可无症状或

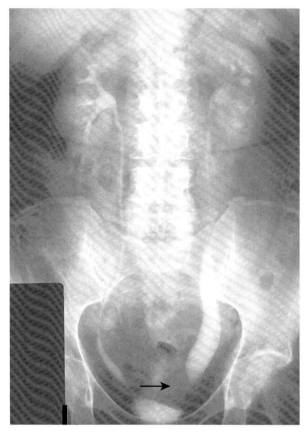

图 67-3 先天性巨输尿管症患者的排泄性尿路造影,显示正常管径的、无蠕动段(箭头处)输尿管及其近侧扩张的输尿管(鸣谢 Isabel Yoder, MD)

尿路绞痛,尤其是摄入大量液体或酒精后,即游动肾危象。

（2）病理生理学:导致 UPJ 梗阻的原因有很多,且病因可根据患者的年龄和病史而变化。UPJ 梗阻可能是功能性的或解剖性的,其最常见的原因是先天性平滑肌异常而导致的不正常蠕动和局灶性输尿管狭窄。先天性原因包括输尿管发育不全、输尿管瓣膜、输尿管异常插入肾盂以及跨越血管压迫。梗阻也可能由瘢痕或以往的手术造成,继发性因素还包括外在肿瘤、医源性损伤或外部炎症等。

（3）影像学表现:UPJ 梗阻患儿通常通过排泄膀胱尿道造影和利尿性肾图来评价病情。增强 CT 尽管会增加辐射剂量,但有助于评价输尿管邻近结构,例如跨越血管的压迫。UPJ 梗阻的典型影像征象是"成串气球"征,是由于肾集合系统及近端输尿管扩张而形成(图 67-4)。UPJ 梗阻治疗后,可以使用肾脏超声检查和利尿性肾图进行随访评价患者。

（4）鉴别诊断:UPJ 梗阻的鉴别诊断包括先天性因素如输尿管发育不良、输尿管瓣膜、血管跨越压迫,以及其他引起肾盂输尿管连接部梗阻的内在和外在

原因,例如结石、瘢痕、尿路上皮肿瘤及外部肿瘤等。

（5）治疗：UPJ梗阻的治疗取决于导致梗阻的原因。可采取内镜介入治疗或外科肾盂成形术。关键是确定外在性病因,例如跨越输尿管的血管可能导致UPJ梗阻,且容易在手术治疗中损伤。

**（五）炎性疾病**

1. 囊性肾盂输尿管炎　囊性肾盂输尿管炎是一种罕见疾病,1761年首次由Morgagni所描述。它发生在慢性炎症变化过程中,细胞退变导致黏膜下囊肿的形成。这种疾病通常发生在50～60岁的患者。一些研究报告显示这种疾病在女性中更常见。

（1）临床表现：患者常无症状,但可能有尿路感染、输尿管结石或血尿的病史。通常不会发生输尿管梗阻。

（2）病理生理学：膀胱上皮下囊肿是由于慢性炎症造成。病理生理学目前不清楚。囊肿破裂、慢性炎症或相关的结石病变可导致血尿。

（3）影像学表现：囊性肾盂输尿管炎产生多个类圆形、大小约2～3 mm的充盈缺损,致输尿管外观呈扇形,这类病变通常不存在梗阻。病变通常累及近端输尿管,单侧发病多见,可以通过静脉肾盂造影、逆行肾盂造影或输尿管镜检查而诊断（图67-5）。

（4）鉴别诊断：囊性肾盂输尿管炎的表现类似于其他黏膜下或黏膜外的病变,如软化斑症、肌壁间出血、息肉病、尿路上皮肿瘤或转移瘤。不过,囊性肾盂输尿管炎表现的充盈缺损通常较肌壁间出血和恶性肿瘤的更加均匀一致。

（5）治疗：过去常用的治疗方法包括输尿管扩张、穿破囊肿及灌注硝酸银溶液。目前的治疗方法则更关注于治疗潜在的炎症过程和相关的并发症,比如治疗输尿管结石。当把潜在的感染控制后,囊肿可能会治愈,但这些囊肿往往会持续存在数年。囊性肾盂输尿管炎是一个良性的病变,没有恶变的可能。尽管如此,仍需要进行后续的影像学检查来对病灶进行评价,以及发现其他可能存在的肿瘤,如乳头状瘤。

2. 软化斑　软化斑是一种罕见的肉芽肿性疾病,通常发生在免疫功能低下的患者,特别是有糖尿病的患者。本病最常见于中年女性,且与慢性尿路感染有关。膀胱比输尿管更易累及。

（1）临床表现：患者常有慢性尿路感染病史,可并发免疫功能低下。症状类似移行细胞癌,包括血尿、腰痛及排尿困难。

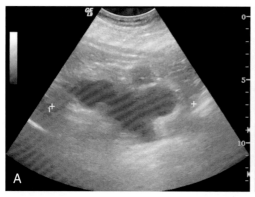
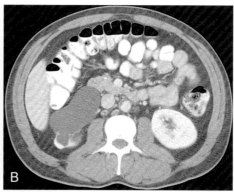

图67-4　右侧慢性肾盂输尿管连接处（UPJ）梗阻患者的超声（A）、轴位增强CT（B）图像,显示右侧肾积水和肾实质萎缩

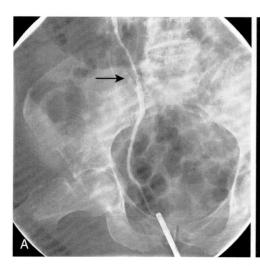
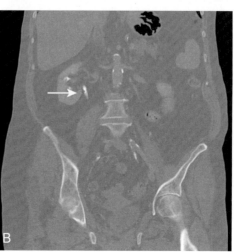

图67-5　78岁血尿患者的逆行肾盂造影（A）、冠状位重建CT图像（B）,显示多发充盈缺损（箭头处）,符合囊性肾盂输尿管炎表现

（2）病理生理学：慢性炎症造成上皮下斑块的形成。斑块含有嗜碱性包涵体，也叫Michaelis-Gutmann小体，代表不完全消化的细菌碎片。

（3）影像学表现：软化斑通常会导致输尿管下段的多个充盈缺损。输尿管环形受累时可引起狭窄，导致近端输尿管积水。病灶通常是多发的，并可能导致输尿管呈鹅卵石样外观。病变近端的输尿管可能会扩张。

（4）鉴别诊断：软化斑很难跟其他导致输尿管狭窄及充盈缺损的病变鉴别，包括囊性肾盂输尿管炎和移行细胞癌等。最终的诊断需要靠活检。

（5）治疗：包括治疗潜在的感染，但这种疾病治愈后仍然可能复发。

**（六）感染性疾病**

1. 结核 泌尿生殖道是结核杆菌感染的第二常见的部位。受感染的患者通常在40岁以后出现症状。

（1）临床表现：临床症状包括血尿、排尿困难和耻骨上疼痛。可以通过尿培养或通过组织活检而确诊。

（2）病理生理学：结核分枝杆菌血行播散可导致肾脏感染，随后通过尿液蔓延至输尿管和膀胱。急性炎症期感染后，愈合时会产生纤维化，进而导致输尿管狭窄。

（3）影像学表现：输尿管结核通常继发于肾和膀胱结核。因此，熟悉累及肾脏和膀胱的结核表现非常有用。肾结核的典型表现是油灰肾（钙化性肾自截），其他表现包括肾盏不规则，呈融合性虫蚀样，导

致肾乳头空洞。若肾盂受累，肾盂的收缩和狭窄可形成肾盂上提或钱包链征。膀胱受累可能会导致膀胱钙化，膀胱容积变小，称为"顶针"膀胱。结核病造成的狭窄通常涉及远侧输尿管的长段狭窄，偶尔可能为短段狭窄。狭窄可呈多灶性，不规则形或锯齿形外观。愈合和纤维化后的输尿管可能有螺旋形或串珠样外观（图67-6）。病程较长时，输尿管可能变得僵硬，这种表现是通常被称为"管状"输尿管。输尿管钙化可见，但较肾钙化少见。横断面成像可显示输尿管壁增厚和强化。

（4）鉴别诊断：多灶性输尿管狭窄，应首先考虑结核。其他考虑因素包括转移性疾病和淋巴结肿大。

（5）治疗：全身抗结核化疗是主要的治疗方法。狭窄的治疗包括支架置入或外科手术。

2. 血吸虫病 血吸虫病是世界范围的地方性流行病。据估计，世界人口的8%被感染。埃及血吸虫是泌尿系统血吸虫病的病原体。

（1）临床表现：患者可出现血尿及排尿困难，之后可出现肾盂积水、蛋白尿及肾功能受损。感染者容易继发细菌性尿路感染和尿路鳞状细胞癌。在尿液或粪便发现血吸虫卵即可诊断。继发于血吸虫病的恶性肿瘤最常见于膀胱，输尿管少见。

（2）病理生理学：埃及血吸虫虫卵在淡水中孵育，中间宿主为钉螺。人类在与疫水接触后，幼虫进入人体皮肤，迁移到肺部和肝脏，成熟时迁移到骨盆

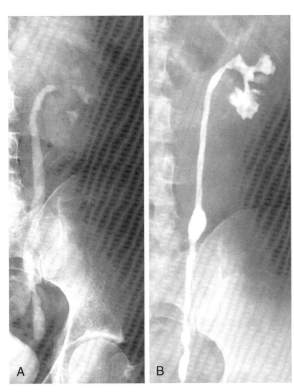
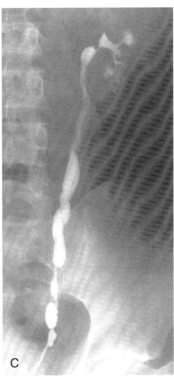

图67-6 结核患者的排泄性尿路造影（A）及5个月（B）、7个月（C）后的逆行尿路造影，显示输尿管进行性狭窄和串珠样表现（鸣谢Isabel Yoder, MD）

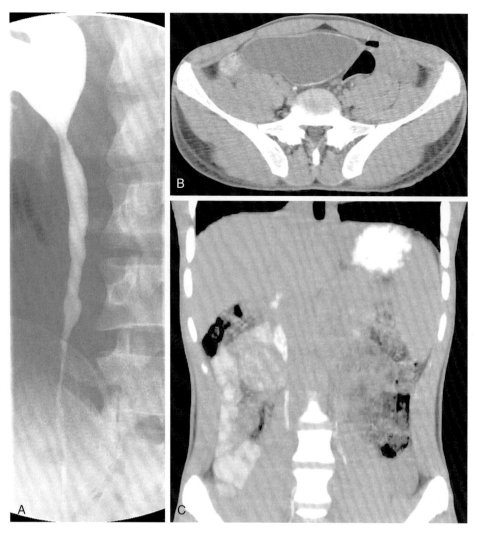

**图67-7** 28岁索马里男性患者,间歇性胁腹痛8年。顺行性肾盂造影(A)显示长段输尿管不规则狭窄和肾积水。CT平扫轴位(B)、冠状位重建(C)图像显示输尿管、膀胱钙化,符合血吸虫病的诊断

及泌尿生殖系统的壁,并产卵。虫卵促使纤维化和营养不良性钙化,导致狭窄的形成。

(3)影像学表现:输尿管的血吸虫病可见于出现膀胱受累时。常规X线显示膀胱和输尿管钙化(图67-7)。除了输尿管壁钙化,CT可显示输尿管壁增厚。远端输尿管最常受累,并向近端蔓延。充盈缺损可出现在病程早期;随着疾病的进展,形成多个狭窄可导致串珠样外观。如果侵犯输尿管膀胱连接部,可导致膀胱输尿管反流。

(4)鉴别诊断:鉴别诊断包括其他感染性疾病(图67-8)。结核病或血吸虫病均可导致输尿管钙化和狭窄。血吸虫病输尿管表现发生于膀胱受累之前,而结核通常表现为肾脏和膀胱同时受累。

(5)治疗:全身性抗寄生虫药物治疗。

3. 输尿管结石

(1)临床表现:有输尿管结石病史的患者,通常需要干预。当输尿管狭窄进展时,患者常表现为梗阻症状。

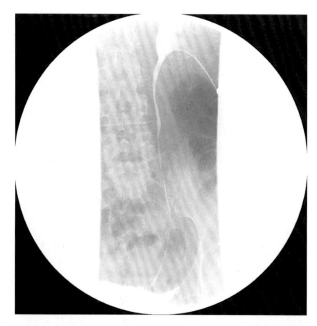

**图67-8** 免疫抑制患者伴病毒性出血性膀胱炎,顺行性肾盂造影显示双侧输尿管远段光滑、长段狭窄。经支架置入和恰当的免疫抑制治疗后狭窄改善

（2）病理生理学：嵌入性结石引起的局部水肿和炎症可引起局部输尿管壁增厚。结石引起的水肿范围常比膀胱移行细胞癌形成的水肿范围小。随访评价可能有助于与肿瘤相关性水肿所致狭窄鉴别。嵌入性结石超过两个月则具有较高的狭窄发生率。输尿管镜取石或体外冲击波碎石术后，分散的结石颗粒偶尔会嵌入输尿管壁，由此产生的免疫反应导致纤维化性狭窄，致使再通治疗比较困难。

（3）影像学表现：结石嵌塞部位水肿和炎症可引起输尿管狭窄，狭窄长度通常小于 1 cm。排泄性尿路造影或肾盂造影可以显示狭窄的部位、长度及结石形态（图 67-9 和图 67-10）。超声检查可以显示肾积水并评价梗阻的改善情况。CT 可以显示输尿管结石周围的软组织，称为输尿管"软组织边缘"征（图67-1）。软组织边缘征通常见于直径小于 5 mm 的输尿管结石。

（4）鉴别诊断：既往结石病史或干预史有助于缩窄鉴别诊断范围。然而，其他原因的狭窄，如恶性肿瘤也可导致输尿管狭窄，必须加以排除。

（5）治疗：继发于水肿的狭窄需要处理。慢性狭窄可能需要支架置入，输尿管镜激光碎石术也可以使用。严重时，可能需要手术。通常情况下，超声检查用来评价积水情况，CT 尿路造影主要用于观察感兴趣区域。

**（七）恶性输尿管狭窄**

1. 内源性尿路上皮肿瘤 尿路上皮癌包括移行细胞癌（TCC）和鳞状细胞癌（SCC），其中移行细胞癌占尿路上皮肿瘤的 90%（提要 67-1）。两者均好发于膀胱，而不是上尿路。约 1% 的上尿路上皮肿瘤侵及输尿管。

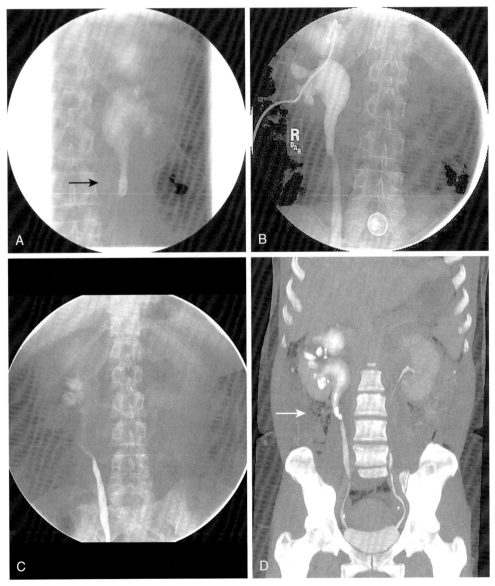

**图 67-9** 顺行（A、B）、逆行（C）性肾盂造影和 CT 尿路造影（D）冠状位重建图像，显示结石嵌顿所致的右侧输尿管狭窄，表现为充盈缺损（A，箭头处）及狭窄近侧肾积水（D，箭头处）

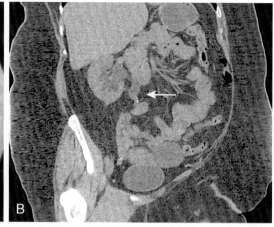

**图67-10**　46岁患者,慢性输尿管结石病史。逆行性肾盂造影(A)和冠状位CT图像(B)显示右侧中段输尿管光滑锥状狭窄(A,箭头处),以及狭窄部的结石(B,箭头处)

---

| 提要67-1　恶性输尿管狭窄的病因 |
| --- |
| **内源性** |
| ● 尿路上皮病变 |
| 　● 移行细胞癌 |
| 　● 鳞状细胞癌 |
| ● 转移瘤 |
| 　● 移行细胞癌 |
| 　● 鳞状细胞癌 |
| 　● 乳腺癌 |
| 　● 黑色素瘤 |
| 　● 肾癌 |
| 　● 结肠癌 |
| 　● 直肠癌 |
| 　● 前列腺癌 |
| 　● 睾丸癌 |
| **外源性** |
| ● 淋巴瘤 |
| ● 转移瘤 |
| ● 前列腺癌 |
| ● 宫颈癌 |

（1）移行细胞癌

1）患病率和流行病学：移行细胞癌最常发生于膀胱，其次是肾盂、输尿管，发生概率约为50∶3∶1。起源于输尿管和肾盂上皮的肿瘤约占尿路上皮肿瘤的5%。尽管原发性输尿管移行细胞癌相对少见，但仍占所有输尿管癌的90%。移行细胞癌在男性较女性更常见，好发于60～70岁。其他危险因素包括吸烟、慢性感染、暴露于镇痛药及其他经尿路排泄的化学致癌物质、Balkan肾炎、输尿管假性憩室，以及遗传性非息肉性结肠癌综合征。尿路上皮移行细胞癌呈多灶性生长。膀胱癌病史的患者约2%同时发生

上尿路移行细胞癌或6%的患者有以后发生上尿路移行细胞癌的风险。20%～50%的上尿路移行细胞癌患者同时合并或将会发生膀胱移行细胞癌。上尿路移行细胞癌患者发生输尿管移行细胞癌的风险更高。2%～9%的输尿管移行细胞癌累及双侧输尿管，11%～13%的患者可发生上尿路移行细胞癌。由于上尿路TCC和输尿管TCC同时和异时发生的高风险性，初次诊断和常规监测过程中仔细评价整个尿路上皮至关重要。

2）临床表现：移行细胞癌患者可出现镜下或肉眼血尿、尿频、排尿困难及尿痛症状。输尿管移行细胞癌患者亦可出现病变部位近端输尿管积水和肾盂积水。确诊依赖尿液细胞分析或经输尿管镜活检标本。尿液细胞学分析常用于可疑移行细胞癌患者的评价，但仅能检测出25%～59%的上尿路移行细胞癌。细胞学分析在上尿路移行细胞癌、低级别病变或尿路梗阻中的诊断作用价值有限。炎性病变和结石疾病时可出现假阳性。

3）病理生理学：移行细胞癌有3种病理亚型：乳头型、浸润乳头型、弥漫浸润型。大多数上尿路移行细胞癌是浸润乳头型(85%)。移行细胞癌可沿泌尿系统扩散或直接浸润泌尿道上皮管壁。经淋巴道播散累及区域性淋巴结，以及沿受累输尿管段的淋巴回流播散。血行转移可侵及肺、肝及骨骼。

4）影像学表现：2/3的病例发生于输尿管远段1/3。影像学表现包括肾盂积水，伴有或不伴有输尿管积水，输尿管肿块或输尿管狭窄(图67-11)。多灶性输尿管癌在乳头型较浸润型常见(图67-12)。

① X线摄影：钙化在输尿管移行细胞癌中不常见。

② 排泄性尿路造影：排泄性尿路造影表现包括无功

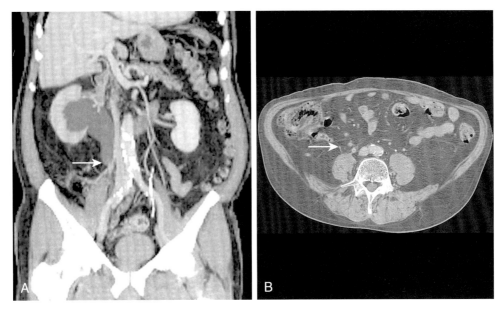

**图67-11** 输尿管移行细胞癌：患者78岁，血尿。CT冠状位曲面重建（A）和轴位（B）图像显示右侧输尿管局限性狭窄（箭头处）伴输尿管壁增厚、强化，以及近侧肾盂、输尿管积水

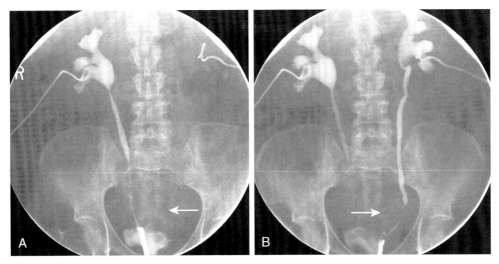

**图67-12** 膀胱侵袭性乳头型移行细胞癌：女性，53岁，肾衰、肾积水。逆行肾盂造影显示双侧输尿管末段不规则狭窄（箭头处）

能肾，肾盂积水，伴或不伴输尿管积水。浸润乳头型常表现为输尿管内边缘光滑或不规则的充盈缺损。对比剂常出现在肿瘤间隙中，呈现为"点画"征象。弥漫浸润型则通常为短节段性病灶，导致不规则性狭窄，典型的不伴有锥状边缘。输尿管壁浸润引起输尿管僵硬、蠕动消失，其表现为输尿管在不同成像阶段形态不发生改变。"高脚杯"或"香槟酒杯"征象是输尿管移行细胞癌的典型征象，即输尿管狭窄或充盈缺损远端见输尿管局限性扩张。这种征象在其他急性输尿管梗阻如输尿管结石或凝血块少见，因为这些病变由于炎症、水肿导致输尿管的渐进性狭窄。③ 逆行性尿路造影：在无功能肾中，逆行性输尿管造影要

求对比剂充分充盈输尿管。经膀胱镜输尿管置管后注入水溶性对比剂。类似于排泄性尿路造影，亦可表现出"高脚杯"或"香槟酒杯"征象（图67-13）。输尿管置管过程中，输尿管肿块下方的导管卷曲被称为Bergman征。如果导管不能经膀胱到达输尿管，或输尿管严重梗阻，需要行肾盂引流管替代，进而行顺行尿路造影。④ CT：CT能够评价输尿管周围组织，并描述肿块与邻近腹膜后结构的关系。CT除了明确肿瘤管腔外浸润范围外，还能明确区域性淋巴结转移。与排泄性尿路造影和逆行性尿路造影相类似，移行细胞癌的CT表现因肿瘤不同病理亚型而不同。浸润乳头型移行细胞癌CT增强扫描表现为边缘光滑或不规

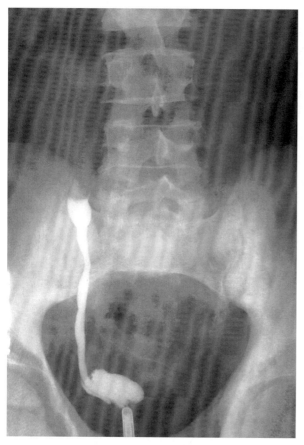

**图67-13** 输尿管移行细胞癌：逆行尿路造影显示肿瘤下方输尿管扩张，呈现"高脚杯"征（鸣谢Isabel Yoder, MD）

及输尿管周围脂肪密度的增高提示病变向腔外浸润（图67-16），但该表现在炎症、感染及纤维化病变中亦可见到。CT尿路成像的缺陷包括良性、恶性狭窄征象重叠，且对小病灶的检出能力有限。尽管多层螺旋CT尿路成像提高了肿瘤分期预测的精确性，但尚不能确定微小浸润灶及有效鉴别肿瘤浸润和炎症病变。⑤ MRI：MR成像肿瘤表现为不规则强化肿块或管壁异常增厚。与肾实质相比，移行细胞癌T1WI、T2WI均呈等信号，与T2WI高信号尿液相比呈低信号。增强扫描肿块强化程度较肾实质略低。输尿管移行细胞癌与肌肉相比，T1WI呈等信号，T2WI呈高信号。⑥ 超声：超声成像能够明确肾积水，并能显示肾实质与肾盂病灶，但在输尿管直接成像方面价值有限。

### 上尿路肿瘤的典型征象

- "高脚杯"或"香槟酒杯"征：缓慢生长肿瘤下方的输尿管扩张。最常见于移行细胞癌，亦可见于转移瘤和子宫内膜异位症（图67-13）。
- Bergman征：输尿管逆行置管过程中，输尿管腔内病灶下方输尿管扩张段内的导管卷曲。
- "点画"征：乳头型移行细胞癌病灶裂隙内的点状对比剂积聚。
- 输尿管假性憩室：输尿管 < 4 mm 的小突出，与尿路上皮肿瘤有关。

则的软组织充盈缺损，增强检查后病灶有强化。肿块平扫CT值为8～30 HU，增强后CT值为18～55 HU。弥漫浸润型移行细胞癌典型表现为输尿管壁增厚、僵硬。肿瘤浸润性生长通常累及一小段输尿管，并引起偏心性或环形狭窄（图67-14）。CT扫描可显示病灶在输尿管周围脂肪中的浸润，这有助于鉴别浸润性肿瘤与良性狭窄（图67-15）。增厚输尿管壁的强化

5）鉴别诊断：良、恶性病变与移行细胞癌有相似的影像学表现。纤维上皮样息肉与乳头型移行细胞癌表现相似。部分充盈缺损最终被证实为结石或其他良性病变，如血凝块、脱落的乳头、真菌球，由于无强化，能够准确诊断，不过输尿管镜检查和活检通

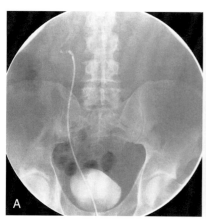
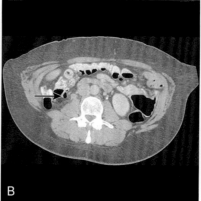
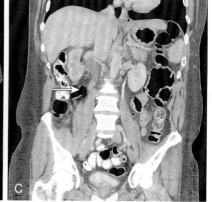

**图67-14** 男性，51岁，血尿。逆行肾盂造影显示右侧输尿管近端不规则狭窄（A）。CT尿路成像轴位（B）、冠状位（C）图像显示尿道上皮增厚并强化（箭头处）。活检证实为移行细胞癌

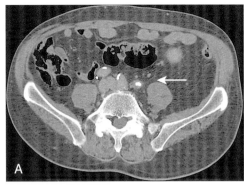
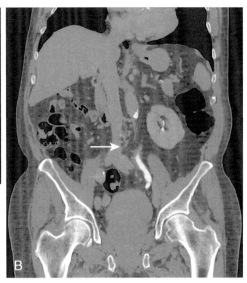

图67-15 80岁患者,因移行细胞癌右肾切除术后。CT尿路成像增强扫描延迟期轴位(A)、冠状位(B)重建图像显示左侧输尿管壁不规则增厚(箭头处)

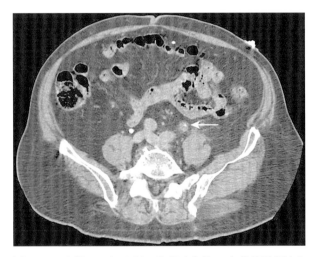

图67-16 男性,78岁,血尿。抗凝治疗前CT扫描排泄期轴位图像显示左侧输尿管充盈缺损(箭头处)、管腔狭窄及输尿管周围软组织浸润。输尿管切除术证实为3级移行细胞癌

常是必要的。浸润乳头型移行细胞癌的鉴别诊断包括子宫内膜异位症、软化斑、肾源性腺瘤和炎性假性息肉,而输尿管结石、结核、软化斑及肾盂输尿管连接部感染性梗阻可误诊为浸润型移行细胞癌。输尿管

结石症常累及一小段输尿管(1 cm),但合并感染时与肿瘤难以鉴别。其他泌尿道上皮恶性肿瘤,如鳞状细胞癌和腺癌,其影像表现与移行细胞癌相似。

6)治疗:上尿路移行细胞癌患者的预后取决于肿瘤分期、分级、浸润范围及转移情况(表67-1)。上尿路移行细胞癌通常行肾-输尿管切除术,包括输尿管膀胱开口处膀胱袖状切除。在某些情况下,如低级别输尿管肿瘤或孤立肾患者,可行保守治疗,如经皮内窥镜切除或保肾手术。局部辅助治疗在上尿路移行细胞癌管理中的角色尚未确定。由于移行细胞癌同时和异时性发生的概率较高,膀胱镜和上尿路影像随访是必要的(图67-15,图67-17)。鉴于CT尿路成像的优势,该检查很可能成为移行细胞癌患者随访的主要成像方法。

(2)鳞状细胞癌

1)患病率和流行病学:鳞状细胞癌较移行细胞癌少见,约占集合系统恶性肿瘤的8%、输尿管恶性肿瘤的10%~15%。与移行细胞癌相似,上尿路鳞状细胞癌较膀胱鳞状细胞癌少见。

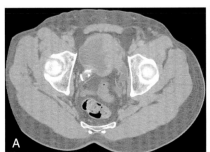
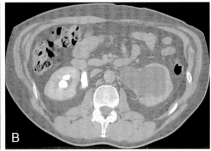
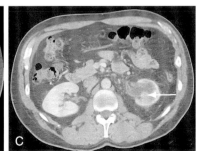

图67-17 男性,57岁,膀胱浸润型移行细胞癌累及输尿管开口致肾积水。A,B. CT尿路成像延迟期轴位图像。C. 2年后CT增强扫描轴位图像显示左侧肾盂新的尿路上皮病变(箭头处),被证实为移行细胞癌

表67-1　美国癌症联合委员会（AJCC）输尿管肿瘤 TNM分期

| 分　期 | 描　述 |
|---|---|
| **原发肿瘤（T）** | |
| Tx | 原发性肿瘤无法评价 |
| T0 | 无原发肿瘤证据 |
| Ta | 非侵袭性乳头状瘤 |
| Tis | 原位癌 |
| T1 | 肿瘤浸润上皮下结缔组织 |
| T2 | 肿瘤侵入肌层 |
| T3 | 肿瘤侵透肌层并侵入周围脂肪 |
| T4 | 肿瘤侵犯邻近器官或穿透肾脏侵入周围脂肪 |
| **区域淋巴结（N）** | |
| Nx | 区域淋巴结无法评价 |
| N0 | 无区域淋巴结转移 |
| N1 | 单个转移淋巴结最大直径≤2 cm |
| N2 | 单个转移淋巴结最大直径2～5 cm，或多个转移淋巴结，最大直径≤5 cm |
| N3 | 多个转移淋巴结，最大直径>5 cm |
| **远处转移（M）** | |
| Mx | 远处转移无法评价 |
| M0 | 无远处转移 |
| M1 | 有远处转移 |
| **AJCC 分期** | |
| 0a 期 | Ta,N0,M0 |
| 0is 期 | Tis,N0,M0 |
| Ⅰ 期 | T1,N0,M0 |
| Ⅱ 期 | T2,N0,M0 |
| Ⅲ 期 | T3,N0,M0 |
| Ⅳ 期 | T4,N0,M0 或任何T,N1～3,M0 或任何T, 任何N,M1 |

引自 Edge SB, Byrd DR, Compton CC, et al: American joint committee on cancer（AJCC）cancer staging manual, ed 7, New York, 2010, Springer, p 495.

2）病理生理学：鳞状细胞癌与泌尿上皮的刺激因素有关，包括结石、慢性留置气囊导尿管、慢性感染、黏膜白斑病、致癌物及药物等。

3）影像学表现：鳞状细胞癌通常呈浸润性生长，通常不表现为管腔内充盈缺损。

（3）转移瘤

1）患病率和流行病学：血行或淋巴转移是输尿管转移瘤的直接转移途径，原发肿瘤包括乳腺癌、前列腺癌、结肠癌、肾细胞癌及黑色素瘤。

2）临床表现：患者可无症状，或表现为尿路梗阻、肾功能衰竭、血尿等症状。

3）影像学：黏膜下转移表现为黏膜下结节或管腔狭窄（图67-18和图67-19）。输尿管受侵可为单侧、双侧、局灶性或多灶性（图67-20）。据报道，假性憩室与输尿管转移瘤相关。

4）鉴别诊断：引起黏膜下结节的其他病因，如原发性泌尿道上皮肿瘤和良性病变，如软化斑，均与输尿管转移瘤表现相似。

5）治疗：治疗的主要任务是通过肾造瘘术和（或）支架置入术减轻梗阻症状，其次是对转移灶的治疗。

2. 外源性尿路上皮肿瘤

（1）临床表现：输尿管转移常常在生前无症状患者的尸检中发现。输尿管转移如果伴随梗阻或引起血尿、排尿困难、尿频及蛋白尿时会引起症状。

（2）病理生理学：外源性肿瘤，包括邻近的原发性病变和转移性病灶，常因外压性和（或）直接侵犯导致输尿管狭窄。邻近原发性肿瘤的直接侵犯较邻近转移病灶的侵犯更为常见。邻近肿瘤的直接侵犯常常侵及输尿管下1/3段，这些肿瘤包括宫颈癌、卵巢癌、子宫内膜癌、前列腺癌、直肠癌及乙状结肠癌（图67-21）。输尿管转移瘤可能由乳腺癌、肾癌、胃肠道肿瘤、宫颈癌及前列腺癌经血液或淋巴系统播散所致，少数源于皮肤癌、肺癌、卵巢癌、子宫癌及睾丸癌转移。源于乳腺癌、肺癌、胃癌、胰腺癌、结肠癌及淋巴瘤，以及前列腺癌、肾癌及宫颈癌等的转移瘤，由于显著的促结缔组织增生反应而引起输尿管狭窄。转移性淋巴结肿大和淋巴瘤可导致输尿管移位、狭窄、梗阻，以及包绕。

（3）影像学表现：转移瘤常表现为输尿管周围肿块，也可表现为输尿管周围软组织浸润、输尿管透壁浸润或结节样改变。肿瘤透壁性浸润或输尿管周围软组织浸润导致输尿管的不规则狭窄。有时肿瘤转移至输尿管周围淋巴管可引起短段或长段输尿管狭窄，狭窄段边缘光滑或不规则，并可导致输尿管移位或呈成角改变。某些转移瘤所致的促结缔组织增生反应与良性输尿管狭窄征象相似。另外，黏膜下转移瘤可表现为黏膜下光滑结节。转移性肿大淋巴结和淋巴瘤可引起输尿管狭窄和移位（图67-22）。腹主动脉旁肿大淋巴结导致上段输尿管向外侧移位，而髂血管旁肿大淋巴结导致输尿管末段向内侧移位。输尿管移位比输尿管包绕更为常见。外源性输尿管狭窄表现呈多样性，恶性与良性病因间有重叠。鉴别诊断包括输尿管狭窄的其他病因，如原发性尿路上皮肿瘤、腹膜后纤维化、放射损伤及其他炎性反应过程。

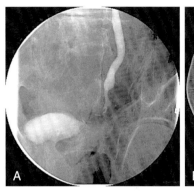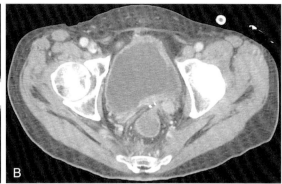

图67-18 男性,78岁,结肠癌转移。A.顺行性肾盂造影显示左侧输尿管末端不规则狭窄。B.相对应的CT增强扫描轴位图像显示输尿管壁增厚并软组织充盈缺损

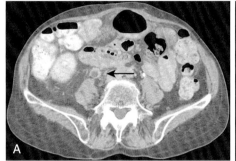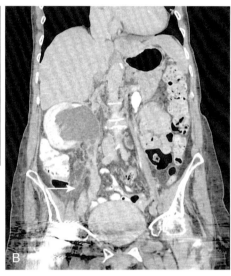

图67-19 结肠癌转移患者CT增强扫描轴位(A)及冠状位(B)图像显示新出现右肾盂积水、输尿管积水及肾功能延迟,并新出现右侧输尿管周围软组织增厚(箭头处)

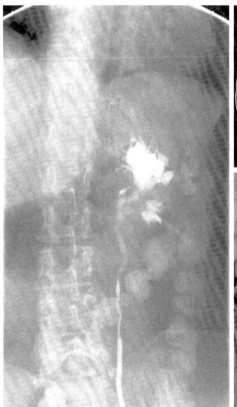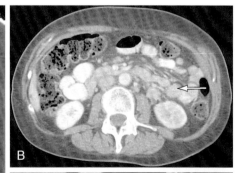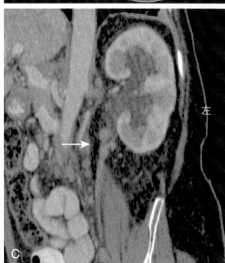

图67-20 62岁女性肺癌患者。逆行肾盂造影(A)显示左侧输尿管近端不规则狭窄和肾盂积水。CT增强扫描轴位(B)、曲面重建(C)图像显示左侧输尿管走行区不规则强化结节(箭头处)

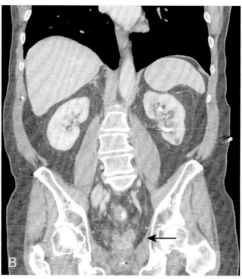

图67-21 68岁患者,因左肾盂积水致肾功能降低而行肾造瘘置换术。CT团注增强扫描轴位(A)及冠状位(B)图像显示局限侵袭性前列腺癌累及左侧输尿管开口(箭头处)

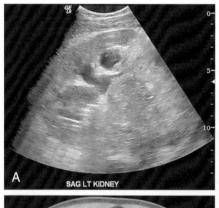

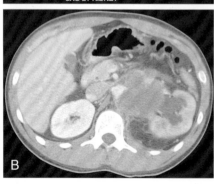

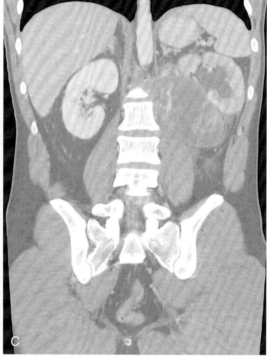

图67-22 男性睾丸癌转移患者超声(A)和增强CT轴位(B)、冠状位(C)图像显示腹膜后肿大淋巴结压迫输尿管所致肾盂积水

(4)鉴别诊断:某些转移瘤引起的促结缔组织增生反应更具有浸润性,其表现类似于良性输尿管狭窄征象,如放射性纤维化、子宫内膜异位症、腹膜后纤维化及炎性狭窄。腹膜后积液和良性淋巴结肿大也可引起输尿管的外在性压迫和移位。

(5)治疗:治疗的首要任务是处理外压性肿块或通过支架置入术或肾造瘘术减轻梗阻。肾造瘘及顺行支架置入术经常用于盆腔肿瘤。晚期或复杂性病例要求行尿流改道术,甚至输尿管栓塞术和肾造瘘术。

**医师须知**

- 移行细胞癌是恶性输尿管狭窄的最常见原因。
- CT尿路成像能同时显示尿路上皮病变和区域性淋巴结,是评价恶性输尿管狭窄的首选检查方法。

**(八)创伤**

1. 医源性输尿管损伤　腹部或盆腔手术、腔内手术及介入手术可能导致医源性输尿管损伤。腹部

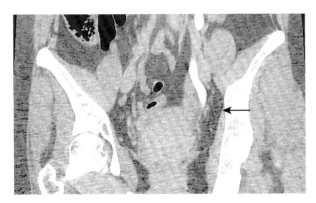

**图67-23**　女性，剖宫产术后。CT尿路造影显示输尿管平滑性狭窄（箭头处）

或盆腔手术导致输尿管损伤的概率为0.5%～1%。在医源性输尿管损伤中，50%是由妇科手术引起的，尤其是根治性腹式子宫切除术，约30%可引起输尿管损伤。5%～15%医源性损伤发生在结直肠癌手术和腹主动脉手术。随着泌尿系腔内介入手术增多，输尿管损伤的发生率也增加。肾细胞癌射频消融可能会导致热损伤致输尿管狭窄。

大多数医源性输尿管损伤部位在输尿管下1/3段（图67-23），而肾射频消融导致的输尿管损伤通常累及输尿管上段。

（1）临床表现：输尿管损伤患者的临床表现取决于损伤的类型和发病到诊断的延迟时间。症状包括腹部或胁腹部疼痛、血尿、发热及输尿管阴道瘘等。大多数损伤在手术过程中可及时发现且预后良好。不过，随着诊断延迟，并发症风险明显增加。

（2）病理生理学：在泌尿系干预治疗中可能导致输尿管穿孔、离断以及撕裂。妇科手术特别容易并发输尿管损伤，因为输尿管与子宫动脉关系密切。泌尿系或非泌尿系手术后均可发生输尿管损伤，如狭窄、结扎、瘘管和穿孔等。狭窄可发生于输尿管取石术、

碎石术、输尿管吻合术等。输尿管内窥镜的尺寸、手术操作时间、结石嵌塞程度以及输尿管穿孔都是导致输尿管狭窄的风险因素。射频热消融越来越多地被用于治疗肾肿瘤、肝肿瘤及肾上腺肿瘤。在影像引导下在肿瘤中置入电极，通过射频能量利用热损伤导致肿瘤内部组织坏死，同时也损伤了肿瘤周围组织。在射频消融治疗中，偶尔会损伤输尿管，特别是治疗邻近输尿管和集合系统的肾脏肿瘤。在射频消融后用5%葡萄糖注射液进行逆行性灌注冷却技术已经用来降低射频消融导致的输尿管损伤的风险。

（3）影像学表现：输尿管损伤通常在术中或术后发现，可能表现为尿道梗阻或尿性囊肿形成后的症状（图67-24）。如果及时干预，发病率会明显降低。

（4）治疗：医源性损伤的处理取决于损伤的类型和程度。患者通常可以通过输尿管支架来治疗，严重时需要手术修复。对于尿道梗阻的患者，可以先行放置肾造瘘管保护肾功能，直到放置支架或手术修复。

2. 吻合口狭窄　浸润性膀胱移行细胞癌通常是行膀胱切除术和回肠代膀胱术进行治疗。这种治疗潜在的并发症之一是输尿管回肠吻合处狭窄，约2%～10%膀胱切除并行尿流改道术后的患者会发生这种情况。

（1）临床表现：输尿管回肠吻合口狭窄临床上通常难以发现，会导致慢性尿路梗阻和肾功能丧失。在这些患者中，影像学检查可以显示新的或进行性的肾脏集合系统扩张。当出现症状时，吻合口狭窄可能表现为尿路感染、胁腹部疼痛或肾功能衰竭的症状。

（2）病理生理学：吻合口狭窄通常是膀胱切除术后至少6个月的晚期并发症。狭窄可能是由于局部缺血和纤维化造成的。在手术过程中，远端输尿管的血供可能不足。

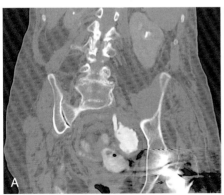
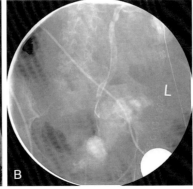
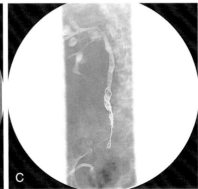

**图67-24**　女性，88岁，复杂性憩室病行乙状结肠切除术中损伤输尿管。CT尿路造影冠状位重建图像（A）、顺行性肾盂造影（B）对比剂外溢，符合左侧输尿管撕裂。输尿管不能修补，采用输尿管弹簧圈栓塞治疗（C）

（3）影像学表现：吻合口狭窄表现为新发肾盂积水或进行性肾脏集合系统扩张。诊断可以通过动态影像如CT尿路造影、放射性同位素扫描及静脉肾盂造影来明确。梗阻肾在造影或核素扫描时显影延迟或不显影。对于无功能肾可行经皮肾造瘘术，集合系统的评价可以通过注入对比剂来实现。

（4）鉴别诊断：患者既往因移行细胞癌行膀胱切除术和尿流改道术，吻合口狭窄的鉴别诊断需考虑良性纤维化和放疗引起的狭窄。肿瘤复发和转移性病变引起的外在性压迫也必须被排除在外。

（5）治疗：狭窄段手术切除并行再吻合是传统治疗唯一有效方法。目前，腔内技术提供了微创选择，如先行肾造瘘术保护肾功能，接下来行球囊扩张或放置支架（并行或不进行输尿管内切开术）。不过，手术仍然是首选的治疗方法，因为它提供了最佳的远期疗效。

3. 放射治疗　放射治疗通常用于治疗盆腔肿瘤，尤其膀胱癌、前列腺癌及宫颈癌，同时输尿管也不可避免会受到辐射。典型的放射损伤是导致尿道狭窄。据报道1%～3%接受过外照射或近距离放射治疗的患者会发生输尿管狭窄，一般于放射治疗后6个月至10年出现。

（1）临床表现：膀胱症状在放射治疗患者更常见，输尿管狭窄可作为晚期并发症出现。

（2）病理生理学：膀胱上皮辐射损伤后的病理生理学主要是基于对膀胱的研究。辐射损伤平滑肌和小血管导致局部缺血和纤维化。

（3）影像学表现：辐射诱导的输尿管狭窄通常如大多数良性狭窄一样是光滑的。不过，侵袭性肿瘤患者，放射治疗后改变很难与残留肿瘤及肿瘤复发鉴别。通常放射损伤累及输尿管远端，靠近膀胱输尿管连接部，狭窄段较长（图67-25）。排泄性尿路造影术，同顺行性肾盂造影术和逆行性尿路造影一样可以显示输尿管狭窄。这些检查还可显示瘘管，瘘管可进展为辐射损伤的晚期并发症。CT和MRI，除了显示输尿管狭窄和相关阻塞之外，还可以看到相邻结构，显示肿瘤残留或复发。PET检查越来越多地用于评价患者的转移性疾病和治疗反应。如前所述，由于对FDG的尿排泄，FDG-PET对泌尿道上皮病变的成像没有帮助。

（4）鉴别诊断：恶性肿瘤放射治疗方案的制定，最重要的差异性因素是考虑复发性或转移性癌，这可能需要组织学取样病检确诊。

（5）治疗：与其他狭窄类似，治疗方法包括减轻梗阻保护肾功能、支架置入以及外科手术干预。

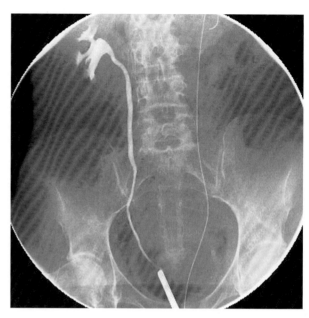

**图67-25**　女性，35岁，因宫颈癌行化疗和盆腔放疗。逆行性肾盂造影显示输尿管长段平滑性狭窄。活检发现恶性肿瘤阴性，狭窄可能因放射性损伤所致

### （九）其他输尿管病变

1. 特发性疾病　特发性良性输尿管狭窄非常罕见。在儿童，先天性特发性输尿管狭窄常发生于输尿管生理性狭窄处。在成人，狭窄通常累及输尿管中段。

（1）鉴别诊断：特发性良性输尿管狭窄需要排除性诊断，鉴别诊断包括输尿管结石、感染、恶性肿瘤、子宫内膜异位症、腹膜后纤维化、放射损伤、外伤史及输尿管置管等。

（2）治疗：与其他狭窄类似，特发性良性狭窄经支架置入，或狭窄段切除后行输尿管端-端吻合术。

2. 血管性疾病　输尿管狭窄可因不同的血管压迫所致。下腔静脉后输尿管发病率大约1/1 000，发病部位几乎皆在右侧，男性比女性更常见。

（1）临床表现：这种血管压迫的现象可能是偶然发现的，或患者可表现为胁腹痛或阻塞相关的并发症，如感染。血管穿行是诊断肾盂输尿管连接处狭窄的一个重要的特异性因素。

（2）病理生理学：动脉或静脉血管对输尿管的压迫可能继发于血管的解剖变异或后天性狭窄，如输尿管周围侧支血管扩张，包括副肾动脉、肾动脉狭窄部位的扩张的输尿管动脉、性腺静脉和输尿管静脉曲张（图67-26）。另一种导致输尿管阻塞和局灶性狭窄的血管异常是下腔静脉后输尿管，这是由于下腔静脉的发育异常，即右下主静脉持久存在所致。下腔静脉后输尿管主要发生于右侧，易诱发梗阻、感染及输尿管结石。

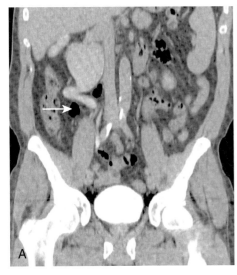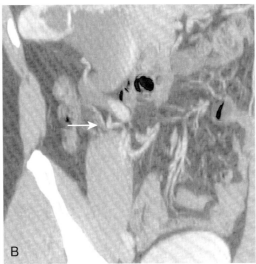

图67-26 男性,53岁,血肌酐水平升高。冠状位CT尿路造影图像(A)和最大密度投影图像(B)显示右侧肾盂、输尿管积水。手术证实穿过血管(箭头处)外在压迫输尿管

(3)影像学表现:横向走行的血管,如副肾动脉,可产生局限性压迫和输尿管扭曲。常累及邻近肾盂输尿管连接部的近端输尿管。性腺静脉亦可产生输尿管压迫,性腺静脉横跨肾盂输尿管连接部水平下方的近端输尿管或S1水平以下。输尿管动脉扩张可导致输尿管弥漫性、蜿行性扩张,见于肾动脉狭窄或髂动脉闭塞患者。下腔静脉后输尿管,即输尿管于L3~4水平偏向中线,并穿行于下腔静脉后方(图67-27)。梗阻不一定会出现。常见亚型为输尿管狭窄处位于腰大肌外侧,排泄性尿路造影术显示近端输尿管扩张、折曲形成倒"J"形表现;若没有梗阻,输尿管一般呈现"7"形表现。第二型为一种罕见的亚型,也称为高环变异,即输尿管在下腔静脉侧旁狭窄,输尿管极少偏内侧,形成"镰刀"状表现。CT可更清楚显示输尿管相对于腔静脉的走行。与CT相比,MRI同样能显示输尿管的解剖位置和走行,且有无辐射的优势。

(4)鉴别诊断:其他腹膜后病变,如腹膜后纤维化或转移瘤,能导致血管闭塞、侧支血管形成,最终引起输尿管的外压性狭窄,包括局限性、弥漫性或蜿行性狭窄。腹膜后纤维化和下腔静脉后输尿管的鉴别,如果累及双侧且狭窄段较长,往往提示腹膜后纤维化。

(5)治疗:血管病变的治疗取决于梗阻的程度和伴随症状。无症状患者可以观察随访。伴梗阻的下腔静脉后输尿管或其他横跨血管需要外科手术治疗。

3. 炎症性疾病

(1)腹膜后纤维化:腹膜后纤维化是一种少见的疾病,发生率约1/20万。通常发病年龄为40~60岁,男性发病率高于女性。它可能与其他全身性疾病如

纵隔纤维化、硬化性胆管炎、强直性脊柱炎、肠系膜纤维化,以及其他免疫紊乱有关。

1)临床表现:临床表现多样,通常与腹膜后结构的压迫有关。通常累及输尿管,慢性发病时患者可能没有症状。亦可能出现胁腹痛、肾绞痛和慢性阻塞所导致的肾功能下降等症状。患者也可能表现为与

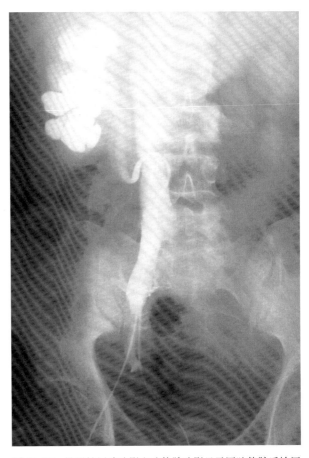

图67-27 排泄性尿路造影和腔静脉造影显示因腔静脉后输尿管而导致输尿管狭窄并向内侧偏移(鸣谢: Isabel Yoder, MD)

血管或淋巴管阻塞有关的症状，如下肢水肿、下肢深静脉血栓形成，甚至肠系膜缺血。

2）病理生理学：腹膜后纤维化是累及腹膜后并围绕降主动脉的一种纤维化过程。2/3的病例是特发性，可能是由于抗原物质从粥样斑块漏入腹膜后间隙中所引起的超敏反应。其余1/3的病例可以归因于某一特定原因，如腹膜后出血、尿液外渗、药物反应、转移性促纤维增生反应、手术后、放疗后或纤维性感染（如结核、梅毒、放线菌病）。少数病例的病因可能与免疫球蛋白G（IgG4）相关疾病有关。

3）影像学表现：最初表现为腹主动脉下段周围纤维化，然后扩展至腹膜后腔和邻近结构。因此，腹膜后纤维化经常累及下腹部输尿管。相关的系统性受累包括纵隔纤维化、桥本甲状腺炎、硬化性胆管炎、强直性脊柱炎、硬化性肠系膜炎和系统性红斑狼疮。① X线摄影：通常腹部X线平片对腹膜后纤维化的评价价值有限，除了极少数疾病晚期病例，即中央软组织肿块使腰大肌影变形。静脉肾盂造影表现为显影延迟、肾积水和输尿管积水，可为单侧或双侧性，在L4和L5水平输尿管表现为梭形变细、向内侧偏斜和成角（图67-28）。② 超声：超声检查可显示低回声的腹膜后肿块及肾积水。③ CT：CT通常是最好

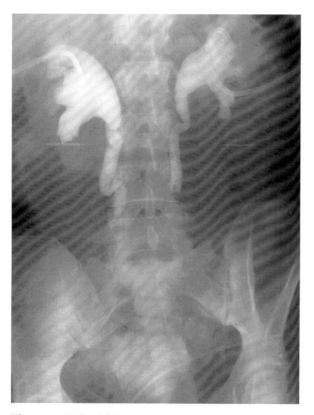

图67-28 腹膜后纤维化患者的顺行性肾盂造影图像（鸣谢 Isabel Yoder, MD）

的成像模式，能够显示腹膜后肿块的位置和侵犯程度。腹膜后纤维化可表现为中线或偏心的界限清楚或浸润性肿块，或表现为围绕主动脉和腹膜后结构的少量软组织影。通常，肿块起源于主动脉分叉的上缘水平，包裹主动脉，并能向下、上或横向延伸。腹膜后纤维化通常不会使主动脉远离相邻椎体，该特征可以帮助腹膜后纤维化与淋巴瘤或其他原因引起的腹膜后淋巴结肿大相鉴别。纤维化早期，静脉注射对比剂后可见明显强化。随着纤维化的成熟，病灶逐渐变为乏血供而强化程度降低。尽管CT能够很好地显示病灶的侵犯范围，但不能很好地区分其良、恶性，因此需手术活检以明确诊断。④ MRI：类似于CT，MRI能够显示腹膜后肿块的位置和受累的其他腹膜后结构。良性腹膜后纤维化在T1W和T2W通常呈低信号。尽管恶性腹膜后纤维化表现为T2W高信号和信号不均，但高T2W信号也可能反映水肿或炎症，并不是恶性疾病的可靠指标。⑤ PET-CT：代谢活跃的良性和恶性腹膜后纤维化可表现为FDG及镓-67摄取增加。放射性示踪剂摄取的程度已被证实与疾病活动性有关，在炎症阶段呈高摄取、纤维化后期呈轻度摄取。

4）鉴别诊断：鉴别诊断主要包括淋巴瘤和腹膜后淋巴结肿大。通常腹膜后淋巴结肿大呈小叶状，导致主动脉向前移位和输尿管侧向移位。腹膜后感染和淀粉样变性罕见，影像学上与腹膜后纤维化相似。

5）治疗：腹膜后纤维化的主要治疗目的是减轻肾梗阻。具体治疗方法取决于腹膜后纤维化的病因。美西麦角治疗停药后通常会导致疾病反复。对于特发性腹膜后纤维化，治疗一般包括手术治疗和激素治疗。手术治疗包括输尿管粘连松解术和（或）输尿管横向移位，并用大网膜包裹以防止狭窄复发。对于腹膜后纤维化的恶性病因，治疗通常是针对原发性肿瘤。在某些情况下，对于恶性腹膜后纤维化或不适合手术治疗的患者，可以采用经皮肾造瘘或输尿管内支架置入术以缓解输尿管梗阻。良性的腹膜后纤维化一般预后较好，而恶性纤维化预后差。

（2）炎症性肠病：急性和慢性炎症性肠道疾病向外蔓延、发展可以导致输尿管狭窄，如炎症性肠病、肠炎、阑尾炎和憩室炎等。炎症性肠病可能引起的输尿管并发症如代谢异常导致的尿路结石，以及肠道炎症直接蔓延到输尿管。炎症性肠病长期未愈患者常常累及泌尿生殖系统。

1）临床表现：邻近肠管的炎症或瘘累及输尿管时，患者常出现发热及腹痛等继发的炎症表现。输尿

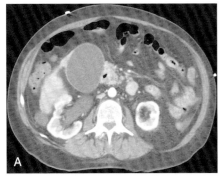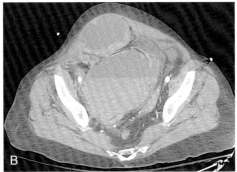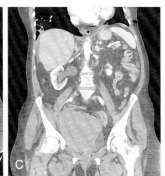

**图67-29** 男性，77岁，有华法林治疗史。轴位（A、B）和冠状位（C）增强CT图像显示左侧肾盂、输尿管积水，因盆腔血肿压迫输尿管所致

管狭窄可无症状或引起梗阻性肾病。

2）病理生理学：受累节段肠管的炎症会蔓延、扩展到相邻的输尿管，通常在骨盆入口区域。

3）影像学表现：影像学显示为输尿管光滑的节段性狭窄，伴或不伴有梗阻。克罗恩病的患者，通常累及右侧输尿管。横断面影像是最有价值的成像方式，能显示肠道炎症以及炎症性软组织肿块或瘘管累及输尿管的程度。憩室炎，通常发生于乙状结肠，常累及左侧输尿管。输尿管可被相邻的脓肿压迫移位、变窄或被炎症包裹。少数情况下，阑尾炎并发症，如脓肿形成和炎症，可累及右侧输尿管。

4）鉴别诊断：炎性肠道疾病引起的输尿管光滑、节段性狭窄与其他的良性输尿管狭窄表现类似。其他盆腔疾病，如肿瘤、出血，也可能导致远端输尿管的受压和移位（图67-29）。

5）治疗：根据输尿管受累的病因及严重程度，治疗措施一般采取支架置入或手术干预。

（3）子宫内膜异位症：累及输尿管的子宫内膜异位症通常见于广泛性盆腔疾病，在子宫内膜异位症患者中的发生率为0.01%～1%。

1）临床表现：子宫内膜异位症患者通常出现痛经和不孕不育。当累及输尿管时，患者可表现经期血尿和胁腹部疼痛以及尿路梗阻。

2）病理生理学：子宫内膜异位症是指异位子宫内膜组织种植于盆腔腹膜表面的病变。异位的子宫内膜组织随着月经周期激素变化而反复出血，并最终导致子宫内膜种植物的炎症和纤维化。子宫内膜异位症常见的部位包括卵巢和输卵管、子宫韧带、腹膜反折处、乙状结肠与膀胱。子宫内膜异位症若发生在输尿管周围组织，可引起邻近组织的纤维化或平滑肌增生，从而压迫输尿管致管腔狭窄。罕见情况下，子宫内膜组织可种植于输尿管壁。

3）影像学表现：影像学表现取决于子宫内膜异

位组织的大小，以及所累及输尿管的范围。继发于子宫内膜异位症的输尿管狭窄，边缘光滑。典型的狭窄范围为0.5～2.2 cm不等，通常累及毗邻子宫骶骨韧带附着点的输尿管盆腔段，距离输尿管膀胱结合部约2～5 cm。与盆腔肿瘤（如宫颈癌）侵犯所致的输尿管狭窄相比，子宫内膜异位症所致的狭窄略偏近侧，而狭窄远处的输尿管通常正常。单侧或双侧输尿管均可受累。① X线摄影：排泄性尿路造影及逆行尿路造影显示输尿管管腔内充盈缺损，输尿管内侧偏移，输尿管狭窄及不同程度的梗阻（图67-30和图67-31）。② 超声：超声是子宫内膜异位症常用的

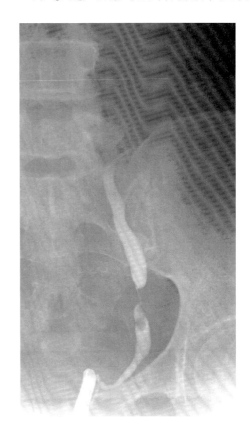

**图67-30** 子宫内膜异位症的年轻女性，输尿管狭窄（鸣谢：Isabel Yoder, MD）

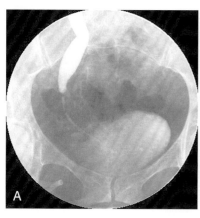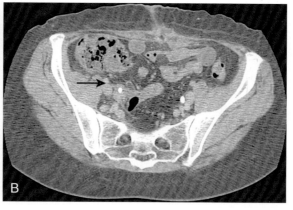

图67-31 女性,45岁,子宫内膜异位症和双侧卵巢-输卵管切除术病史。顺行性肾盂造影(A)显示右侧输尿管长段光滑性狭窄,狭窄段与近侧扩张的输尿管突然移行。轴位CT图像(B)显示输尿管周围软组织影增厚(箭头处)

检查技术,能够清晰显示子宫附件受累情况,但输尿管子宫内膜异位症显示欠佳。③ CT:CT表现呈非特异性,因此不是子宫内膜异位症的主要影像学检查方法。然而,病变范围较大时,CT扫描可显示盆腔内异位的子宫内膜软组织,而且CT尿路造影能够显示输尿管充盈缺损、狭窄及梗阻(图67-31)。④ MRI:MR扫描在盆腔内子宫内膜异位症的诊断中具有重要作用,T1WI脂肪抑制序列图像上表现为高信号。MR信号强度因子宫内膜异位组织的不同类型或出血时间而表现各异。部分子宫内膜异位组织中因含有腺体组织,T2WI呈高信号,增强后有强化。实性子宫内膜异位组织表现为高信号的中央性灶性出血,周围纤维组织在T2WI或增强扫描均呈低信号。若子宫内膜异位症发生在盆腔深部,异位的子宫内膜组织与纤维组织可累及输尿管,并致输尿管狭窄与梗阻。MRI可清晰显示盆腔受累的位置与范围,因此在子宫内膜异位症术前评价方面具有重要价值。

4)鉴别诊断:单纯影像学检查鉴别输尿管子宫内膜异位症与输尿管上皮源性恶性肿瘤较困难。其他鉴别诊断包括结核、放射性纤维化、腹膜后纤维化、手术损伤、转移瘤及原发性尿路上皮肿瘤。若能明确无其他盆腔病变或其他脏器来源的实质性病变时,子宫内膜异位症的诊断就可确立。

5)治疗:腹腔镜仍然是诊断子宫内膜异位症病变程度的金标准,并且可行腔镜下切除异位的子宫内膜组织及相关的粘连组织。子宫内膜异位症所致的输尿管狭窄通常需要手术治疗,包括在腹腔镜下异位子宫内膜组织切除术并在术前或围手术期置入输尿管支架。偶尔,开腹行输尿管分段切除与再植术亦是必要的。

### 医师须知

■ 输尿管良性狭窄的鉴别诊断疾病较多。

■ 影像学检查能通过显示狭窄部位和狭窄相关的原因缩小鉴别诊断范围。

### 要点

■ CT在输尿管良性狭窄的评价方面具有重要价值,因为CT在输尿管结石的检测方面准确率高,且能够精确显示大部分病例中的输尿管狭窄水平。

■ 逆行肾盂造影或顺行肾造影摄片对尿路上皮的评价十分必要,尤其在肾功能损害时。

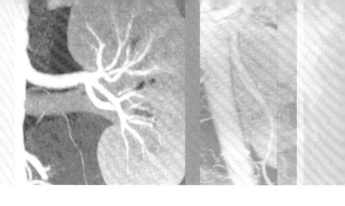

# 第**68**章

# 膀胱良性和恶性病变

Ralph C. Panek, Alpa G. Garg, Colin J. Mccarthy and Anthony E. Samir

膀胱壁分四层：① 膀胱上皮：移行上皮；② 黏膜下层：黏膜下的血管和结缔组织；③ 肌层：逼尿肌；④ 浆膜层：结缔组织。

膀胱是腹膜外器官，顶部覆盖腹膜组织，其余部分被盆腔脂肪层包绕。

本章主要回顾影响膀胱的良性及恶性病变过程。由于临床表现非特异性，许多膀胱肿瘤在良、恶性鉴别方面都比较宽泛，确诊通常需要组织学检查。副神经节瘤是膀胱肿瘤唯一具有特异性症状及生物学改变的病变，可以做出特异性临床诊断。

由于膀胱良、恶性肿瘤的非特异性影像表现，其鉴别诊断也非常宽泛。其他一些良性病变既可表现为单发性也可表现为多发性局限性肿块，包括血凝块、子宫内膜异位、肾源性腺瘤、嗜酸性膀胱炎以及霉菌感染等。原发性膀胱癌、淋巴瘤以及邻近器官或远处器官来源的转移瘤都应作为膀胱恶性肿瘤的鉴别诊断。临床表现、相应的影像表现以及组织学分析有助于更准确地鉴别原发性膀胱良性肿瘤。

## 一、膀胱良性病变

**（一）病因**　膀胱原发性肿瘤可能起源于膀胱四层壁的任何一层，大多数（95%）起源于上皮层。相比之下，原发性膀胱良性肿瘤通常起源于黏膜下层，约占膀胱肿瘤的1%。这些肿瘤是典型的间叶组织肿瘤，通常向血管、神经、软骨、脂肪、肌肉或纤维组织分化。膀胱间叶组织肿瘤包括平滑肌瘤、血管瘤、副神经节瘤、神经纤维瘤、炎性假瘤、孤立性纤维性肿瘤、脂肪瘤和纤维瘤。

**（二）患病率和流行病学**

1. **平滑肌瘤**　平滑肌瘤是最常见的膀胱良性间叶组织肿瘤，约占膀胱肿瘤的0.4%。大多数膀胱平滑肌瘤发生于中年妇女，76%的膀胱平滑肌瘤患者是女性。

2. **血管瘤**　膀胱血管瘤约占膀胱肿瘤的0.3%，是一种典型的先天性肿瘤，往往在儿童或青少年期被发现，但多数在年龄更大时才明确诊断。男性发病略多。膀胱血管瘤常单发，但身体其他部位发生血管瘤者高达30%，如皮肤。这些血管瘤可伴随Klippel-Trenaunay-Weber综合征和Sturge-Weber综合征出现。

3. **副神经节瘤**　副神经节瘤是一种肾上腺外的嗜铬细胞瘤，临床少见，约占膀胱肿瘤的0.1%。尽管可发生于任何年龄，但成人多见，女性发病略多。大多数副神经节瘤单发，亦可合并斑痣性错构瘤病，如神经纤维瘤病、Sturge-Weber综合征、结节性硬化症，或其他综合征，包括von Hippel-Lindau综合征或多发性内分泌腺瘤2a型和2b型。家族性肾上腺外嗜铬细胞瘤的病例亦有少见报道。5%～15%膀胱副神经节瘤可能是恶性的。

4. **神经纤维瘤**　神经纤维瘤是一种罕见的膀胱肿瘤，尽管膀胱是泌尿生殖系统发生神经纤维瘤最常见的器官。神经纤维瘤可单发，约有55%的患者与神经纤维瘤病Ⅰ型（NF1）伴随存在。神经纤维瘤好发于20～40岁的男性。年轻患者多见于NF1。伴随NF1的神经纤维瘤通常多发或为特异性丛状型。神经纤维瘤恶变常见于合并NF1的患者，肿瘤体积迅速增大或密度不均时，应当怀疑恶变可能。

5. 炎性假瘤 炎性假瘤因其描述性的名称-假肉瘤样纤维黏液肿瘤为大家所熟知,它很好地反映了其组织学成分。炎性假瘤是一种发生于儿童至成人任何年龄段的少见肿瘤,男性略多。任何器官均可发病,最先报道于肺。肿瘤常表现为侵袭性,影像学上与恶性肿瘤相似。诊断依赖于组织学检查。

6. 孤立性纤维瘤 膀胱孤立性纤维瘤是一种非常少见的肿瘤,目前仅报道7例。最常见于胸腔,常累及脏层胸膜。累及胸膜外其他多个器官的病例也有报道。常发生于42~67岁的男性。

7. 脂肪瘤和纤维瘤 脂肪瘤和纤维瘤罕见于膀胱,并且在膀胱中表现出的特征类似于在身体中其他更常见部位的特征。

(三)临床表现 大多数膀胱肿瘤患者有泌尿系非特异性症状,如血尿、尿频、尿急、尿滴沥或尿路梗阻,这些症状的出现取决于肿瘤的大小和部位。部分患者可无症状。无痛性血尿是膀胱血管瘤的常见症状。

副神经节瘤患者随每次排尿性儿茶酚胺升高而出现阵发性头痛、焦虑、发汗、颤抖和高血压,即所谓的"排尿性发作",血尿亦常见于副神经节瘤。24 h尿液收集分析显示甲氧基肾上腺素和香草扁桃酸水平升高。大多数(83%)但不是所有副神经节瘤具有内分泌活性。

(四)病理

1. 平滑肌瘤 膀胱平滑肌瘤通常是孤立性肿瘤,根据发生部位分为腔内型(63%)、壁间型(7%)、外生型(30%)。典型的膀胱平滑肌瘤发生在基底部,邻近三角区,也可发生于膀胱侧壁和后壁。

2. 血管瘤 膀胱血管瘤表现为膀胱顶或后侧壁小的分叶状、广基底无蒂肿物。尽管大多数血管瘤延伸入膀胱壁肌层,约1/3的患者病变局限于黏膜下层,少数可突出于膀胱壁。血管瘤也可表现为弥漫性膀胱壁增厚。

血管瘤有三种不同类型,包括海绵状血管瘤、毛细血管瘤和动静脉畸形。海绵状血管瘤占膀胱血管瘤的78%,而毛细血管瘤和动静脉畸形各占10%。

3. 副神经节瘤 膀胱副神经节瘤起源于膀胱壁交感神经丛的嗜铬细胞。可发生于膀胱壁任何部位,但大多数发生于膀胱三角区附近。

4. 神经纤维瘤 膀胱神经纤维瘤起源于膀胱神经丛的神经鞘,邻近膀胱三角区。肿瘤表现为发生于膀胱任何部位的表面光滑、边界清晰的局灶性腔内或壁内肿块。丛状神经纤维瘤表现为局限性、结节状肿块,导致膀胱壁增厚,或仅累及膀胱壁内层的弥漫性增厚,而膀胱壁外层正常。丛状神经纤维瘤也可累及膀胱周围结构,如直肠、尿道、前列腺、精囊、子宫、阴道和盆腔侧壁。

5. 炎性假瘤 膀胱炎性假瘤的发病机制尚不明确,目前推测继发于复发性膀胱炎、炎症或手术史,然而很多患者并没有以上病史。炎性假瘤常表现为孤立的肿块,大小2~8 cm,可发生于膀胱任何部位,膀胱三角区稍多见。肿块可突向膀胱腔内,肌壁间或延伸至膀胱腔外。

6. 孤立性纤维瘤 膀胱孤立性纤维瘤可偶然发现,病灶增大时出现症状,大小3~17 cm,发生于膀胱任何部位。孤立性纤维瘤的组织病理学易与其他肿瘤,如血管外皮细胞瘤、平滑肌瘤、平滑肌肉瘤及神经鞘瘤混淆。然而,免疫组织化学分析可鉴别,因为孤立性纤维瘤强烈表达CD34,而其他肿瘤表达率低。最近研究表明,孤立性纤维瘤亦表达BCL2、胰岛素样生长因子2和CD99。

(五)影像学表现 大多数膀胱良性肿瘤的影像学表现无特征性。横断面成像常表现为实性强化肿块,边界清楚、光滑。不过,特定肿瘤的不同组织学成分可产生特征性影像学表现,进而做出鉴别。MRI优于其他影像学检查,其有更好的软组织对比,并能够明确黏膜下肿瘤的部位。MR钆剂增强扫描可见强化的黏膜被覆于肿瘤表面。由于大多数膀胱良性肿瘤的影像学表现没有特异性,以下章节主要讨论一些有特异性征象的肿瘤。

1. X线摄影 静脉尿路造影和膀胱造影显示一个或多个充盈缺损影(图68-1)。这些影像检查不能明确诊断或鉴别良、恶性肿瘤,需要其他影像检查或评价以获得更加确定的诊断。

2. CT CT增强扫描在膀胱尿液充盈的背景上显示强化肿块,排泄期充盈对比剂的膀胱可见各种形态的充盈缺损。

目前未见膀胱平滑肌瘤钙化的报道(图68-2A)。尽管钙化少见,但肿瘤周边环形钙化应高度怀疑副神经节瘤(图68-3A,B)。血管瘤也可出现钙化,海绵状血管瘤中的钙化代表静脉石。

(1)神经纤维瘤:神经纤维瘤CT平扫表现为密度均匀、边界清晰的低密度肿块,增强扫描呈均匀性强化。病灶内散在低密度区代表黏液变性,注射对比剂之后可清晰显示。也可见到丛状神经纤维瘤特征性的"靶样"强化(图68-4)。靶样强化模式中,中央高密度区病理学上与神经组织相对应,而周围低密度区与黏液样变性相对应。

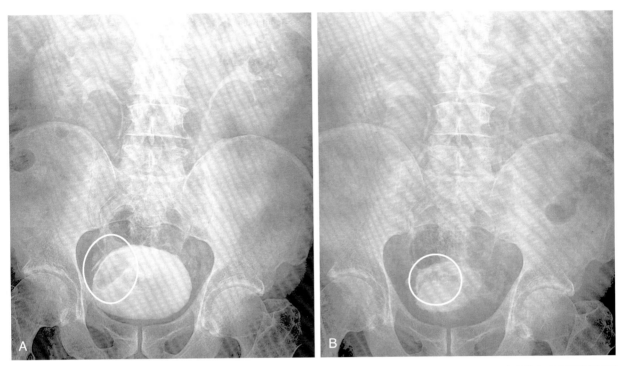

**图68-1** 男性，67岁，肉眼血尿。A. 静脉肾盂造影排泄期显示膀胱右侧非特异性充盈缺损（卵圆形）。B. 膀胱排空后充盈缺损（圆形）仍然存在。膀胱镜证实为结石（该病例鸣谢：Alton B, Farris Ⅲ, MD, Department of Pathology, Massachusetts General Hospital）

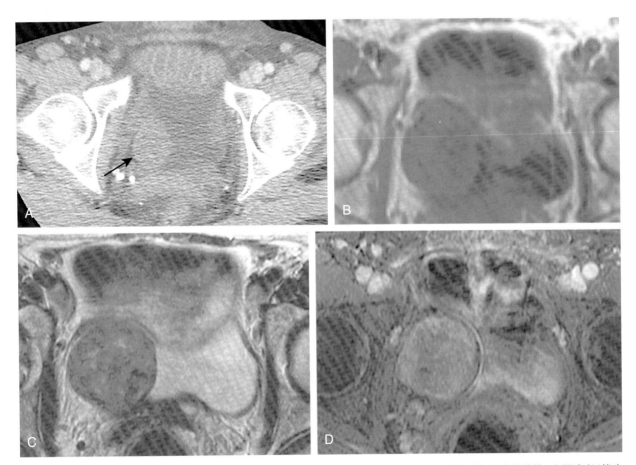

**图68-2** 膀胱平滑肌瘤。女性，52岁，子宫肌瘤子宫切除术史。A. 增强CT门静脉期显示膀胱内侧壁实性肿块，边界清晰（箭头处）。同一患者T1WI（B）、T2WI（C）图像显示膀胱内侧壁边界清晰的肿块，T1WI上呈低信号，T2WI上呈不均匀低信号，MR增强脂肪抑制图像（D）显示轻度不均匀强化

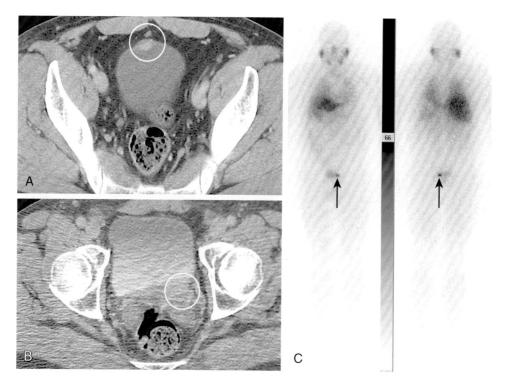

**图68-3** 膀胱副神经节瘤。2名男性52岁患者，尿液中肾上腺素、去甲肾上腺素水平升高。患者1（A）、患者2（B）增强CT门静脉期图像显示非特异性实性强化肿块（卵圆形）；无环形钙化。2名患者均行膀胱部分切除术。患者2全身MIBG图像（C）前（左）、后（右）投照显示左侧输尿管膀胱连接部附近局限性放射性浓聚（箭头处），与CT所见肿块相对应（B）

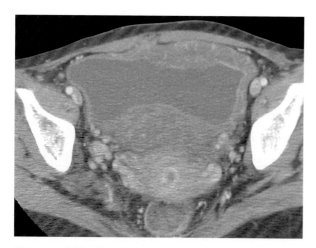

**图68-4** 弥漫型神经纤维瘤。女性，36岁，有神经纤维瘤病（1型）病史。患者亦合并右侧大腿丛状神经纤维瘤（未显示）。CT增强图像动脉期显示膀胱壁弥漫性非特异性增厚。病灶局限于膀胱，未累及邻近器官。神经纤维瘤的典型"靶"征在本例患者未见到（该病例鸣谢 Alton B, Farris Ⅲ, MD, Department of Pathology, Massachusetts General Hospital）

（2）炎性假瘤：炎性假瘤表现为孤立性、息肉样强化肿块，中央低密度区组织学上为坏死（图68-5）。这种表现导致中央无强化区被周边强化区所包绕。膀胱外侵犯亦有报道。

3. MRI　许多肿瘤T1WI呈低至中等信号，T2WI呈高信号。此处仅讨论具有特殊MRI征象的肿瘤。

（1）平滑肌瘤：由于平滑肌瘤由平滑肌组成，MRI相对于其他成像方法更能显示病变特征。影像学特征类似于更常见的子宫平滑肌瘤。MRI通常表现为边界清楚的均匀信号肿块，T1WI呈低至中等信号，T2WI呈低信号，增强扫描有强化（图68-2B～D）。较大的膀胱平滑肌瘤显示异质性和变性，这种平滑肌瘤可为囊性。囊性变性表现为T2WI高信号和相应区域无强化。

（2）血管瘤：血管瘤T1WI呈低至中等信号，T2WI呈明显高信号。

（3）副神经节瘤：副神经节瘤T1WI呈低信号，正如肾上腺副神经节瘤所见，T2WI典型呈高信号（"灯泡"征）。然而，约20%的患者T2WI呈略高信号。MR增强明显强化。

（4）神经纤维瘤：MR增强显示高度特异的"靶征"。T1WI图像上，中央部分信号高于周边；T2WI图像上，周边部分信号明显高于中央部分。组织学上肿瘤周边部分为黏液变性，中央部分为神经组织。

（5）炎性假瘤：炎性假瘤T1WI呈低信号，T2WI呈不均匀高信号，增强表现类似于CT。

（6）孤立性纤维瘤：孤立性纤维瘤表现为实性强化肿块，T2WI呈低信号（图68-6）。

4. 超声　超声成像显示等至低回声壁间肿块，

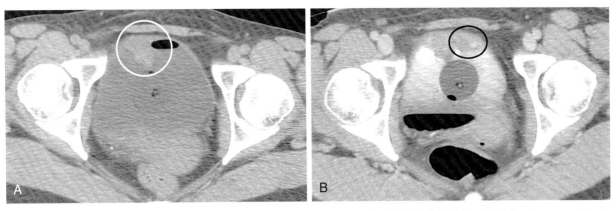

**图68-5** 炎性假瘤。中国女性，33岁，肿瘤部分切除术后复发，重度血尿。随后行膀胱部分切除术，无瘤生存7年。A. CT增强扫描门静脉期显示膀胱顶部高密度、息肉样肿块（圆圈处）。B. 延迟期CT图像显示肿块呈不均匀低密度。少量血尿形成的血凝块（椭圆形圈处）也附着在膀胱壁上。病灶未突破膀胱壁

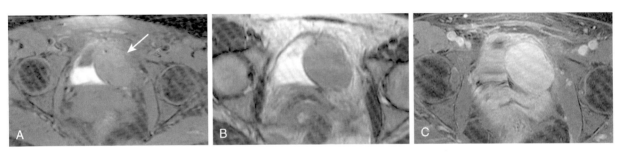

**图68-6** 孤立性纤维瘤。女性，52岁，有乳腺癌病史。乳腺癌常规随访时偶然发现膀胱肿块。T1WI脂肪抑制图像（A）显示膀胱左侧壁边界清楚的等–低信号肿块（箭头处），T2WI呈低信号（B）。MR增强脂肪抑制图像显示均匀性强化（C）

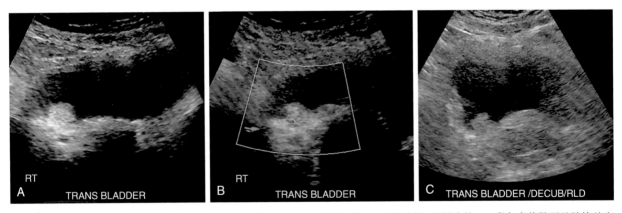

**图68-7** 女性，53岁，右胁腹部疼痛。A. 超声显示膀胱右侧壁非特异性等–高回声肿块，界限清楚；B. 彩色多普勒可见肿块基底部血流信号；C. 俯卧位显示肿块固定。组织病理学证实为膀胱上皮性肿瘤

彩色多普勒显像血流回声变化多样（图68-7）。但目前已明确血管瘤和副神经节瘤超声成像表现为高回声肿块，血供丰富；彩色多普勒成像显示高速、低阻动脉波形。

5. 核医学 $^{131}$I标记的间位碘代苄胍（$^{131}$I–MIBG）核素扫描显示膀胱副神经节瘤摄取增加，特异性高达96%，不过，核医学成像在膀胱良性肿瘤评价中的价值有限（图68-3C）。另外，$^{131}$I–MIBG扫描敏感性低，约为65%。$^{131}$I–MIBG扫描亦可应用于全身转移性副神经节瘤的评价。

**（六）治疗** 手术是大多数膀胱良性肿瘤的治疗方法，通常使用膀胱镜。但是，对于副神经节瘤，通常在肾上腺能阻滞后进行膀胱部分切除术，以预防高血压危象。如果有侵袭的证据，要进行邻近的淋巴结清扫术。由于部分肿瘤有复发倾向，一些病例要用膀胱镜进行长期术后随访，比如孤立性纤维瘤有10%～15%的病例可以表现为恶性，所以术后长期随访是必须的。

## 二、膀胱恶性病变

（一）病因　在美国，膀胱癌占所有新发癌症的2%～6%。大多数膀胱癌发生于65岁以上老年男性患者，和吸烟及职业暴露于致癌物有关。膀胱结石、慢性炎症、尿潴留（如憩室内）、饮用含砷的水，以及药物（如非那西汀，环磷酰胺）都可能导致膀胱癌。

尿路上皮癌的发病机制与尿道上皮长期接触尿液中的致癌物质有关。吸烟被认为是导致膀胱癌的最大危险因素，是不吸烟人群的4倍。据统计，50%的膀胱癌男性患者均有吸烟史。另外，现已证实从事染料工业接触芳香胺类的职业暴露可导致膀胱癌。因为膀胱有很大的面积和致癌物质接触，发生膀胱恶性肿瘤的可能性是上尿路的40倍。膀胱结石和慢性炎症（特别是血吸虫病）的长期刺激增加了患膀胱癌的风险，但多为鳞状细胞癌。药物导致的膀胱癌和非那西汀及环磷酰胺有关。尽管已证实职业接触染发产品中的苯胺染料会增加膀胱癌的风险，但是个人使用染发产品与患膀胱癌关系并不确切。现已证实饮用含砷饮料和宫颈癌骨盆放疗会增加患膀胱癌的风险。对家族发病的风险因素虽所知甚少，但是孪生研究和基于家庭人口分析研究显示它有一定作用。有家族史，患膀胱癌的风险会加倍。

（二）患病率及流行病学　在美国，膀胱癌在所有男性恶性肿瘤中排名第4，女性排名第9。每年约有77 000例新发膀胱癌，男女性别比约4∶1。2016年估计有16 400名患者死于膀胱癌。74%的膀胱癌患者诊断时癌症局限，19%表现为局部扩散，4%有远处转移。

大多数膀胱癌发生于65岁以上男性，发病高峰为75～84岁。总体上，只有2.4%的患者于生前诊断为膀胱癌。

膀胱恶性肿瘤分为原发性和继发性，原发性肿瘤按其组织学起源层进一步划分。绝大多数（95%）为起源于膀胱上皮细胞的原发性肿瘤，包括尿路上皮癌（90%）、鳞状细胞癌（2%～15%）及腺癌（<2%）。非上皮性肿瘤约占膀胱癌的5%，包括横纹肌肉瘤（儿童常见）和平滑肌肉瘤（成人多见）。少见肿瘤包括转移瘤、淋巴瘤、嗜铬细胞瘤、癌肉瘤和恶性纤维组织细胞瘤。

基于修正的Jewett-Strong系统的TNM分期系统被广泛采用（表68-1）。

**TABLE 68-1　American Joint Committee on Cancer Tumor, Node, Metastasis Classification of Neoplasms of the Bladder**

| Stage | Description |
|---|---|
| **PRIMARY TUMOR (T)** | |
| Tx | Primary tumor cannot be assessed. |
| T0 | No evidence of primary tumor. |
| Ta | Noninvasive papillary carcinoma. |
| Tis | Carcinoma in situ (i.e., flat tumor). |
| T1 | Tumor invades subepithelial connective tissue. |
| T2 | Tumor invades muscle. |
| pT2a | Tumor invades superficial muscle (inner half). |
| pT2b | Tumor invades deep muscle (outer half). |
| T3 | Tumor invades perivesical tissue. |
| pT3a | Microscopically |
| pT3b | Macroscopically (extravesical mass) |
| T4 | Tumor invades any of the following: Prostate, uterus, vagina, pelvic wall, or abdominal wall. |
| T4a | Tumor invades the prostate, uterus, or vagina. |
| T4b | Tumor invades the pelvic wall, or abdominal wall. |
| **REGIONAL LYMPH NODES (N)** | |
| Nx | Regional lymph nodes cannot be assessed. |
| N0 | No regional lymph node metastasis. |
| N1 | Metastasis in a single lymph node ≤2 cm in largest dimension. |
| N2 | Metastasis in a single lymph node >2 cm but ≤5 cm in largest dimension; or multiple lymph nodes ≤5 cm in largest dimension. |
| N3 | Metastasis in a lymph node >5 cm in largest dimension. |
| **DISTANT METASTASIS (M)** | |
| Mx | Distant metastasis cannot be assessed. |
| M0 | No distant metastasis. |
| M1 | Distant metastasis. |
| **AJCC STAGE GROUPINGS** | |
| Stage 0a | Ta, N0, M0 |
| Stage 0is | Tis, N0, M0 |
| Stage I | T1, N0, M0 |
| Stage II | T2a, N0, M0<br>T2b, N0, M0 |
| Stage III | T3a, N0, M0<br>T3b, N0, M0<br>T4a, N0, M0 |
| Stage IV | T4b, N0, M0<br>Any T, N1, M0<br>Any T, N2, M0<br>Any T, N3, M0<br>Any T, any N, M1 |

*From Edge SB, et al: American Joint Committee on Cancer (AJCC) Cancer Staging Manual, ed 7, New York, 2010, Springer. AJCC, American Joint Committee on Cancer.*

（三）临床表现 超过80%的患者出现血尿，包括肉眼血尿和镜下血尿。其他症状包括排尿困难、尿频和（或）盆腔痛和压迫症状。尿路梗阻与癌症浸润膀胱固有肌层有关。由于肿瘤生长缓慢，典型的尿路梗阻症状少见。

（四）病理学 尿路上皮癌，一般是指移行上皮细胞癌，约占膀胱上皮性恶性肿瘤的90%。不同类型的膀胱恶性肿瘤有不同的特征。源自尿路上皮的病变通常具有乳头状或结节状外观（图68-8）。鳞状细胞癌可表现为扁平状或斑块状占位，更多表现为无蒂肿块，而不是尿路上皮癌的典型乳头状表现。另外，起源于固有肌层的肿瘤如横纹肌肉瘤可表现为分叶状，有时称为"葡萄状肉瘤"，像一串葡萄。与其他膀胱肿瘤相比，脐尿管腺癌表现为一个巨大肿块（平均直径6 cm），通常为部分性钙化的软组织肿块，膀胱外成分不成比例（图68-9）。

膀胱癌常见于膀胱侧壁，其次为膀胱三角区，膀胱顶部最少，脐尿管癌除外（图68-9）。膀胱憩室比膀胱其他部位更易发生膀胱癌，可能是因为有尿潴留（图68-10）。

膀胱癌局部转移表现为盆腔淋巴结肿大及局部侵犯，远处转移最常见的部位是肺、肝、骨。

（五）影像学表现

尿路上皮癌 膀胱癌的表现和病程各不相同，分化良好的、浅表的肿瘤五年生存率高，侵袭性肿瘤透过膀胱壁盆腔转移者预后不良。超过80%的尿路上皮癌出现无痛性肉眼血尿，排尿困难和盆腔疼痛较少见。浅表肿瘤不会出现尿路梗阻，但如果出现尿路梗阻时就意味着累及膀胱固有肌层（图68-11）。

（1）X线摄影：X线平片没有特异性，在膀胱癌诊断中甚少应用。仅1%的平片可显示膀胱癌的钙化（图68-12）。尽管静脉尿路造影（IVU）在评价血尿和上尿路情况时有一定意义，但MDCT尿路造影已成为评价上尿路的首选检查方法。

（2）CT：尿路上皮癌通常表现为腔内乳头状或结节状肿块（图68-13）。但是，有一些肿瘤仅表现为膀胱壁的局限性或弥漫性增厚。为了充分评价，膀胱必须充盈良好，否则，一些小的扁平状肿瘤很容易被遗漏。典型的尿路上皮癌在增强后60 s出现强化。

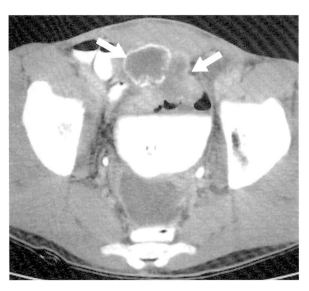

**图68-9** 脐尿管癌显示为大的周边钙化的肿块（左箭头处）和不成比例的膀胱外肿块（右箭头处），病灶累及膀胱顶，起源于残余脐尿管（鸣谢 H. Shah, MD）

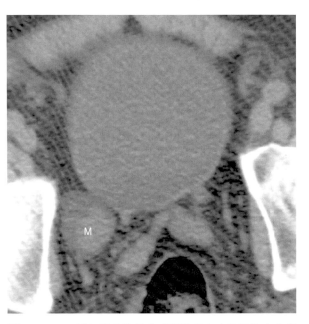

**图68-10** CT平扫显示膀胱右后侧壁憩室内的尿路上皮癌（M）。由于梗阻，膀胱恶性肿瘤最常发生于憩室内

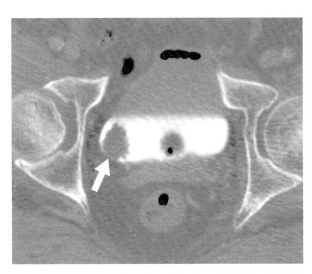

**图68-8** CT增强延迟期图像显示起源于右侧膀胱壁的乳头状尿路上皮癌（箭头处）

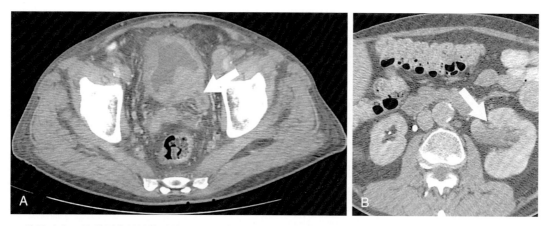

**图68-11**  膀胱壁向心性增厚伴局灶性肿块，局限性病灶累及左侧膀胱壁和三角区，并沿左侧输尿管末端逆行性、向心性蔓延（A，箭头处），导致左肾积水（B，箭头处）

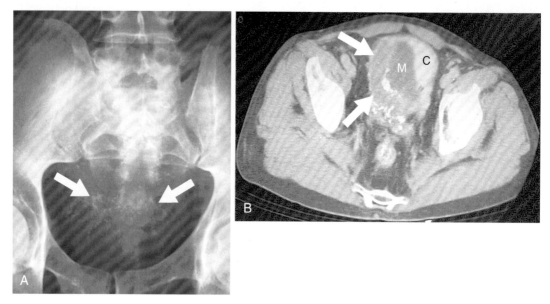

**图68-12**  非脐尿管腺癌患者，尿道有黏液排出。盆腔平片（A）显示斑点状软组织钙化（箭头处）。增强CT（B）显示右侧膀胱壁肿块（箭头处）伴部分性钙化，低密度黏液（M）和排泄的对比剂（C）分界清楚（鸣谢 H. Shah, MD）

5%的病变显示钙化，通常在病灶表面（图68-14）。CT被广泛用作主要的诊断和分期方法。侵犯膀胱周围脂肪组织（T3期）可表现为强化明显或脂肪组织结构模糊（图68-15）。分辨膀胱周围炎很重要，炎症可出现在经尿道穿刺活检后，容易与膀胱周围的侵犯混淆，导致肿瘤分期错误。因此，MDCT分期应在活检至少7天后进行，以提高敏感性和特异性。CT虚拟膀胱镜检查是指在膀胱中注入二氧化碳后进行扫描，被认为是一项有前景的检查方法，可以发现大于5 mm的占位性病变。然而，这项检查还没被正式应用于临床。

（3）MRI：MRI也可用于肿瘤的诊断和分期，在检测累及深肌层病变方面优于CT，因为MRI有更高的软组织分辨率（图68-16和图68-17）。和CT类似，因膀胱周围炎性渗出易与肿瘤侵犯相混淆而做出错误的分期。在正常大小的淋巴结中检测淋巴结转移是CT和MRI都有的局限性。使用超小超顺磁性氧化铁（USPIO）显像剂（如 ferumoxtran-10）可提高淋巴结转移MRI检出的敏感性和特异性。新的非侵入性影像检查技术如虚拟MRI膀胱造影术虽尚未纳入常规检查，但很有希望用于膀胱肿瘤的非侵入性诊断和随访。

（4）超声：超声不是膀胱癌的首选检查方法，超声主要用于评价并发的肾积水情况。膀胱癌的超声表现主要是膀胱腔内的低回声或等回声肿块。彩色多普勒超声能观察软组织肿块内的血流情况，从而和膀胱内血凝块鉴别（图68-18）。

（5）核医学：如果临床上怀疑骨转移，可以进行

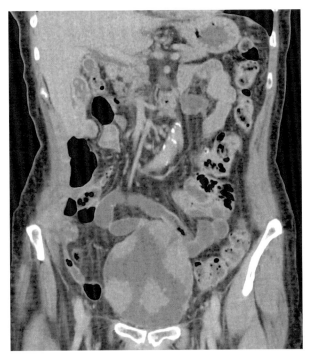

图68-13 CT平扫冠状位重建图像显示膀胱内多发乳头状肿块。尿路上皮癌常表现为多灶性病灶

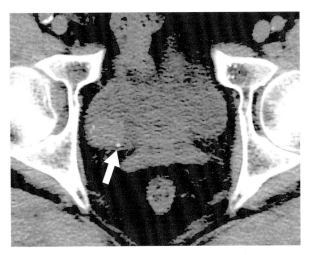

图68-14 CT平扫图像显示右侧膀胱壁乳头状尿路上皮癌，周边见斑点状钙化（箭头处）（5%的尿路上皮癌CT可见钙化）

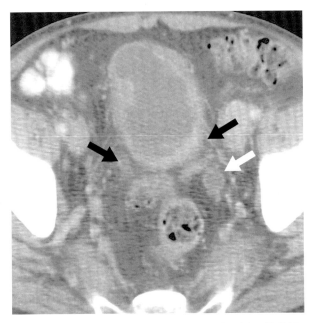

图68-15 尿路上皮癌（T3）患者，膀胱壁不规则向心性增厚，膀胱周围间隙模糊（黑箭头处）。左侧输尿管积水（白箭头处），提示固有肌层侵犯

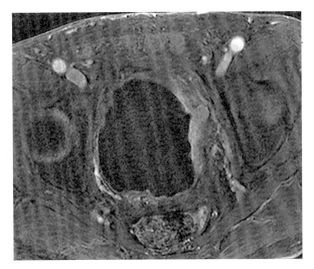

图68-16 T1WI钆对比剂增强图像显示膀胱左侧壁尿路上皮癌肌层侵犯，呈早期强化

骨扫描。但是，对于钙和碱性磷酸酶水平正常的患者，这不是常规检查的一部分。

（6）PET-CT：尿液中排出的氟脱氧葡萄糖（FDG）通常会掩盖原发性膀胱肿瘤，限制了PET-CT在检测膀胱原发性病变中的应用。但是，PET-CT对于检测转移和局部复发很有用。PET-CT检测未接受化疗的转移灶的敏感度是77%，但已化疗的患者敏感度降低到50%。

（7）影像检查流程：CTU是评价无痛性血尿最合适的首选影像学检查方法。因为检查扁平性病变灵敏度有限，常需结合膀胱镜检查。上尿路和下尿路均应评价，因为多中心病变占到40%。当肾功能太差

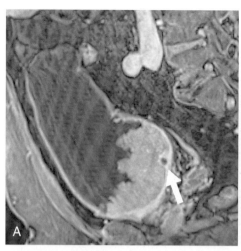
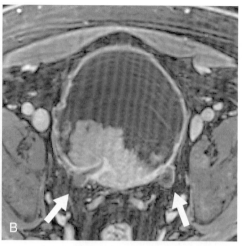

图68-17　矢状位(A)、轴位(B)T1WI增强图像显示膀胱颈和三角区强化的乳头状肿块，伴双侧输尿管积水(箭头处)。梗阻提示固有肌层侵犯

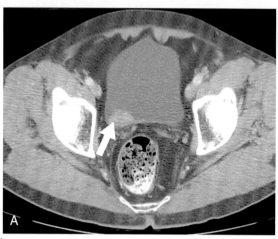
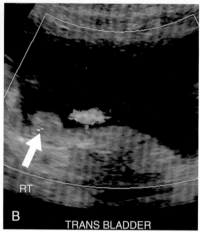

图68-18　CT增强图像(A)显示膀胱右侧基底部强化的乳头状肿块。超声图像(B)显示病灶内彩色多普勒血流回声(箭头处)

不能静脉注射对比剂时，盆腔MRI平扫对肿瘤的诊断和分期可以提供有用信息。CT和MRI仍然是肿瘤分期的主要检查。PET-CT和新技术如USPIO的MR淋巴结成像、3D超声以及CT、MR虚拟膀胱造影术可提高诊断准确性，并可实现影像融合。不过，这些检查的临床有效性还需要进一步的临床研究验证。

### 三、其他类型膀胱癌

1. 鳞状细胞癌　在美国，鳞状细胞癌发病率在膀胱癌中小于5%，在世界其他血吸虫流行地区，发病率大大增加(约15%)。

对那些有膀胱结石、慢性炎症及留置导尿管的患者，长期的机械性刺激增加了患鳞状细胞癌的风险。鳞状细胞癌好发于膀胱三角区、侧壁及膀胱憩室内。

鳞状细胞癌相比尿路上皮癌易侵及肌层(约占80%)，侵及膀胱外也较常见。由于它的侵袭性，所以常进行根治性膀胱切除术。

2. 腺癌　腺癌约占膀胱癌的2%。膀胱腺癌可分为脐尿管源性和非脐尿管源性。两种类型均可出现血尿和(或)黏液尿。脐尿管腺癌起源于残存脐尿管。在某些脐尿管残端与脐相通的病例中，可能出现脐带分泌物。脐尿管腺癌典型的表现是脐尿管走行区肿块。约50%～70%可出现钙化(图68-9)。

非脐尿管腺癌较脐尿管腺癌多见(2∶1)，表现为膀胱壁弥漫性(75%)或局灶性(25%)增厚(图68-12)。Hughes等报道了8例非脐尿管腺癌，膀胱壁平均厚度是1.8 cm。

3. 平滑肌肉瘤　平滑肌肉瘤是成人中最常见的膀胱非上皮性恶性肿瘤，但相对罕见，在所有膀胱恶性肿瘤中少于1%，男女发病率约3∶1，平均年龄64岁。典型的表现是血尿，导致膀胱出口梗阻。平滑肌肉瘤通常较大，平均直径7 cm，高分化，通常侵袭性生长。

MRI表现为T2WI和增强后T1WI信号不均匀，提示肿瘤有坏死。

4. 横纹肌肉瘤　横纹肌肉瘤儿童较常见，好发于2～6岁。与其他膀胱恶性肿瘤一样，男性多于女性(3∶1)。横纹肌肉瘤有类"葡萄串"征(葡萄状肉

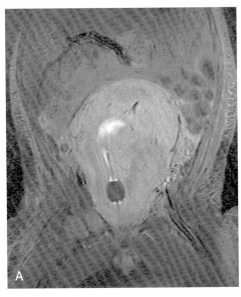
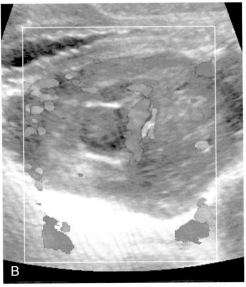

图68-19 膀胱横纹肌肉瘤在MR增强延迟期T1WI（A）上呈现为大的浸润性肿块，膀胱腔闭塞。经腹彩色多普勒图像（B）显示病灶为富血供

瘤）和浸润表现（图68-19）。通常表现为T1低信号，T2高信号，增强扫描不均匀强化。

20%病例可出现局部侵犯和淋巴结受累。病变常见于膀胱三角区，放疗和化疗相结合优于手术治疗。总体来说预后良好，五年生存率超过80%。

5. 淋巴瘤 膀胱原发性淋巴瘤极罕见，全世界仅100例报道。继发性淋巴瘤更常见，25%的患者有全身性淋巴瘤或白血病。与胃肠道淋巴瘤弥漫性周围侵犯不同，膀胱淋巴瘤表现为膀胱侧壁或顶部界限清晰的肿块（图68-20）。低级别肿瘤经化疗和（或）放疗后预后良好。

6. 转移瘤 膀胱转移瘤通常继发于周围器官如前列腺癌、结肠癌、直肠癌和子宫肿瘤的侵犯。其他癌症很少转移至膀胱，包括乳腺癌、肺癌及胃癌等。

## 四、鉴别诊断

60%的病例可出现非特征性血尿。很多病变可引起血尿，如尿路结石、炎症/感染、良性前列腺增生、外伤、医源性肾脏疾病、凝血功能障碍、放射损伤、环磷酰胺诱发膀胱炎等，但必须排除恶性病变，特别是50岁以上患者。尽管正在研究多种生物标志物以检测膀胱癌，但肉眼或镜下血尿仍然是最可靠的征象，超过80%的患者会出现血尿。不过因为血尿是间断性的，所以即使没有血尿也不能完全排除膀胱癌。MDCT尿路造影能帮助检测膀胱癌或引起血尿的泌尿系其他部位的病变。

## 五、治疗

（一）药物治疗 晚期肿瘤首选化疗（图68-21），

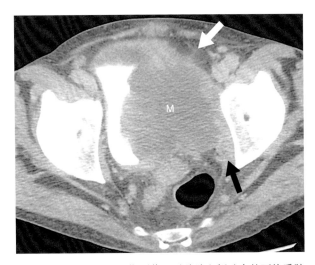

图68-20 淋巴瘤呈现为膀胱后外侧壁边界清楚的肿块（鸣谢：A. Garg, MD）

图68-21 CT增强延迟期图像显示膀胱左侧壁大的不均质肿块（M）。该晚期尿路上皮癌（T4b）表现为膀胱周围条索状软组织影（白箭头处），伴左侧盆壁受侵（黑箭头处）

浅表病变首选膀胱内免疫治疗。膀胱内治疗主要是卡介苗（BCG），将其滴注入膀胱，诱导低级别的膀胱癌产生局部免疫反应。其他膀胱内免疫治疗药物包括丝裂霉素C、阿霉素及α干扰素。膀胱免疫治疗可单独使用或结合经尿道部分膀胱切除。对晚期或复发性肿瘤可采取放疗联合化疗，也可作为手术切除后的辅助疗法。

**（二）外科治疗** 手术仍然是膀胱癌的主要治疗方法。浅表肿瘤通常采取经尿道切除病变，并通过膀胱镜检查随访。膀胱部分切除术适合肿瘤未累及肌层和单个可切除的病灶，根治性膀胱切除术和尿道改流术适合累及肌层的肿瘤。在男性患者，如果病灶累及肌层，前列腺通常需一并切除。女性患者通常需要行盆腔清扫术，除非膀胱底部、阴道壁和尿道均未被累及。在根治性膀胱切除术后，需要进行尿道重建包括回肠代膀胱、新膀胱植入或尿道造瘘。双侧盆腔淋巴结清扫术通常与根治性膀胱切除术一起进行，因为25%的患者存在淋巴结转移。

---

**医师须知**

- 无痛性血尿患者进行检查时需包括MDCT尿路造影检查。
- 60%的血尿无明确病因。
- 膀胱镜组织活检是诊断的金标准。
- 在经尿道切除膀胱肿瘤1周内行影像学检查可出现假阳性征象。

---

**要点**

- 尿路上皮癌在膀胱恶性病变中占90%以上。
- 吸烟是导致膀胱癌的最常见因素。
- IVP已大很大程度上被MDCT尿路造影取代。

第 *21* 篇

泌尿道异常及变异

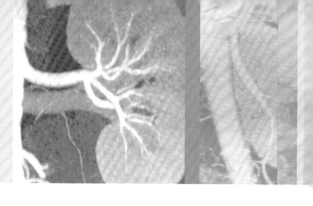

# 第69章

# 泌尿道异常及变异

Colin J. Mccarthy and Raul N. Uppot

（一）病因　泌尿道异常是一种涵盖尿道多种结构的广泛性异常病变，包括肾实质、集合系统、膀胱、尿道及脉管系统。它是由泌尿系统胚胎发育阶段发生的异常所致。因此，正确诊断首先要了解泌尿系统的胚胎发育情况。

（二）患病率和流行病学　总体而言，估计先天性肾脏和尿路异常的新生儿发病率约为1/500，占胎儿期整体异常的20%～30%。许多畸形于胎儿发育阶段出现，给胎儿带来风险，这些畸形在孕期超声常规筛查时能够发现。不过，部分畸形因泌尿系统相关疾病检查在数十年后被发现，或因其他目的行影像检查时偶然发现。泌尿系统先天性异常是婴儿肾功能衰竭的主要原因之一，亦是成人高血压和心血管疾病的原因之一。

（三）正常解剖　泌尿系统发生始于胚胎发育第4周，此时中胚层分化为三部分：前肾、中肾及后肾。肾节的颈部区域形成前肾，即未发育的尿路系统，出生前退化。第二分段部分形成中肾，随后发育成输尿管芽，最终发育成为肾集合系统。第三分段部分是后肾，其发育成永久性肾脏。

妊娠第5周，起源于中肾的输尿管芽逐渐进入到邻近的后肾，进而扩张形成肾盂。随后，肾盂分为头侧和尾侧部分，形成肾大盏。肾大盏再细分为肾小盏、肾锥体及100万～300万个集合小管。

后肾因输尿管芽进入的刺激，最终发育成肾单位。部分肾单位延长形成近曲小管、亨利环、远曲小管。后肾组织最终向头侧迁移并固定于腹膜后间隙的上腰部肾脏原始区域。

中胚层的远端部分发育成膀胱后壁，包括膀胱三角区和膀胱颈。腹侧泄殖腔发育成泌尿生殖窦，最终发育为膀胱和尿道的其余部分。

胚胎发育过程中，起源于中肾的侧段间动脉形成多条肾动脉。随着肾脏向头部的迁移，偏下部的肾动脉退化。最终的肾动脉形成于最初供应肾上腺的动脉。

（四）具体病变　为了界定数目众多和多种变化的泌尿系统先天性畸形，根据泌尿系统的组织结构来划分病变：肾实质畸形、集合系统畸形、膀胱畸形、尿道畸形及血管畸形。

1. 肾实质　肾实质畸形分为以下主要类型：肾不发育、肾发育不全、肾脏畸形、肾上升异常以及肾融合畸形。

（1）肾不发育：新生儿单侧肾不发育的发生率为1/5 000，双侧为1/30 000。

1）病理生理学：分子水平上，肾不发育与胶质细胞源性神经因子缺乏有关。胚胎学上，肾不发育与输尿管芽早期退化有关，其没有发育成后肾组织帽。双侧肾不发育可能与遗传因素有关，男性为女性的2倍。

2）临床表现：双侧肾不发育少见。双侧肾不发育由 Edith Potter 于1946年首次报道，并成为 Potter 综合征的一部分，因肾发育异常而出现羊水过少或无羊水（缺乏羊水）。临床上怀疑羊水过少与胎儿不能分泌可吞咽的羊水有关。然而，因为肾脏无需交换代谢的废物，所以胎儿在孕期能够存活。双侧肾不发育与出生后的生存不相匹配，新生儿将在数天内死亡。如果肾功能正常，单侧肾不发育也许不能发现。

3）影像学表现：孕期超声筛查，双侧肾不发育表现为羊水过少和双侧肾脏不显示。单侧肾不发育表现为腹膜后间隙或盆腔一侧肾缺如。单侧肾不发育常常因CT或MRI检查偶然发现,表现为一侧肾缺如(图69-1),对侧肾脏常常代偿性增大。

4)治疗:双侧肾不发育往往不能存活。单侧肾不发育因对侧肾的代偿性肥大无须治疗。肾功能不全的患者,需要透析治疗。

(2)肾发育不全:美国肾脏数据系统将肾发育不全和肾发育不良作为一种疾病,占儿科终末期肾病患者的8.9%。肾脏的大小取决于胚胎发育过程中产生的肾单元数量。每侧肾脏肾单元数平均为30万~100万。

1)病理生理学:肾发育不全最常见的原因是胚胎时期输尿管分化缺陷,其他因素包括孕期营养和遗传因素。

2)临床表现:肾发育不全可没有临床症状,可能会因为单侧或双侧肾脏缩小而偶然发现。然而,肾发育不全是原发性高血压的危险因素。据报道这些患者的肾小球较正常人减少46%,这也是慢性肾衰竭的危险因素。患者表现为厌食、呕吐、生长障碍及身材矮小、多尿、多饮及蛋白尿。

3)影像学表现:在超声、CT或MRI上,肾发育不全表现为肾脏体积缩小。

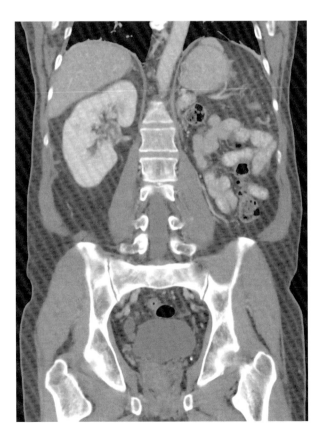

**图69-1** 冠状位重建CT图像显示左肾不发育和右肾代偿性肥大

4)治疗:没有特殊治疗方法。肾衰竭患者需要考虑透析。原发性高血压采用药物治疗。

(3)肾脏畸形:肾脏畸形包括肾皮质轮廓异常的一系列病变。文献报道表明肾脏畸形包括永久性胚胎分叶肾、肾实质联合缺陷、驼峰肾、Bertin柱、肾乳头异常及肾窦脂肪增多症。肾脏畸形因后肾胚胎发育异常所致。许多畸形被视为肾脏的先天变异。

1)永久性胚胎性分叶肾:永久性胚胎性分叶肾是指持续至成人期的胚胎期分叶肾。胚胎期肾典型表现为肾脏经沟裂细分为多个小叶状结构,在胚胎末期消失。该异常一般偶然发现,没有临床意义。影像学上鉴别分叶肾和肾瘢痕至关重要,肾瘢痕源于反流或慢性感染。CT或超声图像上,分叶肾在肾髓质锥体间见切迹存在(图69-2)。

2)肾实质联合缺陷:肾实质联合缺陷是指肾上极的融合缺陷,是胚胎期肾实质部分融合所致。不完全性融合发生于融合实质的接合部。此畸形没有临床意义,可能与瘢痕或肾撕裂相混淆。超声上,肾实质联合缺陷表现为从肾窦延续到肾皮质的线样回声缺损(图69-3A)。CT可见缺损一直延续到肾窦(图69-3B)。

3)驼峰肾:驼峰肾表现为肾皮质局部突出,通常位于左肾,因邻近脾脏压迫所致。临床无意义,不应该与实质性肾肿瘤相混淆。在超声、CT和MRI上,驼峰肾表现为左肾外侧肾皮质的局限性凸出(图69-4)。

4)Bertin柱:Bertin柱是一种正常变异,表现为肾髓质锥体间皮质组织过度增生突入肾窦。然而,其无明确临床意义,偶尔与实性肾肿瘤相混淆。Bertin

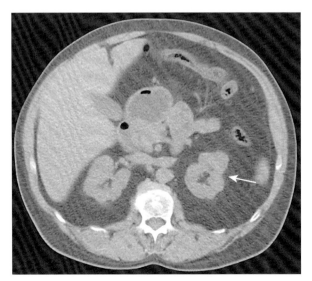

**图69-2** 轴位CT平扫图像显示左肾外侧皮质的软组织膨凸(箭头处),该表现符合胚胎期分叶肾

柱常发生于肾脏中1/3，左肾多见。超声表现为肾皮质组织延伸入肾窦。Bertin柱回声与肾皮质类似，也有报道回声略强于皮质。在CT和MRI上，其表现为部分皮质延伸进入肾窦，强化类似于肾皮质。

5）肾小叶畸形：肾小叶畸形表现为肾脏中央的假肿瘤征象，由于肾胚胎发育异常所致。肿块中央部分可见肾盏结构，藉此与Bertin柱鉴别，反映了完全性肾小叶而非肾脏中央的皮质结构。这种畸形无临床意义，但不应该与肾肿瘤相混淆。在超声上，肾小叶畸形表现为中央型肾实质肿块，很难与Bertin柱或肾肿瘤鉴别。CT增强的皮质期和实质期扫描可通过发现肿块内的肾盏来与Bertin柱鉴别。

6）肾乳头异常：肾乳头异常是指额外的肾乳头突入肾漏斗部或肾盂内，它是由胚胎期肾缩短的肾小盏引起。无临床意义，但不应该与集合系统肿瘤相混淆。CT增强排泄期，肾乳头表现为延伸入肾盏的小充盈缺损（图69-5）。典型者通常呈广基底，尖端为光滑的锥形。CT与静脉肾盂造影（IVP）表现相似。

7）肾窦脂肪过多症：肾窦脂肪过多症表现为肾窦内大量脂肪堆积。它通常伴随因严重感染和缺血引起的肾实质萎缩。亦见于内源性类固醇升高或外源性类固醇摄入增多患者。通常没有临床意义，不会引起肾盏梗阻。需要与肾窦内含脂肪肿瘤鉴别。影像学上，肾窦脂肪过多症显示肾中央脂肪增多。超声表现为回声增强，CT显示邻近中央集合系统的大量脂肪密度影（图69-6）。

（4）肾上升异常

1）盆腔肾：一侧或两侧肾脏可以远离腹膜后腔上部的正常解剖位置，位于盆腔。盆腔异位肾的新生儿发生率为1/725。

2）病理生理学：后肾组织在盆腔内发育成胚胎肾后，因身体曲度减小及腰椎、骶椎的生长发育，胚胎肾逐步向腹腔颅侧上移。胚胎肾上升过程中受到脐动脉形成的动脉分叉的干扰，经此动脉分叉时受阻导致肾脏停留于邻近髂总动脉区，从而形成盆腔肾。动脉发育的中断可能中断肾脏的上升。血管发育异常导致肾脏在接近髂总动脉水平停止上升并停留原位。盆腔异位肾容易伴发膀胱输尿管反流、肾盂积水、尿道下裂和对侧肾发育不全。

3）影像学表现：在超声、CT和MRI上，上腹膜后腔肾区肾缺如，而盆腔可见肾脏影，其供血源于髂血管（图69-7）。盆腔肾偶尔会被误认为盆腔肿大淋巴结。

（5）肾融合畸形

1）交叉融合异位肾：双侧肾脏均在同侧，伴输尿管交叉。通常双肾呈融合状态，偶尔分离。该畸形多发生于左侧。肾融合、异位和旋转异常在新生儿的发生率为1/500。① 病理生理学：交叉异位或交叉融合异位肾因输尿管芽异常生长所致，是生肾细胞团分离失败导致。② 临床表现：该畸形可无症状。相关临床所见直到生命后期才被发现，包括尿路梗阻、感染及反流。③ 影像学：影像学检查发现双侧肾脏均位于腹腔同侧（图69-8）。双肾可以融合。典型交叉异位肾可见一条输尿管横越到对侧。

2）饼状肾：饼状肾是肾上、下极的一种融合畸形，呈现为环状外观。也称为盘状肾或甜甜圈肾。① 病理生理学：盘状肾因后肾组织分离失败导致。② 临床表现：多数患者没有症状。若出现临床症状，多继发于肾盂积水、感染、结石形成或者血尿。③ 影像学：CT和MR显示融合的圆盘状肾脏（图69-9）。

3）马蹄肾：马蹄肾是双肾下极的融合。发生率约为1/600，女性稍多见。① 病理生理学：胚胎肾上升至肠系膜下动脉水平停止，肾下极靠拢并融合。② 临床表现：临床上，患者可伴有其他先天性畸形，包括心脏和骨骼畸形、18-三体综合征及特纳综合征。马蹄肾容易发生肾盂输尿管连接部（UPJ）梗阻和尿路结石。肾母细胞瘤和类癌的发生风险略增高。

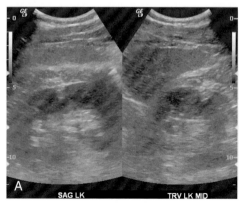

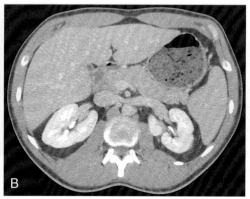

图69-3 矢状位、轴位超声（A）显示肾皮质未延伸入肾窦的强回声带。轴位CT图像（B）证实该带延伸进入肾窦，符合肾实质结合部缺陷

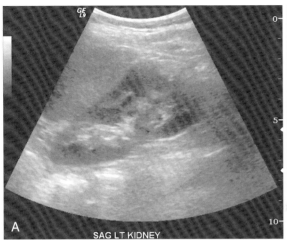

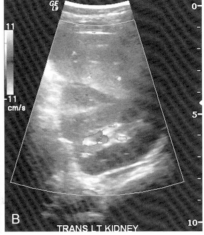

图69-4 矢状位超声（A）显示左肾外侧皮质局限性膨凸，符合驼峰肾表现。左肾轴位超声（B）图像显示驼峰肾及其与邻近脾脏的关系

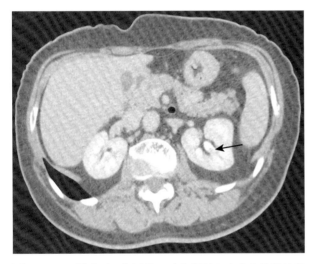

图69-5 CT增强延迟期图像显示左肾肾上小盏内异常的乳头影，伴有广基底的小卵圆形充盈缺损（箭头处）

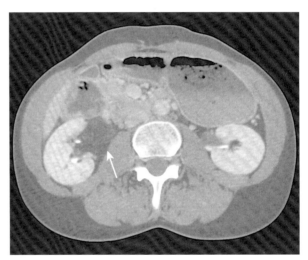

图69-6 CT增强延迟期轴位图像显示右肾门周围脂肪密度影（箭头处），符合肾窦脂肪堆积

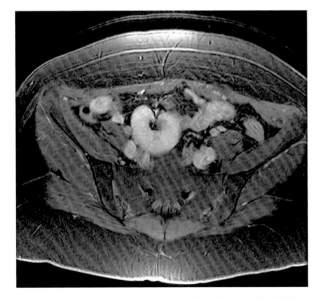

图69-7 盆腔MR增强T1W抑脂图像证实盆腔右侧异位肾

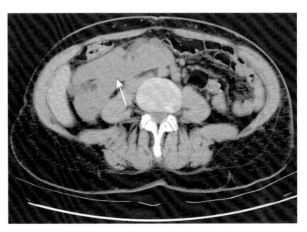

图69-8 CT轴位图像显示中线右侧融合肾（箭头处），符合异位交叉融合

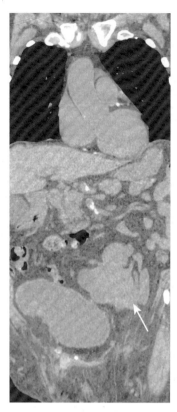

**图69-9**　冠状位CT重建图像显示盘状融合肾（箭头处），符合饼状肾

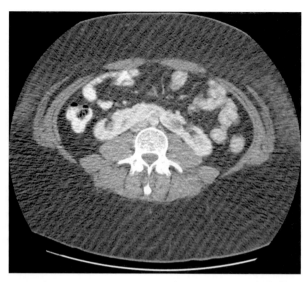

**图69-10**　CT增强轴位扫描显示典型马蹄肾，双肾下极跨越中线融合

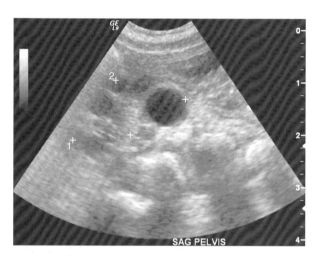

**图69-11**　婴儿矢状位超声图像显示小的高回声肾脏，肾脏周边部见囊肿结构，证实为多囊性肾发育不良

肾细胞癌的发病率和正常人类似。③ 影像学：影像学表现为双肾下极在肠系膜下动脉下方水平向内侧融合（图69-10）。肾盂和输尿管的位置靠前。④ 治疗：治疗基于马蹄肾并发症的处理。包括UPJ梗阻的肾盂输尿管成形术和结石碎石术或手术取石。

4）多囊性肾发育不良：集合小管囊性扩张发生于肾皮质。是婴儿最常见的肾囊性疾病，也是新生儿腹部肿块的第二常见原因。新生儿发病率为1/2 400，男性稍多见。可为单侧或双侧，产前检查发现率约90%。如果是单侧，伴发畸形或相关症候群的概率约16%；如果是双侧多囊肾发育不良，则伴发畸形或相关症候群的概率更高，且只有1/3的受累患者能够存活。① 病理生理学：胎儿8～10周前输尿管芽梗阻或者闭锁导致肾集合小管囊性扩张。单侧多见，也可为节段性或双侧性扩张。分为两型：Potter Ⅱa型，多囊肾呈现为肾脏体积增大，伴多发大囊；Potter Ⅱb型，微小肾。② 临床表现：婴儿临床表现为腹部大包块。若为双侧发病，婴儿会死于肺发育不全。偶尔单侧发病直到成年期才被发现，此时临床可表现为间歇性腹痛、血尿或泌尿系反复感染（UTIs）。③ 影像学：Potter Ⅱa型超声表现为形态、大小多样的多发囊肿（图69-11）。多发大囊肿排列在周围压

迫正常的肾实质。Potter Ⅱb型肾表现为肾体积减小，强回声。④ 治疗：无特殊治疗方法。症状性患者如高血压、占位效应、疼痛及感染，应考虑外科手术。

2．肾集合系统

（1）肾盂输尿管连接部梗阻：肾盂输尿管连接部（UPJ）梗阻是婴儿可触及腹部肿块最常见的原因。

1）病理生理学：UPJ梗阻有诸多潜在原因，包括输尿管发育不全、输尿管向肾盂内异常嵌入、血管异常跨越及肾异位。UPJ梗阻也可在生命末期继发于结石造成的狭窄或肾脏瘢痕、感染及支架置入。

2）临床表现：新生儿表现为肾盂积水。儿童亦可出现腹痛和反复泌尿系感染（UTIs）。

3）影像学表现：超声显示扩张积水的肾盂。IVP和逆行输尿管肾盂造影显示肾盂与输尿管的解

剖关系。CT重建图像能精确地显示肾脏集合系统和周围结构的解剖关系(图69-12)。

4)治疗:如果梗阻不完全,儿童及成人可行系列的影像学监测。如果患者症状明显和(或)完全梗阻,需要外科手术,包括顺行或逆行内镜肾盂切开术或肾盂成形术。

(2)原发性膀胱输尿管反流:膀胱输尿管反流是指尿液从充盈的膀胱反流入上尿道。

1)病理生理学:膀胱输尿管反流是膀胱输尿管连接部(VUJ)原发性发育异常,或者输尿管远端黏膜下部分非常短而改变了正常的阀门机械作用。

2)临床表现:膀胱输尿管反流可导致肾盂肾炎进而导致肾实质瘢痕。反流将细菌从膀胱运送到上段输尿管。

3)影像学表现:排泄性膀胱尿道造影(VCUG)是膀胱输尿管反流主要的诊断方法(图69-13)。它经常在新生儿第一次有记录的反复尿路感染(UTI)后使用。另外,核素膀胱造影也用来评价反流的程度。核素膀胱造影评价反流的程度不太精确,仅能确定是否有轻微、中度或严重反流。核素膀胱造影的优点是辐射剂量低;缺点是空间分辨率低,无法评价膀胱相关疾病(如膀胱憩室),以及无法显示男性尿道。尽管出生后超声检查不能直接显示膀胱输尿管反流,但继发性表现可被观察到,包括肾积水和集合系统壁增厚。

4)治疗:最初行内科治疗,包括抗生素、水化治疗及频繁膀胱排空以减少反复尿路感染的风险。如果这些方法无效,且存在持久的、严重的反流,外科干预是必要的,包括输尿管再植术和内镜治疗。

(3)巨输尿管:儿童巨输尿管定义为远端输尿管直径大于7 mm。它可为原发性或继发性。原发性巨输尿管分为三种类型:原发梗阻性巨输尿管、原发反流性巨输尿管和非反流非梗阻性原发巨输尿管。继发性巨输尿管因膀胱或输尿管异常所致,包括输尿管瓣膜、特发性膀胱功能障碍、输尿管狭窄及输尿管囊肿。原发性巨输尿管男性多见,且左侧多见。

1)病理生理学:① 原发梗阻性巨输尿管是由于输尿管缺乏蠕动所致,病因可能为输尿管周围结缔组织神经节细胞数量少,或者壁内肌肉纤维紊乱和输尿管末端间质结缔组织增多。② 原发反流性巨输尿管存在膀胱输尿管连接部异常,包括膀胱壁内输尿管过短或缺如,或输尿管憩室。③ 原发非反流非梗阻性巨输尿管,表现为紧邻膀胱的输尿管扩张,无反流或膀胱输尿管连接部狭窄的证据。它是新生儿巨输尿

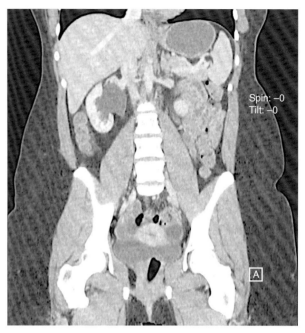

**图69-12** 冠状位重建CT图像显示右肾盂扩张,肾盂输尿管连接部突然狭窄,符合肾盂输尿管连接部梗阻

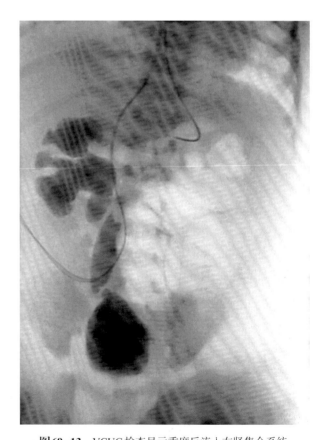

**图69-13** VCUG检查显示重度反流入右肾集合系统

管最常见的病因。

2)临床表现:多数巨输尿管无症状,在影像检查中偶然发现。如果有症状,多数为尿道梗阻及其并发症,包括腹部疼痛、腹部包块、血尿或感染症状。

3）影像学表现：产前超声筛查可能将巨输尿管诊断为伴有尿路集合系统扩张的输尿管积水性肾病。超声显示输尿管扩张段的蠕动波，传导到狭窄段。一旦这种征象得到证实，则可利用排尿性膀胱尿道造影（VCUG），进一步将巨输尿管分类为原发性和继发性（图69-14）：膀胱输尿管反流可以在继发性巨输尿管中直观显示，但原发性巨输尿管则不显示膀胱输尿管反流表现。利尿肾图是一种放射性同位素检查，用于确定是否是需要外科治疗的功能性梗阻性巨输尿管，抑或是仅需内科保守治疗的输尿管正常解剖变异。

4）治疗：治疗包括抗生素治疗和影像学密切监测。患者存在严重反流或者梗阻时，输尿管再植术是首选治疗方法。

（4）先天性巨肾盏：肾盏增大源于肾髓质锥体发育不全。

1）病理生理学：肾髓质锥体的胚胎发育不全导致肾盏的扩大。

2）临床表现：扩大的肾盏可导致感染和结石形成。这种异常可伴随原发性巨输尿管。

3）影像学表现：IVP、超声和CT检查显示肾盏扩大而肾盂、输尿管正常。肾盏圆隆、且肾乳头交界处变钝（图69-15）。

4）治疗：除了针对结石和感染进行治疗外，无

须其他特殊治疗。

（5）肾盏漏斗发育不良：肾盏漏斗发育不良是肾盂肾盏系统的梗阻性进程，可以导致其他先天性畸形，包括肾盏积水、肾盏憩室、肾盂输尿管连接部狭窄及多囊肾。

（6）肾盂分裂：重复肾盂是分裂肾盂到完全性输尿管重复的一系列畸形的一部分。

1）病理生理学：胚胎期输尿管芽过早发生分支所致。

2）临床表现：患者可以没有症状或者表现为反复性尿路感染症状。

3）影像学表现：超声和CT检查可以直观显示分离的集合系统（图69-16）。

（7）输尿管重复畸形：可以发生部分或完全性输尿管重复畸形。重复畸形通常发生的部位是近侧集合系统。部分性重复畸形在输尿管进入膀胱前融合。完全性重复畸形在输尿管进入膀胱时仍然分离，并遵循Weigert-Meyer定律：上输尿管进入近中央膀胱壁，而下输尿管进入偏下部膀胱壁。输尿管重复畸形活婴发病率为0.2%。

1）病理生理学：部分或完全性输尿管重复畸形是输尿管芽的过早分裂所致。根据分离的时机和程度，后肾组织分离过程中可以形成两套完全分离的肾

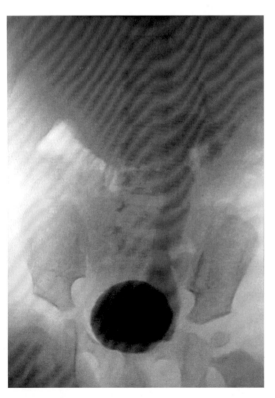

图69-14　VCUG检查显示左侧输尿管扩张，而肾盏正常，符合继发性巨输尿管反流

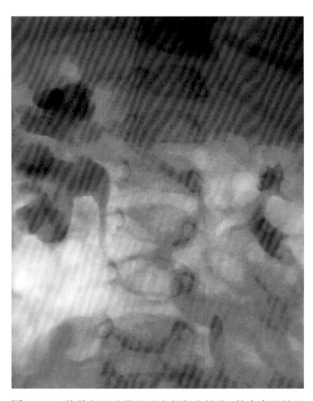

图69-15　静脉肾盂造影显示右肾肾盏扩张，符合先天性巨肾盏

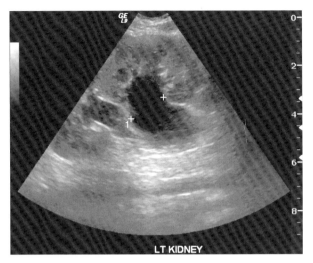

图69-16 矢状位超声图像显示两套独立的肾集合系统,符合两分裂肾盂。较大的扩张部分使用卡尺测量

盂和输尿管。

2)临床表现:患者可以没有症状,也可表现为反流、尿路感染或结石。

3)影像学:IVP和CT增强延迟期可以明确畸形重复的位置、范围(图69-17)。MRI,特别是MRU,在儿童很有效。

(8)肾盂肾盏憩室:肾脏集合系统的较小外翻,通常发生于肾小盏,但亦可发生于肾大盏或肾盂,称之为肾盂肾盏憩室。

1)临床表现:多数患者没有症状。偶尔会因尿液淤积导致感染、结石、胁腹痛或血尿。

2)影像学表现:超声上,肾盂肾盏憩室表现为肾皮质区的囊状结构。囊腔内的回声成分代表分层的乳样钙化。CT增强扫描可明确囊性结构与肾盏相通。

3)治疗:仅当患者憩室内继发结石而出现症状时给予治疗。

(9)异位输尿管:异位输尿管可与输尿管重复畸形并存(70%)或者单独发生。在女性,异位输尿管可开口于膀胱下部、尿道、前庭或阴道。在男性,异位输尿管可开口于后尿道、精囊、输精管或射精管。少数情况下,异位输尿管开口于直肠。当出现完全性输尿管重复畸形伴输尿管异位时,亦遵循Weigert-Meyer定律:上输尿管进入近中央膀胱壁,而下输尿管进入偏下部膀胱壁。

1)病理生理学:输尿管异位是输尿管芽移行异常所致。异位输尿管的发生通常因输尿管芽不能分离为中肾管而直接移行至尾端。

2)临床表现:尽管排尿正常,但临床会出现持续性滴尿性失禁病史。

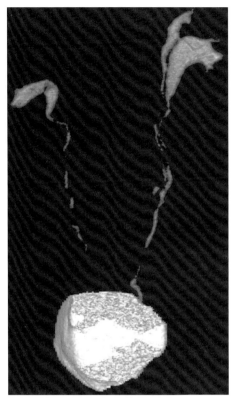

图69-17 肾集合系统CT冠状位容积重建图像显示左侧输尿管重复畸形,较低位的肾盂扩张,可能与反流有关

3)影像学表现:超声筛查可检出重复肾伴上输尿管梗阻。偶尔,扩张的输尿管进入盆腔,伴异常开口。如果无重复畸形,受累肾脏可较小、发育不全,可能超声不能显示。IVP偶尔可发现输尿管异位开口。肾核素检查用于评价输尿管异位患者的肾功能。CT可用于定位发育不良的小肾脏,并能明确集合系统重复畸形和异位输尿管开口。MRU可以检出异位输尿管、扩张的集合系统及输尿管囊肿,并且在明确膀胱外输尿管开口方面优于超声和IVP。

(10)输尿管囊肿:输尿管囊肿是输尿管末端进入膀胱处的囊性扩张。75%的输尿管囊肿患者合并输尿管重复畸形。

1)病理生理学:输尿管口阻塞导致输尿管远端扩张形成输尿管囊肿。阻塞可为先天性或者继发于感染。先天性阻塞继发于中肾管和尿生殖芽间的永久性隔膜(如Chwalla膜)。

2)影像学表现:超声检查显示膀胱腔内与输尿管末端延续的囊性肿块。输尿管囊肿壁表现为膀胱三角区附近的圆形回声结构(图69-18)。VCUG显示膀胱腔内的圆形充盈缺损。IVP图像上,输尿管囊肿内的对比剂形成典型的"眼镜蛇头"征,即末端输尿管内的对比剂被透光囊肿壁包绕所形成的影像。

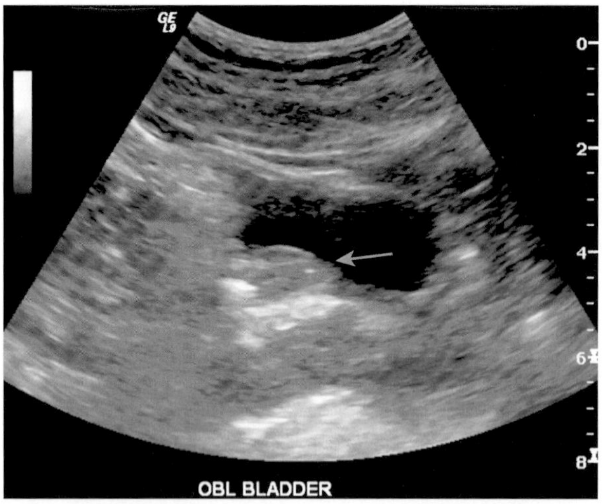

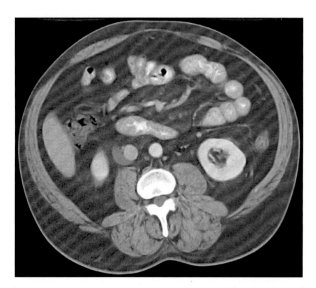

**图 69-18**　膀胱横断面超声显示右侧输尿管开口区充盈缺损（箭头处），符合右侧输尿管囊肿

（11）腔静脉后输尿管：腔静脉后输尿管是罕见的输尿管解剖异常。输尿管呈 S 形走行于下腔静脉后方。

1）病理生理学：腔静脉后输尿管是胚胎发育过程中后主静脉永久性残留所致。

2）临床表现：患者通常没有症状，也有报道腔静脉后输尿管是泌尿系梗阻的原因之一。

3）影像学表现：IVP 或逆行肾盂造影检查显示输尿管呈 S 形走行。CT 可追踪走行于下腔静脉后方的输尿管（图 69-19）。

4）治疗：腔静脉后输尿管通常不需要治疗。如果发生梗阻，需行肾盂成形术或输尿管-输尿管吻合术。

（12）输尿管憩室：输尿管憩室是罕见的输尿管

**图 69-19**　轴位 CT 图像显示典型腔静脉后输尿管的 S 形表现，输尿管延伸至下腔静脉后方

异常，表现为输尿管外翻。多数输尿管憩室发生在膀胱输尿管连接部。

1）病理生理学：潜在原因包括慢性感染、反流或结石，以及肾盂过度扩张分裂。

2）临床表现：患者可以表现为反复泌尿系感染。

3）影像学：IVP 或 CT 增强延迟期，憩室内充满对比剂或显示小的输尿管外翻。

（13）输尿管假性憩室：假性憩室通常发生于输尿管中上 2/3，囊状外翻＜4 mm，多发。

1）病理生理学：病因不明。假性憩室是黏膜层经输尿管壁的薄弱部位向外突出，突出部见动脉穿透肌层。

2）临床表现：输尿管假性憩室通常没有临床症状，不过可提高发生移行细胞癌的风险。

3）影像学表现：IVP 或逆行肾盂造影可见多发性输尿管小突起（1～3 mm）。

4）治疗：尿路细胞学检查和影像学随访监测其是否发展为移行细胞癌。

（14）髓质海绵肾（良性肾小管扩张）：髓质海绵肾是肾锥体集合小管囊状扩张的发育性畸形。有文献表明，在行静脉肾盂造影的患者中有 0.5% 会表现为髓质海绵肾。

1）病理生理学：髓质海绵肾被认为是继发于肾集合小管的异常增生。

2）临床表现：多数患者没有症状。约 10% 出现感染、血尿或结石。

3）影像学表现：X 线平片检查，髓质海绵肾表现为肾钙质沉着症，伴肾髓质簇状钙化。超声检查显示髓质锥体回声增强（图 69-20）。CT 平扫也可见髓质钙质沉着（图 69-21）。

4）治疗：除并发结石或感染外，无需特殊治疗。

3. 膀胱

（1）膀胱不发育：膀胱不发育是指先天性膀胱缺失。非常罕见，文献报道仅 45 例。

1）病理生理学：膀胱发育约在妊娠期第 5～7 周。间充质干细胞分化、生长紊乱及尿液生成异常可能导致该畸形发生。

2）临床表现：膀胱不发育患儿很难存活。

3）影像学表现：产前超声显示膀胱缺如。

4）治疗：治疗行外科尿流改道术。

（2）膀胱重复畸形：膀胱重复畸形极其罕见，至今报道约 50 例。每侧输尿管汇入同侧膀胱。完全性重复畸形存在两条尿道。部分性重复畸形，膀胱经同一尿道排出。膀胱重复畸形可伴随其他先天畸形。

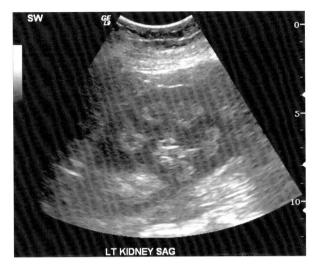

**图69-20** 髓质海绵肾患者的矢状位超声图像显示强回声肾锥体,符合肾髓质钙质沉着症

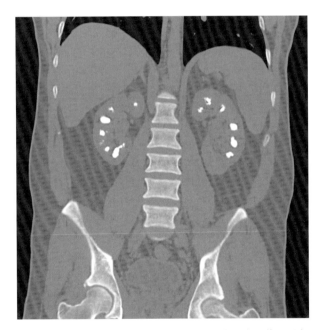

**图69-21** 髓质海绵肾患者的CT平扫冠状位骨窗图像显示肾髓质钙质沉着症

(3)先天性脐尿管异常:先天性脐尿管异常包括一系列病变:脐尿管未闭、脐尿管囊肿、脐-脐尿管瘘及膀胱脐尿管憩室。病理生理学上,脐尿管异常是尿囊永久性存在所致。如果整个尿囊存留,膀胱与脐部之间会存在交通形成脐尿管未闭。如果尿囊部分残留,尿囊内皮的分泌活动导致脐尿管囊肿形成。如果脐尿管与脐永久性交通,则形成脐尿管瘘。如果脐尿管与膀胱永久性交通,则形成膀胱脐尿管憩室。

1)脐尿管未闭:膀胱腔与脐间的永久性交通,即脐尿管未闭。新生儿期患者肚脐出现尿漏。CT和超声可显示膀胱与脐之间的管状连接。最终确认需要在肚脐部注射对比剂以肚脐与膀胱是否相通或膀胱造影来判断。

2)脐尿管囊肿:当开放的脐尿管两端闭塞,中间呈节段性未闭时,将发展为小囊肿。① 临床表现:脐尿管囊肿多数没有症状,但囊肿存在感染风险。② 影像学:CT或超声检查可见下腹壁中线部位的小囊肿。

3)脐-脐尿管瘘:脐尿管与脐相交通。① 临床表现:脐部见周期性的液体排出。② 影像学:CT和超声影像上,脐-脐尿管瘘表现为具有盲端的管状结构与脐部相连。经脐注射对比剂可以明确诊断。

4)膀胱脐尿管憩室:膀胱脐尿管憩室发生于膀胱顶部,表现为脐尿管残留部与膀胱的永久性交通。① 临床表现:患者多无症状,通常偶然发现。② 影像学:超声和CT影像上,膀胱脐尿管憩室表现为膀胱顶部的小囊肿(图69-22)。

5)膀胱憩室:膀胱憩室是指膀胱腔向外的小突起。① 病理生理学:膀胱憩室可以是先天性或获得性。先天性膀胱憩室常发生于输尿管开口的上侧壁。据报道,膀胱憩室因Waldeyer筋膜鞘的薄弱或缺陷所致。这种畸形的发病率约为1.7%。② 临床表现:膀胱憩室通常没有症状。偶尔出现感染或膀胱出口梗阻。③ 影像学:超声、CT、IVP及VCUG显示膀胱壁局限性突起,典型部位为输尿管开口上侧壁(图69-23)。④ 治疗:除了合并感染和膀胱出口梗阻外,无需特别治疗。

(4)梨状腹综合征:梨状腹综合征,也称为Eagle-Barrett综合征或三联征,其特征为皱纹状松弛、膨隆的腹壁,双侧无法触及的隐睾,以及泌尿道异常,包括输尿管扭曲扩张、前列腺尿道扩张及肾脏畸形。综合征在新生儿的发生率为1/30 000,男性占绝对优势,个别女性发病。

1)病理生理学:虽然病因不明确,但目前一般认为是妊娠第6周,间叶组织胚胎导致腹部肌肉发育不良,或者慢性宫腔内压力增高导致腹壁肌肉出现压迫性萎缩。梨状腹综合征患者常合并骨骼、胃肠道、心脏及肺部异常。

2)临床表现:临床上,患者常出现下述不同程度的症状:部分或完全性腹壁肌肉缺乏导致腹壁皮肤皱褶;男性隐睾;膀胱扩张、输尿管反流、输尿管增宽;以及频繁尿路感染。

3)影像学表现:梨状腹综合征在产前超声筛查中可被发现。超声所见包括双侧肾盂积水,输尿管扩

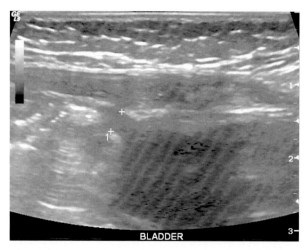

**图69-22** 膀胱矢状位超声图像显示源于膀胱顶前上部的管状结构（用卡尺测量），符合膀胱脐尿管憩室。其为盲端结构，与脐无交通

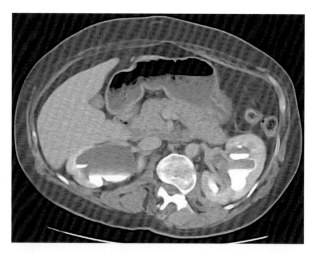

**图69-24** 有梨状腹综合征病史的年龄较大患者，CT增强延迟期图像显示双肾集合系统明显扩张

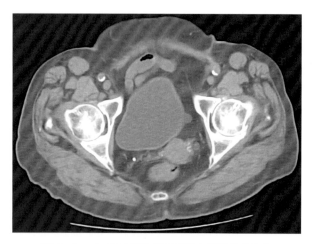

**图69-23** CT轴位图像显示膀胱左侧壁的小憩室

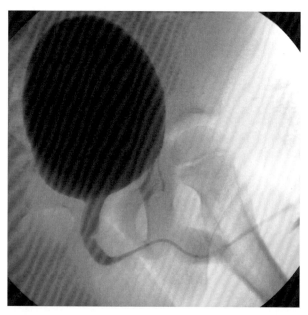

**图69-25** 斜位VCUG图像显示后尿道线条状影，符合后尿道瓣膜畸形

张、扭曲及不同程度肾发育不良。VCUG可以显示一较大的形态不规则的狭长膀胱和双侧输尿管反流，也可见扩张扭曲的输尿管。排泄期见前列腺尿道扩张，尿道逐渐狭窄至尿道膜部。CT检查显示双侧肾集合系统的扩张（图69-24）。

4）治疗：治疗取决于综合征的严重程度。膀胱造口术以实现膀胱经腹部小洞排尿。在严重的病例，需要行膀胱和腹壁肌肉的外科手术重建。

4. 尿道

（1）后尿道瓣膜：后尿道瓣膜是男性尿道最常见的先天性梗阻性疾病。

1）病理生理学：后尿道瓣膜是由中肾管形成的增厚的瓣膜样结构，并从精阜延伸到前列腺尿道末端。瓣膜中央有小口允许最低限度排尿，排尿期间瓣膜逐渐扩大形成帆状瓣膜。

2）影像学表现：腹部超声仅能根据双侧肾积水、膀胱壁增厚及膀胱憩室等表现提示诊断。VCUG是诊断后尿道瓣膜的最佳诊断技术。影像表现包括后尿道扩张、延长。偶尔显示与瓣膜相对应的线样透光带（图69-25）。

3）治疗：标准治疗是经尿道行瓣膜切除。

（2）前尿道瓣膜：前尿道瓣膜较后尿道瓣膜少见。正如命名所示，前尿道瓣膜表现为沿前尿道分布的永存性瓣膜样异常。总体上约40%发生在尿道球部、30%发生在阴茎阴囊结合部、30%发生在尿道海绵体部。

1）病理生理学：前尿道瓣膜的胚胎发育过程尚

不明确。机制可能为尿道重复的尝试终止、前后尿道间对位异常，尿道发育中组织过度增生，以及尿道周围腺体的先天性囊性扩张。

2）临床表现：临床表现因患者年龄和梗阻程度而不同。临床症状包括从小梗阻到重度肾积水，终末期肾病及膀胱破裂。

3）影像学表现：VCUG是前尿道瓣膜首选的诊断技术。影像表现包括瓣膜近端的尿道扩张。瓣膜表现为沿尿道腹侧壁的线样充盈缺损。据报道，1/3病例可见输尿管反流，1/2病例出现上尿道萎缩。

**医师须知**

- 胎儿超声筛查对于明确先天性泌尿道畸形至关重要。早期诊断和治疗，可以潜在提供减小日后肾功损害的机会。
- 超声筛查中关注的内容包括羊水过少，肾脏数量、位置、形态，肾盂或输尿管有无积水，以及膀胱大小、形态和有无缺如。
- 许多泌尿道异常后期可出现症状，如反复泌尿道感染、结石、胁腹痛或梗阻。

第 **22** 篇

# 肾上腺肿块

# 第70章

## 肾上腺增大

Nagaraj-Setty Holalkere, Naveen M. Kulkarni and Michael Blake

随着CT与MRI技术的发展,使得我们能够更加清晰观察肾上腺形态上的细微改变。肾上腺增大从影像学上可分为以下几类(图70-1):① 弥漫性增大;② 肾上腺局灶性结节或肿块;③ 肾上腺多发局灶性结节;④ 结节性病灶内伴更小结节,称为结中结表现。

下面就肾上腺弥漫性增大、肾上腺多发局灶性结节,结中结的各种病因和影像学表现进行讨论。

### 一、肾上腺弥漫性增大

肾上腺弥漫性增大,通常保持肾上腺的正常外形轮廓。肾上腺内、外侧肢长度大于5 cm,厚度超过10 mm。引起肾上腺弥漫性增大的病因包括肾上腺增生、淋巴瘤、转移瘤、结核以及组织胞质菌病。

(一)肾上腺增生 肾上腺皮质增生可为原发性,亦可继发于垂体或下丘脑病变,又或异位产生促肾上腺皮质激素(ACTH)。临床上,肾上腺增生通常表现为库欣病,亦可能与Conn综合征或肾上腺性征综合征有关联。

大部分肾上腺增生在CT、MRI中表现为双侧增大的腺体,但仍保持着正常的肾上腺形态,表面光滑(图70-2)。另外,极少数肾上腺增生可表现为正常外观或结节样增大。肾上腺增生所致弥漫性增大的原因通常与各种肿瘤所产生的异位ACTH产物有关,如支气管类癌。对于醛固酮增多症患者来说,鉴别患者为肾上腺增生还是高功能肾上腺腺瘤至关重要,因为前者仅需药物治疗,而后者则需手术治疗。肾静脉采血检验通常用于明确患者是否为醛固酮增多症,特别是在横断面影像检查不能检测到局限性结节的情况下。多数情况下,由肾上腺微结节引起的醛固酮增多症,CT或MRI并不能检测出病灶;因此,即使CT或MRI检查已诊断肾上腺增生,仍需要肾静脉采血检验以排除单侧醛固酮分泌增多症的可能。

高醛固酮血症的患者若从影像学上检查并未发现局灶结节,那么进一步行肾静脉采血检验是必要的。

(二)淋巴瘤 尸检发现近25%的非霍奇金淋巴瘤(NHL)的患者存在肾上腺受累。NHL累及肾上腺通常表现为肾上腺弥漫性增大,与肾上腺增生类似。然而,本病的增大常表现为不对称或只发生于一侧。在CT上,肾上腺淋巴瘤表现为单侧或双侧均匀

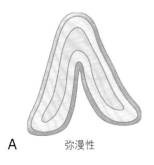

A　　　弥漫性

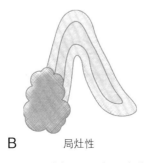

B　　　局灶性

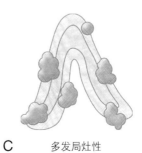

C　　　多发局灶性

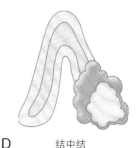

D　　　结中结

**图70-1** 肾上腺增大的不同形态学模式

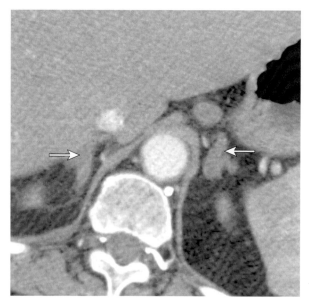

**图70-2** 一位42岁男性Cushing综合征患者的肾上腺横断面CT示双侧肾上腺增大（＞10 mm）（箭头处），保留了肾上腺的形态，边缘光滑，无散在的结节。这符合肾上腺增生的影像学表现

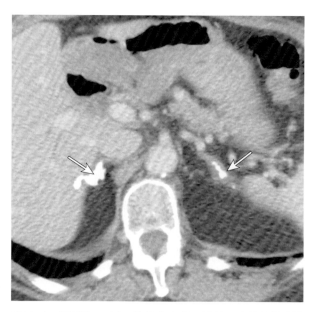

**图70-3** 横断位CT示一结核病患者双侧肾上腺增大伴弥漫性钙化（箭头处）

的实质性累及，无钙化。肾上腺外形轮廓可无明显变化，静脉注射对比剂后病灶呈轻度强化。NHL累及肾上腺可为原发性或转移性淋巴瘤。原发性肾上腺NHL累及仅发生于腺体并且很少见，多表现为囊性和不均匀，导致其很难与肾上腺皮质癌、嗜铬细胞瘤及转移瘤鉴别。50%～68%为双侧发病。肾上腺原发性NHL的最常见的临床表现为肾上腺功能不全，目前已知肾上腺功能不全的最常见原因是继发于肾上腺恶性病变。其他部位出现淋巴结病变可提示本病的诊断。然而淋巴结增大并不是诊断本病所必需的。淋巴瘤的MRI表现无特异性，可类似转移瘤的表现。典型者，增大在T1W图像通常表现为低信号，T2W图像表现为多样化或不均匀高信号。PET-CT有助于识别肾上腺以及肾上腺外受累情况。淋巴瘤累及肾上腺时[18]F-氟脱氧葡萄糖（FDG）摄取显著高于肝脏摄取。

**（三）肉芽肿性疾病** 肉芽肿性疾病通常继发于结核病或组织胞质菌病，是美国慢性肾上腺功能不全的第二大常见原因，仅次于特发性Addison病。

在CT图像上，肾上腺结核通常表现为腺体的不对称增大。急性双侧受累可致肾上腺功能不全。在亚急性期，可出现肾上腺增大、边缘强化并伴有囊性低密度区或坏死改变。慢性期可出现腺体的弥漫性或局灶性钙化（图70-3）。近50%的肾上腺钙化是继发于结核病。组织胞质菌病弥漫性累及肾上腺时，常表现为肾上腺增大，伴有边缘强化和中央低密度（图

70-4）改变。该病所致的肾上腺增大较肾上腺结核略显对称，也可见钙化。

**（四）转移瘤** 表现为弥漫性增大的肾上腺转移瘤罕见。肾癌或腹膜后肉瘤直接侵犯肾上腺可表现为单侧肾上腺弥漫性增大。这种情况下，增大的肾上腺腺体边缘模糊，其影像特点类似于局限性肿块或结节样转移。

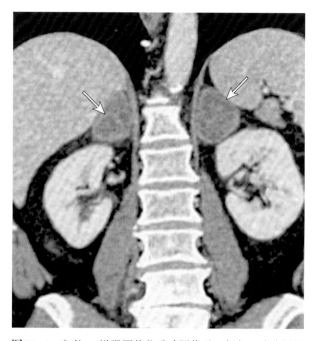

**图70-4** 患者CT增强冠状位重建图像示双侧肾上腺弥漫性增大（箭头处），病灶边缘强化，伴中心囊性低密度影。这些影像学表现经组织病理证实为组织胞质菌病

## 二、局灶性肿块或结节

肾上腺局灶性结节或肿块影像学表现在第71章讨论。

## 三、肾上腺多发结节

每侧肾上腺含多个结节。多发结节可位于单侧或双侧肾上腺。单侧肾上腺多发结节通常为转移瘤。此外，双侧肾上腺多发结节可能为转移性疾病、多发腺瘤或者良性多发性结节增生。双侧肾上腺多发结节样转移瘤和双侧多发结节样腺瘤相对少见。肾上腺多发结节的每个结节的影像学典型表现类似，分别类似于单发结节性转移瘤或腺瘤。结节性转移瘤与腺瘤的影像表现在第71章讨论。

**（一）良性多发结节性增生** 良性多发结节增生发生于有轻度库欣综合征临床症状的老年患者，典型表现为肾上腺多发结节性增大。肾上腺良性多发结节增生可为ACTH依赖型或非ACTH依赖型。ACTH

依赖型肾上腺多发结节样增生的患者中，ACTH水平升高和分泌亢进，其原因为垂体肿瘤分泌或ACTH的异位分泌，如肺癌。非ACTH依赖型多发结节样增生，一般也叫ACTH非依赖性巨结节肾上腺皮质增生（AIMAH），其ACTH水平往往降低或检测不出。这两种情况下，肾上腺均表现增大且合并双侧多发结节。因此在ACTH水平异常的库欣综合征患者中，影像学若发现其双侧肾上腺多发结节，则可迅速做出良性多发结节性增生的诊断。

影像学上，非ACTH依赖型结节增生典型表现为肾上腺多发小结节，这些小结节在磁共振化学位移成像同/反相位显示无微脂质成分（图70-5）。与之相反，ACTH依赖型结节性增生结节通常较大，每个结节最大可达5 cm，且在磁共振化学位移成像同/反相位可发现微脂质成分。双侧转移或双侧多发腺瘤亦可有类似的形态学和影像学表现。因此，如果缺乏生化证据，仅依靠影像学表现对多发结节性增生做出准

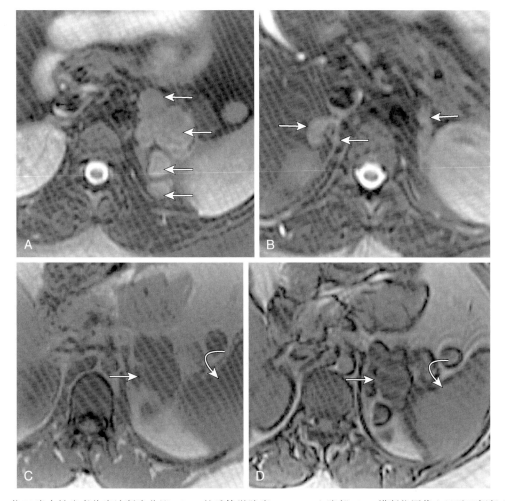

**图70-5** 一位28岁女性患者临床诊断为分泌ACTH的垂体微腺瘤。A～D. 上腹部T2WI横断位图像上显示双侧肾上腺多发的大结节（箭头处）。与脾脏（弯箭头处）及同相位（C）影像比较，在反相位（D）磁共振图像上，患者肾上腺病灶内有稍许信号减低。患者随后行双侧肾上腺切除术，术后组织病理示肾上腺多发结节性增生

确诊断很困难（图70-5）。在一个系列研究中发现，25%（5/24）患者具有上述影像表现，但最终确诊为肾上腺腺瘤。

由于ACTH的作用，在ACTH依赖型肾上腺增生结节间的皮质总是增生的，而非ACTH依赖型肾上腺增生则因缺乏ACTH，结节间的皮质往往表现为萎缩。

**（二）碰撞瘤（Collision瘤）**　Collision瘤是指两个不同的肿瘤共存在同一个部位，其组织学不同且没有明显的组织混合。这两个肿瘤可均为恶性或良性，也可以是一个良性一个恶性。肾上腺Collision瘤罕见，其患病率尚未清楚。肾上腺Collision瘤最常见的原因是在先前已存在的肾上腺腺瘤边缘出现转移瘤。当磁共振化学位移成像反相位出现肿块内信号强度局限性减低，或与上一次影像检查比较，肾上腺病灶形态学出现明显变化，应考虑腺瘤/转移Collision瘤的可能。然而，原先病灶内的出血或坏死，亦可与Collision瘤表现类似。许多肾上腺Collision瘤活检不能被检出，其原因包括取材偏差，或是病灶内两种成分肿瘤含量不均等，病理易误诊为肿瘤成分含量较高的那种肿瘤。假如影像表现已经提示转移瘤，当出现肿瘤体积增大或出现另外的软组织成分时，则应考虑Collision瘤的可能。当对肿瘤组织进行活检时，放射科医师需考虑Collision瘤存在的可能性，以便获取恰当的组织标本，进而协助临床治疗。

磁共振化学位移成像可以鉴别良性富脂质腺瘤和恶性肿瘤，因为后者在反相位图像上不会出现相对于同相位图像的病灶信号减低（图70-6）。PET-CT亦可用来诊断肾上腺Collision瘤。例如，有个案病例报道了PET-CT对肾上腺转移瘤与腺瘤进行鉴别诊断的能力。肾上腺腺瘤通常很少或几乎无FDG摄取，而转移瘤FDG摄取量高于肝脏。

**医师须知**

■ 肾上腺增大的准确定性是对伴有或不伴有已知原发性恶性肿瘤的患者进行恰当处置的关键。

**要点**

■ 肾上腺增大常见，其原因可以为良性亦可为恶性。
■ 影像学检查对检测肾上腺增大起着非常重要的作用，肾上腺增大的定性需密切结合患者的内分泌/肿瘤/感染等病史以及其他检验资料。
■ 影像引导活检较少用于诊断，当影像学检查未能定性肾上腺增大时，活检有时有助于明确诊断。

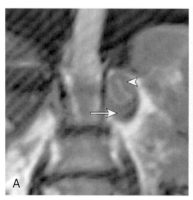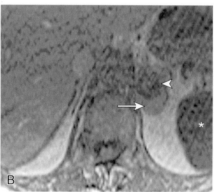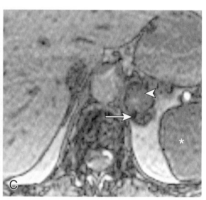

**图70-6**　一位65岁男性患者，有肺癌病史以及左侧肾上腺腺瘤。冠状位T2W MR图像（A）示肾上腺转移瘤（三角处）与肾上腺腺瘤（箭头处）组成的Collision瘤的典型征象，其中位于腺瘤上部分转移瘤的MR信号略高于腺瘤信号，在同相位（B）以及反相位（C）图像上亦存在此表现。在反相位图像上，同相位高信号的腺瘤部分变成低信号，这提示腺瘤内存在微脂质成分，而转移瘤的信号无此变化

Nagaraj-Setty Holalkere, Naveen M. Kulkarni and Michael Blake

# 第71章

# 肾上腺肿块

（一）病因　肾上腺肿块可为肿瘤性、感染性或出血性（提要71-1）。影像上所见到的肾上腺肿块最常见的原因是肿瘤。偶然发现的肾上腺肿块以及其他部位有已知恶性肿瘤患者的肾上腺肿块最常见的原因是良性肾上腺腺瘤。

（二）发病率及流行病学　一项纳入1 000多例大样本尸体解剖研究报道，肾上腺肿块的发病率是1.4%～5.7%。然而，在评价腹部症状和癌症分期的横断面成像中，越来越多地发现肾上腺肿块。CT检测到中年人肾上腺肿块的总体发病率约为3%，而老年人可高达10%。

---

**提要71-1　肾上腺肿块病因**

■ **良性病变**
◆ **常见病变**
- 肾上腺腺瘤（富脂质）
- 肾上腺腺瘤（乏脂质）
- 髓样脂肪瘤
- 肾上腺出血
- 嗜铬细胞瘤
◆ **少见病变**
- 肾上腺囊肿
- 神经节细胞瘤
■ **恶性病变**
◆ **常见病变**
- 转移
◆ **少见病变**
- 肾上腺腺癌
- 神经母细胞瘤
- 嗜铬细胞瘤

---

（三）影像学表现　肾上腺肿块的影像学特征见表71-1。

1. 肾上腺腺瘤　肾上腺皮质腺瘤是起源自肾上腺皮质的常见的良性肿瘤。大多数肾上腺腺瘤是无功能性的偶然发现肿瘤。小部分产生过多类固醇激素的腺瘤可引起症状。大量的皮质醇会导致库欣综合征，过量的醛固酮会导致Conn综合征，过量的男性性激素会导致粉刺和毛发生长。因此，所有影像检查意外发现的腺瘤或肾上腺肿块都可与临床表现有关系，如果有必要，可行血清生化分析和尿液分析以评价有无功能性腺瘤。肾上腺腺瘤的总体发病率随着年龄的增长而增加。

（1）CT：CT是诊断肾上腺腺瘤的主要影像学方法。组织学上肾上腺皮质腺瘤分为两种类型：约70%为胞质内脂质百分比高（富脂质）的肾上腺皮质腺瘤和约占30%的乏脂质的肾上腺皮质腺瘤。钙化、坏死和出血是非典型的，但可能出现，特别是在较大的病变中。绝大多数富脂质腺瘤可根据CT密度而确诊。肾上腺腺瘤在平扫图像中CT值通常低于10 HU（图71-1A）。在所有腺瘤中，约10%～40%的肾上腺腺瘤的CT值大于10 HU，因而被认为是乏脂质腺瘤。一些乏脂质腺瘤在延迟期对比增强图像上表现为特征性的"廓清"。根据廓清特征，延迟10 min后，肾上腺腺瘤的相对廓清百分比（RPW）和绝对廓清百分比（APW）值分别超过38%和52%；或15 min延迟后RPW和APW的值分别超过40%和60%。这些廓清模式是肾上腺腺瘤的特征。富脂质和乏脂质腺瘤均有相似的廓清模式。

（2）MRI：肾上腺腺瘤在T1W、T2W和钆增强

**表71-1　肾上腺肿块的影像学特征**

| 肾上腺肿块 | 腺瘤（富脂质） | 腺瘤（乏脂质） | 髓样脂肪瘤 | 嗜铬细胞瘤 | 转移 | 肾上腺癌 | 神经母细胞瘤 | 神经节细胞瘤 | 囊肿 | 血肿 |
|---|---|---|---|---|---|---|---|---|---|---|
| 大小 | 小,通常<3 cm | 小,通常<3 cm | 通常<3 cm | 大,>3 cm | 不定 | 大,>4 cm | 大,>4 cm | 大,>4 cm | 大,>3 cm | 不定 |
| 形态 | 圆或椭圆形 | 圆或椭圆形 | 圆或椭圆形 | 圆或椭圆形 | 椭圆形或不规则 | 不规则 | 不规则 | 椭圆形或不规则 | 圆或椭圆形 | 圆或椭圆形 |
| 边缘 | 光滑 | 光滑 | 光滑 | 清晰 | 不清 | 不清 | 不清 | 不清 | 清晰 | 不一定 |
| 均质性 | 均匀 | 均匀 | 混杂 | 混杂 | 混杂 | 混杂 | 混杂 | 混杂 | 均匀 | 混杂 |
| **CT** | | | | | | | | | | |
| 平扫 | <10 HU | >10 HU | <-50 HU | >10 HU | >10 HU | >10 HU,±钙化 | >10 HU,±钙化 | >10 HU,±钙化 | 10~20 HU | 不定,急性>50 HU |
| 增强 | 轻度强化 | 轻度强化 | 不强化到轻度强化 | 明显强化 | 中度到明显强化 | 不同程度强化及坏死 | 不同程度强化 | 不同程度强化 | 无强化 | 无强化 |
| 廓清 | RPW≥40% APW≥60% | RPW≥40% APW≥60% | 不定 | RPW≤40% APW≤60% | RPW≤40% APW≤60% | RPW≤40% APW≤60% | 不定 | 不定 | 无廓清 | 无廓清 |
| **MRI** | | | | | | | | | | |
| T1 | 等到低 | 等到低 | 高 | 等到低 | 等到低 | 等到低 | 等到低 | 等到低 | 低 | 高或低 |
| T2 | 等到稍高 | 等到稍高 | 等到低 | 70%非常高 | 高 | 高 | 高 | 高 | 高 | 低 |
| 化学位移 | 信号的下降>20% | 信号的下降<20% | 肉眼脂肪周围印度墨汁伪影 | 信号无下降 | 信号无下降 | 信号无下降 | 信号无下降 | 信号无下降 | 信号无下降 | 信号无下降 |
| 钆T1增强 | 无特异性 | 无特异性 | 无或混杂强化 | 明显强化 | 轻到中度强化 | 混杂强化 | 混杂强化 | 混杂强化 | 无强化 | 无强化 |
| PET | ≤肝脏摄取 ≤4 SUV | ≤肝脏摄取 ≤4 SUV | ≤肝脏摄取 ≤4 SUV | ≤肝脏摄取 ≤4 SUV | ≥肝脏摄取 ≥4 SUV | ≥肝脏摄取 ≥4 SUV | ≥肝脏摄取 ≥4 SUV | ≥肝脏摄取 ≥4 SUV | ≤肝脏摄取 ≤4 SUV | ≤肝脏摄取 ≤4 SUV |

注：RPW，相对廓清百分比；APW，绝对廓清百分比。对比剂注射后，15 min 延迟图像测量。SUV，标准摄取值。

T1W成像中信号强度不同。因而,这些序列通常不可显示肾上腺腺瘤的特征。富脂质腺瘤在MRI上最重要和特征性的表现是在化学位移T1加权成像中,与正相位图像相比,其反相位图像上的信号下降(图71-1B,C)。信号下降超过20%诊断的敏感性为71%,特异性为100%。而乏脂质腺瘤的特征,MRI不能准确显示。

（3）超声:超声检查的作用非常有限。

（4）核医学:恶性肾上腺病变通常表现为氟脱氧葡萄糖(FDG)的浓聚,在以FDG为标记物的PET图像中其摄取程度超过肝脏。另一方面,无功能腺瘤的代谢不活跃,FDG通常摄取不高。然而,肾上腺腺瘤可偶尔表现为氟脱氧葡萄糖摄取高于背景活性且低于、等于或略高于肝脏活性。NP-59和[131]I标记的1,6β-碘甲酯-19-去甲胆固醇的肾上腺皮质显像虽然未得到广泛应用,但它可准确地诊断肾上腺腺瘤。

（5）PET-CT:FDG-PET和CT相互融合形成的PET-CT的肾上腺成像,可提高肾上腺腺瘤诊断的准确性。如果一个肾上腺腺瘤PET表现为FDG摄取,CT表现为密度小于10 HU或肾上腺腺瘤的典型廓清特征,CT有助于肾上腺腺瘤的诊断。

2. 肾上腺髓样脂肪瘤 肾上腺髓样脂肪瘤通常是由成熟脂肪组织和造血组织以不同比例组成的肾上腺皮质良性的无功能肿瘤。与髓样脂肪瘤有关的一些内分泌异常已有个别报道,包括库欣综合征、Conn综合征和与雄、雌激素过多相关的内分泌紊乱。大肿瘤可引起疼痛或表现为腹膜后出血。已有几例个案

报道,报道了明显含有脂肪的恶性肿瘤,包括畸胎瘤或脂肪肉瘤,但是这较罕见。虽然CT或MRI几乎总能检测到脂肪,但偶尔髓样脂肪瘤可以髓样成分为主。

（1）CT:髓样脂肪瘤的诊断是通过显示肾上腺肿块内存在的脂肪而确定的。这可通过CT或MRI检出,尽管出血或梗死的出现会使诊断复杂化。CT检出的脂肪比例可不同,一些患者肿瘤大部分由脂肪组织组成,其他患者需经薄层CT才可确认散在的脂肪密度区(-30～-100 HU)。局灶性钙化在髓样脂肪瘤中出现的概率高达24%(图71-2A)。肿块与邻近的腹膜后脂肪间常可见假包膜,这代表病灶周围残余的肾上腺皮质的菲薄边缘。对并发出血的髓样脂肪瘤病例,CT是最准确的诊断方法。肾上腺以外的髓样脂肪瘤在骨盆或腹膜后脂肪已有过报道,但很罕见。这些病变类似肾上腺髓样脂肪瘤,但影像学可能与脂肪肉瘤难以区分。

（2）MRI:与肾上腺腺瘤不同,髓样脂肪瘤中的脂肪是肉眼可见的。MRI的T1WI和T1WI脂肪抑制图像为显示脂肪的存在的最佳方式(图71-2B,C)。此外,中等T2WI信号应该类似于腹部其他脂肪。髓样脂肪瘤的髓样部分含血管成分且注射钆剂后可强化。

（3）超声:超声多普勒可见到髓样脂肪瘤的血流信号。然而,这只是一个非特异性表现,无助于显示髓样脂肪瘤的表征。

3. 嗜铬细胞瘤 嗜铬细胞瘤是一种罕见病变,最常见于肾上腺髓质,但它可出现于沿交感神经链走

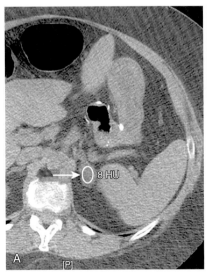
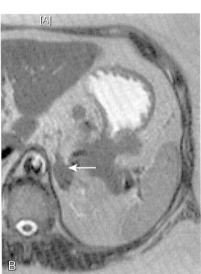
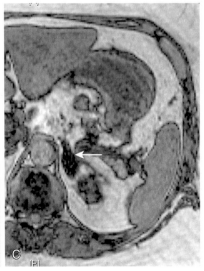

**图71-1** 一名42岁女性患者平扫轴位CT(A)、轴位MR正相位图像(B)及反相位图像(C)。CT显示左肾上腺低密度(8 HU)病变(箭头处);与脾脏相比正相位图像显示等到低信号,反相位图像上信号明显下降,提示病灶内含镜下脂肪。其影像特征与腺瘤相符

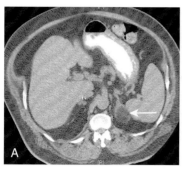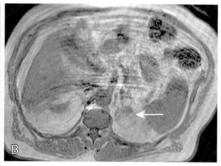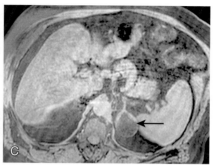

**图71-2**　35岁女性患者平扫轴位CT (A)、轴位T1WI脂肪抑制图像 (B) 及非脂肪抑制图像 (C)。CT显示左肾上腺内含脂肪病变 (箭头处); 轴位T1WI非脂肪抑制图像呈高信号, 脂肪抑制图像信号下降。其影像表现符合髓样脂肪瘤

行的任何部位 (例如后腹腔神经节、Zuckerkandl器官或泌尿系膀胱)。个别病例可发生于胸部、颅底、阴道、肛门或精索。其临床症状和体征, 包括不可控的高血压和心悸, 可对寻找病灶起引导作用。大多数嗜铬细胞瘤是散发的, 但约10%与综合征相关, 包括遗传性斑痣性错构瘤、多发内分泌瘤病、神经纤维瘤病、

结节性硬化症。多发性内分泌瘤中的嗜铬细胞瘤有体积小于散发病例的倾向。多灶性的嗜铬细胞瘤更常与综合征相关。

常用 "10 s规则" 描述嗜铬细胞瘤: 10%为肾上腺外 (换言之, 这10%病例习惯被称为副神经节瘤) (图71-3A); 10%为恶性 (15%~30%的副神经节瘤

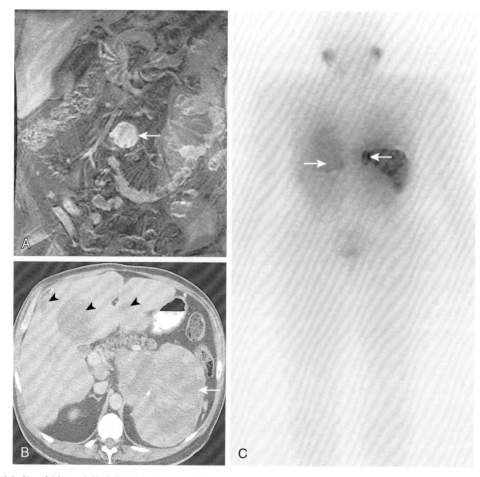

**图71-3**　3例患者, 1例肾上腺外嗜铬细胞瘤 (A), 1例转移瘤 (B), 1例双侧嗜铬细胞瘤 (C)。A. 腹部冠状位增强T1WI显示Zuckerkandl器官的肾上腺外嗜铬细胞瘤 (箭头处)。B. 一名48岁女性高血压患者增强轴位CT图像显示左肾上腺区一较大混杂强化肿块 (箭头处), 伴多发转移 (三角处), 与恶性嗜铬细胞瘤相符合。C. 一名28岁女性高血压患者 [131]I-MIBG静息图像显示双侧肾上腺灶性高摄取 (箭头处), 与嗜铬细胞瘤相符合

为恶性)(图71-3B);10%为双侧发病(图71-3C);10%与高血压无关。虽然高血压是一个常见症状，但需要注意，肾上腺嗜铬细胞瘤(以及副神经节瘤)引起的高血压仅占总体病例的约0.1%，这一点很重要。

影像学检查可用来给肿瘤定位以指导治疗，而不是诊断。诊断主要根据病史、症状和儿茶酚胺试验。但是，影像学检查可用于寻找复发或转移性病变。

（1）CT：在CT上，小的嗜铬细胞瘤通常是散在的、圆形或椭圆形肿块，平扫密度与肝脏相类似。肿瘤体积小时，平扫通常密度均匀且CT值超过10 HU。更常见的是，病灶体积较大，伴中央坏死。约12%病例可见钙化。典型的嗜铬细胞瘤强化非常明显（图71-4A）。许多个案报道表明：麻醉、外科手术、创伤及使用碘对比剂进行选择性血管造影均可诱导高血压危象。然而，最近的研究也表明，急性儿茶酚胺水平升高与非离子型、低渗对比剂的使用无关。在增强CT上，应当心不要被假阳性的廓清信号误导，而将嗜铬细胞瘤误诊为肾上腺腺瘤。假阳性的廓清征象是由于嗜铬细胞瘤引起的高度增强。当偶然的肾上腺病变表现出超过100～120 HU的增强时，可以高度怀疑为嗜铬细胞瘤。

（2）MRI：大多数嗜铬细胞瘤在MRI T1WI图像上呈低信号，在T2WI成像上呈明显高信号。但是35%的嗜铬细胞瘤在T2WI成像上可以不呈高信号。静脉注射钆剂几乎没有必要，因为嗜铬细胞瘤CT注射对比剂后强化明显（图71-4B，C）。虽然MRI和CT检查原发性肾上腺嗜铬细胞瘤是等效的，但对肾上腺外嗜铬细胞瘤，MRI比CT明显更准确。在一项研究中，MRI敏感度为100%，包括检测到一个心脏内病灶。与其他成像方式相比，这是MRI的优势。MRI在这组病例的特异性小于[131]I-MIBG显像。

（3）核医学及PET-CT：MIBG复合物全身闪烁显像可检测功能性病变且在检测肾上腺外病变方面优于其他成像方式。MIBG在评价恶性嗜铬细胞瘤患者转移或罕见胸部肿瘤方面特别有用。对疑似嗜铬细胞瘤且MIBG显像阴性的患者可进行FDG-PET或PET-CT检查。

4. 肾上腺转移 在无已知原发恶性肿瘤患者检查意外发现的肾上腺肿块中，肾上腺转移高达21%；相反，出乎意料的是在已知有恶性肿瘤的患者中，许多肾上腺肿块是良性的。肾上腺转移通常源自肺、乳腺、胃肠道、甲状腺、肾脏的原发肿瘤、淋巴瘤及黑色素瘤。已有肾上腺外的原发恶性肿瘤，肾上腺单发转移的诊断可使治疗从单纯外科切除改变为全身性的治疗。

（1）CT：肾上腺转移瘤通常比腺瘤大，边界不如腺瘤清晰且密度不均匀，静脉注射对比剂后偶尔可见一较厚强化边缘。当转移瘤小时，平扫CT值通常大于10 HU。当其体积较大时，中心坏死区CT值可不到10 HU，但通常可见厚或结节状边缘，可与腺瘤相鉴别。然而，许多患者，特别是筛查转移性疾病时，只在使用静脉注射对比剂后才进行扫描，这些患者的平扫CT值特征就不能显示出来。已经报道了延迟期图像的CT密度测定法，但这并没有用处。因此，需要用专用的肾上腺增强CT扫描程序进一步评价增强CT上确认的病变。肾上腺转移通常表现为对比剂缓慢廓清或在延迟期图像密度增加。当在10 min延迟期图像上，相对清除率和绝对清除率分别小于52%和38%时，提示病变虽然不能确定是恶性的但可能是恶性的。对15 min的延迟，相应的阈值是40%和60%。

（2）MRI：在MRI上，肾上腺转移瘤表现为非特异性的T1WI低信号/T2WI高信号的信号特征，并且

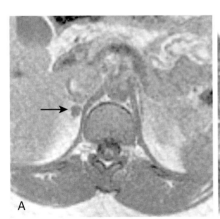
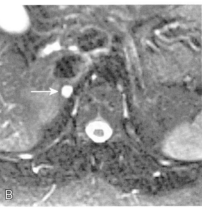
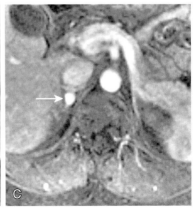

图71-4 嗜铬细胞瘤在MR轴位T1W（A）图像，T2W（B）图像及增强T1W（C）图像典型表现。病变（箭头处）位于右肾上腺，T1WI上呈低信号，T2WI上呈均匀一致的高信号，注射钆剂后强化明显

肾上腺转移瘤在MRI反相位上信号不下降。出血少见，但可发生，尤其是在肺癌或恶性黑色素瘤转移时。MRI和钆对比剂的"廓清"研究的可靠性还未被证明。

（3）PET-CT：现在FDG-PET-CT常规用于大部分癌症的分期。有报道称这种成像方法检测肾上腺转移非常准确且可与良性肾上腺增大相鉴别。在大多数报道的病例中，恶性肾上腺病变FDG浓聚高于肝脏。另一方面，非功能腺瘤代谢不活跃，FDG摄取通常不高。然而，不同腺瘤的摄取程度可不相同，偶尔高于背景和低于、等于或略高于肝脏。肾上腺腺瘤的FDG摄取的原因不是很清楚，这对FDG-PET成像鉴别肾上腺病变的良性与恶性起到了限制作用（图71-5）。

5. 肾上腺癌　原发性肾上腺癌是一种罕见疾病。40%～50%的病例是高功能性且常合并库欣综合征。也可出现男性化和女性化但很少表现为高醛固酮症。在发现病灶时，近76%病灶是巨大的（～6 cm）。左侧比右侧多见，大约10%为双侧。

（1）CT：平扫CT小病灶密度可均匀，但增强CT通常表现为不均匀的周边强化。大的肿瘤病理学或CT上通常表现为坏死或出血。约30%CT检查可检测到钙化（图71-6A）。肿瘤可经局部扩散、淋巴道或肾静脉途径扩散，转移到肝、肺或骨。24%以上的肿瘤小于6 cm，并且在CT上，一些病灶密度均匀且形态学上类似非高功能腺瘤。肾上腺皮质癌在增强CT延迟期表现为相对持续性强化，这与其他恶性肿

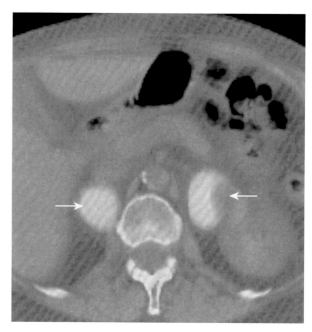

图71-5　一名78岁已确诊肺癌的男性患者。肾上腺水平轴位融合PET-CT图像显示双侧肾上腺明显高于肝脏的FDG高浓聚（箭头处），与肾上腺转移瘤相符合

瘤一致。应该注意，生物学上呈浸润性的肾上腺癌的组织学表现可不相同，因此，只依据组织学表现病理学家可能无法准确鉴别皮质腺瘤和皮质腺癌。假阴性的结果在小于6 cm的病灶的经皮活检样本中常见，鉴于此，在许多医院所有3～5 cm的肾上腺肿块都进行手术切除以便诊断。

（2）MRI：MRI可进行许多平面评价，并且这是确定肿瘤浸润范围最好的方法，特别有利于确定肿瘤

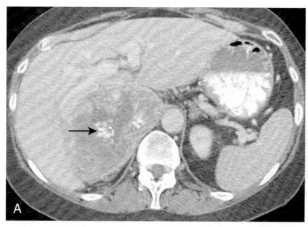
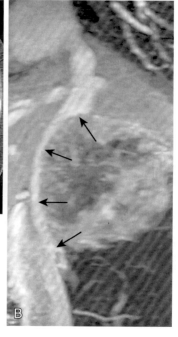

图71-6　一名65岁女性肾上腺癌患者。增强轴位CT（A）及MR血管造影矢状位最大密度投影图像（B），显示右肾上腺区一较大含坏死区及钙化灶的混杂强化肿块（A，箭头处），侵入肝脏并压迫下腔静脉（B，箭头处），无血栓形成

侵犯下腔静脉的范围(图71-6B)。T1WI和T2WI信号不均匀是由于病灶内存在出血和坏死。增强MRI检查病灶通常表现为周边结节样强化和中央低强化。这些病变可有局灶性的分化良好的皮质组织,这些皮质组织像良性腺瘤一样含明显的胞内脂质,因此大的不均匀肾上腺肿块内可出现局限性信号下降,这不应否定肾上腺癌的诊断。

6. 其他肿块

(1)神经母细胞瘤:神经母细胞瘤通常表现为可触及的腹部肿块,它是儿童最常见的肾上腺肿块。66%~80%的神经母细胞瘤位于肾上腺,但可发生在肾上腺链的任何地方。病灶通常有钙化、坏死或出血。超声是首选的影像学检查方法,因为它的可用性且对儿童没有电离辐射。通常用CT或MRI评价肿瘤的局部范围及是否存在远处转移。肿块通常跨越中线并包绕主动脉、下腔静脉和肠系膜上血管(图71-7)。神经母细胞瘤在MRI图像上表现为典型的内部不均匀的混杂T1WI低信号/T2WI高信号。在肿瘤的分期方面,MRI一定程度上优于CT。[131]I-MIBG显像对神经母细胞瘤和嗜铬细胞瘤敏感。

(2)神经节细胞瘤:神经节细胞瘤是一种起源于交感神经节的良性肿瘤,没有激素活性。约10%发生于儿童。其影像学特征与肾上腺神经母细胞瘤或肾上腺癌相似。神经节细胞瘤表现为边界清晰、均匀的低信号肾上腺肿块,可有钙化(图71-8)。一些病灶可表现为混杂强化。虽然影像学表现,包括存在钙化,可与原发性肾上腺癌和神经母细胞瘤重叠,但是病灶既无临床症状也无局部侵犯可提示肾上腺神经节细胞瘤的诊断。神经节细胞瘤通常经过活检或手术来确诊。

(3)肾上腺囊肿:肾上腺囊肿罕见,但其影像学表现常有诊断意义。约84%肾上腺囊肿为内皮囊肿或假性囊肿。真性囊肿的CT特征为不强化的薄壁和液体密度(图71-9)。真性囊肿为液体密度且15%可见病灶周边钙化。假性囊肿通常为低密度,但可有厚壁、内部分隔和钙化。在CT上,约有54%的良性肾上腺囊肿可有钙化,通常为囊壁钙化。由于出血,囊肿可表现为高密度。单纯囊肿在MRI上表现为特征性的均匀T1WI低信号/T2WI高信号,这在其他器官的囊肿也可见到。肾上腺囊肿不典型信号可因病灶内存在蛋白质样物质或出血。假性囊肿在MRI上可表现为较大且复杂的病变,形成原因可是出血。复杂囊肿可难以与转移或其他坏死性肿瘤或脓肿相鉴别。

(4)血肿:肾上腺血肿通常由创伤、败血症、低血压或抗凝治疗而引起。在新生儿中,缺氧、败血病、产伤、凝血障碍是肾上腺血肿形成的常见原因。左侧出血可来自左肾静脉内血栓形成。凝血障碍患者倾向于双侧肾上腺出血。成人双侧肾上腺出血时,可出现突发性肾上腺功能不全,但很少见。外伤性肾上腺血肿通常发生于右侧或双侧且通常合并其他创伤,但有些病例可只有腹部表现。尽管肾上腺腺体增大,肾上腺的形状可保持不变。肾上腺腺体可恢复正常或者在8~12周内出现钙化。MRI表现随出血时间的长短而不同。急性出血T1WI会表现为中等或高信号。慢性血肿表现为非特异性T1WI低信号/T2WI高信号或T1WI低信号和T2WI低信号(图71-10)。超声对儿童可能有用,但在成人中作用有限。

7. 新兴技术 双能量CT 双能量CT(DECT)是一项新技术,具有改善病灶检测和表征的能力。DECT通常会以两种不同的能量(通常是80 kVp和

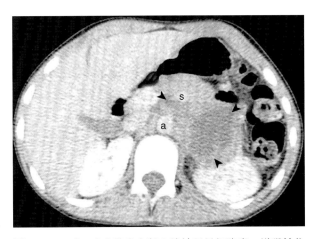

**图71-7** 一名2岁女孩患左肾上腺神经母细胞瘤。增强轴位CT显示一边界不清的内含坏死区的混杂强化肿块(三角处),包绕主动脉(a)及肠系膜上动脉(s)

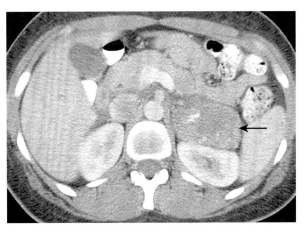

**图71-8** 一名20岁男性患左肾上腺神经节细胞瘤。增强轴位CT图像显示左肾上腺区一含坏死区及钙化的混杂强化肿块(箭头处)

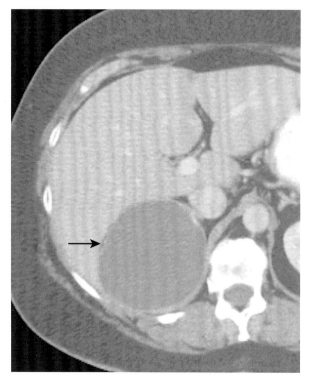

**图71-9** 增强轴位CT图像显示右肾上腺一与囊肿相符合的液性密度病灶（箭头处）

140 kVp的组合）采集图像。重建的数据可以生成虚拟的未增强的碘和材料密度图像。从增强DECT获得的虚拟非增强图像对于仅接受增强检查的患者中表征富脂腺瘤具有重要意义。另一方面，碘和材料密度图像被优化以更好地检测病变增强。一些研究已

经报道了DECT在肾上腺病变表征中的作用。Helck等研究了基于DECT的单相双源衰减测量能否可靠地鉴别富含脂质的肾上腺腺瘤和恶性肾上腺病变。当密度在虚拟非增强图像是10 HU或以下时，诊断为肾上腺腺瘤。根据该标准，57例肾上腺肿块中有46例（80.7%）表征为腺瘤或其他良性病变（9例为恶性病变）。基于10 HU的临界值，虚拟非增强图像可以正确识别46个肿块中的33个肾上腺腺瘤（71%），而46个肾上腺腺瘤中的13个（28%）含脂质少，密度为10 HU或更高。基于虚拟非增强图像上的10 HU阈值，报道的检测到的良性肾上腺病变的灵敏度、特异性和准确性分别为73%、100%和81%。最近，Mileto等研究了基于双能谱CT的材料密度成像技术在区分肾上腺腺瘤与非腺瘤性病变的可行性以及将其与标准未增强图像进行比较的可行性。他们研究了38例接受多相DECT检查的其他适应证患者，发现富脂和乏脂腺瘤的平均密度值（以毫克每立方厘米为单位）在脂肪-碘图像上（970.4 ± 17.2 vs. 1 012.3 ± 9.3）、碘-脂肪图像（2.5 ± 0.3 vs. 4.5 ± 1.5）、脂肪-水图像（-666.7 ± 154.8 vs. -2 141.8 ± 953.2）和水-脂肪图像（1 628.4 ± 177.3 vs. 3 225 ± 986.1）与非腺瘤的平均密度值明显不同。对于腺瘤的诊断，DECT材料密度分析显示其敏感性为96%，特异性为100%，与未增强的多层螺旋CT（敏感性为67%，特异性为100%）相比，诊断性能有显著提高。

尽管目前有许多有希望的研究，但在广泛的临床

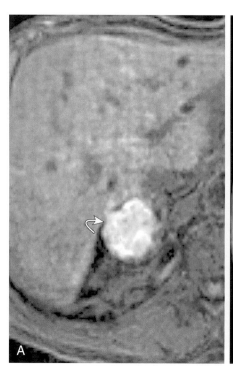 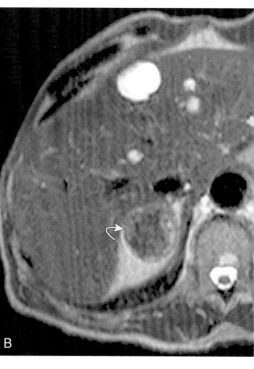

**图71-10** 一名28岁有最近腹部创伤病史的女性患者。MRI轴位T1W脂肪抑制图像（A）及轴位T2W图像（B）显示肾上腺血肿的典型特征。右肾上腺病变T1WI上呈高信号，对应T2WI上呈低信号（箭头处），提示亚急性早期血肿

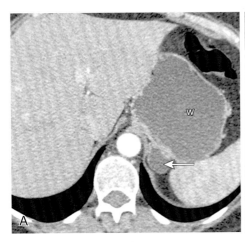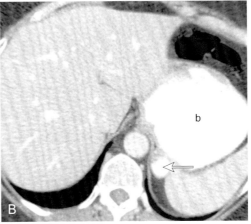

图71-11 A. 起源于自胃底后壁(w)的小憩室(箭头处)在口服阴性对比剂轴位CT图像上表现为类似于低密度肾上腺病变。B. 然而，在不同时间点服用钡剂，可见对比剂充盈憩室，因而排除了肾上腺病变

应用之前，使用DECT评价肾上腺病变尚需进一步验证。具体而言，传统的真正非增强CT的表征基于在120 kVp设置下得出的HU单位值，而DECT上的相应值尚未建立。还需要进一步的研究来确定虚拟非增强序列的HU单位阈值来表征肾上腺腺瘤。

**（四）不足** 肾上腺邻近的正常结构可类似肾上腺病变。这些肾上腺假瘤可以是扭曲的脾血管、分叶脾、胰腺突起、肾上极外生型肿瘤、门体静脉的侧支血管、腹膜后淋巴结肿大、胃憩室或是胃的局部。应用阳性的口服和静脉注射对比剂结合CT多平面重建图像或补充性的MR检查，常可确认这些病变的真实性质（图71-11）。

---

**要点**

- 多种病因可引起肾上腺疾病。
- 所有意外发现的肾上腺结节都需要对激素分泌进行检查。
- 当前的影像技术有助于表征许多肾上腺肿块。
- 肾上腺CT检查对良、恶性肿块鉴别灵敏性高。

第 **23** 篇

前列腺与精囊

# 第72章

# 良性前列腺增生

Joseph R. Grajo and Carmel Cronin

（一）**病因** 良性前列腺增生（BPH）是以前列腺基质增生及包括移行带和外周带腺上皮细胞的增生为特点。激素如雄激素［睾酮和双氢睾酮（DHT）］和雌激素被认为在腺上皮成分的增殖中起重要作用。神经、内分泌和免疫系统也与前列腺组织的重构过程有关。

前列腺移行带组织重构的特点是① 基底细胞肥大；② 钙化和炎症；③ 淋巴细胞浸润；④ 各种氧自由基产物增加；⑤ 碱性成纤维细胞生长因子（bFGF）和转化生长因子-β1（TGF-β1）产物增加；⑥ 改变了自主神经支配；⑦ 改变了神经内分泌细胞释放神经内分泌肽的功能。平滑肌肥大导致前列腺、前列腺包膜和膀胱颈部的张力增大，从而导致前列腺内尿道阻力增加，最终导致前列腺增生的后遗症。这些因素-腺体增生和平滑肌张力增大，是药物治疗的靶点。

（二）**患病率和流行病学** 随着男性年龄的增长，前列腺体积逐渐增加。估计近80%的男性会进展为BPH，其中多达30%需要接受治疗。1/4超过40岁的男性会有前列腺增生的各种症状。在美国有前列腺增生症状的男性中，60～70岁之间的超过50%，70～90岁之间的高达80%。

（三）**临床表现** BPH的症状分为梗阻性和刺激性两类。梗阻性症状包括尿迟滞、尿间断、尿不尽、尿无力和尿线细小。刺激性症状包括尿频、夜尿症和尿急。直肠指诊（DRE）通常被用来评价前列腺增生的程度。但DRE容易低估前列腺的大小，这是因为大多情况下手指只能触及部分增生的前列腺，即主要触及前列腺后部。

前列腺增生的症状可使用美国泌尿协会（American Urological Association, AUA）症状指数［也称为国际前列腺症状评分（International Prostate Symptom Score, IPSS）］来评价。这个评分系统是用来评价前列腺增生的严重程度。它包括七个症状：尿频、夜尿症、尿线细小、尿迟滞、排尿间断、尿不尽和尿急，每个症状的评分范围为0（不存在）到5（几乎总是存在）。症状分为轻度（总分0～7）、中等（总分8～19）和重度（总分20～35）。

前列腺增生如果不及时治疗可能会导致严重后果。患者可能会出现一系列并发症，如膀胱炎、反复性尿路感染（UTIs）、膀胱结石、急性或慢性尿潴留。一些患有慢性尿潴留的患者可能最终发展为肾功能衰竭。早期检出BPH可以降低因慢性尿路梗阻导致膀胱和肾脏损伤的风险。

（四）**正常解剖** 前列腺是位于膀胱下方直肠前方的锥形外分泌腺体，围绕着尿道最上段，并被不完全的纤维被膜包绕。前列腺底部向上，尖端向下，中间为前列腺体。腺体分为数叶，包括前叶、后叶、侧叶及中间叶。后叶可以在直肠指诊时（DRE）触及，中间叶可以沿前列腺基底部中线处增大并突入膀胱底部。主要的神经血管结构位于前列腺尖端前方（前部的前列腺周围神经丛）和后外侧（神经血管束）包膜周围的脂肪内。此神经血管束支配阴茎海绵体，保障了阴茎的正常勃起功能。

前列腺的解剖带结构分为三个主要的区域：周围带、中央腺体以及前部的纤维肌性间质（图72-1和图72-2）。中央腺体由移行带和中央带构成。周围带位于前列腺的后外侧区域，占据了年轻男性前列

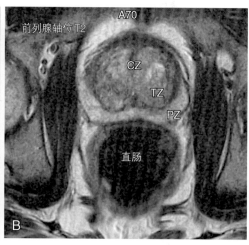

**图72-1** A、B. 在磁共振T2WI上清晰显示前列腺各带解剖。周围带（PZ）为中到高信号区域。相对应的中到低信号区域为移行带（TZ）以及中央带（CZ）。包膜表现为腺体周围环绕的低信号带。前列腺周围的静脉丛为高信号

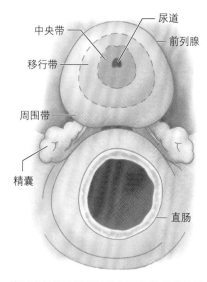

**图72-2** 前列腺各带的解剖结构以及与其毗邻的精囊和直肠

腺体积的大部分，并且该部位发生的前列腺癌高达70%。移行带围绕着尿道前列腺部近端到精阜，仅占年轻男性前列腺体积的5%～10%，但在确诊的BPH病例中，该区域是前列腺增大的主要因素。约20%的前列腺癌发生于移行带。中央带围绕着射精管，约占年轻男性前列腺体积的25%，仅1%～5%的前列腺癌发生于该部。前部的纤维肌性间质很少发生前列腺癌。

前列腺结构随着年龄而变化。从25岁以后，前列腺开始逐渐增大。前列腺中央区域萎缩，移行区增大，导致BPH，进而压迫尿道。尽管增大的前列腺腺体更容易造成BPH的症状，但阻塞性症状与前列腺的大小并无相关性。

**（五）病理生理学** 目前对良性前列腺增生的病理生理学进程认识很少。当前认为BPH是一个静态（雄激素诱导的前列腺增生）和动态（平滑肌张力增

大）共同作用的过程。前列腺增生和平滑肌张力的增大逐步导致尿道受压，阻断正常的尿流（图72-3）。膀胱代偿性增加排尿压力克服梗阻导致逼尿肌肥大。反过来，这导致更频繁的膀胱收缩、更频繁的排尿，以致出现尿迟滞和尿频的症状。逼尿肌增厚也可导致膀胱壁小梁形成及憩室形成（图72-4）。

随着时间的推移，当膀胱壁不能维持高的排尿压力时，膀胱出现失代偿和压力减弱，开始容纳大量的尿液并且不能正常排空，导致排尿不尽和高残余尿量，从而引起膀胱炎和膀胱结石的形成。患者可逐步出现输尿管积水和肾盂积水，从而最终导致肾功能衰竭（图72-5）。

**（六）影像学表现** 前列腺和尿道影像检查不是评价男性前列腺的常规检查方法，除非有症状提示有前列腺增生的并发症（如反复性尿路感染），或检查发现提示另一种诊断（如血尿，直肠指诊发现显著的前列腺不对称），或有泌尿系手术史。

经直肠超声检查（TRUS）和MRI可以提供前列腺内部结构以及前列腺病理性增大的详细信息。这些检查方法比直肠指诊和经腹超声能更准确地评价前列腺体积。

经腹超声在测定排泄后残余尿量方面更具优势。残余尿量增多的意义在于提示膀胱功能障碍，并且与治疗不理想或者治疗失败有关。欧洲泌尿学会（European Urological Association, EUA）和AUA建议对伴有BPH症状的患者进行排尿后残余尿量的测定。

1. CT CT可以显示前列腺增大，并可明确前列腺与其他盆腔脏器的关系（图72-6和图72-7）。然而，该检查存在电离辐射，而且不能精确分辨前列腺的解剖结构。因此，CT在诊断和处理BPH的患者方面价值有限。

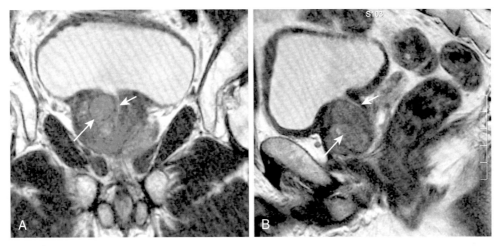

**图72-3** MR冠状位（A）和矢状位（B）T2WI图像，显示增大的前列腺。其右前部可见一大的良性前列腺增生结节（长箭头处），结节压迫并推移后部的尿道（短箭头处）

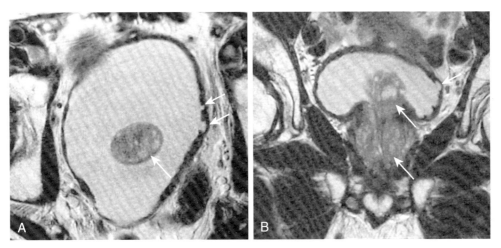

**图72-4** 明显增大的前列腺（长箭头处）突入膀胱。膀胱壁可见小梁和小憩室形成（短箭头处）

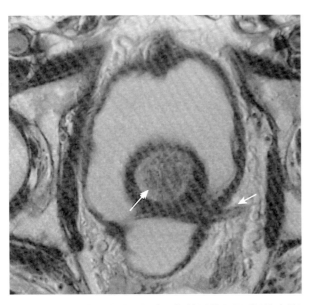

**图72-5** 良性前列腺增生导致左侧输尿管梗阻（短箭头处）的病例，显示中央叶增生（长箭头处）

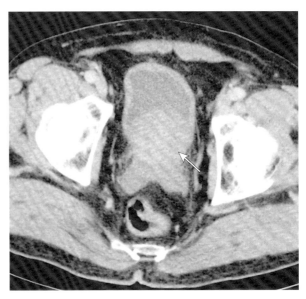

**图72-6** 横断位对比增强CT图像显示增大列前列腺（箭头处）压迫膀胱底部

2. MRI　尽管MRI不作为评价BPH的常规检查，但与BPH相关的前列腺增大的患者如伴有PSA升高，往往需要行MRI检查进行评价。BPH的表现导致辨别中央腺体的癌变难度明显增大，特别是移行带。在BPH情况下，移行带增生会导致前列腺体积增加。移行带通常表现不均匀并且可见多发结节，这种表现在小显示野（FOV）的T2WI上更容易观察，可以精确分辨前列腺的解剖带，特别是在3 T和（或）使

用直肠线圈的情况下（图72-1）。增大的移行带可以压迫中央带和周围带，导致正常的解剖带结构变形（图72-8）。在BPH中，移行带形成两种典型的结节，都需要与肿瘤进行鉴别。

（1）间质结节：间质结节是发生于移行带内的围绕BPH的结节，典型表现为T2WI低信号。这种结节与腺体组织相比，细胞密集，细胞外液体量较少，因而通常呈弥散受限改变（图72-9）。间质结节也可以在

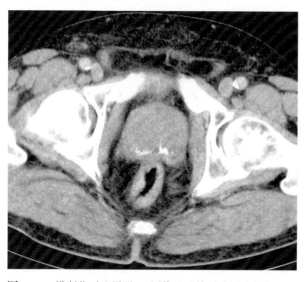

**图72-7**　横断位对比增强CT图像显示前列腺增大伴实质内钙化，这种钙化在CT上常见

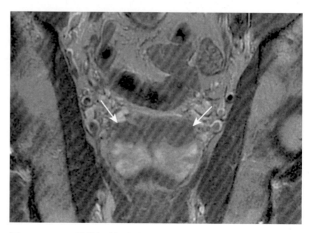

**图72-8**　3 T磁共振前列腺小FOV T2WI显示中央带两侧对称性受压（箭头处）。中央带受压是因为BPH的移行带增大所致。在斜轴位上显示的不对称性中央带受压类似于周围带肿瘤

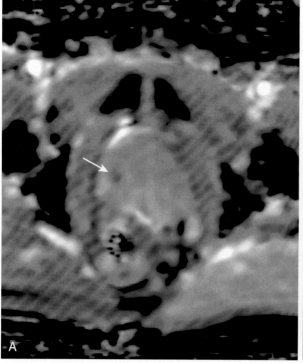

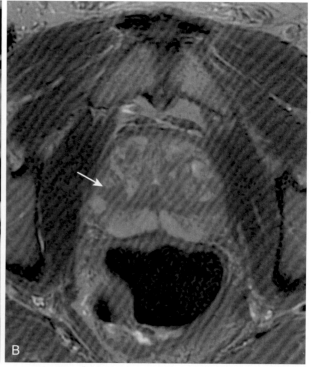

**图72-9**　A. 表观扩散系数（ADC）图显示前列腺右中部移行带局灶性弥散受限（箭头处）。B. 3 T MRI上前列腺小视野（FOV）斜轴位T2WI显示一个边界清楚的结节（箭头处），与弥散受限灶相吻合。移行带内弥散受限的间质结节与肿瘤较难鉴别

动态增强MRI检查上表现为异常灌注,典型表现为增强后动脉早期迅速廓清(3型动态曲线)。这些特征表现较难与腺癌鉴别。

(2)腺体结节:不同于间质结节,腺体结节呈典型的T2不均匀高信号,而肿瘤结节通常呈T2均匀低信号,两者较容易鉴别。腺体结节也可以显示异常灌注,类似于间质结节和肿瘤一样,表现为增强后动脉早期迅速廓清。不过,典型的腺体结节因为细胞外水分子较多而不表现弥散受限。典型BPH的间质结节和腺体结节都具有T2低信号的边缘,因此在T2WI上表现边缘清晰(图72-10)。相反,移行带肿瘤的典型表现是边缘不清,而且没有BPH结节那种T2低信号边缘。由于BPH和移行带肿瘤在弥散是否受限和增强特征的影像表现有重叠,因此病变边缘成为了两者鉴别的关键特征。详细的冠状位和矢状位T2WI对鉴别BPH和腺癌至关重要。边缘模糊的结节在斜轴位上并结合冠状位和矢状位图像可以表现得非常清晰。此外,移行带呈T2低信号伴弥散受限的结节,虽然在三平面图像上表现为边缘模糊,但可能真正是具有T2低信号边缘的混合性BPH结

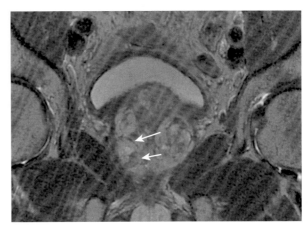

图72-10 3 T MRI上前列腺小FOV T2WI显示围绕间质结节(短箭头处)和腺体结节(长箭头处)的T2WI低信号边缘

节的一部分。因为呈明显的实性表现,所以在单一的BPH结节中可能会有间质和腺体共存(图72-11)。由于BPH结节类似于周围带肿瘤,因而进一步增加了评价前列腺的难度。BPH结节偶尔可以占据整个中间腺体部,并突入周围带(图72-12),但很少见。

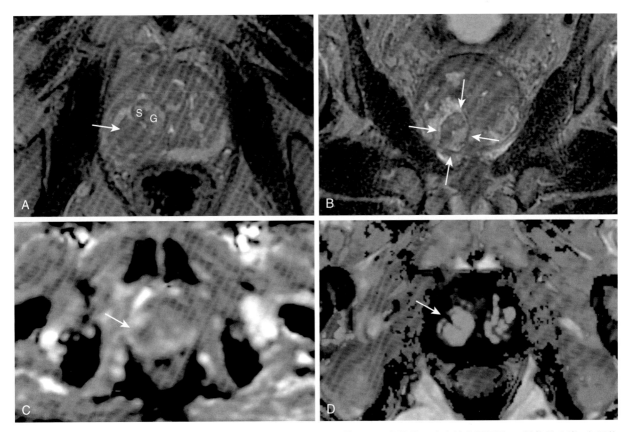

图72-11 A. 3 T MRI上前列腺小FOV T2WI显示一个间质(S)和腺体(G)混合结节。注意结节周围的T2低信号边缘,在冠状位上显示更清晰(箭头处,B)。此BPH结节的明显T2低信号间质成分(箭头处,A)呈弥散受限(箭头处,C)以及在Kep图(箭头处,D)上呈明显的灌注异常(快速廓清)

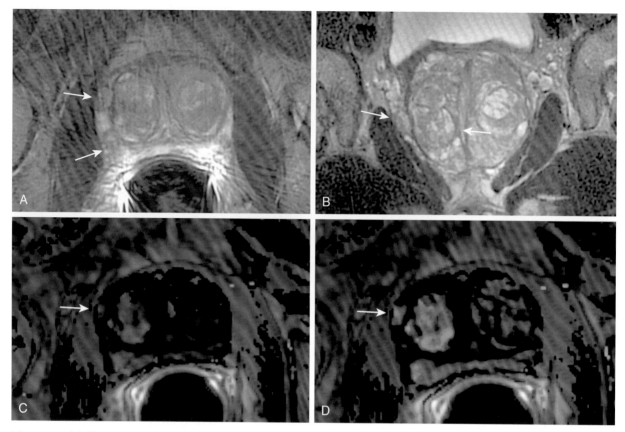

**图72-12** 移行带的BPH结节可以突入到外周带，类似外周带肿瘤，较少见。A. 3 T MRI上前列腺小FOV T2WI显示两个混杂高信号结节（箭头处），伴低信号边缘。B. 其中一个结节（左箭头处）在冠状位显示清晰。注意与典型移行带位置对称的区域可见增大的混杂T2高信号腺体结节（右箭头处）。腺体结节表现为流入增加（箭头处，C；K-trans灌注图）和快速廓清（箭头处，D；K-trans灌注图）的异常灌注。对该例患者的结节性靶向融合穿刺活检并结合前列腺特异性抗原升高，证实为良性前列腺组织

**3. 超声检查** BPH的超声表现因组织学特征和解剖部位不同而有所变化。超声最早期发现BPH大约在40岁，表现为位于精阜上方及前外侧球状带内对称的均匀低回声区。随着增生的持续发展，前尿道旁移行带组织的表现变化更大，但仍呈低回声。另外，移行带增生导致了弥漫性不均匀回声声影，或在低回声的背景上叠加多发2～5 mm的等回声结节。这些等回声结节持续增大，可融合为1～2 cm的大结节。

BPH被视为是移行带内的单发局灶性结节或多发结节。结节呈低回声或混合性回声，可被一层薄的低回声带包绕，也可能使前列腺包膜变形，但不会突破。

因间质增生导致的前列腺导管堵塞可能引起前列腺移行带广泛的而且超声极易检出的腺体囊性扩张。钙化通常发生在前列腺的中央区腺体或外科包膜（图72-13～图72-16）。

（1）经腹超声检查：耻骨弓上超声检查已成为BPH的首选检查方法。这种检查容易操作，并可以

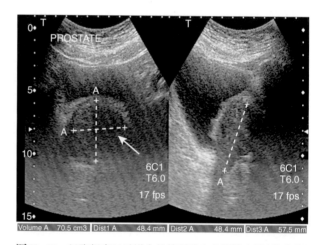

**图72-13** 经腹超声显示增大的前列腺突入膀胱底部（箭头处）

测量前列腺大小、膀胱壁厚度以及排尿后膀胱残留尿量。通常，有前列腺体积增大的情况下，残留尿会超过30 mL。前列腺体积的估算方法是以厘米为单位，测量前列腺三条径线的长度，将测量结果相乘并乘以0.52 [（A×B×C）×0.52]。也可以测量排尿后残余尿量，但可能会过度诊断BPH。

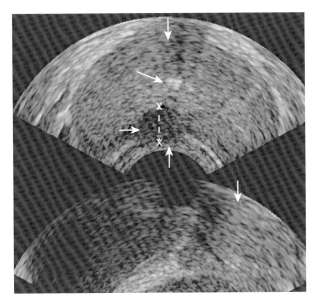

**图72-14** 超声图像显示BPH的早期钙化（箭头处）

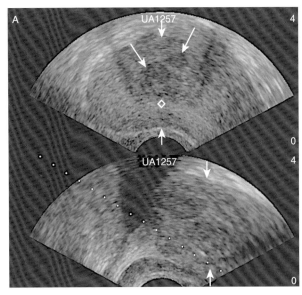

**图72-15** 经直肠超声显示增大的前列腺。在扩大的移形带内可见局灶性增生结节（箭头处）

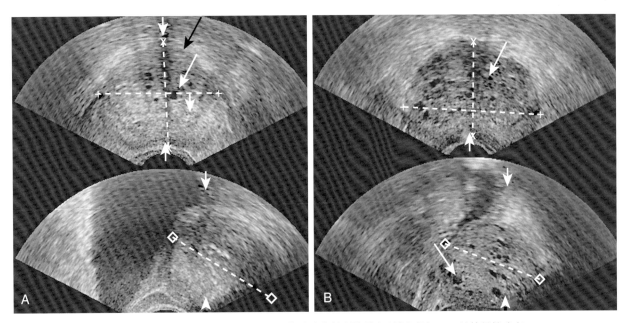

**图72-16** A、B. 经直肠超声显示增生前列腺内的囊性退变（箭头处）-BPH的特征性改变

（2）经直肠超声：TRUS可以提供良好的前列腺内部解剖图像，并准确评估前列腺体积。

4. 影像检查选择 见图72-17。根据美国泌尿学协会症状指数选择BPH影像检查方法。

（七）鉴别诊断 出现下尿路梗阻的症状时，导致膀胱出口梗阻的其他原因，包括尿道狭窄、前列腺癌、膀胱颈挛缩和神经性疾病也需要考虑。

前列腺增大，特别是涉及移形带的增大，最常继发于BPH改变。不过，约达20%的前列腺癌发生于移行带。在发生BPH的移行带确切诊断癌肿难度很大，即使使用高质量MRI。BPH结节，特别是间质结节，类似于肿瘤的弥散受限和灌注异常。利用小FOV T2WI（最好结合冠状位和矢状位图像）识别病灶的清晰边缘，是鉴别间质结节和肿瘤的关键。当PSA升高，在MRI上又无法明确识别外周带肿瘤时，位于移行带的不确定或可疑的结节可以作为融合穿刺的靶目标。

（八）治疗

1. 内科治疗 可用的治疗方法包括随访观察、改变生活方式、药物治疗、微创或手术治疗。

轻度或中度症状的患者（AUA-SI评分≤7分），应该采用随访观察和改变生活方式的办法进行处理。

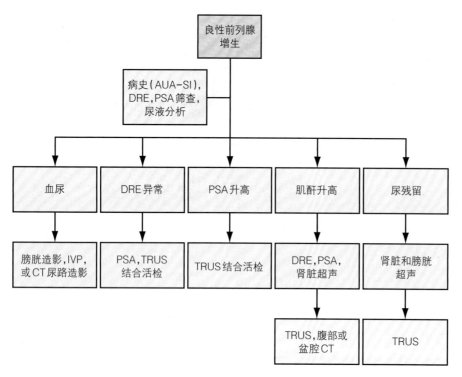

BPH患者睡前应该减少液体的摄入量，减少酒精和咖啡因的摄入量，并养成定时排尿的习惯。静态因素（雄激素诱导的前列腺增生）和动态因素（平滑肌张力增加）都是药物治疗的目标。

　　α-肾上腺素阻滞剂和5α-还原酶抑制剂可单独或联合使用。α1-肾上腺素受体拮抗剂（多沙唑嗪、特拉唑嗪、阿夫唑嗪和坦索洛新）可降低尿道前列腺部的阻力，并可缓解流出道的梗阻症状。5α-还原酶抑制剂包括非那雄胺和度他雄胺，可以抑制睾酮向更有效力的转化物DHT转化。这种抑制作用可以将睾酮的水平维持在正常范围，从而减小BPH患者前列腺的体积并缓解下尿路症状。

　　2. 外科治疗　手术治疗BPH的指征包括：已经排除其他原因的尿潴留、顽固性下尿路症状、反复泌尿系感染（UTIs）、氮质血症及反复血尿。目前的实践中，许多具有不同病程的患者接受了内科治疗，但持续性遭受中到重度下尿路症状困扰的患者可选择外科治疗。前列腺的大小影响手术治疗的方法。经尿道前列腺切除术（TURP）是优选术式，并且基本上已取代了开放性手术。开放性手术已经很少使用，不

过当前列腺很大，同时合并有其他复杂因素，或是伴有膀胱受损需要修复时，还要考虑采用该手术。正在研究中的新方法还有经尿道前列腺气化切除术（TVP）、经尿道前列腺激光切除术（laser TURP）、可视激光切除术（VLAP）、经尿道微波热疗（TUMT）、经尿道针刺消融术（TUNA），以及乙醇注射治疗。

**医师须知**

- BPH是老年男性常见的病变，可以包括前列腺移行带的增大。
- 位于移行带的BPH结节与肿瘤的鉴别难度较大。
- BPH的治疗方法要根据症状和AUA-SI评分来制定。可联合使用临床观察、内科治疗和外科治疗。

**要点**

- 虽然BPH属于良性病变，但可引发严重的远期问题，如尿路梗阻和肾衰竭。

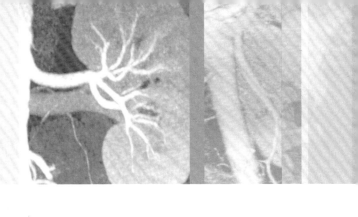

# 第73章

# 良性和恶性局灶性前列腺病变

Joseph R. Grajo, Leslie K. Lee and Carmel Cronin

## 良性局灶性前列腺病变

（一）**病因** 良性局灶性前列腺病变包括良性前列腺增生（BPH）（见第72章）、先天性囊肿、后天性囊肿、前列腺炎［急性细菌性、慢性细菌性、慢性盆腔疼痛综合征（炎症性和非炎症性）及无症状性前列腺炎］、前列腺脓肿及前列腺钙化。

美国国立卫生研究院（NIH）对不同前列腺炎综合征的分类提供了一个有用的概念性框架。Ⅰ类和Ⅱ类分别对应急性和慢性细菌性前列腺炎。Ⅲ类，也就是慢性前列腺炎/慢性盆腔疼痛综合征（CP/CPPS），占所有病例的绝大多数（90%以上），并且进一步分为ⅢA型（炎症性）和ⅢB型（非炎症性）。Ⅳ类是指无症状的炎症性前列腺炎，它通常是偶然被诊断。

（二）**发病率及流行病学** 在50岁以下的男性中，前列腺炎是最常见的泌尿系疾病，它可终生影响11%～16%的美国男性。

（三）**临床表现** 良性前列腺疾病的临床表现因病理过程不同而不同。例如，后天性前列腺囊肿与前列腺钙化是典型的无症状病变。然而，前列腺炎的范围很广，从偶然发现的无症状病变到有症状的疾病。

（四）**病理** 前列腺的任何部分都可发生前列腺炎、脓肿或者钙化。后天性囊肿靠近中央带。前列腺炎的炎性细胞数目增多。囊肿和钙化是良性病变。

（五）**影像学表现** 评价前列腺病变最常用的影像技术是经直肠超声（TRUS）和MRI。囊肿及钙化等良性病变通常在其他疾病的常规检查中被偶然发现。大多数良性病变，如良性前列腺增生以及前列腺炎，仅需很少的检查。TRUS能够提供前列腺的高分辨率影像，并且可以实时引导行组织活检、抽吸、引流等介入治疗而没有放射性损伤。MRI可以精确地观察前列腺内部的结构，但由于费用高昂而且实用性有限，并未作为前列腺良性病变的常规检测手段。相对于上述检测技术，普通放射线检查及CT在评价大部分前列腺病变中价值有限。

（六）**治疗** 抗生素是治疗前列腺炎的主要方法。其他治疗，包括药物性和非药物性治疗方法，作为慢性前列腺炎和盆腔疼痛综合征潜在治疗方法已经得到评价。在良性前列腺疾病中，前列腺脓肿引流是唯一的外科治疗指征。

### 一、急性细菌性前列腺炎——NIH Ⅰ类

（一）**病因** 急性细菌性前列腺炎最常见的致病因素是需氧革兰阴性杆菌，特别是大肠杆菌和假单胞菌属。病原菌可通过感染的尿液反流入前列腺导管，通过淋巴、血行播散或如前列腺活检等干预措施而上行至前列腺。气肿性前列腺炎继发于产气微生物感染，罕见且病死率高。

（二）**发病率及流行病学** 急性细菌性前列腺炎罕见，在所有前列腺炎患者中占不到5%。

（三）**临床表现** 急性细菌性前列腺炎通常表现为急性起病伴发热、寒战、腰部和会阴疼痛，尿频尿急以及排尿困难等。直肠指诊通常发现前列腺增大、触痛。急性细菌性前列腺炎的诊断主要基于临床表现，同时结合尿液分析和尿液培养的阳性结果。

（四）**病理** 前列腺可局灶性或弥漫性受累。在

急性感染中,由于感染与炎症,前列腺可增大。前列腺活检标本见炎性细胞数量增多。

**(五) 影像学表现** 通常不需要放射学检查,除非怀疑有严重感染和(或)脓肿。超声和MRI成像的软组织对比度高,可以多平面成像,而且没有电离辐射,所以是常用的影像检查方法。不过各种影像学检查方法对鉴别良性前列腺增生与前列腺癌都价值有限。与急性前列腺炎相关的前列腺触痛患者不适用于经直肠超声检查。

1. CT 急性前列腺炎的腺体可表现为正常、腺体局限性或弥漫性增大。前列腺密度均匀且周围脂肪内可见非特异性的条线影(图73-1)。

2. MRI MRI上,急性前列腺炎的前列腺可表现为正常,也可局灶性或弥漫性增大。T2WI可见单个或多个高信号病灶(图73-2)。由于对前列腺内部结构显示受限,T1WI图像无特异性表现。在增强T1WI上,炎症区可强化。DWI上,有报道前列腺炎的ADC值高于恶性病变,但有明显的影像表现重叠,所以一定要谨慎鉴别恶性肿瘤和急、慢性前列腺炎。

3. 超声 经直肠超声检查中,前列腺大小可正常或增大,内部回声可正常或表现为局灶性或弥漫性的混合回声区。多普勒超声检查,受累区可见血管分布增加。前列腺炎的其他超声表现包括:前列腺周围静脉丛扩张,精囊延长及其内间隔增厚。这些征象在良性前列腺增生和前列腺癌中的表现类似。

4. 影像检查选择 极少使用放射影像学检查,仅在怀疑严重感染和(或)脓肿时才需要。

**(六) 鉴别诊断** 急性细菌性前列腺炎的诊断主要根据临床表现,结合尿液分析以及尿培养的阳性结果。仅根据影像学检查不能确定性鉴别前列腺炎与前列腺癌。基于此混淆因素,在PSA升高的前列腺急性感染病例,如果在治疗后复查PSA未恢复到正常水平,则要排查前列腺癌的可能性。

**(七) 治疗** 抗生素是治疗急性细菌性前列腺炎的主要方法。治疗后可完全康复。除非并发脓肿,急性前列腺炎通常无需放射检查或者外科手术。

---

**医师须知(急性细菌性前列腺炎)**

- 急性细菌性前列腺炎的诊断主要根据临床表现及实验室检查。
- 抗生素是主要的治疗方法。

---

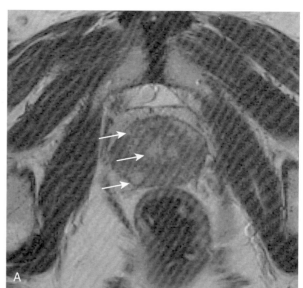

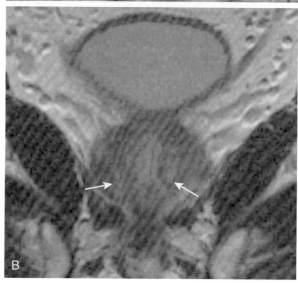

图73-2 细菌性前列腺炎患者的轴位(A)和冠状位(B)T2WI MR图像,显示多个高信号区(箭头处)与前列腺炎相符合

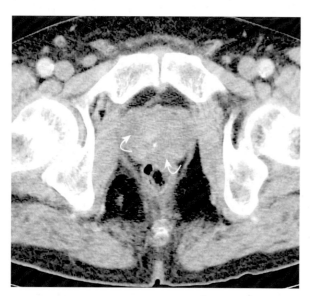

图73-1 急性细菌性前列腺炎患者的轴位增强CT图像。可见增大的腺体伴有低密度区(箭头处)

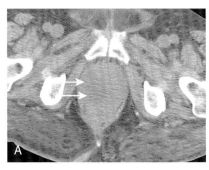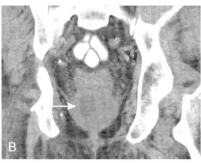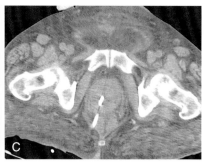

**图73-3** 轴位(A)和冠状位(B)CT图像显示右侧前列腺外形稍不规则的低密度影(A,箭头处)。腺体右叶轻度增大(B,箭头处)。这些表现与前列腺脓肿相符合,经抗生素及经皮介入导管引流(C)成功治愈

## 二、前列腺脓肿

**（一）病因** 前列腺脓肿可发生于感染的局部扩散、血源性感染、前列腺的器械操作损伤、下尿路感染或继发于既往前列腺炎。大肠杆菌和葡萄球菌是最常见的病原菌。早期的抗生素治疗已经减少了前列腺炎的并发脓肿。

**（二）发病率及流行病学** 前列腺脓肿罕见,在有泌尿系症状的患者中仅有0.2%出现前列腺脓肿,在因前列腺症状而住院的患者中仅0.5%～2.5%诊断为前列腺脓肿。

**（三）临床表现** 由于前列腺脓肿的症状与急性前列腺炎和其他下尿路炎性病变症状相似,因此必须在临床上高度怀疑并且密切观察治疗结果后方可做出诊断。当急性细菌性前列腺炎治疗无效时,应该怀疑前列腺脓肿。

**（四）病理生理学** 前列腺脓肿可累及腺体的任何部位。如果脓肿发生于尖部,可形成自发性膀胱或尿道前列腺部近端瘘。如果脓肿位于腺体基底部,可通过直肠周围组织扩散而进入坐骨直肠窝,发生直肠和会阴瘘。

**（五）病理** 脓肿抽吸物中可见炎性细胞及细菌。

**（六）影像学表现** 前列腺脓肿的影像特征与全身其他部位脓肿的表现相似。异常表现包括从局灶性组织异常到含气体的大量液体积聚不等。

1. **CT** CT可以迅速、综合的评价前列腺脓肿及其对周围组织、器官及血管结构的侵犯程度。前列腺脓肿的CT特征包括腺体局灶性或弥漫性增大、密度不均匀减低以及低密度液化区(图73-3)。前列腺脓肿可为单房或多房,内可含气体,注射对比剂后可见周边强化。前列腺周围脂肪可出现条带影。如果脓肿破裂,前列腺周围脂肪及精囊和膀胱可继发感染。

2. **MRI** MRI表现与CT表现非常类似,但具有更好的软组织对比度(不过检查时间较长)。前列腺脓肿在T2WI图像上表现为边界清楚的高信号,但在平扫T1WI图像上通常显示不佳。静脉注射钆剂后,脓肿表现为不同程度的周边强化。感染扩散或出现慢性并发症,如瘘管形成,可明确显示。前列腺脓肿患者的T2WI MRI表现为含液体的病灶,伴放射状、条纹状低信号区。

3. **超声** 在超声检查中,前列腺脓肿表现为异质性肿块,可见内部回声、分隔及声影。当存在明显水肿时,灰阶超声可观察到一个低回声晕环。当存在气体时,声影可限制对前列腺脓肿和前列腺腺体的全面观察。由于充血和炎症,在多普勒超声检查中,脓肿周围会表现为血流增加。经直肠超声(TRUS)引导下脓肿引流术可有助于前列腺脓肿的治疗。大于1.5 cm的脓肿通常需要抽吸。TRUS引导下抽吸感染脓液并结合静脉内抗生素应用治疗前列腺脓肿的成功率超过80%。密切随访是防止慢性前列腺炎的关键。

4. **影像检查选择** 当临床怀疑前列腺脓肿时,通常由于前列腺炎对适当的治疗无效,推荐应用横断面影像检查(图73-4)。由于软组织对比分辨率高,超声和MRI检查优于CT。超声可引导行经直肠抽吸。CT同样可很好地显示前列腺脓肿并可引导经会阴引流。

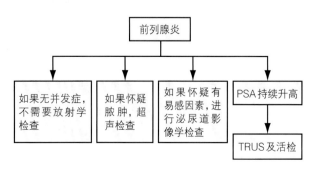

**图73-4** 前列腺炎影像检查流程。PSA:前列腺特异性抗原;TRUS:经直肠超声

（七）**鉴别诊断** 急性细菌性前列腺炎与前列腺脓肿可有相似的表现,临床高度怀疑方可诊断前列腺脓肿。脓肿可通过超声、MRI或CT检查来确定。

（八）**治疗** 单独使用广谱抗生素治疗常常不奏效。前列腺脓肿是引流的适应证。

---

**医师须知（前列腺脓肿）**

- 临床高度怀疑方可诊断前列腺脓肿。
- 必须进行充分治疗,以防止败血症及长期并发症形成,如盆腔瘘等。
- 治疗选择影像引导下介入或外科引流结合广谱抗生素。

---

### 三、慢性细菌性前列腺炎

（一）**病因** 引起急性前列腺炎的病原微生物也可以导致慢性前列腺炎。慢性前列腺炎可发生在急性前列腺炎之后,但一些临床医师认为前列腺非感染性静脉充血可能是随后发生慢性感染倾向的初始病理改变。特殊类型,如肉芽肿性前列腺炎作为前列腺慢性炎症的一种类型曾有过报道,其诊断依靠组织学活检,感染后(包括分枝杆菌)、手术或放疗后以及某些先天性因素可以发生肉芽肿性前列腺炎。

（二）**发病率及流行病学** 慢性前列腺炎罕见,其发生率占所有前列腺炎患者的5%～10%。

（三）**临床表现** 慢性细菌性前列腺炎表现为慢性疼痛及泌尿道反复感染。

（四）**病理** 可累及前列腺的任何部位。前列腺实质内可见炎性细胞数目增多。

（五）**影像学表现** 慢性炎症的前列腺体积通常较小,但如果同时伴有良性前列腺增生,前列腺大小可正常或增大。前列腺炎与良性前列腺增生及前列腺癌在影像上难以鉴别。

1. CT CT尚未被广泛应用于慢性前列腺炎的评价。慢性前列腺炎可见腺体体积缩小、密度减低,并可有非特异性钙化。

2. MRI 在T2WI上,慢性前列腺炎常表现为弥漫性条纹状低信号区域,也就是众所周知的"西瓜皮"征。T1WI无特异性,并且病变的前列腺在注射钆剂后可不强化。当慢性感染累及前列腺外周带时,其表现与前列腺癌难以鉴别,因此需要活检以明确诊断。

3. 超声 慢性前列腺炎的超声与CT和MRI表现类似,它可呈局灶性或弥漫性,绝大多数病例超声表现为前列腺外周带不规则低回声区。

4. 影像检查选择 成像方式选择请参考图73-4。

（六）**鉴别诊断** 慢性细菌性前列腺炎与慢性盆腔疼痛的临床表现相似。影像检查不能鉴别慢性前列腺炎与前列腺癌,确诊需要前列腺活检。

（七）**治疗** 慢性前列腺炎的治疗方式有药物性和非药物性。通常不需要外科手术治疗。

---

**医师须知（慢性细菌性前列腺炎）**

- 抗生素是慢性细菌性前列腺炎的主要治疗方法。

---

### 四、前列腺囊肿

（一）**病因** 前列腺囊肿可分为先天性或者后天性。后天性囊肿包括潴留囊肿、射精管囊肿以及良性前列腺增生的囊性变。囊性前列腺癌罕见。良性前列腺增生的囊性变,是前列腺囊性病变中最常见的病因。病灶位于移行带,表现为良性前列腺增生结节内的小囊肿。潴留囊肿在50～60岁发病,它为单房性囊肿,壁薄,光滑,大小为1～2 cm。其由于获得性梗阻导致腺腔扩张所致,可见于前列腺的各个部位。典型的射精管囊肿为位于前列腺侧叶的小囊肿,可伴有射精管梗阻/堵塞(两者可伴发无精症)。

（二）**发病率及流行病学** 前列腺囊肿确切的发病率不明。不过,良性前列腺增生的囊性变常见。

（三）**临床表现** 大多数患者无症状,前列腺囊肿常为偶然发现。当发生炎症、感染、囊肿较大引起尿道梗阻,或者射精管梗阻继发不育时,就会出现症状。但这种情况罕见。

（四）**病理生理学** 中线上的囊肿通常是苗勒管系统异常导致的先天性囊肿。后天性囊肿位于中线旁并常伴随良性前列腺增生。

（五）**病理** 前列腺囊肿是良性病变。

（六）**影像学表现** 前列腺囊肿通常无症状且为偶然发现。

1. CT 前列腺囊肿CT表现为腺体内的低密度病变。MRI和超声对于前列腺囊肿的显示优于CT。

2. MRI 由于内容物是液性的,因此T2WI上一般呈高信号。囊肿的T1WI信号强度表现多样,取决于感染或出血。

3. 超声 后天性前列腺囊肿是无回声病变,最常发生于移行带,是由于良性前列腺增生变性所致。病灶也可见于外周带。

4. 影像检查选择 囊肿通常为偶然发现,无需进一步的影像学检查。

（七）治疗　对于有症状的囊肿，应该考虑经尿道切除术或抽吸作为一线治疗方法。也可行开放性切除。

---

**医师须知（前列腺囊肿）**

■ 后天性囊肿通常是意外发现的。除非伴有症状，否则无需处理。

---

### 五、前列腺钙化

（一）病因　原发性或特发性钙化形成于前列腺实质腺泡内。病因不明，与感染的关系也不明确。一些学者认为原发性前列腺钙化起自淀粉样小体的钙化，形成"前列腺结石"（图73-5）。这些小的圆形或者卵圆形小体位于前列腺腺泡腔内，可能来自脱落的上皮细胞和蛋白质样物质。继发性前列腺钙化可并发于良性前列腺增生或前列腺癌、感染、放疗以及糖尿病。结石也可发生于脓肿腔或者憩室内。

（二）发病率及流行病学　前列腺钙化为常见表现，随着年龄增长而增加，最常发生于40～70岁患者中。

（三）临床表现　大多数病例无症状。但是，前列腺结石可引起梗阻、疼痛、感染以及血尿。

（四）病理　钙化可见于腺体的任何部位。

（五）影像学表现　前列腺钙化比前列腺结石大。结石发生于前列腺腺泡腔内。钙化发生于前列

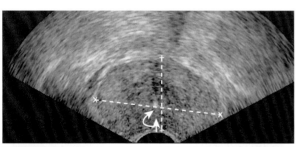
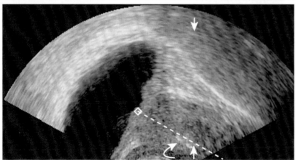

图73-5　淀粉样小体区域的原发性前列腺钙化（箭头处）的TRUS图像。虚线为测量的前列腺大小

腺实质内并且呈局灶性或弥漫性，累及范围可大可小，可发生于尿道周围或外科包膜上。

1. CT　CT表现为前列腺内的高密度钙化影。

2. MRI　MRI发现前列腺钙化的敏感性要低于CT和超声。钙化在MRI上表现为低信号。

3. 超声　前列腺钙化在超声上有典型特征：强回声，并且伴随的声影可影响对腺体剩余部分的观察。

（六）鉴别诊断　前列腺钙化几乎无症状。无临床或者实验室数据能明确其病因。如果怀疑前列腺癌或糖尿病时，应该检查PSA水平以及空腹血糖值。

（七）治疗　前列腺钙化无症状时无需治疗。伴随感染时可出现症状，这时抗生素是主要的治疗方法。当出现梗阻或慢性感染症状时，需要外科治疗。有症状的患者，前列腺结石可经尿道除石。难治性感染患者，需要进行外科前列腺切除术，这种情况极少见。

---

**医师须知（前列腺钙化）**

■ 前列腺钙化通常无症状。

---

**要点**

■ 除非存在非典型体征或症状，否则大多数良性前列腺疾病无需进行放射学检查。

■ 抗生素是治疗急性和慢性前列腺炎的主要方法。前列腺脓肿通常是引流的指征。

■ 仅靠影像学检查不能明确区分前列腺炎和前列腺癌。

---

## 恶性局灶性前列腺病变

前列腺癌是一种常见疾病而且是一个重要的全球性的男性健康问题。前列腺癌的诊断与治疗十分复杂。这些复杂性源于疾病本身尚未明确的自然史和不可预测的生物学行为。其发病率高：尸检报告表明年龄在30～40岁男性小前列腺癌发现率高达29%，60～70岁男性发现率高达64%。然而，很大一部分前列腺癌未进展为具有明显临床症状的癌症。目前尚无完美的方法去判断哪类患者会患病且病情是否会进展。一些因素如前列腺特异性抗原（PSA）水平增高、Gleason评分和分期有助于预测疾病预后，而且综合疾病分期、分级和PSA水平比单一因素能

更好地预测疾病分期和预后。影像学在前列腺癌的治疗中起着重要的作用。

**（一）病因** 前列腺癌病因不明。高危因素包括年龄增长（前列腺癌极少见于年龄小于40岁的男性）、种族（非洲裔美国人风险最高）、饮食、抗氧化剂使用和前列腺癌家族史。最近基因图谱研究表明RNASEL和MSR1是前列腺癌的潜在易感基因。

**（二）发病率及流行病学** 根据美国国家癌症研究所（NCI）的监测、流行病学及预后（SEER）计划的数据，在2015年估计共有220 800例前列腺癌新发病例，占所有新发癌症病例的13.3%；同年死于前列腺癌的病例估计有27 540例，占所有癌症死亡病例的4.7%。大约14%的男性在一生中的某个时候会罹患前列腺癌。

前列腺癌发病率在20世纪90年代早期显著增加，这可能是缘于血液检测PSA水平的方法的应用使诊断更早。前列腺癌的发病率以较低的增长率持续增长，这可能是由于PSA检测筛查的增加所致。虽然近十年前列腺癌死亡率已有所减少，但是并无确切证据证明PSA筛查与死亡率下降之间有关联。

**（三）临床表现** 前列腺癌常无症状。有症状的前列腺癌可表现为一般前列腺异常的表现和血尿。其他症状可包括骨转移相关的骨痛和（或）因骨转移造成的病理性骨折、输尿管远端浸润引起的尿毒症及肿瘤坏死或梗阻引起的局部出血。直肠指检（DRE）可见前列腺正常或不规则增大。现在临床上前列腺癌以血清PSA水平、TNM分期和Gleason评分为特征。

*前列腺特异性抗原（PSA）* 血清PSA水平对前列腺癌的分期、预后以及治疗效果的监测都非常有意义。临床解释血清PSA水平的意义时必须慎重，需考虑患者年龄、腺体大小、近期的DRE或者活检以及是否有感染的存在，这些因素均可引起PSA水平升高。现在普遍将血清PSA 4.0 ng/mL定为临界值，高于此值时应进行有关前列腺癌的进一步检查。前列腺癌被检出的可能性随PSA水平的升高而增加。在0～2 ng/mL水平，1%的人患前列腺癌；在2～4 ng/mL水平，15%的人患前列腺癌；在4～10 ng/mL水平，25%的人患前列腺癌；大于10 ng/mL水平，50%的人患前列腺癌。因此，一些学者推荐使用低临界值（<4.0 ng/mL），以避免遗漏前列腺癌，并可提高在可治愈阶段发现前列腺癌的可能性。虽然这样可以检测到更多前列腺癌患者，但也会引起癌症的过度诊断（特别是老年人），而这些患者可能一生中都不会有临床表现。

PSA密度是将PSA除以前列腺体积。这有助于区分PSA异常升高与继发于良性前列腺增生（BPH）的PSA升高。对于PSA在4～10 ng/mL水平且DRE或经直肠超声（TRUS）未怀疑前列腺癌的成年男性，已建议将PSA密度≥0.15作为建议行前列腺活检的临界值。然而，PSA密度与前列腺癌的发生之间的相关性不是绝对的。

PSA速率是指PSA水平增长率。无论血清PSA绝对值是多少，PSA速率年增加大于0.75 ng/mL提示患前列腺癌的风险显著增加。

**（四）病理** 前列腺癌主要发生于外周带（占70%），其次为移行带（20%）和中央带（5%）。

95%的前列腺癌为腺癌。约4%前列腺癌为移行细胞癌，被认为是来源于尿道前列腺部的移行细胞。前列腺鳞状细胞癌罕见，更罕见的是肉瘤（0.1%～0.2%）。个别病例可见神经内分泌细胞，确定来源于正常前列腺的神经内分泌干细胞。根据细胞分化和间变程度，前列腺癌的组织学分级分为1～4级。

GX：无法评价等级；

G1：分化良好（轻微间变）（Gleason 2～4）；

G2：中度分化（中度间变）（Gleason 5～6）；

G3～4：低分化或未分化（明显间变）（Gleason 7～10）。

2/3的前列腺癌呈混合肿瘤分级。组织学上的Gleason评分决定了癌症的预后和侵袭性。病理学家确定组织中两个最常见的细胞模式并为每一个标记一个1～5的Gleason评分。这两个分数代表标本主要和次要评分，叠加起来构成Gleason评分。Gleason评分越高，癌症越有可能迅速生长和扩散，而且预后越差。如下：

Gleason评分2～4：分化良好；随访15年死于前列腺癌的风险极小（即使不进行积极治疗，存活15年的机会也约95%）。

Gleason评分5～6：中度分化；前列腺癌死亡风险为中度，在至少15年的随访期内风险缓慢增加。

Gleason评分7～10：中度分化到分化差，即使癌症诊断时达74岁，15年存活率仍为15%～40%。

当前列腺活检标本组织学看上去不特别像肿瘤但细胞有异常时，可诊断为不典型细胞和前列腺上皮内瘤变（PIN）。PIN可以进一步分为低级别和高级别。低级别PIN与前列腺癌相关性仍然未明，但是不典型细胞或高级别PIN的存在增加了腺体内发生前列腺癌的可能性。在最初发现高级别PIN的病例中，

30%～50%后期活检标本发现前列腺癌,因此高级别PIN病例通常被推荐重复活检。

**（五）影像学表现**

1. CT　CT评价前列腺癌作用有限,因为它通常不能发现早期(T1和T2)肿瘤(图73-6)。CT可显示伴前列腺包膜外侵犯、精囊腺受累及侵犯直肠系膜、直肠、膀胱和肛提肌的局部进展期前列腺癌(图73-7)。盆腔和腹部淋巴结也可以显示。循证医学指南建议对PSA大于20 ng/mL、Gleason评分大于7和(或)肿瘤在T3期及以上的前列腺癌患者使用CT进行远处扫描检查以便分期。

2. MRI　MRI的最初作用是对经活检证实的前列腺癌患者进行局部分期(图73-8)。T1WI及T2WI为鉴别T2和T3期肿瘤提供了解剖学信息(即分辨包膜外侵犯)并评价淋巴结受累情况(提要73-1和提要73-2;图73-9～图73-13)。在过去的二十年,由于MRI检查技术的快速发展以及诊断经验的显著提高,MRI在前列腺检查中得到了广泛的应用。多种参数的使用,明显增加了MRI在前列腺成像中的作用,包括肿瘤检测、定位、表征、随访观察以及引导靶向活检等。前列腺MRI在肿瘤局部分期中的准确性随着时间的推移而提高,这很可能是由于MRI技术的改进、对用于诊断肿瘤包膜外侵犯或精囊侵犯的形态学标准的更好理解以及诊断经验的提高。

---

**提要73-1　前列腺癌包膜外侵犯的MRI成像特点**

- 前列腺局部边缘呈不规则、分叶状或成角
- 包膜回缩
- 神经血管束不对称
- 肿瘤包绕神经血管束
- 直肠前列腺夹角消失
- 肿瘤凸入前列腺周围脂肪内
- 肿瘤与前列腺包膜呈广基底相邻
- 肿瘤明显突破包膜

---

**提要73-2　前列腺癌侵犯精囊腺的MRI成像特点**

- 精囊腺受破坏或失去正常解剖结构
- 精囊腺局限性低信号改变
- 低信号范围扩大至射精管
- 精囊腺内的低信号范围扩大
- 精囊腺与前列腺之间呈锐角的精囊三角消失(矢状位观察更佳)
- 可以观察到肿瘤从前列腺基底部直接侵犯到精囊腺周围

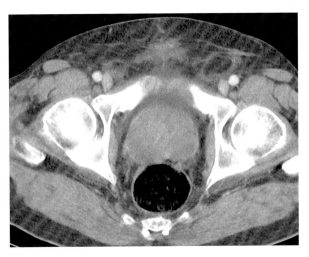

**图73-6**　轴位CT图像显示肿大的低密度前列腺。后经组织学确诊为前列腺癌

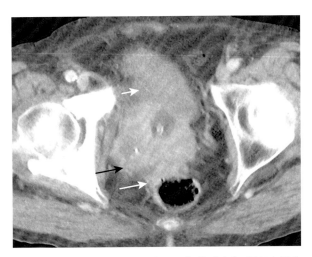

**图73-7**　轴位CT图像显示局部进展期前列腺癌,侵犯右侧盆壁(黑箭头处)、直肠系膜脂肪及直肠壁(白长箭头处)。可见导尿管(白短箭头处),因肿瘤而造成了膀胱颈梗阻

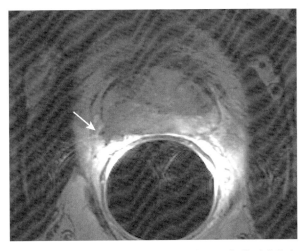

**图73-8**　直肠内线圈MR图像显示局部进展期前列腺肿瘤(T3)。不规则、膨胀性的低信号肿瘤扩展到前列腺右后边缘外侧(箭头处),符合包膜外侵犯表现

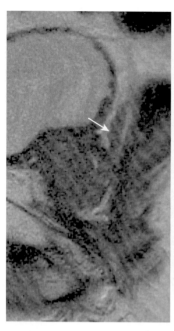

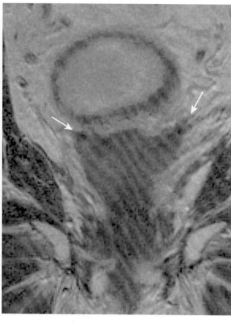

**图73-9** 冠状位和矢状位T2WI显示双侧精囊腺受侵犯。精囊腺呈异常的低信号（箭头处）

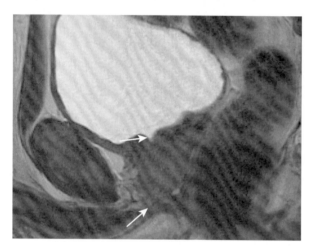

**图73-10** 矢状位T2WI显示病变侵犯膀胱颈（上箭头处）及肛提肌（下箭头处），与局部进展期前列腺肿瘤相符合

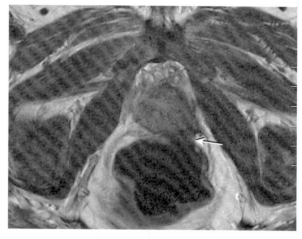

**图73-11** 轴位T2WI显示前列腺肿瘤侵犯前列腺周围脂肪、直肠系膜脂肪及直肠壁（箭头处）

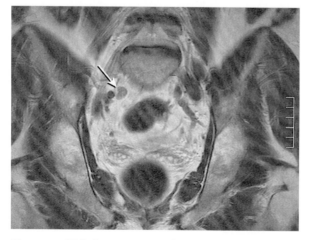

**图73-12** 冠状位T2WI显示N1期淋巴结病变（淋巴结＜2 cm，箭头处）

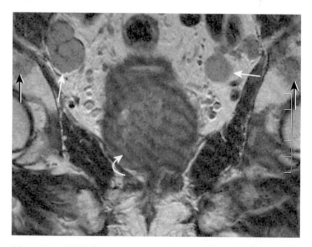

**图73-13** 冠状位T2WI显示N2期淋巴结病变（2 cm＜淋巴结＜5 cm，白直箭头处；弯箭头处为前列腺癌；黑箭头处为骨转移）

目前,患者行前列腺MRI检查前如何准备尚无共识。许多经验建议在检查前使用灌肠剂以便直肠迅速排空,减少直肠内的粪便和空气,减少磁敏感伪影(特别在DWI序列上)。有学者建议在前列腺MRI检查前三天禁欲以保证精囊腺扩张。也可以使用解痉药(如胰高血糖素)减少肠蠕动,但此举会增加检查费用,并且会有潜在的药物不良反应。在检查方案设计中,广泛推荐MRI检查应在TRUS活检后至少6周,以防止活检后的出血和炎症。

(1)扫描参数设计:前列腺MRI的理想扫描参数设置仍在不断发展,关键是获得具有充分信噪比(SNR)的一致性图像以便做出可信的解释。有经验的阅片者认为,使用1.5 T MRI扫描仪进行检查时,在使用标准骨盆相控阵线圈时应该额外加用直肠内线圈以保证获得高信噪比(SNR)的前列腺图像。在3.0 T MRI扫描仪上使用直肠内线圈可以产生更高的SNR,进而改善图像质量,提高空间分辨率,无论是对有经验的还是经验较少的放射科医师,均可有效提高病变的定位和分期的准确性。不过,直肠内线圈可以导致前列腺变形,检查成本和检查时间增加,产生伪影(特别是磁敏感伪影),以及患者的不适(因此可能会导致患者不愿意接受前列腺MRI检查)。目前一些机构在3.0 T MRI扫描仪上不再使用直肠内线圈。每个中心应当在放射科医师认为适合的情况下,调整扫描参数以便获得理想的图像。

(2)多参数MRI:前列腺解剖和功能的综合评价构成了多参数MRI(mpMRI)的基本要素。T2WI成像、弥散加权成像以及灌注加权成像(通过动态增强检查获得)等序列的综合应用使放射科医师对前列腺癌的形态学、组成及增强特征有了显著的认识。

(3)T2WI:T2WI是多参数MRI(mpMRI)主要的检查序列,其可以明确地显示前列腺的各解剖带,从而识别并描述局部病变。前列腺多平面快速自旋回波T2WI通常在轴位、冠状位和矢状位的小显示野(FOV)脉冲序列中获得。轴位和冠状位序列应在倾斜于前列腺轴线的平面内获得,以保证前列腺正常的带状结构且防止了容积效应。大FOV的轴位(或者是冠状位)T2WI序列可以显示至主动脉分叉水平以评价淋巴结受累。在观察前列腺包膜外侵犯及精囊腺受侵情况,T2WI序列也是非常有用的(表73-1和表73-2)。无论是发生在外周带还是移行带的肿瘤,T2WI特征均有不同。外周带的肿瘤典型表现为圆形或边界不清的T2WI低信号结节影(图73-14)。由于

**表73-1 外周带局灶性病变的前列腺影像报告和数据系统**

| PI-RADS 分类 | T2 | DWI |
|---|---|---|
| 1 | 信号强度均匀一致 | 无异常 |
| 2 | 线样、楔形或弥漫性低信号 | ADC模糊不清的低信号 |
| 3 | 混杂信号改变或中度低信号 | ADC局限性轻/中度低信号 |
| 4 | 局限性的中度低信号,呈局灶或肿块样(<1.5 cm) | 局灶性明显ADC低信号<1.5 cm |
| 5 | 信号表现同4,但>1.5 cm或明确包膜外侵犯 | 信号表现同4,但>1.5 cm或明确包膜外侵犯 |

**表73-2 移行带局灶性病变的前列腺影像报告和数据系统**

| PI-RADS 分类 | T2 | DWI |
|---|---|---|
| 1 | 均匀一致的中等信号强度 | 无异常 |
| 2 | 局限性的低信号或混杂信号的具有包膜的结节(BPH) | ADC模糊不清的低信号 |
| 3 | 边界不清的混杂信号影 | ADC局限性轻/中度低信号 |
| 4 | 透镜状或非局限性的中度低信号(<1.5 cm) | 局灶性ADC明显低信号<1.5 cm |
| 5 | 信号表现同4,但>1.5 cm或明确包膜外侵犯 | 信号表现同4,但>1.5 cm或明确包膜外侵犯 |

注:BPH: benign prostatic hyperplasia,良性前列腺增生。

前列腺外周带的一些良性病变如活检后出血、前列腺炎、瘢痕或炎症以及治疗后改变等与肿瘤的T2WI低信号表现相类似,因此结合其他mpMRI的成像特征(特别是DWI)是非常关键的。由于良性前列腺增生(BPH)背景下发生的良性病变表现多样化,移行带肿瘤更难与之鉴别。移行带肿瘤的典型表现为边界不清的T2WI低信号病变,可呈分叶状或透镜状(图73-15)。肿瘤没有BPH实性结节的T2WI低信号包膜(见第72章)。由于BPH的结节在DWI及PWI上与癌肿结节表现类似,所以T2WI三维成像是识别移行带肿瘤的重要序列。

（4）弥散加权成像（DWI）：DWI 是前列腺 mpMRI 的关键组成部分。DWI 是通过不同组织对水分子的自由扩散或弥散受限的差异对前列腺进行功能评价。弥散受限的组织在 DWI 上呈高信号，在相应的 ADC 图为低信号。前列腺癌的肿瘤细胞密度增高而且胞质和细胞间基质丰富，导致与正常组织相比呈弥散受限改变。弥散受限在与高 b 值的 DWI 相对应的 ADC 序列上显示更佳。仔细观察 ADC 序列可以为鉴别前列腺癌提供有用的筛查方法，特别是周围带的病变（图 73-16）。鉴于前列腺的良性及恶性病变在 T2WI 图像上的表现有重叠，所以 ADC 通常被认为是鉴别周围带肿瘤最重要的序列。实际操作中，前列腺影像专家建议测量周围带肿瘤的 ADC 值。尽管 DWI 显示前列腺周围带肿瘤特异性较低，但其在鉴别移行带的肿瘤还是非常有用（图 73-17）。不论在前列腺的

何部位，DWI 结合 T2WI 序列诊断疾病的敏感性及特异性明显高于单一使用 T2WI 序列。

（5）动态增强（灌注）成像：mpMRI 的第三个组成是动态增强对比（DCE）成像，也叫灌注成像（PWI）。DCE 成像包括在注射钆剂之前、其间以及之后通过快速梯度回波成像获得的 T1WI 图像。尽管普遍认为前列腺各种成像手段的特异性征象都很少，但 DCE 成像技术的发展，能够准确显示前列腺癌所致的毛细血管损伤及血管再生。对比剂在异常的肿瘤组织中呈"快进快出"表现，在正常组织中可长时间存留。定量测定和绘制动态增强图可用于表征良性和恶性前列腺组织的特性。一些商业化软件，诸如 DynaCad（Invivo, Gainesville, FL）等可以形成彩图，进而显示对比剂流入或前向流出（$K_{trans}$）、廓清或反向流出（$K_{ep}$）以及对比剂流经总量（iAUGC）

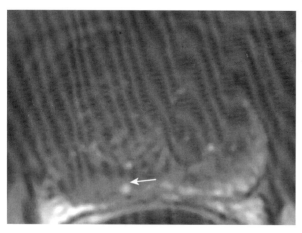

**图73-14**　小 FOV 斜轴位 T2WI 显示前列腺右中部周围带的局灶性低信号结节（箭头处），患者证实为前列腺癌，Gleason 评分 6 分。注意：在神经血管束水平的包膜外侵犯

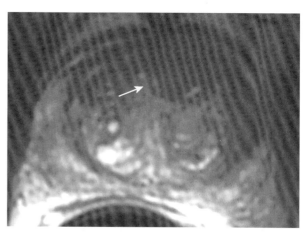

**图73-15**　小 FOV 斜轴位 T2WI 显示局灶性透镜状低信号影（箭头处），与之前 Gleason 评分 6 分，发生于前列腺中部移行带的腺癌相一致

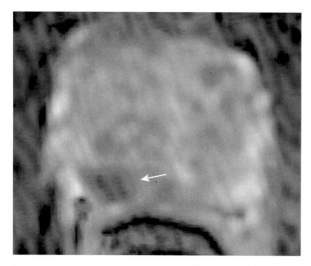

**图73-16**　ADC 图显示局限性弥散受限改变（箭头处），与图 73-14 周围带肿瘤一致

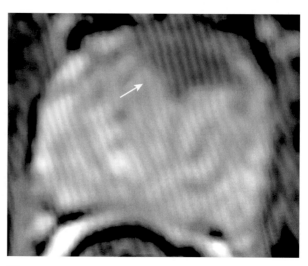

**图73-17**　ADC 图显示肿瘤呈弥散受限改变（箭头处），位于移行带，呈透镜状表现（与图 73-15 为同一患者）

（图73-18）。利用上述彩图可以获得描述三种典型的钆剂增强时间曲线：1型—持续型；2型—平台型；3型—流出型。1型和2型曲线是典型的正常组织或良性病变的表现，3型曲线提示为恶性病变（图73-19）。早期PWI研究显示，前列腺癌组织的平均血流及间质内对比剂灌注量明显高于正常的前列腺周围带组织。对比剂的"流入"率研究表明，PWI诊断前列腺周围带癌症的敏感性及特异性明显高于单独应用T2WI序列。这些增强特征及增强曲线可以用来提高前列腺肿瘤的检出率。此外，综合应用高分辨率DCE和T2WI比单独分别应用更容易评价前列腺外侵犯及肿瘤分期。

（6）特别说明

1）包膜外侵犯：包膜外侵犯是前列腺癌肿瘤分期及后续治疗的关键。通过增加DWI及DCE等功能成像序列，mpMRI提高了包膜外侵犯的检出率（图73-20）。

2）神经血管束侵犯：神经血管束位于前列腺的后外侧（分别在5点钟及7点钟方向），在T1WI及T2WI上均呈低信号，并且周围有高信号脂肪围绕。检查神经血管束是否受侵犯非常重要，因为当神经血管束未受侵犯时，外科手术可以尽可能保留神经以维持功能。

3）治疗后MRI：经过放疗或激素治疗后，前列腺体积缩小，信号强度降低，此种表现需要与肿瘤复发鉴别。精囊腺也可以表现为低信号或不规则形态（图73-21）。

（7）磁共振报告标准化：由于最近几年mpMRI图像的获取及图像解释取得了明显的进步，因此开始施行了标准化报告。经过前列腺病变专家组的改

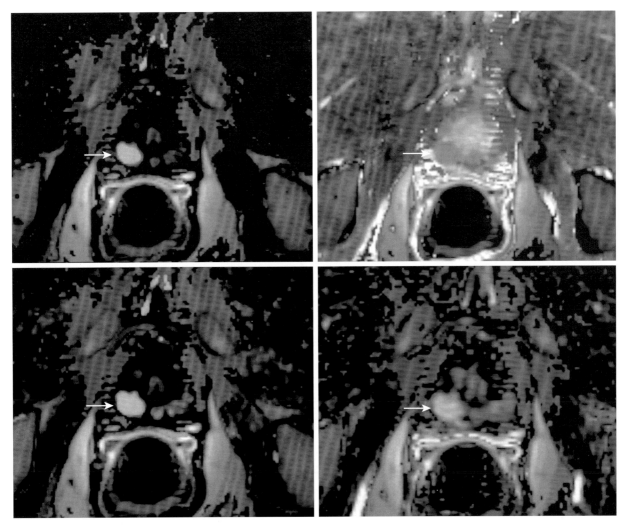

**图73-18** 通过动态增强序列得到的灌注图。患者前列腺右中部周围带腺癌（箭头处），Gleason评分7分。上图左：K$_{trans}$（流入或前向流出）；上图右：Ve（细胞外体积分数）；下图左：K$_{ep}$（廓清或反向流出）；下图右：iAUGC（注射钆剂最初90 s绘制浓度曲线的病灶范围）

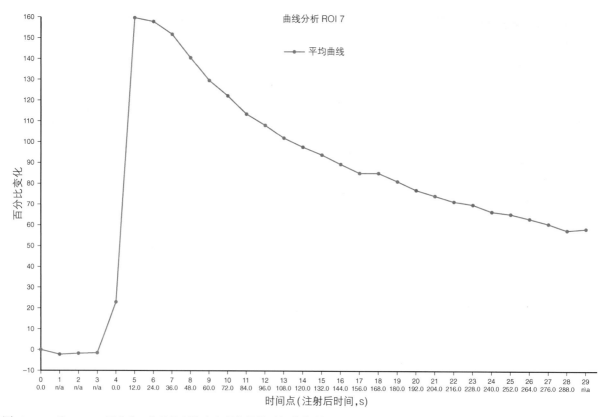

曲线分析 ROI 7

—●— 平均曲线

百分比变化

时间点（注射后时间，s）

**图73-19** 从Gleason评分为7分的前列腺癌患者获得的时间曲线（与图73-18为同一患者）。曲线图为3型曲线，因为在感兴趣区表现为"快进快出"改变，所以高度怀疑前列腺癌

进和发展，最新的前列腺影像报告及数据采集系统（PI-RADS）第2版得以出版，其基于前列腺周围带及移行带病变在T2WI、DWI及DCE上的成像表现。前列腺病变按照T2WI及DCE上的大小及形态特征，分为1~5级；而DCE则根据病变有无局限性增强与T2WI/DWI异常表现相对应进行评分。根据T2WI和DWI PI-RADS标准，局灶性前列腺病变的表征，参见表73-1和表73-2。

（8）其他MRI成像技术

1）MR波谱：MR波谱通过检测枸橼酸、肌酸和胆碱的浓度提供有关前列腺新陈代谢的特定信息。前列腺癌的MR波谱特征是胆碱（一种正常细胞膜成分，在许多肿瘤中升高）水平升高和/或枸橼酸（正常前列腺组织成分）水平降低。MR波谱成像提高了对肿瘤的显示及对肿瘤范围的判断，并且提高了肿瘤分期的准确性。代谢物比率（如胆碱、肌酸超过枸橼酸的比率）和前列腺癌组织学分期之间的相关性已经有报道。前列腺肿瘤MR波谱检测（胆碱+肌酸）/枸橼酸值和肿瘤大小可能与病理学Gleason评分具有相关性。因此，MR波谱对于无创性评价前列腺癌侵犯程度具有潜在优势。

2）MR淋巴管造影：目前淋巴结分期依赖于对淋巴结大小和形态的评价。如果淋巴结不肿大，CT和MRI均无法显示淋巴结转移。MR淋巴管造影是一种相对较新的技术，可检测出未肿大的转移性淋巴结。亲淋巴细胞的USPIO纳米颗粒经静脉注射。正常淋巴结内的巨噬细胞摄取USPIO纳米颗粒，氧化铁对T1和T2*磁敏感性的影响引起淋巴结信号强度降低或"负强化"。在转移性淋巴结中，肿瘤细胞取代了巨噬细胞，不摄取USPIO颗粒。因此这种技术可检测前列腺癌患者小的而无法检测到的淋巴结转移。

3. 超声 经直肠超声（TRUS）对前列腺癌评价优于腹部超声。前列腺癌常表现为一个外周带低回声病灶。其他前列腺癌的超声特征包括前列腺不对称、轮廓不规则和回声不均匀。前列腺癌可呈结节状和（或）浸润性扩散，并可沿包膜扩散。TRUS在评价前列腺癌包膜外侵犯与DRE相比并不具有优势。

4. 核医学 骨扫描对前列腺癌转移检测的敏感度高但特异性低（图73-22和图73-23）。美国放射学会（ACR）建议，当PSA水平高于10 ng/mL或Gleason评分大于6分时进行核素骨扫描检查。美国泌尿学会（AUA）和美国癌症联合委员会（AJCC）推荐当PSA水平高于20 ng/mL时进行核素骨扫描检查。

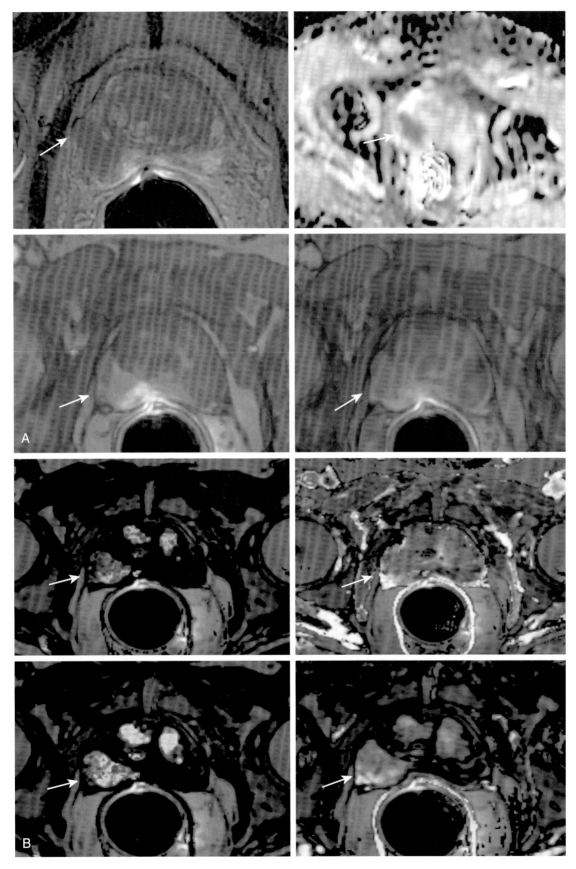

**图73-20** 前列腺右中部周围带腺癌, Gleason 评分 8 分(箭头处), 表现为 T2WI 低信号(上左, A), 弥散受限(上右, A), 动脉早期强化(下左, A), 以及对比剂廓清(下右, A)。灌注图显示提高的 $K_{trans}$(上左, B)、$V_e$(上右, B)、$K_{ep}$(下左, B)及 iAUGC(下右, B)

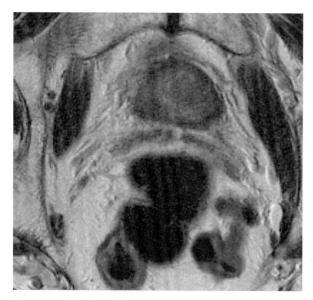

**图73-21** 前列腺癌激素治疗和放射治疗后轴位T2WI显示不规则、低信号的精囊腺

5. 前列腺活检

(1) TRUS引导的前列腺活检: TRUS引导的前列腺活检被认为是肿瘤定位和定性的金标准。常规采用6点法,即在前列腺的12个核心标本区随机采样,采样点分别在两侧叶的基底部、中央部及腺体尖部。一次活检检测癌症的敏感性为70%～80%。敏感性随活检次数增加而增加(4次可达99%)。TRUS引导的前列腺活检可操作性强、安全、可接受度高以及相对费用较低。不过,其缺点是有假阴性、风险分层错误(源于采样不足)以及过度诊断临床表现不显著的肿瘤(源于过采样)。假阴性率可高达30%～40%。

(2) 融合活检: 融合活检是一项正在积极进行临床和研究调查的技术,该技术允许通过mpMRI和TRUS体积数据的图像融合来靶向定位局灶性可疑前列腺病变。一旦放射科医师在mpMRI上识别出可疑局灶性病变,就可以通过绘制感兴趣区域,将其融合到实时TRUS数据集中,然后由泌尿科医师对病变进行融合活检(图73-24)。除了标准的随机6点法活检外,还可以对可能包含临床上显著癌症的区域进行有针对性的活检。这样可以有效降低假阴性率,改进风险分类,限制重复取样以及降低过度诊断。

6. 影像检查选择 当筛查确认患者DRE异常或PSA水平升高,下一步常规进行TRUS活检(图73-25)。如果活检阳性,可考虑MRI检查进行分期。如果用标准6点法活检结果呈阴性,但PSA水平持续升高,则在高度怀疑恶变的区域施行融合活检。如果PSA水平高于10～ 20 ng/mL应该考虑核素骨扫描检查,如果PSA高于20 ng/ml应该考虑CT检查。

后

左

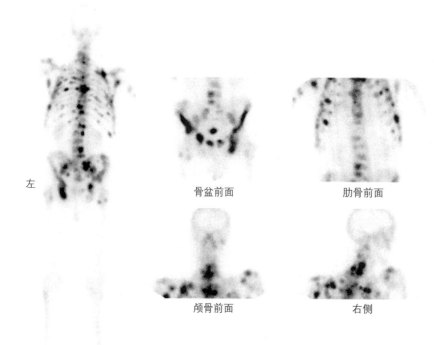

骨盆前面　　　肋骨前面

颅骨前面　　　右侧

**图73-22** 骨扫描显示脊椎、肋骨及骨盆摄取,与弥漫性骨转移符合

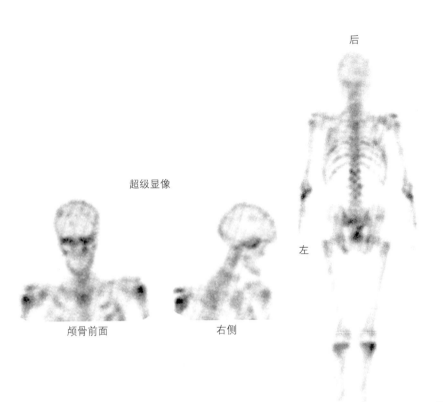

超级显像

后

左

颅骨前面　　　右侧

图73-23　骨扫描显示"超级显像"：所有的放射性示踪剂已被骨转移摄取，且示踪剂肾脏正常摄取及泌尿系正常排泄不明显

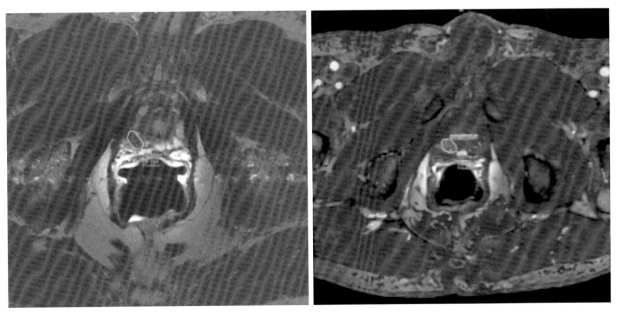

图73-24　斜轴位T2WI及灌注图明确界定肿瘤（与图73-18和图73-19同一病例），并通过泌尿科医师划出感兴趣区施行融合活检

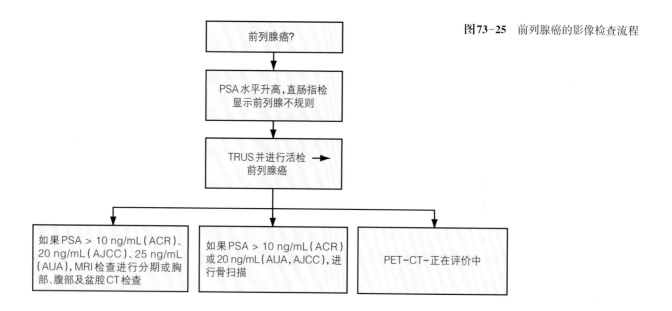

图73-25 前列腺癌的影像检查流程

**（六）鉴别诊断** PSA水平升高提示前列腺癌。然而，PSA值升高可见于前列腺良性病变，如良性前列腺增生和前列腺炎。PSA在0～2 ng/mL之间，前列腺癌可能性是1%，PSA在2～4 ng/mL之间可能性为15%，PSA在4～10 ng/mL之间可能性为25%，PSA大于10 ng/mL可能性超过50%。仅通过影像学检查难以区分局灶性前列腺癌与前列腺炎和良性前列腺增生，使用TRUS 6点法活检和（或）融合活检进行组织学诊断通常很有必要。

**（七）治疗**

1. 内科治疗 前列腺癌的治疗选择取决于多种因素，包括患者年龄、预期寿命、伴随疾病以及患者偏好。具有临床表现的局灶性前列腺癌患者可有多种治疗方案，包括根治手术、外照射、前列腺癌近距离放射疗法、冷冻手术、使用或不使用激素消融治疗的随访观察。

外照射可用于局灶性前列腺癌的治疗，并且作为晚期前列腺癌患者的治疗方法已被广泛接受。

近距离放射疗法对低级别癌症患者（Gleason活检评分小于7，PSA低于10 ng/mL，分期为T1～T2期）最有效。对这组患者，近距离放射疗法与根治性前列腺切除术和外照射有相似的疗效。

对预期寿命少于10年的患者，临床观察是积极治疗的一种替代方法。这种方法基本原理源于这样一个事实，越来越多老年男性经PSA筛查被诊断出患前列腺癌。如果病情进展，要进行保守治疗或积极治疗取决于患者的选择和身体状况。

可使用的激素消融方法包括雌激素、促黄体激素释放激素受体激动剂及直接雄激素阻断药物抑制雄激素循环。这类治疗主要用于晚期前列腺癌患者。

2. 外科治疗 根治性前列腺切除术是预期寿命10年或以上、临床局灶性前列腺癌的患者治疗的"金标准"。无论肿瘤的分期或Gleason评分是多少，根治性前列腺切除术后5年无进展生存率接近80%。Gleason评分6分病变局限于前列腺内的患者，10年无进展生存率在91%～97%之间。

> **医师须知**
>
> - 许多原因可引起PSA水平升高，但诊断前列腺癌习惯于将其作为诊断标准是因为该病高发生率。
> - 前列腺癌患者的治疗方法取决于有无显著临床表现的差异。
> - MRI技术的迅速发展和提高，改善了对前列腺的表征，并成为一个临床积极研究的领域。
> - 融合活检是一项新兴技术，可对可疑局灶性前列腺病变进行靶向活检。

> **要点**
>
> - 前列腺癌常见，而且具有生物学异质性。影像学在诊断和分期中起重要作用。
> - 近期mpMRI的发展，不仅改善了病变的表征，而且允许通过TRUS对可疑局灶性病变施行融合活检。
> - 需要更多的临床经验和前列腺MRI报告的标准化。

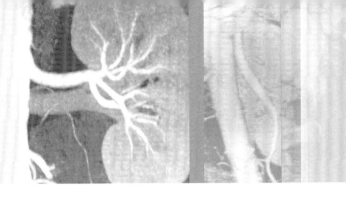

# 第74章

# 精囊病变

Carmel Cronin and Joseph R. Grajo

## 影像学表现

传统上，精囊是通过精囊造影进行评价的。现在已基本被CT、MRI和超声取代(图74-1)。

（一）CT 精囊呈软组织密度表现(图74-2)。囊肿和未引起精囊变形的小肿块不容易观察。大的肿块或与感染或脓肿有关的炎性改变在CT上显示很好。钙化清楚可见。

（二）MRI检查 MRI由于其多平面成像能力和极好的软组织对比分辨率，所以是评价精囊的一个有价值的工具(图74-3)。MRI能够清楚地显示囊性病变，并且在实性肿瘤分期上比CT或超声更精确。

（三）超声检查 TRUS是一种快速、价廉而且通

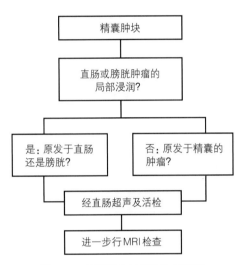

图74-1 精囊肿块的影像检查流程

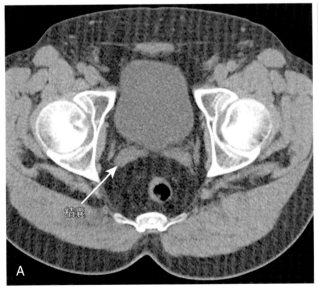

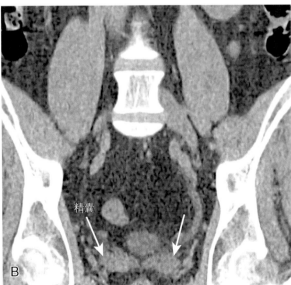

图74-2 A、B. 在CT上，精囊为软组织密度，位于前列腺后方呈"蝴蝶结"外形

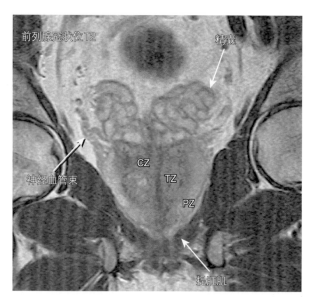

**图74-3** MRI冠状位T2WI上，成对的精囊位于前列腺上部后外侧，呈很好的软组织对比分辨率。CZ，中央带；PZ，周围带；TZ，移行带

常容易耐受的检查方法。其能够更好地描绘精囊的内部结构，因而优于CT。同时无电离辐射，还可以用于引导精囊活检或穿刺吸引术。

# 具 体 疾 病

## 一、精囊囊肿

（一）**病因** 精囊囊肿可以是先天性或获得性，表现为膀胱底部和直肠之间的肿块，可能与射精管扩张有关。精囊囊肿通常是单侧、单腔，与扩张的精囊相似（图74-4）。先天性囊肿通常与同侧泌尿生殖系异常有关；获得性囊肿通常与射精管或精囊的炎症或阻塞有关，如前列腺炎、精囊炎或前列腺手术。与精囊囊肿相关的疾病包括：① 在常染色体显性遗传多囊性肾病中，精囊囊肿通常是双侧的；② 精囊局部浸润性肿瘤或原发性肿瘤；③ 感染或慢性前列腺炎；④ 良性前列腺增生；⑤ 射精管梗阻。

（二）**临床表现** 精囊囊肿通常无症状，但可表现为阻塞，反复的泌尿系感染（包括附睾炎）和血精。

（三）**病理** 精囊囊肿可以发生在腺体的任何部分，为大小不同的良性病变，可以合并感染。

（四）**影像学表现**

1. CT 囊肿在CT上表现为边界清楚的低密度病变。

2. MRI 精囊囊肿的MRI表现类似于其他部位的囊肿，T1WI图像呈低信号，在T2WI图像上表现为均匀高信号的单囊病变，壁光滑，边缘锐利（图74-4）。出血性囊肿在T1WI和T2WI图像上都呈高信号。

3. 超声 囊肿为无回声的肿块（图74-5）。TRUS可引导穿刺针放置引流或进行造影，以充分显示病变。

（五）**鉴别诊断** 主要的鉴别诊断是苗勒管囊肿。

（六）**治疗** 精囊囊肿不需要治疗。当精囊囊肿变大时可能引起疼痛和局部梗阻，此时行囊肿引流术可以缓解不适。

## 二、精囊阻塞

（一）**病因** 精囊阻塞定义为精囊前后径超过

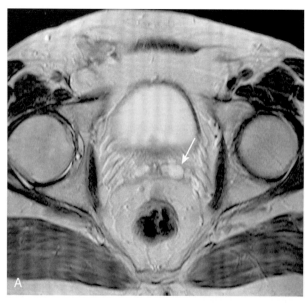

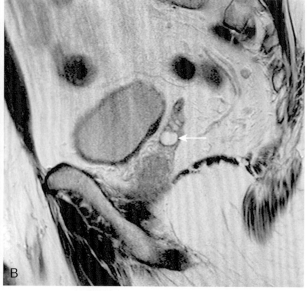

**图74-4** MRI轴位（A）和矢状位（B）T2W成像显示左侧精囊囊肿（箭头处）。精囊囊肿表现为膀胱底部与直肠之间的肿块，并且可能与射精管扩张相关。它们通常是单侧单囊腔，类似于扩张的精囊

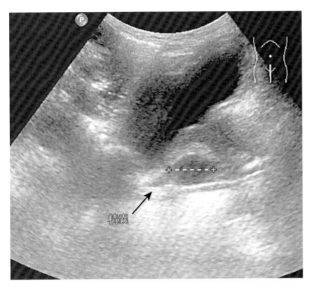

**图74-5** 超声显示精囊囊肿

15 mm、长度超过50 mm,并且在吸引时发现精子的大面积无回声区。先天性精囊阻塞可以由异位输尿管所致,而获得性精囊阻塞可能由局部肿块所致。认识精囊阻塞非常重要,因为它可以与疼痛和男性不育有关。

**(二)临床表现** 精囊阻塞可以无症状或当腺体增大时可引起疼痛。

**(三)病理** 先天性原因引起的精囊阻塞通常是单侧的。而获得性精囊阻塞可以是单侧或双侧。精囊通常在结构上是正常的,但可以继发感染。

**(四)影像学表现**

1. CT CT能显示增大的精囊。

2. MRI 增大的精囊通常表现为正常的信号强度,除非感染或被肿瘤浸润。

3. 超声检查 超声显示增大的精囊。

**(五)鉴别诊断** 临床及实验室数据对诊断没有帮助。当阻塞是由于恶性肿块引起时,肿瘤标志物的水平可能升高。

**(六)治疗** 对于精囊阻塞没有药物治疗。有症状的阻塞可能需要手术或影像引导下抽吸。

### 三、精囊炎和脓肿

**(一)病因** 精囊感染常继发于急性或慢性前列腺炎或急性附睾炎,也可单独发生。厌氧菌引起的前列腺炎是精囊炎的常见原因。在发展中国家最常见的原因是结核分枝杆菌和血吸虫。精囊炎可发展成精囊脓肿。与前列腺脓肿一样,精囊脓肿也常发生患有糖尿病、长期留置导尿管和近期有尿路介入治疗的患者。精囊炎和脓肿可能与精囊囊肿和钙化有关。

慢性细菌性精囊炎罕见且诊断困难。

**(二)临床表现** 精囊炎的临床症状与盆腔其他部位感染的症状相似,如前列腺炎或膀胱炎;这些感染也可以同时发生。

**(三)病理** 这种疾病最常见于单侧,但也可以是双侧。感染和炎症的诊断建立在组织学检查的基础上。

**(四)影像学表现**

1. CT 急性精囊炎的精囊表现可以正常或不对称增大。周围炎症表现也可观察到。当脓肿形成时,受累的精囊增大、呈低密度影或充满液体。慢性感染在横断面图像上表现为精囊壁增厚、腺体萎缩以及囊腔内或壁的钙化。

2. MRI 精囊炎与精囊脓肿表现为T1WI低信号;在T2WI上,信号强度高于正常精囊信号。两者在注射钆剂后都可见强化。

3. 超声检查 精囊炎时,TRUS可显示精囊增大(厚度>14 mm)和间隔增厚。精囊脓肿跟其他部位的脓肿有类似的特征——回声多样化但主要表现为低回声液体集聚。

4. 影像检查选择 精囊炎一般无须检查,除非治疗失败、复发感染或出现肿块。

**(五)鉴别诊断** 精囊脓肿和感染的临床诊断由精液培养阳性做出。感染时通常不需影像检查。

**(六)治疗** 抗生素治疗是精囊炎的一线治疗方法。小脓肿可进行短期的抗生素治疗。如果抗生素治疗对精囊脓肿未能迅速见效,则需行经直肠或会阴吸引术,必要的话可以考虑手术切除。

### 四、精囊恶性肿瘤

**(一)病因** 精囊肿瘤可以是良性或恶性,而后者可以是原发性或继发性。精囊原发肿瘤罕见,通常是单侧的。腺癌和肉瘤曾经有过报道。精囊的继发恶性肿瘤更为常见,可能为前列腺、直肠或膀胱恶性肿瘤的血行播散或局部侵犯(图74-6和图74-7)。肿瘤局部侵犯更容易累及两侧精囊,并难以识别肿瘤原发器官。

**(二)患病率和流行病学** 原发性精囊腺癌非常罕见,常见于50岁以上男性。精囊肉瘤更罕见。

**(三)临床表现** 原发性精囊肿瘤诊断困难,因为这些病变直到晚期才会出现症状,并且通常无特异性。所表现的症状和体征包括尿潴留、排尿困难、血尿及血精。

**(四)病理** 腺癌是原发性精囊恶性肿瘤的常见组织学类型。然而,上皮间质瘤、肉瘤(平滑肌肉瘤、

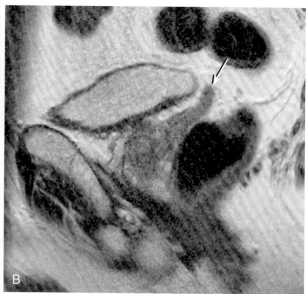

**图74-6**  MRI轴位（A）和矢状（B）位T2W成像显示前列腺癌（箭头处）侵犯左侧精囊。精囊由于肿瘤的浸润在T2W成像呈低信号

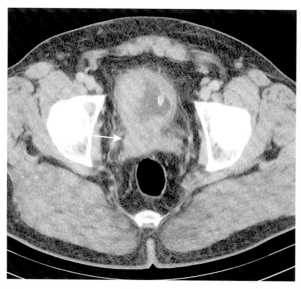

**图74-7**  膀胱癌侵犯右侧精囊（箭头处）的轴位CT图像。由于肿瘤的原因精囊增大

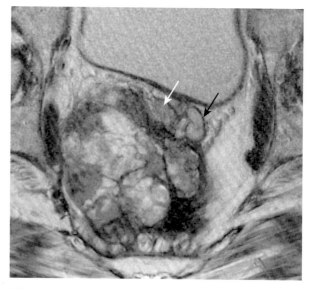

**图74-8**  MRI轴位T2W成像显示巨大的直肠黏液癌侵犯右侧及部分左侧精囊（白箭头处）。左侧精囊的外侧部分显示正常（黑箭头处）

血管肉瘤、中肾管腺肉瘤样瘤）、叶状肿瘤和精囊绒癌也曾有报道。诊断原发性精囊恶性肿瘤需排除来自前列腺、直肠或其他器官的浸润性肿瘤（图74-7～图74-9）。

**（五）影像学表现**

1. CT  精囊原发性肿瘤集中且局限于精囊内，而继发性肿瘤集中于前列腺、膀胱或直肠。然而，CT不能明确区分肿瘤、慢性炎症以及淀粉样变性。

2. MRI  精囊肿瘤在T1WI上表现为不均匀中等信号，在T2WI上为不均匀的高信号肿块。同CT和经直肠超声一样，MRI也不能区分精囊的良性和恶性实性肿块。

3. 超声检查  精囊的实性肿瘤相对于前列腺可呈等回声，但对于正常精囊来说呈相对强回声。没有影像学特征表明实性肿块是良性还是恶性。

**（六）鉴别诊断**  累及精囊的前列腺癌往往不能与原发精囊癌区分开来，故应该检测前列腺特异性抗原（PSA）水平。在原发性精囊恶性肿瘤中，前列腺癌标记物血清水平（例如PSA、前列腺酸性磷酸酶）正常而血清癌胚抗原水平升高。CA125染色阳性已

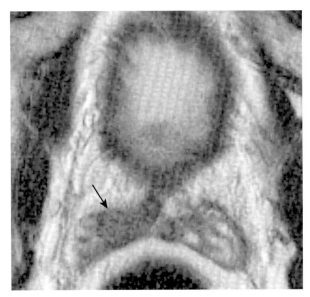

图74-9 一位患有前列腺癌的患者MRI轴位T2W成像显示右侧精囊内低信号区域（箭头处），病理结果证实为淀粉样变

有报道，可能有助于同其他肿瘤区分，如来源于前列腺或膀胱的肿瘤。

（七）治疗 不适合手术治疗的晚期癌症，可以行化疗作姑息治疗。精囊肿瘤临床表现较晚，诊断后通常不适合进行根治性切除。

## 五、精囊良性肿瘤

（一）病因 精囊良性肿瘤包括囊腺瘤、纤维瘤和平滑肌瘤。囊腺瘤通常在老年男性中偶然发现，通常为多囊腔，可以类似于精囊囊肿。

（二）临床表现 除非有局部阻塞，否则精囊肿瘤通常无症状。

（三）病理 良性肿瘤通常是单侧的。病理结果根据致病病变不同而不同。

（四）影像学表现

1. CT CT不能清晰显示精囊内部结构。CT可显示单侧或双侧精囊的肿块。局部浸润不是良性病变的特征。

2. MRI 在MRI上，囊腺瘤为多囊腔，与精囊囊肿表现相似。

3. 超声检查 在经直肠超声上囊腺瘤为多囊腔，与精囊囊肿表现相似。实性肿瘤可以是低回声或高回声。

（五）鉴别诊断 主要与精囊囊肿鉴别。

（六）治疗 无法与原发性恶性肿块相鉴别的肿块应该切除。

## 六、精囊钙化

（一）病因 精囊结石及钙化最常继发于感染淋病奈瑟菌、结核分枝杆菌、血吸虫或血吸虫引起的精囊阻塞。钙化也可见于糖尿病患者。

（二）临床表现 钙化和结石可无症状并偶然发现，或表现为继发于梗阻的疼痛、感染、血精或不育。

（三）病理 精囊钙化可分为精囊壁钙化或精囊结石。钙化可继发于或并发于感染或梗阻。

（四）影像学表现

1. CT CT能准确显示精囊钙化或结石的位置。

2. MRI检查 MRI对钙化的评价有限。

3. 超声检查 由于钙化的回声反射及其后方声影的表现，TRUS可显示钙化的位置和程度。然而，前列腺钙化声影可限制超声检查的使用。

（五）鉴别诊断 精囊钙化的鉴别主要是糖尿病和感染。

（六）治疗 除了并发感染需要使用抗生素外，一般无需治疗。如果怀疑结石造成了反复感染、梗阻和（或）不育时，需要外科手术切除结石。

## 七、精囊淀粉样变

（一）病因 淀粉样蛋白在精囊内沉积是与老化有关的最常见现象之一。精囊淀粉样蛋白沉积常见，且通常较局限。许多病例并不表现为系统性淀粉样变性。关键是精囊淀粉样变应与精囊肿块、转移瘤或来自邻近前列腺或直肠肿瘤的局部浸润相鉴别。

（二）患病率和流行病学 精囊淀粉样变的发病率随着年龄增长而增加，在75岁及以上的男性中可达21%。

（三）临床表现 不像累及身体许多器官和系统的全身性淀粉样变，单独精囊淀粉样变通常无症状。它很少与血精和有症状的精囊肿大相关。

（四）病理 精囊淀粉样变可以是单侧或双侧。在尸检中，老年性精囊局部淀粉样蛋白沉积很普遍。沉积物为双侧对称地在精囊上皮下的固有层中聚集，从微观到肉眼可见总量不等的精囊壁增厚。当淀粉样蛋白沉积是由于全身性淀粉样变性引起时，淀粉样蛋白沉积在血管壁或肌肉内，而不是在上皮下。

（五）影像学表现

1. CT CT可显示局灶性或双侧增大的精囊。

2. MRI 精囊淀粉样变性在T2W成像中表现为类似肿瘤浸润的低信号（图74-9）。MRI可以区分肿瘤浸润，不过不是非常精准。与肿瘤不同，增强检查后淀粉样变性不会强化。

3. 超声检查　淀粉样变表现为低回声区，不能与其他精囊肿块相鉴别。经直肠超声检查可能有助于区分灶性精囊肿块和邻近器官肿瘤侵犯。

（六）鉴别诊断　PSA检测结果正常可以排除前列腺肿瘤浸润。然而即使PSA值升高，精囊的病理变化仍可能是淀粉样变而不是转移性前列腺癌。活检有助于明确诊断和排除来自邻近器官肿瘤的局部浸润。

（七）治疗　不需要药物或手术治疗。因为影像学表现不能将其与肿瘤区分，在精囊肿块或异常的情况下，特别是在MRI检查偶然发现的情况下，都应考虑经直肠超声引导下穿刺活检。

## 要点

■ TRUS和MRI是发现精囊疾病的优选检查方法。

第 **24** 篇

阴茎、阴囊和尿道

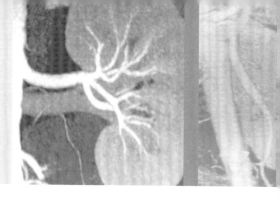

# 第75章

# 勃起功能障碍

Ajaykumar Morani, Ashwin Asrani, Naveen M. Kulkarni, and Deepa Masrani

（一）病因　勃起功能障碍最常见临床表现为阳痿，少数可表现为异常勃起。阳痿的病因可以为心因性、内分泌性、神经性、解剖性、感染性、药物性或血管性等因素。勃起功能障碍的血管性因素包括静脉漏（衰老、异常勃起、先天性、特发性因素）和动脉供血不足（动脉粥样硬化、动脉狭窄/闭塞、会阴部照射、医源性因素）。解剖学因素则包括包茎、包皮嵌顿、纤维斑块/瘢痕形成（源于局部缺血、佩罗尼病、硬皮病和慢性阴茎持续勃起症等）。而阴茎持续勃起则是一种不常见的医学疾病。解剖和血管因素引起的勃起障碍可以通过手术治愈，因此这种疾病的准确检查和定性具有重要的临床意义。

（二）患病率和流行病学　随着社会对性功能障碍的开放性认知，更多的男性愿意接受勃起功能障碍的评价和治疗。传统的认知认为，男性阳痿的发生与心理或者衰老有关。但是近期的一项研究则提示大部分阳痿的发生与动脉、静脉或动静脉混合性功能不全有关。一般认为阳痿是由心理性和器质性因素共同引起的。

（三）临床症状　阳痿患者通常陈述阴茎不能成功勃起。相反，阴茎异常勃起的患者则表现为阴茎持续肿胀，且与性欲或刺激无关。这些患者也可主要表现为其他一些相关原因或有关疾病的临床特点。

（四）病理生理学　阴茎勃起是由于动脉扩张、血窦松弛和静脉回流受阻而引起的一种自然的神经血管现象。动脉顺应性和足够的血流量是阴茎成功勃起的基础，而静脉回流受限是维持勃起的关键。副交感神经刺激通过S2～S4神经根传递引起阴茎勃起，而交感神经刺激通过T11～L2神经根传递使其勃起消退。

在勃起过程中，胆碱能的刺激使得阴茎海绵体腔隙周围平滑肌松弛，从而降低外周血管阻力并增加动脉流入量。海绵体周围平滑肌松弛后，螺旋动脉进一步使其膨胀。当血窦扩张并充盈血液时，导静脉被坚硬的白膜机械性压缩，从而得以维持血窦的扩张和阴茎勃起。

在勃起消退阶段，交感神经的活动导致螺旋动脉的平滑肌收缩以致海绵窦腔中动脉血流量减少，进一步导致海绵窦腔隙的消失及勃起最终消退。

（五）病理　器质性阳痿通常是由血管病变引起的。目前认为静脉发育不良或限制流出的静脉闭塞机制失效是器质性阳痿发生的主要且最常见的原因。静脉漏的发生可能与海绵体有关，白膜退化后，反复或持续的勃起可引起海绵体高压进而加剧白膜的进一步损伤。此外，静脉漏也可能由于衰老、异常勃起、先天性或特发性因素引起。阴茎海绵体和动脉旁静脉在海绵体的血液循环维持中起着重要作用，也与阴茎背深静脉剥离手术后静脉漏的复发有关。骨盆近端的动脉疾病或部分阴茎动脉疾病可引起动脉供血不足。动脉供血不足可能单独发生或者伴发静脉漏。在年龄超过50岁的患者中，动脉供血不足的发生通常由动脉粥样硬化后影响了髂动脉或阴部内动脉造成的。在年轻患者中，坐耻骨支的直接创伤导致该区域的阴茎动脉创伤性局部狭窄或闭塞也会导致勃起功能障碍。此外，会阴部放疗也会对紧邻前列腺的阴茎动脉产生影响。

其他少见的原因包括解剖结构异常如包茎和包皮嵌顿等也可引起勃起障碍。阴茎内部或邻近白膜的部分纤维化可导致勃起疼痛,海绵体的纤维化可阻止窦腔充盈。阴茎纤维化有许多因素,包括局部缺血、佩罗尼病(阴茎硬结症)和硬皮病均可引起阴茎纤维化。继发于慢性阴茎异常勃起的缺血损伤可导致纤维瘢痕的产生进而引起勃起功能障碍。阴茎内血管活性药物注射或镰状细胞病和播散性恶性肿瘤引起的高凝状态通常会导致阴茎异常勃起。小动脉窦痿(源于会阴或阴茎损伤)可导致持续性的高流量阴茎异常勃起,也可导致阴茎海绵体缺血、纤维化和勃起功能障碍。

**(六)影像学表现** 过去采用阴茎-肱动脉血压指数评价血管性阳痿。然而,在主髂动脉存在病变的情况下,尽管阴茎的血流动力学是正常的,此指数也会受到影响而发生改变。评价勃起功能障碍的技术包括双功能多普勒和彩色多普勒超声,动态灌注海绵体测压和海绵体造影,以及主动脉造影,包括选择性药物性阴部内动脉造影。目前,阴茎多普勒超声是评价阳痿的主要影像学手段。

1. X线摄影 海绵体测压通常作为考虑接受静脉外科手术治疗患者的术前评价手段。方法是使用25G蝶形针穿刺所有海绵体,在其中一条海绵体注入温盐水和低渗对比剂,通过吻合连接可使其他海绵体充盈。通过蝶形针可分别测量每条海绵体的直接压力。测量海绵体内压和阴茎周长的基线后,在海绵体内注射药物使其勃起。连续监测压力和阴茎周长10 min或达到平衡。如果不能勃起,则使用肝素盐水加速注入直至海绵体内压力达到150 mmHg。注射速度不超过30 mL/min可认为是安全的。生理盐水注射结束后观察海绵体内压力下降时还要评价静脉回流阻力。在存在静脉漏的情况下压力迅速下降。进行海绵体造影时,在所有的海绵体内注射100~150 mL对比剂并维持海绵体内压力达90 mmHg。造影过程中通过透视和点片显示静脉漏

位置,可为术前提供解剖信息。

佩罗尼病和硬皮病引起的纤维斑块和钙化在海绵体造影过程中可表现为充盈缺损。

行外科动脉重建术或血管成形术治疗术前,通常需进行选择性药物性阴部内动脉造影。检查过程中在海绵体内注入罂粟碱、硝化甘油或前列腺素E₁。腹壁下动脉外科血管重建术前需行主髂动脉造影来评价近端动脉粥样硬化病变和腹壁下动脉的开放度。

2. MRI和CT 对于继发于主髂动脉或小血管疾病的动脉性阳痿和因静脉血栓形成引起的异常勃起,MRI和CT检查是有效的替代方法。MRI和CT同时也可检出由佩罗尼病和硬皮病引起的纤维斑块。CT可判断这些斑块是否有钙化。

3. 超声 评价勃起功能障碍时使用多普勒超声测量海绵体动脉血流速度以描述动脉流入特征。检查过程中可以使用特制楔形装置固定高频线阵探头使其保持良好的探测角度。在精确描述背静脉舒张期血流时优化"慢血流"的灵敏度是至关重要的。对未勃起阴茎的结构异常和斑块首先进行超声评价。在阴茎勃起前后使用彩色多普勒成像识别海绵体动脉,并确定其位置和流动方向。可以在阴茎根部海绵体内注射30~60 mg罂粟碱增加勃起强度。其他用于诱导勃起的药物包括酚妥拉明及前列腺素E₁。对于患有容易导致阴茎异常勃起疾病的患者,例如镰状细胞性贫血、镰状细胞特质、多发性骨髓瘤、白血病、海绵体血栓形成及已侵入海绵体的肿瘤等,海绵体内注射前列腺素E₁是禁忌的。阴茎假体植入患者也禁止使用前列腺素E₁,阴茎解剖异常患者则是相对禁忌。阴茎未勃起时海绵体动脉的直径可小至0.6 mm以致难以测量(图75-1A),勃起后其直径可增加75%以上,平均直径达1 mm(图75-1B)。从药物诱导勃起第1 min起到25 min,每间隔5 min对所有海绵体动脉行多普勒超声成像检查,直至连续的

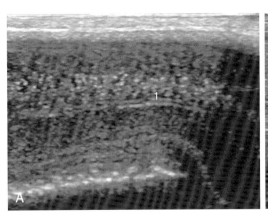
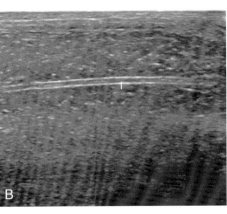

**图75-1** 海绵体动脉在阴茎疲软时(A)的直径是0.6 mm,勃起后的直径1 mm(B)

波形图停止。正常勃起的阴茎收缩期血流峰值介于35～60 cm/s之间。在阴茎疲软时，多普勒超声在最小舒张期血流时显示单相血流（图75-2A）。在病理性勃起或注射罂粟碱后收缩期血流和舒张期血流均有增加（图75-2B）。在海绵体注射加压时，会在收缩期末出现一个重搏波切迹，伴随着舒张期血流减少。当进一步注射增加海绵体内压力，舒张末期流量减小到零，然后又逐渐增加（图75-3）。因此，勃起时在海绵体动脉可出现高阻波形，伴舒张期很少或没有血流。正常勃起时海绵体动脉和背动脉血流峰值在11～20 cm/s之间，海绵体内注射前列腺素 $E_1$ 峰值可超过35 cm/s。在动脉有足够血流情况下，静脉回流闭塞机制保证阴茎勃起达到最大硬度的功能。因此，勃起时的海绵体动脉可见高阻波伴很少或没有舒张期血流。

多普勒诊断静脉回流闭塞功能受损的标准是动脉舒张末期流速大于5 cm/s（图75-4）。需要强调的是，只有在收缩期动脉血流峰值速度超过25 cm/s时，才可以用上述标准诊断静脉功能不全。在勃起时偶有背静脉血流是正常的，但持续出现背静脉血流则反映静脉回流闭塞功能障碍。在阴茎海绵体造影检查过程中出现持续背静脉血流时，诊断静脉漏的敏感性达80%，特异性达100%。当进行阴茎海绵体造影时，结合持续性背静脉血流和舒张期末血流增加进行分析，诊断静脉漏的准确率可达93%。使用多普勒诊断动脉供血不足的标准包括小于25 cm/s的收缩期峰流速值（图75-5）。次要诊断标准包括海绵体动脉扩张失败和海绵体血流速度不对称并超过10 cm/s。

纤维化斑块表现为局限性回声增强，当出现钙化时可以显示后方声影。

4. 影像检查选择　影像学检查的首要目的是排除血管性因素导致的勃起功能障碍。彩色超声和脉

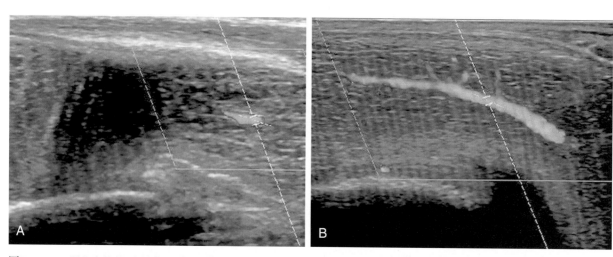

**图75-2**　A. 阴茎疲软时，海绵体动脉的多普勒超声显示最小舒张期血流为单相血流。B. 在勃起时或注射罂粟碱后，收缩期和舒张期的血流均有增加

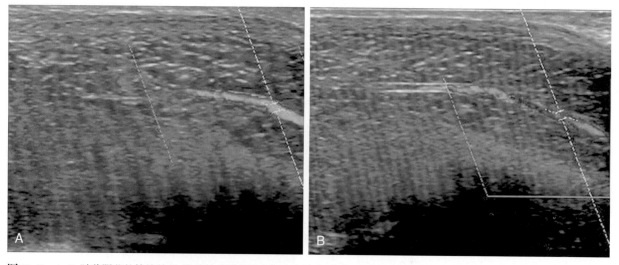

**图75-3**　A、B. 随着阴茎的持续勃起，海绵体动脉舒张末期血流减少到零，然后逐渐增加

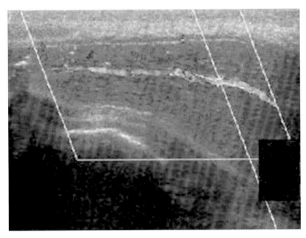

**图75-4** 由静脉漏造成的阳痿患者的多普勒超声图像。注意,注射罂粟碱20 min后,海绵体动脉舒张期高血流速(舒张末期血流容积 > 5 cm/s)

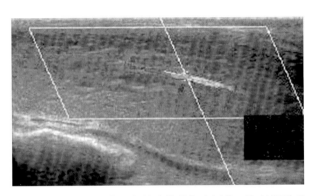

**图75-5** 动脉性阳痿患者的多普勒超声图像。注射罂粟碱20 min后,右侧海绵体动脉收缩期流速峰值是19 cm/s

冲多普勒检查成像是首选影像检查。尽管多普勒检查对于诊断静脉功能不全非常有用,但对于拟行静脉外科手术的病例,术前行海绵体造影是有必要的。海绵体造影可直接提供静脉漏部位的解剖信息。对于因动脉供血不足而影响多普勒超声间接评价的病例,海绵体造影亦可对静脉回流闭塞功能不全作出诊断。有明确动脉疾病的病例在外科动脉重建手术或血管成形术前需行选择性药物性阴部内动脉造影和主髂动脉造影。

## 医师须知

- 勃起功能障碍可起因于动脉血流入不足或静脉回流闭塞功能受损。
- 多普勒超声检查是诊断血管性勃起功能障碍的一线检查。

## 要点

- 多普勒超声检查应持续25 min,以充分评价动脉和静脉功能异常。
- 当多普勒超声检查发现异常时,需行进一步影像学检查以显示病变的具体部位。海绵体造影可明确静脉漏的部位,血管造影可明确动脉狭窄的部位。

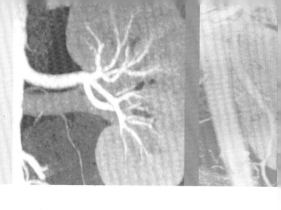

# 第76章

# 阴茎外伤和其他阴茎病变

Ajaykumar Morani, Naveen M. Kulkarni, and Ashwin Asrani

**（一）病因**　阴茎病变可以通过病因进行分类（提要76-1）。

---

**提要76-1　阴茎病因类型**

- 外伤
  - 钝伤
  - 穿透伤/锐器伤
  - 急性折伤
- 肿瘤
- 炎症
- 感染
- 勃起功能障碍
- 阳痿
- 阴茎异常勃起
- 术后阴茎
- 特发性

引自Bhatt S, Kocakoc E, Rubens DJ, et al. Sonographic evaluation of penile trauma. J Ultrasound Med 2005; 24: 993-1000.

---

**1. 阴茎外伤**　阴茎断裂通常是由作用于勃起阴茎的轴向外力引起，产生阴茎白膜撕裂从而导致皮下血液挤出。这种外伤通常发生在剧烈性交时。勃起的阴茎遭受这种向下的外力扭曲损伤后变得松软，常见原因是直接钝性创伤，也有其他原因如咬伤等。

钝性损伤通常不会造成疲软的阴茎断裂，但可以引起外膜或海绵体血肿。长距离自行车骑行也可以引起阴茎海绵体内血肿。

**2. 阴茎恶性肿瘤**　未割包皮男性的包皮垢刺激效应是阴茎鳞状细胞癌发生的一个重要原因。另外，

有报道指人类乳头瘤病毒16型和18型也与阴茎鳞状细胞癌的发生有关。慢性炎症或尿道狭窄则可能导致前尿路癌。

**3. 阴茎良性肿瘤**　尿道球腺囊肿起因于囊性扩张的尿道球腺总管。阴茎血管瘤和阴茎根部神经纤维瘤是其他类型的良性肿瘤。

**4. 佩罗尼病**　佩罗尼病的病因不明，有可能是多种因素共同作用引起。这种疾病会引起慢性炎症并最终导致纤维化和白膜局部增厚。

**5. 勃起功能障碍**　阳痿在第75章中进行了讨论。

**6. 阴茎异常勃起**　阴茎异常勃起可分为低血流量和高血流量亚型。静脉性低血流量缺血性阴茎异常勃起是由于血流淤滞和阴茎静脉流出减少而引起。原因包括镰状细胞疾病或特质，其他血恶液质疾病，神经系统异常（如梅毒、脑瘤、脑和脊髓损伤、外伤），使用治疗勃起功能障碍相关药物（尤其是海绵体内用药），其他药物诸如抗抑郁药和毒品（尤其是可卡因）。动脉性高血流量非缺血性阴茎异常勃起是由于会阴部或阴茎钝性外伤并伴有海绵体动脉直接损伤形成的动脉腔隙性瘘所导致。也可由海绵体内注射所引起。

**（二）患病率和流行病学**　阴茎外伤虽很少见但是非常重要，因为相对来说阴茎断裂是一种泌尿道急症。阴茎断裂是指阴茎海绵体和它周围的纤维弹性鞘（即白膜）的断裂。断裂通常仅发生在一条海绵体和其周围的白膜，不过阴茎海绵体断裂伴尿道损伤的大约占阴茎断裂的20%。

鳞状细胞癌是最常见的阴茎恶性肿瘤。病变通常发生于龟头，但也可以发生于尿道。其他的尿道恶

性肿瘤包括移行细胞癌和腺癌。阴茎肉瘤少见。阴茎鳞状细胞癌在亚、非人群中是一种最常见的恶性肿瘤,在美国人中比较少见。在美国人中,非裔美国人的发病率是白人的两倍。横纹肌肉瘤是儿童中最常见的下泌尿生殖道(包括阴茎)恶性肿瘤。

佩罗尼病罕见,大约占所有泌尿系统疾病的0.3%～0.7%。好发于40～60岁的男性,偶见于20岁以下的年轻男性。

阳痿比较常见,已在第75章中进行讨论。阴茎异常勃起是指在没有性欲时阴茎的持久的病理性勃起。可以分为动脉性/高流量(非缺血性)和静脉性/低流量(缺血性)。低流量阴茎异常勃起属于泌尿系急症。

**(三)临床表现** 大多数的阴茎断裂具有典型的临床病史。患者自诉会听到一种裂开或"啪"的声响,同时伴有剧烈疼痛、阴茎随即疲软、阴茎肿胀、皮下淤血青紫、畸形并偏向受伤的一侧。海绵体和尿道损伤的患者可以表现为不能排尿、血尿、尿痛和尿漏和/或尿道出血。

鳞状细胞癌开始通常表现为龟头表面局限性增厚或溃疡。尿道癌则表现为尿道不适。

尿道球腺囊肿可以表现为尿不尽、尿频、排尿无力或血尿。

佩罗尼病可以导致阴茎顽固性疼痛或沿阴茎的多发斑块。可以引起阴茎勃起变形和性交障碍。

低流量性阴茎异常勃起患者,阴茎完全勃起伴疼痛,属泌尿系急症。高流量型阴茎异常勃起通常发展为无痛性部分勃起并且在性交刺激下可以提高阴茎硬度。由于高流量型阴茎异常勃起的临床表现不如低流量型明显,所以有时在症状出现几天甚至几个月后才被辨别出来。由于高流量型阴茎异常勃起引起伴发不可逆性阳痿的血管损伤的风险较低,所以不按照急诊处理。但如果长时间不处理的话将降低治疗效果。

**(四)病理** 阴茎断裂通常发生于阴茎近端或中段。阴茎海绵体断裂通常发生在阴茎海绵体腹侧部位的轴向位,累及范围通常小于勃起部分的周长的一半。

阴茎鳞状细胞癌通常发生于龟头处。男性尿道癌则好发于尿道球部或膜部,其次是尿道舟状窝部位。

1. **外伤** 阴茎勃起时白膜的厚度从2 mm减少至0.25～0.5 mm。如果这时阴茎受到强烈的外力作用,阴茎内部的压力会突然上升,使得原本已经变薄

的白膜进一步拉伸扩张从而导致撕裂,同时伴发海绵体和尿道损伤的概率很高。

海绵体血肿可能由于临床症状不明显的静脉丛损伤或白膜未完全破坏情况下平滑肌肌小梁损伤所致。海绵体内血肿通常是双侧的,是由于阴茎根部海绵体组织挤压骨盆造成的损伤所致。

2. **血管损伤** 阴茎背部血管的损伤类似于阴茎断裂,但是由于白膜完整,所以不会出现阴茎变形和瞬间疲软。血肿可以表浅也可以深至Buck's筋膜,取决于血管损伤的部位。浅表或阴茎背部深静脉血栓形成是一种比较少见的泌尿系急症,且临床和超声图像表现类似于阴茎断裂。

动脉海绵窦瘘可能继发于会阴部或阴茎外伤,可以导致高流量型阴茎异常勃起。

3. **恶性肿瘤** 局限性鳞状细胞癌(没有海绵体浸润或扩散到淋巴结)的3年生存率高达93%。一旦疾病扩散超过阴茎表层时,生存率显著降低。

平滑肌肉瘤可能起源于龟头平滑肌或某一条阴茎海绵体,当起源于阴茎海绵体时,平滑肌肉瘤很早就会转移。横纹肌肉瘤通常具有明显的侵袭性。阴茎淋巴瘤是一种极少见的肿瘤,它通常继发于逆行血行播散或淋巴播散抑或邻近器官的直接蔓延。最常见的发生部位是阴茎体,其次是龟头。弥漫性大细胞淋巴瘤是最常见的组织学亚型。阴茎肿瘤的分期在表76-1中描述。

**表76-1 阴茎肿瘤分期**

| 分 期 | 特 征 |
|---|---|
| I | 肿瘤局限于龟头 |
| II | 肿瘤侵犯到海绵体但没有淋巴结或远处转移 |
| III | 肿瘤累及海绵体和局部淋巴结 |
| IV | 远处转移 |

引自 Rifkin MD: The urethra and penis. In Diagnostic Imaging of the Lower Genitourinary Tract, New York,1985, Raven Press.

4. **佩罗尼病** 佩罗尼病(阴茎海绵体硬结症)以慢性炎症为特征,导致白膜纤维化和白膜局部增厚。这种疾病中出现的斑块可以发生或不发生钙化。该病的发病机制可能与重复的微创伤、内分泌功能障碍、代谢紊乱如糖尿病和痛风以及一般性的纤维化等有关。刚开始表现为血管炎和周围血管炎,然后是硬化和玻璃样变,以后会偶尔发生钙化。白膜局部不规

则或增厚提示斑块形成。

5. 阴茎异常勃起 低流量型阴茎异常勃起是一种导致永久性勃起功能障碍的泌尿系急症，以静脉血回流不足导致组织缺血为特征。该病通常发生于阴茎内注射血管活性药物后或见于患有镰状细胞疾病或播散性恶性肿瘤的男性。

高流量型阴茎异常勃起归因于经动脉海绵窦瘘的异常阴茎动脉流入。海绵体中的高氧合血是动脉海绵窦瘘的特征。通常，静脉回流可以维持，从而避免了阴茎完全勃起、瘀血和缺氧。

（五）影像学表现 根据临床检查很难确诊阴茎外伤，因此可以应用多种影像学方法诊断和评价阴茎损伤的确切位置和程度。特别是对于一些具有非典型临床表现或患者因为严重疼痛或肿胀无法进行全面检查时，影像学方法就更显重要。超声是阴茎横断面成像的主要方法，在评价阴茎外伤中非常有用，可以观察完整的白膜及白膜撕裂的程度和位置。依靠彩色或能量多普勒技术也可以显示有关的血管损伤。

当超声影像无法诊断阴茎损伤或因为患者剧烈疼痛、肿胀而无法使用超声检查时，MRI或许有帮助。

简单的感染和炎症通常不需要影像学诊断。但当发生诸如脓肿等复杂病变时，影像学可以有助于评价病变与海绵体和尿道的解剖关系。

阴茎肿瘤通常在体检可见，所以影像学多用于分期而很少用于诊断。

1. X线平片 阴茎假体和佩罗尼病钙化斑块可以在平片上显示。当有阴茎外伤性损伤时，可以行逆行尿道造影检查尿道损伤（图76-1）。但逆行尿道造影为有创检查，而且结果可能存在假阴性。

海绵体造影可显示海绵体撕裂，但也是一种有创检查，而且还有一些潜在的并发症，另外还有早期撕裂容易被血凝块掩盖而导致造影结果显示假阴性的风险。

2. CT CT能很容易观察阴茎假体（图76-2）和佩罗尼病的钙化斑块（图76-3）。CT在阴茎恶性肿瘤分期、术后随访和术后并发症评价中非常有效。

3. MRI MRI是一种极好的评价阴茎外伤的影像学方法。然而由于其费用高而限制了实用性，在评价阴茎外伤中不作为常规影像方法。当超声检查无法诊断或因为严重疼痛或肿胀无法行超声检查时才考虑使用MRI。检查时，患者取仰卧位，将阴茎固定于腹部，并使用表面线圈行T1WI、T2WI和T1WI增强成像。

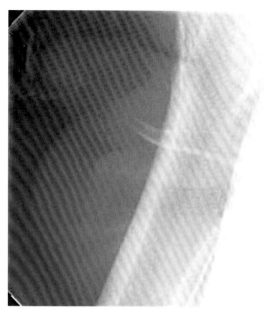

**图76-1** 逆行尿路造影见阴茎尿道处对比剂溢出，提示尿道撕裂。此患者在性交时造成阴茎断裂

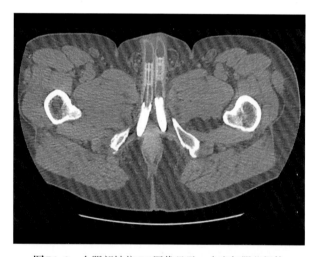

**图76-2** 会阴部轴位CT图像显示一个充气阴茎假体

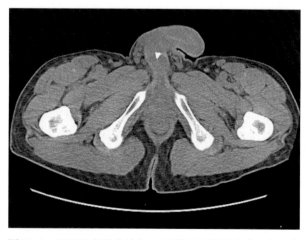

**图76-3** 佩罗尼病患者轴位CT图像显示阴茎白膜上的一个钙化斑块

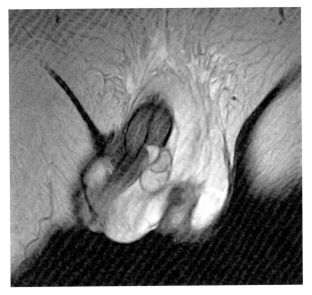

图76-4 阴茎MR冠状位T1W成像显示白膜不连续（阴茎断裂）伴有邻近复杂高信号血肿

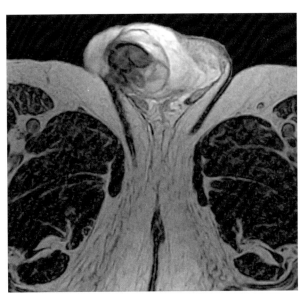

图76-5 阴茎MR轴位T2W成像显示腹侧海绵体周围的白膜不连续（阴茎断裂）

MRI可以准确显示白膜撕裂的征象位置和程度。白膜在T1WI和T2WI上都显示低信号强度，因此MRI非常适于评价其完整性（图76-4～图76-6），并在决定是否需要行外科手术时非常有帮助。邻近结构的合并伤，特别是海绵体和尿道损伤在MRI中也能显示。对于无阴茎断裂的患者，MRI可以显示完整的白膜和海绵体内或白膜外的血肿。

由于阴茎肿瘤体检即可发现，故MRI不作为首选影像诊断方法。MRI可用于对阴茎淋巴瘤的治疗前评价，通过检测盆腔淋巴结转移对阴茎恶性肿瘤进行分期，以及评价术后并发症和恶性肿瘤深部或局部的复发。

尿道球腺囊肿在MRI上显示为阴茎根部邻近尿道球部腹侧的T2高信号椭圆形结构。MRI还可以显示炎性肿块或脓肿与海绵体和尿道的关系。

在因海绵窦血栓形成的低流量阴茎异常勃起中，受影响的海绵体段会因为血栓而肿胀并可能压迫对侧的阴茎海绵体。受影响段的MR信号强度取决于血栓存在的时间长短。

佩罗尼病在MRI上显示为白膜局限性增厚，在T2WI上显示最为明显。MRI可以定位并描述纤维斑块的范围。静脉注射钆剂后，增强的斑块表明存在活动期炎症。

MRI能够显示许多膨胀的阴茎假体，因其包含着液体而表现为T2高信号。MRI也可以用于评价与阴茎假体有关的并发症。

4. 超声 超声是评价阴茎外伤的首选成像技

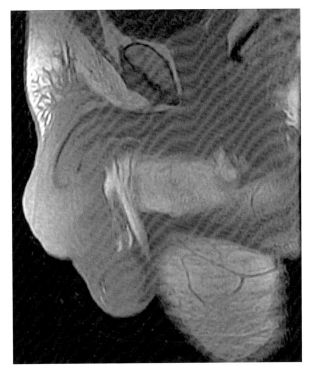

图76-6 断裂阴茎的MR矢状位T1W成像显示白膜不连续以及海绵体断裂伴血肿形成

术，因为它可以评价小于1 mm的正常和病理结构，并且彩色多普勒对慢血流分析比较敏感，可以充分评价阴茎血管构成。

超声在海绵体破裂处显示为不规则的低回声或高回声缺损。超声检查中白膜的薄回声线中断和相关的血肿有助于确定海绵体破裂的具体位置（图76-7）。在急性期，海绵体血肿显示为强回声信号或

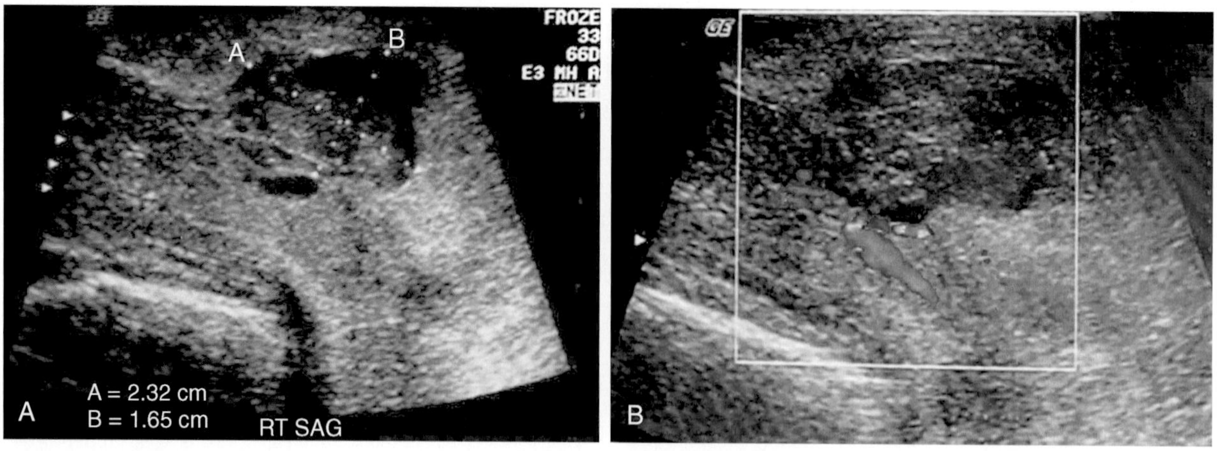

图76-7 阴茎的灰阶(A)和彩色多普勒(B)超声图像显示不连续的薄回声被膜和邻近的一个复杂血肿

混杂信号包块,之后变成有分隔的囊性包块。海绵体损伤会导致纤维化,表现为边界不清、回声增强的瘢痕组织并取代勃起组织。

在尿道和海绵体外伤中,尿道超声显像可以显示前尿道黏膜的连续性。尿液滴注时行尿道实时检查可以显示尿液通过破裂的尿道壁外渗。在不存在外部贯穿伤的海绵体组织中发现气体是尿道损伤的间接征象。在阴茎外伤后,超声可以显示阴茎海绵体的水肿或血肿。然而,超声可能探测不到小的独立的海绵体损伤。

合并创伤后背侧动静脉瘘的静脉损伤可以显示静脉压力增大和相关联静脉的扩张。在浅层或深层阴茎背静脉血栓病例中,超声显示不可压缩的背静脉。如果静脉破裂,则可见相关的邻近血肿。

超声评价可以显示佩罗尼病的钙化和非钙化斑块,并可以准确显示斑块的位置和范围(图76-8)。但超声与MRI相比无法可靠区分炎症的活动期和静止期。术后超声可以显示白膜修补处(如正常白膜回声中断)或用于阴茎成形术的高回声的皮肤/隐静脉移植物。

对于评价高流量阴茎异常勃起,彩色多普勒超声取代了动脉造影成为首选的影像学检查手段。对存在近期动脉裂伤的患者,灰阶超声显示不规则但边界清楚的低回声区,继发于组织损伤或海绵体内腔隙扩张。在高流量阴茎异常勃起中,动脉腔隙瘘绕过螺旋动脉显示为延伸至海绵体组织的混叠色彩并且在彩色多普勒超声中呈高速涡流表现。增加彩色多普勒的速度范围可以减少色彩混叠,当发现局部区域有高速血流时则可确定海绵体动脉破裂的位置。另外,高流量阴茎异常勃起患者在没有性刺激的情况下,可以只表现海绵体动脉高速血流。

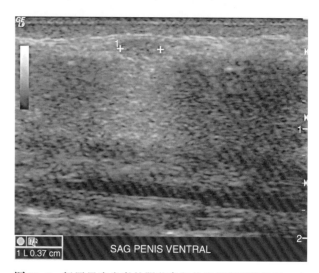

图76-8 佩罗尼病患者的阴茎旁矢状面超声图像显示一个3.7 mm的等回声局灶性斑块,类似白膜的局限性增厚

在行血管造影及栓塞治疗后,彩色多普勒图像可通过显示瘘管消失或瘘管减小来确认栓塞成功;或通过显示侧支血供或栓塞动脉处仍存在持续血流来确认治疗失败。多普勒超声长期随访可以有效排除瘘管复发及海绵体栓塞动脉再通。

对于低流量或缺血性阴茎异常勃起的患者,彩色多普勒超声图像不显示海绵体动脉或海绵体动脉血流显著减少。

超声图像可以清晰显示体柱、阴囊泵和充气装置的连接管。腹部的浅层积液也可以在超声图像中显示出来,当大量积液时显示更佳(如松弛状态的阴茎)。在骨盆常规超声检查中,腹水可能被误认为膀胱憩室或包裹性液体,充气假体减少储液量可资鉴别腹水的真实性。

感染是阴茎假体的一种严重的并发症,可能需要抗生素治疗和去除假体。相关的炎症可以导致海绵体纤维化和阴茎缩短从而造成再植困难。超声图像可有效识别阴茎海绵体纤维化改变的范围,表现为局部或弥漫性的低回声信号。

对于行外科血管重建术的阳痿患者,超声影像检查可以评价腹壁下动脉与阴茎背动脉或静脉之间的吻合,并用于检测吻合口的开放情况和一些罕见的并发症(如吻合口动脉瘤样扩张)。

阴茎再造变性术后超声表现不均匀时,是皮下植入物和肌肉组织的回声反射。再造尿道内滴入生理盐水后超声显示为无回声管状结构。偶尔可以看到再造尿道中有毛发生长。再造阴茎的血管可用彩色多普勒成像进行评价。再造阴茎假体也可以用超声进行评价,表现与自体阴茎相同。

5. PET-CT　PET-CT可用于阴茎恶性肿瘤的评价与分期。

**(六)鉴别诊断**　浅层和深层阴茎背静脉血栓形成是一种罕见的泌尿系急症,临床表现可以类似于阴茎断裂。上皮样肉瘤可表现为局灶性硬结,其临床表现可类似于佩罗尼病。

**(七)治疗**　阴茎断裂后,早期手术介入可以预防纤维斑块形成和阴茎成角畸形等延迟性并发症。手术修复包括清除血肿和修补白膜缺损。

累及龟头的恶性肿瘤可行部分性阴茎切除。恶性病变累及阴茎近端或后尿道时行大部或全部阴茎切除并行部分或根治性膀胱前列腺切除术。在鳞状细胞癌病例中行阴茎切除术,切缘超出病灶边缘2 cm常可以获得较好的术后生存率。

手术切开通常是解决尿道球腺囊肿所致梗阻的有效治疗方法。

晚期佩罗尼病可能引起阴茎缩短、僵直或病程迁延,需要手术治疗。

高流量阴茎异常勃起的治疗通常是对撕裂的动脉行超选择性栓塞治疗。很少应用外科修补(行会阴内部或海绵体动脉瘘口显微镜下关闭结扎)或保守治疗(方法是密切随访)。

在低血流量的阴茎异常勃起的矫正术中,将过度充盈的阴茎海绵体与龟头、尿道海绵体或静脉相连接。

阴茎再造术可用于变性手术或矫正先天性阴茎畸形。

---

### 医师须知

- 在阴茎外伤中,白膜的完整性是决定是否有必要行手术治疗的最重要因素。
- 当阴茎已经断裂时,对白膜破裂位置和严重程度的准确评价对外科医师决定切口的首选位置和范围至关重要。

---

### 要点

- 当存在可疑的白膜撕裂或尿道损伤时,建议行手术修复。
- 阴茎恶性肿瘤通常由临床诊断,影像检查用于疾病分期。
- 佩罗尼病的斑块在超声或MRI上显示最清晰。
- 低血流量性阴茎异常勃起是一种泌尿系急症。

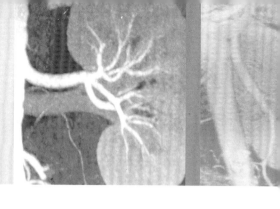

# 第77章

# 阴囊成像

Ashwin Asrani, Ajaykumar Morani, Naveen M. Kulkarni, and Rivka R. Colen

## 一、技术方面

阴囊成像已经成为现代放射学中无可争辩的成熟检查之一。阴囊成像的两个主要适应证为：无痛性阴囊肿块和阴囊急症。上述两种情况已经成为影响40岁以后成年人生活质量排名第二的因素。所有影像学检查的目的是快速而且准确地诊断疾病。能够进行阴囊成像几种方式中，主要应用包括超声和MRI，而CT、血管造影以及核医学检查在阴囊疾病中很少应用。

（一）超声　超声无疑是阴囊疾病最重要也是首选的检查方式，当超声对检查结果不能确定或者不够理想的情况下，MRI可以很好地解决问题。

阴囊超声检查要求患者取仰卧位，在两腿之间用卷筒支撑阴囊。使用频率为7～10 MHz的高频线阵探头可以获得最佳的图像。多数情况下直接用探头接触皮肤就可以进行扫描，然而，必要时可以使用耦合剂以便更好地评价浅表性病变。

睾丸超声检查至少需要扫描两个切面：横轴面和长轴面。一侧睾丸和附睾的大小及回声需要与对侧进行比较。对彩色多普勒和脉冲多普勒成像参数进行优化以显示低流速信号，从而更好地显示睾丸的血流信号和阴囊周围组织结构。对于阴囊急症的患者也可以使用能量多普勒成像来获得睾丸内的血流信号。当对阴囊急症患者进行超声检查时，应该首先扫描无症状侧的阴囊，设定灰阶和彩色多普勒增益设置，以便与患侧进行比较。在灰阶和彩色多普勒超声检查方法上，同一平面需要获取每一侧睾丸轴位图像的部分。阴囊皮肤厚度也应该评价。需要仔细检查阴囊内的结构，明确有无睾丸外肿块或者其他异常。

对于扪及到阴囊小结节的患者，超声扫描要包括临床关注的区域。一种方法是将一个手指放在结节下方，探头直接放在结节上方进行扫描；另一种方法是将一个手指放在结节上方，探头在下方进行扫描，以更好地观察病变。评价静脉时可以使用Valsalva动作或者站立位置。

（二）MRI　对阴囊进行MRI检查时，需要将一个折叠的毛巾放在患者的两腿之间以垫高阴囊和阴茎。使用表面线圈进行扫描。阴茎翻转在耻骨上方，用垫固定，一定要长时间保持这种姿势并使患者感到舒适，因为无论是自主活动或者是睾提肌收缩都会影响图像质量。典型的成像序列应该是包括盆腔的轴向大视野（FOV），以便评价腹股沟管疝和肠道疝，以及探测腹水。检查时需要包括双侧肾血管的起始部以便评价睾丸的淋巴回流情况。阴囊成像应该使用高分辨率T2W快速自旋回波序列（FOV 10～12 cm，成像矩阵256×256）行横断面、矢状面和冠状面扫描。辨别出血则使用高分辨率、轴向检查、T1W扰相梯度回波序列。

除却某些特定情况外，通常不常规使用钆剂增强检查。使用对比剂有助于良性囊性病变和囊性肿瘤的鉴别，同时有助于评价睾丸血流灌注的缺失或减低区，比如睾丸节段性梗死。当行钆增强扫描时，使用脂肪饱和T1加权扰相梯度回波序列能清楚显示病变。

## 二、优点和缺点

现代超声检查能够提供阴囊及其内容物的高分辨图像，而且其价格相对便宜和检查快速，没有已知的生物效应，同时允许行动态检查方式，如检查时同时采用Valsalva动作。缺点是超声成像需要技巧，对操作者的依赖性较强。

MRI可以提供极好的组织细节。增强MRI可以对某些超声不能确诊的良性肿块进行诊断。MRI也有助于检测超声无法观察到的隐睾。在阴囊急症中，MRI可以诊断睾丸扭转；动态对比增强MRI需同时扫描T2W和T2*W，可以诊断睾丸坏死。缺点是MRI费用较高、检查时间长，并且不能用于安装有心脏起搏器、其他植入物和患有幽闭恐惧症的患者。

### 三、争议

目前认为在临床应用中的MR场强和诊断用射频线圈都是安全和无害的。不过，也可能存在一些潜在的影响，由于射频辐射会增加组织的温度，而温度的变化对精子的活力影响特别大。MRI对于阴囊的影响是有争议的。MRI常规诊断检查时所产生的热量造成的阴囊内温度轻微的短暂升高不太可能对精子产生显著影响。因此，当MRI较超声更具有诊断优势时应该使用MRI检查。

### 四、正常解剖

正常成人睾丸呈卵圆形，前后直径约3 cm，宽2～

4 cm，长为3～5 cm。每个睾丸正常重量在12.5～19.0 g之间。睾丸的大小和重量常常随着年龄增长而下降。

在超声检查中，正常睾丸呈均匀稍强回声。睾丸由纤维带组成的白膜包绕，由于阴囊内缺乏液体，这层白膜通常不容易观察到（图77-1）。鞘膜通常是可以观察得到的强回声结构，其在睾丸的后方内陷形成阴囊隔。

附睾呈弯曲管状结构，包括头部、体部和尾部，位于睾丸的后外侧，长度为6～7 cm。在超声检查中，附睾与正常睾丸相比呈等到高回声，血供与睾丸相似或略少。附睾的头部是最大和最容易识别的部分。附睾头部位于睾丸上极的上外侧，是超声检查中的一个重要标志（图77-2）。8～10条输出小管在附睾体部和尾部汇聚成一条大管。这条单一的大管形成输精管并在精索内走行（图77-3）。

在MRI检查中，正常的睾丸外观匀称，与骨骼肌相比，其在T1WI上呈中等信号、在T2WI上呈高信号。白膜在T1WI和T2WI上均为低信号。睾丸内T2WI相对高信号与其内实质性病变形成明显的对比，后者在T2WI上呈相对低信号。T1WI可用于描绘组织和高信号物质的表现，比如脂肪和高铁血红蛋白。附睾的信号特征在T1WI上类似于睾丸实质，但在T2WI

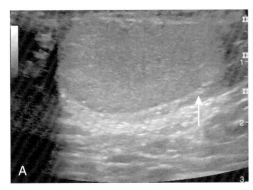
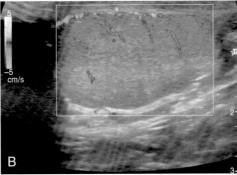

图77-1 A. 正常睾丸的灰阶超声图像。箭头标示的是白膜，是围绕睾丸的纤维带。B. 彩色多普勒图像显示睾丸的正常血管

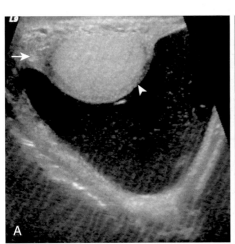
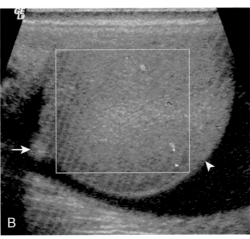

图77-2 A. 正常的附睾头。横断面灰阶超声图像显示附睾的头部呈锥状（箭头处），与睾丸（三角处）相比回声较强，位于睾丸的后外侧。B. 横断面灰阶超声图像显示呈略强回声的正常附睾体（箭头处）紧贴睾丸（三角处）。该患者由于有大量的鞘膜积液，很容易观察附睾体

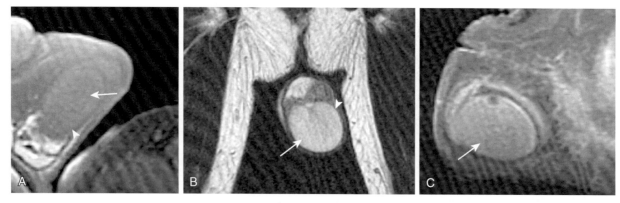

输精管

睾丸输出小管

附睾头

睾丸网

小叶

附睾体

隔膜

附睾尾

**图77-3** 正常睾丸的解剖绘图

上则呈相对较低的信号。静脉注入钆增强剂后附睾较睾丸明显强化（图77-4）。

从阴囊隔发出的许多纤维分隔延伸到睾丸内，将睾丸实质分成250～400个楔形的小叶，每个小叶含有1～3个精曲小管。每个睾丸中大约含840个精曲小管。这些精曲小管汇聚成约20～30条更大的管道，被称为精直小管。这些精曲小管经过汇聚成精直小管后扩大的空间形成阴囊隔内的睾丸网。由内衬上皮细胞的腔隙形成的睾丸网形成10～15条输出小管引流精液到附睾。

睾丸附属结构有四个部分：睾丸附件、附睾附件、迷走的哈勒管、旁睾（图77-5）。均认为是胚胎导管的残余（中肾旁管和中肾管）。

据尸体解剖报告，多达92%的人存在睾丸附件，其中超声检查能识别的约80%，当患者有鞘膜积液时，超声更容易识别。睾丸附件一般位于睾丸上极，在睾丸与附睾之间。

**图77-4** A. 正常的睾丸（箭头处）在磁共振T1W图像上表现为与肌肉一致的均匀等信号，白膜表现为低信号（三角处）。B. 正常的睾丸（箭头处）在磁共振T2W成像上表现为高信号，白膜呈低信号（三角处）。C.注射钆剂后正常的睾丸均匀强化（箭头处）

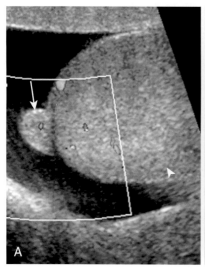

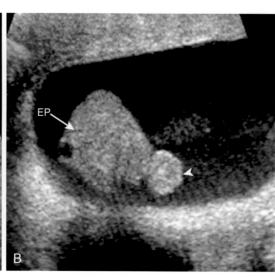

**图77-5** 睾丸附件。A. 矢状面超声图像显示睾丸附件（箭头处），位于睾丸上极的表面（三角处），因为存在鞘膜积液而显示很理想。B. 矢状面超声图像显示附睾附件（三角处）位于附睾（EP）的末端表面，因为存在鞘膜积液而显示很理想

附睾附件位于附睾头端,尸体解剖显示,约34%的人单侧存在附睾附件,约12%的人双侧存在附睾附件,当有鞘膜积液时更容易观察到。精索由输精管、睾丸动脉、提睾动脉、输精管动脉、精索静脉丛、生殖股神经和淋巴管组成,起始于腹股沟深环并垂直向下进入阴囊。

双侧睾丸动脉一般在肾动脉下方发自腹主动脉,是睾丸的主要供血动脉。双侧睾丸动脉在腹股沟深环处进入精索,沿睾丸后方浅表走行,穿过肾囊动脉结构所在的白膜并沿血管壁走行,最后固定在白膜下方。肾囊动脉发出的分支为阴囊隔供血,并在阴囊隔处形成交通支向睾丸供血。约50%的睾丸存在由睾丸动脉发出的穿隔动脉,穿过阴囊隔并供应肾囊动脉,通常伴随较粗大的静脉走行。

由膀胱上动脉发出的输精管动脉和由腹壁下动脉发出的提睾动脉供应附睾、输精管和睾丸周围组织。正常的肾囊动脉及睾丸内动脉的波形表明有高流量的顺行舒张期血流,反映睾丸的血管阻力低。

睾丸的静脉回流是通过精索静脉丛引流的,精索静脉丛以各种形式围绕于附睾的上半极,并扩展至腹股沟深环形成睾丸静脉。右睾丸静脉汇入下腔静脉,左睾丸静脉汇入左肾静脉。

**五、诊断**

当评价一个阴囊肿块时,首先需解决三个最重要的问题:① 肿块在睾丸内还是在睾丸外? ② 肿块是囊性的还是实性的? ③ 肿块是否是急性的? 绝大多数情况下,睾丸内实性肿块认为是恶性。如果肿块在睾丸外并且是囊性的,那么病变基本上是良性且通常可以作出特异性诊断。睾丸外实性肿块绝大多数也是良性的,只有约3%可能是恶性的。不过,大部分睾丸外的实性肿块在超声表现上没有差异性,故超声诊断缺乏特异性。附睾、精索或旁睾病变的定位诊断可以缩小鉴别诊断范围。结合患者病史以及特异性影像特征可以进一步改善诊断;此外某些特殊病例选用MRI检查更有效。阴囊肿块的鉴别诊断方法详见图77-6。

---

**要点**

■ 超声是阴囊成像主要检查方式。

■ 超声检查应该始终与患者的临床病史和体格检查相结合。

■ MRI在某些病例中有作用。

■ 为了评价睾丸的淋巴回流情况,MRI扫描范围应该同时包括双侧肾血管的开口处。

■ 睾丸外的囊性肿块基本上是良性,并且可以作出特异性诊断。

■ 睾丸内的实性肿块绝大多数是恶性的,只有极少数例外。

---

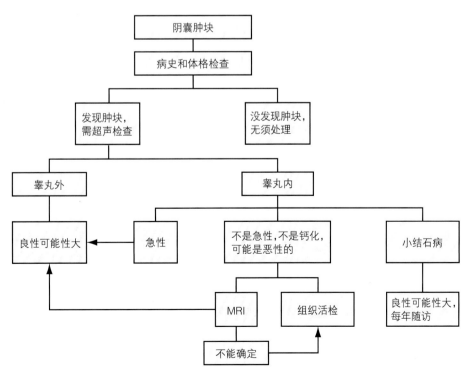

**图77-6** 阴囊肿块的诊断和处理流程

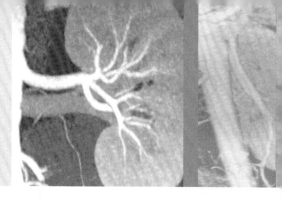

# 第**78**章

# 睾丸良性及恶性病变

Naveen M. Kulkarni, Ashwin Asrani, Ajaykumar Morani, and Rivka R. Colen

## 一、睾丸的良性病变

（一）病因和临床表现　阴囊或睾丸的良性病变，如肿胀或肿块，有多种因素和不同的临床表现，见表78-1和表78-2。表现明显的结节状病变中，术后病理约有31%～47%是良性病变。

（二）影像学表现

1. 睾丸扭转，睾丸梗死，睾丸附件扭转　当精索扭曲时会发生睾丸扭转，导致血流流入及流出睾丸受限。睾丸扭转可分为内扭转和外扭转。当睾丸上的精索系膜变窄，睾丸可在鞘膜腔内像"钟摆"一样旋转时，就会发生内扭转。内扭转通常在12～18岁的男性中发病，形成的原因可能是由于青春期睾丸体积快速增加了5倍。外扭转罕见，为整个睾丸、附睾和鞘膜沿精索垂直轴扭转，通常见于产前（75%）或新生儿期。内扭转的特点是突发疼痛或隐匿发病，外扭转或新生儿扭转可完全无症状，单侧腹股沟区或阴囊肿块可是唯一表现。睾丸扭转至关重要的两个因素：精索扭转的程度和持续时间。最先中断的将会是静脉和淋巴回流，而不是睾丸动脉血供，并且静脉性梗死发生早且发生于较轻的扭转病例中。

### 表78-1　急性阴囊肿胀的原因

| 疾　病 | 症　状 | 体　征 | 注　释 |
|---|---|---|---|
| 扭转 | 急性剧痛，通常在青春期后 | 托起阴囊疼痛不减轻，高骑跨睾丸，提睾肌反射消失 | 外科急诊手术 |
| 睾丸附睾炎 | 急性剧痛，老年人群 | 水肿、压痛、红斑 | 尿检阳性 |
| 附睾扭转 | 渐进性疼痛，通常在青春期前 | 睾丸前上方压痛，提睾肌反射存在 | 保守治疗 |
| 创伤 | 创伤病史 | 取决于创伤的严重程度 | 可导致梗死、破裂或睾丸扭转 |
| 梗死 | 取决于病因 | 无特异性 | 可能的原因包括扭转、睾丸附睾炎、血管炎、血液高凝状态、镰状细胞性贫血 |
| 脓肿 | 疼痛、发热、继发于睾丸附睾炎的脓肿；使用抗生素无效 | 发热；压痛、阴囊肿胀；体征在艾滋病患者可被掩盖 | 已知为腮腺炎、天花、猩红热、流行性感冒、伤寒、鼻窦炎的并发症；费尼埃坏疽感染至睾丸 |
| 鞘膜积血/积脓 | 取决于病因 | 急性期水肿和肿胀，慢性期阴囊皮肤增厚、钙化 | 鞘膜积血发生于创伤后，包括医源性创伤；鞘膜积脓形成于脓肿破裂入鞘膜或阴囊积液感染 |
| 嵌顿性腹股沟疝 | 突发难复性腹股沟疝伴疼痛 | 不可回纳、水肿、红色腹股沟区肿物 | 通常以往就存在腹股沟疝 |

表78-2 非急性阴囊肿胀的原因

| 疾 病 | 症 状 | 体 征 | 注 释 |
| --- | --- | --- | --- |
| 鞘膜积液 | 缓慢生长的无痛肿块 | 透光试验阳性 | 反应性鞘膜积液可与睾丸附睾炎或其他炎症有关 |
| 睾丸囊肿 | 无 | 通常不可触及 | 超声检查意外发现 |
| 精索静脉曲张 | 阴囊肿胀、不育 | 常见于左侧，触诊"包中有虫"感，做Valsalva动作时明显 | 突发右侧精索静脉曲张或任何难复性的精索静脉曲张，可因腹膜后病变（如肾细胞癌）压迫睾丸静脉所致 |
| 表皮样囊肿 | 无痛性肿块或无肿块 | 触诊有或无肿块 | 由于难与恶性病变相鉴别，通常行外科手术切除 |
| 管样扩张的网状睾丸 | 无 | 无 | 意外发现；可与以往感染、创伤或阴囊手术有关 |
| 肾上腺残留 | 经常表现为双侧阴囊肿胀 | 双侧阴囊肿块 | 通常与皮质激素水平升高有关 |
| 附睾囊肿 | 无症状或表现为小的阴囊肿块 | 邻近附睾的散在软组织肿块，活动不受限且位于睾丸上方，透光试验阳性 | 通常由输出小管堵塞引起，见于以往进行过输精管切除术的患者 |
| 睾丸微石症 | 无症状 | 无 | 意外诊断，可能是癌前病变，常建议影像学随访 |
| 阴囊珠 | 无症状或可表现为结节性肿胀 | 可或不可触及硬结节 | 一般为特发性和良性；可因扭转的睾丸附件所致 |

（1）MRI：MRI可用于鉴别亚急性睾丸扭转与附睾炎，且准确性高。在MRI上，无血管增多（无血管流空）的精索增粗（继发于水肿）和"漩涡征"及"结节征"（冠状位T2WI显示最佳）是睾丸扭转的特异性表现。增强MRI有助于诊断节段性睾丸梗死（图78-1）。动态增强减影MRI对诊断睾丸扭转和检查睾丸坏死具有高度的敏感性和准确性。

（2）超声：睾丸扭转的超声表现因扭转发生的时间不同而不同。在超声上，早期睾丸回声下降，睾丸可因淤血而增大，伴发少量阴囊积液。接下来，由于发生出血改变导致回声反射性增强且不均匀。附睾也会被累及（图78-2）。慢性漏诊的睾丸扭转可见低回声小睾丸，伴增大的强回声附睾。扭转点下方的精索直径可发生突然改变。超声显示精索"漩涡"征，伴"漩涡"远侧血流消失或减弱是睾丸扭转的一个可靠征象。当静脉充血时，可表现为皮肤增厚。彩色多普勒可显示睾丸的血流，扭转时血流减少或消失。当睾丸炎合并睾丸梗死时，这种差别可不明显。技术因素包括设备和操作者的经验可影响检查的质量。这种情况下应与对侧正常、无症状的睾丸相比较。彩色多普勒检查体积小于1 mL（例如幼儿）的睾丸血流时难以检测到。技术上包括能量多普勒成像和对

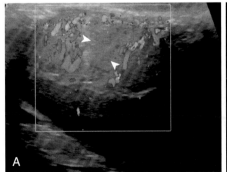
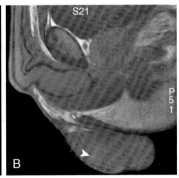
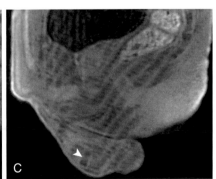

**图78-1** 节段性睾丸梗死。A. 一名24岁男性急性阴囊疼痛患者彩色多普勒超声图像，显示正常血供区包绕的局灶性低血供区（三角处）。B. 在MR图像上，这一区域相对于正常睾丸实质T1WI上呈高信号（三角处）。C. 矢状位增强后T1WI显示一个灌注缺损区（三角处），确认了节段性睾丸梗死的诊断

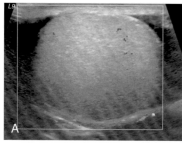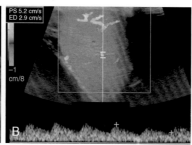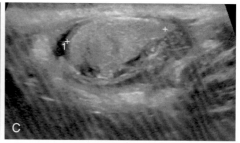

**图78-2**　睾丸扭转。A. 一名急性阴囊疼痛6 h的年轻男性的彩色多普勒超声图像，显示睾丸无血流信号。B. 对侧睾丸彩色多普勒图像显示血流信号正常。C. 有症状一侧的灰阶超声图像显示继发于缺血的增大且呈低回声的附睾

比剂的使用可提高检测睾丸内血流的能力。幼儿阴囊疼痛的最常见原因是睾丸附件扭转。超声显示扭曲的睾丸附件表现为无血供的低回声或回声团块，其紧邻正常血流灌注的睾丸并且被血流增强的区域围绕。

（3）核医学：传统上，睾丸闪烁显像用于睾丸扭转的评价。但这种方法受到检查时间窗口仅数小时、设备复杂及检查持续时间长的限制。

（4）影像检查流程：睾丸扭转影像检查流程，推荐使用改编自美国放射学学会对既往无肿块或创伤的急性阴囊疼痛的适用标准，如图78-3以及表78-3。

2. 附睾炎、睾丸附睾炎、睾丸脓肿　附睾炎是青春期后男性急性阴囊疼痛最常见的病因。20%的患者附睾炎直接扩散到睾丸，导致睾丸附睾炎。原发性睾丸炎可由传染性病原体如流行性腮腺炎引起。

老年男性的附睾炎通常由下尿路感染引起，常见的致病菌是大肠杆菌、假单胞杆菌、克雷伯杆菌。在年轻男性常见衣原体和淋病奈瑟菌等致病菌。结核病引起的睾丸附睾炎罕见。

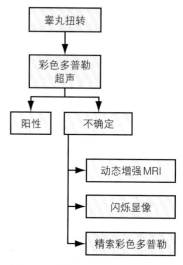

**图78-3**　睾丸扭转影像检查流程

阴囊轻度反复创伤，如骑自行车引起的创伤，也可导致轻微非感染的"机械性"睾丸附睾炎。

尽管睾丸脓肿通常为睾丸附睾炎的并发症，不过睾丸脓肿也可因未确诊的睾丸扭转、坏疽或感染性肿瘤，或原发化脓性睾丸炎而引起。睾丸脓肿可穿过鞘膜而破溃，形成鞘膜积脓或皮肤瘘。

**表78-3**　睾丸扭转、睾丸梗死、睾丸附件扭转影像学成像方式的准确性、局限性和缺陷

| 成像方式 | 准确性 | 局限性 | 缺陷 |
| --- | --- | --- | --- |
| MRI | 93%～100% | 对运动敏感，和超声相比检查时间长、需要医师的经验，价格相对昂贵 | T2WI图像在强化晚期对检测不敏感，易受来自空气/组织界面磁敏感伪影的影响，可导致图像失真并妨碍信号强度的准确测量 |
| 超声 | 89%～100% | 在青春期前和儿童中敏感度较低 | 睾丸扭转和扭转不全时血流可保持，这时充血可被误认为是睾丸炎 |
| 核医学 | 敏感性90%<br>特异性60% | 儿童患者不适用<br>解释及进行这项检查的专业人员少 | 附睾充血可被误认为一个晕环，导致假阳性<br>继发于鞘膜积液、精子囊肿、少见的睾丸附件水肿及罕见的腹股沟疝的核素摄取减少区可被误认为是无血供的睾丸 |

引自 Remer EM, Francis IR, Baumgarten DA, et al. Acute onset of scrotal pain: without trauma, without antecedent mass. ACR Appropriateness Criteria, 2007. http://www.arrs.org.

（1）MRI：MRI尚未广泛应用于睾丸附睾炎的诊断。然而，怀疑扭转导致的睾丸附睾炎病例由于精索、附睾及睾丸血供增加，MRI检查有一定价值。

（2）超声：急性附睾炎的超声表现包括弥漫或局限性低回声或罕见的高回声（如同时有出血），以及彩色多普勒成像上血流增多。睾丸的其他部分常呈炎症反应，表现为弥漫性肿胀和充血（图78-4）。其他的一些表现，诸如反应性鞘膜积液或鞘膜积脓以及阴囊壁水肿，可以进一步支持急性附睾炎的诊断。当静脉闭塞累及睾丸血供时，睾丸会出现缺血和梗死。慢性睾丸附睾炎的改变包括附睾持续肿胀，表现为回声不均匀的肿块及条纹状睾丸。腮腺炎引起的原发性睾丸炎，表现可无特异性，可类似肿瘤和短暂性扭转或扭转不全。然而，出现静脉血流增多则提示睾丸炎，这是因为正常睾丸内的静脉血流通常难以检测到。睾丸脓肿最常表现为一个不规则、低回声到无回声的肿块，其内可存在混合回声区。睾丸脓肿通常通过临床表现与肿瘤鉴别。

3. 睾丸创伤 阴囊创伤的主要原因包括钝伤、穿通伤、脱套及热损伤。阴囊钝伤是睾丸损伤迄今为止最常见的原因，通常由于运动损伤、交通事故或受到攻击。右侧睾丸创伤比左侧常见。睾丸创伤可导致睾丸血肿，创伤性鞘膜积液或积血，睾丸断裂、破裂、梗死。

（1）MRI：MRI通常不用于评价原发性睾丸创伤，不过它可以用来评价伴随的阴茎创伤。

（2）超声：超声是评价阴囊创伤的理想方法，因为它可以快速、准确地评价阴囊内容物及其完整性。血肿可位于睾丸内或睾丸外，并且可呈高回声（急性）、混杂回声（亚急性）或主要为低回声（慢性）（图78-5）。睾丸内血肿如果不进行外科探查，则预后差。睾丸鞘膜积液常见于创伤（图78-6）。单纯的鞘膜积液通常呈均匀低回声。尿道球部的破裂可导致尿液漏到阴囊，酷似鞘膜积液。积血（鞘膜内出血）也可因创伤引起。睾丸实质回声不均匀伴鞘膜积血提示睾丸破裂。睾丸断裂是指睾丸实质不连续而白膜完整。睾丸破裂时，白膜连续性中断，伴睾丸实质挤入阴囊。睾丸破裂必须进行急诊手术，而睾丸断裂时如果血管完整可保守治疗。睾丸断裂而血管不完整时，由于睾丸缺血，也必须进行急诊手术。睾丸实

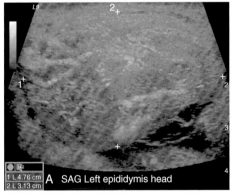
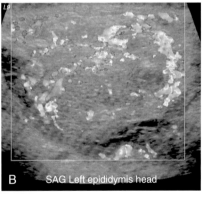
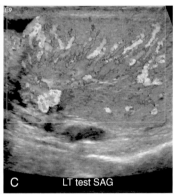

**图78-4** 睾丸附睾炎。一名61岁男性阴囊疼痛。A. 矢状位灰阶超声图像显示明显增大、不均匀回声的附睾头。B. 彩色多普勒图像显示增大的附睾头血流增多。C. 睾丸的横断面图像显示睾丸明显充血

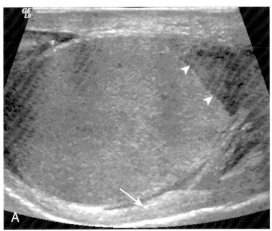
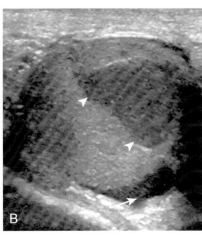

**图78-5** 睾丸血肿。A. 一名阴囊遭到棒球棍打击的年轻男性矢状位睾丸灰阶超声图像，显示睾丸实质内血肿（三角处）伴水肿和阴囊皮肤增厚（箭头处）。B. 睾丸横断面超声图像，显示睾丸血肿（三角处）及少量鞘膜积血（箭头处）

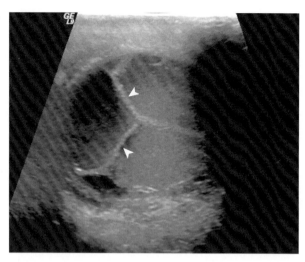

**图78-6** 阴囊积血。睾丸横断面图像伴邻近多分隔的液体积聚（三角处），其内部有回声。手术证实为机化性慢性阴囊积血

质回声不均匀，伴局部高回声或低回声区，这与出血或梗死（图78-7）相对应。轮廓异常是睾丸破裂唯一最重要的提示指标。

4. 鞘膜积液、鞘膜积血和鞘膜积脓　阴囊单侧或双侧弥漫性无痛性增大的最常见原因是鞘膜积液。先天性鞘膜积液是由于阴囊与腹膜开放性交通的鞘状突未闭所致。鞘状突通常在18个月时闭合。获得性鞘膜积液是由创伤、附睾炎和扭转引起。出血、脓液或尿液可以在鞘膜内积聚。鞘膜积血和鞘膜积脓比单纯的鞘膜积液少见。

（1）MRI：MRI通常也不用于评价鞘膜积液、鞘膜积血和鞘膜积脓。

（2）超声：鞘膜积液典型的表现为无回声、有良好声传导作用的液体积聚，常见于睾丸的前外侧，这是因为睾丸附件位于附睾和阴囊壁的后方。偶尔可看到低回声的纤维蛋白和胆固醇晶体（图78-8）。鞘膜积血和鞘膜积脓均是复杂液体的积聚，其内包含多个内部间隔和碎片（图78-6）。

（3）核医学：放射性核素检查传统上曾用于诊断鞘膜积液，目前已不再使用。

5. 精索静脉曲张　精索静脉曲张是睾丸后方蔓状静脉丛的异常扩张、扭曲及延长，附睾和精索内的输精管伴随其中。它可表现为疼痛和（或）肿胀，或在检查不育症时意外被发现。精索静脉曲张的病因不明。特发性精索静脉曲张被认为是因睾丸静脉瓣功能不全引起血流经精索逆流到蔓状静脉丛所致。特发性精索静脉曲张常见于左侧，这是因为左侧睾丸静脉呈直角进入左肾静脉。右侧睾丸静脉呈斜角进入下腔静脉，这似乎对右侧静脉回流起到了一定的保护作用。高达70%的特发性精索静脉曲张病例为双侧。

继发性的精索静脉曲张少见。它是由于肿瘤压迫肾静脉或因肾静脉畸形、肾静脉堵塞而引起。由于右侧精索静脉曲张非常少见，所以发现右侧精索静脉曲张而无左侧精索静脉曲张时，应立即进行进一步检查以排除相关的腹部肿块所引起的压迫。这也适用于近期发现精索静脉曲张的老年患者。继发性的左侧精索静脉曲张可见于"胡桃夹综合征"，即肠系膜上动脉压迫左肾静脉所致。

（1）X线摄影：尽管静脉造影仍是诊断的金标准，但它耗时而且是侵入性的检查。正常静脉造影可见一条睾丸静脉向上到达腹股沟韧带并进入精索。如果发生精索静脉曲张，内部精索静脉会扩张并反流到腹腔、腹股沟、阴囊或精索静脉的盆腔部分。还会有静脉侧支循环和吻合支形成。在确定对静脉栓塞进行治疗前，静脉造影是目前最常进行的检查项目。

（2）CT：CT可用于评价由于腹腔和腹膜后肿块导致的精索静脉曲张。

（3）MRI：当传统静脉造影存在禁忌证或精索静脉曲张术后复发时，可行MRI静脉造影。

（4）超声：超声是评价精索静脉曲张的主要检查

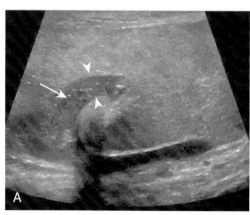

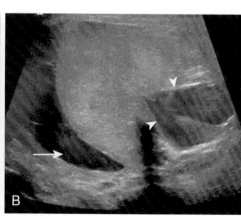

**图78-7** 睾丸断裂。A. 一名青年男性遭受严重的机动车事故后阴囊增大。睾丸矢状位灰阶超声图像显示白膜破裂（三角处），曲细精管进入阴囊（箭头处）。B. 同一睾丸横断面图像显示白膜破裂（三角处）合并鞘膜积血（箭头处）

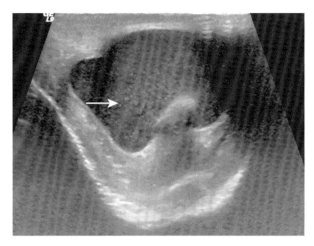

**图78-8** 慢性阴囊肿胀的老年男性，超声显示伴内部回声（箭头处）的慢性鞘膜积液

方法。蔓状静脉丛的静脉正常直径从0.5～1.5 mm不等，主要引流静脉直径可达2 mm。超声上，精索静脉曲张由多发、蛇形蜷曲、直径超过3 mm的无回声结构构成，形成一个与睾丸上极和附睾头相毗邻或位于其近端的扭曲结构。站立位行Valsalva呼吸或彩色多普勒检查很重要，因为这样会引起静脉直径增粗，而且一些精索静脉曲张只有这样才会清晰显现（图78-9）。位于睾丸内的精索静脉曲张罕见，它可位于被膜下或位于睾丸纵隔周围。

6. 阴囊良性囊性病变 8%～10%的人在进行超声检查时可意外发现睾丸囊肿。睾丸囊性病变通常是良性并且为偶然检查发现。睾丸恶性肿瘤很少能看到因出血或坏死而发生的囊变。睾丸实质内形成的异常壳，其回声增强，包绕着恶性囊肿，为诊断提供了线索。常见良性囊性阴囊病变具有特征性超声表现，这些疾病包括白膜囊肿、睾丸内单纯性囊肿、睾丸网管状扩张、精子囊肿和表皮样囊肿。

（1）MRI：睾丸、附睾和白膜的单纯性囊肿与其他部位的囊肿一样具有相同的影像学特征：T1低信号和T2高信号，薄壁且无强化。表皮样囊肿无强化，在T1WI上呈不同信号，而在T2WI上通常呈高信号，有时内部伴灶性低信号。在T1W及T2W序列上可见低信号的边缘。低信号外缘是由外层纤维包膜和邻近致密的角蛋白形成，而中央低信号是由于致密核心碎片及罕见的钙化所致。睾丸网管状扩张有特征性MRI表现，但是很少需要做MRI，因为超声表现通常可以作出诊断。病灶在质子密度加权像及T1W序列上呈均匀一致的低信号，在T2WI上相对睾丸实质呈等信号到高信号（图78-10）。注射钆剂后病灶不强化。

（2）超声：白膜囊肿位于被膜内。平均发病年龄约为40岁，患者经常表现为临床可扪及的阴囊硬结

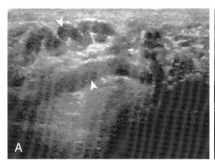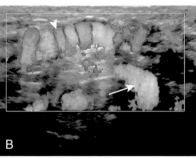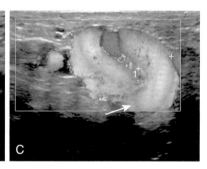

**图78-9** 精索静脉曲张。一名表现为慢性精索静脉曲张的老年男性。灰阶超声（A）和彩色多普勒超声（B）图像显示蔓状静脉丛扩张和扭曲的静脉（三角处）伴扩张的主要引流静脉（箭头处），Valsalva呼吸时扩张明显（C）

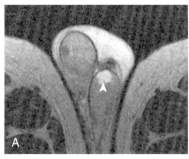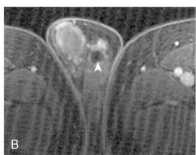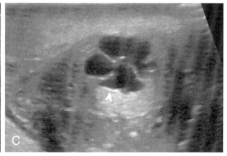

**图78-10** 睾丸网囊性变。A. 阴囊MR T2WI显示左侧睾丸上极一个小的高信号病灶（三角处），B. 注射对比剂后不强化。C. 超声图像证实了病灶呈多房囊性（三角处）

节,它们可无症状且是意外发现。它们从2～30 mm 大小不等,通常边界清晰,孤立且呈单房(图78-11),但也可多房。复杂白膜囊肿可类似于睾丸肿瘤。单纯性睾丸囊肿罕见,通常见于40岁及以上的男性,往往被意外检查到。囊肿内通常充满浆液,直径2～18 mm不等。在超声上,它们表现为边界清晰、无回声病变伴光滑薄壁及后方回声增强。它们通常位于睾丸纵隔附近,提示它们可能起源于睾丸网。单纯性囊肿通常无需治疗。表皮样囊肿是起源于生殖细胞少见的良性肿瘤,也被称为角化囊肿,约占睾丸肿瘤的1%。直径1～3 cm,20～40岁最多见,表现为无痛性睾丸结节或意外发现。超声表现随囊肿内角蛋白的成熟度、密实度和数量不同而不同。常见表现有靶征,边缘有回声的实性肿块及高回声和低回声交替层叠出现的特征性的"洋葱皮"形态(图78-12)。这些囊肿通常无血供。当怀疑表皮样囊肿时,可选择保留睾丸的囊肿摘除术,而不是睾丸切除术。MRI有助于术前进一步显示病变特征。睾丸网管状扩张或囊变是由于睾丸输出小管部分或完全闭塞所致的良性病变。睾丸纵隔区可见大小不一的囊性病变,不伴有软组织病变,彩色多普勒也无血流信号。这些病变大多

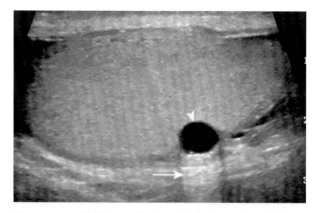

**图78-11** 白膜囊肿。一名因扪及阴囊病灶而行超声检查患者的矢状位灰阶图像显示一白膜囊肿(三角处)。可见透声增强,证实病灶为囊性(箭头处)

数发生于老年男性,可能是既往外伤或感染所造成,病变往往为双侧且无症状。特征性的发病部位、表现及并发精子囊肿或附睾囊肿等可使医师能够做出明确的影像诊断(图78-13)。精子囊肿和附睾囊肿都被认为起源于附睾管扩张,但病变的内容物有所不同。附睾囊肿含清亮的浆液,而精子囊肿充满了精子和包含淋巴细胞、脂肪球和细胞碎片的沉积物。两种病变都可起源于既往的附睾炎或创伤。精子囊肿和

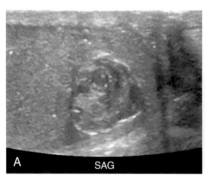
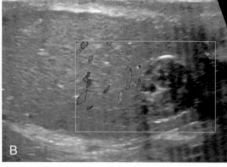
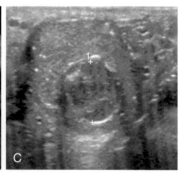

**图78-12** 表皮样囊肿。A. 一名扪及阴囊肿块的16岁男孩的睾丸矢状位灰阶超声图像,显示睾丸内低回声和高回声环相间的病变,产生特征性的"洋葱皮"表现。肿块切除显示为表皮样囊肿。B. 矢状位彩色多普勒证实肿块无血供。C. 横断面灰阶图像证实病变位于睾丸实质内并呈"洋葱皮"表现

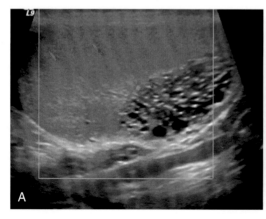
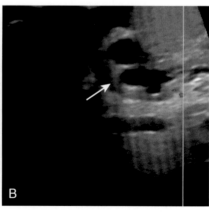

**图78-13** 睾丸网扩张伴附睾囊肿/精子囊肿。A. 一名无症状患者的睾丸彩色多普勒超声图像,显示睾丸网的囊变。B. 同侧附睾彩色多普勒超声图像显示附睾囊肿(箭头处),它们常与睾丸网管状扩张有关

附睾囊肿的超声表现相同,表现为无回声或内部很少回声的局限性肿块,而小腔和分隔罕见(图78-13)。睾丸内的精子囊肿发生于睾丸纵隔附近且与单纯睾丸内囊肿难以鉴别。鉴别精子囊肿和单纯性囊肿从临床的角度来说不重要。

## 阴囊良性病变的典型征象

- 单纯睾丸、附睾或鞘膜囊肿:类似于腹部其他部位的单纯囊肿。
- 睾丸网管状扩张:睾丸纵隔区大小不一的囊性病变,不伴有软组织病变且彩色多普勒无血流信号。
- 睾丸表皮样囊肿:"漩涡状"或"洋葱皮表现"由致密角蛋白和脱屑鳞状细胞交替层叠而成。

7. 睾丸钙化和阴囊钙化("阴囊珠") 睾丸微石症是指睾丸单侧或者双侧生精小管内存在小结石。有症状的儿童和成人行睾丸超声检查发现其发病率高达2%。微石症被认为是由于支持细胞对退化的管状细胞的吞噬作用存在缺陷所致,然后吞噬物在生精小管内钙化。在弥漫型微石症中,无声影的高回声灶(≤2 mm)弥漫分布于整个睾丸实质,通常分布于双侧睾丸,仅分布于单侧睾丸少见。局限型微石症定义为在任何单一平面图像上小钙化点少于5个。局限型微石症的病因及意义不明。

大多数常见的睾丸微石症是被意外发现的,睾丸无其他疾病。然而,睾丸微石症可与隐睾症、克氏综合征、唐氏综合征、肺泡微石症及生育能力低下有关。它也可与睾丸生殖细胞肿瘤(精原细胞和非精原细胞)均有关,但是相关程度不清。由于睾丸微石症可能与睾丸癌有关,所以睾丸微石症患者建议每年行超声检查随访。

"阴囊珠",或睾丸外阴囊钙化,起自鞘膜表面,可发生脱落而在鞘膜两层间移动。鞘膜积液有助于阴囊钙化的超声诊断(图78-14)。阴囊珠可因鞘膜

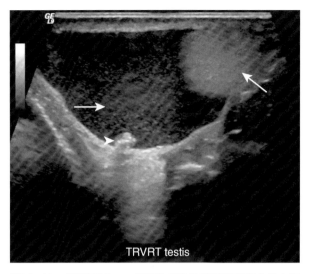

图78-14 "阴囊珠"。一名既往有急性阴囊疼痛病史的中年男性的灰阶超声图像显示了一个后方有声影的高回声灶(三角处),提示阴囊珠源于以往的睾丸附睾扭转。由于存在伴内部回声的鞘膜积液,"阴囊珠"好辨认(水平箭头处)。也可见部分睾丸(斜箭头处)

炎或睾丸附件或附睾扭转而产生。

超声检查,在弥漫型睾丸微石症中,可见无数小的高回声灶弥漫分布在整个睾丸实质中。这些病灶很小(1~3 mm),很少有声影,偶尔呈彗星尾样表现(图78-15)。

8. 其他病变:精子肉芽肿、肾上腺残留、腹股沟疝 精子肉芽肿常见于输精管切除术后,因此认为是由于精子外渗入附睾周围的软组织而形成。

肾上腺残留与患者肾上腺生殖器综合征治疗不彻底有关。它由于胎儿期迷走的肾上腺皮质细胞随性腺组织的迁移所致。相对应于促肾上腺皮质激素水平增高的肾上腺增生患者中,这种残留形成肿瘤样团块的概率达到8%。如果临床表现符合,而且临床表现与超声检查结果相一致,就无需进一步检查。

腹股沟疝偶尔可表现为睾丸旁肿块。临床常可做出诊断,但超声有助于评价不典型病例。

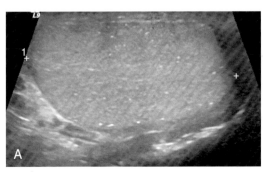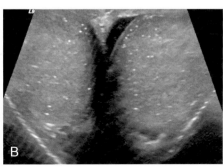

图78-15 弥漫型微石症。A.睾丸矢状位灰阶超声图像显示大量针尖样强回声灶,与弥漫型微石症相符合。B.双侧睾丸横断面超声图像显示弥漫型微石症

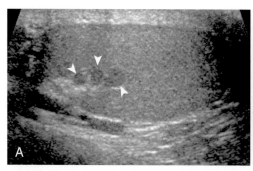
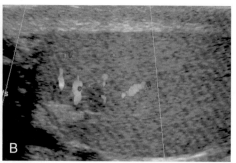

图78-16 睾丸肾上腺残留。A. 一名患已知先天性肾上腺增生症年轻男孩的矢状位灰阶超声图像显示实质内多发小的低回声病变（三角处），与肾上腺残留相符合。B. 彩色多普勒超声证实这些病变有血供

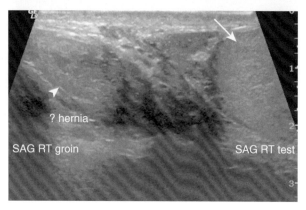

图78-17 腹股沟疝。右腹股沟矢状位超声图像显示靠近右侧睾丸（箭头处）的低回声肿块样病变（三角处），提示为腹股沟疝

超声检查，精子肉芽肿的典型超声表现是实性、低回声或混杂回声肿块，病变常位于附睾内，伴或不伴有钙化。

肾上腺残留常为双侧多灶性低回声病变，偶尔伴后方声影（图78-16）。许多肾上腺残留表现为肿块内多条外周血管向中心点辐射排列的轮辐样血管改变。

蠕动的肠袢沿腹股沟管延伸即可诊断为腹股沟疝。网膜和其他脂肪组织可表现为高回声结构（图78-17）。

## 二、睾丸恶性病变

**（一）病因** 大多数睾丸癌的病因目前还不清楚。隐睾中睾丸癌的发生率在增加。对于有隐睾病史的任何年龄的男性，睾丸恶性肿瘤的死亡风险大约为正常男性的9.7倍。隐睾和对侧正常下降的睾丸恶变的风险均上升。

遗传和环境因素、外伤、内分泌异常、既往感染、不育以及睾丸微结石等均被认为是致病因素。

**（二）临床表现** 睾丸肿瘤一般表现为患者自检或临床医师检查发现的无痛性睾丸增大或可扪及的结节，通常为孤立性肿块，好发于20～40岁男性人群，并在15～34岁男性致死原因中列第五位。反应性鞘膜积液与某些肿瘤相关。偶尔，急性疼痛可以是主要症状并可能表现为感染/炎症过程。高达19%的患者可有转移的迹象或症状。背部疼痛、腹部包块、淋巴结肿大、体重减轻是最常见的全身症状。5%的患者表现为男性乳房发育或乳房触痛。

**（三）病理生理学和病理** 大多数原发性睾丸肿瘤起源于生殖细胞，一般都是高度恶性。因此，所有睾丸内肿块在被证实良性前都应考虑为恶性。生殖细胞肿瘤有许多组织学亚型，但基于对治疗的结果，最重要的是区分两种基本类型：精原细胞瘤和非精原细胞瘤（NSGCTs）。精原细胞瘤对放疗敏感，预后良好，生存率约95%。NSGCTs对放疗不敏感，通常需要外科手术和辅助化疗。

精原细胞瘤可能会长时间维持在局部，往往首先经淋巴管扩散到主动脉旁淋巴结。NSGCTs转移比较早，通常通过血行播散，通常是肝、肺和脑。睾丸恶性肿瘤的其他少见类型包括性索/间质瘤（睾丸间质细胞、支持细胞和颗粒细胞瘤）、淋巴瘤、白血病和转移瘤。

精原细胞瘤是最常见的生殖细胞肿瘤，在所有病例中约占35%～50%。它也是混合性生殖细胞肿瘤中常见的组成成分和隐睾中最常见的肿瘤类型。典型的精原细胞瘤占这种细胞类型的所有确诊病例的80%以上。相比其他睾丸肿瘤，精原细胞瘤发生于年龄稍大的患者，发病高峰在40～50岁，青春期前很少发生。大体上，精原细胞瘤是一种均匀的坚实圆形或大小不一的椭圆形肿瘤，这与超声下均匀外观一致。镜下见有比较大的细胞，有明确的细胞质和密集的染色核。精母细胞性精原细胞瘤发生于六十多岁的老人。它们是大而多结节、肉质、胶状和出血性肿瘤。镜下可见病变完整的包膜被假腺管样结构中断。精母细胞性精原细胞瘤不发生转移，因此睾丸根治切除术是一个适当的治疗。

NSGCT占所有生殖细胞肿瘤的约60%，较精原

细胞瘤更具侵袭性,大约有1/3的患者出现症状的时候已经发生转移。该肿瘤在青春期前和50岁以后年龄人群少见。超声表现可见反映其侵袭行为并经常伴有异质性和粗钙化出现。

混合性生殖细胞肿瘤是NSGCT最常见的形式,是精原细胞瘤后的第二常见的原发性睾丸恶性肿瘤,占所有生殖细胞肿瘤的近40%。它们包含不同比例的非精原细胞。混合有精原细胞和非精原成分的肿瘤被认为是一种NSGCT,因为非精原细胞成分能够更准确地反映对治疗的反应和整体预后。最常见的组合是有畸胎瘤和胚胎细胞癌成分,以前称为畸胎癌。

畸胎瘤是一种已经沿着三种体细胞途径分化的组织构成的肿瘤:外胚层、中胚层或内胚层。畸胎瘤占所有睾丸肿瘤的5%~10%。它们具有双峰发病高峰,约1/3发生于儿童,但成人发生率不足7%。在成人,常常是混合性生殖细胞瘤。畸胎瘤基于其分化度分为成熟型或不成熟型。肿瘤通常呈不均匀、质硬、呈结节状边界清晰的实性病变或囊性病变。其实性或囊性的表现还取决于它们是否成熟的组织学成分,如神经、腺体和鳞状上皮组织。

胚胎细胞癌是一种罕见的肿瘤,仅占纯生殖细胞瘤的2%~3%,但它是混合性生殖细胞肿瘤的常见成分。该病好发于年轻的成年人,发病高峰在20~30多岁。病变在大小、颜色及质地上可以不同,通常表现为出血、囊性变性和坏死。

卵黄囊肿瘤(内胚窦瘤)也被称为婴儿型胚胎细胞癌。这种肿瘤几乎全部发生于年龄小于5岁的儿童,是小于2岁婴幼儿最常见的生殖细胞瘤,占此年龄组睾丸肿瘤的60%。卵黄囊瘤的特征是其生长呈多种形式,包括卵黄囊、尿囊和胚外间质,并可表现为累及睾丸的软组织肿块。肿瘤可侵犯邻近器官,也常转移到远隔器官,同时大多数病例伴有血清α-甲胎蛋白升高。显微镜下,这些肿瘤表现为明显的异质性。

单纯的绒毛膜上皮癌是最罕见类型的生殖细胞瘤,占原发性睾丸恶性肿瘤不足0.5%,但是占所有混合性生殖细胞肿瘤约23%。它是由滋养层细胞组成。发病高峰是在20~30岁。该病通常与人绒毛膜促性腺激素(hCG)水平的升高相关联,并且经常出现经血行和淋巴管途径的转移性疾病。患者经常有中枢神经系统和肺出血性转移灶的症状。在大体上,这些肿瘤表现为多发出血性、坏死性肿块;在镜下则表现为不同比例滋养层细胞的混合物。

性腺间质瘤,又称性索/间质肿瘤,罕见,通常为良性肿瘤,占所有睾丸肿瘤约4%。性腺间质瘤是指含有不同分化程度的睾丸间质、支持细胞、膜样结构、粒层细胞或叶黄素细胞和成纤维细胞的肿瘤。大部分间质瘤是睾丸间质细胞肿瘤。

睾丸间质细胞瘤占所有睾丸肿瘤的1%~3%,通常发生于青壮年,临床表现多种多样,但一个显著的临床特征是,由于激素的产生它们可能会引起男性乳房发育和阳痿。在儿童中,病变可导致性早熟。肉眼观,睾丸间质细胞瘤边界清楚,呈黄褐色或棕灰色的分叶状肿块,偶尔可见出血或坏死。睾丸支持细胞瘤少见,占所有睾丸肿瘤的不到1%。病变起源于排列在曲细精管里的支持细胞。约1/3患者有明显的男性乳房发育。肉眼观,睾丸支持细胞瘤边界清楚、实性,呈黄棕色或白棕色伴小灶性出血。

1980年,一种被称为大细胞钙化性睾丸支持细胞瘤的特定亚型被描述。它通常发生在儿童组,可以是多灶性和双侧起病。患者最初的症状表现可能与其他的疾病相关,其中包括垂体腺瘤、双侧肾上腺皮质增生、心脏黏液瘤、其他性索/基质细胞瘤。这些肿瘤通常有大的钙化灶。

颗粒细胞瘤是罕见的良性肿瘤,很少发生于睾丸。它们和相同细胞类型的卵巢肿瘤具有相似的组织学特征。

混合性未分化性索/间质细胞瘤包括一个以上的可识别的性索/基质细胞类型,确切的起源细胞无法确定。大体上,这些肿瘤类似于其他性索间质肿瘤,镜下呈多种表现。

性腺间质肿瘤连同生殖细胞肿瘤被称为性腺母细胞瘤。性腺母细胞瘤大部分发生在男性隐睾、尿道下裂和女性体内的第二性征器官。肿瘤可以很大(可达到12 cm)、灰白色实性并且边界清楚,其内以随机浸润方式混杂分布生殖细胞和性索/基质成分。

睾丸淋巴瘤可以是原发(约50%)或继发的(约50%)。原发性睾丸淋巴瘤主要发生在年龄超过60岁的男性,是这个年龄段最常见的睾丸肿瘤。双侧发病罕见。继发睾丸淋巴瘤最常见的机制是儿童淋巴瘤累及睾丸,通常表现为睾丸外淋巴结肿大。

睾丸转移瘤罕见,但有报道转移自前列腺癌和肺癌,通常发生在疾病晚期。

**(四)影像学表现** 识别阴囊肿块起病的准确位置至关重要,因为大多数睾丸外肿块是良性的,而睾丸内肿物在被证实为良性前均应被考虑为恶性。超声可以非常准确地区分出睾丸内或睾丸外病变。相

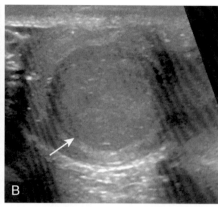

图78-18 睾丸的矢状位（A）和横断位（B）灰阶超声检查显示边界清楚、局灶性均质团块（箭头处）。组织病理学证实为精原细胞瘤

比正常睾丸实质，大多数恶性肿瘤为低回声；然而，出血、坏死、钙化或脂肪变等可使超声表现多样化，并有回声增强。针对部分疑难病例，MRI有助于病变的定位及定性。

1. CT CT被用来对睾丸肿瘤进行分期并且可以观察腹膜后和纵隔淋巴结以及肺和脑转移。

2. MRI 相比于正常睾丸组织，精原细胞瘤通常在T1WI上表现为中到低信号，T2WI上呈低信号。静脉注射对比剂早期可见肿瘤组织快速强化，有时可见肿瘤周围假包膜。

非精原细胞瘤肿瘤呈明显的混杂信号。它可以表现为中或高信号伴低信号钙化点。通过MRI进行可靠的肿瘤分型是不可能的。囊变区和钙化灶可以明确。然而，囊变也可发生在其他NSGCT亚型。畸胎瘤内的脂肪可在T1WI上表现为高信号。

睾丸肿瘤的"烧毁"征可以表现为低信号核心区域，伴随睾丸正常结构扭曲，但无法明确识别肿块。

嗜淋巴细胞的纳米颗粒增强磁共振成像：早期睾丸癌患者睾丸切除术后治疗最重要的决定性因素是局部淋巴结是否累及。很多方法对评价睾丸癌患者腹膜后淋巴结有帮助，包括腹膜后淋巴结切开（RPLND），双足淋巴管造影术（LAG）和腹部/盆腔CT。然而，这些方法都不是很理想。嗜淋巴细胞的纳米颗粒增强磁共振成像可以准确检测睾丸癌患者的转移淋巴结，在小规模研究中，相比非增强MRI显示了更高的灵敏度和特异性。

3. 超声检查 精原细胞瘤总体上明显可见、均匀低回声，并且很容易与周围正常组织区分（图78-18）。一些精原细胞瘤可能因坏死或出血产生囊变。白膜的局部侵犯很难确定。很多肿瘤在彩色多普勒图像上表现为血流信号增强。血流模式包括弥漫性增强、斑点状增强、局灶性增加或异常流向病变周围。

NSGCT相比精原细胞瘤更不均质，可能同时含

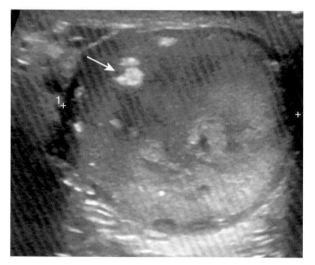

图78-19 睾丸的横断位灰阶超声显示非均质、边界不清伴有粗糙钙化点的团块（箭头处）。组织病理学诊断为带有大约70%癌胚细胞成分的NSGCT

有实性和囊性成分。粗糙钙化很常见（图78-19）。超声上不可能区分NSGCT的各种亚型。混合型NSGCT和胚胎细胞癌的表现具有相似性，约1/3的瘤体上带有囊变区，可见强回声点伴或不伴声影。

畸胎瘤边界清楚，因含有实性和大小不等的囊样变而呈显著的不均质性，表现与其他NSGCT类似（图78-20）。密集强回声点常伴有声影，其来自局部钙化、软骨和不成熟骨。畸胎瘤上大钙化灶常提示恶性。

性腺间质肿瘤在超声上通常显示小的实性低回声光团。大的病灶偶尔可见出血和坏死引起的囊腔。

对于发生隐匿性原发肿瘤，未触及睾丸肿块但有腹膜后、纵隔或者锁骨上转移灶的患者，超声是一种非常重要的工具。超声在识别不可触及睾丸肿块方面灵敏度可达100%。偶尔一些被确诊为纵隔或腹膜后生殖细胞癌的患者，睾丸超声不能发现原发肿瘤。这可能是由于肿瘤来自睾丸外的胚胎细胞残留，或者

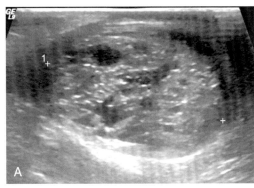
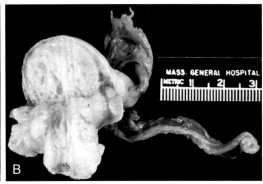

**图78-20** A. 一个6月龄婴儿睾丸肿物的矢状位超声图像,显示一个囊性和实性肿物完全取代了正常睾丸。B. 大体病理标本可见切面呈光滑的紫褐色,且切面可见光亮的粉灰色囊性和实性肿物取代正常睾丸组织。组织病理学可见软骨、骨、脂肪及神经外胚层细胞,符合畸胎瘤(鸣谢: Jonathan Murnick, MD)

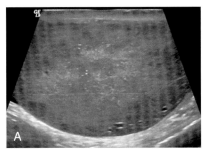
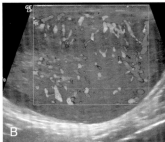
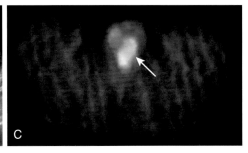

**图78-21** A, B. 矢状位图像显示淋巴瘤弥漫性浸润单侧睾丸,彩色多普勒图像表现为血管增多的低回声区域(B)。C. 用PET-CT进行分期时显示,左侧睾丸(箭头处)FDG摄取量增加(鸣谢: Jonathan Murnick, MD)

为"烧毁"性原发睾丸肿瘤,其因为生长过快导致血供不足以及血管杂乱,超声上可见伴或不伴后方声影的密集强回声点。3个月内的重复超声检查才可确定有无睾丸累及。

淋巴瘤和白血病是继发侵犯睾丸的最常见恶性肿瘤。淋巴瘤在超声上一般表现为低回声均匀结节(图78-21)。双侧受累的情况发生于大约20%的病例。白血病的睾丸侵犯有不同的表现,可表现为低回声、高回声结节或整个睾丸的弥漫性浸润。

睾丸转移癌非常少见,同其他睾丸肿瘤很难辨别。

4. 核医学(PET-CT) 将患者进行准确的分期和分类(低风险组或高风险组)是非常重要的,因为对这两种患者的治疗策略是不同的。目前,初始分期是基于临床检查、肿瘤标志物检测和CT。按照传统手段,高达50%的患者被分期过低,25%患者被分期过高。CT是最常用于分期的手段,但是有高达59%的假阴性率和高达40%的假阳性率。荧光标记[18]F-脱氧葡萄糖PET(FDG-PET)已经被用于睾丸肿瘤的分期。许多研究已经证实FDG-PET较单独CT优越,FDG-PET的局限性是由于空间分辨率过低,不能够探测到小的淋巴结。

很多转移的患者在治疗后都有残留肿块,因此在精原细胞瘤病例中,区分活性肿块纤维成分和坏死非常重要,因为治疗具有残留病灶的患者难度很大。CT和其他传统的成像方式无法区分坏死/纤维化和活性病灶。FDG-PET已经被用于治疗后残余肿块活性的探测。而且FDG-PET检测到肿瘤的复发也早于CT。

5. 影像检查选择 超声是对评价可触及的睾丸肿物的首选方法。关键在于确定可触及病变是在睾丸内还是睾丸外。所有睾丸内肿块都应被考虑为恶性,直到被确定为良性,而睾丸外的肿块大多数为良性。当睾丸超声不能明确时,MRI检查应该是一种有效的解决方法。

**(五)鉴别诊断** 当无法判断阴囊疼痛为急性还是慢性,精确的既往病史能够缩窄鉴别诊断范围。睾丸肿瘤标记物可以协助提高影像检查对睾丸病变的诊断水平。尿液分析发现感染病原可以明确支持感染性睾丸附睾炎的诊断。

多数睾丸肿瘤表现为睾丸肿物,睾丸切除术后要进行组织学分析以诊断其具体亚型。肿瘤标志物β-hCG在约40%~60%的睾丸癌患者中升高,包括所有绒毛膜癌和大约10%的精原细胞瘤患者。50%~70%的睾丸肿瘤的AFP升高,特别对于那些含有卵黄囊和胚胎成分的睾丸肿瘤。其他肿瘤标志物包括乳酸脱氢酶和碱性磷酸酶也可能是升高的。

**（六）治疗** 睾丸炎、睾丸附睾炎以及许多其他睾丸良性病变无需治疗或仅需药物治疗。部分睾丸良性病变需要手术治疗，包括睾丸扭转、严重的睾丸创伤以及在影像上无法确定的睾丸肿块。

睾丸恶性肿瘤行根治性切除术后，临床分期是治疗策略的第一步。对早期NSGCT实施几个疗程的严格化疗，通过监测肿瘤标志物的水平来评价治疗效果。对于一期精原细胞瘤患者的治疗选择，包括监测（针对那些有复发史的患者）、辅助腹膜后放疗和化疗。一期患者治愈率达100%。对于二期精原细胞瘤患者，睾丸切除术后的治疗包括放疗、化疗和极少数病例的腹膜后淋巴结切除。放疗是小部分疾病的选择，而基于顺铂的化疗支持常被用于更晚期的患者。

---

**医师须知**

■ 急性非创伤性阴囊疼痛中睾丸扭转和阴囊感染的鉴别非常关键，前者需要外科急诊手术，后者需要药物治疗。

■ 睾丸破裂需要急诊手术，而睾丸损伤但无破裂表现则考虑保守治疗。

■ 超声是可疑睾丸肿瘤主要的影像诊断方式，并能够准确确定是否有睾丸肿物且判断是在睾丸内还是睾丸外。

■ CT是对转移灶检测的主要影像诊断方式。对于有大的腹膜后淋巴结肿大而原发肿瘤不明确的年轻男性患者，应该使用睾丸超声评价判断是否有原发性睾丸肿瘤。

---

**要点**

■ 睾丸扭转可以有部分血流存在。关键要通过尽量优化的彩色多普勒观察睾丸的血流情况。必要的话需要对相应患者使用MRI增强检查。

■ 在睾丸创伤病例，不均匀回声伴有残留的睾丸轮廓是睾丸破裂的最重要的声像图。

■ 术前高度支持表皮样囊肿，则可行睾丸保留病变切除术而非睾丸切除术。

■ 精原细胞瘤对放疗很敏感，睾丸切除后的一期患者治愈率可达100%。非精原细胞瘤则行睾丸切除后化疗。

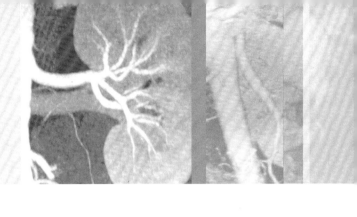

# 第79章

# 女性尿道疾病的影像学表现

Naveen M. Kulkarni, Srinivasa R. Prasad, and Venkateswar R. Surabhi

## 一、尿道憩室

（一）**病因** 尿道憩室是尿道组织向尿道阴道间隙的局部外翻，它被认为是尿道周围腺体（如Skene腺）炎症后扩张和破裂进入尿道所致。大多数尿道憩室都是后天的，发生于30～60岁的女性。据估计成年女性尿道憩室的患病率是0.6%～ 6%。先天性尿道憩室罕见，但也有新生儿和儿童的报道。

（二）**病理生理学** 现在普遍认为大多数憩室都由尿道周围腺体感染引起。其他原因包括阴道分娩、各种器械和手术引起的尿道创伤。

（三）**临床表现** 女性尿道憩室表现为一系列症状，包括排尿困难、尿频、性交困难和尿不尽。约20%的患者无症状。体格检查可见尿道周围"沼泽状"改变、可触及的囊肿以及尿道口分泌黏液或脓液。

（四）**并发症** 尿道憩室可并发尿失禁（60%）、反复尿道感染（30%）、尿路结石（10%）以及少数的恶变。已有100多例尿道癌并发憩室的报道。不同于以鳞状细胞癌为主的原发尿道癌，由尿道憩室发展为尿道癌的60%是腺癌。

（五）**影像学表现** 当考虑行尿道憩室修补术时，影像学检查有助于术前制定计划。其余一般作为临床检查和内镜检查的辅助手段。

1. 普通X线检查 排尿性膀胱尿道造影（VCUG）是一种检测尿道憩室的常用技术（图79-1和图79-2），

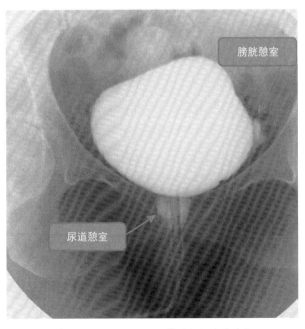

**图79-1** VCUG 显示尿道憩室和膀胱憩室

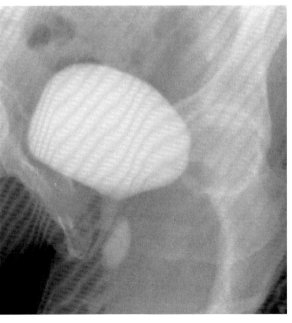

**图79-2** VCUG 显示尿道憩室

灵敏度为44%～95%。然而，能否成功诊断取决于检查过程中患者排尿的情况，如果患者在检查过程中无法排空尿，残余尿影像可能会显示憩室。

双球囊尿道造影术比VCUG更灵敏，但它不仅有创且技术难度大，还需要专门的导管和专业人员来操作和解释检查结果。

这两种技术都是有创性检查，都有电离辐射，而且如果尿道憩室颈部狭窄或者封闭则可能无法诊断。

2. CT　CT检查对尿道憩室内的结石非常敏感。CT也可以用来对尿道憩室内的恶性肿瘤进行分期。

3. MRI和超声　腔内超声（经阴道或直肠）和MRI可以对尿道憩室做出综合评价，包括憩室的大小、数量、位置和结构（图79-3）。

超声检查中，经会阴扫描时使用5～10 MHz的宽频线阵（换能器放在阴唇上），经阴道扫描时使用5～9 MHz的宽频曲面阵列（换能器放在阴道入口1～2 cm处）。

MRI评价尿道憩室时使用表面或腔内线圈（阴道内或直肠内）。经阴道MRI检查时，先肌内注射1 mg胰高血糖素（防止直肠收缩），然后使用一次性阴道内线圈进行，行冠状位和矢状位快速自旋回波T2W成像以及平扫和钆增强后冠状位自旋回波T1W成像。

尿道憩室最常发生在尿道中段的后外侧壁。影像上表现为尿道旁的囊肿（图79-4～图79-6）。腔内MRI是检查憩室颈部最好的方式。出血或合并多重感染可能导致液-液平面，内部回声或信号强度的改变。恶变表现为憩室内软组织肿块。

**（六）治疗**　小的无症状憩室可以择期治疗。急性炎性憩室应首选抗生素治疗。有症状或较大尿道憩室应当切除。腔内MRI和超声通过准确识别憩室的结构和颈部为外科医师提供了有用的手术路径图。通常由于憩室颈部切除不完全，术后复发率达到30%。

## 二、尿道炎

女性急性尿道炎最常见的致病源是淋球菌（淋病奈瑟菌）或是滴虫（阴道毛滴虫），少数是沙眼衣原体感染引起。其特征性临床表现是尿痛、尿频及遗尿。诊断有赖于临床表现及实验室检查。影像在急性期诊断价值有限（图79-7）。影像学检查在诊断炎症后尿道狭窄等并发症以及评价感染后上尿路受累情况有重要作用。

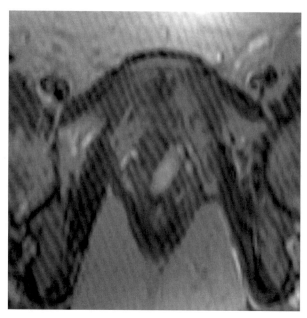

**图79-3**　会阴MR横轴位T2W图像显示尿道憩室

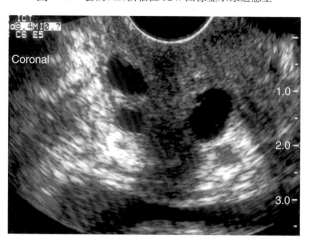

**图79-4**　经阴道超声冠切位显示多个尿道憩室，为圆形无回声结构

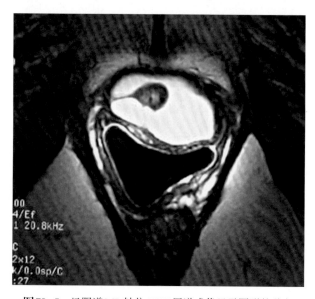

**图79-5**　经阴道MR轴位T2W尿道成像显示圆形的憩室

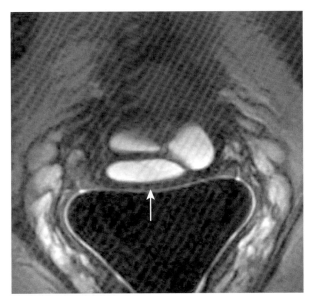

**图79-6** 经阴道MR轴位T2W成像显示复杂尿道憩室（箭头处）

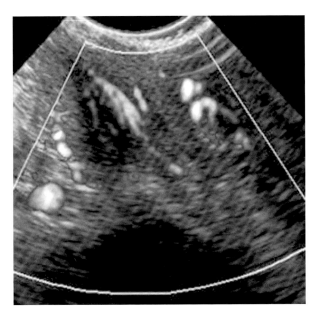

**图79-7** 一例尿道炎患者会阴部矢状位超声图像显示尿道周围呈现富血供

### 三、女性尿道狭窄

女性尿道狭窄不常见，可以是先天性或后天性。外伤性原因包括分娩、医源性损伤或持久性骑跨伤。尿道狭窄也可由尿道炎或尿道肿瘤引起。尿道狭窄表现为持续性的初始排尿困难和尿缓。

**诊断** VCUG检查可以显示狭窄并为外科重建手术提供必要的信息，如狭窄段的长度以及与膀胱的距离。也可以显示膀胱的继发改变。

### 四、尿道旁腺囊肿

尿道旁腺囊肿分为四类：Skene腺囊肿、Gartner管囊肿、苗勒管残存囊肿和上皮包涵囊肿。

**（一）Skene腺囊肿和脓肿** Skene腺是位于女性尿道下1/3处固有层内的许多小腺体。这些腺体开口于外尿道口的侧面。Skene腺囊肿非常罕见，而且Skene腺脓肿是淋病的一种罕见的并发症。绒毛状腺瘤等良性肿瘤和类似于前列腺癌的恶性肿瘤均可能发生于Skene腺。

**（二）Gartner管（中肾管）囊肿** Gartner管是中肾管下段的残留，在女性体内通常都会逐步退化。它们走行于阴道的前外侧。这些位于阴道前外侧的导管节段性囊性扩张导致了Gartner囊肿的发生。这些囊肿沿着立方上皮细胞或者低柱状上皮细胞分布，并且不分泌黏液。

**（三）苗勒管残存囊肿** 女性苗勒管的异常再吸收可能会导致阴道残留囊肿的发生，病变可以发生于阴道近端4/5的任何部位，不过最典型的位置是在阴道的前外侧。这些被覆上皮细胞呈典型的柱状，分泌宫颈型黏液。

**（四）阴道壁包涵囊肿** 表面上皮细胞的获得性包涵囊肿是阴道最常见的囊肿。它们通常发生在创伤部位。

### 五、尿道阴道瘘和尿道会阴瘘

尿道阴道瘘可能继发于骨盆骨折、产科或医源性创伤、骨盆放射治疗及盆腔恶性肿瘤。这些瘘表现为尿瘘和尿道感染。通常可以通过体格检查、VCUG（图79-8）和尿道镜检查来做出诊断。

### 六、尿道肿瘤

女性尿道肿瘤极为罕见。良性尿道肿瘤包括平滑肌瘤、血管瘤和肾源性腺瘤。女性恶性尿道肿瘤主要是鳞状细胞癌（50%），腺癌（27%）（图79-9）和移行细胞癌（22%）。

**（一）流行病学和临床表现** 尿道癌的常见风险因素包括人乳头状瘤病毒感染（移行细胞癌和鳞状细胞癌）和尿道憩室（腺癌）。非洲裔美国女性尿道癌患病率有所增加（不含移行细胞癌）。多达50%的女性尿道癌晚期均出现转移灶。

女性尿道肿瘤表现为前阴道或尿道肿物、排尿困难、血尿或尿道梗阻。尿道肿物合并出血须高度怀疑为恶性肿瘤。尿道癌是罕见的异质性肿瘤，通常发生在绝经后妇女。

**（二）影像学表现** 平滑肌瘤在影像学上表现为边界清楚，均匀强化（图79-10～图79-12）。尿道癌

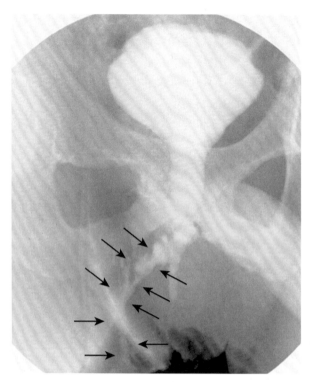

图79-8 一位40岁女性VCUG检查显示尿道和会阴之间的瘘管（箭头处），符合尿道会阴瘘

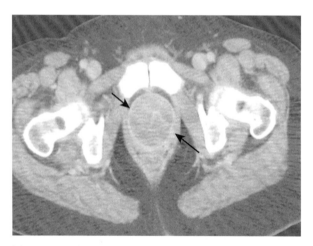

图79-9 尿道腺癌。一位45岁女性患者会阴部轴位增强CT显示一个边界清楚的尿道或尿道周围多分隔囊性病变（箭头处），并压迫阴道前壁

通常由于出血和坏死而显示密度或信号不均匀，特别是对于较大的瘤体（图79-13）。此外，可能会出现局部浸润或者远处转移。尿道腺癌有可能与憩室同时出现。

**（三）治疗及预后** 尿道恶性肿瘤的治疗取决于疾病的分期。手术是治疗癌症的主要方法。晚期肿瘤需要放疗和化疗等综合治疗手段。预后取决于肿瘤分期及部位。据报道远端尿道癌的总体生存率为50%，而近端尿道癌仅为6%。

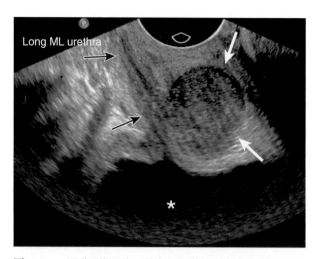

图79-10 尿道平滑肌瘤。纵向经阴道超声显示紧贴尿道（黑箭头处）的一个边界清楚的肿块（白箭头处）。星号处为膀胱。ML：中线

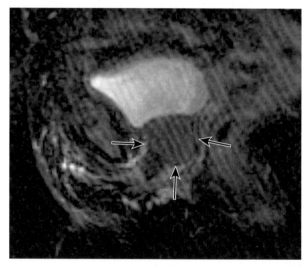

图79-11 尿道平滑肌瘤。会阴部MR矢状位T2W成像显示在膀胱基底部紧贴尿道的一个低信号肿块（箭头处）

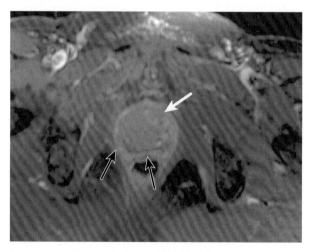

图79-12 尿道平滑肌瘤。注射钆剂后会阴部MR轴位抑脂T1W成像显示一个发生于尿道后壁（白箭头处）的边界清楚的肿块（黑箭头处），信号与肌肉一致

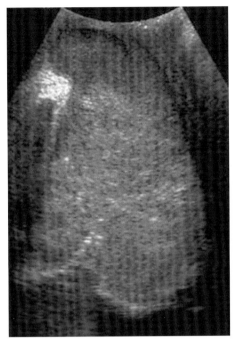

**图79-13** 尿道鳞状细胞癌。会阴矢状位超声显示尿道内高回声实性肿块取代了尿道

**表79-1 评价女性尿道的影像技术**

| 成像方法 | 优点 | 缺点 |
|---|---|---|
| VCUG | 评价女性尿道的可选方法；适用于术后评价 | 评价尿道肿瘤和复杂憩室有限；尿道周围组织无法成像 |
| 经会阴和经阴道超声 | 无电离辐射暴露 | 时间及费用受限制 |
| CT尿道造影 | 检测尿道结石有价值 | 电离辐射暴露<br>对评价尿道狭窄缺乏敏感性和特异性 |
| 经阴道和经直肠MRI和MR尿道造影 | 可以观察尿道周围软组织；是诊断和描述尿道憩室特征的优越方法 | 费用受限<br>不能广泛使用 |

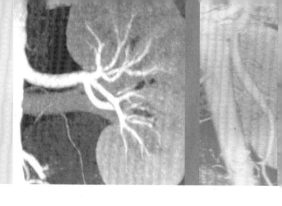

# 第80章

# 男性尿道疾病的影像学表现

Naveen M. Kulkarni, Srinivasa R. Prasad, and Venkateswar R. Surabhi

## 一、创伤

（一）**病因** 尿道创伤可由钝性伤、穿通伤或医源性损伤等引起。尿道损伤的类型可分为挫伤、部分或完全断裂伤，既可以发生在尿道前段也可以发生在尿道后段。前尿道钝性伤通常与会阴骑跨伤有关，而后尿道损伤通常是与骨盆骨折产生的剪切力有关。枪击等穿通伤可累及前尿道和后尿道。

（二）**患病率和流行病学** 后尿道损伤绝大多数都是由钝性伤引起。大约10%的骨盆骨折会发生尿道断裂。约10%的尿道中断伤由骨盆骨折引起。几乎所有的尿道膜部中断都与骨盆骨折引起的钝性伤有关。女性骨盆骨折引起的尿道损伤不常见，因为其尿道长度较短以及耻骨弓间的活动性更大。前尿道损伤通常发生于骑跨伤，并且很少伴发耻骨支和阴茎断裂。

（三）**临床表现** 排尿困难、尿道出血和明显的膀胱充盈是尿道断裂的典型临床表现。其他症状可能包括肉眼血尿、直肠指检扪及高骑式之前列腺、尿流减小、尿分叉以及淋漓不尽。排尿困难可能是尿道损伤的第一个征象。可以扪及的创伤后狭窄区硬化是后遗改变之一。

（四）**病理生理学** 男性尿道解剖学上以泌尿生殖膈为界细分为前尿道（阴茎和球部）和后尿道（膜部和前列腺部），尿道损伤的机制也可以按照这些解剖部位分类。后尿道损伤通常是由骨盆骨折产生的巨大剪切力引起。尿道膜部中断与多器官损伤相关联，而前尿道损伤通常独立发生。前尿道损伤是由于骑跨伤使固定的尿道球部撞击耻骨支或阴茎断裂引起相邻的尿道撕裂伤。医源性损伤既可以影响前尿道也可以影响后尿道。

（五）**影像学表现**

1. **X线摄影** 逆行尿道造影（RUG）是诊断尿道损伤的首选方法，简便易行，可以准确、迅速地显示创伤部位。逆行尿道造影时根据对比剂从部分或完全断裂的尿道外渗很容易判断出断裂部位。RUG可用于评价前尿道的完整性，也可显示后尿道的总渗出量。然而也需要行排尿性膀胱尿道造影（VCUG）来全面评价后尿道。

按照尿道损伤解剖位置的几个分类方法已有报道。在RUG表现的基础上，Colapinto和McCallum于1977年将后尿道损伤分成三种类型（Ⅰ型、Ⅱ型及Ⅲ型损伤）。随后在1997年，Goldman等为比较后尿道钝性伤后的治疗策略和结果提出了一种新的扩大的解剖分类法（图80-1和图80-2；表80-1）。

2. **CT** 尽管CT是上尿道和膀胱损伤的理想的影像学检查方法，但是在尿道损伤的诊断上有其局限性。然而，最近一份对一组经尿路造影证实的尿道损伤病例进行尿道造影表现与CT表现的对比的回顾性分析显示，CT在尿道损伤的各种亚型中能够观察到前列腺尖部的上移和对比剂在泌尿生殖膈上方或下方的外渗。

3. **MRI** MRI在评价复杂的病例中有一定的价值，特别是累及后尿道并计划择期治疗的患者。MRI在显示尿道周围组织和后尿道（即使存在远端狭窄）方面有优势。

对尿道损伤的患者行MRI检查可以评价尿道损伤的长度，前列腺尖部的位置和前列腺移位。结合T1和T2加权图像可以区分软组织水肿、纤维化和

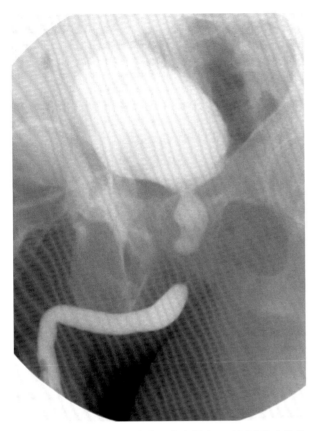

**图80-1** RUG和排尿性膀胱尿道造影术显示尿道狭窄的横断面图像

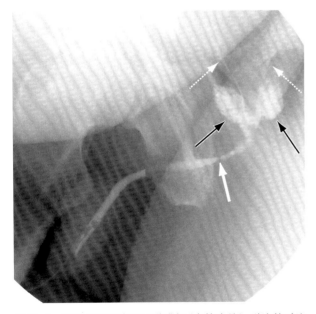

**图80-2** RUG显示狭窄的尿道膜部（白箭头处），逆流的对比剂进入精囊（黑箭头处）和输精管（虚线箭头处）

血肿。然而，常规MRI无法评价尿道的通畅情况（表80-2）。

4. 超声 尿道超声在诊断急性尿道创伤方面价值不高。

**表80-1 男性尿道损伤的分类**

| 尿道损伤类型 | 表现 |
| --- | --- |
| Ⅰ型 | 后尿道延伸但完好无损，没有渗出 |
| Ⅱ型 | 部分或完全的后尿道断裂，伴泌尿生殖膈上方尿道膜部撕裂；溢出到腹膜外盆腔 |
| Ⅲ型 | 前尿道和后尿道部分或完全断裂伴泌尿生殖膈断裂；溢出到腹膜外盆腔和会阴部 |
| Ⅳ型 | 膀胱颈部损伤 |
| ⅣA型 | 膀胱基底部损伤伴尿道周围外渗，类似膀胱颈部损伤（影像学上难以与Ⅳ型区别） |
| Ⅴ型 | 部分或完全的尿道球部断裂，为骑跨伤引起 |

引自 Goldman SM, Sandler CM, Corriere JN Jr, McGuire EJ. Blunt urethral trauma: a unified, anatomical mechanical classification. J Urol 157: 85-89. 1997.

5. 影像检查选择 任何男性患者如果有明确的尿道损伤和（或）含有前述的任何一种临床表现都应该行RUG检查以评价尿道断裂的情况（表80-2）。

**（六）治疗**

1. 后尿道完全断裂 后尿道损伤治疗上应该最大限度地减少尿失禁、阳痿及尿道狭窄等并发症发生的机会，以及避免开放性或盆腔血肿引起的感染。目前对这一疾病的理想治疗方法仍然存在争议。按照干预的时间分为："立即"治疗（发生创伤后48 h内），"择期"治疗（2～14天后）以及"延期"治疗（创伤后3个月或更长时间）。当怀疑有尿道损伤时，禁止放置导尿管以防止潜在的部分尿道损伤演变为完全的尿道损伤。反之，导尿管应该放置在耻骨弓水平之上。

（1）急诊手术修复：最初常用的做法是行尿道端-端缝合，现在因为术后阳痿和尿失禁高发而弃用。初期的缝合方法还有其他问题，包括潜在的盆腔血肿填塞（有出血未控制的风险）、过度尿道清创和术后尿道狭窄，以及可能存在术中的解剖分离造成不完全性尿道损伤变成完全性尿道损伤。

（2）延期治疗：急性创伤患者，当尿道损伤伴有膀胱充盈扩张时，通常应用Seldinger技术在耻骨弓上经皮放置引流管来缓解。如放置的引流管内尿液清澈则表明膀胱没有重大损伤。当有肉眼血尿时应该行膀胱X线摄影。如果膀胱为排空状态（近期排尿或伴发膀胱损伤），需行膀胱切开术放置耻骨上引流管并探查膀胱伴发损伤情况。后尿道损伤3～6个

| 表80-2 男性尿道的影像技术评价 | | |
|---|---|---|
| 成像技术 | 优点 | 缺点 |
| 逆行性尿道造影术 | 诊断前尿道狭窄的金标准<br>可以提供前尿道极好的评价 | 尿道球部的狭窄长度常被低估<br>电离辐射<br>对尿道肿瘤和复杂憩室评价有限<br>尿道周围的组织难以显示 |
| 膀胱尿道排空造影 | 提供男性后尿道极好的评价<br>有利于术后评价 | 对前尿道、尿道肿瘤及复杂憩室的评价有限<br>尿道周围的组织难以显示 |
| 尿道超声显像 | 能精准观察尿道球部病变<br>无电离辐射 | 受时间和成本约束 |
| CT尿道造影术 | 有利于检测尿道结石 | 电离暴露<br>评价尿道狭窄缺乏敏感性及特异性 |
| MR尿道造影术 | 可以观察和评价尿道周围的组织（如炎症和肿瘤的扩散） | 费用昂贵，难以普及 |

月后，血肿渐渐地被重吸收，前列腺下降到更加接近正常的位置，尿道断裂处的瘢痕组织长得更加牢固。这通常会导致尿道狭窄，因此可能需要择期行尿道成形术或尿道切开术。尿道损伤延迟治疗的主要优点是阳痿和尿失禁的发生率较低。

（3）尿道会师：目前尿道会师这一微创方法已经成为一种常规治疗手段，特别是在较大的创伤救治中心。尿道会师术要靠膀胱内镜导引进行实时操作。导尿管通常要放置4～6周，以引导尿道断端在同一平面愈合，并等待盆腔血肿被缓慢重吸收。这些微创技术可以在创伤后立即进行或延期手术时进行。

2. 前尿道完全断裂　需要放置导尿管。这种创伤需要密切观察，以及时发现迟发性感染、组织坏死或筋膜炎等。这些并发症可能需要进行坏死组织清创处理，皮下引流或静脉注射抗生素。应该最大限度地保留尿道组织，以便于后续的尿道重建。

3. 前尿道和后尿道部分断裂　不完全性撕裂伤通常能够自愈。尽管有学者认为通过放置导尿管建立通道可能同样有效，但是主要处理方法仍然是在耻骨弓上方放置引流管。尿流改道术后2周需要行VCUG检查。这种方法治疗后的尿道瘢痕通常是最小的，即使发生尿道狭窄，狭窄段也通常较短，一般行尿道切开术就可以解决。

## 二、男性尿道肿瘤

（一）病因　尿道狭窄引起的慢性炎症和复发或频发的尿道炎易引起尿道恶性肿瘤。

（二）患病率和流行病学　男性尿道肿瘤并不常见，不到泌尿系统肿瘤的1%。

良性的尿道肿瘤罕见。尿道良性肿瘤以腺瘤样息肉最常见，通常发生于年轻男性。尿道恶性肿瘤通常发生于50岁以上男性。最常见的尿道恶性肿瘤是鳞状细胞癌，占到78%。其他恶性肿瘤包括移行细胞癌（15%），是尿道前列腺部最常见的类型；腺癌（6%）；透明细胞癌（图80-3）；泄殖腔源性癌和恶性黑色素瘤。大约60%的癌症发生在尿道球膜部，30%发生于海绵体部，10%发生于前列腺部。

（三）临床表现　尿道恶性肿瘤的症状包括出血、明显的肿块以及排尿梗阻的症状。

（四）病理　尿道恶性肿瘤可以直接侵犯邻近结构如海绵体及前列腺或通过淋巴系统转移。前尿道淋巴引流到腹股沟浅深淋巴结，偶尔引流到髂外淋巴

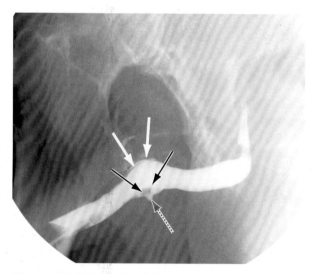

图80-3　尿道转移。前列腺癌患者行RUG检查示息肉状充盈缺损（黑箭头处）与深部溃疡或前尿道假憩室（虚线箭头处），以及该部位的尿道扩张（白箭头处）

结。后尿道引流到盆腔淋巴结。

**（五）影像学表现**

1. X线检查　原发性肿瘤在尿道造影时可能表现为尿道局部不规则狭窄。

2. CT和MRI　CT和MRI通常用于尿道癌的分期。MRI也可对制定治疗计划有帮助。在MRI上，尿道肿瘤与海绵体相比呈等信号到低信号强度，并且呈轻度强化。T2加权成像可以最好地评价肿瘤局部扩散。MRI在评价肿瘤对尿道周围脂肪组织的侵犯时准确度较高（82%），尤其是T1加权成像上。然而，在伴发炎症改变时可能会高估肿瘤的范围（表80-2）。

**（六）治疗及预后**　尿道恶性肿瘤的治疗有赖于分期。手术是治疗所有癌症的主要手段。晚期肿瘤需要行放疗和化疗联合治疗。预后取决于肿瘤分期和位置。有报道远端尿道肿瘤的总体生存率约50%，近端肿瘤的存活率为6%。

## 三、男性尿道的炎症性病变和感染性病变

在美国，经性传播微生物是导致尿道炎的主要病因。常见的致病生物体是淋病奈瑟菌和非淋球菌微生物，后者主要是沙眼衣原体。解脲支原体、人型支原体和生殖支原体也是致病菌。尿道炎的临床表现为多种非特异性症状，如排尿困难、尿道分泌物或尿道口瘙痒。

尿道炎通常由临床表现和实验室结果进行诊断。单纯尿道炎不需要影像学检查。淋球菌性尿道炎会导致狭窄形成（图80-4～图80-6），RUG检查

可以显示急性期尿道的不规则轮廓和慢性期的多处狭窄。

**（一）尿道尖锐湿疣（尿道疣）**　尿道尖锐湿疣几乎都是指皮肤病变，累及男性尿道的尖锐湿疣的发生率在0.5%～5%。它们表现为乳头状瘤样，为通过直接性接触传播感染人类乳头瘤病毒引起。患者通常主诉排尿困难，尿道有分泌物以及血尿。

**影像学表现和治疗**　尿道口检查通常可以发现一个小的突出的乳头状瘤。RUG和尿道镜可以发现多个小的充盈缺损（图80-7）。病变可能感染和溃

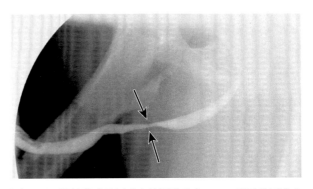

图80-5　慢性淋球菌尿道炎伴尿道狭窄：RUG显示前尿道光滑狭窄（箭头处）

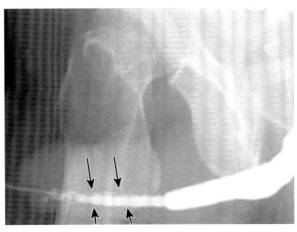

图80-6　尿道炎：RUG显示前尿道远端形态不规则，对比剂填充Littre腺（尿道腺）（箭头处）

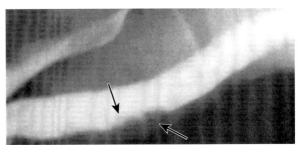

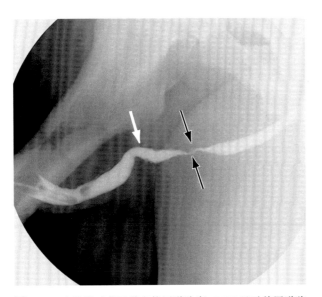

图80-4　急性淋球菌尿道炎伴尿道狭窄：RUG显示前尿道狭窄（黑箭头处）伴尿道的不规则轮廓（白箭头处）

图80-7　尖锐湿疣。RUG显示前尿道内多发充盈缺损（箭头处）

烂。尿道病变治疗采用尿道内滴注抗生素（如5-氟尿嘧啶）。

累及阴茎头和尿道的大湿疣（如Buschke-Löwenstein瘤）很少见，手术切除是治疗首选。

**（二）慢性尿道狭窄** RUG是首选检查方法。必要时需要断层检查。尿道球部狭窄的手术修复方法的选择取决于狭窄长度。对于较短的先天性黏膜畸形，行内镜尿道切开术是首选的解决方案。1～2 cm的狭窄治疗使用端-端吻合术，2～3 cm的狭窄采用吻合口加强尿道成形术，超过3 cm的采用背侧或腹侧移植片加强尿道成形术。尿道狭窄大于6 cm并累及阴茎和尿道球部或有不良病变时，需要行两级尿道成形术或网状移植尿道成形术。

---

**医师须知（尿道创伤）**

■ 确定尿道损伤的位置［前和（或）后尿道］和尿液外渗的程度是放射检查的主要目的。

---

**要点（尿道创伤）**

■ 要时刻保持高度警惕，一旦考虑尿道损伤应该行RUG检查。
■ MRI有助于对复杂病例行延期尿道修复手术前进行评价。
■ 尿道断裂的首要处理方法是在耻骨弓上放置引流管行尿路改道。

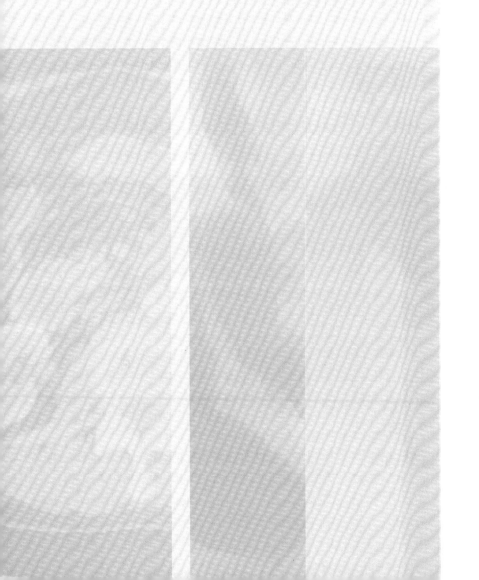

第 **25** 篇

腹膜与腹膜后

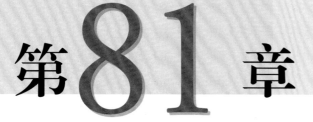

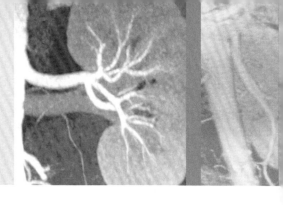

# 第81章

# 腹腔积液、腹膜炎及腹腔脓肿

Rani S. Sewatkar, Kumaresan Sandrasegaran, Chandana G. Lall, Arpan K. Banerjee, and Arumugam Rajesh

## 一、腹腔积液

（一）**病因** 腹水是指腹腔内异常的液体积聚。腹水形成有许多原因，包括先天性、感染性、炎症性以及肿瘤性疾病。在美国，引起腹水最常见的病因是肝脏疾病和恶性肿瘤。在世界上许多地区，结核是一个重要的病因。表81-1列出了在美国引起腹水的主要病因及其所占比率。

| 表81-1　美国临床实践中所见引起腹水的病因 | |
| --- | --- |
| 病　因 | 比　例 |
| 肝硬化 | 81% |
| 恶性肿瘤 | 10% |
| 心力衰竭 | 3% |
| 结核 | 2% |
| 透析 | 1% |
| 胰腺疾病 | 1% |
| 其他 | 2% |

注：数据引自 Runyon BA, Montano AA, Akriviadis EA, et al: The serum-ascites albumin gradient is superior to the exudates-transudate concept in the differential diagnosis of ascites. Ann Intern Med 1992; 117: 215-220.

（二）**发病率和流行病学** 腹水这个术语泛指腹腔内的液体积聚。按照表81-2所示，腹水可进一步分为感染性、乳糜性、血性以及肿瘤性等。

（三）**具体类型**

1. **乳糜性腹水** 乳糜性腹水继发于淋巴液漏入腹腔。它是一种乳白色的液体，富含甘油三酯。在美国，乳糜性腹水最常见的原因是恶性肿瘤，其中淋巴瘤占30%～50%。其他的相关肿瘤包括乳腺癌、食管癌、胰腺癌、结肠癌、肾癌、睾丸癌、卵巢癌、前列腺癌，以及淋巴管肌瘤病，后者是儿童乳糜性腹水更常见的病因。约0.5%～1%的肝硬化伴腹水患者，其腹水为乳糜性而非浆液性。

腹部创伤、手术或放射治疗也可损害淋巴管而引起乳糜性腹水。在世界范围内，感染性病因如结核和丝虫病（班氏吴策线虫引起的寄生虫感染）是比肿瘤更常见的引起腹水的病因。

穿刺抽取物典型的为乳白色、云雾状。乳糜性腹水的诊断标准为甘油三酯含量超过0.1 g/L。当乳糜性腹水病因不明时，腹部和骨盆CT有助于淋巴结肿大的评价。

2. **血性腹水** 血性腹水患者红细胞计数超过50 000/mm$^3$。腹腔液体正常红细胞计数应少于1 000/mm$^3$。几种病因可引起血性腹水。血性腹水发生于约5%的肝硬化患者中。在这些患者中，腹腔积血可自发或发生于创伤性穿刺术之后。创伤性穿刺术后腹水常见血凝块，而非创伤性血性腹水中的红细胞可溶解并且可以长时间不凝固。肝硬化患者出现非创伤性血性腹水提示潜在的恶性肿瘤，如肝细胞肝癌。约20%恶性腹水患者的腹水抽取液为血性。

显而易见，创伤是腹腔积血的一个重要病因（见后文）。其他少见的引起血性腹水的病因包括：腹膜透析、结核、富血供肿瘤如肝细胞腺瘤破裂、结节病和血管炎，如Henoch-Schonlein紫癜。

（四）**病理生理学** 三种理论可解释腹水成因。有效容积减少理论与溢出理论的区别在于异常肾钠潴留发生在腹水积聚之前还是之后。外周动脉血管

**表81-2 复杂性腹水的类型及特征**

| 类 型 | 特 征 |
|---|---|
| 感染性 | 积液密度≥20 HU,多腔,边缘可见强化,可有或无气体 |
| 乳糜性(如文中所述) | 脂/水平面,液/液平面,密度大致与水相仿 |
| 血性(如文中所述) | 积液密度高或内见血凝块 |
| | 密度≥50 HU(当出血凝结成块或血细胞溶解,可呈混杂密度) |
| | 可有或无腹膜后蔓延 |
| 肿瘤性 | 可见实性肿块或转移性结节,大量液体,可有或无分隔 |

**表81-3 腹腔积液影像学成像方式的准确性、局限性和缺陷**

| 成像方式 | 准 确 性 | 局 限 性 | 缺 陷 |
|---|---|---|---|
| 超声 | 最低可检测到10 mL腹水;可评价门静脉或肝静脉血流;便捷 | 肠气叠加、患者体型,限制了对腹膜肿块的评价 | 液固界面反射效应引起的伪影;肠脂垂可能会误诊为腹膜转移 |
| CT | 定位及检测非肝源性腹水的最佳方式 | 无法检测出腹水中的低密度软组织检测肠道浆膜转移时敏感性低 | 积液伴大量实性组织时(例如胰腺坏死时)可表现为单纯性积液 |
| MRI | 总体评价腹水的好方法 | 患者可能无法忍受长时间检查 | 3.0 T MRI可有驻波伪影 |

扩张理论将有效容积减少理论和溢出理论相结合,它是被最广泛接受的理论。

**（五）影像学表现**

1. X线摄影 普通X线摄影对少于500 mL的腹水不敏感。间接和非特异性的征象是腹部模糊影,侧腹膨隆,腰大肌边缘不清和肠袢间隔增加。更特异性的征象包括肝脏侧方轮廓与胸腹壁分离(Hellmer征),升结肠和降结肠与前腹膜外脂肪线分离,以及膀胱两侧的密度对称("米老鼠"征)。

2. 超声检查 超声检查最低可检测到10 mL的液体。它有助于评价门静脉或肝静脉开放程度及血流模式,并可指导穿刺检查(表81-3)。在正常女性的整个月经周期中,直肠子宫陷凹内均可见液体。鉴别单纯和复杂腹水的影像学特征如表81-4和图81-1所示。发现单纯性腹水不能排除感染或肿瘤。胆囊壁增厚可见于82%的良性腹水病例中,而恶性腹水患者中只有5%有此表现。超声波在肝脏/液体界面发生反射可引起伪影。结肠周围肠脂垂可类似于腹膜转移。

腹腔积血的表现取决于超声探头的频率和出血的持续时间。当探头的频率为2～3 MHz时,由于超声透射增加,急性出血表现为无回声。随着探头频率的增加,出血表现出回波反射。出血4天后,随着血肿溶解,血肿内部表现为回声或分层回声。随着时间的推移,血肿成为无回声血清肿。

3. CT 根据腹水的CT密度很难确定腹水形成的原因。单纯性腹水的CT密度为0～30 HU。然而,CT不能区分腹水中的胆汁、尿液和浆液。乳糜性腹水的CT密度低于0 HU(图81-2)。腹腔积血的密度通常高于30 HU。CT对腹水中的半固体物质不敏感(图81-3)。尤其是重症急性胰腺炎,根据CT密度难以区分胰周坏死与炎性液体。MRI显示腹水中的固体物质较好(图81-3)。而CT显示腹水中的少量的气体较好。

对于早期腹膜下转移的检查,CT敏感度较低。在一项包含24例患者的研究中,CT对小于1 cm腹膜转移的敏感度为20%～33%,与此相比钆增强MRI为85%～90%。尽管存在这些潜在的不足,在许多医院中,CT仍是检测腹膜疾病和评价不明原因腹水的主要成像技术。

腹腔内血液的CT表现取决于出血时间。由于其蛋白质含量高,不凝固的腹腔内血液的CT密度通常为30～45 HU;贫血患者密度可更低。血凝块的CT密度为45～70 HU。哨兵凝块是指毗邻出血部位的血凝块(图81-4)。检测这种血凝块需要窄CT窗宽。腹水中常可见不同密度的血液分层存在(图81-5)。在一项增强对比研究中,活动性动脉出血的密度更高,可达80～200 HU。存在活动性出血通常必须进行手术治疗,而其他大多数情况下,腹腔积血可选择保守治疗。

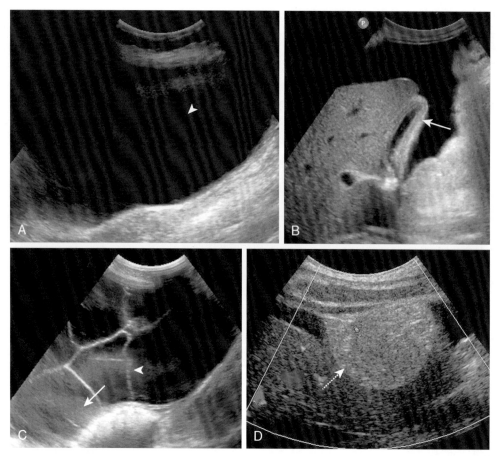

**图81-1** 单纯腹水和复杂腹水的超声图像。A、B. 一名44岁男性酒精性肝硬化患者。腹腔积液（A，三角处）表现为缺乏组织碎片的无回声，与慢性肝病单纯腹水相符合。胆囊壁（B，箭头处）增厚。C、D. 一名54岁女性卵巢癌患者。腹水显示有间隔（C，三角处）和组织碎片（C，箭头处）。腹膜肿块（D，虚箭头处）可见血流。这些表现与腹膜种植转移引起的复杂腹水相符合

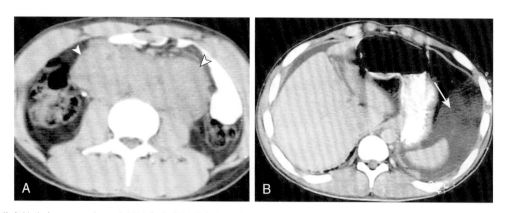

**图81-2** 乳糜性腹水。A. 一名19岁男性睾丸癌所致广泛腹膜后淋巴结肿大（三角处）的轴位CT图像。进行了腹膜后淋巴结清扫。B. 外科术后3个月CT显示低密度腹水（箭头处）。穿刺时发现乳糜性腹水，提示淋巴结清扫术后淋巴液漏至腹腔

4. MRI 相关内容可参考腹膜炎章节中MRI技术对腹膜疾病评价的论述。

含有脱氧血红蛋白的急性出血在T1和T2加权序列分别表现为等信号和低信号。含高铁血红白的亚急性出血T1加权图像为高信号。最初，高铁血红蛋白位于细胞内，在T2加权序列上表现为低信号；当红细胞溶解时，信号增强。由于含铁血黄素的

存在，数天后的出血在所有序列均为低信号，其存在也导致梯度回波序列的磁敏感伪影。

**（六）具体疾病**

1. 肠系膜损伤 肠和肠系膜损伤见于5%的因腹部钝伤接受剖腹手术的患者中。诊断性腹膜灌洗检测腹腔积血的敏感度超过90%，但不能准确地描述哪个器官受损伤，也不能检测到腹膜后损伤，这

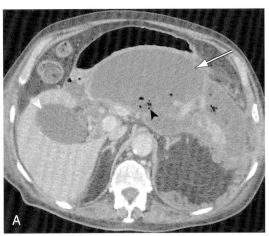
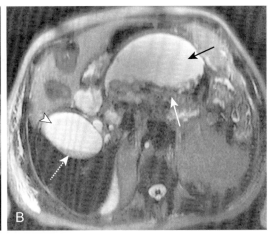

**图81-3** 复杂性腹腔积液的CT与MRI对照。一名44岁男性，酒精性胰腺炎伴发热。A. 轴位CT显示胰周大量积液（箭头处）伴气体（黑三角处），提示胰周脓肿。肝内（白三角处）也有一处密度均匀的积液。B. 10 h后MR T2W图像显示胰周大量积液（黑箭头处），其内可见CT未显示的组织碎片（白箭头处）。这些实性物质代表坏死的脂肪组织，这一点在随后的手术中得到证实。另一方面，气体在MRI上显示不佳。MRI显示肝内积液（三角处）底部也可见CT上未显示的组织碎片（虚箭头处）

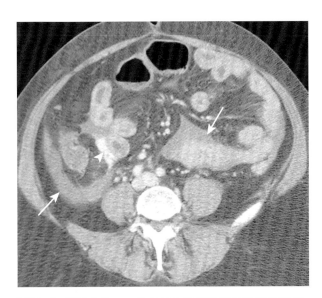

**图81-4** 哨兵血块。一名49岁女性车祸后的轴位CT图像。高密度血液（三角处）见于厚壁肠祥旁。这个哨兵血块提示肠-肠系膜损伤的部位。肠系膜处（箭头处）有高密度液体，提示可能有腹腔积血，其密度不如哨兵血块高

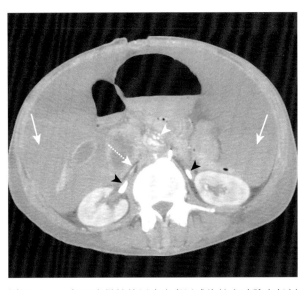

**图81-5** 一名57岁男性糖尿病患者因感染性主动脉炎行剖腹手术后出现腹腔积血。患者行主动脉移植后出现低血压。轴位CT图像显示主动脉移植（白三角处），下腔静脉塌陷（虚箭头处）和腹腔积血分层征象（实箭头处），提示腹腔可能有大量出血。可见双侧输尿管支架（黑三角处）。膀胱内压力升高到28 mmHg，提示有腹内压升高，与腹腔间隔室综合征相符合。行急诊剖腹减压，患者幸存

使随后的CT评价变得困难。CT是检测肠和肠系膜损伤最好的无创方法，特异性超过95%且敏感度为70%～95%。表81-5列出了肠和肠系膜损伤的CT表现（图81-4和图81-6）。值得注意的是，肠和肠系膜损伤往往共存。

2. 腹腔间隔室综合征　四肢筋膜室综合征众所周知，它是由于四肢封闭的筋膜间隔内压力升高压迫毛细血管，使得毛细血管灌注压下降到不能维持

组织存活的水平所致。对于腹内压升高所产生的影响，人们了解得较少。腹内压正常约为5 mmHg。急性和大量腹腔积液可使腹内压升高（表81-6）。腹腔间隔室综合征（ACS）的标准为：腹内压至少为20 mmHg，伴有至少一个胸腹器官功能障碍，通常为肺或肾功能不全。相反，腹部压力逐渐增加，如正常妊娠、肝脏疾病或卵巢癌所致的腹水积聚，通常不会导致ACS。利用气腹术行腹腔镜检查可导致腹内压

**表81-4　单纯性腹水及复杂性腹水影像学检查鉴别诊断**

| 检查技术 | 单纯性腹水* | 复杂性腹水† |
|---|---|---|
| 超声（图81-1） | 无回声<br>回声增强<br>充盈于脏器与肠道之间,无占位效应<br>随着患者体位移动<br>随探头压力升高而受压<br>胆囊壁增厚<br>小肠弥漫性光滑增厚,无结节样表现 | 内部有回声<br>间隔:多间隔提示结核或假性黏液瘤<br>积液推移肠管及实性脏器<br>实性脏器(肝、脾)表面扇贝样表现提示假性黏液瘤<br>肠管缠绕在一起<br>积液位于小网膜<br>包裹性积液<br>无胆囊壁增厚<br>腹腔实性或囊性肿块提示为恶性疾病,或较小可能为结核 |
| CT | 密度均匀:0～20 HU<br>肠管自由飘浮于中腹部<br>腹水蔓延不到小网膜囊 | 包裹性积液<br>腹膜增厚或异常强化<br>腹膜、网膜肿块或结节<br>密度＞20 HU或混杂密度<br>腹水于延迟期有强化 |
| MRI | 液体T1WI表现为均匀低信号,T2WI表现为明显高信号 | T1WI液体信号更高<br>积液中有组织碎片<br>包裹性积液 |

注:* 单纯性腹水指漏出液,与在肝脏疾病及心力衰竭中见到的一样。
　　† 复杂性腹水提示存在感染、炎症或肿瘤。血性腹水在本文中另叙。

**表81-5　肠系膜及肠道损伤的CT特征**

| 损伤 | 特异性CT征象 | 特异性不强的CT征象 |
|---|---|---|
| 肠系膜损伤<br>（图81-4和图81-6） | 肠系膜动脉破裂<br>不规则的肠系膜血管<br>伴周围软组织密度<br>肠系膜血管突然截断 | 肠系膜脂肪模糊(敏感,但无特异性)<br>肠系膜血肿<br>腹水或腹膜后积液 |
| 肠道损伤 | 肠壁不连续<br>口服对比剂溢出<br>气腹(无穿刺伤或检查前诊断性灌肠) | 肠壁增厚<br>肠壁异常强化 |

**表81-6　腹腔间隔室综合征的病因**

| 潜在病因 | 具体增加风险的病因 |
|---|---|
| 创伤 | V级肝损伤<br>腹腔积血<br>穿通伤 |
| 腹部手术 | 肥胖患者的外科手术<br>肝移植<br>大切口疝修复 |
| 胰腺炎 | 出血性胰腺炎<br>大量胰源性腹水 |
| 大量液体复苏 | 24 h内超过5 L |

升高,但其影响是一过性的,而且达不到引起ACS的程度。确诊ACS是将探针经尿道插入膀胱进行间接测量腹部压力而得出。CT征象(图81-5和图81-7;提要81-1)对ACS既不敏感也无特异性。然而,在临床工作中,如果这些表现同时出现或在随后的影像学检查中这些征象出现恶化,放射科医师应想到ACS的可能性。与其他筋膜室综合征一样,ACS最后的治疗方法为减压手术。

（七）腹水分析　肉眼所见有助于确定腹水的病因。单纯性腹水通常呈淡黄色且清亮。肝病患者的腹水中因中性粒细胞的存在而表现混浊,但这些表现非感染性疾病所特有。乳糜性腹水外观通常呈乳白

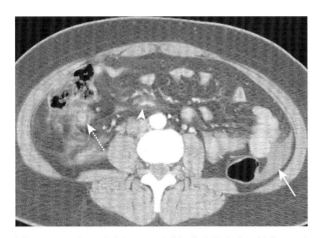

**图81-6** 一名53岁车祸后肠系膜损伤女性患者。轴位CT图像显示回肠末端(虚箭头处)强化肠祥肠壁增厚及高密度腹腔积液提示可能为腹腔积血(实箭头处)。肠系膜血管(三角处)周围见软组织影,这是肠系膜损伤敏感但无特异性的指标。综合以上CT征象提示肠和肠系膜有明显的损伤

| 提要81-1　腹腔间隔室综合征的影像学特征 |
| --- |
| • 横膈升高 |
| • 腹壁呈圆形(前后与侧方之比 > 0.8) |
| • 腹水迅速增加(系列扫描) |
| • 腹腔积血 |
| • 下腔静脉扁平 |
| • 肾静脉扁平 |
| • 马赛克样肝脏灌注 |
| • 肠壁强化增强 |
| • 胃壁强化增强 |
| • 胃扩张 |
| • 超声可见心脏舒张期门静脉、肝及肾静脉血流减少 |

注:这些CT征象既不敏感也无特异性。另外一个诊断如低血压、休克、肠道损伤及严重的胰腺炎所致多器官衰竭的表现可类似于腹腔间隔室综合征。腹腔间隔室综合征的诊断需要了解其临床表现:例如大多数患者血压正常。

色(见后文)。恶性肿瘤或创伤后可产生血性腹水。深褐色液体提示可能存在胆汁。

在以前,腹水分为渗出液(总蛋白质含量 > 25 g/L)或漏出液(总蛋白质含量 < 25 g/L)。然而,研究发现血清腹水白蛋白梯度对评价腹水的病因比渗出液-漏出液的概念更有帮助。血清白蛋白浓度减去腹水白蛋白浓度得到血清腹水白蛋白梯度。梯度超过1.1 g/dL提示可能为门静脉高压,准确性约为97%。

### (八) 治疗

1. 穿刺术　内科治疗如限制盐的摄入量和使用利尿剂治疗后,穿刺术是治疗腹水的主要方式。许多临床医师由于担心凝血障碍和发生出血性并发症而避免行穿刺术。因穿刺术相关出血而需要输红细胞的患者比例还不到1%。美国肝脏疾病协会不建议在穿刺术前预防性的输入新鲜冷冻血浆和血小板。

穿刺前,常规使用多普勒超声确定穿刺处无腹壁静脉曲张,并获取穿刺部位的图像。

2. 其他治疗方法　需要反复行穿刺术的腹水患者应该考虑行经颈静脉肝内门体静脉分流术(TIPS)。如果肝功能差,患者还应考虑肝移植。腹腔静脉分流术(LeVeen or Denver)或外科门体静脉分流术手术指征非常有限,即使对难治性腹水患者亦是如此。

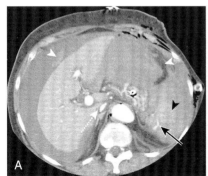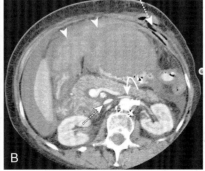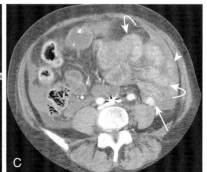

**图81-7** 腹腔间隔室综合征。一名76岁女性车祸后的CT轴位图像。A～C. 脾脏无强化(黑三角处),伴活动性动脉出血(黑箭头处)。诊断为5级脾脏损伤。大块血肿(白三角处)使胃受压后移且显示不明显。肠祥毗邻见哨兵血块(C,箭头处)表明了肠系膜损伤最严重的可能位置。沿左腹直肌鞘(B,上方白虚箭头处)见气体和液体分布,提示可能为安全带损伤。肠壁显示强化增强(C,弯箭头处)。下腔静脉(B,下方白虚箭头处)和肾静脉(B,弯箭头处)变扁。这些表现也见于严重低血压(肠休克),而且影像学不能做出腹腔间隔室综合征的肯定性诊断。然而,行CT扫描时患者使用升压药且肾功能和血压正常(因此决定使用静脉对比剂)。此外,膀胱内压力升高到26 mmHg。患者接受了急诊剖腹手术,行脾切除术及腹膜积血引流

## 二、腹膜炎和腹腔脓肿

**（一）病因**　腹膜炎为壁层及脏层腹膜的弥漫性炎症。其病因可为原发性（自发性细菌性腹膜炎）或继发于感染或非感染性因素（表81-7，图81-8）。

表81-7　腹膜炎的类型

| 非 感 染 性 | 感染性 |
|---|---|
| 不常见，病因包括化学性腹膜炎，可能继发于胰液、胆汁或皮样囊肿破裂（图81-8）的污染；肉芽肿性腹膜炎（继发于体外的化学物，如滑石粉）以及与持续性不定期腹膜透析相关的硬化性包裹性腹膜炎 | 细菌感染是腹膜炎最常见的病因；分枝杆菌及真菌性腹膜炎较少见 |

脓肿是感染性积液。腹腔脓肿常继发于腹腔脏器的炎症或腹部手术后。

**（二）临床表现**　自发性细菌性腹膜炎的临床表现特征包括不明原因的发热、腹痛/压痛及精神状态改变。继发性细菌性腹膜炎的患者临床表现常更严重，需尽量减少腹部运动以降低由此引起的不适感。板状腹和反跳痛是腹膜感染或炎症的特有体征。临床文献中经常讨论的一个体征是当检查者轻轻碰撞患者躺在上面的担架或床时，疼痛会加重。无此"振动痛"则可认为不太可能是腹膜炎。其他征象包括发烧、寒战及肠鸣音减弱。

**（三）具体疾病**　腹膜炎具体病变见表81-8及图81-9。

1. **结核性腹膜炎**　腹膜很少感染结核分枝杆菌。通常有胃肠道结核的证据。

（1）诊断：20%～30%腹膜结核患者的胸片中可见陈旧性肺结核。活动性肺结核的少见。"湿性"结核性腹膜炎的CT表现为大量游离性或包裹性腹水（图81-10）。由于蛋白质和细胞成分增多，结核性腹水比单纯腹水的密度高（25～50 HU）。可见中心低密度的增大的肠系膜淋巴结（图81-11）。乳糜性结核腹水在CT上可表现为一个特征性的脂肪-液平面，但很少见。"干性"结核性腹膜炎表现为腹膜增厚、大网膜肿块或网膜饼、实性粘连和肠袢纠集（图81-12）。结核性腹膜炎与恶性肿瘤所致腹膜病变的鉴别，倾向于结核性腹膜炎的CT征象有：肠系膜结节大于5 mm，较少出现大网膜结节和腹膜增厚，以及可见伴中心低密度或钙化的腹膜或脾脏肿块。超声检查可见结核性腹水中的可移动的纤维细丝。诊断的金标准是腹水培养出分枝杆菌或用腹腔镜直视下进行腹膜活检。

（2）治疗：主要是治疗原发病。

2. **硬化性包裹性腹膜炎**　硬化性包裹性腹膜炎是腹膜透析的并发症，其特征是腹膜增厚并最终形成肠梗阻。据估计其在腹膜透析患者中的发病率为1%～7%。

（1）诊断：硬化性包裹性腹膜炎临床上通常表现为反复发作的腹痛及肠梗阻。维持低肌酐水平的有效腹膜透析可减少其发生。超声表现包括肠袢纠集到腹壁和腹膜增厚。CT表现见表81-9，以及图

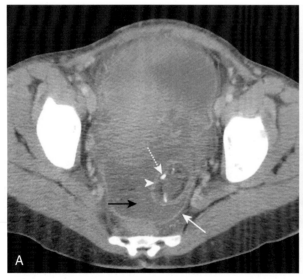
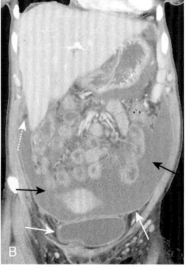

**图81-8**　化学性腹膜炎。患者为一名22岁女性，产后出现腹部疼痛2周。A. 轴位CT显示左侧附件肿块（三角处），含钙化（虚箭头处）和脂肪，符合皮样囊肿表现。可见腹水（黑箭头处）及腹膜强化（实白箭头处）。B. 冠状位重建图像显示腹水（黑箭头处）的范围和腹膜强化（实白箭头处），提示腹膜炎。可见来自破裂皮样囊肿的腹膜脂肪小球（虚箭头处）

**表81-8 腹膜炎具体病变**

| 类 型 | 特 征 | 诊 断 | 治 疗 |
|---|---|---|---|
| 自发性细菌性腹膜炎 | 感染性腹水没有明显的腹内因素<br>10%～20%见于肝硬化住院患者 | 没有放射学特征鉴别单纯性腹水与自发性细菌性腹膜炎 | 抗生素和穿刺 |
| 继发性细菌性腹膜炎 | 主要病因是腹腔内脏器的病理过程所致<br>有时腹膜炎继发于腹膜后病变的扩散,如肾周脓肿;具体继发病因在治疗原发脏器章节中讨论 | 腹膜炎的CT表现为腹膜增厚并强化,在盆腔腹膜中表现最明显<br>原发脏器的炎症也很明显(图81-9)。肠道破裂可导致局限性脓肿或弥漫性气腹和腹膜炎 | 治疗原发病 |
| 结核性腹膜炎 | 腹膜很少发现结核分枝杆菌,通常可见胃肠道结核 | (文中有讨论) | 治疗原发病 |
| 真菌性腹膜炎 | 是腹膜透析的最常见的危险因素<br>腹膜透析后真菌感染占比约2%～13%,主要是白色念珠菌和近平滑念珠菌 | 真菌性腹膜炎的影像表现文献报道有限 | 治疗原发病 |
| 硬化性包裹性腹膜炎 | 硬化性包裹性腹膜炎几乎都是腹膜透析的并发症,特征性表现是腹膜增厚并逐渐造成肠梗阻 | (文中有讨论) | 停止腹膜透析并开始进行血液透析。需要营养支持治疗和外科手术解除肠梗阻 |

**表81-9 硬化性包裹性腹膜炎的CT表现**

| CT表现 | 注 释 |
|---|---|
| 腹膜增厚 | 通常为光滑弥漫性增厚<br>结节状增厚较少见 |
| 腹膜钙化 | 可为细小的斑点状或弥漫沙砾样<br>可包裹肠袢形成茧状外观(图81-13) |
| 腹膜强化 | 通常比细菌性腹膜炎强化明显 |
| 包裹性积液 | 见于90%病例 |
| 小肠纠集或毛糙 | 小肠纠集通常位于包裹性积液后方(图81-14) |
| 肠壁增厚 | |
| 肠壁钙化 | 这个特征一般不见于其他疾病,如结核病或腹膜假黏液瘤 |
| 肝脏及脾脏包膜钙化 | |

81-13和图81-14。透析引起的硬化性包裹性腹膜炎的CT表现可类似于腹膜结核(腹膜结核也可导致硬化性包裹性腹膜炎)和腹膜假性黏液瘤。

(2)治疗:硬化性包裹性腹膜炎的治疗方法是停止腹膜透析并开始血液透析。需要营养支持以及手术治疗肠梗阻。晚期硬化性包裹性腹膜炎预后差,病死率高达80%。

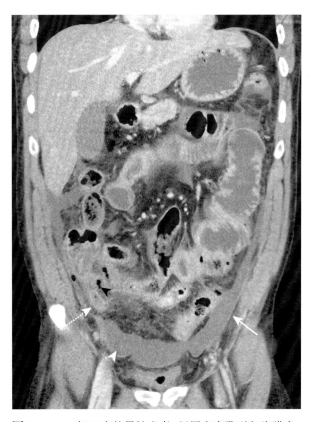

**图81-9** 一名29岁的男性患者,阑尾炎穿孔引起腹膜炎,表现为急性腹痛。CT冠状位重建图像显示阑尾增厚(虚箭头处),含气体的阑尾周围脓肿(黑三角处),盆腔积液(白三角处)及腹膜强化(白箭头处)。怀疑阑尾穿孔并发腹膜炎,并在随后的手术中得以证实

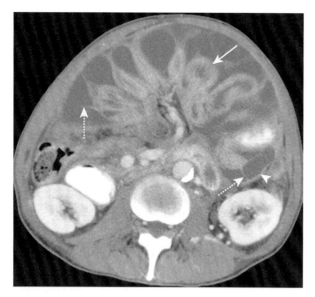

**图81-10** "湿性"腹膜结核。一名43岁的尼日利亚男性患者,出现体重减轻。轴位CT图像显示有分隔的(虚箭头处)包裹性积液(三角处)。小肠肠袢肠壁轻度增厚(实箭头处)。怀疑癌性扩散,但最终确诊为腹膜结核

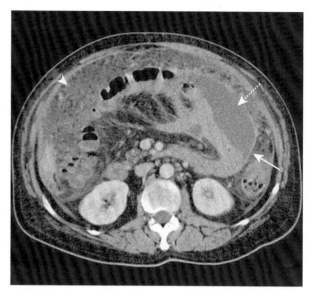

**图81-12** "干性"腹膜结核。一名36岁的印度移民,表现为发热和腹痛。轴位CT显示弥漫性大网膜结节(三角处),包裹性腹腔积液(虚箭头处),光滑的腹膜强化(实箭头处)。这些征象可能是由于腹膜种植转移所致。大网膜活检证实是结核。根据笔者的经验,腹膜结核患者典型的表现为"湿性"和"干性"共同存在的混合型,这种差别在临床鉴别上无意义

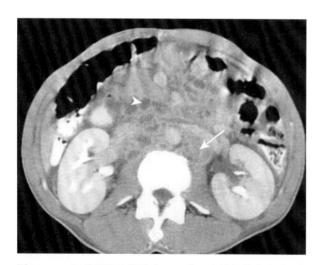

**图81-11** 肠系膜淋巴结肿大。一名27岁男性结核患者,表现为夜间盗汗和体重减轻。轴位CT显示肠系膜(三角处)和腹膜后(箭头处)的低密度肿大淋巴结。无明显腹水或大网膜增厚

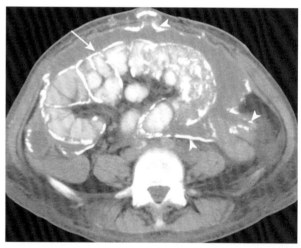

**图81-13** 晚期硬化性包裹性腹膜炎。一名58岁的女性患者,有腹膜透析史。轴位CT显示腹膜(三角处)和肠道浆膜面(箭头处)高密度钙化。无肠梗阻。钙化包裹肠道,因此命名为硬化性包裹性腹膜炎或"茧"状腹

3. 腹腔脓肿

(1)诊断:影像学检查不能有效地区分非感染性积液和早期脓肿。提示脓肿的特征包括脓肿壁的增厚和强化以及腹腔积液内的气体(图81-15)。腹腔积液壁轻度增厚和强化不一定说明有感染,这种表现可因炎症引起,如同胰腺炎或术后见到的一样。腹腔积液内存在气泡是脓肿的一个高度特异性但不敏感的征象。偶尔,腹腔积液中发现气体是因肠瘘所致。

另一个可能的误导因素是生物可吸收止血海绵(例如明胶海绵)的应用,在手术刚刚结束后,它可类似于脓肿。提示这种海绵存在的特征包括术后几天内气体密度材料所形成的曲线条状影消失(图81-16)。

(2)治疗:脓肿引流通常在影像引导下进行。CT引导用于大多数腹腔深处、肠袢之间或腹膜后的脓肿。超声引导用于其可清楚地观察到的浅表的较大腹腔脓肿。超声也可用于经直肠、经阴道和经会阴引

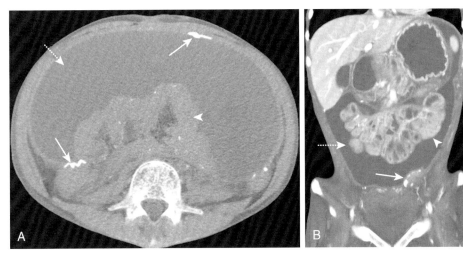

**图81-14** 早期硬化包裹性腹膜炎。轴位(A)和冠状位重建(B)图像显示腹膜钙化灶(实箭头处)和中等量腹水(虚箭头处)。肠道表面有小钙化灶,但不像图81-13所示的钙化那么明显。浓稠的腹水挤压肠道(三角处)使其向后方移位且肠道不能自由地漂浮。该患者有5年的腹膜透析史

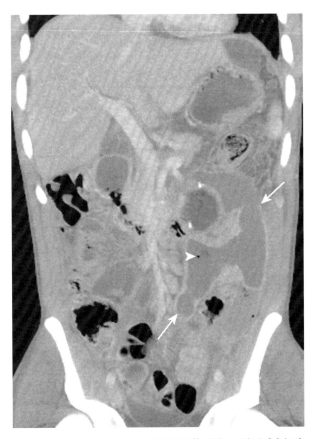

**图81-15** 脓肿。一名18岁患者腹部枪伤后就医,随后手术切除了肠道。冠状位重建CT图像显示左侧腹腔积液伴光滑强化的厚壁(箭头处)及气泡(三角处)。脓肿在CT引导下进行了引流

**表81-10 经皮引流脓肿的术前评价**

| 术前情况 | 优化治疗方案 |
| --- | --- |
| 血小板计数 | >50 000/μL:血小板计数低于此值需要输入血小板 |
| INR | <1.5。如果>1.5,输入新鲜冰冻血浆。肝硬化患者,引流操作前15 min静脉注射Ⅶ因子 |
| 肝素的使用 | 肝素停止使用2 h后进行引流操作 |
| 依诺肝素钠(Lovenox) | 肝素停止使用24 h后进行引流操作 |
| 阿司匹林或氯吡格雷硫酸氢盐(Plavix) | 肝素停止使用5 d后进行引流操作。如果需要提早进行引流,输入血小板 |
| 静脉注射抗生素 | 引流操作前30 min静脉给药 |

注:这些是指南。如果需要急诊实施引流,可在与相关团队讨论后不按照此指南进行。在签署知情同意时,应与患者或监护人告知出血的风险会增加。

流。如有凝血病或出血危险因素(表81-10)应采取适当的预防措施。大多数情况下脓肿引流可在有意识的镇静状态下进行。儿童经皮脓肿引流也可在有意识的镇静状态下进行。经超声或者平扫CT检查可确定穿刺针的路径。如使用超声,随后的导丝和导管可在超声引导下放置。当采用经臀肌路径时,尽可能选择近内侧的路径,以减少坐骨神经受损的风险。直接套管针法可用于引流浅表的人脓肿,而且无脏器靠近导管通路。选用导管取决于使用者的偏好。一项比较多种引流导管间接体内疗法的研究报道表明:镍钛合金加固导管具备更好的引流效果。引流管需要一直放置到引流量减少到少于10 mL/24h为止,同时也要进行有规律的灌洗。脓肿引流的并发症少见,包括出血或短暂而有症状的菌血症。在脓腔内使用纤溶药物是安全的,并有助于破坏分隔和出血碎片以提高引流效果,在一些病例中可避免进行手术。

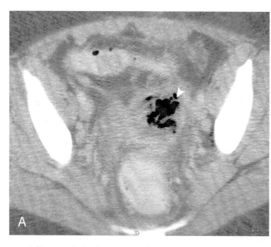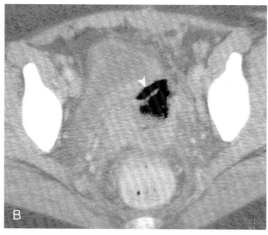

**图81-16** 生物可吸收海绵(明胶海绵)类似脓肿。在几种手术中,包括子宫切除和肝脏或肾脏的部分切除,明胶海绵被用来减少出血。这些海绵是术后有意留在体内的,预计在短短几天内吸收。在术后第一周进行CT检查可将这些含气的海绵误认为是脓肿。A,B. 一名46岁女性子宫切除术后患者轴位CT显示:在液体环绕的手术区内,可见含气条状结构(三角处)。这是明胶海绵的典型表现,不是脓肿。随后的CT检查(图像未提供)证实明胶海绵消失

---

### 医师须知

- 除非临床有明显弥散性血管内凝血,否则穿刺前无需进行实验室凝血评价。
- 如果穿刺吸引物的体积≤5 L的时候,无需输注白蛋白;如果穿刺吸引物的体积大于5 L,则按照白蛋白6~8 g/L液性抽吸物的比例进行输注。
- 一般CT发现外伤性腹腔积血,无需手术;然而如果有急性动脉撕裂,或腹腔间隔室综合征,则需急诊手术。
- 影像引导下经皮脓肿引流术是一种安全、有效的技术。
- 在脓腔内使用纤溶药物是安全的,并有助于破坏分隔和出血碎片,以提高引流效果,在一些病例中可避免进行手术。

---

### 要点

- 伴有胆囊壁增厚的腹水通常认为是由肝脏疾病或心衰引起的单纯性腹水。
- 乳糜性腹水最常见的原因是恶性腹膜后淋巴结肿大及淋巴结清扫术后。
- 在腹腔积血和腹部创伤中出现的哨兵血块提示出血的位置。
- 放射科医师需要注意腹腔间隔室综合征的征象群。
- 10%~20%的肝硬化患者可患自发性细菌性腹膜炎。
- 无特征性影像学表现可区分单纯腹水与自发性细菌性腹膜炎。
- 在结核性腹膜炎的病例中,20%~30%患者的胸片上可见陈旧性肺结核,但活动性肺结核的表现非常少见。
- 影像学检查通常不能区分腹膜结核、间皮瘤和癌性扩散。
- 硬化性包裹性腹膜炎是腹膜透析的并发症,其特征是腹膜增厚并最终形成肠梗阻。
- 腹腔积液壁轻度增厚和强化不一定说明有感染,这种表现可能是胰腺炎或术后状态所致的炎症导致。
- 手术中有意放置的生物可吸收止血海绵(如明胶海绵)在术后CT检查中可类似于脓肿。

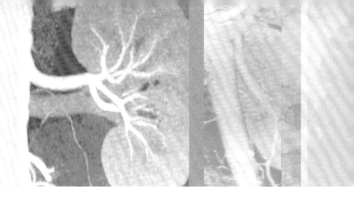

# 第82章

# 腹膜的非肿瘤性病变和肠系膜及网膜的肿瘤性病变

Rani S. Sewatkar, Kumaresan Sandrasegaran, Donald Hawes, Mark Frank, Shetal N. Shah and Aqeel Ahmad Chowdhry

## 一、腹膜的非肿瘤性病变

本章讨论的很多疾病的诊断往往最初由CT或MRI检查发现。然而，在大多数情况下，仅根据影像学表现不可能做出明确诊断，一定要结合临床表现和实验室检查。

这部分章节讨论的腹膜疾病不属于感染性疾病或肿瘤的范畴。这组多样化疾病可分为腹膜的脂肪性病变、多器官受累的腹膜病变及与纤维化有关的腹膜病变。

### （一）腹膜的脂肪性病变

1. 肠系膜脂膜炎 肠系膜脂膜炎是一种特发性疾病，病理组织学上主要表现为肠系膜脂肪浸润、慢性炎症（可见淋巴细胞，巨噬细胞）和纤维化。脂肪坏死和钙化可以出现，但少见。该病被认为是由肠系膜脂肪代谢障碍（脂肪坏死为主）发展为肠系膜脂膜炎（慢性炎症），进而形成收缩性肠系膜炎（纤维化为主）的一个连续病变过程。

肠系膜脂膜炎男性发病率是女性的2倍。典型表现是慢性腹痛、发热及体重减轻中的一种。另一种情形是，患者无症状而在CT检查中意外发现。肠系膜脂膜炎和收缩性肠系膜炎的CT特征见表82-1及图82-1和图82-2所示。这些疾病的鉴别诊断见表82-2。

在一些患者（据报道范围为1%～70%）中，肠系膜脂膜炎的出现提示其他部位存在恶性肿瘤。在没有恶性肿瘤的病例中，大多数肠系膜脂膜炎患者预后

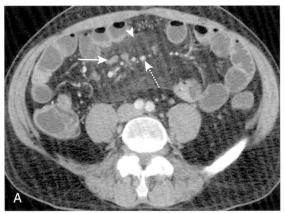
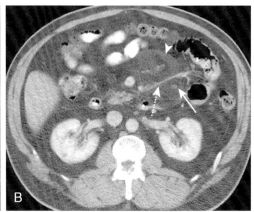

**图82-1** 肠系膜脂膜炎。一名52岁女性腹痛患者（A）和一名58岁男性确诊肺癌患者（B）的增强CT轴位图像。两个病例均表现为肠系膜根部扩张且边缘模糊（三角处）。可见小淋巴结（箭头处）伴周围低密度脂肪环（"脂肪环"征）。肠系膜血管（虚箭头处）周围脂肪密度增高，但不狭窄

**表82-1 肠系膜脂膜炎和收缩性肠系膜炎的CT特征**

| CT表现 | 注　释 |
|---|---|
| **肠系膜脂膜炎** | |
| 肠系膜脂肪密度增高 | 肠系膜根部最易受累：扩散到肠系膜远端和腹膜后少见 |
| 高密度的脂肪包绕肠系膜血管 | 血管无受压或移位 |
| 散在的肠系膜软组织结节 | <10 mm（80%的病例<5 mm） |
| "脂肪环"征 | 75%以上的病例见低密度脂肪包绕肠系膜结节和血管；然而，该征象无特异性且可见于肠系膜淋巴瘤 |
| "假包膜"征 | 50%的病例扩张模糊的肠系膜周围见薄膜（<3 mm）；然而，该征象无特异性且可见于脂肪肉瘤 |
| **收缩性肠系膜炎** | |
| 肠系膜的纤维化 | 肠系膜血管和肠道的嵌入和纠集 |
| 肠缺血 | 见于严重的收缩性肠系膜炎 |
| "脂肪环"征和"假包膜"征消失 | 当纤维化为主时，肠系膜脂膜炎的某些特征会消失 |

**表82-2 肠系膜脂膜炎和收缩性肠系膜炎的鉴别诊断**

| **肠系膜脂膜炎** | |
|---|---|
| 脂肪肉瘤 | 少见的CT表现，如结节 |
| 淋巴瘤 | >10 mm，腹膜后扩散，血管移位，占位效应，或肠道侵犯及影像学随访时结节迅速增大，需要活检 |
| Cushing综合征/病 | 由于皮质类固醇过多引起脂肪分布异常，伴肠系膜脂肪增多<br>Cushing病中结节少见。治疗人类免疫缺陷病毒感染的药物如拉米夫定（Epivir），在CT上可表现为肠系膜脂肪量增加及密度增高 |
| **收缩性肠系膜炎（有毛刺的肠系膜肿块）** | |
| 类癌瘤 | 如无类癌（已明确肿瘤，奥曲肽扫描阳性）或结核（培养阳性）的证据，需要活检 |
| 硬纤维瘤 | |
| 肠系膜结核 | |
| 腹膜间皮瘤 | |

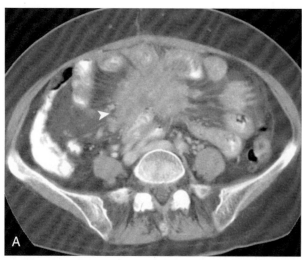
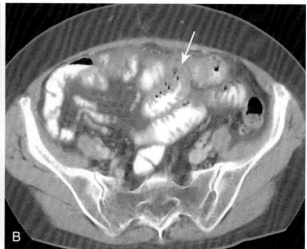

**图82-2** 收缩性肠系膜炎。一名71岁女性患者，恶心和腹痛。A. 轴位CT图像显示一个5 cm的肠系膜软组织肿块（三角处），边缘伴毛刺并见小肠袢的嵌入和纠集。B. 轴位CT图像显示小肠壁增厚（箭头处）。患者剖腹探查时，发现小肠缺血，后予以切除。CT表现的鉴别诊断包括类癌瘤和硬纤维瘤

良好,可用CT随访保守处理。具体治疗的经验有限。肠系膜脂膜炎累及结肠系膜时提示病情有进展,通常需要手术治疗。收缩性肠系膜炎预后较差,这主要是由于肠缺血的缘故。

2. 肠脂垂炎、节段性大网膜梗死和大网膜扭转 肠脂垂为沿结肠系膜游离部边缘平行排列的带蒂脂肪组织突起。每个肠脂垂由起源于结直肠的一个或两个小动脉供血,并由单支静脉引流。由于供血血管纤细及颈部狭窄,这些肠脂垂有缺血或扭转的风险,从而导致炎症和梗死。肠脂垂炎通常为原发性,与肠道疾病无关。继发于邻近器官的炎症(例如,阑尾炎、胆囊炎和憩室炎)罕见。

原发性肠脂垂炎的典型临床表现是非特异性的下腹部疼痛,通常于1周内消退。腹部拉伸或咳嗽时,疼痛可加剧。原发性肠脂垂炎的CT表现非常有

特异性(图82-3和表82-3)。由于肠脂垂炎可继发于肠道炎症,在诊断原发性肠脂垂炎之前,排除相关的阑尾炎和憩室炎很重要。与肠脂垂炎一样,节段性大网膜梗死属于脂肪性腹膜/肠系膜疾病的范畴。CT表现见表82-3和图82-4。肠脂垂炎和大网膜节段性梗死的鉴别诊断在临床上无必要,因为这两种疾病都只需止痛药保守治疗。极少数情况下,具顽固性症状的节段性大网膜梗死可能需行腹腔镜手术治疗。极少数情况下,节段性大网膜梗死可被误诊为脂肪类肿瘤,如脂肪肉瘤。轮廓模糊、典型部位的节段性大网膜梗死以及疾病的临床表现有助于与脂肪类肿瘤的鉴别诊断。

大网膜扭转是急性腹痛的另一个原因。它可为特发性,或继发于粘连或肿瘤。典型的CT征象是大网膜脂肪中曲线样条纹状高密度血管结构呈螺旋样

**表82-3 肠脂垂炎和节段性网膜梗死的CT表现**

| CT表现的形态和特征 | 肠 脂 垂 炎 | 节段性网膜梗死(图82-4) |
| --- | --- | --- |
| 大小 | 1～5 cm | 通常3～15 cm |
| 形态 | 卵圆形或三叶草形,边缘高密度 | 无定形,轮廓不清 |
| 位置 | 与结肠直接毗邻 | 横结肠前方 |
| 两侧优势 | 左侧常见 | 右侧常见 |
| 占位效应 | 无 | 可压迫横结肠后移或前腹壁膨隆 |
| 中央部点征:<br>由中央部血管栓塞或<br>灶性出血所致 | 见于50%病例 | 无 |
| 随访检查 | 可见纤维化带或局限性钙化 | 常见高密度钙化和(或)纤维化(图82-4B) |

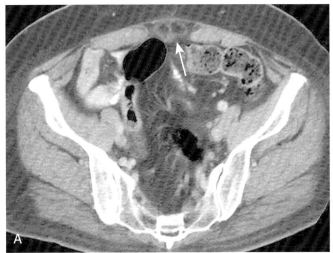
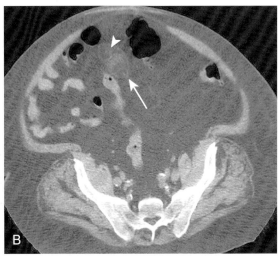

**图82-3** 肠脂垂炎。一名50岁已分期的乳腺癌女性患者(A)及一名69岁男性盆腔疼痛患者(B)的轴位CT图像。肠脂垂炎表现为脂肪密度的卵圆形病灶伴周围软组织边缘(箭头处)。由于网膜静脉血栓形成的缘故(B,三角处),可表现为中央高密度。病灶一般发现于结肠游离系膜缘,通常位于结肠的前方或者侧方。结肠壁不增厚。肠脂垂炎通常小于5 cm且无占位效应

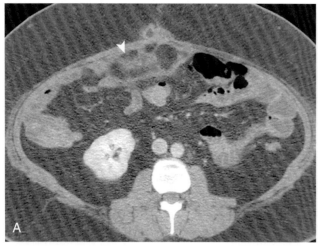
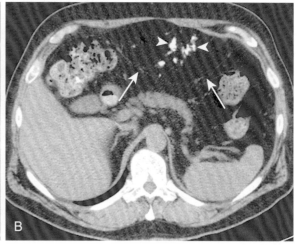

**图82-4** 节段性大网膜梗死。A. 一名26岁以往行胰十二指肠（Whipple）切除术的多发性内分泌腺瘤病 I 型患者的轴位CT图像。大网膜（三角处）表现为轮廓增厚及中央密度增加。肠管向后移位。这些是节段性大网膜梗死的典型特征。B. 一名65岁男性转移性肾癌患者，为进行常规分期检查。CT可见边缘较薄的节段性扩张的大网膜（箭头处）。网膜内的钙化（三角处）已经稳定存在了4年，提示慢性网膜梗死

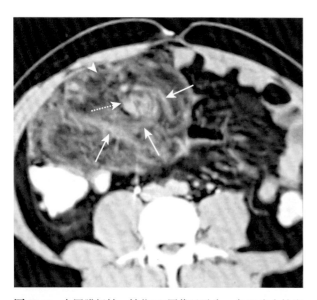

**图82-5** 大网膜扭转。轴位CT图像显示为一名39岁女性患者，急性右下腹痛。大网膜肿胀（三角处）并伴中心高密度结构（虚箭头处）和曲线样条纹的螺旋排列（实箭头处）。为大网膜扭转的典型影像表现。该患者进行了保守治疗

排列（图82-5）。但是，这种"旋转"征并不总出现，如果无这种征象，与大网膜梗死的鉴别有困难。如CT能够明确诊断将非常有意义，因为这种疾病可行保守治疗。

**（二）慢性多器官疾病累及腹膜**

1. 淀粉样变性 淀粉样变性是指蛋白质纤维的细胞外沉积。淀粉样变性的分类仍在不断完善。原发性淀粉样变性以及与骨髓瘤相关的淀粉样变性可见免疫球蛋白轻链的沉积（AL型）。与长期透析相关的淀粉样变性可见免疫球蛋白（β₂微球蛋白）的沉

积。继发于慢性炎症的淀粉样变性，如类风湿关节炎、骨髓炎和肺结核，急性期可见反应性血清淀粉样蛋白A的沉积（AA型）。在少数淀粉样变性的病例中可见神经内分泌肽（如降钙素）或细胞支架蛋白（如角蛋白）的沉积。其CT表现见表82-4。

2. Whipple病（惠普尔病） 尽管这种疾病有感染的病因，但通常归类于其他浸润性疾病，因为其影像表现可有重叠。致病微生物是一种革兰阳性杆菌，Tropheryma whippelii菌，这种病菌通常发现于土壤中。CT表现见表82-4和图82-6。

艾滋病患者感染鸟胞内分枝杆菌（MAIS）可形成类似低密度淋巴结肿大和肠壁增厚CT表现。Whipple病的诊断需通过小肠活检，行过碘酸-希夫染色后，可见含细菌碎片的充满脂质的巨噬细胞。

3. 系统性肥大细胞增多症 肥大细胞增多症是一种罕见病，以皮肤、骨髓和其他器官的肥大细胞过度增殖为特征。

2001年世界卫生组织肥大细胞增多症的分类法将该病至少分为5组。有些组与血液肿瘤或肉瘤相关。全身性肥大细胞增多症的影像学检查包括骨骼核素检查、胃肠道影像学和内镜检查。骨核素显像可很好地评价全身性肥大细胞增多症骨髓病变的进展，而且有助于确定临床上有进展的亚组患者。CT表现已在表82-4讨论，如图82-7所示。

4. 结节病 结节病是一种不明病因的多系统疾病，以CD4⁺T淋巴细胞、单核吞噬细胞和非干酪性肉芽肿的聚集为特征。腹部CT表现列于表82-4，如图82-8所示。

表82-4 系统性疾病偶尔累及腹膜的CT表现

| 表现 | 淀粉样变性 | Whipple病 | 肥大细胞增生 | 结节病 |
|------|-----------|-----------|-------------|--------|
| 肠壁或皱褶增厚 | 80%的原发性疾病，60%的继发性疾病累及肠道 | 可见有时积气 | 见于40%～60%的Ⅰ型疾病 | 非常罕见有时见胃壁增厚 |
| 淋巴结肿大 | 偶见 | 低密度淋巴结肿大 | 常见于Ⅲ型疾病，特别是肝门汇管区 | 40%位于上腹部和腹膜后 |
| 腹膜增厚 | 可见 | 可见 | 大网膜增厚 | 非常罕见（20例报告），可类似于腹膜癌扩散 |
| 腹水 | 可见 | 可见 | 常见于Ⅱ型和Ⅲ型 | 罕见，结节病患者的腹水主要是由于心脏或肝脏疾病而致，并不是结节病本身引起 |
| 肠系膜的钙化 | 典型的可见 | 罕见 | 罕见 | 罕见 |
| 肝脾肿大（HSM） | 可见 | 少见 | 常见 | 10%～15%为弥漫性（HSM） |
| 特异性CT表现 | 无特异性CT表现 | 低密度淋巴结肿大，骶髂关节炎 | 骨扫描见弥漫性或多灶性热点；CT上见硬化性或溶骨性病变 | 90%累及肺，75%肝脏有低密度病变且80%有脾脏病变 |

注：低密度淋巴结肿大的鉴别诊断包括睾丸癌（非精原细胞瘤）、治疗过的淋巴瘤、结核和空洞性肠系膜淋巴结综合征。髓外造血所致的低密度肿块，与淋巴结肿大相似。

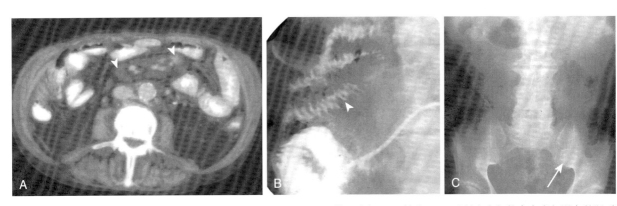

图82-6 Whipple病。一名62岁的男性患者表现为不明原因发热和体重减轻。A. 轴位CT显示低密度与较高密度相混杂的肠系膜淋巴结肿大（三角处）。最初被认为是淋巴瘤。B. 为查找伴随的吸收不良原因，进行了全小肠检查，发现小肠皱褶及壁增厚（三角处）。C. 同一个患者的腹部X光片显示不对称骶髂关节炎，左侧严重（箭头处）。Whipple病是血清阴性脊柱关节病的一个原因

5. 髓外造血 髓外造血是一种异位造血，它是对骨髓造血功能不足的代偿性反应。尽管任何间叶细胞起源的组织都会出现髓外造血，但是在腹部最常见的部位是肝脏和脾脏。偶尔，肾脏也可髓外造血，这种病例中，CT常表现为轻到中度强化的肾周肿块，肿块包埋肾脏，但肾脏常无形态异常。这一表现类似肾淋巴瘤。髓外造血可发生浆膜和肠系膜种植，可能原因是肝脾结节的破裂所致，在CT上，这些植入物可被误认为淋巴结肿大或转移（图82-9）。

6. 嗜酸细胞性胃肠炎 嗜酸细胞性胃肠炎是一种少见疾病，表现为嗜酸性粒细胞浸润腹部胃肠道不同层面。嗜酸细胞性胃肠炎的诊断需包括有胃肠道症状、胃肠道各层的嗜酸性粒细胞浸润（每高倍视野内≥20个）、无其他器官嗜酸性粒细胞浸润，并且无支持与嗜酸性细胞增多相关的其他疾病的证据，如药物过敏、寄生虫感染或恶性肿瘤。

胃是嗜酸细胞性胃肠炎最常受累的器官，其次是十二指肠。小肠和大肠很少累及。嗜酸细胞性胃肠炎可分为黏膜型、肌层型和浆膜下型。黏膜及黏膜下型在其他章节讨论。浆膜下型表现为腹水，但影像学检查不能诊断。腹腔穿刺通常为无菌渗出积液，嗜酸性细胞含量多达95%。

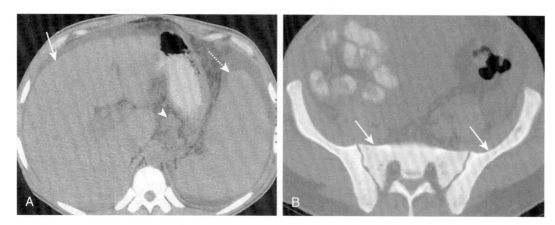

**图82-7** 系统性肥大细胞增多症。一名54岁女性荨麻疹和体重减轻患者。A. 轴位CT显示肝脏肿大（实箭头处）、脾肿大（虚箭头处）、淋巴结中度增大（三角处）及腹水。肝脏和脾脏大小的变化有助于评价治疗效果。B. 骨窗可见弥漫性骨质硬化（箭头处）。这些特征都高度提示系统性肥大细胞增多症，经骨髓和皮肤活检得以证实

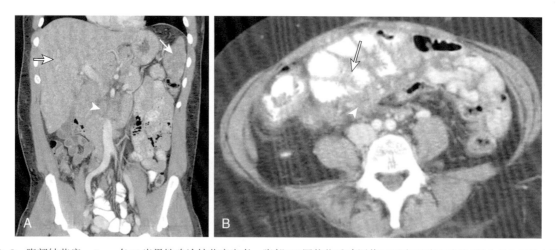

**图82-8** 腹部结节病。A. 一名43岁男性确诊结节病患者。腹部CT冠状位重建图像显示在肝脏和脾脏（箭头处）多发小低密度灶及淋巴结中度增大（三角处）。这些表现在超过3.5年的随访中保持稳定。它们与结节病表现一致，并代表了这种疾病在腹部最常见的表现。B. 一个48岁已确诊结节病的女性患者表现为腹部绞痛。轴位CT显示致密的肠系膜样软组织（三角处）包裹肠袢，肠袢表现为皱襞增厚（箭头处）。腹膜活检显示非干酪性肉芽肿

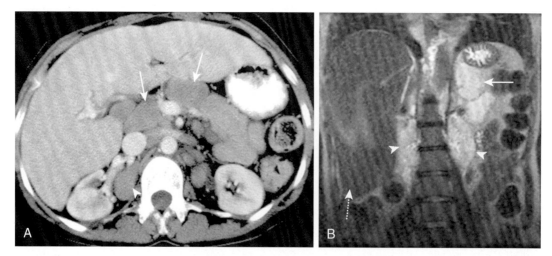

**图82-9** 髓外造血。16岁女性纯合子镰状细胞性贫血患者。轴位CT扫描（A）和冠状位T2加权MR图像（B）显示腹腔动脉、肝门及腹膜后肿块（三角处）周围数个低密度和高信号的腹膜肿块（实箭头处）。这些肿块与淋巴结肿大相似。然而，该患者的这些病变为髓外造血病灶。可见由于自体脾切除脾脏缺失和肝脏中度肿大（B，虚箭头处）

7. Castleman病　Castleman病(也称为血管滤泡性淋巴结增生或巨淋巴结增生症)可为单中心或多中心病变。这两种亚型有不同的生物学行为,以下分别讨论。

单中心Castleman病通常是一种良性淋巴增生性疾病,患者年轻,手术切除可治愈。最常见的部位是纵隔。在腹部,腹膜后、肠系膜、肝门和胰腺均可受累。外周淋巴结肿大少见,实验室检查异常的患者低于25%。高达15%的单中心的Castleman病患者为浆细胞型。约半数的浆细胞型患者可出现发热和贫血或红细胞沉降率升高。

与单中心Castleman病相比,多中心性的Castleman病预后不良。研究发现多中心Castleman病与人类疱疹病毒8型(HHV-8)有很强的相关性,而这种病毒也是导致卡波西肉瘤的病因。大多数多中心型Castleman病患者死于突发性感染或恶性肿瘤。约30%的多中心Castleman病患者可发展为非霍奇金淋巴瘤或卡波西肉瘤。该病与POEMS综合征(多发性神经病变、器官巨大症、内分泌病、单克隆丙种球蛋白病和皮肤改变)也有很强的相关性。

CT或MRI检查可见边界清楚有强化的结节样肿块(图82-10)。大肿块(典型的>5 cm)可见坏死。浆细胞型Castleman病强化程度较低。除了多中心Castleman病外,邻近器官浸润少见。

**(三) 纤维化相关的疾病**　收缩性肠系膜炎(见前)、肠系膜纤维瘤病(硬纤维瘤)和炎性假瘤与肠系膜的成纤维细胞或纤维化有关。但它们的病因和生物学行为明显不同。

1. 肠系膜纤维瘤病(腹部硬纤维瘤)　肠系膜纤维瘤病是一种局部侵袭性纤维增生,它可浸润或复发,但被认为是良性,因为它不发生转移。

硬纤维瘤好发于手术部位(如结肠切除后的肠系膜或腹壁,或回肠贮袋肛管吻合术部位)。散发的腹部硬纤维瘤与体细胞内的β连环蛋白基因突变有关。家族性结肠腺瘤病患者的结肠腺瘤息肉病基因有一个不活跃的种系突变。两个基因突变都可导致β连环蛋白的转录增加,从而引起硬纤维瘤细胞的附着和生物学表达。

硬纤维瘤的CT和MRI表现缺乏特异性。约2/3的病例的病灶边界光滑。有毛刺的病变与类癌瘤相似(图82-11)。在T1W平扫序列上病灶一般呈低信号,在T2W序列上呈多种不同信号。病灶强化方式多样,从无强化到轻度均匀或不均匀强化。既往的CT和MRI报道表明:明显的强化少见,大多数肿瘤强化的程度与骨骼肌相同。然而,最近一项MR研究表明病灶明显强化常见。坏死少见。

2. 炎性假瘤　炎性假瘤(也称为炎性肌纤维母细胞瘤或浆细胞性肉芽肿)是一种病因不明的良性慢性炎症性疾病。它可表现为与肿瘤无法区分的肠系膜肿物。肺和眼眶是最常见的发病部位。肠系膜和大网膜炎性假瘤约占肺外病例的40%。小肠系膜(回肠末端)、横结肠系膜和大网膜是腹部最常见的发病部位。腹部实质器官,包括肝脏、肾脏和胰腺受累少见。

超声图像上,病灶为混合回声的实性病灶。多普勒超声可见明显血管。CT表现缺乏特异性。尽管大多数肠系膜炎性假瘤边界光滑,但也偶见不规则的边界。肠管受侵罕见。病灶内可见中央钙化。其强化方式多样。

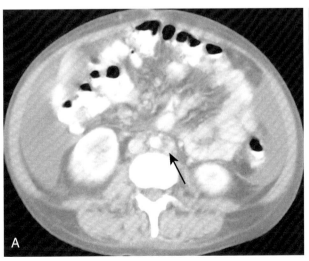
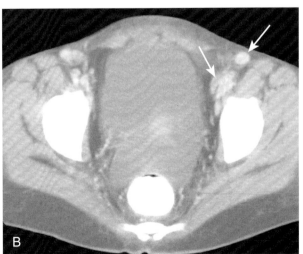

**图82-10**　一名67岁女性患者,胸腔镜诊断为纵隔Castleman病。A、B.腹部和骨盆轴位CT图像显示腹膜后和腹股沟区强化的淋巴结(箭头处),腹水,是这种疾病的典型表现

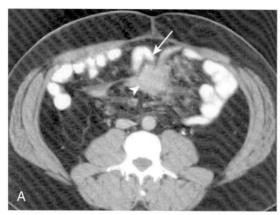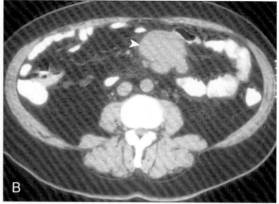

**图82-11** 腹部硬纤维瘤。A.一名44岁Gardner综合征曾行全结肠切除术的女性患者,轴位CT图像。肠系膜上可见一个带毛刺的肿块(三角处),前方与肠祥(箭头处)粘连。除了硬纤维瘤外,患者还患有Gardner综合征,有多发肿瘤的倾向,包括骨瘤和纤维瘤。B.一名47岁女性轴位CT图像。肠系膜上可见一个光滑、圆形的软组织肿块(三角处),活检证实是硬纤维瘤。轮廓光滑,比A中所示边缘有毛刺的表现更常见

### 二、肠系膜及网膜的肿瘤性病变

（一）**病因**　腹膜由间皮细胞构成,覆盖在腹腔和盆腔的表面,同时其内包裹重要器官,由此围成腹腔。它具有丰富的血液供应及淋巴引流。网膜和肠系膜是腹膜反褶形成的特殊结构。

腹膜肿瘤可分为原发性和继发性。原发性腹膜肿瘤起源于腹膜本身,而继发性腹膜肿瘤来源于邻近或远隔器官。

（二）**发病率及流行病学**　原发性腹膜肿瘤罕见。最常见的是腹膜间皮细胞瘤,据报道其发病率为2/100万。其他源于肠系膜和网膜的原发性肿瘤包括囊性间皮瘤、浆液性表面乳头状癌、促纤维增生性小圆细胞肿瘤及腹膜播散性平滑肌瘤病。

腹膜继发性肿瘤较原发性肿瘤常见,但总体少见。如果出现腹膜转移,提示预后不良。腹膜转移最常见的原发肿瘤是卵巢、乳腺及胃肠道肿瘤。腹膜转移常在影像学检查或手术时发现,明确诊断需要活检。当活检为低分化腺癌且未找到原发肿瘤部位时,这类肿瘤通常被归为原发肿瘤不明的腺癌,而非原发性腹膜腺癌。

（三）**临床表现**　腹膜癌患者通常表现为弥漫性腹痛,体重增加,和（或）继发于肠梗阻或腹水的腹部膨隆。偶尔可出现体重减轻。常出现血小板增多症,提示预后不佳。最近文献表明继发性腹膜转移癌患者可出现其他血液病表现,如弥散性血管内凝血、远心端栓塞或溶血性贫血。因此,当已知有腹腔转移的原发肿瘤患者出现这样的症状或体征时,应高度怀疑为腹膜转移癌。

临床表现取决于患者原有腹膜疾病的特定性病理进程。

（四）**正常解剖学**　腹膜是一由间皮细胞和结缔组织构成的血管丰富的薄层结构,覆盖在腹腔、盆腔及内脏器官的表面。壁层腹膜直接附着于腹壁,而脏层腹膜覆盖或衬在内脏器官表面。这两层之间的间隙被称为腹膜腔,正常情况下含约50 mL浆液。

腹膜腔被多个腹膜反褶分割成多个间隙,这些反褶称为韧带。网膜是一特定的腹膜反褶,沿着胃部起源并被分成小网膜和大网膜。小肠系膜及结肠系膜是特定的腹膜反褶,将小肠和结肠连接到后腹壁,并作为肠道血供和淋巴引流的一个通路。

（五）**病理生理学**　网膜和肠系膜原发性肿瘤起源于腹膜的间皮细胞。

恶性间皮瘤是一种侵袭性原发性腹膜肿瘤,占所有间皮瘤的30%～45%。与起源于胸膜表面的间皮瘤一样,腹膜恶性间皮瘤也与石棉暴露有关。然而,也有恶性间皮瘤发生于腹部放射治疗后的病例报道。腹膜间皮瘤通常采用手术切除和腹腔内化疗,但预后不佳,确诊后的中位生存期为8～12个月。

囊性间皮瘤是一种腹膜间皮细胞的囊性肿瘤。它不具有恶性间皮瘤的侵袭性,通常发生于育龄期妇女,好发于盆腔。在CT上表现为非钙化多房囊性盆腔肿块。在组织学上,该病表现为内衬间皮的多发囊肿。其预后良好,但复发率高达50%。

腹膜浆液性表面乳头状癌是一种常见于绝经后妇女的原发性腹膜癌。组织学上,它类似于卵巢浆液性乳头状癌。出现钙化可有助于它与恶性间皮瘤的鉴别。治疗通常采用腹腔内化疗。

促结缔组织增生性小圆细胞肿瘤是一种转移早、

范围广的高度侵袭性肿瘤,通常好发于青壮年。肿瘤通常经免疫组织化学确诊,预后非常差。

间叶细胞起源的原发性腹膜肿瘤罕见,包括脂肪肉瘤、血管瘤、淋巴管瘤、神经源性肿瘤及恶性纤维组织细胞瘤。

网膜和肠系膜的继发性恶性肿瘤多起源于卵巢、乳腺及胃肠道的原发性肿瘤。它可来自直接扩散(如卵巢癌、胰腺癌和胃肠癌)、淋巴道转移(如淋巴瘤)或血行转移(如黑色素瘤、乳腺癌和肺癌)。腹膜受累常经影像检查发现,并经腹膜活检得以证实。肿瘤确诊时发现有腹膜转移癌表现时是预后不良的指征,可考虑改变治疗方式。原发肿瘤不明的腹膜转移癌通常是低分化腺癌,预后非常差。

**(六)影像学表现** 影像学在肠系膜和网膜肿瘤的检测、特征描述及分期/再分期方面起着核心作用。优先选择的成像诊断方式有CT、MRI和PET-CT,所有这些成像方式可发现1 cm及以上大小的腹膜病灶。然而,它们检测小于1 cm的腹膜病灶的敏感性和特异性很低,据估计CT发现小于1 cm的结节的敏感性低于15%。

1. X线摄影 腹部平片评价腹膜肿瘤患者的作用有限。大量腹水时,平片可以有所表现(图82-12)。胃肠造影检查是发现腹膜肿瘤并发症的有效方法之一,如狭窄和内脏或皮肤瘘(图82-13)。

2. CT CT是评价网膜和肠系膜(图82-14)肿瘤最重要的检查方式。CT检测1 cm及以上大小的转移结节有优势,其敏感性在60%~79%之间,但检测小于1 cm结节的敏感性显著降低。

CT评价累及网膜及肠系膜的恶性肿瘤时应使用静脉和肠道对比剂。这样才能区分腹膜和肠道疾病,平扫CT难以区分。

3. MRI 在网膜和肠系膜恶性肿瘤的检测中,MRI具有和CT相似的特异性。与CT相比,它具有

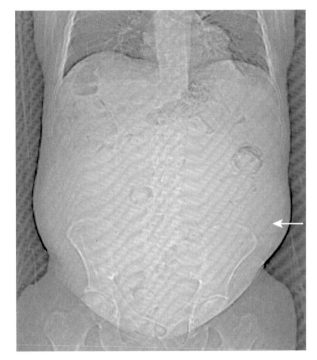

**图82-12** 39岁男性,伴腹胀。正位腹部平片显示大量腹水(箭头处)导致的肠道从中央移位

略高的敏感性。钆增强梯度回波成像平扫T1W成像的减影图像,可使位于腹膜内和沿肠管浆膜种植生长的肿瘤强化更明显(图82-15)。

MRI成像的受限因素包括:患者在长时间成像采集过程中活动造成的图像质量下降和减影过程中图像匹配不良造成的伪影。总体而言,在敏感性、特异性和准确性方面,MRI对网膜和肠系膜病变检测较CT略有优势。

与CT一样,MRI检查需要静脉注射对比剂。通过增强前后典型的成像采集序列,可以明确病变的强化表现。

4. 超声 超声检查评价肠系膜和网膜肿瘤作用有限。偶尔,患者行超声检查评价腹水时可见到腹膜

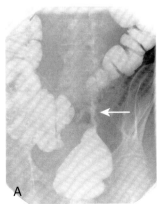

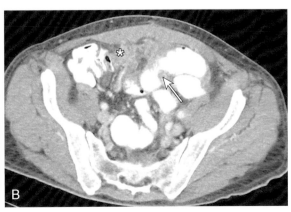

**图82-13** 60岁男性,既往横结肠腺癌切除术病史,出现腹痛和恶心。A. 单对比钡灌肠显示直肠乙状结肠移行部不规则节段性狭窄(箭头处)。最初认为这是发生在不同时间段的肠道收缩改变。B. CT证实直肠乙状结肠区(箭头处)有软组织肿块和其他部位腹膜种植(星号处)

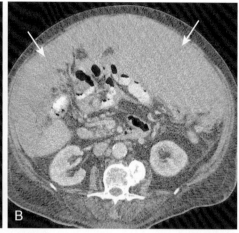

**图82-14** 一名56岁男性患腹部原发恶性间皮瘤。应用静脉和肠道对比剂的腹部CT显示肝脏前方上部腹膜内广泛融合的软组织密度病变（即网膜饼）（箭头处）。病变向下延伸到骨盆

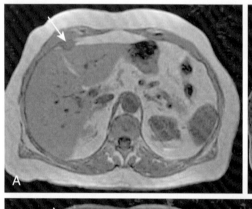
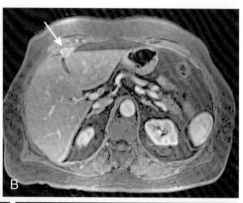
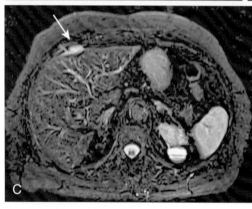
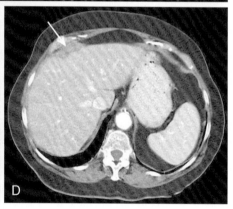

**图82-15** 一名67岁女性卵巢癌患者。轴位平扫T1W（A）、增强后脂肪抑制T1W（B）及脂肪抑制T2W（C）图像显示肝脏前方强化的腹膜结节，邻近镰状韧带。在相应的CT图像上（D）见相同的种植病灶，但不如在MRI上明显

结节（图82-16）。超声被广泛用于引导诊断性腹腔穿刺或偶尔用于引导腹膜活检。

5. 核医学　一般核医学（不包括PET）评价肠系膜和网膜肿瘤的作用有限。然而，核医学检查中意外发现的细微病变可提示存在腹膜转移（图82-17）。

6. PET-CT　在肿瘤影像学中，$^{18}$F-氟脱氧葡萄糖（FDG）-PET与CT融合（PET-CT）的出现具有革命性意义。PET-CT在静脉注射FDG后进行。患者应尽量减少过度运动和谈话从而将软组织的FDG摄取减少到最小程度，因为这些软组织的FDG摄取可与病变相似。现在常规进行一个平扫CT（密度校正CT）并与PET融合，以帮助确定FDG异常摄取的位置。

目前PET-CT在腹膜癌中的作用是当治疗后患者的血清肿瘤标志物升高，传统的成像方法对活动性病变不能确定或者呈阴性时，用PET-CT来检测活动性病变（图82-18）。PET受空间分辨率低的限制，在确认细胞较少或低糖代谢肿瘤时作用有限。

PET-CT已经成为癌症患者分期、再分期、监测治疗/治疗评价及指导手术所不可缺少的检查方式。其可用来评价肠系膜和网膜肿瘤。尽管PET检测这些肿瘤的整体敏感性类似于CT和MRI，但评价直径

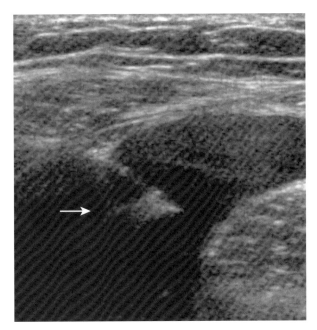

图82-16 一名46岁已知结直肠癌腹膜转移男性患者。行超声检查确认腹水和引导穿刺。矢状位灰阶图像显示腹水和右下1/4象限腹膜软组织结节,与患者已知腹膜转移相对应(箭头处)

0.6～1.0 cm的腹膜结节的敏感度更高。

7. **双能量CT** 双能量CT是一种迅速发展的技术,其可以提高病灶的检出率,有助于分期(图82-19)。

8. **影像检查选择** 如前所述,腹部平片、超声检查和常规核医学检查不适于网膜和肠系膜肿瘤的评价,但可以提供有关腹膜恶性肿瘤的线索,并可通过其他断面成像方式而确诊(表82-5)。

**典型征象**

■ 网膜或肠系膜肿瘤无典型的影像学征象。
■ 可见腹膜内软组织密度影。

**(七)鉴别诊断** 当无法知道原发性恶性肿瘤时,肠系膜或网膜肿瘤的鉴别诊断广泛。腹膜转移性肿瘤较原发性恶性肿瘤多见。

对于网膜或肠系膜的局灶性病变,应与非肿瘤性或炎症病灶相鉴别。代表性的影像学检查通常用以诊断网膜和肠系膜的恶性肿瘤。影像学在引导活检以获取组织标本进行组织学分析中起着关键作用。

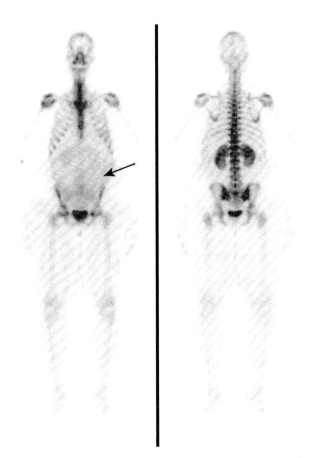

图82-17 一名64岁女性乳腺癌患者的骨闪烁扫描显示脊椎、肋骨和骨盆摄取增加,与弥漫性骨转移相符。腹部也有弥漫性异常摄取,提示腹膜扩散(箭头处),经外科手术证实

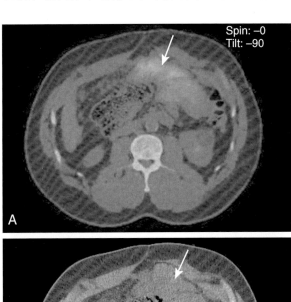

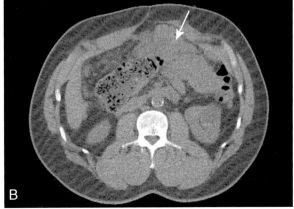

图82-18 一名54岁男性,结肠腺癌病史。PET-CT轴位融合图像(A)显示前腹部融合软组织密度病变的弥漫性FDG摄取(箭头处),与代谢活性的腹膜转移癌相符。与衰减矫正的CT(B)相比,PET-CT更易观察病变的数量和范围

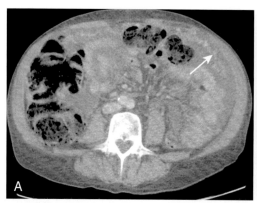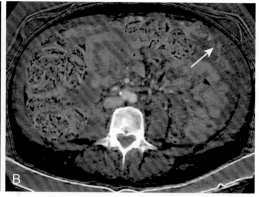

**图82-19** 单能量与双能量CT扫描对比。A. 63岁男性肝癌患者伴腹痛，单能量CT轴位扫描显示模糊的网膜结节影（箭头处）。B. 注射碘剂的双能量轴位CT扫描图像显示明显清晰的网膜结节影（箭头处），由于碘剂的摄取，有助于显示结节的特征并和周围的腹水进行区分

**表82-5** 肠系膜及网膜肿瘤性疾病影像学成像方式的准确性、局限性和缺陷

| 成像方式 | 准 确 性 | 局 限 性 | 缺 陷 |
|---|---|---|---|
| X线摄影 | 作用有限 | 不能评价肠系膜和网膜 | 难以检测到腹膜结节或肿块，除非肿块影响内脏或引起肠梗阻 |
| CT | 检测＞1 cm结节非常好 | 检测＜1 cm的结节敏感度显著降低 | 可漏诊小结节 |
| MRI | 特异性与CT相近；钆增强减影成像；提高敏感性 | ＜1 cm的结节不敏感；运动伪影和扫描时间长 | 可漏诊小结节 |
| 超声 | 价值有限 | 有腹水时敏感性好，但整体敏感性不高 | 不是研究选择的成像方式 |
| 核医学 | 很少应用 | 不能直接显示大网膜和肠系膜 | 不是研究选择的成像方式 |
| PET-CT | 检测0.6～1.0 cm结节的敏感度比CT和MRI高 | 与正常FDG摄取有关的伪影以及PET与CT误匹配是个问题 | 由于图像分辨率、误匹配和肠道生理性摄取的问题，可漏检小结节；肠道生理活动可限制浆膜种植转移的检测；假阴性的结果来自少细胞或低糖代谢肿瘤 |

免疫组化和各种组织特异性细胞角蛋白研究也间接提示某种特定疾病。

**（八）治疗方法**

1. 内科治疗　总体上，肠系膜和网膜恶性肿瘤预后差。内科治疗通常包括腹腔内化疗，但其疗效取决于引起恶性病变的原因。

2. 外科治疗　许多医院采用手术与化疗联合治疗网膜和肠系膜肿瘤。手术广泛切除或减瘤手术与腹腔化疗相结合可更好地提高生存率，它比单独腹腔化疗疗效好。

**要点**

■ 肠系膜脂膜炎表现为高密度脂肪包裹的近端肠系膜根部增大，无肠系膜血管受压。也可见小的软组织结节。

■ 肠脂垂炎是腹痛的一个原因，CT表现为毗邻结肠的脂肪密度增高的小（＜5 cm）病变。它是一种自限性疾病。

■ 边缘有毛刺的肠系膜病变的鉴别诊断包括类癌瘤、硬纤维瘤、腹膜结核和间皮瘤。

## 要点

■ 低密度肠系膜肿块或淋巴结肿大的鉴别诊断包括结核、生殖细胞肿瘤的转移、治疗过的淋巴瘤、Whipple病和髓外造血。

■ 原发腹膜肿瘤少见。

■ 原发腹膜恶性肿瘤预后差。

■ 已明确的原发肿瘤如伴有网膜或肠系膜转移,提示预后差,患者的总体生存率低。

■ 早期检测并积极行减瘤手术与腹腔化疗相结合的治疗方法可延长患者寿命,但无法治愈。

■ CT、MRI和PET-CT是网膜和肠系膜肿瘤检测、特征显示和分期的可选择的成像方式。

■ 影像引导或手术活检往往是诊断腹膜肿瘤的第一步。当确诊为癌,但未发现原发病灶时,可确定为未知原发灶的腹膜转移肿瘤。

第 **9** 部分

腹壁与疝

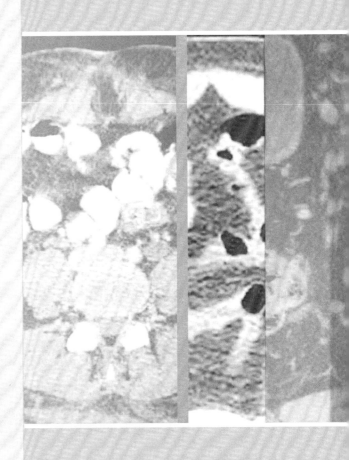

# 第 **26** 篇

# 腹壁与疝

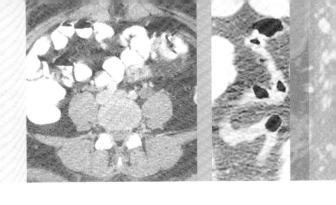

# 第83章

# 腹壁的肿瘤性和非肿瘤性病变

Oscar M. Rivero, Manuel F. Granja, and Diego A. Aguirre

横断面成像模式包括超声、CT、MRI等,这些方法可以提供良好的腹壁组织解剖细节,并评价这一区域的病理过程。腹部扪及肿块时,超声通常是首选的检查方法。

## 非肿瘤性病变

### 一、腹壁炎症、感染和积液

(一)病因 累及腹壁的炎症过程包括弥漫性水肿(图83-1)、感染(如蜂窝织炎和脓肿)、无菌性积液(血清肿或者液化血肿)(图83-2)。

腹壁积液通常由外伤、术后并发症或腹内病变蔓延而来(图83-3和图83-4)。

腹壁感染也可以表现为坏死性筋膜炎。这种病变是真正的外科急诊手术指征。

(二)患病率和流行病学 腹壁自发性感染在普通人群中很少发生,常见于糖尿病和免疫抑制剂治疗、败血症、外科手术、创伤、动脉粥样硬化、酒精中毒、肥胖和营养不良等患者中。

(三)临床表现 积液和炎症过程的临床表现很难识别,患者会有发热、疼痛和皮肤的变化。

(四)病理 病理和实验室表现根据特定类型的感染而不同。

(五)影像学表现 腹壁感染性疾病呈现为蜂窝织炎,表现为边界不清的皮下脂肪组织炎症改变或者边界清楚的积液(脓肿)。CT和MRI可以提供关于感染本身及扩散的重要信息。

1. X线摄影 传统的X线在评价腹壁感染及积

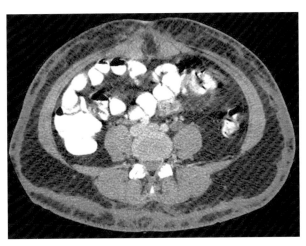

图83-1 术后弥漫性脂肪淤积。一位32岁女性腹壁成形术2天后的腹部轴位增强CT显示弥漫性皮下脂肪淤积。注意皮下组织弥漫性增厚,无积液

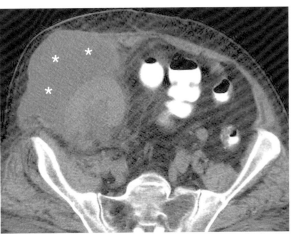

图83-2 腹壁血清肿。腹部轴位平扫CT显示右髂窝移植肾浅表面的腹壁积液(血清肿,星号处)

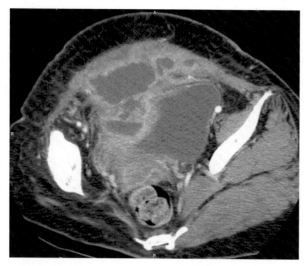

图83-3 腹壁脓肿。一位41岁女性患者腹部轴位增强CT显示继发于盆腔炎的复杂性盆腔积液侵及腹壁

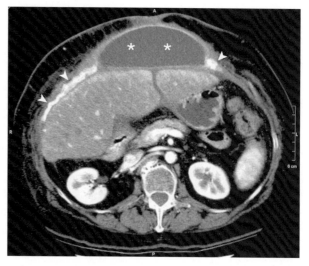

图83-4 腹壁血清肿和网片。一位网片（三角处）修复腹壁疝的51岁老年患者的腹部轴位增强CT显示腹壁一个边界清楚的血清肿（星号处）

表83-1 各种影像检查诊断腹壁炎症、感染和积液的准确性、局限性和缺陷

| 方法 | 准确性 | 局限性 | 缺陷 |
|---|---|---|---|
| X线摄影<br>CT<br>MRI | 关于这几种影像学方法在探测腹壁非肿瘤性疾病的准确性的文献有限 | 没有作用<br>有电离辐射<br>价格昂贵以致使用不广泛<br>有限的空间分辨率<br>对于术后患者的作用有限<br>患者自身的限制因素（如有幽闭恐怖症、安装有心脏起搏器） | |
| 超声 | | 肥胖，明显的瘢痕，患者有急性腹痛<br>操作者依赖性<br>需要高频换能器 | 如果忽略了近场，腹壁病变可能会有遗漏 |

液中价值不大。

2. CT　脓肿在CT上显示为低密度积液影，通常伴有边缘强化和气体或气-液平。邻近组织的弥漫性炎症也可见。坏死性筋膜炎可视为软组织内气体在解剖筋膜界面上的特征性表现。CT在指导经皮穿刺和引流过程中可起很重要的作用。

3. MRI　脓肿在MRI上通常表现多样化，但通常表现为T1WI低信号、T2WI高信号、边缘强化，以及邻近组织的炎症性改变。

4. 超声　积液伴发感染或出血时超声表现复杂，呈不同的内部回声及分隔。

5. 影像检查选择　超声是腹壁脓肿诊断的主要方式。然而在肥胖和术后患者的超声评价中其价值有限，这时需要考虑应用多层CT（MDCT）或MRI（表83-1）。

（六）鉴别诊断　腹壁疾病的鉴别诊断包括非感

### 腹壁炎症、感染和积液的典型征象

■ 蜂窝织炎表现为累及皮肤和皮下组织的弥漫性炎症改变。

■ 脓肿表现为积液，伴有边缘强化和周边炎症改变。

染性的血清肿、血肿和脓肿。影像引导穿刺的细菌学分析对于鉴别这些疾病有帮助。

（七）治疗　腹壁脓肿的治疗方案包括抗菌治疗及经皮穿刺引流。在病情比较严重或并发坏死性筋膜炎的情况下，考虑手术处理。

## 二、创伤性病变（包括腹壁血肿）

（一）病因　腹壁外伤包括撕裂伤、挫伤、血肿及肌肉撕裂伤。腹壁血肿与外伤、抗凝治疗、血液病有一定关系。腹壁血肿通常发生在前壁或前外侧壁肌肉群。

腹股沟区或腹膜后血肿可以是动静脉置管后的并发症。

**（二）患病率和流行病学** 血肿会导致能在影像学上观察到的腹壁异常情况，包括腹壁撕裂伤（图83-5）、挫伤、血肿及肌肉撕裂伤（图83-6）。

**（三）临床表现** 腹壁血肿的临床诊断由于类似于其他导致急腹症的病理机制而比较困难。弓状线以上，腹壁血肿局限在腹直肌鞘内，通常呈卵圆形（图83-7），有明显的疼痛及压痛。弓状线以下，由于缺乏腹直肌后鞘，血肿不受限制，可以沿后部的解剖分隔渗漏至腹膜外间隙，在膀胱前间隙（Retzius间隙）越过中线，或者向侧方渗漏至胁腹部等，由于不

可控制的失血，这些成为了低血容量性休克的诱发因素（图83-8）。

**（四）病理** 血肿会影响皮肤、皮下组织及腹壁肌肉。

**（五）影像学表现**

1. CT 由于血块形成，急性血肿在CT上相对于肌肉是高密度影。随着时间的延长，血液分解产物的产生，CT值会下降。慢性血肿相对于周边肌肉可以是等密度或低密度。

腹直肌鞘血肿根据CT表现的分类方法如下：① 1型：单侧肌肉内血肿。② 2型：肌肉内血肿，与第一种类型相似，但是血肿也存在于肌肉与腹横筋膜之间，可为单侧也可为双侧。膀胱前间隙无血肿。③ 3型：血肿可以影响肌肉或者无影响，在肌肉和腹横筋膜间可见血液分解产物，同时也可出现在膀胱前间隙。

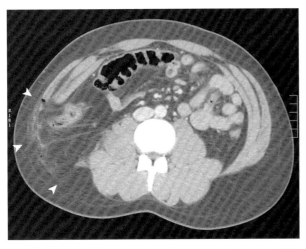

**图83-5** 腹壁破裂。23岁男性腹部钝性损伤患者的腹部轴位增强CT，显示右后外侧腹壁创伤性破裂（三角处）。注意这一区域的腹壁连续性中断

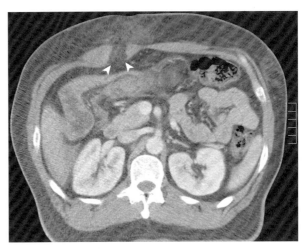

**图83-6** 断裂的腹直肌。一位36岁男性患者的轴位增强CT显示腹部钝性损伤后右腹直肌断裂（三角处），伴有腹膜外脂肪突入皮下组织形成疝

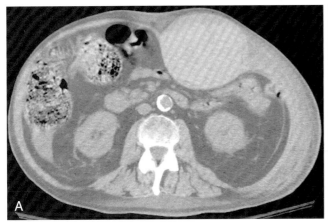
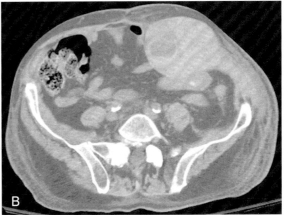

**图83-7** 腹壁血肿。一位62岁抗凝治疗的患者，轴位平扫CT显示在其肾下极（A）和脐中心（B）水平处的左侧腹直肌血肿。注意：血肿密度不均匀伴多个液-液平面和轻度的皮下脂肪淤积

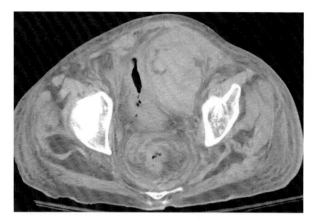

**图83-8**　腹直肌鞘血肿。一位 59 岁老年患者的腹部轴位平扫CT，显示发生在弓状线下的腹直肌鞘血肿。注意血肿向膀胱前间隙（Retzius 间隙）延伸

2. MRI　MRI对于腹壁血肿的诊断价值很大，特别是当CT表现缺乏特征性时。相对于肌肉而言，急性血肿在T1WI上为等信号，在T2WI上为低信号。亚急性血肿在T1WI、T2WI上均为高信号。

3. 超声　血肿在超声中呈现为非特异性的复杂的积液，内见多种回声及多个分隔。

4. 影像检查选择　超声是腹壁疑似血肿的主要诊断方式，不过对肥胖和术后患者评价的价值有限，这类患者需要MDCT的帮助（表83-1）。在紧急情况下，MDCT能够提供血肿大小及其在腹腔中扩散的关键信息。

---

### 腹部外伤（包括腹部血肿）的典型征象

- 血肿呈现为不均匀的积液征。腹直肌鞘血肿在弓状线以上被肌筋膜包绕。弓状线以下，血肿会不受限制地扩散至膀胱前间隙（图83-9）。
- CT和MRI上显示为不均匀积液影，伴多发液-液平（红细胞比容的影响）。
- 超声下显示为复杂的积液影。

---

（六）**鉴别诊断**　腹壁血肿可类似于其他病变导致的急腹症。其可能与其他积液混淆，例如感染性或非感染性血清肿（图83-10）或脓肿等。

（七）**治疗**　在血流动力学稳定的情况下，保守治疗是最主要的治疗方式。如果患者血流动力学不稳定或是在保守治疗无法控制的情况下，就需要考虑外科手术干预治疗或经导管栓塞治疗。

### 三、子宫内膜异位

（一）**病因**　当有功能的子宫内膜组织出现在子宫腔以外部位时形成子宫内膜异位。其可以发生在

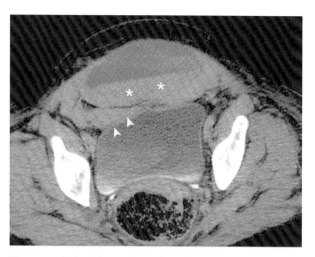

**图83-9**　腹壁血肿。一位 32 岁女性剖腹产后的腹部轴位增强CT显示前腹壁血肿。血肿位于弓状线下，显示了血细胞比容的影响（星号处），并且与从腹膜外延伸到Retzius间隙（三角处）的血肿有关联

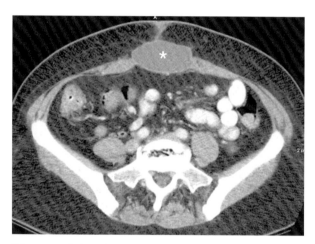

**图83-10**　腹壁血清肿。一位左侧结肠术后的 42 岁女性患者，腹部轴位增强CT显示前腹壁中线处的不均匀积液（星号处）。注意积液的密度不均匀和邻近皮下组织无炎症反应

子宫术后（如剖腹产），导致子宫内膜种植。这些病例中，子宫内膜可以种植到手术切口处的腹壁内。

（二）**患病率和流行病学**　大部分病例中，异位的子宫内膜组织种植于卵巢、子宫阔韧带以及盆腔腹膜反折处。

（三）**临床表现**　大部分患者在手术瘢痕区可见明显的肿块，还表现出与月经周期密切相关的周期性疼痛病史。

（四）**病理生理学**　子宫内膜异位症存在两种主要学说。一种假设认为，具多潜能属性的间充质细胞经过化生形成子宫内膜异位症；另一种学说认为，子宫内膜细胞种植在异位部位后形成子宫内膜异位。当这些细胞受雌激素刺激后，便会增殖并产生相关症状。

（五）**病理**　盆腔外子宫内膜异位症在全身体腔

及器官中均有报道,但是最常见的种植部位是腹壁,大约占全部子宫内膜异位症患者的0.8%。

**(六)影像学表现** 腹壁子宫内膜异位在超声、CT、MRI上均无特异性。子宫内膜异位症在腹壁内呈现为血管丰富的实性团块。

1. CT CT上主要显示为腹壁内增强的实性团块影。

2. MRI 子宫内膜异位症由于出血在T1WI、T2WI上显示为高信号。然而,腹壁子宫内膜异位症无特异性表现,相对于肌肉组织在T1WI上为低信号或是等信号,在T2WI上为高信号,注射对比剂后有强化。

3. 超声 腹壁内的子宫内膜异位症超声显示为实性为主的低回声病变;在多普勒超声研究中发现内部有丰富血管。病变可以发生囊变,这可能继发于月经期间病灶内出血。

4. 影像检查选择 超声是评价腹壁包块的最主要方法(表83-1)。由于超声的实质性表现无特异性,使用MDCT或MRI等辅助影像检查对于局部侵犯的确诊是很重要的。影像引导下的组织活检用于排除恶性肿瘤。

---

### 子宫内膜异位症的典型征象

■ 腹壁内非特异性富含血管的实性团块。

■ 通常出现在盆腔术后的手术切口处。

■ MDCT及MRI上的成像类似于软组织肿瘤,因此,组织学检查是必需的。

---

**(七)鉴别诊断** 一般情况下,子宫内膜异位症的临床症状特点是与月经周期密切相关的周期性疼痛。然而,在多达75%的腹壁子宫内膜异位症患者中,表现为与月经周期关系不大的持久性疼痛。在手术瘢痕区域最柔软的部位触及明显肿块也可为鉴别要点。

腹壁子宫内膜异位症的影像表现为非特异性,鉴别诊断的疾病谱较广泛,包括肿瘤(如肉瘤、纤维瘤、淋巴瘤或转移瘤)和非肿瘤疾病(如缝合处肉芽肿、腹壁疝、血肿或是脓肿等)。

**(八)治疗** 药物治疗中的激素疗法(如孕酮)已被提出。如果药物治疗腹壁子宫内膜异位症失败,则选择手术切除方式治疗。

### 四、静脉曲张

**(一)病因** 腹壁静脉曲张是由于门静脉高压出现门体静脉分流导致腹壁皮下静脉扩张形成。

**(二)患病率和流行病学** 在慢性肝疾病患者中静脉曲张常见,发生率高达20%～35%。

**(三)临床表现** 腹壁静脉曲张大多没有症状。

**(四)病理生理学** 肝硬化是导致肝内型门静脉高压的最常见病因,在西方国家门静脉高压中占很大比重。窦后型和肝后型门静脉高压包括门静脉和脾静脉栓塞或肝脏疾病,布-加综合征以及下腔静脉阻塞。

**(五)病理** 门静脉左支在脐旁通过脐旁静脉交通支与上腹部静脉系统相通(克-鲍综合征)。

**(六)影像学表现** 静脉曲张在横断面成像中较容易辨别,通常表现为位于皮下组织或腹壁肌肉组织的特征性管状结构(图83-11)。

1. CT 腹壁静脉曲张表现为皮下邻近脐周的强化管状结构。

2. MRI 与CT显示结果相似。

3. 超声 腹壁静脉曲张在多普勒超声中表现为邻近脐周的充满液体并扩张的管状结构,内见静脉血流。

4. 核医学 腹壁静脉曲张可导致曲张血管中$^{99m}$Tc标记的红细胞淤积。放射性示踪剂定位类似于急性胃肠道出血的闪烁扫描术结果。临床怀疑以及胃肠道出血闪烁扫描术结果的认真评价,可避免假阳性。

5. 影像检查选择 超声是诊断包括静脉曲张等腹壁肿块疾病的重要方法。然而,如果超声评价受限,可以考虑MDCT及MRI检查(表83-1)。

---

### 静脉曲张的典型征象

■ 位于腹壁的扩张性管状结构,于多普勒超声上可显示缓慢血流。

■ 注射对比剂后延迟强化,缓慢填充。

---

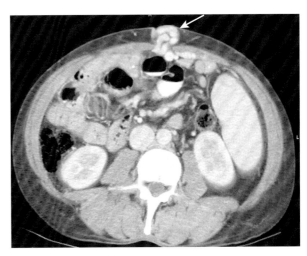

**图83-11** 腹壁静脉曲张。一位48岁男性肝硬化患者的腹部轴位增强CT显示多发脐周静脉曲张(箭头处)。在这些患者中,脐周静脉曲张可能类似于腹壁疝

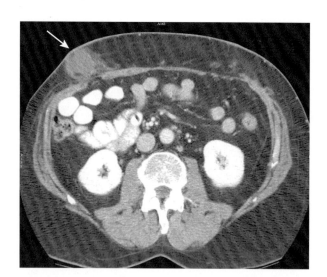

图83-12　腹壁肉芽肿。一位半月线疝修补术后的55岁男性患者，腹部轴位增强CT显示侧腹壁有一个软组织结节（箭头处）。结节代表先前手术后组织过度纤维化

（七）鉴别诊断　腹壁静脉曲张应与腹壁疝、腹壁肿瘤及以前的手术瘢痕增生相鉴别（图83-12）。

（八）治疗　腹壁静脉曲张通常在影像学检查中偶然发现，一般无需治疗；然而当静脉曲张发生出血时，需要外科手术结扎。

**五、假性动脉瘤**

（一）病因　假性动脉瘤起因于动脉壁的破损，致病因素包括炎症、外伤及医源性因素，例如外科手术、经皮穿刺活检或是引流术。假性动脉瘤是一个位于动脉和周围间隙内的持续搏动的软组织内血肿。

（二）病理生理学　假性动脉瘤不同于血肿，因缺乏血管内皮细胞而与血管内腔直接相通。

（三）病理　假性动脉瘤主要见于股总动脉穿刺点2cm内。

（四）影像学表现　股动脉假性动脉瘤引起腹股沟区局部肿块，与血管内腔通连的部位由于血液产物的生成使得在平扫影像上呈现出异质性。

1. X线摄影　尽管有新的成像技术出现，但血管造影术仍为当前影像学中诊断假性动脉瘤的标准参照。

2. CT　增强CT和CT血管造影显示对比剂进入瘤腔。假性动脉瘤内的低密度影提示部分血栓形成，并可见邻近的与假性动脉瘤相通的供血动脉。

3. MRI　MRI上的显示结果类似于CT。MR血管造影术在评价对碘对比剂过敏的患者是很有价值的。

4. 超声　假性动脉瘤在超声上显示为与动脉管腔直接相通的囊性结构。实时超声显示假性动脉瘤腔内旋涡式的血流信号；多普勒超声可显示假性动脉瘤内的动脉血流。在瘤腔与动脉间探及往复的血流是诊断假性动脉瘤的有力依据。

5. 影像检查选择　超声是检测和观察假性动脉瘤及相关血肿的主要方法（表83-1）。此外还可用于假性动脉瘤的颈部及囊腔的评价。并且在大部分病例中，超声引导下压迫可导致假性动脉瘤中完全性血栓的形成。有些病例需要更多的信息时，可考虑进一步行MDCT和（或）MRI检查。

> **假性动脉瘤的典型征象**
>
> - 假性动脉瘤是封闭式的血管穿孔。
> - 在增强检查中，假性动脉瘤显示对比剂外溢至瘤腔中，瘤腔颈部（假性动脉瘤入口）位于血管穿刺点处。

（五）鉴别诊断　血肿、炎症及肿瘤性病变都可造成腹股沟区肿块和占位效应。

（六）治疗

1. 药物治疗　超声引导下经皮注射凝血酶的治疗方案被很多专家建议作为治疗假性动脉瘤的首选方案，这种技术方案的成功率超过90%。

2. 外科治疗　用来处理循环系统中假性动脉瘤的血管内治疗包括两种类型：栓塞和支架置入。

# 肿瘤性病变

（一）病因　原发性和继发性腹壁肿瘤均相对少见。良性原发性腹壁肿瘤包括脂肪瘤、神经瘤、神经纤维瘤及硬纤维瘤。硬纤维瘤通常不发生转移，但可呈局部侵袭性生长。恶性原发性腹壁肿瘤包括软组织肉瘤，如隆突性皮肤纤维肉瘤和恶性纤维组织细胞瘤。腹壁转移瘤比原发性恶性肿瘤常见，并且脐周侵犯常继发于腹腔内肿瘤直接播散。

（二）发病率及流行病学　腹壁肿瘤罕见，在成人恶性肿瘤中占比低于2%。一些皮下病变可以是全身性疾病的一种表现，如神经纤维瘤病中的神经纤维瘤或脂肪瘤病中的脂肪瘤。最常见的原发性腹壁肿瘤是硬纤维瘤，它是一种良性疾病但具局部侵袭性生物学行为。肉瘤是最常见的原发性恶性肿瘤，但也很少发病；转移性黑色素瘤是最常见的继发性恶性肿瘤。

（三）临床表现　尽管大的腹壁肿块通常由体检和触诊可发现，但腹壁小肿瘤临床上难以发现，尤其

是肥胖患者或有手术瘢痕或组织硬化的患者中。

**（四）病理生理学** 原发性恶性肿瘤通常源自腹壁的结缔组织，而转移瘤往往累及皮下组织，但它可发生于腹壁的任何部分。

**（五）病理** 不同具体类型的腹壁肿瘤病理学表现差别很大。

**（六）影像学表现**

1. CT 由于MDCT的广泛应用、优越的空间分辨率以及对运动伪影相对不敏感，目前已成为评价疑似腹壁病变患者的主要影像诊断方法。多平面重建和三维CT重建图像可对这些病变进行影像解剖学评价，有利于制订手术计划。

2. MRI 由于其良好的软组织对比度，MRI可以提供肿瘤范围的重要信息，特别有助于术前局部准确分期和制订手术计划。

3. 超声 虽然超声高度依赖操作者，但其相对经济、无创且应用广泛，因此在疑似腹壁肿块患者的评价中起重要作用。

超声检查可提供病变位置和范围的重要信息，还可进一步行影像引导下经皮穿刺活检或治疗。超声检查的主要限制是它显示较大腹壁病变的深部延伸范围较差，而且无法准确描述这些病变与下面肠道的关系。

4. PET-CT PET-CT被推荐用于转移性疾病的分期。腹壁转移表现为$^{18}$F-氟脱氧葡萄糖（FDG）摄取明显增加，这可与良性结节相鉴别。软组织肉瘤的FDG摄取不稳定，因此PET-CT在该病中作用有限。

5. 影像检查选择 对疑似腹壁肿瘤最有用的影像诊断技术是多层螺旋CT、MRI和超声，所有的这些技术均可很好地显示解剖细节、肿瘤位置和局部范围（表83-2）。

超声检查可作为疑似腹壁病变患者的主要影像学检查方法。多层螺旋CT和MRI特别有助于评价病灶范围及对腹内结构的累及情况。

6. 具体病变的影像表现

（1）良性腹壁肿瘤：良性腹壁肿瘤经常是在腹部影像检查时意外发现。这一类肿瘤包括脂肪瘤、神经瘤、神经纤维瘤和其他少见的肿瘤，如血管瘤、淋巴管瘤。脂肪瘤可发生于皮下组织或肌层。当病变内有软组织成分或体积增大时，应怀疑恶变（脂肪肉瘤）。神经纤维瘤最常发生于神经纤维瘤病患者中，表现为腹壁皮下组织中，小而多发且边界清楚的软组织病变（图83-13）。少见良性肿瘤包括肌内血管瘤，该病为起自骨骼肌内的血管性病变，表现为一个痛性肿块，女性略多见。淋巴管瘤很少发生于腹壁。

1）CT：良性肿瘤的CT表现不一。脂肪瘤为边界清楚的含脂肪病变，位于皮下组织中或肌肉层（图83-14）。当脂肪瘤内见到较厚且强化的分隔或软组织成分时，应怀疑其发生恶变。神经纤维瘤为边界清楚的有强化的软组织病变，无恶性特征。腹壁血管瘤的CT表现无特异性，典型的为腹壁肌肉组织内软组织密度肿块。典型的淋巴管瘤表现为低密度病变，累及并向邻近肌肉内延伸，可出现延迟强化。

2）MRI：脂肪瘤在T1WI和T2WI图像上表现为脂肪信号并在脂肪抑制图像上呈均匀抑脂表现，无强化的分隔。神经纤维瘤在注射钆对比剂后延迟扫描并行脂肪抑制图像上显示最好，边界清晰伴延迟强化。与周围肌肉相比，肌肉内血管瘤在T1WI图像上呈等信号，T2WI图像上呈高信号，注射对比剂后呈缓慢强化。淋巴管瘤表现与液体相同，表现为在T1WI图像上低信号，T2WI图像上高信号。由于钆对比剂的间质特性，淋巴管瘤表现为延迟均匀强化。

**表83-2 腹部肿瘤影像学成像方式的准确性和局限性**

| 成像方式 | 准 确 性 | 局 限 性 |
| --- | --- | --- |
| X线摄影 | 比较不同成像方式检查腹壁肿瘤准确性的文献有限 | 对小病灶无用 |
| CT | | 电离辐射 |
| MRI | | 昂贵且应用有限 |
| | | 术后患者应用受限 |
| | | 患者受限因素（如幽闭恐惧症、起搏器） |
| 超声 | | 肥胖、明显瘢痕体质、急性腹痛患者 |
| | | 依赖操作者 |
| PET-CT | | 大多数腹壁转移表现为FDG摄取增加 |
| | | 良性原发性病变无FDG摄取 |

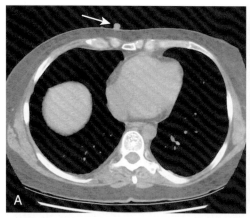
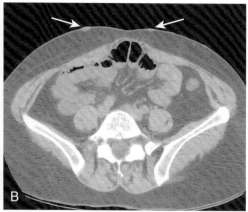

图83-13 神经纤维瘤病。一名神经纤维瘤病1型的32岁男性患者，下胸部（A）和腹部（B）轴位平扫CT图像，显示前腹壁多发皮肤软组织结节（箭头处），为神经纤维瘤

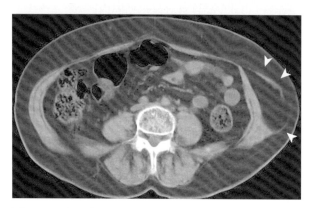

图83-14 腹壁脂肪瘤。轴位增强CT显示左髂窝腹壁脂肪瘤（三角处），深达外斜肌

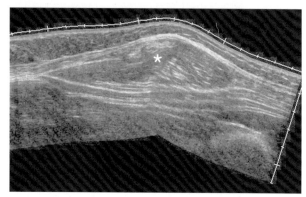

图83-15 腹壁脂肪瘤。腹壁脂肪瘤（星号处）的超声图像显示一个边界清楚的病变，与皮下脂肪等回声

3）超声：良性腹壁肿瘤超声表现不一且通常无特异性。脂肪瘤通常表现为腹壁内边界清楚的高回声病变（图83-15）。神经纤维瘤表现为无特异性、边界清楚的低回声实性病变。血管瘤及淋巴管瘤表现不一，可表现为低回声肿块或多个低回声管状结构，在多普勒成像中无明显血流。

4）PET-CT：虽然有助于鉴别腹壁良性与恶性肿瘤，但PET-CT在腹壁肿瘤具体诊断中作用有限。

（2）硬纤维瘤（深纤维瘤病）：硬纤维瘤，也称为深纤维瘤病或侵袭性纤维瘤病，是一种罕见的良性肿瘤，与家族性腺瘤息肉病和加德纳综合征有关。虽然罕见，但硬纤维瘤是最常见的原发性腹壁肿瘤。硬纤维瘤起源于结缔组织并且可发生于多个解剖部位，易累及腹直肌腱膜（图83-16）、腹内斜肌，较少累及腹外斜肌。

1）CT：硬纤维瘤表现为不均匀密度的软组织肿块，导致邻近组织结构的牵拉、成角和扭曲，有侵袭性边界和不同的强化模式（图83-17）。

2）MRI：硬纤维瘤在T1WI图像上比肌肉的信号低；根据细胞与纤维成分的比例不同，在T2W图像上信号强度可有变化（图83-18）。注射对比剂后硬

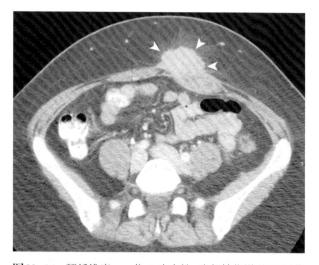

图83-16 硬纤维瘤。一位41岁女性，腹部轴位增强CT图像显示一个边界模糊、强化的软组织肿块（三角处），具有浸润性边界，病灶来源于左侧腹直肌

纤维瘤表现为不同程度强化。MRI有助于判断肿瘤能否切除。

3）超声：在超声上，硬纤维瘤表现为回声不均匀的边界不清的软组织肿块，可见浸润性边缘。

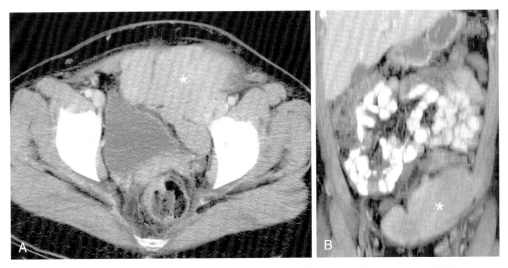

**图83-17** 晚期硬纤维瘤CT表现。一位35岁女性患者,腹部轴位(A)和冠状位(B)CT增强图像,显示一个累及左前外侧腹壁肌肉的强化的软组织肿块(星号处),病灶范围比较大。局部病灶切除证实为硬纤维瘤

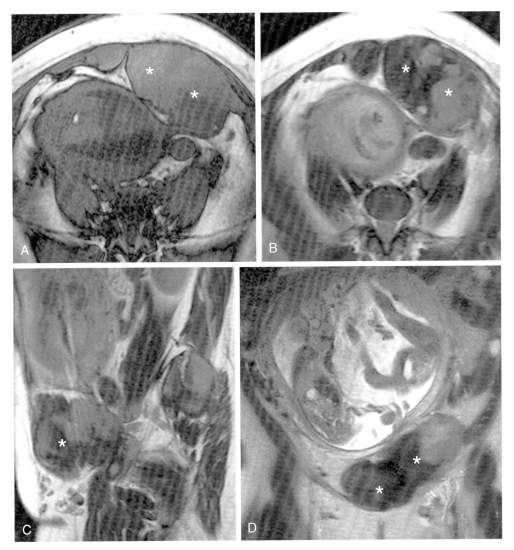

**图83-18** 硬纤维瘤MRI表现。一位30岁怀孕(双胞胎)的硬纤维瘤患者下腹轴位(A和B)T1W、矢状位T1W(C)和冠状位T2W图像(D),显示混杂信号肿块(星号处),左侧腹直肌扩张

4）PET-CT：由于硬纤维瘤代谢低，肿瘤不显示FDG的摄取。

（3）软组织肉瘤：腹壁软组织肿瘤，尽管临床表现很相似，但是它们有许多不同的组织学类型。软组织肉瘤为间质肿瘤，占成人恶性肿瘤的1%。在这些少见疾病中，近5%发生于腹壁。它们局部复发率高（25%）并且易发生远处转移，占实际病死率的50%。为了制订最佳治疗计划和取得最佳治疗效果，原发肿瘤的组织学诊断是必要的。总体来说，治疗选择手术切除，手术切缘需包括足够的病灶周围未受累组织。隆突性皮肤纤维肉瘤是腹壁最常见的软组织肉瘤。它是一个低级别的软组织肿瘤，容易复发和远处转移。肿瘤通常表现为一不连续的坚硬皮下结节，与皮肤粘连但不与皮下筋膜和肌肉粘连。少见的腹壁软组织肉瘤包括恶性纤维组织细胞瘤、纤维肉瘤、滑膜肉瘤、脂肪肉瘤、横纹肌肉瘤、平滑肌肉瘤及其他肿瘤。

1）CT：软组织肉瘤的CT表现为边界不清的软组织肿块，导致邻近组织结构的牵拉、成角和扭曲，可呈浸润性生长和不均匀强化（图83-19）。

2）MRI：软组织肉瘤的MRI表现为边界不清的软组织肿块，可见浸润性边缘和不均匀强化。

3）超声：软组织肉瘤的超声检查表现为边界不清的软组织肿块伴不均匀回声和浸润性边缘。

4）PET-CT：腹壁肉瘤对FDG的摄取不一。

（4）腹壁转移瘤：腹壁转移瘤并不少见，虽然可表现为孤立性病变，但更常见于发生广泛转移的患者中。腹壁转移瘤最常继发于血行转移，可累及腹壁肌肉或皮下脂肪。经手术切口（图83-20），经皮穿刺活检针道（图83-21）或腹腔镜术后入口部位均可发生局部扩散，尤其是在结肠、卵巢、胃、膀胱、肾脏及肝脏的肿瘤中。腹腔内播散的恶性肿瘤，如卵巢

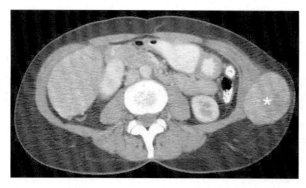

**图83-19**　腹壁肉瘤。一位56岁女性的增强CT图像，显示起源自左侧腹壁肌肉组织的强化软组织肿块（星号处），边缘稍模糊。组织学证实为腹壁原发性软组织肉瘤

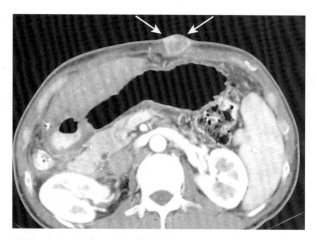

**图83-20**　手术切口处的腹壁转移瘤。一位52岁男性肝硬化患者，轴位增强CT图像显示一个因肝癌行右半肝切除术后前腹壁切口处的软组织肿块（箭头处）

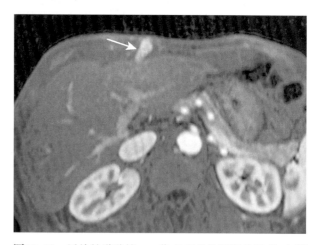

**图83-21**　活检针道种植。一位48岁男性肝硬化患者，右侧肝癌穿刺活检术后2个月，轴位增强脂肪抑制T1W梯度回波成像显示前腹壁动脉样强化结节（箭头处）。强化结节代表穿刺活检针道转移。这位患者在此期间做过肝移植手术

及胃肠道恶性肿瘤，易累及脐区，表现为脐周肿块，称为Sister Mary Joseph结节（玛丽约瑟夫结节）（图83-22）。来自胸膜、腹膜、横隔（间皮瘤、横纹肌肉瘤，或纤维肉瘤）或腹内器官（结肠癌）的恶性病变可局部侵犯腹壁（图83-23）。腹壁转移性黑色素瘤最常见的是恶性皮下结节，尽管它可累及腹壁的不同部位（图83-24）。较少发生腹壁转移的肿瘤包括肺癌、肾癌、乳腺癌和结肠癌。腹壁淋巴系统受累并不少见，可表现为软组织增厚伴或不伴局部淋巴结肿大（图83-25）。

1）CT：腹壁转移瘤表现为位于皮下组织或肌肉层的边界清楚的软组织病变。注射对比剂后表现为不同程度的强化。当转移瘤足够大时，可侵犯邻近组织结构。

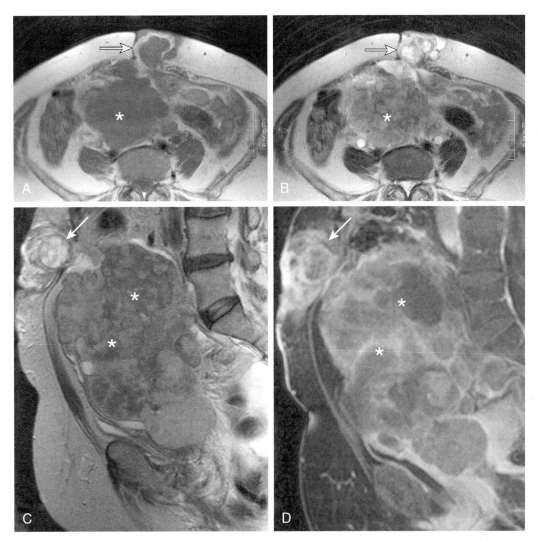

**图83-22** 脐周转移结节。一位62岁卵巢癌患者。轴位T1W（A）和T2W（B）、矢状位T2W（C）和增强T1W脂肪抑制（D）MRI
成像显示一个复杂的盆腔肿块（星号处）和一个脐周结节（箭头处），病变继发于卵巢癌的腹膜转移

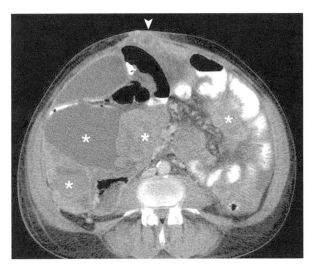

**图83-23** 腹壁侵犯。一位51岁女性腹部轴位增强CT图像
显示胃肠道肿瘤腹内广泛转移（星号处）和前腹壁局部侵犯
（三角处）

2）MRI：腹壁转移瘤表现为不同程度强化的软
组织病变。

3）超声：腹壁转移瘤的超声表现为皮下组织或
肌肉层不同回声表现的实性病变。超声有助于行影
像引导下组织活检或治疗。

4）PET-CT：大多数腹壁转移瘤表现为FDG摄
取增高。不过，较小病变（＜5 mm）PET上不可见。

**（七）鉴别诊断** 根据临床资料和体格检查，一
些腹壁疾病可被误诊，包括良性和恶性肿瘤、非肿瘤
性疾病及疝。

腹壁多发软组织病变的鉴别诊断包括转移瘤和
良性肿瘤，如神经纤维瘤。侵袭性生物学行为，如生
长迅速或局部侵犯以及广泛转移病史支持恶性肿瘤。
孤立性病灶，肿瘤生长和临床表现为局部侵犯提示硬
纤维瘤和原发肉瘤。

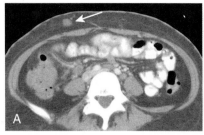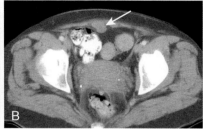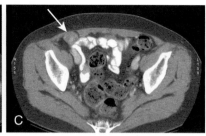

**图83-24** 腹壁转移性黑色素瘤。轴位增强CT图像显示这些病变分布于不同部位。A. 一位64岁男性皮下转移瘤(箭头处)。B. 一位42岁女性,转移瘤(箭头处)位于右侧腹直肌深处。C. 一位45岁女性,髂外淋巴结链转移(箭头处),紧邻腹壁肌肉

超声、MDCT和MRI可提供病灶的性质、数量和局部特征等的重要信息,进而指导鉴别诊断。多发实

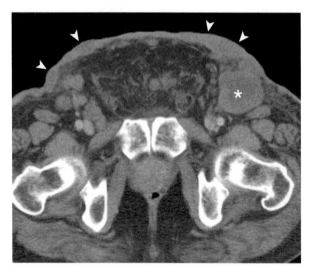

**图83-25** 腹壁淋巴瘤。一位61岁女性,非霍奇金淋巴瘤患者。下腹部轴位增强CT显示腹股沟淋巴结肿大(星号处)和不规则腹壁增厚(三角处),病变继发于受累的淋巴系统

性病变可能是转移瘤,但已知斑痣性错构瘤病患者除外。无局部侵袭性特征的孤立性病灶最可能为良性或低级别恶性肿瘤。

对许多病例而言,影像学特征和临床资料无特异性,必须进行组织活检以明确诊断。

**(八) 治疗**

1. 内科治疗 良性腹壁肿瘤,除了硬纤维瘤外,无须进一步治疗。尽管硬纤维瘤被认为是良性,但因其局部侵袭性生物学行为及复发的倾向,需要多学科治疗,典型的治疗方式包括手术、放疗以及药物治疗。

软组织肉瘤手术后易复发并在临床进程中有早期转移的倾向。

腹壁转移瘤通常出现于有广泛转移的患者中,因此建议全身性治疗或姑息治疗。

2. 外科治疗 侵袭性软组织肿瘤可选择外科手术切除,切缘需充分包括病灶周围未受累组织;即便如此,这些病变仍易复发。

---

**医师须知**

**腹壁炎症、感染及积液**
- 腹壁炎症性疾病通常起因于术后伤口感染,少见于自发性或腹腔内部感染蔓延。
- 非感染性积液常发生于外科手术及外伤后。
- 脓肿是一种伴有边缘强化及周围炎症改变的复杂性积液。

**腹壁外伤疾病(包括腹壁血肿)**
- 腹壁外伤包括撕裂伤、血肿及挫伤。
- 腹壁血肿相对于弓状线的位置十分重要,因为弓状线以上的血肿被包绕受限制,而弓状线以下血肿会蔓延至骨盆,造成严重的失血。

**子宫内膜异位**
- 腹壁周期性局限性疼痛及腹壁触及柔软团块可疑为子宫内膜异位,尤其是剖腹产或其他子宫手术后。
- 影像学检查缺乏特异性,因此,组织病理检查在确诊中十分必要。
- 药物治疗失败后应考虑外科手术治疗。

**静脉曲张**
- 腹壁静脉曲张常见于门静脉高压患者的脐周穿通静脉。

## 医师须知

### 假性动脉瘤
■ 初期病情检查常需使用无创性检查方法。
■ 一份完整的假性动脉瘤的局部检查报告及周围组织结构和相关解剖血管评价报告对于治疗方案的选择是必需的,这些检查常包括超声、CT和MRI。

### 肿瘤性病变
■ 腹壁转移瘤比原发恶性肿瘤常见。
■ 硬纤维瘤是良性肿瘤,但有局部侵袭性,呈浸润性生长且复发率高。
■ 原发性恶性腹壁肿瘤罕见。
■ 腹壁转移瘤一般发生于广泛转移患者,通过血液、淋巴或者腹腔扩散或者直接侵犯到达腹壁。
■ 转移性黑色素瘤是最常见的腹壁转移瘤。

## 要点

### 腹壁炎症、感染及积液
■ 腹壁局限性积液包括血清肿、脓肿及液化血肿。
■ 影像学检查可明确积液的存在,提供与腹腔内部是否相通的信息以及可用于引导经皮穿刺及引流术。

### 创伤性病变(包括腹壁血肿)
■ 血肿常与外伤、抗凝治疗、血液病以及剧烈咳嗽导致的肌肉劳损相关。
■ 判定血肿与弓状线解剖位置关系很重要。
■ 大部分腹壁血肿采取保守治疗。外科手术或放射介入治疗方法用于出血不止的情况下。
■ 尽量避免腹壁血肿穿刺及引流,因为经皮穿刺术可引起再次出血或引发感染。

### 子宫内膜异位
■ 腹壁子宫内膜异位常见于育龄期女性,常发生于子宫外科手术后。
■ 腹壁子宫内膜异位在影像学检查中呈现为实性的血管团块,有或没有血液成分。
■ 影像学表现无特异性,所以组织病理检查在确诊中很必要。

### 静脉曲张
■ 腹壁静脉曲张常于偶然中发现,反映了侧支循环的情况,常继发于门静脉高压症或是慢性静脉阻塞性疾病。
■ 腹壁静脉曲张在影像学中具有特异性,此外,CT及MRI常用于静脉曲张病因的诊断。
■ 门静脉高压患者的静脉曲张通常表现在脐周局部区域。

### 假性动脉瘤
■ 动脉壁连续性中断可造成假性动脉瘤,病因包括炎症、血肿及医源性因素如血管造影术。
■ 经皮股动脉穿刺术可引起腹股沟区局限性肿块。
■ 有症状的和持续性增大(即与动脉管腔持续相通)的假性动脉瘤需要予以治疗。
■ 超声、CT和MRI是应用最广泛的影像诊断方法。

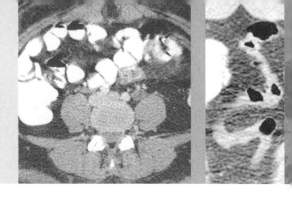

# 第**84**章

# 腹壁疝

Manuel F. Granja, Oscar M. Rivero, and Diego A. Aguirre

**（一）病因** 腹壁疝或腹外疝（腹部内容物突出于腹腔外），包括腹股沟疝、股疝、脐疝、切口疝、半月线疝，白线疝、腰疝、闭孔疝。所有的腹壁疝都是由从腹部肌层薄弱或缺损处突出的腹膜囊组成。腹壁肌层的缺陷可以是先天性也可以是获得性。紧邻腹膜外的腹横筋膜薄弱是腹壁疝形成的主要原因，尤其是在腹股沟。

**（二）发病率和流行病学** 腹壁疝是一种常见的临床疾病，特别是老年人，原因是腹壁薄弱和罹患能够引起腹内压升高的疾病。腹壁疝是腹部常见的影像表现；因此，在已发表的文献中，它们的实际发病率和分布可能被低估。

**（三）临床表现** 大多数腹壁疝无症状。然而在美国，腹外疝的并发症手术是50岁以上患者最常见的急诊手术之一。所有确诊为腹壁疝的病例中，约4%~6%需要急诊外科修补并且通常与老龄、股动脉或阴囊等特殊位置有关，而且存在30天后再手术的较大风险，从而降低了总体生存率。必须迅速做出诊断，否则延迟治疗意味着更高的复发率。

**（四）病理生理学** 腹壁疝可发生在腹壁的任何部位，然而，Dabbas及其团队在最近的回顾性分析中显示腹股沟疝、脐疝、上腹部疝、脐旁疝、切口疝以及股疝是最常被报道的疝（图84-1）。腹壁疝通常发生在腹壁几个缺乏肌肉的薄弱点，即中线沿线、两侧的半月线以及腰下间隙。

腹壁疝可以是后天性或先天性。后天性疝常见于肥胖、老年患者或曾有创伤史或手术史的患者。先天性疝包括腹股沟斜疝、腹裂和脐疝，后者发生于脐旁或脐部。

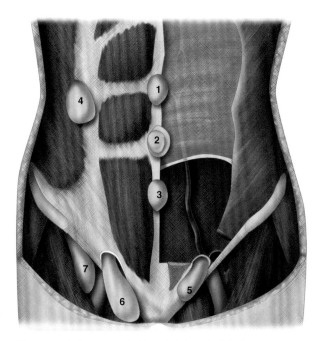

**图84-1** 腹前壁图，图解描述腹壁疝的发病部位：1.脐上疝，2.脐疝，3.脐下疝，4.半月线疝，5.腹股沟直疝，6.腹股沟斜疝，7.股疝

**（五）影像学表现** 在过去，诊断疝是靠临床表现或平片或钡餐检查做出。现在逐渐使用CT和超声做出诊断。当临床表现存在误导或不能明确诊断或者术前评价嵌顿性疝的内容物时，需要进行断面成像。

**1. X线摄影** 普通放射线检查无法发现小而单纯的腹壁疝。在一些病例中，如患者有较大腹壁缺陷或大疝囊，平片可看到疝。在这些病例中，腹部病灶内可见积气、积液或肠腔内粪便，最常见于腹股沟疝或脐疝（图84-2）。

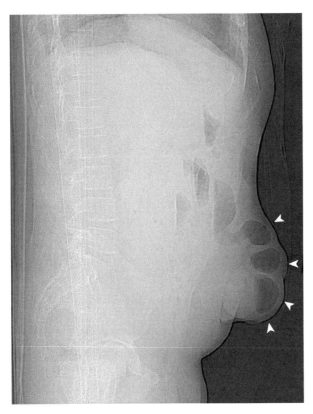

**图84-2** 一位66岁男性腹部侧位平片显示一较大脐旁疝。可见积气结肠肠袢经过脐旁缺损疝入皮下组织(三角处)。腹壁疝平片少见

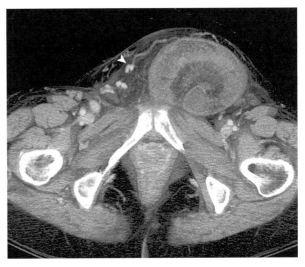

**图84-3** 增强CT轴位重建图像显示一个绞窄的左腹股沟斜疝。可见病变呈C形、厚壁,疝入的小肠袢与一定量的肠系膜脂肪并存。也可见对侧腹壁下血管移位(三角处)

一些复杂的腹壁疝,如肠嵌顿或肠绞窄,腹平片可显示机械性肠梗阻的表现,如肠环扩大,肠道皱褶增厚,以及气-液平面。

在过去,腹壁疝通过钡餐检查或腹腔内注入碘化对比剂确诊。在目前的临床工作中,腹平片、钡餐检查和疝囊造影在腹壁疝的诊断中不再发挥关键作用。

2. CT CT可以显示腹壁疝疝囊的具体解剖位置、形态、邻近结构、内容物以及腹壁缺损的特征。CT可以区分腹壁疝与腹壁肿块(如肿瘤、血肿、脓肿、未下降的睾丸、动脉瘤)。CT也可用于评价并发症(如嵌顿、肠梗阻、肠扭转和绞窄)(图84-3)。

许多CT检查方法可用于评价腹壁疝,其中包括口服和静脉注射对比剂检查。然而,由于现代CT扫描仪分辨率很高,静脉注射对比剂也非必须,尤其是对肾功能异常的患者。一些学者主张采集图像时患者行Valsalva动作以增加腹内压,这样有助于一些腹壁疝的显示,特别是那些累及腹正中的腹壁疝。

目前多层螺旋CT(MDCT)已广泛应用,并且成为评价可疑腹壁疝的重要检查方法。其采集时间短、覆盖范围广并且分辨率高。而且,三维图像信息和多

平面重建图像可以提供优越的腹壁异常的解剖细节,以及为制订手术计划提供有用的信息。当怀疑腹壁疝并发症时,多层螺旋CT是首选的检查方式。

3. MRI MRI评价腹壁的作用不断提升,其检测和特征性描述腹壁疝的敏感性约91%,特异性约92%,阳性预测值为97%,阴性预测值为79%,可以作为腹腔镜手术的金标准。检查应用的序列包括:Valsalva呼吸下行冠状位3D T1非抑脂加权成像,以及轴位快速自旋回波T2加权成像和轴位快速反转恢复成像(STIR),并同时观察两侧腹股沟以便对照。

4. 超声 超声检查是一种相对廉价、无创和应用广泛的方法,在疑似腹壁疝的评价中起关键作用,也无需患者做准备。超声可动态评价(如Valsalva动作时)以确诊腹内容物经腹壁缺损疝出的腹壁疝。然而,在必要时需要使用浮垫以达到最好的分辨率并避免探头直接放置在皮肤上的"撞击效应"。

5. 影像检查选择 对体格检查怀疑腹壁疝的无症状患者、儿童及育龄期妇女,超声应当作为主要检查方式。超声特别适用于体瘦患者以及为有急性临床表现患者提供可能并发症的相关信息。然而,对肥胖或有腹壁瘢痕患者应用受限。

多层螺旋CT能够提供良好的解剖细节,特别适用于肥胖或腹壁有明显瘢痕以及体格检查受限的患者。此外,由于多层螺旋CT可以观察整个腹部,能够发现并发症的细微征象,如肠梗阻、嵌顿及绞窄。因此,在怀疑复杂性腹壁疝时优先使用多层螺旋CT检查(表84-1和表84-2)。

**表84-1　腹壁疝影像学成像方式的准确性、局限性和缺陷**

| 成像方式 | 准　确　性 | 局　限　性 | 缺　陷 |
|---|---|---|---|
| 腹平片<br>CT<br>MRI | 可得到的能够比较不同影像学成像方式检测腹壁疝准确性的文献资料有限 | 对小缺损无意义<br>电离辐射<br>价格昂贵且应用少<br>空间分辨率低<br>术后患者应用受限<br>患者因素(如幽闭恐惧症、起搏器) | |
| 超声 | | 肥胖、瘢痕体质、急性腹痛患者<br>依赖操作者<br>需要高频探头 | 精索或腹壁的脂肪瘤 |

**表84-2　腹壁疝的主要影像学表现**

| 疝的类型 | 影像学特征 | 首选成像方式 | 临　床　意　义 |
|---|---|---|---|
| **腹股沟疝** | | | |
| 斜疝 | 腹壁血管外侧 | 超声或MDCT | 男性多见；可进入阴囊 |
| 直疝 | 腹壁血管内侧 | 超声或MDCT | 多为双侧；不进入阴囊或大阴唇 |
| 股疝 | 股部血管内侧 | MDCT | 嵌顿发生率高 |
| **腹疝** | | | |
| 脐疝 | 脐周围 | 超声或MDCT | 好发生嵌顿或绞窄 |
| 下腹疝 | 脐下-正中 | 超声或MDCT | |
| 上腹疝 | 脐上-正中 | 超声或MDCT | |
| 脐旁疝 | 脐外侧 | MDCT | 与腹直肌分离有关 |
| 半月线疝 | 沿半月线 | MDCT | 嵌顿发生率高 |
| **腰疝** | | | |
| 上腰疝 | 第12肋下 | MDCT | 无临床症状；绞窄少见 |
| 下腰疝 | 髂嵴之上 | MDCT | |
| **切口疝** | | | |
| 切口旁 | 切口外侧 | MDCT | 可引起肠梗阻 |
| **盆腔疝** | | | |
| 闭孔疝 | 穿过闭孔 | MDCT | 易发生嵌顿或绞窄 |
| 坐骨孔疝 | 穿过坐骨孔 | MDCT | |
| 会阴疝 | 穿过盆底 | MDCT | 最常见；无须急诊治疗 |
| **其他疝** | | | |
| Richter疝 | 肠系膜对侧肠壁疝出<br>——通常为股疝 | MDCT | 易发生嵌顿或绞窄 |
| Littre疝 | Meckel憩室疝出<br>——腹股沟疝 | MDCT | |
| 腹壁间疝 | 腹壁筋膜平面间 | MDCT | |

**(六)具体疾病的影像学表现**

1. 腹股沟疝　腹股沟疝是最常见的腹壁疝。可发生于儿童(斜疝最常见)及成人(直疝和斜疝)并且发生于腹壁下血管内侧(直疝)和外侧(斜疝)。无论年龄,腹股沟疝男性比女性多见。在儿童,大多数腹股沟疝是由于伴随睾丸的腹膜所形成的鞘状突未能完全闭合而引起的。在成人,是因腹股沟内环(横肌筋膜的一个缺损)后天性薄弱和扩张所形成。

腹股沟斜疝常见于男性,疝囊经腹股沟内或深环进入阴囊,位于精索前内侧及下腹壁血管外侧(图84-4)。在女性,腹股沟斜疝伴随圆韧带进入大阴唇。在一些病例中,斜疝内容物可全部进入阴囊(被称为完全疝),可包含肠管(小肠或结肠)、肠系膜脂肪、阑尾、异物、膀胱、输尿管或任何腹膜腔内容物(液体、气体)。

腹股沟直疝位于腹壁下血管内侧,认为是后天性的,见于30～40岁之间且常为双侧。其走行于闭塞的脐动脉残留外侧并且被外斜肌腱膜包绕(图84-5)。与腹股沟斜疝不同,直疝疝囊位于精索后方且不会到达阴囊。

(1)X线摄影:一些较大腹壁缺损或较大疝囊的腹股沟疝病例中,腹股沟区可见含气体、液体或粪便的肠襻。

(2)CT:CT可显示如下结构:①腹壁缺损。②疝囊,位于腹股沟区腹壁下血管内侧(腹股沟直疝,图84-6)或外侧(腹股沟斜疝,图84-3)。③疝内容物,包括腹腔内脂肪、肠襻、阑尾、异物、膀胱和腹水。对一些疝囊内含肠襻的病例,应查找嵌顿、梗阻或绞窄的征象。

(3)MRI:MRI成像可见腹壁不连续和含腹腔内容物的疝囊。

(4)超声:超声检查可见腹壁不连续和腹腔内容物突出到皮下组织。应评价疝囊内容物,在男性,还应评价内容物进入阴囊的程度。动态评价应在

Valsalva动作下进行,如未发生内容物嵌顿,疝囊会变大。由于不易看到腹壁浅血管和腹壁下血管,所以超声检查不能区分腹股沟直疝与腹股沟斜疝。

2. 股疝 发病率远低于腹股沟疝,儿童患者更为罕见。股疝常见于女性,且易发于右侧,其原因不明。股疝发生于腹横筋膜与耻骨之间连接的缺损,在股静脉内侧,其前方为腹股沟韧带(图84-7)。临床上,股疝很难与腹股沟疝相区分,而且股疝易形成嵌顿。

(1)CT:疝囊位于股血管内侧,突出到大腿根部(图84-8)。CT有助于鉴别股疝与其他原因的腹股沟肿块,如肿大淋巴结、血肿、脓肿、假性动脉瘤、动静脉瘘、脂肪瘤、鞘膜积液、隐静脉曲张或隐睾。CT还可明确并发症,主要是因缺损小而引起的疝嵌顿。

(2)MRI:MRI可见腹壁不连续及股血管内侧的疝囊和内容物。

(3)超声:超声检查可显示股静脉内侧的肿块,但识别肥胖患者的股疝有困难。

3. 腹疝 腹疝包括除腹股沟疝以外的所有前腹壁和侧腹壁形成的疝。中线缺损包括脐疝、脐旁疝、上腹疝和下腹疝。

在成人,脐疝是迄今为止最常见的腹疝;通常小且特别好发于女性。脐疝形成的风险因素包括多次怀孕、腹水、肥胖和腹腔内大肿块。

脐旁疝是经脐区较大的腹白线缺损形成,通常与腹直肌分离有关。上腹疝和下腹疝发生在腹白线,分别位于脐上方或下方。

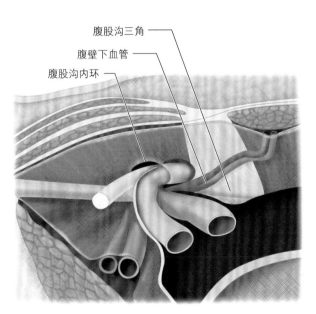

**图84-4** 左腹股沟斜疝的前腹壁深层示意图。疝囊经腹股沟内环突出,位于腹壁下血管外侧。可见 Hesselbach 三角(腹股沟三角),位于腹壁下血管内下

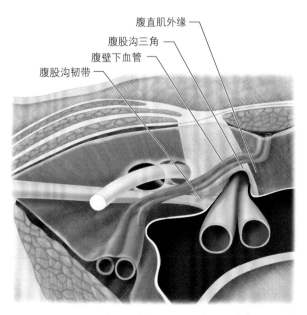

**图84-5** 左腹股沟直疝的前腹壁深层示意图。疝囊经腹股沟三角突出,腹股沟三角界限为腹壁下血管、腹直肌外缘及腹股沟韧带

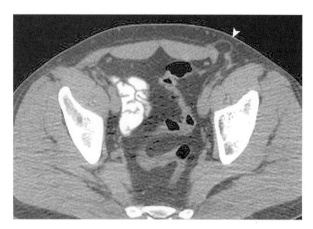

**图84-6** 轴位平扫CT图像显示通过腹股沟内环的肠系膜脂肪疝（三角处）

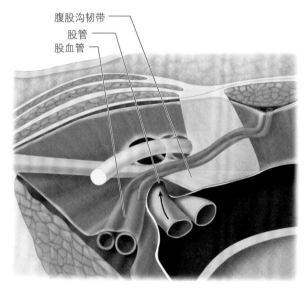

**图84-7** 左股疝的前腹壁深层示意图。疝囊突出穿过股管（箭头处）至股血管内侧，并位于腹股沟韧带下方

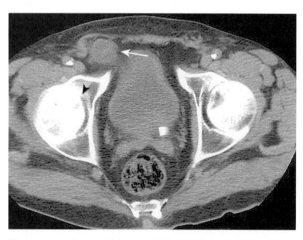

**图84-8** 一位65岁男性的盆腔轴位平扫CT图像显示右股疝，含小肠袢而无并发症征象。可见疝囊（白箭头处）位于股血管（黑三角处）内侧

中线疝常发生绞窄或嵌顿。临床诊断困难：体格检查受限，尤其是对肥胖患者，而且其症状无特异性。

侧腹缺损包括半月线疝，是经半月线形成的一种罕见的、后天性的前腹疝。半月线是腹直肌鞘和腹横肌及腹斜肌腱膜的一个纤维联合，从第九肋软骨水平延伸到耻骨联合。半月线疝发生于脐下的腹直肌外侧，几乎总是发生于腹壁下血管穿过腹直肌鞘后壁处稍上方。

半月线疝疝囊经腹横肌及内斜肌腱膜之间突出，位于完整的外斜肌腱膜和肌肉下方（图84-9）。当外斜肌腱膜也有缺损时，疝囊可位于皮下，如未发现肌肉缺损可与腹壁脂肪瘤混淆（图84-10）。其为全半月线疝。半月线疝嵌顿发生率高。

（1）CT：在CT上，因腹直肌分离及萎缩伴腹内容物突入腹壁形成的疝常为中线疝（图84-11）。大网膜是疝内最常见的腹内容物，少见的内容物还可以有小肠或大肠肠袢及胃或肝脏的部分。CT可发现并发症，主要是因疝口较小形成的疝嵌顿。半月线疝表现为肠系膜脂肪经半月线缺损处突出，位于腹直肌和腹横肌腱膜之间，内斜肌之内（图84-12）。如未发现肌肉缺损，皮下疝囊可与腹壁脂肪瘤相混淆。对于这些患者，临床诊断非常困难。

（2）MRI：腹疝的MRI特征与多层螺旋CT表现很相似。MRI有助于鉴别腹壁疝与脂肪瘤或其他软组织肿块。

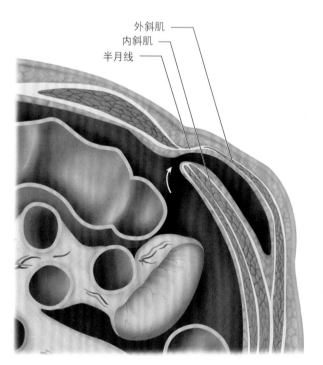

**图84-9** 腹壁间半月线疝的脐水平轴位示意图。可见疝囊（箭头处）经半月线突出，未进入皮下组织，疝位于内斜肌和外斜肌之间

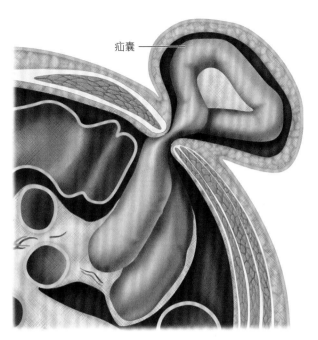

**图84-10** 全半月线疝的脐水平轴位示意图。与不全半月线疝相同，全半月线疝的疝囊可经半月线突出，但全半月线疝可穿腹壁肌肉组织全层而突出

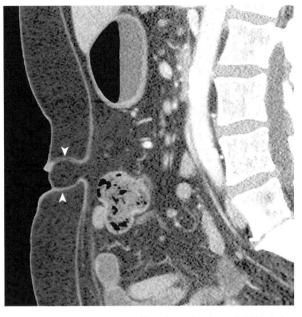

**图84-11** 一位脐部疼痛和体格检查受限的44岁男性患者，矢状位增强CT图像显示：含腹内脂肪的脐疝（三角处），无并发症征象

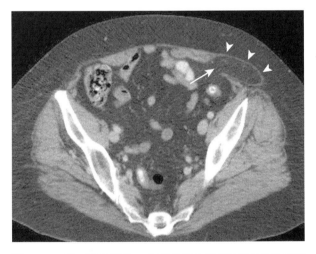

**图84-12** 脐下轴位增强CT图像显示左腹部经半月线的不完全半月线疝。可见疝囊（箭头处）位于外斜肌下（三角处）

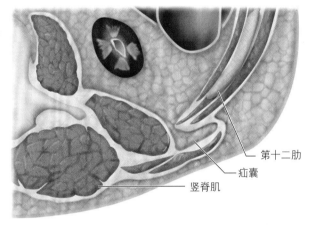

**图84-13** 上腰三角疝腹部轴位示意图。可见含腹膜后脂肪的疝囊经上腰三角疝出，前缘为内斜肌，上缘为第十二肋，后缘为竖脊肌

（3）超声：超声检查可显示腹壁上经半月线或腹白线突出的疝囊。其对体型较瘦患者和儿童尤为有用。为更好地描述腹壁缺损、内容物和有无嵌顿，超声检查可在行Valsalva动作时对疝进行动态检查。超声对评价腹直肌萎缩或分离作用有限，特别对肥胖患者或腹部明显瘢痕患者更不理想。

4. 腰疝　腰疝经腰部肌肉或后侧筋膜的缺损而形成，位于第十二肋与髂嵴之间。腰疝可发生于上腰三角（Grynfeltt-Lesshaft，常见）或下腰三角（Petit，少见）。通常发生于手术或创伤后。

上腰三角前缘为内斜肌，上缘为第十二肋，后缘为竖脊肌（图84-13）；下腰三角前缘为外斜肌，下缘为髂嵴，后缘为背阔肌。弥漫性腰疝也可能发生，通常发生于肾脏手术的侧切口，疝内容物可能含肠袢、腹膜后脂肪、肾脏，或其他脏器。

腰疝通常无症状。因为疝颈宽，绞窄少见。因为女性骨盆较宽，故认为常发生于女性。

（1）CT：CT能清楚地显示腰部三角疝及其内容物，以及腹部缺损的大小（图84-14）。腰疝内可见腹腔内或腹腔外内容物。多层螺旋CT的多平面重建图像可以很好地显示下腰三角或上腰三角处腹壁缺损的解剖细节。

（2）MRI：腰疝在MRI的表现和多层螺旋CT非常相似。因为其多层面成像功能，也可以清晰地显示腰部腹壁缺损的准确解剖位置。

（3）超声：腰疝在超声上难以确诊，尤其是肥胖患者，但如果疝囊较大，也可显示。

5. 切口和其他疝　切口疝是腹部手术的一种延迟并发症，发生率约0.5%～13.9%。大多数切口疝发生于术后1个月内，并且变成了最常见的疝修补术。

造口旁疝常见于终端结肠造口术后（4%～48.1%）和终端回肠造口术后（1.8%～28.3%）。

少见的腹壁疝包括腹壁间疝、Richter疝及Littre

疝。所谓腹壁间疝或间隙疝是指疝囊位于腹壁肌肉间的筋膜平面，未突入皮下组织；这种类型的疝最常发生于腹股沟区（图84-9）。Richter疝是指肠系膜对侧的肠壁疝出，进入疝囊并形成嵌顿，其余肠壁不在疝囊内；这种类型常见于股疝（图84-15）。Littre疝是指含Meckel憩室的腹股沟疝。所有这些少见的腹壁疝均易发生嵌顿和绞窄。

（1）CT：CT可显示既往腹部手术部位的腹壁缺损。造口旁疝在CT上可见肠袢经人工造口处的腹壁缺损突出。腹壁间疝CT可见疝囊位于腹壁肌肉之间，未突入皮下组织（图84-15）。

（2）MRI：切口疝在MRI上的表现与多层螺旋CT上表现相似。对于检测小的腹壁疝，MRI逊于多层螺旋CT（图84-16）。

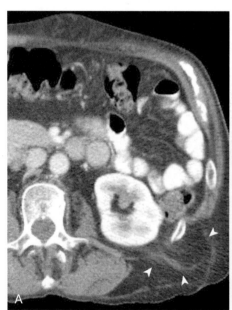
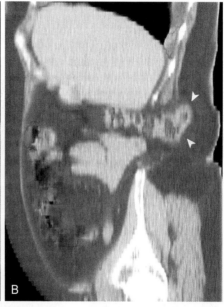

图84-14　A. 一位61岁男性左肾中极水平轴位增强CT图像显示上腰疝。可见腹膜后脂肪疝入皮下组织（三角处）。B. 不同患者的矢状位重建增强CT图像显示一个含较大肠袢的上腰疝（三角处），无并发症征象

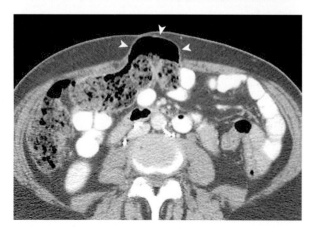

图84-15　一位43岁女性轴位增强CT图像显示肠系膜对侧缘的横结肠边缘经脐旁切口缺损疝出。可见仅横结肠肠管的一部分疝出（三角处），这是Richter疝的特点

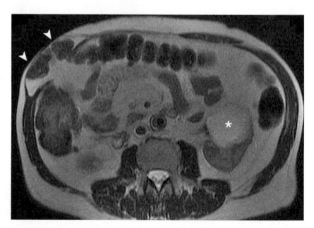

图84-16　腹部MR轴位T2W图像显示右上腹一腹壁切口疝。可见结肠肝曲疝出（三角处）。意外发现左肾一单纯囊肿（星号处）。MRI可显示更多的腹壁解剖细节并能够清晰显示腹壁缺损和疝内容物

（3）超声：由于瘢痕的存在，超声检测与观察切口疝的作用有限。另外，超声检测腹壁间疝、Richter疝及Littre疝的作用更加有限。

6. 盆腔疝　盆腔疝常见于老年女性，继发于后天性盆底薄弱。坐骨疝（图84-17）和闭孔疝（图84-18）罕见，通常表现为小肠襻或输尿管分别经坐骨孔或闭孔疝出。会阴疝易发生，毗邻肛门和大阴唇或位于臀部。

（1）CT：在CT上可见坐骨疝经坐骨大孔或坐骨小孔疝出，涉及疝内容物最常见小肠或远端输尿管。闭孔疝经闭孔疝出，延伸至耻骨和闭孔肌之间（图84-19）。

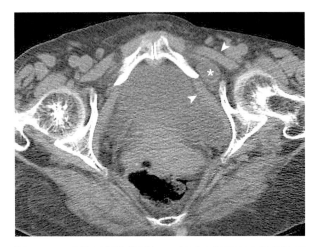

图84-19　盆腔下部轴位平扫CT显示小肠襻经左侧闭孔疝出。可见充盈液体的小肠襻（星号处）位于闭孔肌和耻骨肌（三角处）之间

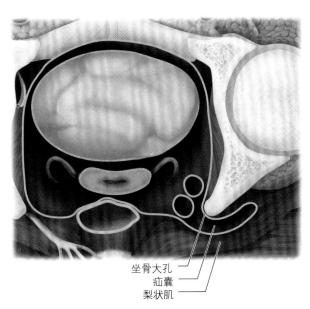

坐骨大孔
疝囊
梨状肌

图84-17　坐骨疝的骨盆轴位示意图。疝囊经坐骨大孔突出。可见梨状肌向后移位，并通过坐骨孔

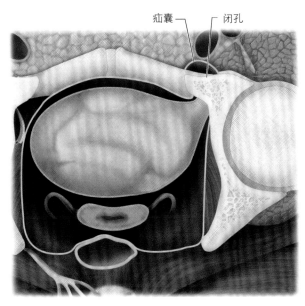

疝囊　　闭孔

图84-18　闭孔疝的骨盆轴位示意图。疝囊经闭孔突出

会阴疝经盆底形成，毗邻肛门和大阴唇或位于臀部。

（2）MRI：MRI的多平面成像可充分显示盆腔疝；但难以显示较小的盆腔疝。

（3）超声：超声在盆腔疝的确诊和定位中无价值。

7. 腹壁疝并发症　腹壁疝最常见的并发症是嵌顿、绞窄及肠梗阻。这些并发症常常可在临床上发现。尽管在临床评价中可以发现并发症，但至少47%腹壁疝患者没有典型的体格检查发现（如无可触及腹股沟缺损或可回缩性包块）。当临床表现具有误导性、不能确诊时，或者需要术前评价腹壁疝或继发肠梗阻时，需要进行影像学检查。

（1）肠梗阻：除肠粘连外，腹壁疝是小肠梗阻的第二大病因，占小肠梗阻的10%～15%。继发于腹壁疝的大多数肠梗阻发生于嵌顿和绞窄后。在这些病例中，肠梗阻发生于腹壁疝水平的移行点。

（2）嵌顿：嵌顿是指不可回复的腹壁疝。当疝不可回复或不能手法回纳时，临床上可诊断为嵌顿。仅凭影像学不能做出嵌顿的诊断，影像检查不能诊断嵌顿，但当腹壁疝发生处缺损很小以及疝囊颈部很窄时可以提示嵌顿（图84-20）。当发现疝囊内有游离液体、肠壁增厚或肠腔扩张时，应当怀疑嵌顿疝即将发生绞窄。

（3）绞窄：腹壁疝绞窄是指血液供应不足引起的缺血。当疝的缺损部位阻塞输入段及输出段肠管进而在疝囊内形成一个闭合肠襻时，就会发生绞窄缺血（图84-21）。绞窄性腹壁疝与高手术死亡率相关（6%～23%）。

（4）创伤：创伤后并发的腹壁疝有两种形式：一是创伤后引起腹壁疝（创伤性腹壁疝），或既往存在

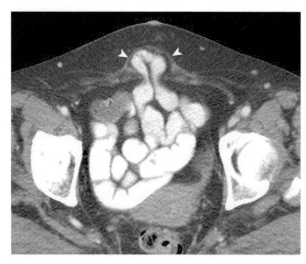

**图84-20** 下腹部切口疝嵌顿。一位48岁女性腹痛患者的轴位增强CT图像显示下腹部水平嵌顿的中线切口疝(三角处)。可见疝缺损口径比疝入的肠袢管腔小

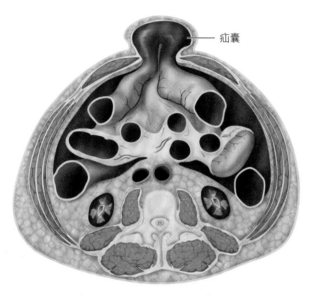

疝囊

**图84-21** 脐旁绞窄疝的腹部轴位示意图。可见疝囊内含小肠袢,可见继发于疝颈部绞窄的灌注异常

的腹壁疝受到创伤而产生。最常见的位置是解剖上的相对薄弱区:腰部和下腹部。对既往发生有症状的腹壁疝再次受到高冲击力创伤后的患者,应该仔细检查疝囊内是否存在液体,肠壁是否增厚,肠壁是否不对称强化,血管是否充血,疝囊内或其周围软组织内是否有脂肪堆积。这些表现可提示放射科医师,既往存在的腹壁疝可能受到了外伤,这通常需要手术治疗。

1)CT:肠梗阻的主要CT表现为腹壁疝近端肠管扩张而远侧肠管管径正常、变细或肠管塌陷。肠管管径变化的程度有助于预测肠梗阻的级别。其他

的表现可能包括腹壁疝缺损处输入段及输出段尖端变细,疝入肠袢扩张及梗阻段近端小肠内的"粪便"。绞窄疝的多层螺旋CT表现是闭袢肠管的梗阻和缺血。闭袢肠管的表现包括扩张、充盈液体、U形或C形的肠管陷入疝囊及近端梗阻(图84-22)。缺血表现包括肠壁增厚,异常壁画样低密度或高密度并伴强化,肠系膜血管充血,脂肪消失,肠系膜模糊及腹水(图84-3)。多层螺旋CT能可靠地诊断和评价创伤性疝,包括疝囊内容物的特征、腹壁肌层的断裂及相关腹内创伤的识别;也可观察在既往腹壁疝的基础上发生创伤后疝囊内的表现。

2)MRI:MRI很少用于可疑腹壁疝并发症的急性病例。

3)超声:超声检查可显示疝囊内的液体,疝囊内肠袢壁异常增厚,甚至绞窄伴近端肠管扩张的移行点。然而,临床医师和放射科医师不应仅依靠超声表现来排除复杂腹壁疝的存在。

8. 腹壁疝修补 修补腹壁疝的手术方式有几种,从开放性手术或腹腔镜缝合修复到使用网片。腹壁疝修补术后并发症包括:腹壁疝复发、积液或感染。

(1)CT:根据成分,网片材料在多层螺旋CT上可显示或不显示。用聚丙烯制作的网片,由0.44 mm的单丝构成,因其密度与周围组织相似,呈等密度,所以在CT上不显示。相反,由多孔的聚四氟乙烯制成的网片,由1 mm高密度粗丝构成,CT上可见线样高密度结构。多层螺旋CT可提供关于术后表现的重要信息,包括术后积液,如血清肿、血肿或脓肿(表现为多分隔、气泡、边缘强化和周围组织脂肪堆积)或疝的复发。

(2)MRI:MRI评价疝修补的作用有限,特别是对显示网片和疝的复发。然而,其可提供关于术后积液的表现和范围的信息。

(3)超声:网片在超声上可表现为腹壁深层的线样带状回声(图84-23)。但是,如果网片被回声相似的纤维组织包绕,在超声上可不显示。然而,超声检查对检测术后积液和感染非常有价值。血清肿表现为特征性的无回声液体;当并发出血或感染时,表现更复杂,可伴分隔和(或)分层,下层代表血细胞或碎片。此外,积液可在超声引导下经皮抽吸。

(七)鉴别诊断 根据体格检查,几种腹壁疾病可能被临床误诊为腹壁疝,包括良性病变(脂肪瘤、血管瘤、纤维瘤)和恶性病变(转移瘤、原发性肉瘤及硬纤维瘤)。在体格检查中,其他类似腹壁疝的疾病

包括膨出症（图84-24）、腹壁积气、腹股沟淋巴结肿大、隐睾以及腹壁扩张的血管。

　　腹壁疝的多层螺旋CT和超声表现有特征性，可根据解剖位置提供明确的诊断。在Valsalva呼吸时行动态影像检查，可额外提供腹壁缺损增大和疝囊内容物增多等信息，从而进一步明确诊断。

　　**（八）治疗**　为了避免发生并发症，建议大部分腹壁疝患者进行手术治疗。对于有严重合并症的患者，外科手术为禁忌，可行内科治疗或临床观察。

　　为避免急性并发症，外疝通常选择手术治疗，并且疝修补术是目前美国普外科医师做得最多的手术。

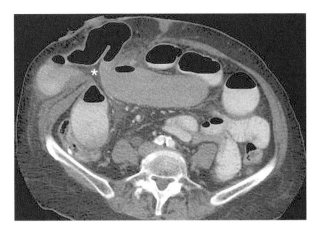

**图84-22**　一位63岁男性肠梗阻患者的轴位增强CT显示绞窄的半月线疝。可见狭窄的疝颈（星号处）和扩张的C形疝入肠袢

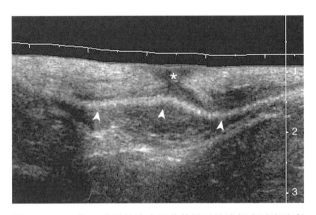

**图84-23**　一位45岁男性脐疝网片修补后的脐部水平腹壁高分辨、高频斜矢状位超声图像。可见位于腹壁深层与网片相符的细回声线（三角处）。同时观察脐部，无复发性疝（星号处）

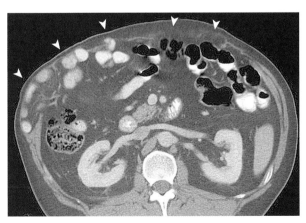

**图84-24**　轴位增强CT图像显示腹壁膨出症（三角处）。肠袢疝入皮下组织，前腹壁未见

---

**医师须知**

■ 腹壁疝是一种常见的影像学表现；即使大部分腹壁疝无临床症状，通常也必须进行手术治疗以预防并发症。

■ 腹壁疝可发生于腹壁的任何部位；然而，腹股沟和腹中线是疝最常见的发病部位。

■ 多层螺旋CT和超声在识别腹壁疝、腹壁缺损的范围、疝囊内容物及有无并发症表现等方面起着重要的作用。多层螺旋CT是评价腹壁疝并发症的首选方法。

■ 腹壁疝最常见的并发症是继发于嵌顿或绞窄的肠梗阻。嵌顿是指不可复的疝，绞窄是指血供不足引起的缺血。

■ 继发于高冲击力创伤的腹壁疝易发于腹壁解剖相对薄弱区：腰部及下腹部。

■ 多层螺旋CT或超声可见腹壁疝修补。多层螺旋CT对检测腹壁疝复发特别有用。

---

**要点**

■ 腹股沟疝：最常见的腹壁疝。

■ 腹股沟直疝：腹壁下血管内侧；常发生于成人。

■ 腹股沟斜疝：腹壁下血管外侧；发生于儿童及成人。

■ 股疝：难诊断，股血管内侧；嵌顿发生率高。

■ 腹疝：最常发生于白线或半月线。

■ 脐疝：最常见的腹疝；多见于女性。

■ 腰疝：通常无症状（宽颈，绞窄少见）。

■ 切口疝：手术后延迟并发症；竖切口比横切口常见。

■ 盆腔疝：最常见于老年女性，由于其盆底出现后天性薄弱。

第 **10** 部分

肿瘤影像学

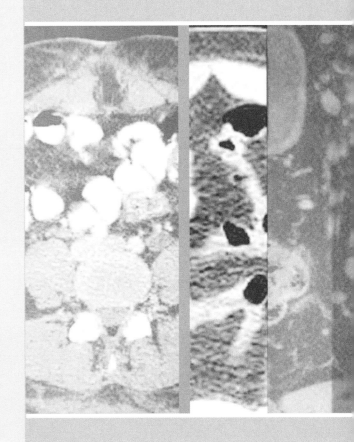

# 第27篇

# 概　述

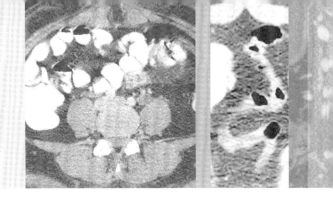

# 第 85 章

# 实体肿瘤疗效评价标准、WHO 和其他疗效标准

Naveen M. Kulkarni and Anthony E. Samir

监测肿瘤对治疗的反应已成为肿瘤影像的一个组成部分。影像学研究通过量化肿瘤对各种物理和药物治疗的反应,在客观评价中起着至关重要的作用。传统上,根据世界卫生组织(WHO)和实体肿瘤疗效评价标准(RECIST),采用涉及连续肿瘤负荷测量的方法评价治疗反应。计算机断层扫描(CT)和磁共振成像(MRI)提供可靠和可重复的解剖学数据,通过治疗来确定肿瘤负荷的变化。然而,许多肿瘤的治疗已经超越了传统的化疗,并引入了新的靶向治疗方法(如抗血管生成剂)。在靶向治疗方面,肿瘤大小的变化可能在治疗的早期并不明显,单纯测量被证明有局限性。同时,为了最大限度地提高治疗效果,尽早区分有疗效者和无疗效者是很重要的。因此,监测这些昂贵的靶向治疗的效果对成像技术提出了新的期望。传统的基于测量的方法仍然被广泛使用,但是新的技术正在被越来越多地采用。例如正电子发射断层扫描(PET 或 PET-CT)等新兴技术可用于观察肿瘤代谢的变化。人们越来越感兴趣的是利用肿瘤存活率、动态对比增强成像或灌注成像来评价肿瘤血管微环境和早期抗血管生成作用。磁共振成像的其他发展,如弥散加权成像(DWI),也作为细胞完整性的生物标志物。尽管有各种成像技术可用,但确定最合适的影像生物标志物作为治疗反应的替代终点仍然是一个挑战。理想的影像生物标志物应该是无创的、客观定量的、可重复的、容易获取的、有效的,并且易于在临床应用。本章讨论各种已建立的、新兴的和不断发展的影像生物标志物、疗效评价标准及其挑战。

## 一、基于肿瘤负荷测量的疗效评价标准

**(一)WHO 标准** 自 20 世纪 70 年代末以来,诊断成像的疗效反应评价不断发展。人们普遍认为肿瘤大小的减小与治疗效果有关。基于这个观点,WHO 于 1981 年首次发布了一套肿瘤疗效评价标准,主要用于以肿瘤疗效为主要终点的临床试验。WHO 对肿瘤负荷评价的标准是基于二维测量。WHO 的标准得到了广泛的接受,但很快就发现了潜在的缺陷,例如没有关于多发性病变患者的最小病变大小或要选择的病变数量的信息,应使用的成像方式的类型,以及在一些反应标准定义中缺乏明确性。例如,一些研究者将二维直径(进行性疾病)的乘积增加 25% 定义为任何一个病变的增加,而另一些则定义为所有选定病变的总和增加。

据观察,药学公司发起的许多研究试验经常修改 WHO 标准,以应对不明确的领域,并适应新技术[如多排螺旋 CT(MDCT)],这导致了变异和对临床试验结果高估或低估的潜在可能。

**(二)实体肿瘤的疗效评价标准**

1. RECIST 1.0 为了解决 WHO 标准的局限性,成立了一个国际工作委员会,以规范 WHO 标准,以便在临床试验研究之间进行有意义的比较。2000 年提出了 RECIST 标准(1.0 版)。RECIST 标准的重要更新包括采用一维测量(即最长直径)vs. WHO 标准中的二维测量(图 85-1)、应选择作为肿瘤靶点的肿瘤类型规范、肿瘤靶点总数和每个器官的肿瘤靶点数量、扩大临界点定义进行性疾病,并推荐应使用的成像类型。即使引入 RECIST 1.0,一些重要的问题仍

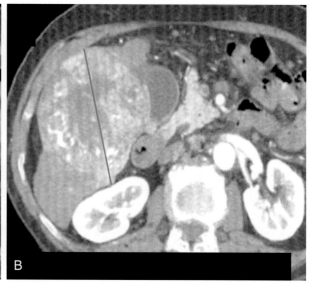

**图85-1** 依据WHO和RECIST标准测量目标病变。A. 根据WHO标准，测量肿瘤的最长径和与其垂直的第二对角线，并将其相乘（二维测量）。B. 依据RECIST，只需要测量最长径。在随访中，最长径的测量应遵循肿瘤形状的任何变化，并且不依赖于以前的研究结果

未解决，如淋巴结评价、新成像方式（如PET-CT和MRI）的作用，以及是否可以在不影响疗效评价结果的情况下评价少于10个病变。RECIST工作组随后修订了原始标准，并于2008年发布了RECIST 1.1版（表85-1）。

2. RECIST 1.1　RECIST定义肿瘤测量的指导原则简单、易于应用和定量。在基线和整个随访检查中优化图像采集参数对于正确应用RECIST 1.1至关重要。对比增强CT仍然是最广泛使用的检查方法。推荐在静脉期采集CT图像。为了保持一致性，谨慎的做法是做连续的5 mm（或更小层厚）的重建。

为了避免连续检查之间对相同病变（目标病变或淋巴结或非淋巴结）的部分容积效应和测量不一致，基线时目标病变应至少是层面厚度的两倍——如果层面厚度为5 mm，则病变为10 mm。这一原则也适用于MRI检查。在系列研究中，应在同一脉冲序列上进行测量和比较。如果病变周围有肺实质环绕，胸片测量是可以接受的，但由于缺乏三维图像而不是首选。

**（三）肿瘤负荷的可测量性**

1. 靶病变（可测量病变）　非淋巴结靶病变的最大尺寸应符合10 mm或更大的标准（图85-1）。如果

表85-1　RECIST1.0与RECIST1.1之间关键点和主要变化

| 关　键　点 | RECIST1.1 | RECIST1.0 |
| --- | --- | --- |
| 测量方法 | 结外病变测量肿瘤最长径 | 肿瘤长径 |
| 目标病变（可测量病变）大小 | CT上至少10 mm | 螺旋CT 10 mm，传统CT 20 mm |
| 目标病变数量 | 最多共5个，每个器官最多2个 | 最多共10个，每个器官最多5个 |
| 淋巴结评价 | 测量短径。病理性淋巴结≥15 mm，或≤15 mm且≥10 mm | 未说明 |
| 疾病进展说明 | 目标病灶和新病灶的长径之和增加＞20%（需要绝对增大＞5 mm） | 目标病灶和新病灶长径之和增加＞20%（不需要绝对增大值） |
| 成像方式 | 胸部X线摄影、CT和MRI | CT、MRI和FDG-PET（PET仅用来检测病灶）。可以使用胸部X线摄影，但不推荐 |

注：引自 Eisenhauer EA: Response evaluation: beyond RECIST. Ann Oncol 18（Suppl 9）: ix29–ix32, 2007; and Eisenhauer EA, Therasse P, Bogaerts J, et al: New response evaluation criteria in solid tumours: revised RECIST guideline（version 1.1）. Eur J Cancer 45: 228–247, 2009.

增强CT显示淋巴结短轴≥15 mm,则认为是病理性增大并可由RECIST 1.1测量。在基线和治疗后时间点,使用非淋巴结靶病变的长径和淋巴结的短轴测量来评价肿瘤负荷和监测疗效。对于骨病变,只要软组织成分满足可测量性的定义,溶骨性和混合型骨病变伴有软组织肿块即被视为可测量。在RECIST 1.1中,成骨性病变被认为是不可测量的。当同时存在囊性和实性转移时,实性病变首选为靶病变。位于放疗区域的病变不被视为靶病变,除非病变大小有明显进展。

2. **不可测量的病变** 包括最长直径小于10 mm的器官病变和短轴≥10 mm且<15 mm的淋巴结。其他无法测量的病变包括软脑膜病变、腹水、胸腔或心包积液、肺淋巴管炎和皮肤癌。短轴小于10 mm的淋巴结被认为是非病理性的,不应记录或随访。

3. **肿瘤疗效评估** 可测量的疾病定义为至少存在一个靶(可测量的)病灶。在基线时,当存在不止一个靶病变时,应将代表所有相关器官的最多5个病变和每个器官最多2个病变定义为靶病变,以记录基线和每个时间点的测量结果。最好对目标病变进行明确界定,适合重复测量,且之前未进行局部区域治疗。所有其他病变和疾病部位,包括病理性淋巴结(如前所述),均被指定为非靶病变,仅在基线时记录其存在。计算、报告和跟踪所有靶病变的最长径(SLD)总和,以评价疗效反应。当病变太小无法测量时,默认值为5 mm。如果它们完全消失,测量值记录为0 mm。当一个靶病变分割成多个较小的病变时,计算所有碎片长径的总和。如果靶病变合并,应取合并病变的最长径。

非靶病变不需要进行测量,记录为"存在""消失"或"明确进展"。新病灶的出现表示疾病进展。如果有明确的病变,应在随访检查中重新评价进展情况。

**(四)反应类别**

1. **靶病灶评价** 影像学将疗效反应分为CR(淋巴结外靶病变消失,所有淋巴结短轴测量值<10 mm)、PR(肿瘤SLD至少降低30%)、PD(肿瘤负荷增加至少20%,SLD绝对变化至少5 mm)和SD(既非PR也非PD)(表85-2)。

2. **非靶病灶评价** 任何非靶向病变都应在所有时间点进行定性评估,即使其大小可测量。疗效反应分为CR(所有非靶病变消失,肿瘤标志物水平正常化,病理性淋巴结在短径缩小至<10 mm)、非CR/非PD[一个或多个非靶病变持续存在和(或)肿瘤标志物水平持续高于正常限值],以及PD(明确的非靶病灶进展)(表85-3)。

3. **总体反应** 根据靶病变和非靶病变的疗效反应,评价总体反应(表85-3)。

尽管RECIST在评价治疗反应方面已获得广泛的应用,但它具有内在的局限性,如病灶选择的主观性和不一致的成像方案。而且,通过靶向治疗,肿瘤内的形态学变化滞后于生理和分子变化。因此,RECIST不适合监测这些新疗法的早期效果。

**表85-2 肿瘤疗效反应评价RECIST1.1标准**

| | |
|---|---|
| 完全缓解 | 所有目标病变消失或淋巴结短径缩小至<10 mm |
| 部分缓解 | 所有目标病变的长径之和缩小>30% |
| 疾病进展 | 所有目标病变的长径之和增大>20%且绝对增大≥5 mm;新病灶 |
| 病情稳定 | 以上情况都没有 |

注:引自 Eisenhauer EA: Response evaluation: beyond RECIST. Ann Oncol 18(Suppl 9): ix29-ix32, 2007; and Eisenhauer EA, Therasse P, Bogaerts J, et al: New response evaluation criteria in solid tumours: revised RECIST guideline(version 1.1). Eur J Cancer 45: 228-247, 2009.

**表85-3 基于RECIST1.1标准的肿瘤目标病灶、非目标病灶和新病灶不同组合的总疗效反应**

| 目标病变 | 非目标病变 | 新病灶 | 总反应 |
|---|---|---|---|
| CR | CR | No | CR |
| CR | Non-CR/non-PD | No | PR |
| CR | NE | No | PR |
| PR | Non-PD or NE | No | PR |
| SD | Non-PD or NE | No | SD |
| PD | Any | Yes or No | PD |
| Any | PD | Yes or No | PD |
| Any | Any | Yes | PD |
| Not all evaluate | Non-PD | No | NE |

注:CR, Complete response:完全缓解;NE, not evaluable:无法评价;PD, progressive disease:疾病进展;PR, partial response:部分缓解;SD, stable disease:病情稳定。

引自 Eisenhauer EA: Response evaluation: beyond RECIST. Ann Oncol 18(Suppl 9):ix29-ix32, 2007; and Eisenhauer EA, Therasse P, Bogaerts J, et al: New response evaluation criteria in solid tumours: revised RECIST guideline(version 1.1). Eur J Cancer 45: 228-247, 2009.

## 二、容积和功能成像的作用

由于缺乏标准化、普遍可用性和劳动密集（在容积法的情况下），工作组没有采用RECIST方法进行反应评价。唯一的例外是FDG-PET在评价疾病进展中对CT进行补充。基线时FDG-PET阴性和随访时FDG-PET阳性被认为是疾病进展。在随访FDG-PET阳性和无基线FDG-PET的情况下，新的疾病部位被确认与CT结果相关，否则建议随访CT扫描确认（如果确认，异常FDG-PET扫描日期将视为PD日期）。随访时FDG-PET阳性，与解剖稳定的疾病相关，不视为PD。

## 三、基于肿瘤密度测量的疗效反应评价

**CHOI标准** 如Choi所述，在增强CT上以Hounsfield单位（HU）测量的肿瘤X射线衰减可作为评价疗效反应的一种额外方法。其作用首次在甲磺酸伊马替尼对胃肠道间质瘤（GIST）的治疗作用被研究。与常规化疗不同，靶向治疗的作用机制不同，如抑制肿瘤血管生成。用靶向疗法治疗的肿瘤可能无法出现标准细胞毒性疗法所见的肿瘤负荷的变化。因此，传统的基于肿瘤负荷评价的标准不能应用于评价肿瘤（如GIST）对靶向治疗的反应。

门静脉期CT显示肿瘤放射密度降低与治疗后潜在的肿瘤坏死相关，即使肿瘤体积没有实质性变化。肿瘤衰减是通过绘制一个静脉期围绕肿瘤边缘的感兴趣区域（ROI）来测量的。治疗前后计算目标病变的平均HU值。疗效反应类别和定义见表85-4。HU测量的优点是，它是一种简单的方法，不需要专业知识，可以在常规成像工作站上执行。Choi反应标准

### 表85-4 Choi反应标准

| 反应类别 | 定 义 |
| --- | --- |
| CR | 所有病灶消失且无新病灶出现 |
| PR | 病灶缩小≥10%（肿瘤长径），或肿瘤衰减减低≥15%（Hounsfield单位）。无新病灶出现 |
| PD | 肿瘤大小（长径）增加≥10%，不满足PR肿瘤衰减减低的标准，出现新病灶 |
| SD | 以上都没有 |

注：CR, Complete response：完全缓解；NE, not evaluable：无法评价；PD, progressive disease：疾病进展；PR, partial response：部分缓解；SD, stable disease：病情稳定。

引自Choi H: Critical issues in response evaluation on computed tomography: lessons from the gastrointestinal stromal tumor model. Curr Oncol Rep 7: 307-311, 2005.

已被用于其他实体肿瘤的评价。一些研究建议使用Choi标准评价舒尼替尼治疗早期转移性肾细胞癌、化疗和放疗治疗软组织肉瘤的疗效。

## 四、修正后实体肿瘤疗效评价标准

当应用于肝细胞癌（HCC）时，仅基于肿瘤负荷变化的治疗评价也可能产生误导。肝癌的治疗经过多年的发展，近年来出现了新的治疗方法。人们越来越感兴趣个体化定制患者的治疗方案，需要对肿瘤的治疗反应进行早期和准确的评价。传统的生物标志物如RECIST标准已被应用于肝癌。然而，在有针对性的治疗中，仅基于传统RECIST标准的疗效反应评价信息量较少，且滞后于生物变化。2008年，由欧洲肝脏研究协会（EASL）和美国肝病研究协会（AASLD）召集的专家组介绍了将动脉期肿瘤增强纳入对比增强成像研究的概念，从而得出了修正的RECIST（mRECIST）评价标准（表85-5）。因此，在基线和整个随访检查中优化图像采集协议是正确应用mRECIST的先决条件。患者可采用螺旋CT增强扫描，最好使用多层扫描仪，或动态MRI增强扫描。为了保持成像的一致性，建议连续重建5 mm（或更小）的层厚。为了避免部分容积效应和连续检查时对同一病变的测量不一致，目标HCC病变基线时应至少是层厚的两倍，即层厚为5 mm时，则病灶为10 mm。同时适用于MRI检查。在系列研究中，应在相同序列上进行测量和比较。为了满足靶病变的标准，病变应具有可辨别的边缘，并且动脉期增强，被选为靶病变需要满足RECIST 1.1可测量病变的定义（图85-2）。

表85-5描述了mRECIST的反应类别。一个新发现的肝结节，被分类为肝细胞癌（最长径至少1 cm，表现为动脉期强化，门静脉或延迟期廓清），将被视为进展的证据。恶性门静脉血栓形成和没有明确界定的边缘的肝细胞癌灶应被视为非靶病变。短径大于20 mm的门静脉周围淋巴结可被认为是恶性的。在治疗的过程中，当可测量的肿瘤符合反应或疾病稳定的标准，并且出现新的或加重的腹水和胸腔积液时，恶性肿瘤的细胞病理证实是诊断疾病进展的必要条件。

## 五、基于氟代脱氧葡萄糖和正电子发射计算机断层成像的疗效评价：欧洲癌症研究与治疗组织标准

通常，恶性病变表现出强烈的18F-FDG摄取，标

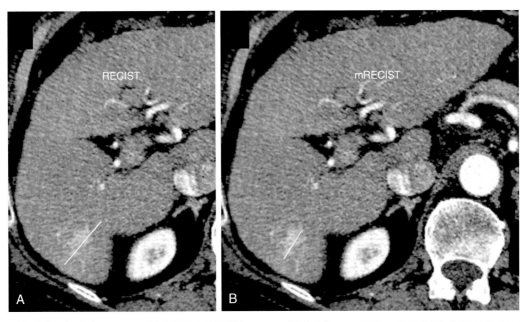

**图85-2**　肝细胞癌目标病变 mRECIST 标准测量方法及其与 RECIST 标准比较。A. 依据 RECIST 标准，动脉期 CT 测量目标病变整体最长径。B. 在 mRECIST 标准中，只测量肿瘤活性部分的最长径（在本例中为动脉期增强部分），不包括任何坏死区域

**表85-5**　改良 RECIST 标准对肝细胞癌的疗效反应评价（美国肝病研究协会–国家癌症研究所指南杂志）及其与 RECIST 1.1 标准的比较

| 反应类型 | mRECIST | RECIST1.1 |
|---|---|---|
| CR | 所有目标病灶动脉期强化消失 | 所有目标病灶消失 |
| PR | 病灶活性部分长径之和缩小>30%，即目标病灶动脉期强化部分 | 所有目标病灶长径之和缩小>30% |
| PD | 活性目标病灶长径之和增加>20%；出现满足 HCC 标准的新病灶（至少1cm，动脉期强化门脉期廓清） | 目标病灶长径之和增加>20%；需绝对增大≥5 mm；新病灶 |
| SD | 不符合上述任何类别的标准 | 不符合上述任何类别的标准 |

注：CR，Complete response：完全缓解；NE，not evaluable：无法评价；PD，progressive disease：疾病进展；PR，partial response：部分缓解；SD，stable disease：病情稳定。

引自 Lencioni R, Llovet JM: Modified RECIST（mRECIST）assessment for hepatocellular carcinoma. Semin Liver Dis 30: 52–60, 2010; Lencioni R: New data supporting modified RECIST（mRECIST）for Hepatocellular Carcinoma. Clin Cancer Res 19: 1312–1314, 2013; and Kim MN, Kim BK, Han KH, Kim SU: Evolution from WHO to EASL and mRECIST for hepatocellular carcinoma: considerations for tumor response assessment. Expert Rev Gastroenterol Hepatol 9: 335–348, 2015.

准化摄取值（SUV）可作为评价 PET 示踪剂摄取的一个重要的半定量成像生物标志物。为了计算 SUV，在 10～15 min 的静态扫描期间测量肿瘤 FDG 摄取浓度，然后将其归一化为注射剂量和患者体重、瘦体重或体表面积。越来越多的证据表明，在 FDG-PET 阳性的肿瘤中，治疗后的早期代谢变化可以被测量，也可以预测长期的预后。此外，对于靶向治疗，FDG-PET 可预测早期反应，而仅通过测量肿瘤大小是不可能实现的（图85-3）。欧洲癌症研究与治疗组织（EORTC）建议使用以下标准进行 PET 成像生物标志物评价。

（1）PD：SUV 增加 25% 以上，摄取范围明显增加 20% 以上，出现新的 FDG 阳性转移灶。

（2）SD：SUV 增加少于 25% 或减少少于 15%，摄取范围没有增加（长径小于 20%）。

（3）PR：化疗一个周期后 SUV 减少 15%，两个或两个以上周期后 SUV 减少超过 25%（不需要降低 FDG 摄取范围）。

（4）CR：肿瘤代谢活性完全消失，背景中无法辨认。

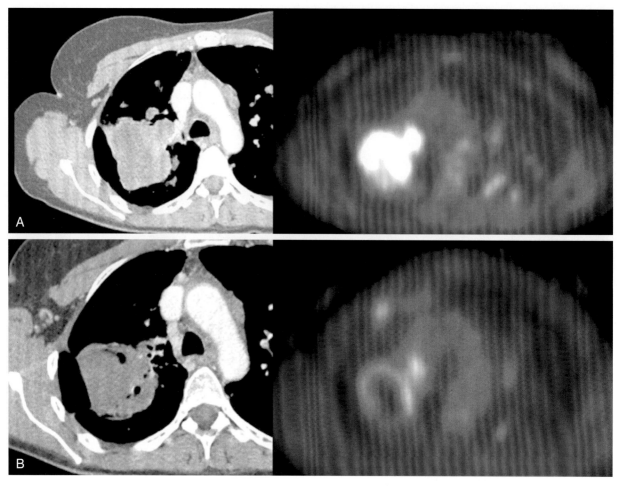

**图85-3**　肿瘤负荷（RECIST）和肿瘤代谢活性（FDG-PET）疗效反应评价对比。右肺肿瘤抗血管生成剂（贝伐单抗）治疗前（A）和治疗后（B），表现为肿瘤大小没有明显改变（坏死除外），但是出现了明显的FDG摄取减低

EORTC还建议SUV测量的初始感兴趣区域应仅包含有活性的肿瘤病灶，并在所有后续扫描中持续使用。基于PET的疗效评价标准在恶性肿瘤（如GIST、胆管肿瘤、食管和胃肠道肿瘤）中的作用已得到证实。然而，EORTC标准中仍存在缺陷。该标准没有规定如何绘制ROI以及如何处理多个病变。PR为15%的反应标准在预期的试验变异范围内。此外，18F-FDG不是肿瘤特异性的示踪剂，良性组织、炎症、肉芽肿和某些其他非恶性疾病也可能摄取18F-FDG。此外，SUV多次扫描间的可重复性仍然是一个重要的因素，因为SUV可能受到几个因素的影响，包括从注射示踪剂到图像采集的时间、患者准备、扫描质量、ROI选择等。

## 六、基于氟代脱氧葡萄糖-正电子发射计算机断层显像的疗效评价：实体肿瘤正电子发射计算机断层显像评价标准

在淋巴瘤和靶向药物治疗的肿瘤中，肿瘤疗效和肿瘤体积减小之间存在明显的差异。尽管肿瘤增强明显减弱和（或）FDG摄取显著减少，CT上病灶的大小仅出现很小的变化。因此，肿瘤代谢反应作为肿瘤疗效的一个指标比单纯的形态学变化更好地预测预后。由于相关定性FDG-PET评价标准缺乏标准性和可重复性，因此评价和验证定量PET数据，以进行有效的疗效反应评价，而不仅仅是使用定性数据。因此2009年提出了实体肿瘤中的PET疗效反应评价标准1.1（PERCIST 1.1）标准，包括监测PET肿瘤疗效的定量方法。为了在连续扫描中保持定量评价的一致性，PERCIST要求在相同的设备上进行相同的基线扫描和随访扫描，患者准备工作、FDG注射剂量以及注射后的扫描时间都应保持一致。与标准体重标准化SUV相比，PERCIST建议使用SUL（SUV标准化为瘦体重），因为它对患者体重的依赖性较小。建议使用直径为1.2 cm的球体测量SUL峰值，该球体形成体积为1 cm³的球形ROI，位于肿瘤的最高摄取区域中心。应注意肿瘤大小，直径应≥2 cm，以便准

确测量,然而有明显18F-FDG摄取的较小病变,包括那些在解剖上看不清楚的病变也可以被评价。治疗反应被描述为连续变量,报告基线和随访时间点的峰值病变(可能不是同一病变)SUL的百分比变化。建议以下评价标准:

(1) CR:指所有肿瘤代谢活性消失,无新的FDG摄取病变。

(2) PR:在治疗前最大病变和治疗后最大病变之间的SUL峰值降低0.8单位(>30%)(可能不是同一病变)。

(3) PD:SUL峰值增加0.8单位(>30%),或出现新的FDG摄取病变。

医院内部和医院之间优化和标准化扫描方案的困难,以及基于单个FDG摄取病灶的疗效评价的挑战,限制了PERCIST定量评价的广泛应用。

## 七、淋巴瘤评价标准

淋巴瘤是最常见的原发性造血系统疾病。但基于大小的异常淋巴结评价面临挑战。与其他器官的转移灶不同,淋巴结是可测量大小的正常解剖结构。目前,淋巴结大小被用来诊断淋巴结是否恶性,因为较大的淋巴结比较小的淋巴结恶性的可能性更大。同时,众所周知,即使正常大小的淋巴结也可能是恶性的。应用已有的方法,如WHO和RECIST标准来监测影像学上的治疗效果,对淋巴瘤是独特的挑

战。与实体器官肿瘤不同,恶性淋巴结可以缩小到正常大小或接近正常大小,并且可能不会完全消失,从而限制了基于传统肿瘤负荷标准的应用。同样,尽管肿瘤细胞完全消失,但病灶治疗后留下的瘢痕仍然有可能被视为可测量的病变。淋巴瘤也可以表现为传统成像技术难以客观评价的方式,如内脏的弥漫性浸润、无局灶性病变的骨或骨髓受累以及总体增大。因此基于横断面成像(CT和MRI)的International Workshop Criteria(IWC)被引入,并很快被采用为标准方法(表85-6)。

随着临床试验的经验积累,基于CT的IWC方法的局限性变得明显,例如缺乏功能或分子信息,并且认识到形态测量的严重局限性。值得注意的是,治疗后纤维化或瘢痕表现为CT上的残留肿块,这一发现在大约40%的非霍奇金淋巴瘤患者和甚至更多的霍奇金淋巴瘤患者中观察到。10%~20%的患者体内存在活性肿瘤组织,但无法在CT上区分有无残余病灶。因此,出现了对功能成像方法的需求。随后,国际协调项目(IHP)整合了评价淋巴瘤治疗效果的IWC和PET标准(图85-4和表85-7)。IWC和IHP的详细内容不在本章的范围内,读者可参考相关资料。表85-6和表85-7概述了这两种评价标准。

## 八、未来趋势

成像技术、对比剂和后处理方法的进步带来了生

**表85-6 国际研讨会标准**

| 反应类型 | 定 义 | 结 节 肿 块 | 脾脏和肝脏 | 骨 髓 |
|---|---|---|---|---|
| CR | 疾病的所有证据消失 | 淋巴结变成正常大小 | 未触及,结节消失 | 重复活检证实浸润清除;如果形态学无法确定,免疫组化应为阴性 |
| PR | 可测量病灶消退,无新病灶出现 | 主要肿块SPD缩小≥50% | 结节SPD缩小≥50%;肝脏或脾脏无增大 | 如果治疗前呈阳性,则不相关;应明确细胞类型 |
| 疾病复发或PD | 任何新病灶出现,或已有病灶与最小值时相比增大≥50% | 出现任何一个轴长度>1.5 cm的新病变,超过一个结节的SPD增加≥50%,或已知的短径<1 cm的结节的长径增加≥50% | 任何已存在病变的SPD增加>50% | 新发或复发累及 |
| SD | 未能达到上述任何类别 | | | |

注:淋巴结均测量短径。

CR, Complete response:完全缓解;PR, partial response:部分缓解;SD, stable disease:病情稳定;PD, progressive disease:疾病进展;SPD, sum of the product of the diameters:直径乘积之和。

引自 Cheson BD, Horning SJ, Coiffier B, et al: Report of an international workshop to standardize response criteria for non-Hodgkin's lymphomas. NCI Sponsored International Working Group. J Clin Oncol 17: 1244, 1999; and Cheson BD, Pfistner B, Juweid ME, et al: Revised response criteria for malignant lymphoma. J Clin Oncol 25: 579-586, 2007.

表85-7 国际协调项目标准将国际研讨会标准和正电子发射计算机断层扫描相结合以评价淋巴瘤治疗反应

| 反应类型 | 定 义 | 结 节 肿 块 | 脾脏和肝脏 | 骨 髓 |
|---|---|---|---|---|
| CR | 疾病的所有证据消失 | 1. 治疗前FDG摄取或PET阳性：若PET阴性，肿块大小没有限制<br>2. 可变的FDG摄取或PET阴性：CT显示淋巴结消退为正常大小 | 未触及，结节消失 | 重复活检证实浸润清除；如果形态学无法确定，免疫组化应为阴性 |
| PR | 可测量病灶消退，无新病灶出现 | 不超过6个最大主要肿块的SPD减小≥50%；其他结节的大小不增加<br>1. 治疗前FDG摄取或PET阳性：一个或多个PET阳性的已存在病灶<br>2. 可变的FDG摄取或PET阴性：CT上出现消退 | 结节SPD减小≥50%（对单个结节为最大横径）；肝脏或脾脏无增大 | 如果治疗前呈阳性，则不相关；应明确细胞类型 |
| 疾病复发或PD | 任何新病灶出现，或已有病灶与最小值时相比增大≥50% | 出现任何一个轴的长度＞1.5 cm的新病灶，不止一个结节的SPD增加≥50%，或短轴＞1 cm的已知病变长径增加≥50%，病灶PET阳性，如果FDG摄取淋巴瘤或治疗前PET阳性 | 任何已存在病变的SPD增加＞50% | 新发或重复累及 |
| SD | 未能达到上述任何类别 | 1. 治疗前FDG摄取或PET阳性：以前的病灶部位PET阳性且CT或PET上无新发病灶<br>2. 可变的FDG摄取或PET阴性：CT上原始病灶大小无变化 | | |

注：CR, Complete response：完全缓解；PR, partial response：部分缓解；SD, stable disease：病情稳定；PD, progressive disease：疾病进展；SPD, sum of the product of the diameters：直径乘积之和。

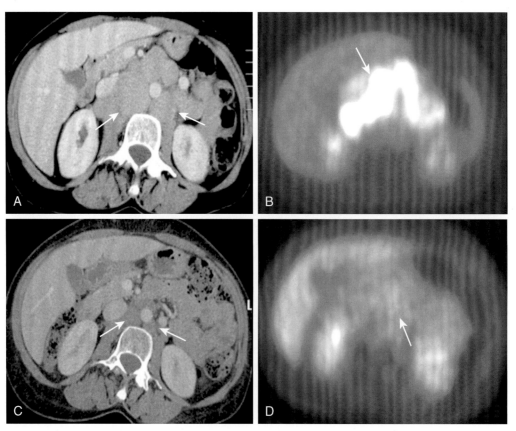

图85-4 化疗结束后，对比增强计算机断层扫描（CT）图像显示残余瘤灶（箭头处），相应的PET图像（箭头处）上的FDG摄取显著降低，突出了代谢成像与单纯CT成像相比对FDG高摄取淋巴瘤疗效反应评价的益处

理和功能成像方法。新的成像技术现在能够通过捕获灌注和氧合以及分子的变化来检测肿瘤微环境和组织细胞结构的变化。动态增强CT和MRI等方法可评价对比剂在肿瘤内的生物分布,以评价组织微血管的变化;弥散加权磁共振成像,用于评价细胞结构及其完整性;磁共振波谱成像用于量化相关的组织化学成分,这些都是更准确和精准的肿瘤负荷评价方法。

---

**要点**

- ■ 影像学仍然是监测实体肿瘤和恶性淋巴瘤疗效的核心方法。
- ■ 形态学方法(例如RECIST)是最常用的评价方法。
- ■ 随着靶向治疗等新药的引入,肿瘤影像学的预期发生了变化。
- ■ 功能成像技术如PET有广阔的应用前景。它们的角色正在进化为形态学方法的补充。常规可用、可重复性、标准化和有效性是广泛使用的前提条件。

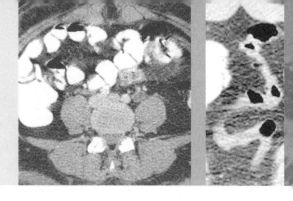

# 第86章

# 影像引导下的治疗

Surabhi Bajpai and Raul N.Uppot

现在临床日益强调为患者量身定制肿瘤治疗个体化方案(即个性化医疗),这对于腹部和盆腔恶性疾病的治疗有了多种治疗的选择。特别是在肝肾恶性肿瘤患者中,器官靶向治疗,如经皮消融治疗、动脉内栓塞治疗和定向放射治疗,在改善患者预后方面显示出相当大的前景。尽管手术切除被认为是治疗这些肿瘤的金标准,但经皮消融治疗也为肾癌和肝癌的治疗提供了一个有价值的选择。动脉内治疗是局部晚期肝脏恶性肿瘤患者的有效治疗方案,影像引导放射治疗适用于不可切除或难以消融的肝脏恶性肿瘤。

影像对于接受影像引导局部治疗患者的成功引导起着至关重要的作用。治疗前影像学的作用是确定肿瘤负荷和分期;描述肿瘤的解剖关系,尤其是它与关键结构的毗邻关系;选择合适的治疗方案;以及治疗方案的计划。局部治疗后,影像学检查不仅可以评价治疗成功率、探查肿瘤残留和复发,还是监测手术相关并发症的关键手段。计算机断层扫描(CT)和磁共振成像(MRI)技术的不断进步,不仅可以对肝肾肿瘤进行可靠的形态学评价,而且可以进行功能评价。功能成像技术,如CT/MRI灌注、弥散加权成像(DWI)、$^{18}$F-氟脱氧葡萄糖($^{18}$F-FDG)正电子发射断层成像(PET)和(或)PET-CT,可以评价肿瘤的各种生理特性,如血管和代谢,这些在局部治疗前后的应用日益广泛。本章节将简要介绍影像学在腹部恶性肿瘤,尤其是肝肾肿瘤的影像引导治疗的术前和术后评价中的价值。

## 一、影像引导治疗方案

在过去的几十年中,影像引导的地位在腹盆腔肿瘤的局部治疗中有了显著的提高。主要的影像引导治疗包括经皮影像引导消融治疗和动脉内治疗。经皮影像引导消融技术包括射频消融(RFA)、经皮乙醇注射、微波消融(MWA)、冷冻消融、激光消融和不可逆电穿孔(IRE)。经皮消融治疗是肾细胞癌和肝脏恶性肿瘤最常用的方法,而动脉内化疗和影像引导放疗则主要用于治疗肝脏恶性肿瘤。

经皮消融术的原理是通过消融针的化学物质、热量或电流进入肿瘤内,同时避免对周围正常组织的损伤,从而局部破坏肿瘤。经皮乙醇注射通过图像引导缓慢地将无水酒精或95%酒精注入肿瘤内导致凝固性坏死从而达到破坏肿瘤的目的,而RFA是通过高频交流电(AC)的传输产生热量而导致肿瘤坏死。MWA的工作原理是通过电磁波破坏组织,其频率为90千赫或更高,可导致细胞分子快速运动,产生热量和凝固性坏死。IRE是一种非热消融技术,通过强高压电脉冲(3 kV)诱导细胞膜永久通透性增加来实现组织破坏。水溶性物质和离子的渗透性跨膜运动增加,破坏了细胞内稳态并导致细胞死亡。尽管消融手术也在腹腔镜和术中应用,但是大多数手术还是经皮操作的。在众多的消融技术中,射频消融的经验是最多的,射频消融已被认为是局部肿瘤控制的标准治疗选择。

在肝脏恶性肿瘤的治疗中,动脉内化疗栓塞(TACE)和选择性内放射治疗(SIRT)是最常用的治疗方法。这些都通过动脉将不同的颗粒注入供应肿瘤的血管以完成组织破坏。肝动脉栓塞技术之所以可以实施是由于肝脏的双重血供(门静脉,75%;肝动脉,25%),并且肿瘤的血供主要是肝动脉,因此可以向肿瘤内选择性动脉内灌注栓塞剂和化疗药物。动脉内给药引起肿瘤供血血管栓塞,导致细胞死亡,而由门静脉供血的正常肝实质没有受损。SIRT或放疗栓塞术包括动脉内注射放射性同位素[钇-90($^{90}Y$)]颗粒(20~60 μm),它能释放β射线以摧毁肿瘤组织,同时对周围正常肝脏的辐射损伤减至最低。与TACE相比,SIRT需要对肿瘤保持足够的灌注,以增强放射治疗引起的自由基依赖性细胞死亡。在肝细胞癌(HCC)中,动脉内治疗被认为是对不能手术的大肝癌或多发性肝癌且没有大血管侵犯或肝外转移,同时保留足够的肝功能储备和功能状态患者的一线姑息治疗。在肝转移瘤方面,动脉内治疗具有姑息性治疗作用,特别是神经内分泌肿瘤、乳腺癌和结肠癌肝转移。

影像引导放射治疗越来越多地用于治疗肝脏恶性肿瘤,因为新型三维(3D)适形放射治疗可以在保证剩余肝功能的同时,还能将高放射剂量定向照射到肝脏的限定体积。这些技术使用经皮放置在肿瘤周围的不透射线基准点,以保持高精准的照射,从而导致DNA损伤和细胞死亡。

## 二、成像协议

动态增强多排螺旋CT(MDCT)和钆增强MRI被认为是局部治疗前腹部肿瘤术前评价和治疗反应监测的标准。虽然CT和MRI在术前评价上具有同等的准确性,但由于其特异性高、软组织和对比度分辨率高,因此钆增强MRI更适合于肝脏恶性肿瘤的评价。对于肝脏肿瘤,通常进行动脉期、门静脉期和延迟期的动态增强成像。在肝脏恶性肿瘤中,尤其是肝外原发性转移瘤,如结直肠癌,PET-CT越来越多地被用于术前评价肝外病变部位和准确的肿瘤分期。对于转移性疾病,PET-CT也比CT更适合评价消融区和SIRT治疗后的情况。与PET-CT相比,CT和MRI等形态学影像学检查对于SIRT治疗后坏死、水肿、出血和囊性改变的监测不敏感。

对于肾脏肿瘤,典型的摄片期相包括平扫、肾实质期和延迟期。延迟期通常用于确定肿瘤与肾集合系统的关系,以及检测泌尿系统并发症。减影成像作为一种补充技术精确测定治疗区域的强化。同时可以获取冠状面和矢状面重建图像。无论用何种影像检测技术,在治疗前和治疗后的不同时间点,都必须保持与在基线时执行的成像方案的一致性。各种局部治疗后影像学评价的初始时间一般为治疗后4~8周。在对治疗反应进行初步评价后,随后进行

的影像学随访主要监测局部肿瘤的进展情况,以及新发的局部和远处病灶。我们目前的做法包括治疗后1、3、6、9和12个月的影像学随访,如果没有发现残留或复发的疾病,则在更长的时间间隔进行影像学检查。

## 三、影像学:治疗前评价

影像学是肝或肾恶性肿瘤患者的多学科诊疗的组成部分,因为患者的选择通常取决于肿瘤评价,以及各种治疗方案的技术可行性。治疗前充分的影像学评价对于选择最佳的局部或全身治疗至关重要,即手术切除、全身化疗与局部治疗。CT或MRI的术前成像明确肿瘤部位,描绘肿瘤边缘以及与邻近结构的关系,并确定经皮介入治疗的安全路径,对邻近正常和重要结构的损害达到最小化。治疗前评价也可实现肿瘤血管和代谢的评价,从而确保精准剂量和靶向治疗。接下来的章节将讨论局部治疗前的评价注意事项。

(一)肿瘤分期 影像学的一个关键功能是准确地进行肿瘤分期,包括评价肿瘤的大小、数目、位置、主要血管侵犯、淋巴结和远处转移,以选择最佳的靶向治疗方案。在肝肿瘤患者中,病灶的大小和数目决定了局部治疗的类型,孤立性肿瘤或少于3个的肿瘤通过经皮消融术或放射治疗,而肝内多发性病变则通过动脉内治疗。对于经皮消融治疗,肿瘤大小对治疗方案有很大的影响,包括消融针的类型(单针和集束针)。肿瘤大小也是肝肾肿瘤治疗成功率和生存期的一个强有力的预测因素。

在肝癌患者中,经皮消融治疗对于5 cm或以下的肿瘤更容易获得良好的疗效,而对于小于3 cm的肿瘤,RFA的疗效与手术切除一致(图86-1)。对于直径大于5 cm的巨块型HCC通常不选择经皮消融治疗,手术切除仍然是优选方案。TACE和经皮消融治疗结合可能使大于5 cm的肝肿瘤患者获益。对于具有肝功能储备且无大血管侵犯或肝外转移的多灶性肝癌患者,常采用动脉内治疗。在肝脏寡转移(孤立性肿瘤或少于5个病灶且直径小于3 cm)患者中,消融治疗和影像引导的放射治疗可作为拒绝手术或手术禁忌患者的另一种治疗选择。在这些患者中,RFA在控制肿瘤负荷方面取得了一定成效,对于小于5 cm的肿瘤,五年生存率为24%~44%;对于小于3 cm的转移瘤,五年生存率为55%~56%。转移性结直肠癌RFA后的肿瘤复发率为6%~40%,且与肿瘤大小、数目、位置相关,大于5 cm的病灶疗效较差。

由于消融区域较大，因此MWA可以获得更高的完全消融率。对于消融不可行或不可选择的患者，动脉内治疗如TACE（联合伊立替康）和SIRT治疗也是有前景但不太成熟的选择。对于肝细胞癌，动脉内治疗是非手术治疗的一线姑息性治疗，适用于巨块型肝癌或多发性肝癌且没有严重的血管侵犯或肝外疾病，但肝功能和功能状态保持良好的患者（图86-1）。

对于肾癌，肿瘤大小决定了治疗的成功率，根据美国癌症分期联合委员会，适合经皮消融治疗的最佳肿瘤大小为4 cm或更小或T1a肿瘤（图86-2）。对于小于3 cm的肿瘤，可以达到100%的成功率，导致肿瘤完全坏死。肿瘤大小的增加限制了疗效，缩短了无复发生存期，因此需要增加消融次数以达到同等程度的坏死。由于能够看到治疗区域，冷冻消融减少了成功治疗肿瘤所需的疗程次数。肿瘤的大小也决定了消融针的类型、重叠消融的次数和治疗的次数。直径

为1.5 cm的肿瘤可以用集束型消融针进行一次消融治疗，而肿瘤大小越大则需要使用更多的消融针、重叠的消融和多次治疗。

**（二）肿瘤定位**　肿瘤的位置对局部治疗策略有重要影响，因为它决定了肿瘤的治疗类型和经皮入路途径。在经皮消融术前，必须精确地描述肿瘤的位置及其与邻近结构的关系，因为这不仅决定了达到肿瘤部位的安全路径，而且影响了手术的计划，包括患者的体位、消融针类型，以及额外的手术操作的需求，如水分离术。肿瘤与周围结构如胃、十二指肠、结肠等的解剖关系在消融前必须明确，因为它不仅影响手术是否可以进行完全消融，从而影响疗效，并且还能潜在增加并发症的发生率，如胃肠道穿孔。在这种情况下，通常会进行辅助性操作，如水分离术（或在热消融前腹腔内注入葡萄糖溶液），以使肠袢远离肾或肝肿瘤，从而防止对这些器官的损伤（图86-3）。此外，

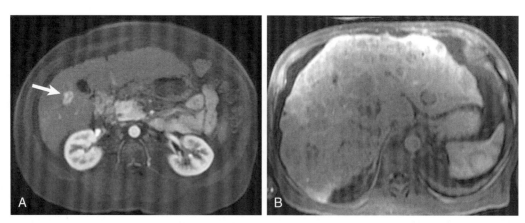

**图86-1**　肿瘤分期在两名患者选择合适的局部治疗策略时的作用。A. 男性患者，53岁，轴位钆增强MRI显示肝脏2.1 cm大小的动脉增强型肝细胞肝癌（箭头处），该患者使用了射频消融术治疗。B. 男性患者，79岁，门静脉期轴位钆增强MRI显示肝两叶多发病灶（活检证实为肝癌），该患者接受了经动脉化疗栓塞治疗

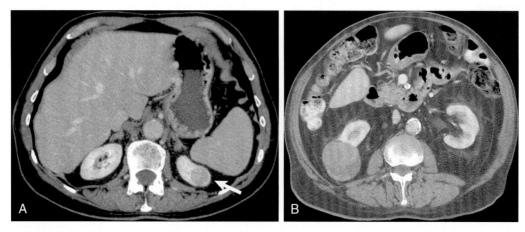

**图86-2**　经皮消融术治疗的孤立性肾细胞癌（RCC）。A. 男性患者，72岁，轴位肾断层相位CT扫描显示左肾上极长2.3 cm（箭头处）肿块，患者接受冷冻消融治疗。B. 女性患者，62岁，轴位CT显示右肾中极4.5 cm肾细胞癌，该患者接受多疗程射频消融术治疗

在进行其他消融手术时,如酒精注射或IRE,也应该尽量避免邻近器官的损伤。

重视肝、肾肿瘤与肝门、肾门结构的关系,以避免对胆管、肾集合系统或输尿管的损伤。据报道,经皮消融治疗距离较粗胆管不到1 cm的肿瘤会引起胆管狭窄。无独有偶,中央型肾肿瘤的消融直流可导致集合系统损伤,包括漏斗或输尿管狭窄和尿性囊肿的形成。逆行肾盂灌注是中央型肾肿瘤消融术中一种有效的辅助治疗,可减少集合系统和输尿管损伤(图86-3)。靠近肝、肾血管肿瘤的影像引导消融是可行的,由于血流的原因,消融对血管的热损伤是有限的。然而,"热沉效应"可能会限制RFA的疗效。这种效应会导致肿瘤组织的不完全消融,据报道邻近大血管的肿瘤局部复发率高达48%。据报道,在外生型肾肿瘤中,肾周脂肪的"烤箱效应"可以在肿瘤内"保存"热量,可以增强肿瘤的消融效果。在计划影像引导放射治疗的患者中,如果肝肿瘤距离乳房、胃和小肠或大肠等脏器很近,会增加非靶器官辐射损伤,并且要记录外科手术放置的人造真皮垫片(NJ)将器官组织移位远离辐射场的影响。

**(三)肿瘤局部浸润和转移** 局部治疗通常不适用于伴有大血管侵犯的局部晚期肿瘤,因为它严重影响预后和总生存(图86-4)。多平面重建和三维重建图像对血管侵犯的准确评价非常实用(图86-4)。与包膜完整的肿瘤相比,经皮消融治疗很难完全消融向外周浸润的肿瘤。对于肝脏恶性肿瘤,应在消融或动脉内治疗之前确认是否存在胆管侵犯或胆管扩张,因为这些手术会增加胆管坏死和感染的风险。远处转移严重影响预后,并且是局部治疗的相对禁忌证,因为这些治疗通常用于肿瘤的局部控制。

**(四)血管解剖** 在进行动脉内栓塞治疗如TACE和SIRT前,需要充分评价动脉血管解剖。术前对正常和变异血管的解剖评价,应该与既往存在的血管疾病如动脉硬化的鉴别同时进行,以便进行治疗规划。在栓塞过程中,确定肝肿瘤的侧支血供是保证肿

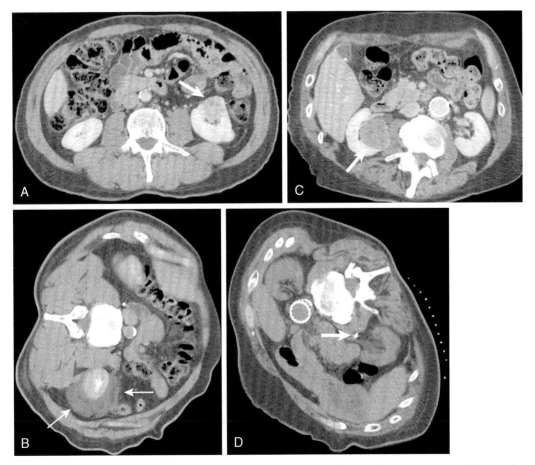

**图86-3** 肿瘤位置及其对计划经皮消融术程序策略的影响。A. 轴位肾实质期CT图像显示2.9 cm的左肾细胞癌(RCC)(箭头处),病灶在左肾前侧,位置毗邻左半结肠。B. 术中轴位CT图像显示腹膜区注射5%葡萄糖溶液,从而移开结肠(水分离)以促进肾脏射频消融成功治疗肾脏病变(箭头处)。C. 轴位肾实质区CT图像显示3.6 cm中心RCC(箭头处),靠近肾盂和输尿管。D. 术中轴位CT图像显示输尿管放置致密夹(箭头处)进行肾盂灌注术,来限制集合系统的损坏

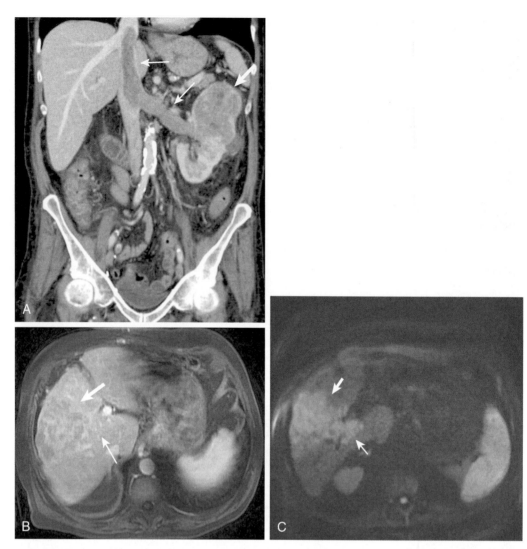

**图86-4** 局部治疗前进行术前影像学检查来评价血管受累情况。A. 62岁男性对比增强冠状位重建CT图像显示左肾巨大的肾细胞肾癌（粗箭头处），左肾静脉和下腔静脉可见癌栓侵犯（细箭头处）。B. 63岁男性的轴位钆增强MRI显示浸润性肝细胞癌（粗箭头处）伴门静脉癌栓（细箭头处）。C. 轴位扩散加权MRI图像b=600时显示栓子内呈高信号（细箭头处），扩散受限。而这表明有明显的血管受累，因此要排除消融和动脉内治疗

瘤完全栓塞的关键。在进行SIRT手术之前，必须进行基线诊断性血管造影，显示肠系膜血管解剖图，从而确定正常和变异的血管解剖和肝血流。这一步骤非常重要，因为预防性栓塞胃十二指肠动脉和胃右动脉等血管是必要的，以防止胃和小肠等非靶器官的放射性栓塞，从而导致顽固性放射性溃疡。此外，单光子发射电子计算机断层扫描（SPECT）将大颗粒白蛋白注入肝动脉，以检测动-静脉分流进入胃肠道或肺血管。在出现任何相关动静脉瘘的同时，发现任何有肝导向血流的侧支血管应在SIRT治疗前及时栓塞来提高治疗效果。不能通过栓塞治疗的严重肺分流是SIRT的禁忌证。

（五）肿瘤代谢　$^{18}$F-FDG PET是一种无创性代谢成像技术，用于接受局部治疗患者的术前和术后

评价。PET-CT扫描仪将$^{18}$F-FDG-PET的代谢信息与CT提供的精确解剖信息结合起来，可以实现病灶的精确定位。使用PET-CT作为术前评价便于显示肿瘤FDG摄取区域，从而可以评价治疗效果（图86-5）。PET-CT是检测肝外转移灶的有效手段，这些转移灶总会妨碍局部治疗的选择。虽然PET-CT在肝癌中的应用由于FDG摄取量的变化而受到限制，但是它在接受MWA、RFA或TACE治疗后的转移性结直肠癌患者中非常实用。PET-CT在检测肝外病灶和提高结直肠癌、甲状腺癌、黑色素瘤和类癌的分期方面优于CT。然而，PET-CT在肾细胞癌的术前评价和分期中尚未广泛应用。

（六）功能储备评价　局部治疗的主要优势是对肿瘤破坏的同时，对周围正常肝、肾实质的损伤最小

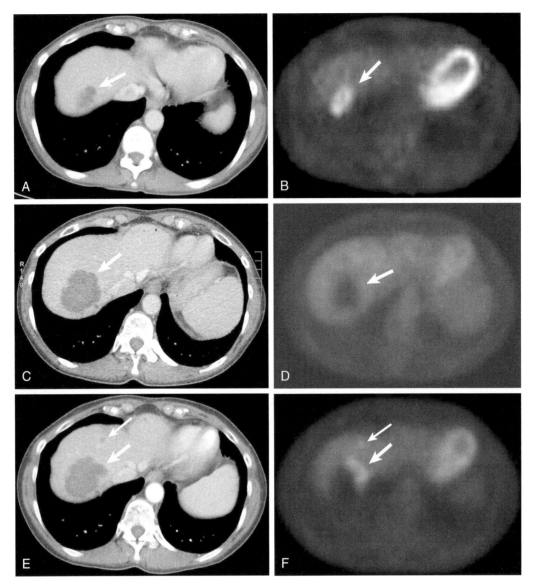

**图86-5** 结直肠癌肝转移经皮消融术后肿瘤复发和新病变。A. 一位结肠癌患者的轴位对比增强CT图像显示,在肝穹窿内有一个2.5 cm的低密度肝转移灶(箭头处)采用了射频消融术治疗。B. 相应的正电子发射断层扫描(PET)图像显示强的氟脱氧葡萄糖(FDG)摄取(箭头处)。术后3个月复查PET-CT。轴位增强CT(C)显示(箭头处)与PET图像(D中的箭头处)上没有FDG摄取的区域完全对应。消融治疗6个月后,轴位增强CT(E)和相应的PET图像(F)表现出沿消融区(粗箭头处)强的FDG摄取,提示肿瘤复发。在消融区附近还有一个新的FDG活性摄取转移性沉积(细箭头处)

化。良好的长期疗效不仅依赖于肿瘤的灭活,还要保留足够的剩余功能储备。因此,在进行局部治疗之前,评价脏器功能是必不可少的。尽管实验室检查如血清尿素、肌酐、转氨酶等可以提供对器官功能的可靠评价,但影像学在确定功能储备方面的价值却常常被低估。在术前评价过程中需特别注意肾或肝功能异常,并在影像学报告中适当描述这些实际情况。可靠的功能储备评价有助于为患者选择手术治疗和局部消融治疗。若患者功能储备不足,可能会因为器官衰竭而难以接受手术治疗。对于严重纤维化、肝硬化或孤立肾的患者,由于功能储备欠佳,首选消融治疗。

适当的肝储备是进行SIRT手术的先决条件,因为放射治疗可能导致肝实质损伤。对于肝硬化患者,影像学检查可以有效识别肝功能储备情况,如腹水或胸腔积液、门静脉高压征象(脾肿大,食管或胃静脉曲张)。在治疗肿瘤之前,往往需要额外的手术操作来处理这些影像学特征,如穿刺、内镜下静脉曲张结扎等。确定背景实质改变的另一个原因是这些改变会影响经皮消融治疗的成功实施。例如,在肝硬化背景下,肝肿瘤的热消融可能更有效,因为肝纤维化的隔离作用(烤箱效应)导致内脏温度升高以及更长久的细胞毒性效应。

### 四、影像学：术后评价

影像学在腹部和盆腔恶性肿瘤患者局部治疗后具有重要作用。术后影像学随访的四个主要目的如下：① 确定在治疗部位的预期正常变化；② 识别异常变化，如残留疾病或肿瘤复发；③ 识别治疗相关并发症；④ 发现消融部位之外的新发病灶，包括肝外病灶。

早期发现肿瘤残存复发和并发症有助于指导及时干预和额外治疗。通常在治疗后4周进行第一次术后影像学评价。此时，通常由介入科医师评价患者的复查影像。由于治疗后第一年复发的可能性较高，所以随后的影像学随访复查较为频繁。

#### （一）影像学表现

1. 经皮消融治疗　肾、肝肿瘤消融术后的影像学表现相似。在术后的不同时间点，预期的变化是不同的。无论采用何种消融技术，重要的是消融区域要包括5～10 mm的正常组织，以确保无肿瘤边界，并有效消除常存在于肿瘤周围的微浸润，同时保留正常的脏器功能。因此，最终消融区域的大小通常大于治疗前肿瘤的大小。治疗后即刻行CT扫描显示消融区域表现为非强化区，这是由于蛋白质物质或出血的存在（图86-6和图86-7）。仅次于组织坏死，消融区域

的小气泡也比较常见，包括门静脉中偶尔也会出现小气泡。在增强图像中，完全消融的肝肿瘤在动脉期、门脉期和延迟期图像无强化。消融区周围常可见薄层环形强化，表现为肿瘤内凝固坏死区周围肉芽组织的热损伤引起的生理性炎症反应。这种良性边缘强化是暂时性的，内边缘均匀光滑，应与消融区周边残留肿瘤的不规则结节强化相鉴别。在磁共振图像上，肝脏消融区在T1加权像上有三种不同的表现：中央低信号区被宽的高信号区包围，并被低信号带覆盖。低信号带代表急性期窦性充血和亚急性期纤维化改变。在T2加权像上，由于脱水和凝固性坏死，治疗区域主要表现为低信号。然而，可以看到继发于出血的高信号灶。注射钆剂后，消融区域无强化。消融后肝脏的灌注改变并不少见，包括由消融损伤引起的动静脉分流导致邻近消融区的外周楔形动脉强化区域。当怀疑有肿瘤残留时，可缩短随访间隔观察消融区域。然而复发性肿瘤呈间隔性生长，灌注变异消失或在后续影像学检查上变小。

尽管在表现上有相似，但是某些影像学特征在肾肿瘤消融后是不同的，特别是在部分外生性肿瘤。在部分外生性肿瘤中，可见肾周脂肪伴肾旁筋膜增厚（图86-8）。消融区通常是由消融的肿瘤和坏死的肾

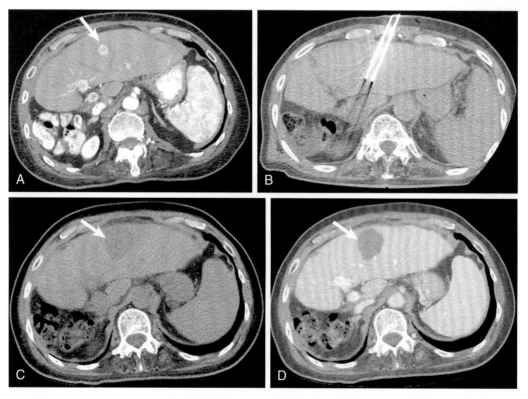

**图86-6** 左叶结肠直肠癌肝转移RFA后CT的预期消融后变化。A. 轴位增强CT表现左肝叶2 cm转移灶（箭头处）。B. 术中CT显示左叶病变内的射频探头。C. 轴位CT平扫图像显示RFA术后1个月的消融区内的高密度影（箭头处），可能与出血、坏死、肿瘤坏死碎片等并发症有关。D. 轴位增强CT图像在RFA后1个月显示非强化消融区（箭头处）大于转移灶，显示病变的完全消除

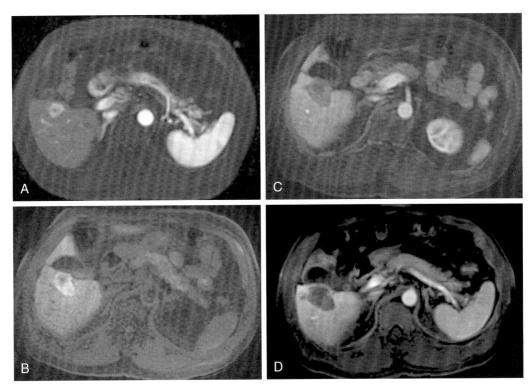

**图86-7**　肝右叶肝细胞肝癌（HCC）射频消融术（RFA）后MRI的预期消融后变化。A. 轴位钆增强MRI显示S5段肝癌。B. 射频消融一个月后，消融区显示T1WI不均匀高信号区。轴位钆增强MRI在动脉（C）和门静脉期（D）的显示在消融区内缺乏增强，在消融区周边有薄的周边强化，这是一个预期的发现

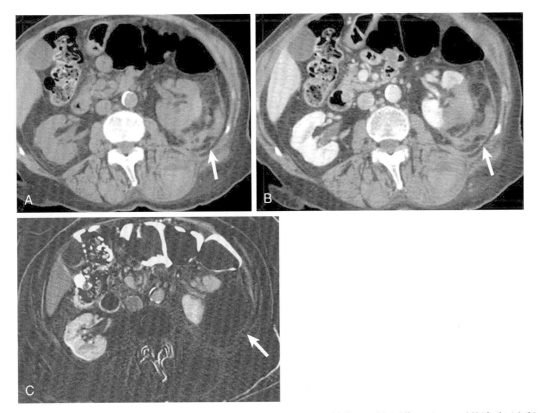

**图86-8**　肾细胞癌（RCC）射频消融术（RFA）后CT的预期消融后变化。A. 轴位CT平扫图像显示RFA后的消融区左肾RCC具有不均匀高密度区和肾周脂肪间隙的密度增高、纠集（箭头处）。对比增强（B）和减影（C）图像显示消融区内没有的强化，显示达到治疗效果

实质共同组成,这有别于周围正常肾实质的增强。消融区不毗邻正常肾实质的部分,以相对正常的脂肪和薄的软组织衰减边缘或晕为界,甚至更多位于中心的肿瘤最终在消融组织和正常肾实质之间形成脂肪间质。随着时间的推移,消融区继发于纤维组织而缩小以及非增强的瘢痕形成,并逐渐退化。也有报道发现周围病变中的营养不良钙化和包膜退缩。

异常表现主要包括即刻或延迟的非典型性改变,提示治疗不完全、进展或手术相关并发症。术后影像学检查的主要目的是及时发现治疗后的残留或复发性病灶。有必要仔细评价影像图片,这样有助于对比消融前和术中图像来预测残余或复发的区域。局部治疗后复发不仅代表治疗区边缘的局部肿瘤进展,也代表消融区域外新发病灶的远处复发。新发的肿瘤病灶也可以发生在对侧肾脏。因此,仔细评价整个肝脏或两个肾脏是很重要的。治疗不充分的残余肿瘤通常表现为治疗区结节性强化,而肿瘤复发通常表现为影像学证实完全消融后的强化结节。在原发性和继发性肝肿瘤中,复发的形态学特征相似(图86-9)。然而,肝细胞癌复发在动脉期图像上更容易被发现,而肠癌肝转移在门静脉期更容易被识别出来。减影图像在确定肝和肾结节强化的

可疑区域方面尤为重要。评价消融后的血管结构,如门静脉或肾静脉,以确定血管是否受累或并发症情况非常重要。结直肠癌肝转移消融术后,PET-CT比CT更能准确鉴别治疗后的改变和肿瘤残存或复发。然而,PET-CT检测结节性复发灶的能力有限,在消融部位少见的炎性并发症和脓肿情况下可能出现假阳性。像异物反应和慢性感染这样与肿瘤复发情况相似的情况也可发生在消融区域,并导致诊断困难。在这种情况下,可以进行影像引导下穿刺活检来确诊。

2. 动脉内治疗 解释动脉内治疗后的变化可能很困难,需要对基线影像学表现和手术细节有深入的了解。回顾血管造影的细节特别重要,以便在解剖上定位颗粒栓塞治疗的动脉区域。TACE术后的影像学表现可根据TACE术中碘油的使用情况进行分类。评价碘油栓塞治疗后的疗效取决于平扫CT上碘油的沉积分布情况和增强CT/MRI上肿瘤的大小及强化特征。平扫CT上碘油沉积在肿瘤区域呈高密度,肿瘤内碘油沉积的程度与肿瘤成比例。碘油沉积限制了CT准确检测残留存活肿瘤的能力,因此钆增强MRI是首选的评价方法,因为MRI信号强度不受碘油浓度的影响(图86-10)。肿瘤成功治疗的表现是

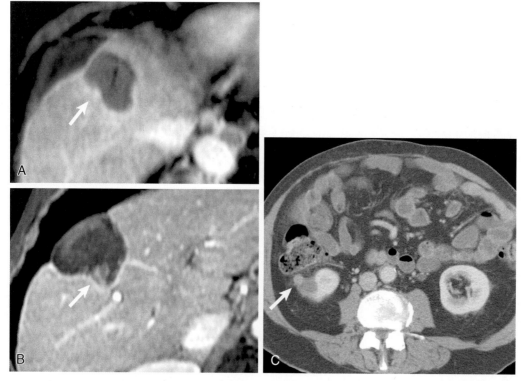

**图86-9** 预期的边缘强化与异常结节强化对比。A. 轴位钆增强MRI经皮消融术后,由于炎症反应,消融术区周围出现预期的边缘强化(箭头处)。B. 轴位钆增强MRI显示消融区内结节状强化病变,提示肿瘤复发(箭头处)。C. 轴位对比增强右肾细胞癌冷冻消融后的CT图像显示消融区有复发结节(箭头处)

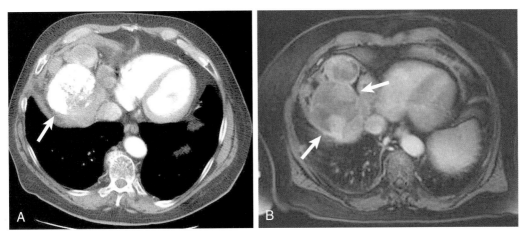

**图86-10** MRI在确定碘油经动脉化疗栓塞术（TACE）后治疗反应中的价值。A. 肝脏膈顶区肝细胞肝癌碘油TACE术后，轴位平扫CT表现为肿瘤内不均匀的碘油沉积（箭头处），而这限制了肿瘤强化情况的评价。B. 轴位钆增强MRI更好地显示了肿瘤内的强化结节，提示病灶残留（箭头处）

在增强CT/MRI上显示无强化。在MRI上，治疗后的肿瘤在T1和T2加权像上的信号强度是可变的，坏死的肿瘤组织在T2加权像上的信号通常较低，而出血和残存的肿瘤在T2加权像上的信号较高。对于没有使用碘油的传统TACE治疗患者，在评价疗效方面，动态增强CT与MRI同样有效。减影成像可用于术后评价。SIRT术后的影像学表现为在动态增强CT或MRI上肿瘤强化减低。在肝细胞癌中，在成功的放射性栓塞后，动脉和门脉期的肿瘤强化均降低。在治疗后的几个月内，肿瘤的大小可能不会有明显的变化，在肿瘤周边可能会出现短暂的强化，并可能会持续几个月。在治疗肿瘤外缘的肝内区域可见不同程度的暂时性局部炎症改变，不应与肿瘤进展相混淆。这些表现包括继发于血管周围水肿的门脉周围低密度区、对侧肝叶增生和同侧肝叶萎缩、Glisson系统辐射后导致的肝周腹水以及交感性胸腔积液。对于接受SIRT治疗后的转移性肝肿瘤患者，PET-CT有助于提高评价治疗反应。

3. 影像引导放射治疗 肝脏恶性肿瘤经影像引导放射治疗后，不仅在肿瘤靶区内，而且在相应的放射区也出现了治疗改变。照射区分界线明显，治疗后肿瘤呈低密度，边缘强化。成功照射后，治疗后肿瘤在增强CT上密度逐渐下降，而周围受照的肝实质逐渐强化（最初为等密度，然后为高密度）。局部治疗失败表现为肿瘤逐渐增大，受照肿瘤呈分叶状增厚伴不均匀强化。在MRI上，由于受照区域的游离水含量增加，受照区域的肝实质表现出明显的T1低信号区和轻微的T2高信号区（图86-11）。与周围正常肝实质相比，照射区域表现出早期、强烈和持续性强化，

因为放射效应导致肝静脉血流受阻。完全治疗反应是指照射区域内肿瘤完全没有强化。

**（二）局部治疗反应的监测** 包括经皮消融治疗或动脉内治疗在内的局部治疗的主要目的是破坏肿瘤或让靶肿瘤组织坏死。因此，在治疗后肿瘤大小可能不会缩小。传统的肿瘤评价系统，如世界卫生组织（WHO）标准和实体肿瘤的反应评价标准（RECIST），用于评价肿瘤对可以导致肿瘤缩小的细胞毒性治疗的反应，同时适合监测局部治疗的反应。事实上，它们可能甚至是误导性的，因为影像引导的治疗常常导致肿瘤大小的稳定，甚至在最初阶段会增大。尽管满意的治疗效果，也会存在治疗与肿瘤大小变化的时间延迟。此外，靶向治疗（如经皮消融术）后出现的新病灶并不意味着治疗失败，而是预示着肿瘤的进展。针对这些不足之处，欧洲肝脏研究协会（EASL）制定了新的评价标准，以及改良版的实体瘤反应评价标准（mRECIST）的推出（表86-1）。这些标准依赖于使用动态增强CT或钆增强MRI评价存活肿瘤的大小变化，从而评价肿瘤内坏死区域的大小变化，而不仅仅是肿瘤大小的变化。对于原发性肝癌，如HCC，在治疗区域中有活性肿瘤被定义为增强CT或钆增强MRI动脉期的强化区域，因为这一期相提供了肿瘤组织和非增强坏死组织之间的最大对比。应在治疗后坏死区域外确定存活肿瘤的大小。虽然最初在HCCs的治疗中有报道，肝转移瘤局部治疗后也可以使用这些技术进行评价。然而，这对乏血供肝转移瘤的评价是有限的，因为这些转移瘤没有显示动脉强化。在转移性结直肠癌患者中，出于同样的原因，PET-CT就比CT更适合评价消融区域。

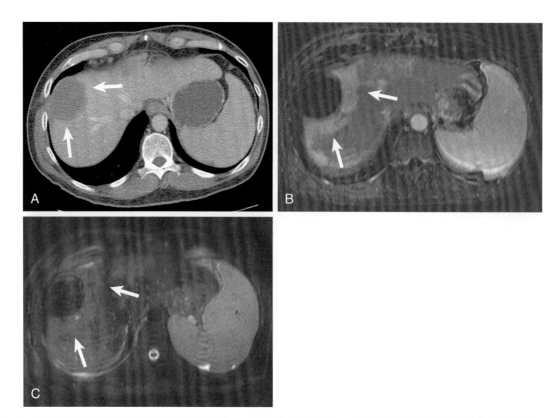

**图86-11** 质子束治疗肝膈顶处结直肠癌肝转移瘤。A. 治疗前轴位增强CT图像显示肝膈顶低密度肿块（箭头处）。B, C. 放射治疗3个月后的轴位MRI显示T2WI上有明确界限的受放射区（箭头处）呈高信号，而肿瘤呈T2低信号，钆增强图像显示无强化

**表86-1 局部疗法治疗反应的标准**

| 反应 | EASL | mRECIST |
|---|---|---|
| 完全缓解（CR） | 增强区域完全消失 | 瘤内动脉增强区域完全消失 |
| 部分缓解（PR） | 增强区域减少＞50% | 动脉增强病灶总直径减少＞30% |
| 稳定（SD） | PR和PD都不符合标准 | PR和PD都不符合标准 |
| 进展（PD） | 增强期病灶增加＞25% | 动脉增强期总体增加＞20% |

EASL：欧洲肝脏研究协会；mRECIST：实体瘤反应评价标准

（**三）并发症** 影像学对局部治疗后并发症的评价具有重要意义。及早发现局部治疗后的并发症对即刻干预至关重要。经皮肝消融术后的并发症包括出血、感染、气胸、胸腔积液、肝功能不全、动静脉瘘、胆汁瘤和胆管狭窄的形成（图86-12）。肿瘤播散是消融过程中非常罕见的并发症；它被认为是沿着消融针道的增强组织，必须与炎症反应或感染性并发症

相鉴别。动脉内治疗的并发症包括胆管（＜10%，胆管坏死、狭窄和胆囊炎）、肝脏（0～4%，早期转氨酶升高和急性肝衰竭，晚期纤维化/肝硬化伴腹水，门静脉高压）、放射性肺炎（＜1%）、进入穿刺部位损伤（血肿）、肝动脉损伤（夹层，血栓形成）、非靶器官栓塞、感染（肝脓肿）、胆管狭窄/胆汁瘤和肝衰竭。肾消融术后，并发症主要包括肾周出血、气胸、输尿管损伤、肠道损伤和针道转移。

**五、高级影像技术**

**（一）后处理技术**

1. 肿瘤体积 容积法在评价局部治疗腹部恶性肿瘤的疗效中具有重要作用。分割方法能够评价肿瘤体积和肝脏体积来规划器官的靶向治疗。例如，当计划进行肝大部切除（超过四个肝段）时，常用肝体积评价来测量功能性肝剩余体积。在接受SIRT治疗的患者中，评价肿瘤负荷和肝脏体积是计算治疗剂量钇-90（$^{90}$Y）防止对正常肝脏毒性的重要先决条件（图86-13）。尽管CT、MRI等形态学影像学检查在治疗评价中得到了广泛的应用，但二维肿瘤评价仍存在不足。传统的形态学检查假设肿瘤是球形

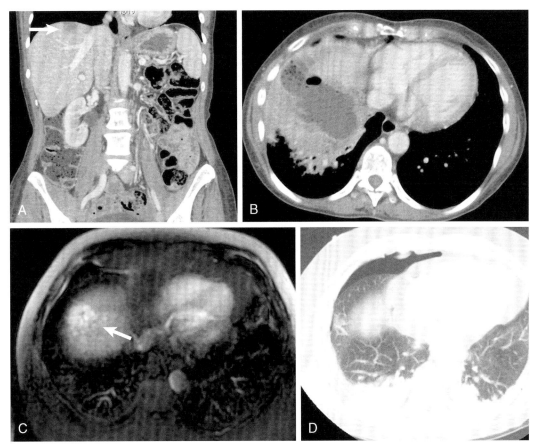

**图86-12** 经皮消融术后并发症。A. 一例56岁大肠癌患者的冠状位重建图像，射频消融术（RFA）治疗肝近膈顶转移瘤（箭头处）。B. 射频消融术后，消融处出现脓肿。C. 钆增强MRI成像显示经微波消融治疗的肝近膈顶型肝癌（箭头处），术后CT断层影像显示少量气胸

的，mRECIST标准将部分缓解定义为肿瘤直径减小30%，假设这相当于肿瘤体积减小65%。2D肿瘤体积评价不仅不同于3D测量值，而且对于肿瘤直径的测量和肿瘤坏死的评价也容易出现观察者间的差异。体积评价便消除了这一限制，对肿瘤密度和坏死的体素体积分析比二维测量更精确和重复性更高。当肿瘤坏死分布不均时，体积定量尤其可取，这限制了mRECIST的准确评价。尽管有巨大的优势，但容量测量并不易获得，也不能完全应用于常规临床。在结直肠癌肝转移患者中，有报道证实在消融术后的扫描中，消融区域的体积增大高度预测消融区的复发。

2. 坏死组织的定量分析 局部治疗后坏死组织和存活肿瘤的量化在确定治疗反应方面被证明是可靠的。据报道，在接受SIRT治疗的患者中，肿瘤坏死体积的测量比常规反应评价标准（如RECIST）更早出现。此外，初步研究表明肿瘤坏死与生存率相关。

3. 双能量CT 双能量CT（DECT）是MDCT的技术进步，它可以利用不同的光子能量同步采集CT图像。在两种不同能量（通常为80 kV和140 kV峰值）下采集的MDCT数据，可以进行组织特征描述，从而提升病变检出率。DECT采集的低千伏单色图像和碘特异性图像使肝脏富血供和乏血供病灶的检测得到明显的提高。低能单色图像增强了肿瘤及其周围血管的碘浓度，从而更清晰地鉴别肿瘤边缘与邻近血管。

一般而言，治疗后肾脏或肝脏的CT评价必须同时获得未增强和对比增强CT图像，这对准确描述早期消融区异常强化肿瘤残留或复发的识别具有重要作用。由于存在出血、水肿或病灶脱水，平扫和增强扫描之间的呼吸错位会使诊断异质性消融区中存活的非强化肿瘤具有挑战性。碘剂的质量和数量在DECT数据后处理得到的分布图像，可以更精确地检测肿瘤残留和复发（图86-14）。碘地图和图像可以精确确定消融区的碘分布，因此可以从理论上改善异质消融中异常增强的检测，并改善经皮消融后存活肿瘤的检测。碘成像上比常规CT能够更好地显示消融区情况，因此可以提高消融区的存活肿瘤的检测。

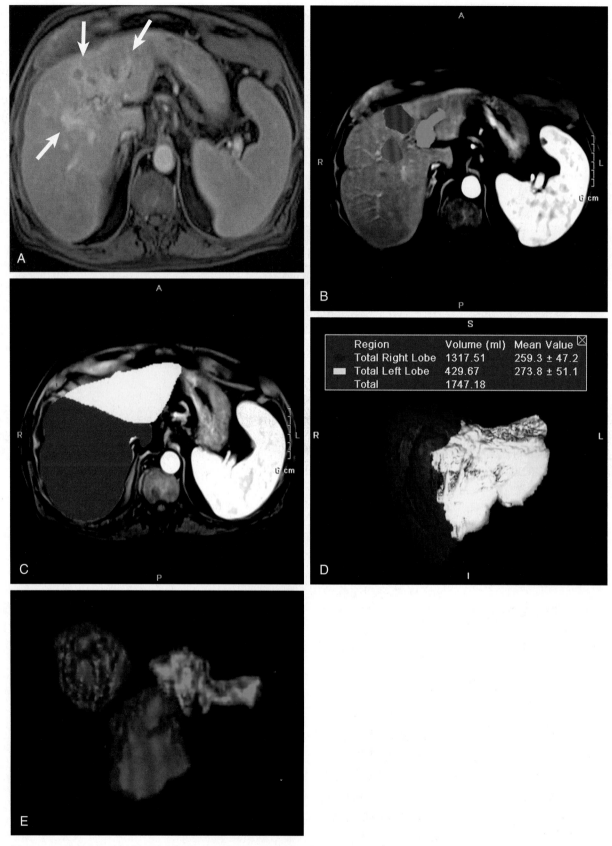

**图86-13**　肿瘤容积法评价肝肿瘤负荷，以确定SIRT治疗前的治疗剂量。A. 轴位钆增强MR图像显示肝脏中三个非均匀增强的HCC（箭头处）。B. 轴位钆增强MRI图像的彩色叠加用分割法显示肿瘤体积，并用彩色描绘肿瘤。C. 轴位MR图像与彩色叠加演示肝右叶红色，左叶黄色的分割方法。D. 体积渲染MR显示整个肝脏的图像，右叶为红色，左叶为黄色。E. 肿瘤的容积成像显示肿瘤体积，左叶肿瘤呈紫色，右叶肿瘤呈粉红色。门静脉左支呈绿色

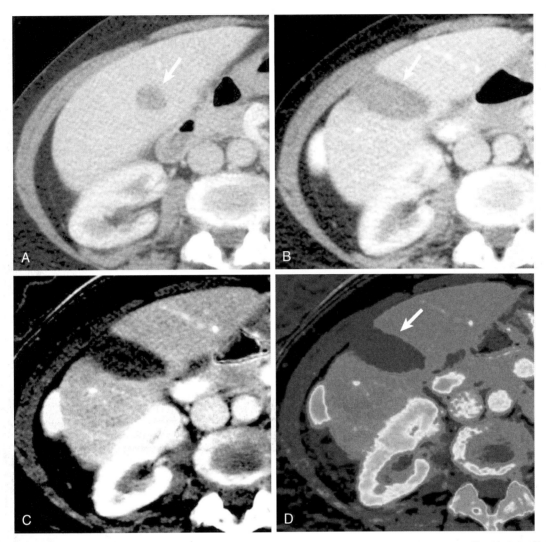

**图86-14** 双能量CT在监测经皮消融反应中的价值。A. 轴位增强CT在门静脉期获得的图像显示乏血供肝转移瘤(箭头处)。B. 射频消融后轴位增强CT显示消融区,无明显强化(箭头处)。C, D. 相应的CT增强图像和彩色叠加增强图像显著改善了消融区的评价(箭头处),没有残留肿瘤或肿瘤复发的迹象

**(二)肝胆磁共振** 钆对比剂增强磁共振成像对识别肝转移瘤及肝特异性对比剂像钆酸这样的药物已经提高了它们检测和描述肝脏病变的能力,特别是小于10 mm的病变。肝胆磁共振对比剂,如钆酸二钠可在肝胆延迟期提高转移瘤和肝癌的检测率与定性准确性。几项研究表明,不管病灶大小,肝脏的动态对比MRI增强扫描检测转移瘤明显改善,由于正常肝脏对钆的明显摄取而导致背景强化与低度摄取的转移灶之间的信号差异较明显。钆酸增强磁共振成像显示有很高的灵敏度(95%)和特异性(94%)用于检测肝脏病变。据报道,14.5%的患者因此检查导致手术治疗方案发生变化。根据我们的经验,放射肿瘤学家更倾向钆酸盐增强肝胆期磁共振成像以利于更受限的治疗,如质子或X射线放射治疗。

**(三)功能磁共振技术** 扩散加权磁共振成像可以定性和定量评价水分子在组织中扩散情况。几项研究表明,DWI与其他MRI技术在检测与定性恶性肿瘤时具有互补作用。磁共振弥散加权成像明显改善结直肠癌肝转移的检测,特别是小的(<1 cm)类似肝内血管的转移,以及突出靠近肝表面的病变。用于检测小于2 cm的小肝细胞肝癌,磁共振弥散加权成像与钆酸增强成像联合显示出更好的诊断准确性和敏感性(93%)。扩散加权MRI在肿瘤分期中也起着重要作用,它能区分癌栓和非癌栓,癌栓的平均表观弥散系数(ADC)明显低于非癌栓(图86-4)。肝脏定向治疗后,术前的扩散加权成像形成评价肿瘤细胞完整性变化的基线。

DWI,一种测量组织游离水分子扩散率的功能成像工具,可能有助于监测动脉内治疗后的肿瘤反应。因为成功治疗的肿瘤显示ADC值升高,作为细胞破

坏后水扩散增加的反应。动脉内治疗后DWI检测早期组织扩散增加的变化已经被证明是一种预测性的生物标志物,用来预测是否获得良好的预后或TACE后无病生存率。由于成功治疗和肿瘤直径改变之间的间隔时间,DWI被认为是一种早期评价SIRT治疗后反应的技术,在肝细胞癌治疗后最早1个月来评价。DWI也可能有助于区分SIRT治疗后的炎症与存活的肿瘤。关于使用MR扩散加权成像来评价肝脏RFA后局部肿瘤进展的诊断价值的初步结果已经发表。整个消融区的ADC随时间无明显变化。然而,基于ADC来评价消融区周围组织的信号变化可能有助于鉴别显示较低的ADC值局部肿瘤进展和非肿瘤性治疗后组织变化。

**要点**

- 识别和区分治疗后的正常变化与残留或复发性疾病是必要的,以防止良性改变异常被视为异常,从而导致不必要的治疗。

**医师须知**

- 成像对于成功管理肝胆、肾肿瘤靶向治疗是非常重要的。
- 术前成像之前了解治疗计划、治疗指导和治疗后评价是取得最佳结果的必要条件。